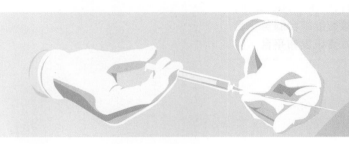

老年麻醉学
Geriatric Anesthesiology

主　编　王国林　李文志　米卫东

副主编　闵　苏　王月兰

人民卫生出版社

·北京·

图书在版编目（CIP）数据

老年麻醉学 / 王国林，李文志，米卫东主编 . —北
京：人民卫生出版社，2024.2
ISBN 978-7-117-36079-1

Ⅰ.①老⋯　Ⅱ.①王⋯②李⋯③米⋯　Ⅲ.①老年医
学－麻醉学　Ⅳ.①R614

中国国家版本馆 CIP 数据核字（2024）第 049695 号

人卫智网	www.ipmph.com	医学教育、学术、考试、健康， 购书智慧智能综合服务平台
人卫官网	www.pmph.com	人卫官方资讯发布平台

老年麻醉学
Laonian Mazuixue

主　　编：王国林　李文志　米卫东
出版发行：人民卫生出版社（中继线 010-59780011）
地　　址：北京市朝阳区潘家园南里 19 号
邮　　编：100021
E - mail：pmph @ pmph.com
购书热线：010-59787592　010-59787584　010-65264830
印　　刷：北京瑞禾彩色印刷有限公司
经　　销：新华书店
开　　本：889×1194　1/16　印张：54
字　　数：1555 千字
版　　次：2024 年 2 月第 1 版
印　　次：2024 年 3 月第 1 次印刷
标准书号：ISBN 978-7-117-36079-1
定　　价：259.00 元

打击盗版举报电话：010-59787491　E-mail：WQ @ pmph.com
质量问题联系电话：010-59787234　E-mail：zhiliang @ pmph.com
数字融合服务电话：4001118166　　E-mail：zengzhi @ pmph.com

编者名单 <small>（以姓氏笔画为序）</small>

于泳浩	天津医科大学总医院	李建军	山东大学齐鲁医院（青岛）
卫炯琳	复旦大学附属华东医院	杨 璐	中国人民解放军总医院第六医学中心
马 璨	哈尔滨医科大学附属第二医院	杨丽华	苏州大学附属第一医院
马加海	烟台毓璜顶医院	杨雨帆	苏州大学附属第一医院
王 刚	桂林医学院附属医院	杨建军	苏州大学附属第一医院
王 翔	南方医科大学珠江医院	余剑波	天津市中西医结合医院（天津市南开医院）
王 露	浙江大学医学院附属第一医院	邹小华	贵州医科大学附属医院
王云珍	首都医科大学附属北京天坛医院	冷 燕	武汉大学人民医院
王月兰	山东第一医科大学附属省立医院	闵 苏	重庆医科大学附属第一医院
	（山东省立医院）	汪俊恺	浙江省人民医院（杭州医学院附属
王永旺	桂林医学院附属医院		人民医院）
王秀丽	河北医科大学第三医院	张 华	北京大学第三医院
王国林	天津医科大学总医院	张 兵	哈尔滨医科大学附属第二医院
王恒林	中国人民解放军总医院第六医学中心	张 圆	天津市中西医结合医院（天津市南开医院）
王晓晓	北京大学第三医院	张 野	安徽医科大学第二附属医院
王韶双	西安交通大学第一附属医院	张加强	河南省人民医院
卢艳菲	浙江省人民医院（杭州医学院附属	张丽丽	安徽医科大学第二附属医院
	人民医院）	张春艳	河南省人民医院
卢悦淳	天津医科大学第二医院	张艳婷	浙江大学医学院附属邵逸夫医院
卢锡华	河南省肿瘤医院	张鸿飞	南方医科大学珠江医院
申 乐	北京协和医院	张麟临	天津医科大学总医院
冯娜敏	西安交通大学第一附属医院	陈 宇	中国人民解放军总医院第六医学中心
兰 琛	中国人民解放军总医院第一医学中心	陈 钢	浙江大学医学院附属邵逸夫医院
毕永红	哈尔滨医科大学附属第二医院	陈元敬	重庆医科大学附属第二医院
刘 星	宁夏医科大学总医院	武广函	山东第一医科大学第一附属医院
刘松彬	复旦大学附属华东医院		（山东省千佛山医院）
米卫东	中国人民解放军总医院第一医学中心	罗 艳	上海交通大学医学院附属瑞金医院
严 俊	上海交通大学医学院附属瑞金医院	罗 聪	中南大学湘雅二医院
李 维	武汉大学人民医院	罗佛全	浙江省人民医院（杭州医学院附属
李 楠	北京大学第三医院		人民医院）
李文志	哈尔滨医科大学附属第二医院	罗爱林	华中科技大学同济医学院附属同济医院
李依泽	天津医科大学总医院	金 迪	北京协和医院

周志强　华中科技大学同济医学院附属同济医院
周金锋　山东大学齐鲁医院(青岛)
庞琼妮　广东省人民医院
赵　旭　中山大学附属第一医院
赵　爽　河北医科大学第三医院
赵　磊　首都医科大学宣武医院
赵维星　中国人民解放军总医院第一医学中心
侯艳华　河南省人民医院
律　峰　重庆医科大学附属第一医院
夏中元　武汉大学人民医院
顾卫东　复旦大学附属华东医院
倪新莉　宁夏医科大学总医院
高　巨　扬州大学附属苏北人民医院
高　峰　华中科技大学同济医学院附属同济医院
席宏杰　哈尔滨医科大学附属第二医院

黄　河　重庆医科大学附属第二医院
黄文起　中山大学附属第一医院
黄立宁　河北医科大学第二医院
黄媛媛　河南省肿瘤医院
曹　静　河北医科大学第三医院
曹江北　中国人民解放军总医院第一医学中心
董　璐　贵州医科大学附属医院
韩如泉　首都医科大学附属北京天坛医院
嵇富海　苏州大学附属第一医院
程宝莉　浙江大学医学院附属第一医院
舒海华　广东省人民医院
谢克亮　天津医科大学总医院
谯　瞧　西安交通大学第一附属医院
黎　平　重庆医科大学附属第一医院
戴茹萍　中南大学湘雅二医院

学术秘书
王　新　天津医科大学总医院

主编简介

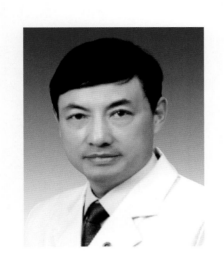

王国林

主任医师,二级教授,博士研究生导师。天津医科大学总医院麻醉科、重症医学科学科带头人。现任中国老年医学学会常务理事,中国老年医学学会麻醉学分会会长,天津市医学会常务理事,国家自然科学基金评审专家,《中华麻醉学杂志》《临床麻醉学杂志》《国际麻醉与复苏杂志》副总编辑。入选第六届"国之名医·卓越建树"榜单。被评为首届"天津名医"。主持完成国家自然基金课题3项,作为第一完成人获天津市科技进步奖二等奖2项,发表学术论文300余篇,其中SCI文章70余篇。

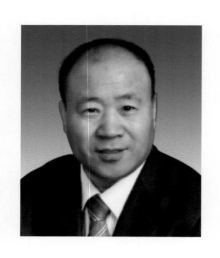

李文志

主任医师,教授,博士研究生导师。现任黑龙江省重点学科梯队带头人、省重点实验室主任,中国老年医学学会麻醉学分会副会长,中国医师协会麻醉学分会常务委员,中国高等医学教育麻醉学教育学组副组长。曾任中华医学会麻醉学会分会常务委员,中国医师协会麻醉学医师分会副会长。2002年获得卫生部有突出贡献中青年专家称号,2005年获得黑龙江省"龙江学者"特聘教授,享受国务院政府特殊津贴,2015年获得中国医师协会麻醉学医师分会第二届"中国杰出麻醉医师"称号。从事临床、教学及科研工作39年,获得省优秀教师、省优秀研究生指导教师、省教学名师称号。

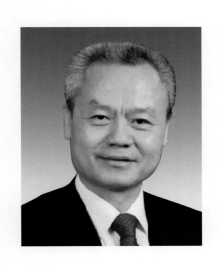

米卫东

专业技术少将,主任医师,教授,博士研究生导师。中国人民解放军总医院第一医学中心麻醉科主任。享受国务院政府特殊津贴。中国医师协会麻醉学医师分会前任会长,中国医师协会常务理事,中华医学会麻醉学分会第11、12、13届委员会副主任委员,全军麻醉与复苏学专业委员会主任委员,北京医学会麻醉学分会前任主任委员,《麻醉安全与质控》主编,《中华麻醉学杂志》《临床麻醉学杂志》《北京医学》副总编辑。获军队科技进步奖一等奖1项,军队科技和医疗成果奖二等奖3项。

老年麻醉学

GERIATRIC
ANESTHESIOLOGY

前　言

2020 年第七次全国人口普查数据显示,我国 60 岁及以上人口为 26 402 万人,占 18.70%,其中,65 岁及以上人口为 19 064 万人,占 13.50%,说明我国已接近深度老龄化社会。我国接受外科手术的老年患者约占全部手术患者的 30%。就目前和今后的发展分析,老年人口还将进一步增加,也就是接受手术的老年患者人数还会增多,随着医疗设备和技术的不断提高,麻醉科医师今后可能会面临更高龄、病情更复杂的手术患者。

老龄甚至高龄患者麻醉手术的逐年增多给麻醉科学提出新的要求和挑战。老年手术患者术前的基础状况存在诸多特点,包括较多合并衰弱、肌少症及营养不良;认知功能障碍和抑郁状态发生比例高;器官功能衰退及心肺等重要器官功能储备降低;慢性并存疾病多重用药等。针对这些特殊状况,优化围手术期管理措施对改善老年手术患者的转归和预后尤为重要。近些年,老年患者麻醉及围手术期管理相关研究进展迅速,新理念、新知识、新技术层出不穷,加之我国临床对老年麻醉围手术期优化管理的迫切需求,我们邀请了诸多国内此领域专家,经过初稿撰写、交叉审稿和修改定稿等,历时一年多,形成了本书稿的最终版本。各位专家在繁忙的临床工作之余,抽出宝贵时间,查阅了大量相关文献,并结合自己的临床经验认真撰写了各个章节。这部书稿,凝结了所有作者的辛勤汗水和学术智慧。在这里,我们对各位专家、各位作者的辛勤付出表示衷心的感谢!

全书共分为 3 篇 48 章,即基础知识篇、临床实践篇和术后管理篇,内容涉及老年患者各重要器官功能改变及对麻醉的影响、老年手术患者麻醉管理(包括手术室内和手术室外)、术后疼痛管理及并发症防治等。本书较为系统地介绍了老年生理(老化)过程中重要器官功能的改变,尤其是器官功能衰减对麻醉的影响,重点介绍了老年手术患者术前重要脏器功能评估、优化的指标和流程。老年患者术前常存在多重用药,麻醉如何平衡这些药物与麻醉药物的相互作用及对机体产生的影响均作了介绍。本书参考了国际国内老年麻醉相关的指南或专家共识,以及近年麻醉相关研究的最新进展等,还邀请了有中医、针灸资质和临床经验的专家撰写了中医药及针灸在老年麻醉管理中的应用。这也突出了我国传统医学在老年围手术期管理中的独特作用,希望给读者提供参考借鉴。

由于篇幅限制及时间仓促等原因,尽管我们作了最大努力,有些章节内容的深度、广度还不能完全满足临床和广大读者的需求,错误也在所难免,希望读者在阅读过程中给予批评指正。

仅以此书献给为老年围手术期管理作出贡献的医务界同仁!

王国林　米卫东　李文志

2023 年 10 月于天津

老年麻醉学
GERIATRIC
ANESTHESIOLOGY

目　录

第一篇
基础知识

第二篇
临床实践

第三篇
术后管理

第一篇

基础知识

第一章
人口老龄化及对麻醉的影响

中华人民共和国成立以来,党和政府高度重视国民健康水平的提高,我国人口平均寿命显著延长。中华人民共和国成立之初,我国人均预期寿命仅为 35 岁,1981 年为 67.77 岁,而 2020 年我国人均预期寿命达 77.93 岁,首次超过美国。我国人均预期寿命的提高,与人民生活水平的改善和医疗水平的提高密切相关。

社会的发展和医疗水平的进步显著降低了一些以往被认为是致命疾病的发病率和死亡率。进入 21 世纪以来,随着人民生活水平和医疗条件的持续改善,伴随人均预期寿命增长,随之而来的人口老龄化问题愈发被重视。尤其对于我国这样一个人口基数庞大的国家而言,人口老龄化对经济及社会发展、国民健康水平和医疗卫生体系都有重要的影响。

本章节阐述了我国人口老龄化的背景、老年人群的病理生理变化和相应围手术期管理特点,为我们更好地理解"健康老龄化"作为国家战略的必要性,为麻醉科医师更好地掌握老年患者麻醉管理的特殊性,进一步提升老年患者围手术期麻醉管理水平提供参考。

第一节 我国人口老龄化背景

一、人口老龄化

按照国际规定,60 周岁以上的人确定为老年;我国《老年人权益保障法》第二条规定老年人的年龄起点标准是 60 周岁,即凡年满 60 周岁的中华人民共和国公民都属于老年人。国际上通常把 60 岁以上的人口占总人口比例达到 10%,或 65 岁以上人口占总人口的比重达到 7% 作为国家或地区是否进入老龄化社会的标准。65 岁以上人口占总人口的比重达 14% 即称深度老龄化社会;达 20% 则称超老龄社会。

2020 年第七次我国全国人口普查数据显示,60 岁及以上人口为 26 402 万人,占 18.70%,其中,65 岁及以上人口为 19 064 万人,占 13.50%,说明我国已接近深度老龄化社会;而 2010 年第六次全国人口普查,该数据分别为 13.26% 和 8.87%,2000 年第五次全国人口普查,该数据分别为 10.33% 和 6.96%。自 2000 年步入老龄化社会以来的 20 年间,老年人口比例增长了 8.4 个百分点,与 2010 年相比,60 岁及以上人口的比重上升 5.44 个百分点,65 岁及以上人口的比重上升 4.63 个百分点,显示我国老龄化速度的加快。2021 年末,全国 60 岁及以上人口为 26 736 万人,占 18.9%,其中,65 岁及以上人口为 20 056 万人,占 14.2%。与 2020 年相比,仅 1 年时间,60 岁及以上和 65 岁及以上人口分别增加 329 万人和 992 万人;60 岁及以上人口和 65 岁及以上人口比重分别上升 0.2 和 0.7 个百分点,人口老龄化程度进一步加深。反映出我国人口老龄化速度明显加快,未来一段时期也将持续面临人口老龄化的压力。

2020 年,我国 80 岁及以上人口占总人口的比重为 2.54%,比 2010 年提高了 0.98 个百分点,表明我国老年人口内部结构也在快速变化,老龄化的同时伴随高龄化,养老服务和健康服务等需求也将因为高龄化而以快于老年人口的增速增长。

表 1-1　2021 年年末我国人口数及其构成

指标	2021 年年末人口数 / 万人	比重
全国人口	14 1260	100
城镇	91 425	64.7
乡村	49 835	35.3
男性	72 311	51.2
女性	68 949	48.8
1~15 岁（含不满 16 周岁）	26 302	18.6
16~59 岁（含不满 60 周岁）	88 222	62.5
60 周岁及以上	26 736	18.9
65 周岁及以上	20 056	14.2

数据来源：国家统计局，2021。

二、人口抚养比

人口抚养比（0~14 周岁和 65 周岁及以上人口数相加与 15~64 周岁人口数之比）是指人口中非劳动年龄人口数对劳动年龄人口数之比，是衡量社会人均劳动年龄人口的抚养负担的指标。其中，老龄人口比例变化是最为重要的指标。

第七次全国人口普查数据显示，2020 年我国人口抚养比为 45.9%，与 2010 年相比，增长了 11.7 个百分点，其中老年社会抚养比已经达到了 19.7%，相当于每 5 个人就要养一个老人（图 1-1）。这表明随着我国人口老龄化进程的推进，社会养老负担正逐年加重。

预估的统计显示，在 2021 年至 2030 年间，劳动年龄人口总量和比例将继续以较快速度降低，人口抚养比也将继续提升，由低人口抚养比带来的人口数量红利逐步进入尾声。在"十四五"期间，我国将从轻度老龄化迈入深度老龄化。随着第二次生育高峰出生的"60 后"群体步入退休年龄，老年人口增长速度将明显加快，到 2030 年占比将达到 25% 左右，其中 80 岁及以上高龄老年人口增加幅度更加明显。老年人口不断增多，老年人口抚养比（大于 65 岁人口数 /15~64 岁人口数）亦逐渐增高，至 2050 年预计可达 25%。这些数据的渐变，为整个临床医疗包括麻醉医学领域提出了巨大的挑战。

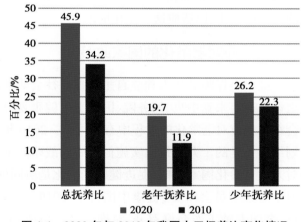

图 1-1　2020 年与 2010 年我国人口抚养比变化情况

与人口抚养比变化相对应，养老陪护短缺成为临床医疗中的突出问题。伴随着第一批实行计划生育的父母逐渐步入老龄化，他们的陪护问题也成为了社会热点问题。两个独生子女家庭的结合就意味着将来两个年轻人要同时赡养 4 位老人。在面对各种生活压力和工作竞争日趋激烈的今天，夫妻双方必须同时工作才能满足生活所需已成为普遍事实。如果双方父母生病住院需要陪护，将会出现无人陪护的尴尬状况，养老陪护短缺已逐渐成为亟待解决的社会性难题。从这一角度考虑应对的问题，包括麻醉学科在内的各临床专科,应全面充分地优化老年手术患者整个围手术期的处理,不断地优化和加速其术后的康复治疗,降低老年手术患者术后的陪护需求,这对社会和患者家庭均具有较大的经济学效益。

三、老龄化引发的社会热点

目前我国排在人类死亡"疾病谱"最前列的疾病是心脑血管疾病、恶性肿瘤以及呼吸系统疾病等。这些疾病与年龄有很强的正相关性,随着我国人均预期寿命的延长,此类疾病的发病率呈现增高的趋势。由于医学技术的进步,现在这些疾病已经可以通过手术或药物得到一定程度的治疗和控制,大大延长了患此类疾病老年人的寿命。老年人患这类疾病的数量明显高于其他人群,因此随着老龄化的加剧,对医疗保险的需求会进一步增加,医疗费用也会随之进一步上升。不仅如此,老年人本身就是体弱多病的人群。据官方调查,老年人发病率比中青年人要高3~4倍,住院率高两倍。老年人患慢性病的比率为71.4%,有42%的老龄人患有两种或以上的疾病。老龄化导致的医疗费用的消耗也将大幅度增长。卫生总费用占GDP的百分比,指某年卫生总费用与同期国内生产总值(gross domestic product,GDP)之比,是用来反映一定时期国家对卫生事业的资金投入力度,以及政府和全社会对居民健康的重视程度。1999年我国卫生总费用占GDP的百分比为4.47%,2009年增长至5.03%,而截至2019年该数据已经增长至6.64%。我国卫生总费用占GDP的百分比增长幅度在后一个十年是前一个十年的近三倍。有研究表明,在医疗服务价格不变的条件下,人口老龄化导致的医疗费用负担年递增率为1.54%,未来15年人口老龄化造成的医疗费用负担将增加26.4%。

人口老龄化将对医疗保险基金带来不利影响。目前有不少地区,特别是经济欠发达地区,医疗保险基金已经入不敷出或已到零界限,参保人员年龄结构老龄化导致的医疗费用大幅度增长是重要原因之一。与此同时,在一些地区,由于经济发展水平低,企业和职工参保意识不强,还存在着医疗保险费拖欠和基金征缴困难等问题,使得医疗保险基金面临更大的风险。各级政府每年投入养老保险基金的财政补贴越来越多,且增速逐年加快。这些变化也对临床医疗,包括麻醉学科提出了挑战:即如何合理优化医疗过程中的投入产出比,以适应这一变化境况。

四、应对老龄化的国家政策

健康是保障老年人独立自主和参与社会活动的基础,推进健康老龄化是积极应对人口老龄化的长久之计。近年来党中央、国务院、国家卫生健康委员会高度重视老龄工作,出台了一系列文件、政策,使全社会在积极应对老龄化的过程中有章可循。2016年10月25日中共中央、国务院印发《"健康中国2030"规划纲要》,党的十九大作出实施健康中国战略的重大决策部署,党的十九届五中全会明确提出实施积极应对人口老龄化国家战略,促进健康老龄化是协同促进两个国家战略的必然要求。2019年7月15日,国家卫生健康委员会印发《健康中国行动(2019—2030)》把促进老年人健康作为重要工作。2021年10月14日,全国老龄工作会议召开,对推动老龄事业和产业高质量发展作出全面部署。2021年11月18日,中共中央、国务院印发《关于加强新时代老龄工作的意见》。2021年12月30日,国务院印发《"十四五"国家老龄事业发展和养老服务体系规划》。2022年3月1日国家卫生健康委等15个部门印发《"十四五"健康老龄化规划》,以下简称《规划》。上述重要指导性文件都对推进健康老龄化工作提出了具体要求。"十四五"时期是我国全面建设社会主义现代化国家新征程的第一个五年,也是积极应对人口老龄化的重要窗口期,促进健康老龄化将进入新发展阶段。《规划》的制定是为了贯彻落实中央关于老龄工作的决策部署,协同推进健康中国战略和积极应对人口老龄化国家战略,不断满足老年人的健康需求,稳步提升老年人的健康水平。加强对老年人群特征的了解,有助于健康老龄化理念的实施。

五、麻醉学科面临的挑战

人口老龄化甚至超龄化,使得越来越多的麻醉科医师需要投入老年麻醉这一亚专科领域,而老年麻醉所具有的特殊性,使其需要更多的、专业素质和业务能力更高的麻醉团队。目前,我国麻醉科医师仍处于相对缺乏的状态。最新的统计显示,我国每10万人口中,只有6.5名麻醉科医师,这一比值远低于欧美发达国家[(20~30)名/10万人口];另外,《中国卫生健康统计年鉴(2021)》数据也显示,2018年外科与麻醉科医师总数的比例为4.8:1,2019年该比例为4.7:1,均远低于国际上外科医师与麻醉科医生3:1的适宜人员配比。而随着我国社会经济的不断发展与进步,对麻醉学科的刚性需求不断扩大。麻醉学科业务领域不断丰富,服务量不断增加,在手术室内外发挥着重要的作用,已成为体现医疗机构综合能力的重要临床专科。为满足广大人民群众对麻醉医疗服务的迫切需求,同时也是积极应对人口老龄化对麻醉医疗服务需求的增长,政府已经从国家层面,对加强和完善我国麻醉医疗服务提出了具体要求。通过加强对麻醉医师的培养、拓展麻醉服务领域、提高麻醉医务人员的积极性等,切实保障麻醉医疗服务质量和安全。我国麻醉学科发展迎来了重要的战略机遇期。然而麻醉科医师数量的增长只是其中一个方面,麻醉科医师综合素质的提高以及围手术期麻醉管理理念的进一步提升更是关键。

一个成熟麻醉科医师的培养周期相对较长。国家也尤其重视麻醉领域医学人才的培养。2020年9月23日国务院办公厅印发《关于加快医学教育创新发展的指导意见》着力加强了医学学科建设。在一流大学和一流学科建设中,加大医学及相关学科建设布局和支持力度。2020年临床医学博士专业学位授权单位均须设置麻醉、感染、重症、儿科学科,大幅度扩大麻醉、感染、重症、儿科研究生招生规模。优化学科结构,2021年完成医学二级学科目录编制调整,将麻醉、感染、重症学科纳入临床医学指导性二级学科目录并加大建设力度。统筹研究医学相关一级学科设置。修订临床医学博士、硕士研究生培养方案,加强麻醉、感染、重症学科研究生课程建设,强化实践能力和科研思维能力培养。具体来说,在现有麻醉医师规范化培训的基础上,利用机器人模拟培训和增强现实(argumented reality,AR)/虚拟现实(virtual reality,VR)技术,缩短培养曲线,全面提升临床理论和操作水平,快速提升青年麻醉医师的临床综合素质。与此同时,优化师资培训,不断提高师资水平和带教能力。

老龄甚至高龄患者麻醉手术的逐年增多给麻醉科医师带来新的要求和挑战。不断更新围手术期麻醉管理理念是顺应时代发展的必然要求。麻醉管理策略应贯穿围手术期全时段全过程。麻醉术前评估,详细了解患者病情和既往病史,通过大数据分析和临床预测模型,精准预测老年患者围手术期相关并发症的风险度,采取预康复措施,优化老年患者术前状况;制定个体化的麻醉方案,最大程度优化围手术期管理策略;调控应激水平,以减轻围手术期应激反应对机体恢复的不良影响;通过客观监测与调控,维持机体氧供需平衡;多模式镇痛,联合使用不同作用机制的镇痛药物,或不同的镇痛措施,通过多种机制实现充分镇痛,并使药物副作用降至最低。

综上,人口老龄化对麻醉科医师在数量和质量上都提出了更高的要求,这对于我国麻醉学科的发展,既是挑战,更是机遇。政府对麻醉学科发展的大力支持,也给麻醉学科的发展注入了强劲动力。我们应该很好地抓住当前学科发展的黄金机遇期,直面挑战,砥砺奋进,全面提升我国麻醉学科的发展水平。

第二节　老年人群医学特征

老年人的生理变化主要是机体老化和功能减退。随着年龄的增长,人体各系统、组织和器官功能逐渐衰退致机体活动减少、生物效能降低、环境适应能力减弱和脏器应激能力衰减,中枢神经、循环和呼吸等重要系统功能发生系列变化,围手术期各类风险明显增加。

一、神经系统功能

老年患者的大脑重量减低,神经细胞减少,脑血流量下降,某些神经递质和受体减少,神经细胞退化、变性,中枢神经、外周神经及自主神经系统均呈退行性改变。老年患者容易合并认知功能障碍,增加术后并发症和死亡的风险。由于老年患者脑功能脆弱,术后谵妄和认知功能障碍是老年患者全麻术后恢复面临的严重问题。

二、循环系统功能

老年人心肌收缩力减弱,心输出量和心指数下降,心脏贮备功能降低;生理性迷走张力增高,心率减慢;心脏传导系统退变,易合并心律失常;血管弹性降低,外周血管阻力增加,血压增高,脉压增大。老年人的心血管系统除受衰老进程的影响外,还常受到各种疾病的损害,如高血压、冠心病、糖尿病等。

三、呼吸系统功能

老年人肺活量、最大通气量和肺总容量减少;解剖无效腔增加,肺通气/灌注(V/Q)比例失调,生理无效腔与潮气量之比(VD/VT)上升;残气量(functional residual capacity,FRC)和气道阻力增加;动脉血氧分压(PaO_2)、动脉血氧饱和度(SaO_2)降低。老年患者胸壁僵硬、呼吸肌力变弱、肺弹性回缩力下降和闭合气量增加是造成呼吸功能降低的主要原因。老年患者肺泡表面积、肺顺应性以及呼吸中枢对低氧和高二氧化碳的敏感性均下降,因此,在围手术期易发生低氧血症、高二氧化碳血症和酸中毒。另外,老年患者呛咳、吞咽等保护性反射下降,易发生误吸性肺炎。

四、肝肾功能

老年患者肝脏重量减轻,功能性肝细胞减少,肝血流量降低,肝微粒体酶活性下降,致使肝脏对低血压或缺氧的耐受性差。肝脏合成蛋白质的能力降低,慢性肝病患者术中容易出现凝血机制异常,主要与Ⅱ、Ⅶ、Ⅸ、Ⅹ因子合成不足有关。肝脏代谢药物的能力也有不同程度的减少。使某些麻醉药物如去极化肌松药的代谢减慢,半衰期延长,血药浓度升高,药物的作用和不良反应增加。

老年患者肌肉量减少,虽然肌酐水平相对正常,但可能已有肾功能不全,术前需要准确评估肾脏功能。老年人肾实质重量减少,肾血流量下降,肾小球滤过率(glomerular filtration rate,GFR)降低,80岁以上的老年人肾小球滤过率较年轻人下降约46%。肾浓缩功能降低,肾小管的分泌功能、肌酐清除率和水钠调节能力下降,这些变化直接影响到麻醉药及其代谢产物在肾脏的排泄。

五、胃肠道功能

老年人胃壁细胞功能降低、胃酸分泌比年轻人约减少25%~35%,消化道血流量约减少40%,胃黏膜有一定程度的萎缩,唾液及胃液分泌减少,胃酸低,胃运动功能减退,胃排空时间延长,肠蠕动能力减弱。胃内容物误吸是麻醉期间最危险的并发症之一。65岁以上接受大、中型手术的老年患者,围手术期易并发应激性溃疡。

六、内分泌系统功能

老化可引起内分泌系统发生改变:腺体萎缩和纤维化;激素的分泌速率及其代谢降解率均降低;组织

对激素的敏感性发生改变;下丘脑和垂体对负反馈调节的敏感性降低。老年患者容易合并糖尿病、肾上腺皮质功能异常和甲状腺疾病。

七、其他功能

(一)日常生活功能

老年患者容易合并日常活动功能障碍,患者体能下降,生活或行动困难。生活功能受损患者术后并发症的风险增加,包括功能下降及需要住院治疗。

(二)营养状态

由于老年患者消化功能降低,营养物质的消化和吸收减慢,容易合并营养不良。术前营养不良可导致伤口裂开、吻合口瘘、感染、谵妄、死亡率和住院时间增加。

(三)衰弱状态

衰弱状态是因生理储备下降而出现抗应激能力减退的非特异性状态,涉及多系统的生理学变化,包括神经肌肉系统、代谢及免疫系统改变。老年患者术前的衰弱状态与术后不良事件明显相关,如术后并发症增加,住院天数延长,死亡率增加。

八、药物代谢

肝脏是药物代谢的主要器官。随着年龄的增长,肝脏也发生多方面的变化。从 20 岁到 80 岁肝脏重量减轻约 35%,肝血流量从 30 岁后每年减少 0.3%~1.5%,在 65 岁时减少达 40%。老年人肝微粒体酶活性下降。以上这些因素使某些药物的代谢和清除减慢,半衰期延长,药物的作用和不良反应增加。如苯二氮䓬类药物,年龄为 20 岁时的半衰期为 20 小时,80 岁以上约为 90 小时,其毒性作用发生率从 1.9% 升至 7.3%~39.0%。老年人服用丙米嗪后血药浓度明显上升,半衰期延长到 40~60 小时(非老年人为 20 小时),也易出现毒性反应,因此老年人剂量应减少 1/3 以下。其他经肝代谢的药物如巴比妥、左旋多巴、三环抗抑郁药、苯妥英、吲哚美辛、对乙酰氨基酚、地高辛、利尿药、华法林、普萘洛尔及茶碱等。老年人服药后肝清除率降低、半衰期均延长、血药浓度升高、毒性反应增加。因此,老年人服用以上药物,剂量都应适当减少,并密切观察其不良反应。主要在肝脏以生物转化方式进行代谢的吗啡,老年人的消除率下降近 50%。老年人应用芬太尼后血浆清除率减少 75%,其消除半衰期在年轻人为 4.5 小时,在老年人则增至 15 小时。老年人静注哌替啶后血浆清除率也降低 45%,消除半衰期由年轻人的 4 小时增至 75 小时。吗啡在有肝功能改变的患者的代谢所受影响不大,可能是部分肾脏代偿的作用。阿芬太尼、舒芬太尼与哌替啶相仿,在肝功能改变的患者,代谢能力有所下降,而瑞芬太尼由于不依靠肝脏代谢,几乎不受肝功能改变的影响。

九、外科疾病特点

如前所述,老年人是肿瘤的高发人群,而且年龄越大,肿瘤的发病率越高。骨折和关节退行性病变在老年患者中的发病率也明显高于其他年龄人群,老年肿瘤和骨与关节疾病患者的手术多为限期手术或急诊手术,因此麻醉的术前准备在一定限期内应尽量做到充分准备。与此同时,老年患者由于其病理生理改变和特殊的外科疾病特点,一般手术难度大、手术时间长而且多有多次手术史。患者既往手术史可能对此次手术造成诸多不利影响,如腹部手术,既往手术可能造成腹腔内脏器间的广泛粘连,腹膜与脏器发生粘连,以致脏器发生移位、变形,使腹腔镜或机器人腹腔镜等微创手术难以实施。另外,老年患者经常会发生局部解剖变异,增加了手术的难度和不确定性。

老年患者容易合并多种慢性病。我国 65 岁及以上人口慢性病患病率从 2013 年的 54.0% 上升到 2018 年的 62.3%,增加了 8.3%。近年来随着生活方式和饮食习惯的改变,我国居民心脑血管疾病和糖尿病的患病率逐年升高,其中糖尿病患病率从 2008 年的 10.7‰ 上升到 2018 年的 53.1‰;心脏病从 2008 年的 17.6‰ 上升到 2018 年的 39.0‰;高血压从 2008 年的 5.5% 上升到 2018 年的 18.1%;脑血管病从 2008 年的 9.7‰ 上升到 2018 年的 22.9‰。

老年患者患病具有病程长、预后差、术后并发症多等特点。术后易出现神经系统并发症,如术后认知功能障碍和谵妄。老年患者术后认知功能障碍发生率,术后 1 周为 25.8%,术后 3 个月为 9.9%;老年患者术后谵妄发生率为 1%~61.3%;为短暂的精神障碍,术后第一二天及夜晚较重。术后感染也是常见的并发症,老年人免疫功能降低,抵抗力减弱,因此容易发生感染,如医院获得性肺炎等。老年人术后下床活动减少,长期卧床,血液淤滞,血液黏滞度增加,容易形成血栓。另外还有包括术后脑卒中、肺部并发症、肠麻痹和尿潴留等。

十、老龄化与麻醉手术

《中国卫生健康统计年鉴(2021)》对我国 2020 年各系统(或各类)疾病在不同年龄段人群的比例进行了统计。数据显示,恶性肿瘤出院患者中,60 岁及以上人群占比为 56.6%;循环系统疾病中,其占比为 69.5%;慢性下呼吸道疾病中,占比为 77.1%;消化系统的肠梗阻中,占比为 52%;骨科退行性关节病中,占比为 68.6%;骨密度和骨结构疾病中,占比为 83.2%。

以上数据表明,60 岁及以上老年人罹患恶性肿瘤以及骨关节疾病等的比例均较高,所以老年人接受麻醉手术的概率也较高。同时,接受麻醉手术的老年患者常合并有心脑血管疾病和慢性阻塞性肺部疾病等,给围手术期麻醉管理带来了严峻的挑战。

据统计,目前全球 65 岁以上人口数量达 7.5 亿,我国有 2.0 亿老龄人口,位居世界第一,我国老年患者接受外科手术的比例占全部手术患者的 30%。美国 65 岁以上老年患者占全部手术患者比例高达 50%,同时也花费了联邦医疗预算的整整一半。不仅如此,由于老年患者营养状态普遍较差,机体的自我修复能力下降,术后并发症的发生率增加,他们的住院时间更长,花费也通常比年轻患者的高。此外,老年患者也有较高的残疾发生率,这将需要更高费用和更长时间的医疗护理。

面对养老基金收支失衡和养老陪护短缺的严峻挑战,如何提高临床工作效率,减轻家庭陪护压力,在保障患者生命健康的基础上进一步降低医疗费用是所有医护人员必须思考的问题。麻醉科医师是老年人群围手术期生命健康的重要守护者,面对越来越多的老年手术患者,也对麻醉科医师的工作提出了更高的要求。

首先是如何提高患者的围手术期管理水平,更好地保障患者的生命健康。其次是如何让患者术后尽快恢复,以缩短住院时间,减少交叉感染风险,提高临床工作效率。对于麻醉科医师来说,如何实现老年患者术后加速康复成为破局的关键。

第三节　麻醉管理的挑战

一、术前评估与准备特点

(一)总体评估与准备

麻醉医师除了对老年人进行常规的器官功能术前评估、美国麻醉医师协会(American Society of Anesthesiologists,ASA)分级术前评估之外,还应通过评估老年患者的合并症、机体功能、心理和社会学特点进行老年状态全面评估（comprehensive geriatric assessment，CGA）。老年患者的体能、认知、营养及衰弱状态等均与围手术期不良事件发生率密切相关，是老年患者术前评估的重要内容。

老年患者的谵妄状况、痴呆程度和心理状态是评估认知功能时的重要考虑因素，术前评估的结果可作为术后认知功能评估的基线值；术前应可通过评估易感因素和诱发因素的数量，对谵妄的风险进行预测，针对危险因素的治疗能够减少谵妄的发生及其严重程度；如患者日常生活功能缺陷，则应在术前接受包括家庭锻炼、放松疗法、营养加强、疼痛管理在内的多种方法改善术后功能状态；如患者术前营养不良，应在择期手术前请营养科医师指导制订围手术期营养支持计划；如患者术前存在衰弱状态，应采用积极的生活方式，进行适量、规律的运动，保持科学的饮食以及良好的心态，有效控制慢病和老年各类综合征，以改善患者衰弱状态。

（二）心功能及心脏病评估与准备

心血管相关疾病是需要接受外科治疗的老龄患者围手术期最常见的合并症/并发症。因此，为减少围手术期心血管事件的发病率，需对非心脏手术的老龄患者进行全面的心血管风险评估。对老龄患者心血管事件风险进行综合评估，酌情行心电图（ECG）、心脏超声、血清学检查、冠状动脉 CT 成像，甚至冠脉造影或核素检查等。例如，心功能不全的患者，术前建议行心脏超声检查，以明确诊断并评估心功能；对于原发性高血压的患者，行动态血压监测，筛查眼底，评估是否有心、脑、肾靶器官损害并评估其损害程度；对心律失常或心肌缺血患者需行动态心电图检查，明确有无严重心律失常；室壁瘤的患者术前应该行超声心动检查，确认是否为真性室壁瘤。

术前应重点对患者是否为有症状的冠状动脉疾病以及患者的运动耐受状态进行评估。"活动性心脏病"患者需进行专科治疗，病情稳定后才能行择期手术。根据患者和手术的具体情况，决定是否进行进一步诊断评估。

（三）肺功能及呼吸系统疾病评估与准备

对术前合并慢性阻塞性肺疾病（chronic obstructive pulmonary diseases，COPD）或哮喘的老年患者，应详细询问了解相关病史、治疗经过、用药情况等信息。对于合并严重肺部疾病的老年患者，除此之外更应重视术前体格检查及胸部影像学检查、肺功能检查、血气分析等相关实验室检查，以评估术后发生呼吸功能衰竭的风险。

对于上呼吸道感染患者，麻醉和择期手术的时机选择取决于上呼吸道感染的急缓、症状的持续时间和程度，呼吸道疾病患者中有无慢性症状发作，以及推迟手术计划的风险。虽然在上呼吸道感染后，气道高反应性可能持续 2~6 周，但症状轻微的急性上呼吸道感染，或患者近期发生上呼吸道感染但目前无症状者，通常不建议推迟手术；对于有严重症状或有全身受累证据的患者，建议择期手术推迟到症状消失后1~2 周；对于中度或重度 COPD 伴急性上呼吸道感染体征和症状的患者，建议推迟择期手术并开始治疗，由于 COPD 发作后恢复到基线水平的时间不定，因此推迟多长时间也因人而异。

老年患者术前应采用增强呼吸肌力量和主动咳嗽训练等积极的预康复策略，以减少术后肺部并发症。术前患者在家中、病房或康复训练中心均可以进行提高呼吸肌肌力和运动耐力的训练，包括腹式呼吸、深呼气、有氧耐力训练等。术前有肺部疾患的患者还可采用强化胸部物理治疗，包括体位性引流、背部叩击、振动疗法。

（四）肝肾功能及疾病评估与准备

肝功能损害程度可采用 Child-Pugh 分级标准加以评定。A 级手术危险度小，预后最好；B 级手术危险度中等；C 级手术危险度大，预后最差。慢性肝病患者需重点关注凝血功能，与其常合并胃肠道功能异常、维生素 K 吸收不全，致肝脏合成凝血因子不足有关。由于血浆白蛋白水平对药效动力学、药代动力学、胶体渗透压存在较大影响，应严格执行中大型手术术前低蛋白纠正标准，降低围手术期并发症的发生。

肾功能的评价主要以肾小球滤过率(GFR)为指标。肾性疾病、高血压、糖尿病是造成老年患者肾功能受损的主要原因。老年患者即使肌酐水平正常,也可能存在肾功能下降。慢性肾衰竭已依赖透析的患者,在术前1天进行透析有助于确保可接受的容量状态,避免高钾血症,维持正常的酸碱状态。

(五)其他

1. 胃肠道功能　老年患者消化功能减低,术前应注意是否存在反流误吸因素,并避免围手术期应激性溃疡。

2. 凝血功能　术前凝血功能检查有助于评估患者凝血功能状态,指导术前药物的使用。

3. 内分泌功能　对有内分泌疾患的老年患者术前应注意询问病史、用药情况,并注意相应激素的补充,老年患者术前应常规检查血糖水平。

二、老年患者术中管理特点

(一)老年患者的常规监测/脆弱脏器功能监测

1. 老年患者的常规监测　术中常规监测包括ECG、心率/心律、无创血压/连续无创动脉血压/有创动脉血压、脉搏血氧饱和度(SpO_2)、体温、呼吸频率/节律、尿量等。实施全身麻醉时,进一步监测吸入氧浓度(FiO_2)、呼气末二氧化碳分压($P_{ET}CO_2$)、麻醉气体吸入和呼出浓度、气道压力、潮气量等。对实施大手术的老年患者建议行麻醉深度及肌松监测。

2. 脆弱肺功能早期预警监测　老年患者的肺功能随着老龄而衰退,合并慢性呼吸系统疾病或者近期有急性呼吸系统疾病的患者,肺功能会进一步受到损害。脆弱肺功能早期预警监测指标包括呼吸频率/节律、肺部听诊、气道压力、呼气末二氧化碳波形及$P_{ET}CO_2$、$PaCO_2$及氧合指数等。围手术期需加强关注,做到早预警、早干预。

3. 脆弱心功能早期预警监测　老年患者术前常合并多种心脏疾病,导致心脏功能降低,使老年患者对于围手术期心律失常、低血压、容量过负荷等事件异常敏感,极易出现围手术期严重心、脑、肾等重要脏器并发症,甚至心搏骤停。早期预警监测指标包括:① ECG:老年患者术中心率应维持在术前平静状态心率 ±20%。②血压监测:对于术后风险增加的老年患者,更加严格的术中血压控制(收缩压控制在术前平静血压 ±10% 内),以减少术后重要脏器功能的损害。③心脏前负荷监测:包括中心静脉压(central venous pressure,CVP)、每搏量变异(stroke volume variation,SVV)、脉压变异率(pulse pressure variation,PPV)、脉搏波变异指数(pulse wave variation index,PVI)、收缩压变异度(systolic pressure variation,SPV)等。④心功能:心输出量(cardiac output,CO)以及每搏量(stroke volume,SV)监测。⑤全身组织灌注:混合静脉血氧饱和度($SmvO_2$)以及上腔静脉血氧饱和度($ScvO_2$)监测。对于老年危重患者根据需求采用SVV/PPV与经胸多普勒超声心动图TTE(transthoracic Doppler echocardiography,TTE)/经食管超声心动图(transesophageal echocardiography,TEE)联合监测,指导容量、心脏功能、氧供需平衡等监测,实施循环功能的早期预警及干预。

4. 脆弱脑功能患者的早期预警监测　对于高危手术和脆弱脑功能患者,实施连续动脉血压监测或连续无创动脉血压监测,以及目标导向液体治疗(goal-directed fluid therapy,GDFT)管理联合预防性缩血管药物治疗,维持患者血压在基线值至基线值120%的水平。有条件时推荐行近红外光谱无创局部脑氧饱和度(rSO_2)监测、经颅超声多普勒(transcranial Doppler,TCD)监测等无创脑监测技术,改善脑氧供需平衡。全身麻醉患者应在麻醉深度监测下维持适当的麻醉深度。

(二)麻醉药物选择

应根据老年患者的病理生理特点来选择相应的麻醉药物,调整麻醉药诱导和维持的剂量,并关注药物注入的速度,以避免由于麻醉深度原因引发的血流动力学剧烈波动、和对术后脑功能恢复的不良影响。研究表明,全静脉麻醉与全吸入麻醉相比,术后谵妄发生率明显降低。同时,全静脉麻醉在肿瘤患者中可能对改善患者预后、延长无复发生存期有益。

由于依托咪酯的循环抑制较轻,它常是那些有已知心血管受损或血流动力学不稳定的老年患者首选的麻醉诱导药物。为避免中长效镇静镇痛药物的残余效应对麻醉苏醒期和术后康复的影响,宜使用短效镇静镇痛药物维持麻醉,如丙泊酚和瑞芬太尼。丙泊酚的初始诱导剂量和后续剂量应酌情减量并缓慢给药,以免血流动力学剧烈波动和麻醉苏醒时间延长。针对脆弱肝肾功能的老年患者,肌松药物最好选择不经过肝肾代谢的药物,如顺阿曲库铵;舒更葡萄糖钠为罗库溴铵特异性拮抗药,如果具备此类药物,罗库溴铵也可安全用于老年患者的麻醉诱导和维持。据报道40岁以后,每增加10岁,所有吸入性麻醉药的效果会降低6%左右。ASA指南建议,脑电图等神经监测可能有助于指导挥发性麻醉药的剂量调整,并维持最佳麻醉深度。

在髋关节或膝关节等四肢手术中,与全身麻醉相比,区域阻滞麻醉(椎管内麻醉、外周神经阻滞)能够降低围手术期死亡率,缩短住院时间。因此,对于行髋、膝关节等四肢手术的老年患者,建议选择区域阻滞麻醉;由于罗哌卡因的运动和感觉分离效应以及心血管毒性较低,也被推荐选择。

(三) 术中输血输液管理

1. 输液管理　老年患者围手术期补充生理需要量首选晶体液;有效循环血容量减少时,可适当使用胶体液补充血管内容量。围手术期液体治疗应遵循个体化原则,除常规血流动力学监测指标外,在大手术及较危重患者,应该采用目标导向液体管理联合预防性缩血管药物策略。

2. 输血和凝血管理　在作出输注红细胞的决定前,应进行Hb浓度监测以提供输血的客观证据。对较为复杂的手术进行实时凝血功能监测,在血栓弹力血流图(thromboela-stogram,TEG)或Sonoclot凝血功能监测的指导下输注凝血物质。在血容量急剧改变的状况下,老年患者的体温更易出现快速下降,低体温会导致患者凝血酶原活力降低以及纤维蛋白原的合成功能抑制,由此增加患者的出血量以及异体红细胞的需求量。故应尽可能对输血以及输液进行加温处置。同时应进行体温监测,并进行积极的复温,目标是将患者体温维持在36℃以上。

(四) 术中循环管理

术中应从肺功能、Hb含量、心脏前负荷、心率、心脏收缩功能以及氧需求方面进行全面分析,维持整个机体氧供需的平衡;同时注意维持脏器的灌注压力(血压)。对于脆弱心功能的老年患者,围手术期心率应维持在基线心率±20%,并维持适当心肌灌注压力;对于脆弱脑功能的老年患者,维持血压在平静状态血压的基线水平至+20%范围;对于脆弱肾功能的老年患者,严格控制液体输入量,并维持血流动力学稳定;对于脆弱肝功能的老年患者,可预防性给予缩血管药物防止顽固性低血压。根据患者具体情况个体化选择血管活性药物,可通过动态性血流动力学监测和/或TTE/TEE监测指导血管活性药物使用。

老年患者术中出现室性早搏,首先应优化血流动力学指标以逆转心肌氧供需失衡,如不能改善,可依序考虑静脉给予利多卡因、胺碘酮等药物治疗。合并肥厚型心肌病的患者出现心律失常和低血压,应排除病理性因素后,给予β受体阻滞剂处理或者联合去氧肾上腺素治疗。术中发生急性房颤,除外病理性因素后,可给予艾司洛尔或者胺碘酮治疗,如合并严重低血压,可以考虑同步电复律治疗。术中循环管理以氧供需平衡为原则,根据患者的生理情况制订个性化的血压管理策略以减少术后器官功能障碍风险,建议老年患者的血压维持在接近基线的水平,通过术中袖带血压校正制订动脉血压的合理范围。

(五) 术中呼吸管理与肺功能保护策略

对于老年患者,术中宜使用综合的肺功能保护方案,这些措施包括:①对术前伴有哮喘病史等高气道反应性的患者,麻醉诱导前可经静脉滴注甲泼尼龙1~2mg/kg,有效预防术中支气管痉挛的发生;②机械通气患者实施低潮气量+中度呼气末正压(positive end-expiratory pressure,PEEP)5~8cmH$_2$O,低潮气量为标准体重 6~8ml/kg，每小时给予连续 3~5 次的手控膨肺；③FiO₂ 不超过 60%，以防止吸收性肺不张；④吸呼比例 1:2.0~2.5；⑤术中实施 GDFT 联合预防性缩血管药物或者限制性液体管理方案；⑥术前合并严重心肌收缩功能障碍（EF<50%）的患者，术中通过监测 SV 以及心输出量，维持其正常。

监测气道压力、呼气末二氧化碳波形以及分压监测、吸气呼气流量环、配合肺部望触叩听诊等，对围手术期患者的肺通气功能进行监测与病因判定。衡量老年患者换气功能的指标包括肺氧合指数（PaO_2/FiO_2）、肺内分流量、无效腔通气量等，如果 PaO_2/FiO_2<300mmHg，应分别对患者的通气功能、肺血管阻力以及肺动脉压、心脏功能状态进行分析和处理。

（六）术中麻醉深度、脑氧供需平衡监测及干预

监测麻醉深度的神经电生理指标，如 BIS（bispectral index，BIS）、Narcotrend 指数、听觉诱发电位（auditory evoked potential，AEP）、熵、脑功能状态指数（cerebral state index，CSI）等可以作为全麻意识状态或大脑功能状态的监测指标。通过麻醉深度监测可减少老年患者术中知晓的发生，还可避免镇静过深可能导致的老年患者血流动力学波动、术后苏醒延迟及术后并发症的增加，降低其术后谵妄的发生及死亡率。

连续、局部近红外光谱 rSO_2 监测可以判断围手术期脑氧供需平衡状况，该监测结果反映大脑前动脉和大脑中动脉供应脑组织 70% 静脉血的血氧饱和度。维护老年患者围手术期脑氧供需平衡，有助于降低术后谵妄和认知功能障碍的发生率，并指导个体化的循环、呼吸、输血和血压管理。脆弱高危脑功能、高风险手术患者宜行 rSO_2 监测。

（七）其他

1. 术中体温监测与维护 老年患者术中常规进行体温监测，使用保温毯、热风机、液体加温仪等设备维持患者体温在 36℃ 以上。

2. 肌松药的合理应用与监测 通过肌松监测指导老年患者个体化用药可避免肌松药过度使用，老年患者极易出现肌松残余，如没有拮抗禁忌证时，可选择新斯的明＋阿托品拮抗，采用罗库溴铵实施深肌松的手术，可使用舒更葡萄糖钠拮抗深肌松。

3. 全麻术的抗应激与抗炎管理 围手术期抗炎和抗应激追求个体化和准确性，应通过抗应激管理、抗炎管理、循环管理（GDFT 联合预防性缩血管药物）、优化麻醉方法实施低阿片麻醉维持方案、控制急性疼痛、调控神经内分泌反应等措施，防止脏器功能应激性损害并维持内环境稳定，促进老年患者术后快速康复进程。

三、老年患者术后并发症的管理特点

（一）苏醒延迟

老年患者较易发生苏醒延迟，常见原因包括术中镇静过度、低体温状态、脑损伤或者急性脑卒中、循环不稳定、代谢及内分泌系统疾病诱发、CO_2 潴留等。如果体温低于 36℃，需尽快给予复温处置；内镜手术的不断普及（CO_2 气腹），以及老年患者肺功能衰退和可能合并的呼吸系统疾病，均可能在拔管期间出现严重 CO_2 潴留，甚者可导致 CO_2 昏迷。应根据患者基础疾病、手术麻醉情况、临床表现、血气、电解质以及血糖检查等进行综合判断。

对于苏醒延迟患者应密切监测生命体征，保证足够的通气和循环稳定。通过了解病史、查体、必要的实验室和影像学检查判断导致苏醒延迟的原因。病因不明或怀疑神经系统损伤的，应尽快寻求神经内/外科医师的会诊协助，针对可能的原因进行积极的处理。

（二）恶心呕吐

不用或少用吸入麻醉药和阿片类药物可降低术后恶心呕吐的发生率。同时可单药或多药联合用于恶心呕吐的预防、治疗。对于术后易发生恶心呕吐的高危人群，联合应用不同作用机制的止吐药进行多模式

治疗。

（三）寒战和低体温

老年患者术中需常规体温监测，应积极预防低体温的危害，包括保温毯、热风机、液体加温和覆盖患者裸露部位、呼吸回路中加湿热交换器。麻醉诱导前即开始使用覆盖和主动保温（热风机）措施可有效减少术后低体温的发生。如已经出现了低体温，应采用保温毯、热风机、液体加温等设备对患者进行积极复温。因低体温而寒战的患者还可给予哌替啶、曲马多或右美托咪定治疗。

（四）术后躁动／谵妄

围手术期应激、疼痛、电解质紊乱、麻醉／镇痛药物等是术后谵妄发生的重要促成因素。当患者发生术后谵妄，应分析原因，对症处理。首选非药物治疗，包括针对谵妄的危险因素如认知损害、睡眠剥夺、疼痛、水电解质失衡等所采取的措施，如改善认知功能、改善睡眠、有效控制术后疼痛、纠正水电解质紊乱等；谵妄的药物治疗包括氟哌啶醇和非经典类精神药物如喹硫平和奥氮平，均被用于治疗躁动型谵妄，右美托咪啶可以缩短躁动型谵妄患者的谵妄持续时间，也可用于治疗躁动型谵妄。

（五）急性疼痛

老年患者围手术期疼痛的评估极具挑战性，应加强医护人员培训，掌握老年患者疼痛评估工具的使用方法，定期评估镇痛效果并及时调整疼痛管理方案，提高围手术期疼痛管理的质量。

将对乙酰氨基酚和／或环氧化酶抑制药作为镇痛基础用药，特别适用于炎性痛治疗，用药期间要严格控制使用时间和剂量，并监测胃肠道、肾脏和心血管等发生的不良反应。不单纯依赖阿片类药物用于术后镇痛。常规联合非阿片药物和／或局部给药镇痛法，根据手术类型和患者的特点，选择合适的静脉辅助用药，发挥预防性镇痛和多模式镇痛作用，以达到节约阿片类药物用量和降低药物不良反应的效果。

局部浸润、筋膜平面阻滞、外周神经阻滞和硬膜外腔阻滞技术可有效用于老年患者术后镇痛。无禁忌证者，应优先考虑局部给药镇痛法。

联合使用作用机制不同的镇痛药物或镇痛方法。合理联合应用不同作用机制的镇痛药物，局部麻醉（区域阻滞、神经阻滞、椎管内阻滞等）与全身给药镇痛法（非甾体抗炎药、曲马多或阿片类）的联合应用，以减少阿片类药物用量和镇痛药物相关的不良反应。根据不同类型手术术后预期的疼痛强度、实施个体化的低阿片预防性多模式镇痛方案。

（米卫东　赵维星）

参考文献

［1］国家统计局, 国务院第七次全国人口普查领导小组办公室. 第七次全国人口普查公报 (R). 北京, 2021.

［2］SHEILA RB, RUMA B, STACIE D, et al. 老年麻醉手册 [M]. 麻伟青, 邓小明, 李娜, 等译. 上海: 上海世界图书出版公司, 2017.

［3］LI T, LI J, YUAN LY, et al. Effect of Regional vs General Anesthesia on Incidence of Postoperative Delirium in Older Patients Undergoing Hip Fracture Surgery: The RAGA Randomized Trial [J]. JAMA, 2022, 327 (1): 50-58.

［4］吴健, 杭燕南, 王珊娟, 等. 国人老年人丙泊酚的药代动力学 [J]. 临床麻醉学杂志, 2003, 19 (10): 585-587.

［5］周仁龙, 王珊娟. 老年人阿片类药物的药代动力学进展 [J]. 国外医学 (麻醉学与复苏分册), 2004, 25 (1): 39-41.

［6］傅得兴. 老年人的药代动力学特点 [J]. 中华老年医学杂志, 2004, 23 (4): 287-288.

［7］尚秀芝, 刘振华. 老年人的生理特点及临床用药原则 [J]. 中国医药指南, 2011, 09 (10): 169-170.

［8］单海燕, 刘鹜, 何旖旎, 等. 老年人合理用药及安全性 [J]. 中国全科医学, 2015,(35): 4362-4364.

［9］田影, 程智刚, 黄长盛, 等. 局部脑氧饱和度用于评估全身麻醉苏醒期患者意识恢复的研究 [J]. 国际麻醉学与复苏杂志, 2021, 42 (12): 1281-1284.

［10］李俊, 方鹏骞, 陈王涛, 等. 经济发展水平、人口老龄化程度和医疗费用上涨对我国医保基金支出的影响分析 [J]. 中国卫生经济, 2017, 36 (1): 27-29.

［11］中华医学会麻醉学分会老年人麻醉与围术期管理学组, 国家老年疾病临床医学研究中心, 国家老年麻醉联盟. 中国老年患者围术期麻醉管理指导意见 (2020 版)(一)[J]. 中华医学杂志, 2020, 100 (31): 2404-2415.

［12］中华医学会麻醉学分会老年人麻醉与围术期管理学组, 国家老年疾病临床医学研究中心, 国家老年麻醉联盟. 中国老年患者围术期麻醉管理指导意见 (2020 版)(二)[J]. 中华医学杂志, 2020, 100 (33): 2565-2578.

［13］中华医学会麻醉学分会老年人麻醉与围术期管理学组, 国家老年疾病临床医学研究中心, 国家老年麻醉联盟. 中国老年患者围术期麻醉管理指导意见 (2020 版)(三)[J]. 中华医学杂志, 2020, 100 (34): 2645-2651.

［14］中华医学会麻醉学分会老年人麻醉与围术期管理学组, 国家老年疾病临床医学研究中心, 国家老年麻醉联盟. 中国老年患者围术期麻醉管理指导意见 (2020 版)(四)[J]. 中华医学杂志, 2020, 100 (35): 2736-2757.

［15］中国老年医学学会, 中国老年医学学会高血压分会, 中国老年医学学会认知障碍分会, 等. 老年高血压合并认知障碍诊疗中国专家共识 (2021 版)[J]. 中国心血管杂志, 2021, 26 (2): 101-111.

第二章
老年中枢与外周神经系统功能改变

神经系统分为中枢神经系统(central nervous system,CNS)与周围神经系统(peripheral nervous system,PNS),神经系统在维持人体内环境稳定及正常生命活动中起重要作用。神经系统在25~30岁达到成熟,此后随年龄增长,神经系统的结构与功能发生缓慢衰退。因此,对老年患者施行麻醉时,需考虑神经系统的改变对术前准备、术中管理及术后恢复阶段的影响。本章主要介绍老年人CNS与PNS发生的改变,讨论衰老对CNS/PNS功能的影响,以及老年相关神经系统疾病对麻醉的影响。

第一节　中枢神经系统改变

一、结构改变

(一)脑

1. 脑重量减少　在正常的衰老进程中,脑结构改变主要表现为脑萎缩,以额叶、顶叶及颞叶最明显。随着硬脑膜厚度不断增加,脑皮质进行性萎缩,硬脑膜下的蛛网膜逐渐发生纤维化与钙化,蛛网膜下腔增大,脑室扩大,脑脊液增多,形成了非病理性的低压性脑积水。此外,老年人的脑沟变深变宽,脑回缩小变窄,功能性脑组织减少,大脑体积缩小,重量减轻。研究表明,人类从出生至50岁,大脑变化较少,随后脑组织、脑体积开始减少,60岁以后脑组织减少速度明显加快,70~80岁时大脑体积减小约25%。研究发现,成人脑重量约1 400g,在中年之后逐渐减少,且女性脑萎缩较男性出现得更早,女性50岁以后、男性60岁以后脑重量明显减少约6%~8%,80岁以后大脑重量减少约8%~10%,在阿尔茨海默病患者中更为明显。

2. 神经元减少　脑组织减少主要是神经元数量减少。神经细胞减少是非均一性的,以颞上回、额上回、小脑皮质、黑质、蓝斑多见,神经细胞丧失后由胶质细胞增生填充。研究发现,在20岁时,正常成年人脑神经细胞约有140亿个,随着年龄增大而逐渐减少,平均每天约有5万~10万个神经细胞丧失,每年丧失约0.8%;60岁时,大脑皮质神经细胞减少约20%~25%,小脑皮质神经细胞减少约25%,蓝斑和黑质神经细胞减少约35%;70岁以上老年人神经细胞总数减少可达45%;90岁后小脑皮质、丘脑、蓝斑、基底神经节等处的神经细胞减少可达50%,甚至基底神经节细胞可完全丧失。此外,老年人神经元改变除神经细胞数量明显减少外,还表现为:神经细胞突触和树突减少,突触联系减少;神经细胞内的脂褐素随年龄增加而增多;神经元密度降低(图2-1)。

3. 脑血流量减少　老年人脑血管常见改变为动脉粥样硬化与血脑屏障退化,血流阻力增加,血流缓慢,血流量减少。研究发现,老年人因脑动脉硬化,脑血流量较年轻人下降约10%~30%,皮质血流量较白质下降明显,前额区下降较其他脑区明显,约半数65岁以上的正常老年人的脑部可发现缺血性病灶。由于个体差异,老年动脉硬化和高血压的患者血流量下降明显,血管性痴呆更显著。老年人脑灌注减少,脑代谢率减少约10%~30%,与脑血流量及神经元萎缩平衡,脑供氧相应减低,突触活性降低,且神经递质减少。随年龄增加,脑细胞对葡萄糖的利用能力下降,脑细胞胞质内蛋白合成能力下降,脑内不同部位蛋白质含量减少约 5%~25%。

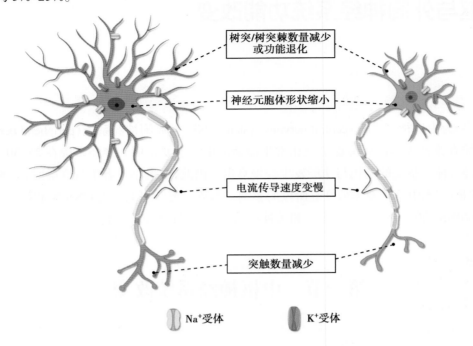

树突/树突棘数量减少
或功能退化

神经元胞体形状缩小

电流传导速度变慢

突触数量减少

Na⁺受体　　K⁺受体

图 2-1　神经元与年龄相关的变化示意图

(二) 脊髓

衰老过程中伴随着脊髓神经元的丢失和神经胶质细胞的反应性增生。脊髓衰老以颈椎脊髓的前角、背侧柱与胸椎脊髓的中间灰质区神经纤维的退化变形、皱缩和细胞体的减少最为明显。脊髓头端的纤维固缩最为显著,而尾椎端变化最小。脊髓衰老主要表现为后索脱髓鞘、脊髓神经细胞数目减少、树突减少、突触变性、淀粉样小体和脂褐素沉积增加。研究通过磁共振(magnetic resonance imaging,MRI)测量发现,颈部脊髓横径随年龄增长而减小,而其前后径则与横径的比例保持不变,这表明,随着年龄增长,颈髓面积减少的同时保持其形状不变。骨性椎管随年龄增长而逐渐狭窄,但脊髓的面积和形状与椎管直径并不相关。

二、生理改变

老年人中枢神经系统功能生理改变主要表现在记忆力减退、智力下降、情感易变化、反应速度减慢、多种感觉功能下降、运动功能减慢。老年人神经生理变化可能会导致其对麻醉药物的敏感性增加、术后认知功能障碍和谵妄风险增加,以及大脑功能下降。

(一) 认知改变

认知是脑接受外界信息,经过加工处理转换为内在的心理活动,从而获取知识和应用知识的过程,包括记忆、语言、视空间、执行、理解判断等方面。认知功能受老年人衰老的影响较大。研究发现,衰老相关记忆改变与前额叶皮质和海马两个脑区的活性改变具有相关性,这两个脑区对衰老的易感性较高。随着年龄的增长,认知功能有下降趋势,记忆力和学习能力明显减退,特别是记忆力减退最常见。研究发现,60 岁以上人群,发生记忆力减退的可能性超过 40%,并且学习新知识的能力下降。正常老年人的认知改变主要表现在非言语智力、信息处理速度、新的任务执行、学习回忆新信息、找词、反应时间等方面,而言语智力、远期、程序性记忆和语言理解、词汇语法能力等常可保留,如老年人必须用更多的时间获取和处理新信息、新知识并形成记忆。但认知功能减退的个体差异大,阿尔茨海默病患者除记忆力减退及学习能力下降外,还可出现明显的空间障碍、计算力降低、语言障碍、人格改变及精神行为障碍等。

中枢神经系统髓鞘退行性改变可能通过改变神经传导速率破坏神经元回路的正常周期,大脑白质神经纤维的丢失进而减少神经元间的联系,最终导致认知功能减退。研究发现,超过65岁的老年性痴呆人群中,随着身体和精神状态的衰退,约有2.5%的可能性会出现智力和能力的进行性下降,而在75岁以上的老年性痴呆人群中,发病率可超过14%。

衰老和认知支架理论(scaffolding theory of cognitive aging-revised,STAC-R)是一个认知衰老的概念模型,它结合了生命历程中对大脑结构和功能的不利和有利的因素来确定认知状态。此外,生命历程因素也会影响某些代偿过程,以应对认知挑战,并改善结构和功能衰退的不利影响。该模型认为,随着年龄的增长大脑的结构会发生一系列包括淀粉样蛋白沉积等不利变化,这些结构变化会导致大脑的功能发生改变,进而引发认知衰退。STAC-R模型引入了两个概念:"丰富神经资源"和"贫乏神经资源"。良好的心血管功能、健康的身体,高水平的教育等"丰富神经资源"可以通过促进有效连接、增加皮质厚度和突触密度直接增强或保护大脑结构和功能,也可通过增强补偿性支架的作用来改善老年人的认知功能。然而,应激、抑郁等"贫乏神经资源"构成对大脑结构、神经功能和最终认知的负面影响,最终加速老年人认知功能障碍。在STAC-R模型中,大脑认知功能的不利变化可以通过"补偿性支架"来改善,以保持局部或整体神经功能衰退时的认知功能。而研究发现,在认知功能较好的老年人中则很少需要"补偿性支架"来代偿。由于衰老和生命历程的一些变量直接影响代偿性支架的发展,所以可以通过一些明确的干预措施如思考、锻炼、认知训练、学习新技能或知识、参与智力或社交活动等方式增强补偿性支架活动进而改善认知功能,它主要是通过过度激活前额叶区来发挥作用。"补偿性支架"是STAC-R模型的关键组成部分,它涉及补充神经回路,并随着年龄的增长能够以代偿性和支持性的神经机制维持高水平的认知功能。因为在整个生命周期中大脑都在面临着适应认知的挑战,所以补偿性支架不仅参与老年认知功能的改变而且参与不同时期的认知挑战(图2-2)。

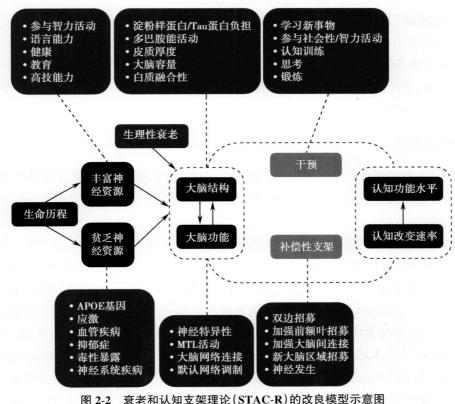

图2-2　衰老和认知支架理论(STAC-R)的改良模型示意图

（二）神经元兴奋性减慢

研究表明,随着年龄增长,神经传导速度逐渐下降,神经应答能力逐渐缺失。临床表现为渐进性皮质功能抑制,大脑传入功能障碍,视觉和听觉灵敏度下降,瞳孔缩小,近事记忆、算术能力、语言表达和快速理解等能力均明显衰退,并可能出现精神行为异常。90 岁以上老年人多因脑血管硬化和微小血栓形成,可出现局灶性脑软化,表现为语言障碍、个性改变或老年性痴呆。

（三）感觉功能减退

老年人四肢远端的触、痛、温觉及振动觉、位置觉敏感性减退甚至消失,感觉迟钝,尤以双下肢明显。下肢振动觉减退呈上升模式,表现为足趾—踝—膝的振动觉减退。老年人睡眠模式改变,表现为睡眠时间相对较短,睡眠浅,易醒。脑内阿片受体随年龄的增加而逐渐减少,皮肤痛觉逐渐降低,内脏感觉也逐渐减退,疼痛阈值升高,老年人对吗啡等麻醉性镇痛药敏感性增高。老年人的眼球晶体水分减少,囊膜增厚,弹性减弱以及肌肉调节能力减弱,可发生老视。眼球突度减少,瞳孔缩小,对光反射和调节反射敏感性降低,故视力减退,视野缩小,暗适应能力减弱。听力衰退主要表现为高频音丧失,高频听力逐渐下降,进而出现感音性耳聋。研究发现,13% 的 65 岁以上老年人会出现老年性耳聋的先兆表现。老年人可因黏膜或气道病变、筛板狭窄、嗅觉联合区受损等导致嗅觉减退。老年人味觉阈升高,对食物味道的敏感性降低,从而出现味觉减退。

（四）运动功能减退

老年人由于肌肉变性和脊髓前角运动神经元丢失可出现运动功能减退。主要表现为精细动作调节速度变慢、躯体活动减少、反应迟钝、动作缓慢、灵活性降低、协调性减低、步态不稳、平衡障碍、肌肉质量及体积减小、肌肉力量下降和肌力对称性减退。老年人四肢及肩带肌肉减少、腹部肌肉减弱可造成脊柱前凸和腰背疼痛。老年人运动速度与协调性的改变给日常生活活动(如穿衣、做饭等)以及平时的娱乐活动(如打球、玩圆盘游戏等)造成一定阻碍,步态和姿势的改变导致步高、步长、连续性、直线型和平衡性发生改变,导致老年人跌倒风险增加,需适当调整姿势反射以避免跌倒。

（五）反射功能减退

老年人反射减退可出现腹壁反射迟钝、膝反射和踝反射减退,而跖反射几乎不受影响。与年龄相关的最常见的腱反射改变是跟腱反射减弱或消失。巴宾斯基征阳性不与年龄相关,往往提示上运动神经元潜在的病理状态。此外,老年人压力反射敏感性明显减弱,当迅速改变体位(如蹲位变直立位)或血容量略有不足时,即可出现收缩压明显下降。

三、神经递质改变

目前的研究表明,神经递质可随年龄的增长而发生变化,神经递质相关改变会对神经功能形成一定的不利影响,与老年神经疾病密切相关,可致对麻醉药物的敏感性发生变化。

（一）5-羟色胺

众所周知,5-羟色胺在记忆形成、情绪调节、睡眠稳态和疼痛调节中发挥着关键作用。此外,在肠神经系统的胃动力调节和神经系统以外的许多其他生理过程中也发挥着关键作用。5-羟色胺的含量和神经支配随年龄增加而保持稳定,但正电子发射断层成像(positron emission tomography,PET)显示皮质 5-羟色胺受体数量随年龄的增加而减少。因此,老年人可出现神经信号传递受损。虽然缺乏直接临床意义,但在抑郁的成年人中可出现类似表现,提示这可能在老年人情绪调节和睡眠障碍中发挥作用。选择性 5-羟色胺再摄取抑制剂(selective serotonin reuptake inhibitor,SSRI)可用于治疗抑郁症,其对老年抑郁症患者是否具有预防和治疗作用值得深入研究。有研究表明,脑卒中后使用 SSRI 可以促进身体恢复,可能是通过增强神经元可塑性和神经发生而发挥作用。SSRI 介导海马神经发生,促进突触可塑性形成,从而有助于建立更有效的思维和行为模式。此外,还需要进一步的研究来调整老年人 SSRI 类药物的合理用药剂量。或许,老年人由于固有的 5- 羟色胺能神经传递障碍可能需要更高的剂量,但老化的肾和肝脏系统可能需要更低的剂量,以达到类似的临床效应。

(二) 多巴胺

多巴胺(dopamine,DA)受体存在于中枢神经系统以及心血管、肺、胃肠和肾中。在中枢神经系统中,多巴胺主要定位于纹状体,并与运动和认知功能有关,如奖励处理、记忆编码 / 检索和语言流畅性。多巴胺在腹侧被盖区和伏隔核之间的交流中也起着重要作用,伏隔核是负责正强化和奖励行为的中央奖励处理单元。主要的神经受体是 D1 和 D2;虽然两者都是突触后受体,但也有突触前 D2 受体,有助于多巴胺释放的自动调节;多巴胺浓度和多巴胺受体数量随着年龄增加而明显下降;这种下调被认为是继发于与年龄相关的多巴胺能突触和神经元的丧失;然而,这些变化背后的机制尚不明确,可能受多因素影响。无论如何,这些变化可能导致老年人认知能力和运动能力下降。据推测,这些变化也会导致老年人对失语症的易感性增加,以及对正常奖励刺激的情感反应改变。

(三) 乙酰胆碱

乙酰胆碱(acetylcholine,ACh)在周围神经和中枢神经系统中普遍存在。烟碱和毒蕈碱乙酰胆碱受体存在于大脑和外周,在高级认知功能、自主神经系统和神经肌肉连接处发挥关键作用。M1 受体主要分布于大脑皮质、海马、伏隔核、苍白球和尾状核。M2 受体主要存在于丘脑、脑干、脑桥和小脑。随着衰老,毒蕈碱受体在额部(主要是 M1)表达下降,而在丘脑(主要是 M2)表达增加。为了评估烟碱受体,分别使用两种不同的配体:尼古丁和乙酰胆碱。尼古丁结合的相关数据显示,烟碱受体随着年龄的增加而出现表达降低;然而,以乙酰胆碱为配体,没有看到明显的年龄相关变化。研究人员将这种差异归因于尼古丁的结合位点增加和受体亚型随年龄增长而发生的变化。除了受体密度的变化,即使在血浆胆碱增加的情况下,大脑对胆碱的吸收也可能随年龄的增长而减少。这些变化表明,随着年龄的增加,胆碱能功能减弱,表明需要避免对已经缺乏胆碱能的老年患者使用抗胆碱能药物。抗胆碱能药物会使老年人的认知功能恶化,并存在诱发术后谵妄的风险。

(四) N- 甲基 -D- 天门冬氨酸

N- 甲基 -D- 天门冬氨酸(N-methyl-D-aspartic acid receptor,NMDA)受体调节学习、记忆和突触可塑性,主要定位在海马和皮质。NMDA 受体有多种配体,包括甘氨酸、谷氨酸、锌和镁。虽然 NMDA 受体有多个亚单位,但对 GluN1 和 GluN2 亚单位的研究最为广泛,并在啮齿动物和人类之间显示出高度的同源性。早期的研究表明,这些亚基的受体密度和 NMDA 的结合与年龄有关,与海马依赖性记忆功能的损害有关。这些影响可以通过环境变化,如饮食补充(人参等)和热量限制而减弱。尽管有这些神经保护因素,但有证据表明,即使保留有受体但在记忆巩固方面的功能也不如年轻人。研究表明,除了与年龄有关的 NMDA 受体表达减少外,还有与年龄有关的下游细胞内信号传递的减少,以及对剩余 NMDA 受体的功能性神经元反应性的降低。

(五) γ- 氨基丁酸

γ- 氨基丁酸(gamma aminobutyric acid,GABA)在成熟的神经系统中是一种关键的抑制性神经递质,但有趣的是,在发育中的神经系统中主要是一种兴奋性神经递质。有三种公认的受体,即 GABA$_A$、GABA$_B$、GABA$_C$。然而,我们将重点讨论 GABA$_A$ 受体,因为它是许多麻醉剂的分子靶点,如吸入性麻醉剂、巴比妥类药物、依托咪酯、丙泊酚和苯二氮䓬类药物。GABA$_A$ 受体由 5 个亚单位组成,每个不同的五个亚单位形成都有独特的药理学和电生理学特性。虽然有几种构型是已知的并已被确定,但我们将在本章中主要讨论 GABA$_A$ 受体。GABA$_A$ 受体分布在整个大脑皮质、海马、小脑和下丘脑,并在记忆形成、镇静和抗焦虑中起作用。但是我们对衰老的神经系统和 GABA$_A$ 受体的变化的大部分知识来自啮齿动物模型,而啮齿动物的神经系统可能不同于人类的神经系统,因此对研究结果应该谨慎对待。尽管 GABA 受体的总结合量不会随着健康的衰老而改变,但在海马区的结合密度似乎有所增加。此外,有证据表明,在成熟的神经系统发现的细胞中,苯二氮䓬类药物会产生更大的 GABA 受体介导的电流,这表明老年人对苯二氮䓬类药物的敏感性增加是由于生化变化,而不仅仅是药物消除或其他药代动力学变化。这可以解释为什么老年患者对 GABA 受体的麻醉剂配体的敏感性增加。

(六)组胺

组胺能神经元参与睡眠觉醒周期、体温调节、内分泌途径、认知处理、食欲、注意力和记忆。在外周神经系统,它们也参与免疫细胞(如 NK 细胞,树突状细胞,肥大细胞,中性粒细胞等)的趋化作用、尿毒症相关的皮肤瘙痒、胃酸分泌、支气管收缩和血管扩张。在中枢神经系统内,组胺能通路起源于结节乳头状核,并投射到海马、大脑皮质、下丘脑、杏仁核和伏隔核。虽然已经分离出 4 种组胺受体,但只有 3 种受体(H1,H2 和 H3)出现在中枢神经系统中。H1 和 H2 通路影响生理功能、记忆形成和情绪调节。H3 受体通过突触前作用调节组胺通路,并调节其他神经递质(如去甲肾上腺素、乙酰胆碱和多巴胺)的释放。

衰老与额叶、颞叶和顶叶区域 H1 受体每 10 年下降 13%(通过正电子发射断层扫描测量)相关,但在体外观察到的受体密度没有任何明显的变化。虽然研究没有讨论这些变化的直接临床影响,但有证据表明,组胺的减少在衰老过程中的认知损伤中起着重要作用。此外,H3 拮抗剂可以逆转加速衰老的小鼠模型(即衰老加速小鼠)的认知缺陷,可能是通过阻断突触前 H3 受体介导的组胺释放降低所致。虽然 H3 受体可以调节几种不同神经递质的释放,但其最简单的解释是,在衰老的大脑中增加组胺的释放可以改善与年龄相关的认知缺陷。

(七)食欲素

食欲素能神经元的细胞体位于下丘脑外侧,在清醒、能量平衡和食欲方面发挥作用。食欲素最常与嗜睡症联系在一起,在嗜睡症中,大脑中产生的食欲素严重减少。动物模型显示,随着年龄的增长,食欲素的产生会显著减少,同时嗜睡、饮食诱导的肥胖、胰岛素信号失调和棕色脂肪组织产热发生改变。然而,与年幼的啮齿动物相比,给予补充相同食欲素的老年啮齿动物在觉醒、食欲和昼夜节律方面的改善也小。综上所述,这些发现表明,年龄较大的动物不仅食欲素水平较低,而且对外源性食欲素的敏感性也较低。人类随着年龄的增长是否会发生类似的促食欲素生物学和生理学变化还有待进一步研究。

第二节　老年相关中枢神经系统疾病

一、阿尔茨海默病

阿尔茨海默病(Alzheimer's disease,AD)是一种进行性发展的神经系统退行性疾病,表现为认知功能和记忆的递减,日常生活能力下降,多种神经精神症状及人格和行为变化,占老年人痴呆的 60%~70%,是最常见的痴呆类型,多发生于 65 岁以上人群,病程进展缓慢。随着人口老龄化,预计到 2050 年中国 AD 患者数可超 1 800 万。AD 对患者、家庭和社会可造成严重的负担,影响正常生活。据统计,每年间接和直接的支出超过 1 500 亿美元。世界卫生组织将 AD 归为现今世界将面临的最重要的医疗问题之一。

(一)危险因素

AD 病因较多,但均未完全明确,但最重要的危险因素之一是老年。据报道,65~69 岁的发病率为 0.6%,70~79 岁的发病率为 1%,80~84 岁的发病率为 3.3%,大于 85 岁发病率为 8.4%。另一个重要的危险因素是阳性家族史,已有研究证明,遗传因素和 AD 发病机制有关。高胆固醇血症和高血压是独立的危险因素。其他危险因素还包括伴意识丧失的头部外伤、低学历、抑郁史、绝经后女性、吸烟、甲状腺功能正常的低促甲状腺激素、高脂血症、高同型半胱氨酸血症、胰岛素抵抗、高血糖或糖尿病,以及慢性炎症。基于现有研究提示,麻醉因素与 AD 发病的相关性较低,麻醉时间与麻醉次数并未增加 AD 的危险性,不能证实麻醉因素可诱发 AD 发病,但研究试验较少,还需进一步探讨麻醉对 AD 的影响。

(二) 发病机制

AD 的发病机制复杂,目前尚无法进行全面解释,多数假说均基于动物模型进行阐释。其中,最广泛被接受的淀粉样蛋白级联假说认为,Aβ 的代谢失衡导致 Aβ 发生聚集和沉积是造成神经元衰竭和功能异常的主要原因,并最终导致痴呆发生。研究认为,Aβ1-42 可能是发生 AD 的重要病理生理学因素。Aβ 在体内和体外都可引起神经变性,可以导致氧化应激、脂肪过氧化,谷氨酸兴奋毒性、炎症和凋亡级联的激活。

(三) 病理学

AD 患者的病理表现以炎性淀粉样斑块形成及神经原纤维缠结致进行性的皮质神经元凋亡为特征,Aβ 淀粉样蛋白是斑块的主要成分,这些神经斑块与正常组织显著不同。Tau 蛋白是形成集合微管的轴突蛋白,是神经细胞骨架的成分。正常情况下,Tau 蛋白磷酸激酶和脱磷酸酶间保持平衡。神经原纤维缠结的主要成分是过度磷酸化的 Tau 蛋白。

Tau 蛋白生理性磷酸化可自动沉积在微管中,AD 及其他痴呆患者蛋白激酶过剩使 Tau 蛋白过磷酸化且不能与微管结合,形成单体偶联并形成不可逆的双螺旋,这些沉积首先储存在神经元,在最初的细胞功能紊乱之后继而引发细胞衰竭。胆碱能系统在这个沉积过程的早期受到影响,但 AD 的临床症状可在病理表现发生多年后才出现。

病理生理学的改变是由于基底节神经元的丢失和神经细胞衰竭,导致大脑皮质乙酰胆碱相对性缺乏,给予中枢性胆碱酯酶抑制剂可缓解该病临床症状。

(四) 神经递质改变

AD 患者大脑内糖类利用率降低,神经递质系统受到不同程度的损害,根据损害程度依次为胆碱、5- 羟色胺、兴奋性氨基酸系统、GABA、去甲肾上腺素、神经肽和多巴胺等递质系统。AD 患者胆碱能神经元严重丢失,这导致合成乙酰胆碱的乙酰胆碱转移酶活性降低,突触前胆碱能递质严重耗竭,从而导致认知功能下降。乙酰胆碱是学习和记忆过程的基础,胆碱能系统的严重变性导致 AD 患者出现一系列临床症状,乙酰胆碱的缺乏程度与痴呆的严重程度相关。

谷氨酸能系统在学习和记忆过程中也很重要,但谷氨酸的长期释放可以影响 NMDA、α- 氨基 -3- 羟基 -5- 甲基 -4- 异恶唑丙酸(AMPA)、红藻氨酸盐或 mGluR1 受体的表达和功能,诱发兴奋性毒性,导致细胞死亡。AD 患者大脑内谷氨酸能系统大量损伤,NMDA 受体数量严重减少,抑制大脑突触可塑性从而影响学习和记忆过程。谷氨酸合成酶减少和淀粉酶 Aβ 干扰谷氨酸转运是谷氨酸重吸收减少的共同结果从而导致细胞外谷氨酸水平增高,形成细胞毒性。

(五) 临床表现

AD 起病隐匿,呈持续进行的智能衰退而无好转趋势。患者突出表现为记忆障碍,尤其是近记忆力减退,早期人格可保持相对完整,病程中可有精神障碍。根据简易精神状态检查量表(mini-mental state examination,MMSE)(0~30 分)评分,可分为:轻度,MMSE 21~24 分;中度,MMSE 10~20 分;中度偏重,MMSE 10~14 分;重度,MMSE<10 分。

(六) 筛查与诊断

AD 的诊断需要根据病史及相关检查进行全面评估。实验室检查有血尿常规、血糖、血电解质、肝肾功能、甲状腺功能、血清维生素 B_{12} 浓度等；神经心理学检查有 MMSE、画钟试验等；影像学检查有计算机断层扫描（computed tomography，CT）、MRI 脑部扫描等；脑脊液检查可有特征性改变如 Tau 蛋白升高、Aβ42 蛋白水平降低；其他检查还有脑电图、PET、单光子发射计算机断层成像及基因检测等。

（七）治疗

目前 AD 的治疗主要目的为稳定或延缓 AD 的进程，尚没有明确治愈措施。通过抑制乙酰胆碱酯酶（如多奈哌齐、利斯的明等）升高突触间隙 Ach 水平来增加胆碱递质，减缓认知功能改变和行为症状，对轻至中度 AD 具有一定治疗作用。此外，NMDA 受体拮抗剂可降低谷氨酸兴奋毒性并影响海马神经元功能，可联合乙酰胆碱酯酶抑制剂用于治疗中 - 重度 AD。据报道，非特异性抑制药物银杏叶提取物，能抑制自由基诱导的脂质过氧化，促进细胞膜稳定，在低氧损伤后恢复脑正常能量代谢，拮抗血小板活性因子（platelet activity factor，PAF），降低 Aβ 聚集，可用于治疗 AD。

此外，还可通过药物治疗延缓神经变性过程。Aβ 免疫治疗可通过抗 Aβ 抗体延缓 AD 进程，但目前尚存在争议，建议谨慎使用。不推荐使用非甾体抗炎药（nonsteroidal anti-inflammatory drugs，NSAIDs）或糖皮质激素进行抗炎治疗。GABA 受体激动剂（如卡马西平等）可减少 Aβ 神经毒性，提高细胞内钙离子水平，但具有增加精神运动性症状（如激动、恐惧等）的副作用。苯二氮䓬类药物可通过影响 GABA 受体和潜在 GABA 能神经递质抑制谷氨酸能系统，起到一定治疗作用。

除了药物治疗外，还需注重 AD 患者的体格锻炼、认知康复训练、睡眠质量的改善和日常生活能力的训练。

（八）AD 患者的麻醉

1. 术前准备　AD 患者可因重复提问或不能回答问题而苦恼，并引发对麻醉医生的不信任。因此，对于可疑 AD 患者麻醉前访视时应耐心，应用 Mini-Cog 测试等认知测试帮助患者恢复平静，询问家庭成员患者相关的治疗经过及用药情况。对应用乙酰胆碱酯酶抑制剂的 AD 患者应询问其胃肠道副作用的程度，症状严重者可增加患者围麻醉期风险。对于采用多种药物控制 AD 症状的患者，麻醉前应充分考虑药物的相互作用。苯二氮䓬类药物可有轻微的镇静作用，术中应适当减量使用。胃复安和氟哌利多有抗多巴胺能作用，因此 AD 患者应禁用。

2. 麻醉方式　尚无明确的研究表明 AD 患者采用局部麻醉的优势大于全麻，相关 meta 分析提示经历脊麻和全麻的 AD 患者术后认知功能障碍发生率并无显著差异，全麻并不是导致术后认知功能障碍（postoperative cognitive dysfunction，POCD）的独立危险因素。全麻对 AD 进程的影响还需进一步研究。麻醉方式的选择取决于患者的用药史和配合程度。

3. 全麻诱导与维持　AD 患者若未因用药、年龄、性格等导致药代动力学改变，可采取常规麻醉诱导方式。乙酰胆碱酯酶抑制剂可能影响 AD 患者肌松药的持续时间，缩短琥珀胆碱的起效时间、延长作用时间，并增加其他胆碱能药的副作用（如心动过缓等）。NMDA 受体拮抗剂可能增加 AD 患者使用多巴胺能激动剂和抗胆碱能药物的副作用，减弱巴比妥类及神经安定药的作用，而氯胺酮可诱导精神症状，AD 患者应禁用。

老年患者因药代动力学和药效学改变，使得最小肺泡浓度降低、静脉麻醉药使用量减少，麻醉药物半衰期延长，肝肾清除率下降。AD 患者脑中受体结构及神经递质功能改变，造成镇静催眠药物与阿片类药物药效发生改变，多数受体敏感性（包括 β 肾上腺素能）下降，对激动和拮抗药物的反应降低。

基础研究表明 AD、术后认知功能障碍与吸入麻醉药相关。在体和离体动物实验发现吸入麻醉药增加 β- 淀粉样蛋白在脑内沉积和神经纤维缠结，加重 AD 的病理改变。但临床研究中，尚无可靠证据表明全身麻醉与 AD 发生率之间存在关联。吸入麻醉可激活 GABA 受体，抑制甘氨酸受体。而 AD 患者 GABA 受体减少，须增加吸入麻醉药浓度才可达到满意麻醉效果。吸入麻醉还可抑制兴奋性谷氨酸受体

NMDA 受体（N-甲基 D-天门冬氨酸 N-methyl-D-aspartic acid receptor，NMDAR）或 AMPA 受体（AMPA receptor，AMPAR），NMDA 受体和痴呆患者的认知功能密切相关，因此吸入麻醉的作用有待进一步研究。

对于 AD 患者，在围麻醉期应维持患者血流动力学平稳，谨防低血压发生，维持血压在基线血压 +20% 左右，降低 POCD 发生率。维持适当麻醉深度与镇痛以减少手术应激对 POCD 的影响。建议采用脑氧饱和度监测或经颅超声多普勒监测、电生理学监测等，监测指标出现异常时，可考虑选用去氧肾上腺素、去甲肾上腺素、甲氧明、麻黄碱等提升血压。其次调节呼吸参数，提升动脉血二氧化碳分压或者提高吸入气中的氧浓度分数（fraction inspiration of O_2，FiO_2）、提升动脉血氧饱和度（SaO_2）、血红蛋白水平优化动脉血氧含量。有条件者，可以考虑连续监测颈静脉球血氧饱和度，以评价和指导脑氧供需平衡的管理。

4. 术后治疗 研究显示，全身麻醉可能是 POCD 的危险因素，但研究人群主要基于术前无认知功能障碍的患者，研究结果缺乏可靠性。回顾性研究发现，麻醉次数增多与麻醉时间延长和 AD 发病时间提前有关，而与发病率并无确切关系，但由于麻醉不能脱离手术而单独存在，因此该结论的可靠性有待证实。

二、帕金森病

(一) 概述

帕金森病（Parkinson's disease，PD）又称震颤性麻痹，据统计，66 岁以上人群，PD 发病率约 3%。在我国，PD 患者超 200 万人。其病因不明，可能与基因、环境、感染、暴露于三氯乙烯等多因素共同作用有关。目前肯定了老年是 PD 发生的最重要的危险因素。PD 是一种当中脑黑质纹状体内的多巴胺能神经元在遭受线粒体功能减退、氧化应激损伤、免疫应答等一系列病理生理改变后，神经元凋亡、进行性丢失，导致神经递质多巴胺水平下降所引发的退行性神经系统疾病。PD 主要临床表现为静止性震颤、运动迟缓、肌张力增高与姿势反射缺失，还可伴有认知功能减退和抑郁。

(二) 治疗

PD 患者的治疗目标是维持目前的功能水平，制订神经保护方案以阻止或延缓该疾病的发展进程。

1. 药物治疗

(1) 左旋多巴和多巴胺受体激动剂：PD 患者基底神经节对多巴胺的利用率降低。左旋多巴，在大脑中可转变为多巴胺，是 PD 治疗最常用和有效的药物。左旋多巴与多巴脱羧酶抑制剂（如卡比多巴）同时服用可减少左旋多巴在外周脱羧转化为多巴胺的副作用（如恶心、呕吐、心律失常、直立性低血压等）。

多巴胺受体激动剂，如麦角类的溴隐亭，非麦角类的普拉克索等，在疾病早期可发挥良好的作用，后期需与左旋多巴合用方能出现良好的治疗作用。

(2) 单胺氧化酶抑制剂：司来吉兰是一种不可逆的单胺氧化酶抑制剂，可延长纹状体多巴胺的作用时间，用于治疗 PD。但有学者认为它可增加患者死亡风险，其治疗作用还存在争议。

(3) 抗胆碱能类药和金刚烷胺：此类药物可改变多巴胺和胆碱能神经递质的平衡，但由于其中枢作用可加重老年人的精神紊乱，因此临床使用具有一定限制。

2. 手术治疗 最近，对 PD 的外科治疗出现了新的方法，如深部脑刺激（deep brain stimulation，DBS）、丘脑局部切除术及胎儿神经细胞移植术。苍白球内部或丘脑下核 DBS 改善了帕金森病进展过程中的很多症状，并具有可逆性和可调节性的优点。

(三) PD 患者的麻醉

随着老年人口增加，外科手术中合并帕金森病的患者逐渐增多，并且许多患者在进行麻醉前访视时才首次诊断出 PD。此外，由于缺乏特殊的检查方法，加之早期症状不明显，增加了 PD 的诊断难度，有时还被误诊为关节炎、抑郁症等，增加了误诊率及漏诊率，无形中增加了麻醉的风险，为麻醉的管理带来了挑战。PD 患者的围麻醉期管理需考虑以下几点：①高龄存在的麻醉风险；② PD 对循环系统、呼吸系统、自主神经系统等带来的影响;③抗 PD 药物与麻醉药物的相互作用。

1. 术前评估

(1)呼吸系统评估:老年人本身呼吸系统功能会发生退化,而 PD 患者声门和声门上肌肉可能受累,表现为帕金森病特征性的不自主运动,呼吸道分泌物增多和上呼吸道功能不全可引起分泌物堵塞,增加吸入性肺炎、误吸、呼吸道感染、肺不张的风险。某些 PD 患者由于活动受限,长期卧床状态,可诱发下呼吸道感染,易发生坠积性肺炎。吸入性肺炎是帕金森病患者最常见的死亡原因。

麻醉医生在术前应仔细评估患者喉部肌肉的协调功能及呼吸功能的受累状况。根据病史、体征、肺功能检查、肺部影像资料、血气分析等综合评估患者有无发生肺炎、肺不张的风险。此外,PD 患者全麻术后拔管时,喉痉挛的发生率显著高于正常人群,麻醉医生应掌握正确的拔管时机,正确进行分泌物吸引,做好应对喉痉挛和术后呼吸衰竭的充分准备。此类患者术后咽部功能失调的危险性高,咽喉部分泌物潴留增加误吸的风险,应注重术后呼吸功能的锻炼。抗毒蕈碱药的应用,能够逆转肌松,但同时会增加唾液的黏稠度,加剧咽部肌肉功能障碍,也增加了误吸的风险。

(2)心血管系统评估:PD 患者心肌易激惹,易出现心律失常,可因药物或久坐不动造成下肢特发性水肿,最严重的表现是直立性低血压。直立性低血压和晕厥仅在 PD 晚期出现,可能与药物治疗有关。起直接效应的是多巴胺受体激动剂(如溴隐亭和麦角乙脲)可通过引起血管扩张诱发低血压。在中枢,左旋多巴与甲基多巴引起直立性低血压具有类似的机制。多巴脱羧酶抑制剂的使用减少了外周多巴胺的转变从而产生直立性低血压。抗抑郁药物(如阿米替林及其他三环类抗抑郁药等)也可导致直立性低血压。

(3)自主神经系统评估:自主神经功能不稳定可因 PD 疾病本身诱发,也可因药物治疗而诱发。PD 恶化可导致骨骼肌功能失调,从而引发呼吸窘迫、震颤加剧、运动不能、意识不清或幻觉。

2. 用药管理　PD 的治疗应持续至手术当日早晨,以减少流涎并降低误吸和呼吸衰竭的发生。多巴胺激动剂可经口服、静脉或经皮给药。对围麻醉期无法经口和胃管给药的患者可以选择胃肠道外的给药途径,如苯海索等抗胆碱能药物。

左旋多巴与卡比多巴主要在小肠吸收,必要时可插入十二指肠导管进行给药。围麻醉期应当避免多巴胺受体拮抗剂(如氟哌利多、甲氧氯普胺、异丙嗪等)的使用。因上气道功能障碍和梗阻可造成术后呼吸窘迫与呼吸衰竭,故 PD 患者术后不能停药,必要时可给予止吐药物。

3. 麻醉方式及管理　与全身麻醉相比,区域麻醉具有显著优势,可避免全身麻醉药和神经肌肉阻滞剂对震颤的掩饰作用。手术若有镇静需求,可采用中枢性抗胆碱能激动药苯海拉明以减少震颤对手术操作的影响,尤其是眼科手术。区域麻醉可避免术后恶心呕吐的发生,避免了经口腔分泌物的重吸入,可早期恢复 PD 相关口服药物治疗。对必须接受全身麻醉的 PD 患者,可经鼻胃管给予左旋多巴。全麻苏醒期,PD 患者的震颤症状可能表现为四肢强直伸展,甚至全身强直,须注意将此与其他人苏醒期的一过性寒战进行区分。

研究发现,PD 患者术后易发生混乱及幻觉,应避免使用会加重 PD 症状的药物,如吩噻嗪类、胃复安、氟哌利多等。哌替啶与司来吉兰联用可发生精神激惹、肌肉强直和恶性高热,应避免两者合用。

(1)吸入麻醉药:临床药效浓度的吸入麻醉药可影响大脑多巴胺浓度,可抑制突触对多巴胺再摄取,导致细胞外多巴胺浓度升高,影响多巴胺释放。氟烷可增加心脏对儿茶酚胺的敏感性从而诱发心律失常,对使用左旋多巴治疗的 PD 患者应避免使用。虽然七氟烷、异氟烷致心律失常的发生率较小,但可因减少血容量、增加去甲肾上腺素消耗、加重自主神经功能紊乱等原因增加低血压发生率。服用溴隐亭和培高利特的 PD 患者更易发生低血压。

(2)静脉麻醉药:动物模型中发现硫喷妥钠可减少纹状体突触小体内多巴胺释放,但临床研究中尚无确切的证据表明硫喷妥钠与 PD 的关系。苯二氮䓬类药物会干扰微电极记录,应避免使用。氯胺酮可加重交感系统反应,理论上 PD 患者应禁用,但据临床病例报道,并未发生严重后果。丙泊酚代谢快速,能够迅速恢复定向力,减少恶心呕吐的发生率,对于功能性立体定位外科手术是一种理想的镇静药。右美托咪定小剂量输注不影响微电极记录,且不掩盖 PD 患者的临床症状,是清醒镇静非常好的选择。

4. 肌松药 有研究发现,氯化琥珀胆碱可导致 PD 患者出现高钾血症,但由于其他因素影响,结果缺乏一定的可靠性。关于非去极化肌松药与帕金森症状的关系,还有待进一步证实。

5. 阿片类药物 单胺氧化酶抑制剂与阿片类药物具有显著药效冲突,阿片类药物可加重肌肉强直,尤其是阿芬太尼可导致急性肌张力障碍,应避免过量使用。对于短小手术,给予有效非甾体药物可减少阿片类药物的使用。

综上所述,目前尚缺乏多中心、大样本、前瞻性的试验来确定 PD 患者的最佳麻醉方案,麻醉医生应注意仔细做好术前评估,警惕药物的相互作用。

三、脑血管病

(一) 概述

脑血管系统主要分为颈内动脉系统与椎基底动脉系统。脑血管疾病是指脑血管病变所引起的脑功能障碍的一类疾病的总称,主要分为两类:出血性脑血管病与缺血性脑血管病。缺血性脑血管疾病较为多见,占全部脑血管病患者的 70%~80%。随人口老龄化进程,脑血管病发病率逐年上升,已是老年人的常见病、多发病,是我国老年人致残的主要原因。

脑血管疾病的病因主要与全身血管病变和血液系统疾病有关。发病通常是在血管壁病变的基础上,加上血液成分和血流动力学的改变所致。常见病因主要有:动脉硬化,动脉炎性病变,动脉先天异常,血管损伤,血流动力学改变,血液黏稠度增高,血液凝血机制异常,以及血管外压迫等。

脑血管疾病的危险因素主要有:高血压,糖尿病,血脂异常,肥胖,心脏病,高同型半胱氨酸血症,遗传因素,不良生活习惯(如吸烟、饮酒等)。此外,代谢综合征、睡眠呼吸障碍、高凝状态、口服避孕药、绝经后激素治疗、炎症和感染也可促进脑血管疾病的发生。

脑血管疾病包括多种表现形式:渐进的颈动脉疾病,短暂脑缺血发作,明显脑卒中,多发性脑梗死性痴呆。年龄相关的亚临床损害可影响颈动脉或椎基底动脉环。

(二) 脑血管疾病患者的麻醉

1. 术前评估

(1)中枢神经系统评估:应重视脑血管疾病患者的中枢神经系统评估。耐心询问既往病史,有无一过性晕厥发生、诊断明确的脑梗、蛛网膜下腔出血病史,目前是否遗留后遗症(如偏瘫、失语、认知功能减退、意识不清等)。对没有相关临床症状和体征,但头颅 CT 或 MRI 提示有腔隙性脑梗的患者,应警惕围麻醉期脑卒中的发生。有症状的椎基底动脉疾病,有 6% 可能性会发生围手术期脑卒中。近期发生过脑血管意外的患者应考虑推迟择期手术,此类患者围手术期死亡率高达 25%,应在术前告知家属麻醉的风险。

(2)循环系统评估:老年患者常同时合并心血管疾病。对长期高血压病史的患者,应警惕脑部微血管瘤形成,预防围手术期脑出血的发生。术前询问高血压病史,指导降压药物的规范使用。房颤患者,应重视卒中风险评估,必要时完善经食管超声心动图以评估是否存在左心房血栓,识别主动脉粥样斑块的位置及严重程度。询问抗凝药物及抗血小板药物的使用情况。

(3)呼吸系统评估:合并偏瘫的老年患者,长期卧床可能存在压疮和肺部感染,增加围麻醉期风险、并发症和死亡率。部分患者可能存在吞咽反射障碍,易发生反流及误吸,术前应仔细观察其进食进水情况,是否发生呛咳。必要时结合胸部影像学及肺功能检查进行综合判断。

(4)其他:长期卧床患者还可能合并泌尿系统感染等。高血糖、高血脂也可加速脑微循环障碍及动脉粥样硬化发生,所以应询问目前血糖、血脂控制情况。

2. 用药管理 合并脑血管疾病的老年患者,在围手术期应关注抗血小板药物及抗凝药物使用情况,华法林在术前 5~6 天应停用,对高栓塞风险患者可采用低分子量肝素桥接抗凝。但拟接受椎管内麻醉的患者,须术前停用治疗剂量低分子量肝素 24 小时,拔出硬膜外导管后 2 小时以上才能恢复低分子量肝素。

对急诊手术需逆转抗凝治疗时,若患者长期使用华法林抗凝,则可静脉注射 2.5~5mg 维生素 K,或新鲜冰冻血浆及凝血因子。若患者长期使用肝素,可使用鱼精蛋白拮抗。

此外,脑血管疾病患者因失去日常生活能力,可能还合并抑郁、焦虑等精神障碍,应询问患者既往是否有明确的诊断及治疗情况。

3. 麻醉方式 合并脑血管疾病的老年患者,接受下肢、下腹部短小手术,可优先选择椎管内麻醉,控制好麻醉平面。对上腹部以上手术,可选择全身麻醉与全麻复合硬膜外麻醉均可,减少循环波动。

对于合并偏瘫等肢体运动、感觉障碍的患者应谨慎选择椎管内麻醉,术前对患者下肢感觉、运动功能最好充分评估及记录,便于麻醉平面辨别。对于长期服用阿司匹林及抗血小板药物的患者,应根据手术类型及患者情况正确指导其围手术期用药,谨慎选择椎管内麻醉,正确掌握拔出硬膜外导管的时机,防止硬膜外血肿等严重并发症的发生。

4. 麻醉管理

(1)缺血性脑血管病患者的麻醉管理:合并缺血性脑血管病的患者,应维持麻醉期间脑血流的有效灌注,避免低血压的发生;维持术中血压水平波动在术前基线血压水平的 20% 之内。此外,注意患者颈椎活动度,保持合适体位,防止颈椎过度后仰导致术中脑缺血的发生。对患者术前凝血功能、血常规、动脉血气分析等检查综合分析,及时纠正术前贫血或血细胞比容过高等不良状况,维持血液良好的携氧能力,保持充分供氧,避免术中脑缺氧和脑血栓的发生。

(2)出血性脑血管病患者的麻醉管理:既往有出血性脑血管病的老年患者,应维持血流动力学平稳,防止血压剧烈升高,减少不良应激反应,维持适当麻醉深度和镇痛。可选用钙通道阻滞剂降压,同时预防脑血管痉挛。苏醒期,注意正确吸引操作,避免吸痰刺激引起剧烈应激反应导致患者血压骤升。

四、老年抑郁症及焦虑

(一)概述

1. 抑郁症 老年抑郁症(depression in the elderly)是指发病于 60 岁以后,持久的抑郁心境为主要临床表现的一种精神障碍,典型抑郁发作表现为情绪低落、思维迟缓和语言活动减少等。

抑郁症是老年期常见的精神疾病,是导致精神痛苦和生活质量下降的最常见原因,但并未引起高度重视。世界卫生组织研究数据显示,65 岁以上老年人群抑郁障碍约有 10%,而在我国患病率高达 23.6%,且患病率随着年龄增加而升高,随受教育程度的提高而降低,老年女性抑郁症的患病率明显高于老年男性,已婚的老年人患病率明显低于单身(包括离婚、未婚、丧偶)的老年人。

老年抑郁症的病因尚不明确,可能与机体功能退化、脑细胞退行性改变、躯体疾病和频繁遭受的精神挫折有关,此外,还可能与遗传、神经生化、病前性格、社会环境以及生活事件等因素相关。

随着年龄的增长,中枢神经系统神经递质(如 5- 羟色胺、去甲肾上腺素、多巴胺等)功能降低,对抑郁症发病有一定影响。研究通过 PET 检查发现,在苍白球、壳核、前额叶中 5- 羟色胺受体随年龄增加而减少,提示抑郁症发病可能与神经受体功能异常有关。据报道,重度抑郁症患者的促肾上腺皮质激素释放因子(corticotropin releasing factor,CRF)分泌过高,并且在给予治疗后可恢复正常,提示神经内分泌功能失调也可能与抑郁症发生有关。

2. 焦虑 老年焦虑障碍是指在 60 岁以后,以焦虑症状为主要临床表现的一种精神障碍。往往表现为心烦意乱、注意力不集中、焦虑紧张和脾气暴躁等。根据焦虑障碍的分类、诊断标准等方面的差异,焦虑障碍的发病率可有不同。总的来说,广泛性焦虑障碍(generalized anxiety disorder,GAD)患病率较高,而惊恐障碍(panic disorder)患病率则较低。

焦虑的病因主要包括生物学因素和心理社会因素。研究发现,5-羟色胺转运体,脑源性神经营养因子(brain derived neurotrophic factor,BDNF),以及神经递质(去甲肾上腺素、γ-氨基丁酸、多巴胺等)的改变与GAD发病密切相关。经功能影像发现,某些脑区如蓝斑、杏仁核、海马体、前额叶及下丘脑背内侧的功能异常与焦虑障碍的发病密切相关。此外,患者既往的不幸经历(尤其是童年经历)或创伤性事件,在一定诱因下可表现出焦虑症状。

(二) 抑郁症及焦虑患者的麻醉

1. 术前评估 轻微的抑郁症在老年初级保健患者中的患病率约为 7.7%,老年住院患者中约为 14.4%,轻度认知障碍患者中约 20%。伴有抑郁症及焦虑的患者可增加不良临床事件的发生风险,易发生术后认知功能障碍、发生住院期间谵妄、增加术后镇痛药物使用量,延长住院时间,增加围手术期死亡率。麻醉前访视时,可通过老年抑郁量表(geriatric depression scale,GDS)、患者健康问卷 9 项(patient health questionnaire 9 items,PHD-9),医院焦虑抑郁量表(hospital anxiety and depression scale,HAD)、抑郁自评量表(self-rating depression scale,SDS)等筛查工具进行术前筛查,及时发现异常状态并予以干预。对过分焦虑的患者,术前一晚适当给予镇静药物,减轻患者情绪负担。

2. 用药管理 麻醉前服用抗抑郁或抗焦虑药物治疗的患者,在围麻醉期应继续服用,防止发生"停药综合征",利于疼痛管理,降低术后谵妄的发生率。在交感神经刺激或与拟交感神经药物联合使用时,单胺氧化酶(monoamine oxidase,MAO)抑制剂可能会导致严重高血压的发生,甚至发生高血压危象。MAO抑制剂与阿片类镇痛药,如芬太尼、吗啡、哌替啶可引起严重的低血压、呼吸停止和休克。虽然选择性 5-羟色胺再摄取抑制剂是常用且较安全的抗抑郁药物,但有研究发现,其可增加院内死亡率、出血和再入院风险,故不建议术前停用该类药物。建议术前通过多学科会诊,审查抑郁症及焦虑症患者的多重用药情况及潜在的药物相互作用,以减少与麻醉药物的相互作用对患者目前症状的影响。

3. 麻醉管理 对于长期服药的患者,应重视患者肝肾功能损伤的情况,注重这些脏器功能的保护。在麻醉诱导及维持过程中,通过脑电双频指数(bispectral index,BIS)等监测麻醉深度以及对生命体征进行实时监测,及时调整麻醉药物的剂量,重视麻醉药物与抗抑郁及焦虑药物的循环系统和呼吸系统的协同抑制效应,减少不良事件的发生率。此类患者常可出现苏醒延迟,为了减少术后躁动的发生,应减少催醒药物的使用,在维持适当镇静镇痛的基础上,逐步递减麻醉药量,降低麻醉深度,平稳苏醒。拔管时,保证患者呼吸道通畅,减少吸痰对患者的刺激,在自主呼吸完全恢复后,及时拔出气管导管。

五、其他疾病

(一) 癫痫患者的麻醉

1. 癫痫患者非癫痫手术的麻醉

(1) 术前评估:抗癫痫药物多数是肝代谢酶促进剂(酶促),长时间使用后肝药酶的活性增加,药物在肝内的代谢增多,患者可能存在肝功能不全。抗癫痫药物多为中枢抑制药,与麻醉性镇痛药和镇静药有协同作用。抗癫痫药物还对造血功能有一定的抑制作用,术前应查全血象及凝血功能。癫痫患者可能合并其他疾患,特别是由于获得性因素而发生的症状性或继发性癫痫,常伴有原发病的各种症状。若手术当日麻醉前有癫痫发作者应延期手术,抢救性急诊手术除外。

(2) 用药管理:抗癫痫药物应服药至术前一日晚,必要时加用镇静药。麻醉前应全面了解治疗癫痫所用的药物及其用药效果,特别注意是否能有效控制大发作和治疗经过。为了防止围麻醉期癫痫大发作,麻醉前用的镇静药剂量宜适当加大,但要避免过量导致中毒。

(3)麻醉管理:癫痫患者往往无法自主控制癫痫发作,通常以全身麻醉为首选麻醉方式。如果病情需要的话,选择局麻、椎管内麻醉或其他神经阻滞麻醉时,要强调麻醉前禁饮禁食时间,以免术中呕吐和反流误吸。为防止术中癫痫突然发作,术前镇静药的剂量要加大。研究建议,全身麻醉可采用静脉麻醉药物诱导,可选用丙泊酚和咪哒唑仑。小剂量丙泊酚和依托咪酯可引起脑电棘波,若用于诱导,宜加大用量。麻醉维持可采用异氟烷、七氟烷或地氟烷吸入麻醉,也可采用静脉、吸入复合麻醉。应禁止单独使用易致惊厥的氯胺酮、羟丁酸钠、普鲁卡因和恩氟烷等药物。因不存在与抗癫痫药之间的协同作用,肌松药常首选去极化肌松药,如使用非去极化肌松药剂量宜加大。对围手术期服用抗惊厥药物的患者,应增加手术中肌松药的剂量以及追加次数。麻醉期间特别要重视避免缺氧、二氧化碳蓄积和体温升高等易诱发癫痫发作的病理因素。在麻醉苏醒期,要密切注意癫痫发作的可能。必要时在手术结束时预防性给予抗癫痫药,避免使用氟马西尼。术后患者恢复进食了要尽早恢复抗癫痫治疗。

2. 癫痫手术的麻醉管理 由于脑电图(electro-encephalogram,EEG)可受抗癫痫药物的影响,尤其是抗癫痫药可抑制癫痫波的发放,影响术中对病灶部位的判断,因此术前应停用抗癫痫药物。对癫痫发作频繁者则应逐渐停药,避免突然停药导致癫痫持续状态。如果手术当天有癫痫发作,应延期手术。癫痫患者行手术治疗时,术中常需行脑电图监测,通过对棘波出现的频率和波幅变化的观察来确定癫痫源灶、指导切除范围及判断手术效果。一般麻醉医生可能选择丙泊酚镇静,必要时可联合使用小剂量瑞芬太尼和右美托咪定。可通过冰盐水喷淋在癫痫灶脑区或者静脉推注丙泊酚(0.5~1mg/kg)终止癫痫发作。癫痫手术结束时常规使用抗癫痫药,以防发生惊厥。

总之,老年癫痫患者常服用多种药物,或是因为围麻醉期发生循环功能紊乱而接受相应的药物治疗(如胺碘酮、艾司洛尔等),应注意药物的相互作用,尽可能消除诱因,积极预防围手术期癫痫发作,同时做好应对围麻醉期癫痫发作的准备。

(二)多发性硬化症患者的麻醉

1. 对麻醉的影响 多发性硬化症是一种中枢神经系统炎性脱髓鞘疾病,可造成受累的神经通路传导减慢,当延髓、颈髓或胸髓的呼吸中枢受累时,可造成呼吸肌运动功能减弱,最大吸气量和用力呼气量减少,严重时可低于正常值 50%。此外,此类患者对动脉血二氧化碳分压($PaCO_2$)升高的调节敏感性降低,易出现呼吸衰竭。当高位胸髓受累引起自主神经功能紊乱时,可以导致手术期间血流动力学出现不同程度的波动。

2. 麻醉管理 多发性硬化症的患者大多适合全身麻醉,但目前缺乏研究证明静脉麻醉与吸入麻醉哪种更具优势。麻醉前用药可以使用抗焦虑药物缓解患者情绪避免症状加重;使用抗胆碱药物减少腺体分泌物;适当给予糖皮质激素避免肾上腺皮质功能低下。全身麻醉期间通过 BIS 监测麻醉深度,及时调整麻醉药物用量。肌松药物建议使用非去极化肌松药,避免使用去极化肌松药琥珀胆碱引起高钾血症加重患者病情,需通过肌松监测仪连续监测肌松药的使用量,尽可能减少麻醉药物用量。为减少术后对呼吸功能的影响,建议使用短效阿片类药物瑞芬太尼。研究发现,体温升高可加重脱髓鞘的神经纤维传导减慢,延缓术后患者恢复,因此,还应该监测体温。

多发性硬化症患者的神经脱髓鞘病变可增加其对局麻药物的敏感性,增加神经毒性,加重神经传导阻滞。研究发现,蛛网膜下腔阻滞直接与病变神经接触,可加重术后患者症状,应避免采用。而硬膜外阻滞发生神经毒性的危险性明显下降,且术后不加重神经系统症状。但有报道称使用 0.25% 丁哌卡因进行硬膜外麻醉后术后症状加重,因此应谨慎对多发性硬化症患者施行椎管内麻醉。

目前没有足够研究表明局部麻醉药对脱髓鞘神经纤维的影响,但动物实验发现丁哌卡因局部浸润麻醉可以增加神经纤维脱髓鞘,另外全身给予利多卡因可促使脱髓鞘的神经纤维传导阻滞程度暂时加重。

多发性硬化症的病变过程具有很多不确定性，临床表现个体化差异大，应根据不同患者的不同病情选择最合适的麻醉方法和药物。目前对多发性硬化症患者麻醉方面的研究仍较少，还需进一步探索更优化的麻醉管理方案。

(三) 其他

除了上述常见的中枢神经系统疾病外，老年人还可存在中枢神经系统感染性疾病、重症肌无力等疾病。总的来说，对于老年中枢神经系统疾病患者，术前可请神经内科、心理科和老年医学科等医师进行多学科会诊，协助术前评估和围手术期治疗。对具有头痛、意识异常、运动功能障碍等可疑中枢神经系统疾病患者应及时联系神经内科医师协助诊断，必要时行头部 CT、MRI、脑电图等检查。

第三节 外周神经改变

周围神经分为感觉传入神经和运动传出神经两部分。脊神经后根、背根神经节及感觉神经组成感觉传入神经根。其中枢支进入脊髓后角或脑干交换神经元，周围支发出神经末梢终止于皮肤、关节、肌腱和内脏；运动传出神经根则由脊神经前根及脑神经构成，终止于肌纤维或交感、副交感神经节。

周围神经纤维根据是否具有髓鞘分为有髓纤维和无髓纤维。有髓纤维轴索外的髓鞘由施万细胞构成，每个细胞髓鞘形成的节段性结构称为郎飞结。髓鞘起绝缘作用，使神经冲动呈跳跃式传导，速度更快，如脑神经和脊神经的运动、深感觉纤维。无髓鞘纤维为数个轴突包裹在一个施万细胞内，神经冲动沿神经纤维表面依次传导，其传导速度慢，如痛温觉、自主神经。

一、自主神经系统

自主神经系统(autonomic nervous system, ANS)由神经和相应的神经节、神经丛组成，通过交感和副交感神经的作用控制机体的众多非自主性生理活动。ANS 衰老的特征主要表现为对应激变化的适应能力减弱，从而影响老年人对麻醉药物的反应。

机体功能的老化伴随交感神经系统(sympathetic nervous system, SNS)激活，并对器官功能具有靶向调控作用，主要作用于骨骼肌系统和消化系统，而不引起心脏交感神经兴奋性增强。心脏交感神经兴奋性增强主要是由于神经元对去甲肾上腺素再摄取作用的下降所导致的。研究发现，副交感神经系统的兴奋性、交感神经系统与肾上腺分泌肾上腺素的作用均随年龄增加而逐渐减弱。衰老过程中，静息状态下迷走神经对心率和呼吸运动的调节作用减弱，对压力反射的敏感性降低，呼吸运动中的心率变异性减弱。但也有研究认为，这种现象与 ANS 功能减弱无明显相关性，主要与老年人动脉硬化程度有关。老年人体温调节中枢敏感性减弱，对环境温度改变的调节功能减弱，发生高热和低体温的风险增加。

围麻醉期间，麻醉医生应关注 ANS 及其效应器引起的急性血流动力学反应。衰老导致机体稳态系统功能减弱、反应性降低。麻醉前访视时，应耐心询问患者有无直立性低血压、体温不耐受、运动不耐受、出汗量增加(尤其是上半身)等症状。若有上述症状，应关注静息心率在呼吸循环的正常变异，认真记录患者仰卧位与直立位收缩压和心率的变化，以及心率对 Valsalva 检查的反应，并在术中密切关注血压情况，避免围手术期低血压的发生。

二、肠神经系统

肠神经系统包括固有神经及交感、副交感神经，固有神经又分为肠肌间神经丛和黏膜下神经丛。肌间神经丛调节肠道平滑肌收缩,促进肠道运动。衰老导致肌间神经丛神经元减少,引起老年人肠道动力障碍,导致便秘、大便失禁等疾病发生。啮齿动物的研究表明,肠肌间神经元在成年后逐渐开始退行性变性,老年阶段易出现肠道动力障碍相关疾病。老年灵长类动物的研究表明,肠肌间神经元退行性变引起收缩及蠕动功能下降。老年人群中可观察到肠肌间神经纤维密度及总量减少,易导致便秘、大便失禁。此外,肠道神经系统退行性变性也可降低消化液的分泌量,影响营养物质吸收,引起老年营养不良。

三、年龄相关的周围神经系统疾病

周围神经疾病是指原发于周围神经系统的结构或功能损害的疾病。老年人周围神经病变的患病率可达 10%,健康老年人肌电图也可发现周围神经功能的异常,导致老年人步态不稳,从而增加跌倒的风险。

(一)概述

周围神经疾病病因复杂,可能为感染、血管炎、免疫介导疾病、营养代谢性疾病、副肿瘤综合征、外伤、药物中毒、遗传等。病理改变主要有沃勒变性、轴突变性、神经元病变及节段性脱髓鞘,并且四种类型互相关联,互相影响,互为因果。沃勒变性可导致细胞体坏死,神经元病变可导致轴突变性,轴突变性常继发脱髓鞘,严重脱髓鞘可继发轴突变性。

周围神经疾病的临床表现包括以感觉缺失、感觉异常、疼痛、本体感觉缺失和感觉性共济失调为主的感觉症状,以肌束颤动、痛性痉挛、肌力减退、肌萎缩和肌张力减退为主的刺激症状,以及腱反射减弱和自主神经症状。

(二)糖尿病性周围神经病变

1. 概述　糖尿病性周围神经病变(diabetic peripheral neuropathy,DPN)是周围神经功能障碍,包含脊神经、脑神经以及自主神经病变,其中以糖尿病远端对称性多发性神经病变为代表,是糖尿病最常见的慢性并发症之一。在发达国家,60 岁以上的糖尿病患者中合并周围神经病变者高达 30%~60%。

DPN 可分为以下几种类型:①远端对称性多发性神经病变,可出现双侧肢体疼痛、麻木、感觉异常等;②近端运动神经病变,多可出现一侧下肢近端严重疼痛,有时可合并双侧远端运动神经受累,伴有迅速发展的肌无力及肌萎缩;③局灶性单神经病变,可累及单脑神经和脊神经,以动眼神经受累导致的上睑下垂最常见,其次为面神经受累所致面瘫、展神经受累所致眼球固定、三叉神经受累所致面部疼痛、听神经损害所致听力障碍;④非对称性的多发局灶性神经病变,可同时累及多个单神经出现麻木或疼痛;⑤多发神经根病变,最常见为腰段多发神经根病变,主要为 L_2、L_3、L_4 的腰段神经根病变引起的单侧下肢近端麻木、疼痛等症状;⑥自主神经病变,可累及心血管、消化、呼吸、泌尿、生殖等系统,还可出现体温调节、泌汗异常及神经内分泌障碍。

2. 糖尿病性周围神经病变患者的麻醉　麻醉前访视时,重视有 5 年以上糖尿病病史的患者,询问其血糖控制情况及服药情况,是否有肢端麻木感,根据既往病史、临床症状及体征、实验室检查与影像学表现综合判断是否可疑 DPN 或并存其他糖尿病并发症。对确诊已有外周神经病变者,应了解感觉神经麻木的程度和范围,以及运动神经障碍的程度,是否服用相关药物控制症状。

DPN 患者易出现周围神经损伤与软组织缺血,为防止末梢神经受压和损伤,入手术室后应注意患者的压迫点及体位以保护末梢神经。选用区域神经阻滞时,尤应引起注意。选用全身麻醉时,应采用快速诱导气管内插管,尤其对已呈现胃肠道麻痹症状者,防止反流及误吸。

(三)血管炎性周围神经病

1. 概述　血管炎性周围神经病是指周围神经的滋养血管发生炎症性闭塞,造成一个或多个神经的梗死或缺血性病变。多见于老年人,发病年龄约为 60 岁。

周围神经通常有充分的侧支循环,一般认为周围神经对大血管闭塞性病变的耐受性相对较好,只有当小血管病变相当广泛、严重的情况下才易出现缺血性周围神经病。血管炎性周围神经病的病理特点为神经滋养血管狭窄或闭塞引起的神经梗死,主要表现为轴索变性,非对称性或多灶性神经纤维缺失、局灶性神经束膜坏死和增厚,以及损伤性神经瘤。

　　根据血管炎性病变的部位、范围及严重程度不同,出现不同的症状及体征。多数为急性或亚急性起病,病程约数周或数月。周围神经损害表现为受累血管分布区的烧灼样疼痛,部分无疼痛伴感觉迟钝、深感觉缺失,肌无力、肌萎缩及感觉性共济失调。系统性血管炎性周围神经病常伴有不同程度的全身多脏器损害症状如关节痛、肌痛、血尿、胸闷、皮损、发热、消瘦等。孤立的血管炎性周围神经病确诊较为困难,需与其他周围神经疾病鉴别,必要时可采取腓肠神经活检。

　　血管炎性周围神经病的治疗以控制原发病和血管炎为原则。常使用糖皮质激素及免疫抑制剂控制症状,以及扩血管、抗血小板等治疗减少血管闭塞,此外嘱患者注意休息,避免劳累。

　　2. 麻醉管理　目前尚无研究提示何种麻醉方式对血管炎性周围神经病患者影响最小,还需进一步探索。血管炎性周围神经病患者常长期服用泼尼松及环磷酰胺控制症状,麻醉前访视时,应注意询问激素使用的疗程及剂量。及时联系神经内科等科室进行会诊,指导围手术期药物的使用,避免手术、麻醉等因素加重患者基础病情。

(王国林　李依泽)

参考文献

[1] 于普林. 老年医学 [M]. 北京: 人民卫生出版社, 2002.

[2] FREDERICK ES. 老年麻醉学 [M]. 左明章, 田鸣, 译. 北京: 人民卫生出版社, 2010.

[3] 陈杰, 缪长虹. 老年麻醉与围术期处理 [M]. 北京: 人民卫生出版社, 2016.

[4] 郭曲练, 姚尚龙. 临床麻醉学 [M]. 4 版. 北京: 人民卫生出版社, 2016.

[5] 中华医学会麻醉学分会. 2017 版中国麻醉学指南与专家共识 [M]. 北京: 人民卫生出版社, 2017.

[6] LIN HS, MCBRIDE RL, HUBBARD RE. Frailty and anesthsiarisks during and post-surgery [J]. Local Reg Anesth, 2018, 11: 61-73.

[7] SELVARAJAH D, KAR D, KHUNTI K, et al. Diabetic peripheral neuropathy: advances in diagnosis and strategies for screening and early intervention [J]. Lancet Diabetes Endocrinol. 2019; 7 (12): 938-948.

[8] 刘晓红, 陈彪. 老年医学 [M]. 3 版. 北京: 人民卫生出版社, 2020.

[9] CROSBY G, VUTSKITS L. General Anesthesia and Progression of Parkinson Disease: A Shaky Association [J]. Anesth-Analg. 2021 Nov 1; 133 (5): 1138-1139.

[10] GROPPER MA. 米勒麻醉学 [M]. 9 版. 邓小明, 黄宇光, 李文志, 译. 北京: 北京大学医学出版社, 2021.

第三章
老年心血管系统功能改变

随着年龄的增加,老年患者机体发生与全身各器官系统相关的功能甚至结构的退行性改变,尤其是心血管系统。了解并熟悉老年人群的心血管系统功能特点,熟悉与年龄相关的心血管系统疾病病理生理变化,对于围手术期管理尤其是循环管理至关重要。

第一节　老年患者心血管系统结构和功能特点

一、心脏结构与功能变化

机体正常衰老与细胞功能、分子信号转导、蛋白酶抑制剂和其他机制变化的改变有关,这些变化导致心血管结构和功能的进行性变化,并诱发局部和全身的神经激素反应,如释放促炎细胞因子和上调肾素 - 血管紧张素 - 醛固酮系统,为与年龄相关的心血管疾病奠定了基础。

(一)心脏解剖结构变化

人类心脏重量随增龄而增加。30~90 岁之间,心脏重量每年增加 1~1.5g。心脏重量增加并不完全是因年龄增长而产生的肥厚现象,部分是因老年心脏的结缔组织增加、类脂质沉积,心脏各瓣膜和其他结构的钙化等。外观可见老年心脏随增龄而逐渐变为深褐色,心包膜下脂肪增多,心内膜增厚、硬化,乳头肌、心尖部出现增厚的白色斑块,左心室流出道纤维弹力组织增生,二尖瓣后叶产生广泛白色浑浊物,主动脉瓣叶联合部粘连及钙化。老年人心肌纤维萎缩,心肌纤维体积与细胞核的比例减小,脂褐质在心肌细胞核的顶端积聚,并且随增龄呈直线增加。脂褐质积聚是由于线粒体破坏所致,其主要危害是引起心肌细胞内蛋白合成障碍。随年龄增加,心肌细胞线粒体膜的完整性下降,线粒体数减少,心肌细胞能量产生减少,心肌活力降低。自 60 岁起,窦房结出现纤维弹力组织增生、起搏细胞数减少;75 岁时起搏细胞数可比成年期减少 10% 左右。左束支、希氏束的数目也减少,均可引起房室传导阻滞。此外,老化的心脏还可出现冠脉扩张和冠脉侧支数量和大小的增加,心肌蛋白减少和心肌收缩有关的酶活性降低。

(二)静息心功能改变

血压正常的健康成年人中,静息左心室短轴缩短率和左心室射血分数(left ventricular ejection fraction,LVEF)是两种最常用的衡量整体左心室收缩性能的指标,且不受年龄影响。与收缩功能相比,左心室舒张性能随年龄的增长而显著改变。左心室舒张充盈主要发生在舒张早期,而老年人群早期舒张峰值充盈率下降 30%~50%。

老年人群易发生心肌缺血和心力衰竭,较厚的左心室由于增加心外膜冠状动脉与心内膜下肌细胞之间的距离而易导致心内膜下缺血。同时,老年心脏的毛细血管生长和血流调节可能与肥大的心肌细胞氧需求不匹配,这些心肌内毛细血管和血流动力学的变化由外周动脉硬化和加速脉搏波传导速度(pulse wave velocity,PWV)而加剧,因此心内膜下灌注对舒张期压力增强的反应降低,导致冠状动脉灌注压下降。

(三)老年患者心功能特点

健康老年人静息时心功能下降尚能满足机体的需求,但心脏功能储备明显降低,自律性、兴奋性和传导性降低。对完全健康的 60~80 岁老年人的研究发现,静息时其心输出量、心指数与年轻人无明显差异,舒张早期充盈较慢但左心室舒张末期容积并未减少;射血阻力增加,轻度左心室肥厚可予以代偿,射血分数并无改变。提示静息状态下年龄增加对左心室收缩功能的影响轻微。应激如运动负荷时,心脏做功能力随年龄增长而降低,心率、每搏量、心输出量不能相应增加,动、静脉氧分压差降低。在 59 岁以上患者中,约 45% 运动后射血分数<0.6(而年轻患者约有 2% 在运动后射血分数<0.6),从而难以承受强度较强的应激。对无冠心病的健康老年人研究发现,直位踏车运动时并未出现与年龄有关的心输出量降低,但在各负荷水平均有心率反应的降低,每搏量代偿性增加(左心室舒张末容积增加),即通过 Frank-Starling 机制维持心输出量正常甚至增加。该现象与衰老引起的自主神经功能改变有关,机体对 β 受体激动反应降低,交感神经系统活性增强。静息状态下,老年患者交感神经系统活动增加可能与体循环血管阻力增加和外周血管硬化有关,因此其对降低交感张力的治疗反应敏感。心脏血流量需求增加如运动和应激时,β 受体激动反应的降低导致心率、静脉回流量、动脉收缩压不能随之相应增加。因此,运动时儿茶酚胺的分泌虽显著增加,但老年患者靶器官对儿茶酚胺的反应降低,仍可出现最大心率和峰值射血分数下降。

在评估老年人心血管功能时,重要的是了解其储备功能。虽然心血管功能有时已明显受损,但在安静状态下,血流动力学仍可保持相对稳定。在应激状态下,老年人心血管系统应激反应迟钝,对低血容量和低血压的代偿反应差,在药物作用、失血等情况下容易出现血压骤升、剧降、低血压或休克。其主要原因为:①老年人因主动脉弓及颈动脉粥样硬化,压力感受器敏感性降低;②肾素-血管紧张素-醛固酮系统活性降低;③肾脏对心房钠尿肽的反应性降低,心房钠尿肽水平升高。因而,应激状态下老年人心脏的搏血能力不能相应增加以满足机体的需要,显示其储备功能不足。

心脏储备能力降低是老年人心脏老化的重要特征。其原因为:心肌肥大、冠状动脉供氧能力降低、心肌细胞线粒体功能退化导致三磷酸腺苷(adenosine triphosphate,ATP)生成减少,心肌应激时能量缺乏。老年人冠状动脉循环的特征主要包括:①冠状动脉血流量减少。随着老年人年龄的增加,心脏舒张功能减弱,导致舒张期心肌血液供应减少。静息状态下,冠状动脉提供的氧能满足老年人机体的需要,但在应激状态下,可出现明显冠状动脉灌注不足。②冠状动脉血流速度减慢。老年人心肌顺应性降低,心脏射血时间延长,舒张期延长,充盈速度减慢,冠状动脉灌注减慢,尤其是当心率加快时,心脏舒张期缩短,会加重冠状动脉灌注不足。③心肌内血管床减少,其主要原因为心肌纤维化、硬化及冠状动脉分支硬化。

由于衰老使心室肥厚,心室腔的弹性降低,舒张期充盈较慢,心室充盈压增加,心室充盈的晚期较年轻人更加依赖心房收缩。如果丧失窦性节律和心房收缩将严重影响老年患者的心输出量。心脏舒张功能障碍是老年患者心脏功能不全的常见原因,发生率较高,严重者表现为舒张期心力衰竭,也称为射血分数正常性心力衰竭(heart failure with preserved ejection fraction,HFpEF),多见于左心室肥厚、缺血性心肌病、肥厚型心肌病、心脏瓣膜病特别是主动脉瓣狭窄。发生 HFpEF 时,左心室舒张压增加,传导至肺循环,使肺静脉淤血和肺水肿,但并不意味着容量过负荷。其临床表现与左心室收缩期心力衰竭易混淆。针对收缩期心力衰竭的常用措施如利尿、正性肌力药可能适得其反。超声心动图是 HFpEF 最佳的诊断方法,其典型征象为正常或高动力的左心室收缩功能伴特征性二尖瓣血流速度改变。

二、周围血管结构和功能变化

血管老化(vascular aging)是指随着年龄增加,血管逐渐丧失其原有功能,导致动脉僵硬度增加、脉搏波传播速率增加的现象。血管老化在人体衰老过程中表现最为突出。一方面在于心脑血管疾病已经成为工业社会中老年人群居首位的致残或致死原因。Framingham 心脏研究证实,对于心脑血管疾病,年龄始终是最不可忽视的危险因子,并且这一危险因子构成的威胁,超过其他绝大多数传统危险因子。另一方面,老年人常发生其他器官退行性改变,如阿尔茨海默病、骨质疏松症等,它们往往和血管老化有相似的危险因素,甚至共同的致病通路。尽管年龄不可变更,但并不意味着衰老的过程不可干预。对血管老化进程中的重要靶点进行干预,或可成为临床上防治衰老的一个策略。

血管老化突出特点之一是血管壁增厚以及血管弹性下降。临床表现为脉压增大、单纯性收缩压升高以及血管脉搏波传导速度增加。影像学的突出表现是血管钙化积分增加、血管内膜弥漫性增厚以及血管腔径增大。这一系列表现源于血管微观结构上的改变。由于弹力纤维在机械牵拉以及酶解(如基质金属蛋白酶)作用下逐步减少,而胶原纤维则由于多种原因(糖基化作用、血管牵拉等)逐渐增多,血管壁弹力纤维和胶原纤维比例失衡。血管壁钙质增加也是血管老化的突出形态学表现。目前实验证据认为,血管平滑肌细胞以及血管内皮细胞等,均可在一定条件下(如老化、糖尿病、肾衰竭等)发生改变,从而具有成骨细胞或软骨细胞表型,导致血管壁钙化。

一氧化氮(NO)和血管紧张素Ⅱ的变化也会加速血管老化。随着年龄的增长,NO生成减少等因素导致内皮依赖性血管舒张功能下降。氧化应激和慢性低度炎症均是与年龄增长相关的动脉壁结构和功能变化的关键因素。活性氧增加,内皮型NO合酶功能失调,促进内皮介导的血管舒张的减少。氧化应激也会导致蛋白质氧化的增强、炎症和内质网应激反应激活及细胞凋亡。随着年龄增长,由于动脉壁结构和功能的改变,大、中型动脉硬化。老年患者收缩压(systolic blood pressure,SBP)普遍升高,而舒张压(diastolic blood pressure,DBP)在60岁后趋于上升,之后由于僵硬的大动脉的弹性进一步减少而下降,脉压随年龄增长而增加。

三、微循环结构和功能特点

微循环的老化表现为毛细血管管壁内基质增生,微血管纤细、迂曲、扩张淤血,血流变慢、流态异常,偶可见微血管结构改变和微血栓形成,从而导致功能性毛细血管数量减少,弹性减退,脆性增加,通透性不降低,部分毛细血管闭塞,组织供血供氧减少。从血管老化至出现动脉粥样硬化疾病为连续变化的过程。血管老化可出现于高血压和动脉粥样硬化的早期阶段,动脉硬化和血管阻力增加,可引发心肌缺血和脑卒中,同时也与其他老年疾病有关,如痴呆、骨骼肌减少症和骨质疏松症。上述疾病情况下,血液在组织间的交换受损为常见致病因素。例如,有血管疾病危险因素的老年人患阿尔茨海默病和痴呆的风险增加,在对阿尔茨海默病患者死亡后的大脑研究中发现了微血管改变的病理证据。同样,骨质疏松症和标准血管危险因素之间也存在较强的流行病学联系,同时骨质疏松症骨微循环存在与年龄相关的显著变化。骨骼肌减少症也可能与年龄对肌肉血管系统的影响有关。衰老过程中,肝窦微循环明显改变,影响肝脏对脂蛋白、胰岛素和其他底物的摄取。老化自由基理论认为,氧化应激的主要目标为血管系统,诸多老化的原因与受损血管引发的交换功能障碍有关。

第二节　老年患者心血管系统并发症

一、高血压

高血压(hypertension)是老年人常见疾病,是导致心脑血管疾病的重要危险因素。高血压可显著增加老年人发生缺血性心脏病、脑卒中、肾衰竭、主动脉与外周动脉疾病等靶器官损害的风险,是老年人致残、致死的主要原因之一。发生心肌梗死、脑卒中、急性冠脉综合征和心力衰竭的老年人中,超过70%的患者既往有高血压病史。在射血分数正常的心力衰竭及慢性肾脏疾病患者中,高血压是心力衰竭最普遍的前期症状。

老年人高血压的发病机制较为复杂,人体衰老改变在其发生与发展过程中起一定的作用,至少在3个方面有别于其他成年人:

1. 大动脉粥样硬化 随着年龄的增长,大动脉中层弹力纤维减少、胶原纤维增多、中层钙化及内膜粥样硬化,使大动脉弹性降低。大动脉僵硬造成压力波反射传导加快,反射波的叠加提前到收缩期,产生较高的收缩压。而舒张期主动脉无足够的弹性回缩来维持舒张压,故舒张压下降,脉压增大。因此,老年人单纯收缩期高血压(isolated systolic hypertension, ISH)多见。

2. 外周血管阻力显著升高 老年人外周血管阻力明显高于其他成年人,主要有两方面的原因:①器质性原因:随着年龄增长,小动脉粥样硬化的程度加重、管腔缩小甚至闭塞,导致血管阻力升高;②功能性原因:在衰老过程中,血管平滑肌对β受体的反应性降低,而对α受体的反应性却无明显变化,导致血管收缩占优势,外周血管阻力升高。在老年人高血压的发生与发展过程中,外周血管阻力的显著升高起着重要作用。

3. 细胞外容量增加 多数老年高血压患者血浆肾素水平和血管紧张素Ⅱ水平低下,且对食物中摄入的钠敏感,导致细胞外容量增加。由于老年人动脉扩张度和容积降低,容积压力曲线左移,轻度的容量增加就可使血压尤其是收缩压明显升高。这也是临床上老年高血压对利尿剂治疗效果较好的原因之一。

轻度高血压的初始治疗方法推荐非药物干预,尤其是老年患者,以避免或减少抗高血压药物及其潜在的副作用。改变生活方式可能是唯一需要的治疗,方法包括:有氧运动,降低体重和精神压力,减少钠和酒精的摄入量,戒烟以及饮食调控。

目前指南推荐4种主要类型的抗高血压药物:利尿剂、血管紧张素转化酶抑制剂(angiotensin-converting enzyme inhibitor, ACEI)、血管紧张素Ⅱ受体阻滞剂(angiotensin receptor blocker, ARB)和钙通道阻滞剂。约2/3的老年高血压患者需要两种或两种以上的药物控制血压。联合治疗通常采取较低的药物剂量,最大限度地减少剂量依赖性副作用,力争达到更长的作用时间并实现靶器官保护。考虑到与年龄相关的直立性低血压的易感性及药物吸收、分布、代谢和排泄的变化,建议老年患者的治疗从最低剂量开始,逐渐增加其耐受性。评估坐位和站立位血压至关重要。

围手术期麻醉、手术及术后疼痛等可增加高血压患者的应激反应,可能引起血压剧烈波动,甚至危及生命。麻醉手术期间出现的高血压,通常与麻醉过浅、麻醉阻滞平面不足、手术刺激过强、自主神经阻滞不完善等密切相关,此时可适当加深麻醉,或给予血管扩张药等,必要时静滴硝酸甘油或中、短效降压药。伴有心率增快者,可选用β受体阻滞药如艾司洛尔、美托洛尔等。术毕苏醒期及术后早期出现的高血压,可能与伤口疼痛、气管内吸引等因素有关,可给予小剂量降压药处理,同时保证术后有效的镇痛。

二、冠状动脉疾病

(一)稳定型冠心病

与年龄相关的血管变化,合并传统心脏危险因素和持续时间的增加,老年人群易发生冠心病,而年龄是冠心病最重要的危险因素。老年稳定型冠心病患者,特别是80岁以上的,较少发生劳力性心绞痛,更多的是出现呼吸短促、疲劳或乏力等心肌缺血的表现。此外,许多老年冠心病患者并无症状,部分原因与其久坐不动的生活方式有关。随着年龄的增长,无症状的或临床并未确诊冠心病的心肌梗死发生率在增加。

老年患者冠心病的治疗包括控制危险因素、减轻症状和预防并发症(如心肌梗死)。同时需注意其对多种药物产生不良反应的风险在增加,包括阿司匹林和其他抗血栓药物引发的出血。使用β受体阻滞剂治疗相关性心动过缓和低血压；钙通道阻滞剂导致下肢水肿、便秘和尿失禁；使用 ACEI 和 ARB 可致肾功能受损和高钾血症；硝酸盐类药物诱发直立性低血压。75 岁以上患者服用他汀类药物，肌痛、疲劳和体力减弱的风险也增加。

存在难治性症状的老年患者，特别是无创性诊断试验中存在明显缺血时，推荐有创冠状动脉造影和血运重建术。针对老年患者的侵入性与药物治疗试验研究，经过 4 年随访发现，血运重建术患者的症状缓解和运动能力优于单纯药物治疗的患者。

（二）急性冠脉综合征

老年急性冠脉综合征（acute coronary syndrome，ACS）患者较少出现典型的缺血性胸痛，可能发生呼吸困难、出汗、恶心和呕吐、晕厥、衰弱、精神状态改变或精神错乱，常影响诊断并延误治疗。老年 ACS 患者心力衰竭、肺水肿、房颤、慢速心律失常、低血压和休克的发生率较高，与衰老过程中心血管储备显著减少相关。

由于老年患者常出现非典型症状及非 ST 段抬高型急性冠脉综合征（non-ST-elevation acute coronary syndrome，NSTE-ACS），因此需提高对 ACS 的警惕。可能由于先前的心肌梗死、传导异常或节律缓慢而无法通过 ECG 诊断 ACS，但缺血性 ST-T 改变意义重大；同时肌钙蛋白（cTn）基线水平往往更高。虽然 ACS 的治疗与年龄并不相关，但药物副作用尤其是抗血小板和抗血栓治疗导致的出血，在老年患者中更常见。

ST 段抬高型心肌梗死老年患者的治疗方案，与溶栓相比，初次 PCI 支架置入术是老年 ACS 患者的首选，增加生存概率的同时，减少再梗死和再次血管重建术的需要，并降低颅内出血的发生概率。尽管有研究表明，早期侵入性治疗对高危 ACS（包括高龄患者）有益，但因合并症多、衰弱和老年病理生理学相关的诸多因素，常影响治疗决策。

老年患者 PCI 术后发生出血、脑卒中和造影剂诱导的肾损伤等并发症的概率明显增加。双重抗血小板治疗常增加出血和输血风险。有研究表明冠状动脉搭桥术后症状复发率较少，但恢复时间更长，并有较高的卒中和手术相关神经并发症的风险，如术后谵妄。

三、心脏瓣膜病

近年来随着人口老龄化进程加速，老年心脏瓣膜病发病率迅速上升，已经成为继高血压和冠心病之后威胁老年人健康的第三大心血管疾病。老年心脏瓣膜病由多种病因导致，其中退行性改变是老年心脏瓣膜病的主要原因。病变可以是单个或多个瓣膜的结构或功能异常。

老年退行性心脏瓣膜病（senile degenerated heart valvular disease，SDHVD）指心脏瓣膜随着年龄的增长而出现结缔组织退行性改变及纤维化，使得瓣膜增厚、变硬、变形及钙盐沉积，逐渐出现瓣膜钙化改变，而导致瓣膜狭窄和 / 或关闭不全，主要累及主动脉瓣及二尖瓣。最常见且最具有临床意义的是钙化性主动脉瓣狭窄和二尖瓣钙化，因此 SDHVD 又称为老年钙化性心脏瓣膜病。

SDHVD 自然病史的潜伏期长，常常经历多年缓慢进展的过程。早期瓣膜功能基本正常，临床常无明显症状而称为亚临床期，可以长达几十年甚至终身。随着病程进展而出现瓣膜损害加重，导致瓣膜关闭不全和 / 或狭窄，血流动力学紊乱，临床出现相应的症状和体征，例如心悸、胸闷、气促，心脏瓣膜听诊区闻及杂音等。主动脉瓣狭窄是常见的老年心脏瓣膜病变之一，心绞痛、晕厥和充血性心力衰竭是其典型的三大症状，其中又以心绞痛最为常见。房颤是二尖瓣病变常出现的症状，当然还有逐步加重的充血性心力衰竭表现。患者常常合并高血压、冠心病和肺心病等，容易造成症状体征的混淆而误诊、漏诊。

目前尚无有效药物治疗、阻止瓣膜的退行性变。有文献报道他汀类药物和血管紧张素转换酶抑制剂等药物或有助于延缓瓣膜退行性变的病理生理过程。主要是加强基础疾病的治疗，预防和治疗并发症。

积极治疗合并存在的高血压、冠心病、高胆固醇血症、肥胖等疾病,并积极预防心力衰竭、心律失常、感染性心内膜炎、栓塞和晕厥等各种并发症。对于合并有心绞痛的患者,可以给予小剂量的硝酸甘油或 β 受体阻滞剂,但如果老年患者有心脏传导阻滞或哮喘等合并症时要慎用。应在明确病因的基础上加强晕厥的治疗,若是由于严重心动过缓引起的应考虑装起搏器,若是快速房颤诱发的应控制心率,而直接因为瓣膜严重狭窄导致的就应该考虑手术治疗以解除机械梗阻。

四、心脏功能不全

心力衰竭(heart failure,HF)是由于任何原因的初始心肌损伤(如心肌梗死、血流动力负荷过重、炎症)引起心肌结构和功能的异常,导致心室充盈或射血受损的一组复杂临床综合征,主要表现为呼吸困难和乏力(活动耐量受限),以及液体潴留(肺部、内脏充血,外周水肿),是各种心脏疾病终末阶段的临床表现。HF 的发病率和患病率随年龄增长而呈指数上升,与生理性心血管老化、心血管疾病危险因素持续增加和老年综合征的易感等密切相关。HF 影响心脏、血管、肺、肾和骨骼肌等多系统。超过半数的老年 HF 患者LVEF 正常或接近正常(即 HFpEF)。老年患者潜在舒张期左心室充盈改变及高血压、糖尿病、房颤和其他易感共病的风险较高,加剧对 HFpEF 的易感性。

心力衰竭的主要发病机制之一是心肌病理性重塑。神经内分泌系统[主要包括肾素 - 血管紧张素 - 醛固酮系统(renin angiotensin aldosterone system,RAAS)和交感神经系统]激活和心肌细胞死亡是心肌重塑的关键因素。神经内分泌系统激活的初始阶段对心功能起一定的代偿作用,但长时间过度的激活却加速了心力衰竭的进展,多种内源性的神经内分泌因子,如去甲肾上腺素、血管紧张素Ⅱ、醛固酮、内皮素、肽类生长因子(如纤维细胞生长因子)、炎症细胞因子(如肿瘤坏死因子,白细胞介素 -1)等,在心力衰竭患者中均表达增加。逐步损害心肌细胞的活性和功能,刺激心肌纤维化,促进心肌重塑,加重心肌和心功能的损伤。心功能恶化又进一步激活神经内分泌因子的释放,形成恶性循环。由于心脏老化,心肌细胞凋亡、坏死(如心肌梗死、心肌炎)等导致的心肌细胞的丧失,以及主动脉硬化、阻抗增加等因素,常导致代偿性心脏肥大和扩张。

HFpEF 的管理重点为优化血压控制,改善冠心病患者的缺血症状,控制房颤患者的心率,避免过量的食盐和液体摄入。有氧运动可提高 HFpEF 老年患者的运动耐量,而限制热量的减肥亦可为肥胖患者带来益处。利尿剂虽可维持正常血容量,并减少呼吸短促和水肿的症状,但须谨慎使用,以避免过度利尿导致器官灌注减少和肾前性氮质血症。

HF 患者的死亡率随年龄增长而增加。房颤、低 LVEF 和肾功能不全与更高的长期死亡率呈正相关。老年患者心脏储备功能降低,且常伴有一种以上的心血管系统疾病如冠心病、高血压等,因此,围手术期更易发生急性 HF,急性左心力衰竭竭引起的急性肺水肿最为常见。急性 HF 必须及时诊断,迅速治疗。包括纠正低氧血症、快速利尿、降低前后负荷等。

老年患者循环抑制常表现为心率减慢、心输出量下降和血压降低,心血管功能及交感 - 肾上腺系统功能降低为其重要原因,同时与全身麻醉药的抑制作用、椎管内麻醉所致交感神经阻滞、低血容量、神经反射和体位变动等因素有关。此时应及时分析循环抑制的原因,尽早去除诱因。例如,血容量不足时,应补充血容量,同时密切监测中心静脉压。心功能较差者,应控制输液速度,同时给予强心药物。对于心源性低血压,根据病因处理,如纠正心律失常、降低外周血管阻力的同时增强心肌收缩力,改善心肌供血等。出现严重的血压下降时,可先静脉给予多巴胺或间羟胺等药物提升血压之后再查找原因。

五、心律失常

心脏和心脏传导系统衰老的相关变化和心血管系统疾病的高发病率是心律失常发生的主要原因。传导系统的纤维、脂肪和钙化浸润,心脏纤维化,窦房结起搏器细胞数量减少,细胞内钙处理受损,以及肾上腺素能反应迟钝等,均增加了心律失常的易感性。心脏淀粉样变也被认为是老年患者晚期房室传导阻滞的病因之一。左右束支传导阻滞随年龄增长而增加。虽然静息心率不随年龄增长发生变化,但因窦房结对肾上腺素能交感神经刺激的反应性降低而使心率减慢;心律变异性也随着年龄的增长而降低。

(一)房颤

75 岁以上患者中发病率约为 12%,85 岁以上患者约为 18%。心房组织的纤维化成为传导紊乱的基础并引起传导异常。合并高血压和结构性心脏病的老年患者加重了心房改变,进一步诱发房颤。

房颤更可能发生在无潜在心脏病的老年人群中。与房颤相关的常见慢性共病包括高血压、冠心病、肥胖、睡眠呼吸暂停、高脂血症和 HF 等。房颤的症状可能包括但不限于心悸、头晕、胸部不适、呼吸急促、疲劳或活动耐受性下降等,最初也可表现为晕厥、跌倒或卒中。

左心房扩大和舒张功能障碍主要发生在 70 岁以后,增加了老年人群对房颤的易感性。房颤通常与耐受不良的快速心室率相关,同时引起心房的泵血功能恶化或者丧失及与年龄相关的舒张充盈损害。因此,房颤的老年患者比年轻患者更可能导致心输出量减少,从而导致呼吸困难和疲劳。

可通过调节心率或节律来控制房颤症状。控制心率的首选药物包括 β 受体阻滞剂和非二氢吡啶类钙通道阻滞剂。地高辛可用于久坐习惯患者的心率治疗。对于无明显症状、冠心病或 HF 的老年患者,治疗目标为心率 <110 次 /min。抗心律失常药物由于潜在的药物相互作用、不可预测的药代动力学和药效学以及肾功能的可能影响,老年患者中不良事件发生率较高。老年人群心房和窦房结纤维化较为常见,可能降低窦性心律的恢复和维持。可通过心脏射频消融治疗改善老年房颤患者的症状。

(二)窦房结功能障碍

老年人群患病率最高。病态窦房结综合征指由于窦房结病变导致功能减退,并诱发多种心律失常的临床综合征。衰老状态下,窦房结体积和窦房结细胞的容积显著缩小,同时位于窦房结中央区的 P 细胞数量也明显减少;研究还发现窦房结纤维化增加也与衰老有关。此外,窦房结离子通道蛋白表达的改变和心房重构也与窦房结功能障碍有关。

据统计,每 600 例年龄 >65 岁人群中就有一例有病态窦房结综合征。其平均发病年龄为 73~76 岁,在所有因病态窦房结综合征置入起搏器的患者中,年龄 >65 岁的患者占 70%~80%。近 50% 病态窦房结综合征的患者最终发展成为快慢综合征,这类患者有较高的死亡及脑卒中风险。心动过缓的血流动力学效应可能与心输出量减少有关,常伴有头晕、跌倒和晕厥等,也可能出现呼吸困难、运动不耐受、疲劳。治疗包括停用相关药物(如 β 受体阻滞剂、钙通道阻滞剂)。对于持续有症状的心动过缓患者,治疗通常需要永久性心脏起搏器。

(三)室上性心动过速

老年患者 24 小时动态心电图研究显示,室上性心动过速(supraventricular tachycardia,SVT)的发作(房室结折返性心动过速和房室往复性心动过速)在老年人群中的发生率高达 50%。多源性房性心动过速(multifocal atrial tachycardia,MAT)在失代偿性肺疾病中特别常见,患者多伴有严重症状。MAT 的治疗常因 β 受体阻滞剂和胺碘酮耐受性较差而导致药物使用受限。

(四)继发性房室传导阻滞

常见的房室传导异常包括窦房结、房室结及希氏 - 浦肯野系统。衰老与房室传导延迟以及对异丙肾上腺素不敏感有关,与 β 肾上腺素受体的减少有关。随着增龄,长 PR 间期及房室传导阻滞的发生率随之增加。细胞凋亡也在房室传导阻滞的发展中起到了重要的作用。在孤立的房室传导阻滞中,房室结和希氏 - 浦肯野系统内及其周围可见微细的胶原纤维增加,这些胶原成分导致细胞间电活动的解耦联和传导速度减慢。

因冠心病、瓣膜病、淀粉样变、血红蛋白沉着症、心包炎、心肌炎、风湿性心脏病、胶原血管疾病等导致继发性房室传导阻滞在中老年人中更为常见。

(五) 室性心律失常

尽管室性心律失常的发生率随年龄增长而增加,但心源性猝死(sudden cardiac death,SCD)在 80 岁后似乎有所下降,这可能与患者合并多种复杂的死亡原因有关。室性期前收缩(ventricular premature complexes,VPCs)无症状时多不需特殊治疗,有症状的 VPCs 通常对低剂量 β 受体阻断治疗有反应。潜在的危及生命的室性心律失常(即持续的室性心动过速和室颤)总发生于结构性心脏病患者中,如缺血性或高血压性心肌病。

围手术期常见的心律失常包括期前收缩、房颤、阵发性室上性心动过速、阵发性室性心动过速和房室传导阻滞等。其诱发因素包括缺氧、二氧化碳蓄积、血压波动、手术刺激或创伤、低温、药物作用、酸碱失衡及电解质紊乱等。心律失常的处理首先应纠正病因;仍未消失,如症状较轻,可密切观察;如性质严重影响循环稳定,则应给予相应的药物或其他治疗。多数心律失常在充分供氧、维持循环稳定、纠正酸碱失衡及电解质紊乱后消失。

1. 抗心律失常药物治疗 抗心律失常药物与心脏组织的相互作用以及由此产生的电生理变化较为复杂。对药物作用的理解不充分时可能产生严重后果,甚至影响患者预后。目前,抗心律失常药物在治疗多数心律失常中主要发挥辅助作用。

2. 射频消融 针对药物治疗失败的室上性心律失常患者,可采取房室结消融术产生心脏阻滞以恢复正常节律。老年人群心房和窦房结纤维化程度较高,窦性心律恢复和维持的可能性降低。

由原发性窦房结功能异常或房室传导缺陷引起的慢性心律失常可通过置入永久性起搏器治疗。起搏器置入的适应证为:Ⅲ度或Ⅱ度房室传导阻滞伴有症状性的心动过缓,源房室交界区的逃逸节律或心率<40 次 /min,暂停 ≥ 5 秒,或心脏手术后无法达到预期心率的患者。

室性快速性心律失常,特别是发生在进行性结构性心脏病(如缺血性心肌病)患者,尽管使用抗心律失常药物或导管消融治疗,仍可复发。置入型心律转复除颤器(implantable cardioverter defibrillator,ICD)可降低心源性猝死的死亡率。充血性心力衰竭(congestive heart failure,CHF)和心室机械不同步的患者中,通过心室起搏导联置入 ICD 或起搏器可为心脏提供再同步化治疗,进而改善发病率和死亡率。

六、周围血管病变

周围血管病变的发生与年龄相关的血管改变有关。慢性静脉疾病是指静脉的结构或功能异常使静脉血回流不畅、静脉压力过高导致的一系列症状和体征为特征的综合征,以下肢沉重、疲劳和胀痛、水肿、静脉曲张、皮肤营养改变和静脉溃疡为主要临床表现。50 岁以下人群中患病率为 2%,而 70 岁以上人群患病率增长为 10%。

静脉血栓栓塞(venous thromboembolism,VTE)的发生率随年龄增加呈指数增长,80 岁以上人群发病率为 6/10 000。老年人群易发生 Virchow 经典三联征(静脉淤滞、高凝状态和血流异常),静脉血栓栓塞的风险增加。

动脉粥样硬化是老年患者发生外周动脉疾病的主要原因。动脉粥样硬化性外周动脉疾病在 60~80 岁老年患者中的发病率最高。与冠状动脉和脑血管动脉粥样硬化患者类似,吸烟、糖尿病、高胆固醇血症、高血压或肾功能障碍患者发生外周动脉疾病的风险增加。引起狭窄或闭塞的节段性病变通常局限于大、中型血管。原发受累部位多为腹主动脉和髂动脉(30% 有症状)、股动脉和腘动脉(80%~90% 有症状),以及更远端血管,包括胫动脉和腓动脉(40%~50% 有症状)。动脉粥样硬化病变最先发生在动脉分支点,与湍流增加、剪切应力改变和内膜损伤有关。远端血管受累最常见于老年人群和糖尿病患者,常见症状为间歇性跛行,表现为疼痛、抽筋、麻木或肌肉疲劳感;常于活动时发生,休息后可缓解。

治疗的目的是减少心血管事件,改善肢体不适症状,提高患者生活质量。临床治疗要防止血栓延展和发生肺栓塞,防止血栓复发,防止发生血栓后综合征。

(张鸿飞　王　翔　张麟临)

参考文献

[1] EDWARD GL. So！ What's aging？ Is cardiovascular aging a disease？ [J]. Journal of Molecular & Cellular Cardiology, 2015, 83: 1-13.

[2] ARONOW WS, FLEG JL, PEPINE CJ, et al. ACCF/AHA 2011 expert consensus document on hypertension in the elderly: a report of the American College of Cardiology Foundation Task Force on Clinical Expert Consensus Documents [J]. Circulation. 2011; 123 (21): 2434-506.

[3] 邓小明, 姚尚龙, 于布为. 现代麻醉学 [M]. 5 版. 北京: 人民卫生出版社, 2020.

[4] PANENI F, DIAZ CAÑESTRO C, LIBBY P, et al. The Aging Cardiovascular System: Understanding It at the Cellular and Clinical Levels [J]. Journal of the American College of Cardiology, 2017, 69 (15): 1952.

[5] PETER L, ROBERT OB, DOUGLAS LM, et al. Braunwald's Heart Disease, Single Volume: A Textbook of Cardiovascular Medicine [M]. 12th edition. Philadelphia: Elsevier, 2021.

[6] DANNIS L, FAUCI S, KASPER D, et al. Jameson Harrison's Principles of Internal Medicine [M]. 20th Edition. New York: McGraw-Hill Professional, 2018.

[7] WHELTON PK, CAREY RM, ARONOW WS, et al. 2017 ACC/AHA/AAPA/ABC/ACPM/AGS/APhA/ASH/ASPC/NMA/PCNA Guideline for the Prevention, Detection, Evaluation, and Management of High Blood Pressure in Adults: Executive Summary: A Report of the American College of Cardiology/American Heart Association Task Force on Clinical Practice Guidelines [J]. Circulation. 2018; 138 (17): e426-e483.

[8] MADHAVAN MV, GERSH BJ, ALEXANDER KP, et al. Coronary Artery Disease in Patients ≥ 80 Years of Age [J]. Journal of the American College of Cardiology, 2018, 71 (18): 2015-2040.

[9] FORMAN DE, LEMOS JD, SHAW LJ, et al. Cardiovascular Biomarkers and Imaging in Older Adults JACC Council Perspectives [J]. Journal of the American College of Cardiology, 2020 (13): 76. 1577-1594.

第四章
老年呼吸系统功能改变

第一节 衰老对呼吸系统解剖结构的影响

一、胸壁及呼吸肌

(一) 胸壁退行性改变

随着年龄的增加,肋间肌、肋间关节、肋椎关节出现退行性改变,常见的变化包括:肋椎关节退化、胸部形状改变(骨质疏松引起的脊柱后凸及胸廓前后径增加)、肋软骨钙化、椎间隙变窄等,胸壁退行性改变导致胸壁僵硬。

(二) 呼吸肌萎缩

衰老带来的肌肉萎缩常累及肋间肌、膈肌等呼吸肌,肌肉的萎缩常同时伴随着韧带的硬化。

二、肺实质

(一) 肺的弹性支撑结构蜕变

肺弹性纤维网络的空间分布和/或交叉连接受损,肺组织中弹性纤维蛋白逐渐减少,其性状逐渐发生变化,肺泡、肺泡管周围环绕的弹力纤维均老化。

(二) 气腔增大,而肺泡表面积减少

随着年龄的增长,肺泡系统出现非结构损伤型的肺气肿样表现(与肺气肿的肺泡壁损伤相区别):来自大体标本和健康成人的影像学研究均显示老年人的肺腺泡囊半径与腺泡管腔半径增大,因此表现为肺腺泡系统中气腔增大,而肺泡表面积减少,肺泡表面积与肺容量的比值减少。这一趋势在 30~40 岁的中年人群中即有出现,并随着年龄的增加愈发明显。与真正的肺气肿不同,衰老带来的气腔变化并非由于肺泡的直接受损,而是来自衰老带来的腺泡系统的结构变化,因此也被称为"老年性肺气肿"。

(三) 终末细支气管管径减小

承担呼吸功能的腺泡结构出现气腔增大的同时,压迫终末细支气管,终末细支气管管径随之减小。

第二节 衰老对呼吸系统生理功能的影响

衰老对呼吸系统生理功能的影响主要包含 3 个方面:胸壁顺应性下降;呼吸肌肌力减弱;肺弹性回缩力下降。下面分别阐述衰老对胸壁及呼吸肌、肺实质的生理影响,进而分析呼吸系统整体生理功能的变化。

一、胸壁及呼吸肌

(一)胸壁顺应性下降

随着年龄的增加,多种原因导致的胸壁僵硬造成胸壁顺应性下降。关节、肌肉等退行性病变可造成胸壁顺应性下降31%,在75~93岁的老年人群中,由于超过60%的个体出现脊柱后凸,胸壁顺应性的下降尤为常见。

(二)呼吸肌肌力降低

老年人肌肉萎缩,呼吸肌力量也减弱,70岁的健康老人骨骼肌肌电图最大活动度减少约50%,脆弱或者营养不良的老人,呼吸肌肌力的减退更为明显。老年人的膈肌曲度随着年龄增大会减小,最大跨膈压(maximal transdiaphragmatic pressure)也随之减小,研究表明,67~81岁的受试者用力吸气时产生的最大跨膈压要比21~40岁的受试者低13%,而刺激老年人膈神经使膈肌收缩产生的最大跨膈压则更是比做对照的年轻人低了23%。在合并衰弱或营养不良的老年人中,最大跨膈压还将进一步下降。最大跨膈压的下降也将导致老年人的膈肌在一定的通气负荷下更容易出现疲劳。

除了膈肌之外,老年人其他呼吸肌的力量也随着年龄的增长而下降。最大吸气压(maximal inspiratory pressure)与最大呼气压(maximal expiratory pressure)是反映呼吸系统整体呼吸肌力量的重要指标,已有研究证实在55岁以上人群中,这两项指标与年龄呈负相关,与老年人的握力呈正相关,与营养状态呈正相关。

二、肺实质

弹性回缩力(elastic recoil)下降是老年人肺实质的主要生理功能改变,造成这种弹性回缩力减小的生理基础,普遍认为与衰老造成的腺泡系统弹性纤维的重新排布相关。弹性回缩力指的是肺实质从膨胀状态回到静息状态的能力,物理上表现为肺泡的跨黏膜压,即肺泡内压力减去胸膜腔内压力,也就是与肺泡回缩相对抗而达到平衡的压力的大小,其生理基础为肺间质内的结缔组织的弹性及肺泡表面活性物质的活性。弹性回缩力大小也与气腔体积相关,老年人肺实质中腺泡系统的气腔增大,出现"老年性肺气肿"表现,根据拉普拉斯定律,腺泡系统的弹性回缩力随之减小。肺实质的弹性回缩力一般在35岁左右达峰值,尔后逐渐下降,且在50岁以上的中老年人中呈明显下降趋势。肺实质弹性回缩力下降,肺实质顺应性随之增加。

肺实质的生理功能改变还包括:支气管黏膜萎缩、支气管纤毛活动减退、肺动脉硬化、肺小动脉血栓、肺毛细血管减少、肺血流减少、气道阻力增加等。呼吸肌力量减弱、咳嗽效果差,支气管纤毛活动减退,使得老年人更容易发生呼吸系统感染。

三、呼吸系统整体生理改变

(一)肺功能检查及血气分析改变

虽然肺实质顺应性随衰老增加,但由于胸壁及膈肌的顺应性下降,呼吸系统整体的顺应性为随年龄的增加而下降。在呼吸系统的驱动力方面,老年人的最大跨膈压、最大吸气压、最大呼气压均呈下降趋势。

以上生理改变表现在肺功能检查及血气分析上,呈以下特点(表4-1)。

1. 肺总容量无明显改变 老年人胸廓向外的力量降低与肺弹性回缩力降低互相抵消,导致肺总容量无明显改变,其他肺容量指标之间相互影响、相互平衡。

2. 闭合容积增加、功能残气量增加 由于"老年性肺气肿"的出现,老年人在平静呼气过程中,当小气道开始闭合时,肺内储存的气体容积,即闭合容积增加。与之相应的,老年人残气量与呼气末肺容积也较大,在肺总容量保持不变的情况下,残气量每十年增加 5%~10%,20 岁时残气量与肺总容量比约为 25%,70 岁时则增加到 45% 左右,功能残气量每十年增加 1%~3%,功能残气量相对于闭合容积降低,可导致肺不张、肺内分流和低氧血症。

表 4-1　与衰老相关的呼吸系统解剖及生理改变

改变项目	改变情况
解剖	
气腔大小	增大
肺泡数量	不变
肺泡表面积	减小
肺泡弹性	减小
顺应性	
肺实质顺应性	增大
胸壁顺应性	减小
呼吸系统整体顺应性	减小
驱动力	
最大跨膈压	减小
最大吸气压	减小
肺功能	
功能残气量	增大
闭合容积	增大
一氧化碳弥散量(DL_{CO})	减小
肺活量	减小
用力肺活量(FVC)	减小
一秒率(FEV_1/FVC)	减小
肺总容量	不变

3. 弥散能力下降　由于老年人肺泡表面积的减少,呼吸系统的弥散功能也随之下降,肺功能表现为肺一氧化碳弥散量(DL_{CO})的下降。弥散能力下降的速度约为每年 0.2~0.3mL/(min·mmHg)。

4. 肺活量及用力肺活量(FVC)下降　残气量的增加导致肺活量的下降,20 岁以后每年肺活量下降 20~30mL,由于老年人呼吸驱动力及呼吸系统整体顺应性的下降,FVC 也随之下降,而一秒率(FEV_1/FVC)也多下降。FEV_1 和 FVC 在出生后随着年龄的增加而增加,女性约 20 岁达到高峰,男性约 27 岁达到高峰,之后每年下降最高可达 30mL,65 岁以后下降速度增快,每年下降约 38mL,吸烟会加剧年龄相关的一秒量和 FVC 的下降。年轻人 FEV_1/FVC 预计 ≥ 70%,而 65~80 岁的老人则下降到 55% 左右。

5. 生理性无效腔增加　由于老年人的闭合容积增加,而肺泡表面积减少,导致其生理性无效腔增加,灌注通气比出现不平衡,表现在血气分析上,则出现肺泡 - 动脉氧分压差增大,动脉氧分压随着年龄的增加逐渐降低,二氧化碳的清除则不受影响。

（二）上呼吸道改变

下咽肌、颏舌肌等咽部肌肉松弛、张力降低常导致睡眠呼吸暂停综合征多见，睡眠中易出现上呼吸道梗阻。

咳嗽和吞咽反射减弱，易导致误吸。老年患者常常合并中枢神经系统疾病，也可导致吞咽困难和咳嗽反射受损，增加了误吸和肺炎发生的风险。

（三）呼吸调节改变

老年人脑干和颈动脉化学感受器的敏感性降低，对低氧血症和高碳酸血症的呼吸调节能力下降，在这两种情况下与年轻人相比，出现的通气反应分别下降 50% 和 60%。当肺泡氧分压为 40mmHg 时，老年人通气平均增加 10L/min，而年轻人通气平均增加 40L/min。老年人的静息每分钟通气量一般随年龄的变化不大，但潮气量减少、呼吸频率增加。与年轻人相比，老年人对高碳酸血症的反应迟钝。老年人对睡眠期间正常二氧化碳分压下的低氧血症的反应会进一步下降，以至于在快动眼睡眠期对于 70% 及以下的血氧饱和度仍无明显的通气反应。

老年人呼吸调节机制改变还包括中枢神经系统对呼吸刺激的识别、整合能力下降。老年人对支气管收缩等疾病状态的识别能力下降，引起老年人对疾病的反应能力下降，常常导致肺部疾患的病情掩盖和肺功能不全的诊断延迟，麻醉药物相关呼吸抑制的风险也随着年龄的增大而增加。

第三节　麻醉对老年呼吸系统的影响

一、全身麻醉对老年呼吸系统的影响

（一）全身麻醉对肺容量与呼吸力学的影响

术中胸壁活动受限可导致肺不张，这常常发生在诱导后的数分钟内。胸壁活动受限常持续到手术后，主要原因包括：疼痛限制了胸壁肌肉的主动运动、呼吸肌抑制、胸部或腹部手术造成的呼吸肌机械损伤，导致功能余气量（FRC）和肺活量（VC）降低，呼吸浅快，引发呼吸系统并发症。这些改变可以出现在任何年龄段的患者，但对于呼吸储备功能降低的老年患者影响更为显著。

仰卧位下，随着全麻诱导的起效，患者的呼吸力学将出现明显改变：呼吸肌肌力出现明显下降，胸壁内陷；膈肌紧张度减低，在腹内压的作用下使背侧膈肌上抬，而腹侧膈肌略下降。这些变化将导致压缩性肺不张，肺泡也随之塌陷。以上结构变化也将引起呼吸功能的一系列改变：功能残气量将在平卧位的基础上继续下降 0.4~0.5L。而呼气末肺容量则将达到接近或几乎等于残气量的水平。而肺和呼吸系统整体的顺应性也在麻醉后出现下降，无论是否保留自主呼吸，呼吸阻力都有所上升。

在老年人中，功能残气量与闭合气量都随着年龄增加呈线性增大，但闭合气量的斜率更大。因此，在老年人中，闭合气量往往大于功能残气量，在相同的呼吸做功下，气道闭合较早，气体交换减少。这也是老年人麻醉后氧合不良的主要原因之一。

（二）全身麻醉对肺部通气与血流灌注的影响

非麻醉状态下，老年人的通气效率低于年轻人，仰卧位时，老年人（尤其是肥胖患者）FRC 下降及气道阻力增加非常显著，麻醉期间老年人的通气效率进一步降低，保留自主呼吸的麻醉状态下，动脉血氧分压与年龄呈负相关。麻醉诱导后，肺不张导致肺内分流，功能残气量下降，闭合气量增加，肺内分流也随之增加。而这一现象在老年人中更为显著。血流灌注方面，全麻诱导本身不直接影响血流分布，而机械通气则可能会改变肺部灌注情况,一方面,当肺泡压增大超过肺动脉压时,无效腔增加;另一方面,呼气末正压通气(PEEP)的使用可以减缓气道早闭,但同时也会造成肺部血流重新分布。肺复张手法和 PEEP 增加胸膜腔内压、增加心脏前负荷,从而引起低血压和心动过速,老年患者对这些血流动力学的改变耐受性较差,尤其是在同时存在血容量不足或心肌抑制的情况下耐受性更差。整体而言,麻醉后肺部的通气血流比呈下降趋势,而这一趋势在老年人中更为明显,通气与血流灌注的不匹配明显加重,造成老年人麻醉后氧合不良。

(三)全身麻醉对呼吸控制的影响

老年人在清醒与睡眠状态下对低氧血症和高碳酸血症引起的通气反应均减弱,高碳酸血症引起的脑血管扩张效应在老年人中也不明显。老年人对麻醉药物敏感,麻醉药物的使用也对老年患者的呼吸控制会产生影响,通气反应灵敏性在麻醉状态下会进一步下降,导致老年患者术后呼吸功能衰竭的发生率较高,另外老年患者术后睡眠呼吸暂停综合征的发生率也高。

二、椎管内麻醉与区域麻醉对老年呼吸系统的影响

在椎管内麻醉、区域麻醉中,患者保留自主呼吸,不需要机械通气,且由于镇痛确切,一般阿片类药物用量较少,与全身麻醉相比具有明显的优势。既往研究指出,老年患者在接受胸段、腰段硬膜外麻醉时,其对低氧血症和高碳酸血症的通气反应不受影响。而在胸段硬膜外麻醉中,静息状态下潮气量略有减少。需要注意的是,在椎管内麻醉阻滞平面过高或臂丛神经阻滞时,患者可能出现呼吸肌的麻痹,老年人对此改变的耐受力较差,尤其是合并慢性阻塞性肺疾病的老年人。整体上而言,椎管内麻醉与区域麻醉对老年人呼吸系统的影响小于全身麻醉。根据老年患者的病情及手术情况,如果麻醉方式可以在椎管内麻醉与区域麻醉和全身麻醉间选择,一般推荐椎管内麻醉与区域麻醉。研究指出,在合并慢性阻塞性肺疾病的老年患者中,椎管内麻醉与区域麻醉可以减少肺炎、呼吸衰竭、低氧血症等肺部并发症的发生。

椎管内麻醉与区域麻醉期间老年患者的镇静程度要适当,既要避免焦虑和不适,又要避免影响通气功能和降低气道保护性反射。

三、麻醉药物对老年呼吸系统的影响

老年人由于器官功能与组织代谢的改变,麻醉药物对其呼吸系统的影响也有相应的特点:由于老年人脂肪组织相对增加,肝肾代谢能力相对减退,吸入麻醉药和静脉麻醉药在组织的清除均较缓慢,其对老年人呼吸系统的抑制时间也较前延长。一方面高碳酸血症、低氧血症等围手术期呼吸系统的并发症风险增加,另一方面,自主呼吸功能的恢复也较前延迟。一项关于老年人麻醉后肺功能的评估显示,持续 3 小时的麻醉后,老年人肺功能参数的减退可持续到麻醉后 24 小时,且吸入麻醉药与静脉麻醉药相似。在镇痛方面,阿片类药物引起的呼吸抑制在老年人中更加明显,其原因是多方面的,包括分布容积和蛋白结合率的下降,肝肾清除率的下降,以及老年人基础肺功能的下降和合并疾病的存在。而镇静和镇痛药物对呼吸抑制的情况,在肌松药物拮抗不完全的时候,会使老年患者更容易出现呼吸系统并发症。在老年患者中,肌松药物的作用时间亦会相应延长。研究表明,同等剂量的肌松药物在同等剂量的舒更葡萄糖钠的拮抗下,肌松恢复时间在老年人中仍会平均增加 1~2 分钟。

综上,在对老年患者进行麻醉时,需考虑其药代动力学特点的独特性,并在围手术期对药物相关的副作用进行监测。

第四节 常见呼吸系统合并症的围手术期治疗

一、慢性阻塞性肺疾病

慢性阻塞性肺疾病(chronic obstructive pulmonary disease,COPD)是老年人呼吸系统的常见疾病,也是老年患者术后肺部并发症的最重要的风险因素之一。因此,老年 COPD 患者的围手术期治疗对于顺利完成老年患者的麻醉与术后恢复十分重要。

COPD 的围手术期治疗最重要的一步是戒烟,吸烟患者呼吸道黏液分泌增加而清除率下降,免疫防护下降,表面活性物质减少,而气道敏感性增高,与术后痰阻及肺部感染风险相关。过去的研究认为术前几周内的戒烟会导致痰液分泌增加而增加肺部并发症,然而通过对这些研究的仔细分析,以及近期的研究结果证实,尽管肺功能的改善确实需要数周,但短期戒烟并不会导致预后不良。术前戒烟至少 6 周被认为能最大限度地减低吸烟带来的围手术期风险,对于戒烟困难的患者可以考虑尼古丁替代治疗,并予以心理支持。另外,围手术期物理治疗,尤其是术前开始的预康复对减少患者围手术期呼吸系统并发症及促进患者肺功能恢复也十分有益。

COPD 患者的基础药物治疗,包括吸入性支气管扩张剂(包括 β_2 受体激动剂和抗胆碱能药物),吸入及口服糖皮质激素应持续用到手术当日清晨,尤其对于气道高反应性的 COPD 患者。研究证明针对 COPD 患者的口服和吸入糖皮质激素不会增加围手术期感染的风险,相反,长期使用这些药物的患者更容易在手术的应激下出现下丘脑 - 垂体轴的抑制而需要激素的系统性应用。目前,不建议对所有患者常规使用抗生素,而当患者的痰液、气道灌洗液或胸腔引流液提示有感染时,对于术前患者,应尽量推迟手术至 10 天以后。对于重度 COPD 的患者,应结合情况予以适当形式的氧疗。

二、哮喘

哮喘是一种以可逆性气流受限为突出表现的慢性气道疾病,病理生理基础为气道的炎症与狭窄,与 COPD 互有重叠。由于哮喘患者在麻醉插管时更易出现支气管痉挛,对哮喘患者的麻醉管理更应引起重视。

对哮喘患者的术前评估是其围手术期治疗的基础,应在手术前至少 1 周进行,以便根据其哮喘控制的情况给予必要的治疗调整。对于哮喘控制尚可的患者,应继续当前药物治疗至手术当日晨,而茶碱则应于术前一晚停用。而对于哮喘控制不佳的患者,应请呼吸内科医生会诊,必要时在术前补充一个疗程的糖皮质激素治疗,或推迟手术。哮喘患者在手术气道操作前 30 分钟应考虑吸入短效 β_2 受体激动剂。

三、其他

在老年人群中,除了 COPD、哮喘等常见呼吸系统疾病外,还存在着其他可能影响老年人围手术期健康状态的呼吸系统合并症,如睡眠呼吸暂停综合征、吞咽及咳嗽反射减退、间质性肺炎等。对这些合并症的术前评估与适当干预有助于保障老年患者围手术期的安全。

(一)睡眠呼吸暂停综合征

研究发现,老年人群中睡眠呼吸暂停综合征的患病率高于其他人群,60 岁以上老年居民的睡眠呼吸暂停综合征患病率是 40~60 岁居民的 1.7 倍,而另一项研究发现,睡眠呼吸暂停综合征患病率在独立生活的老年人中为 10%，在内科病房的老年人中为 21%，而在疗养院的老年人中则可达 26%。老年人的睡眠呼吸暂停综合征以阻塞性睡眠呼吸暂停综合征（obstructive sleep apnea syndrome，OSAS）和中枢性睡眠呼吸暂停综合征（central sleep apnea syndrome，CSAS）最为常见。不少人还同时患有 COPD 与睡眠呼吸暂停综合征。睡眠呼吸暂停综合征患者围手术期发生并发症的风险增至 2~4 倍，其中以呼吸系统并发症最为常见，如血氧饱和度下降、呼吸衰竭、肺炎等，尤其是在患者术后有阿片类药物需求时。

OSAS 在术前往往被忽视，甚至一部分患者并未被诊断。多导睡眠监测图是诊断 OSAS 的金标准，但是对全部术前患者采用该方法筛查并不可行，脉搏血氧饱和度仪可用以筛查，但缺乏诊断的准确性。STOP BANG 量表现在已被广泛使用，评估内容包括打鼾、疲劳、呼吸暂停、高血压、体重指数 >35kg/m^2、年龄 >50 岁、颈围 >40cm 和男性，出现 3 个以上因素，则预示存在 OSAS 中 / 高风险。

因此对于老年患者的麻醉，应该常规筛查是否存在睡眠呼吸暂停综合征及相关躯体疾病，若存在未控制或疑似睡眠呼吸暂停综合征且存在通气或气体交换的问题，可请专科医师会诊，适当推迟择期手术，待完善对患者呼吸功能的评估和诊治后再行择期手术。对于术前已开启正压通气治疗的患者，应延续当前治疗并在手术当日随身携带相关设备。

睡眠呼吸暂停综合征有效的治疗方法为持续呼气末正压治疗（continuous positive airway pressure，CPAP），术前筛查和诊断潜在的 OSAS，使用 CPAP 可以改善呼气功能和预后。对于近期诊断为严重 OSAS 的 65 岁以上患者，CPAP 还可以改善认知功能（如情节记忆和短期记忆、思维速度等）。

（二）吞咽及咳嗽反射减退

老年患者中的吞咽功能往往出现一定程度的衰退，表现为食管上括约肌舒张的减慢、对刺激反应时间的延长、呼吸与吞咽协同的改变。同时，老年人的咳嗽反射亦出现减退。因此，老年人群出现误吸及误吸性肺炎的风险大大增加。研究表明，75 岁以上老年人中肺炎的发病率是 60 岁以下人群中的 6 倍以上，而老年人肺炎中误吸相关肺炎的比例可达 70%。因此老年人术前禁食禁饮时间应得到保证，且需对其吞咽功能进行筛查，必要时可请康复科医师会诊指导吞咽功能锻炼。

（三）间质性肺炎

随着年龄的增加，间质性肺炎的发生率增加，特发性肺纤维化是一种常见的间质性肺炎，其特点是肺组织永久性和进行性瘢痕形成，常见于 60 岁以上的吸烟男性。研究证实运动训练可以增加特发性肺纤维化患者 6 分钟步行距离和生活质量调查评分。

运动训练不仅对间质性肺炎患者有益处，对于合并其他类型呼吸系统疾病（如 COPD）的患者，以及合并心脏疾病、营养不良的脆弱老年患者均可减少围手术期并发症。制订锻炼计划是康复治疗的核心内容之一。美国卫生和公众服务部运动训练指南建议，老年人每周至少进行 150 分钟中等强度或 75 分钟高强度体力活动，以产生实质性的健康益处。为了达到最佳的效果，老年脆弱患者的术前锻炼计划应包括阻力和有氧训练，并辅以灵活性和平衡运动。老年患者的有氧和阻力训练可以增加肌肉力量和耐力，有利于减轻体重，减少跌倒的发生率，并增加一些关节的活动范围。

综上所述，老年患者呼吸系统生理功能改变显著，对于老年患者的麻醉，术前对其呼吸系统合并症的评估极为重要，除了对 COPD、哮喘进行筛查与术前治疗外，还应关注睡眠呼吸暂停、误吸等风险的管控，并进行个体化的预康复治疗。

（申 乐　席宏杰　金 迪）

参考文献

［1］ CHO SJ, STOUT-DELGADO HW. Aging and Lung Disease [J]. Annu Rev Physiol, 2020, 82: 433-459.

［2］ RAHMANNN AA, SINGH D, LEE RY. Correlation between thoracolumbar curvatures and respiratory function in older adults [J]. Clinical Interventions in Aging, 2017, 12: 523-529.

［3］ MARTÍNEZ-ARNAU FM, BUIGUES C, FONFRÍA-VIVAS R, et al. Respiratory Muscle Strengths and Their Association with Lean Mass and Handgrip Strengths in Older Institutionalized Individuals [J]. J Clin Med, 2020, 9 (9): 1-18.

［4］ RASTOGI R, MORGAN BJ, BADR MS, et al. Hypercapnia-induced vasodilation in the cerebral circulation is reduced in older adults with sleep-disordered breathing [J]. J Appl Physiol (1985), 2022, 132 (1): 14-23.

［5］ CORCORAN E, KINIRONS B. Regional anaesthesia in the elderly patient a current perspective [J]. Current Opinion in Anesthesiology, 2021, 34 (1): 48-53.

［6］ HONG CM, GALVAGNO SM, JR. Patients with chronic pulmonary disease [J]. Med Clin North Am, 2013, 97 (6): 1095-1107.

［7］ BONGERS BC, DEJONG C HC, DULK MD. Enhanced recovery after surgery programmes in older patients undergoing hepatopancreatobiliary surgery: what benefits might prehabilitation have？ [J] Eur J Surg Oncol, 2021, 47: 551-559.

［8］ HANSE J, RASMUSSEN LS, STEINMETZ J. Management of Ambulatory Anesthesia in Older Adults [J]. Drugs Aging, 2020, 37 (12): 863-874.

［9］ MEIRE J, BERGER M, HOGAB TP, et al. Local anesthesia is associated with fewer complications in umbilical hernia repair in frail veterans [J]. J Surg Res, 2021, 266: 88-95.

［10］ PHILIPPE C, JEAN YL, YANN G. Considerations for the Use of Local Anesthesia in the Frail Elderly: Current Perspectives [J]. Local and Regional Anesthesia, 2022, 15: 71-75.

第五章
老年消化系统功能改变

消化系统由消化道和消化腺组成,消化道包括口腔、咽、食管、胃、小肠和大肠;消化腺则主要由唾液腺、肝、胰腺等器官和散在分布于消化道管壁内的腺体组成。消化系统的主要生理功能是对食物进行消化和吸收,为机体新陈代谢提供必要的营养物质和能量来源。胃肠道与年龄相关的解剖、生理功能变化很常见,可能受到外部因素以及相关细胞内在老化的影响。

肝脏是机体中最大的实质器官和腺体器官,解剖结构复杂,具有十分重要和复杂的生理功能,它与消化、物质代谢、分泌、排泄、解毒、血液凝固及免疫等诸多生理功能密切相关,在维持机体内环境稳定中起着非常重要的作用。本章节主要阐述老年人消化系统生理功能变化特点。

第一节　老年消化道生理功能变化特点

一、消化道解剖及机械运动功能变化特点

消化道的运动包括口腔的咀嚼、食物与唾液的混合、吞咽、食管及胃肠道平滑肌协调有序的舒缩蠕动和直肠的排便活动。随着年龄的增加,消化道解剖及运动功能会发生一系列变化而影响老年人的消化、吸收及分泌功能。

(一) 口腔及口咽部

老年人常伴牙齿松动和/或脱落,牙釉质和牙本质长期磨损而老化,使牙本质内的神经末梢外露,引起对冷、热、酸等食物过敏而易于导致牙齿酸痛;牙本质随年龄增加而不断向髓腔内增厚,使髓腔缩小,牙髓常钙化成髓石,牙龈萎缩,牙齿间隙增大,牙周膜逐渐变薄,牙根暴露使老年人易患牙周病;颞下颌关节磨损严重,咀嚼肌萎缩,咬合力下降,咀嚼无力,这些变化均严重影响食物的咀嚼及粉碎。

老年人唾液腺的基础分泌量减少而容易导致口干,唾液腺腺泡萎缩、数量减少,腺泡细胞出现空泡变性,腺体导管周围纤维化,唾液中具抗炎作用的分泌性白细胞蛋白酶抑制因子随年龄增加而下降;老年人味觉和嗅觉减退,味蕾更新缓慢,舌肌萎缩,舌上举力降低。

由于老年人咽部刺激阈值升高、舌驱动力和咽部收缩幅度降低以及咽部缩短等变化,口咽部会发生与吞咽功能相关的动力异常,导致吞咽功能改变,如咽部滞留、传导时间延长等。而且老年人吞咽反射减退,容易发生误吸,严重者可致吸入性肺炎甚至危及高龄老年人的生命。

(二) 食管

食物进入胃主要由食管蠕动来实现,完全是反射性的活动。老年人食管收缩的波幅减低,异常收缩波轻度增加,食管蠕动减慢,可发生吞咽困难,引起食物的排空时间延长,食管被动性扩张。具体机制为①上食管括约肌的收缩压力下降,松弛延缓;②食管收缩幅度下降,并出现多相替补收缩波,多为无效蠕动;③食管壁顺应性扩张能力减退;④下食管括约肌张力下降,松弛不完全。由于老年人食管的上述变化特

点,使得老年人更易发生胃食管反流病、食管-咽反流、吞咽困难、误吸等。另外,临床上有的老年人出现胸痛、进食停滞感等吞咽困难表现,以及食管内固体食物嵌塞等情况,也与老年人食管蠕动功能障碍密切相关。有研究发现,约22%的65岁以上老年人有咽部低张力和环咽肌开放不完全现象,食管上端括约肌静息压下降,吞咽时咽收缩压升高,松弛延缓。在80岁以上老年人中,40%有食管运动异常,2/3老年人有吞咽困难趋势。

(三)胃

胃是消化道中最膨大的部分,具有暂时储存食物的功能,成人胃一般可容纳1~2L食物,食物在胃内将受到胃液的化学性消化和胃壁肌肉运动的机械性消化。

随着年龄的增加,老年人可发生胃黏膜退行性改变,胃黏膜再生修复功能减退,屏障功能下降,上皮增殖功能减退,并加重萎缩的发生。老年人胃黏膜的防御-修复机制退化,胃蠕动能力下降,胃肠道血流量降低,加之胃黏膜的萎缩,唾液及胃液分泌减少等均可导致胃排空时间延长,尤其是液体食物和含脂类食物胃排空延迟更明显,是老年人易发功能性消化不良、胃轻瘫等的重要原因之一。

(四)小肠

小肠内的消化和吸收是整个消化过程中最重要的阶段,食糜在小肠内将受到胰液、胆汁和小肠液的化学性消化和小肠运动的机械性消化。

老年人的小肠解剖、黏膜细胞和上皮内淋巴细胞计数无明显改变,小肠蠕动、传输正常,回盲肠通过时间、小肠通透性及完整性在老年人中无明显改变,但是小肠上皮细胞增生较活跃。

动物实验证实,老年小鼠和大鼠模型的肠道形态学变化为肌肉层增厚、绒毛扭曲、分泌性盘状细胞和杯状细胞增多,以及相邻肠细胞之间的连接受损。虽然人类研究表明小肠没有明显变化,但是正常老年人的肠上皮细胞也发生异常增生和凋亡,导致老年肠功能受损。多项研究证实,人类与啮齿动物有着相似的年龄相关变化,消化、吸收功能减弱,分泌功能下降,肠道运动能力下降。

随着年龄的增长,小肠表面积进行性减少,黏膜下层的集合淋巴结亦减少。小肠运动主要包括节段性收缩和蠕动,目前对小肠动力是否随年龄增长而降低尚有争议,但是,老年人小肠收缩频率、移行复合运动和集簇收缩降低,但对小肠的消化和吸收影响不大。而肠道通透性增加、屏障功能退化可导致老年人易发生慢性炎症反应。

(五)结肠

结肠没有重要的消化作用,其主要功能是储存经小肠消化、吸收后的食物残渣,并从中吸收水、无机盐和维生素,将食物残渣形成粪便,并通过排便反射将粪便排出体外。老年人结肠结缔组织进行性退化,肠管弹性下降,结肠平滑肌的收缩力降低,结肠运动缓慢,同时由于老年人纤维摄取减少,结肠壁胶原增加、张力减退而发生结肠动力障碍,因此老年人易患便秘及憩室病。

(六)直肠和肛管

直肠的主要功能是储存粪便及排便。老年人直肠壁弹性下降,产生便意的压力阈值升高,腔内最大静息压与最大排挤压均降低,粪块通过时间延长。肛管最大收缩压降低、对直肠容量扩张的敏感性降低等。这些变化可导致老年人排便困难、便秘或大便失禁。

有研究发现,超过50%的养老院中的老年人患有慢性便秘,其中高达74%的人每天需要泻药,而在社区65岁以上的人群慢性便秘的发病率也达到30%~40%,因此老年便秘是一个亟待关注的问题。

(七)胃肠道血流变化特点

随着年龄的增长,内脏血流呈绝对减少或随着老年人心排血量下降而相对减少,内脏血液循环对心脏、呼吸功能不全相关的低氧血症、低血容量或低血压异常敏感。虽然由胃肠道供血不足引起的无痛隐匿性吸收不良在老年患者中并不常见,但可发生与胃肠供血不足相关的老年胃肠道综合征,常伴有腹痛。老年人消化道黏膜屏障功能降低,抵抗损伤因素的能力下降,极易产生黏膜破损而出血。

总之,在衰老过程中,胃肠道运动能力减退,可能与胃肠道平滑肌细胞功能受损、调节平滑肌活动的细胞(如神经元、间质卡哈尔细胞和成纤维样细胞)功能减退、胃肠道黏膜退行性变、胃肠道血流量减少等综合因素作用的结果。

二、胃肠道消化、吸收、分泌功能变化特点

胃肠道是最复杂的器官系统,发挥着生命所必需的一系列功能,不仅包括分泌、消化、吸收和排泄,而且还包括非常重要的防御功能。胃肠道不仅是有害物质和病原体的屏障,而且含有构成微生物群的大量有益细菌。

消化腺分泌的消化液来源于唾液腺、胰、肝脏和消化道管壁的腺体。由于老年人消化道的退行性改变,消化腺萎缩或者分泌能力下降,各种消化酶如蛋白酶、淀粉酶、蔗糖酶及乳糖酶的分泌量减少,酶活性降低,胃酸分泌减少导致胃液 pH 增高,加之消化道血流减慢等因素均可影响老年人的消化与吸收功能,容易导致功能性消化不良。有研究认为老年人主细胞分泌胃蛋白酶能力减退,可能是老年人功能性消化不良高发的原因之一。

老年人胃的基础胃酸和最大胃酸分泌量减少,基础胃酸在中青年约为 2.83mmol/L,60 岁以上者可降低到 1.48mmol/L。胃酸减少导致细菌容易繁殖,使胃内的消化酶不容易被激活,同时胃酸分泌减少也影响钙和铁的吸收,可能为老年人贫血和骨质疏松的原因之一。

小肠是营养物质消化吸收的主要场所。尽管老年人小肠表面积随年龄增长逐渐减少,但因小肠总的黏膜面积大,储备功能强,如果没有潜在的病变,很少会发生吸收不良,但 80 岁以上的老年人吸收功能则有明显降低。然而,由于老年人胰腺结构的退化,分泌消化酶的功能降低,对脂肪吸收的储备能力显著下降,当大量食用脂类食物时易发生脂肪泻。小肠上皮细胞刷状缘葡萄糖转运酶的活性改变不明显,因此小肠对葡萄糖的吸收无显著变化。

由于老年人血浆 1,25-$(OH)_2$-D_3 含量及小肠黏膜上皮细胞胞质中的受体密度随年龄的增加而下降,小肠对钙的吸收会逐渐减少,故补充活性维生素 D、增加食源性钙或补充钙剂,对防治老年人骨质疏松很有必要。此外,维生素 B、叶酸及铜、锌等微量元素的吸收也减少,必要时适当给予补充。

结肠的主要功能是吸收水分、形成粪便。老年人结肠对水分的吸收能力下降,上皮细胞复制明显,凋亡减少,使得上皮细胞易发生继发性基因突变,对致癌物的敏感性增加,这可能是结肠肿瘤高发的重要原因之一。

三、胃肠道神经系统功能变化特点

胃肠道神经系统(enteric nervous system,ENS)是周围神经系统中一个复杂的自主神经网络,由感觉、运动和中间神经元组成,是分布最广、最复杂的神经调节系统,约有 16 个功能不同的神经元亚群、2 亿~6 亿个神经元组成的神经网络,肠道神经元被分成小神经节网络,这些神经节沿着胃肠道的长度分布。肠神经节在大多数区域的大小和形状都不规则,且呈包含功能不同的神经元亚型的混合物状。胃肠道神经系统能独立于中枢神经系统(central nervous system,CNS)调节胃肠道功能,同时负责协调胃肠道细胞的活动,从而影响胃肠道运动、消化、吸收和黏液分泌以及血液循环等过程。

胃肠道和大脑之间通过外源性自主神经(迷走神经和骶神经)和感觉神经以及肠内分泌细胞产生的激素、通过脑-肠轴进行沟通至关重要,外源性信号顺畅沟通不仅调节胃肠道功能,而且通过胃肠道神经元和外部感觉神经元以及肠内分泌细胞从肠道传递的信息也会影响中枢神经系统对胃肠功能的调节作用(如食欲调节),随着年龄的增加,脑-肠轴相互沟通减慢或者减弱,均会显著影响胃肠功能的变化。

虽然有研究认为随着年龄的增长,胃肠道肌间神经元没有明显的丢失,但更多研究认为衰老过程中肌间神经元会渐进性减少或者变性,甚至减少可高达 50%~60%,这种研究出现差异的原因可能是技术上的,因为难以准确量化在生命周期中发生大小变化的器官复杂网络中的神经元数量。肌间神经元减少或变性可导致胃肠道神经纤维密度显著降低。动物研究发现,老年大鼠小肠和大肠(直肠除外)肌间神经节内的肠神经胶质细胞显著减少,与肌间神经元的减少成正比。

研究发现衰老与胃肠道神经系统衰老的表型变化之间具有相关性。随着年龄增加,胃肠道神经系统变性包括神经营养不良或神经纤维变性、肠神经节形态的改变以及脂褐素 α- 突触核蛋白、过度磷酸化 Tau 蛋白和活性氧在肠道神经元中的积累等。而且,增龄导致的肠道微生物群失调可能引发肠道炎症,最终均可能导致老化相关的胃肠道神经系统变性。

人体在各种环境下维持体内平衡,自主神经系统(autonomic nervous system)起着重要作用,此平衡的稳态控制由交感神经系统(sympathetic nervous system)和副交感神经系统(parasympathetic nervous system)中的外周自主神经元进行传递,作用于多种靶器官的特定神经通路。自主神经系统控制 CNS 介导的胃肠道及其功能变化,如消化、运动和通透性、胆汁分泌、碳水化合物水平、黏膜机械变形、管腔渗透压以及黏液和黏膜免疫反应的产生等。自主神经系统通过中枢神经系统对肠道产生直接的神经反射,导致肠道生理功能改变。此外,自主神经系统还可通过改变肠道免疫细胞对微生物的反应或通过微生物对肠道免疫细胞的间接影响参与激活肠道上皮的免疫系统。胃肠道神经系统的内源性神经元和外源性交感、副交感以及内脏传入神经元的轴突支配、内在和外在神经支配均会受到年龄增加的影响。

有证据表明,肠道微生物群在脑 - 肠轴中发挥着重要作用,因此,微生物群与大脑之间的相互作用通常被称为脑 - 肠 - 肠微生物群轴。胃肠道神经系统可以通过其肠神经(自主神经系统的分支)和迷走神经将肠道感应到的信息直接传输到 CNS,迷走神经是肠道微生物群和 CNS 之间的主要神经沟通途径。迷走神经传入神经的末端位于肠黏膜中,其中分布着大量的肠道调节肽和肠道代谢物受体。

随着年龄的增加,伴随着胃肠道功能失调、肠道屏障的完整性受损以及肠道通透性的减退使肠道细菌衍生代谢物和微生物相关分子易位到肠系膜淋巴组织,可能导致各种神经疾病的进展和发展。

总之,胃肠道神经元(包括交感和副交感传出以及内脏传入神经元)会受到年龄变化的影响,从成年期开始,随年龄增加神经元渐进性减少(尤其是胆碱能神经元),肠神经胶质细胞也会逐渐减少。神经元和胶质细胞丢失的程度从口腔至肛门呈梯度变化,较远的胃肠道受影响更严重。随着年龄的增长,以胃肠道自主神经系统老化为特征的神经病变可导致老年人胃肠道功能显著减退。总的来说,胃肠道年龄相关改变依赖于肠道微生物群、免疫系统、肠干细胞变化、肠道屏障和胃肠道神经系统的综合因素的影响。

四、肠道微生态变化特点

肠道微生态系统(intestinal microecology system)由肠道正常菌群及其所生活的环境共同构成,肠道正常菌群是其核心,肠黏膜结构及功能对这个系统的正常运行有很大影响。肠道菌群(gut microbiota)是生长在人体肠道内菌群的总称,菌群的种类超过 1 000 余种,数量可上亿。肠道菌群与人体健康密切相关,既有有益于健康的细菌,如双歧杆菌;也有危害健康的细菌,如大肠埃希菌。

当人体进入衰老期,嗅觉和味觉发生退化,加上牙齿脱落、肌肉萎缩和肠动力下降,这些都会导致老年人消化能力降低以致出现营养不均衡的情况,同时还会进一步加剧老年人生理功能的下降,如吸收铁、钙、维生素 B_{12} 的能力下降。随着年龄的增长,患憩室疾病的可能性也越来越大,憩室疾病又加剧了局部炎症,使老年人的消化能力进一步减弱。在老年人的饮食结构当中,蔬菜和水果所占的比例明显低于年轻的成年人,而蔬菜纤维和水果纤维改善肠道微环境的作用又好于谷物纤维,对蔬菜和水果的摄入减少导致了老年人便秘情况的增加。老年人的用药也对肠道生理产生了一定影响,临床研究表明大约30%的处方药是用于老年人的。药物对老年人的影响,最为常见的是抗生素的应用所带来的营养吸收不良和腹泻。以上这些因素导致老年肠道微生态的稳定性和多样性均发生改变,老年人肠道菌群表现为球菌/杆菌比例增高,双歧杆菌(具有抗炎作用)等有益菌种减少,而大肠埃希菌等有害细菌增加。肠道微生态系统的失衡使得老年人群更容易患各种代谢性疾病、炎性反应性肠病、自身免疫疾病及肿瘤。

多项研究显示,肠道微生态的改变可以引起老年人焦虑、抑郁、谵妄、认知功能障碍等一系列中枢神经系统退行性疾病。有研究认为,菌群失调介导的慢性低度炎症是很多年龄相关神经功能衰退的发病基础,即"炎性衰老"。炎性反应不仅影响正常衰老过程,还在神经系统疾病中起着重要作用。临床和神经病理学研究表明,衰老和神经系统退行性改变可能是由于宿主菌群改变,通过激活小胶质细胞和星形胶质细胞,从而激活了中枢神经系统的免疫炎性反应对中枢神经系统造成损伤,这种损伤也可以通过改变菌群来修复。肠道菌群还可以影响和调节中枢及周围神经系统神经递质水平。研究显示,在无菌鼠中,血清5-羟色胺(5-HT)水平下降,且5-HT的前体及代谢产物水平在肠内容物和尿液中均相应减低。色氨酸是5-HT的前体,由肠道微生物合成,能够通过血脑屏障在中枢神经系统中生成5-HT,从而影响中枢系统的神经功能。类似的肠道微生物调控的神经递质还包括γ-氨基丁酸(GABA)和多巴胺等。肠道菌群还能通过免疫系统介导炎性因子信号通路调控神经系统功能。细菌所含的一些分子可以激活机体各类免疫细胞释放促炎因子,这些炎性因子透过血脑屏障进入大脑激活小胶质细胞,诱发免疫反应。某些促炎因子能够加快5-HT的摄取,降低5-HT受体的表达,使5-HT信号逐渐减弱,从而影响宿主行为。肠道微生物介导的非炎性因子信号通路也会影响宿主神经功能,如影响粒细胞集落刺激因子(G-CSF)的活性,而G-CSF是对帕金森病和阿尔茨海默病的保护因子。

总之,肠道微生态与老年人健康密切相关。肠道微生态的改变可通过多种途径作用于中枢神经系统,在老年人神经系统相关性疾病的发生发展中扮演着重要角色。

第二节　老年肝脏功能生理变化特点

肝脏是机体中最大的实质器官和腺体器官,也是药物代谢的主要器官。肝脏解剖结构复杂,具有十分重要和复杂的生理功能,肝脏的功能包括代谢、合成、解毒、凝血、分泌、免疫等,在维持机体内环境稳定中起重要作用。肝功能的改变会引起全身广泛的病理生理改变,与青年人相比,老年人肝脏在解剖、肝血流以及代谢功能方面都会有不同程度的改变,为老年人的围手术期管理及药物应用带来挑战,本节主要阐述老年人肝脏生理变化特点,期望能为临临床实践提供理论上的帮助。

一、老年肝脏及肝血流变化特点

肝脏的形态和功能随着年龄的增长而呈渐进性退变,老年人肝脏体积和血流量都会显著减少。一般来说,老年人的肝脏体积会减小20%~40%,女性的减小幅度比男性更大(减小可达44%)。老年人的肝脏血流量也会减小35%~50%,这可能与年龄相关的肝脏体积减小有关。

肝脏在30~40岁时平均重量为1 926g,60~70岁下降最明显,70岁以上老年人与青年人相比,肝脏重量平均下降约25%。25岁以后肝血流量每年递减0.5%~1.5%,65岁时约为青年人的40%~50%,90岁时可能仅为青年人的30%。

（一）老年肝脏形态学及细胞学改变可能的机制

老年肝脏组织学改变是渐进性脂肪变性和纤维化,肝细胞排列疏松紊乱,细胞变圆、体积增大、数目减少,边界模糊甚至消失,实质/间质比例降低;其超微结构改变为老年人肝细胞内线粒体体积增大、数量及表面积减少,双核细胞数量增加,内质网面积减少,脂褐素沉积增加。肝窦内皮细胞增厚,筛孔减少。这些变化使肝损伤风险增加。

虽然肝细胞的线粒体数量减少,但单个线粒体的体积增加,线粒体的功能是否受损目前尚未证实。与年轻受试者相比,老年人的肝细胞内次级溶酶体和脂褐素密度更高,脂褐素积累与慢性氧化应激增强、降解能力减弱和变性蛋白质有关,脂褐素促进自由基形成,从而干扰细胞代谢通路。

肝细胞再生能力随着年龄的增长而下降,其机制非常复杂,可能的机制有:①循环中表皮生长因子(epidermal growth factor,EGF)浓度降低,肝细胞对EGF的反应性降低,EGF受体的年龄相关丢失以及EGF与其受体结合后的信号缺陷;②染色质重塑蛋白Bim在老化的肝细胞中表达,从而抑制了抑制细胞周期蛋白依赖性激酶的活性。随着肝细胞再生能力的降低,老年肝脏的端粒长度减少,尤其是肝病患者更为明显。

动物实验研究证明,细胞内和细胞外因素都与衰老过程中肝细胞再生能力相关。在细胞内,BubR1蛋白、YAP蛋白和SIRT1蛋白的年龄依赖性降低与对肝细胞损伤后组织重建的抑制以及对细胞周期基因的抑制有关;细胞外因素,如肝星状细胞随年龄增长依赖性发生变化,可通过抑制祖细胞增殖和减少肝脏灌注影响肝细胞再生。此外,衰老细胞慢性释放促炎蛋白也会影响细胞增殖,肝脏清除衰老细胞的能力降低,肝脏组织再生能力也会相应降低。

（二）老年肝脏血流动力学的变化及其可能的机制

由于年龄增加的影响,肝脏血流动力学会发生相应的变化,包括血流量减少,血管阻力增加等。肝脏体积减小、组织学改变、超微结构的改变以及其他功能的减退是肝脏血流动力学变化的重要原因。

在健康衰老大鼠的肝脏模型中发现,健康老龄化与肝功能减退、肝窦功能障碍、肝血管阻力升高和门脉压力升高有关。这种肝脏血流动力学紊乱的潜在机制包括肝窦内皮细胞合成减少、功能失调,肝细胞功能减退,肝巨噬细胞呈促炎状态,肝星状细胞表现为激活状态等。

衰老伴随着肝窦调节功能减退,肝窦易受慢性或急性炎症损伤。另外,随着肝窦内皮细胞的衰老,血管舒张途径(一氧化氮的生物利用度、内皮一氧化氮合酶蛋白表达、环鸟苷单磷酸、血红素加氧酶-1)异常和血管分泌功能下调,血管舒张物质合成减少,这些变化均可使门静脉压力和血管阻力增加,导致肝血流量减少。老年人肝窦内皮细胞间黏附分子1的表达增加,导致白细胞黏附显著增加,可进一步降低肝血流量。

二、老年人肝脏代谢功能变化特点

肝脏是一个复杂的代谢器官,通过调节能量代谢、分子生物合成以及对外源和内源性有毒物质的清除等作用,通过对葡萄糖、脂质稳态、类固醇合成/降解以及胰岛素信号传导调节全身能量代谢,在维持全身内环境平衡中起着至关重要的作用。肝脏代谢功能随年龄的增加有逐渐降低的趋势,导致代谢功能降低主要是因为肝细胞、肝窦内皮细胞、肝星状细胞和库普弗细胞(Küpffer细胞)的功能减退。

（一）蛋白质代谢变化特点

肝脏在人体蛋白质合成、分解和氨基酸代谢中起着重要的作用。肝细胞的功能包括合成白蛋白、纤维蛋白原和脂蛋白;调节脂肪酸和碳水化合物代谢;合成胆固醇和胆盐,有助于药物的胆汁排泄。

随着年龄的增长,由于肝脏功能的减退,其蛋白合成能力渐进性减弱,血浆白蛋白浓度随年龄的增长而降低,这种降低可因机体活动减少和伴有慢性疾病而加剧。由于蛋白代谢能力减退,细胞保持蛋白质稳定的能力也逐渐退化。年轻人的白蛋白量为血浆蛋白的 39%，老年人可能仅为 30%。

年龄增加使肝脏含有自噬小泡的肝细胞数量逐渐减少,肝细胞自噬能力降低,使肝脏分解代谢能力显著下降。自噬有三种类型:巨自噬、微自噬和分子伴侣介导的自噬。自噬发挥的核心作用是蛋白质水解、脂质储存及糖原的水解。自噬介导的蛋白质水解速率随着年龄增长而降低,年龄相关的巨自噬和分子伴侣介导的自噬下降均可导致氧化蛋白质和脂质过氧化水平升高、蛋白质错误折叠和聚集以及体内谷丙转氨酶升高等改变,水解能力的降低使肝脏对受损蛋白质的清除不足会导致蛋白聚集体的形成(如脂褐素),脂褐素堆积使脂质过氧化物增加,增加氧化应激反应,从而形成恶性循环使肝细胞进一步受损。

另外,在老年大鼠的肝细胞中观察到热激蛋白(heat shock protein)诱导的内质网功能信号显著下降,随着年龄的增长,肝脏热激蛋白功能的下降会导致受损蛋白质的积累和蛋白质稳定性失衡,并且增龄导致的自噬降解能力减弱可能使脂褐素等有害物质堆积过多从而使肝脏功能受损。

(二) 糖代谢变化特点

肝脏是维持血糖浓度的重要器官,肝脏通过糖原合成作用将单糖转变为糖原储存能量,当机体需要时通过糖原分解作用分解成葡萄糖提供能量,肝脏的糖原异生作用可将某些非糖物质合成为糖原储存能量,肝脏也是葡萄糖氧化、产生能量的重要场所。空腹时肝脏释放的葡萄糖是血糖的唯一来源。肝脏通过对葡萄糖、脂质稳态、类固醇生物合成 / 降解以及胰岛素信号传导等的调节作用来调节全身的能量代谢。

随着年龄的增加,糖代谢功能的进行性降低是衰老的基本特征之一,与之相关的改变包括胰岛素、胰岛素受体及其信号通路、血脂代谢等。老年人的胰腺 β 细胞功能减退,胰岛素分泌以及细胞表面的胰岛素受体数量减少,与胰岛素的结合能力下降,使得胰岛素相关受体传导通路受损,葡萄糖利用障碍,引起葡萄糖耐量异常和胰岛素抵抗的发生。胰岛素抵抗通常伴随着血脂的改变,以甘油三酯升高最为明显。此外,衰老使睾酮水平降低,内源性睾酮水平下降可导致胰岛素抵抗使糖代谢能力下降,进而会出现脂代谢紊乱。

虽然有报道称在老年人中胰岛素起效时间有所延迟,但胰岛素对内源性葡萄糖生成的抑制作用并没有减弱。动物实验发现,这种抑制作用在肝脏有所减弱,并且能够被能量限制所逆转,可能是因为能量限制引起的内脏脂肪减少所致。

老年大鼠 DNA 甲基化和肝葡萄糖激酶表达之间也存在负相关性,其中 DNA 上的 11 个 CpG 位点在肝葡萄糖激酶启动子区域具有年龄相关的甲基化改变,可能是糖代谢障碍的机制之一,揭示了老年人对肝脏的胰岛素抵抗和糖尿病发病的年龄依赖易感性。

老年人的肝脏对降胰岛素敏感性降低,在正常衰老和过早衰老模型中发现,生长激素和类胰岛素生长因子 -1 水平下降,导致胰岛素抵抗、葡萄糖不耐受、脂肪生成增加、脂质积聚和纤维化。导致胰岛素抵抗的代谢途径在肝脏老化过程中受损,包括糖酵解(丙酮酸脱氢酶)、脂肪生成(游离脂肪酸)和柠檬酸循环通路等受损,会加剧糖代谢障碍。

(三) 脂类代谢变化特点

肝脏是脂类代谢的重要场所,在脂类的消化、吸收、运输、分解与合成等过程中均发挥着重要的作用。成年以后总胆固醇和低密度脂蛋白胆固醇随着年龄的增长而逐渐升高,与肝脏的脂质代谢能力下降密切相关。

随着年龄的增加,脂代谢有关的酶与受体功能逐渐降低,如脂蛋白脂肪酶活性和肝细胞表面的低密度脂蛋白受体数量逐渐减少。老年动物研究发现,肝脏细胞载脂蛋白 B 合成降低,使总胆固醇水平升高,加之老年人氧化应激增强,血清活性氧和丙二醛水平增加,促炎因子增加而引起胰岛素抵抗,诱发血脂紊乱。

老年人肝脏脂肪酸结合蛋白 1(fatty acid binding protein 1,FABP1)含量下降,FABP1 结合胆固醇、游离脂肪酸及其辅酶 A 衍生物、胆红素和细胞质中的一些其他小分子,在脂蛋白介导下促进肝细胞对胆固醇的摄取。ApoC3 是极低密度脂蛋白（very low density lipoprotein，VLDL）的主要载脂蛋白，也存在于高密度脂蛋白和低密度脂蛋白中，ApoC3 在甘油三酯的稳定中起着多重作用。研究发现，ApoC3 随着年龄的增长而逐渐升高，ApoC3 可促进肝脏细胞内 VLDL 的合成和分泌，抑制细胞外富含甘油三酯的脂蛋白水解和清除，同时抑制脂蛋白脂肪酶的作用而影响甘油三酯的脂解和肝脏摄取从而导致血脂增加，肝组织脂质堆积，易诱发脂肪肝导致肝功能下降。

老年小鼠相关研究发现，肝脏乙酰化酶 1 和过氧化物酶增殖物激活受体 γ 辅激活因子 1α 的表达降低，烟酰胺腺嘌呤二核苷酸浓度降低，导致糖酵解、甘油三酯合成和脂质代谢失调。

（四）激素代谢变化特点

肝脏可直接合成多种激素，包括 25- 羟基维生素 D、胰岛素样生长因子 -1 和血管紧张素原等。而且许多激素在发挥其调节作用后主要在肝脏内被分解转化而降低或失去活性（激素灭活）。包括甲状腺素、胰岛素、性激素、类固醇激素等。老年人的肝功能减退可导致激素灭活作用减弱，从而使某些激素在体内堆积，引起物质代谢紊乱。例如，醛固酮、抗利尿激素等一旦在体内堆积，就会引起水、钠潴留，严重时还可出现水肿或腹水；体内雌激素过多时，可引起生殖功能紊乱；"蜘蛛痣"也是因雌激素过多致使小动脉扩张而引起的。

（五）水、电解质及酸碱平衡变化特点

肝脏对人体内水、电解质及酸碱平衡的稳定起着重要的作用，肝功能改变与水、电解质代谢关系密切。老年人由于肝脏代谢功能的变化，较正常成年人耐受性大大降低，一旦发生肝功能损伤，极易发生水钠潴留（肝性水肿）、低钠或（和）低钾血症，低镁、低钙血症以及酸碱平衡失调。因此，临床治疗应关注老年人肝功能的维护，避免医源性肝损伤。

（六）分泌、排泄和解毒功能变化特点

肝脏的关键功能之一是胆汁的生成和分泌，胆汁的主要成分胆汁酸在胆汁中的浓度是门静脉血的 1 000 倍，这是通过肝细胞的胆汁酸主动转运进入胆管实现的。胆汁酸是胆固醇代谢的最终产物，其合成障碍会导致胆固醇和其他有毒产物的累积。肝脏分泌的胆汁（包括胆盐和胆色素）经胆道系统排入肠内。胆色素中胆红素是主要的色素，胆红素连接于血清白蛋白被运送到肝脏的特殊蛋白质受体进入肝细胞，在光面内质网内成为结合胆红素（称直接胆红素），性质也由原来的低极性脂溶性变为高极性水溶性结合物，从而起到解毒作用，而又利于排泄。胆汁中的 99% 的胆红素为结合胆红素，通常全部排入肠道最终排出体外。胆汁中的胆固醇、胆色素和某些酶类（如碱性磷酸酶）、电解质（Ca^{2+} 和 Fe^{2+}）均随胆汁排入肠腔。

血 - 胆汁屏障指肝小叶内的物理结构，将血液与胆汁分隔开，此屏障为肝脏提供了生理保护，并限制血液和胆汁的混合，保护肝细胞免受胆汁侵袭。血 - 胆汁屏障还可调节胆汁酸分泌和胆汁流量。

肝脏具有氧化、还原、结合、水解、脱氨等多种解毒方式，有研究发现，随着年龄的增加血 - 胆汁屏障的屏障作用减退，主要是因为肝细胞的年龄相关的细胞旁通透性增加，加之老年人肝细胞、肝血流量及代谢功能的减退，肝脏的分泌、排泄、解毒功能也将逐渐降低。

（七）吞噬与免疫功能变化特点

肝脏中吞噬和非特异免疫功能主要与 Küpffer 细胞有关。Küpffer 细胞位于肝窦内，为最活跃和具有强力吞噬功能的细胞，能吞噬胶体颗粒、某些染料、衰老或破坏了的红细胞和白细胞、微生物以及抗原抗体复合物等；未被血流中粒细胞吞噬的细菌进入肝脏后亦可被 Küpffer 细胞吞噬。Küpffer 细胞除吞噬功能外，还有特异免疫应答和调节的作用。由于老年人肝窦内 Küpffer 细胞减少及功能减退，致使其吞噬与免疫功能减弱，脂褐素堆积，脂质代谢能力下降。

三、老年人肝脏药物代谢变化的特点

肝脏中的药物代谢主要分为 3 个步骤：转运体介导的肝脏摄取、I 相反应和 II 相反应。在第一阶段反应中，细胞色素 P450（cytochrome P450，CYP）酶氧化、还原或水解其底物，导致药理活性降低或丧失；在第二阶段反应中，非细胞色素 P450 酶通过添加葡糖醛酸、乙酰基、甲基或硫酸盐基团结合第一阶段产物，形成不活跃的极性衍生物，由肾脏或胆汁清除。

有研究证实，从 40 岁左右开始，肝脏总 CYP 酶水平下降。这被量化为在生命的每十年中，CYP 酶含量下降约 3.5%，可能会影响经 CYP 酶系统代谢的药物的清除。但在年轻人和老年人对比研究中发现，葡糖醛酸化作用在统计学上没有显著差异。

一项不同年龄段 CYP 酶代谢能力的研究表明，老年人 CYP 3A4 活性降低，CYP 3A4 的微粒体含量每十年下降约 8%，而 CYP 1A2 或 CYP 2C 未发现年龄差异。在女性中，绝经后肠道 CYP 3A4 含量下降约 20%，这可能降低了肠道 CYP 3A4 代谢，并导致 CYP 3A4 代谢的年龄依赖性差异。由于 CYP 3A4 底物药物清除率降低，依赖 CYP 3A4 进行代谢的药物清除率降低，老年人可能会经历更多的药物不良反应。

老年人肝脏酶活性下降，影响药物的氧化（羟基化，脱烷基化和硫氧化作用）、还原和水解反应，药物半衰期延长，且男性比女性更为明显，应及时调整药物剂量。除肝脏酶系统变化外，肝血流量对药物的代谢和清除也有重要意义，老年人肝脏血流量减少，在使用阿司匹林、普萘洛尔、苯巴比妥等首过效应较明显的药物时，半衰期显著延长，作用和毒性显著增加。因此老年人服用经肝代谢的药物，应减少剂量至青年人的 1/3~1/2 剂量，应适当延长用药时间间隔。

研究表明，年龄相关的 I 相反应降低主要是因为肝脏体积减小，而不是由于肝脏代谢酶活性降低。I 相反应降低，会导致药物清除率降低，半衰期延长，这样的药物有地西泮、吡罗昔康、茶碱和奎尼丁等。II 相反应不受年龄因素的影响，如劳拉西泮、奥沙西泮和对乙酰氨基酚等药物的清除率与年龄无关。

华法林主要经肝脏 CYP 酶系统代谢，代谢产物由肾脏排泄。华法林是高蛋白结合率的药品，因其蛋白结合率降低、CYP 酶系统代谢功能减弱而使游离药物浓度升高，易发生出血风险。老年人肝脏血流量减少，会显著降低肝脏摄取率高的药物代谢，如利多卡因、吗啡、普萘洛尔、拉贝洛尔、维拉帕米、咪达唑仑和硝苯地平等。

总之，由于老年人肝脏的老化，肝血流量减少，功能性肝细胞减少，使肝解毒能力减弱，合成和储存蛋白质的能力降低，使得药物在体内代谢减慢，排泄过程延迟，可导致药物在体内蓄积。加之肝脏代谢功能将会随着年龄的增加而逐渐减退，其对应激（如创伤、休克等）和外来物质（如毒物、药物及某些食物）的超量耐受能力显著降低，尤其是高龄老人在遭受急性创伤、休克、罹患危重症时，极易合并肝功能受损甚至发生肝功能衰竭，老年人药物性肝病的发生率较年轻人亦明显增高，因此在临床实践中应密切重视老年人肝脏的保护。

（米卫东　王恒林）

参考文献

[1] 邓小明, 姚尚龙, 于布为, 等. 现代麻醉学 [M]. 5 版. 北京: 人民卫生出版社, 2020.
[2] 陈杰, 缪长虹. 老年麻醉与围术期处理 [M]. 北京: 人民卫生出版社, 2016.
[3] WANG Q, QI Y, SHEN W, et al. The Aged Intestine: Performance and Rejuvenation [J]. Aging Dis, 2021; 12 (7): 1693-1712.

［4］ FURNESS JB. The enteric nervous system and neuro-gastroenterology [J]. Nat Rev Gastroenterol Hepatol, 2012, 9 (5): 286-294.

［5］ ERNSBERGER U, DELLER T, ROHRER H. The diversity of neuronal phenotypes in rodent and human autonomic ganglia [J]. Cell Tissue Res, 2020, 382 (2): 201-231.

［6］ GENG ZH, ZHU Y, LI QL, et al. Enteric Nervous System: The Bridge Between the Gut Microbiota and Neurological Disorders [J]. Front Aging Neurosci. 2022, 14: 810483-810513.

［7］ SUGANYA K, KOO BS. Gut-Brain Axis: Role of Gut Microbiota on Neurological Disorders and How Probiotics/Prebiotics Beneficially Modulate Microbial and Immune Pathways to Improve Brain Functions [J]. Int J Mol Sci, 2020, 21 (20): 7551-7601.

［8］ 刘晓红, 陈彪. 老年医学 [M]. 3 版. 北京: 人民卫生出版社, 2020.

［9］ RAQUEL MD, MARTÍ OR, ANABEL FI, et al. Effects of aging on liver microcirculatory function and sinusoidal phenotype [J]. Aging Cell, 2018, 17 (6): e12829.

［10］ AMIN B, FORD KI, ROBINSON RAS. Quantitative Proteomics to Study Aging in Rabbit Liver [J]. Mech Ageing Dev, 2020, 187: 111227.

［11］ HUNT NJ, KANG SWS, LOCKWOOD GP, et al. Hallmarks of Aging in the Liver [J]. Comput Struct Biotechnol J, 2019, 17: 1151-1161.

［12］ TRENAMAN SC, BOWLES SK, ANDREW, MK, et al. The role of sex, age and genetic polymorphisms of CYP enzymes on the pharmacokinetics of anticholinergic drugs ［J］.Pharmacol Res Perspect,2021,9（3）: e00775.

第六章
老年肾脏及内分泌系统功能改变

肾脏和内分泌系统对于维持机体内外环境平衡十分重要。随着年龄的增加,肾脏和内分泌腺体及某些脏器的内分泌组织所组成的体液调节系统均会发生一定程度的功能减退。本章节主要阐述老年肾脏系统和内分泌系统的生理变化特点以及与之相关的围手术期麻醉管理特点,为临床麻醉管理提供参考。

第一节　老年患者肾脏的生理变化特点

随着年龄的增加,肾脏的解剖结构和肾血流调节功能都将发生不同程度的老化,导致肾脏功能下降。这不仅影响术中水电解质及酸碱平衡的维持,还影响临床麻醉药物的选择。因此,在麻醉用药前应对老年人的肾功能状况进行详细的评估,凡具有肾毒性的药物应更慎重地使用。

一、肾脏及肾血流变化特点

随着年龄的增长,肾脏结构及肾功能亦会发生一定程度的改变,从而影响老年人的正常生理代谢。正常人肾单位在 70 万到 180 万个之间,肾单位会随着年龄的增长而减少。根据文献研究,通常情况下,肾单位每年约减少 6 000 个。肾单位的数量与一个人出生时的体重成正比关系,出生时体重轻、肾单位数量较少的患者减少过程会加快。此外,高血压和慢性肾脏疾病的早发也会加速肾单位减少。

衰老肾脏的血管结构和功能均会发生重要变化,具体表现为细胞外基质(extracellular matrix, ECM)沉积增加,肾小球前小动脉内膜增生细胞增加,肾内分流和毛细血管旁路增加,主要影响肾皮质。

正常人安静时每分钟有 1 000~1 200mL 的血液流经肾脏,相当于心排血量的 20%~25%。老年人肾皮质变薄、肾单位数量、肾血流量及其调节能力均会降低,肾小球的完整性和正常肾小球的数目均进行性降低,而肾小球滤过分数增加。肾血流量在 40 岁以后逐年进行性下降。随年龄增加,肾血管收缩逐渐加重,血流量降低,每十年约降低 10%,主要表现为肾皮质血流量的下降以及肾血管阻力进行性增加。至 80 岁时肾脏总体积约减少 30%,肾血流量可降低 50%,约一半的肾单位减少或失去功能,男性较女性减少更为显著。

二、肾小球、肾小管的结构与功能变化特点

随着年龄的增加,功能性肾小球数目进行性减少,硬化肾小球的数量逐渐增多,尤其是在肾皮质外区更为明显。年龄与肾脏的体积和质量成反比。肾小球的数目与患者对高血压和肾脏疾病的易感性明显相关。由于肾脏结构和功能的改变,肾小球和肾小管的滤过和重吸收功能逐渐减退。肾小球滤过率(glomerular filtration rate, GFR)约每十年下降 $8mL/(min \cdot 1.73m^2)$。65 岁以上老年人 GFR 一般降低 30%~40%,80 岁时降低可达 50%。肌酐清除率约从 30 岁以后开始下降,65 岁以后降低的速度加快,平均

每十年约减少 16.6mL/$(min \cdot 1.73m^2)$，从成年至老年约降低 40%。

肾单位的大小和数量亦随着年龄的增长逐渐降低，肾小管间质改变，肾小球基底膜增厚，肾小球硬化增加。这种与年龄相关的组织学改变被称为肾硬化。肾脏具有以下两种或两种以上组织学改变：肾小球硬化、肾小管萎缩、间质纤维化>5% 以及动脉硬化。一项对健康肾脏捐赠者的研究显示：在 30 岁以下捐赠者的活检中，只有 2.7% 的肾硬化，60~69 岁捐赠者的肾硬化可达 58%，70 岁以上捐赠者的肾硬化达 73%。正常老年人肾小球硬化症的比例可能超过 10%。

老年人肾小管的数量和体积也会逐渐减少。40 岁以后，功能性肾小管组织按照每年 1% 的速度递减，近曲小管的体积明显缩小；肾小管尤其是远曲小管的长度变短，出现管腔扩张、憩室和囊肿；肾小管萎缩，肾小管上皮细胞凋亡和空泡样变性；肾间质体积明显增加和间质纤维化逐渐明显，并偶见炎细胞浸润。老年人肾小管间质的改变可以造成钠的吸收和排泄障碍、肾小管水及渗透压平衡功能损害，肾小管排酸、重吸收和重新合成碳酸氢根的功能损害，肾小管对各种物质转运的储备功能降低等。

由于老年人的肾小管功能减退，其重吸收、浓缩、稀释功能以及维持细胞外液容量和对电解质与酸碱的平衡能力均明显降低，易导致水电解质平衡紊乱、多尿及低钾血症。肾小管浓缩功能每十年下降 5%，其主要原因为肾小管上皮萎缩和变性、远曲小管与集合管对抗利尿激素及醛固酮的反应性下降、肾髓质血流相对增多使髓质渗透压梯度形成障碍、肾间质纤维化使逆流倍增机制受损等。老年人氨清除率及远曲小管的 Na^+-H^+ 交换能力降低，导致在酸负荷后肾小管的代偿功能明显减退。

由于老年人渐进性肾小管功能障碍，钠重吸收、钾排泄和尿液浓缩能力降低，这可能导致老年人急性肾损伤的易感性增加。

三、老年人尿液浓缩与稀释功能变化特点

体液中总的溶质浓度是相对恒定的，肾脏通过对尿液的浓缩和稀释使得体液的渗透压维持恒定在 285mOsm/kg（285mmol/L）左右。在机体水分相对过多时（低渗状态）将水分排出体外，而当机体内水分相对过少时（高渗状态）则使溶质排出并重吸收部分水分，以维持机体内环境渗透压恒定。

老年人由于肾脏解剖结构和其功能的退行性变化，使得其对尿液的浓缩与稀释能力降低，易导致体液潴留、容量负荷增加，以及尿液渗透压降低（老年人 600~800mOsm/L，年轻人 800~1 200mOsm/L）等改变。而且，老年人肾脏肌酐、尿素氮的清除能力下降，这使得血清肌酐、尿素氮有增加的趋势，但由于老年人的肌酐生成明显减少，血肌酐水平可接近正常，这是因为随年龄的增加，人体肌肉组织也在减少，对老年人而言，血肌酐浓度并不是预测肾功能的良好指标。此外，老年人排尿反射减弱且易出现尿频，这是因为老年人的膀胱括约肌渐进性萎缩，纤维组织增生，膀胱缩小，膀胱容积减少，支配膀胱的自主神经系统功能障碍。这些改变导致老年人常出现尿意延迟且缺乏随意控制力，易出现尿频、尿急、夜尿增多等情况，也易并发急性尿潴留。

由于老年人尿液的浓缩和稀释功能明显下降，其昼夜尿比例失调、夜尿增多且脱水时很少出现尿液浓缩。

有研究表明，30 岁以后，肌酐清除率每十年下降 9~16mL/$(min \cdot 1.73m^2)$，50 岁以后下降更为显著。随着肾小管功能的逐渐下降，钠转运功能出现异常，在钠负荷增加伴容量过多的情况下，排钠能力明显下降，在摄钠不足的情况下，保钠功能明显下降；肾小管对各种物质的转运功能也下降，下降程度与老年肾小球滤过率的下降相一致；肾小管的浓缩及稀释功能异常，对摄水量变化的反应能力明显减退；肾小管的酸化功能减退。

在一项 18~80 岁的大样本多元线性回归研究中发现，随着年龄的增加，尿比重和渗透压进行性降低，尿的最高比重由年轻人的 1.103 2 降至 1.102 4，而且这种与年龄相关的尿浓缩功能降低并不能完全用对

抗利尿激素的敏感性降低和肾小球滤过率的下降来解释,研究认为与其生存环境和饮食习惯也有一定的关系。

四、肾脏的神经内分泌调节变化特点

肾是体内重要的内分泌器官之一,可以产生和分泌肾素、血管紧张素、红细胞生成素、活性维生素 D、前列腺素、激肽释放酶等多种激素和生物活性物质。随着年龄的增长,肾分泌的各种激素量都有不同程度的减少,这可能与衰老所致的肾小球旁器形态与功能的变化、肾交感神经活性下降及有关激素(如促肾上腺皮质激素、性激素等)减少有关。

肾脏通过一系列复杂的相互作用调节人体的内环境。交感肾上腺素轴、肾素-血管紧张素-醛固酮系统,以及抗利尿激素通过促进血管收缩和保钠保水作用,防止低血压和低血容量的发生。前列腺素类物质、缓激肽和心房钠尿肽通过促进血管扩张和水钠的排泄,防止高血压和高血容量的发生。这两个相互依赖而作用相反的神经激素系统维持着血压、血容量、电解质和水的稳定。但老年人因为各种生理功能的退化,两个神经内分泌激素系统的调节能力均下降,因此麻醉医生在围手术期应该更加重视。

(一)肾脏产生的激素变化特点

肾脏产生的激素包括前列腺素族(prostaglandins,PGs),肾素-血管紧张素,血管舒缓素、激肽系统、活性维生素 D、促红细胞生成激素,每种激素在机体代谢中发挥着不同的作用。

前列腺素族是一组由花生四烯酸代谢产生的不饱和脂肪酸,生理作用主要包括:调节肾脏血液循环;影响肾脏对 NaCl 的排泄,PGs 直接促进集合小管及髓袢升支的 NaCl 转运;调节水的代谢。

肾素-血管紧张素-醛固酮系统(renin-angiotensin-aldosterone system,RAAS)是调节血压、血容量以及电解质的重要激素系统。肾素主要由入球小动脉的球旁细胞产生,低血容量、高钠、肾灌注减少和交感神经活动减少是肾素释放的刺激因素。机体通过调控肾素分泌,影响血浆和组织中血管紧张素 II(Ang II)水平,进一步影响肾血流量和 GFR。肾素分泌后,通过肾素-血管紧张素系统使 Ang II 升高,引起入球和出球小动脉收缩,肾血管阻力上升,肾血流量减少,而 GFR 不变或轻度下降。肾素分泌受肾血管张力、致密斑、交感神经张力以及 PGs 等因素调节。Ang II 的生理作用主要有:增加血管平滑肌张力;刺激交感神经系统,使去甲肾上腺素释放增加;刺激醛固酮合成,促使肾小管 Na^+ 重吸收增加,H^+、K^+ 排泄增加;增加肾小球出球小动脉阻力及肾小球毛细血管滤过率而改变单个肾单位 GFR;促使抗利尿激素分泌。

肾脏血管舒缓素又称激肽释放酶,主要由肾皮质分泌。其生理功能可能与水、钠代谢有关,可能的调节机制有:①激肽可刺激前列腺素合成;②激肽酶 II 实质是血管紧张素转化酶,与肾素-血管紧张素系统及前列腺素族之间的相互关系甚为密切。

活性维生素 D[1,25-$(OH)_2$-D_3]由近端肾小管合成,该段肾小管内含有 1α 羟化酶,可将 25-(OH)-D_3 转化为 1,25-$(OH)_2$-D_3 及 24,25-$(OH)_2$-D_3。1,25-$(OH)_2$-D_3 有很强的生物活性,可促使胃肠道钙、磷的吸收。在肾脏可促使钙的转运,减少对磷的重吸收。维生素 D_3 可通过与甲状旁腺上的维生素 D 受体结合而抑制甲状旁腺激素分泌。有研究发现,伴随着衰老,老年人的各项功能减退,维生素 D 受体以及骨化三醇合成减少,1,25-$(OH)_2$-D_3 生成进行性减少,甲状旁腺激素分泌增多,容易发生肌肉萎缩和骨质疏松。

促红细胞生成激素(erythropoietin,EPO)是肾脏产生的一种可以促使骨髓红细胞系列干细胞增殖和成熟的物质。产生 EPO 的部位主要在近端肾小管附近的间质细胞,肾小球毛细血管也产生少量 EPO。随着年龄的增加,EPO 生成减少,使得红细胞生产和成熟障碍,可导致贫血。因此,老年人应警惕贫血的发生。

(二)作用于肾脏的肾外激素的变化特点

肾脏作为靶器官通过许多肾外激素调节其功能,一些激素经肾小球滤过后,通过 3 种方式被分解:①肾小管重吸收并分解;②在肾小管腔内降解;③由肾小管周围毛细血管重吸收后降解。与肾功能调节相关的肾外激素主要有:

1. 精氨酸加压素 精氨酸加压素(arginine vasopressin,AVP)曾称抗利尿激素。它是由下丘脑前部的视上核和室旁核合成,经由神经轴突转运到达垂体后叶贮存,经胞吐作用由末梢的囊泡进入循环。AVP 作用于集合管上特异的 V_2 受体,引起水的重吸收和浓缩尿流量的降低,还可增加 NaCl 从髓袢升支粗段重吸收回髓质间质,从而维持髓质的高渗性,并使水顺浓度梯度移出集合管。丘脑的渗透压感受器对血浆渗透压的增加很敏感,轻度脱水即会导致快速的抗利尿反应。随着年龄增加,AVP 的分泌进行性减少,加之老年人对 AVP 的反应及口渴的敏感性降低,易导致水分排出过多和摄取不足而脱水。

2. 心房钠尿肽和醛固酮 局部心房壁张力和心房容量增加时,心房钠尿肽(atrial natriuretic peptide,ANP)由心房肌细胞内的电子致密颗粒释放。ANP 可激活鸟苷酸环化酶生成环磷酸鸟苷,从而舒张血管平滑肌。在磷脂酶 C 结合的受体部位,ANP 可以竞争性抑制去甲肾上腺素及非竞争性抑制 Ang Ⅱ,从而使血管平滑肌收缩过程逆转。ANP 可以引起入球小动脉的扩张,伴有或不伴有出球小动脉的收缩。ANP 与内皮素有相互拮抗作用。ANP 可以抑制肾素分泌,并减少由血管紧张素引起的醛固酮释放。ANP 还可以直接抑制肾上腺皮质球状带释放醛固酮,以及醛固酮在远端小管和集合管处的保钠作用。

醛固酮是甾类激素,在高钾血症或低钠血症时,由肾上腺皮质球状带分泌,Ang Ⅱ 和 EPO 也可促使其释放。醛固酮作用于髓袢升支粗段、远端小管的主细胞和集合管,增加钠的主动重吸收和水的被动重吸收,直至血容量扩张。管壁的钠潴留可以增强它们对缩血管物质的反应。慢性腹水导致血管内容量减少会造成长期的醛固酮分泌,最终引起钾缺乏和低钾性碱中毒。

醛固酮在体液和血压稳态中起着关键的调节作用,醛固酮和盐皮质激素受体的过度激活可能导致靶器官的损伤,主要包括心脏和肾脏。研究发现,醛固酮和 ANP、脑钠肽成反比关系:醛固酮升高,可使 ANP 和脑钠肽水平降低,反之亦然。在代谢综合征和肥胖患者中 ANP 和脑钠肽水平降低,并可能激活醛固酮系统。醛固酮与代谢疾病之间的密切联系可以通过醛固酮介导脂肪细胞活化和脂肪生成的能力来解释。此外,醛固酮可能参与调节胰岛素分泌和信号表达,促进胰岛素抵抗和糖尿病的发展。因此,老年人因为对醛固酮、ANP 和脑钠肽的调节能力降低,可能促使一些慢性疾病的发展。由于老年人肾素活性降低,使血浆 Ang Ⅱ 和醛固酮浓度均降低 30%~50%。由于醛固酮降低,远曲小管排泄钾和重吸收钠的作用降低,因此容易出现高钾血症和低钠血症,肾脏对缺钠的反应迟钝及保钠能力降低,易导致失钠细胞外液容量进一步减少。另外,老年人肾皮质的减少使氨的产生和 H^+ 的排泄受阻,进而引起肾脏对抗代谢性酸中毒的能力明显下降。

3. 甲状旁腺激素 甲状旁腺激素(parathyroid hormone,PTH)对肾脏的主要作用有:①抑制无机磷在肾小管重吸收;②促进肾小管重吸收钙;③促进 1α 羟化酶作用,使 25-(OH)-D_3 转化为 1,25-(OH)$_2$-D_3;④参与酸碱平衡及水、盐代谢调节。Klotho 蛋白是防止衰老过程中的重要蛋白,该蛋白主要存在于远曲小管。成纤维细胞生长因子 -23(FGF-23)对 F 受体的激活取决于 Klotho 蛋白,Klotho 蛋白是 FGF-23 的共同受体,其主要活性是调节矿物质骨代谢,具体作用机制为:将血清磷水平维持在正常范围内,刺激甲状旁腺激素合成 PTH 和肾脏维生素 D_3 分泌。随着年龄的增长,Klotho 蛋白水平也会进行性降低,甲状旁腺激素合成 PTH 和肾脏维生素 D_3 分泌也会逐渐减少。

第二节　围手术期用药对老年患者肾功能的影响

一、药物排泄与老年肾功能的变化特点

药物排泄是指药物在体内吸收、分布、代谢以后,最终以原形或代谢产物的形式通过不同途径排出体外的过程。主要排泄途径是肾,其次是经胆汁、肺、肠道、唾液腺、乳腺和汗腺排出。药物排泄与药效及其维持时间和副作用等密切相关。当药物排泄速度增加时,血浆药物量减少,药效降低;当药物排泄速度降低时,血浆药物浓度增加,往往会产生不良反应,甚至出现中毒现象。

药物在肾脏的转运过程包括肾小球滤过、肾小管分泌和肾小管重吸收。肾功能不良时,药物及其代谢产物排泄速度较慢,反复用药易致蓄积甚至中毒。麻醉药物中,普鲁卡因、吗啡、哌替啶等主要经肾脏排泄。如仍按常规剂量给药,可因药物过量蓄积而导致毒性反应。因此,肾功能减退患者使用主要经肾排泄且毒性较大的药物时,必须根据肾功能减退程度调整给药方案。

随着年龄的增加,老年人肾功能的渐进性减退会直接影响药物在肾的排泄,导致对药物的排泄能力下降、排泄速度减慢、半衰期延长、药物作用增强或不良反应增加。如地高辛、氨基糖苷类抗菌药、头孢菌素类药、青霉素 C、地西泮、巴比妥类药、磺胺类药、磺酰脲类降糖药、别嘌醇、利多卡因、普鲁卡因胺、甲基多巴、锂盐、硫利哒嗪、丙米嗪、地昔帕明、西咪替丁、乙胺丁醇、金刚烷胺等药物都会由于老年人肾排泄的减少而致半衰期延长,导致药物在体内蓄积,易出现不良反应。因此老年人在使用经肾排泄的药物时,应根据其肾清除率调节剂量或给药间隔时间。部分药物如万古霉素、氨基糖苷类抗菌药,最好能开展血药浓度监测,根据血药浓度水平,制订个体化给药方案,才能真正提高疗效,减少不良反应的发生。

二、围手术期用药与老年肾脏功能变化特点

从药代动力学和药效动力学的角度考虑,麻醉用药与肾功能相关的重要意义在于肾脏是药物代谢和排泄的主要器官之一。影响药物作用的肾源性因素有:①大多数麻醉药物是高脂溶性的,这些药物若不能通过代谢降解成为水溶性的,就会被肾小管重吸收而滞留于体内;②药物与血浆蛋白结合后,不容易通过肾小球血管膜孔而被滤过,蛋白结合率越大或是在脂肪内储积量多的药物,排泄速度转慢,作用时效就延长;③尿的 pH 亦直接影响药物排泄,碱性尿使巴比妥类和哌替啶等酸性药排泄加速,酸性尿也会使碱性药排泄加速。

(一) 术前用药

术前用药的目的在于镇静、镇痛、抑制腺体分泌和消除不良反射等。对于老年人,因其器官功能的自然衰退及病理生理变化,导致其药代、药效动力学改变及对药物的反应性增高,术前用药的种类、剂量和方法更应注重目的性和个体化。术前常规用药主要有以下几类:①镇静催眠药;②麻醉性镇痛药;③抗胆碱能药;④抗组胺药。这里主要阐述常见术前用药对老年人肾功能影响的变化特点。

1. 镇静催眠药　咪达唑仑和地西泮属于苯二氮䓬类药物。咪达唑仑主要由肝脏降解,部分代谢产物经肾脏排出,高亲脂性,清除半衰期为 2~5 小时,治疗剂量对循环和肾功能影响轻微,但需注意咪达唑仑在老年人的清除半衰期可增加至 5~6 小时。地西泮在老年患者中可诱发术后谵妄,现已不推荐作为术前用药。

2. 麻醉性镇痛药　吗啡和哌替啶肌内注射吸收良好,均在肝脏代谢,代谢产物大部分经肾由尿排泄。吗啡和哌替啶均可引起肾血流减少,降低肾小球滤过率。据报道,吗啡可减少肾血流 9%,降低肾小球滤过率 17%,哌替啶减少肾血流 25%~50%,降低肾小球滤过率 21%~45%。对于肝肾功能减退的患者,吗啡和哌替啶易在体内蓄积,产生毒副作用,且不易被纳洛酮拮抗,因此老年人需要减量使用。芬太尼、阿芬太尼、舒芬太尼、瑞芬太尼均为临床常用的镇痛药,临床常用剂量对肾功能影响轻微,但由于药物的血浆和效应室浓度的平衡时间有所延迟,因此老年人的药物起效和药效消除均比年轻人延迟,老年人的用量也要酌情减少。

3. 抗胆碱能药　阿托品和东莨菪碱很少影响肾功能。阿托品有部分以原形经肾排出,东莨菪碱经肾排出很少,仅有 1%。要警惕阿托品和东莨菪碱对老年人的特殊影响,如阿托品禁用于青光眼、幽门梗阻及前列腺肥大者;东莨菪碱用于老年患者可引起术后谵妄,宜谨慎应用。

4. 抗组胺药

(1)H1 受体拮抗剂:包括苯海拉明、异丙嗪等,对肾功能的影响轻微,但是由于其可能导致严重的术后谵妄,以及具有多巴胺能拮抗效应等副作用,应尽量避免将 H1 受体拮抗剂作为老年人的术前用药。

(2)H2 受体拮抗剂:包括西咪替丁、法莫替丁、尼扎替丁和雷尼替丁等,对肾功能的影响轻微,术前用药可减少围手术期吸入性肺炎的危险。但是西咪替丁可导致精神改变,尤其在老年人可致嗜睡、幻觉,甚至癫痫发作,应禁用。

(二)静脉麻醉药

1. 硫喷妥钠　是巴比妥类的代表性药物,可明显减少肾小球滤过率(20%~30%)和尿量(20%~50%)。硫喷妥钠使肾小球滤过率减少,肾血流灌注降低,且剂量越大越明显,严重肾功能障碍患者诱导剂量可较正常减少 75%,并随尿毒症严重程度而药效延长,老年人以较低剂量即可达到麻醉效应。

2. 氯胺酮　非巴比妥类静脉麻醉药,是 N- 甲基 -D 天冬氨酸受体拮抗剂,具有轻度镇静、遗忘及良好的镇痛作用,小剂量并不增加肾素活性,但由于其较多的副作用,应慎用于老年患者。

3. 丙泊酚　临床最常用的静脉麻醉药,主要经肝脏代谢,其代谢产物 88% 经肾脏排出。其对肾功能的影响取决于对心血管系统的抑制程度。有研究报道,丙泊酚在麻醉期间可使尿酸分泌增加,但临床尚未引发严重后果。由于其心血管的抑制作用,丙泊酚的用量与年龄呈负相关。

4. 依托咪酯　临床应用广泛,主要在肝脏代谢,只有 2% 的药物以原形排出,其余以代谢产物形式从肾脏(85%)和胆汁(13%)排泄。依托咪酯对心血管功能的影响轻微,对肾功能也未见明显影响。

5. 右美托咪定　是高选择性 α_2- 肾上腺素受体激动剂,具有剂量依赖性的镇静催眠、抗焦虑、镇痛、抑制交感活性、抑制应激反应、抗寒战、减少术后恶心呕吐、减少谵妄及术后认知功能障碍、维持围手术期血流动力学稳定等作用。给药后分布迅速,绝大部分在肝脏代谢,经尿和粪便排泄。右美托咪定引起的血流动力学改变常呈双相变化,一般先出现短时间升压,随后发生持久性降压,可降至低于基础值 15%。右美托咪定可使减慢心率,降低全身血管阻力,间接降低心肌收缩力、心排血量和血压,对于老年患者变化更明显,宜酌情减量使用。右美托咪定不影响肾脏自身调节功能,故对肾功能没有显著影响。

(三)吸入麻醉药

吸入麻醉药对肾功能无明显影响,影响肾功能的多为肾外因素,如降低心排血量、低血压等。目前常用的安氟烷、异氟烷、七氟烷以及地氟烷对循环的抑制程度多与剂量相关。有报道认为,安氟烷、异氟烷可使肾小球滤过率下降和肾血流量减少 20%~50% 不等,与循环抑制呈相关性,通常在停药后能较快恢复。

吸入麻醉药的潜在肾毒性主要是与其代谢降解的游离氟离子相关。游离氟离子可以引起肾小管损伤,从而降低肾的浓缩能力,产生多尿性急性肾衰竭。肾毒性可因使用氨基糖苷类药物或已存在的肾功能障碍而加重。肾毒性的发生与无机氟的峰值和持续高浓度的时间相关。若血浆内无机氟的高浓度持续时间很短,瞬间一过性明显超阈值,尚不至于产生不可逆的肾功能损害。安氟烷代谢很快,大部分研究表明其氟化物峰值很少超过 25μmol/L;异氟烷几乎全部以原形从肺呼出;氟烷代谢不产生氟化物;七氟烷是否有潜在的肾毒性还存在争议,虽然其代谢产生的氟化物比安氟烷多,但有报道显示其代谢为无机氟的代谢率仅为 2.89%,且临床上并未发现其有明显的由氟化物引起的肾毒性,即使已存在中度肾功能障碍的患者使用低流量七氟烷进行麻醉,也未见有明显肾损害的报道。

(四)肌肉松弛药

去极化肌松药琥珀胆碱 1mg/kg 可使正常人血钾上升 0.5~0.7mmol/L,预防性注射非去极化肌松药也不能预防血钾的升高。非去极化肌松药其血浆蛋白结合率在肾衰与无肾功能障碍患者之间没有明显差异。顺阿曲库铵和阿曲库铵的排泄通过自身霍夫曼消除快速代谢,为肾功能障碍患者首选。老年人由于肝肾功能减退,肌松药的应用剂量要相应降低,否则会延长肌松药的作用时间,影响恢复。

第三节　老年患者内分泌系统生理变化特点

一、内分泌腺及其功能变化特点

随着年龄的增加,机体内分泌腺体及其功能会产生不同程度的变化,包括体内激素的产生和降解速度的改变,以及不同组织对激素敏感性的改变。

(一)垂体及其分泌激素变化

1. 垂体前叶　垂体前叶又称为腺垂体,分泌促进其他内分泌腺体激素释放的促激素和直接作用于外周组织的激素,其中包括促甲状腺激素(thyroid hormone,TSH)、促肾上腺皮质激素(adrenocorticotropic hormone,ACTH)、卵泡刺激素(follicle-stimulating hormone,FSH)、黄体生成素(luteinizing hormone,LH)、生长激素、催乳素、黑色素细胞刺激素等。垂体前叶的重量在中年时达到最大,之后随着年龄的增加,体积和重量逐渐降低。老年人生长激素(growth hormone,GH)的水平在中年后以每十年约 14% 的速度逐渐下降,且泌乳素(prolactin,PRL)的分泌幅度减小,夜间分泌高峰下降。但由于部分激素分泌速度和代谢降解率的同时降低,其血浆内激素水平可不发生明显变化。

2. 垂体后叶　垂体后叶又称为神经垂体,分泌抗利尿激素和催产素。抗利尿激素具有促进尿液浓缩和机体动脉、毛细血管收缩的作用,催产素具有促进子宫收缩和乳腺分泌的作用。老年人由于纤维化和碱性粒细胞浸润导致神经垂体的重量增加,但其对抗利尿激素的调节作用却减弱。与年轻人相比,表现为在低血压或低血容量时,老年人的抗利尿激素分泌释放减少,不能足够代偿。

(二)甲状腺及甲状旁腺功能变化

1. 甲状腺　甲状腺分泌甲状腺素和降钙素,其生理功能包括产热,调节生长发育和组织分化,调节机体蛋白质、糖和脂肪代谢,调控神经系统和心血管系统功能,调节钙磷代谢等。随着年龄的增长,甲状腺激素的生成和代谢清除率均减慢。老年人甲状腺激素的合成较年轻人降低约 30%。由于老年人脱碘酶活性的降低,外周 T_4 转化为 T_3 的速度降低,随着年龄增长血清 T_4 水平保持相对稳定,而 T_3 水平则明显降低。

2. 甲状旁腺　甲状旁腺分泌甲状旁腺激素(parathyroid hormone,PTH),其生理功能为调节机体钙磷代谢和维持血钙磷浓度的稳定,它作用于骨、肾和小肠,使机体血钙浓度增高、血磷降低、尿磷增加。老年人由于钙的摄入和吸收减少,通常处于低钙和高磷的状态,使血浆 PTH 水平升高。老年人 PTH 较年轻人升高约 20%~40%,PTH 水平的升高可以增加骨钙的释放,使骨质疏松的发生率增高。

(三) 胰腺功能变化

1. 胰岛素 胰岛素由胰腺的胰岛 β 细胞分泌,是人体血糖调节的重要激素之一。其生理功能包括降低血糖水平,降低血中游离脂肪酸含量,减少酮体的产生,促进蛋白质的合成等。胰岛 β 细胞数量在中年以后每年减少约 0.5%,导致老年人胰岛素分泌的绝对不足。同时,老年人由于肌肉等非脂肪组织减少造成可储存碳水化合物的场所减少,胰岛素受体数目降低、亲和力下降或受体后缺陷导致靶细胞对胰岛素的敏感性下降,表现为胰岛素分泌相对不足。

2. 胰高血糖素 胰高血糖素由胰岛 α 细胞分泌,具有升高血糖的作用。其生理功能包括促进肝糖原的分解和异生,抑制肝糖原的合成,激活脂肪细胞中的脂肪酶,加快脂肪分解,促进氨基酸进入肝细胞,促进蛋白质的分解等。老年人可出现胰高血糖素分泌的增加,使得老年人患糖尿病尤其是 2 型糖尿病的发生率增高。

(四) 肾上腺功能变化

1. 肾上腺皮质 肾上腺皮质由外向内分别为球状带、束状带和网状带,依次分泌盐皮质激素、糖皮质激素及性激素。肾上腺皮质激素在维持机体正常生命活动中具有重要的作用。盐皮质激素主要为醛固酮,其生理功能包括维持机体水钠和钾离子的平衡。老年人 ACTH 刺激的醛固酮释放大致正常,但随着年龄的增长机体肾素活性逐渐降低,肾素 - 血管紧张素系统兴奋性下降,使得老年人醛固酮水平在基础和激发状态下均有所降低,更容易发生尿钠增多、低钠血症和高钾血症。糖皮质激素主要为皮质醇和少量的皮质酮,其生理功能包括调节糖、蛋白质、脂肪和水盐代谢,从而维持机体内环境的稳定。老年人皮质醇脉冲分泌的幅度下降且夜间分泌的最低点提前,由于老年人皮质醇的分泌及清除率均降低,基础的血皮质醇水平变化可不明显,且不影响肾上腺皮质对急性应激的反应。性激素主要为脱氢表雄酮和雄烯二酮,以及少量的睾酮和雌二醇,其生理功能包括调节青春期的发动、维持第二性征的发育和促进蛋白质的合成。随年龄的增加,肾上腺皮质网状带的面积可逐渐减小,使老年人脱氢表雄酮的合成水平大量降低。

2. 肾上腺髓质 肾上腺髓质主要分泌肾上腺素和少量的去甲肾上腺素,受交感神经节前纤维的支配,其生理功能包括调节心血管和中枢神经系统功能,且对糖和脂肪的代谢具有重要的作用。随着年龄的增长,老年人交感神经系统的功能减弱,髓质的基础分泌量明显降低,但由于老年人血浆清除率的同时降低,血浆中肾上腺素的基础水平无明显改变,而去甲肾上腺素水平较年轻人显著升高。在应激条件下,肾上腺髓质激素的增长幅度较年轻人降低,且由于外周 β 肾上腺素受体功能的减弱或(和)腺苷酸环化酶活性的降低,机体靶器官对激素的敏感性降低,使得老年人的应激反应能力减弱,更容易受到伤害。

二、内分泌功能的生理调控变化特点

(一) 神经系统对内分泌系统影响的变化特点

人体神经系统与内分泌系统紧密联系且又相互作用,共同维持机体内环境的稳定。两大系统相互作用的主要部位在下丘脑,下丘脑分泌各种释放激素,调节垂体前叶激素的释放,进而影响外周内分泌腺体的分泌。此外,中枢神经递质如多巴胺、去甲肾上腺素、乙酰胆碱、5- 羟色胺等也可参与调节下丘脑及垂体前叶激素的释放或抑制。随着年龄的增长,下丘脑的重量逐渐降低,血液供给减少,下丘脑中细胞的形态功能和受体数量发生不同程度的改变,一方面表现为下丘脑中多巴胺和去甲肾上腺素的含量减少,细胞代谢紊乱,引起下丘脑和垂体的中枢调控失调;另一方面表现为下丘脑和垂体对负反馈调节的敏感性改变,老年人下丘脑对葡萄糖和肾上腺糖皮质激素的敏感性降低,而对甲状腺激素的敏感性升高。

(二) 下丘脑 - 垂体 - 内分泌腺的反馈性调节变化特点

1. 下丘脑 - 垂体 - 甲状腺之间的反馈性调节 下丘脑分泌促甲状腺激素释放激素(thyrotropin releasing hormone,TRH)促进垂体前叶 TSH 的分泌,TSH 能刺激甲状腺腺体的增生肥大,促进甲状腺激素的合成与分泌;同时甲状腺激素可直接抑制垂体 TSH 的分泌或通过对抗下丘脑 TRH 的作用间接抑制 TSH 分泌。随着年龄的增长,下丘脑-垂体-甲状腺轴的功能发生不同程度的改变。老年人 TSH 对 TRH 的反应性降低,即 TRH 不能迅速增加 TSH 的释放和合成,但随着年龄的增长下丘脑对甲状腺激素的敏感性升高,即甲状腺激素的轻度降低即可引起 TRH 的明显升高。最终维持 TSH 在略高的水平,65 岁以上的老年人 TSH 平均每年上升 1% 左右。

2. 下丘脑-垂体-肾上腺之间的反馈性调节　下丘脑分泌促肾上腺皮质激素释放激素(corticotropin releasing hormone,CRH)促进垂体前叶 ACTH 的分泌,ACTH 又刺激肾上腺皮质分泌皮质醇和醛固酮等;同时当血浆中肾上腺皮质激素浓度过高时,能抑制下丘脑分泌 CRH 及垂体分泌 ACTH。随着年龄的增长,CRH 和 ACTH 的分泌功能均有所降低,皮质醇和醛固酮的分泌亦逐渐减少,但皮质醇从血中清除的速率同样降低,因此血浆中皮质醇的基础水平可维持相对稳定,且健康的老年人在中等程度的应激状态下仍能正常地增加 ACTH 和皮质醇的分泌,耐受中等程度的应激。偶尔有肾上腺皮质功能低下,机体免疫和应激能力减弱的老年人,可出现低血压、心动过缓或心肌收缩乏力等临床表现。

3. 下丘脑-垂体-性腺之间的反馈性调节　下丘脑分泌促性腺激素释放激素(gonadotropin-releasing hormone,GnRH),包括卵泡刺激素释放激素和黄体生成素释放激素,促进垂体分泌 FSH 和 LH,FSH 和 LH 作用于卵巢导致雌激素和孕激素的分泌增多,作用于睾丸导致睾酮的分泌增加;而体内雌激素、孕激素和睾酮分泌的增加可抑制 GnRH、FSH 和 LH 的分泌,两组相互作用共同维持下丘脑-垂体-性腺轴功能的稳定。绝经后女性卵巢分泌的雌激素和雄激素水平迅速下降,导致体内 FSH 和 LH 的水平升高,由于下丘脑和垂体功能的改变,老年女性到 75 岁以后 FSH 和 LH 的水平才开始下降。下丘脑-垂体-性腺轴的改变在男性中比较缓慢,30 岁以后男性总睾酮水平随年龄的增长缓慢降低,每十年下降约 10%,而 LH 和 FSH 水平可无明显改变或轻度升高。

第四节　老年患者内分泌系统异常对机体的影响

一、垂体功能异常对机体的影响

(一)垂体功能亢进

垂体可因各种原因导致其分泌功能亢进,其中最常见最主要的原因为垂体腺瘤,根据腺瘤分泌激素的不同可分为催乳素瘤、生长激素瘤、促肾上腺皮质激素瘤和无功能腺瘤等。

垂体功能亢进患者临床上除出现腺瘤分泌激素大量增加所导致的相应症状和表现外,还会出现周围组织压迫的症状。腺瘤体积过大时一方面可压迫周边正常垂体组织,导致正常垂体组织萎缩,引起激素分泌减少和相应周围靶腺萎缩,产生临床复合症状;另一方面,可压迫周围神经组织导致头痛、视野缺失、视力减退、眼球运动障碍、三叉神经痛和/或面部麻木等,当腺瘤向下发展突破蝶鞍与蝶窦时,还可合并脑膜炎和脑脊液鼻漏。

垂体腺瘤常发生于中年人,以 40~60 岁年龄组的发病率最高。尽管人口老龄化的发展和预期寿命的增加,引起垂体瘤的老年患者的人数迅速增加,但 65 岁以上的老年垂体瘤患者占所有垂体瘤患者中的比例仍不足 10%,且老年垂体瘤患者多为无功能腺瘤,临床表现不同于年轻患者,其激素分泌症状常常不明显,而神经压迫症状多见,且有可能受老年人其他常见疾病的干扰,易被误诊漏诊。例如老年垂体瘤患者生长激素和肾上腺皮质激素分泌过多的症状常不明显,而其他症状如血压升高、血糖升高、视力下降、虚弱无力和劳累等在老年人中普遍存在,容易与其他年龄相关的疾病混淆。

(二)垂体功能减退

引起垂体功能减退的原因较多,包括垂体区血供不足、肿瘤、炎症、结核、垂体手术、鼻咽部或蝶鞍区放疗、术后或颅脑外伤等。

腺垂体功能减退,其分泌的激素减少,同时由于腺垂体促激素分泌的降低,可影响内分泌靶腺功能,出现甲状腺、肾上腺皮质和性腺功能减退等症状,其临床表现为食欲缺乏、疲乏无力、恶心呕吐、血糖降低、血钠降低、情绪淡漠等,严重者可出现休克甚至昏迷等症状。神经垂体功能减退可出现抗利尿激素分泌过少,发生尿崩症,其临床表现为烦渴、多饮、大量低渗低比重尿,严重者可出现脱水、意识障碍、虚脱甚至死亡。因垂体区肿瘤占位所致的垂体功能减退,还可有颅内压增高、头痛、视力障碍等症状。

一般认为,腺垂体组织破坏75%~90%及以上时,临床上才有不同程度的腺垂体功能减退的表现;当腺垂体组织残存不足3%时,临床上可出现严重的、持续的腺垂体功能减退症状。老年人的垂体功能减退容易被漏诊和误诊,因为其早期症状往往与正常衰老症状类似,很难识别,性腺功能减退症状也常易被忽视。

(三)腺垂体功能减退危象

腺垂体功能减退危象是临床上一种严重的并发症,垂体功能减退患者在感染、劳累、手术等诱因的促发下,原有的腺垂体功能减退症状急剧加重而发生危象。患者开始以精神意识改变和胃肠道症状加重为主,精神意识改变表现为软弱无力、精神萎靡、血压降低或伴有直立性低血压;胃肠道症状为恶心、呕吐,可伴有中上腹疼痛。若诱因持续存在或未及时诊治,患者可进入危象期,表现为严重的低血糖或低血糖性昏迷、血压急剧下降、嗜睡、意识不清和休克等。

腺垂体功能减退症的治疗,原则上以"缺什么补什么"为主,根据腺垂体功能减退情况,予以相应的激素替代治疗。一旦发生腺垂体功能减退危象,则应立即处理,除了去除诱因及一般性支持治疗外,应积极纠正低血糖、纠正水和电解质紊乱、补充肾上腺皮质激素(如氢化可的松)和抗休克治疗等。经上述治疗后,患者血压通常可逐渐恢复正常。但一些严重低血压的患者,仍需及时使用血管活性药物和综合性的抗休克措施维持生命体征的平稳。

老年人由于垂体功能减退的症状不明显,发生不明原因的昏迷、休克时常常漏诊垂体危象,而被误诊为脑梗死、心血管疾病、老年痴呆、糖尿病低血糖昏迷等老年人高发疾病,应给予警惕。

二、甲状腺功能异常对机体的影响

(一)甲状腺功能亢进

甲状腺功能亢进(简称甲亢)是指由于甲状腺激素分泌过多而引起的一组具有高代谢症状的临床综合征,其病因包括弥漫性毒性甲状腺肿(Graves病)、结节性毒性甲状腺肿和甲状腺自主高功能腺瘤等,其中80%以上的甲亢由Graves病引起。老年人甲亢的发生率较年轻人降低,中年以后甲亢的发病率随年龄的增长而下降,60岁以上患者占甲亢总人数的10%~20%。老年人由Graves病引起的甲亢比例降低,而由结节性毒性甲状腺肿引起的甲亢比例升高。此外,由于老年人服用含碘药物(如胺碘酮)的机会增多,发生碘甲亢的比例也升高。

甲亢患者的基础代谢率增高,临床上以神经、循环和消化等系统功能亢进症状为主,表现为易激动、烦躁失眠、心悸、心率增快、心律失常、脉压增大、乏力、怕热多汗、腹泻消瘦和食欲亢进等。由于老年人靶组织对甲状腺激素的反应性降低以及某些药物的影响(如β受体阻滞剂),老年人的甲亢症状往往不典型,且淡漠型甲亢常见于老年人,表现为疲乏无力、厌食、淡漠、抑郁和嗜睡等,易被误诊为其他疾病或正常衰老过程。甲亢性肌病常见于老年人,表现为周期性瘫痪和近端肌肉进行性无力萎缩。甲状腺毒症性心脏病可诱发和加重老年患者原有的心脏疾病,表现为对洋地黄无效或效果不显著的房颤、房扑、心室率过快和心力衰竭,以及对冠状动脉扩张效果不明显的心绞痛和不明原因的心电图和心功能异常等,这增加了老年患者的死亡风险。

(二) 甲状腺功能减退

甲状腺功能减退(简称甲减)是由各种原因导致的甲状腺激素合成和分泌降低或甲状腺激素抵抗而引起的全身代谢功能减慢为特征的一组临床综合征,其病因包括原发性甲减、中枢性甲减、药物性甲减和甲状腺激素抵抗综合征等。老年人的甲减99%以上为原发性甲减,其中以自身免疫性甲状腺炎最常见,其次为 ^{131}I 治疗及甲状腺手术后。此外,老年人服用含碘药物的机会增多,药物性甲减的发生率增高,例如服用胺碘酮治疗心律失常的患者中,20%会出现甲减,是老年人药物性甲减最常见的原因。

甲减的发生率在成年后随增龄而增加,老年人尤其是女性甲减的发生率显著增加。65岁以上老年人临床甲减的患病率为1.5%~3%,亚临床甲减的患病率高达12%~26%。有观点认为,由于40岁以后体内TSH水平随增龄而升高以及近年来敏感的TSH检测技术的应用,可能使老年人亚临床甲减的患病率被高估。近年来有研究发现,采用经年龄矫正的TSH参考值范围后,65岁以上老年人亚临床甲减的患病率由19.87%降低至3.30%,临床甲减的患病率由2.09%降至1.60%。

甲减患者的基础代谢率降低,临床上表现为疲惫乏力、精神淡漠、反应迟钝、记忆力减退、怕冷、语速缓慢、声音嘶哑、皮肤粗糙干燥等;消化系统表现为便秘、胃排空延迟、麻痹性肠梗阻以及腹腔积液等;心血管系统表现为心肌收缩力减弱、心输出量降低、心动过缓,以及心包积液等。老年患者的甲减症状往往不明显,易被误诊为其他疾病或正常衰老反应。黏液水肿性昏迷是甲减患者一种罕见但致命的严重并发症,常见于75岁以上的老年患者,临床上首先出现精神状态的改变,如嗜睡、木僵、意识混乱、定向力障碍等,其次为体温调节障碍,以低体温常见但如伴发感染,实测体温可在正常范围,最终出现呼吸衰竭和心力衰竭,老年患者该病的预后差且死亡率高。

(三) 甲状腺危象

甲状腺危象又称甲亢危象,是由于患者体内甲状腺激素水平迅速升高,导致甲状腺毒症急剧加重的一个临床综合征,是甲亢病人最严重的并发症,多见于未使用或未规律使用抗甲状腺药物的患者,其常见诱因包括感染、手术、创伤、精神刺激、妊娠和分娩等。临床表现为高热大汗、心动过速、烦躁不安、恶心呕吐和腹泻等。老年患者常缺乏高热大汗和心动过速等典型表现,更多呈现为淡漠型危象,表现为极度的虚弱和情绪冷漠,体温升高不明显,可发生充血性心力衰竭、肝衰竭、脑梗死、急性腹痛、癫痫、昏迷及休克等。

甲亢危象在临床上并不常见但死亡率高,尤其是老年人。当老年患者出现甲状腺危象时,应尽早识别并立即开始治疗。治疗目的是纠正严重的甲状腺毒症,保护机体脏器功能,改善全身症状,去除诱因及治疗其他疾病。治疗措施包括:尽快应用抗甲状腺药物降低循环中甲状腺激素水平;使用糖皮质激素、β受体阻滞剂等降低周围组织对甲状腺激素的反应;采用吸氧、物理降温、扩容、纠正水及电解质失衡、抗感染、镇静等对症治疗,保护机体脏器功能,防止功能衰竭;此外,上述常规治疗临床效果不佳时,还可考虑治疗性血浆置换等措施。

三、胰岛功能异常对机体的影响

(一) 糖尿病

糖尿病是由于胰岛素分泌和/或作用缺陷所引起的以慢性高血糖为特征的一种代谢性疾病。据统计,我国约30%的老年人是糖尿病患者,而老年人糖尿病前期的比例更高达45%~47%。老年人糖尿病95%以上为2型,1型占比低于5%。典型的糖尿病症状为多饮、多食、多尿和体重减轻,而老年糖尿病患者往往起病隐匿,约2/3的老年糖尿病患者无典型"三多一少"症状,常因体检、感染、手术或出现相关并发症后就诊发现。

老年糖尿病患者由于长期慢性血糖升高,机体代谢紊乱,导致大血管和微血管病变,常合并眼、肾、神经、心血管等系统器官进行性损伤和功能减退,其并发白内障、视网膜病变、肾功能损害、外周神经病变和动脉粥样硬化等疾病的发生率更高,进展更快。糖尿病可加速衰老和器官功能障碍,同时老年糖尿病患者伴发其他老年慢性疾病的发生率增加,如高血压、肥胖症、高尿酸血症、脑卒中等。老年患者常出现多种老年慢性疾病与糖尿病共存的现象,导致老年患者用药种类多,不同药物对血糖和整体代谢状态可能存在不同的影响,且药物之间相互作用往往难以避免,最终导致治疗效果减弱和/或药物不良反应增加。

(二)糖尿病酮症酸中毒

糖尿病酮症酸中毒(diabetic ketoacidosis,DKA)是糖尿病的严重并发症之一,常见于1型糖尿病患者,也可发生于2型糖尿病患者,在老年人中并不常见,但发病后死亡率可达5%~16%。DKA的常见诱因有感染、胰岛素不适当减量或突然中断治疗、饮食不当、胃肠道疾病、创伤、心脑血管意外和精神刺激等。

临床上DKA常呈急性发病,发病前可有高血糖的临床表现,依据酸中毒的严重程度,将DKA分为轻度(代偿性酸中毒,无意识障碍)、中度(动脉血pH 7.0~7.24,有嗜睡)和重度(动脉血pH小于7,有意识障碍),临床上仅有不到1/4的患者会出现意识丧失。DKA的治疗原则为尽快纠正酮症酸中毒和水、电解质失衡,同时积极寻找和消除诱因。老年患者在治疗过程中,更需注意对心脑血管系统和肾功能的监测和评估,防止补液过多;同时还应给予胃黏膜保护制剂,防止应激性胃肠道出血,降低病死率,改善预后。

(三)糖尿病高渗高血糖综合征

高渗高血糖综合征(hyperosmolar hyperglycemic syndrome,HHS)是老年糖尿病患者的严重急性并发症之一,HHS以2型糖尿病患者多见,其病死率高达50%,高龄重症患者可达67%。老年人HHS最常见的诱因为感染和胰腺炎,其次为心脑血管意外、肠梗阻、水摄入不足或利尿剂、β受体阻滞剂和糖皮质激素等药物的使用。HHS起病多隐匿,约30%~40%的患者无糖尿病病史,多数患者以多尿、烦渴、虚弱、视物模糊和精神状态进行性下降等症状开始,病情加重后可表现为严重脱水、淡漠、嗜睡、定向力障碍、幻觉甚至昏迷等。

HHS一经诊断后要立即开始治疗,主要措施包括纠正脱水、降低血糖、纠正电解质紊乱和酸碱失衡等,同时积极去除诱因和治疗并发症。纠正脱水时补液速度应先快后慢,尤其是老年人,应在严密监测下进行,避免因补液过快过多而引发脑水肿和心力衰竭,进而增加死亡风险。降糖速度不宜过快,应根据患者血糖水平,不断调整胰岛素的用量、速度和葡萄糖的浓度,避免治疗过程中严重低血糖的发生。此外,HHS患者发生静脉血栓的风险较高,住院期间须严密监测或接受低分子量肝素的预防性抗凝治疗。

(四)糖尿病相关低血糖症

低血糖症是糖尿病患者相关并发症之一,常见于饮食控制过严、肝肾功能不全、胰岛素使用剂量不当或在原治疗剂量时合并呕吐、腹泻或进食减少的糖尿病患者。由于老年人对低血糖的反应能力减弱,当血糖降低时,体内升高血糖的激素如胰高血糖素、肾上腺激素和糖皮质激素等的释放减少,肝糖原储存和转化的能力降低,不能有效地升高血糖,导致老年糖尿病患者在治疗的过程中更容易出现低血糖症,且有反复发作的趋势。此外,由于老年人交感神经系统反应能力降低,且其使用β受体阻滞剂的机会增加,使老年人低血糖时,心悸、焦虑、出汗、饥饿等症状不明显,可出现无症状性低血糖,或表现为言语不当、思维混乱、行为怪异等非特异性神经系统症状,甚至直接发展为低血糖昏迷。

老年糖尿病患者低血糖症的发生率高且症状不明显,常常得不到及时诊治,容易引起跌倒和骨折等不良事件,延长患者的住院时间,增加住院病死率。合并有严重心脑血管疾病的老年糖尿病患者,当低血糖发作时可增加心血管系统负荷,诱发心律失常、心肌梗死、心力衰竭、脑梗死甚至死亡等。此外,老年患者反复发作的低血糖还可加重认知功能障碍和促进老年痴呆的发生,影响患者健康。

低血糖症的防治除合理使用降糖药外,还需配合患者的健康教育和饮食管理。出现低血糖症状时,要及时监测血糖,根据不同的低血糖程度选择口服或静脉输注葡萄糖,纠正低血糖后需仔细分析原因,找出解决方法,避免低血糖的再发。

四、肾上腺功能异常对机体的影响

(一)肾上腺皮质功能亢进

根据肾上腺皮质分泌激素的不同,可分为糖皮质激素分泌过多、盐皮质激素分泌过多和皮质性激素分泌过多。

1. 糖皮质激素分泌过多　主要指皮质醇增多症,又称 Cushing 综合征,可由垂体病变、肾上腺皮质肿瘤或增生等引起,临床表现为血糖增高、胆固醇增高、血压升高,心肌收缩力降低,心功能减弱、肌肉无力、皮肤变薄和骨质疏松等,患者常呈现四肢细弱、满月脸和水牛背等向心性肥胖表现。此病多发于 20~40 岁女性,在老年人中并不常见。由于该病导致机体代谢紊乱可造成心脑血管系统的损害,增加老年患者肥胖、糖尿病、高血压、骨质疏松症、认知功能障碍、高凝状态以及脑组织萎缩的发病率和死亡率。

2. 盐皮质激素分泌过多　主要指醛固酮增多症,可由肾上腺皮质肿瘤或增生等原因引起,有研究表明 5%~10% 的高血压患者存在醛固酮增多症,且血压越高,患有醛固酮增多症的可能性越大。该病临床表现为血压升高、血钠增加、血容量增加和血钾降低。此外,还可引起心室肥厚、血管内皮功能减退和血管壁纤维化等,导致老年患者心血管系统疾病风险增加;低钾血症可导致患者神经肌肉应激性下降和肌无力的发生,增加老年人跌倒和骨折的风险。由于老年人醛固酮水平下降,醛固酮增多症老年患者的血尿醛固酮水平可能在正常范围内。

3. 皮质性激素分泌过多　一般是以雄激素分泌过多为主,临床表现为女性男性化或男性假性早熟,患者可出现皮肤色素沉着、痤疮、毛发浓密等症状,部分患者可合并糖皮质激素和盐皮质激素增多,表现为满月脸、肥胖、血容量增加和血压增高等。老年患者由于性激素水平减退,临床症状可不明显。

(二)肾上腺皮质功能不全

引起肾上腺皮质功能不全的常见原因包括特发性自身免疫性肾上腺炎、肾上腺结核、手术切除肾上腺后、放疗、肿瘤转移、肾上腺感染或垂体肿瘤导致的 ACTH 缺乏等。肾上腺皮质功能不全的发生率并不高,但相对于年轻人老年人群中常见,在 60 岁以上的老年人中该病的发生率有所增加。

肾上腺皮质功能低下,其分泌的激素减少,临床表现为乏力、皮肤色素沉着、体重下降、厌食、恶心呕吐、血压偏低和血钾升高等,其中直立性低血压和体位性眩晕在老年患者中更常见。肾上腺皮质功能减退的患者心血管系统极易受到抑制,应激的反应能力减弱,经历感染、创伤或手术等情况时,可出现病情加重,甚至出现急性肾上腺皮质功能衰竭和死亡。

(三)肾上腺皮质危象

肾上腺皮质危象是肾上腺皮质功能不全患者的一种严重急性并发症,平均每年有 6%~8% 的肾上腺皮质功能不全患者可发生肾上腺皮质危象,其中老年患者的发生率更高。常见诱因包括感染、创伤、手术、精神刺激、长期使用皮质激素治疗后突然停药或由于出血、坏死和血栓形成导致急性肾上腺皮质损害。患者可表现为发热、严重乏力、恶心呕吐、严重脱水、心动过速、萎靡淡漠、嗜睡、昏迷,甚至休克死亡。老年患者因伴随基础疾病的发生率增加且急性感染的风险增加,更容易进展成肾上腺皮质危象。此外,老年人危象时造成心血管系统功能障碍、急性肾损伤和脑血管意外的风险增加,死亡率增高。

老年患者肾上腺皮质危象一经诊断必须及时治疗,治疗原则包括:补充皮质激素,纠正低血容量和电解质紊乱,积极控制感染去除诱因和对症支持疗法等,必要时可使用血管活性药物维持血压,进行抗休克治疗。

（四）肾上腺髓质功能亢进

肾上腺髓质功能亢进最主要的原因为嗜铬细胞瘤,瘤体分泌大量的儿茶酚胺引起交感神经系统兴奋,临床表现为基础代谢率增加、消瘦多汗、恶心呕吐、头痛头晕、血压升高、心率加快和心输出量增加等。老年患者嗜铬细胞瘤引起的心力衰竭、心律失常和休克的风险增加,死亡率增加。

（王恒林　陈　宇　杨　璐）

参考文献

[1] 邓小明, 姚尚龙, 于布为, 等. 现代麻醉学 [M]. 5 版. 北京: 人民卫生出版社, 2020.

[2] 于普林. 老年医学 [M]. 北京: 人民卫生出版社, 2019.

[3] BABAK S, ZHEN L, CORINNA N, et al. The Tissue Renin-Angiotensin System and Its Role in the Pathogenesis of Major Human Diseases: Quo Vadis？ [J]. Cells, 2021, 10 (3): 650-672.

[4] ZHU M, LIU X H, LIU W, et al. β cell aging and age-related diabetes [J]. Aging, 2021, 13 (5): 7691-7705.

[5] 中华医学会糖尿病学分会. 中国老年 2 型糖尿病防治临床指南 (2022 年版)[J]. 中华内科杂志, 2022, 61 (1): 12-50.

[6] 中华医学会老年医学分会老年内分泌代谢疾病学组, 中华医学会内分泌学分会甲状腺学组. 中国老年人甲状腺疾病诊疗专家共识 (2021)[J]. 中华内分泌代谢杂志, 2021, 37 (5): 399-418.

[7] RUSHWORTH R L, TORPY D J, FALHAMMAR H. Adrenal crises in older patients [J]. Lancet Diabetes Endocrinol. 2020, 8: 628-639.

第七章
老年肌肉骨骼系统功能改变

第一节　概　　述

人体结构主要由肌肉、骨骼和皮肤系统组成。肌肉、骨骼和皮肤约占去脂体重的80%。皮肤的主要功能是维持体温、防止体液流失及保护身体免受外部压力的影响;肌肉和骨骼的主要功能是维持身体的姿势和灵活性。对于老年人而言,这些功能均已减弱,尤其是在围手术期可能出现一定程度的功能受损。麻醉、手术或术中体位可直接影响肌肉、骨骼和皮肤的功能,导致患者出现神经损伤、压疮和手术部位感染。麻醉医生应注意与年龄相关的肌肉、骨骼和皮肤的变化,并实施干预措施,尽量减少上述并发症的发生。

第二节　年龄对肌肉骨骼系统的影响

一、老年人肌肉骨骼的生理变化

(一)肌肉的变化

老年人肌细胞内水分减少,细胞间液体增多,肌肉萎缩、失去弹性及肌群体积减小。随着老年人血浆生长激素及胰岛素样生长因子含量的减少,50岁以后肌肉量以每年1%的速度递减。30岁的男子肌肉占体重的43%,而老年人仅占25%;而且肌肉力量、肌肉工作能力及调节能力逐渐减弱,80岁的老年人上下肢及背部肌力减退至30岁时的30%。由于肌间纤维组织增生,出现肌肉假性肥大,肌腱韧带萎缩而僵硬。青壮年时男性的四肢骨骼肌比女性发达,但是随着年龄的增长,男性骨骼肌衰减速度比女性快,肌肉减少30%时将影响肌肉的正常功能。

(二)骨骼关节的改变

骨骼系统的退行性变化是老年人运动能力减退的主要原因,其中包括骨量变化、关节变化和关节软骨变化。老年人出现骨量下降即骨骼中有机物减少或消失,在长骨端及骨盆,发生骨质海绵样变,或发生骨质疏松症,致使骨骼变脆。老年人骨量下降与种族、年龄、内分泌变化、过少活动及过少接触阳光等因素有关。内分泌因素中,主要与性腺激素和肾上腺皮质激素相对减少、甲状旁腺素分泌增加和血中降钙素减少有关。骨关节增龄改变包括椎间盘扁平、椎间隙变窄、脊柱高度变短和身高变矮。老年人身高的变化主要体现在坐高的改变。椎间盘的老化特征包括骨赘形成或骨质增生。关节软骨退行性改变包括软骨纤维化、磨损及软骨骨化。软骨细胞丢失、制造胶原蛋白和蛋白多糖的能力下降导致水分丢失,软骨下骨发生"象牙变",即中央部位骨质增生和外围部位骨质萎缩。部分老年人软骨可完全消失,致使活动时关节两端骨面直接接触,特别是支撑体重的关节变化较为显著。滑膜萎缩变薄、表面皱襞和绒毛增多、纤维增多、基质减少、关节囊变僵硬致使关节发生僵硬;滑液减少、黏稠,运动能力减退,关节活动范围缩小,例如肩关节后伸和外旋、肘关节的伸展、前臂的旋后、髋关节的旋转及膝关节的伸展明显受限。

二、老年人肌肉骨骼变化对麻醉药物代谢的影响

从 30 岁开始,人体内总水量以每年大约 1% 的速度减少,肌肉含量逐渐降低,而脂肪含量逐渐增加。到 65 岁时,25%~30% 的肌肉将被脂肪替代。机体的这些变化可能会影响某些药物的分布容积。水含量的减少,将引起水溶性药物初始分布容积减少,导致老年患者的血药浓度增高,从而使该类药物的作用效果更为明显。体内的脂肪含量增加,延长了脂溶性药物的半衰期,尤其是亲脂类药物如苯二氮䓬类和诸多阿片类药物如芬太尼家族药物(除瑞芬太尼外)。但高龄患者且较虚弱时,身体脂肪总含量会明显减少,因此脂溶性药物的分布容积可能减少,理论上药物的半衰期将减短,但同时也需考虑年龄对清除率的影响。

随着年龄的增长,神经肌肉接头出现退行性改变。轴突前膜和运动终板(突触间隙)的距离扩大,从而增加乙酰胆碱分子的扩散和与受体结合的时间。受体的数量在 60 岁以后无变化,但其组成发生改变。神经肌肉受体往往成组分布,随着年龄的增长,组的数量可能增加,但每组中受体的数量减少。同时,终板处的皱褶也会延伸变平。末梢轴突数目增加,导致多个轴突连接到一个运动终板。

老年人的肌肉出现一定程度的去神经化和接头外乙酰胆碱受体增多,类似失用性萎缩的表现。脊髓和腹侧神经根纤维运动神经元的数量也在减少。但这些变化并未对肌肉松弛剂的耐受性和敏感性造成影响,其在老年患者中的应用并未发现特殊的改变。由于老年患者体内水含量和净体重减少、脂肪含量增加及初始分布容积减少,因此除了琥珀胆碱外,大多数中、长效非去极化肌肉松弛剂的 ED_{95} 均随年龄增长而起效时间延长,例如罗库溴铵和顺阿曲库铵起效时间分别延迟 36~60 秒和 45~60 秒。此类药物起效延迟往往被误认为药物剂量偏小,从而追加用药量,由此常导致药物的阻滞时间比预期延长。

三、肌肉减少症与神经损伤

衰老与肌肉减少症(骨骼肌质量和功能的丧失)有关,肌纤维的丧失从大约 50 岁开始,到 80 岁时健康人群已经失去大约 30%~50% 的肌肉质量。由于性别、遗传和生活方式等因素的影响,肌肉减少速率存在较大的个体差异。肌肉的减少伴随脂肪组织的增加,导致全身水分的减少,这些变化可能构成神经周围的缓冲组织减少,从而导致坚硬的骨质压迫神经。肌肉减少症可导致骨骼系统的活动能力下降,这是老年人逐渐虚弱的一个重要因素。虚弱是一种极容易发生不良事件的状态。

年龄是术后尺神经病变的危险因素。患者在术后发生尺神经和腓总神经病变的中位年龄为 50 岁。潜在机制包括与年龄相关的神经脆弱性,例如尺神经传导速度随着年龄增加而减少,与年龄相关的整体微血管和肌肉骨骼的变化可能起了重要的作用。2000 年美国麻醉医师协会(American Society of Anesthesiologists,ASA)发布了一项实践指南,旨在预防和减少神经损伤,以及降低围手术期体位相关的周围神经病变的严重程度。年龄作为一种特定的已存在的状态,可能使患者易于发展为周围神经病变。其他被确定的诱发因素包括吸烟、糖尿病、血管疾病和极端体重。一般认为,在手术室中针对一般人群采用的措施如气垫床、变换体位等均应该应用于老年患者。

四、骨质减少与骨关节炎

绝经后女性、老年男性以及接受糖皮质激素或雄激素剥夺疗法治疗前列腺癌的男性,发生骨质减少(包括骨质疏松症)的风险相应增加。肌肉减少和骨质减少可导致骨关节炎的发展。在 65 岁以上的成年人中,约 1/3~1/2 患有骨关节炎。骨关节炎是关节软骨和底层骨的退行性改变。老化使关节更容易受到异常生物力学、关节损伤、遗传学和肥胖的影响。临床上,骨关节炎通常表现为关节疼痛和僵硬。最常见的受累关节是手指关节,当累及颈部、下背部、膝关节和髋关节可能会影响手术体位。当严重骨关节炎患者

采用仰卧头高位进行麻醉诱导时,存在调整颈部位置及抬高头部的困难,因此构成潜在的困难气道。对于严重的髋关节和膝关节关节炎的患者,可能无法将其置于截石位上。

五、体位与压疮

(一) 体位

老年患者的皮下脂肪及肌肉减少使骨性结构明显突出,这种与年龄相关的特殊体质使他们在看似无害的体位中容易受到意外的伤害,因此手术体位的摆放具有挑战性。弹性组织(如皮肤)的萎缩使皮肤更加纤薄,加之老年患者创面愈合较慢,因此皮肤更易受损。长骨脱钙以及骨质疏松导致骨质变脆,在相对较小的事故或摔倒时极易发生骨折。椎基底动脉供血不足可能会使原本存在脑血管病变的患者在颈部过伸的状态下出现意外脑缺血。老年患者不易耐受俯卧位,这种体位可导致心肺功能受损。营养不良在高龄患者中尤为常见,老年患者存在白蛋白水平降低,这将导致伤口难以愈合,且术前低白蛋白与死亡率增加相关。不正确的手术体位可导致压疮和神经损伤,年龄是这两种并发症的危险因素,因此患者的体位摆放应整个手术团队参与,积极预防此类并发症的发生。

(二) 压疮

压疮又称压力性溃疡,是由于压力或压力联合剪切力和/或摩擦力作用造成的皮肤和/或深层组织的局部损伤,常发生在骨突起处。年龄是压疮的一个独立危险因素。手术室内预防压疮的干预措施有气垫床、变换体位、优化营养状况、保湿骶尾部皮肤等。尽管大多数压疮是可以避免的,但在某些特殊情况下如血流动力学不稳定时,随着无法维持营养和水合状态而难以避免压疮的出现。

1. 危险因素和易患因素 危险因素包括外在因素和内在因素。外在因素有:垂直压力如长期卧床或坐轮椅等,与体位密切的剪切力、摩擦力如搬动患者时的拖拉动作、床单皱褶或有渣屑等,以及潮湿、尿便失禁、大汗、伤口大量渗液等。内在因素有:年龄增加、运动与移动能力减退或丧失、营养不良、组织灌注不足;其他因素如感觉功能受损致疼痛不敏感、心理精神因素等。易患因素包括运动功能减弱、皮肤改变和年龄增加。

2. 好发部位 压疮多发生于无肌肉包裹或肌肉层较薄、缺乏脂肪保护又经常受压的骨隆突处。仰卧位好发于枕骨粗隆、肩胛部、肘、脊椎体隆突处、骶尾部和足跟;侧卧位好发于耳、肩峰、肘、肋骨、髋部、膝关节内外侧及内外踝;俯卧位好发于额头、颊部、肩部、女性乳房、男性生殖器、髂嵴、膝部和脚趾。

3. 分期及处理

(1)第Ⅰ期:皮肤完整且无苍白变化,仅在骨隆突处皮肤出现局限红斑区。处理:可不用任何敷料,避免再受压,定期观察局部皮肤的变化。

(2)第Ⅱ期:表皮及部分真皮组织缺失,呈现为表浅溃疡或水疱。处理:小水疱可自行吸收,局部粘贴透明薄膜。大水疱可局部消毒后,在最下端用注射器穿刺并抽吸出液体。如水疱破溃可用生理盐水清洗伤口并间隔换药。

(3)第Ⅲ期:全皮层缺失,除骨、肌腱或肌肉尚未暴露外,皮下脂肪清晰可见。

(4)第Ⅳ期:全皮层缺失,伴有骨、肌腱或肌肉外露。组织脱落或焦痂可能出现在创伤的某些部位。常有潜行、窦道存在。

第Ⅲ期和第Ⅳ期压疮的处理:可先进行清创,再配合外科性清创。如有黑痂且伤口有红、肿、热、痛感染征象则须行外科切开引流脓液和清除坏死组织。对创面大且深的伤口经清创后,可行外科皮瓣移植修复术。

(5)可疑深部组织损伤(suspected deep tissue injury, SDTI):局部皮肤完整但可出现颜色改变或血疱。受累区组织损伤呈糊状或沼泽样,温度比周围相邻组织可能更低或更高。处理:解除局部皮肤的压力,减轻局部摩擦力,密切观察局部皮肤的颜色变化。

（6）全皮层缺失难以分期：溃疡的底部被伤口床的腐痂和／或痂皮覆盖，无法明确分期。处理：可先彻底清创，再确定分期。长期保守治疗不愈合、创面肉芽老化、有瘢痕组织形成，且合并骨、关节感染或深部窦道形成者，应考虑负压封闭引流（vacuum sealing drainage，VSD）及手术治疗。

4. 预防

（1）健康宣教：对患者及其护理人员如家属、护工等进行健康宣教是成功预防压疮的关键所在。

（2）营养：保持健康均衡的饮食和适当的液体摄入是预防压疮中绝对不可忽视的问题。根据患者的病情，给予合适的热量与足量蛋白质饮食，进食困难者可鼻饲饮食或行静脉高营养，以改善全身营养状况。

（3）减轻局部压力：应定时给患者翻身变换体位，每隔 1~2 小时翻身 1 次。给患者变换体位时，护理人员应掌握翻身技巧和力学原理，必要时可使用减压装置。

（4）避免出现剪切力：指导患者半坐位时最好不超过 30°，并注意不超过半小时。

（5）减轻皮肤摩擦：保持床单清洁平整，无皱褶、无渣屑，减少对局部的摩擦。

（6）皮肤护理：应每天定时进行皮肤监测，保持皮肤清洁。

第三节　年龄对皮肤系统的影响

一般而言皮肤变化是衰老的第一个迹象，也是最明显的迹象。老年人的皮肤各层都发生退化和功能改变。老年皮肤外观呈现色斑、松弛、皱纹、萎缩、触之粗糙或者肥厚，这些变化与环境、遗传、营养、文化和个人习惯等诸多因素有关。

一、年龄相关的皮肤改变

与年龄相关的皮肤变化包括皱纹、皮肤松弛、头发灰白和脱发，这些变化与环境和遗传因素有关（图 7-1）。衰老皮肤组织学的改变包括表皮和真皮的厚度及成分减少、基质细胞的数量减少，黑色素细胞数量减少和功能异常导致皮肤呈现苍白、半透明状，或阳光照射导致出现黑斑（老年斑），真皮-表皮交界处松弛，结缔组织和皮下脂肪的丢失导致皮肤更薄、更脆弱。这些皮肤变化不仅影响外观，而且对皮肤的保护功能产生不良影响。此外皮肤小动脉、毛细血管和小静脉（微循环）的血流减少，皮肤血液灌注降低，影响止血功能及氧气和其他营养物质的输送功能，同时也会破坏温度调节和炎症反应。老年人局部皮肤加温后的最大血流量是降低的，因此限制了从皮肤传递热量的能力。70 岁人群与 20 岁相比，安静状态下皮肤的血液灌注减少了 40%。

（一）皮肤老化分型

皮肤老化的改变可发生在皮肤各层，分为自然老化和光老化两类。

自然老化是指随着年龄的增长，皮肤出现进行性的衰老现象，如皮肤弹力纤维变性、胶原纤维变性、皮肤变薄等现象，这些改变会发生在身体所有部位的皮肤，并非特指曝光区皮肤。光老化是指由于日光辐射造成的老化现象。与自然老化不同，这种老化主要局限在曝光部位。此外长期暴露于寒冷、风、污染的环境中（如烟雾）也会引起皮肤积累性的损伤，这是由于弹力纤维和胶原纤维的变性造成的。自然老化和光老化不同，前者表皮萎缩变薄，而后者表皮会出现不规则的增生。光老化的特点还包括不均匀的色素改变，日光性黑子（俗称老人斑）、皮肤肿瘤（典型的皮肤光老化症状）的发生率增加，皮肤血管扩张（如毛细血管扩张）等。

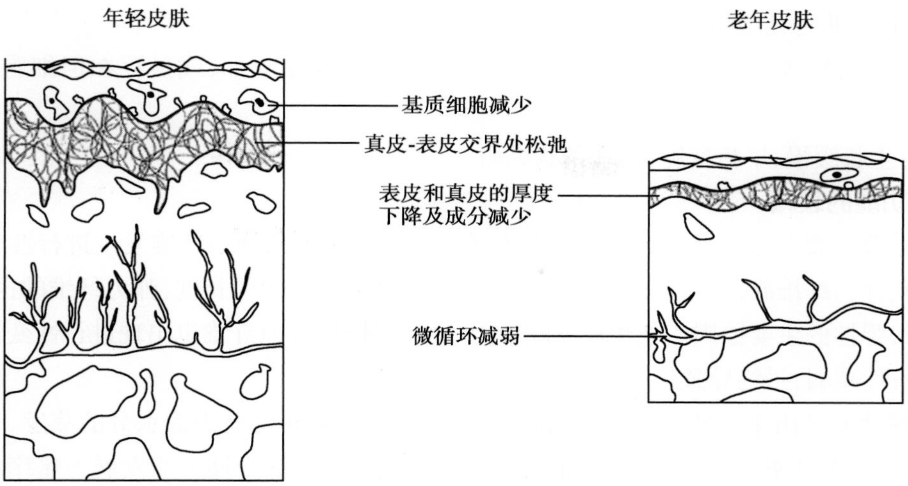

年轻皮肤 老年皮肤

图 7-1　年龄相关的皮肤变化

图中标注：
- 基质细胞减少
- 真皮-表皮交界处松弛
- 表皮和真皮的厚度下降及成分减少
- 微循环减弱

（二）皮肤组织形态学改变

大约在 45 岁以后皮肤各层，包括表皮、真皮和皮下组织开始变薄，女性尤为明显，在此时期首先出现皮沟变浅、皮嵴变宽、构型存在但不规则，曝光处其构型明显消失；真皮与表皮连接处的组织逐渐变平，且两者的接触面减少，使得真皮与表皮之间的物质交换减少，皮肤脂肪层也变得较薄。这些改变使得老年皮肤干燥、粗糙，可见鳞屑、皱纹增加、松弛、弹性减退、萎缩、色素增加及角化斑出现等。

1. 表皮

角质层：厚度虽无改变，但其含水量和黏着性下降，临床表现为干燥和粗糙。

角朊细胞（keratinocytes）：随着年龄的增长，厚度略有减少。其变化呈渐进性，男性从 20~30 岁开始，女性则开始于绝经期。

黑色素细胞（melanocytes）：占表皮细胞的 2%~4%。具有酶活性的黑色素细胞量每十年递减 10%~20%。

朗格汉斯细胞（Langerhans cell，LC）：占表皮细胞的 1%~2%，为人体的第一道免疫监视系统，来源于骨髓，老年人朗格汉斯细胞数量大约减少 40%。

基底膜：表皮和真皮接触面积与年龄呈负相关，21~40 岁时约为 2.6m^2，而 61~80 岁时则降低为 1.9m^2，即表皮和真皮之间的衔接变弱。

2. 真皮　老年人真皮体积可减少 20% 左右。

胶原纤维：胶原纤维网致密，胶原束变直，交织排列较疏松，部分纤维束有散开现象。

弹力纤维：真皮乳突弹力纤维增加、变粗，部分聚集或缠结在一起。网状层内弹力纤维增粗，真皮上部有嗜碱性改变。

成纤维细胞：形态变小和数目减少。

肥大细胞（mast cells）：数目减少约 50%。

血管：数目减少约 30%，毛细血管缩短。

神经成分：压觉和触觉神经纤维减少约 1/3，且粗细和结构不规则。触盘和游离神经末梢变化较小。

脂肪：皮下脂肪减少。

3. 皮肤附属器

汗腺：小汗腺减少约 15%，大汗腺数目未变。大、小汗腺分泌细胞中的脂褐素沉积增多，其功能减退。

皮脂腺：尽管一些部位皮肤的皮脂腺分泌功能减少了 40%~60%，但是皮脂腺却呈现增生，腺体、导管和管腔增大,导致皮肤毛孔增粗。

毛发:毛发灰白稀少,生长速度减慢,其中黑色素细胞可完全缺如,或虽存在但细胞质中存在大量空泡。

指(趾)甲:生长缓慢,甲板变脆,出现条状纵嵴。

(三)皮肤功能的衰减

皮肤弹性下降主要与细小的弹力纤维变化有关。老化时皮肤的弹力纤维发生进行性变性,逐渐演变成无功能的块状弹力纤维簇,导致被牵拉的弹力纤维无法恢复到原来的长度,弹力纤维的这些改变是造成皮肤皱纹和丧失弹性的主要原因。老化皮肤除弹力纤维变性外,胶原纤维也出现进行性变性和减少,引起皮肤的张力进行性减弱,最终导致松弛。

皮肤的保湿功能是由于皮肤表层有水脂膜的封闭作用,可防止皮肤表面水分的蒸发。而皮肤衰老时由于皮脂腺功能减弱、皮肤干燥,其保湿功能随之降低。老年人皮肤干燥可能发展为瘙痒。此外,抵御紫外线的能力也会下降。

1. **生理学** 表皮的更新速率随年龄而变化。年轻人表皮更新周期为 28 天,而 70 岁与 30 岁相比,表皮更新延迟约 50%,角质层更新延迟约 100%,指(趾)甲生长率减慢 30%~50%。

皮肤修复包括皮肤创伤愈合、疤后再生修复、紫外线损伤和 DNA 受损后的修复均有所下降,角质层修复也明显延长,75 岁以上老人皮肤修复时间为 25 岁时的两倍。

老年人皮肤的感觉功能、屏障作用、皮脂腺分泌能力、碱性中和能力、体温调节能力、血管反应性、清除化学物的速率以及对损伤的反应均有所下降。

色素的改变:自然老化的皮肤中黑色素细胞数量逐渐减少,皮肤出现白色变化,颜色开始变浅。黑色素的减少意味着皮肤抵抗日光和紫外线的能力下降。光老化的皮肤可能出现相反情况,即黑色素细胞增生,产生各种色素斑。

2. **生物化学** 胶原交联增加,可溶性与不可溶性胶原比例减少,弹力纤维交联和钙化增加,脯氨酸和赖氨酸羟化酶活力降低。随着年龄的增长,表皮产生维生素 D 的能力下降。

3. **生物物理学** 胶原纤维抗张力强度增加,出现异常交联以及纤维变直,更难伸展,主要归因于衰老有关的组氨酸、丙氨酸交联增加。同时非酶糖化增多也是原因之一。角质层变应力减退,承受机械应力减弱,更易发生皲裂。

4. **免疫学** 朗格汉斯细胞可分泌表皮细胞衍生的胸腺细胞活化因子(epithelial thymocyte activation factor,ETAF)并能激活 T 淋巴细胞。老年人朗格汉斯细胞数量、T 淋巴细胞及白介素 -2(interleukin,IL-2)的产生减少,因而导致免疫功能下降。老年皮肤的其他细胞免疫功能如对移植物的排斥、抗感染能力、T 辅助细胞活力及 T 细胞生长因子的产生功能均下降。

二、年龄对手术部位的影响

高龄是手术部位感染(surgical site infection,SSI)的一个独立危险因素,老年人术前伴有糖尿病、肥胖和营养不良等合并症时,SSI 的风险显著增高,其他的危险因素包括衰弱状态、手术复杂性。成人 SSI 的风险随着年龄的增加逐渐升高,在 65 岁年龄组达到顶峰,但超过 65 岁 SSI 风险有所下降。老年人发生 SSI,可能导致医疗费用增加 1 倍和死亡率增加 4 倍。

伤口愈合包括炎症反应、组织形成和组织重塑等一系列过程。其中每一个过程都受到衰老的影响,导致愈合过程推迟 30%~40%。

(一)炎症反应

皮肤切开后,局部出现一系列止血反应和炎症反应。首先,血管收缩、血小板黏附到内皮细胞上,聚集并释放颗粒,形成纤维蛋白凝块。在这个过程中,一些细胞增殖因子、细胞外基质合成因子和血管生成因子被释放出来。转化生长因子(transforming growth factor β1,TGF-β1)和血小板源性生长因子(platelet deriverd growth factor,PDGF)可诱导中性粒细胞、单核细胞和成纤维细胞快速趋化到损伤区域,从而刺激产生更多的细胞因子。后者包括血管内皮生长因子(vascular endothelial growth factor,VEGF)、肿瘤坏死因子 α(tumor necrosis factor,TNF-α)和白介素 -1(IL-1)。

年龄相关的炎症反应变化包括细胞黏附、细胞迁移和细胞因子生成的改变。随着年龄的增加,多数促炎细胞因子的生成下降了 20%~70%。老年人的白细胞总数和中性粒细胞计数略低,但老年女性粒细胞的黏附性更大。与健康年轻人相比,老年中性粒细胞的吞噬作用减少,这可能是源于中性粒细胞 CD16 的表达减少。衰老与持续的促炎能力停滞有一定相关性,表现为在损伤过程中产生急性炎症反应的能力降低。老年人的促炎反应和抗炎反应不同步,这种矛盾会导致伤口愈合中断。在术前进行锻炼的成年男性(平均年龄 61 岁),与应激相关的神经内分泌反应减少,可加速伤口愈合,这表明有针对性的术前干预可能是有益的。

(二)细胞增殖和组织形成

皮肤闭合几个小时后,上皮细胞开始再生。表皮细胞与邻近细胞分离,从真皮层移动到切口边缘,并开始降解细胞外基质蛋白。表皮细胞表达整合素受体产生胶原酶,并通过纤溶酶原激活物激活纤溶酶。细胞在损伤后 1~2 天开始增殖,并从边缘向内产生基底膜蛋白。在这一过程中,逐渐生成调节血管生成的介质和细胞因子(白细胞介素、趋化因子 P、趋化因子 α)。损伤后几天,伤口部位出现巨噬细胞、成纤维细胞和新生血管。巨噬细胞产生生长因子,如 TGF-β1 和 PDGF,成纤维细胞合成一种新的基质(这种基质最初是由纤维蛋白、Ⅲ型胶原蛋白、纤维连接蛋白和透明质酸组成的临时基质;后期主要是 Ⅰ 型胶原的结构基质取代了临时基质)。新生血管为新生肉芽组织提供氧气和营养物质。胶原蛋白的沉积依赖于脯氨酸羟化酶,这是一种依赖氧气的酶。

组织的形成受到年龄影响,65 岁以上受试者的浅层伤口上皮形成的时间延迟。与年龄相关的血管生成缺陷,其机制可能是由于内皮细胞功能受损和 VEGF 表达减少,影响有效的微循环形成。在体外模型中,通过刺激血管生长因子,可以逆转一部分与年龄相关的血管生成缺陷。

(三)细胞外基质和组织重塑

在伤口愈合的最后阶段,细胞外基质开始重塑,伤口进一步收缩。成纤维细胞呈现肌成纤维蛋白表型,其特征是含有平滑肌肌动蛋白的微丝状蛋白束。通过合成和分解代谢,胶原蛋白发生重组,这使得肉芽组织变成瘢痕。老年动物的胶原沉积和重塑过程较慢,导致瘢痕形成较少。此外,沉积的胶原蛋白基质更松散、更无序,从而导致拉伸强度降低。老年人胶原蛋白基质的变化反映了循环因子的减少,特别是 TGF-β1 水平的降低。TGF-β1 是胶原合成的有效刺激物,给予外源性 TGF-β1,老年和年轻者的真皮成纤维细胞表现出类似的生物合成和收缩特性。

第四节　改善切口愈合的围手术期干预措施

诸多围手术期的干预措施有助于降低 SSI 的风险并改善切口愈合。其中一些干预措施应在术前实施,如生活方式的改变等,因此直接适用于外科围手术期患者的家庭。一般来说,与术后采取干预措施相比,择期手术前几周采取干预措施可能为患者带来更多的益处。但患者的低依从性是术前调理的主要障碍。

一、戒烟

吸烟可促进氧化应激和缩短端粒从而加速衰老。吸烟引起血液循环中的白细胞被激活和血小板聚集，导致内皮依赖性血管舒张功能减退，继而降低皮肤的血流量。但与年轻人相比，有关老年人戒烟的建议和支持更少。老年人群每天吸烟一包比实际年龄衰老 10 岁。术前戒烟至少 4 周，可减少手术部位感染的发生率。

二、体能活动

体能锻炼可以提高生活质量并降低死亡率，规律的体能锻炼可以部分消除年龄引起的内皮功能障碍。与久坐的对照组相比，规律运动 10 年的老年男性其皮肤血流量有所增加。在非手术组中，短期体能活动（每周 3 次，共 1 个月）可以改善切口愈合。

三、血糖管理

糖尿病患者发生手术后切口感染的风险增加。围手术期高血糖是 SSI 的一个危险因素，即使是在非糖尿病患者中也是如此。高危手术患者使用胰岛素可加强围手术期的血糖控制，并可以降低死亡率和伤口感染的发生率。通过严格的血糖控制可能对老年人的伤口愈合有益，因为它会影响到许多调节伤口愈合的分子途径。糖尿病患者长期严格控制血糖后，可降低其发生微血管并发症的风险。同时也应当关注老年人低血糖，因为与年轻人相比，老年患者严重低血糖时可能并无典型的临床症状。目前建议，对 70 岁以上的糖尿病患者进行围手术期胰岛素治疗时应更加谨慎。

四、抗生素管理

美国医疗保险和医疗补助服务中心实施了一项预防性抗菌药物项目，其目标是降低与 SSI 相关的发病率和死亡率，针对老年人常见的几种类型手术的抗生素应用需求达成了共识，如冠状动脉旁路移植术、血管手术、结肠直肠手术、髋（膝）关节置换术和子宫切除术。术前使用抗生素可降低普通手术老年患者的手术后 60 天死亡率，以此强调了预防性应用抗生素对老年人群的重要性。在鼻部金黄色葡萄球菌携带者中，局部应用抗生素可以减少鼻部革兰氏阳性菌的定植，并有效减少院内感染和 SSI 的发生率。

五、氧管理

伤口的愈合取决于局部组织足够的氧分压。氧气与生长因子信号通路相互作用，并调节细胞增殖和迁移的多种转导途径。氧气亦是微生物氧化分解过程中不可或缺的因素。切口部位的低氧分压是预测感染进展的因素，特别是当皮下组织氧分压（通过极谱电极测量）低于 40mmHg 时。吸氧对降低术后手术部位感染有益。虽然动脉氧分压不会随着年龄的增长而降低，但肺中一氧化碳的稳态转移降低。这表明在老年患者中，氧气运输及扩散可能受限，尤其是当氧气消耗增加时。此外由于老年人的组织摄氧量减少，应进一步评估在老年患者手术切口修复期间增加组织氧分压的潜在益处。

六、液体管理

在临床工作中，老年人的血容量往往难以通过临床体征来评估。此外，极低的血容量会产生有害的后遗症。低血容量降低了组织氧浓度，而过量补液会增加组织水肿，这会对切口愈合产生不利影响。与年轻人相比，精确地补充液体可以更好地改善老年患者的结局，因此需要更准确地评估患者的容量状态。使用目标导向液体治疗可缩短股骨骨折修复患者（平均年龄 75 岁）的住院时间。因此，建议采用能够维持最佳血流动力学和重要器官灌注的补液策略。

贫血在老年人中很常见。65 岁以上的人群中,超过 8% 的男性和 6% 的女性伴有贫血(血红蛋白水平低于 10g/dL)而无并发症。老年患者围手术期贫血可导致较差的预后。目前,通过术前治疗贫血、术中和术后适当输血来促进老年人手术切口愈合的最佳策略尚未阐明。

七、体温管理

围手术期轻度低体温不仅在全身麻醉期间常见,在区域麻醉期间同样常见。年龄是麻醉期间发生低体温的独立危险因素。即使是清洁类手术如疝、乳房和静脉曲张手术,术中亚低温也会增加 SSI 的风险。老年患者的体温调节能力降低,这主要是由于在微循环减少的情况下,皮肤血流调节能力的改变。使用异氟烷和七氟烷全身麻醉期间,老年人的体温调节性血管收缩的阈值比年轻人降低。因为低体温的临床体征(如颤抖)缺失,同时体温调节能力下降,老年患者在围手术期体温过低的风险增加。老年患者恢复体温的时间明显比年轻人更长,这与老年人易发生低体温的生理机制相同。因此,无论采用何种麻醉方式,在围手术期为每位老年患者保持体温是必要的。可采用多模式的体温保护策略,例如使用加热的液体和空气加热装置进行预热,在维持体温方面更有效,特别是在长时间手术中。

八、麻醉技术的选择:全身麻醉与区域麻醉

通常认为,适合老年人的麻醉技术应当是既可以减少应激反应,又可以同时保持其他代偿反应的方法。许多研究评估了不同麻醉技术对应激、代谢和炎症标志物的影响。给予常规剂量的吸入麻醉药或静脉麻醉药不会抑制内分泌反应;相比之下,区域麻醉(尤其是椎管内麻醉)会减弱手术后的内分泌应激反应。胸段硬膜外阻滞会增加外周组织的氧分压(即使是在阻滞平面之外);连续腰丛和坐骨神经阻滞不影响皮质醇水平,但可减弱术后炎症反应(降低 C 反应蛋白水平)。临床和理论观点通常主张对老年患者进行区域麻醉而不是全身麻醉,但仍需要更多的研究来阐明麻醉技术以及不同麻醉药物对术后伤口愈合的影响。

九、局麻药的管理

局麻药浸润对伤口愈合的影响是复杂的。局麻药可以通过减少应激反应和减轻疼痛来促进伤口愈合。关节腔内注射利多卡因,用于膝关节术后的疼痛管理,可增加局部皮下组织的氧分压。相反,局麻药可以通过延迟胶原蛋白的合成、对间充质细胞的抗增殖作用以及调节生长因子(特别是在老年患者中)而起到负面作用。利多卡因的剂量抑制特性在老年患者组织中明显;老年患者较长的药物半衰期可能与年龄相关的肝血流量和清除率降低相关。

第五节　结　　论

老年人发生手术部位感染、围手术期神经损伤和压疮的风险增加;大多数在老年人护理中实施的围手术期干预措施与在一般外科人群中的相似;与年龄相关的皮肤、肌肉和骨骼的变化,叠加在合并症(如糖尿病等)中,可影响老年患者对围手术期干预的反应。临床医生应熟悉年龄相关的生理变化,从而提高对此类弱势人群的诊疗质量。

(张加强　侯艳华　张春艳)

参考文献

［1］ PATEL HP, SYDDALL HE, JAMESON K, et al. Prevalence of sarcopenia in community-dwelling older people in the UK using the European Working Group on Sarcopenia in Older People (EWGSOP) definition: findings from the Hertfordshire Cohort Study (HCS)[J]. Age Ageing, 2013, 42 (3): 378-384.

［2］ BOUYER-FERULLO S. Preventing perioperative peripheral nerve injuries [J]. AORN J, 2013, 97 (1): 110-124.

［3］ RADKA N, OLDRICH V, EDVARD E, et al. The dependence of age on ulnar nerve conductive study parameter adaptation after compressive ulnar neuropathy operations in the elbow [J]. Acta Neurochir (Wien), 2015, 157 (8): 1405-1409, 1409.

［4］ BENTOV I, REED MJ. Anesthesia, microcirculation, and wound repair in aging [J]. Anesthesiology, 2014, 120 (3): 760-772.

［5］ HSIEH MM, EVERHART JE, BYRD-HILT DD, et al. Prevalence of neutropenia in the U. S. population: age, sex, smoking status, and ethnic differences [J]. Ann Intern Med, 2007, 146 (7): 486-492.

［6］ MUSSINI E, HUTTON JJ, UDENFRIEND S. Collagen proline hydroxylase in wound healing, granuloma formation, scurvy, and growth [J]. Science, 1967, 157 (3791): 927-929.

第八章
老年代谢功能及电解质改变

衰老或生物老化是大多数复杂生命形式的一种特征,伴随着持续性的生理功能减退,因此,衰老是一种正常的生理现象而非病理过程。然而,衰老是许多常见疾病的重要的危险因素之一,如高血压、糖尿病、肿瘤等。

衰老和代谢密切相关,不可分割。许多与年龄相关的身体组成的变化,包括中枢性的肥胖和骨骼肌的减少等都是衰老的基本过程,而代谢的失调,也成了衰老的原因之一。据统计,随着年龄的增加,70 岁老年人的肝肾功能只有 30 岁时的 50%~60%;70~80 岁老年人的骨量,女性降低 30%、男性降低 15%;80 岁时,神经的传导速度降低 20%~30%,最大耗氧量降低 40%;65~75 岁的老年人中有 40% 出现糖耐量降低,而在 80 岁老年人中,这个数字增加到了 50%。代谢的改变导致体内内环境的变化,从而影响电解质的平衡。

功能储备是机体应对生理和病理应激时对抗改变的代偿能力,充足的功能储备能够让机体在应对增加的生理需求时仍然维持内环境的稳定,而当功能储备下降时,机体对应激时维持内环境稳定的能力就会有所降低,这样的结果通常来源于一些机体共存的疾病。值得注意的是,衰老的影响和功能储备在不同个体间存在很大的差异,甚至在同一个体的不同器官之间都在某些程度上存在差异。因此,在照顾老年患者时,个体各器官功能的差异和个体之间的差异都值得注意。

复杂的老年综合征是由储备的下降和生理系统内的功能变化的组合导致的整体脆弱性的增加,通常也被称为衰弱综合征。众所周知,生物调节过程存在与年龄相关的变化,而在应激条件下常是导致无法维持稳态的原因之一。这些现象在功能储备下降的机体中表现得更加明显,尤其是对于伴有衰弱综合征的个体来说,容易导致健康状况的断崖式下降。

本章将主要介绍老年人代谢功能的变化、电解质的改变及其对老年患者围手术期管理的影响。

第一节　老年人代谢功能

一、老年人的生理代谢特点

(一) 代谢功能降低

基础代谢率(basal metabolic rate,BMR)是指在自然温度环境中,人体在非活动的状态下(包括消化系统,即禁食 2 小时以上),维持生命所需消耗的最低能量。基础代谢率会随着年龄的增加或体重的减轻而降低,而随着肌肉的增加而增加。

与中年人相比,老年人的 BMR 降低 15%~20%,这与机体的合成代谢降低、分解代谢增高有关,也与瘦体组织(lean body mass,LBM)绝对重量的降低有关。有学者认为,脂肪组织的比例和分布的变化可能也是老年人基础代谢率降低的一个原因。然而,代谢功能的降低在性别上是否存在差异目前还没有明确的结论。

降低的 BMR 在许多年龄相关慢性疾病的发病机制中起着重要的作用。研究发现,BMR 是全因死亡率的独立风险因素,基础代谢率较高的老年患者其死亡率较低,而降低的 BMR 与绝经后女性肌肉减少症发生率的增加密切相关。

(二) 人体成分改变

1. 细胞数量减少　老年人随着年龄的增加,构成身体主要成分的细胞数量逐渐降低,如结缔组织、胶原组织(如皮肤和骨骼中的胶原组织)、免疫细胞、载体及其他蛋白质。其中,肌肉组织的重量减少而出现肌肉萎缩是最明显的改变。这种体细胞的全面减少导致储备的减少,导致无法满足疾病状态下对机体的要求。

2. 总体水减少　水是人体不可缺少的重要组成部分,机体的代谢离不开水的参与。

人体的水分存在于细胞内液(intracellular fluid,ICF)和细胞外液(extracellular fluid,ECF)中。正常成年男性和女性细胞外液占体重的 20%,男性细胞内液约占体重的 40%,绝大部分存在于骨骼肌中,女性的细胞内液约占体重的 35%。

人体衰老的过程是一个失水的过程,包括水分生成的减少和丢失的增加。由于 BMR 的降低,新陈代谢缓慢,导致体内水分的生成减少。水分的丢失主要为细胞内液的减少,而细胞外液则保持恒定。女性总体液(total body fluid,TBF)从 30 岁到 80 岁减少 17%,男性则减少 11%,这种随年龄的变化主要是与瘦体组织(其 73% 为水分)的减少、脂肪含量的增加有关。同时,由于水分的体外排泄增多,如汗液、尿液、排便的增加,以及由于老年人对口渴的反应迟钝而不能及时补水等都导致了水分的丢失增加。

3. 瘦体组织减少　瘦体组织的减少主要包括骨骼肌质量减少和身体器官如肝脏等体积的减少。由于瘦体组织是能量需求的主要决定因素,其减少直接导致了代谢的改变。

4. 骨组织减少　骨组织矿物质减少,尤其是钙减少,出现骨密度降低。正常人 30~35 岁时骨密度达到峰值,随后逐渐下降,至 70 岁时可降低 20%~30%。同时,由于瘦体组织的减少,肌肉力量下降,导致老年人骨折的发生率增加。

5. 脂肪组织增加　人体的衰老和体重的增加密切相关,研究发现,在 40~66 岁之间,男性和女性的体重以平均每年 0.3~0.5kg 的速度增加,然后保持稳定,甚至持续增加到 70 岁。尽管有少部分研究发现 60 岁以后的老年男性和女性的体重略有下降,但其发生率不超过 0.3%。体重的增加与脂肪含量的增加和瘦体组织的减少有关。

(三) 器官功能改变

1. 胃肠道功能改变　有关胃肠道功能与年龄之间的关系的研究非常多,大多数认为随着年龄的增加,消化液及消化酶分泌减少,致使食物的消化和吸收受影响。胃肠道扩张能力减弱,肠蠕动及排空速度减慢。牙齿脱落,影响食物的咀嚼和消化。此外,小肠细菌的过度生长,结肠益生菌减少是造成老年人吸收不良和营养不良的重要原因。

在所有常见的营养素中,与年龄相关的脂肪消化能力下降是最常见的,这可能与胰腺功能下降、胆汁酸的生产、运输和分泌能力的下降有关。目前的研究认为,对于健康老年人来说,胃肠道功能本身并没有明显的改变,消化系统的一系列改变可能是由于能量需求的减少,导致机体供能需求降低,从而引起胃肠道功能的降低。

2. 免疫功能改变　随着年龄的增长,脂肪组织的增加会产生促炎 B 细胞亚群水平的增加,从而导致局部和全身炎症的增加,老年人对多种免疫性疾病的易感性增加,保护性抗体的减少,也导致自身免疫抗体水平的增加。

多项研究发现,在老年人群中,幼稚 B 细胞和 T 细胞的数量和比例较年轻人少,记忆细胞的含量较多,因此对于曾经发生过的免疫反应,老年人群的自身免疫反应性较高,而对未发生过的免疫反应,其反应性较差。有研究结果表明,自噬在防御、重塑和代谢机制中起着核心作用,然而,它随着年龄的增长而减少,并可能导致在老年人中观察到的一些功能免疫缺陷。

性别差异对免疫功能的影响及其在衰老过程中起到的作用不容忽视,但它们对人类寿命的确切贡献尚未确定。研究发现,先天免疫和适应性免疫中的性别差异决定了机体对感染和其他调节健康和疾病的环境因素的反应性不同,雌激素受体在大脑、淋巴组织细胞和许多免疫细胞中表达,而雄激素受体的表达有限。遗传、表观遗传因子和 X 染色体相关的免疫功能基因在增强女性的适应性免疫中起着重要作用,从而导致比男性产生更高水平的抗体,这种差异使得女性在年轻时可以通过增强的免疫反应保护她们免受感染,但在衰老过程中却可能会导致更多的病理反应。考虑到免疫中的性别差异,在相应的免疫治疗中,还需要更多性别相关的考虑。

3. 感觉器官改变 皮肤的变化是人体老化的最早表现之一,其主要表现为皮肤松弛而缺乏弹性,腺体分泌减少造成皮肤表面粗糙、干燥并缺乏光泽,色素沉着进而出现老年斑,血管壁增厚、管腔狭窄,使血液循环受到影响皮肤缺乏营养、再生缓慢,从而防御功能减退。

随着年龄的增加,老年人晶状体调节和聚焦功能减退,交替看远、近物时不能进行快速调节,不易看清近物,俗称"老花眼"。由于类脂质沉积,角膜边缘呈灰白色环状。眼底血管硬化,使视野缩小。眼内结构的变化,使青光眼、白内障等老年性疾病较为多见。

老年人听神经功能减退,对声音方向的辨别能力以及声音由耳到脑的传导能力下降,听力逐渐减退,出现老年性耳聋。

随着味蕾的萎缩、数量减少和功能退化,唾液分泌减少,使得老年人味觉敏感性下降。

随着年龄的增加嗅神经萎缩、数量减少,使老年人分辨气味的能力下降,表现为嗅觉迟钝。

4. 其他 老年人心肺功能降低,心率减慢,心输出量减少,血管弹性降低,肺通气量减小。脑功能、肾功能及肝代谢能力也随年龄增加而有不同程度的下降。这些都不同程度地影响到营养物质的代谢。

二、老年人的营养改变和能量需求

(一) 营养改变

1. 蛋白质代谢 机体蛋白质的合成与分解总是处在一个平衡状态,其中任一过程都能受到衰老的影响。老年人随着年龄的增长,对氨基酸和蛋白质摄入刺激的敏感性降低,蛋白量有所减少,脂肪含量增加。总蛋白合成在老年人中通常处于正常水平,但骨骼肌的蛋白合成则明显降低。其原因可能在于蛋白质摄入的减少,耐力运动减少对蛋白质生成的刺激减少,以及老年人对胰岛素的抗蛋白水解作用的敏感性降低,从而对高胰岛素血症对身体蛋白损失的抑制作用反应较差。此外,老年人的肌力强度也有所降低。这即为老年人肌肉减少症,简称"肌少症",即增龄导致的骨骼肌体积下降,合并有肌力下降和 / 或功能受损。年龄相关的骨骼肌变化与进行日常生活相关的体育活动的能力下降以及跌倒和骨折的风险增加有关,从而降低生活质量,并最终增加死亡风险。

2. 脂质代谢 脂肪含量的增加是老年人身体成分改变的最主要表现之一。体脂包括储存在脂肪组织中的甘油三酯以及血液循环中的各类脂蛋白、胆固醇、磷脂和游离脂肪酸(free fat acid,FFA)。随着年龄的增加,脂质储存游离脂肪酸的能力下降,FFA 从脂肪细胞中的释放和 / 或代谢活跃组织氧化 FFA 的能力发生的任何改变,均会引起年龄相关的体脂含量增加。肌肉中的脂肪浸润是肌肉减少症和衰老的标志之一,肌肉细胞内脂质的积累导致了肌肉胰岛素抵抗和神经酰胺的积累。老年人伴随骨骼肌含量下降,体脂含量明显增加,容易出现"肌少症性肥胖"。有研究发现,脂肪酸延长酶 2(*elovl2*)基因的表观遗传改变与年龄预测高度相关,能够调节脂质代谢促进衰老。elovl2 功能受损会干扰脂质合成,导致内质网应激增加,线粒体功能障碍,导致细胞和生理水平上的关键衰老表型的表达。

3. 碳水化合物代谢 碳水化合物代谢的降低是衰老的标志之一。虽然大量证据显示葡萄糖耐量降低与增龄相关,但对这是否是衰老的结局,还是与年龄相关的其他因素(如血压、体力活动、体成分改变以及膳食因素等)影响的结果,目前还存在很多争议。老年人胰腺萎缩,胰岛素分泌量下降,同时体细胞对于胰岛素的敏感性下降、胰岛素抵抗发生率升高,碳水化合物代谢受到影响,表现为糖耐量异常甚至糖尿病。

(二) 能量需求

1. 能量 老年人的能量需求主要用于维持生命基础代谢和身体活动两个方面。随着年龄的增长,基础代谢率下降,体力活动减少,能量需求相应降低。当出现创伤、手术、感染等应激状态时,能量需求则会相应增加。

健康老年人的能量需求按年龄及体力活动分层如表 8-1 所示。

表 8-1　健康老年人能量摄入推荐量

年龄 / 岁	体力活动状态	能量 /kJ	
		男	女
60~69	轻体力活动	7 980	7 560
	中等体力活动	9 240	8 400
70~79	轻体力活动	7 980	7 140
	中等体力活动	8 820	7 980
≥ 80	轻体力活动	7 980	7 140

疾病状态下,老年人能量摄取应在考虑基础代谢、体力活动的同时,结合不同疾病对代谢的影响进行调整。临床常用的能量计算方法为:

$$能量需求 = BEE \times 活动系数 \times 体温系数 \times 应激系数$$

基础能量消耗(basal energy expenditure,BEE)可以用 Harris-Benedict 公式计算:

$$男性 BEE=66.473+13.751\ 6W+5.003\ 3H-6.755A$$

$$女性 BEE=655.095\ 5+9.563\ 4W+1.849\ 6H-4.675\ 6A$$

其中 W 为体重(kg),H 为身高(cm),A 为年龄。

活动系数:卧床为 1.20,下床少量活动为 1.25,正常活动为 1.30。

体温系数:38℃为 1.10,39℃为 1.20,40℃为 1.30,41℃为 1.40。

应激系数:中等程度饥饿为 0.85~1.00,术后(无并发症)为 1.00~1.05,腹膜炎为 1.05~1.25,长骨骨折为 1.15~1.30,严重感染为 1.30~1.35。

对于手术后早期为危重症的患者,如果血流动力学稳定需要营养支持,短期内可采取"允许性低摄入法",即选择 63~84kJ/(kg·d),在提供机体基础能量需求的同时,减轻代谢负担,降低胰岛素抵抗。

对于健康老年人,如果能量供给低于 105kJ/(kg·d),有可能存在蛋白质、维生素及微量元素的摄入不足,需注意及时补充。

2. 蛋白质 老年人机体内蛋白质分解大于合成。因此,为维持氮平衡,老年人蛋白质的摄入量标准应不小于成年人。根据目前国内膳食指南、老年住院患者肠外肠内营养共识以及欧洲肠内肠外营养学会(European Society of Parenteral Enteralnutrition,ESPEN)的推荐,老年人的蛋白质摄入标准为 1.0~1.2g/(kg·d)。2014 年 ESPEN 的"老年人蛋白质摄入工作坊"在总结现有证据的基础上,对于老年人蛋白质供给提出了新的更为详细的标准,认为对于健康老年人,至少每天提供 1.0~1.2g/(kg·d)。在肝肾功能正常的情况下,对于合并急慢性疾病的老年患者,可达到 1.2~1.5g/(kg·d)。而对于患严重疾病和创伤的患者,可提供更高的蛋白质标准。在蛋白质的选择中,高生物效价的蛋白质应当占总供给量的50%,以提供生命过程中所需要的全部氨基酸。

3. 碳水化合物 碳水化合物是膳食能量的主体。膳食中缺乏碳水化合物可造成蛋白质的浪费和组织中蛋白质分解加速,甘油三酯分解、脂肪酸氧化增加,使酮体聚积。同时老年人的胰岛素受体数目和活性均降低,阻滞胰岛素敏感性下降。机体细胞总量减少,葡萄糖的氧化能力下降,糖耐量减低,表现为空腹血糖可能在正常范围内,但餐后血糖明显升高。因此,对于老年人应适当限制碳水化合物的摄入,一般2~4g/kg,提供所需的非蛋白质能量的50%~60%,同时密切监测血糖的变化。

膳食纤维作为碳水化合物的一种,包括可溶性和不可溶性两大类。合理应用有利于促进胃肠道的蠕动,改善肠道微环境,但过量提供可能会导致微量元素的吸收减少。因此推荐每日10~20g为宜。

4. 脂肪 老年人胆汁酸减少,脂肪酶活性下降,对脂肪的消化能力下降,故膳食脂肪的含量不宜过高。血脂代谢异常在老年人多见。中国居民营养与健康状况调查结果显示,膳食结构与血脂异常的患病危险密切相关。随着膳食脂肪供能比的增加,人群患高胆固醇血症、高低密度脂蛋白胆固醇(LDL-C)血症的风险增加,当脂肪供能比>35%时,高胆固醇血症患病风险增高82%,高LDL-C血症患病风险增高89%。

在关注摄入量的同时,应关注摄入的脂肪酸种类。主要是针对不同饱和度脂肪酸的选择。饱和脂肪酸可明显升高血脂,因此应用不饱和脂肪酸代替饱和脂肪酸有助于降低血甘油三酯和低密度脂蛋白。不饱和脂肪酸包括单不饱和脂肪酸(如油酸,来源于橄榄油)和多不饱和脂肪酸(包括亚油酸和亚麻酸,来源于大豆油和鱼油)。多不饱和脂肪酸中的ω-6脂肪酸作为花生四烯酸的代谢前体,对于存在炎症应激的老年人来讲,会使机体炎症反应增加,免疫应答过度或减弱,影响疾病的恢复。而ω-3脂肪酸(亚麻酸,二十碳五烯酸,二十二碳六烯酸)则具有调节炎症反应和免疫应答的作用,减轻应激对机体的损害。

综上,从膳食角度,老年人推荐膳食脂肪占总能量的20%~30%,其中饱和脂肪酸6%~8%,单不饱和脂肪酸10%,多不饱和脂肪酸8%~10%,ω-6/ω-3为4:1,胆固醇小于300mg。对于肠外营养患者,脂肪供能30%~40%,总量1.0~1.5/kg。对于应激状态下的老年患者,可在总热量限制的基础上,调高脂肪供能达到50%,即所谓的"双能源供能模式",以应对在应激状态下由高胰岛素血症及胰岛素抵抗带来的糖代谢异常及应激性高血糖。在应用脂肪的同时,应定期检测血脂,根据其水平调整入量。

5. 维生素及微量元素 老年人对维生素和微量元素的需求与年轻人相似,但老年人由于饮食结构和饮食习惯的改变、饮食量的下降、消化吸收能力的下降等,容易造成维生素和微量元素的缺乏。老年人常见维生素 B_1、维生素 B_6、维生素 B_{12}、维生素 C、维生素 D 及叶酸摄入不足。老年患者微量元素缺乏的临床表现有贫血、夜视障碍、葡萄糖耐量降低等。微量元素可单纯缺乏,也可因营养不良、吸收障碍、长时间肠外营养支持等所致,准确的实验室检查是确诊微量元素缺乏的基本方法。

三、老年患者常见营养不良疾病

(一) 蛋白质能量营养不良

蛋白质能量营养不良(protein-energy malnutrition,PEM)是因食物供应不足或疾病因素引起的一种营养缺乏病,临床上表现为消瘦(marasmus)和恶性营养不良综合征(Kwashiorkor 综合征),兼具能量缺乏型和蛋白质缺乏型营养不良的特点,在老年人中普遍存在,是影响老年患者临床结局的重要因素,与老年患者死亡率呈正相关,也是导致医疗费用增加的重要原因。

2012 年中华医学会肠外肠内营养学会老年营养支持学组进行的全国老年住院患者的营养调查显示,应用微营养评定简表(mininutritional assessment short form,MNA-SF)进行调查发现老年人营养不良风险为49.7%,已经发生营养不良的为14.67%。而正确接受营养干预的比例却不理想。

现有的研究发现，不同研究样本之间报道的关于老年人蛋白质能量营养不良的发生率差异很大，主要是由于所使用的定义和诊断标准不同。德国一家老年人联合行动营养不良知识中心研究发现，即使使用相同的诊断标准，不同地区得出的结果也不尽相同。由于生活环境、健康状况、认知情况、精神状况和社会状况的不同，老年患者的营养不良与儿童相比更加隐蔽，因此定期利用各种方法对老年人进行正确及时的营养状态评价并进行相应的干预至关重要。

（二）肌肉减少症

肌肉减少症（sarcopenia），简称肌少症，是指与衰老相关的骨骼肌质量的损失，它会导致肌肉功能和力量的退化，导致住院费用和住院时间的增加。肌肉减少症的病理生理学非常复杂，目前还未被完全阐明，其可能的原因包括：①年龄因素：增龄导致的骨骼肌纤维失神经支配并凋亡减少及骨骼肌纤维萎缩；②营养因素：由于能量摄入不足，糖异生增强，大量骨骼肌蛋白被降解，产生严重的负氮平衡；③不良的生活习惯导致体力活动减少，肌肉失用性改变；④系统性因素包括激素水平改变、慢性炎症、胰岛素抵抗等；⑤其他：微量营养素摄入不足，其中以维生素 D 缺乏最为突出。

由于研究方法、定义及地区的不同，肌肉减少症的发生率在不同地区之间存在很大的差异。一项在巴西高龄家庭中进行的横断面研究报告肌肉减少症的患病率为 39.2%，而在巴西南部农村社区老年妇女（年龄 ≥ 60 岁）中进行的横断面研究发现，其患病率仅为 18.8%。一项关于我国社区老年人的研究发现肌肉减少症发生率为 10.29%，而可能的肌肉减少症发生率为 11.11%。

运动和营养疗法已被证明对肌肉减少症有效，一些药物也可以缓解由于肌肉减少症引起的肌肉质量和功能的下降。但是目前还没有针对肌肉减少症的具体药物治疗方法。

因此，有专家提出"营养不良 - 肌少症综合征"的诊断，以引起社区及临床工作者对疾病的重视及处理。另外，部分老年人饮食结构及运动能力的改变，膳食中热量摄入增加，运动减少，在肌肉含量下降的同时，机体脂肪含量上升，表现为体重增加乃至超重，出现所谓的"肌少症性肥胖"。由于并没有典型的消瘦表现，这对于社区及临床工作者极具迷惑性，而实际上，这类患者已经存在肌肉蛋白质的消耗，同时具有肥胖带来的潜在风险，应当引起关注。

（三）恶病质

恶病质，也称恶液质，是多种因素导致的一类临床综合征，以进行性的骨骼肌消耗为特征，伴或不伴有脂肪组织的消耗。表现为极度消瘦，皮包骨头，形如骷髅，贫血，无力，完全卧床，生活不能自理，极度痛苦，全身衰竭等综合征。多由癌症和其他严重慢性病引起。此症的发生多系机体处于严重的功能失调状态。

在严重蛋白质能量营养不良的老年人中，特别是合并有一些严重消耗性疾病如恶性肿瘤、充血性心力衰竭、终末期肾病等的患者，常常出现恶病质的表现。目前认为恶病质主要与炎症、胰岛素抵抗、厌食及增加的肌肉蛋白降解有关。其复杂的病理生理改变使得营养支持并不能完全逆转这个过程，通过增加营养摄入一定程度上可以延缓这一进程。但往往只是暂时维持脂肪储备，不能有效地保存机体瘦组织，对生存时间的延长并无作用。

四、老年人肝脏功能改变

肝脏是身体内以代谢功能为主的器官，起着分泌胆汁，去氧化、储存肝糖、分泌性蛋白质的合成等作用，还有解毒、造血和凝血的功能。

衰老会影响肝脏的结构，从而影响肝脏功能。在人类的生命周期中，肝脏的体积大约会减少 20%~40%。30 岁以后，心输出量随着年龄的增加每年将减少大于 1%，导致 90 岁时肝血流量将平行下降约 60%。内脏血流量的减少是一个与年龄相关的自然过程。50 岁时，肝脏的大小占体重的 2.5%，至 90 岁时则仅占 1.6%。尽管整体器官质量下降，但在 20~90 岁之间，单个肝细胞的体积不受影响。肝脏体积的减少对老年患者是否有什么临床意义目前还不清楚。有部分研究显示,肝脏体积的减小与药物清除率减低相关,但部分研究认为这之间并无联系,可能有其他影响因子影响了老年患者的药物清除率。在肝功能试验或其他常规肝脏临床试验中,没有发现与衰老相关的显著变化,这表明老年人的整体肝脏药物代谢能力能够相对良好地保存到至少 80 岁。

肝脏相关的药物代谢包括两个阶段。第一阶段反应通常通过氧化、还原和水解过程使功能活性药物失活为非活性代谢物,这一代谢阶段负责在一些酶类系统中产生极性代谢产物,如细胞色素 P450 系统。这一过程主要作用是增加药物极性,从而增加其水溶性。有人担心,老年人的第一阶段代谢效率可能会降低,导致依赖于这一代谢阶段的药物的半衰期延长。对于那些依赖于第一阶段代谢的药物,药物清除率的减少程度也存在差异,这可能导致清除率减少高达 30%~50%。比如,利多卡因和咪达唑仑在第一阶段的肝脏清除率就有所降低。与年轻人相比,老年患者的细胞色素 P450 系统总的酶活性降低了 30%~50%。虽然可用的酶数量较少,但老年人代谢清除减少的原因还是被认为是由于肝内的变化,而非酶功能的降低。

肝脏代谢的第二阶段负责将第一阶段代谢的产物转化为更具水溶性的产物,包括通过葡糖醛酸化、甲基化、磺化和酰化过程添加极性基团的偶联,从而促进药物的排泄。第二阶段的代谢几乎不受年龄增加的影响,但是在诊断为衰弱综合征的老年患者中,肝脏的结合能力可能会降低。

总的来说,大多数老年患者药物代谢和清除率改变是由于肝血流、肝脏体积的改变,而不是由于年龄相关的肝脏酶活性降低。肝血流量的减少通过降低高肝提取比药物的首过代谢和降低肝代谢药物的清除率来影响代谢。对提取率高的药物来说影响最大,因为它们的血浆浓度会随着清除率的降低而增加。首过代谢的减少也可能通过降低可用药物的血浆浓度(如曲马多和可待因)来影响药物的激活,从而导致药效降低或起效延迟。

五、老年人代谢改变对药代动力学和药效动力学的影响

理解年龄相关生理改变对药代动力学和药效动力学的影响在老年病人的麻醉管理中是非常重要的。年龄本身并不是围手术期不良预后的独立预测因子,而共存疾病的状态往往与不良预后的发生密切相关。年龄相关的代谢变化对麻醉药物的药代动力学和药效动力学有直接的影响。这些改变与器官特异性的解剖改变以及功能的下降密切相关。

(一)药代动力学

药代动力学是药物吸收、分布、代谢和排泄的过程。药物的吸收取决于药物进入人体的路径,年龄相关的改变影响了药物的吸收。例如,口服药物可能会受到胃酸含量减少、蠕动减弱和胃排空延迟的影响,以及心排血量减少所致流向胃组织的血流量减少的影响。尽管这些变化在老年患者中十分常见,但对于临床上老年患者口服给药剂量调整的影响很小。

由于身体成分的改变,药物在体内各组织的分布也发生了改变。总的来说,瘦体重和全身水含量的损失减少了亲水性药物的分布容积。相反的,由于老年患者脂肪含量的增加,亲脂性药物的分布容积也相应增加。全身脂肪总量的增加有利于亲脂性药物的沉积,主要影响血浆浓度下降的终末半衰期。该现象在地西泮这种高度亲脂性的苯二氮䓬类药物中就非常明显,地西泮的血浆终末半衰期在年轻人中大约为 20 小时,而在 80 岁以上老年人群中则高达 90 小时。由于药物清除率和血浆结合率没有改变,地西泮的血浆浓度在年轻人和老年人中并无明显差异,但是,老年患者分布容积的增加导致了药物终末半衰期的增加,从而增强了药物的作用。通过查找芬太尼等其他药物的研究发现,不同的研究得出的数据有一定的差异,可能与研究涉及的老年人群个体间身体组成成分和其他指标的不同相关。

分布容积的改变也与机体总蛋白质含量的降低和瘦体重的减少相关,也就是先前所提到过的肌肉减

少症。人体在 50 岁以后每年会损失 0.5%~1% 的肌肉,但是目前还没有一个明确的值用于肌肉减少症的诊断。肌肉质量的减少是导致临床虚弱的主要年龄相关因素。

蛋白质相关的血浆转运机制也降低了。尽管存在年龄相关的蛋白质运输机制改变,相应的临床影响并不大,并且许多问题仍然是理论上的,没有实际的依据。血清白蛋白是血浆中酸性药物的主要转运载体,随着年龄的增加,白蛋白的产量降低 10%~20%。白蛋白水平降低,蛋白结合的药物浓度则降低,导致未结合药物浓度增高,药物活性增加,从而增加了药物中毒的风险。α_1 酸性糖蛋白负责在血浆中运输药物,其数量在老年人中基本不变或仅有轻微的增加,而这种增加与年龄相关的炎性疾病发生率增加有关。血浆中胆碱酯酶生成的减少理论上可能导致琥珀酰胆碱作用的延长,尤其在老年人中更为明显。但是目前没有证据表明以上改变的发现对临床决策和管理有所影响。药代动力学还受到与年龄相关的肝代谢和肾脏清除率下降的进一步影响。

(二)药效动力学

药效动力学是指药物在靶器官受体上的药理作用,通常是根据效力、疗效、疗效范围图的斜率和浓度的变化来衡量的。衰老是药效动力学改变的独立影响因素,衰老对药效动力学的影响已经在受体水平和减少的功能研究中被观察到。如,由于受体的表达随着年龄的增加而减少,老年人对 β 受体抑制剂的反应能力减弱。又如,与年轻患者相比,老年患者对丙泊酚的反应性增高可能与丙泊酚在血液中的浓度波动程度增加有关。因此,由于药代动力学和药效动力学改变,老年人麻醉药物的用量应该适当减少。

除了与年龄相关或并发症相关的变化导致药物生理学的改变外,多种药物的治疗还可以通过药物之间的相互作用、药物代谢酶的抑制或诱导影响药物代谢。尽管药物间的相互作用在医学上是一个普遍关注的问题,在老年人群中仍需要特别关注这一问题。

第二节　老年人电解质改变

机体内正常的电解质含量是维持机体正常代谢、内环境稳定和各器官功能正常进行的基本保证。随着年龄的增加以及疾病的发生,体内水、电解质和酸碱平衡容易出现失调,如何调节老年患者水、电解质和酸碱平衡失调是围手术期的重要关注点。

体液的主要成分是水和电解质,其含量与年龄、性别和胖瘦相关。肌肉组织含水量较多(75%~80%),而脂肪细胞则不含水分。正常成年男性的体液量约为体重的 60%,而成年女性的体液量约占体重的 50%,两者均有 ±15% 的变化幅度。随着年龄的增加,体液含量逐渐减低。当年龄超过 60 岁时,男性和女性的体液量分别降至 54% 和 46%。

一、老年人水钠代谢改变

随着年龄的增长,各种激素和肾脏发生变化,影响了水在人体内的稳态。在老年人群中,口渴感的减弱可能引发脱水和高渗,而患有痴呆症的老年人特别容易出现电解质和体内水稳态的异常,因此老年人水钠代谢应该引起重视。

(一)脱水

脱水以全身水分总量下降为特征。当伴随的盐分流失时,表现为低渗性脱水,如果仅有水分流失,则表现为高渗性脱水。高渗与死亡率和严重的短期和长期神经系统后遗症有关。大约有 17% 因脱水而住院的老年人在 30 天内死亡。研究发现,老年人的日饮水量远远不能达到推荐的标准。

口渴是身体对体液不足的防御机制之一。在正常人中,当血浆渗透压上升到大于292mOsm/kg时,口渴通常会变得明显。口渴的渗透阈值比升压素释放高5mOsm/kg ~10mOsm/kg,口渴后饮水对血浆渗透压变化的反应明显快于血管升压素的释放。67~75岁的健康老年人在暴露于缺水环境中时,其口渴意识减弱,随后血浆渗透压上升到296mOsm/kg,可见老年人对口渴反应的渗透压值明显要高于年轻人。

导致老年人口渴反应降低的原因有很多,包括颅内血管病变、肉芽肿性疾病、肿瘤、中毒和脑积水等。精神和身体残疾以及累积性脑损伤(如痴呆、脑卒中、失明)的存在可能会进一步限制老年患者摄入足够液体的能力。

老年人摄入的许多药物都会影响水平衡。例如,非甾体抗炎药物通常会导致水钠潴留。大约25%65岁及以上的患者服用利尿剂,噻嗪类和祥利尿剂可促进钠的流失,损害肾脏的稀释能力。锂、去氯环素和失钾利尿剂会损害肾脏的浓缩能力。精神药物(抗抑郁药物包括选择性5-羟色胺再摄取抑制剂、吩噻嗪类)、抗肿瘤药物(长春新碱、环磷酰胺)、卡马西平、氯丙酰胺、氯贝特等药物都会引起抗利尿激素分泌异常从而引发一系列综合征。

(二)低钠血症

当血清钠低于135mmol/L时称为低钠血症。低钠血症是临床上最常见的电解质紊乱,全身水分的单独变化可导致血清钠离子的显著变化。多数研究发现,老年患者低钠血症的发生率高于11%。低钠血症的危险因素包括自由水摄入量增加、水排泄能力下降和钠的耗竭。口服补液和静脉低渗液体经常导致游离水摄入量增加,老年人排泄能力下降的原因包括与年龄相关的肾稀释能力下降和抗利尿激素增加。

老年人的低钠血症与神经认知能力下降、步态不稳定、跌倒、骨质疏松症相关,与骨折发生率、再入院率、长期护理和死亡率增加相关。

低钠血症可由多种病因引起,通常可分为正常血容量型、低血容量型和高血容量型。低血容量性低钠血症可由控制不良或未确诊的糖尿病、肾上腺功能不全、脑钠消耗、肾钠消耗(钠损失性肾病、髓质囊性肾病)、腹泻、呕吐和使用利尿剂引起。在继发性肾上腺功能不全中,皮质醇缺乏导致抗利尿激素抑制缺乏,随后游离水排泄受损;而在原发性肾上腺功能不全中,醛固酮缺乏导致钠盐丢失增加。高血容量性低钠血症可见于充血性心力衰竭、肝硬化、肾功能损害、运动时摄入过量水等。

老年患者低钠血症的治疗应根据其严重程度和低钠血症的潜在病因进行针对性的治疗。静脉注射0.9%生理盐水通常是最常用的治疗方法。当低钠血症症状严重和/或血清钠离子浓度<120mmol/L时,可使用高渗3%生理盐水。初始静脉滴注100~150mL的高渗3%盐水超过10~20分钟,通常血清钠的升高不超过3~4mmol/L。建议在前24小时内,血清钠上升4~8mmol/L,不超过10mmol/L。

(三)高钠血症

当血清钠高于150mmol/L时,称为高钠血症。主要由于水分的流失快于钠离子的流失,常见于老年认知功能障碍患者,其不能感知口渴而无法及时补充水分。近期一项观察性、前瞻性、病例对照的研究,对33例老年高钠血症患者(入院,血清钠>150mmol/L;年龄,>70岁)和34例正常血钠水平老年患者的研究发现,高钠血症患者出院后30天内死亡率为58%。

高钠血症的危险因素可分为失水量增加(通常为>10%)和水摄入量减少两类。水分流失增加的病因包括:渗透性利尿(利尿剂导致的游离水分流失、糖尿病)、失代偿性尿崩症、年龄相关的对渗透压升高的敏感性降低受损、血管升压素抵抗(年龄相关的和获得性的,如药物等)、肾小管疾病、渗透性腹泻、过度出汗或呼吸急促导致的体液流失。饮水量减少的原因包括老年人的口渴感知受损和认知能力受损,以及因身体障碍而无法获得液体的补充。而老年高钠血症患者在血清钠浓度大于160mmol/L之前很少出现明显的症状,因而容易错失及时治疗的机会。

老年患者高钠血症最常见的临床表现为神经系统症状,如意识混乱和昏迷。常用低渗盐水静脉注射和口服补液进行治疗。

对于明显缺水的老年患者,可以应用以下公式计算进行补液:

$$补液量(L) = 血清钠/140 \times 体重(kg) \times 0.5 - 体重(kg) \times 0.5$$

二、老年人钙代谢改变

机体钙的绝大部分(99%)储存于骨骼中,细胞外液钙离子含量仅为总钙量的0.1%。血钙浓度为2.25~2.75mmol/L,相对恒定。其中的45%为离子化钙,它有维持神经肌肉稳定的作用。

老年患者是发生营养不良、维生素D缺乏和骨质疏松的高风险人群。有研究发现,老年患者容易发生维生素D缺乏,从而导致骨折发生率增加,增加了老年人围手术期的死亡风险。有研究发现。一例69岁男性患者由于甲状旁腺腺瘤引发的高钙血症导致了严重的抑郁症;一例90岁的男性病人由于支气管癌引起的严重高钙血症引发了情感混乱表现;一例79岁女性患者因克罗恩病引起的吸收不良综合征,导致了严重低钙血症和低镁血症,出现了混合抑郁和焦虑综合征。因此,该研究者认为老年人钙代谢异常可能与精神问题有关。

三、老年人钾代谢改变

钾是机体重要的矿物质之一。体内钾总含量的98%存在于细胞内,是细胞内最主要的电解质;细胞外液的钾含量仅是总量的2%,但却承担了十分重要的生理功能。正常血钾浓度为3.5mmol/L~5.5mmol/L。钾的生理功能包括:参与、维持细胞的正常代谢,维持细胞内液的渗透压和酸碱平衡,维持神经肌肉组织的兴奋性,以及维持心肌正常功能等。

在没有急性疾病的情况下,血清钾值代表了膳食钾摄入量和肾脏排泄之间的平衡。健康老年人的钾代谢与普通成年人相比并没有明显的改变,但由于老年人更容易存在蛋白质营养不良以及更多的合并症(如高血压、慢性肾脏病等),使得老年患者的钾代谢异常更为常见,增加了老年患者围手术期的死亡率。

Lindner等通过对急诊科就诊患者电解质水平变化的研究发现,与16~21岁人群相比,>80岁的患者其高钾血症的发生率从0.8%上升至了10.4%,通过回归分析得出,年龄>60岁是高钾血症的预测因素,与是否使用利尿剂无关。也有研究认为,利尿剂的滥用是导致老年人低钾血症高发的原因,由于老年患者多合并高血压、肾功能不全,心衰的发生率也更高,利尿剂的使用十分普遍,不合适的利尿剂使用使得老年患者低钾血症的发生率高达8%,低钾血症的高发不仅可导致心律失常和相关性猝死的增加,还可导致肌无力。

有研究发现,对于营养不良和由营养不良产生的虚弱的老年患者,可以使用营养干预来预防,但该预防方法可能导致严重的甚至危及生命的代谢改变,称为再喂养综合征(refeeding syndrome,RFS)。RFS的特征之一——电解质转移严重,其中就包括低钾血症。例如,Jean等发现,在老年高血压患者人群中,钾代谢的异常——包括高钾血症和低钾血症——均能增加心源性猝死的发生率。而抗高血压药物的应用也能进一步引起钾代谢的异常。围手术期常用的非甾体抗炎药物也能导致高钾血症的发生率增加,增加了急性肾脏不良事件的发生率。

四、老年人镁代谢改变

机体内约半数的镁存在于骨骼内,其余几乎都在细胞内,细胞外液中仅含有1%。镁对神经活动的控制、神经肌肉兴奋性的传递、肌肉收缩及心脏激动性等方面具有重要的作用。正常的血镁浓度为0.7~1.1mmol/L。

饥饿、吸收障碍综合征、长时期的胃肠道消化液丧失(如肠瘘),以及长期的静脉输液中不含镁是导致镁缺乏的主要原因,而体内镁过多则主要发生在肾功能不全时。

　　临床上,由于儿茶酚胺的使用、肠道损失、多种药物的叠加和血清浓度测量的不可靠性导致了至今还没有一个很好的对老年患者镁缺乏的定义标准。Lo Piano 等认为镁的测量应该综合血清镁浓度、尿排泄和饮食摄入量 3 个方面的共同评估,该研究发现镁在维持老年患者骨骼健康、适当的糖代谢补偿、正确的心脏和血管功能以及可能的生理心理 - 认知特征方面有决定性的作用,因此对于老年人来说,确保体内镁含量正常是非常有必要的,预防老年患者低镁血症的最佳方法是适当的饮食(更多的纤维和复杂的碳水化合物,更多的植物蛋白,更少的糖和脂肪),以确保足够的供应。而对于单靠饮食疗法无法保证镁浓度的老年患者需要在完善的肾功能评估后进行进一步的治疗。

(舒海华　庞琼妮)

参考文献

[1] 于普林, 郑松柏, 董碧蓉. 老年医学 [M]. 北京: 人民卫生出版社, 2017.

[2] HAN FY, HU F, WANG T, et al. Association between basal metabolic rate and all-cause mortality in a prospective cohort of southern chinese adults [J]. Front Physiol, 2021, 12: 790347.

[3] MAGHBOOLI Z, MOZAFFARI S, DEHHAGHI Y, et al. The lower basal metabolic rate is associated with increased risk of osteosarcopenia in postmenopausal women [J]. BMC Women's Health, 2022, 22: 171.

[4] CARRERA-ROTLLAN J, ESTRADA-GARCIA L. Age-dependent changes and interrelations of number of cells and biochemical parameters (glucose, triglycerides, TBARS, calcium, phosphorus) in cultured human vein endothelial cells [J]. Mech Ageing Dev, 1998, 103 (1): 13-26.

[5] FRASCA D, BLOMBERG BB, FULDNER R, et al. "Aging and immunity" symposium: Meeting report [J]. Exp Gerontol, 2018, 105: 1-3.

[6] TANEJA V. Sexual dimorphism, aging and immunity [J]. Vitam Horm, 2021, 115: 367-399.

[7] LI X, WANG J, WANG LY, et al. Lipid metabolism dysfunction induced by age-dependent DNA methylation accelerates aging [J]. Signal transduction and targeted therapy, 2022, 7: 162.

[8] VOLKERT D, VISSER M, CORISH CA et al. Joint action malnutrition in the elderly (MaNuEL) knowledge hub: summary of project findings [J]. Eur Geriatr Med, 2020, 11: 169-177.

[9] WANG JZ, LIU CG, ZHANG L, et al. Prevalence and associated factors of possible sarcopenia and sarcopenia fndings from a Chinese community-dwelling old adults cross-sectional study [J]. BMC Geriatircs, 2022, 22: 592.

[10] LIM CC, ANG ATW, KADIR HBA. Shortcourse systemic and topical nonsteroidal antiinflammatory drugs: impact on adverse renal events in older adults with comorbid disease [J]. Drugs Aging, 2021, 38: 147-156.

第九章
老年体温调节功能改变

第一节　概　　述

老年患者的围手术期管理是最具挑战性的,由于老年人并存疾病多,且随着年龄的增长,他们的基础稳态功能如体温调节功能也逐渐出现障碍。与年轻患者相比,老年人最常见的围手术期体温管理问题——围手术期意外低体温(inadvertent perioperative hypothermia,IPH),又称围手术期低体温,更容易发生且更严重。麻醉药物会损害所有患者的体温调节功能,而体温调节防御不足是大多数患者发生 IPH 的主要原因。老年人体温过低主要是由于中枢性和传出性体温调节控制紊乱。长期以来,IPH 与药物代谢下降和术后寒战等并发症有关。即使是亚低温也可能增加失血量和输血需求、降低对手术伤口感染的抵抗力和延长住院时间。

第二节　正常体温调节

核心体温被认为是"生命体征"之一。主要的体温调节防御包括行为反应、出汗、毛细血管扩张、动静脉分流血管收缩、非寒战产热和寒战。每一种调节方式都可以通过其阈值、增益(强度随着核心温度的进一步偏离而增加)和最大反应强度来表征。第一次自主热反应(出汗)和第一次自主冷反应(血管收缩)之间的温度定义为阈值区间,这时的温度不会触发自主体温调节防御。

核心温度的精确控制由一个强大的体温调节系统维持,该系统包括传入信号、中枢调节和传出反应。传出反应可大致分为自主反应(如出汗和寒战)和行为反应(如关窗和添加衣服)。自主反应主要依赖于核心温度,并主要由下丘脑前部介导;相反,行为反应主要由皮肤温度决定,并由下丘脑后部控制。图 9-1 示人体的温度调节。

一、传入信号

温度信号来自遍布全身的温度感知细胞。冷觉感知与温觉感知细胞在结构与生理上互有区别。温觉感受器在温度升高时放电速率增快,而冷觉感受器在温度降低时放电速率增快。皮肤温觉受体在正常皮温时几乎不会去极化,仅在热应激时起重要作用。这些受体实际上似乎属于一类具有瞬时受体电位(transient receptor potential,TRP)的蛋白质受体。

寒冷信号主要由 Aδ 神经纤维传导,温觉信号主要由无髓鞘的 C 纤维传导,有时两者会发生重叠。C 纤维还可感知和传导痛觉,这就是酷热与锐痛常常混淆的原因。多数上行温度信号经过脊髓前部的脊髓丘脑束传递,但并无单独传递温觉的脊髓通路。因此,若要除去温度调节反应就必须破坏整个脊髓前部。

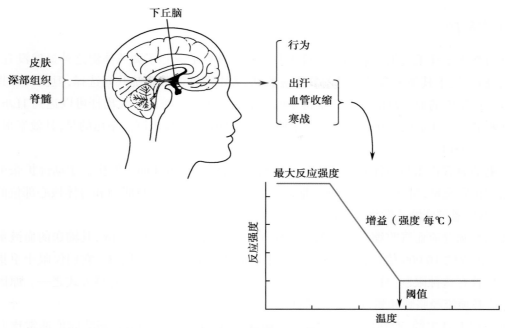

图 9-1 人体的温度调节

皮肤表面、深部组织、脊髓、大脑和下丘脑感知温度。热输入的整合发生在不同的水平，但下丘脑是哺乳动物最重要的控制器。最重要的传出自主神经反应是出汗、动静脉分流血管收缩和寒战。行为反应（任何意志反应）是迄今为止最强大的防御，但通常不适用于手术患者。每个反应的特征是其阈值（threshold，触发核心温度）、增益（gain，随着核心温度的进一步偏差，反应强度增加）和最大反应强度（maximum intensity）。

下丘脑、脑的其他部位、脊髓、胸腹深部组织以及体表皮肤，每个部分约占中枢调节系统温度传入总信号的 20%。

二、中枢控制

温度由中枢结构（主要是下丘脑）来调节，在进行每次温度调节反应时，它首先整合来自皮肤表面、神经轴和深部组织等温度传入信号，再与阈值温度进行比较。尽管由下丘脑整合，但大多数温度信号已在脊髓和中枢神经系统的其他部分进行过"预处理"。推测这一分层调控的发展可能源于温度调控系统的进化是对以前现存机制的补充，正如肌肉寒战是对维持体位和运动御寒的补充。某些温度调节反应可能在脊髓控制下就能单独完成。如脊髓高位横断伤的动物及人类的温度调节能力比预想的要好。

女性的出汗与血管收缩阈值均比男性高 0.3~0.5℃，即使在月经周期的卵泡期（生理周期的前 10 天）亦如此，而在黄体期差异更明显。然而，男性和女性对核心体温的调节精度相当，通常将核心体温保持在目标温度的零点几摄氏度以内。早产儿的温度调控中枢已经较完整，而老年人的温度调控可有不同程度的损害。

主要的自主热反应——出汗和主动血管扩张，在大约相同的温度下被触发，并似乎同步运作。相反，血管收缩是对冷的第一种自主反应。只有当血管收缩不足以维持特定环境下的核心温度时，才会产生非寒战产热或寒战。

当一个传出反应不足以在特定环境中维持核心温度时，其他传出反应就会被激活。同样，二级防御也会补偿那些反应不佳的人。例如，当动静脉分流血管收缩被血管扩张药物抑制时，核心体温过低会引起寒战。由于老年人的自主反应在某种程度上受到损害，行为反应在这一人群中可能更重要（这一理论还有待正式评估）。

三、传出反应

出汗是由终止于汗毛囊的节后胆碱能纤维介导的。这些毛囊除了调节体温之外显然没有其他用途。在这方面，它们不同于其他大多数温度调节效应器，后者由温度调节系统共同选择，但仍具有其他重要作用，例如，血压控制中的血管舒缩或姿势维持中的骨骼肌。未经训练的个人出汗可以达到 1L/h，运动员的出汗量是其两倍。出汗是机体在环境温度高于核心温度的唯一散热机制。幸运的是，其效率很高，每蒸发 1g 汗液可散热 2.43kJ。

主动性毛细血管扩张是由汗腺释放的一氧化氮介导，因此与出汗同步发生。主动性扩张可以极大地增加皮肤毛细血管流量，可高达 7.5L/min。据推测，这种扩张的目的是将肌肉和身体核心部位的热量输送到皮肤表面，然后通过汗液蒸发将热量散发到环境中。

主动性动静脉分流血管收缩是肾上腺素能介导。分流直径通常为 100μm，其输送的血液量是同等长度 10μm 毛细血管的 10 000 倍（层流增加为血管半径的四次方）。从解剖学看，它们仅限于手指、脚趾、鼻子和乳头。尽管有这种限制，分流血管收缩仍是最常用和重要的体温调节防御方式之一。原因是流经四肢的血液分流必须流经胳膊和腿，从而改变这些组织的热量。

寒战是一种不自主的、产热的强直性震颤。通常，它可使代谢率翻倍。寒战阈值通常比血管收缩阈值低 1℃，这表明它只在临界条件下被激活，并不是维持核心温度的首选方法，这可能是因为寒战是一种相对低效的反应。虽然寒战能有效地将代谢能转化为热量，但热量主要是在最大的肌肉所在的周围产生的。周围产生的热量损失到寒冷的环境中，会进一步加剧代谢需要的肌肉震颤和由此产生的血管扩张。

第三节　老年人体温调节功能受损

大量流行病学证据表明，老年人通常都有不同程度的体温调节功能受损。IPH 最可能发生在 3 种人群：①吸毒者，尤其是酗酒者；②遭受极端寒冷暴露（如冷水浸泡）的人；③老年人。在年轻、健康的个体中，通常长时间的低温暴露才能达到临床所需的低体温，但即使是轻度暴露，严重的低体温在酗酒者中则很常见。这些患者发生体温过低可能是由药物诱导的体温调节防御抑制所致。酒精在多大程度上损害自主防御仍存在争议，但至少明显损害了对寒冷暴露的适当行为反应。

老年人体温过低可以发生在中度寒冷的环境中，通常与药物使用无关。这一观察结果表明，老年人体温过低可能是由年龄引起的体温调节功能衰竭引起的。这一论点由 MacMillan 等学者提出，他在 1967 年证明意外低体温的老年受害者对寒冷挑战的反应异常。随后的研究表明，与年轻受试者相比，暴露在寒冷环境中会导致老年人更严重的低体温。动物实验发现，老年大鼠的耐寒能力也很差。

老年人体温过低可能是由于体温调节防御系统的激活或效力不足所致。与该理论一致，已知老年人体温调节控制的几个特征与年轻人不同。出汗阈值在 70 岁时保持正常，但是老年人的出汗率会降低。与年龄相关的出汗率下降似乎取决于整体健康状况。增益减少是由于每个被激活的腺体产生的汗液减少，而不是腺体数量减少。儿童出汗的效率也低于青少年。然而，其他研究未能确定与年龄相关的出汗差异。

老年人在冷暴露下的血管收缩减少。这是一个重要的临床观察，因为血管收缩是对冷暴露的主要自主反应。同样，老年人的寒战阈值也降低了。有趣的是，阈值异常降低在 80 岁以下的受试者中不明显,即使在 80 岁以下的人群中也只在一小部分人群中明显。这项研究中 15 例年龄<80 岁的患者(58±10 岁),在平均体温 36.1±0.6℃时发生寒战;相比之下,10 例年龄≥80 岁的患者(89±7 岁)在平均体温 35.2±0.8℃时发生寒战(P<0.001)。这 10 例 80 岁以上患者中有 7 例的寒战阈值低于 35.5℃,而所有较年轻的患者寒战阈值等于或超过 35.5℃。这些数据表明,年龄相关的体温调节损伤在 80 岁以下人群中并不常见;数据进一步表明,这种损伤与年龄非线性相关,而是不可预测地发生在一小部分老年人中。

总之,目前年龄与体温调节变化的研究少之又少,特别是缺少 80 岁以上人群的研究。使用现代方法来控制(或补偿)皮肤温度的变化的研究更少。大多数研究没有区分阈值的改变与增益或最大反应强度的降低。对老年人进行控制性生理评估在伦理和实践上的困难是显而易见的,而且这些困难在极有可能反应受损的高龄受试者中更为严重。尽管如此,由于人口老龄化使很大一部分老年人进入这个年龄段,显然需要更多地了解与年龄相关的体温调节抑制。

第四节　麻醉期间的体温调节

一、麻醉药的反应阈值

全身麻醉药和大多数镇静剂会轻微增加热反应的阈值,但也显著降低了冷反应的阈值,因此在普通麻醉药的经典推荐剂量下,阈值范围增加了 10~20 倍,约至 4℃。由于在这个范围内的温度不会触发自主的体温调节防御(根据定义),还因麻醉患者无法获得行为补偿,麻醉期间的体温调控失常是常见的。

丙泊酚、阿芬太尼和右美托咪定均可使出汗阈值呈轻度线性增加,血管收缩与寒战阈值则呈明显的线性递减。地氟烷和异氟烷也可使出汗阈值呈轻度线性增加,但冷觉反应阈值则呈非线性降低。因此,低浓度时,吸入麻醉药对血管收缩和寒战的抑制能力弱于丙泊酚;但在常规麻醉剂量时,会强于后者。所有这些情况(除外使用哌替啶和奈福泮),血管收缩和寒战阈值呈同步降低,从而维持两者正常差值约 1℃。

男性和女性出汗、血管收缩和寒战的核心温度阈值见图 9-2。出汗阈值增加的同时血管收缩阈值下降可使阈值范围扩大 20 倍,由正常的近 0.2℃增至约 2~4℃。在此范围内的温度不会引发保护性温度调节,确切地说,患者体温可在此温度范围内波动。

异氟烷、地氟烷、恩氟烷、氟烷以及合用氧化亚氮与芬太尼可使血管收缩阈值比正常(约 37℃)降低 2~4℃。但这种剂量依赖并非呈线性关系;即浓度升高与阈值降低不成比例。上述药物可同步降低寒战阈值,但仅轻微增加出汗阈值。

可乐定同步降低寒冷反应阈值,而轻度增加出汗阈值。氧化亚氮降低血管收缩与寒战阈值的作用弱于等效浓度的挥发性麻醉药。相反,咪达唑仑仅轻度损害温度调控系统。疼痛刺激轻度增加血管收缩阈值,因此,在局麻或区域麻醉防止手术疼痛的情况下血管收缩阈值也相应降低。

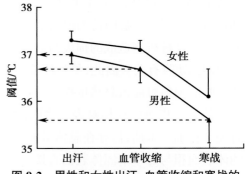

图 9-2　男性和女性出汗、血管收缩和寒战的核心温度阈值

在每次研究期间,使皮肤温度保持恒定在 =36.7℃。女性出汗和血管收缩阈值显著高于男性。在不同性别中,阈值范围(从出汗到血管收缩)为 =0.2℃。男性顶部和中间箭头之间的温度为阈值范围;同样,中间和下面箭头之间的温度表示血管收缩到寒战的范围。

二、麻醉药引起的老年人体温调节障碍

IPH 在老年人中更为常见且严重。IPH 的一个主要原因是麻醉引起的体温调节的抑制,观察研究结果表明,麻醉对老年人体温调节的损害比年轻患者更大。这一结论也得到了支持:老年外科患者的血管收缩阈值比年轻外科患者低约 1℃。

IPH 不仅在老年人中更为常见,而且术后持续时间更长。与年轻患者相比,它与较少的寒战有关,且寒战的强度较低。长时间的低体温而无寒战表明体温调节防御没有被激活,这与老年人围手术期血管收缩和寒战阈值降低一致。

另一个需要考虑的因素是麻醉药物的年龄依赖效应。老年人的肝肾功能往往下降,因此药物清除时间更长,血药浓度更高,同样的血药浓度对其影响更大。例如,挥发性麻醉药的最小肺泡浓度在老年人中降低了约 25%。同样,咪达唑仑的作用与年龄显著相关。因此,结合药代动力学和药效动力学增强,麻醉药物的作用可能会进一步损害老年人的体温调节。

三、热平衡

物理和生理因素都会导致围手术期体温升高。如果没有麻醉引起的体温调节控制抑制,低体温是不可能发生的,因为体温调节防御通常足以防止核心温度扰动,即使在凉爽的手术室环境中。然而,大多数麻醉药会显著增加体温波动范围,而不会触发体温调节防御。在这一阈值范围内,体温变化由患者与周围环境的物理交互作用决定。因此,较大的手术和较冷的房间与较低体温相关。然而,一旦触发,体温调节血管收缩通常可以防止进一步的低体温——无论手术的规模和时长。尽管热损失有多种模式,每种模式均由不同的(且大多是非线性的)方程描述,但患者的皮肤热损失是皮肤和环境温度差的一个大致线性函数。表征热传递的物理定律和方程对所有有生命和无生命的物质都是有效的,当然,对年轻人和老年人也同样适用。

四、热传递

热量从患者传递到周围环境有 4 种方式:辐射、对流、传导和蒸发。其中,辐射和对流是围手术期最主要的热丢失机制,约占总损失的 85%。然而,每条途径损失的多少是由许多物理和生理因素决定的,包括切口大小、静脉输注(冷)液体的量和体温调节性血管收缩。辐射损失由光子介导,不依赖于任何中间介质。通过这种机制造成的损失与表面特性(发射率)以及体表温度的四次方和室内墙壁温度的的四次方差(开尔文温度)有关。因此,尽管环境温度会间接影响墙壁和皮肤温度,但辐射损失不会直接受到环境温度的影响。辐射可能占总热量损失的 60%。

传导是指热能在相对表面之间的直接传递。它只与表面(或中间层)的绝缘性质和表面之间的温差有关。在围手术期,传导在总热量损失的占比一般不超过 5%。传导作用如此之小的原因是只有一小部分的体表面积与另一个固体表面直接接触,而这个固体表面很可能是手术台上的床垫,它是一个很好的绝缘体。身体温热静脉输注的冷液体所降低的体温可能被视为传导性损失。这种途径的热量损失通常超过传统的表面 - 表面传热。

对流,通常被称为"易化传导",比传导的占比要大得多,大约占总损失的 25%。正常情况下,基本上不会传导到空气中,因为静止的空气是极好的绝缘体,而且在皮肤表面附近有一层静止的空气。但当皮肤附近的暖空气被推开时,周围环境中的冷空气就会取而代之。空气本身通过从皮肤吸收热量而升温,只是反过来又被额外的冷空气所取代。描述对流的方程与描述传导的方程相似,只是在空气速度的平方根中增加了一个因子。对流是我们熟悉的"风寒因素"的基础。

水的汽化热是所有物质中最高的：2.43kJ/g。大量水分的蒸发吸收了大量的热量,这就是为什么出汗是如此有效的抵御热应力的原因。但除婴儿外,不自觉的皮肤失水可以忽略不计,蒸发失热仅占无出汗个体总失热的很小一部分。在皮肤准备过程中,当皮肤表面用水基或酒精基溶液擦洗并随后允许蒸发时,蒸发损失会导致手术体温过低。由于备皮通常限制在一个相对较小的区域内,而且蒸发只允许很短的时间,因此备皮过程中的热损失通常在临床上并不重要。

当干燥、寒冷的气体通风时,水也会从肺中蒸发和流失。大量临床研究和热力学计算表明,成人的呼吸热损失小于总热损失的10%。其他研究发现,气道加热和湿化对核心温度的影响似乎难以与热传递的热力学计算相协调;在某些情况下,这些异常结果可归因于研究设计的缺陷。相比之下,呼吸功能丧失在婴儿和儿童中比成人更重要。最后,当水分从手术切口内暴露的表面蒸发时,热量也会损失。人类的体温下降程度尚不清楚,但临床经验提示可能相当严重,因为接受大手术的患者比接受小手术的患者体温下降得多得多。在动物中,大切口的蒸发损失可能高达总热损失的一半,这一比例在人类中可能更低一些。

五、机体内热分布

老龄对寒战阈值的影响(图9-3)。首先是在麻醉诱导后1小时内核心温度迅速下降1~1.5℃。随后,核心温度会缓慢地、近乎线性地下降,持续2~3小时。最后,核心温度达到平台期,不再进一步降低。这条曲线的每一部分都有不同的病因。

全身麻醉诱导后核心体温最初迅速下降是由于核心体温向外周的再分布。当麻醉药诱导的强制性体温调节血管收缩的抑制使热量从相对温暖的核心热室流向较冷的外周组织时,就会产生再分布。令人惊讶的是,麻醉药诱导的血管扩张仅略微增加皮肤的热损失。虽然根据定义,再分布不会改变身体的热量含量,但它确实会显著降低核心温度。体温的内部再分布是大多数患者核心体温过低的主要原因。再分布也是硬膜外麻醉期间低体温的主要原因。

核心温度的2~3小时时长的线性下降仅仅是由于热损失超过了产热。部分原因是全身麻醉期间代谢产热减少了30%。在麻醉过程中,代谢产热几乎恒定,且受麻醉技术的影响最小。呼吸热损失(即使使用无重复呼吸回路和未加热的干燥气体)只是代谢率的线性函数。相反,皮肤热损失主要由表面绝缘和环境温度决定,因此可以通过麻醉管理来改变。第二阶段低体温曲线的斜率取决于代谢产热与皮肤和呼吸失热之间的差异。虽然通常是负的,但当热损失通过高环境温度、充分的绝缘或有效的升温系统降低到低于代谢产热时,斜率可以是正的。

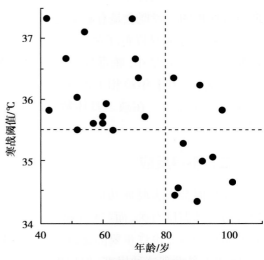

图9-3 老龄对寒战阈值的影响

15例年龄<80岁患者(58±10岁),在36.1±0.6℃时寒战;相比之下,10名年龄≥80岁的患者(89±7岁)在平均体温35.2±0.8℃时发生寒战(P<0.001)。这10例80岁以上患者中有7例的寒战阈值低于35.5℃,而所有年轻患者的寒战阈值等于或超过35.5℃。

麻醉3~4小时后,核心温度通常达到平台期,不再进一步降低。平台期通常与动静脉分流血管收缩相关。血管收缩通过两种不同的机制促进平台期。首先是减少皮肤热损失,其次是通过将代谢热限制在核心热室,从而重新形成被初始再分布低体温所消除的正常核心-外周温度梯度。由于在核心温度平台期,热量损失可能继续超过产热,因此在此期间即使核心温度不变,身体的热量也常继续减少。

第五节　围手术期低体温的结果

一、益处

几十年来，人们已经知道严重低体温（即核心温度接近 28℃）可以预防脑缺血。这种保护的基础是脑代谢率下降到正常水平的一半左右。虽然代谢率降低肯定有助于低温保护，但越来越多的证据表明还有其他机制发挥作用。其中包括兴奋性氨基酸（如谷氨酸）和游离脂肪酸的释放减少、钙 / 钙调素依赖性蛋白激酶 Ⅱ 的抑制、血脑屏障的保护、一氧化氮和泛素的合成减少。

在 100 多个缺血动物模型研究中，几乎所有研究都表明仅 1~3℃ 的脑低温就能对缺血产生实质性保护作用。在每一项研究中，这种保护作用似乎都远远超过单纯的代谢率降低。也有证据表明，轻度低温可以保护脊髓和肝脏免遭缺血。此外，轻度低温似乎在脊髓缺血时具有保护作用，在缺氧和休克时也有益。

亚低温在多大程度上改善了人类脑缺血仍不清楚。研究者们曾认为轻度低温可改善心脏停搏后的神经功能，但随后的一项更大规模的试验显示没有任何益处。试验未能证明低温治疗对动脉瘤手术、脑外伤以及急性心肌梗死有益。然而，所有这些试验都有很大的局限性，研究背景下的负面结局并不一定意味着低温脑保护的一般概念是有缺陷的。

低温治疗明显降低了颅内压，但一项对严重颅内压升高患者进行的低温治疗随机试验并没有改善长期预后。针对卒中、脓毒症和各种其他疾病的亚低温治疗的主要试验正在进行之中。假设此益处最终得到证实，由于年龄相关的血管损害，老年人可能面临更大的缺血风险，同时也面临更大的低温相关并发症的风险。在缺乏具体数据的情况下，临床医师可能不得不对老年患者作出困难的风险 - 获益判断。

二、不良反应

浅低温会损害凝血功能。最重要的因素是寒冷导致的血小板功能损害。有趣的是，这种血小板功能损害与局部温度有关，而与核心温度无关。然而，伤口温度主要由核心温度决定，并且正常体温患者伤口温度明显增高。也许重要的是，低温直接损害了凝血级联反应的酶活性。常规凝血筛查是在 37℃ 下进行的，因此不易发现这种损害；但如果在低温下进行此检查，就会发现凝血功能明显损害。

与上述离体研究结果相一致，几乎所有的随机临床试验都表明，浅低温可显著增加髋关节成形术中的出血量，增加异体血输血的需要量。同样，几乎所有随机临床试验的结果都显示，低温患者增加输血需要量。一项 meta 分析显示低温显著增加失血量和输血量：与低体温患者相比，正常体温患者平均失血量降低 16%、输血风险降低 22%。仅 1℃ 核心体温降低就能增加出血和异体输血需要量各约 20%，因此保温治疗效果明显。

药物的代谢在 IPH 中显著减少。在核心温度减少 2℃ 时，维库溴铵的作用时间延长为两倍多，并且延长的是药物动力学效果而不是药效。阿曲库铵的持续时间较少依赖核心温度：核心温度降低 3℃ 仅仅使肌松的持续时间增加 60%。低温期间每一种药物的恢复指数保持正常。核心体温本身减少收缩强度 10%~15%，甚至没有肌肉松弛。作为维库溴铵诱导的神经肌肉阻滞的拮抗剂——新斯的明，虽然起效时间延长 20%，但药效不会被浅低温改变。Heier 与 Caldwell 重新定义了温度对于肌肉松弛以及神经肌肉阻滞的拮抗的影响。

在丙泊酚持续输注期间，与正常体温相比，体温降低 3℃，其血浆浓度增加约 30%。浅低温对于大部分其他药物的代谢和药效动力学的影响尚未被报道。然而，已有研究表明低体温可使丙泊酚血药浓度增加，延长肌松药作用时间。低温也改变了气体麻醉药的药效，从而减少了肺泡最低有效浓度（minimum alveolar concentration，MAC），每降低 1℃ 约减少一半。因此，在核心温度低于 20℃ 时，无需任何麻醉药来防止切皮时的体动反应。正如对低温的药物代谢动力学和药效动力学所预期的，麻醉后复苏时间也显著延长。当核心温度超过 36℃（许多麻醉后监护病房的做法）方可离室时，复苏时间可延长数小时。

伤口感染是麻醉和手术最常见的严重并发症，其发病率可能高于所有其他麻醉并发症发病率之和。低体温引起伤口感染是由于其直接损害免疫功能，以及引发温度调节性血管收缩，进而降低伤口氧供所致。现已明确，体温升高具有保护作用，防止自然发生的可加重感染的发热。同样，仅在麻醉期间，维持浅低温可损害豚鼠随后抵抗大肠埃希菌与金黄色葡萄球菌表皮感染的能力。基于这些离体研究和动物研究结果，有学者进行了一项前瞻性随机临床试验，结果表明术中浅低温可使结肠手术患者手术切口感染率增加 3 倍。而且，即便在无感染的情况下，低体温也可使伤口愈合延迟，使住院时间延长 20%。与伤口愈合不良相一致的是，术中低体温患者术后尿氮排泄增高持续数日。

术后低体温会给患者带来明显的温度不适。复苏早期患者存在几摄氏度的低体温，这种不适将持续数小时。一些患者术后数年还常能回忆起术后早期寒冷，认为那是住院期间最糟糕的经历，有时甚至比手术疼痛还要难过。术后温度不适亦是一种生理性应激，因其可引起血压升高、心率加快以及血浆儿茶酚胺浓度升高。这些因素可能促发围手术期浅低温的最严重事件，即心肌不良事件发生率增加 3 倍。心肌损伤是迄今为止最常见的围手术期相关并发症，然而近日发表的一篇多中心研究得出与既往研究不同的结论：心肌损伤、非致命性心搏骤停和 30 天死亡率的主要结果在常规体温管理（35.5℃）和积极保温（37℃）的患者之间没有临床意义的差异，心肌梗死的发生率也相似。

三、麻醉后寒战

从既往研究中我们得知：①寒战使代谢率增加高达 400%；②代谢率增加可能对老年心血管疾病患者有害。然而，老年患者术后寒战相对少见，且发生寒战时通常强度较低。一般来说，年轻患者术后寒战可使耗氧量翻倍（尽管偶尔会维持较高的数值），而老年患者的代谢率仅增加 20%。因此，似乎很少有证据支持老年患者在 IPH 后发生寒战诱发心肌缺血的理论。

尽管如此，有些患者在全麻恢复期还是会发生寒战。大多数术后寒战样震颤与低体温有关，因此可以通过维持术中正常体温来预防。然而，非体温调节性低强度震颤的发生率较低，这种震颤通常与术后镇痛不足有关。在硬膜外分娩镇痛期间也可以观察到类似的非体温调节寒战样震颤。

有一些处理寒战的方法：皮肤表面加温是侵入性最小的方法，由于平均皮肤温度占中枢性寒战控制的 20%，因此皮肤加温可相应降低寒战阈值。典型的充气加温器可使平均皮肤温度提高约 3℃，从而将寒战阈值降低至约 0.6℃。如果寒战患者的核心体温在寒战阈值的 0.6℃ 以内，那么皮肤加温可以使寒战阈值提高到足以停止寒战。

许多药物也被证明对治疗术后寒战有效。代表药物是哌替啶，它比其他镇痛剂量的阿片类药物更有效。例如，哌替啶降低寒战阈值的效果是同等镇痛浓度阿芬太尼的两倍。此外，哌替啶显著降低寒战的增益，而阿芬太尼则无此作用。哌替啶的特殊抗寒战活性被认为是其 κ 受体活性所致，但 κ 阿片类药物并没有过度共享以降低寒战阈值。哌替啶的中枢抗胆碱能活性也不能解释这种药物的特殊抗寒战活性。可乐定、酮色林、镁和多沙普仑等都可以用于治疗术后寒战。

第六节　围手术期低体温管理

一、体温监测

围手术期患者的体温监测应尽可能保持与进入手术室前相同的部位和方法,从麻醉前 1 小时开始进行体温监测,术中持续监测或至少每隔 15~30 分钟监测一次,手术结束至离开麻醉后恢复室期间仍须进行体温监测。核心体温最能反映机体热量状态,监测部位包括肺动脉、远端食管、鼻咽及鼓膜,但这些部位多数不便测量。其他监测部位中口腔最接近核心体温且适用于清醒患者,其次有腋窝、膀胱、直肠,红外耳温及颞动脉温度测量结果均不准确。由新型零热流技术衍生出的新型传感器可提供无创、卫生、接近核心体温的连续监测,更适合椎管内麻醉患者。鉴于各种测温技术已足够成熟,目前体温监测的精准性更多取决于测量的部位。

二、非药物保温措施

(一) 环境温度、被动绝缘和皮肤加温

热损失是皮肤和环境温度差的一个粗略的线性函数。术中典型皮温接近 34℃,比环境温度高 14℃。因此,环境温度每升高 1℃,热量损失减少 7%。患者在麻醉诱导后的最初 30 分钟内体温下降最快,这段时间患者最有可能裸体且无覆盖物。但这期间核心体温过低主要是由于体内热量的再分配,而不是热量流失到环境。因此,麻醉诱导前后短时间内升高环境温度对患者体温的影响很小。

被动绝缘可使皮肤热损失减少 30%。棉毯、塑料袋、布或外科铺单以及"太空毯"等不同保温物质的差别不大,保温效果相当。在手术中保持正常体温而只覆盖单层保温物的患者不需要额外的体温管理。但增加覆盖层数的影响相对较小,三层时只减少了 50%;而且,加温和未加温的毯子之间没有临床意义上的差异。因此,仅通过增加保温层数不太可能成功地治疗进行性术中低体温。相反,需要积极的皮肤加温。

尽管有证据表明,循环水热毯几乎无效,且可能会导致烫伤,但循环水热毯仍然是常见的体温管理方法。由于仅相对少量的热量从患者背部流失到覆盖在大多数手术台上的泡沫隔热层,因此循环水热毯的功效受到限制。相反,大多数热量是通过患者前表面的辐射和对流损失的,这是水热毯无法阻止的损失。采用减压材料的较新的后部保暖系统可有效地使患者保暖。充气加温有效、易于使用、价格低廉且非常安全,是目前最常用的主动加温系统。最近开发的循环水外套传递的热量甚至比强制空气还要多,但价格要高得多。

(二) 液体加温

我们不可能通过加温静脉输液来给患者保暖。由于液体加温不能补偿再分布性低体温,更不用说皮肤和手术切口的热损失,因此,单纯的液体加温不太可能维持围手术期的常温。但是,输注给予远低于体温的液体肯定会使患者的体温降低。

一个标准身材的成年人,输注室温下 1L 液体可使平均体温降低 0.25℃;输注 1 单位冷藏保存的血液也会引起类似的体温下降。因此,液体加温应仅限于已经用一些有效的体表技术(如强制空气)加温的患者和正在给予大量液体(1L/h)的患者。除了偶尔需要大量补液的新生儿外,介于加热器和患者之间管道内的冷液体可以忽略。

（三）预保温

体温从核心到外周的再分布是大多数患者体温过低的最重要原因之一。由于内部热量的流动很大，因此很难用表面升温来处理。

麻醉诱导前主动温热外周组织是一种有效减少再分布性低体温的方法。仅 30 分钟的充气"预保温"也会使外周组织的热量增加到 289kJ，每小时的预升温传递近 569kJ。预保温的益处在志愿者和手术患者中都得到了证明：在对照组或用充气预热的患者中，诱导前的核心温度没有显著变化；麻醉诱导后，对照组患者核心体温下降的速度接近预保温组的两倍；麻醉 1 小时后，预保温组患者的核心体温比对照组高 0.6℃。假设预期采用术中充气加温，则预保温不会增加患者的费用，因为术前和术中可使用相同的一次性覆盖物。

三、药物干预

有效预防 IPH 的药物机制主要分为减少热量再分布（如去氧肾上腺素）和增加代谢产热（如果糖、氨基酸）。在麻醉诱导前预防麻醉药引起的外周血管舒张，可使核心温度与外周温度梯度减小，因此麻醉诱导时几乎没有再分布。一项单盲 RCT 探讨了不同全麻诱导方式减少热量再分布的效果，结果表明，七氟醚吸入诱导和丙泊酚静脉诱导前预防性应用去氧肾上腺素均可有效减少 0.4~0.5℃ 的再分布性低体温。Aoki 等汇总 14 篇 RCT 分析表明，输注氨基酸可使体温升高 0.46℃（95%CI 0.31~0.62，$P<0.001$），同时减少寒战的发生，缩短拔管时间和住院时间。

第七节　结　　论

老年人的正常体温调节控制受损，全身麻醉期间的体温调节也是如此。影响术中核心体温变化的一个主要因素是麻醉药诱导的、体温调节控制抑制导致的、核心内部到外周的体温再分布。IPH 的许多并发症可能在老年人中更为常见和严重。同样，麻醉过程中，核心温度平台的重新出现是由于体温调节控制功能，而这一功能在老年人中可能受损。相比之下。影响热损失的物理因素在青年和老年患者中差异不大，在青年和老年患者中体温管理策略相似。

（倪新莉　刘　星）

参考文献

[1] SESSLER DI. Mild perioperative hypothermia [J]. N Engl J Med. 1997. 336 (24): 1730-1737.

[2] SESSLER DI. Perioperative thermoregulation and heat balance [J]. Lancet. 2016. 387 (10038): 2655-2664.

[3] LOPEZ M, SESSLER DI, WALTER K, et al. Rate and gender dependence of the sweating, vasoconstriction, and shivering thresholds in humans [J]. Anesthesiology. 1994. 80 (4): 780-788.

[4] MACMILLAN AL, CORBETT JL, JOHNSON RH, et al. Temperature regulation in survivors of accidental hypothermia of the elderly [J]. Lancet. 1967. 2 (7508): 165-169.

[5] SESSLER DI, PEI L, LI K, et al. Aggressive intraoperative warming versus routine thermal management during non-cardiac surgery (PROTECT): a multicentre, parallel group, superiority trial [J]. Lancet. 2022. 399 (10337): 1799-1808.

第十章
吸入麻醉药

第一节　概　述

　　吸入全身麻醉是指吸入麻醉药经呼吸道吸入,产生中枢神经系统抑制,使患者意识消失且不感到疼痛的麻醉。吸入麻醉药分为挥发性吸入麻醉药和气体吸入麻醉药。其中挥发性吸入麻醉药又分为 3 类:烃基醚、卤代烃基醚和卤烃。烃基醚包括双乙醚(即乙醚)、双乙烯醚和乙基乙烯醚等,卤代烃基醚包括甲氧氟烷(二氟二氯乙基甲醚)、恩氟烷、异氟烷、七氟烷和地氟烷等,卤烃类包括氟烷、三氯乙烯和氯仿等。气体吸入麻醉药包括氧化亚氮、乙烯和环丙烷。吸入麻醉药经过摄取和分布后作用于神经系统而引起感觉丧失。某些因素如麻醉药的溶解性、患者的肺泡通气量和心输出量等均可影响麻醉药物的效能。所有的吸入麻醉药对呼吸、循环系统和其他器官系统的功能均有影响,其麻醉效能、对全身的影响以及副作用等均有待于进一步探讨。

　　近年来静脉麻醉药发展迅速,如起效快、苏醒快的丙泊酚和瑞芬太尼在临床中得到了广泛应用,但吸入麻醉药具有麻醉效能强和麻醉深度易于调控等优点,故在全身麻醉中仍占有重要地位。吸入麻醉药的理化性质决定其麻醉强度、给药方法、摄取速率、分布与排除,也关系到诱导和苏醒的快慢、患者和手术室工作人员的安全等。

一、吸入麻醉药的发展历史

　　1540 年 Valerings 合成乙醚,1818 年 Faraday 发现乙醚有麻醉作用。1846 年 10 月 16 日美国牙医 William Thomas Green Morton 在哈佛大学麻省总医院进行了世界上首例公开的乙醚麻醉手术演示,为患者成功切除下颌部肿瘤。手术历时 8 分钟,首次证明了乙醚可用于大手术的麻醉。Morton 医生是第一个将乙醚吸入麻醉通过新闻媒体呈现给世人、被大众认为是"乙醚麻醉的发现者",正如他的墓志铭中所写:"在他以前,手术是一种酷刑;从他以后,科学战胜了疼痛"。乙醚麻醉应用于外科,开创了一个消除疼痛的新纪元,标志着现代麻醉学的开端。1847 年英国麻醉医生 John Snow 编写了第一本麻醉学专著《乙醚吸入麻醉》,1847 年英国产科医师 James Y. Simpson 为产妇使用乙醚进行分娩镇痛,特别是他给维多利亚女王施行氯仿麻醉生下王子,从此进一步确立了吸入麻醉的地位。1920 年 Guedel 发表了乙醚麻醉临床征象的论文,至今仍有参考意义。

　　1772 年 Priestley 和 Joseph Black 发现氧化亚氮(笑气),1799 年英国建立气体治疗疾病中心,吸入氧化亚氮用来缓解疼痛。1800 年 Humphuy Davy 发现笑气可缓解拔牙时的疼痛。1844 年 12 月 10 日美国牙医 Horace Wells 在吸入笑气后要求 Gardner Colton 为自己拔除一颗正常牙齿,Wells 并未感觉到疼痛,由此发现了笑气的麻醉作用。由于氧化亚氮麻醉效能不强,Wells 在一次示范中失败造成患者死亡,导致临床较少应用。直到 1868 年 Edmund Wyllys Andrews 将氧化亚氮与 20% 氧气混合使用后,氧化亚氮再次引起人们兴趣,至今仍在临床应用。

　　1831 年 Vonliebig 等发现氯仿。1847 年 Flourens 经动物实验证明氯仿有麻醉作用。1848 年

Heyfelder 首先在人体使用氯乙烷,同年发生使用氯仿死亡的事件,后续继续有事件发生,认为氯仿不应该超过一定浓度应用。1858 年 Snow 刊载了《氯仿及其他麻醉剂》一书。1862 年氯仿麻醉机问世,到 1868 年才开始普遍使用。氯仿因其易致心律失常、呼吸抑制和肝毒性而渐被弃用。

1918 年 Luckhardt 证明乙烯有全身麻醉作用。1926 年 Eichhaltz 将阿弗丁(2,2,2-三溴乙醇)应用于临床。1928 年 Lucuo 和 Hendersen 发现环乙烷有麻醉作用,1930 年 Waters 临床应用环乙烷获得满意效果。1933 年 Gelfan 和 Bell 发现乙烯醚有麻醉作用,1935 年 Shiker 试用三氯乙烯作麻醉药,1941 年由 Lange Hewer 应用于临床。甲氧氟烷(methoxyflurane)于 1956 年由 Arrusio 和 Van Poznak 合成,1959 年开始应用于临床。

氟烷(fluothane,halothane)又名三氟氯溴乙烷,1951 年由 Suckling 合成,1956 年 Raventos 对其药理作用进行了详细研究,1956 年 Johnston 首先应用于临床,从此氟烷被广泛应用于临床麻醉。1963 年恩氟烷(enflurane)由 Terrell 合成后,由 Krantz 应用于动物实验,1966 年 Virtue 做了进一步的动物实验及对人的应用研究后应用于临床,目前在世界上已广泛应用。

异氟烷(isoflurane)由 Terrell 合成于 1965 年,后经 Krantz、Rudo 和 Dobkin 等进行了实验研究,阐明了其药理作用。1975 年 Dobkin、Byles、Stevens 及 Eger 先后在犬、猴的实验中证实了长时间应用异氟烷麻醉,无论有无二氧化碳蓄积或低氧血症,肝肾均无损害,无毒性作用。但 Corbett 通过鼠实验证实了异氟烷可致肝癌,由此停止了推广使用。1978 年 Eger 等进行大量实验,结果证明异氟烷无致癌作用,其后开始在世界上广泛应用。

七氟烷(sevoflurane)于 1968 年由 Regan 合成,于 1971 年 Wallin 等最先报道,并于 1975 年对其理化性质、药理作用及毒理学进行了评价,在 1976 年由 Holaday、1984 年由池田和之分别进行临床一期试验,1986 年完成了三期临床试验,1990 年日本国正式批准临床使用。1959 年至 1966 年 Terrell 等合成了 700 多种化合物,其中第 635 个即地氟烷(desflurane),因合成时用氟元素有爆炸危险很难合成,且蒸气压接近一个大气压,不便使用标准挥发器而被摒弃。随着门诊和日间手术的增多,这些手术要求麻醉后苏醒快、无并发症,故对地氟烷的需求愈加强烈。1988 年 9 月在加州大学首次通过鉴定,1990 年初 Jones 首先在临床试用,而后英、美等国许多学者都相继报道了地氟烷的应用研究。由于地氟烷具有组织溶解度低、麻醉诱导快、苏醒快、对循环功能影响小及在机体内几乎无代谢产物等特点备受青睐。

氧化亚氮和氙气属于非卤代吸入麻醉药。1898 年,Ramsay 和 Travers 在进行液态空气蒸发时发现了氙气(xenon),并首先通过空气分馏而纯化。1935 年 Berken 发现氙气具有麻醉属性,1946 年 Lawrence 等发现氙气具有镇痛作用,将氙气作为麻醉剂进行系统研究,首次发表论文明确指出氙气对小鼠有镇痛作用。1951 年,Cullen 和 Gross 首次将氙气应用于人类全身麻醉。但因氙气的价格昂贵,需要通过封闭的再循环系统输送气体,其在临床麻醉应用中的发展受到了明显限制。随着低流量吸入麻醉方法的普及以及新设备的研制和新技术的开展,近年来氙气吸入麻醉各种优点的显现,加之人们环保观念的增强,使得人们对无污染、诱导苏醒迅速、具有潜在心脏和神经系统保护作用的氙气再次充满兴趣。氙气又逐渐成为临床麻醉学关注的热点之一。氙气目前已被俄罗斯、德国、法国和英国批准用于临床。

1920 年 Magill 介绍了应用气管内插管进行吸入麻醉以解决呼吸道管理问题。1927 年 Ralph Waters 发明应用钠石灰吸收二氧化碳,开始了紧闭式麻醉的应用。吸入麻醉药乙醚、氟烷、甲氧氟烷等由于具有燃烧、爆炸性,增加心肌对肾上腺素敏感性而致心律失常、肝中毒、肾毒性等问题,大部分在临床已经弃用。目前临床常用的吸入麻醉药为氧化亚氮、恩氟烷、异氟烷、七氟烷和地氟烷(图 10-1)。

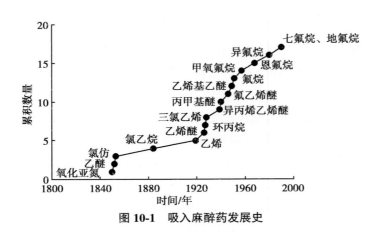

图 10-1　吸入麻醉药发展史

二、吸入麻醉药的优缺点

（一）吸入麻醉药的优点

1. 起效快，通过调节吸入浓度和氧气流量可快速达到需要的麻醉深度。

2. 排出快，体内代谢少，基本以原形从肺部排出，患者恢复清醒迅速。

3. 麻醉深度易于控制。

4. 对循环和呼吸影响小，尤其是七氟烷和地氟烷，麻醉作用强，恢复快，无明显的呼吸循环抑制作用。

5. 副作用少，对肝肾功能无明显影响。除了氟烷有轻度的肝功能损伤以外，新型的吸入麻醉药对肝肾功能没有明显的影响。

6. 无创性，不需要经肌肉或静脉注射等有创方式给药。

（二）吸入麻醉药的缺点

1. 污染工作环境，医务人员长期吸入，可能承受不孕、流产、畸胎的风险。

2. 必须与氧气合用。

3. 必须备有挥发罐和麻醉呼吸机，投资较大。

4. 药物和麻醉费用相对昂贵。

5. 对于部分镇痛要求较高的手术可能导致镇痛不全，对应激反应的抑制不足。

6. 部分药物可引起肝功能损害、颅内压改变、恶心呕吐、烦躁不安、术后谵妄、心肌交感神经敏感性增强导致心律失常、恶性高热等。

三、吸入麻醉的深度判定

麻醉深度是可定义为对伤害刺激引起的临床相关反应的抑制。麻醉过深导致脑部功能的抑制，严重影响血流动力学的稳定，甚至导致严重的麻醉意外，用药的过量也导致手术麻醉成本的提高。麻醉过浅导致术中知晓，引起患者精神心理障碍，这是手术室内医疗纠纷的常见原因。理想的麻醉包括五个方面：意识消失、遗忘、镇痛良好、肌肉松弛适度和抑制应激反应。尚未有一种监测方法能同时有效监测以上内容，因此良好的镇静深度成为评估麻醉深度的有效监测手段。

麻醉深度监测分为非脑电监测和脑电监测。非脑电监测包括传统的生命体征观察、吸入麻醉药最低肺泡有效浓度（minimum alveolar concentration，MAC）、食管下段收缩性监测、心率变异性、前臂隔离法和容积描记图等。脑电监测包括原始脑电图、脑电双频指数（bispectral index，BIS）、听觉诱发电位指数（auditory evoked potential，AEPI）、熵值（entropy）和脑电意识深度监测系统（Narcotrend）等。

传统的麻醉深度监测主要依赖于临床体征的观察，早期的监测包括血压、心率、瞳孔对光反射、眼球运动、流泪、呼吸量、体动、吞咽和唾液分泌等。早在 1937 年 Guedel 将乙醚麻醉分为 4 期：镇痛期、兴奋期、手术麻醉期和延髓麻痹期。麻醉深度的监测除了应用患者生命体征指标以外，还可应用脑电活动监测。随着计算机技术的进步，通过对原始脑电的快速计算和加工，产生一系列用于监测麻醉深度的技术，如 BIS、AEPI、熵值和 Narcotrend 等。

吸入麻醉药的 MAC 也可以反映麻醉深度。在没有使 MAC 明显升降的因素影响下，患者呼出气中的麻醉药浓度达到 1.3MAC 时，其麻醉深度可适合 95% 患者的手术要求。

麻醉深度是对镇静水平、镇痛水平、刺激反应程度等指标的综合反映，而这些指标反映的部位不尽相同，不能仅用单一方法监测，应该针对多指标应用多方法进行综合监测。

第二节　吸入麻醉药在老年人的药代动力学

吸入麻醉药的药代动力学包括摄取、分布、代谢和排出。随着年龄的增加，麻醉药的药代动力学发生了巨大改变，不仅是静脉麻醉药，吸入麻醉药也同样如此。各个器官系统控制药物移动的速度随年龄增长而减慢，吸入麻醉药在年轻人应用的效果与在老年人身上会表现出不同。

肺内皮细胞或呼吸道黏膜可吸收挥发性药物或吸入的气体。药物吸入后从呼吸道直接进入肺泡，经肺泡表面吸收后产生全身作用。肺泡上皮及毛细血管内皮分隔肺泡与血液，表面积达 200m^2，此处血流量大。影响麻醉药摄取的因素包括药物的溶解度、心输出量和肺泡 - 静脉血药物分压差（P_A–P_V）。摄取等于三者乘积除以大气压。与麻醉诱导过程相反，吸入麻醉的苏醒过程，即麻醉药的排出过程，是按照组织→血液→肺泡→体外的顺序进行。吸入麻醉药的排出也受多种因素的影响，其中影响较大的有血液溶解度、组织/血分配系数、血/气分配系数、心输出量以及肺泡通气量。组织溶解度高的麻醉药，麻醉苏醒时间就会延长，如乙醚和甲氧氟烷。血液溶解度低的麻醉药容易从血中移至肺泡，苏醒较快，如氧化亚氮、恩氟烷。目前临床上所应用的吸入麻醉药，如恩氟烷、异氟烷、七氟烷及地氟烷，均具有麻醉苏醒快的优点，尤其是与氧化亚氮混合应用，苏醒会更快、更平稳。还有患者本身的因素，如心输出量及肺泡通气量，也会影响苏醒快慢。没有足够的心输出量就不能将吸入麻醉药从组织带到血液，再从血液带到肺泡。所以，任何影响组织血流灌注、降低心输出量的因素，均可影响患者的苏醒。另一个影响吸入麻醉药排出的非常重要的因素是肺泡通气量。一方面肺泡通气量大，可以将血液带至肺泡的麻醉药很快地排出体外；但另一方面，肺泡通气增大，势必造成血中二氧化碳分压下降，导致各器官及组织的血供下降，反过来影响麻醉药物的排出。目前常用的吸入麻醉药大部分都会在 6~10 分钟内降至苏醒浓度以下。

一、呼吸功能的影响

决定吸入麻醉药摄取、分布和排除的重要因素有血/气、脑/血、肌肉/血和油/血分配系数，在体内不同组织中的溶解度不同是吸入麻醉药最重要的物理特性。分配系数是麻醉药分压在两相中达到平衡时的麻醉药物浓度比。当第二相是气体时，分配系数就等于奥斯特瓦尔德（Ostwald）溶解度系数，即在测量时的温度和发生溶解时的压力下，每单位容积的溶剂所能吸收的气体容积数。由于分配系数一般不受麻醉药绝对浓度的影响，所以它符合亨利（Henry）定律，即温度恒定时，气体溶解在溶剂中的分子数与液面上气体分压成正比。分配系数（λ）的优点是不同相之间的数值可以换算：

$$\lambda_{肌肉/血} = \frac{\lambda_{肌肉/气}}{\lambda_{血/气}}$$

（一）可影响麻醉药溶解度的因素

1. 麻醉药本身的影响　对于相同的溶剂，甲氧氟烷在橄榄油中的溶解度是 N_2O 的 700 倍。

2. 溶剂的影响　一般吸入麻醉药不易溶于水，而较易溶于油或脂质，氟烷在油中的溶解度约为水的 300 倍，在血中的溶解度介于水和脂肪之间。血溶解度根据血液成分、分配系数以及机体的营养和血液状态不同而有所不同（图 10-2）。一般溶解度由大到小的排列顺序是脂肪、血液、水。气体溶解度越大，在血中溶解得越多，其血中分压升高就越慢，麻醉起效也就越慢，如甲氧氟烷比氧化亚氮诱导要慢得多。因为氧化亚氮的血 / 气分配系数低（0.47），所以当吸入氧化亚氮时血中氧化亚氮分压就会快速升高，相比之下由于甲氧氟烷的血 / 气分配系数高，在血中溶解得多，其血中分压升高就非常慢。随年龄增长，人体脂含量逐渐增加，导致溶解的吸入麻醉药增多，诱导时麻醉起效慢，苏醒时吸入麻醉药缓慢释放，所以老年人易发生麻醉苏醒延迟。

随着年龄的增长，各种血浆成分发生变化，血 / 气分配系数也会发生变化（图 10-3）。种属间的差异也会导致不同组织的分配系数不同。

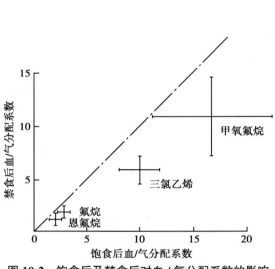

图 10-2　饱食后及禁食后对血 / 气分配系数的影响
（虚线是横等线）

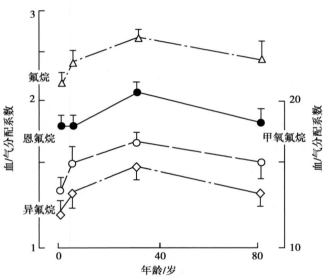

图 10-3　年龄对血 / 气分配系数的影响

3. 温度的影响　因气体溶解时释放热量，所以温度越高，溶解度越低（表 10-1）。麻醉气体在水和油介质中的温度系数与麻醉药的溶解性有关，也就是说，麻醉药越易溶解，负性温度系数就越大。当油 / 气分配系数随着温度下降而增加时，麻醉药在疏水作用点的有效浓度增加，强度增加，即 MAC 在低温时减小，在高温时增加。同一温度时各种挥发性麻醉药物分配系数也不同（表 10-2）。老年患者易受环境温度的影响，尤其是手术室温度降低时，MAC 减小，药效增加，加重了血流动力学的波动。

溶解度对吸入麻醉药的药代动力学影响很大。麻醉诱导与苏醒的速度与吸入麻醉药在含水组织中的溶解度密切相关，如与血 / 气分配系数成反比。此外，易溶于橡胶的吸入麻醉药，诱导时一部分可被橡胶吸收，停药后又可不断地从橡胶中释出，影响麻醉的诱导和苏醒。

表 10-1　温度和分配系数的变化

	$\lambda_{水/气}$ 20℃	水温度系数 /%℃	$\lambda_{油/气}$ 20℃	油温度系数 /%℃
甲氧氟烷	9.3	−4.18	2 108	−4.58
三氯乙烯	3.4	−3.94	1 570	−4.53
氯仿	7.7	−3.76	881	−4.54
氟烷	1.6	−4.01	469	−4.36
恩氟烷	1.4	−3.22	180	−3.51
乙醚	30.5	−4.89	117	−3.39
环丙烷	0.3	−2.11	16.7	−2.18
氧化亚氮	0.7	−2.33	1.7	−1.13
七氟烷	0.36	−	47.2	−
地氟烷	0.27	−	18.7	−

表 10-2　不同的麻醉气体在 37℃时的分配系数

吸入麻醉药	血/气	脑/血	油/气	肝/血	肾/血	肌肉/血	脂肪/血	诱导
地氟烷	0.45	1.3	18.7	1.4	1.0	2.0	27	快
氧化亚氮	0.47	1.1	1.4	0.8	/	1.2	2.3	快
七氟烷	0.65	1.7	55	1.8	1.2	3.1	48	快
异氟烷	1.4	1.6	98	1.8	1.2	2.9	45	快
恩氟烷	1.8	1.4	98	2.1	/	1.7	36	快
氟烷	2.5	1.9	224	2.1	1.2	3.4	41	快
乙醚	12	2.0	65	1.9	0.9	1.3	5	慢
甲氧氟烷	13	1.4	970	2.0	0.9	1.6	38	慢
氙	0.115	0.13/0.23	1.8	/	0.1	0.1	/	快

（二）肺通气

围手术期肺部并发症的发生与控制呼吸、肺结构、呼吸力学和肺部血流量的改变有关。肺萎陷和肺弹性下降是老年人呼吸系统的主要变化特征，会出现肺泡壁缺损、结缔组织弹性蛋白的消耗、间质纤维化组织增生。40 岁以后，随年龄增加，支气管管径会逐渐缩小，肺顺应性逐渐下降。老年患者出现的肺泡萎缩和扩张，类似轻度肺气肿，这种肺的组织病理学改变有时被称为"老年性肺气肿"。当肺泡壁破坏过多，小肺泡就会聚在一起形成更大的囊腔。又因从支气管水平到肺泡的气道缺乏软骨支撑，导致没有半硬性的结构来保持呼气时气道的开放，因此这些气道在呼气时极易发生塌陷。相对于年轻人，老年人小气道的关闭更依赖于肺高容量，这些生理性改变的结果是随年龄增加肺通气 / 血流越来越不匹配。肺解剖无效腔的增加、肺弥散量的减少、肺活量的减少，最终导致气体交换受损，这些肺部变化导致进行性低氧血症的发生。另外，随着年龄的增长，肌肉的萎缩使膈肌的功能也受到明显影响，使胸壁顺应性下降，呼吸做功增加。随着衰老，肺的容积有所变化，残气量每十年增加 5%~10%，肺活量降低，闭合气量增加，功能残气量和闭合气量间关系的改变进一步使通气血流比失调，这是衰老时肺泡 - 动脉氧气梯度增高最重要的机制。在年轻人群中，闭合气量等于功能残气量，44 岁时仰卧位闭合气量等于功能残气量，而 66 岁时直立位闭合气量等于功能残气量。当闭合气量影响到潮气量时，呼吸通气 / 血流比发生失调。

挥发性麻醉药物的摄取与年龄相关的通气 / 灌注失调有关。在肺通气良好但灌注不足的区域,麻醉药摄取障碍。通气 / 灌注引起的肺泡气 / 吸入气(F_A/F_I)速率略有增快,但被老年人的低代谢率所抵消,因此正常患者年龄原因导致的麻醉药物摄取的差异很难表现出来。但在慢性阻塞性肺疾病如肺气肿、慢性支气管炎或哮喘患者肺泡中挥发性麻醉药的浓度增加较慢(图 10-4)。

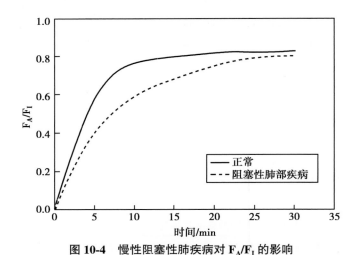

图 10-4　慢性阻塞性肺疾病对 F_A/F_I 的影响

年龄增长并不会影响挥发性麻醉药的扩散。但一些疾病如特发性肺纤维化导致肺泡的增厚或心力衰竭导致的肺水肿都能引起挥发性麻醉药物的弥散减慢。任何通气 / 灌注不匹配都会对低血 / 气分配系数的吸入麻醉药物产生显著的影响。这些药物包括七氟烷、地氟烷、氧化亚氮。

(三)肺血流量减少

随着年龄的增长,肺血管阻力和肺动脉压力升高,中老年人低氧性肺血管收缩反应减弱。经过肺的血流越多,被肺血流带走的麻醉药物越多。当肺动脉压力增高,肺的血流量减小,被肺血流带走的麻醉药物就会减少。因此原发性或继发性肺动脉高压患者,吸入麻醉药诱导起效缓慢,而静脉麻醉药诱导作用迅速。

(四)血 / 气分配系数

吸入麻醉药的溶解度实际上就是血 / 气分配系数,血 / 气分配系数越大,溶解度越大,摄取的吸入麻醉药就越多,由此引起 F_A/F_I 比率下降。吸入麻醉药在体内的摄取用吸入浓度与呼出浓度之差表示,用 $1-F_A/F_I$ 来表示体内的摄取量,而不是 F_A/F_I 本身,因为同时要考虑潮气量的影响。地氟烷的血 / 气分配系数为0.45,甲氧氟烷的血 / 气分配系数为15,可见吸入麻醉药的血 / 气分配系数的跨度非常大,而组织 / 血的分配系数(组织的溶解度)一般是 1~3.4。例如,氟烷的脑 / 血分配系数是 1.9,意味着在相同的氟烷分压下,每毫升脑组织所含的氟烷是血液的 1.9 倍。在老年人中,随着血 / 气分配系数降低,溶解度降低,摄取也会降低。当药物的溶解度接近氧化亚氮的溶解度时,药物的摄取和消除更快。理论上低溶解度易于在麻醉维持期更好地控制麻醉药物的血液水平。低溶解度并且排出快的药物麻醉苏醒加快。

二、循环系统功能的影响

随着年龄的增长,心血管系统疾病高发,功能也会下降。心脏泵功能的受损和动脉血管硬化是年龄增长引起的心血管系统最大的改变,这些改变独立于疾病会引起心脏和周围血管的改变。与年轻患者相比,老年患者外周血管阻力增加、周围血流量下降。生理条件不能改变这些变化。外周血管阻力的增加以及心脏变时作用、收缩、舒张功能的障碍可能引起心输出量的减少。同时,随着年龄的增长,最大心率反应下降。最大心输出量随年龄变化不大,但可能因心室肥厚、室壁僵硬、前负荷较低、后负荷较高等原因减少。

高血压、动脉粥样硬化、冠心病是老年患者最常见的心血管疾病。心律失常发生率也会随着年龄的增长而上升,最常见的传导异常是室性传导障碍。心力衰竭也是老年人常见的问题,发生率随年龄的增加而增加。麻醉药和其他围手术期药物的摄取与分布都会受这些因素的影响。

吸入麻醉药的摄取和分布会因心泵功能下降而有所改变。当患者心输出量降低,体循环时间减慢,与之相应的肺循环时间也减慢,减慢的肺循环使挥发性麻醉药弥散到血液中的时间延长。在这种情况下,麻醉气体在肺静脉血中可达到比预期更高的分压。因此低心输出量的结果是心肌和中枢神经系统中的药物更多,通常这种效应发生在溶解度较高的麻醉药如氟烷和恩氟烷中。而在血/气分配系数低的药物中如地氟烷和七氟烷,低心输出量导致药物增多的效应减弱。

减慢的体循环也使麻醉药物向目标靶器官的输送减慢,临床上表现为麻醉起效缓慢,同时高溶解度的药物会更多地进入器官中,使麻醉药效果增强。心脏疾病患者的低心输出量加剧了这种效应。挥发性麻醉药物引起心脏抑制时会导致麻醉药摄取增加,增加肺泡浓度,进一步抑制心输出量,因此挥发性麻醉药物潜在的心脏抑制作用需要引起重视。

三、肝功能的影响

老年人肝脏合成和代谢能力减弱,与内脏系统的改变有关,包括组织萎缩、血管弹性降低、脏器功能障碍等。老年人肝酶活性不会随着肝细胞数量显著减少、肝萎缩伴有肝脏血流的减少而发生改变。随着年龄的增长,肝体积减小20%~40%,肝的血流量每十年减少10%,同时肝实质代谢药物的能力也有不同程度的减少。减少的肝脏血流会使依赖于肝清除的药物代谢减弱,麻醉维持时所需的药物浓度会减少。对于氟烷和七氟烷,年龄引起的肝功能改变对其代谢有较大影响,因为其他药物几乎不经肝代谢。

此外,老年人易发生低白蛋白血症,可能会增加血中游离药物的含量,但挥发性麻醉药物不依赖蛋白结合运输,因此对药物浓度影响不大。然而低白蛋白血症能增加机体对挥发性麻醉药物的敏感性。

四、肾功能的影响

与年轻人相比,80岁老年人的肾小球数量减少50%,肾小球滤过率每年降低1%~1.5%,肌酐清除率也是随年龄增长而逐渐减少。80岁的老人肾体积可能会减少30%,损失的体积主要是肾皮质体积。因为骨骼肌数量减少以及肌酐生成减少,所以血肌酐浓度通常保持在正常水平。又因肌肉和体重组成的改变,肌酐清除率也会改变。因此评估老年人肾功能应用Cockroft Gault法则,肌酐清除率=(140-年龄)×体重(kg)/肌酐×72,而不是简单应用血浆肌酐值来评估(图10-5)。肌酐清除率随着年龄增长逐渐下降,这对于调整经肾排泄药物的剂量是十分重要的。衰老过程中肾功能的变化包括对电解质的排出、浓缩能力以及尿液稀释能力的下降,吸入麻醉药很少经肾排出,除小部分被代谢,极少量经手术创面、皮肤排出体外,大部分以原形经肺排出。

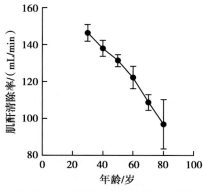

图10-5 年龄对肌酐清除率的影响

五、机体状态的变化影响

随年龄增长,身体成分会出现躯体肌肉量减少,脂肪量增加,总含水量下降等变化,使中央室变小,导致一次性推注药物后血清药物浓度增加,而且身体脂肪含量的上升可能会导致分布容积增大,从而延长所给药物的临床效果。根据药物的降解途径不同,肝肾的储备能力下降可以影响到药物的药代动力学类型。

老年妇女体脂含量平均为 35%, 随着年龄的增长, 全身脂肪含量增加, 全身水分的比例降低。脂溶性麻醉药物会被保存在脂肪组织中。对于那些脂溶性较大的吸入麻醉药, 分布体积会增大(图 10-6)。挥发性麻醉药物可以在脂肪中储存, 在麻醉维持期会引起吸入麻醉药物的积累。但因体脂可能是异质性的, 其作用能力是多样的, 过度进食所产生的皮下脂肪的功能与非常瘦的人心外膜或肠系膜脂肪的功能可能不同, 不同的脂肪在脂溶性药物的储存上可能有所不同。

吸入全麻苏醒时间主要取决于苏醒时的麻醉气体分压 MAC 值。所有挥发性麻醉药的半数苏醒肺泡气浓度与 MAC 的比值均为 0.4。因挥发性麻醉药会在脂肪组织中储存, 血中会保持一定的挥发性药物浓度, 引起过度镇静、呼吸抑制、术后谵妄。这些会导致术后并发症发生率增加, 延长在麻醉后恢复室的时间。

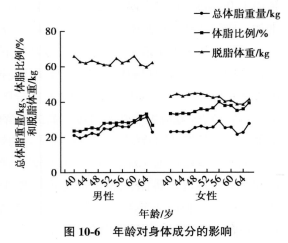

图 10-6　年龄对身体成分的影响

第三节　吸入麻醉药在老年人的药效动力学

药效动力学是患者对麻醉药物的临床反应, 在老年患者中, 所使用药物的物理学性质以及受体数量或敏感性决定了麻醉药物作用的药效动力学变化。老年患者对麻醉药物更加敏感, 施以较少的药物通常就可以达到所需的临床效果。受老龄化和老年相关性疾病的影响, 药物作用时间通常会延长, 异常的血流动力学波动更常见。正常的代偿功能或反射会变得迟钝甚至消失, 因此老年患者的用药剂量应适当减少。大多数吸入麻醉药的最低肺泡有效浓度, 随年龄每十年降低约 6%, 最低肺泡清醒浓度的变化也与之相似。

吸入麻醉药的作用机制与烟碱、乙酰胆碱、γ- 氨基丁酸以及谷氨酸受体的神经元离子通道的活性改变有关, 可以用离子通道突触活动或受体敏感性随年龄改变来解释吸入麻醉药在药效动力学方面的变化。老龄化影响吸入麻醉药的因素包括吸入麻醉药本身的物理性质、油 / 气分配系数、老年人代谢和排泄变化、呼吸系统变化产生的影响、心血管系统变化产生的影响、基础性疾病变化产生的影响、对吸入麻醉药药效有关联作用的药物和环境因素等。吸入麻醉药的药效动力学受溶解度的影响也很大, 麻醉药的强度多与油 / 气分配系数成正比。

一、老年人代谢与排泄的影响

(一) 老年人吸入麻醉药代谢与排泄对药代动力学及药效动力学的影响

众所周知, 三氯乙烯在体内代谢, 而其他吸入麻醉药尤其是新型吸入麻醉药的代谢量很小, 极少量通过手术创面、皮肤排出体外, 主要通过呼吸道呼出而清除, 因此生物转化对于吸入麻醉药的药理作用几乎没有影响, 但对于这些药物的毒性影响却很大。吸入麻醉药在体内有不同程度的代谢物产生, 只是各种药物的代谢程度不尽相同。表 10-3 显示, 三氯乙烯的代谢率最高(15.0%~20.0%), 而地氟烷最低。地氟烷是目前苏醒最快的吸入麻醉药。

排泄对吸入麻醉药的药效动力学有影响。肺的吸入麻醉药的排出量与该麻醉药的脂肪 / 血分配系数成反比。皮下脂肪有储存吸入麻醉药的作用, 可以减少麻醉药从皮肤排出。氧化亚氮可以从皮肤、腹膜处排出, 因而在紧闭循环麻醉中超过 6 小时后, 需要适当增加流量用以补充排出的量。吸入麻醉药的排出受心输出量、肺泡通气量、血液溶解度、组织/血分配系数和血/气分配系数等因素的影响。老年人通常心输出量会下降，严重影响吸入麻醉药的排出，从而导致在体内蓄积。老年人肺泡通气量会下降，影响药物从血液排放到肺泡中。若机械通气加大肺泡通气量，又会使二氧化碳分压下降，引起各组织器官的血流下降，反过来又影响麻醉药物的排出。像乙醚和甲氧氟烷这样的组织溶解度高的药物麻醉苏醒时间就会延长。而氧化亚氮和恩氟烷组织溶解度低，易从血液中进入肺泡，所以苏醒较快。

老年人排出和代谢速率的减慢，使得麻醉后苏醒变慢，蓄积的麻醉药物与其余的镇静药、阿片类药物、肌松药等形成协同方式，增强中枢抑制作用，影响呼吸和循环。

（二）老年人对其他药物的代谢和排出对吸入麻醉药的影响

老年人对麻醉药的临床反应除了与靶器官敏感性改变有关，还与体内其他药物对吸入麻醉药的作用有关。老年人麻醉前用药需小心谨慎，因为麻醉前用药中的镇静催眠药和镇痛药常常代谢缓慢，持续的中枢抑制作用，会增强吸入麻醉药的效果。老年人经常服用降压药、支气管解痉药、抗心律失常药、抗抑郁药、脑退行性疾病治疗药等，且对这些药物的代谢和排出缓慢，术前需提前停药或用其他药物替代，避免这些药物对吸入麻醉药产生影响。因为这些药物增加或降低吸入麻醉药的 MAC，所以需要多加注意。

表 10-3　吸入麻醉药的代谢

吸入麻醉药	尿中代谢物	代谢率 /%
乙醚	葡糖醛酸，脂肪酸，胆甾酸，甘油三酯	2.1~3.6
三氯乙烯	三氯乙酸，三氯乙醇	15.0~20.0
氯仿	盐酸	4.5~5.0
三氟乙基乙烯醚	三氟乙酸，三氟乙醇	12.1~15.4
氟烷	Br^-，Cl^-，F^-，三氟乙酸	10.6~23.2
甲氧氟烷	F^-，甲氧二氟乙酸，草酸	7.4~44.0
恩氟烷	F^-，有机 F^-	2.4~2.9
七氟烷	F^-，有机 F^-	3.0
地氟烷	F^-，有机 F^-	0.1

二、呼吸系统功能的影响

挥发性麻醉药药效动力学作用的经典表述是最低肺泡有效浓度（MAC）。MAC 不仅是衡量吸入麻醉药效能强度的指标，而且是监测患者麻醉深度的基础。MAC 是指在一个大气压下，50% 的受试者在切皮刺激时不动，此时挥发性麻醉药物在肺泡内的浓度。由 MAC 值定义的挥发性麻醉药物浓度通常不足以满足手术麻醉，当行外科手术时，约需 1.5~2.0 倍的 MAC，但也可因患者状况的不同以及当时复合应用的药物等因素而有所差异。异氟烷 MAC 为 1.15%，地氟烷为 6%，七氟烷 1.85%。以 MAC 作为吸入麻醉药作用强度的指标具有以下优点：①在短时间平衡后，MAC 代表麻醉药物在中枢神经系统内的分压，与药物在其他组织内的摄取和分布无关；②对于特定的动物或种属以及不同种属或纲之间 MAC 能保持一致，这种一致性有助于辨别麻醉药物需要量的细微改变，从而为探索麻醉药物作用机制提供线索。

随着年龄的增长，所有挥发性麻醉药的 MAC 都在下降，通常大约每十年下降 6%，药物需求量减少并不遵循线性关系，而是在 40~50 岁后加速。Guede 首先注意到吸入麻醉药需求随年龄的增长而下降，随后氟烷、异氟烷、恩氟烷、地氟烷和七氟烷也有相关文献报道。MAC、年龄、麻醉药呼气末浓度和氧化亚氮的分布之间的数学关系已被测定，可用来估计 MAC 与年龄的相关变化（图 10-7）。

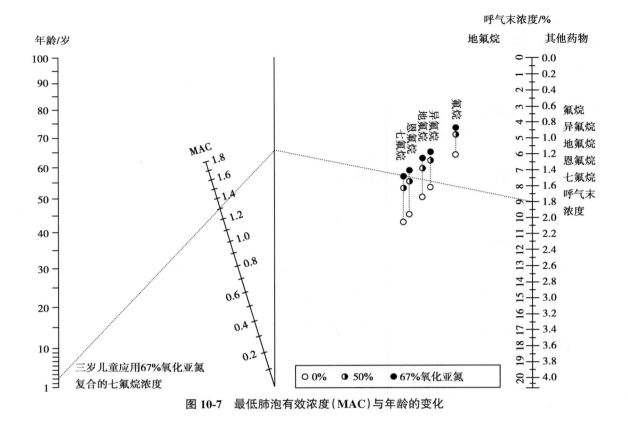

图 10-7　最低肺泡有效浓度（MAC）与年龄的变化

三、基础性疾病的影响

存在心脏疾病的老年患者心输出量减少,使静脉麻醉药起效时间延长,吸入麻醉药起效时间缩短。对于心功能不全的老年患者,短时间内重复给予静脉麻醉药或高浓度的吸入麻醉药可致患者出现心血管性虚脱现象。

肝功能不全的患者需要低浓度的七氟烷,比较行原位肝移植手术的患者和正常肝功能行腹部手术的患者,发现七氟烷的 MAC 值在末期肝病患者比正常肝功能患者低。临床使用的吸入麻醉药通常经中枢神经系统中的多个靶受体发挥作用,大脑的病理变化会改变对吸入麻醉药物的敏感性,脑功能受损可能导致部分麻醉需求减少。与肾功能正常的患者相比,终末期肾病患者的七氟烷半数苏醒肺泡气浓度稍低。肾功能不全及尿毒症患者,严重影响药物代谢,吸入麻醉药使用时更应酌情减量。

老年人群营养不良发生率为 15%~26%,而在某些特定人群中其发生率可能更高。简单的检查方法是进行血清白蛋白浓度测定,血清白蛋白水平<30g/L 合并低胆固醇血症和低体重指数时,提示患者存在营养不良和 / 或维生素缺乏。血清白蛋白减少会影响吸入麻醉药的分布和代谢。老年人脑梗死、骨关节疾病、恶性肿瘤发生率较高,严重者导致患者卧床恶病质状态。长期卧床会导致肌肉量减少、心肌萎缩、低血容量、不耐受直立位,影响呼吸功能和挥发性麻醉药物摄取、分布及耐受能力。

四、心血管系统功能的影响

老年患者心血管系统在解剖和功能上与年轻患者不同。典型表现为运动时最大心率反应降低、儿茶酚胺敏感性降低、肺动脉压力升高和左心室舒张充盈压升高等。

吸入麻醉药可产生剂量依赖性的血压降低和心血管系统抑制,通过减少心输出量和扩张血管来降低血压。吸入麻醉药影响心脏收缩功能,老年人心肌收缩力随吸入麻醉药的剂量增加而降低。在麻醉过程中,异氟烷不能像在年轻患者中那样维持心输出量。在异氟烷中加入氧化亚氮有助于维持心指数,然而,其维持心肌收缩的能力是不一致的。有报道表明,氧化亚氮与氟烷联合使用,既有助于维持心指数,又能抑制心肌收缩力。

吸入麻醉药对心率有不同的影响,异氟烷可降低老年患者的心指数和心率,却能升高年轻患者的心率而心指数不变。当正常健康志愿者使用七氟烷时,七氟烷会产生剂量依赖性的心率增加。氟烷和恩氟烷对老年患者的心率影响不大。氟烷麻醉诱导后初期心率无明显差异。异氟烷麻醉下,老年患者心率较年轻患者慢。

吸入麻醉药还可通过自主神经系统的作用间接影响心血管系统。异氟烷和地氟烷的诱导浓度在1MAC以上时,可触发短暂的交感神经刺激。使用地氟烷可引起短暂的高血压和心动过速。

许多麻醉药物会影响心率校正的 QT 间期(QTc)、心室去极化和复极化,老龄化普遍促进药物诱导QTc 的延长。在接受七氟烷麻醉的患者中,与年轻受试者(20~69 岁)相比,70 岁以上老年患者的校正 QTc明显延长。在一项近 500 例接受非心脏手术的老年患者的前瞻性分析中,80% 的研究对象 QTc 延长,18%的研究对象 QTc 降低。在另一项前瞻性研究中,对 61~75 岁接受经尿道前列腺检查的患者使用了不同类型的麻醉,半数以上的在全麻状态下发生 QTc 延长。虽然该研究没有确定全身麻醉的方案,但大多数患者接受七氟烷或地氟烷维持时,经历了 30~60 毫秒的 QTc 间期延长。

五、神经退行性变的影响

由于脑血管疾病导致脑血流量减少、神经元密度下降导致脑耗氧量降低、激素水平改变等原因,老年人中枢神经系统的功能会有不同程度的衰竭。神经退行性疾病是由中枢神经系统中神经细胞的功能或结构进行性丧失引起的,最常见的神经退行性疾病包括阿尔茨海默病、亨廷顿病、运动神经元病和帕金森病等。上述神经退行性变相关病理改变在老年人群体中普遍存在,在使用吸入麻醉药时需要注意其在老年患者中对药效动力学的影响。

随着衰老会出现脑萎缩,脑储备功能降低,神经元的皱缩导致脑灰质体积的减少,神经元的丧失导致脑白质体积的缩小,进而表现为脑回萎缩,脑室扩大。老年人大脑的退行性改变在电生理方面体现为神经传导过程中电位振幅减小,冲动传递的速度减慢等。

与年轻人相比,老年人对吸入麻醉药的耐受性较差,MAC 随着年龄增长呈线性下降。考虑到老年人中枢神经系统功能减弱的变化,大脑对大多数吸入麻醉药的敏感性增加,麻醉药需减少用量,并且在手术过程中维持适当的麻醉深度,尽量通过合理且个体化的联合用药使老年患者在手术后能快速苏醒。

六、吸入麻醉药与其他麻醉药物的相互影响

其他麻醉药物可以通过直接或间接的方式,改变吸入麻醉药物作用的部位或影响药物对受体的作用,或改变作用的环境等方式影响吸入麻醉药的效应,而对血药浓度产生不同的影响。这种药物相互作用包括生理性协同或拮抗、受体水平协同或拮抗、改变组织对药物的敏感性和干扰神经递质的转运等。其他麻醉药物与吸入麻醉药合用时的不良反应需密切关注。

(一)镇静催眠和安定药与静脉麻醉药

1. 镇静催眠和安定药 苯二氮䓬类和阿片类药物对吸入麻醉药有累积作用。地西泮和氯丙嗪可使吸入麻醉药用量明显减少,MAC 降低。静脉应用苯二氮䓬类后再使用氧化亚氮,会表现出轻度心血管抑制。麻醉前用药中的镇静催眠药和镇痛药因为中枢抑制作用,会增强吸入麻醉药的效果。

2. 巴比妥类药 巴比妥类药使吸入麻醉药用量明显减少,MAC 降低;硫喷妥钠和丙泊酚的使用可导致心肌收缩力下降,血压下降,在老年患者中使用时与吸入麻醉药合用有可能会引发严重的心血管抑制。

巴比妥类药可增加甲氧氟烷的毒性。巴比妥类药复合氟烷麻醉,体位改变时易发生直立性低血压。

(二) 全身麻醉药物

卤族吸入麻醉药和氧化亚氮复合应用时,氧化亚氮可以产生第二气体效应,能加快吸入麻醉药的诱导速度,减少不良反应和MAC,并且缩短苏醒时间。α_2肾上腺受体激动药右美托咪定可降低吸入麻醉药的MAC。氯胺酮作为一种可增加心率、心输出量及血压的静脉麻醉药物,在老年患者使用时更需要谨慎。尤其是危重患者使用氯胺酮后再使用氧化亚氮,血压明显升高,应加以注意。氯胺酮、阿片类、阿片类激动-拮抗药物(如纳布啡和布托啡诺、泮库溴铵和利多卡因等)与吸入麻醉药可通过协同作用降低MAC。硫喷妥钠和丙泊酚可导致心肌收缩力减弱,血压下降,虽然在麻醉维持时这些作用已消失,但在心脏病患者,与吸入麻醉药合用仍可引起严重的心血管抑制。苯巴比妥是肝药酶抑制剂,能够加速甲氧氟烷、氟烷和氯仿等麻醉药的代谢。利多卡因阻滞血管的交感神经兴奋性的作用可因酸碱平衡失调和血气异常而增强,应用利多卡因后再使用氧化亚氮或氟烷等时,吸入麻醉药剂量应适当减少。

吸入麻醉药有不同程度增强非去极化肌松药的作用,麻醉药的浓度越大,阻滞程度越强。异氟烷、地氟烷和恩氟烷强于氟烷,氟烷又强于氧化亚氮和静脉麻醉药。非去极化肌松药受吸入麻醉药的影响顺序为筒箭毒碱、泮库溴铵、维库溴铵、阿曲库铵。

(三) 其他药物

1. 胆碱酯酶抑制剂 动物应用毒扁豆碱(10倍的临床剂量)、新斯的明(10倍的临床剂量)可降低吸入麻醉药的MAC。

2. 肾上腺受体类药物 β受体阻滞剂、肾上腺素、麻黄碱等增加吸入麻醉药的MAC。氟烷、环丙烷、甲氧氟烷、氯仿等增强心脏对儿茶酚胺的敏感性从而容易诱发心律失常,所以氟烷麻醉时不宜应用肾上腺素和异丙肾上腺素。肾上腺素应用期间合并使用的吸入麻醉药中心律最稳定的是异氟烷和七氟烷,其次是恩氟烷,最易引起心律失常的是氟烷。

3. 控制性降压与抗心律失常药物 维拉帕米、利血平可降低MAC 20%~30%,为避免血压极度下降,吸入麻醉药浓度应降低。利血平降低机体的惊厥阈值,所以术中不宜吸入高浓度的恩氟烷。β受体阻滞剂、钙通道阻滞药通过影响吸入麻醉药的生物转化与排泄等方面来影响MAC值。β受体阻滞剂在手术中酌情使用可最大限度地减少麻醉和气管内插管、喉镜、支气管镜等内镜检查引起的心律失常和高血压。但β受体阻滞剂与吸入麻醉药联合应用,降低心输出量和降压作用协同易导致心律失常和心搏骤停。苯妥英钠是肝药酶抑制剂,能够加速甲氧氟烷、氟烷和氯仿等吸入麻醉药的代谢。应用可乐定和甲基多巴的患者吸入麻醉药往往使MAC下降,应予以注意。钙通道阻滞药与恩氟烷合用时对心肌的抑制作用比氟烷或异氟烷强;维拉帕米或地尔硫䓬与氟烷合用比硝苯地平和尼莫地平对心肌收缩力的抑制作用强。地尔硫䓬与异氟烷合用可显著抑制心肌收缩力。洋地黄化患者在使用吸入麻醉药时,因兴奋迷走神经可能出现心动过缓。

4. 单胺氧化酶抑制剂 单胺氧化酶抑制剂增加MAC,左旋多巴降低MAC。氨茶碱引起肾上腺髓质释放肾上腺素使心脏敏感性增加,在氟烷麻醉下易致心律失常。

5. 肾上腺皮质激素 肾上腺皮质激素降低机体的癫痫阈值,术中最好不与恩氟烷或氯胺酮合用。由于老年人身体状况差病情较复杂,常需要一些激素药物、抗菌药物等进行常规治疗,这些药物可通过改变吸入麻醉药的代谢来影响其效果和不良反应。

第四节　吸入麻醉药的临床应用

一、全凭吸入麻醉

（一）乙醚

可用于各种大小手术的全麻,既可单独使用,也可与其他药物合用,组成复合麻醉。乙醚是最早使用的麻醉药之一,因其具有燃烧、爆炸以及诱导慢、苏醒慢等特点,不适合现代医疗及手术室环境中应用,临床麻醉中乙醚已被淘汰。

（二）甲氧氟烷

甲氧氟烷最主要的不良反应是肾毒性,表现为多尿、尿渗透压和比重降低、尿素清除率降低,升压素难以纠正。这是因为氟离子能抑制髓袢升支和远曲小管近端的钠泵转运,使肾髓质渗透压下降之故。甲氧氟烷的肾毒性限制了其临床应用,目前已被淘汰。

（三）氧化亚氮

因毒性低微、镇痛作用强、诱导和苏醒快、无可燃性和刺激性,氧化亚氮至今仍在临床广泛应用。氧化亚氮全麻效能低、对子宫影响小、肌松作用差,曾经单独用于拔牙、脓肿切开和分娩镇痛等小手术,但近年来已很少单独使用。目前氧化亚氮是复合麻醉的常用药,与含氟麻醉药合用是目前国内外最通用的麻醉方法之一。它不仅加速诱导,还明显降低合用的麻醉药的 MAC,因此减少合用麻醉药的剂量。氧化亚氮可与静脉麻醉药、麻醉镇痛药或肌松药合用组成复合麻醉。与神经安定镇痛药合用,组成神经安定麻醉。由于其对循环功能影响小且有镇痛效应,故可用于休克和危重患者的麻醉。

1. **优点及适应证**

（1）优点:①若使用中不缺氧,氧化亚氮并无毒性;②麻醉诱导及苏醒迅速;③镇痛效果强;④对气道黏膜无刺激;⑤无可燃性。

（2）适应证:①与其他吸入麻醉药、肌松药复合应用可行各类手术的麻醉;②对循环功能影响小,可用于严重休克或重危患者;③分娩镇痛。

2. **缺点及禁忌证**

（1）缺点:①麻醉作用弱,吸入高浓度及长时间吸入时易产生缺氧和维生素 B_{12}、叶酸代谢异常;②体内有闭合空腔时,引起其容积增大。

（2）禁忌证:①气胸、空气栓塞、肠梗阻等患者;②可能导致空气栓塞的手术,如体外循环或部分体外循环的患者;③氧化亚氮流量计、氧流量等装置的计数不准确时禁用。

3. **使用方法**　临床上一般不单独使用麻醉,常与静脉麻醉药、吸入麻醉药或硬膜外阻滞麻醉等复合应用。氧化亚氮在临床上常用的浓度一般为 50%~66%,也有应用 40% 或 30% 的。当进行开胸或颅脑等氧耗量较大的手术时,为防止组织缺氧,氧化亚氮的吸入浓度应降低至 50% 以下。由于氧化亚氮易从血液中弥散到肺泡,使肺泡氧浓度下降,易引起弥散性低氧血症,因此手术结束停止吸入氧化亚氮后应持续吸入氧至少 10 分钟。

近几年氧化亚氮在低流量麻醉或全紧闭吸入麻醉中应用,使其临床麻醉应用范围更加扩大。但要根据麻醉医生的知识技术水平、临床经验及监护抢救设备等因素来决定,不能盲目实施低流量或全紧闭吸入麻醉。

(四) 氟烷

自问世以来,一直广泛应用于各种疾病的手术,包括糖尿病、支气管哮喘。氟烷一般只用于浅麻醉或复合麻醉,很少单独使用,因为其对呼吸、循环的抑制作用强。因其有水果香味且对呼吸道无刺激,所以可用于小儿麻醉诱导。氟烷也是控制性降压的辅助药物。随着新型挥发性麻醉药的推广应用,氟烷应用已大大减少。

1. 优点及适应证 ①无可燃性及爆炸性,可用于需要电凝及电刀的手术;②麻醉效能强,适用于各种手术,尤其适用于创面大、出血多需行控制性降压的患者;③对呼吸道无刺激性且诱导和苏醒迅速,适合于吸入麻醉诱导,尤其是小儿的麻醉诱导;④可以扩张支气管,有利于哮喘及慢性支气管炎的患者;⑤因其不升高血糖,可用于糖尿病患者的麻醉;⑥恶心呕吐的术后发生率降低。

2. 缺点及注意事项 ①对呼吸、循环抑制作用较强,禁用于心功能不全、休克患者及中毒性心肌损害的患者;②增高心肌对肾上腺素的敏感性,禁用于复合肾上腺素者;③因其镇痛作用弱,须与其他镇痛药联用;④因其不充分的肌松作用,需与肌松药联合使用;⑤因其对子宫有松弛作用,故禁用于剖宫产手术;⑥因其有严重的肝损害作用,故禁用于急慢性肝脏疾病患者;⑦因其安全范围小,必须备有精确的挥发罐;⑧对金属、橡胶等有腐蚀作用。目前不主张单独使用氟烷。近年来随着麻醉技术的进展和设备的改良,复合麻醉正在减少氟烷的用量和浓度,但国外临床上仍在继续应用,尤其是在小儿麻醉中。

3. 使用方法

(1) 小儿麻醉:因其略有果香味且不刺激呼吸道,所以适用于小儿麻醉诱导。麻醉诱导用于已口服术前药的小儿入手术室后,采用半开放回路或F型多用途回路直接面罩吸入,浓度从 0.5% 逐渐增加到 1% 的氟烷复合 50%~60% 的氧化亚氮。同时开放静脉通路,静脉注射肌松药后即可行气管内插管。麻醉维持也可用氟烷复合 50%~65% 的氧化亚氮。由于可诱发急性坏死性肝炎,所以慎用于曾经用过、尤其是 3 个月内用过氟烷麻醉的患者。

(2) 半紧闭或全紧闭麻醉:一般用氟烷挥发罐半紧闭法施行。通常在临床上不单独使用氟烷进行麻醉,而与其他吸入或静脉麻醉药物复合使用。当具备较好的麻醉机、氧浓度监护仪、二氧化碳和呼气末麻醉药物浓度监测仪、麻醉深度监护仪等监护设备时,才能进行全紧闭氟烷麻醉,特别是复合氧化亚氮进行麻醉。由于低流量或全紧闭麻醉时二氧化碳吸收剂可降解氟烷,生成有毒复合物,所以复合麻醉时各种麻醉药物需减量。

(五) 恩氟烷

适应证广泛,可适用于不同年龄、任何部位手术的麻醉。对糖尿病、重症肌无力、嗜铬细胞瘤及眼科手术有明显的优点。因为对肝脏损害轻微并且心律失常发生率较低,所以已逐步取代氟烷在国内外广泛应用。除了癫痫患者及颅内高压者禁用外,恩氟烷无绝对禁忌证。因为单独使用恩氟烷麻醉时可能会出现痉挛抽搐或者发生术后恢复期特别不平稳的现象,所以恩氟烷临床应用时应该逐步加深麻醉,或者逐步减浅麻醉。由于恩氟烷对呼吸的抑制比较明显,临床上经常会以呼吸功能的状态来判断其麻醉深度。

1. 优点及适应证 ①化学性质稳定,无可燃性和爆炸性;②诱导及苏醒快,恶心呕吐发生率低;③不增加分泌物,不刺激呼吸道;④肌肉松弛良好;⑤可与肾上腺素合用。

2. 缺点及禁忌证

(1) 缺点:①有心肌抑制作用;②浓度过高及 $PaCO_2$ 过低时可促发惊厥反应;③浓度过高深麻醉时抑制循环和呼吸。

(2) 禁忌证:严重的心脏病、肝肾疾病、癫痫、颅内高压等。

3. 麻醉方法

(1) 半紧闭法:恩氟烷可以复合氧化亚氮,吸入浓度是氟烷的两倍左右,方法与同氟烷麻醉。

(2)低流量紧闭法:①用环路内挥发罐,需密切观察麻醉深度并且注意用药量;②用环路外挥发罐,是能够精确提供预定浓度的恩氟烷挥发罐。需要按体表面积或体重来计算不同时间的恩氟烷用药量。复合 N_2O 时,氧流量要高于每分钟耗氧量,充分排氮。维持量须递减。

(3)复合麻醉:与氧化亚氮、静脉麻醉药、硬膜外阻滞等复合麻醉时,各种麻醉药剂量均应减少。

(六)异氟烷

异氟烷优点颇多,对循环影响小,毒性小,是较好的吸入麻醉药。但镇痛作用较差且对气道有刺激性。适用于不同年龄、各个部位及多种疾病的手术,包括控制性降压和一些其他麻醉药物不宜使用的疾病,如糖尿病、支气管痉挛、颅内压增高、癫痫、重症肌无力、嗜铬细胞瘤等。

1. 优点及适应证

(1)优点:①麻醉诱导及苏醒快,没有致吐作用;②无可燃性和爆炸危险;③循环状态稳定;④肌松作用良好;⑤使冠状动脉扩张,对心肌缺血患者有益;⑥无明显颅内压升高作用,适合于神经外科手术的麻醉。

(2)适应证:异氟烷临床应用的适应证同恩氟烷且优于恩氟烷。适用于老年人和冠心病患者。因其不引起抽搐,适合于癫痫患者。因其在临床麻醉深度下对颅内压影响不大,故适用于颅内压增高的患者。此外,低浓度吸入还适用于 ICU 患者的镇静。

2. 缺点及禁忌证

(1)缺点:①价格昂贵;②不适用于小儿麻醉的诱导,因其有刺激性气味;③使心率加快。

(2)禁忌证:因增加子宫出血,不适合于产科手术。

3. 麻醉方法 诱导与恩氟烷相同,吸入异氟烷 5~10 分钟,肺泡气中异氟烷浓度为吸入浓度的 50%,即诱导时所需的吸入浓度是肺泡气浓度的两倍。一般诱导时若肺泡气浓度大于 MAC 的 50%,便可加速脑平衡。与 70% N_2O 合并应用时,肺泡气中异氟烷浓度需 1.1%,单纯吸氧时则需要 1.7%,按此推算吸入气中所需的异氟烷浓度应分别为 2.2% 及 3.4%。麻醉维持期间,可降低吸入浓度,只需要补偿组织中异氟烷平衡所需量即可。可在监测呼气末异氟烷浓度,保持为 1.3MAC 的条件下,来调节异氟烷的吸入浓度。

在异氟烷吸入麻醉时,经常会出现血压下降,此血压下降并非由于抑制心肌收缩力、而是由于血管的扩张作用。尤其是在术前禁食、禁水胃肠道准备时间过长或应用了脱水药物,麻醉后血压下降更为明显,应与麻醉过深相鉴别。最好是在麻醉前或麻醉中补充一定量的液体,可以避免血压和心率出现大幅度的波动。

(七)七氟烷

目前适用于各种年龄、各部位的任何手术。可用于紧闭麻醉。由于诱导迅速、苏醒快、无刺激性,尤其适用于门诊和小儿手术。同样适合于嗜铬细胞瘤、支气管哮喘及须复合应用肾上腺素者的麻醉。使用卤化麻醉药后出现原因不明的黄疸和发热者、本人或家属对卤化麻醉药有过敏史或恶性高热病史者七氟烷慎用。

1. 优点及适应证

(1)优点:无刺激性气味、诱导迅速、麻醉深度容易掌握。

(2)适应证:全身麻醉的患者都可应用。

2. 缺点及禁忌证

(1)缺点:①遇碱石灰不稳定;②对某些可能导致颅内压增加的手术,如机器人辅助外科手术,使用七氟烷有进一步增加颅内压的风险。

(2)禁忌证:①本人或家属对卤族麻醉药有过敏或有恶性高热因素的患者;②慎用于肾功能不全者。

3. 麻醉方法 可用七氟烷 - 氧气、七氟烷 - 氧气 - 氧化亚氮面罩诱导插管,然后高流量吸入 10~20 分钟,继而改用低流量吸入麻醉维持。因诱导且苏醒快,可采取面罩吸入法、用于小儿或成人门诊小手术或检查性手术的麻醉。

(八)地氟烷

地氟烷对气道有一定刺激性,可引起咳嗽、屏气、喉痉挛,诱导期间常见兴奋现象,术后恶心呕吐约占三分之一。地氟烷可用于麻醉诱导和麻醉维持,可以单独应用,也可与其他吸入麻醉药或静脉麻醉药复合应用。相对于异氟烷,地氟烷诱导时更能有效地抑制喉镜引起的血压升高和心动过速。地氟烷适用于各种全麻情况,尤其是门诊和其他小手术。由于价格昂贵、用药量大,所以推广使用受到限制。

1. 优点 ①血、组织溶解度低,麻醉诱导及苏醒快;②在体内生物转化少,对机体影响小;③对循环功能干扰小,更适用于心血管手术麻醉;④神经肌肉阻滞作用较其他氟化烷类吸入麻醉药强。

2. 缺点 ①由于沸点低,室温下蒸气压高,需用特殊的电子装置控制温度的挥发罐;②有刺激性气味;③价格昂贵、药效低;④曾有报道苏醒期躁动高于七氟烷和静脉麻醉药。

3. 麻醉方法 由于地氟烷对呼吸道的刺激性,临床上很少单独加氧气用于麻醉诱导。通常是先用静脉麻醉诱导后,单纯吸入地氟烷或加用 60% 氧化亚氮进行麻醉。麻醉维持用 2.3%~3.0% 地氟烷加 60% 氧化亚氮和氧气,静脉麻醉药、阿片类镇痛药或相应部位的硬膜外阻滞均可降低地氟烷的使用量,并降低单独应用引起的副作用。

当前地氟烷吸入应用于心脏和大血管手术的麻醉,能够防止术中知晓的发生。与短效阿片类镇痛药联合应用,适用于不停跳冠状动脉搭桥手术及快通道心脏手术患者的麻醉。

(九)氙气

1951 年已用于临床。对吸入 60% 氙气维持麻醉的 83 例患者进行术后随访,虽然无 1 例出现术中知晓,但病例数尚少,不能排除吸入此浓度时发生术中知晓的可能性。单独应用时应注意麻醉深度,必要时增加吸入浓度或与其他麻醉药联合使用。氙气的血/气分配系数较其他吸入麻醉药的小(氧化亚氮 0.47、七氟烷 0.65,地氟烷 0.42),从机体排出较快,静眼时间(3.4 分钟)、拔管时间(3.6 分钟)、精神运动恢复时间(6.0 分钟)都较同效力的 60% N_2O+0.5% 异氟烷或 60% N_2O+0.7% 七氟烷快 2~3 倍。自主通气和意识恢复迅速平稳,无躁动不安,有利于较早离开麻醉恢复室。同其他吸入麻醉药相比、氙气除价格昂贵外,无明显缺点。相反,它具有理想吸入麻醉药的许多特点:对环境无污染,对患者及医务人员无害;诱导和苏醒迅速;效力强于 N_2O;对心肺功能无明显影响;无刺激性,不会燃烧和爆炸;不在体内代谢。随着低流量麻醉的广泛作用、氙气成本的降低及氙气麻醉机制的阐明,氙气可望成为 21 世纪麻醉药中的重要角色。

氙气吸入麻醉时,其血/气分配系数为 0.14,低于其他吸入麻醉药物,如地氟烷(0.42)、异氟烷(1.4)和氧化亚氮(0.47)。其诱导时间极短,仅为 71 秒。氙气麻醉恢复时间与相同 MAC 浓度的氧化亚氮/异氟烷或氧化亚氮/七氟烷相比,时间缩短约 2/3。即便应用于长时间手术,其麻醉恢复时间仍不会延长。与丙泊酚处于相同麻醉深度下相比,氙气麻醉恢复时间明显短于丙泊酚。因此氙气吸入麻醉的快速诱导和苏醒不仅可安全应用于腹腔镜胆囊切除等短小手术,亦可应用于门诊手术。因为其有良好的镇痛和器官保护作用,适合"快通道"心脏手术麻醉且利于心血管功能的稳定。

1. 优点 ①血/气分配系数低,麻醉诱导及苏醒快;②在体内生物转化少,对机体影响小;③对循环功能干扰小;④具有潜在的神经保护和心血管保护作用。

2. 缺点 ①需用密闭回路的麻醉机及带有特殊回收系统的麻醉装置;②药效低,价格昂贵;③和 N_2O 一样,麻醉所需的氙气高分压可能会引起内部含气空间膨胀,肠梗阻患者慎用;④吸入浓度>60% 时,增加脑血流,颅内压增高患者慎用;⑤有研究认为其导致术后恶心呕吐的发生率比丙泊酚高一倍;⑥在氙气快速停止期间会发生癫痫发作,但缓慢停止可避免发生。

3. 麻醉方法 临床上很少单独加氧气用于麻醉诱导。通常先用静脉麻醉诱导后,麻醉维持采用单纯吸入 50%~60% 的氙气(FiO₂ 0.35~0.45)或复合丙泊酚进行麻醉。在使用密闭重复吸入回路时,成人麻醉第一小时氙气平均消耗量约为 6L,前两个小时为 9~15L。所以临床使用氙气麻醉必须使用带有特殊回收装置的紧闭回路麻醉机。由于氙气的价格仍然较昂贵,当前氙气吸入麻醉多应用于临床研究。

二、静吸复合麻醉

复合麻醉指在麻醉过程中同时或先后使用两种或两种以上麻醉药的麻醉方法。静吸复合麻醉是指将静脉全身麻醉和吸入麻醉同时或先后应用于同一次麻醉过程、以产生并维持全身麻醉的方法。由于静脉麻醉药具有起效快和对呼吸道无刺激等特点,故常用于诱导麻醉;而吸入麻醉药具有较易控制麻醉深度和术后易恢复等特点,故常用于全麻的维持。此外还可以吸入麻醉诱导、静脉麻醉维持,静吸复合麻醉诱导、静吸复合麻醉维持等。在麻醉的维持中,也可辅助阿片类镇痛药、镇静催眠药和肌松药。

(一)静吸复合麻醉的优点

静吸复合麻醉具有麻醉深度维持相对稳定且血流动力学波动小、安全性高、可减少吸入和静脉药物的用量、降低术中知晓发生率、有利于麻醉后迅速苏醒等优点。静吸复合麻醉应用范围较广,麻醉操作和管理较容易掌握,极少发生麻醉突然减浅的被动局面。静吸复合麻醉也有一些不良反应,比较常见的有过敏反应、抑制循环系统出现低血压状态、抑制呼吸出现呼吸抑制以及出现恶心呕吐等。

(二)常见的静吸复合麻醉的实施

常用的是吸入麻醉药与阿片类药物复合、吸入麻醉药与肌松药复合、吸入麻醉药与氯胺酮复合、吸入麻醉药与 α₂ 肾上腺素受体激动药复合。吸入麻醉药与肌松药配伍可以增强肌松药作用,延长作用持续时间。阿片类药物包括芬太尼、舒芬太尼、阿芬太尼、瑞芬太尼等,超短效阿片类药物瑞芬太尼与吸入麻醉药配伍应用广泛。吸入麻醉药与氯胺酮配伍具有防止术中知晓的作用。α₂ 肾上腺素受体激动药包括可乐定、右美托咪定等与吸入麻醉药配伍,具有镇静充分、减少呼吸抑制的优势。

(三)注意事项

1. 施行静吸复合麻醉,应该充分掌握各种麻醉药的药理特点,根据患者的不同病情和手术需要,正确选择不同的静吸复合麻醉药的组合和配伍,尽可能以最少的麻醉药达到最完善的麻醉效果、并将各种麻醉药的毒副作用减少到最低。"最小有效量"的基本原则需牢记,在满足手术需求的前提下,复合用药种类尽可能简单,根据药理学特性和患者病理生理情况来正确选择配伍方案,应做到合理用药,优化用药方案,坚持个体化原则。

2. 所有静脉麻醉药物和吸入麻醉药物可能出现的并发症,都可能出现在静吸复合麻醉中,在临床工作中应该保持警惕。

3. 为确保患者安全,实施静吸复合麻醉时必须控制气道,例如气管内插管或喉罩等。准确判断麻醉深度,需结合麻醉药物药理学特点、患者生命体征变化以及脑电双频指数等综合判断。

4. 药物的相互作用可能使苏醒期的临床表现更复杂,临床上应该严格掌握拔管指征,警惕因多种药物的残留作用叠加而导致患者出现再抑制的情况。

三、吸入麻醉与其他麻醉方法复合

联合麻醉是指麻醉过程中同时或先后采用两种或两种以上的麻醉技术,两种麻醉技术复合应用,彼此取长补短,以达到镇痛、遗忘、肌肉松弛、自主反射抑制的最佳临床麻醉效果。

吸入麻醉与其他麻醉方法复合的常见形式:吸入麻醉与椎管内麻醉(硬膜外麻醉、蛛网膜下隙麻醉、硬膜外联合蛛网膜下隙麻醉)复合、吸入麻醉与局部浸润麻醉复合、吸入麻醉与神经干阻滞复合等。

（一）吸入麻醉与其他麻醉方法复合的优点

1. 可达到更完善的麻醉效果，患者围手术期安全性更高。

2. 消除患者对手术和麻醉的恐惧心理和紧张情绪。

3. 减少全麻中镇痛药物或局麻药的应用，从而减少镇痛或局麻药引起的毒副作用和不良反应。

4. 减少静脉麻醉药物或吸入麻醉药物的应用，患者术后苏醒迅速且恢复快。

5. 可免用或少用肌松药。

6. 术后保留硬膜外导管，可提供持续、完善的术后镇痛。

7. 有助于改善某些特殊病情的原有病理生理紊乱，例如硬膜外麻醉阻滞交感神经、减轻心脏负荷、缓解心肌缺血、提高患者对手术的耐受力；神经阻滞使断肢再植的患者末梢血管扩张，有助于提高再植肢体的存活率。

（二）常用的吸入麻醉与其他麻醉方法复合

1. 吸入麻醉和硬膜外麻醉联合，可发挥各自的优势，提高麻醉质量。可以在减少麻醉药物用量和不良反应的同时，弥补硬膜外神经阻滞效果的不完善及不能有效阻断内脏牵拉反应等缺点，具有很强的临床实用性，已经逐渐成为临床麻醉的主要方向之一。主要适合于中下腹部手术，对于上腹部手术如胃癌根治或肝叶切除术则以静吸复合麻醉与硬膜外麻醉联合较好。

2. 吸入麻醉与臂丛阻滞、颈丛阻滞、股神经阻滞、坐骨神经阻滞等联合，常用于患者不能配合或神经阻滞效果欠佳时。也可用于患者术后镇痛，如竖脊肌阻滞、肋间神经阻滞、腹横筋膜阻滞等均可用于胸腹部手术术后镇痛。

四、吸入麻醉与器官功能保护

（一）心血管系统

吸入麻醉药可通过类似于缺血预处理的方式触发心血管保护作用。七氟烷、地氟烷、异氟烷可以减轻心肌缺血/再灌注后的损伤程度。异氟烷不仅能降低缺血/再灌注后内皮和心肌的损伤程度，还可以保护心肌细胞内线粒体的呼吸作用。七氟烷发挥心脏保护作用与改善缺血/再灌注后的心肌收缩力、抑制炎症因子、影响 ATP 合成相关。在对吸入麻醉药的研究中还发现吸入麻醉药可以增强心肌对缺血的耐受性、改善离体及在体心脏缺血后的恢复，增强缺血后收缩功能并减少心肌梗死。

吸入麻醉药物的心血管保护作用对中老年人更为有益，因为通常老年患者对压力的耐受性低于年轻患者，而且大多数人晚年才发生心血管系统的并发症。因此研究老年患者吸入麻醉药心血管保护是一个重要的课题。

吸入麻醉药的心脏保护作用机制可能与三磷酸腺苷敏感性钾通道（K_{ATP}）活化、蛋白激酶 C 活化、G 蛋白偶联受体活化、抑制细胞内 Ca^{2+} 超载和活性氧产生、可逆地改变线粒体功能等有关。吸入麻醉药很容易从体内排出，不会产生持久作用，因此吸入麻醉药对存在心肌缺血风险的患者可能是一个很好的选择。但是诸如年龄较大、存在基础疾病、口服磺酰脲类药物或环氧合酶 2 抑制剂、心肌缺血持续时间长及预处理方案复杂等因素都可能会限制挥发性麻醉药物在临床的疗效。要将基础研究成果转化为临床实践，就需要精心策划多中心临床研究。

（二）呼吸系统

吸入麻醉药可以降低患者术后呼吸系统并发症的发生率。异氟烷、七氟烷可以通过抗炎作用减轻肺缺血/再灌注损伤。有动物实验结果提示七氟烷和异氟烷还可能通过抗细胞凋亡和抗氧化应激作用来减轻肺缺血/再灌注损伤。在特定条件下吸入麻醉药对肺损伤似乎发挥了抗炎和保护作用。氧化亚氮和氙气在肺部炎症或急性肺损伤中的特殊作用还需进一步研究。

（三）肝脏、肾脏、肠道

动物实验证实七氟烷预处理能降低肝脏缺血/再灌注后硫酸乙酰肝素（heparan sulfate，HS）和黏结蛋白聚糖-1（Syn-1）的浓度，降低丙氨酸氨基转移酶（alanine aminotransferase，ALT）和天冬氨酸氨基转移酶（aspartate aminotransferase，AST）等肝细胞损伤指标的水平，并且对内皮细胞糖萼具有保护作用。吸入麻醉药（七氟烷、异氟烷、氟烷、地氟烷）可以通过抗炎、抗坏死的作用减轻肾缺血/再灌注损伤，其机制可能与线粒体或肌纤维膜 K_{ATP} 通道活化、蛋白激酶 C 活化和抑制细胞内 Ca^{2+} 超载等有关。目前，尚缺乏吸入麻醉药物对肠道功能影响的临床研究结论，但动物实验证实肠缺血/再灌注后，给予异氟烷可改善血管通透性，并减少肠黏膜损伤、炎症反应和细胞凋亡，同时还能减轻肠缺血/再灌注造成的肝脏和肾脏功能障碍。

（四）中枢神经系统

临床研究和动物实验均证实吸入麻醉药具有减轻脑缺血/再灌注损伤的神经保护作用。七氟烷、异氟烷、恩氟烷、氟烷能抑制具有兴奋毒性的谷氨酸的释放、抑制 α-氨基-3-羟基-5-甲基-4-异噁唑受体和 N-甲基-D-天冬氨酸受体的激活，从而减轻脑缺血/再灌注引起的神经细胞毒性。有些研究表明，吸入麻醉药还可以通过调节脑血流量、脑代谢率以及儿茶酚胺的释放发挥中枢神经系统保护作用；七氟烷吸入麻醉比丙泊酚能更好地维持局部脑氧饱和度；七氟烷、异氟烷、氟烷能通过抗细胞凋亡、抑制炎症反应发挥神经保护作用。

体内外实验表明氙气是一种强效的神经保护药物。研究发现使用 50% 的氙气 18 小时对人类新生儿围产期缺氧缺血性脑病具有显著益处；氙气增加镇静作用并抑制癫痫发作和背景脑电图活动；氙气可减轻外源性神经毒素或糖氧剥夺后神经-胶质细胞发生的急性损伤；也可预防大脑中动脉闭塞缺血、心肺转流以及神经兴奋性毒素所引起的急性神经损伤。氙气在中枢神经系统保护中的应用前景良好，但其常规应用的可行性，及治疗新生儿缺氧缺血性脑病的最佳时间、浓度和持续时间等仍有待于进一步的临床研究。

第五节　吸入麻醉药在临床麻醉中的注意事项

一、肺损伤

（一）呼吸功能障碍

1. **呼吸频率**　吸入麻醉药均可引起剂量依赖性呼吸频率增快，这主要是因潮气量降低，导致每分钟通气量下降，从而引起二氧化碳蓄积所致。吸入麻醉药还可降低中枢对高二氧化碳的反应性，反映出吸入麻醉药对呼吸中枢的直接抑制作用。同时吸入麻醉药也能抑制颈动脉体对动脉低氧血症的反应。换言之，吸入麻醉药可以减弱缺氧和二氧化碳蓄积对呼吸的刺激作用。对有肺部疾病的患者吸入麻醉药的抑制作用会更强。

2. **呼吸道阻力**　恩氟烷、异氟烷、七氟烷、氧化亚氮，尤其是氟烷可产生剂量依赖性气道阻力降低。挥发性麻醉药降低支气管平滑肌张力，对黏膜纤毛功能具有不利影响。地氟烷对呼吸道有刺激作用，单独吸入地氟烷进行麻醉诱导时可引起咳嗽和喉痉挛。

3. **功能残气量**　所有的吸入麻醉药包括氧化亚氮均可降低功能残气量。当与吸入麻醉药的镇静作用合并时，机体对缺氧的通气反应将大大受损，这使老年人更易遭受低氧风险，导致老年人恢复期发生低氧、低通气、肺不张。

（二）肺损伤机制

挥发性麻醉药可能增强机械通气中发生的炎性反应，机制可能与挥发性麻醉药促进巨噬细胞聚集、增强促炎因子基因的表达有关。有研究认为挥发性麻醉药可增加肺泡膜通透性，这可能是其加重急性肺损伤的一种机制。动物研究中氟烷可通过 DNA 断裂与细胞损坏、凋亡样改变导致离体肺上皮细胞损伤，地氟烷通过增加脂质过氧化而促进肺泡膜损伤。目前吸入麻醉药对肺损伤的影响仍未完全定论，有待今后进一步探讨。

二、肝功能障碍

吸入麻醉药引起的肝脏功能改变通常在临床上表现得并不明显，但所有吸入麻醉药均可产生剂量依赖性的肝血流降低，这可能会影响到肝脏对其他药物的清除。升高细胞内钙离子的浓度（例如氟烷、恩氟烷引起肝细胞释放大量钙，而造成肝细胞损伤）也是吸入麻醉药引起肝功能损伤的机制之一。不同的吸入麻醉药物对肝脏功能有不同的影响。相比于氟烷、恩氟烷、异氟烷，七氟烷可减少培养肝细胞中纤维蛋白原、转铁蛋白和白蛋白的产生。然而恩氟烷比七氟烷更易引起白蛋白生成减少。地氟烷由于代谢少对肝脏的影响不大。氟烷、恩氟烷、异氟烷和地氟烷的代谢产物与肝脏蛋白结合形成三氟乙酰化相关蛋白，刺激易感个体形成抗体，产生自身免疫性肝炎，可引起敏感患者肝损伤。七氟烷不产生三氟乙酰化相关蛋白。七氟烷代谢率低，经肝细胞色素 P450 水解，醚键断裂，产生六氟异丙醇和二氧化碳（或单碳碎片）和无机氟，期间无自由基产生，不增强肝脏脂过氧化反应，无肝损害。

三、脑功能的影响

所有吸入麻醉药都具有脑血管扩张作用，即引起脑血流及脑血容量的增加，从而导致颅内压的增高，且颅内压的升高与脑血流量的增加直接相关。恩氟烷有诱发癫痫样活动的可能性。研究发现挥发性麻醉药复合氧化亚氮可加重麻醉中脑缺血，所以严重颅脑损伤或脑组织灌注障碍患者不宜复合使用氧化亚氮。

四、环境污染的问题

氧化亚氮在大气中含量很低，但氧化亚氮在大气中可存在 114 年，其温室效应是二氧化碳的 298 倍，被认为是大气中对环境破坏最严重的气体之一。地氟烷可在大气中存在 14 年，其温室效应是二氧化碳的 2 540 倍（表 10-4）。大部分吸入麻醉药麻醉时排出的气体都能破坏大气臭氧层，已经成为世界性环境问题。氙气不破坏臭氧层，无温室效应，是唯一不造成环境污染的吸入麻醉药物。作为麻醉医生，我们应尽可能使用低流量系统来减少这些药物对环境的不良影响，并寻找更稳定的药物替代。

表 10-4　吸入麻醉药的大气寿命和温室效应

吸入麻醉药	大气寿命	温室效应（与 CO_2 比较）
氧化亚氮	114 年	298 倍
氟烷	1.0 年	50 倍
恩氟烷	4.3 年	680 倍
异氟烷	3.2 年	510 倍
地氟烷	14 年	2 540 倍
七氟烷	1.1 年	130 倍

（张　兵　毕永红）

参考文献

［1］邓小明, 姚尚龙, 于布为, 等. 现代麻醉学 [M]. 5 版. 北京: 人民卫生出版社, 2021.

［2］喻田, 王国林. 麻醉药理学 [M]. 4 版. 北京: 人民卫生出版社, 2020.

［3］罗自强, 闵苏. 麻醉生理学 [M]. 4 版. 北京: 人民卫生出版社, 2016.

［4］SIEBER FE. Geriatric Anesthesia [M]. New York: McGraw-Hill Professional, 2006.

［5］GROPPER MA. 米勒麻醉学 [M]. 9 版. 邓小明, 黄宇光, 李文志, 译. 北京: 北京大学医学出版社, 2021.

第十一章
静脉麻醉药

　　静脉麻醉药的应用追溯起来约有 360 多年的历史,1936 年硫喷妥钠广泛应用于临床,更标志着现代麻醉纪元的开启,但到目前为止,仍未有一种药物能达到理想静脉麻醉药的需求。近 30 年来,随着对静脉麻醉药药代动力学和药效动力学的理解深入,各种新型短效、不依赖肝肾功能代谢的麻醉药物的研发等,麻醉学领域得到了突飞猛进的发展,可以通过不同的静脉麻醉药物联合用药达到个体化麻醉管理,不仅满足了不同手术种类、手术室外无痛诊疗、有创检查镇静、幼儿影像学检查镇静、超高龄患者的麻醉和辅助镇静等各方面临床需求,也显著提高了临床麻醉医疗的安全性。

　　复合静脉麻醉的合理应用要求临床麻醉医生掌握各种静脉麻醉药的药代动力学和药效动力学特征,掌握不同配伍麻醉用药的协同效应和不良反应。随着现代手术麻醉等技术的发展,老年患者甚至是超高龄患者手术比例逐渐增加,因此在掌握整体静脉麻醉药特征的前提下进一步了解老年人群身体功能改变等对其的影响至关重要,是指导老年临床麻醉应用、提高老年临床麻醉安全的基石。本章节将在整体介绍静脉麻醉药药理的基础上,进一步介绍老年人群静脉麻醉药的药代动力学和药效动力学特征及其在现代麻醉管理中的应用。

第一节　丙　泊　酚

一、理化性质

　　丙泊酚是具有镇静催眠作用的烷基酚类药物,为高脂溶性,但不溶于水性溶液。目前临床最常用丙泊酚制剂的配伍主要包含 1% 丙泊酚、10% 豆油、1.2% 纯化卵磷脂用于乳化、2.25% 甘油用于张力调节剂、氢氧化钠调控最终 pH 以及(ethylenediaminetetraacetic acid, EDTA)抗菌等。丙泊酚制剂的 pH 为 7,通常有一定黏性,所有商业化制剂均在室温下和光照下能够保持稳定,适宜保存于 25℃ 环境下,不宜冻存。丙泊酚制剂一般直接静脉应用,若必要,可用 5% 葡萄糖水稀释使用。

二、总药代动力学

　　丙泊酚在肝脏内代谢后经肾脏排出体外,也存在肝脏外代谢或者肾脏外清除途径。肺脏可能是丙泊酚一个重要的肝脏外代谢场所。肾脏清除丙泊酚达到总清除率的 30%,仅有小于 1% 的以原型从尿液和呼吸道排出,小于 2% 经粪便排泄。丙泊酚的药代动力学可按照二室或者三室模型来描述。由于再分布和消除,丙泊酚单次注射后全血药物浓度将迅速下降,初始半衰期仅 2~8min。在三室模型中,丙泊酚的初始和慢相分布半衰期分别为 1~8min 和 30~70min,消除半衰期为 4~23.5h。丙泊酚的药代动力学特点是长时间输注也能够快速苏醒,在丙泊酚镇静或麻醉时,血药浓度需要下降 50% 以上才能够达到苏醒需求,而即使连续输注超过 8h,其静脉输注时间-剂量相关半衰期也小于 40min。时间-剂量相关半衰期是指连续静脉输注时,任意时间点停止输注后血浆药物浓度下降一半所需时间。这些能够反映临床上即使长时间静脉输注丙泊酚,也不会明显增加丙泊酚的苏醒时间。丙泊酚的代谢产物无药理学活性,代谢和排泄很快,这也使得丙泊酚的苏醒迅速且完全,不适感较小。

丙泊酚中央室分布容积为 6~40L,稳态时分布容积为 150~700L。心输出量以及肝脏血流对丙泊酚药代动力学有显著影响。心输出量下降、肝脏血流减少等,可以使药物室间清除和肝脏清除下降,从而影响血药浓度。心输出量增加时,丙泊酚的血药浓度降低,反之,则血药浓度增加。如失血性休克时,休克代偿期丙泊酚的血药浓度可以增加 20%。再者,体外循环转流时,由于中央室容积增加,初期清除率增快,因而转流初期所需维持转流前血药浓度的丙泊酚用量增加。

其他药物如咪达唑仑以及阿片类药物对丙泊酚的药代动力学也有影响。200ng/mL 的镇静浓度咪达唑仑血药浓度可以提高丙泊酚血药浓度约 25%。同时咪达唑仑也可以降低丙泊酚的清除率。麻醉过程中同时应用丙泊酚和阿片类药物时,阿片类药物将显著影响丙泊酚的分布和消除,如 400ng/mL 的阿芬太尼血药浓度可以提高丙泊酚血药浓度约 20%。静脉注射 0.1mg 芬太尼,也可以使丙泊酚分布容积和消除减少 40%,使血药浓度增加。

三、老年人群药代动力学特点

老年患者丙泊酚药代动力学符合三室模型。丙泊酚在大于 60 岁老年患者输注后,仍在体内迅速分布,并能够快速消除,但与年轻人人群比较,中央室容积明显较小,全身清除率明显减慢,但半衰期无显著差异。老年人由于心排血量减少,导致血浆峰值浓度增高,表现为中央室容积较小。另一方面,这也导致清除率下降。据报道,老年人较年轻人心输出量降低 25%~30% 左右,因此,丙泊酚用于老年人麻醉的剂量比年轻人也可减少约 30%。丙泊酚的白蛋白结合率与年轻人相比无明显差异,但老年人血浆白蛋白含量有所下降,因此老年人游离丙泊酚增加,导致其药效增强。此外,老年人肝血流量仅为年轻人的 40%~50%,且肝代谢酶活性也降低,因此丙泊酚消除延缓。这些机制提示临床使用丙泊酚时需参考年龄因素减少剂量,减轻不良反应和防止药物蓄积。

同时,以脑电图和血流动力学参数为监测指标的结果显示老年人对丙泊酚呈血药浓度依赖性的敏感性增加。研究报道,丙泊酚使 25 岁、50 岁和 75 岁患者失去意识的 C_{50} 值分别为 2.35mg/mL、1.8mg/mL 和 1.25mg/mL。80 岁及以上的老年患者仅需 20 岁年轻患者的 50% 丙泊酚剂量就可以达到同样的镇静催眠程度,这些均提示临床上丙泊酚用于老年病人应当适当减少剂量。

四、主要作用机制

丙泊酚主要发挥催眠作用,其作用机制尚未完全明确。目前认为,丙泊酚主要可能通过直接或者间接激活 γ- 氨基丁酸(GABA)受体发挥作用。丙泊酚发挥催眠作用的其他机制可能还包括:影响脑干 - 丘脑唤醒回路的正常功能,影响额顶叶联合皮质功能,通过肾上腺素能受体发挥间接镇静作用,可能调控谷氨酸的 N- 甲基 -D- 天门冬氨酸(NMDA)亚型而发挥广泛的抑制作用等。而丙泊酚产生的欣快感可能来自伏隔核多巴胺浓度的增加,其止呕作用可能与降低极后区的 5- 羟色胺水平有关。

五、对中枢神经系统的影响及老年人群的特点

静脉推注 2.5mg/kg 的丙泊酚,一次臂 - 脑循环的时间即能快速起效达到镇静催眠效果,90~100 秒其作用达峰值。单次注射丙泊酚引起意识消失的半数有效剂量(effective dose,ED_{50})约为 1~1.5mg/kg,作用时长与剂量呈明显正相关,2~2.25mg/kg 的作用时间约为 5~10 分钟。丙泊酚具有逆行性遗忘作用,但单用丙泊酚时,可能需要较大剂量,达到 2mg/(kg·h)以上才能有遗忘作用。即便如此,手术过程中单独应用丙

泊酚麻醉也容易出现术中知晓,为防止发生术中知晓,一般临床推荐联合应用苯二氮䓬类或者吸入麻醉药进行复合麻醉。

丙泊酚对脑电图的影响表现为初期 α 节律增加,然后转为 γ 和 θ 频率,当血药浓度大于 8g/mL 时,脑电图可呈现出暴发抑制。丙泊酚的脑电图效应起效时间与年龄无明显关系,其主要影响因素为动脉压,动脉压力降低可明显延长其起效时间。丙泊酚对脑电双频谱指数(bispectral index,BIS)的影响呈血药浓度依赖性。丙泊酚引起 50% 以及 95% 患者对言语指令无反应的 BIS 值分别为 63 和 51,而 BIS 值 77 时,患者基本无记忆。

丙泊酚可降低颅内压(intracranial pressure,ICP)30%~50%,但其降低 ICP 效应主要来自脑灌注压的下降。这提示,在头颅损伤患者,应当尽量减少丙泊酚的用量,以控制在轻度至中度的镇静催眠状态即可,避免脑灌注压的明显下降。丙泊酚也降低脑血流以及脑代谢率。但输注丙泊酚不影响脑血管对 CO_2 的调节反应以及自动调节功能。丙泊酚是否具有神经系统保护作用目前尚无明确结论。当前的观点认为在合理的浓度范围内,对神经系统可能主要以保护作用为主,但是超过一定浓度范围则可能带来明显的神经毒性作用。一般认为,丙泊酚具有抗惊厥作用,但也存在争议。丙泊酚是临床上用来控制癫痫大发作的有效药物,具有剂量依赖性的抗惊厥作用,但另一方面,丙泊酚也可以导致癫痫大发作,这使得其也用于神经外科癫痫灶的皮质定位。

丙泊酚长期输注可引起成瘾,重症监护病房(intensive care unit,ICU)持续输注丙泊酚时,有 20%~40% 的患者需增加输注丙泊酚的剂量以达到与开始应用时的相同的镇静催眠效果。丙泊酚可以快速降低眼压,下降程度可达 30%~40%。越来越多的研究显示丙泊酚可能作用于脊髓发挥镇痛效应,但其镇痛效果以及机制均需要进一步探讨。

丙泊酚诱导意识消失的剂量与年龄密切相关,儿童所需的剂量明显增加,而老年人所需的剂量随年龄增大明显减小。年龄因素是丙泊酚诱导入睡剂量降低的独立影响因素。研究表明,在年龄 65~74 岁、75~84 岁、85 岁及大于 85 岁患者中,单独丙泊酚诱导入睡的所需剂量分别下降 14.8%、25.2% 和 38.5%。在监测年龄因素对丙泊酚麻醉时的脑电图影响中,发现丙泊酚在所有频段的功率都随年龄显著下降。与年轻患者比较,老年患者在所有频带的功率均明显下降,α 波段功率下降程度更明显,峰值频率也明显降低,老年患者也更容易经历暴发抑制。脑电图中这些与年龄相关的显著变化与典型衰老过程中发生的神经生物学和神经解剖学变化是相一致的。而商业化的基于脑电图的麻醉深度指数几乎未考虑年龄因素,因此在老年患者中可能存在差异。

六、对呼吸、循环系统的影响及老年人群的特点

丙泊酚有明显的呼吸抑制作用,呼吸暂停的发生率与剂量、输注速度、复合用药等均有关。诱导剂量的丙泊酚,1~2mg/kg 可引起 25%~30% 的呼吸暂停发生,所致呼吸暂停可长达 30 秒以上,复合用药如阿片类药物也会明显延长该时间。丙泊酚诱导剂量输注可明显增加 $PaCO_2$,但 PaO_2 下降一般不明显,非大剂量所引起的呼吸暂停在保持呼吸道通畅的情况下可以自主恢复。持续输注丙泊酚对呼吸的影响主要表现为潮气量减少,可减少 40%,呼吸频率反而增加,可增加 20%,但每分通气量的变化不定。较大剂量输注丙泊酚时可明显抑制机体对缺氧的通气反应,主要与抑制颈动脉体化学感受器有关。丙泊酚对支气管具有扩张作用,可诱导慢性阻塞性肺疾病患者支气管扩张,但其扩张作用没有吸入麻醉药和氯胺酮明显,而且扩张支气管所需的剂量较高。丙泊酚扩张支气管的机制可能主要与抑制乙酰胆碱的作用、直接作用于毒蕈碱受体、抑制钙释放从而抑制受体偶联信号转导途径等相关。丙泊酚对肺的基础血管张力以及血流无明显影响,但丙泊酚剂量依赖性地减轻缺氧性肺血管收缩。丙泊酚对咽喉反射有一定的抑制作用,有利于防止气管插管时喉痉挛的发生,这也是临床麻醉诱导常用丙泊酚的原因之一。

丙泊酚对心血管系统最显著的作用是诱导期间动脉压的降低。在心功能正常的患者，静脉输注2~2.5mg/kg 丙泊酚可降低收缩压 20%~40%，对平均动脉压以及舒张压的作用一致。丙泊酚诱导后的血压下降主要因为血管扩张，是否直接抑制心肌尚有争议。心输出量下降可能主要与抑制心脏交感神经活性有关。丙泊酚对血流动力学的影响远在其催眠作用后，丙泊酚诱导意识消失后几分钟才开始出现血流动力学抑制。丙泊酚对血流动力学的影响一方面有利于抑制气管插管时的应激反应，另一方面也可能在气管插管后导致血压下降。丙泊酚对心率的影响不明显，对窦房结功能、正常方式传导途径和附加传导通路的直接作用很小，但可剂量依赖性地减弱心率对阿托品的反应。丙泊酚可抑制房性(室上性)心动过速，应当在电生理检查时避免应用。丙泊酚维持麻醉时，心肌血流与心肌氧耗量明显减少，心肌整体氧供需基本维持平衡。

患者的年龄可明显影响丙泊酚的心血管抑制作用。在老年患者，同样剂量丙泊酚可导致明显低血压。年轻患者在丙泊酚抑制交感神经后心血管系统可出现代偿性调节，这种平衡调节在老年患者显著下降是低血压发生的重要原因。此外，老年患者收缩压下降并发症发生的时间明显长于年轻人，可长达 10 分钟左右。因此，老年人应酌情降低丙泊酚的诱导剂量，以减轻其心血管抑制作用，并应对血压密切观察足够的时间，以提高其临床使用的安全性。

七、临床应用及老年人群注意事项

临床丙泊酚主要用于麻醉诱导和维持。静脉诱导剂量推荐 1~2.5mg/kg，注意诱导时合并用药如阿片类、苯二氮䓬类药物均可明显降低丙泊酚诱导所需剂量。例如，0.02~0.04mg/kg 的咪达唑仑可使丙泊酚诱导剂量降低 50%~60%。

丙泊酚仍是目前最常用的麻醉维持药物。维持方式可以以靶控输注(target controlled infusion，TCI)模式输注，也可以恒速输注。TCI 模式推荐靶效应浓度 3~6μg/mL，恒速模式推荐 100~200μg/(kg·min)，但强调应依据 BIS 值进行麻醉深度滴定，以进行个体化用药，避免药物过量或者术中知晓。丙泊酚维持麻醉期间通常需复合应用其他镇静药以及阿片类等镇痛药，这些药物均可使丙泊酚所需血药浓度降低，应注意联合用药可显著延长停药后苏醒时间。

丙泊酚适用于心脏手术的诱导和维持。注意心脏手术过程中较大剂量应用阿片类药物应酌情减少丙泊酚用量。丙泊酚在短小体表手术、介入治疗等小手术时，由于苏醒快、恶心呕吐发生率低、定向恢复力完全等特点，具有明显优势，是各项无痛诊疗技术的首选用药。丙泊酚镇静在 ICU 患者机械通气时也应用广泛。丙泊酚的药代动力学特征使其无论输注多久均能快速苏醒，因此适用于维持长时间镇静。但在长时间应用丙泊酚时，应注意其对血流动力学的影响，以及罕见的高甘油三酯血症、潜在胰腺炎、丙泊酚输注综合征等其他并发症。另有推荐长时间应用丙泊酚镇静时，应监测其是否出现无法解释的代谢性酸中毒或者心律失常。

如前所述，由于老年患者生理功能改变，丙泊酚诱导剂量明显降低，推荐 60 岁以上患者所需诱导剂量降低至 1~1.75mg/kg，诱导剂量应缓慢推注。为防止严重低血压发生，超高龄老年患者、病情较重患者以及心脏手术患者，更推荐在允许的液体负荷前提下，滴定用药至所需麻醉深度，并且强调观察延迟出现的低血压并发症。临床也可复合应用如依托咪酯行麻醉诱导，以维持诱导时血流动力学稳定。

八、不良反应和禁忌证

丙泊酚危及生命的并发症是丙泊酚输注综合征。丙泊酚输注剂量超过 4mg/(kg·h)，输注时间超过48 小时可能发生，但也有短时间应用发生的病例报道。丙泊酚输注综合征的临床表现为急性顽固性的心动过缓或者心搏骤停，伴有代谢性酸中毒、横纹肌溶解、高钾血症、高脂血症、肝大等。血脂升高可能是丙泊酚输注综合征的首发表现。其他丙泊酚输注相关不良反应还包括低血压、呼吸抑制、静脉刺激所致注射痛、血栓性静脉炎、胎儿毒性、影响癌症进展等。

第二节　依托咪酯

一、理化性质

依托咪酯是咪唑的衍生物,左旋异构体具有催眠效应。依托咪酯不溶于水,尽管有以丙二醇为溶剂以及以脂肪乳为溶剂的两种剂型,但脂肪乳剂由于注射痛轻和血管损伤小等优势更多在临床应用。依托咪酯主要以常温保存,不适宜冰冻。

二、总药代动力学

依托咪酯起效非常迅速,静脉注射后一次臂 - 脑循环快速通过血 - 脑屏障,注射后 1 分钟脑内浓度达峰值并进入睡眠状态。单次注射依托咪酯 0.3mg/kg 血浆药物浓度呈现双相动态,血浆药物浓度迅速上升但也快速下降。依托咪酯药代动力学符合开放三室模型,初始分布半衰期为 2.7 分钟,再分布半衰期为 29 分钟,消除半衰期为 2.9~5.3 小时。

依托咪酯作用消失主要与再分布有关,因此肝功能障碍不影响单次依托咪酯注射作用时间。依托咪酯主要在肝脏代谢,通过脂酶水解,代谢产物无药理活性,从肾脏和胆汁排出。依托咪酯的蛋白结合率为75%,影响血清蛋白含量的疾病,血清蛋白下降时,游离药物比例增加,将显著增强依托咪酯的药理作用。

三、老年人群药代动力学特点

年龄增加明显影响依托咪酯的药代动力学。老年患者依托咪酯的初始分布容积减少,清除率下降。因此,老年患者初始剂量依托咪酯应用后血浆药物浓度明显高于年轻人群,达到脑电图麻醉效应所需的依托咪酯剂量显著降低,但老年患者大脑对依托咪酯的敏感程度与年轻人无明显差异。这些改变导致依托咪酯作用时间与年龄密切相关,老年患者作用时间延长。依托咪酯由于肝脏清除率较高,故老年患者肝脏血流和肝药酶活性的下降可显著降低其清除率。此外,依托咪酯主要由肾脏排泄,由于老年患者更容易出现肾功能下降,临床上应注意剂量选择和肾功能监测。

四、主要作用机制

依托咪酯产生催眠作用的主要作用机制可能为作用于 $GABA_A$ 受体,$GABA_A$ 受体拮抗药可拮抗依托咪酯的催眠作用。依托咪酯无镇痛作用,主要作用部位可能是大脑皮质抑制、脑干网状系统抑制等。

五、对中枢神经系统的影响及老年人群特点

临床剂量的依托咪酯 0.1~0.4mg/kg 注射后迅速失去意识,7~14 分钟迅速苏醒。依托咪酯麻醉维持的血药浓度约为 300~500ng/mL,镇静浓度约为 150~300ng/mL,苏醒时浓度约为 150~250ng/mL。依托咪酯注射使 ICP 显著下降,对保持脑灌注压有益,也可明显降低脑血流量,但脑代谢率也降低,因此脑氧供需比增加,因而具有一定的脑保护作用。依托咪酯对脑电图的影响为初期 α 波幅增加,伴有突发性 β 波,然后为 δ-θ 波混合,在暴发性抑制前 δ 波占优势。依托咪酯可使麻醉中致癫痫病灶的脑电活动增加,利于手术

中病灶摘除。在需要监测经颅刺激的运动诱发反应时,依托咪酯对脑电振幅的抑制程度轻微,相较于丙泊酚有明显优势。有研究比较丙泊酚和依托咪酯诱导意识消失发现,在使患者意识消失时依托咪酯的BIS值更低,但更多患者仍保留自主呼吸和角膜反射。

老年患者大脑对依托咪酯的敏感程度与年轻人无明显差异,但因为药代动力学在老年患者的改变,所需诱导意识消失的剂量明显降低。

六、对呼吸、循环、内分泌等系统的影响及老年人群特点

依托咪酯一般无明显呼吸抑制作用。注射剂量较大或者速度过快时偶有呼吸暂停,个别可长达45秒。在依托咪酯应用于非插管静脉麻醉或者无痛诊疗小手术时,还是应该警惕其可能的呼吸抑制作用。依托咪酯可使机体对CO_2的反应和通气的驱动减弱。在联合应用阿片类药物时需注意可能增加依托咪酯的呼吸抑制发生率。依托咪酯有一定支气管舒张作用,但其作用轻微,明显弱于丙泊酚。

依托咪酯对心血管系统影响非常小,是其临床应用的主要优势之一。静脉注射0.3mg/kg依托咪酯后中心静脉压、平均动脉压、肺动脉压均无明显改变,对心率无明显影响,对冠状动脉有轻微扩张作用,对需提高心肌氧供以及血供的患者有益。

依托咪酯可抑制肾上腺皮质功能,是限制其持续输注维持麻醉的主要原因。但单次注射或者短时间应用依托咪酯对肾上腺皮质功能的影响并无临床意义。依托咪酯抑制肾上腺皮质功能可能为依托咪酯结合细胞色素P450酶形成的游离咪唑基,阻断11-β-羟化酶和17-α-羟化酶合成皮质醇和醛固酮有关。依托咪酯单次注射使皮质醇水平降低,但仍在正常范围内,麻醉后数小时很快恢复。依托咪酯的糖皮质激素抑制作用并没有发现不良预后,且手术所致的应激反应通常能够抵消这种暂时性抑制作用。

依托咪酯对呼吸和循环影响小的优点使其在休克、创伤等危重患者以及高龄患者的麻醉诱导中有独特优势。在老年患者中通常存在许多基础疾病尤其是心血管疾病,不能够通过冠脉自动调节增加心肌供血,依托咪酯的轻微冠脉扩张作用对代偿调节非常重要。但也有研究报道依托咪酯可能诱发老年高血压患者的心脏抑制,引起低血压发生。在合并有心功能受损的老年患者,依托咪酯也可以引起明显的负性肌力作用,引发低血压发生。因此依托咪酯用于严重冠心病和心功能受损的老年患者需要谨慎并密切关注血流动力学改变。

七、临床应用及老年人群注意事项

依托咪酯常用于麻醉诱导或短小手术的镇静。依托咪酯推荐诱导剂量为0.2~0.6mg/kg,一般0.3mg/kg,快速推注后可达到催眠效果。临床联合丙泊酚和依托咪酯用于麻醉诱导可达到稳定血流动力学、减轻注射痛以及减轻依托咪酯的肌阵挛副作用。可在注射丙泊酚之前静脉注射0.1~0.2mg/kg依托咪酯。麻醉诱导联合应用阿片类药物或者苯二氮䓬类药物时也应酌情减少依托咪酯的用量。依托咪酯对循环系统影响小使其适用于心脏大血管手术,联用芬太尼镇痛时,0.6mg/kg的依托咪酯诱导剂量也可保持循环稳定。依托咪酯无组胺释放作用,在逐渐增加诱导剂量时,也适用于存在气道高反应但需要维持循环稳定的患者。依托咪酯单次注射短时镇静也可用于神经阻滞麻醉、椎管内阻滞等,不影响呼吸和血流动力学。同时,依托咪酯单独应用或者联合其他如苯二氮䓬类、阿片类药物也是无痛诊疗、短小介入手术的常用麻醉方案。但需要注意其发生恶心、呕吐的风险高于丙泊酚。

依托咪酯在血流动力学不稳定的老年患者行短小手术时具有明显优势,可在不明显影响心率、血压的同时迅速苏醒。依托咪酯是非常适用于老年患者麻醉诱导的,但由于其初始剂量后血浆药物浓度比年轻人显著增加,可酌情减少诱导剂量。目前尚无老年患者推荐降低的剂量依据可循。此外,需注意依托咪酯可能诱发高血压老年患者心脏抑制,引起低血压发生。

八、不良反应和禁忌证

因依托咪酯对肾上腺皮质功能的抑制作用,其长时间应用仍视为禁忌。主要不良反应除了抑制肾上腺皮质功能外,还包括肌肉阵挛,为注射后表现出的以上肢为主的肌肉抽搐、张力增强,发生率很高,在年轻患者尤其明显,可能与皮质结构脱抑制有关,注射前应用苯二氮䓬类、芬太尼可能减轻该不良反应。依托咪酯其他不良反应还包括呃逆、注射痛、恶心呕吐等。

第三节　巴　比　妥　类

一、理化性质

随着我国丙泊酚等新型麻醉药物的出现,巴比妥类药物在全身麻醉中的应用已经较少,但在其他国家仍常应用于麻醉诱导。巴比妥类是巴比妥酸具有催眠作用的衍生物。可用于麻醉诱导的巴比妥类药物包括硫巴比妥酸盐类药物、硫戊巴比妥类药物和氧巴比妥酸盐类药物。巴比妥类药制剂均为巴比妥酸的钠盐,为碱性制剂,使用前用生理盐水或者注射水稀释,硫喷妥钠 2.5%,硫戊巴比妥钠 2% 等。若溶液的碱性环境下降,则巴比妥类药物会发生沉淀,因此巴比妥类药物不能用乳酸林格液或者其他酸性溶液配制。不能和巴比妥类同时给药或者混合的药物包括阿曲库铵、维库溴铵、罗库溴铵、琥珀胆碱、阿芬太尼、舒芬太尼、多巴酚丁胺、多巴胺、氯胺酮和咪达唑仑。如必须联合应用,给药间隔时间超过 30 秒可以减少沉淀发生率。

二、总药代动力学

除了苯巴比妥钠以外,其他巴比妥类药物均通过肝脏代谢,代谢产物无药理活性,从尿液排出或者与葡糖醛酸结合后从胆汁排出。苯巴比妥钠有 60%~90% 以原形从尿液排出,碳酸氢钠碱化尿液可增加苯巴比妥钠的肾脏排出。巴比妥类药物能诱导肝药酶,因此不能用于急性间断性卟啉病患者,巴比妥类药物可增加卟啉生成。

巴比妥类药物单次诱导剂量药效消失的主要作用机制为快速再分布。巴比妥类药物的药代动力学可用生理模型和房室模型来描述。生理模型中,巴比妥钠与中央血容量混合后,迅速分布至血流丰富的组织如脑组织,再缓慢分布至低脂肪组织如肌肉,此时其诱导剂量药效消失。房室模型更能够解释巴比妥钠长期连续输注苏醒延迟的原因,其药效的消失主要为药物被脂肪组织缓慢摄取以及再释放后通过肝脏代谢或清除。

三、老年人群药代动力学特点

年龄增加显著影响巴比妥类药物的药代动力学。麻醉所需的硫喷妥钠诱导剂量随年龄的增长而减少。硫喷妥钠分布速率常数(alpha)在年轻患者中明显更大,老年患者的分布半衰期较长。老年患者的硫喷妥钠与血浆蛋白结合明显降低,游离药物浓度明显增加。硫喷妥钠在年轻和老年患者的表观总分布容积、分布容量均无明显差异,但年轻患者中央室分布容积较小。据报道,老年患者硫喷妥钠诱导剂量仅为报道的年轻人所需值的 70% 左右。

四、主要作用机制

目前认为巴比妥类药物发挥镇静催眠的主要作用机制为作用于 $GABA_A$ 受体，$GABA_A$ 受体是唯一被证实巴比妥类发挥麻醉效应的靶点。NMDA 受体是否参与巴比妥类药物的作用机制仍需进一步明确。巴比妥类药物发挥增强或者模拟 GABA 的作用，增强 $GABA_A$ 受体氯离子的电传导，使突触后神经元细胞膜超级化，兴奋性阈值升高。低浓度时增强 GABA 的作用，而高浓度时则直接发挥激动剂效应。巴比妥类药物的另一个可能的作用机制为抑制兴奋性神经递质的突触传递作用，可特异性作用于突触离子通道而阻断兴奋性中枢神经系统的传导。

五、对中枢神经系统的影响及老年人群特点

静脉注射诱导剂量硫喷妥钠后，诱导迅速，一次臂-脑循环可使意识消失，1 分钟可达最大效应，5~10 分钟可清醒，但初醒后，睡眠仍可持续 3~5 小时。硫喷妥钠对脑电图的影响表现为由清醒时的 α 波形转变为高幅、低频的 δ 和 θ 波，直至出现暴发性抑制。硫喷妥钠对中枢的影响恢复缓慢，脑电图的恢复可长达 48 小时之久。BIS 指数在 55 以下时，硫喷妥钠麻醉很少引起术中知晓。

硫喷妥钠可剂量依赖性地降低脑氧代谢率，使脑电活动减慢。但是硫喷妥钠并不降低脑基础代谢，中枢神经元的基础代谢仍然需要氧供。因此，硫喷妥钠只对不完全性脑缺血损伤具有保护作用，它依然会减少脑血流、降低颅内压。硫喷妥钠降低颅内压的同时也降低动脉血压，颅内压的下降幅度大于动脉压，因此脑灌注压上升。硫喷妥钠可提高大脑皮质神经元的兴奋阈，具有抗惊厥作用。硫喷妥钠在亚麻醉剂量作用下，会导致痛觉过敏，患者对疼痛刺激反应增强，这可能导致术后疼痛反应异常强烈。由于硫喷妥钠具有致痛觉过敏或者抗镇痛作用，因此其不能作为唯一的手术麻醉用药，必须进行复合麻醉。

研究表明，实现脑电图早期暴发抑制所需的硫喷妥钠剂量随年龄的增长呈线性显著下降，但大脑对硫喷妥钠的敏感性不随年龄变化。与年龄相关的硫喷妥钠剂量需求的降低是由于药物初始分布的变化，即硫喷妥钠的初始分布容积随年龄呈指数下降。在老年人中，这种较小的初始分布容积导致给予同等剂量的硫喷妥钠后血药浓度水平明显高于年轻人，因此老年患者达到同等麻醉深度所需硫喷妥钠的剂量也较小。虽然诱导剂量需要量降低，然而在诱导意识消失时的血浆药物浓度与年轻人并无明显差异。

六、对呼吸、循环系统的影响及老年人群特点

巴比妥类药物对呼吸系统有明显的抑制作用，其抑制程度和剂量、注药速度、合并用药等均有明显关系。巴比妥类药物对呼吸的影响主要是减小潮气量，也可影响呼吸频率。硫喷妥钠麻醉诱导时可引起明显的呼吸暂停，时间可长达 30 秒以上，呼吸恢复后也表现为低频小潮气量通气。硫喷妥钠麻醉后，呼吸中枢对二氧化碳的敏感性降低。在联合应用阿片类药物时，阿片类药物将进一步加重呼吸抑制以及降低二氧化碳的反应性，导致呼吸抑制的发生率高且严重。硫喷妥钠用于慢性肺部疾病患者时可发生"双重呼吸暂停"，即给药后出现首次呼吸暂停，持续约数秒，然后恢复为接近正常潮气量的呼吸，随后出现较长的呼吸暂停，可持续 25 秒以上。硫喷妥钠不能抑制喉反射和咳嗽反射，并具有松弛贲门括约肌的作用，因此在气管插管时单独应用可能诱发喉痉挛和支气管痉挛，并应注意反流误吸，这明显不如丙泊酚在气管插管时的抑制效应。硫喷妥钠不明显增加分泌物，但可引起组胺释放，不宜用于有支气管哮喘病史和气道高反应患者。总体来说，硫喷妥钠比较于现有的全身麻醉药如丙泊酚等，并不是理想的麻醉药。

巴比妥类药物对循环系统有剂量依赖性的抑制作用，直接作用于血管和心脏。巴比妥类应用时外周血管扩张，静脉系统淤血。同时，可能由于直接的负性肌力作用，心室充盈减少等导致心输出量减少。硫喷妥钠可引起心率增快，这可能是心输出量减少和血压下降刺激压力感受器介导心脏交感神经代偿的结

果。严重低血容量以及β受体阻滞药应用患者代偿能力减弱,血压和心输出量可能显著下降,发生严重的血流动力学抑制。硫喷妥钠由于引起心率增快而增加心肌耗氧量,这在冠心病患者中具有潜在的危害性。硫喷妥钠也不适用于有长 QT 间期以及室性节律异常敏感性的患者。

老年患者往往合并有循环系统疾病如冠心病、高血压等,硫喷妥钠降低血压,心率明显增快,心肌耗氧量增加,因此硫喷妥钠应用于老年患者具有一定的风险,需注意滴定剂量、缓慢给药并适当调整剂量。

七、临床应用及老年人群注意事项

巴比妥类药物主要用于麻醉诱导、麻醉维持和麻醉前用药。硫喷妥钠在诱导时起效迅速,15~30 秒起效,诱导平稳,诱导剂量成人为 3~4mg/kg,儿童 4~5mg/kg,在以往是最为常用的麻醉诱导药物,但硫喷妥钠苏醒后仍会有嗜睡。硫喷妥钠诱导时需注意注药速度,速度过快时可能产生明显的呼吸循环抑制。硫喷妥钠反复给药也能够维持意识消失以及遗忘,也可用于麻醉维持。在诱导剂量后分次追加维持睡眠状态,每次追加 50~100mg,每 10~20 分钟追加一次。目前,因为硫喷妥钠明显的蓄积作用,易导致苏醒延迟,与其他麻醉药物相比,在长时间手术的麻醉维持中已经不具备优势。硫喷妥钠的其他临床应用还包括抗惊厥、脑保护或者小儿基础麻醉等,但是整体来说其副作用较明显、苏醒质量不佳、麻醉深度不宜掌控,已经逐渐淡出临床麻醉一线用药。

老年患者诱导意识消失所需的硫喷妥钠量明显低于年轻人,据报道,年龄从 20 岁增加至 80 岁时,硫喷妥钠诱导剂量每十年可减少 1mg/kg 左右。硫喷妥钠用于老年患者必须注意缓慢注射,同时考虑老年人群的个体差异及对药物的反应调整剂量。

八、不良反应和禁忌证

硫喷妥钠有明显的禁忌证,主要包括严重循环功能不稳定或者休克患者、呼吸道梗阻或者气道不通畅患者、卟啉病患者、哮喘或者气道高反应患者等。同时,硫喷妥钠易导致组胺释放,可能引起严重过敏反应。此外,它还有药物注射不良反应,误入皮下可能引起明显组织刺激、红肿热痛,甚至有皮肤坏死的发生。

第四节　苯二氮䓬类药物及其拮抗剂

一、咪达唑仑

(一)理化性质

咪达唑仑,又名咪唑安定,为亲脂性物质,溶解性具有 pH 依赖性,是目前临床唯一应用的水溶性苯二氮䓬类药物。现有咪达唑仑制剂可用生理盐水、5% 葡萄糖以及乳酸林格液溶解。由于其水溶性特点,对静脉局部刺激轻微。咪达唑仑也可用于肌肉内注射。

(二)总药代动力学

咪达唑仑口服后吸收迅速,0.5~1 小时可达峰值浓度,但由于首过消除效应大,生物利用度低,仅 40%~50%。静脉单次注射后,约 1~5 分钟起效,分布半衰期为 6~15 分钟,血浆蛋白结合率高达94%~98%,其清除半衰期为 1.7~3.5 小时。咪达唑仑选择性分布于脂肪组织,肥胖患者清除半衰期延长。

咪达唑仑由 CYP3A4 和 CTP3A5 代谢,代谢产物为 1- 羟基咪达唑仑,4- 羟基咪达唑仑和 1,4- 羟基咪达唑仑,代谢产物与葡糖醛酸结合后经尿液排出。代谢产物 1- 羟基咪达唑仑具有药理活性,但不影响咪达唑仑的作用持续时间。

(三)老年人群药代动力学特点

年龄对咪达唑仑的药代动力学影响不大。研究表明,咪达唑仑的总分布容积、中央室分布容积、分布清除率、血浆蛋白结合率等均不受年龄因素影响。但咪达唑仑的代谢途径与肝肾功能密切相关,老年患者肝脏血流下降、肝药酶活性降低以及肾脏清除率下降等可能使其清除半衰期延长,血浆总体清除率明显低于年轻人,可下降约 40%。这种年龄对咪达唑仑药代动力学的影响,使年龄可能仅影响咪达唑仑维持阶段的用量,而对诱导剂量影响不大。

(四)主要作用机制

苯二氮䓬类药物主要通过作用其特异性苯二氮䓬受体发挥作用。苯二氮䓬受体分布于整个中枢神经系统,也存在于其他组织中。苯二氮䓬受体与 GABA 受体位置相邻,耦合于共同的氯离子通道,是 GABA 受体 - 氯离子通道受体复合物的组成部分。苯二氮䓬类药物与其受体结合后增强 GABA 活化氯离子通道的开放,增强 GABA 与其受体的结合,发挥镇静催眠效应。研究发现,苯二氮䓬类药物的作用与其受体被占用的程度有关,20% 的受体被占用发挥抗焦虑效应,30%~50% 苯二氮䓬受体被占用产生镇静作用,60%以上的受体被占用可导致意识消失。苯二氮䓬受体主要分布于嗅球、大脑皮质、小脑、海马、黑质、下丘脑等部位。不同部位的苯二氮䓬受体与苯二氮䓬类的不同效应有关,边缘系统可能与抗焦虑有关,大脑皮质部位可能与抗惊厥有关,脊髓部位可能与其肌肉松弛效应有关。咪达唑仑属于短效苯二氮䓬类药物,对苯二氮䓬受体的亲和力约为地西泮的两倍,效价约为地西泮的 1.5~2 倍。

(五)对中枢神经系统的影响及老年人群特点

所有苯二氮䓬类药物都具有镇静、催眠、抗焦虑、遗忘、抗惊厥等作用。静脉注射咪达唑仑后,药物迅速分配,分布半衰期约为 15 分钟。单次口服咪达唑仑 10~40mg 后,血浆浓度通常 30 分钟内达到峰值。咪达唑仑与其他苯二氮䓬类药物均呈剂量相关性降低脑血流量以及脑代谢率。尽管有研究报道咪达唑仑可以改善不完全性脑缺血患者的预后,但是否具有脑保护效应仍不明确。咪达唑仑对脑电图的影响并非呈浅睡眠的典型波形,说明其并不是诱导类似于睡眠的镇静催眠。临床 BIS 适用于监测咪达唑仑的麻醉深度。

老年患者体内 $GABA_A$ 受体亚基组成可发生重要变化,α_1 和 γ_2 亚基显著增加,导致受体对咪达唑仑的亲和力明显增强,并加强了 GABA 神经传递系统的抑制性,因为咪达唑仑的结合位点位于这两个亚基之间。结合咪达唑仑在老年患者的药代动力学差异,老年患者中枢神经系统对咪达唑仑镇静催眠效应的敏感性明显高于年轻人。据报道,老年患者达到同样镇静催眠效应所需的咪达唑仑剂量仅为年轻人的一半,且老年患者所需顺行性遗忘作用效应室靶浓度低于年轻患者,BIS 值高于年轻患者。咪达唑仑使高龄患者对口头指令无反应的 ED_{50} 值比年轻人可降低 25%。更应注意的是,老年人应用咪达唑仑进行复合麻醉时,更易与其他药物产生协同作用,这使得咪达唑仑的应用剂量应进一步减少。

(六)对呼吸、循环系统的影响及老年人群特点

咪达唑仑呈剂量依赖性地抑制呼吸。咪达唑仑的肌肉松弛效应可增加气道梗阻风险,此外,其可降低 CO_2 通气反应。阿片类药物也增加苯二氮䓬类药物的呼吸抑制发生率以及程度。咪达唑仑的呼吸抑制作用大于地西泮和劳拉西泮。咪达唑仑 0.13~0.2mg/kg 可迅速抑制通气,抑制作用在 3 分钟达峰值,可持续60~120 分钟。单独应用咪达唑仑对血流动力学的影响轻微,动脉压轻度降低可能为全身血管阻力降低、血压降低、回心血量减少所致。咪达唑仑降低动脉压的幅度大于其他苯二氮䓬类药物,低血容量患者咪达唑仑对血压下降的程度明显增加。咪达唑仑不同于丙泊酚等其他麻醉药,不能够抑制气管插管以及手术

的应激反应。

年龄对咪达唑仑的心血管及呼吸系统的作用有一定影响。据报道,老年患者接受 0.06mg/kg 咪达唑仑诱导剂量,平均动脉压、心率以及脉搏氧饱和度均显著下降,幅度稍大于年轻人。采用靶控输注咪达唑仑,靶浓度从 50ng/mL 起渐增加至诱导患者深度镇静,发现咪达唑仑对老年患者自主神经活性的抑制较年轻患者显著,低血压发生率高于年轻人,但呼吸道梗阻、呼吸抑制以及术中躁动的发生率无明显差异。咪达唑仑对没有心血管和自主神经系统疾病的老年手术患者交感 - 副交感神经均衡性的维持与年轻患者无明显差异。

(七)临床应用及老年人群注意事项

苯二氮䓬类是常用的术前用药,可达到抗焦虑、镇静、降低交感张力等作用,可以经口服、肌内注射和静脉给药。肌内注射剂量为 5~10mg,注射后 10~15 分钟产生镇静效应,30~45 分钟产生最大效应。口服时剂量需加倍,小儿可用直肠灌入,剂量为 0.3mg/kg,起效时间与静脉注射基本相同。静脉注射咪达唑仑是全身麻醉诱导时常用药物,剂量为 0.1~0.4mg/kg,约 30 秒可产生麻醉作用,诱导剂量 0.15mg/kg 时约需 17 分钟苏醒。咪达唑仑与其他麻醉药物联合应用时有明显的协同作用,诱导剂量应小于 0.1mg/kg。咪达唑仑的催眠作用和顺行性遗忘作用结合丙泊酚的逆行性遗忘作用常常用于麻醉诱导,两个药物的剂量因为协同效应应降低。咪达唑仑因顺行性遗忘以及呼吸抑制程度低,也常用于慢诱导气管插管,推荐剂量为 0.01~0.05mg/kg,可达到较满意的效果。

咪达唑仑也可用于麻醉维持,采用分次推注或者持续输注的方式。维持麻醉期间需联合应用其他镇痛药物如阿片类药物或者氯胺酮,或者联合应用吸入麻醉药。但须注意的是,咪达唑仑反复静脉注射或者持续输注有药物蓄积风险,明显延迟苏醒。相较于丙泊酚,咪达唑仑的精神运动功能恢复不够完善,目前咪达唑仑已经不常用于门诊手术麻醉。

由于老年患者咪达唑仑药代动力学和药效动力学和年轻人的差异,咪达唑仑用于老年人群的抗焦虑、镇静作用剂量明显降低。老年患者麻醉诱导所需剂量也明显低于年轻人。并且,如前所述,老年患者在联合应用咪达唑仑和其他麻醉药物时,由于协同效应的增加所用剂量应当进一步减少,而且应密切观察应用咪达唑仑在老年人群中对呼吸以及心血管的抑制作用。

(八)不良反应

咪达唑仑不良反应主要为过度镇静,麻醉苏醒时的嗜睡以及共济失调等。用量过大时可能发生严重低血压。

二、地西泮

地西泮,又名安定,分子量较小,为微白色结晶粉末,基本上不溶于水,可溶于乙醇。临床所用制剂为溶于有机溶剂的黏稠溶液,对静脉有一定刺激。

地西泮口服吸收迅速而完全,30~60 分钟血药浓度达峰值,效果可维持 120 分钟。肌内注射吸收缓慢且不完全。临床效应以静脉注射最佳、口服次之、肌内注射最差。地西泮脂溶性高,静脉应用后 1 分钟起效,并很快分布至其他组织,作用也消失得快,仅维持约 9 分钟。地西泮消除半衰期约 20~40 小时。

影响地西泮的药代动力学的因素主要是肥胖、肝功能和年龄。老年人地西泮的清除率显著降低。老年患者表观分布容积增加,消除半衰期延长,因此老年患者应用地西泮时应当酌情减量,且用药间隔时间应当延长。

地西泮具有抗焦虑、抗惊厥、遗忘和中枢性肌松作用。地西泮与苯二氮䓬受体的亲和力是咪达唑仑的 1/3~1/6,且具有饱和性。地西泮也具有顺行性遗忘作用。地西泮小剂量产生抗焦虑、镇静和催眠的效果,主要与抑制网状系统激活有关,但不影响意识。大剂量应用地西泮可产生嗜睡甚至是意识消失,此时可能出现中枢性肌松弛作用,对于老年人更应引起注意。地西泮对脑电的影响以及对脑血流和脑代谢率的影响都类似于咪达唑仑。

临床剂量的地西泮对呼吸影响轻微,明显低于咪达唑仑。但静脉注射较大剂量地西泮时可能抑制呼吸,轻度增加 $PaCO_2$,并可能一过性导致呼吸暂停。在患者存在慢性肺部疾病时,这种呼吸抑制作用可能明显增强。地西泮对循环的影响也较轻微,可能引起血管阻力下降导致轻度血压下降。需注意的是,在低血容量患者,地西泮仍有导致血压降低的可能。

地西泮临床可用于术前用药,具有良好的抗焦虑、镇静和遗忘作用。入室前 30~60 分钟口服;成人 10~15mg;小儿 0.2~0.3mg/kg,不超过 10mg。其术前用药也适用于心律转复和内镜检查的术前用药。地西泮也用于预防和治疗局麻药中毒、癫痫发作和破伤风抽搐。由于地西泮起效时间长、作用时间长且效果不确切,已经基本不用于全身麻醉的诱导和维持。

静脉输注地西泮剂量过大或者速度过快时可能引起低血压、呼吸暂停等。经小静脉注射可能导致局部血管刺激疼痛。用量过大时,偶有发生躁动、兴奋、谵妄等现象。

三、瑞马唑仑

瑞马唑仑是一种新型的短效 GABA$_A$ 受体激动剂,新型超短效苯二氮䓬类药物,能产生镇静、催眠、遗忘效应。瑞马唑仑在血浆中由非特异性脂酶降解,不依赖于肝、肾功能。血浆蛋白结合率约92%。由于瑞马唑仑的药代动力学和药效动力学显示其具有高清除率、稳态分布容积小、清除半衰期短、快速起效和恢复等特点,提示其可以具有较小的组织蓄积、能迅速清醒,麻醉深度和时间可控。瑞马唑仑起效快于咪达唑仑,镇静程度深且恢复快,且苯二氮䓬类受体拮抗剂氟马西尼能够拮抗其效应。这些优点瑞马唑仑更适合于在程序性镇静中应用,目前主要适用于无痛胃肠镜诊疗,相关临床试验也证实了瑞马唑仑在无痛纤维支气管镜诊疗中的安全性。一般推荐缓慢推注负荷剂量 5~7mg,推注时间大于 1 分钟,诱导入睡后可按需要分次追加,一般追加 2.5mg,追加药物时间距离负荷药物给药时间长于 2 分钟,并且 15 分钟内不宜超过 4 次。

除此之外,研究报道瑞马唑仑可作为全凭静脉麻醉的重要联合用药,其催眠和镇静效果不亚于丙泊酚,可作为诱导用药也可以用于麻醉维持。瑞马唑仑不依赖肝肾功能而快速消除的特点,使临床医生关注其是否可用于 ICU 患者的持续镇静中,但目前尚无临床试验结果,相关临床试验正在进行中。目前观察到的瑞马唑仑的主要不良反应为低血压、头晕、步态失调等。因此,瑞马唑仑用于程序性镇静、无痛门诊检查等应观察足够时间,至少 30 分钟以上,并达到程序性镇静离室标准方可离开检查室。总之,作为新型镇静催眠药,瑞马唑仑临床应用的时间尚短,瑞马唑仑的安全性、有效性,潜在的不良反应等均还需要更多的临床研究以及实践经验总结,其在老年人群应用的特点和注意事项也尚需更多经验总结。

四、苯二氮䓬类拮抗剂——氟马西尼

(一)理化性质

氟马西尼是临床应用的特异性苯二氮䓬类拮抗药。氟马西尼为咪唑苯二氮䓬衍生物,与咪达唑仑的主要区别是其苯基被羰基取代。临床所用制剂为水溶性,在室温中保持稳定,具有中度脂溶性。

(二)药代动力学及老年人群特点

氟马西尼口服后容易吸收,但其首过消除后生物利用度仅为 16%。静脉注射 1~3 分钟起效,6~10 分钟达峰值,持续时间约 30~60 分钟。氟马西尼的清除速率明显低于常用的苯二氮䓬类,单次应用氟马西尼后拮抗作用一旦消失又可再次重现苯二氮䓬类药物的作用,可能再次发生镇静效应,必要时氟马西尼可以反复推注维持长时间血药浓度。

一项随机研究观察发现,静脉注射 2mg 或者口服 30mg 氟马西尼后,年轻人和老年人均未观察到明显的不良反应,且药代动力学参数均无显著差异,提示年龄对氟马西尼的吸收和分布参数无显著影响。

(三) 主要作用机制

氟马西尼本身无内在药理活性,既不产生苯二氮䓬类药物效应也不产生其相反的效应。氟马西尼的主要药理作用是拮抗苯二氮䓬类药物的中枢抑制效应,主要通过高亲和力,特异性地结合苯二氮䓬受体发挥其拮抗效应。苯二氮䓬类药物与其受体的相互作用呈血药浓度依赖性,而作为竞争性拮抗剂,其拮抗作用是可逆的、可竞争的。应用氟马西尼拮抗咪达唑仑时出现再次镇静和呼吸抑制作用的可能性较小,因为咪达唑仑的代谢清除较快。小剂量氟马西尼还可以在激动剂剂量极大时减轻中枢神经系统的深度抑制。在苯二氮䓬类药物引起呼吸抑制时,应用氟马西尼也可拮抗其呼吸抑制效应,可持续 3~30 分钟。氟马西尼拮抗苯二氮䓬类药物作用时,也能够恢复减弱的心脏压力反射功能。

(四) 临床应用

氟马西尼主要临床应用为诊断性及治疗性逆转苯二氮䓬类受体激动剂的作用。对怀疑药物中毒的昏迷患者,可用氟马西尼从 0.2~0.5mg 开始至 3mg,用药有效后基本可确定为苯二氮䓬类药物中毒。氟马西尼还经常用于全麻后拮抗苯二氮䓬类药物的残余作用。通常先应用 0.1~0.2mg 静脉注射,可增加用量至1mg。氟马西尼较易拮抗苯二氮䓬类药物的催眠和呼吸抑制,对遗忘的拮抗作用较轻。为防止再次镇静,可持续输注氟马西尼拮抗作用时间较长的苯二氮䓬类药物作用。在 ICU 患者试停机械通气时,也可用氟马西尼拮抗先恢复患者意识。

(五) 不良反应

无论是口服还是静脉给药,氟马西尼的毒性作用均非常小。需要注意的是,氟马西尼由于半衰期相当短,可能再次发生镇静。

第五节 氯 胺 酮

一、理化性质

氯胺酮为环己胺类药,化学名称为 2- 氯苯 -2- 甲基胺环己酮盐酸盐,易溶于水,制剂为无色透明液体。氯胺酮白蛋白结合率只有 12%,注射后生物利用率为 93%,口服后由于肝脏首过消除效应,生物利用率只有 20%。

二、总药代动力学

氯胺酮的脂溶性高,极易透过血 - 脑屏障,静脉注射氯胺酮后 30 秒起效,1 分钟达峰值效应,生物利用度高,可达 93%。肌内注射需要 5 分钟才能达到峰值浓度。氯胺酮还能够通过直肠内、口服或鼻内途径给药。口服给药由于肝脏首过消除效应,生物利用度仅为 20%。直肠内和鼻内氯胺酮的生物利用度分别约为 25% 和 50%。由于其脂溶性高,蛋白结合率低,药物易在中枢神经系统贮留。峰值效应后,药物也很快分布到血流较低组织,血浆药物浓度迅速下降,这种再分布使其作用迅速消失。

氯胺酮的血浆清除率表现为二室模型,分布半衰期 11~16 分钟,消除半衰期 2.5~2.8 小时,表观分布容积 3.1L/kg,清除率 890~1 227mL/min。氯胺酮存在两种异构体: S-(+) 和 R-(−)。S-(+) 氯胺酮的清除率和分布容积均较 R-(−) 氯胺酮高。S-(+) 氯胺酮对脑电的抑制作用也高于 R-(−) 氯胺酮或消旋混合物。

总体来说,S-（+）氯胺酮相较于 R-（−）氯胺酮具有更好的药代动力学。氯胺酮由肝微粒体酶代谢,有两个代谢产物。代谢产物 I 为去甲氯胺酮,代谢产物 II 为脱氢去甲氯胺酮,代谢产物与水溶性葡糖醛酸衍生物结合,经尿排出。氯胺酮代谢产物 I 有药理活性,为氯胺酮的 1/5~1/3;代谢产物 II 几乎无麻醉效能,因此氯胺酮的代谢产物无法产生催眠作用,但可能延长苏醒时间。

三、老年人群药代动力学特点

由于氯胺酮的应用容易发生苏醒反应,所以氯胺酮在老年患者麻醉中的应用并不广泛,其老年患者药代动力学改变参数可能需要进一步研究。但老年患者肝脏血流降低、肝药酶活性降低,这些可能导致氯胺酮在老年患者中的清除率下降,作用时间延长。肾功能对氯胺酮药代动力学及其活性代谢物的影响较低。肾功能不全的患者,相同剂量氯胺酮浓度比肾功能正常的患者约高 20%,这代表清除率仅中度下降。肾功能不全患者中只有脱氢去甲氯胺酮的浓度会明显增高。

四、主要作用机制

氯胺酮的作用机制非常复杂。全身麻醉作用以及部分镇痛作用的主要作用机制可能为非特异性阻断神经系统主要的兴奋性受体——NMDA 受体。NMDA 受体包括 NMDA 结合位点和苯环利定类药物结合位点,后者是氯胺酮作用的主要结合位点,抑制 NMDA 受体的兴奋性作用。氯胺酮应用后患者处于一种木僵状态,不同于其他麻醉药物的正常睡眠状态,是其独有的"分离麻醉"现象,主要表现为麻醉后眼睛睁开,但意识消失,无明显记忆,肌张力增强,眼球呈凝视状或者震颤,外观似浅麻醉。主要机制可能为选择性抑制了皮质和丘脑部分神经元,但同时兴奋了部分边缘系统功能,导致中脑和丘脑区域的非特异性路径产生功能性分离,中枢神经系统不同区域功能状态不一致。在镇痛作用的机制中,氯胺酮可能抑制内侧延髓网状结构冲动的传递,抑制伤害性情感 - 情绪向高级中枢的传送。氯胺酮降低继发性体感皮质、岛叶和前扣带皮质活化也可能与其镇痛有关。氯胺酮也可占用脑和脊髓的阿片受体,产生镇痛效应。S-（+）氯胺酮可作用于阿片受体,相较于 R-（−）氯胺酮具有更强的亲和力,因此其也能产生更强的镇痛作用。氯胺酮虽然具有镇痛作用,但是其对内脏的镇痛效果差。

五、对中枢神经系统的影响及老年人群特点

氯胺酮的分子量小,脂溶性高,透过血 - 脑屏障速度非常快,作用时效与所用剂量有关。单次注射 0.5mg/kg 氯胺酮只能使约 50% 的患者意识消失,1mg/kg 麻醉维持时间约 5.7 分钟,2mg/kg 麻醉维持时间可达 10 分钟,且再增加剂量并不能显著延长时效,反而增加副作用。停药后 15~30 分钟可恢复定向力,完全苏醒需要 30 分钟 ~1 小时。氯胺酮具有明显的镇痛作用,是其区别于其他全麻药物的重要优势。亚麻醉剂量的氯胺酮即具有明显镇痛作用。氯胺酮可抑制阿片类药物所致中枢敏化和痛觉过敏。氯胺酮镇痛所需浓度低于使意识消失所需浓度。静脉注射 0.2~0.4mg/kg 氯胺酮,血药浓度达 0.2μg/mL 时可产生镇痛效应。

氯胺酮对脑电图的影响表现为 α 波活动减弱,出现 θ 和 δ 波。区别于丙泊酚等全身麻醉药,使用氯胺酮时,BIS 值不随着麻醉深度加强而变化,因此 BIS 不适宜作为氯胺酮的麻醉深度监测。氯胺酮麻醉可保持多数反射,包括角膜反射、咳嗽反射和吞咽反射等,但需注意还存在的反射可能保护作用明显降低。使用氯胺酮时,患者可有明显流泪和唾液分泌增多。氯胺酮对脑代谢的影响为增加脑代谢、脑血流和颅内压。颅内压的增高可能主要与脑血流增加以及交感反应增强有关。但是氯胺酮不影响脑血管对 CO_2 的反应性,因此降低 $PaCO_2$ 的策略可减弱氯胺酮引起的颅内压升高。

氯胺酮在麻醉苏醒期有精神方面的不良反应,称为苏醒反应。其作用可能为抑制视觉以及听觉中继

核,从而对听觉和视觉产生错误的理解或者感受。主要表现为苏醒期间的梦境、幻觉、灵魂出窍(本体感觉丢失)等,因此可产生不同分级和程度的兴奋、迷惑、欣快或者恐惧等。这种现象可发生于苏醒1小时内,也可延续至苏醒后几小时,但会逐渐缓解。苯二氮䓬类对减少氯胺酮术后不良反应比较有效。越来越多的报道提示氯胺酮具有抗抑郁作用,但其具体作用机制尚不明确。

近期有许多研究探讨小剂量氯胺酮降低老年患者重大手术后谵妄等发生,但都未获得明显临床获益。据报道,60岁以上患者静脉注射氯胺酮(0.5mg/kg或1.0mg/kg)后可能增加术后幻觉、噩梦的发生。虽然氯胺酮可能也并不会增加术后认知功能障碍或谵妄的发生,但老年患者应用氯胺酮仍需考虑剂量依赖性精神反应发生的风险,若需应用,也推荐使用较低静脉剂量(0.25~0.5mg/kg)的氯胺酮。氯胺酮在治疗老年患者抑郁中的作用备受关注,一项临床试验观察氯胺酮治疗老年抑郁症的疗效和安全性,发现0.2~0.5mg/kg氯胺酮皮下注射在老年抑郁症患者中具有缓解作用,且反复治疗可能提高缓解率。

六、对呼吸、循环系统的影响及老年人群特点

氯胺酮对呼吸无明显抑制作用,这是作为小儿麻醉前辅助用药的主要优势之一。临床偶见影响呼吸,但在保持气道通畅的情况下基本可自行恢复。在注射剂量过大时,可能引起呼吸抑制,主要表现为减弱潮气量。氯胺酮麻醉时仍能保持中枢对 CO_2 的反应性,在呼吸抑制时 $PaCO_2$ 升高可以反射性地增快呼吸,恢复通气量。氯胺酮具有舒张支气管平滑肌的作用,可缓解支气管痉挛,增加肺顺应性,可用于有反应性气道疾病、哮喘等患者。氯胺酮的这种舒张支气管作用可能与其拟交感作用有关。但是氯胺酮有明显增加腺体分泌的作用,麻醉前有必要应用抗胆碱药抑制唾液分泌,降低因分泌物多诱发喉痉挛等风险。

氯胺酮对心血管的影响为增快心率、升高血压和增加心输出量。这种作用主要与激活交感神经系统以及促进儿茶酚胺类释放有关。临床诱导剂量的氯胺酮可升高动脉压20%~30%,注药后3~5分钟血压升高达峰值。血流动力学指标升高使氯胺酮注射后心肌耗氧量增加,在无心脏基础疾病患者,心脏可通过增加心输出量、降低冠脉阻力、增加氧供等代偿。但对本身存在心肌氧供需不平衡的患者可能不利。若患者本身伴有肺动脉高压,注意氯胺酮引起肺血管阻力的增加明显高于体循环阻力增加。巴比妥类、苯二氮䓬类等药物可以阻断氯胺酮的循环兴奋作用。而在儿茶酚胺耗竭或者交感神经系统功能低下时,氯胺酮可能对心肌产生明显抑制,导致平均动脉压降低、心输出量减少、心脏指数下降。

氯胺酮对心血管系统具有兴奋作用,老年患者常常合并冠心病、高血压、动脉硬化等心血管疾病,应用氯胺酮应注意其可能增快心率、增强心肌收缩力和升高血压等,导致心肌耗氧量增加、诱发原有疾病加重的风险。

七、临床应用及老年人群注意事项

氯胺酮由于其对呼吸、血压影响轻微且具有明显镇痛的特点,较为广泛地应用于临床麻醉中。尤其适用于术前存在低血容量、脓毒症休克等心血管不稳定患者的麻醉诱导,但需注意儿茶酚胺耗竭,其将表现出内在的心肌抑制作用。因其具有支气管舒张效应,也适用于气道高反应患者的麻醉诱导。由于S-(+)氯胺酮效价更高、精神不良反应更少,也增加了其在成人以及老年人用药的适应性,尤其在各种体表手术、烧伤清创等短小手术中应用具有优势。在心脏疾病中,氯胺酮通过交感神经兴奋作用维持心率和右房压,适用于心脏压塞和限制性心包炎患者。在先天性心脏病易发生右向左分流的患者,氯胺酮也是常用诱导药物。应用氯胺酮时,可联合应用苯二氮䓬类以及芬太尼类,可降低其导致的心动过速和血压升高,并减弱苏醒后的精神反应。

氯胺酮用于全身麻醉诱导的剂量为0.5~2mg/kg,肌内注射剂量4~6mg/kg,S-(+)氯胺酮全身麻醉诱导

的剂量为 0.5~1mg/kg。由于肌内注射苏醒时间长,该给药方式临床逐渐减少。氯胺酮持续输注维持麻醉在临床应用较少,这主要是由于氯胺酮代谢产物具有药理活性,反复或者持续输注容易引起蓄积现象,导致苏醒明显延迟或者苏醒质量不佳。亚剂量氯胺酮用于多模式镇痛的辅助用药应用广泛。目前,尚无明确的亚麻醉剂量氯胺酮术后镇痛临床使用标准。一般认为,氯胺酮的亚麻醉剂量为 0.1~0.5mg/kg。在急诊科及院前急救中,也有推荐应用低剂量氯胺酮方案进行疼痛管理,经典的推荐剂量为 0.1~0.2mg/kg。

老年患者应用氯胺酮应酌情减量,或者滴定用量,并且注意术后可能出现的精神反应,以及评估其对本身存在心血管疾病的可能危害。有研究报道术中应用小剂量氯胺酮可降低老年患者术后认知功能障碍的风险,但也有其他报道无任何益处,这尚需更多证据。

八、不良反应和禁忌

氯胺酮的主要不良反应为精神反应,发生率高,在 5%~45% 之间,也有 100% 发生的报道,这也是限制其临床应用最重要的因素。尤其是单独应用氯胺酮时精神反应发生率明显增加。影响氯胺酮苏醒期精神反应发生的主要因素有年龄、性别、剂量、神经敏感性以及合并用药等。总体来说发生率成人高于儿童、女性高于男性、短时间手术高于长时间手术,大剂量应用时发生率增加。苏醒期间环境安静、减少视觉听觉刺激可有一定的缓解作用。

氯胺酮的其他禁忌证包括严重高血压、子痫前期或子痫、严重心脏疾病、卒中、颅内压升高、卟啉症、眼压增高以及开放性眼外伤、癫痫、甲状腺功能亢进、嗜铬细胞瘤等。

第六节　右美托咪定

一、理化性质

右美托咪定是 α_2- 肾上腺素受体激动剂,对 α_2 受体和 α_1 受体的选择比例为 1 600 : 1,是完全的 α_2 受体激动剂。右美托咪定属于咪唑类,是美托咪定的右旋异构体。右美托咪定在水中完全溶解,在用药前可以用生理盐水稀释成 4g/mL 或者 8g/mL 使用。

二、总药代动力学

右美托咪定的分布半衰期约为 6 分钟,表观分布容积与体重有关,健康志愿者的稳态分布容积为 1.31~2.46L/kg(90~194L)。右美托咪定蛋白结合率高,达 94%,全血和血浆的药物浓度比值为 0.66。健康志愿者右美托咪定的消除半衰期为 2.1~3.1 小时,持续输注显著增加时间 - 剂量相关半衰期,输注 10 分钟后时间 - 剂量相关半衰期为 4 分钟,输注 8 小时延长至 250 分钟。右美托咪定仅有极少数以原形经尿液和粪便排出。在体内主要经葡糖醛酸化或者细胞色素 P450 介导的代谢。右美托咪定在健康志愿者清除率为 0.6~0.7L/min,清除率在肝损伤患者中下降,严重肝损伤患者清除率可下降 50%。严重肾病患者由于血浆蛋白结合率显著下降,游离药物浓度增加,药效显著增强。

三、老年人群药代动力学特点

年龄并不显著影响右美托咪定的药代动力学。据报道,在 18~40 岁、41~65 岁以及 65 岁以上的人群中,右美托咪定药代动力学均无明显差异。

四、主要作用机制

右美托咪定的主要作用机制为激动蓝斑内 α_2 受体,产生镇静催眠和镇痛作用,也可作用于脊髓内 α_2 受体产生镇痛作用。右美托咪定产生镇静催眠的机制与其他直接作用于 GABA 受体的镇静催眠药物有直接区别。α_2 受体激动的镇静作用为促进内源性睡眠途径,可产生类似于自然睡眠的效果,如果无外界刺激,患者迅速入睡,但也非常容易唤醒,并能够配合指令。右美托咪定的镇痛机制可能与减少 P 物质和伤害性神经递质释放、抑制二级传入神经元兴奋等有关。右美托咪定镇痛机制不是通过作用于阿片受体,纳洛酮不能够拮抗其镇痛作用,但右美托咪定可与阿片类镇痛药产生协同效应,增加其镇痛效力。

五、对中枢神经系统的影响及老年人群特点

右美托咪定达到可唤醒镇静的血药浓度为 0.2~0.3ng/mL,血药浓度超过 1.9ng/mL 时的镇静深度则不可唤醒。右美托咪定诱导入睡负荷剂量 1g/kg,起效时间约为 10~15 分钟,达峰时间约 25~30 分钟,诱导类似于正常睡眠的镇静,且具有抗焦虑、遗忘等作用。右美托咪定对神经系统的保护作用尚存在争议。普遍认为右美托咪定具有一定的神经保护作用,但其机制尚不明确。右美托咪定对颅内压以及脑血流的影响也仍需进一步明确。有报道发现右美托咪定可减少脑血流,但脑血流的减少不降低脑氧代谢,且对 CO_2 的反应性和自动调节能力不变。目前正在评估右美托咪定联合阿片类药物用于术后患者自控镇痛系统。可增强单独使用阿片类药物术后镇痛强度,降低术后恶心和呕吐发生率,提高患者满意度。

在老年人中,右美托咪定镇静作用更强。据报道,与 45~64 岁人群相比,65~78 岁人群达同样镇静深度需要的右美托咪定剂量更小。使用 0.5g/kg 右美托咪定的老年患者 60% 可能出现过度镇静,推荐年龄>65 岁的患者应注意降低用量,尤其是负荷剂量的减低。右美托咪定在老年患者术后谵妄等精神反应中的作用非常值得期待,许多报道都证实了其在降低老年患者术后谵妄中的临床获益,使用右美托咪定镇静可使患者拥有更强的生理睡眠 - 觉醒周期,患者保持清醒和合作,从而降低谵妄的风险。

六、对呼吸、循环系统的影响及老年人群特点

右美托咪定达到一定镇静程度时可能降低每分通气量,但自主呼吸节律正常,可保留对高 CO_2 的反应性通气,维持正常氧合、pH 等。右美托咪定对呼吸的影响以减少潮气量为主,呼吸频率无明显抑制。目前的研究认为,右美托咪定可以产生一定的肺保护作用,机制可能包括抑制炎症反应、减轻氧化应激、抑制肺血管收缩等。但具体如何应用右美托咪定达到减轻肺损伤的目的并没有一致的剂量和策略推荐。

右美托咪定由于为 α_2 受体激动剂,因此明显影响血流动力学。其心血管作用呈现双相变化。注射负荷剂量右美托咪定时容易出现一过性的血压升高,与给药速度明显相关。负荷剂量超过 20 分钟可明显降低一过性血压升高发生率。但右美托咪定的主要心血管作用为减慢心率、降低全身血管阻力、间接降低心肌收缩力、心输出量和血压。右美托咪定减慢心率的主要作用机制可能为作用于周围神经末梢突触前膜,抑制去甲肾上腺素释放,同时与中枢神经系统抑制了交感活性而增加了迷走神经张力有关。通常情况下,右美托咪定引起的心动过缓可以自动缓解,或者通过抗胆碱药物纠正。右美托咪定对冠脉的影响较为复杂,有研究认为其可能在冠心病患者中具有心肌保护作用,降低心肌缺血发生率,但其心肌保护作用仍需更多的证据来明确。

在老年患者中,右美托咪定对心血管的抑制作用更加明显,可引起显著低血压和心动过缓,美国食品药品监督管理局注册文件显示,65 岁以上的患者右美托咪定心动过缓和低血压发生率较高。负荷剂量 $\geq 0.7\mu g/kg$ 的老年患者更容易发生低血压。

七、临床应用及老年人群注意事项

右美托咪定的临床应用越来越广泛。由于其有可唤醒、镇静、抗焦虑、遗忘等作用，呼吸抑制轻等优点，非常适用于困难气道清醒气管插管辅助用药、气管切开的辅助镇静、ICU 气管插管患者镇静、有创检查镇静、小儿影像学检查镇静等等。单独静脉应用右美托咪定诱导入睡一般应用剂量为 1g/kg，10~15 分钟泵注完，可在 10~15 分钟内入睡。右美托咪定具有较高的生物利用度，经鼻或者口腔给药也能达到良好的效果，这非常适用于幼儿有创或者磁共振等检查时的辅助镇静。

持续输注右美托咪定时，一般应用 0.7g/（kg·min）可使 BIS 维持在 70~80 之间。在全麻过程中，与吸入麻醉药、其他镇静催眠药以及阿片类镇痛药等均具有协同作用，可以辅助应用右美托咪定 0.2~1g/（kg·min）进行复合麻醉，但需注意长时间输注可能会增加苏醒时间。据报道，手术结束时应用右美托咪定 1g/kg 不明显延长拔管时间，且可改善全身麻醉的质量、降低苏醒期躁动、高血压、寒战、心动过速等的发生。目前，美国食品药品监督管理局批准的右美托咪定给药维持时间为不超过 24 小时，但临床也有更长时间应用的报道。右美托咪定因其具有唤醒的特点，在神经外科唤醒手术中的应用越来越受到青睐。清醒镇静开颅手术应用右美托咪定，配合度和安全性都较高，能够提供比较满意的效果。右美托咪定的其他应用还包括治疗和预防术后谵妄，术后辅助镇痛，预防术后恶心呕吐，预防和治疗阿片类药物成瘾后的戒断症状等。

老年患者应用右美托咪定需酌情减量，避免低血压和显著心动过缓，推荐从 0.3~0.5g/kg 开始。右美托咪定在预防或者治疗老年患者术后谵妄的发生中具有非常重要的作用。此外，一项研究也报道右美托咪定作为一种替代镇静药用于高龄患者 ERCP，可降低呼吸系统并发症的发生率和其他镇静药物的总剂量。

八、不良反应和禁忌

右美托咪定常见不良反应主要为心动过缓、低血压和口干。心动过缓一般可自主缓解或者用抗胆碱药物拮抗。低血压可通过不给予负荷量或者减缓负荷量输注速度减小发生率。严重心动过缓（心率小于 40 次/分）偶有发生，重度心脏传导阻滞或者重度心功能不全患者禁用。

第七节　其他镇静安定药

一、氯丙嗪

氯丙嗪，又名冬眠灵，水溶液为酸性，不能与碱性溶液混合，应避光保存。氯丙嗪口服吸收良好，但生物利用度低。氯丙嗪容易透过血脑屏障，与血浆蛋白结合率为 90%~98%，可透过胎盘。氯丙嗪的吸收、转化和排泄在个体之间的差异较大，临床应用需注意。氯丙嗪是中枢抑制药，主要作用于边缘系统、网状结构和下丘脑而出现安静、活动减少、淡漠、嗜睡表现。氯丙嗪抑制下丘脑自主神经反应，具有抗肾上腺素作用和抗胆碱作用，达到抗休克以及止呕的效果。氯丙嗪抗肾上腺素作用可使血压下降，但心率增快，可能为其代偿反应。抗肾上腺素作用也有助于预防肾上腺素诱发的心律失常。氯丙嗪不明显影响呼吸，无肌肉松弛效应。氯丙嗪的临床应用包括术前用药，12.5~25mg 术前 1 小时肌内注射，但近年其术前应用逐渐减少。氯丙嗪可用于术中顽固性呃逆，10~20mg 氯丙嗪可迅速终止。氯丙嗪 50mg、异丙嗪 50mg 和哌替啶 100mg 曾经是临床常用冬眠合剂,用于人工冬眠,但现在临床已渐不使用。氯丙嗪的主要不良反应为直立性低血压、血栓性静脉炎等。长期大量应用可引起锥体外系反应。

二、氟哌啶醇

氟哌啶醇口服后 2~6 小时、肌内注射 10~15 分钟后血药浓度达峰值,消除半衰期长达 12.6~22 小时。氟哌啶醇具有很强的抗精神病作用,镇静作用弱于氯丙嗪,具有较强的止呕作用,对呼吸和循环影响轻微。氟哌啶醇主要用于治疗精神分裂症。肌内注射 2.5~5mg 对顽固性呃逆和持续性呃逆具有明显终止作用。有报道氟哌啶醇能改善认知功能,可用于术后和 ICU 谵妄的预防和治疗,5mg 稀释后静脉给药。氟哌啶醇主要的不良反应包括锥体外系反应。长期应用可发生类似于恶性高热的严重不良反应,称为神经安定药恶性综合征。严重中枢抑制、骨髓抑制、青光眼、重症肌无力、帕金森病等禁用氟哌啶醇。

(戴茹萍 罗 聪)

参考文献

［1］ HEMPHILL S, MCMENAMIN L, BELLAMY MC, et al. Propofol infusion syndrome: a structured literature review and analysis of published case reports [J]. Br J Anaesth. 2019 Apr; 122 (4): 448-459.

［2］ SAHINOVIC MM, STRUYS MMRF, ABSALOM AR. Clinical pharmacokinetics and pharmacodynamics of propofol [J]. Clinical pharmacokinetics, 2018, 57 (12): 1539-1558.

［3］ Yang Hua, Deng Hui-Min, Chen Hai-Yan, et al. The Impact of Age on Propofol Requirement for Inducing Loss of Consciousness in Elderly Surgical Patients [J]. Front Pharmacol, 2022, 13: 739552.

［4］ PURDON PL, PAVONE KJ, AKEJU O, et al. The Ageing Brain: Age-dependent changes in the electroencephalogram during propofol and sevoflurane general anaesthesia [J]. Br J Anaesth, 2015, null: i46-i57.

［5］ BRUDER EA, BALL IM, RIDI S, et al. Single induction dose of etomidate versus other induction agents for endotracheal intubation in critically ill patients [J]. Cochrane Database of Systematic Reviews, 2015 (1).

［6］ VALK BI, STRUYS MMRF. Etomidate and its Analogs: A Review of Pharmacokinetics and Pharmacodynamics. Clin Pharmacokinet. 2021 Oct; 60 (10): 1253-1269.

［7］ KIM KM. Remimazolam: pharmacological characteristics and clinical applications in anesthesiology [J]. Anesth Pain Med (Seoul). 2022 Jan; 17 (1): 1-11.

［8］ MORITA K, TAKEDA J, SAKAMOTO A, et al. Efficacy and safety of remimazolam versus propofol for general anesthesia: a multicenter, single-blind, randomized, parallel-group, phase IIb/III trial [J]. Journal of Anesthesia, 2020, 34 (4): 543-553.

［9］ SCHATZBERG AF. Mechanisms of action of ketamine and esketamine [J]. American Journal of Psychiatry, 2021, 178 (12): 1130-1130.

［10］ WEERINK MAS, STRUYS MMRF, HANNIVOORT LN, et al. Clinical Pharmacokinetics and Pharmacodynamics of Dexmedetomidine [J]. Clin Pharmacokinet. 2017 Aug; 56 (8): 893-913.

［11］ YUAN D, LIU Z, KAINDL J, et al. Activation of the α2B adrenoceptor by the sedative sympatholytic dexmedetomidine ［J］.Nature Chemical Biology,2020,16(5): 507-512.

第十二章
阿片类药

第一节　阿片受体

阿片受体由一系列小分子包括吗啡衍生物和阿片配体组成,还能由各种肽类激活产生,是一类具有7个跨膜区域的G蛋白偶联受体(G-protein-coupled receptors, GPCRs),不同受体间大约有60%的氨基酸结构相同(主要在跨膜结构)。

一、阿片受体的分类

经典阿片受体主要包括μ阿片受体、δ阿片受体、κ阿片受体和σ阿片受体四种。内源性痛敏肽是阿片受体家族的第4个成员,由于它的发现相对较晚,因此被称为阿片受体样受体(opioid receptor like 1-nociceptin, ORL1)。

(一)μ阿片受体

Pasternak等用^{3}H标记放射性配基进行受体结合研究实验,发现纳洛酮能抑制放射性配基结合于μ1受体结合位点。体内研究表明,其能够选择性拮抗吗啡诱导的镇痛反应,而不能对抗呼吸抑制和躯体依赖作用,因此提出μ受体可能存在μ1和μ2两种亚型。

最近研究发现一些新型的μ受体。在吗啡6位有不同取代基的吗啡类似物(如6-β-葡糖醛酸化吗啡、海洛因和6-乙酰吗啡等)都是新型μ受体的激动剂,但吗啡却不与这些新型的μ受体发挥作用。

(二)δ阿片受体

基于体内和体外药物实验对δ受体亚型的研究,提出两种相重叠的划分方式:δ1/δ2和δcx/δncx。

δ1和δ2受体亚型提出的依据主要源于体内药理学实验。以往啮齿类动物体内实验表明,δ1和δ2受体均有高度选择性的激动剂,而且其作用可为各自的拮抗剂抑制。δ1和δ2受体在体内的抗伤害性反应,可通过不同的K^+通道被不同的拮抗剂所拮抗。而在体外研究结果中,却未找到δ受体可分为两型的证据。

δcx和δncx这两种亚型的区分是由于δ受体是否偶联于μ或κ受体,前者偶联,而后者不偶联。用放射性配基结合的研究发现,δncx受体还存在亚型即δncx-1和δncx-2,而δncx-1实际上就是以往分类的δ1,而δcx受体就是δ2受体。

(三)κ阿片受体

κ受体亚型的分类较为复杂,最初用^{3}H标记的EKC(ethylketocyclazocine)对富集κ受体的豚鼠大脑、脊髓进行分析,发现存在不同源的高亲和力结合位点,从而提出κ受体的分型。依据对D-Ala(2)-D-Leu(5)脑啡肽(DADLE)敏感性不同,把κ受体分为κ1、κ2受体亚型,而对[Met]enkephalyl-Arg-Gly-Leu有高度亲和力的结合位点定义为κ3/MRF受体亚型。后来,用^{3}H标记的EKC或U69593置换强啡肽(dynorphin B)反应,又提出κ1受体亚型可再分为κ1a和κ1b亚型。通过对3H-bremazocine的结合分析,提出κ2亚型再分为κ2a和κ2b亚型。

μ受体、δ受体、κ受体广泛分布于中枢神经系统中脑和脑干的下行传导通路和脊髓背角,同时在输精管、消化道、心脏和免疫系统也存在着外周位点。阿片受体不同的分布表明在镇痛中有不同的机制。激活μ受体出现镇痛、欣快感、呼吸抑制、恶心、胃肠蠕动减慢等反应。μ受体主要分布在脑干,被吗啡激活后可产生镇痛的作用;由于脑干为呼吸、心血管系统调节中枢,激动μ受体会引起呼吸减弱和血压下降。激动κ受体可产生温和镇痛、烦躁不安、定向障碍、瞳孔缩小等反应,由于κ受体主要分布在大脑皮质,因此对呼吸系统和心血管系统的影响较小。μ受体、δ受体、κ受体分别调节着阿片药物的不同效应,因为它们介导内啡肽、亮啡肽及脑啡肽三种内源性阿片肽的作用。阿片类药物的镇痛作用主要是激动μ1受体,激动μ2受体主要与不良反应相关。现有的阿片类药物对μ受体的选择性无明显差别。传统认为激动δ受体也主要产生镇痛作用,与μ受体相比,患者感受的舒畅和愉悦感不同,δ受体激动后可以产生躁动或者不舒适的感觉。

外周组织中的μ受体、δ受体、κ受体被称为外周阿片受体。外周感觉神经的阿片受体受炎症的精密调控;炎性组织中的免疫细胞可表达分泌内源性的阿片肽,局部刺激亦可促使阿片肽释放而达到局部镇痛作用,免疫系统抑制可阻断这种局部作用。受伤组织局部给予小剂量阿片受体激动剂,并不能激动中枢神经系统的阿片受体,但可通过外周阿片受体介导而产生镇痛作用。阿片类药物的不良反应主要由外周阿片受体引起,使用外周阿片受体拮抗剂,可特异性地减弱阿片类药物不良反应。外周阿片受体拮抗剂甲基纳曲酮,可以减轻阿片相关的瘙痒及烦躁,迅速逆转吗啡引起的胃排空延迟。

内源性阿片肽信号转导及调节系统涉及机体各种功能的调节,包括循环、呼吸、消化系统功能,以及疼痛、运动、情绪、利尿、温度等生理功能的调节。阿片配体和受体是维持细胞膜内外离子平衡的一个重要因素,离子稳态是维持细胞功能正常的保证。阿片肽可抑制细胞膜上 Ca^{2+} 离子通道而减少 Ca^{2+} 内流;降低 Na^+ 内流的峰电压,提高 Na^+ 离子通道的阈值。δ受体的表达增加能够抑制电压门控 Na^+ 通道,通过减少 Na^+ 内流而间接抑制 K^+ 外流。在神经系统缺血、低氧损伤时,δ受体的神经保护机制为调节细胞外信号、调节激酶和细胞色素 C 释放;对神经系统缺血再灌注损伤的保护机制涉及凋亡蛋白酶活化的抑制、氧化损伤衰减及δ受体表达上调。山姜素活化δ受体后,可通过激活蛋白激酶 C 和丝裂原活化蛋白激酶,阻断 p38 磷酸化而阻止心肌细胞的凋亡。不同类型的痛觉具有独自的神经传导通路,μ受体主要调节的为热痛觉通路,而机械痛的感受主要由δ受体介导。μ受体和δ受体也可以形成具有独特性能的异聚体,并且能相互调节彼此的功能。μ受体和δ受体的异聚体通过调节配体结合、影响胞内骨架蛋白相互作用、改变信号级联反应和信号转导等途径实现相互作用。

二、老年患者阿片受体的变化

老化过程中,中枢和外周神经结构、功能和神经递质水平发生显著的增龄性改变,包括皮质神经元和树突连接减少、外侧丘脑 β- 内啡肽(beta-endorphin)和 γ 氨基丁酸(gamma aminobutyric acid,GABA)合成降低、中枢 GABA 和 5- 羟色胺(5-hydroxytryptamine,5-HT)受体密度降低、阿片受体密度降低。脊髓的增龄性改变表现为背角感觉神经元退变、神经传导减慢、背角去甲肾上腺素能和 5-HT 能神经元减少、阿片受体亲和力降低、背根神经节神经肽含量增加、钙调素基因相关肽和 P 物质减少、高亲和力酪氨酸激酶受体表达(TrkA、TrkB 和 TrkC)减少。周围神经改变包括有髓和无髓纤维减少和脱髓鞘改变、C 纤维和 Aδ 纤维功能异常和传导性降低、运动神经纤维传导速度以每年 0.15m/s 速度下降、神经再生和滋养血管自我调节能力下降。疼痛的行为和安慰剂治疗效应消失、疼痛的下行性抑制机制减弱。痴呆症并不减轻中枢对疼痛信号的感知,疼痛刺激引起痴呆症患者的脑功能磁共振信号改变比年龄匹配的正常对照者更为显著。由于神经系统自我恢复能力降低,老年患者更容易发生痛觉过敏,甚至发展为慢性疼痛。

总体而言,老年患者术后疼痛并不会随年龄增长而减轻,而是表现为对内脏痛及热痛的敏感性下降、机械痛和电刺激痛阈不变、下行抑制机制减弱、时间总和作用（一种以特定频率重复且等强度的伤害性刺激导致疼痛增加的现象）不变、疼痛耐受性降低、痛觉过敏缓解减慢及疼痛引起的交感反应减弱。

第二节　阿片类化合物的分类

根据来源分类，阿片类药物可分为 3 类：天然型、半合成型和合成型。其中，合成的阿片类药物又分为 4 类：吗啡喃系列（如左啡诺、布托啡诺）、二苯基丙胺系列（如美沙酮）、苯基吗啡类系列（如喷他佐辛）和苯基哌啶类系列（如哌替啶、芬太尼、舒芬太尼、阿芬太尼、瑞芬太尼）（表 12-1）。

表 12-1　阿片类化合物的分类

分类	药物名称
天然提纯的阿片类药物	吗啡、可待因、罂粟碱、二甲基吗啡
半合成的阿片类药物	海洛因、氢化吗啡酮、二甲基吗啡的衍生物（如埃托啡、丁丙诺啡等）
人工合成的阿片类药物	吗啡喃系列（如左啡诺，布托啡诺） 二苯基丙胺系列（如美沙酮） 苯基吗啡类系列（如喷他佐辛） 苯基哌啶类系列（如哌替啶、芬太尼、舒芬太尼、阿芬太尼、瑞芬太尼）

根据阿片类化合物与其受体的相互作用，阿片类药物可分为激动剂、部分激动剂、混合激动 - 拮抗剂和拮抗剂。

第三节　阿片受体激动剂

一、常用阿片受体激动剂

（一）吗啡

吗啡（morphine）的分子式为 $C_{17}H_{19}NO_3$，天然吗啡为左旋体，遇光可变质。吗啡呈弱碱性，其饱和溶液的 pH 为 8.5，在水、乙醇和乙醚中的溶解度分别为 1g/5 000mL、1g/210mL、1g/6 250mL。

吗啡经口服给药后，主要吸收部位在小肠上部（碱性黏液），也可通过直肠黏膜吸收，其中溶液的吸收效率高，而片剂的吸收效率低且不稳定。静脉途径给吗啡后，5~10 分钟起效，作用可持续 4~6 小时。吗啡主要在肝脏代谢，肝微粒体中的尿苷二磷酸葡糖醛酸转移酶将吗啡代谢为主要代谢产物吗啡 -3- 葡糖醛酸结合物（morphine-3-glucuronic acid conjugate，M3G）、吗啡 -6- 葡糖醛酸结合物（morphine-6-glucuronic acid conjugate，M6G）；次要代谢产物可待因、去甲吗啡和吗啡硫酸乙酯。对于天然吗啡（左旋体），M3G 为主要代谢产物（45%~55%），是 M6G 的 5 倍左右（10%~15%）。由于肝脏的首过代谢作用，口服用药后血药浓度远低于非口服给药。M6G 可与阿片受体结合而产生镇痛作用，在一些动物和人体研究中其效力是吗啡的两倍；M3G 对阿片受体无亲和力，没有镇痛作用，可能与吗啡的兴奋作用有关，另有报道称 M3G 可以产生刺激作用如肌阵挛、惊厥和异常性疼痛；去甲吗啡也具有药理活性，可能具有神经毒性，但是口服药物后通常不会在血浆中检测到。老年群体中吗啡人体代谢的变异系数较高，是年轻人的两倍左右。

(二) 芬太尼

芬太尼（fentanyl）的分子式为 $C_{22}H_{28}N_2O$，是一种人工合成的亲脂性苯基哌啶类阿片激动剂，通过激活 μ 阿片受体来产生药理作用。芬太尼的消除半衰期（$t_{1/2\beta}$）2~4 小时，作用强度为吗啡的 80~100 倍。Paul Janssen 在 1960 年合成了芬太尼，它最初在美国只被批准作为与氟哌利多的联合用药，而后由于芬太尼的心血管稳定性和对抗手术刺激的应激反应使其成为心脏麻醉的中流砥柱。

血浆芬太尼浓度的衰减过程可用典型的三室模型来描述。静脉注射是临床上常用的芬太尼给药方式。药物在肝脏经细胞色素 P450 3A4（cytochrome P450 3A4，CYP3A4）代谢，很快转化为无药理活性的代谢产物去甲芬太尼（norfentanyl，NF）。芬太尼脂溶性很强，易跨过血脑屏障入脑，也易从脑组织中重新分布至体内其他组织，尤其是脂肪组织和肌肉。因此，芬太尼适用于经黏膜和经皮吸收给药途径，与临床上其他常用的阿片类药物相比生物利用度较高，可高达到 50%~90%。芬太尼起效较快，作用时间较短，其起效时间和血浆峰值浓度取决于使用的剂量和给药方式。静脉注射芬太尼 1~2 分钟后即可出现镇痛作用，维持约 10 分钟；肌内注射 15 分钟起效，维持 1~2 小时；而芬太尼经口腔黏膜给药系统产生镇痛作用的时间是 10~15 分钟。

McClain 等对健康志愿者静脉注射 ^3H 标记的芬太尼后，通过检测样品中的放射量，发现血浆中的药物在 60 分钟内消除了 98.6%；72 小时后约 85% 的药物从尿液及粪便中排出。因芬太尼的肾脏清除率较低，在有效治疗剂量下仍然有少量药物以原型药形式经尿排出。

(三) 舒芬太尼

舒芬太尼（sufentanil）属 μ 受体激动剂，通过"三室模型"代谢，舒芬太尼的分布时间很短，约需要 1.4 分钟，再分布的时间为 17.1 分钟，半衰期长达 164 分钟，分布容积为 1.7L/kg。舒芬太尼脂溶性较高，经静脉注射后短时间内能够在全身广泛分布。舒芬太尼在脂肪组织和肌肉组织中容易被清除，在脑组织中只有微量的非特异性结合，在体内不会产生明显的蓄积现象，因而镇静作用持续时间并不长，病人可以快速地从麻醉状态下苏醒。芬太尼的血浆蛋白结合率为 80%，而舒芬太尼的血浆蛋白结合率为 92.5%，两者的血浆蛋白结合率在治疗血药浓度范围内，与药物浓度无关，血浆 pH 升高时，两者血浆蛋白结合率均降低；舒芬太尼和芬太尼均可以和血浆 a1 酸性糖蛋白（a1 acidic glycoprotein，a1-AGP）结合，两种药物的结合率分别为 83% 和 44%，而 a1-AGP 与芬太尼的结合比舒芬太尼更为疏松，这使得芬太尼在组织中可以更广泛地分布。

(四) 瑞芬太尼

瑞芬太尼（remifentanil）是纯粹的 μ 受体激动剂，其药代动力学模型符合"三室模型"，分布半衰期（$t_{1/2\alpha}$）0.5~1.5 分钟，消除半衰期（$t_{1/2\beta}$）5~8 分钟，终末半衰期（$t_{1/2\gamma}$）0.7~1.2 小时，稳态表观分布容积（Vd_{ss}）0.2~0.3L/kg，中央室分布容积（Vd_c）0.06~0.08L/kg，清除率（CL）30~40mL/（kg·min），血浆蛋白结合率 70%~90%，血液中 70% 的瑞芬太尼与血浆中的 a1-AGP 结合。

瑞芬太尼静脉注射后起效快，分布容积小，能够快速再分布和清除，血管外分布广泛，稳态时分布容积远小于其他阿片类药物。其效应室转运速率常数（$t_{1/2}Keo$）仅为 1.3 分钟，而舒芬太尼为 6.2 分钟，芬太尼为 6.6 分钟。老年人由于机体体液量的减少一般达 15% 左右，所以瑞芬太尼的分布容积较小，清除率也低。

(五) 阿芬太尼

阿芬太尼（alfentanil）主要作用于 μ 阿片受体，为短效镇痛药，镇痛强度为吗啡的 15 倍。单次静脉注射起效时间为 0.75 分钟，效应室浓度约 1.4 分钟达到峰值，维持 10~15 分钟。阿芬太尼的分子式为 $C_{21}H_{32}N_6O_3$，相对分子质量为 416.517，pH=7.4 时，非离子化分数是 90%；血浆蛋白结合率 92.1%；Vd_c

0.1~0.3L/kg，Vd$_{ss}$ 0.4~1.0L/kg；$t_{1/2\alpha}$ 为 1~3 分钟，$t_{1/2\beta}$ 为 4~17 分钟，$t_{1/2\gamma}$ 为 1~2 小时；清除率（CL）为 4~9mL/（kg·min），符合"三室模型"。其代谢主要由肝脏内肝细胞色素 P450 3A3/4 酶（cytochrome P450 3A3/4，CYP3A3/4）完成，代谢产物无阿片药样活性，以原型经尿排泄小于 1%。停止输注阿芬太尼后人体内的血药浓度快速下降，未观察到第 2 个血药浓度峰值的出现，停药后血药浓度 - 时间曲线呈指数衰减，提示阿芬太尼的消除过程符合一级消除动力学。影响阿芬太尼药代动力学和药效动力学的因素包括年龄、肥胖、血浆蛋白含量下降、酸碱平衡、肝肾功能、药物相互作用等。阿芬太尼还有着与瑞芬太尼类似的特点，就是长时间输注半衰期稳定，不会导致蓄积和清除减慢，持续输注半衰期约 48 分钟，可控性较好，是靶控输注的理想选择。

二、其他阿片受体激动剂

（一）可待因

可待因（codeine）的分子式为 $C_{18}H_{21}NO_3$，被广泛用于止咳和镇痛，在人体肝脏中通过基因多肽酶细胞色素 P450 3A4（cytochrome P450 3A4，CYP3A4）的作用发生 N- 脱甲基生成去甲可待因，进行葡糖醛酸化生成可待因 -6- 葡糖醛酸结合物（codeine-6-glucuronic acid conjugate，C6G），这是可待因体内代谢的主要途径（超过 80%），但是代谢产物 C6G、去甲可待因及去甲可待因 - 葡糖醛酸结合物（norcodeine-glucuronic acid conjugate，NCG）都不具备药理活性。可待因在体内代谢的次要途径是通过基因多肽酶细胞色素 P450 2D6（cytochrome P450 2D6，CYP2D6）的作用发生 O- 脱甲基而代谢为吗啡（低于 10%），吗啡进一步代谢为 M3G 和 M6G，吗啡和 M6G 具有阿片活性，是可待因产生镇痛、止咳和止泻作用的基本方式。目前可待因有 7 种已知代谢产物：C6G、吗啡、M3G、M6G、NCG、去甲吗啡和去甲可待因。可待因口服给药的效能比高，静脉应用会产生严重的低血压，因而不推荐也不允许静脉使用。

（二）羟考酮

羟考酮（oxycodone）是阿片类生物碱的半合成蒂巴因衍生物，为纯阿片 μ 和 κ 受体激动药。羟考酮的分布系数为 2~4mL/kg，消除率为 10~15mL/min，消除半衰期为 3~5 小时，效应室等半衰期为 11 小时，血浆蛋白结合率为 40%~45%，脂溶性为 0.7，几乎没有活性代谢物，通过 CYP3A4 和 CYP2D6 代谢。口服羟考酮后，经胃肠道吸收，且肝脏具有首过效应。羟考酮的口服生物利用度为 60%~80%，吗啡的口服生物利用度为 15%~40%，芬太尼的口服生物利用度则 <2%，羟考酮的口服生物利用度更好，临床效用更明显，镇痛作用起效也更快。

羟考酮在临床的实践应用过程中，需要注意通过静脉注射的方式对患者进行给药，起效速度更快，一般在 2~3 分钟，作用时间通常是在 3.5 小时以内，短期内的应用具有较小的蓄积性。羟考酮的起效快，优势较为明显，因而对于急性疼痛患者具有更加迅速缓解病痛的作用。

（三）哌替啶

盐酸哌替啶（pethidine hydrochloride）又名度冷丁，因口服吸收利用率差，临床多使用注射液肌内注射。哌替啶在体内的代谢产物有两种：一种是哌替啶酸，另一种是去甲哌替啶。前者对人体无害，而后者镇痛效果只有哌替啶的一半，而神经毒性却是哌替啶的两倍，半衰期为 3~18 小时，是哌替啶的 4~10 倍，且长期应用可在体内蓄积，并引起中枢神经系统中毒症状。哌替啶可用于术后镇痛，对术后震颤的预防和治疗也有作用。

（四）氢吗啡酮

氢吗啡酮（hydromorphone，HM）是一种纯的阿片类受体激动剂，属于半合成的吗啡类衍生物。和吗啡一样，HM 作用于 μ 阿片类受体和部分 δ 受体，但是不作用于 κ 受体。HM 给药途径多样，口服、胃肠外（静脉注射、皮下注射、肌内注射）以及椎管内给药均可。口服生物利用度的范围是 1:2~1:8。口服与胃肠外给药镇痛效果比 5：1，但是也有个体差异。静脉给药后 5 分钟起效，20 分钟后达到血药高峰。HM 皮下注射的平均生物利用度是静脉注射的 78%，由于其脂溶性比吗啡高 10 倍，故比吗啡更适合于皮下注射。椎管内与其它胃肠外镇痛效果比大约是 1：2。经椎管内给药，可被局部组织吸收，通过硬膜进入脑脊液或被吸收入体循环。研究发现，HM 起效后血浆浓度稳定，存在封顶效应；当镇痛需求时可以随时追加，追加后随之产生镇痛效果的提高，并且停止给药后血浆浓度很快降低；另外，HM 通过血脑屏障的消除半衰期为 28 分钟，远低于吗啡（166 分钟），故与吗啡相比，HM 呼吸抑制发生率较低。HM 经过肝肾代谢，其原型及代谢产物经尿液排出。与其他阿片类药物（如羟考酮、可待因）不同，HM 不通过细胞色素 P450（cytochrome P450，CYP）系统代谢，而是被肝脏的葡萄糖苷化为氢吗啡酮 -3- 葡糖苷酸（hydromorphone 3-glucuronide，H3G）和双氢异吗啡 -3- 葡糖苷酸，这样也避免了与经过 CYP 代谢的药物发生相互作用。

HM 可用于癌性疼痛和急慢性疼痛，也适用于老年人，具有低蛋白结合率、不经过 CYP 代谢、能保持稳定血药浓度的优点，更适合于血清蛋白减少，肝肾功能减退的老年患者。HM 常见的不良反应包括胃肠道反应和中枢神经系统反应，如便秘、恶心、呕吐、头痛、皮肤瘙痒等，偶可见呼吸抑制或严重的神经毒性反应，如肌阵挛、异常性疼痛、躁动不安。

（五）曲马多

曲马多（tramadol）是 20 世纪 70 年代末由原西德研究开发的中枢作用镇痛药。其镇痛作用机制并不十分明确，根据目前的研究结果显示其主要通过阿片和非阿片机制起到镇痛作用。

曲马多具有阿片激动作用，其单体原药及在生物体内的代谢物 M1（1-O- 去甲基曲马多）可与脑内阿片受体产生弱亲和力的结合。曲马多与 μ 阿片受体的亲和力为吗啡的 1/6 000、右丙氧芬的 1/60、可待因的 1/10；与阿片 δ 受体和 κ 受体的亲和力较 μ 受体弱；而其体内代谢物 M1 与 μ 受体的亲和力强于曲马多原药 160~300 倍。M1 与 μ 受体的亲和力比可待因强 20~40 倍，但比吗啡弱，是吗啡的 1/12~1/7。M1 可以诱导出较强的阿片受体激动作用，动物实验表明 M1 的镇痛效果比曲马多原药至少强 6 倍，因此推测曲马多通过阿片机制的镇痛作用主要有赖于其在体内的代谢物 M1 的作用。尽管曲马多具有弱阿片激动作用，但研究表明，对吗啡依赖的大鼠，曲马多不能替代吗啡的作用，不能抑制吗啡的戒断反应。

曲马多对中枢神经元再摄取去甲肾上腺素（norepinephrine，NE）和 5- 羟色胺（5-hydroxytryptamine，5-HT）起轻度抑制作用，从而增加脑内单胺类神经递质水平。研究表明，NE 和 5-HT 等单胺类神经递质参与脊髓水平下行伤害性刺激的调控，NE 通过 α_2 肾上腺素能受体，5-HT 通过 5HT2 受体的作用分别阻抗伤害性冲动的传导，从而降低疼痛的敏感性。曲马多的这一药理学作用与其空间结构有直接关系。曲马多是一个对映消旋混合体，两种对映体对不同的受体具有不同的亲和力：(+/-)- 曲马多可选择性激动 μ 受体，并抑制 5-HT 的再摄取；而 (-)- 曲马多主要抑制 NE 的再摄取，这两种对映体对镇痛作用具有互补和协同作用。曲马多的镇痛作用，是通过弱阿片样激动与 NE 和 5-HT 等单胺类神经递质对疼痛调控的共同作用，形成一种阿片机制和非阿片机制结合的协同作用方式。曲马多的这种双重镇痛机制有别于通过激活阿片受体的镇痛作用机制，这是其具有弱阿片受体结合作用但却具有较强镇痛作用的主要原因。但是，也正是由于曲马多具有增加脑内 NE 和 5-HT 水平的作用，因此理论上可能会增加强化效应以及精神依赖性和滥用潜力。

曲马多可用于普通外科、产科、儿科和口腔外科术后等多种急性疼痛的治疗，对癌症和非癌症慢性疼痛均有效，可作为世界卫生组织（WHO）三级止痛治疗阶梯的第二阶梯用药。其他中枢神经抑制药或单胺类抗抑郁药可能会增加曲马多的毒性作用。在曲马多过量中毒情况下，尽管纳洛酮可以消除其导致的呼吸抑制作用，但无法消除其他因抑制单胺类物质再摄取而产生的中毒症状。

（六）美沙酮

美沙酮（metadon）是氨基酮类合成类阿片药物，是半衰期最长的阿片类药物，且是唯一同时具有 μ 阿片受体激动和 N- 甲基 -D- 天门冬氨酸（NMDA）受体拮抗特性的阿片类药物。

美沙酮可激动 μ、δ 阿片受体，有强效镇痛作用，其效能为吗啡的 2~3 倍，静脉给药起效快，持续时间长。美沙酮为消旋体，左旋体的镇痛效力较右旋体强 8~50 倍。右美沙酮还可拮抗 NMDA 受体，一方面可以翻转对吗啡的耐受使其成瘾性较低，另一方面还被证明可以减少大鼠模型中的神经性疼痛。美沙酮的镇静作用与吗啡相似，但弱于吗啡。单剂量引起的催眠作用轻于等剂量的吗啡，但若反复应用，可由于药物蓄积引起明显的镇静作用。美沙酮可用于肺癌晚期的难治性咳嗽，但作用时间长、易蓄积，不如吗啡常用。美沙酮即使在完全黑暗的情况下也能引起瞳孔缩小，但并非病理性的，在用药过量情况下则由于缺氧可能出现瞳孔散大。

静脉注射美沙酮约 4 分钟起效，血浆蛋白结合率为 60%~90%，广泛分布于全身组织，可透过胎盘屏障，并分布进入乳汁。美沙酮主要在肝脏代谢为 N- 脱甲基及环化反应，代谢产物无活性，代谢产物及美沙酮原型经由粪便和尿排泄。美沙酮药代动力学个体差异大，单次或重复多次给药，药代动力学的特征也有很大不同，消除半衰期变化很大（据报道变动范围为 15~60 小时）；单次给药半衰期可超过 18 小时；重复给药时，需要谨慎调整剂量。美沙酮会在脂肪组织中蓄积，半衰期与患者个体的脂肪比例有关。小剂量美沙酮（5~10mg）的镇痛半衰期比消除半衰期短，可能导致患者给药频率增加和药物蓄积。当给予 20mg 或更高剂量时，半衰期与镇痛作用时间接近，约 35 小时。

美沙酮的主要危害是呼吸抑制，其次是全身性低血压，患者还可发生呼吸停止、休克、心搏骤停和死亡。术中使用美沙酮导致呼吸抑制和低氧血症较普遍，但易于控制。大剂量美沙酮或长期使用以及与其他药物合用时（尤其是接受美沙酮维持治疗的病例中），QT 间期延长和尖端扭转型室性心动过速（torsade de pointes，TdP）的风险增加，但在严格的个体化给药管理下，美沙酮静脉注射并未给患者增加更多不可控的风险。

第四节　阿片受体激动拮抗剂

一、喷他佐辛

喷他佐辛（pentazocine）是人工合成的阿片类药苯丙吗啡烷的衍生物，是阿片受体的激动 - 拮抗剂。喷他佐辛主要激动阿片 κ 受体，较大剂量时可激动 δ 受体，对 μ 受体具有部分激动或较弱的拮抗作用，其镇痛强度约为吗啡的 1/4~1/2。喷他佐辛的使用剂量达 30~70mg 时其镇痛作用和呼吸抑制作用达"封顶"效应。

喷他佐辛为阿片受体的部分激动剂，其镇痛强度为哌替啶的 3 倍，皮下注射 30mg 相当于吗啡 10mg。肌内注射 15 分钟后血浆浓度达高峰，静脉注射后 2~3 分钟血浆浓度达高峰，半衰期约为 2 小时。口服及注射均易吸收。口服后 1 小时发挥作用，1 次给药，作用可持续 5 小时以上。但由于首过代谢的影响，口服生物利用度低，仅占 20%。肌内注射半衰期约为 2 小时。主要在肝脏代谢，经肾脏排泄。24 小时约排出总量的 60%。

喷他佐辛的呼吸抑制作用约为吗啡的 1/2，增加剂量其镇痛和呼吸抑制作用并不成比例增加。对胃肠道平滑肌的作用与吗啡相似，但对胆道括约肌的作用较弱，对心血管的作用不同于吗啡，大剂量反可引起血压上升、心率加快，此作用可能与升高血浆中儿茶酚胺的水平有关。

二、布托啡诺

布托啡诺（butorphanol）是阿片受体的激动 - 拮抗药。布托啡诺消除半衰期为 2.5~3.5 小时,清除率 3.8L/（kg·min）。该药静脉注射后 3~5 分钟血浆浓度达高峰;肌内注射给药 10~15 分钟起效,30~60 分钟 达高峰,维持时间 3~4 小时。可通过血脑屏障和胎盘屏障,可进入乳汁,主要在肝脏代谢,主要产物为羟基 化布托啡诺。70%~80% 经尿液清除,15% 经粪便清除。布托啡诺镇痛效价为哌替啶的 30~40 倍,吗啡的 5~8 倍。1mg 布托啡诺与 0.05mg 芬太尼或 5mg 吗啡或 5mg 地佐辛镇痛效果相当。

在未使用 μ 受体激动药的患者,该药主要表现为剂量依赖性和有天花板效应的 κ 受体镇痛作用。在 已使用 μ 受体激动药的患者,则发挥拮抗 μ 受体,减轻或消除 μ 受体呼吸抑制等副作用以及激动 κ 受体 的镇痛作用。一般认为阿片受体激动药的当量剂量镇痛作用排序为:纳布啡>布托啡诺>喷他佐辛>地佐 辛>烯丙吗啡。治疗无阿片耐受的伤害性疼痛时,布托啡诺 2mg 约与吗啡 10mg 或地佐辛 10mg 等效。

布托啡诺主要作用于 κ 受体,对 δ 受体作用不明显,对 μ 受体具有激动拮抗的双重作用,对 κ、δ、μ 受 体激动作用强度为 2.5:4:1。由于布托啡诺对阿片受体的这种独特作用,因此其具有以下的临床应用特 性:①在具有阿片类药物的良好镇痛作用的同时,很少引起临床意义的呼吸抑制;②很少引起胃肠活动减 少和平滑肌痉挛;③很少引起皮肤瘙痒;④很少引起尿潴留;⑤躯体依赖性极低,在麻醉药品管理条例中 为二类精神药品。

（一）纳布啡

纳布啡（nalbuphine）作为一种半合成的阿片类受体激动 - 拮抗剂,能与 μ、κ 和 δ 受体结合,对 μ 受体 具有部分拮抗作用,对 κ 受体完全激动,极弱的 δ 受体活性。脊髓内的 κ 受体分布浓度较高,κ 受体的激 动可以在脊髓水平发挥强效的镇痛作用,其镇痛效果与吗啡相当,既能改善躯体疼痛,又是对内脏痛特别 有效的镇痛剂,同时具有镇静作用。镇痛起效快,作用时间久,几乎无心血管不良反应,呼吸抑制作用轻且 有封顶效应,恶心呕吐及皮肤瘙痒等发生率低,成瘾性低,治疗安全范围高。

纳布啡的给药方式多样化,静脉注射 2~3 分钟起效,而肌肉或皮下注射起效时间不到 15 分钟,其作 用时间可持续 3~6 小时,其血浆消除半衰期为 5 小时,肝脏是纳布啡的唯一代谢场所。清除途径主要是 经肠道,小部分则是经肾脏清除。诱导麻醉时,盐酸纳布啡的用量为 0.2~0.3mg/kg,10~15 分钟内静脉输 注完毕。纳布啡经静脉、肌肉和皮下注射给药在 3 个平行组中的药代动力学研究显示,受试者接受单剂量 10mg 和 20mg 的纳布啡,肌内注射的平均绝对生物利用度分别为 81% 和 83%,而皮下注射的平均绝对生 物利用度分别为 79% 和 76%,静脉注射的平均全身清除率分别为 1.6L/min 和 1.5L/min。

纳布啡主要适用于各种疼痛的治疗,尤其适用于轻中度疼痛,其镇痛强度会因疼痛刺激方式及疼痛程 度有所变异,国外研究显示,纳布啡的镇痛效价与吗啡相似,为吗啡的 0.7~0.8 倍,为喷他佐辛的 3 倍,为可 待因的 6 倍。纳布啡的镇痛作用有"封顶效应",当剂量大于 0.6mg/kg 时疼痛的耐受能力不再随着剂量的 增加而增高。

纳布啡的呼吸抑制作用与镇痛作用平行,都有封顶效应,当使用剂量大于 0.3~0.5mg/kg 后,呼吸抑制 作用不再随着剂量增加而增强。

（二）地佐辛

地佐辛（dezocine）为阿片受体激动 - 拮抗剂,主要激动 κ 受体和 μ 受体而产生镇痛作用,同时对 μ 受 体具有拮抗作用,但对 μ 受体无依赖性,降低呼吸抑制和成瘾的发生率,对 δ 受体活性极弱,故临床上患者 很少产生烦躁、焦虑不适感。地佐辛可产生抗过敏活性,主要通过脊髓 μ 阿片受体激活和去甲肾上腺素 再摄取抑制作用,通过激动 κ 受体产生镇痛作用,但不能合用其他 μ 受体阿片类药物,否则会削弱其他阿 片类药物的镇痛作用。地佐辛 $t_{1/2}$ 长,因此镇痛起效快、时间持久,肌内注射 15~30 分钟起效,达峰时间为

10~90 分钟,该药经肝肾代谢,所用剂量的 2/3 由尿排泄。

地佐辛肌内注射 10mg 与吗啡肌内注射 10mg 产生类似强度的镇痛作用,其镇痛起效时间与吗啡相似(静脉注射 15 分钟内,肌内注射 30 分钟内),作用时间与吗啡相当(3~6 小时)。当稳态血药浓度超过 5~9ng/mL 时,对手术后患者具有明显的镇痛作用。呈现最大镇痛效应比达血药浓度峰值时间晚 20~60 分钟。5 分钟内静脉注射 10mg 平均终末半衰期为 2.4 小时(1.7~7.4 小时)。静脉注射 5、10mg,剂量与血药浓度呈正比。剂量超过 10mg,呈非线性效应。地佐辛主要由肝代谢,所用剂量约有 2/3 经尿排泄,其中 1% 为原型药,其余为葡萄糖甘酸共轭物,地佐辛还可能存在其他排泄途径,如胆道等。

地佐辛还具有以下特点:①地佐辛具有类似吗啡的阿片药效应,但引起的呼吸抑制作用较吗啡轻,且有封顶效应(0.3~0.4mg/kg 时呼吸抑制效应最大);②治疗剂量的地佐辛对心脏功能与血压无明显影响;③地佐辛对胃肠道的影响小,在长期使用中很少引起便秘;④地佐辛滥用倾向低于吗啡,WHO 未将其列入管制药品,国内将地佐辛列为二类精神药品。

(三)盐酸美普他酚

盐酸美普他酚(meptazinol hydrochloride)为一新型麻醉镇痛剂,化学结构与吗啡相似,能与 μ1 受体特异性结合,呼吸抑制作用轻微。其注射剂主要用于重度疼痛、口服制剂主要用于中度疼痛的治疗。盐酸美普他酚肌内注射后迅速被吸收,30 分钟内血浆浓度达峰值,血浆半衰期约为 2 小时。口服及注射给药都是以一级动力学方式从血浆中消除。盐酸美普他酚口服有首过效应,95% 经肝代谢,24 小时内 60% 以上从尿排泄,其主要代谢物可能为原药与葡糖醛酸的结合物。

(四)丁丙诺啡

丁丙诺啡(buprenorphine)的药理作用有阿片受体激动 - 拮抗效应,对阿片受体家族的 4 个成员 μ、κ、δ 和 ORL-1 都有一定的亲和力。对 μ 阿片受体亲和力高,起激动作用,结合和起效都比较慢,镇痛作用持续时间长。对 κ 受体有拮抗作用,因而具有持续、长效的抗痛觉敏感作用。对 ORL-1 受体亲和力较低,激活后产生抗阿片效应。丁丙诺啡主要在肝脏代谢,代谢物 3- 葡糖醛酸结合物、N- 去烷基化丁丙诺啡及其结合物由胆汁排泄,原型则通过粪便排出,肾功能降低的患者用药不发生药物蓄积。因此,丁丙诺啡是老年及肾功能受损患者的首选镇痛药物。丁丙诺啡具有肝脏首过效应,口服效果差。

丁丙诺啡有较弱的呼吸抑制,其呼吸抑制有平顶效应,与吗啡等阿片受体激动剂有重要区别。

丁丙诺啡适用于各种阿片类依赖者的脱毒治疗,临床上用于阿片成瘾者的治疗。主要优点包括:起效较快,不易引起呼吸抑制,更少产生欣快感,产生较轻的戒断症状并有较好的治疗效果。

第五节　阿片受体拮抗剂

一、纳洛酮

纳洛酮(naloxone)为阿片受体特异拮抗剂,它与阿片受体的亲和力大于吗啡与 β- 内啡肽的亲和力,能竞争性阻止并取代吗啡样物质与受体结合,从而阻断吗啡样物质的作用。口服经胃肠道吸收,但首过效应明显,作用强度远小于静脉注射。此药易透过血脑屏障,代谢快,小剂量的静脉注射能迅速翻转吗啡作用,静脉注射 1~3 分钟就能消除呼吸抑制、增加呼吸频率,但维持时间较短。纳洛酮主要在肝内代谢,代谢物与葡糖醛酸结合后随尿液排出。

纳洛酮尚有非特异的非阿片受体作用,主要包括以下几个方面:①抗氧化作用:纳洛酮能减少休克时中性粒细胞的聚集,间接减少超氧阴离子的释放并能防止肾缺血后再灌注损伤,有抗脂质过氧化的能力;②抑制花生四烯酸(arachidonic acid,AA)代谢,减少血栓素和白三烯的合成与释放,抑制血小板聚集,减少血液外渗,防止弥散性血管内凝血(disseminated intravascular coagulation,DIC)的发生;③稳定肝脏溶酶体膜,减少生物活性因子如心肌抑制因子(myocardial depressant factor,MDF)的释放;④恢复膜泵(Na^+-K^+-ATP酶)功能,使离子正常转运,解除细胞内钙离子超载,减少或避免细胞死亡。

在临床应用上,纳洛酮除传统上用于抗休克、治疗急性酒精中毒、阿片及非阿片类药物的中毒及麻醉催醒外,亦能用于心肺脑复苏、新生儿窒息、急性一氧化碳中毒、急性有机磷及其他杀虫农药中毒、胆汁淤积性瘙痒、眩晕症、胃肠功能紊乱等的治疗,其作用机制多与纳洛酮阻断β-内啡肽作用有关。此外,内源性阿片肽可抑制促性腺激素的释放,而纳洛酮由于阻断内源性阿片肽的作用,可刺激黄体生成素从垂体的释放及促性腺激素从下丘脑的释放,并可提高雄性动物性功能,因此还可能会用于治疗男性性功能障碍及一些妇科功能紊乱,如不孕、月经不调、围绝经期内分泌失调等。另亦有纳洛酮抑制食欲的报道。

二、纳曲酮

纳曲酮(naltrexone)为μ、δ和κ阿片受体拮抗剂,能明显或完全阻断阿片受体,甚至反转由静脉注射阿片类药物所产生的作用。其作用时间较纳洛酮长(血浆 $t_{1/2}$ 分别为 8~12 小时和 0.5~1.5 小时),口服有效。主要用于已解除阿片类药物毒瘾者的康复期辅助治疗,维持其正常生活,防止或减少复吸。

三、纳美芬

纳美芬(nalmefene)是一种高选择性和特异性的内源性阿片受体拮抗剂,作为新一代高选择性、高特异性的阿片受体拮抗药,纳美芬主要作用于μ、κ、δ阿片受体,特别是对μ受体具有很强的亲和力,可竞争性拮抗β-内啡肽,达到解除呼吸抑制、促进苏醒、保护神经等治疗作用。

纳美芬本身没有阿片样物质的激动作用,而通过与内源性过量的内阿片肽竞争,以占位效应的方式与内源性的阿片受体结合。阻断了机体应激状态下引起的中枢神经、呼吸和循环系统等产生的一系列病理反应。盐酸纳美芬因其分子量小、脂溶性高,能迅速透过血脑屏障。其注射剂静脉注射 2 分钟即可产生拮抗作用,5 分钟能达到血药浓度高峰并可阻断 80% 的大脑阿片受体。半衰期长达 10.9 小时,安全性高,治疗剂量无明显不良反应,较大剂量(推荐剂量的 15 倍达 24mg)时会有轻微的头痛、倦怠、视力模糊等症状。

在临床上,盐酸纳美芬除具有传统阿片受体拮抗剂的用途,可抗昏迷、休克,解除中枢性呼吸抑制;治疗急性乙醇、吗啡、一氧化碳、农药中毒以及不明原因的中毒;麻醉催醒;吸毒患者的戒断治疗及戒断后预防复吸;治疗心力衰竭;在中枢神经损伤急性期应用可降低颅内压、减少脑水肿、阻止神经细胞死亡、保护中枢神经细胞的;此外,还用于减肥、胃肠功能紊乱、病理性赌博和皮肤瘙痒及男性性功能障碍的治疗等。

四、溴化甲基纳曲酮

溴化甲基纳曲酮(methylnaltrexone bromide)是一个新化学实体,是纳曲酮的四价衍生物。分子式为 $C_{21}H_{26}BrNO_4$。

溴化甲基纳曲酮是竞争性μ型阿片受体拮抗剂,不能通过血脑屏障。因此,溴化甲基纳曲酮仅能竞争性地封闭外周μ型阿片受体,避免了使用阿片类药物所引起的胃肠道不良反应,而对正常的镇痛作用不产生影响。

溴化甲基纳曲酮对μ型阿片受体的亲和力比κ型强 18 倍,且不与δ型及其他受体群结合。在离体的新生大鼠胃脑干复合体中,溴化甲基纳曲酮可竞争性地对抗μ型受体激动剂而产生的胃肠抑制效应。在体内,溴化甲基纳曲酮可以改变吗啡对胃肠的作用,而对中枢无作用。吗啡可延长活性炭在大鼠肠内的通过时间,但是溴化甲基纳曲酮经皮下注射可完全防止这种现象。脑室内给药可以对抗吗啡的止痛效果。

溴化甲基纳曲酮皮下注射后迅速吸收,约 0.5 小时达峰浓度,给予剂量 0.15、0.30 和 0.50mg/kg 时,峰浓度分别为 117、239 和 392μg/(h·L),24 小时内稳态血药浓度时间曲线下的面积分别为 175、362 和 582μg/(h·L),与给药剂量成比例关系。稳态分布容积约为 1.1L/kg,血浆蛋白结合率为 11.0%~15.3%。在人体内代谢的主要途径是转变为甲基 -6- 纳曲酮异构体和硫酸甲基纳曲酮(<6.0%),由甲基纳曲酮脱甲基生成纳曲酮的现象并不显著(0.06%)。溴化甲基纳曲酮主要以原型药的形式消除,约一半经尿排泄,只有少部分经粪便排泄,终末半衰期约为 8 小时。

在评价溴化甲基纳曲酮治疗尿潴留的 Ⅱ 期临床试验中,最普遍的不良反应是头疼、恶心呕吐,但没有人因这些不良反应退出试验。在评价溴化甲基纳曲酮对正在接受姑息治疗的、进展性疾病疗效的两项 Ⅲ 期临床试验中,观察到用药组的不良反应有腹痛(28.5%)、胃胀气(13.3%)、恶心(11.5%)、头晕(7.3%)和腹泻(5.5%)。

第六节　年龄对药代动力学和药效动力学的影响

药代动力学和药效动力学会随着年龄的增长和虚弱情况而改变。根据药代动力学公式 $t_{1/2\beta}=0.693 \times Vd-CL$,药物的消除半衰期($t_{1/2\beta}$)决定于药物的表观分布容积(Vd)和血浆清除率(plasma clearance,CL)。因此,药物的稳态 Vd 增大和 / 或 CL 降低都会使药物的消除时间延长。75 岁以上的老年人血容量可减少 20%~30%,用药后药物在浓缩的血液中分布,使血药浓度比预计值要高。同时由于通常老年人机体体液量减少 15%,水溶性药物 Vd 减少;肌肉减少 20%~25%,脂肪增加 50%~75%,则脂溶性药物 Vd 增大。因此脂溶性药物(如吗啡等)在老年人体内的 Vd 增大。Vd 增大是老年人药物消除延长的主要原因之一,血浆蛋白尤其是白蛋白含量的变化主要影响血液中游离型和与血浆蛋白结合型药物浓度的比值。血浆蛋白含量降低时游离型药物增加,故起始时 Vd 减少。到达效应位的药物浓度相应增加,易引起药物过量,老年病人麻醉时由于药物在脂肪组织中大量蓄积,使麻醉药从这些位点解离延迟,增加了药物的清除时间,导致有效血药浓度维持时间延长。

另外,随着增龄,血清白蛋白浓度降低,与血浆蛋白结合率高的麻醉性镇痛药在血浆内游离的形式增加,导致药物作用效应增强甚或产生毒性反应。

老年人肝细胞数量减少、肝脏血流降低、转氨酶活性也降低,需肝脏转化的前体药的浓度减低,使需肝脏代谢的药物的血浓度升高,药物对肝脏微粒体酶的活性的诱导激活或抑制作用的不同,可影响药物的肝脏代谢。

增龄所致的肾功能改变是由于肾脏本身的变化和心排血量的减少。老年人肾脏的重量减少,肾小球的数目也减少,肾血流量减少,肾小球滤过率随之降低,因此经肾排出的药量也会降低。

第七节　年龄与疼痛

国际疼痛研究协会(International Association for the Study Pain,IASP)将疼痛定义为与实际或潜在的组织损伤相关或类似的不愉快的感觉和情感体验。若疼痛持续超过 3 个月被定义为慢性疼痛。欧洲基于调查的研究表明,慢性疼痛的发生率随着年龄的增长而增加,预计高达 60% 的老年人(65 岁以上)经历着慢性疼痛,而在养老院中,这个数字将高达80%。存在这种高患病率的原因,是因为随着年龄的增长,被诊断出患有一种或多种引起疼痛的疾病的可能性增加。老年人最常见的疼痛原因是肌肉骨骼疾病,特别是影响到背部、髋关节和膝关节的疾病。导致老年人疼痛的常见病理如下:骨关节炎、骨质疏松症、糖尿病周围神经病变等神经病变以及癌症。

老年人的疼痛管理常极具挑战性:认知障碍使疼痛评估变得困难,因为患者可能无法准确定位疼痛并描述其强度和特征,使用多种药物的患者经常发生药理相互作用,药物代谢的药效动力学和药代动力学变化使药物反应不可预测。关于老年人的药理学变化,几项研究报告了阿片类药物敏感性的个体间差异,研究显示,与年轻人相比,老年患者的敏感性增加、降低或不变都有。然而,对于老年患者,一般的建议是使用较低剂量的阿片类药物治疗。

疼痛的发生是极其复杂的,主要是各种伤害性刺激(如机械性刺激、化学性刺激或热刺激等)从外周感受器转导和传递到大脑的过程。许多解剖结构参与了这一过程:有髓和无髓纤维、背根神经节、脊髓、棘上结构。所有这些结构都可能随年龄的变化而变化,从而导致疼痛的改变。随着年龄的增长,痛阈值增加而耐受阈值降低。目前,新共识认为,对组织损伤和神经损伤的神经生理反应随着年龄的变化而变化。痛觉过敏和时间总和(一种以特定频率重复且等强度的伤害性刺激导致疼痛增加的现象)等机制在老年人中更为常见。

需注意的是,老年人之间存在非常大的个体差异,年龄本身并不是决定如何判定患者疼痛并治疗患者的唯一因素。一些老年人非常健壮和健康,而另一些人可能很虚弱并有多种合并症,在为老年患者制订镇痛方案时,需充分考虑到患者的具体情况。

一、老年人的疼痛感觉

疼痛是机体在发生组织损伤时由神经体液调节引起一系列防御反应。2019年,国际疼痛学会和世界卫生组织合作修订了慢性疼痛评估标准和分类诊断大纲。IASP建议不要把慢性疼痛看成是一种症状,而是要当成一种疾病来治疗。

老年慢性疼痛的特点包括:①持续疼痛时间长,一般持续3个月以上;②原因复杂,常伴随多种基础疾病如骨关节痛、恶性肿瘤、糖尿病等;③通常有多种表现疼痛的行为,如表情、声音、走路姿势等;④缺乏典型的交感神经症状;⑤除躯体疾病外,常伴有心理疾病;⑥需要综合治疗,单一治疗不能缓解疼痛;⑦受知识层次的影响,无法正确表达疼痛,容易延误疾病的诊断和治疗;⑧有很多疼痛的病因不可治愈,如晚期恶性肿瘤;⑨老年人对疼痛治疗不积极,认为其为衰老的一种正常结局。

慢性疼痛严重影响老年人的生活质量,主要包括:①身体功能受限:老年人最基本的日常生活包括翻身、起床、穿衣服、吃饭、洗漱、如厕、行走等受限。②心理功能障碍:慢性疼痛的老年人常出现急躁、焦虑和抑郁等负面情绪,加重疼痛感觉。③社交活动减少:老年慢性疼痛患者因身体功能下降,活动时间减少,社交活动范围缩小,最终出现人际交流障碍,影响老年人的心理和情绪,从而与家庭、社会活动脱节。

在健康个体的不同年龄段对疼痛的感知能力有所不同。针对老年人疼痛感知力的研究结果也各不相同:早期一些研究认为,随着年龄的增长,疼痛阈值会随之增加,然而Lautenbacher等认为这种情况只出现在强度较低的疼痛中,疼痛耐受阈值(即一个人可以忍受的疼痛级别)没有显示出与年龄相关的实质性变化。另外仍有一些学者认为,老年人的内源性止痛物质产生减少,可能会导致老年人对疼痛更加敏感。

总之,年龄本身很可能不是疼痛感知和敏感性变化的重要因素,而且,无论年龄大小,患者都应该被问及他们的疼痛情况,而不应被忽视或低估。

二、老年人的疼痛评估

老年患者的疼痛评估是复杂的,不仅需要明确病因和相关因素,而且需要考虑疼痛对身体功能和生活质量的影响。另外,由于年龄相关的认知功能障碍、沟通困难、痛阈降低等因素,导致老年人疼痛的评估存在一定的挑战。

关于老年人慢性疼痛的评估,一般应遵循以下原则:①提供全面的身体疼痛病史,考虑和解决多种疼痛的来源和病因。对于认知功能障碍的患者,可观察其行为,包括功能状态的变化、与他人的互动、面部表情、语言和身体动作等。照护人员可提供与疼痛评估相关的信息。②多方面评估疼痛,如疼痛强度、时间、部位、特点、伴随症状、缓解疼痛的方式、疼痛影响等。③进行动态评估,例如疼痛部位改变、疼痛是否加剧等。④观察患者的心理、精神状态。⑤对前后查体的情况进行对比。

疼痛评估工具包括单维疼痛评估工具、多维疼痛评估工具。

单维评估工具主要包括:①视觉模拟量表(visual analogue scale,VAS):应用最为普遍,可靠性强,简单易行。② Wong-Baker 面部表情量表:适用于交流困难,意识不清或不能用言语准确表达的老年患者,但易受情绪、环境等因素的影响。③数字等级评定量表(numeric rating scale,NRS):常用于评估疼痛严重程度的主观指标,适用于无意识障碍且语言表达正常的患者,操作简单。缺点是不适用于数字概念不清楚的老年人。④词语描述量表(verbal descriptor scale,VDS):用“无痛、轻度痛、中度痛、重度痛、极度痛”等一系列词语来代表不同强度的疼痛,使患者在这些词语中选出最能代表其疼痛强度的词。

疼痛的多维评估工具主要包括:①简化麦吉尔疼痛问卷(short-form of McGill pain questionnaire,SF-MPQ):SF-MPQ 由 Melzack 将自制的麦吉尔疼痛问卷(McGill pain questionnaire,MPQ)进行简化发展而来,包括疼痛分级指数、目测类比定级法和现有疼痛强度 3 部分。第 1 部分是通过对 15 个情感类的疼痛描述性词语进行疼痛等级评分,0~3 分表示从“无痛”到“重度疼痛”,可反映疼痛性质,又能定量描述疼痛程度;第 2 部分是通过划定 10cm 的直线代表此时疼痛的程度,直线两端代表“无痛”和“剧痛”,可精确测量到 1mm,既可把疼痛程度分为 10 个等级,具有足够的灵敏度,且让患者自画线段又避免了暗示;第 3 部分代表疼痛的强度,从 0~5 分,表示“无痛”到“极为痛苦”。本量表广泛应用于急、慢性疼痛以及普通术后疼痛评估,但需要患者具备一定的阅读能力和知识储备,量表词汇较多,操作较为繁琐。②简化麦吉尔疼痛问卷 -2(short-form of McGill pain questionnaire-2,SF-MPQ-2):Dworkin 等在扩展和修订 SF-MPQ 的基础上制订了 SF-MPQ-2,该问卷在简化的同时,增加了 6 个针对神经病理性疼痛的问题,对每一个强度按照 0~10 级给予评定,用于全面评估神经病理性疼痛与非神经病理性疼痛。SF-MPQ-2 共包括持续性疼痛、间歇性疼痛、主要神经性疼痛和情感描述 4 个维度,能够对包括神经病理性疼痛在内的各种疼痛性质进行全面评估,既可以辅助临床诊断及疗效评价,也可用于科学研究,临床应用广泛,但是该量表对护士要求较高。③简式疼痛量表(brief pain inventory,BPI):BPI 是一种能够较快完成的多维度疼痛评估量表,包括疼痛程度及疼痛影响程度两个维度,共 15 个条目,采用 0~10 分描述各维度的疼痛程度。主要应用于癌症患者和糖尿病患者等慢性神经性疼痛评估,但该量表缺乏对癌痛性质、病理机制以及暴发痛的评估内容,对于疑难复杂性癌痛的评估并不适用。④整体疼痛评估量表(global pain scale,GPS):GPS 由美国专家 Gentile 等研制,包括疼痛、情感、临床表现、日常活动 4 个维度,每个维度包含 5 个条目,共 20 个条目,每个条目采用 0~10 分评分,0 分表示“无痛”,10 分表示“最痛”,总分 0~200 分,得分越高疼痛及疼痛影响越严重,主要用于慢性病患者的疼痛评估。

另外,老年痴呆患者对痛觉感受的表达力显著降低,且对痛觉所作出的反应在不同患者中存在差异,发现疼痛的概率较小,因此老年痴呆患者的疼痛更值得格外关注。关于痴呆患者的疼痛评估,目前还没有一个金标准的评估工具。Abbey 疼痛量表(Abbey pain scale)、Doloplus- Ⅱ量表、痴呆患者不适评估量表(assessment of discomfort in dementia,ADD)、非言语性疼痛指标检查表(checklist of nonverbal pain indicators,CNPI)、沟通困难病患疼痛评测指引(non-communicative patient's pain assessment instrument,NOPPAIN)、年老精神失常病患疼痛评测量表(pain assessment for the dementing elderly,PADE)、严重年老痴呆病患疼痛评定表（pain assessment in advanced dementia,PAINAD）、沟通能力有限的老年人疼痛评估表（pain assessment checklist for seniors with limited ability to communicate,PACSLAC）均可尝试用于老年痴呆患者的疼痛评估。其中,PAINAD是评估晚期老年痴呆患者较为可靠的和易于管理的工具。

第八节　与年龄有关的阿片类药物的副作用

　　老年是生命过程中的一个特殊时期,标志着人体生理和心理老化的过程。随着年龄的逐渐增长,人体各系统、组织和器官功能逐渐衰退,机体对药物的吸收、分布、代谢和排泄能力都在下降,对药物的处置能力也会发生改变。首先,老年人胃壁细胞功能降低,导致胃酸分泌较年轻人减少,对于需要在胃的酸性条件下水解而生效的药物,生物利用度可能大大降低。其次,老年人由于心排血量减少致使流向消化道的血流减少,导致胃排空延迟和肠蠕动减少,影响药物的吸收,而胃肠道相关不良反应的风险则相应增加,包括与阿片类药物相关的胃肠道运动障碍。再次,随着年龄的增加,老年人体内水分减少、体脂增加和血浆蛋白浓度降低,导致脂溶性高的药物有效半衰期延长,易蓄积在体内,水溶性药物分布容积减少,发生药物相互作用的可能性增加,血浆蛋白浓度降低则致使与蛋白结合率高的药物的游离浓度增加,更易发生药物的毒性反应。另外,老年人肝脏重量减轻,功能性肝细胞减少,肝细胞功能、肝血流量和肝药酶活性降低,导致首过代谢降低,I相代谢可能减少导致半衰期延长,血药浓度增高,药物的疗效和不良反应可能增加,结局难以预测。最后,老年人肾实质重量减轻,肾血流量、肾小球滤过和肾小管分泌均减少,导致经肾脏消除的药物和代谢物的排泄减少,从而导致药物蓄积和效应延长。

　　阿片类药物常见的不良反应包括:恶心呕吐、呼吸抑制、阿片耐受、身体依赖和精神依赖、瘙痒、肌僵、肌阵挛和惊厥、镇静和认知功能障碍、缩瞳、体温下降、免疫功能抑制、便秘等。与所有药物一样,由于阿片类药物的药代动力学和药效动力学在老年人体内会发生变化,因此老年人更容易发生不良反应。由于老年人对不良反应的敏感性增加,因此建议从比年轻患者更低的剂量开始使用阿片类药物。阿片类药物的不良反应如便秘、恶心、呕吐和呼吸抑制等,在老年人中更常见。此外,跌倒和骨折的风险也会增加。

　　另外,老年人由于各种生理功能减退易导致许多老年性疾病,造成老年人同时患有多种疾病和服用多种药物的局面,而药物不良反应的发生概率和药物相互作用发生的风险均随着药品使用数目增加而增加。以下药物可能与阿片类药物存在相互作用:①单胺氧化酶抑制剂（monoamine oxi-dase inhibitor,MAO）:哌替啶与单胺氧化酶抑制剂合用,能引起5-羟色胺综合征;苯基哌啶类阿片类药物（哌替啶、曲马多和美沙酮）是5-羟色胺再摄取的弱抑制剂,在与单胺氧化酶抑制剂合用时都可能引起5-羟色胺综合征;阿芬太尼可以与单胺氧化酶抑制剂合用,不会出现并发症。②钙通道阻滞剂（calcium channel blocker）:由于阿片类药物能通过激活G蛋白抑制电压依赖型Ca^{2+}通道,因此钙通道阻滞剂可能增强阿片类药物的作用。③镁（magnesium）:镁具有抗伤害性作用,静脉使用硫酸镁能明显减少术中及术后芬太尼的需要量。分娩镇痛的患者鞘内注射芬太尼加硫酸镁,与单纯注射芬太尼相比,镇痛时间明显延长。术中使用硫酸镁可防止瑞芬太尼诱导的痛觉过敏的发生。④三环类抗抑郁药（tricyclic antidepressant）:研究显示,三环类抗抑郁药会增加吗啡的镇静作用。⑤抗菌药物:阿片类药物降低环丙沙星（ciprofloxacin）的浓度;红霉素（erythromycin）增加阿片类药物浓度;利福平（rifampin）降低阿片类药物浓度。⑥抗病毒药物:利他那韦可以增加阿片类镇痛药（芬太尼、哌替啶、右丙氧芬）的浓度。因此,在使用以上药物时,需注意与阿片类药物的相互作用。

第九节　老年群体中应用阿片类药物的麻醉技术

一、镇痛

(一) 预防性镇痛

超前镇痛的概念最早是由 Crile 在 1913 年提出的,他基于临床观察的假定认为:在外科操作之前进行的疼痛干预措施会比术后进行的镇痛干预更为有效。随后的实验证据表明,超前镇痛可能会减少或防止神经生理学和生物化学方面的有害因子向中枢神经系统的输入,这样能减少伤害性刺激(如外科手术)对人体的影响。现在,超前镇痛的概念正逐步被预防性镇痛所取代,因为超前镇痛所涵盖的时间及方式比较单一。

预防性镇痛(preventive analgesia)则是一种在组织损伤发生之前进行的、以达到预防外周及中枢神经系统敏化的镇痛方式,引起术后疼痛的因素除了与手术操作本身有关,围手术期的各种长期、短期伤害性刺激如肿胀、炎症反应、引流管刺激及功能锻炼引起的机械性变化等因素同样会导致术后疼痛,因此,预防性镇痛在时间上更强调是全程的、足够时间的,它是一种覆盖术前、术中、术后的有效镇痛手段。通过减轻神经系统敏化,预防性镇痛被认为可以减少术后感觉过敏及感觉异常的发病率,还可以减少术后痛的严重程度及持续时间。

预防性使用阿片类药物是否可以减轻术后疼痛目前仍存在争议。在 Doleman 等的 meta 分析中,由于纳入的研究质量较差、结果偏倚较大,因此认为目前的试验研究不足以证实预防性使用阿片类药物可以减轻术后疼痛,仍需要大量高质量文章证实。

(二) 术后镇痛

术后镇痛常选择多模式镇痛(multimodal analgesia,MMA),即是将多种不同作用机制的镇痛药物和方法联合应用,使其发挥最佳镇痛效应,是减少单种药物或方法引起不良反应发生的最有效的镇痛策略。

术后阿片镇痛方案多选择患者自控静脉镇痛(patient controlled intravenous analgesia,PCIA)。PCIA 采用的主要镇痛药为阿片类药物。老年患者 PCIA 时不主张使用芬太尼等脂溶性高、蓄积作用强的药物,不推荐使用背景剂量持续输注阿片类药物,使用背景剂量不但不能获得更好的镇痛效果,还可增加呼吸抑制等不良反应。老年患者使用 PCIA 时,建议吸氧并加强监护,防止低氧血症的发生。

老年患者术后镇痛也可选择术后自控硬膜外镇痛(patient controlled epidural analgesia,PCEA)。需注意的是,由于老年患者的生理改变会影响局麻药物的效果和代谢,椎管内容积减少可导致同样容量的局麻药镇痛平面更高。老年患者有髓神经纤维减少或髓鞘通透性增加导致对局麻药敏感性增加,低浓度局麻药即可产生运动阻滞;老年患者清除率降低,导致药物半衰期延长,阻滞时间延长;由于解剖改变,老年患者硬膜外镇痛神经损伤发生率高于成人。建议适当降低局麻药浓度和剂量,联合使用局麻药和阿片类药物,可减少局麻药物的浓度,降低低血压或运动神经阻滞的风险,此外还可降低阿片类药物不良反应发生的风险(如呼吸抑制),常用的阿片类药物为舒芬太尼。对于老年患者,在使用 PCEA 期间,需严密观察患者的呼吸频率和镇静状态改变。使用 PCEA 患者要常规监测生命体征。

二、平衡麻醉

平衡麻醉(balanced anesthesia)最初是由 Lundy 提出的。由于单一药物实现的全身麻醉需要高浓度（剂量）的麻醉药物，这将会对患者血流动力学产生极大影响，药物相关并发症的发生率也大大提高。Lundy 建议平衡使用不同的麻醉药物和技术以达到麻醉的作用（如镇痛、遗忘、肌肉松弛以及在保持内环境稳定的情况下消除自主神经反射）。因此，"平衡麻醉"即通过药物的相互作用，一方面减少麻醉药物的效应剂量，另一方面能够更加有效地抑制应激反应。阿片类药物凭借较强的镇痛作用，成为"平衡麻醉"中的重要组成部分。

三、多模式全身麻醉

以阿片类药物为基础的"平衡麻醉"成为全身麻醉的主要模式。但是，由于阿片类药物这把"双刃剑"在缓解疼痛的同时，也可能导致恶心、呕吐、呼吸抑制、痛觉过敏等并发症，因此 2018 年，美国麻省总医院 Brown 等提出多模式全身麻醉概念，即针对伤害性感受环路中的不同目标选择特异的抗伤害性药物，以小剂量药物协同作用而发挥最大效应，同时减少药物各自的不良反应，从而可以减少平衡麻醉中过分依赖阿片类药物，减少阿片类药物带来的副作用或滥用，并达到控制自主神经系统的目标。非阿片类抗伤害性药物包括：右美托咪定、非甾体抗炎药（nonsteroidal anti-inflammatory drugs，NSAIDs）、利多卡因、氯胺酮、镁剂、艾司洛尔等。

除了多种非阿片类药物的联合使用，结合多种镇痛技术同样能够减少围手术期阿片类药物的使用及其不良反应，如复合椎管内阻滞、外周神经阻滞、局部浸润等。

四、神经安定镇痛麻醉

神经安定镇痛麻醉是通过联合应用强安定药和强效阿片类镇痛药产生一种分离的、无痛的制动状态，且对疼痛不敏感。神经安定镇痛的特点是能镇痛，没有临床上明显的运动反应，自主反射被抑制，心血管稳定且对大多数患者有致遗忘作用。传统上的"神经安定"药物包括吩噻嗪类（如氯丙嗪）和丁酰苯类（如氟哌啶醇和氟哌利多）。由于氟哌利多存在频繁并且严重的围手术期不良反应，因此该项技术目前很少被运用。

五、监测麻醉管理技术

监测麻醉管理技术（monitored anesthesia care，MAC）由传统意义上的神经安定镇痛术发展而来，是指麻醉科医师对接受局部麻醉的患者或接受诊断或治疗操作的患者进行监护，在监护的过程中可能使用镇痛药、镇静 - 抗焦虑药或其他药物。常用于成人镇静的药物有：苯二氮䓬类、阿片类及小剂量的静脉或吸入全身麻醉药。也常作为复合麻醉中重要的辅助用药，如神经阻滞效果不完善或疼痛明显的手术，常加用阿片类药物。常用的阿片类药物包括瑞芬太尼、舒芬太尼、芬太尼、阿芬太尼、曲马多等。老年患者在使用MAC 技术时需格外注意呼吸管理，一定要保证患者的呼吸道通畅。

六、全凭静脉麻醉

许多不同的静脉药的各种不同组合配方都可用于全凭静脉麻醉（total intravenous anesthesia，TIVA）。最常见的组合方式是以一种阿片类药物与另一种易产生催眠和遗忘作用的药物联合应用。例如，阿芬太尼和丙泊酚的联合应用。阿芬太尼在降低对伤害性刺激反应的同时，能够提供镇痛并维持血流动力学稳定。同时，丙泊酚具有催眠、遗忘和止吐的作用。需注意的是，相对于成年患者，老年患者的镇痛药与镇静药的使用量均需减量，Matsuki 等研究显示，全凭静脉麻醉过程中，老年患者（年龄 ≥ 65 岁）的丙泊酚用量约为年轻人（20~64 岁）的 61%，阿片类药物的用量约为年轻人的 77%。

七、心脏手术以阿片类药物为基础的麻醉

大剂量阿片类药物麻醉是作为一种无应激的麻醉方法应用于心脏外科手术的。吗啡最先被用于大剂量阿片类药物麻醉,随后推荐使用的是芬太尼和舒芬太尼。但由于以下原因,限制了大剂量阿片类药物麻醉的广泛应用,包括:缺乏大剂量使用阿片类药物对预后明显有利的证据、药物费用增加、大剂量阿片类药物的应用能影响心脏手术患者"快通道"技术的应用等。

快通道麻醉(fast-track anesthesia,FTA)是快通道外科或者称为"加速康复外科"的一个组成部分,而快通道外科则是 21 世纪 90 年代提出的一种新兴医疗流程措施。FTA 主要指既能在麻醉实施过程中应用短效药物或减少长效药物的应用,在术后能尽早拔管,又能保持患者血流动力学稳定的麻醉方案。通过合理优化围手术期阿片类药物的使用及时间导向的拔管策略、实现术后 6 小时内快速拔管。在优化阿片类药物的使用上,FTA 建议在维持足够麻醉深度的前提下,减少阿片类药物的用量,如采用半衰期较短的瑞芬太尼,或者联用镇静药物,如右美托咪定。在拔管策略上,FTA 则建议加强对心脏术后患者体温、血压及引流量的监测,在患者充分清醒、血压平稳、不需要正性肌力药物支持且没有明显出血的情况下,尽早进行呼吸锻炼,脱离呼吸机。此外,术后在手术室内拔管及术后 4 小时内拔管又被称为超快通道麻醉(ultrafast-track anesthesia,UFTA)。Waseem 等回顾性分析了 1 704 例 FTA 心脏手术患者,结果表明 FTA 的失败率为 11.6%,其失败的独立危险因素为年龄>70 岁、女性、手术时间延长及主动脉阻断时间延长。

芬太尼、舒芬太尼和瑞芬太尼是目前临床上心脏手术中最常用的阿片类药物。据 Engoren 等报道,舒芬太尼和瑞芬太尼均可做到快速拔管、缩短住院时间、减少住院费用,也可选择于硬膜外腔给予阿片类药物复合全身麻醉的麻醉方式。

八、阿片类药物的其他应用

(一) 经皮系统给药

芬太尼可用于经皮治疗系统(transdermal therapeutic system,TTS)。芬太尼经皮给药具有以下潜在的优势:无肝首过代谢效应,能提高患者的依从性、方便性和舒适度,镇痛作用持久。相同剂量芬太尼(50μg/h)经皮给药,在成年人(25~38 岁)和老年人(64~82 岁)中芬太尼的平均半数时间(从使用贴剂开始至血浆浓度到达两倍所需的用药时间)分别为 4.2 小时和 11.1 小时,平均最大血浆浓度分别是 1.9ng/mL 和 1.5ng/mL,而到达最大血浆浓度所需时间和撤掉贴剂后的消除半衰期没有显著差异。TTS 芬太尼可作为口服困难癌症患者的一种可行的替代方法。

(二) 离子电渗疗法

离子电渗疗法(iontotherapy)是一种通过外部电流增强药物离子电渗疗法给药。盐酸芬太尼经皮离子电渗系统(iontophoretic transdermal system,ITS)是一种新型术后镇痛方法,这种系统允许患者通过离子电渗疗法技术,以无创方式自我调控使用预先设定好剂量的芬太尼。与现有的 PCA 给药模式相比,芬太尼 ITS 具有很多临床优势,同时也能避免出现与穿刺相关的损伤和感染,具有成为急性术后疼痛治疗中一种重要措施的潜力,但鉴于输入剂量的潜在变化和其他因素,ITS 系统可能受到医院的监测设备的限制。

(三) 经黏膜给药

与经皮给药相似,经口咽部和鼻咽部黏膜给药也能消除肝首过代谢效应,药物直接吸收入体循环,并能提高患者的舒适度和依从性。

丁丙诺啡、芬太尼和美沙酮脂溶性较高,易于从舌下黏膜组织吸收。吗啡的脂溶性较低,给药方式不首选黏膜给药。经口腔黏膜吸收的枸橼酸芬太尼(oral transmucosal fentanyl citrate,OTFC)是一种芬太尼的固体剂型,它将芬太尼与糖混合后制成菱形片,再将其固定在一个小棒上。芬太尼的一部分经口腔黏膜

吸收,其余部分被吞服后经胃肠道吸收。推荐剂量为 5~20μg/kg。与经皮芬太尼不同,OTFC 停用后,黏膜组织中无明显蓄积。Kharasch 等指出,OTFC 的药代动力学在老年志愿者(67±6 岁)中没有改变,所以在老年人中 OTFC 的剂量不需要改变。

(四)口服控释药物

吗啡被制成一种口服缓释片(sustained-release tablet,MST),主要用于慢性癌痛治疗。MST 用于解除术前焦虑及缓解术后疼痛的效果并不确切。羟考酮控释剂也可用于术后镇痛,口服羟考酮控释剂的效能是口服吗啡控释剂的两倍。

第十节　老年患者长期使用阿片类药物的建议

关于老年人,特别是体弱老年人的已发表的相关文献很少,无法支持药物治疗疼痛的长期安全性和有效性。然而,有证据表明,心理、社会干预可以改善疼痛和疼痛干预措施。虽然指南推荐非药物治疗,或单独使用,或与药物治疗联合使用,但需要进一步的证据来证明这些方式如何才能最佳利用。从药理学管理角度,在老年人应用中推荐一些原则:

(1)从低剂量开始,缓慢滴定。

(2)如果可能,每次疼痛治疗时更换一种药物。

(3)推荐使用多模式镇痛方式(使用多种镇痛药或镇痛技术达到镇痛目的)。

(4)根据疼痛情况个体化治疗。

(5)对于无法用语言表达疼痛的老年患者来说,可"按时"给予镇痛。

(邹小华　董　璐)

参考文献

[1] LAUTENBACHER S, PETERS JH, HEESEN M, et al. Age changes in pain perception: A systematic-review and meta-analysis of age effects on pain and tolerance thresholds [J]. Neurosci Biobehav Rev, 2017, 75: 104-113.

[2] WANG YX, MAO XF, LI TF, et al. Dezocine exhibits antihypersensitivity activities in neuropathy through spinal mu-opioid receptor activation and norepinephrine reuptake inhibition [J]. Sci Rep, 2017, 7: 43137.

[3] SHULMAN M, WAI JM, NUNES EV. Buprenorphine Treatment for Opioid Use Disorder: An Overview [J]. CNS Drugs, 2019, 33 (6): 567-580.

[4] RAJA SN, CARR DB, COHEN M, et al. The revised International Association for the Study of Pain definition of pain: concepts, challenges, and compromises [J]. Pain, 2020, 161 (9): 1976-1982.

[5] DOMENICHIELLO AF, RAMSDEN CE. The silent epidemic of chronic pain in older adults [J]. Progress in Neuro-Psychopharmacology and Biological Psychiatry, 2019, 93: 284-290.

[6] GAZELKA HM, LEAL JC, LAPID MI, et al. Opioids in Older Adults: Indications, Prescribing, Complications, and Alternative Therapies for Primary Care [J]. Mayo Clin Proc, 2020, 95 (4): 793-800.

[7] PROSTRAN M, VUJOVIC KS, VUCKOVIC S, et al. Pharmacotherapy of Pain in the Older Population: The Place of Opioids [J]. Front Aging Neurosci, 2016, 8: 144.

[8] ATALLA SW, COWAN RL, ANDERSON AR, et al. Determining the impact of age and sex on the psychophysical and neuro-

physiological response to thermal pain across the adult lifespan [J]. J Adv Nurs, 2021, 77 (3): 1546-1555.

［9］ LUKAS A, HAGG-GRüN U, MAYER B, et al. Pain assessment in advanced dementia. Validity of the German PAINAD—a prospective double-blind randomised placebo-controlled trial [J]. Pain, 2018, 160 (3): 742-753.

［10］ KRATZ T, DIEFENBACHER A. Psychopharmacological Treatment in Older People: Avoiding Drug Interactions and Poly-pharmacy [J]. Dtsch Arztebl Int, 2019, 116 (29-30): 508-518.

第十三章
肌肉松弛药

　　肌肉松弛药简称肌松药,这类药物选择性作用于神经肌肉接头,暂时性阻断正常神经肌肉兴奋性传递使肌肉松弛。自从筒箭毒碱用于临床麻醉以来,肌松药很快成为临床麻醉的重要组成部分。它的应用避免了既往靠加深麻醉获得肌肉松弛而引起循环抑制的危险,很大程度上促进了麻醉和外科事业的发展。临床麻醉中肌松药的主要用途包括:为气管插管提供肌肉松弛条件;满足各类手术或诊断对肌肉松弛的要求;消除患者自主呼吸与机械通气的对抗;减弱或终止某些骨骼肌痉挛性疾病引起的肌肉强直。肌松药不能单独用于清醒患者,应用时需同时使用镇静药和镇痛药并行辅助呼吸或控制通气,这些都会对患者的生理功能造成影响。老年患者心血管、神经、呼吸、肝脏以及泌尿系统的生理储备能力受到限制,肌群质量下降,各器官系统功能衰退,这些变化可能会影响肌松药的药代动力学及药效动力学,进而影响患者的临床转归,如处理不当会增加手术后麻醉相关并发症风险。目前我国老龄化日益严重,外科技术更新迭代,个体化医疗蔚然成风,对于老年患者如何在不同情况下选择不同的肌松药、应用过程中如何进行监测和评估、使用后如何避免残余肌松所致的不良反应等始终是一个有争议的话题。

第一节　老年生理功能改变对肌松药作用的影响

　　衰老引起生理变化可使肌松药血浆蛋白结合率、药物代谢等发生变化,从而影响老年人对药物的反应。这些影响通常表现在肌松药药代动力学和药效动力学的变化上。老年人药代动力学的改变使药物进入机体作用部位的浓度发生变化;老年人药效动力学的改变使药物对机体及其感应组织产生效应的剂量发生改变。在老年患者中药代动力学方面的改变尤为重要,老龄化带来的生理功能改变导致肌松药药代动力学发生改变十分常见。

一、与肌松药相关的老年生理功能改变

　　随着机体衰老老年人会发生一些生理变化,包括体液总量降低、瘦体重减少、脂肪组织含量相对增加、肝肾血流量减少、转氨酶活性降低、肾小球滤过率减少、代谢和排泄能力降低,这些变化影响肌松药的药代动力学,导致老年人对肌松药的反应发生变化。

　　老年人机体体液总量降低会使中央室减小,血药浓度增加。脂肪组织含量增加会使药物在体内表观分布容积发生改变。脂溶性高的药物表观分布容积增大;脂溶性低的药物表观分布容积减小。表观分布容积增大是老年人药物消除时间延长的主要原因之一。

　　老年人肝细胞数量减少,肝重量减轻。老年人肝血流量以每十年10%左右的速度递减。肝微粒体酶系活性减低,生物转化功能下降。这些变化使老年人对经肝快速代谢的肌松药的维持剂量需求减少。老年人肾脏逐渐萎缩,重量减轻。肾单位数量逐渐减少,与20~30岁时相比,80岁时肾单位数量减少约30%。随着生理性肾小球硬化的逐渐增多,肾皮质逐渐减少,老年人有功能的肾小球数量明显减少。此

外,与肝类似,老年人肾血流量以每十年10%左右的速度递减,肾小球滤过率、肾小管转运能力降低,肌酐清除率逐渐下降。肝、肾功能的衰退会使经肝肾代谢、排泄的肌松药的消除半衰期延长,作用时间延长。

老年人肌纤维退化、快速收缩纤维直径减小使其与年轻人相比肌肉组织含量减少25%~35%。运动神经元、相关神经纤维及其支配的肌纤维共同构成一个运动单位。老年人运动神经元和有髓鞘轴突数目随年龄增加而逐渐减少,神经肌肉接头退化、神经末梢与肌肉的接触面积缩小、接头间隙增宽、递质传递功能下降、神经肌肉接头变性,肌纤维逐渐退化被脂肪和纤维组织所取代,使运动单位数量逐渐减少。60岁以上的人群中,在神经肌肉接头变性的同时再生也持续发生,再生主要是通过神经再支配使运动神经元可以支配更多的肌纤维,使运动单位的范围增加。运动单位范围的增加可以部分代偿运动单位的损失,但整体仍不能完全代偿运动神经元的渐进性减少,反而导致在刺激老年人单个运动神经时出现更强的肌肉抽搐反应。

此外,老年人肌肉中功能外乙酰胆碱受体数量增加,这可能是老年人逐渐发生肌肉去神经支配的结果。通常在失用性萎缩肌肉中可以观察到乙酰胆碱受体的增加,这理论上可致老年人对肌松药相对耐药,但临床并未见到老年患者对这些肌松药的耐药性增加。虽然老年人的神经肌肉发生变化,但其对非去极化肌松药的药效学改变似乎是其药代动力学改变的结果,而不是非去极化化合物与运动终板相互作用改变的结果,特殊的功能外乙酰胆碱受体如何影响老年人的神经肌肉传递尚不清楚。

二、老年生理功能改变对肌松药量效关系的影响

老年人生理功能改变常会影响药物的量效关系,临床工作中如何确定老年人的给药剂量常具挑战。老年人生理功能改变如体液总量下降、血浆蛋白减少、肌肉组织含量减低、神经肌肉接头变性、肝肾功能下降、心输出量减低、内脏血流量减少等均可能影响肌松药的药代动力学和药效动力学。但老年人这些生理功能改变似乎并未对肌松药的量效关系产生明显影响。虽然老年患者血浆蛋白含量降低会增加肌松药的生物利用度,但因非去极化肌松药多不是高血浆蛋白结合率药物,受血浆白蛋白浓度改变影响较小,故其生物利用度与年轻患者基本相同。研究也表明,当单次给予泮库溴铵后,其血浆浓度在老年人和年轻人未发现显著差异。老年人瘦体重和药物分布容积减少、神经肌肉接头结构改变似乎应使患者对非去极化肌松药的敏感性增加,即仅需要更小剂量的肌松药就可使老年患者达到与年轻人相同的神经肌肉阻滞程度。然而研究表明,与年轻患者相比,老年患者长效非去极化肌松药泮库溴铵与中效非去极化肌松药维库溴铵、阿曲库铵量效关系未见明显差异。老年患者50%神经肌肉阻滞时维库溴铵的血稳态浓度与年轻患者相近,即相同血浆浓度下,肌松药在老年患者和年轻患者产生的神经肌肉阻滞程度相同,说明老年患者乙酰胆碱受体敏感性并未增加。也有研究表明,长效肌松药泮库溴铵,中效肌松药维库溴铵、罗库溴铵和阿曲库铵,虽然在老年人和年轻人中药代动力学的差异会影响它们的起效时间和作用持续时间,但抑制95%刺激尺神经产生的拇收肌单收缩反应所需肌松药的平均剂量(ED_{95})是相同的。虽然与年轻人的这几种药物的量效曲线相比,老年人量效曲线轻度右移,但未发现明显差异。因此,在老年人和年轻成人中,非去极化肌松药的药效强度基本相同,在老年人中单次使用非去极化肌松药不需减量。但因一些肌松药如米库溴铵在老年患者的作用维持时间延长,持续输注时输注速率应降低。

三、老年生理功能改变对肌松药起效时间的影响

临床上常以静脉给药至产生最大肌松效应的时间作为肌松药的起效时间。肌松药经患者静脉注入后随血液循环到达肌肉组织,与神经肌肉连接处突触后膜乙酰胆碱受体结合,引起神经肌肉阻滞。因此无论哪种肌松药,影响其到达神经肌肉接头所需时间的因素都会影响该药物的起效时间。这些因素包括患者的心排血量、肌肉与中央循环的距离以及肌肉血流量等。正常情况下,肌肉血流量随心排血量增加而增

加,肌松药起效速度与心排血量直接相关。心排血量越大、肌肉离中央循环越近、肌肉血流量越大肌松药起效越快。因此在同一患者心排血量相同情况下,不同部位肌肉组织肌松药起效时间并不相同,如面部肌肉阻滞早于四肢肌肉阻滞。整体而言,心、肝、肾、肺等脏器血供较肌肉组织丰富,肌松药在肌细胞外液与血液之间达到平衡所需的时间较这些血供丰富的组织更长。

老年人心排血量下降,循环时间延长,肌松药起效时间延迟。有研究显示,罗库溴铵在年轻人起效时间为 3.1 分钟,在老年人延长至 3.7 分钟;老年人顺阿曲库铵起效时间较年轻人延长约 1 分钟。值得注意的是,第一,从事体力活动且心功能正常的老年患者不一定出现心输出量下降。第二,老年人肌松药起效延迟可能会导致肌松药应用过量。与年轻人相比,相同剂量肌松药使老年人达到插管条件所需时间延长,临床上为了缩短起效时间,通常会给予更大剂量的肌松药,虽老年人肌松药的量效关系与年轻人相差不大,但由于老年人心输出量减少,神经肌肉阻滞持续时间会延长,加大肌松药应用剂量,会进一步延长肌松药作用持续时间,增加其不良反应。

肌松药产生最大效应所需时间也与该药血浆清除率有关,在其他条件相同的情况下,清除率越高的肌松药达峰越早。肌松药产生最大效应的时间是其血浆浓度与神经肌肉接头处浓度相同的时点,在此之前血浆浓度不断下降、神经肌肉接头处浓度不断上升;在此之后血浆浓度和神经肌肉接头处浓度均下降,同时神经肌肉自然传导开始恢复。老年患者如存在心输出量减少、循环时间延长等影响肌松药清除率的因素,则肌松药达到峰效所需的时间会相应延长。使用大剂量肌松药可以确定达到 100% 神经肌肉阻滞所需的时间;使用小剂量($<ED_{95}$)给药则可计算肌松药实际发挥最大作用所需的时间。同样,对于从事体力活动且各脏器功能正常的老年患者也可能肌松药清除率与年轻人相近。

四、老年生理功能改变对肌松药维持时间的影响

老年生理功能改变对很多肌松药的维持时间产生影响。临床上常以静脉给药至肌颤恢复 25% 之间的时间称为临床时效,即肌松药的维持时间。肌松药神经肌肉阻滞作用的持续时间和恢复速度极大程度上取决于肌松药血浆浓度的下降速度。肌松药经静脉注射后血浆浓度很快升高,之后随肌松药在体内的分布和消除血药浓度降低,出现两个明显的时相,即最初的分布相和其后的消除相。肌松药是高度解离的极性化合物,易溶于水而相对不溶于脂肪,在体内的分布容积接近于细胞外液容积。肌松药静脉注射后首先分布到血供丰富的器官和组织,随后肌松药也可分布到血流灌注低的组织,细胞外液肌松药浓度不断升高最终与血液浓度达到平衡。肌松药在血液与各组织细胞外液间取得平衡时的分布容积是稳态分布容积。非去极化肌松药的稳态分布容积大部分在 110~450mL/kg。消除相开始前血药浓度下降一半的时间称为肌松药的分布半衰期。重新分布完成后,血浆药物浓度的下降速度将会变慢,肌松作用消退最终取决于肌松药在体内的消除或失去活性,肌松药清除率的大小决定了血浆肌松药浓度下降的速率。肌松药在体内的消除有多种途径:可以以原形、水解或结合产物形式经胆汁、肾排出,也可不依赖肝肾以霍夫曼降解或胆碱酯酶分解消除。随着肌松药在体内的消除,神经肌肉接头处肌松药的浓度与乙酰胆碱浓度比例不断降低,当与乙酰胆碱结合的受体超过一定阈值时,神经肌肉兴奋传递逐步恢复正常,肌力自然恢复。

老年人生理功能的改变可以影响肌松药的分布和消除。心、肝、肾功能的降低以及神经肌肉接头处解剖学变化如运动终板受体浓度降低、突触前膜乙酰胆碱释放减少,均可引起老年患者肌松药作用时间延长。对依靠肝、肾代谢和消除的肌松药,在老年人群中均显示出药代动力学和药效动力学的改变。长时效肌松药一般在体内代谢较少,多以原形经肾排出,因此作用时间多会延长;一些中时效肌松药肾排泄不占主要地位,如维库溴铵、罗库溴铵主要通过肝脏代谢和胆汁排除,其作用时间会延长;一些短时效非去极化肌松药和超短时效去极化肌松药在血浆内被胆碱酯酶降解,老年人血浆胆碱酯酶减少,这些药物如米库氯铵和琥珀胆碱的作用时间也会相应延长。泮库溴铵、维库溴铵、罗库溴铵、米库溴铵的恢复指数分别延长

60%（39~62 分钟）、230%（15~49 分钟）、62%（13~21 分钟）和 42（5.5~7.8 分钟）。此外，还有一些肌松药是通过霍夫曼清除代谢的，其药代动力学不适用于房室模型，清除率与终末器官功能无关，衰老对通过该机制消除的肌松药如阿曲库铵和顺阿曲库铵的药代动力学影响不大，药物作用时间基本不变。因此，老年人使用非去极化肌松药维持肌松时，除阿曲库铵和顺阿曲库铵外，追加肌松药的时间间隔应适当延长。由于老年人肌松恢复普遍延迟，用药选择和肌松深度监测十分重要。有研究认为应用长效肌松药泮库溴铵后肌力恢复不完全与老年人群围手术期肺部并发症发生率增加相关。

第二节　老年人临床常用的肌松药

根据肌松药在体内作用时间的长短可将其分为长时效、中时效、短时效和超短时效肌松药。

一、长时效肌松药

肌颤搐 25% 恢复时间超过 50 分钟的肌松药为长时效肌松药，如泮库溴铵、哌库溴铵和多库氯铵等。

（一）泮库溴铵

泮库溴铵是人工合成的氨基甾类双季铵长时效非去极化肌松药，由含有两个被修饰的乙酰胆碱分子的甾环构成的双四价肌松药。其肌松强度为氯筒箭毒碱的 5 倍，时效较之短或近似。老年人泮库溴铵稳态分布容积与年轻人基本相同约 150~340mL/kg。如老年患者伴有肝硬化、阻塞性黄疸则稳态分布容积增加，起效时间延长。

泮库溴铵主要通过肾脏排泄，60%~70% 以原形经尿液排出体外。约 10% 经过肝胆代谢，20%~30% 的药物经去乙酰化反应代谢，其代谢产物有部分神经肌肉传导阻滞活性。其血浆清除率为 1.0~1.9mL/（kg·min），消除半衰期为 100~132 分钟。一般情况下随着老年患者生理功能改变，泮库溴铵的清除率降低、消除半衰期可延长至 200 分钟以上，故其作用持续时间延长。但并非所有老年患者药物代谢反应都随高龄发生变化，有些研究并没发现老年人在泮库溴铵清除方面与成年人存在差别。推测其原因为泮库溴铵经尿液排出减少时，其他代谢途径可能会增强。

泮库溴铵在临床剂量范围内无神经节阻滞作用，不释放组胺，故不引发低血压。但此药有轻度迷走神经阻滞作用，抑制窦房结毒蕈碱型胆碱受体。并且促进肾上腺素能神经末梢释放去甲肾上腺素，抑制交感神经元对去甲肾上腺素的再摄取，这些作用均可使心率增快、血压升高和心输出量增加。尤其是用量在 2~3 倍 ED_{95} 或更大剂量时心血管反应更明显，因此老年患者若合并高血压、心动过速及心肌缺血时应避免应用。泮库溴铵所致儿茶酚胺释放和房室传导加快还会增加易感个体室性心律失常的发生率，与三环类抗抑郁药、氟烷联合应用时，心律失常的发生率尤为增高。此外，对溴化物超敏者也可能对泮库溴铵过敏，应避免应用。

泮库溴铵的 ED_{95} 为 0.07mg/kg，静脉注射两倍 ED_{95} 剂量峰效应时间 3.5 分钟。0.08~0.12mg/kg 静脉注射可在 3~5 分钟内达到满意插管条件。用于维持术中肌松时，维持剂量为每 20~40 分钟追加 0.01mg/kg，不宜持续输注。重复用药时效逐渐延长，易出现蓄积作用。

（二）哌库溴铵

哌库溴铵是双季铵氨基甾类长时效非去极化肌松药，其分子结构与泮库溴铵相似。与泮库溴铵相比，其时效更长，肌松作用略强。老年人哌库溴铵稳态分布容积与年轻人基本相同约 340~425mL/kg。

哌库溴铵的消除主要经肾以原形排出，少量随胆汁排出，部分在肝内代谢，代谢产物 3- 羟基哌库溴铵的肌松强度为哌库溴铵的40%~50%。其血浆清除率为1.6~3.4mL/（kg·min），消除半衰期为100~215分钟。一般情况下随着老年患者生理功能改变，泮库溴铵清除率降低、消除半衰期延长，作用持续时间延长。

哌库溴铵的迷走神经阻滞作用只有泮库溴铵的1/10。临床应用剂量无心血管不良反应，也不促进组胺释放。此药尤其适用于心肌缺血性疾病如冠状动脉旁路移植手术等心血管手术，以及术后不需要早期拔除气管导管的患者。

哌库溴铵 ED_{95} 为0.05~0.06mg/kg，起效较慢，0.1mg/kg静脉注射后，约4分钟可做气管插管。25%肌颤搐恢复时间为40~124分钟，也有研究报告其临床时效为70~110分钟。术中维持可单次补充，不宜持续输注，重复用药时效逐渐延长，易出现蓄积作用，老年患者尤其伴有肾功能不良患者应减量使用。

二、中时效肌松药

肌颤搐25%恢复时间在20~50min之间的肌松药为中时效肌松药，如阿曲库铵、顺势阿曲库铵、维库溴铵和罗库溴铵等。

（一）维库溴铵

维库溴铵是第一种引入临床实践的中效非去极化肌松药。与泮库溴铵相比，维库溴铵在结构上少了一个四价甲基，为单四价肌松药。这个微小的结构变化在不降低其作用强度的基础上，使其起效增快、药效增强、脂溶性增高、肝脏代谢与消除增加、阻滞迷走神经的作用明显减弱。老年人稳态分布容积与年轻人基本相同为180~250mL/kg，年龄不影响维库溴铵的起始剂量，但性别是起始剂量的影响因素，与男性相比女性对维库溴铵的敏感性增加约30%，表现为神经肌肉阻滞强度增加和作用时间延长，该现象可能与性别导致的脂肪、肌肉组织质量和分布容积差异相关。

维库溴铵在体内很少代谢，40%以原形经胆汁排出，30%以原形经尿液排出，30%在肝脏去乙酰化后产生的主要代谢产物3-脱乙酰化维库溴铵本身也是一种强效肌松药，有60%~80%维库溴铵的肌松效能。维库溴铵的血浆清除率为3.6~5.3mL/（kg·min），消除半衰期为50~53分钟。3-脱乙酰化维库溴铵的血浆清除率要低于维库溴铵。老年人由于肝血流和肾小球滤过率的降低，他们对维库溴铵的清除率下降30%~50%，使维库溴铵在老年患者的作用持续时间延长，自然恢复时间明显延长。除非剂量过大（>0.15mg/kg），维库溴铵在肝硬化患者的作用时间通常并不延长，但在肝移植术的无肝期需减少用量。肾衰竭患者因可通过肝消除来代偿，故可安全用于肾衰竭患者。

维库溴铵不促进组胺释放，不引起显著的心血管系统作用，适用于心肌缺血和心脏病患者。但因其抑制组胺N-甲基转换酶，影响组胺分解代谢，偶有引起组胺样反应的报道。维库溴铵的剂量即使超过0.1mg/kg，其本身也无拟交感神经作用和阻滞迷走神经作用，故在合用阿片类药物、迷走神经兴奋药、β受体阻滞药或钙通道阻滞药时，可能出现心动过缓，甚至心搏骤停，故与上述药物合用时需密切观察心率变化。

维库溴铵的 ED_{95} 为0.04mg/kg，起效时间4~6分钟，增加药量和预给药量法可缩短起效时间。以0.08~0.12mg/kg静脉注射可在3~5分钟达到插管条件。用于术中维持时，起始剂量为0.04mg/kg，然后每15~20分钟给予0.01mg/kg；或者以1~2μg/（kg·min）的速度持续输注也可维持良好的肌松。静脉注射 ED_{95} 剂量90%肌颤搐恢复时间为30分钟。老年患者使用维库溴铵维持肌松所需剂量降低约36%，作用持续时间延长约60%。

（二）罗库溴铵

罗库溴铵是单季铵氨基甾体类中时效非去极化肌松药，罗库溴铵作用强度为维库溴铵的1/7~1/6，时效为维库溴铵的2/3。老年人稳态分布容积与年轻人基本相同为170~210mL/kg。对于晚期肝疾病患者，罗库溴铵分布容积增加，初始剂量需适当调整。罗库溴铵是至今临床上广泛应用的非去极化肌松药中起效最快的一个。

罗库溴铵药代动力学与维库溴铵类似,在体内很少代谢,主要直接以原形经肝脏排泄,少量经肾清除,极小部分药物经去乙酰化代谢,代谢产物基本不具活性。罗库溴铵的血浆清除率为 3.4mL/(kg·min),消除半衰期为 70~80 分钟。虽然罗库溴铵的清除并不依赖于肾脏,但在肾衰竭患者中,罗库溴铵的清除率降低,平均作用时间延长。老年患者肝质量下降,肝血流减少,罗库溴铵血浆清除率下降可达 27%,导致其作用时间延长。若合并肝功能障碍,其作用时间可延长至 2~3 倍。

罗库溴铵有弱迷走神经抑制作用,但临床应用剂量并无明显心率变化。罗库溴铵不引起显著组胺释放,即使 4 倍 ED$_{95}$ 剂量也不会引起明显的组胺释放,故此药对心血管系统无明显作用。

罗库溴铵 ED$_{95}$ 为 0.3mg/kg,起效时间 3~4 分钟,时效 10~15 分钟,90% 肌颤搐恢复时间约为 30 分钟,比大多数其他甾类肌松药作用强度弱。插管剂量为 0.6~1.0mg/kg,如行快速气管插管用量增至 1.0mg/kg 时,60~90 秒即可插管,临床肌松时效延长至 75 分钟,尤其适用于禁用琥珀胆碱又要做快速气管插管的患者。维持剂量为每次 0.15mg/kg,也可 5~10μg/(kg·min)输注维持。老年人用药量应略减。

(三)阿曲库铵

阿曲库铵是双季铵酯型四价苄异喹啉类中时效非去极化肌松药,为 10 种异构体组成的混合物。其稳态分布容积为 180~280mL/kg,急性肝衰竭患者阿曲库铵分布容积增加,但消除半衰期保持不变,年龄不影响阿曲库铵的起效时间。

阿曲库铵经非特异性酯酶水解及霍夫曼消除自行降解,阿曲库铵在人体肝内由酯酶分解约占 60%,约 30% 经霍夫曼消除。还有小部分消除既非酯酶水解也非霍夫曼消除。阿曲库铵的代谢途径比较复杂,可能还未被完全了解。霍夫曼降解消除受到 pH 与温度的影响,pH 升高、温度升高可加快消除。如果注射阿曲库铵的静脉通路中含有碱性溶液(如硫喷妥钠),将会导致其以自由酸的形式沉淀。阿曲库铵的血浆清除率为 5.5~10.8mL/(kg·min),消除半衰期为 17~20 分钟。急性肝衰竭患者阿曲库铵消除半衰期保持不变。虽然年龄对阿曲库铵剂量的影响并不显著,但其对婴幼儿的作用时间短于成人。低温使阿曲库铵的分解降低,消除半衰期稍延长,时效延长。因其在体内消除不依赖于肝肾代谢,不受肝肾功能影响,故适用于肝肾功能不全患者。但若肾功能不全患者长时间反复用药时,阿曲库铵经霍夫曼降解的产物 N- 甲基罂粟碱经肝代谢,并经尿和胆汁排出。此代谢产物能穿过血脑屏障,具有中枢神经系统刺激特性,可能会引起兴奋甚至诱发癫痫发作,但这种代谢物的血浆浓度非常低,麻醉时常用剂量尚远低于其毒性水平,并不易发生相关不良反应,在肝肾衰竭患者可能产生蓄积。老年肾衰患者长时间反复用药及发生低体温时其恢复时间可能会延长。

大剂量(1mg/kg)快速静脉注射阿曲库铵会引起组胺释放,导致低血压和心动过速。该组胺释放不是免疫反应,而是肌松药在血浆中达到一定浓度时兴奋肥大细胞和嗜碱性粒细胞释放组胺,其作用与药量和注药速度有关。减慢静注速度、控制药量以及注药前预先给予抗组胺 H$_1$ 和 H$_2$ 受体药可避免组胺释放所致的不良反应。阿曲库铵的组胺释放有快速耐药性,后续剂量不超过初始剂量时不会再引发组胺释放,这与一些非去极化肌松药引起的自主神经反应不同。阿曲库铵快速大剂量静脉注射时还可能引起支气管痉挛,哮喘患者应避免使用阿曲库铵,但其诱发的严重支气管痉挛也可偶见于无哮喘病史的患者。

阿曲库铵的 ED$_{95}$ 剂量为 0.2mg/kg,起效时间为 4~5 分钟,恢复指数为 10~15 分钟。恢复指数不受用药总量影响,肌颤搐一旦开始恢复其恢复指数相对恒定。25% 肌颤搐的恢复时间为 20~35 分钟。气管插管剂量 0.4~0.5mg/kg,约 2~4 分钟起效,时效维持 25~40 分钟。在神经安定镇痛麻醉时追加量为 0.1mg/kg,吸入麻醉时为 0.07mg/kg。如果是用于琥珀胆碱后术中维持,则起始剂量为 0.25mg/kg,随后每 10~20 分钟追加 0.1mg/kg。持续静脉输注速度为 5~10μg/(kg·min),持续静脉输注无蓄积作用。老年人肌力恢复与成人一样,不因持续用药而要降低药量或延长注药间隔时间。此药在老年人作用时间、恢复指数以及持续输注期间所需剂量均不受年龄影响,一次静脉注射剂量应控制在两倍 ED_{95} 内。

(四)顺阿曲库铵

顺阿曲库铵属于苄异喹啉类中时效非去极化肌松药,顺阿曲库铵是组成阿曲库铵的十种异构体之一,阿曲库铵中包含约 15% 的顺阿曲库铵。其作用比阿曲库铵强 4 倍,稳态分布容积为 110~200mL/kg,在老年人其稳态分布容积增加。

与阿曲库铵相同,顺阿曲库铵也在生理 pH 和体温下通过非器官依赖性霍夫曼降解在血浆中消除;与阿曲库铵不同,顺阿曲库铵不受特定酯酶的水解。顺阿曲库铵的代谢和清除都不依赖于肝肾功能,其代谢产物单四价丙烯酸盐和 N- 甲基四氢罂粟碱没有神经肌肉阻滞作用。因与阿曲库铵相比,顺阿曲库铵作用更强,产生相同阻滞强度和时间时所需剂量更小,故其代谢产物 N- 甲基四氢罂粟碱的产量也明显降低,因此 N- 甲基四氢罂粟碱所致不良反应的可能性也降低。顺阿曲库铵的血浆清除率为 4~7mL/(kg·min),高龄患者的清除率并未下降。消除半衰期为 18~27 分钟,老年人消除半衰期稍延长,年龄虽然会导致药代动力学的细微变化,但并不影响顺阿曲库铵的临床作用时间。

顺阿曲库铵对自主神经系统作用弱,不释放组胺。在普通患者即便使用 8 倍 ED_{95} 剂量,顺阿曲库铵也不影响心率和血压;在冠状动脉搭桥手术患者使用 4 倍 ED_{95} 剂量也未见有血流动力学改变。

顺阿曲库铵 ED_{95} 量为 0.05mg/kg,完全阻滞的起效时间为 7.5 分钟。两倍 ED_{95} 剂量时,起效时间 5 分钟,临床时效 45 分钟。药量增大至 4 倍和 8 倍 ED_{95} 时,起效时间缩短为 2~3 分钟,而临床时效分别延长至 70 分钟和 90 分钟。插管剂量 0.15~0.2mg/kg。剂量为 0.2mg/kg 时,起效时间为 2.7 分钟。静脉输注维持肌颤搐抑制 95% 剂量为 2μg/(kg·min),恢复指数 14 分钟。常用静脉维持输注速度为 1~2μg/(kg·min),老年人亦无蓄积作用。

三、短时效肌松药

肌颤搐 25% 恢复时间在 8~20 分钟之间的肌松药为短时效肌松药,如米库氯铵、瑞库溴铵。

(一)米库氯铵

米库氯铵是双季铵双酯型苄异喹啉类短时效非去极化肌松药。米库氯铵是三种异构体的混合物,药物分布相内就开始消除,分布到组织中的仅是总药量的一小部分。老年人起效时间与年轻人无明显区别。

米库氯铵经血浆丁酰胆碱酯酶分解代谢,分解产物不具肌松活性。其顺式 - 反式和反式 - 反式异构体药效较强,占米库氯铵有效剂量的 90% 以上,顺式 - 顺式异构体仅占 10% 以下,与米库氯铵的肌松作用不甚相关。米库氯铵的消除开始于分布相内,消除半衰期约为 2 分钟,清除率为 50~100mL/(kg·min),血浆胆碱酯酶分解米库氯铵的速率为此酶分解琥珀胆碱速率的 70%~80%。胆碱酯酶水平或活性降低会使患者神经肌肉阻滞时间延长,老年人丁酰胆碱酯酶活性虽仍在正常范围,但与青年人相比大约数量降低 26%,血浆胆碱酯酶减少,清除率有所降低,导致其作用时间延长 20%~25%。恒速输注维持稳定肌松深度时剂量也要减少。如需重复给药,应延长给药间隔。虽然米库氯铵在体内消除不直接依赖于肝肾功能,但肝肾衰竭时,将直接影响血浆丁酰胆碱酯酶的生成,老年人合并肝肾衰竭时,胆碱酯酶活性可降低 50% 以上,使米库氯铵的时效明显延长。

米库氯铵可诱发组胺释放,其心血管不良反应与阿曲库铵类似,但作用持续时间较短。0.2mg/kg 静脉注射约有 1/3 患者可因组胺释放出现低血压及面部红斑,剂量增至 0.25mg/kg 时约有 50% 患者出现心血管不良反应。除心血管系统外,组胺释放也可导致支气管痉挛,尤其在气道高敏性患者,使用米库溴铵后易诱发气道阻力增加甚至支气管痉挛。减少用药剂量及减慢给药速度可减轻组胺释放所致的不良反应。

米库氯铵 ED_{95} 为 0.08mg/kg,起效时间 3~6 分钟。插管剂量 0.15~0.2mg/kg,起效时间可缩短至 2~3 分钟,临床肌松维持 15~20 分钟。25% 肌颤搐恢复时间为 12~20 分钟,90% 肌颤搐恢复时间为 25 分钟,恢复指数 6~8 分钟。剂量增大 3 倍,时效仅延长约 20%。持续静脉给药速度为 5~10μg/(kg·min)。停止静脉输注米库氯铵后,肌力的自然恢复时间与琥珀胆碱相近,约相当于阿曲库铵和维库溴铵停药后恢复时间的 50%。不论静脉输注时间多长,肌颤搐从 5% 恢复到 95% 的时间约为 15 分钟,无蓄积倾向。此药尤适用于停药后需肌力迅速恢复、而又不希望用抗胆碱酯酶药的患者,以及用于需气管插管的短时间手术。

(二) 更他氯铵

更他氯铵为不对称混合氯化延胡索酸盐,一类新型非去极化短时效肌松药。起效迅速、持续时间短、灭活方式特别。起效时间和恢复类似于琥珀胆碱。

更他氯铵代谢不依赖肝肾功能,主要通过两种化学机制降解。一是通过与半胱氨酸结合生成一种新的化合物,该化合物不再与神经肌肉接头处的乙酰胆碱受体结合;二是酯键缓慢水解为基本无活性的产物,再被内源性 L 型半胱氨酸非酶性降解。其独特的失活途径为该药超短效持续时间作出了解释,也为缩短更他氯铵所致神经肌肉阻滞的恢复时间提供了一种新的方法,在给予更他氯铵 1 分钟后注射 L- 半胱氨酸 10mg/kg,可在 1~2 分钟内迅速完全恢复神经肌肉功能。

更他氯铵 3 倍 ED_{95} 剂量时,会发生短暂的低血压和心动过速,可能与其导致组胺释放有关。

更他氯铵 ED_{95} 为 0.2mg/kg,约 1~2 分钟起效,维持时间与琥珀胆碱相似为 5~10 分钟,自行恢复至 TOF 值 0.9 或以上的时间为 10 分钟。使用 2.5 倍 ED_{95} 剂量更他氯铵后,1.5 分钟达最大阻滞效果。给予 2~3.5 倍 ED_{95} 剂量后,完全自行恢复的时间为 14~15 分钟。

四、超短时效肌松药

肌颤搐 25% 恢复时间短于 8 分钟的肌松药为超短时效肌松药,如琥珀酰胆碱。

琥珀胆碱是临床上唯一使用的超短时效去极化肌松药。药物结构为双季铵化合物,由两个乙酰胆碱分子结合而成。其稳态分布容积 6~16mL/kg,明显少于非去极化肌松药。静脉注射后起效很快,30~60 秒即可起效。

琥珀胆碱进入体内后迅速分布并被血浆和肝脏中的假性胆碱酯酶快速水解为琥珀酰单胆碱,琥珀酰单胆碱的作用强度约为琥珀胆碱的 2%,但其时效比琥珀胆碱长。该药的血浆清除率为 250~500mL/(kg·min),经肾排泄为 2%~5%,消除半衰期 2~8 分钟。低温、妊娠、肝疾病、肾衰竭等导致假性胆碱酯酶水平低或遗传性酶缺乏可影响琥珀胆碱代谢水平,延长其作用时间。

琥珀胆碱抑制拇内收肌的 ED_{95} 为 0.3~0.6mg/kg;成人插管剂量 1~1.5mg/kg;90% 肌颤搐恢复时间约为 9~13 分钟。持续静脉滴注琥珀胆碱浓度为 0.1%~0.2%,速度为 50~100μg/(kg·min)。在如耳鼻喉科内镜手术等短小但对肌松要求高的手术中,可应用小剂量琥珀胆碱重复追加或持续滴注。

使用琥珀胆碱后偶有轻度组胺释放反应,其他不良反应也较多。包括 Ⅱ 相阻滞、心血管反应、高钾血症、肌束震颤、眼内压增高、颅内压增高、胃内压增高、术后肌痛、恶性高热等。不良反应中,与年轻人不同,老年患者中肌束震颤现象通常较弱,小剂量非去极化肌松药预注也可预防肌束震颤的发生。因其不良反应较多,对于合并心血管系统疾病及烧伤、大面积创伤、神经系统疾病、恶性高热家族史等患者应禁忌使用。

第三节　老年人术后肌松作用残留及其拮抗

使用肌松药所要面对的风险之一就是术后肌松作用残留,即使应用中、短时效肌松药临床上也难以完全避免。肌松作用残留在老年患者的发生率较一般成年人更高,因此术毕适时使用肌松药拮抗剂,避免肌松作用残留的发生,对改善患者预后有至关重要的作用。

一、老年术后肌松作用残留

肌松作用残留可使老年患者出现多种临床表现并引发危害。其主要危害表现为术后严重呼吸事件、呼吸功能损害、肺部并发症等。肌松作用残留使术后部分肌肉活动受损。呼吸肌无力可使上呼吸道张力与直径减小、肺泡有效通气量不足,导致低氧血症和高碳酸血症;肌松作用残留会干扰颈动脉体化学感受器对缺氧的反应,使低氧血症易于发生。舌和咽喉部肌无力使患者不能维持上呼吸道通畅,下颌松弛、气道分泌物积聚易致上呼吸道梗阻。肋间肌、腹肌收缩能力受损使患者咳嗽无力,无法有效排出呼吸道内分泌物,易致肺不张等术后肺部并发症,有研究表明,与术中未使用肌松药的患者相比,使用肌松药的患者术后肺炎发病率更高。吞咽肌群协调功能未完全恢复可导致咽部功能障碍,吞咽反射受损,食管上段张力降低等,使胃内容物反流误吸的风险增加。肌松作用残留被公认与麻醉后恢复室(postanesthesia care unit, PACU)不良事件相关,在 PACU 中,与年轻患者相比,老年患者更可能出现呼吸道梗阻、低氧血症、不舒适的肌无力主诉及 PACU 停留时间延长等。肌松作用残留也使患者术后出现乏力、复视等不适征象。有研究表明,术后肌松作用残留使老年患者住院时间延长和术后肺部并发症风险增加,是影响患者术后早期安全的重要问题。

老年患者术后肌松作用残留的概率增加是多种因素综合作用的结果。包括在老年患者应用部分种类肌松药起效较慢而致使用相对过量、老年患者部分种类肌松药清除率降低、老年患者肌肉量减少以及肌松药作用持续时间不可控性增加等因素。术后肌松作用残留的发生与术中使用肌松药的种类、剂量,与患者的生理、病理情况,及复合使用其他影响肌松药药代动力学和药效动力学的药物等有关。使用长效肌松药后肌松作用残留的发生率较使用中短效肌松药要高;术中使用吸入麻醉药,合用氨基糖苷类和酰胺类抗生素、抗癫痫药、高镁、锂制剂、低钾、低钙、低体温、酸中毒等均会促进术后肌松作用残留的发生。

传统观念认为 TOF 比值达到 0.70 是使用非去极化肌松药全麻结束时神经肌肉功能恢复的标准。因为当 TOF 比值恢复到 0.70 时,大多数患者可以抬头、睁眼、握手、伸舌、肺活量超过 15mL/kg。然而,该定义是有争议的。在临床观察中发现,当 TOF 比值小于 0.90 时,患者仍可能出现明显的肌无力及呼吸功能受损表现。在 PACU 中,与神经肌肉功能充分恢复的老年患者相比,TOF 比值小于 0.90 的老年患者更有可能出现气道阻塞和低氧血症,并出现肌无力症状。外科手术患者中,TOF 比值低于 0.90 与呼吸相关不良事件及 PACU 停留时间延长存在相关性。但有新观点认为,即使 TOF 比值达到 0.90 仍有残余肌松作用。研究发现给予肌松拮抗药物或自然苏醒后,当 TOF 比值 ≥ 0.90 甚至为 0.95 时,尽管拇指部分肌松残余已完全恢复,仍有患者会感到呼吸费力,因为 TOF 比值达到 0.90 并不代表患者已完全苏醒,此时外周化学感受器仍处于受损状态,75%~80% 的烟碱受体或许仍被阻滞,患者表现为部分神经肌肉或化学感受器的失衡。尤其是高危患者,此时外周化学感受的功能障碍可能依然存在并影响通气。研究分析表明,对神经肌肉定量监测的患者,TOF 比值 > 0.95 时拔管比 TOF 比值 > 0.90 时拔管肺部并发症的发生率要低。因此之前建议的神经肌肉接头恢复阈值或许仍需要改进。

针对肌松作用残留问题,目前认为两种方法能够改善患者预后,即评估神经肌肉阻滞恢复程度以及对神经肌肉阻滞进行适当拮抗。目前认为下述四项为判断肌松药残留作用基本消除较为可靠的临床指征:意识清醒,呛咳和吞咽反射恢复;头能持续抬离枕头 5 秒以上,反映肌肉强直收缩力恢复;呼吸平稳、呼吸频率 10~20 次 / 分,最大吸气压 ≤ −50cmH$_2$O;呼气末二氧化碳和动脉血二氧化碳分压 ≤ 45mmHg。

二、抗胆碱酯酶药及其在老年人应用中的不良反应

为避免老年患者术后肌松作用残留、确保神经肌肉功能恢复,使用肌松拮抗剂对改善老年患者预后有至关重要的作用。

(一)肌松作用的消退与抗胆碱酯酶药的药理作用

除米库氯铵外,非去极化肌松药既不被胆碱酯酶、也不被假性胆碱酯酶代谢。其阻滞作用的逆转主要依赖于药物与受体分离、重新分布、逐渐代谢、机体排泄。肌松作用的消退与其相应的肌力恢复取决于神经肌肉接头部位乙酰胆碱与肌松药的相对浓度。肌松药在体内经分布和再分布后,血浆浓度与组织间隙内浓度达到平衡,此后随着肌松药在体内的消除或失去活性,血浆肌松药浓度逐渐下降,其下降速率取决于该肌松药清除率的大小。肌松药不断从神经肌肉接头处进入血浆,使神经肌肉接头局部肌松药浓度持续下降,当神经肌肉接头处乙酰胆碱浓度超过肌松药浓度、与乙酰胆碱结合的受体超过一定阈值时,神经肌肉兴奋传递逐步恢复正常,患者肌力自然恢复。

正常情况下神经肌肉接头处乙酰胆碱可被乙酰胆碱酯酶分解失去活性,从而使神经肌肉接头处乙酰胆碱浓度降低。抗胆碱酯酶药可抑制乙酰胆碱酯酶的活性,使神经肌肉接头部位乙酰胆碱分解减少,局部乙酰胆碱浓度增加,与非去极化肌松药竞争结合受体位点,拮抗非去极化肌松药作用,从而重建正常的神经肌肉传递,这是肌松药效应的逆转机制之一。

胆碱酯酶抑制剂通过与乙酰胆碱酯酶的可逆结合使之失活,而其与乙酰胆碱酯酶结合的稳定性会影响胆碱酯酶抑制剂的作用时间。麻醉所用胆碱酯酶抑制剂的临床作用时间,主要取决于其血浆清除速度,调整给药剂量则可弥补作用时间的差异。

值得注意的是,胆碱酯酶抑制剂可以延长琥珀胆碱的去极化阻滞时间。琥珀胆碱不被乙酰胆碱酯酶代谢,而是从神经肌肉接头弥散入血后,在血浆中被丁酰胆碱酯酶水解失去活性。抗胆碱酯酶药使神经肌肉接头处乙酰胆碱水平升高增加了运动终板去极化的程度并导致受体脱敏,同时抗胆碱酯酶药还会抑制丁酰胆碱酯酶的活性,使琥珀胆碱代谢减慢。虽然没有特异性拮抗药能逆转去极化肌松药的作用,但好在通常其本身代谢非常迅速。此外,输血或血浆也可提高血浆丁酰胆碱酯酶活性,加速肌力恢复。

(二)影响抗胆碱酯酶药拮抗效果的因素

抗胆碱酯酶药拮抗非去极化肌松药作用与用药时机即神经肌肉阻滞深度、肌力自主恢复速度、肌松药种类、拮抗药种类及其剂量、拮抗时吸入麻醉浓度及患者自身等因素有关。

拮抗肌松药时机应选择在患者肌力开始恢复时。一般而言,在患者肌力自主恢复开始后给予抗胆碱酯酶药才能拮抗神经肌肉阻滞作用,即抗胆碱酯酶药拮抗肌松与 TOF 比值恢复情况相关,拮抗时 TOF 比值计数越高,使用抗胆碱酯酶药后 TOF 比值达到 0.90 所需时间越短。在深度神经肌肉阻滞情况下给予抗胆碱酯酶药并不能达到加快恢复肌力的效果,因为虽然抗胆碱酯酶药可暂时增加神经肌肉接头处乙酰胆碱的浓度,有利于神经肌肉兴奋传递,但最终神经肌肉阻滞作用消除和肌力恢复取决于肌松药在体内的再分布、消除或失活。一次足量的新斯的明其峰效应在用药后 10 分钟左右,此时段之后,肌力如不能完全恢复,其后的恢复就主要依靠肌松药的清除,此时如神经肌肉阻滞程度较深,追加抗胆碱酯酶药不仅不能增加拮抗效果,相反可能增加拮抗药的不良反应,因此早期给予抗胆碱酯酶药并不能缩短总的肌松恢复时间。

抗胆碱酯酶药拮抗作用与非去极化肌松药种类相关。神经肌肉接头处非去极化肌松药浓度降低,肌松药在体内消除越快,肌力恢复也就越快,同理,中时效肌松药的消除比长时效肌松药快,用拮抗药拮抗肌松的效果也就更好。

一般而言,大剂量抗胆碱酯酶药比小剂量起效快、药效强,但抗胆碱酯酶药用量有封顶效应。给予抗

胆碱酯酶药后神经肌肉接头处乙酰胆碱浓度增加,部分从神经肌肉接头处弥散出去,部分被再摄取回到运动神经末梢。当弥散和再摄取过程与释放达到平衡后,神经肌肉接头处乙酰胆碱达到峰浓度,当抗胆碱酯酶药剂量增加到将此峰浓度胆碱酯酶活性完全抑制,再追加药量并不能进一步增加乙酰胆碱浓度从而得到更好肌松拮抗效果。此外,不同种类抗胆碱酯酶药其拮抗肌松作用都是抑制同一种酶,因此联合用药并不能起到增效作用。

与静脉麻醉药相比,吸入麻醉药能增强非去极化肌松药的药效,同时降低抗胆碱酯酶药的拮抗效果,拮抗时吸入麻醉药浓度越高,其降低抗胆碱酯酶药拮抗效果作用越强。低体温可使抗胆碱酯酶药的中央分布容积降低,最大阻滞起效时间延长。但低体温并不改变新斯的明的清除率、最大效应及作用持续时间。轻度低温时中时效肌松药的作用时间可延长两倍以上,因此推测低温影响神经肌肉阻滞恢复程度,可能是继发于肌松药药代动力学改变而非抗胆碱酯酶药。血容量不足、水电解质酸碱失衡也会不同程度地影响肌松拮抗效果。在呼吸性酸中毒和代谢性碱中毒时,完全拮抗神经肌肉阻滞作用的新斯的明剂量需要加倍。抗胆碱酯酶药的清除半衰期受患者肾功能影响,肾衰竭时抗胆碱酯酶药血浆清除率下降。

衰老过程发生的生理变化使老年人对非去极化肌松药和抗胆碱酯酶药的作用时间均延长。有研究表明接受新斯的明的老年人(>70岁)术后神经肌肉阻滞残余的风险明显高于接受相似剂量的年轻患者(18~50岁,58% vs 30%)。

(三)抗胆碱酯酶药在老年患者中的不良反应

抗胆碱酯酶药可通过抑制乙酰胆碱酯酶使乙酰胆碱增加,作用于神经肌肉接头处烟碱型胆碱受体,促进神经肌肉兴奋传递,逆转非去极化肌松药的残余肌松作用。但增加的乙酰胆碱也可同时作用于其他部位的乙酰胆碱受体,如自主神经节后纤维支配的毒蕈碱型胆碱受体,从而引起多系统的不良反应。

在心血管系统中,抗胆碱酯酶药可兴奋心脏毒蕈碱型胆碱受体,诱发心律失常。多为缓慢型心律失常,如窦性心动过缓、交界性节律、室性逸搏、完全性心脏传导阻滞,甚至心搏骤停。尤其在老年人群中,心血管基础疾病发病率较高,使用抗胆碱酯酶药心律失常的风险较年轻人更高。在抗胆碱酯酶类药物中,新斯的明引发心律失常的发生率为35%,高于溴吡斯的明的14%。因此应用抗胆碱酯酶药时需联合应用抗胆碱药如阿托品或格隆溴铵。阿托品和新斯的明用同一注射器缓慢静脉注射,阿托品的剂量一般为新斯的明的半量或三分之一,需根据患者心率调整阿托品的剂量。静脉注射阿托品后10~30秒起效,达峰时间12~16分钟,作用持续时间可达4~6小时,故给予拮抗药后患者心率通常会增快。值得注意的是在老年患者尤其是合并心血管疾病的患者中,给予抗胆碱药后心率增快使心肌耗氧量增加有可能诱发心肌缺血。故阿托品的抗胆碱作用起效快,常与依酚氯铵合用;格隆溴铵起效慢,常与新斯的明或溴吡斯的明联合应用。抗胆碱酯酶药与抗胆碱药应该缓慢给予,以减少心律失常的发生率及严重程度。

在呼吸系统中,抗胆碱酯酶药可以兴奋气道平滑肌上毒蕈碱型胆碱受体,从而诱发支气管痉挛。新斯的明与溴吡斯的明能通过呼吸肌磷脂酰肌醇反应导致气管平滑肌收缩,最终出现支气管收缩,而依酚氯铵不会导致磷脂酰肌醇反应。使用抗胆碱酯酶药同时联合抗胆碱药如阿托品,该反应可被阿托品的支气管扩张作用抑制,使围手术期发生支气管痉挛的风险明显降低。有研究表明,颈部脊髓损伤患者,单独使用新斯的明更易导致支气管收缩,联合使用格隆溴铵可使支气管舒张。

在消化系统中,抗胆碱酯酶药通过增加乙酰胆碱作用于消化道毒蕈碱型胆碱受体,刺激胃液分泌、使胃肠道动力增加,食管下段括约肌肌力下降,引发恶心呕吐,胃肠道痉挛等。抗胆碱药阿托品或格隆溴铵可能具有止吐作用,因阿托品可以透过血-脑屏障而作用于中枢神经系统,其减少恶心呕吐的效果优于格隆溴铵。临床抗胆碱酯酶药联合使用阿托品较联用格隆溴铵的患者恶心呕吐的发生率更低。

如果抗胆碱酯酶药已达最大剂量,继续追加不仅不能进一步拮抗非去极化肌松药残留阻滞作用,还可能出现胆碱能危象,即睫状肌痉挛、心律失常、冠状动脉痉挛等症状。因此,如已给最大剂量抗胆碱酯酶药后若患者呼吸仍不能够满足要求,应进行有效的人工通气,认真分析影响肌松药拮抗效果的原因并采取相应措施。

给予抗胆碱酯酶药拮抗残留肌松作用后,须严密监测患者的肌力恢复情况,严防出现再箭毒化,特别是接受长时效或大剂量肌松药时。一些抗胆碱药可以穿过血脑屏障影响中枢胆碱能通路,导致术后认知功能障碍。阿托品已被证明会导致定向障碍、幻觉和记忆丧失。格隆溴铵不能通过血脑屏障,故不诱发术后认知功能障碍。且有研究认为新斯的明与格隆溴铵合用比与阿托品合用麻醉苏醒的时间缩短。此外合并下列情况时禁用或慎用阿托品:痉挛性麻痹、心律失常、充血性青光眼、冠心病、二尖瓣狭窄、反流性食管炎、食管与胃的运动减弱、青光眼、溃疡性结肠炎、前列腺肥大及尿路阻塞性疾患等。凡禁用胆碱酯酶抑制剂或抗胆碱药者,可选用甾类肌松药特异性拮抗药。

(四)抗胆碱酯酶药

1. 依酚氯铵 依酚氯铵通过静电吸引和氢键结合乙酰胆碱酯酶,抑制乙酰胆碱酯酶活性。依酚氯铵对神经肌肉接头处乙酰胆碱酯酶选择性最高,不被该部位乙酰胆碱酯酶分解。在胆碱酯酶抑制剂中起效最快,作用时间最短。

依酚氯铵药代动力学属两室模型,分布容积较小,主要经肾消除,除肾小球滤过外还经肾小管主动分泌排出。依酚氯铵经肾清除约占70%,肾衰竭患者依酚氯铵的清除率下降,消除半衰期延长,拮抗肌松的时效也会延长。老年人对依酚氯铵的清除率降低,其消除半衰期延长。但在老年人中依酚氯铵的药代动力学参数变化并未对其拮抗残余肌松疗效产生明显影响。

依酚氯铵效能较低,甚至不足新斯的明的10%。其推荐剂量为0.5~1mg/kg,效应达峰时间5分钟以内。因依酚氯铵作用时间较短,故用其拮抗长时效肌松药时应适当加大剂量以延长依酚氯铵的作用时间,其最大剂量可达1.5mg/kg,大剂量时依酚氯铵的作用时间可延长至1小时以上。对深度的神经肌肉阻滞,依酚氯铵的拮抗作用不如新斯的明。因为依酚氯铵起效快,伍用抗胆碱药物以阿托品为宜,若伍用格隆溴铵,则必须提前几分钟给予以防发生心动过缓。同样,依酚氯铵的毒蕈碱样作用也弱于新斯的明及溴吡斯的明,因此伍用抗胆碱药物时也只需用半量。老年人应用依酚氯铵拟获得与年轻成年人相同的恢复程度时无需调整依酚氯铵剂量。

2. 新斯的明 新斯的明含有氨基甲酯基团和季氨基,前者将新斯的明与乙酰胆碱酯酶共价结合,后者使新斯的明分子呈非脂溶性而不能穿过血脑屏障。新斯的明分子中带正电荷的氮与乙酰胆碱酯酶催化部位的负电荷通过吸引结合产生氨基甲酰化酶,阻断了乙酰胆碱酯酶的催化部位,抑制了酶的活性。抗胆碱酯酶药中新斯的明药效最强,为溴吡斯的明的5倍、依酚氯铵的12倍。因新斯的明与乙酰胆碱酯酶通过共价键结合,故作用时间较长。新斯的明也可抑制假性胆碱酯酶的活性,但它们对乙酰胆碱酯酶的抑制作用更强。此外,大剂量应用时,由于可显著增加神经肌肉接头处的乙酰胆碱浓度,新斯的明可产生微弱的去极化神经肌肉阻滞作用。因其也作用于其他部位的乙酰胆碱酯酶,故可引起心率减慢、腺体分泌、内脏平滑肌痉挛等。预先或同时给予抗胆碱药物可以将毒蕈碱样副作用降至最低。

新斯的明主要经肾消除,肾清除约占50%。在肾衰患者中清除半衰期明显延长,血浆清除率降低。老年患者新斯的明的初始分布容积减少,导致单剂量给药后血浆浓度增加,且因新斯的明在老年人中清除率降低,两者均使新斯的明在老年患者的作用持续时间延长。但因许多非去极化肌松药在老年人的作用时间同样延长,所以新斯的明作用时间延长可能是有利的。

新斯的明0.04mg/kg一般在5分钟起效,10分钟效应达到最大,持续时间超过1小时,新斯的明最大剂量为0.07mg/kg。合用抗胆碱药如阿托品15μg/kg或格隆溴铵7μg/kg。格隆溴铵与新斯的明起效时间相似,与阿托品相比,引起心动过速的发生率明显降低。有研究显示,与年轻人相比,在老年人新斯的明拮抗维库溴铵诱导的神经肌肉阻滞恢复较慢,所需新斯的明的剂量增加。

老年患者合并电解质异常、酸碱平衡紊乱、肾功衰竭、同时接受肌松协同作用的药物时,新斯的明对肌松药残留阻滞作用的拮抗效果欠佳。此外,新斯的明不能逆转去极化肌松药的 I 相阻滞,相反,它通过升高神经肌肉接头处乙酰胆碱的浓度、抑制假性胆碱酯酶对琥珀胆碱的水解作用,可延长琥珀胆碱的神经肌肉阻滞时间。值得注意的是,当患者存在支气管哮喘、心律失常尤其是房室传导阻滞、心肌缺血、瓣膜严重狭窄、机械性肠梗阻、尿路感染或尿路梗阻、对溴化物过敏等情况时应禁用或慎用新斯的明。

3. 溴吡斯的明 溴吡斯的明与新斯的明结构相似,同样与乙酰胆碱酯酶共价结合,且具有非脂溶性。

溴吡斯的明经肾消除约占 75%。与依酚氯铵、新斯的明相比,溴吡斯的明消除半衰期最长,时效也最长。肾衰竭时清除率下降,消除半衰期延长,拮抗肌松的时效也会延长。

溴吡斯的明的效能为新斯的明的 20%,其应用剂量为 0.25mg/kg,最大剂量为 0.35mg/kg。与依酚氯铵、新斯的明相比,溴吡斯的明起效最慢,约为 10~15 分钟,作用时间通常>2 小时。为预防心动过缓,必须同时给予格隆溴铵或阿托品。其中,格隆溴铵因与溴吡斯的明起效时间相近,不易引发心动过速,因而更受青睐。

三、其他肌松拮抗药

舒更葡糖是一种经过修饰的 γ- 环糊精,是首个选择性肌松拮抗药。它能快速逆转罗库溴铵及维库溴铵导致的神经肌肉阻滞作用。

舒更葡糖的作用机制与抗胆碱酯酶药不同,它通过与肌松药包裹结合使其失活。以罗库溴铵为例,血浆中舒更葡糖分子与罗库溴铵分子按 1:1 紧密结合形成舒更葡糖 - 罗库溴铵大分子水溶性螯合物,该螯合物无法与烟碱型乙酰胆碱受体结合而失去肌松活性。罗库溴铵在血浆内被包裹,使血浆内游离罗库溴铵浓度迅速降低,形成效应部位游离罗库溴铵浓度高于血浆罗库溴铵的浓度梯度,从而促使神经肌肉接头处游离罗库溴铵分子迅速向血浆转移并被舒更葡糖包裹。

与抗胆碱酯酶药不同,舒更葡糖使用时机不受限制。舒更葡糖可以在任何肌松程度下逆转罗库溴铵引起的神经肌肉阻滞作用,即可逆转大剂量罗库溴铵深肌松作用,因此可用于罗库溴铵诱导气管插管失败后肌松作用的快速逆转。用舒更葡糖拮抗肌松作用残留一般不需要检测 TOF 值,给予足量即可完全逆转,起效迅速而可靠。舒更葡糖与罗库溴铵的结合力最好,比与维库溴铵的结合力大 25 倍,与泮库溴铵结合力较弱。其拮抗作用强度依次为罗库溴铵>维库溴铵>泮库溴铵。舒更葡糖的拮抗作用仅针对氨基甾类肌松药,对分子狭长的苄异喹啉类肌松药几乎没有作用,也无拮抗去极化肌松药的神经肌肉阻滞作用。

舒更葡糖主要以原形从肾排泄,罗库溴铵主要经胆道消除,仅 10%~25% 经肾排泄,舒更葡糖 - 罗库溴铵螯合物具有水溶性,主要通过肾脏排出。单独使用时罗库溴铵的清除比舒更葡糖快 3 倍,但两者同时使用时,罗库溴铵的血浆清除率降低。因舒更葡糖及舒更葡糖 - 罗库溴铵螯合物均经肾排泄,所以在有严重肾功能障碍的患者不推荐使用舒更葡糖。

使用舒更葡糖逆转罗库溴铵诱导的神经肌肉阻滞时,老年患者恢复到 TOF 比值>0.90 的时间比年轻人延长。这种起效时间延长与心指数无关,表明其原因不是年龄相关的心功能变化。如果需要短时间内快速拮抗神经肌肉阻滞作用或逆转严重的神经肌肉阻滞作用时,老年患者需要更大剂量。

舒更葡糖的应用剂量为 4.0~8.0mg/kg,最大推荐剂量为 16.0mg/kg。应用 0.6mg/kg 的罗库溴铵 3 分钟后,给予 8.0mg/kg 的舒更葡糖,可以在 2 分钟内将 TOF 比值恢复至 0.90。传统观念认为舒更葡糖剂量在 0.5mg/kg 以下,不足以完全拮抗神经肌肉阻滞作用,但有研究发现低于舒更葡糖推荐剂量的用药量也可有效逆转罗库溴铵诱导的肌松残余作用。有研究表明,在 TOF 比值为 0.2 时,舒更葡糖 0.49mg/kg 和 0.26mg/kg 可在给药 5 分钟和 10 分钟后使 TOF 比值恢复到 0.9 以上。需要注意的是虽然使用小剂量舒更葡糖可以降低成本,但需要在神经肌肉监测下使用以避免肌松残余作用。临床工作中应根据神经肌肉阻滞程度适当调整用药剂量。

　　舒更葡糖没有抗胆碱酯酶药作用于毒蕈碱型胆碱受体所产生的心血管不良反应,使用时无需同时联合抗毒蕈碱药物,使其对老年人具有优势。目前临床观察中发现的舒更葡糖不良反应包括活化部分促凝血酶原激酶时间延长、尿中 N- 乙酰氨基葡萄糖苷酶水平异常、心电 QT 间期延长,最多的不良反应主要是低血压、咳嗽、恶心呕吐,味觉改变及对温度变化敏感等,但均不严重。值得注意的是,临床观察中发现了少数 I 型超敏反应事件,故对已知有此类药物过敏史的患者应禁忌使用。

(卢悦淳)

参考文献

[1] 邓小明,姚尚龙,于布为,等. 现代麻醉学 [M]. 5 版. 人民卫生出版社, 2020.

[2] JOHNF B, DAVIDC M, JOHND W. 摩根临床麻醉学 [M]. 6 版. 王天龙,刘进,熊利泽,译. 北京大学医学出版社, 2020.

[3] MICHAEL AG. 米勒麻醉学. 第 9 版 [M]. 邓小明,黄宇光,李文志,译. 北京大学医学出版社, 2021.

[4] FREDERICK ES. 老年麻醉学 [M]. 左明章,田鸣,译. 人民卫生出版社, 2010.

[5] REVES JG, SHEILA RB, MCSWAIN JR, et al. Geriatric Anesthesiology [J]. 3th Edition. Berlin: Springer, 2018.

[6] GEN L, ROBERT EF, RAJNISH KG, et al. Postoperative Pulmonary Complications' Association with Sugammadexversus Neostigmine. A Retrospective Registry Anaesiology, 2021, 134 (6): 862-873.

[7] KRAUSE M, MCWILLIAMS SK, BULLARD KJ, et al. Neostigmine versus sugammadex for reversal of neuromuscular-blockade and effects on reintubation for respiratory failure or newly initiatednoninvasive ventilation: An interrupted time series design. Anesth Analg, 2020, 131 (1): 141-151.

[8] ABOLA RE, ROMEISER J, RIZWAN S, et al. Arandomized-controlled trial of sugammadex versus neostigmine: Impact on early postoperative strength. Can J Anaesth, 2020, 67 (8): 959-969.

[9] BROENS SJL, BOON M, MARTINI CH, et al. Reversal of partial neuromuscular block and the ventilatory response to hypoxia: a randomized controlled trial in healthy volunteers. Anesthesiology, 2019, 131 (3): 467-476.

[10] BLOBNER M, HUNTER JM, MEISTELMAN C, et al. Use of a train-of-four ratio of 0. 95 versus 0.9 for tracheal extubation: an exploratory analysis of POPULAR data. Br J Anaesth, 2020, 124 (1): 63-72.

第十四章
局部麻醉药与局部麻醉

第一节　概　　述

局部麻醉药是在局部应用后，暂时、可逆地阻断中枢和周围神经通路神经冲动传导的药物。药物清除后，神经冲动传导功能自动完全恢复，且不产生任何组织损害。

一、局部麻醉药的分类

局部麻醉药疏水的芳香环和亲水的叔胺基团，通过中间链连接。依据中间链为酯链或酰胺链，可将局部麻醉药分为两类，即酯类或酰胺类。两类药物起效时间和作用时效有差异，代谢方式和途径也有不同。酯类局部麻醉药由血浆胆碱酯酶水解代谢，包括普鲁卡因、氯普鲁卡因、丁卡因和可卡因。酰胺类局部麻醉药由肝脏酰胺酶分解，包括利多卡因、甲哌卡因、丁哌卡因、依替卡因、丙胺卡因和罗哌卡因。

也可根据局部麻醉药作用时效的长短，将局部麻醉药分为短效局部麻醉药，如普鲁卡因、氯普鲁卡因；中效局部麻醉药，如利多卡因、甲哌卡因和丙胺卡因；长效局部麻醉药，如丁哌卡因、丁卡因、罗哌卡因和依替卡因。

二、局部麻醉药作用的理化基础

(一)亲脂性和亲水性

局部麻醉药具有亲脂的芳香环和亲水的叔胺基团，使其既具有亲脂性，也具有亲水性。亲脂性有利于局部麻醉药透过细胞膜，亲水性则有利于局部麻醉药的转运。

(二)离解度

局部麻醉药属弱碱性，易与酸结合成盐，盐类易溶于水，在水溶液中离解为带电荷的阳离子和不带电荷的碱基。

(三)离解常数

离解常数(pKa)为溶液中的阳离子和碱基浓度相等时的 pH。不同局部麻醉药有固定的 pKa，大多数处于 7.5~9.0 之间。

局部麻醉药阳离子与碱基之比，受溶液 H^+ 浓度影响：酸性条件下，局部麻醉药多为阳离子形式，较高浓度的阳离子可与阴离子膜受体结合，阻断 Na^+ 通道；碱性条件下，碱基比率增加，局部麻醉药透过纤维性屏障的能力增加。因此，pKa 越大，起效时间越长。

(四)蛋白结合率

局部麻醉药的血浆蛋白结合率与作用时间相关，结合率越高，作用时间越长。

三、局部麻醉药作用的解剖学基础

包绕单个神经纤维的薄膜为神经内膜，包绕神经束的为神经束膜。局部麻醉药分子需要穿过 4~5 层

结缔组织和 / 或脂质膜屏障才能到达神经轴突。有髓神经纤维的相邻 2 个髓鞘节段之间的狭窄部分为郎飞结,Na^+ 通道在郎飞结处分布密集,在无髓神经纤维整个轴突均有分布。神经纤维可分为 A 型、B 型和 C 型,A 型和 B 型均为有髓神经纤维,C 型为无髓神经纤维。不同种类的神经纤维对局部麻醉药阻滞的敏感性不同:小的有髓轴突最先被阻滞,其次是粗大的有髓纤维,最后为小的无髓 C 型纤维,而 C 型纤维与慢性神经病理性疼痛相关。

值得注意的是,老年患者骨质增生和血流减少,导致周围神经髓鞘退化,冲动传导减慢;有髓纤维直径减小,Schwann 细胞之间距离减小,阳离子受体位点数量增加,更易于被局部麻醉药阻滞;结缔组织黏多糖随着衰老退变,也使得局部麻醉药更易于渗透。此外,长期高血压、糖尿病以及动脉粥样硬化的老年患者,也可能导致慢性神经损伤。

老年慢性疼痛患者可发生周围神经病理改变,初级感觉神经元钾通道、钠通道和钙通道均发生结构和功能改变,兴奋性增强。另外,感受器和传入纤维持续冲动和绝缘作用减弱,导致去极化电位扩散到邻近静息电位的神经元,使背根神经元持续超兴奋,产生动作电位,导致中枢敏化。脊髓背角神经元广泛激活,抑制性神经元的凋亡,背角胶质细胞增生及活性增强,脑干内源性痛觉下行调制系统和高级痛觉调制中枢功能紊乱,均使得局部麻醉药药效动力学发生改变。

四、局部麻醉药作用的机制

局部麻醉药可逆性地与电压门控 Na^+ 通道上的疏水性位点相结合。通过抑制通道向激活型构象变化,阻止通道开放,或是缩短开放时间,促使通道持续失活,阻碍 Na^+ 通过。局部麻醉药与活化和失活状态的 Na^+ 通道的亲和力明显强于静息状态的 Na^+ 通道。

第二节　局部麻醉药的药代动力学

局部麻醉药的药代动力学包括吸收、分布、生物转化和清除。

吸收是指药物从给药部位进入血液循环的过程。分布指药物吸收后,随血液分布至各个组织器官的过程。绝大部分药物依赖于体内各种酶系的催化作用,经氧化、还原、分解和结合等生物转化方式失去药理活性。通过机体的排泄,药物被彻底清除,肾脏是药物排泄的主要器官,少部分药物经胆汁排泄。

一、局部麻醉药的吸收

局部麻醉药从注射部位吸收至血液,主要受注射部位、注射剂量和容量、是否辅助使用血管收缩药,以及药物与组织、血浆蛋白的结合等因素影响。

注射部位血管丰富、血流灌注充足,则药物吸收快。局部麻醉药血药浓度峰值与单次药物剂量成正比。局部麻醉药血管外给药时,不同给药途径的血药浓度呈以下顺序递减,气管内注射>肋间神经阻滞>骶管阻滞>宫颈旁注射>硬膜外间隙阻滞>臂丛神经阻滞>坐骨 - 股神经阻滞>皮下注射。局部麻醉药中添加血管收缩药物,如 1∶200 000 的肾上腺素(5μg/mL),可使注药局部血管收缩,减缓局部麻醉药吸收,延长作用时间,减少毒性反应。老年患者局部麻醉药的吸收时间延长,峰值延迟。

神经膜含有丰富的脂质,故脂溶性高的局部麻醉药与神经亲和力更强。入血的局部麻醉药主要与血浆 α- 酸性糖蛋白结合,与白蛋白也有较大的亲和力。

因此,长期营养不良且合并低蛋白血症的老年衰弱患者,更容易发生局部麻醉药毒性反应,需要降低局部麻醉药剂量和浓度。

二、局部麻醉药的分布

局部麻醉药的全身分布可描述为二室模型,包括快速分布相与缓慢分布相。

入血后,首先分布至肺,随后很快分布至血流丰富的器官,如心、脑、肝和肾,再以较慢速度分布至血流缓慢的肌肉、脂肪和皮肤。

血浆蛋白结合力强的局部麻醉药更容易保留在血液中,脂溶性高的局部麻醉药更容易被组织吸收。

三、局部麻醉药的生物转化和清除

酯类局部麻醉药主要在血浆中由假性胆碱酯酶水解,酯水解过程速度快,水溶性代谢产物经肾脏排出。

酰胺类局部麻醉药的代谢速度远低于酯类局部麻醉药,其主要在肝细胞内质网,由微粒体细胞色素 P450 同工酶催化降解,代谢产物主要经肾脏排出,少部分以原形随尿排出。肝功能降低或肝血流减少会降低代谢速度,容易出现毒性反应。

四、影响老年患者局部麻醉药药代动力学的因素

与成年人相比,老年患者局部麻醉药半衰期明显延长。

老年患者心输出量下降,组织灌注减少,局部麻醉药吸收时间延长,峰值延迟;老年患者肌肉含量下降,脂肪含量增加,导致亲脂性局部麻醉药分布容积变大,清除时间延长;除衰弱、蛋白水平下降导致同等剂量局部麻醉药引起的血浆游离局部麻醉药浓度高于青壮年外,老年患者肝血流减少,酶的活性降低,局部麻醉药代谢和清除能力下降,药物半衰期延长。

老年患者如合并心功能不全,心输出量下降,周围组织器官灌注差,局部麻醉药吸收延缓,使用长效局部麻醉药如丁哌卡因、罗哌卡因作用时间延长。合并甲亢的老年患者,血流灌注增加,药物吸收快,需要注意局部麻醉药血药浓度峰值。

老年患者局部麻醉药使用应适当降低剂量、浓度、容量,多次注药和持续给药,并密切观察不良反应。

第三节　局部麻醉药的药效动力学

一、药效动力学相关基本概念

1. **构效关系**　药物的化学结构与其效应之间的关系为构效关系。

2. **时效关系**　药物的效应与时间之间的关系为时效关系。从给药到开始出现效应的时间为潜伏期,根据潜伏期,药物分为速效、中效和慢效药物;从药物开始出现效应到效应消失为持续期,根据持续期,药物分为短效、中效和长效药物。

3. **量效关系**　药物的剂量与效应之间的关系为量效关系。引起药理效应的最小剂量为最小有效量,高于此剂量依次为治疗量、极量、最小中毒量和最小致死量。

4. **效能和效价强度**　药物产生最大效应的能力为效能。药物产生某一效应所需要的剂量为效价强度,所需剂量越大,效价强度越小。

二、局部麻醉药效能与起效

局部麻醉药必须穿透神经细胞膜,与Na^+通道疏水性位点相结合。因此,局部麻醉药疏水性是其效能的主要决定因素。局部麻醉药起效时间与其理化特性、剂量和浓度有关,浓度越高起效越快。通过提高局部麻醉药溶液的 pH,不带电荷的碱性形式局部麻醉药占比增加,组织穿透速度加快,起效更迅速。

三、影响局部麻醉药药效动力学的因素

老年患者神经髓鞘退化,有髓纤维直径减小,结缔组织退变,易于局部麻醉药渗透和阻滞,对局部麻醉药更加敏感,作用时间延长。

局部麻醉药作用持续时间受外周血管效应影响较大,局部麻醉药液中添加血管收缩药物,注药局部血管收缩可减缓吸收,作用时间延长;可乐定或右旋美托咪定可通过阻断超极化激活的阳离子电流,延长局部麻醉药作用时间,降低老年患者对阿片类药物的需要,但也需要注意添加药物的副作用。

第四节　局部麻醉药的毒性

一、老年患者局部麻醉药毒性反应的临床表现

(一)中枢神经毒性反应

局部麻醉药导致中枢神经毒性反应的初期症状包括:头晕和眩晕,随后是视觉和听觉异常,如聚焦困难和耳鸣。中枢神经系统兴奋可表现为寒战、肌肉抽搐,最终发生强直 - 阵挛性惊厥。若剂量过大或注药过快,可从兴奋迅速转为抑制状态,表现为抽搐发作停止、呼吸抑制,最终呼吸停止。老年患者、创伤患者常合并围手术期谵妄,可为兴奋型和抑制型,因此,需要与局部麻醉药中毒导致的中枢神经系统毒性反应相鉴别。对于合并认知功能障碍的老年患者,往往无法主动表述初期症状,需要提高警惕。

(二)心血管系统毒性

局部麻醉药的直接心脏效应是降低浦肯野纤维和心室肌中快传导组织的去极化速度,缩短动作电位时程和有效不应期。低浓度的局部麻醉药可促进外周血管平滑肌收缩,高浓度时则扩张血管。快速静脉应用大剂量丁哌卡因,可导致室性心律失常,而利多卡因较少见。值得注意的是,蛛网膜下腔阻滞或硬膜外间隙阻滞平面过高会导致严重低血压。老年患者容易出现心律失常和循环波动,心血管系统毒性症状表现更为严重。

(三)局部组织毒性

局部麻醉药神经内浓度过高,可能导致直接神经毒性。鞘内注射高浓度(5%)的利多卡因溶液,可导致神经根综合征或马尾综合征。

二、老年患者局部麻醉药毒性反应的影响因素

局部麻醉药可阻滞 Na^+ 通道,影响动作电位传导,其全身毒性作用主要累及中枢神经系统和心血管系统,严重的可致死亡。全身毒性作用的常见原因有:剂量或浓度过高、误将局部麻醉药注入血管内,以及患者耐受力降低。毒性反应的程度与血药浓度相关,与局部麻醉药作用强度成正比。血药浓度取决于药物进入血液循环的速率、药物向无活性组织的再分布和药物代谢清除率。

老年患者心脏、肝、肾功能下降,使局部麻醉药中毒风险增加。即使完全健康的老年患者,静息状态下心输出量无明显改变,但是在应激状态下,每搏量和心输出量不能相应增加。衰老可导致自主神经功能改变,对 β 受体激动反应降低,交感神经系统活性增强,导致应激情况下,心率、静脉回流、动脉血压不能相应增加,靶器官对儿茶酚胺反应性降低。衰老使得心脏传导纤维密度和窦房结细胞数量减少,心律失常发生率增加,常见老年患者频发室性期前收缩。心脏功能下降的老年患者,对局部麻醉药的心脏收缩功能抑制毒性则更为敏感;肝脏疾病合并低蛋白血症可致游离局部麻醉药比例增加,代谢减慢;慢性阻塞性肺疾病、呼吸性酸中毒的老年患者,$PaCO_2$ 升高,脑血流量增加,局部麻醉药转运至脑组织增加,同时,脑组织 pH 下降,局部麻醉药更易向阳离子转换,致大脑皮质惊厥阈值降低。

三、老年患者局部麻醉药毒性反应的预防和治疗

(一) 预防

严格遵守安全剂量,应避免血管内大剂量注射局部麻醉药,以防局部麻醉药过量。局部麻醉药中可添加肾上腺素,延缓吸收。推注局部麻醉药时,采用负压回抽技术,给药量较大时,采取分次给药原则。常规准备 20% 的脂肪乳剂备用。老年患者椎管内麻醉时,药物适当减量,并注意观察麻醉平面。

(二) 治疗

发现局部麻醉药中毒反应,应根据症状和体征立即给予相应处理。

1. 立即停止注药。

2. 局部麻醉药不慎误入血管引起的惊厥,可经静脉给予小剂量苯二氮䓬类药物(如咪达唑仑或丙泊酚、硫喷妥钠)缓解。

3. 如果发生呼吸循环衰竭,①应立即吸氧;②辅助通气,维持气道通畅,保证氧饱和度正常;③纠正呼吸性酸中毒;④开放静脉输液,尽快实施心肺复苏;⑤同时,快速注射 20% 的脂肪乳剂(1.5mL/kg),必要时继续以 0.25mL/(kg·min)的速度输注 5 分钟;⑥若循环恢复仍不满意,可重复静脉给药首次剂量,并继续以 0.5mL/(kg·min)的速度输注,直至循环恢复,30 分钟内最大剂量不超过 10mL/kg;⑦可考虑给予小剂量肾上腺素 10~100μg,不建议使用血管升压素、钙通道阻滞剂和静脉注射利多卡因。

第五节　常用局部麻醉药

一、酯类局部麻醉药

(一) 短效酯类局部麻醉药

1. **普鲁卡因**　化学结构为对氨基苯二乙胺乙醇,局部麻醉作用稳定,时效 45~60 分钟,pKa 高,扩散和穿透能力差。代谢速度快,消除半衰期短,约 10 分钟。局部浸润麻醉:0.25%~1% 溶液;神经阻滞:1.5%~2% 溶液,一次注入量不超过 1g;蛛网膜下腔阻滞:3%~5% 溶液,一般剂量 150mg。局部浸润或神经阻滞的药液中可添加 1:200 000 的肾上腺素。

2. **氯普鲁卡因**　作用与普鲁卡因类似,水解速度较普鲁卡因快 4 倍。毒性低,起效快,时效 30~60 分钟。不适用于表面麻醉。局部浸润麻醉:1% 溶液,一次最大剂量 800mg;硬膜外腔麻醉或神经阻滞:2%~3% 溶液。氯普鲁卡因 pH 为 3.3,不慎注入蛛网膜下腔可导致严重神经并发症。

（二）长效酯类局部麻醉药

丁卡因,长效局部麻醉药,起效时间 10~15 分钟,时效超过 3 小时,代谢速度慢。常用于表面麻醉,角膜表面麻醉:1% 溶液;鼻腔黏膜和气管表面麻醉:2% 溶液。很少用于蛛网膜下腔阻滞或硬膜外腔阻滞。

二、酰胺类局部麻醉药

（一）中效酰胺类局部麻醉药

1. 利多卡因　利多卡因是中效酰胺类局部麻醉药,起效快,弥散广,穿透性强。口咽、气管表面麻醉:4% 溶液,用量不超过 200mg,起效时间 5 分钟,时效 15~30 分钟。局部浸润麻醉:0.5%~1% 溶液,时效 60~120 分钟。神经阻滞:老年患者浓度适当降低,0.5%~1% 溶液,起效 10~20 分钟,时效 2~4 小时,一次最大剂量为 400mg,加用肾上腺素时可达 500mg。硬膜外腔阻滞和骶管阻滞:0.5%~1.5% 溶液,起效 5 分钟,作用完全 15 分钟,时效 1.5~2 小时。硬膜外腔阻滞一次最大剂量 400mg,较少用于蛛网膜下腔阻滞。

2. 丙胺卡因　中效酰胺类局部麻醉药,类似于利多卡因,适用于浸润麻醉、神经阻滞和硬膜外腔阻滞。浸润麻醉:0.5% 溶液。硬膜外腔阻滞:1%~3% 溶液。一次最大剂量 400mg。

（二）长效酰胺类局部麻醉药

1. 罗哌卡因　长效酰胺类局部麻醉药,脂溶性大于利多卡因,适用于神经阻滞和硬膜外腔阻滞,常用浓度为 0.5%~0.75%,起效时间 5~15 分钟,时效 4~6 小时。

2. 丁哌卡因　长效酰胺类局部麻醉药,镇痛作用时间较利多卡因长 2~3 倍,适用于神经阻滞、硬膜外腔阻滞、蛛网膜下腔阻滞。常用浓度为 0.25%~0.75%,安全剂量 150mg,极量 225mg。

3. 左旋丁哌卡因　丁哌卡因的异构体,阻滞时间较丁哌卡因延长,一次最大剂量 150mg。

4. 甲哌卡因　麻醉效能及毒性与利多卡因类似,起效稍慢于利多卡因,麻醉时效比利多卡因长 20%。

5. 依替卡因　利多卡因的衍生物,蛋白结合力增加 50%,脂溶性增加 50%,起效快,时效长。适用于浸润麻醉、神经阻滞和硬膜外腔阻滞。神经阻滞:0.5%~1% 溶液。硬膜外腔阻滞:1%~1.5% 溶液。一次最大剂量 150~300mg。起效时间 5~15 分钟,时效 150~170 分钟。

6. 地布卡因　长效酰胺类局部麻醉药,仅限于表面麻醉(0.3%~0.5% 软膏)和蛛网膜下腔阻滞(0.2%~0.5% 溶液,5~10mg)。

7. 丁哌卡因脂质体　新型缓释长效局部麻醉药,为丁哌卡因脂质体混悬液,镇痛时效可达 72 小时。适用于局部浸润术后镇痛和肌间沟臂丛神经阻滞术后区域镇痛,不建议用于硬膜外腔阻滞、蛛网膜下腔阻滞或是其他部位神经丛阻滞。

第六节　局部麻醉方法

老年患者应用局部麻醉方法时的选择原则:包括单点、多点和与其他麻醉方法联合应用的特殊问题考虑。老年患者局部麻醉的管理:针对局部麻醉对老年患者安全的影响;强调局部麻醉药应用前各项准备,包括急救、监测、供氧、负压吸引和操作者技术规范准备;应用中的监测;技术规范以及麻醉恢复期的管理。

虽然全身麻醉已经成为老年麻醉的主要麻醉方式,但是随着超声技术的普及,对于老年患者预后转归的关注,使得局部麻醉越来越多地受到麻醉医生的重视。局部麻醉单独或者联合其他麻醉方法,可以有效降低应激反应,减少全身麻醉药物用量,降低术后谵妄和持续疼痛综合征的发生率,降低围手术期心血管并发症的风险。

主要的局部麻醉方法包括表面麻醉、浸润麻醉和区域麻醉。区域麻醉一般指椎管内麻醉和外周神经阻滞。椎管内麻醉主要包括蛛网膜下腔阻滞（简称蛛网膜下腔麻醉）和硬膜外腔阻滞（简称硬膜外麻醉），外周神经阻滞包括上肢神经阻滞、下肢神经阻滞和躯干神经阻滞。

一、表面麻醉

将局部麻醉药与局部黏膜表面接触，使其透过黏膜，进而阻滞黏膜下的浅表神经末梢，产生短暂的麻醉效应，常用的表面麻醉局部麻醉药有利多卡因、地布卡因、丁卡因。利多卡因和丁卡因喷雾剂常用于气管内麻醉和支气管镜或食管镜的黏膜麻醉。大面积黏膜应用高浓度、大剂量局部麻醉药，容易出现毒性反应，需要严格控制剂量。

二、浸润麻醉

将局部麻醉药沿手术切口逐层注射于手术区的组织内，阻滞组织内的神经末梢。各种局部麻醉药均可用于浸润麻醉，皮内或皮下注射后可立即起效。时效根据不同麻醉药物而不同，加入肾上腺素可以延长时效。注药前应抽吸，避免局部麻醉药注入血管内。麻醉宜根据需要的范围，合理选择注射点位，计算总量，多点注射的，应谨慎观察注药反应，避免短时间全部药量多点注射。感染部位或肿瘤部位，不宜使用浸润麻醉。

三、区域麻醉

（一）蛛网膜下腔麻醉与硬膜外麻醉

1. 蛛网膜下腔麻醉　将局部麻醉药注入蛛网膜下腔，暂时阻滞脊神经前根和后根的神经传导，为蛛网膜下腔阻滞。适用于下腹部、盆腔、肛门会阴及下肢手术。蛛网膜下腔麻醉阻滞药量小，效果确切。老年患者血管反射能力下降，需注意防范麻醉平面过高导致的低血压，预防性输注 α 受体激动剂可降低低血压发生的概率和严重程度。

2. 硬膜外麻醉　将局部麻醉药注入硬膜外间隙，暂时阻断脊神经根的神经传导，为硬膜外腔阻滞。理论上可用于颈部、上肢、胸部和腹部、下肢的手术，但是高位硬膜外麻醉对呼吸循环影响大，管理难度大，应用逐渐减少。

老年患者骨质增生、椎间孔狭窄，硬膜外腔顺应性下降。采用同样容量的硬膜外腔麻醉药物，老年患者的扩散节段较年轻人更广，因此剂量和浓度应适当降低，约为成年患者的 1/2~2/3。推荐采用小剂量分次给药的方式，监测麻醉平面，注意观察呼吸循环的变化，避免阻滞范围过广。脊柱退行性改变和韧带钙化、既往腰椎手术史，会增加椎管内麻醉穿刺困难，采用超声辅助定位和引导，可减少穿刺次数，增加成功率。此外，有研究指出，老年患者硬脊膜穿破后头痛（post dural puncture headache，PDPH）发生率低于年轻人。

（二）外周神经阻滞

外周神经阻滞是将局部麻醉药注射至神经干周围，暂时阻断神经的传导功能，使该神经支配区产生麻醉作用。绝对禁忌为患者拒绝，相对禁忌为操作部位感染、肿瘤、严重畸形、局部麻醉药过敏。神经阻滞定位方法已经从既往的异感法，逐渐发展为当今的神经刺激仪定位和超声定位，且定位更为准确，可以降低局部麻醉药的浓度和剂量，并发症更少，大大提高了安全性。神经阻滞用于老年患者手术麻醉或镇痛，可以减少阿片类药物的应用，降低谵妄及围手术期并发症的发病率和死亡率。

1. 上肢神经阻滞

(1)肌间沟臂丛神经阻滞：肌间沟为前、中斜角肌与肩胛舌骨肌共同构成的三角区。在肌间沟水平注入局部麻醉药,实施臂丛神经阻滞,适用于肩部、上臂和前臂手术。注药剂量20~30mL。C5~C7皮区阻滞效果最强,C8~T1皮区阻滞效果较弱,尺神经区域效果不完善。肌间沟臂丛神经阻滞注药有误入蛛网膜下腔或硬膜外腔、损伤椎动脉的风险。此外,局部麻醉药扩散可引起膈神经阻滞、星状神经节阻滞、喉返神经麻痹,因此不宜双侧同时阻滞,以免导致双侧膈神经或喉返神经阻滞。对于既往有开胸心脏手术、胸科手术、耳鼻喉科手术史,合并慢性阻塞性肺疾病的老年患者,需要谨慎实施。

(2)锁骨上臂丛神经阻滞:臂丛神经3条主干都集中在锁骨上、第1肋骨正上方,故锁骨上入路适用于上臂、前臂和手部手术。注药剂量20~30mL。用较小剂量可以达到较满意的阻滞效果,但有气胸发生的风险。

(3)锁骨下臂丛神经阻滞:越过肋锁间隙后,臂丛神经三束围绕腋动脉分布,位于胸大肌和胸小肌深面,此入路可有效阻滞肌皮神经和腋神经,且气胸发生风险较低。注药剂量20~30mL。

(4)腋路臂丛神经阻滞:腋路阻滞位置表浅,易于阻滞,不会导致气胸,无膈神经、喉返神经阻滞风险。正中神经位于腋动脉上方,尺神经位于下方,桡神经位于后外侧。肌皮神经在腋窝已经离开血管神经鞘,进入喙肱肌,需要单独阻滞。注药剂量25~35mL。腋路臂丛神经阻滞适用于肘部至手部的手术,对于C_7~T_1皮区阻滞效果最强,对肩部和上臂手术阻滞效果较差。完善的前臂和腕部手术需要在喙肱肌内阻滞肌皮神经,在腋窝下缘阻滞肋间神经以避免止血带疼痛反应。

2. 下肢神经阻滞 下肢神经阻滞可为下肢手术提供良好的麻醉效果,同时避免了椎管内麻醉对交感神经的阻滞,发生低血压的风险降低,对于老年危重患者有特殊意义。同时,由于腰椎退行性改变或既往腰椎手术史,使得部分老年患者无法接受椎管内麻醉或是实施困难,下肢神经阻滞是老年患者下肢手术麻醉的重要选择。

(1)腰丛神经阻滞:腰丛神经阻滞可以阻滞股外侧皮神经、股神经和闭孔神经,适用于膝部、大腿前部和髋部手术。腰丛神经阻滞联合坐骨神经阻滞可以完整阻滞整个下肢。通常采用后入路,患者侧卧位,患肢位于上方。双侧髂嵴连线脊柱旁开5cm处穿刺进针,神经刺激仪定位后,注药20~30mL。腰丛神经阻滞有穿刺进入硬膜外腔、蛛网膜下腔或血管的风险,应注意防范。

(2)股神经阻滞:股神经主要支配大腿前部肌肉,以及腹股沟韧带到膝部的皮肤,股神经阻滞可用于大腿前部和膝关节手术。注药剂量20~30mL。

(3)髂筋膜阻滞:髂筋膜间隙是一个潜在的腔隙,其前方以髂筋膜为界,后方以髂腰肌为界,髂筋膜浅层以阔筋膜覆盖。股神经和股外侧皮神经、闭孔神经在骨盆节段都位于髂筋膜下方。在腹股沟韧带的中外1/3处进针,依次突破阔筋膜、髂筋膜,向髂筋膜后注入局部麻醉药,并在远端施压使局部麻醉药向上扩散,可以阻滞股外侧皮神经、股神经和闭孔神经。因为可以在仰卧位下实施,常用于老年髋部骨折患者的急性镇痛。

(4)坐骨神经阻滞:坐骨神经主要支配腘肌和膝远端所有下肢肌肉的运动,以及除隐神经支配的内侧面外,膝部远端下肢的所有感觉。联合隐神经或股神经阻滞,可以用于膝关节以下无需止血带的手术。可以选择前路或后路进针,注药剂量20~30mL。

(5)收肌管阻滞:隐神经来自股神经后支,在股动脉外侧下行进入收肌管。在收肌管对隐神经阻滞,可以减少对股四头肌力的影响,可使老年患者尽早下床活动,注药剂量5~10mL。

3. 躯干神经阻滞

(1)椎旁阻滞:椎旁间隙是邻近椎体的楔形解剖腔隙,神经根在此间隙内从椎间孔穿出,因此在此注药可以阻滞单侧感觉、运动和交感神经。并发症包括穿破血管、低血压、穿破胸膜导致的气胸。超声引导下,每侧注药20~25mL。

(2)竖脊肌阻滞:脊神经的背支穿过竖脊肌、菱形肌和斜方肌至皮下,在竖脊肌深部注射局部麻醉药可以阻滞脊神经背支。研究发现，部分局部麻醉药可以渗透至椎旁间隙、硬膜外腔等，对脊神经腹侧支也有一定程度的阻滞作用。适用于胸部、上腹部、背部手术的麻醉，优点是在超声引导下每侧注药 20~30mL，操作简单直观，并发症少，无气胸和低血压风险。

（3）TAP阻滞：腹横肌平面（transversus abdominis plane，TAP）阻滞原理是，脊神经前支在进入前腹壁之前，穿过腹内斜肌和腹横肌之间的筋膜平面，在此注药可以阻滞支配前腹壁感觉的神经。超声引导下，每侧注药 20~25mL。

（4）腹直肌鞘阻滞：腹外斜肌、腹内斜肌和腹横肌的筋膜包绕腹直肌，形成前后鞘，第9~11肋间神经走行于腹直肌和腹直肌后鞘之间，在此间隙注药适用于腹正中手术镇痛。超声引导下，注药 15~20mL。

（5）髂腹下和髂腹股沟阻滞：髂腹下神经来自 T12 及 L1 脊神经前支，在腰方肌表面向下走行，至髂嵴前上方穿出腹横肌，进入腹内斜肌和腹横肌之间的腹横筋膜平面。髂腹股沟神经来自 L1 脊神经前支，向外下斜行穿过腰方肌和髂肌，在髂嵴前部，髂腹下神经下方穿出腹横肌，进入腹横筋膜平面。超声引导下，在髂前上棘内侧，髂前上棘与脐连线平面内进针，注药 10~15mL。适用于疝修补术等下腹部手术。

四、老年患者实施局部麻醉的注意事项

实施局部麻醉前，需要对老年患者进行系统全面的麻醉前评估，判断老年患者器官系统的功能状态、合并疾病、长期服用的药物，尤其是长期服用抗血小板药物和抗凝药物的患者，需要评估出凝血功能，避免盲目实施深部神经阻滞，发生出血性并发症。

合理选择局部麻醉，可以减少镇痛镇静药物尤其是阿片类药物的需要，改善镇痛质量，抑制炎性反应，降低术后疼痛和慢性疼痛发生率，降低心肺并发症和术后谵妄发生率，加速术后康复。因此，对于有适应证的老年手术患者，应积极采用或联合使用局部麻醉。

但是需要注意，老年患者对局部麻醉药的耐受降低，使用时应该减少剂量，降低浓度，约为成年患者的 1/2~2/3，延长追加药物的间隔时间至成年患者的 1.5 倍，或者根据评估患者感觉运动恢复水平追加药物，避免局部麻醉药中毒。多个部位的周围神经阻滞，需要注意局部麻醉药的总量，小量分次给药，严格遵守注药前回吸的操作。椎管内麻醉药量适当降低，给药后反复监测麻醉平面的改变，注意呼吸循环的影响。

无论实施何种局部麻醉，均应签署麻醉知情同意书，实施标准的麻醉准备工作。患者接受标准监测，包括心电图、脉搏氧饱和度、袖带血压，必要的话，实施有创动脉血压监测，监护仪各项指标报警处于打开状态并设定好报警范围。开放静脉输液。建议给予经鼻导管吸氧，初始流量 2L/min，根据患者心肺功能和脉搏氧饱和度进行调整，必要时给予面罩吸氧。应准备好待机状态的麻醉机和吸引器、吸痰管。准备好气管插管设备，如喉镜、气管导管、牙垫、喉罩等。

手术结束后，应评估局部麻醉作用，如仍然存在感觉、运动阻滞，应与麻醉恢复室或病房医护人员交接，避免肢体受压，定期观察药物效果消退情况，如有异常及时处理。

第七节　局部麻醉药相关进展

一、新型局部麻醉药

Saber-丁哌卡因是正在研发的一类包载 12% 丁哌卡因的液体制剂，该类药物系统主要通过在注射部位形成凝胶状贮库，来达到缓慢释放药物的目的，使丁哌卡因的作用时间延长到 3 天。罗哌卡因原脂质体

在接触组织后重建为脂质体,时效是罗哌卡因的两倍。

二、超声引导技术进展

超声技术的发展使得神经阻滞操作可视化,减少了老年患者体位调整的需要,降低了穿刺难度,降低实现同等效果的阻滞所需的局部麻醉药浓度,药量更少,有利于老年患者的安全。目前的神经阻滞多通过二维超声技术完成。随着超声技术的发展,三维技术同样可以用于神经阻滞,且组织识别能力更好,局部麻醉药扩散可视化更佳,但目前研究尚未发现较二维技术有统计学意义上的优势。

(赵　磊)

参考文献

［1］WILSON SH, WILSON PR, BRIDGES KH, et al. Nonopioid Analgesics for the Perioperative Geriatric Patient: A Narrative Review [J]. Anesth Analg, 2022, 135 (2): 290-306.

［2］WALDINGER R, WEINBERG G, GITMAN M. Local Anesthetic Toxicity in the Geriatric Population [J]. Drugs Aging, 2020 (1), 37: 1-9.

［3］LIN C, DARLING C, TSUI BCH. Practical Regional Anesthesia Guide for Elderly Patients [J]. Drugs Aging, 2019, 36 (3): 213-234.

［4］SIVEVSKI AG, KARADJOVA D, IVANOV E, et al. Neuraxial Anesthesia in the Geriatric Patient [J]. Front Med (Lausanne), 2018, 5: 254.

［5］TUMMALA V, RAO LN, VALLURY MK, et al. A comparative study-efficacy and safety of combined spinal epidural anesthesia versus spinal anesthesia in high-risk geriatric patients for surgeries around the hip joint [J]. Anesth Essays Res, 2015, 9 (2): 185-8.

［6］BALENTINE CJ, MEIER J, BERGER M, et al. Using Local Anesthesia for Inguinal Hernia Repair Reduces Complications in Older Patients [J]. J Surg Res, 2021, 258: 64-72.

［7］BALENTINE CJ, MEIER J, BERGER M, et al. Using local rather than general anesthesia for inguinal hernia repair is associated with shorter operative time and enhanced postoperative recovery [J]. Am J Surg, 2021 (5), 221: 902-907.

［8］CUVILLON P, LEFRANT JY, GRICOURT Y. Considerations for the Use of Local Anesthesia in the Frail Elderly：Current Perspectives［J］.Local Reg Anesth,2022,15：71-75.

第十五章
慢性用药对麻醉的影响

第一节　概　　述

　　人均寿命延长,人口老龄化的出现使得每年接受麻醉和手术的老年患者迅速增加,麻醉学和外科学的快速发展也使得更多较高危的老年患者能够进行手术治疗。在美国 65 岁以上者每年有 21% 接受手术治疗。由于机体衰老引起的重要器官生理功能改变和老年患者本身合并的多种慢性疾病,老年患者长期服用药物的比例明显高于中青年患者。据统计,占美国总人口 15% 的老年人消耗了全国约三分之一的药物。而这些慢性用药可能与围手术期麻醉用药有潜在的相互作用,对患者围手术期手术麻醉的安全构成潜在威胁。如何提高老年患者的麻醉耐受力和安全性,保证手术顺利进行,术后恢复更迅速,这对每位麻醉科医师掌握药理学知识的水平和临床用药的技巧亦提出了越来越高的要求。

　　目前,新型药物不断问世,传统药物新的用途和新的用药方法也层出不穷,药物相互作用的内容也得以不断充实。而围手术期药物相互作用的内容作为其中的一个重要组成部分也在不断发展和完善,老年患者肝、肾功能下降,慢性用药种类复杂,围手术期用药风险明显增加。面对如此众多的慢性用药,麻醉科医师应尽可能熟悉其中每一种有重要临床意义的药物的药理学特性,尽可能全面地掌握各类药物之间的联系和各种毒副作用,以及与麻醉用药之间的相互作用,对于临床联合用药的基本原则必须牢牢掌握,而且在实际工作中也必须自觉遵循。作为一名优秀的麻醉科医师,术前应详细了解患者的病史,尤其是慢性用药史,了解其用药的时间和用量,有无特殊反应,不能忽略任何与药物使用有关的有用信息;对重症老年患者,更应仔细询问术前一周内的用药情况。对于治疗指数比较窄或需严格控制血药浓度于一定水平的药物,如抗高血压药、抗心律失常药、抗凝药、降糖药等,在围手术期应慎重使用,权衡利弊,细心评估患者情况。牢记常用药物的体内过程及代谢情况,依据其药代动力学和药效动力学特点调整围手术期的用药方案。学会根据患者的临床表现(尤其是血药浓度监测情况)或参考其他相关的临床报道、指南、资料来制订和调整患者的用药方案,而且麻醉期间要始终保持高度的警惕性,细心监护,提前预防,及时发现和及早处理各种不良药物相互作用。只有按照上述原则,才能科学合理地解决临床中的药物相互作用问题,保证老年患者的麻醉手术安全。

　　本章将详细介绍老年患者常见慢性用药的药理作用,明确哪些药物与麻醉用药之间可能存在相互不良作用,明确哪些药物可能影响老年患者围手术麻醉期病理生理状态。据此,决定术前是否需要继续用药或停止用药,还需要注意哪些事项,避免其不良作用的发生,旨在为负责老年患者麻醉管理的麻醉科医师提供参考和指导。

第二节　镇　痛　药

一、对乙酰氨基酚

对乙酰氨基酚，又称扑热息痛，是非那西汀的体内代谢物，化学结构为苯胺类。在常用临床剂量下，绝大部分药物在肝脏与葡糖醛酸或硫酸结合为无活性代谢物，从尿中排出。较高剂量时，上述催化结合反应的代谢酶饱和后，药物经肝微粒体混合功能氧化酶代谢为对乙酰苯醌亚胺。对乙酰苯醌亚胺是一种有毒的代谢中间体，可与谷胱甘肽结合而解毒。长期用药或过量中毒，体内谷胱甘肽被耗竭时，此毒性中间体以共价键形式与肝、肾中重要的酶和蛋白分子不可逆结合，引起肝细胞、肾小管细胞坏死。

在外周，前列腺素，主要为前列腺素 E_2（prostaglandins，PGE_2）可引起离子通道磷酸化，从而导致痛觉感受器敏化，对有害的机械刺激（如压力及空腔脏器的扩张）、化学性刺激（如酸中毒、缓激肽及神经营养因子）或热刺激变得更加敏感。在脊髓内，PGE_2 增强兴奋性氨基酸的释放，同时使上行投射神经元去极化。这些机制易化了伤害性感受器刺激的产生以及从脊髓到达大脑的高级中枢传递。对乙酰氨基酚可抑制环氧合酶（cyclooxygenase，COX）催化花生四烯酸转变为 PGE_2 和血栓素，具有解热镇痛作用。短期应用多适用于老年患者发热和急性疼痛；长期应用多用于缓解老年患者慢性疼痛（如神经痛、关节痛、癌痛等）。服用对乙酰氨基酚的老年患者术前不需要停药，可继续使用至手术当日晨，术后无相关禁忌证的患者即可按需使用。

长期大量用药时常引起老年患者肝肾功能损害，尤其是肾功能低下者，可出现肾绞痛、急性肾衰竭或慢性肾衰竭等（镇痛药性肾病），因此长期使用该药物的老年患者术前访视应注意其肝肾功能情况，术中用药时应根据患者情况合理用药，减少使用加重肝肾代谢负担的药物，避免相关药物蓄积带来的一系列并发症；个别老年患者可有过敏症状，术中应注意预防过敏反应及过敏性休克的发生，密切监测患者生命体征；因其可能导致恶心呕吐，因此术中需注意反流误吸带来的一系列并发症。

二、非甾体抗炎药

临床上常用的非甾体抗炎药（NSAIDs）有以下几种：布洛芬、萘普生、吲哚美辛、双氯芬酸。NSAIDs 可通过抑制前列腺素的合成从而使局部损伤组织对组胺或缓激肽等致痛物质的敏感性降低发挥镇痛作用；部分 NSAIDs 能在中枢神经系统产生镇痛作用，主要作用于脊髓，可能与其阻碍中枢神经系统前列腺素的合成或干扰伤害感受系统的介质和调质的产生及释放有关。其次，NSAIDs 能作用于下丘脑的体温调节中枢，通过抑制其前列腺素的生成而发挥解热作用。NSAIDs 对临床常见的慢性钝痛如关节炎、黏液囊炎、肌肉和血管起源的疼痛、牙痛及癌症骨转移痛等具有较好的镇痛作用。老年患者常服用 NSAIDs 用于解热、镇痛、消炎。长期应用多用于减轻炎症反应（如类风湿关节炎、系统性红斑狼疮等）、缓解慢性疼痛（如神经痛、关节痛、癌痛等）。

NSAIDs 可通过抑制环氧化酶而对血小板聚集发挥强大的、不可逆的抑制作用，降低血小板黏附力，延长出血时间，故择期手术前应至少停药 5 天。术后无相关禁忌证的患者即可按需使用。术前访视时应注意患者血常规及出凝血相关指标。对于术前没有提前停用此类药物的患者，选用椎管内麻醉及区域阻滞麻醉前，必须每日复查出凝血时间，直至恢复正常后才能开始手术。手术中应避免暴力操作，动作应柔和，降低出血风险。

长期服用 NSAIDs 可引起"镇痛药性肾病",导致慢性肾炎和肾乳头坏死；NSAIDs 所致肝功能障碍，轻者为转氨酶升高，重者表现为肝细胞变性坏死，但肝损伤发生率较低，因此术前访视时应注意老年患者肝肾功能情况，术中用药时应根据患者情况合理用药，减少使用加重肝肾代谢负担的药物，降低药物蓄积和苏醒延迟等发生风险。

NSAIDs 长期大量应用可导致心血管系统不良反应，包括心律不齐、血压升高、心悸等；术前访视时注意患者是否合并严重心血管系统疾病，密切监测患者围手术麻醉期间血压和心率。老年患者服用 NSAIDs 常伴有消化系统症状，因此应做好相关术前准备（如禁饮食等），减少反流误吸风险；该药物可能会导致部分患者出现过敏反应，增加围手术麻醉期间过敏性休克的发生风险，备好相关抢救药物，一旦出现过敏反应应及时处理。

三、阿片类药物

(一) 吗啡

吗啡作为阿片受体激动剂，有强大的镇痛作用，同时也有明显的镇静作用，并有镇咳作用。对呼吸中枢有抑制作用，使其对二氧化碳张力的反应性降低，过量可导致呼吸抑制而死亡。吗啡可兴奋平滑肌，增加肠道平滑肌张力而引起便秘，并使胆道、输尿管、支气管平滑肌张力增加，可使外周血管扩张，尚有缩瞳、镇吐等作用。因其作用特点，临床上常用剂型主要是盐酸吗啡或硫酸吗啡的缓释片、注射液等，适用于其他镇痛药无效的急性锐痛，如严重创伤、战伤、烧伤、晚期癌症等疼痛。心肌梗死而血压正常者，应用吗啡可使患者镇静，并减轻心脏负担。应用于心源性哮喘可使肺水肿症状暂时缓解。应用吗啡的老年患者术前不需要停药，可继续使用至手术当日晨。

麻醉过程中使用吗啡可影响血管平滑肌张力而出现血压不稳，同时其可通过二氧化碳潴留和影响脑血管压力使颅内压升高，因此术前访视应注意患者是否合并脑血管疾病和高血压，术中应注意密切监测血压和颅内压变化，减少二者波动。因吗啡对呼吸中枢的抑制作用，过量可导致呼吸衰竭而死亡，因此使用过程中应密切监测患者呼吸情况，一旦出现呼吸抑制症状，立即停用吗啡并行抢救尽快恢复患者正常呼吸。部分患者使用吗啡过程中可出现过敏反应，严重者可能出现过敏性休克，应提前做好相关抢救措施的准备。吗啡过量使用易导致中毒症状危及患者生命，因此若出现中毒症状，应及时予以人工呼吸、适量给氧以及静脉注射阿片类药物阻断剂纳洛酮抢救。

(二) 曲马多

曲马多为非吗啡类强效镇痛药，主要作用于中枢神经系统与疼痛相关的特异性受体产生镇痛作用。曲马多虽然可以与阿片受体结合，但其亲和力很弱，对 μ 受体的亲和力相当于吗啡的 1/6 000，对 κ 和 δ 受体的亲和力则仅为对 μ 受体的 1/25。除作用于 μ 受体外，还抑制神经元突触对去甲肾上腺素和 5- 羟色胺的再摄取，从而调控单胺下行性抑制通路，影响痛觉传递而产生镇痛作用。此药不产生欣快感，治疗剂量不抑制呼吸，具有轻度的耐药性和依赖性。本品与乙醇、镇静剂、镇痛药或其他精神药物合用会引起急性中毒，与中枢神经系统抑制剂（如安定）合用时可强化镇静作用和镇痛作用，应适当减量；与巴比妥类药物合用可延长麻醉时间。本品主要用于老年患者癌症疼痛、骨折或者术后疼痛等各种急、慢性疼痛。术前无需特殊处理，术中常规检测患者血压、心率等基本体征，注意维持患者生命体征平稳，但需注意若与中枢镇静剂（如安定）合用时需减量。

(三) 丁丙诺啡

丁丙诺啡为强效镇痛药，阿片受体的部分激动 - 拮抗剂，镇痛作用明显，可抑制咳嗽反射、减慢心率、降低收缩压，对心血管参数无明显影响，能产生吗啡样的呼吸抑制，起始慢、持续时间长。临床上丁丙诺啡常用于老年患者术后疼痛、癌症疼痛、烧伤后疼痛、脉管炎引起的肢体痛、心绞痛和其他内脏痛。

目前发现长期使用丁丙诺啡对机体重要器官并无明显毒性作用,但术前5天内使用该药会导致阿片类药品镇痛无效,其他与吗啡类似,因此在任何择期手术前,都应尽早停用,术前访视中注意询问患者是否有相关药物服用史。

四、其他药物

(一) 加巴喷丁

加巴喷丁,新型抗癫痫药物,与神经递质 γ- 氨基丁酸(GABA)的结构类似,其进入血脑屏障后,作用于大脑皮质、海马和小脑,影响神经细胞膜的氨基酸转运而起到抑制冲动的作用。临床上主要用于伴或不伴继发全身发作的癫痫部分性发作的辅助治疗,及治疗带状疱疹后神经痛。

加巴喷丁常见的不良反应主要有嗜睡、头晕、共济失调、疲劳,少见遗忘、忧郁、易激动和精神改变,罕见粒细胞减少。急性胰腺炎患者使用加巴喷丁有可能会导致急性胰腺炎症状加重,甚至诱发坏死性胰腺炎而危及生命,因此急性胰腺炎患者禁用加巴喷丁。而癫痫失神性发作、糖尿病、肾功能减退和老年患者应慎用本品;服用后可出现假性蛋白尿和白细胞减少,应注意血、尿常规中相关指标变化的情况。加巴喷丁所产生的药物相互作用较小,术前可继续原药量用至手术当日晨。

(二) 普瑞巴林

普瑞巴林是抑制性神经递质 GABA 的结构衍生物,但它并不直接与 GABA 受体或苯二氮䓬类受体结合,而是主要作用于电压门控性钙离子通道 α_2-δ 亚单位,抑制钙离子内流,并随之抑制兴奋性神经递质释放,可起到镇痛及抗惊厥作用。临床上普瑞巴林主要用于治疗老年患者带状疱疹后神经痛、纤维肌痛。

普瑞巴林主要从体循环中清除,并以原形药物的形式经肾脏排泄,且其血浆清除率和肾脏清除率均与肌酐清除率有直接比例关系,因此肾功能损伤患者应根据肌酐清除率调整剂量。术前访视中应注意询问患者是否有普瑞巴林长期服用史,若有,应术前评估患者肾功能,围手术期应注意保护患者正常肾功能。

服用普瑞巴林后可出现血小板减少,术前应注意评估患者血小板水平及凝血功能,术中监测患者出血量。注意保持气道通畅,注意监测患者生命体征和观察临床状况。术前无需停药,应持续使用至手术当日晨。

第三节　心血管系统用药

一、抗高血压药

(一) 血管紧张素转化酶抑制剂

临床上常用的血管紧张素转化酶抑制剂(angiotensin-converting enzyme inhibitor,ACEI)类药物主要包括以下几种:卡托普利、依那普利、贝那普利等。ACEI 是一种抑制血管紧张素转化酶活性的化合物,主要通过抑制血管紧张素 II 的生物合成而控制高血压,用药后外周血管扩张,总外周阻力降低,血压下降,在降压的同时不减少心、脑、肾等重要器官的血流量,不干扰交感神经反射功能,不引起直立性低血压,对高肾素及正常肾素高血压的降压效果显著。

ACEI 可通过降低血管紧张素 II 和醛固酮等作用使心脏前后负荷减轻,使外周血管和冠状血管阻力降低,增加冠脉血供,使心肌纤维化减少,心肌细胞凋亡减慢。用于治疗老年患者顽固性心衰和无症状心衰,对使用洋地黄、利尿剂和血管扩张剂无效的心衰患者也有很好的疗效。

ACEI与利尿药、其他抗高血压药或包括可降低血压的乙醇等试剂合用时，可能出现过度性低血压，术前访视需注意是否有相关药物服用史，术中密切监测患者血压水平。ACEI与保钾利尿药、钾补充剂或其他可导致高钾血症的药物（如环孢素和吲哚美辛）等合用时，可能会有增加血钾的风险，术前访视注意监测患者血钾水平，术中应密切监测血清钾浓度以及心电图。ACEI类药物的活性代谢物主要经尿排泄，且其对肾脏具有重要影响，与NSAIDs类药物合用时肾脏不良反应会被加强，术前访视应注意监测患者肾功能、血压等体征，避免首剂低血压危及患者生命；术中密切关注患者酸碱平衡、监测血糖水平，注意保护患者肾功能。ACEI作用缓和，手术前不必停药，可适当调整。

（二）血管紧张素Ⅱ受体拮抗剂

血管紧张素Ⅱ受体拮抗剂（ARB）是临床上五大一线降压药物之一，其代表药物主要有氯沙坦、缬沙坦、厄贝沙坦等，其降压作用主要是通过阻断血管紧张素Ⅱ型受体，抑制血管紧张素Ⅱ收缩血管和刺激肾上腺皮质释放醛固酮的作用，更充分有效地阻断血管紧张素Ⅱ的水钠潴留、血管收缩与重构作用，从而起到降低血压的作用；其抑制重构作用可以用来治疗老年患者慢性心力衰竭以及心肌梗死后的心肌重构，能有效改善预后，亦通过减轻心脏后负荷治疗充血性心力衰竭。

高血压患者术中易发生低血压，ARB类药物可能会加重手术相关的体液缺失，增加术中发生低血压的风险。服用ARB后阻断血管紧张素Ⅱ而影响醛固酮分泌，可能导致高钾血症，因此术前访视应嘱患者手术当天停用ARB类药物，监测患者血钾水平，术中密切监测患者血钾水平并及时处理，以免出现高钾血症而危及患者生命。

（三）利尿剂

利尿剂是一类通过作用于肾脏、增加钠、氯等电解质及水排出的药物。目前常用的利尿药根据作用部位、化学结构、作用机制等可分为5类：①碳酸酐酶抑制剂：主要作用于近曲小管，抑制碳酸酐酶活性，利尿作用弱，代表药为乙酰唑胺。②渗透性利尿剂：也称为脱水剂，主要作用于髓袢及肾小管其他部位，促进水排出，代表药为甘露醇。③袢利尿剂：作用于髓袢升支粗段，特异性地与Cl$^-$结合位点结合而抑制分布在髓袢升支管腔膜侧的Na$^+$-K$^+$-2Cl$^-$同向转运体，从而抑制NaCl重吸收，降低肾的稀释与浓缩功能，促进排尿，是常用的一种利尿剂类型之一，代表药为呋塞米（速尿）。④噻嗪类及类噻嗪类利尿剂：作用于远曲小管近端，抑制远曲小管近端Na$^+$-Cl$^-$共转运子，抑制NaCl重吸收，常见代表药物为氢氯噻嗪。⑤保钾利尿剂：主要作用于远曲小管远端和集合管，拮抗醛固酮受体，起利尿作用，也可以减少钾的排出量，代表药为螺内酯、氨苯蝶啶。临床上利尿剂常用来治疗急性肺水肿和脑水肿；其他严重水肿，如心、肝、肾源性水肿等；急、慢性肾衰竭；高钙血症；加速某些毒物的排泄；高血压；与醛固酮升高有关的顽固性水肿以及充血性心力衰竭。

电解质紊乱（即低钾、低钠、低氯、低钙、低镁）是伴随利尿剂利尿作用的常见副作用，在大剂量、长疗程、应用袢利尿剂的情况下尤其容易发生，且低钾和低钠血症最常见。术前访视中应关注患者电解质水平是否正常，如在服用利尿剂，应在术前2~3天停用利尿剂，为避免电解质紊乱可适当予以口服或静脉补充电解质。

利尿剂引起的血压变化常见于老年患者、血容量不足、同时应用扩血管药物或大剂量静脉应用袢利尿剂的情况下。术前访视过程中应注意老年患者是否有相关病史或者药物服用史，并于术中密切监测患者血压水平及肾功能，若出现明显血压降低现象，应予以补液等及时控制血压。

长期使用利尿剂还可引起血尿酸升高、糖耐量降低、代谢紊乱（主要是甘油三酯和胆固醇升高）、氮质血症等不良反应，术前应对相关指标进行密切监测，维持体征平稳，若有异常应及时对症处理以保证手术安全进行。

(四)利血平

利血平是抗去甲肾上腺素能神经抗高血压药,通过耗竭周围交感神经末梢的去甲肾上腺素及心、脑和其他组织中的儿茶酚胺和5-羟色胺贮存达到抗高血压、减慢心率和抑制中枢神经系统的作用。降压作用主要通过减少心输出量和降低外周阻力、部分抑制心血管反射实现。减慢心率的作用对于正常心率者不明显,但对于窦性心动过速者较明显。利血平还可以作用于下丘脑部位产生镇静作用,但无致嗜睡和麻醉作用,不改变睡眠时脑电图,可缓解高血压患者焦虑、紧张和头痛。

利血平可消耗体内儿茶酚胺的储存,服用该药的患者对静脉麻醉药的心血管抑制作用非常敏感,术中较易发生血压下降和心率减慢,如果术中出现大出血或低血压,血压会很难用药物提升,导致严重后果。椎管内神经阻滞麻醉时,利血平可加重其所引起的交感神经阻滞而致低血压反应,甚至引发顽固性低血压。因此,术前应嘱老年患者停药1周,改用其他降压药物,术中密切监测患者血压水平,维持血压平稳,一旦出现低血压症状,立即给予对症支持治疗。麻醉期间用利血平可能加重中枢镇静,导致严重低血压和心动过缓,可事先给予阿托品防止心动过缓,用肾上腺素纠正低血压。

二、抗心力衰竭药

抗心力衰竭药临床上的代表药物为地高辛。地高辛在使用治疗剂量时主要有以下作用:①正性肌力作用:选择性地与心肌细胞膜 Na^+-K^+-ATP 酶结合而抑制该酶活性,使心肌细胞膜内外 Na^+-K^+ 主动耦联转运受损,心肌细胞内 Na^+ 浓度升高,从而使肌膜上 Na^+-Ca^{2+} 交换趋于活跃,使细胞质内 Ca^{2+} 增多,肌质网内 Ca^{2+} 储量亦增多,心肌兴奋时,有较多的 Ca^{2+} 释放,心肌细胞内 Ca^{2+} 浓度增高,激动心肌收缩蛋白从而增加心肌收缩力。②负性频率作用:由于其正性肌力作用,使衰竭心脏心输出量增加,血流动力学症状改善,消除交感神经张力的反射性增高,并增强迷走神经张力,因而减慢心率;③心脏电生理作用:通过对心肌电活动的直接作用和对迷走神经的间接作用,降低窦房结自律性,提高浦肯野纤维自律性;减慢房室结传导速度,延长其有效不应期,导致房室结隐匿性传导增加,可减慢心房纤颤或心室扑动对应的心室率。临床上,地高辛主要用于治疗高血压、瓣膜性心脏病、先天性心脏病等急性和慢性心功能不全,尤其适用于伴有快速心室率的心房颤动的心功能不全;还可用于控制伴有快速心室率的心房颤动、心房扑动患者的心室率及室上性心动过速。

应用洋地黄常见的不良反应包括促心律失常作用、食欲缺乏、恶心、呕吐、下腹痛、无力、软弱等。过量应用洋地黄易导致中毒,其中促心律失常最重要,最常见的是室性早搏,其次是房室传导阻滞。因此在用药期间应注意随访检查血压、心率、心律、心电图、心功能监测、电解质(尤其是钾、钙、镁)、肾功能;疑有洋地黄中毒时,应进行地高辛浓度测定。术前访视中应注意患者是否有洋地黄服用史,若有,应重点观测上述指标是否异常,术中应注意血气指标,及时关注心电图变化,注意观察患者生命体征,一旦出现强心苷中毒症状,立即停药并及时处理。

三、抗心律失常药

(一)β受体阻滞剂

β受体阻滞剂是能够选择性地与β肾上腺素受体结合、从而拮抗神经递质和儿茶酚胺对β受体激动作用的一种药物类型,可分为3类:①非选择性的β受体阻滞剂,同时阻断 β_1 和 β_2 受体,如普萘洛尔等;②选择性的β受体阻滞剂,主要阻断 β_1 受体,对 β_2 受体影响小或几乎无影响,如比索洛尔等;③阻断 α_1 和β受体,如卡维地洛。β受体阻滞剂具有心血管保护效应,主要机制是对抗儿茶酚胺类肾上腺素能递质毒性,尤其是通过 β_1 受体介导的心脏毒性。其他机制还有抗高血压、抗心肌缺血、通过抑制肾素释放而发挥一定的阻断肾素-血管紧张素-醛固酮系统作用、改善心脏功能和增加左心室射血分数、抗心律失常等。

β 受体阻滞剂主要用于治疗高血压、心绞痛、心律失常、甲状腺功能亢进、心脏神经官能症等；静脉注射用于预防和治疗室上性快速型心律失常、心肌缺血、急性心肌梗死伴快速型心律失常和胸痛。

应用 β 受体阻滞剂的不良反应少见，个别可见心率减慢，长期服用会出现恶心、呕吐等胃肠道症状，甚至一些严重的不良反应，如减慢心率，严重心动过缓和房室传导阻滞，增加气道阻力，长期应用者突然停用 β 受体阻滞剂术中可能会出现撤药综合征，并可伴随高肾上腺素能状态，从而增加心肌耗氧量，严重时可危及生命。短期使用者可术前 24 小时停药，长期使用者继续使用至手术当日晨。

β 受体阻滞剂引起的低血压和心动过缓效应与麻醉药物对心血管系统的抑制有叠加作用，术中可能需要给予大剂量的血管收缩药和抗胆碱能药物才可能提高血压。围麻醉期应注意监测患者心率、血压，必要时及时给予血管收缩药和抗胆碱能药物以维持患者生命体征平稳，注意保护患者肾脏功能。

（二）胺碘酮

胺碘酮属于 Ⅲ 类抗心律失常药，主要电生理效应是通过抑制多种心脏离子通道，降低窦房结、浦肯野纤维的自律性和传导性，明显延长心肌细胞动作电位时程和有效不应期，延长 Q-T 间期和 QRS 波；能扩张冠脉，增加冠脉流量、降低心肌耗氧量。临床上胺碘酮主要用于危及生命的阵发性室性心动过速及室颤的预防，也可用于其他药物无效的阵发性室上性心动过速、阵发性心房扑动、心房颤动，包括合并预激综合征者及持续性心房颤动、心房扑动电转复后的维持治疗，可用于持续房颤、房扑时室率的控制。

长期大剂量应用胺碘酮或患者伴有低血钾时，易出现窦性心动过缓、房室传导阻滞及 Q-T 间期延长，偶见尖端扭转型室性心动过速；静脉给药低血压常见，术前应监测患者心率、心电图等，术中如出现上述症状应给予升压药、异丙肾上腺素、碳酸氢钠（或乳酸钠）或起搏器治疗，注意纠正电解质紊乱。

应用胺碘酮过程中少数患者发生甲状腺功能减退或亢进及肝坏死；个别患者可见间质性肺炎或肺纤维化。多数不良反应与剂量有关，故长期用药时应维持最小有效剂量并随诊血压、心电图、肝功能、甲状腺功能、肺功能等。术前访视应注意对上述指标的监测，术中密切监测患者心肺功能，注意保护患者肝功能。

四、降脂药

（一）他汀类

他汀类药物，即 3- 羟基 -3- 甲基戊二酰辅酶 A（3-hydroxy-3-methylglutaryl-coenzyme A，HMG-CoA）还原酶抑制药，不仅能强效地降低总胆固醇（cholesterol total，TC）和低密度脂蛋白（low-density lipoprotein，LDL），而且能一定程度上降低三酰甘油（triacylglycerol，TG），还能升高高密度脂蛋白（high-density lipoprotein，HDL）。他汀类药物的作用机制是通过竞争性抑制内源性胆固醇合成限速酶 HMG-CoA 还原酶，阻断细胞内羟甲戊酸代谢途径，使细胞内胆固醇合成减少，从而反馈性刺激细胞膜表面 LDL 受体数量和活性增加，使血清胆固醇清除增加、水平降低。临床上主要用于降低胆固醇尤其是低密度脂蛋白 - 胆固醇（LDL-C），治疗动脉粥样硬化，现已成为冠心病预防和治疗最有效的药物。长期服用他汀类药物的患者术前不需停药，可继续使用至手术当日晨。术后无相关禁忌证患者即可按需使用。

他汀类药物的常见不良反应与用药剂量密切相关，主要需要警惕肌病和肝脏不良反应。他汀相关性肌病临床表现包括肌痛、肌炎和横纹肌溶解。出现肌炎及严重横纹肌溶解的病例是比较罕见的，且多发生于合并多种疾病和 / 或联合使用多种药物的患者。横纹肌溶解常表现为 CK（肌酸磷酸激酶）显著升高（高于正常值上限 10 倍以上），可能伴有血肌酐升高，且常伴有肌球蛋白尿和肌球蛋白血症，并可引起急性肾衰竭。肝功能受损的表现为血清转氨酶水平升高。用药期间应定期检测肝功能，有肌肉不适或无力者应监测肌酸激酶，必要时减量或停药。围麻醉期注意保护患者肝肾功能，定时监测肌酐值、转氨酶指标，注意使用对肝肾功能影响较小的药物。

（二）降甘油三酯类药（贝特类）

贝特类降脂药即苯氧芳酸类降脂药，如氯贝丁酯、苯扎贝特、非诺贝特等。此类药物口服后容易被肠道吸收，服药 1~2 小时后即可在血液中测得其药物浓度。它们可通过增强脂蛋白脂酶的活性加速脂蛋白的分解，同时也能减少肝脏中脂蛋白的合成，从而降低血脂。这类药物的突出作用是显著降低甘油三酯。在临床上，此类药物常用于动脉粥样硬化的预防和治疗。

长期服用贝特类药物的不良反应主要为消化道反应，偶有尿素氮增加、谷丙转氨酶和谷草转氨酶升高，停药后可恢复。肌炎不常见，但一旦发生则可能导致横纹肌溶解症，出现肌红蛋白尿症和肾衰竭。术前访视应注意患者相关指标是否异常，术中给予密切监测，注意保护患者肝肾功能，术中使用对肝功能影响较小的药物以策安全。

贝特类药物可将其他药物从血浆蛋白结合位点替换下来，导致麻醉药物作用加强的风险。因此手术当日早晨应停用贝特类药物，术中应注意麻醉深度及生命体征，术后无相关禁忌证患者即可按需使用。

第四节　抗　栓　药

一、抗血小板药

（一）阿司匹林

阿司匹林，是最早被应用于抗栓治疗的抗血小板药物，已经被确立为治疗急性心肌梗死、不稳定心绞痛及心肌梗死二期预防的经典用药。作用原理是阿司匹林通过与环氧化酶中的 COX-1 结合，不可逆地抑制 COX-1 的活性，继而阻断血栓烷 A2（thromboxane A2，TXA2）的合成途径，抑制血小板聚集。阿司匹林是临床上应用广泛的一种抗血小板药，小剂量还可用于冠状动脉硬化性疾病、心肌梗死、脑梗死、深静脉血栓形成和肺梗死等。

长期服用阿司匹林会对血小板聚集产生不可逆的抑制作用，致凝血功能障碍而出血不止。部分患者服用阿司匹林后可出现荨麻疹、血管神经性水肿甚至过敏性休克，部分哮喘患者应用此药后可诱发哮喘，增加术中反流误吸风险，而且可能会加重肾脏负担，减缓药物代谢，从而导致药物蓄积和苏醒延迟等。多数手术宜在围手术期继续使用，若需术前停用阿司匹林，停药期宜为 5~7 天，并监测患者出凝血功能和肾功能，围手术麻醉期主要注意观察老年患者有无明显出血倾向以及有无过敏反应的发生，注意保护患者肾脏功能。

（二）氯吡格雷

氯吡格雷是血小板聚集抑制剂，选择性地抑制腺苷二磷酸（ADP）与血小板受体的结合及抑制 ADP介导的糖蛋白 GP Ⅱ b/Ⅲ a 复合物的活化，而抑制血小板聚集。也可抑制非 ADP 引起的血小板聚集。对血小板 ADP 受体的作用是不可逆的。临床上主要用于预防和治疗因血小板高聚集引起的心、脑及其他动脉循环障碍疾病，如近期发作的脑卒中、心肌梗死和确诊的外周动脉血栓性疾病。

长期服用氯吡格雷可能会增加出血风险；可能会导致部分患者出现过敏反应，严重者可能出现过敏性休克；可能会加重肝肾负担，减缓药物代谢，从而导致药物蓄积和苏醒延迟等。手术前一般建议停用氯吡格雷 5~7 天，以避免术中出血量大危及患者生命。围麻醉期主要注重观察患者有无明显的出血倾向以及有无过敏反应的发生，同时注重保护患者的肝肾功能。

二、抗凝药

（一）华法林

华法林是香豆素类抗凝剂的一种，在体内有对抗维生素 K 的作用。可以抑制维生素 K 参与的凝血因子 Ⅱ、Ⅶ、Ⅸ、Ⅹ 在肝脏的合成。主要用于防治血栓栓塞性疾病，可防止血栓形成与发展，如治疗血栓栓塞性静脉炎，降低肺栓塞的发病率和死亡率，减少外科大手术如风湿性心脏病手术、髋关节固定术、人工置换心脏瓣膜手术等的静脉血栓发生率，还可作为心肌梗死的辅助用药。

主要不良反应是出血，用药期间应定时测定凝血酶原时间，应保持在 25~30 秒，凝血酶原活性至少应为正常值的 25%~40%。常规手术术前应至少停用 5 天。但对于发生血栓的高危患者，停止华法林治疗时，术前常用小剂量低分子量肝素皮下注射，预防深静脉血栓和心肌梗死等。术中主要检测出凝血相关风险，如肺栓塞、下肢静脉血栓等。凝血酶原时间超过正常的 2.5 倍（正常值为 12 秒）、凝血酶原活性降至正常值的 15% 以下或出现出血时，应立即停药。严重时可用维生素 K 拮抗，必要时也可输入新鲜全血、血浆或凝血酶原复合物。

（二）利伐沙班

利伐沙班是一种口服的 Ⅹa 因子抑制剂，其选择性地阻断 Ⅹa 因子的活性位点，且不需要辅因子（例如抗凝血酶 Ⅲ）以发挥活性。通过内源性及外源性途径活化 Ⅹ 因子为 Ⅹa 因子（FⅩa），在凝血级联反应中发挥重要作用。临床上主要用于华法林的替代治疗或用于非瓣膜病性房颤患者。

利伐沙班可使出血的风险升高，且可能引起严重或致死性的出血。术前至少停用利伐沙班 24 小时以避免硬膜外麻醉或腰椎穿刺以及手术出血风险。而对于术后人群，可以通过定期对患者进行体格检查，对手术伤口引流液进行密切观察以及定期测定血红蛋白来及时发现出血情况。

（三）达比加群酯

达比加群酯是一种新型的合成的直接凝血酶抑制剂。临床上达比加群酯主要用于华法林的替代治疗；用于非瓣膜病性房颤患者。

手术或有创操作会增加使用达比加群酯患者的出血风险。因此，接受外科手术时可能需暂时停用达比加群酯，一般建议至少停用 24 小时，但肾功能损害时达比加群酯的半衰期延长，故应延长肾功能损害患者的停药时间。如需进行紧急操作，应暂时停用达比加群酯。在可能的情况下应延迟手术（或操作）至末次给药后至少 12 小时。如果不能推迟手术，可能会存在出血风险增加。应就出血风险与操作的紧迫性进行权衡。椎管内麻醉等操作可能需要彻底止血。

（四）肝素

肝素在体内外均有强大抗凝作用。与抗凝血酶 Ⅲ（AT-Ⅲ）结合，从而抑制凝血因子 Ⅱa、Ⅸa、Ⅹa、Ⅺa、Ⅻa 发挥抗凝作用。临床上主要用于血栓栓塞性疾病、心肌梗死、心血管手术、心脏导管检查、体外循环、血液透析等。

自发性出血倾向是肝素过量使用的最主要危险。通常肝素需在术前 6 小时停用，术后 12 小时可酌情恢复使用；主要预防术中出血和过敏反应，监测活化部分促凝血酶原激酶时间（activated partial thromboplastin time，APTT）和激活全血凝固时间（activated clotting time of whole blood，ACT），过量可用鱼精蛋白拮抗。

（五）低分子量肝素

低分子量肝素是由普通肝素解聚制备而成的一类分子量较低的肝素的总称，具有选择性抗凝血因子 Ⅹa 活性而对凝血酶及其他凝血因子影响较小的特点。目前低分子量肝素主要用于预防深部静脉血栓形成和肺栓塞；治疗已形成的急性深部静脉血栓；在血液透析时，防止体外循环系统中发生血栓或血液凝固;治疗不稳定型心绞痛及非 ST 段抬高心肌梗死。

低分子量肝素不良反应大致与肝素相同:药物治疗期间血小板减少。一般建议术前至少 12 小时停用低分子量肝素,术中主要预防出血和过敏反应,一旦出现上述症状立即停用相关药物,严重病例可使用输注血小板、糖皮质激素、丙种球蛋白甚或血浆置换。

第五节　神经系统用药

一、抗抑郁药

(一)丙米嗪

丙米嗪主要作用是能阻滞去甲肾上腺素和 5- 羟色胺的再摄取,增加突触间隙中去甲肾上腺素和 5- 羟色胺含量。具有较强的抗抑郁、抗胆碱能作用,镇静作用较弱。主要用于治疗各种抑郁症,尤以情感性障碍抑郁症疗效显著。亦可用于反应性抑郁、抑郁性神经症。治疗剂量丙米嗪有阻断 M 胆碱受体的作用,常见不良反应主要有口干、扩瞳、视物模糊等抗胆碱作用。长期应用丙米嗪可减少儿茶酚胺的储存,因此术前不应停药,否则可引起高热和昏迷,术中注意其阻断 M 胆碱受体的作用可能引起心动过速和眼压升高等。

(二)舍曲林

舍曲林是一种选择性的 5- 羟色胺再摄取抑制剂,其作用机制与其对中枢神经元 5- 羟色胺再摄取的抑制有关,对去甲肾上腺素和多巴胺仅有微弱影响。用于各种抑郁症的治疗,并对强迫症有效。目前认为舍曲林不需术前停药,应继续使用直至手术当日。本药主要经肝脏代谢,因此围手术期需要注意保护患者肝功能。

(三)氟西汀

氟西汀为临床广泛应用的选择性 5- 羟色胺(5-hydroxytryptaphane,5-HT)再摄取抑制剂,可选择性地抑制 5-HT 转运体,阻断突触前膜对 5-HT 的再摄取,延长和增加 5-HT 的作用,从而产生抗抑郁作用。目前临床上主要用氟西汀治疗抑郁症、神经性贪食症。肝肾功能不全的患者使用时可能导致药物蓄积或作用时间延长。氟西汀不需术前停药,应继续使用至手术当日;术中注意维持患者生命体征平稳。

二、抗精神病药

(一)氟哌啶醇

氟哌啶醇为丁酰苯类抗精神病药的主要代表,作用与氯丙嗪相似,有较强的多巴胺受体拮抗作用。特点是:抗焦虑症、抗精神病作用强而久,对精神分裂症与其他精神病的躁狂症状都有效。镇吐作用亦较强,但镇静作用弱。临床上主要用于治疗各种急、慢性精神分裂症,亦可用于对吩噻嗪类治疗无效的其他类型或慢性精神分裂症;治疗焦虑性神经症。大剂量长期使用可引起心律失常、心肌损伤。目前主张术前不停用氟哌啶醇,应继续使用至手术当日;围手术期主要须预防不良反应的发生。

(二)利培酮

利培酮为苯丙异噁唑衍生物,拮抗 5-HT 受体和多巴胺 D2 亚型受体,对前者的作用显著强于后者。老年患者和肾功能不全患者清除速度较慢。目前利培酮主要用于治疗急性和慢性精神分裂症。特别是对阳性及阴性症状及其伴发的情感症状(如焦虑、抑郁等)有较好的疗效。也可减轻与精神分裂症有关的情感症状。长期应用利培酮常见主要的不良反应为与剂量相关的锥体外系症状。不需术前停药,应继续使用至手术当日,术中须预防不良反应的发生。

(三)奥氮平

奥氮平可拮抗多巴胺能受体、5-HT 受体、胆碱能受体。适用于精神分裂症和其他有严重阳性和 / 或阴性症状的精神病的急性期和维持治疗;亦可缓解精神分裂症及相关疾病常见的继发性情感症状。不需术前停药,应继续使用至手术当日。术前访视应注意监测患者血压、血常规、肝功能等,术中维持患者基本生命体征平稳,需预防不良反应的发生。

三、抗焦虑药

苯二氮䓬类是 1,4- 苯二氮䓬的衍生物,代表药物为地西泮、劳拉西泮。苯二氮䓬类药物作用于脑干网状结构和大脑边缘系统(包括杏仁核、海马等)的 GABA 受体、苯二氮䓬受体和氯离子通道的复合物,通过增强 GABA 的活性,进一步开放氯离子通道,使氯离子大量进入细胞内,引起神经细胞超极化,从而起到中枢抑制作用,已成为当前临床应用最广的镇静催眠药。临床上这类药物主要用于:①焦虑症及各种功能性神经症;②治疗失眠;③癫痫,可与其他抗癫痫药合用;④各种原因引起的惊厥;⑤治疗酒精和巴比妥类药所致的戒断综合征;⑥临床麻醉中作为麻醉前用药、辅助用药和复合全麻的组成部分。

长期服用可产生依赖性和成瘾,停用可出现反跳现象和戒断症状。因此不需术前停药,应继续使用至手术当日;与其他中枢抑制性药物合用时,应注意用量和注射速度,防止引起严重的呼吸循环抑制。围手术期应密切监测患者呼吸功能、心率等,注意保护患者心肺功能,维持正常生命体征。

四、抗癫痫药

(一)苯妥英钠

苯妥英钠对大脑皮质运动区有高度选择性抑制作用,治疗浓度的苯妥英钠选择性地抑制突触传递或降低引起神经元放电的短暂刺激,使异常放电的扩散受到抑制。苯妥英钠具有膜稳定作用,可降低细胞膜对 Na^+ 和 Ca^{2+} 的通透性,降低细胞膜的兴奋性,使动作电位不易产生,抑制异常放电向病灶周围的正常脑组织扩散而具有抗癫痫的作用。抗神经痛的作用机制可能与本品作用于中枢神经系统、降低突触传递或降低引起神经元放电的短暂刺激有关。它还对心房与心室的异位节律有抑制作用,也可加速房室的传导,降低心肌自律性,具有抗心律失常作用。

苯妥英钠主要适用于治疗复杂部分性癫痫发作(颞叶癫痫、精神运动性发作)、单纯部分性发作(局限性发作)、全身强直阵挛性发作和癫痫持续状态;治疗三叉神经痛和坐骨神经痛、发作性舞蹈手足徐动症、发作性控制障碍、肌强直症及隐性营养不良性大疱性表皮松解;用于治疗室上性或室性早搏,室性心动过速,尤适用于强心苷中毒时的室性心动过速,室上性心动过速也可用。

目前不主张术前停用苯妥英钠,应继续使用至手术当日。苯妥英钠是重要的酶诱导剂,长期服用对肝功能有不同程度的损害,术中易发生全麻药蓄积,有些还能影响神经肌肉传递功能。因此术前访视应监测患者肝功能,术中应用对肝功能影响较小的药物以保护肝功能。

(二)卡马西平

卡马西平是一种治疗癫痫病和神经性疼痛的药物。治疗浓度时能阻滞 Na^+ 通道,降低细胞兴奋性;也可抑制 T 型钙通道,抑制癫痫病灶及其周围神经元放电。同时还能增强中枢性抑制递质 GABA 在突触后的作用。此外,卡马西平还有抗胆碱、抗抑郁以及抑制神经肌肉接头传递的作用,可刺激抗利尿激素(antidiuretic hormone,ADH)分泌,产生抗利尿作用。本药目前是治疗单纯性局限性发作和大发作的首选药物之一,同时还有抗复合性局限性发作和小发作的作用。此外,临床上还可用于治疗三叉神经痛、舌咽神经痛、尿崩症和抑郁症。术前注意检查血常规、尿常规、血尿素氮、肝功能、甲状腺功能及监测卡马西平血药浓度。术前如果停药过早,可能诱发癫痫发作,因此麻醉前需适当调整用量,用至手术当日早晨。术中注意监测血常规、肝功能等指标。

五、抗帕金森病药

左旋多巴为多巴胺的前体药物,本身无药理活性,通过血脑屏障进入中枢,经多巴脱羧酶作用转化成多巴胺而发挥药理作用。左旋多巴主要用于治疗帕金森病(原发性震颤麻痹)、肝性脑病、神经痛。目前主张应用左旋多巴不需要术前停药,应贯穿整个围手术期,包括手术当日的早晨,以减轻震颤并减少口腔分泌物,术前如停用可引起症状显著加重,甚至诱发神经安定药恶性综合征,因此,术前不宜突然停药,术后也应尽快恢复用药。但其导致的不良反应较多,因此,术前访视应询问患者是否有左旋多巴服用史,并对相关指标进行重点监测,围手术期注意维持患者血压、心率等正常生命体征平稳,保持呼吸道通畅,给予一定的镇静剂及肌肉松弛药避免"开关"现象突然出现影响手术正常进行。

六、抗痴呆药

(一)多奈哌齐

多奈哌齐是胆碱酯酶抑制剂,主要通过抑制突触间隙的乙酰胆碱酯酶,从而减少由突触前神经元释放到突触间隙的乙酰胆碱的水解,进而增强对胆碱能受体的刺激,改善轻中度老年痴呆患者的认知功能。主要用于轻、中度阿尔茨海默病的治疗。用药应持续至术晨,骤然停药可能引起患者症状加重。多奈哌齐可能会增强琥珀酰胆碱型药物的肌肉松弛作用;也可对心率产生迷走样作用(如心动过缓),故应密切监测老年患者围手术麻醉期间血压、心率等血流动力学改变,根据患者个体情况适量调整肌肉松弛药用量。

(二)美金刚

美金刚是一种电压依赖性、中等程度亲和力的非竞争性 NMDA 受体拮抗剂。它可以阻断谷氨酸浓度病理性升高导致的神经元损伤,用于治疗中度至重度阿尔茨海默病。目前美金刚不需术前停药,应继续使用至手术当日;注意与其他 NMDA 受体拮抗剂(如氯胺酮)合用时可能会导致药效增强等。

第六节　内分泌系统用药

一、口服降糖药

口服降血糖药主要用于治疗经饮食和运动锻炼 2~3 个月血糖不能满意控制的 2 型糖尿病患者。目前普遍用于临床的口服降糖药,按其降糖作用的机制不同,大体分为四类:磺酰脲类(sulfonylureas,SU)、双胍类、α 葡萄糖苷酶抑制剂和胰岛素增效剂。

(一)磺酰脲类口服降糖药

磺酰脲类口服降糖药是临床应用品种较多的口服降糖药。SU 类口服降糖药的主要机制是刺激胰岛素分泌,最适用于轻、中度 2 型糖尿病患者,尤其是伴有胰岛素分泌功能低下者。

磺酰脲类药物刺激胰岛 B 细胞分泌胰岛素,患者禁食可能导致严重低血糖的风险,因此术前应停药。半衰期长(36 小时)的第一代药物,如氯磺丙脲,应从术前一日早晨开始停药,半衰期短(6~12 小时)的第二代磺酰脲类药物在手术当日停药即可。术前访视应嘱患者严格遵医嘱停药,并监测患者血糖水平,术中一旦出现血糖波动危及手术,应及时对症处理。

(二)双胍类口服降糖药

常用制剂有苯乙双胍和二甲双胍。双胍类口服降糖作用机制是促进脂肪组织摄取葡萄糖,降低葡萄糖在肠的吸收及糖原异生,抑制胰高血糖素释放。适用于 2 型糖尿病患者,尤其是肥胖伴胰岛素抵抗或高胰岛素血症患者的首选降糖药。双胍类还可以与胰岛素合用治疗 1 型糖尿病患者,可减少胰岛素用量和使波动的血糖趋于稳定。二甲双胍由于其较长的作用时间及乳酸中毒的风险,尤其是低血容量或心力衰竭者组织缺氧则出现乳酸酸中毒的风险更大,因此需要在术前至少 8 小时停药,对术前无法停用二甲双胍的患者,围手术期应检测乳酸水平,一旦出现乳酸酸中毒现象,应及时处理,维持患者体内酸碱平衡。

另外,双胍类降糖药可能会加重患者肝肾功能损害,并通过促进酮体生成诱发糖尿病酮症酸中毒,因此围麻醉期应密切监测患者肝肾功能及血、尿酮体,术中给予对肝肾功能影响较小的药物,尽可能保护患者肝肾功能。

(三)葡萄糖苷酶抑制剂

常用制剂有阿卡波糖(拜糖平)和米格列醇。这类药的降糖作用机制主要是通过抑制多糖和双糖类转变为单糖,从而减少和延缓糖的吸收,降低餐后的血糖。其降糖作用比较弱,所以应配合其他降糖药使用,或单独用于以餐后血糖高为主要表现的轻症患者。

α- 糖苷酶抑制剂能减少葡萄糖或脂肪的吸收,只有进食才起效,单独使用不引起低血糖,因此手术当日禁食需要停用,围手术期注意监测患者血糖、电解质水平,维持水电解质平衡,保证患者术后顺利复苏。

(四)胰岛素增效剂

此类药物为噻唑烷酮类化合物,降糖机制主要是增加周围组织对糖的摄取和利用,降低肝糖的产生,因而特别适用于以胰岛素抵抗为主的 2 型糖尿病患者,目前国内少用。

口服降糖药的术前用药策略见表 15-1。

表 15-1　口服降糖药的术前用药策略

口服降糖药分类	围手术期风险	术前 1 日	手术当日(短小手术,当天能恢复进食)	手术当日(大中型手术,术后不能恢复进食)
促胰岛素分泌(磺酰脲类、格列奈类)	低血糖	服用	停药	停药
二甲双胍	肾功能不全时出现乳酸堆积	服用	服用	停药
噻唑烷二酮类	水钠潴留	服用	服用	停药
DDP-4 抑制剂	较少	服用	服用	服用
SGLT-2 抑制剂	低血容量	停药	停药	停药

注意事项:对于血糖控制良好的 2 型糖尿病患者施行短小手术,如术前停用口服降糖药,可不用胰岛素;但对所有患者均应监测血糖。应用口服降糖药者,需静脉输注葡萄糖。血糖控制不佳或拟行大手术者,需胰岛素治疗。

二、胰岛素

胰岛素可促进肝脏、脂肪、肌肉等靶组织糖原和脂肪的储存:①促进脂肪合成,抑制脂肪分解,减少游离脂肪酸和酮体的生成,增加脂肪酸和葡萄糖的转运,使其利用率增加;②促进糖原的合成和储存,加速葡萄糖的氧化和酵解,抑制糖原分解和糖异生。主要用于1型糖尿病、新诊断的2型糖尿病、2型糖尿病经饮食控制或口服降糖药未能控制者、发生急性或严重并发症的糖尿病。围手术期血糖控制与术后转归直接相关,因此术前依靠胰岛素控制血糖的患者在术日晨应监测血糖并根据需要皮下注射胰岛素,原则是维持术晨最佳血糖。术中严密监测血糖波动,避免血糖波动幅度过大,一旦出现低血糖症状,应及时处理。一般患者在手术当日早晨停药,具体根据术前血糖检测结果调整。如果患者手术当日血糖较高,需要调整血糖,具体处理如下(表15-2)。

表 15-2　皮下注射胰岛素的术前剂量调整

胰岛素剂型	给药频率	术前一日晚上	手术当日早晨
长效胰岛素	每日 1 次	常规剂量的 80%	常规剂量的 80%
中效胰岛素	每日 2 次	常规剂量的 80%	常规剂量的 50%
中效 / 短效预混胰岛素	每日 2 次	常规剂量的 80%	中效部分常规剂量的 50%
短效或速效胰岛素	每日 3 次	不变	停用
皮下连续输注胰岛素泵	连续	不变	泵速调整为睡眠基础速度

注意事项:应实时动态关注患者的血糖变化情况。

三、激素类药

(一)糖皮质激素

糖皮质激素可以增加糖原含量并升高血糖;加速胸腺、肌肉、骨等组织蛋白质分解代谢,增加尿中氮的排泄,造成负氮平衡;短期对脂肪代谢无明显影响,大剂量长期使用可增高血浆胆固醇、激活四肢皮下脂酶促进皮下脂肪分解,使脂肪重新分布;较弱的潴钠排钾作用。在紧急或危重情况下,糖皮质激素往往为首选。临床常见的糖皮质激素类药物有泼尼松、甲泼尼松、倍他米松、丙酸倍氯米松、泼尼松龙、氢化可的松、地塞米松等,具有抗炎、抗毒、抗过敏、抗休克、非特异性抑制免疫及退热等多种作用,主要用于治疗原发性或继发性(垂体性)肾上腺皮质功能减退症,主要应用生理剂量的氢化可的松或可的松作补充或替代治疗。还可用于各种过敏反应性疾病,如血管性水肿、急性荨麻疹、接触性皮炎、血清病、过敏性休克、严重输血反应、血小板减少性紫癜、重症支气管哮喘等。

术前访视需了解原发病引起的特殊生理改变,不需要术前停药,可继续使用至手术当日。术中应注意患者对药物的耐受性、应激能力差,尤其对药物诱导的心肌抑制极为敏感,麻醉药物应适当减量。突然停药或减量过快可能引发肾上腺皮质危象,表现为恶心、呕吐、乏力、低血压和休克等。术中一旦出现肾上腺皮质危象症状应立即抢救,补液扩容维持血压等,以免危及患者生命。

(二)雌孕激素

雌孕激素为雌激素和孕激素的统称,代表药物为雌二醇和孕酮。

1. 雌二醇　雌二醇适用于绝经期综合征、骨质疏松、乳房胀痛及退乳、卵巢功能不全和闭经、功能性子宫出血、绝经后晚期乳腺癌、前列腺癌。持续使用雌二醇对手术并无明显影响,因此一般持续使用至手术当日,术中注意监测其可能出现的不良反应并及时处理即可。

2. 孕酮　孕酮适用于功能性子宫出血、子宫内膜异位症、子宫内膜腺癌、前列腺肥大和前列腺癌,还可作为宫内节育器内的缓释激素药物。目前认为孕酮不需术前停药,可继续使用至手术当日,术中注意维持患者生命体征平稳,密切监测患者激素水平,使用对肝功能影响较小的药物即可。

(三)骨质疏松治疗用药

骨质疏松症是由于多种原因导致的骨密度和骨质量下降、骨微结构破坏、造成骨脆性增加、从而容易发生骨折的全身性骨病。目前用于骨质疏松症的代表药物包括维生素 D 和钙、双膦酸盐类(阿仑膦酸钠)、降钙素、雌激素受体调节剂。这些药物都是通过减缓骨丢失、增加肠钙吸收、促进骨形成、抑制骨破坏来达到治疗目的。

骨质疏松治疗用药的不良反应主要是胃肠道反应,降钙素可致面部潮红、恶心、局部炎症等。因此一般不需要术前停药,可继续使用至手术当日。术中对该类患者要注意体位变化,密切监测围手术期血钙水平。术后无相关禁忌证患者即可按需使用。

第七节　其他药物

一、前列腺用药

前列腺疾病多见于老年患者,如前列腺炎和良性前列腺增生等。目前临床上常用药为特拉唑嗪、坦索罗辛等。这些药主要是通过松弛血管平滑肌、降低血压、松弛前列腺和膀胱颈部肌肉,从而治疗良性前列腺增生症患者的排尿症状:尿频、尿急、尿线变细、排尿困难、夜尿增多、排尿不尽感。已知该类药物与镇痛、镇静剂不会产生相互作用,因此一般不需要术前停药,可继续使用至手术当日。老年患者较年轻人更易发生直立性低血压,术中应密切监测患者围手术期血压、心率变化。术后无相关禁忌证患者即可按需使用。

二、呼吸系统用药

(一)平喘药

临床常用的平喘药包括类茶碱、吸入用激素、异丙托溴铵、沙丁胺醇等。激素类药抑制多种炎症细胞和免疫细胞功能,抑制细胞因子和炎症介质的产生,抑制气道高反应性;扩张支气管,降低呼吸道阻力,稳定肥大细胞膜,松弛支气管平滑肌,抑制炎性细胞释放过敏反应介质,增强纤毛运动与黏液清除,降低血管通透性,减轻呼吸道水肿等多种作用;茶碱类可抑制磷酸二酯酶,阻断腺苷受体,增加内源性儿茶酚胺的释放,参与免疫调节和抗炎,增加膈肌收缩力并促进支气管纤毛运动,从而治疗支气管哮喘。

应用平喘药有利于术中及术后的呼吸道管理和肺保护,因此不主张术前停药,应继续使用至手术当日。术中注意维持患者正常呼吸功能,保持呼吸道通畅。术后无相关禁忌证患者即可按需使用。

(二)止咳祛痰药

目前常用的止咳祛痰药包括复方甘草口服液、复方可待因、氨溴索等。这些药直接抑制延髓咳嗽中枢而发挥镇咳作用;外周性镇咳通过抑制咳嗽反射弧中的感受器、传入神经、传出神经或效应器中任何环节而发挥镇咳作用;增加痰液中水分含量,稀释痰液;使痰液黏度降低或调解黏液成分,使痰液容易排出,一般用于缓解感冒或上呼吸道感染引起的咳嗽、咳痰等;祛痰药用于痰液黏稠而不易咳出者。

一般不需要术前停药,可继续使用至手术当日。术中注意监测患者呼吸功能,保持呼吸道通畅,维持生命体征平稳。术后无相关禁忌证患者即可按需使用。

(三)肺动脉高压用药

常用的治疗药物包括西地那非、前列环素等。这些药品属于特殊用药,通过直接舒张肺和全身动脉血管床并抑制血小板聚集而治疗肺动脉高压。不需要术前停药,可继续使用至手术当日。但肺动脉高压患者在手术麻醉时,可能会由于肺血流量减少而引起严重后果,故应规范应用治疗药物,在选用麻醉药物时注意维持肺血流量。考虑老年患者肝肾、心脏功能衰退,以及伴随疾病或应用其他药物比率高,应慎重选择剂量。

三、消化系统用药

消化系统用药主要以雷尼替丁、奥美拉唑等抑酸药和抗反流药为主。其中 H_2 受体阻断药竞争性地阻断壁细胞基底膜的 H_2 受体,对基础胃酸分泌的抑制作用最强,对进食、胃泌素、迷走兴奋以及低血糖等诱导的胃酸分泌也有抑制作用;质子泵抑制剂都属于弱酸性的苯并咪唑类化合物,在酸性的壁细胞分泌小管内,转化为次磺酸和亚磺酰胺,后者与 H^+-K^+-ATP 酶 α 亚单位的巯基共价结合使酶失活,减少胃酸分泌。这些药物可有效抑制胃酸分泌,主要应用于胃和十二指肠溃疡,能减轻溃疡引起的疼痛,促进溃疡愈合。

胃内低 pH 胃液,在麻醉诱导及术中可造成误吸致肺炎和应激性溃疡风险增大,因此术前可不停用该类药物,尤其是 3 级、4 级大手术和误吸风险高的患者,可以持续使用至手术当日晨。术中注意监测患者胃液量,防止胃液过多反流误吸损伤患者气管。

四、中草药

中草药是中医预防治疗疾病所使用的独特药物,也是中医区别于其他医学的重要标志,主要由植物药(根、茎、叶、果)和矿物药组成,代表药物有人参、鹿茸、银杏等。目前中草药的具体药理机制尚不明确,但对气虚所致的身倦乏力、食欲缺乏、畏寒无力、血虚眩晕等可达到一定的治疗效果。

一些中草药的药效动力学或药代动力学直接或间接作用可引起多种并发症:如紫锥花可引起免疫抑制;大蒜、银杏和人参易引起出血;麻黄、鹿茸引起心血管系统功能不稳定;人参引起低血糖;通过与西药相互作用而产生影响,如卡瓦胡椒和撷草使麻醉药镇静作用增强,麻醉时间延长,圣约翰草使围手术期的多种药物代谢增加;还有一些中草药可能会抑制凝血功能、造成电解质紊乱,诱发心血管副作用,同时因对其剂量和疗效的不确定可能增加出现并发症的风险。因此建议术前停用所有的中草药至少一周。术中密切监测患者血压、心率、凝血功能等,对于可能增强麻醉效果的中草药,应慎重选择麻醉药物或适当减量以保证术后患者顺利复苏。术后遵医嘱用药。

五、非处方药

维生素类药构成多种辅酶,参与多种物质的代谢、利用和合成,促使骨骼生长,维持上皮组织的结构完整,保持正常的生长发育,可用于胃肠道功能有损失、不能进食足够数量的常规食物、不能满足机体营养需求而进行肠内营养治疗的患者。长期应用维生素片的少数患者会出现胃肠道功能紊乱,恶心、呕吐、腹泻等不良反应。某些维生素会影响凝血功能,如维生素 K。维生素除了含有维生素 E 的制剂,其他应在术前1 周停药。术中监测患者出凝血功能,若有异常及时处理。术后应用须遵医嘱。

(于泳浩　张麟临)

参考文献

[1] REVES JG, BARNETT SR, MCSWAIN JR, et al. Geriatric Anesthesiology [M]. Third Edition. Berlin: Springer, 2018.

[2] 中华医学会麻醉学分会. 围术期血糖管理专家共识 (快捷版)[J]. 临床麻醉学杂志, 2016, 32 (1): 93-95.

[3] 孟瑶, 付明明, 赵雨琪, 等.《2020 年版围术期血糖管理专家共识》解读 [J]. 河北医科大学学报, 2022, 43 (1): 1-6, 11.

［4］围术期出凝血管理麻醉专家共识协作组. 围术期出凝血管理专家共识. 中华麻醉学杂志, 2020, 40 (9) 1042-1053.

［5］CASTANHEIRA L, FRESCO P, MACEDO AF. Guidelines for the management of chronic medication in the perioperative period: systematic review and formal consensus [J]. J Clin Pharm Ther, 2011, 36 (4): 446-67.

［6］INGRASCIOTTA Y, SULTANA J, GIORGIANNI F, et al. Analgesic drug use in elderly persons: A population-based study in Southern Italy [J]. PLoS One, 2019, 14 (9): e0222836.

［7］LOMIVOROTOV VV, EFREMOV SM, ABUBAKIROV MN, et al. Perioperative Management of Cardiovascular Medications [J]. J Cardiothorac Vasc Anesth, 2018, 32 (5): 2289-2302.

［8］MIKHAIL MA, MOHABBAT AB, GHOSH AK. Perioperative Cardiovascular Medication Management in Noncardiac Surgery: Common Questions [J]. Am Fam Physician, 2017, 15; 95 (10): 645-650.

第十六章
中医药及穴位刺激在老年麻醉中的应用

第一节 概 述

从史前蒙昧时代开始,在人类同自然界及其他物种搏斗竞争以求生存发展的过程中,先民一直在探索疾病发生和发展的规律,研究疾病预防和诊疗对策,逐渐形成了原始经验型医学知识。随着时代的发展,人们对麻醉的认识从盲目无知、依靠巫神到有目的地探寻。我国很早以前就有关于麻醉的传说和记载,古代人民很久以前就千方百计寻找治病止痛的良药。从伏羲氏"尝百草制九针、以拯夭枉焉"到"神农尝百草,一日而遇七十毒";战国名医扁鹊以"毒酒"作麻药,为患者"剖腹探心"。再到公元 2 世纪,华佗发明了麻沸散进行全身麻醉进行腹腔手术,以及李时珍在《本草纲目》中,介绍了曼陀罗花的麻醉作用等。关于针灸镇痛,早在战国时期(公元前 475—前 221 年)古籍《黄帝内经》中,在针灸方面就已从经络穴位、针刺法到针灸理论作了较为系统的论述,有针刺治疗头痛、牙痛、耳痛、关节痛和胃痛等记载。相传为秦越人所著的《难经》论述了经络穴,215—282 年晋·皇甫谧著《针灸甲乙经》进一步总结了古代针灸的成就,是我国最早的一部比较完整的针灸专著。唐初时针灸已经成立了专门的学科,设立"针师""灸师"等专业称号;唐贞观年间(627—649 年)官方组织甄权等人对针灸学文献进行了校订,足见当时对针灸的重视。宋代王唯一撰成《铜人针灸穴图经》三卷,介绍了如何制成铜人模型。明·杨继洲著《针灸大成》十卷,总结了明代以前的针灸学方面的成就。清代《医宗金鉴·针灸心法要诀》,流传广泛。在针刺复苏急救方面,公元前 4~5 世纪,有扁鹊切脉以诊断人之生死,用针、砭石和草药进行急救复苏的记载。总之,在我国历代的医药著书中,有关麻醉止痛、复苏急救等方面的记载内容经验丰富而宝贵,有待我们进一步发掘整理。同时也说明在我国医学发展中,麻醉学方面也有很大的成就和贡献。中国传统医学不断尝试,寻找减除因灾害、禽兽引起的创伤或疾病疼痛的药物和方法。

直至 18 世纪中叶,现代医学首次运用麻醉技术,乙醚被成功地应用于外科手术,这是近代麻醉学的开端。随着新理论、新知识、新技术的广泛积累运用,麻醉方法和药物在临床上的应用日益多样化。20 世纪 50~60 年代,针灸学者深入地研究古代针灸文献,进行针灸临床疗效总结,开展实验研究,揭示针灸的基本作用原理,在针灸镇静镇痛的基础上开展了针刺麻醉的研究与实践。20 世纪 70 年代以来,应用神经生理学、解剖学、组织化学、生物化学、免疫学、分子生物学及声、光、电、磁等现代科学技术手段,对针灸治病机制以及镇静镇痛原理都有了更深刻的认识。进入 21 世纪,针刺麻醉逐渐发展为采用针药复合的针刺辅助麻醉(acupuncture-assisted anesthesia,AAA),针刺从"台前"转移至"幕后",形成了"术前诱导 - 术中麻醉 - 术后镇痛"的全新模式,这成为针刺麻醉继续发展的转折点。近年来,穴位刺激作为传统中医理论的重要组成部分,广泛应用于围手术期。目前穴位刺激可通过耳穴压豆、针刺、电针、经皮神经电刺激(transcutaneous electrical nerve stimulation,TENS)和经皮穴位电刺激(transcutaneous electrical acupoint stimulation,TEAS)等方法产生得气感应,通过神经、内分泌、免疫等系统的调控作用,对多个器官和系统产生保护作用,具有安全、不良反应少等特点。随着穴位刺激相关技术(acupuncture related technologies,

ART）的发展及应用，该技术已成为围手术期患者多模式治疗、加速术后康复的一种新治疗手段。围手术期穴位刺激不仅产生镇痛、镇静、抗焦虑等作用，还可在一定程度上减少术后恶心呕吐，提高患者机体的免疫力，具有保护脑、心、肝、肾等重要器官的作用。2021年形成了《穴位刺激在围手术期应用的专家共识》，规范了穴位刺激在围手术期的应用。

第二节　老年麻醉相关的中医基础理论

一、精气学说

精气学说是中国古代最根本、最重要的哲学范畴和自然科学思想，是中国古人认识世界的自然观。在中医学形成和发展的进程中，气学说渗透并融入中医学理论体系，深刻地影响着中医学的形成和发展。同时，由于气学说在中医药学领域的广泛应用，也促进了中国古代哲学相关理论的发展。

二、阴阳学说

阴阳学说是在气学说基础上建立起来的中国古代的对立统一理论，体现了中华民族辩证思维的特点。阴阳学说认为，物质世界以气为本原，气有阴阳之分，事物和现象通过阴阳二气的相互交感而产生，又在阴阳二气的对立、互根、消长、转化等相互作用下不断地发展和变化。中医学把阴阳学说应用于医学，形成了中医学的阴阳学说。作为中医学特有的认识论和方法论。阴阳学说从哲学的高度促进了中医学理论体系的形成和发展，是理解和掌握中医学理论体系的一把钥匙。故《灵枢·病传》说："明之阴阳，如惑之解，如醉之醒。"

三、五行学说

五行学说是在气学说的基础上建立起来的中国古代的五行生克模式，以木、火、土、金、水五种要素的特性及其"相生"和"相克"规律来认识世界、解释世界，是探求宇宙自然规律的认识论和方法论，与阴阳学说具有同等重要地位。《灵枢·通天》说："天地之间，六合之内，不离于五，人亦应之，非徒一阴一阳而已也。"五行学说认为，物质世界都是由木、火、土、金、水五种要素所构成的。自然界各种事物和现象的发生、发展和变化，都是这五种要素不断运动和相互作用的结果，从而维持着事物整体的动态平衡。

四、藏象学说

"藏象"一词，首见于《素问·六节藏象论》。藏象，即指藏于体内的内脏及其表现于外的生理病理现象，以及与自然界相应的事物和现象。脏腑虽然藏于体内，但其生理功能和病理变化均有征象表现于外。正如张介宾在《类经·藏象类》所言："象，形象也。藏居于内，形见于外，故曰藏象。"

藏象学说，即通过对人体生理病理现象的观察，研究人体各脏腑的生理功能、病理变化、脏腑之间及其与精、气、血、津液相互关系的理论。藏象学说通过观察外在征象来研究内部脏腑的活动规律，即《灵枢·本脏》所谓："视其外应，以知其内脏。"一般而言，任何外在的表象都揭示一定内在的运动规律，外在各种变化与内在脏腑的功能活动密切相关。藏象学说把藏与象有机地结合起来，对于阐明人体的生理、病理及指导临床实践具有普遍的意义。

五、经络学说

经络是人体结构的重要组成部分,对人体生命活动发挥着信息传递等重要作用,人体气血津液的运行、脏腑的功能活动及其相互之间的联系和协调,均需通过经络系统的沟通联系、运行气血、感应传导的功能得以实现,并通过经络使人体成为一个有机整体。

经络学说贯穿于人体生理、病理及疾病的诊断、防治等方面,与藏象学说、精气血津液理论、病因学说等基础理论结合起来,可以深刻地说明人体的生理活动和病理变化。它不仅是针灸、推拿等学科的理论基础,而且对于中医临床各科的诊断和治疗,均具有十分重要的指导作用。

(一) 经筋研究

经筋研究专家房敏教授提出了颈椎病的"筋骨失衡,以筋为先"理论。经筋病是颈椎病的关键环节,主张"先治筋,后调骨",运用这个理论指导推拿治疗颈椎病,可以明显改善颈椎病患者颈部肌群收缩力量,增高效率。改善颈部屈肌群和伸肌群的协调能力。从而有利于恢复颈部经筋的生物力学性能。根据现代经筋研究发现,推拿治疗更适合用十二经筋来指导临床操作,从而取得更好的临床疗效。因为推拿手法是一种面积更大、更温和的机械刺激,手法之力可以透过皮肤到达肌肉层,即经筋部分。

(二) 络病研究

吴以岭院士创立的络病理论研究了"三维立体网络系统",提出中医经脉包括经络与脉络,脉络学说与经络学说相互联系又相对独立,共同形成了完整的经脉理论。脉络既是经脉系统中以运行血液为主要功能的网络,又是维持血液运行的心(肺)-血-脉循环系统的重要组成部分,同时属于独立的形体器官,其功能为运行血液至全身发挥营养代谢作用。"脉络"与西医学中小血管、微血管包括微循环具有高度相关性,是中西医结合研究血管病变的结合点。脉络学说的"营卫承制调平"核心理论,揭示了营气与血管内膜、卫气与血管外膜的相关性。该理论对血管病变包括急性心肌梗死、脑梗死、糖尿病血管并发症等重大疾病防治具有指导价值,并通过循证医学评价证实了通心络胶囊治疗急性心肌梗死无复流、参松养心胶囊治疗心律失常的显著疗效。

(三) 经络实质研究

研究表明,神经系统与经络系统之间存在一定的联系,当外周神经或脊髓损伤时,经络的感传会受到影响。采用神经电生理学的研究方法,结合霍乱毒素的逆行追踪技术的形态学研究,证明支配同一经穴位点肌肉的运动神经元对来自外周传入刺激的反应以及在脊髓腹角的分布具有经络特性的空间联系。量子是人类研究更深层次的微观客体,将量子理论引入到经络实质的研究中,提出了经络实质量子观,并成功解释了循经感传的发生机制及其他的循经感传现象。梁繁荣教授提出经穴效应具有相对特异性并存在一定的规律。其基本规律是以经脉循行为基础,经气会聚是关键,从而揭示经穴效应特异性的产生与经脉循行和经气会聚多少密切相关。经穴效应的循经特异性是指经穴效应依据经穴所属经脉的不同而各异。循经特异性是以经脉循行分布为依据的。中医理论认为经脉内属于脏腑,外络于肢节,是人体气血运行的通道,是体表各部分与内脏器官相互影响的作用途径。经穴是经脉上特定的点,它通过经脉循行与相应的脏腑官窍及相关的体表结构产生特殊的功能联系,从而具有特定的治疗效应。经穴以经脉为依托,离经之穴只是散乱无章的点,与脏腑的联系无法建立,其系统分类也无从谈起,主治效应更难以合理阐释,循经是经穴效应特异性产生的基础和前提。经穴效应的部位特异性是指经穴效应依据经穴所在部位的不同而治疗效应各异。经穴效应的部位特异性是以经气会聚为基础的,由于同一经脉的不同穴位在经络交会、脉气相通、经气深聚、脏腑之气输注、病气反应等方面存在差异,其经气会聚状态明显不同,故对针灸刺激的反应程度必然有异。

第三节　老年麻醉相关的常用中医药技术

一、中医四诊及常用辨证方法

诊,诊察了解;断,分析判断。"诊断"就是通过对患者的询问、检查,以掌握病情资料,从而对患者的健康状态和病变本质进行辨识,并对所患病、证作出概括性判断。

(一) 诊法

诊法,即中医诊察收集病情资料的基本方法。主要包括望、闻、问、切四诊。

"望诊"是医生运用视觉察看患者的神、色、形、态、舌象、头面、五官、四肢、二阴、皮肤以及排出物等,以发现异常表现,了解病情的诊察方法。"闻诊"是医生运用听觉诊察患者的语言、呼吸、咳嗽、呕吐、嗳气、肠鸣等声音,以及运用嗅觉嗅患者发出的异常气味、排出物的气味,以了解病情的诊察方法。"问诊"是询问患者有关疾病的情况,患者的自觉症状,既往病史、生活习惯等,从而了解患者的各种病态感觉以及疾病的发生发展、诊疗等情况的诊察方法。"切诊"是医生用手触按患者的动脉脉搏和触按患者的肌肤、手足、胸腹、腧穴等部位,测知脉象变化及有关异常征象,从而了解病变情况的诊察方法。

通过四诊所收集到的病情资料,主要包括症状、体征和病史。"症状"是指患者主观感到的痛苦或不适,如头痛、耳鸣、胸闷、腹胀等;"体征"是指客观能检测出来的异常征象。如面色白、喉中哮鸣、大便腥臭、舌苔黄、脉浮数等。而症状和体征又可统称为症状,或简称"症",古代还有将其称为病状、病形、病候者。

症状虽然只是疾病所反映的现象,但它是判断病种、辨别证候的主要依据,因而在中医诊断中具有重要的意义。

(二) 诊病

诊病,亦称辨病,是在中医学理论指导下,综合分析四诊资料,对疾病的病种作出判断,得出病名诊断的思维过程。

对于临床上的各种具体疾病,进行分析判断而作出的诊断,是为病名。因而病名是各种具体疾病的代名词,如疟疾、痢疾、肺痈、痛病、消渴、滑胎、痛经、麻疹、夏季热、红丝疔、乳癖、脓疱疮、银屑病、内痔、股骨骨折、白喉、圆翳内障等,都是病名。病名是对该疾病全过程的特点与规律所作的概括。

(三) 辨证

"证"是中医学的一个特有概念。在中医学的历史以及现代文献中,对于"证"的概念和使用不太统一,有以证为症状者,亦有称病为证者。

当代中医学"证"的概念:证是对疾病过程中所处一定(当前)阶段的病位、病性等病理本质所作的概括。证是对致病因素与机体反应两方面情况的综合,是对疾病中机体整体动态反应状态所作的结论。

"证"实际包括证名、证候、证型等概念。将疾病当前阶段的病位、病性等本质,概括成一个诊断名称,这就是"证名"。如痰热壅肺证、肝郁脾虚证、卫分证、脾肾阳虚证、膀胱湿热证、瘀阻脑络证等,均为证名。临床上有时又将证称为"证候",即证为证候的简称。但严格地说,证候应是指每个证所表现的、具有内在联系的症状及体征,即证候为证的外候。临床较为常见、典型、证名规范的证,可称为"证型"。

"辨证"是在中医学理论的指导下,对患者的各种临床资料进行分析、综合,从而对疾病当前阶段的病位与病性等本质作出判断,并概括为完整证名的诊断思维过程。

二、穴位选择原则

围手术期选穴原则也是按照传统的针灸的选穴原则,包括近部选穴、远部选穴和辨证对症选穴。近部选穴是指在病变局部或距离比较近的范围选取穴位的方法,是腧穴局部治疗作用的体现。远部选穴是指在病变部位所属和相关的经络上取穴的方法,是"经络所过,主治所及"治疗规律的具体体现。辨证选穴是指根据疾病的证候特点,分析病因、病机而辨证选取穴位的方法。对症选穴是根据疾病的特殊症状而选取穴位的原则,是腧穴特殊治疗作用及临床经验在针灸处方中的具体应用。穴位刺激辅助麻醉的取穴方法也有按现代神经解剖学、生理学理论选穴的,包括同神经取穴、近节段取穴和远节段取穴。此外,镇痛的穴位不仅包括传统的"十四经穴",还包括"非穴点","非穴点"也有明显的镇痛效应,且合理选用疗效不逊于十四经穴。

三、常用的穴位刺激方法

(一) 手针

毫针刺法是指运用不同的毫针针具,通过一定的手法,刺激人体特定部位(腧穴)以防治疾病的方法。毫针刺法是古今针灸临床中运用最多、手法最丰富、应用最广泛的针灸治疗方法。

临床实践中,应根据患者的性别、年龄、胖瘦、体质强弱、病情虚实、病变部位深浅,以及拟选腧穴所在部位,选择长短、粗细适宜的毫针,如男性患者、体壮、形胖、病变部位较深者,可选较粗、稍长的毫针;反之,若女性患者、体弱、形瘦,且病变部位较浅者,就应选用稍短、较细的毫针,此外,若拟选腧穴的所在部位皮薄肉少,针刺宜浅,宜选短而细的毫针。

若所选腧穴处于皮厚肉多的部位,针刺较深则选用稍长、稍粗的毫针,所选毫针的针身应稍长于腧穴应该针至的深度,且有部分露于皮肤之外。如应刺入 1 寸时,可选用 1.5~2 寸的毫针。总之,选择毫针应适宜,否则,难以取得满意的治疗效果。

进针法:指将毫针刺入腧穴的操作方法。在进行针刺操作时,一般是双手协同、紧密配合。《灵枢·九针十二原》云"右主推之,左持而御之。"临床上一般以右手持针操作。以拇、示、中指夹持针柄,其状如持毛笔将针刺入穴位,故称右手为"刺手";左手爪切按压所刺部位或辅助固定针身,故称为"押手"持针姿势。

临床常用进针方法有以下几种:

1. 单手进针法 指仅运用刺手将针刺入穴位的方法,多用于较短毫针的进针。用刺手拇示指持针,中指指端紧靠穴位,指腹抵住针身中部,当拇、示指向下用力时,中指也随之屈曲,将针刺入,直至所需的深度。此外,还有用拇、示指夹持针身,中指指端抵触穴位,拇、示指所夹持的毫针沿中指尖端迅速刺入。

2. 双手进针法 刺手与押手相互配合,将针刺入穴位的方法。常用的双手进针法有以下几种:

(1)指切进针法:又称爪切进针法。用押手拇指或示指指端切按在腧穴皮肤上,刺手持针,紧靠押手切按腧穴的手指指甲面将针刺入腧穴,此法适用于短针的进针。

(2)夹持进针法:又称骈指进针法。即用押手拇、示二指持捏无菌干棉球夹住针身下端。将针尖固定在拟刺腧穴的皮肤表面,刺手向下捻动针柄,押手同时向下用力,将针刺入腧穴,此法适用于长针的进针。

(3)舒张进针法:用押手示、中二指或拇、示二指将拟刺腧穴处的皮肤向两侧撑开,使皮肤绷紧,刺手持针,使针从押手示、中二指或拇、示二指的中间刺入,此法主要用于皮肤松弛部位的腧穴。

(4)提控进针法:用押手拇、示二指将拟刺部位的皮肤提起,刺手持针。从提起皮肤的上端将针刺入,此法主要用于印堂穴等皮肉浅薄部位的腧穴。

临床上应根据腧穴所在部位的解剖特点、针刺深浅和手法要求,灵活选用以上各种进针法,使进针顺利并减轻患者的疼痛。

3. 针管进针法　指利用针管将针刺入穴位的方法。针管多用玻璃、塑料或金属制成,长度应比毫针短3分左右。针管的直径,以不阻碍针尾顺利通过为宜。使用时,先将针插入针管内。针尖与针管下端平齐,置于拟刺腧穴上,针管上端露出针柄3分左右,押手持针管,用刺手示指叩打或用中指弹击针尾,即可使针刺入皮肤,然后退出针管,再将针刺入穴内,也可用安装弹簧的特制进针器进针。此法进针不痛,多用于儿童和惧针者。

（二）电针

电针是用电针器输出脉冲电流通过毫针作用于人体经络穴位,是治疗疾病的一种方法。电针的用针除用不锈钢外,也可用银特制。一般选用26~28号粗细的毫针。有时为了要集中在针尖上放电,可在针体上涂一层高强度绝缘漆,针尖处用刀将漆刮掉后使用。

1. 选穴处方　电针法的处方配穴与毫针刺法相同。按电流回路要求,选穴宜成对,一般选用同侧肢体的1~3对穴位为宜,当选择单个腧穴进行治疗时,应加用无关电极。

2. 电针的使用方法　电针仪器在使用前,必须先把强度调节旋钮调至零位(无输出)。再将电针仪上每对输出的两个电极分别连接在两根毫针上。一般将同一对输出电极连接在身体的同侧,在胸、背部的穴位上使用电针时,更不可将两个电极跨接在身体两侧。通电和断电时应注意要逐渐加大或减小电流强度,以免给患者造成突然的刺激。临床治疗,一般持续通电15分钟左右,从低频到中频,使患者有酸、胀、热等感觉出现或局部肌肉有节律性的收缩。如做较长时间的电针,患者会逐渐产生适应性,即感到刺激渐渐变弱。此时可适当增加刺激强度,或采用间歇通电的方法,即通电几分钟后停电几分钟,然后再通电。

单穴电针时,可选取有主要神经干通过的穴位(如下肢的环跳穴等);将针刺入后,接在电针器的一个电极上,另一针则接在用水浸湿的纱布上,作为无关电极,固定在同侧经络的皮肤上。相邻相近的一对穴位进行电针时,毫针间要以干棉球相隔,以免短路,影响疗效,损坏机器。

3. 电流刺激强度　当电流达到一定强度时,患者有麻、刺感觉,这时的电流强度称为"感觉阈";如电流强度再稍增加,患者会突然产生刺痛感,这时的电流强度称为"痛阈"。感觉阈和痛阈因人而异。在不同病理状态下其差异也较大。一般情况下,在感觉阈和痛阈之间的电流强度,是最适宜的刺激强度,但此范围较小,需仔细调节。超过痛阈的电流强度,患者不易接受,应以患者能接受的强度为宜。当患者对电流刺激量产生耐受时,须及时调整电流刺激量。

4. 刺激参数　电针刺激参数包括波形、波幅、波宽、频率和持续时间等,综合体现为刺激量。电针的刺激量就像针刺手法和药物剂量一样,对临床疗效有着重要影响。

5. 波形　临床常用的电针输出波形为连续波、疏密波和断续波等。

（1）连续波:由基本脉冲波简单重复。中间没有停顿,频率连续可调,每分钟几十次至每秒钟几百次不等,一般频率低于30Hz的连续波叫疏波,频率高于30Hz的叫密波,可用频率旋钮选择疏波或密波。密波易抑制感觉神经和运动神经,常用于止痛、镇静、缓解肌肉和血管痉挛等;疏波短时兴奋肌肉,提高肌肉韧带的张力,调节血管的舒缩功能,改善血液循环,促进神经肌肉功能的恢复,长时间使用则抑制感觉神经和运动神经,常用于治疗瘫痪、慢性疼痛以及各种肌肉、关节、韧带、肌腱的损伤等。

（2）疏密波:是疏波、密波交替出现的一种波形,疏、密波交替持续的时间各约1.5秒。疏密波能克服单一波形易产生耐受现象的缺点,刺激作用较大,治疗时兴奋效应占优势能引起肌肉有节奏的收缩,刺激各类镇痛介质的释放,促进血液循环和淋巴循环,增强组织的营养代谢,消除炎性水肿等,常用于各种痛症、软组织损伤、关节周围炎、腰背筋膜劳损、面瘫、肌无力、针刺麻醉、局部冻伤等。

（3）断续波:断续波是节律性时断时续的一种波形。断时,在1.5秒时间内无脉冲电输出;续时,密波连续工作1.5秒。该波形不易使机体产生耐受,对神经肌肉的兴奋作用较疏密波和连续波更强。对横纹肌有良好的刺激收缩作用,常用于治疗痿证、瘫痪等。

6. 波幅 波幅一般指脉冲电压或电流的最大值与最小值之差,也指它们从一种状态变化到另一种状态的跳变幅度值,电针的刺激强度主要取决于波幅的高低。波幅的计量单位是伏特(V)。

7. 波宽 波宽指脉冲的持续时间,脉冲宽度与刺激强度亦相关,宽度越大意味着给患者的刺激量越大。临床使用的电针仪波宽大都固定不可调节,一般采用适合于人体的输出脉冲宽度,为0.4毫秒左右。

8. 频率 频率是指每秒钟内出现的脉冲个数,其单位是赫兹(Hz)。通过频率的调节可组合成不同的刺激波组。脉冲的频率不同,其治疗作用也不同,临床使用时应根据不同病情来选用。不同频率的电刺激能促进不同中枢神经递质的释放。2Hz电刺激使脑脊液中脑啡肽和内啡肽的含量增高;100Hz电刺激使强啡肽含量增高;2/100Hz交替进行的疏密波可使内啡肽和强啡肽同时释放,两者协同发挥镇痛作用。

9. 适用范围 电针法有止痛、镇静、改善血液循环、调整肌张力等作用,适用范围基本和毫针刺法相同。其优点在于可以代替人工做较长时间的持续运针,节省人力,且能够比较客观地控制刺激量,因此,比较适用于针刺辅助麻醉。

10. 注意事项 除遵循针灸施术的注意事项外,运用电针法还应注意:

(1)电针仪在首次使用前应仔细阅读产品使用说明书,掌握电针仪的性能、参数、使用方法、注意事项及禁忌等内容。

(2)使用电针仪前,需检查其性能是否正常。如果电流输出时断时续,需检查导线接触是否良好。干电池使用一段时间后输出电流微弱,应及时更换。

(3)毫针的针柄经过温针灸火烧之后,表面氧化不导电;有的毫针针柄是用铝丝烧制而成的,并经氧化处理成金黄色,导电性差,均不宜使用。若使用,输出导线应夹持针身。

(4)电针仪最大输出电压在40V以上者,最大输出电流应限制在1mA以内,以防止触电。

(5)靠近延髓、脊髓等部位使用电针时,电流量宜小,并注意电流的回路不要横跨中枢神经系统,不可刺激过强。禁止电流回路通过心脏,例如左右上肢的两个穴位不可连接于同一对电极。

(6)电针刺激量较大,要防止晕针。体质虚弱、精神紧张者,尤应注意电流不宜过大。

(7)调节电流时,不可突然增强,以防引起肌肉强烈收缩,造成弯针或折针。

(8)要注意"电针耐受"现象的发生。"电针耐受"是长期多次应用电针,使机体对电针刺激产生耐受、从而降低电针疗效的现象。

(9)心脏附近、安装心脏起搏器者、颈动脉窦附近禁用电针。

四、拔罐

拔罐法也称吸筒疗法,古称角法,是一种以罐为工具,利用加热、抽吸等方法,造成罐内负压,使罐吸附于腧穴或体表的一定部位,使局部皮肤充血甚至瘀血,以调整机体功能、达到防治疾病目的的方法。最早以兽角为罐具,现已逐步发展为竹罐、金属罐、陶瓷罐、玻璃罐、抽气罐、多功能罐等多种材质的罐具,操作方法也有改进和发展,治疗范围逐渐扩大,成为穴位刺激常用的手段之一。

(一)罐的吸附方法

1. 火罐法 火罐法是指通过燃烧加热罐内空气,利用罐内空气冷却时形成的负压,将罐吸附于体表的方法。临床常用以下三种方法。

(1)闪火法:用止血钳或镊子夹住95%乙醇棉球。点燃后在火罐内旋绕数圈后抽出,迅速将罐扣于应拔部位,此法较安全,不受体位限制,是最常用的拔罐方法。注意操作时不要烧灼罐口,以免烫伤皮肤。

(2)投火法:将易燃纸片或95%乙醇棉球点燃后投入罐内,迅速将罐扣于应拔部位。此法由于罐内有燃烧物,容易落下烫伤皮肤,故适宜于侧面横拔。

（3）贴棉法：用直径 1~2cm 的 95% 乙醇棉片贴于罐内壁，点燃后迅速将罐扣于应拔部位。此法也多用于侧面横拔，注意避免乙醇过多，滴下烫伤皮肤。

2. **水罐法**　水罐法是指通过蒸汽、水煮等方法加热罐内空气，利用罐内空气冷却时形成的负压，使罐吸附于体表的方法，此法多选用竹罐，将罐放在水中煮沸 2 分钟左右，然后用镊子将罐口朝下夹出，迅速用折叠干毛巾捂紧罐口，以吸去罐内的水液，降低罐口温度，同时保持罐内空气温度，待罐口冷却至人体能接受的程度后，将罐拔于应拔部位并固定数分钟，吸牢即可。水罐法有较强的温热刺激，还可根据病情需要在水中放入适量的祛风活血等药物，以增强疗效。

3. **抽气罐法**　抽气罐法是通过机械装置抽出罐内部分空气，形成罐内负压，使罐吸附于体表的方法。操作时，先将抽气罐紧扣在应拔部位用抽气筒从罐内抽气，使罐吸附于皮肤上。

（二）拔罐的操作方法

临床上，可根据病情和病变部位选择不同的方法。常用的有以下五种。

1. **留罐法**　留罐法又称坐罐法，是指将罐具吸拔在皮肤上留置 5~15 分钟，然后将罐起下。此法是最常用的拔罐方法，一般疾病均可应用。

2. **走罐法**　走罐法又名推罐法，即先在拟操作部位涂上凡士林等润滑剂，再用上述方法将罐吸住然后医生手握罐体，均匀用力，将罐沿着一定路线往返推动，直至走罐部位皮肤红润、充血甚至瘀血时，将罐起下。此法适宜于脊背、腰臀、大腿等面积较大、肌肉丰厚的部位。

3. **闪罐法**　闪罐法是将罐吸拔于所选部位，立即取下，再迅速吸拔，取下，如此反复，直至皮肤发红。闪罐动作要迅速、准确，手法要轻巧，吸附力适中，多用于局部皮肤麻木、疼痛或功能减退等疾患，尤其适用于不宜留罐的部位及儿童患者。需注意一罐多次闪罐后，罐口温度升高，应及时换罐，以免烫伤。

4. **刺络拔罐法**　刺络拔罐法是指在局部消毒，并用三棱针、粗毫针等点刺或皮肤针叩刺出血后，再在出血部位拔罐、留罐，以加强刺血治疗效果的方法。留罐时间一般在 5~15 分钟。

5. **留针拔罐法**　留针拔罐法是指在毫针留针过程中，在留针部位加用拔罐的方法。操作时，先以毫针针刺得气后留针，再以毫针为中心，加用拔罐并留置 10~15 分钟，然后起罐、起针。

（三）拔罐的作用和适用范围

1. **拔罐的作用**　拔罐法具有通经活络、行气活血、消肿止痛等作用。拔罐产生的真空负压有较强的吸拔之力，其吸拔力作用在经络穴位上，使体内的病理产物通过皮肤毛孔而排出体外，从而使经络气血得以疏通，脏腑功能得以调整，达到防治疾病的目的。

2. **拔罐的适用范围**　拔罐的适用范围较广，常用于疼痛、自主神经功能紊乱等病证。随着现代多种罐具的问世，以及对拔罐法作用机制研究的不断深入，临床中拔罐法与其他多种疗法结合使用，使得拔罐法的适用范围越来越广。

（四）拔罐的注意事项

除遵循针灸施术的注意事项外，运用拔罐法还应注意：

1. 拔罐时，要选择适当体位和肌肉相对丰满的部位。若体位不当或移动、骨骼凹凸不平、毛发较多者，罐体容易脱落，均不适用。

2. 拔罐手法要熟练，动作要轻、快、稳、准，用于燃火的乙醇棉球，不可吸含过量乙醇，以免拔罐时乙醇滴落到患者皮肤上形成烫伤，留罐过程中如出现拔罐局部疼痛，可减压放气或立即起罐。起罐时不可硬拉或旋转罐具，以免引起疼痛，甚至损伤皮肤。

3. 带有心脏起搏器等金属物体的患者，禁用电磁拔罐器具。

4. 留针拔罐，选择罐具宜大。毫针针柄宜短，以免吸拔时罐具碰触针柄而致损伤。

五、耳穴压豆

耳穴刺激是指用针或其他方法刺激耳廓上的穴位。耳穴是人体的内脏器官、四肢躯干的反应点,在这些反应点上进行针刺,可以治疗相关部位的病症。耳穴除应用于防治疾病外,还可以应用于辅助诊断及针刺麻醉等方面。

耳部与人体各部存在着一定的联系。望耳的形态、色泽可以辅助诊断疾病;刺激耳部穴位可以防治疾病;这些在古代医学著作中早已有不少记载。近几十年来在继承前人利用外耳诊治疾病经验的基础上,又进行了大量的临床实践和实验研究,使耳针有了更大的发展。

(一)耳针刺激的适应证

耳针在临床上所治疗的疾病很广,不仅用于治疗许多功能性疾病,而且对一部分器质性疾病,也有一定的疗效。它的适应证举例如下:

1.各种疼痛性病症 如头痛、偏头痛、三叉神经痛、肋间神经痛、带状疱疹、坐骨神经痛等神经性疼痛;扭伤、挫伤、落枕等外伤性疼痛;五官、颅脑、胸腹、四肢各种外科手术后所产生的伤口痛;麻醉后的头痛、腰痛等手术后遗痛均有较好的止痛作用。

2.各种炎症性病症 如中耳炎、牙周炎、咽喉炎、扁桃体炎、腮腺炎、气管炎、肠炎、盆腔炎、风湿性关节炎、面神经炎、末梢神经炎等有一定的消炎止痛功效。

3.功能紊乱性病症 如眩症、心律不齐、高血压、多汗症、肠功能紊乱、月经不调、遗尿、神经衰弱、癔症等具有良性调整作用,促进病症的缓解和痊愈。

4.过敏与变态反应性病症 如过敏性鼻炎、哮喘、过敏性结肠炎、荨麻疹等有消炎、脱敏、改善免疫功能的作用。

5.内分泌代谢性病症 如单纯性甲状腺肿、甲状腺功能亢进、绝经期综合征等,耳针有改善症状、减少药量等助疗作用。

(二)耳穴的操作方法

耳针的操作程序基本上与体针一样,主要包括选准耳穴、严格消毒、熟练进针技术、注意针治时间等:

1.定穴 根据疾病的诊断,确定处方。在准备选用的穴区内寻找反应点,作为治疗的刺激点。如果探查不到反应点,就按耳穴定位的穴点进行治疗。

2.消毒 使用耳针,必须严格消毒。消毒包含两方面,一是针具的消毒,另外是皮肤消毒,耳穴皮肤先用2%碘酒消毒,再用75%酒精消毒并脱碘。如不严格消毒,感染后容易引起耳软骨膜炎,造成不良后果。

3.针刺

(1)毫针:应用毫针针刺耳穴。进针时,术者用左手拇、示二指固定耳廓,中指托着针刺部的耳背,这样既可掌握针刺的深度,又可减轻针刺的疼痛。然后用右手拇、示、中三指持针,在有压痕的耳穴或敏感处进针。进针方法可分速刺法和慢刺法。刺激的强度和手法应视患者的病情、诊断、体质和耐痛度等综合决定。针刺的深度也应根据患者耳廓局部的厚薄而灵活掌握,一般刺入皮肤2~3分即可。刺入耳廓后,如局部反应强烈,患者症状即刻有所减轻;若局部无针感,应调整管针针尖方向。留针时间一般为20~30分钟,慢性病、疼痛性疾病留针时间可适当延长,老年患者不宜久留。起针时左手托住耳背,右手起针,并用消毒干棉球压迫针眼,以免出血,再用碘酒涂擦一次。

(2)电针:电针法是将毫针法与脉冲电流刺激相结合一种方法。利用不同波形的脉冲刺激以强化针刺耳穴的调节功能,达到增强疗效的目的。

(3)埋针:将皮内针埋于耳穴内治疗疾病的一种方法。使用时,消毒局部皮肤,左手固定耳廓,绷紧埋针处皮肤,右手用镊子夹住消毒的皮内针柄,轻轻刺入所选穴位皮内,一般刺入针体的2/3,再用胶布固定。一般仅埋患侧单耳,必要时可埋双耳。每日自行按压3次,留针3~5天。如埋针处痛甚而影响睡眠时,应适当调整针尖方向或深浅度。埋针处不宜淋湿浸泡,夏季埋针时间不宜过长,以免感染。局部有胀痛不适,须及时检查,如针眼处皮肤红肿有炎症或冻疮则不宜埋针。

(4)压法:在耳穴贴敷小颗粒状药物的一种简易刺激法。耳穴贴敷压籽法治疗一些病症不仅能收到毫针、埋针法同样的疗效,而且安全无痛、副作用少、不易引起耳软骨膜炎,适用于老年患者。压籽法能起到持续刺激的作用,患者可以不定时地在贴敷处按压以加强刺激。压籽法所选材料可就地取材,如油菜籽、小米、绿豆、莱菔子、王不留行籽等,以王不留行籽为最好。使用前用沸水烫洗后晒干,贮瓶中备用。应用时,将王不留行籽贴附小方块胶布中央,然后贴敷于耳穴上,每天患者可自行按压数次,3~5天复诊时按病情酌情增减或更换穴位。使用中应防止胶布潮湿或污染,以免引起皮肤炎症。个别患者可能对胶布过敏,局部出现红色粟粒样丘疹并伴有痒感,可加用下屏尖穴或改用毫针法治疗。

(5)温灸法:用温热作用刺耳廓以治疗疾病的一种方法。有温经散寒、疏通经络的作用。本法多用于虚证、寒证、痹痛等。也可用灯草灸。用灯芯草剪成1cm长,蘸上菜油,置在患者的耳穴上,以火点燃,当燃尽时,会听到很轻微的爆声,所以又有爆星法的名称。灯草灸常用于一般角膜炎、结膜炎、腮腺炎等。施灸时要注意不可引起烫伤,以免继发感染而造成耳软骨膜炎;如呈现小水疱时,可任其自然吸收;复灸时,应更换耳穴。

(6)刺血法:用三棱针在耳穴处刺出血的一种治疗方法。凡属血瘀不散所致的疼痛、邪热炽盛所致的高热抽搐,肝阳上亢所致的头昏目眩、眼结膜肿痛等症,均可采用刺血法。本法具有去瘀生新、镇静泄热、泻火止痛的作用,临床应用较多。刺血前必须按摩耳廓使其充血,施术时必须严格消毒。隔日一次,急性病可一日二次。四肢或躯干急性扭伤、眼结膜炎可在耳尖和病变相应处刺出血;高血压可在降压沟耳尖处刺出血;出血性疾病或凝血功能障碍患者忌用本法。

六、穴位埋线

穴位埋线法是指将可吸收性外科缝线置入穴位内,利用线对穴位产生的持续刺激作用防治疾病的方法。具有操作简便、作用持久、适应证广等特点,可广泛应用于临床各科病证。

(一)操作方法

1. 埋线用品　包括皮肤消毒用品、洞巾、注射器、止血钳、镊子、各种可吸收性外科缝线(羊肠线)套管针或埋线针、皮肤缝合针、2%利多卡因、手术剪刀、无菌纱布及敷料等。套管针是内有针芯的管型埋线针具,由针管、衬芯、针座、衬芯座、保护套组成,针尖锋利,斜面刃口好。

2. 理线方法

(1)套管针埋线法:局部皮肤消毒后,取一段适当长度已消毒的可吸收性外科缝线,放入套管针的前端,后接针芯,用一手拇指和示指固定穴位,另一手持针刺入穴位,达到所需的深度,施以适当的提插捻转手法,当出现针感后,边推针芯边退针管,将线埋置在穴位的肌层或皮下组织内。拔针后用无菌干棉球按压针孔片刻。

(2)埋线针埋线法:局部皮肤消毒后,以利多卡因做局部浸润麻醉,一手摄取1cm左右已消毒的可吸收性外科缝线,将线中央置于麻醉点上,另一手持埋线针,缺口向下压线,以手持针,另一手持钳,切口向下,以15°~45°角将针刺入皮下。继线完全被置入皮下后,再适当进针0.5cm,然后退针,用无菌干棉球按压针孔片刻,再用无菌敷料包扎,保护创口3~5天。

(3)医用缝合针埋线法:在穴位两侧1~2cm处,用碘附做进针点标记。皮肤消毒并做局部麻醉后,用持针器夹住带有可吸收性外科缝线的皮肤缝合针,从一侧局麻点刺入,穿过穴位皮下组织或肌层,从对侧局麻点穿出,捏起两针孔之间的皮肤并紧贴皮肤剪断两端线头,放松皮肤,轻揉局部,使线头完全进入皮下,用无菌干棉球按压针孔片刻,再用无菌敷料包扎,保护创口 3~5 天。

3. 选穴与疗程 一般根据针灸治疗的处方原则辨证选穴,取穴宜少而精,每次埋线 1~3 穴为宜,多取背、腰及腹等肌肉比较丰厚部位的穴位。在同一穴位做多次治疗时应偏离前次治疗部位。每 2~4 周埋线 1 次,3~5 次为 1 个疗程。

4. 术后反应及处理

(1)正常无菌性炎症反应:一般无需处理。少数反应较重的病例。埋线处有少量渗出液,亦属正常,可不做处理。若渗液较多,可用 75% 乙醇棉球擦拭,覆盖无菌纱布。少数患者可于埋线后 4~24 小时内体温轻度上升(38℃左右),但无感染征象,一般无需处理,持续 2~4 天后可恢复正常。

(2)异常反应:治疗时无菌操作不严,或治疗后伤口保护不好,易致感染。一般在治疗后 3~4 天出现埋线局部红肿、疼痛加剧,并可伴有发热,应予局部热敷或抗感染处理。个别患者对外科缝线过敏,出现局部红肿、瘙痒、发热,甚至出现脂肪液化、外科缝线溢出等反应,应予抗感染及抗过敏处理。埋线过程中若损伤神经,可出现神经所支配的肌肉群瘫痪或感觉异常,应及时抽出外科缝线,并予适当处理。

(二) 适用范围

穴位埋线法主要用于过敏性、疼痛性病证,如哮喘、腰腿痛等。

(三) 注意事项

除遵循针灸施术的注意事项外,运用穴位埋线法还应注意:

1. 操作过程中应保持无菌操作,埋线后创面应保持干燥、清洁,防止感染。

2. 埋线宜埋在皮下组织与肌肉之间,不能埋在脂肪层或过浅,肌肉丰满的部位可埋入肌层,以防不易吸收、溢出或感染,避免伤及内脏、大血管和神经干,不应埋入关节腔内。埋线后线头不可暴露在皮肤外面。

3. 肺结核活动期、骨结核、严重心脏病或妊娠期等均不宜使用本法。

4. 不同材质的外科缝线选用不同的消毒灭菌方法,尽量一次性使用外科缝线,用剩余的外科缝线必须废弃,不得重复使用。

5. 埋线后应定期随访,注意术后反应,有异常现象应及时处理。

七、穴位注射

穴位注射法,又称"水针",是以中西医理论为指导,依据穴位作用和药物性能、在穴位内注入药物以防治疾病的方法。该方法将针刺和药物的双重刺激作用有机结合起来,具有操作简便、用药量小、适应证广、作用迅速等特点。

(一) 操作方法

1. 针具选择 针具多使用一次性注射器。根据使用药物剂量大小以及针刺深浅,选用不同规格的注射器和针头,一般可使用 1mL、2mL、5mL 注射器,若肌肉肥厚部位可使用 5mL 或 10mL 注射器针头,可选用 5~7 号普通注射针头、牙科用 5 号长针头等。

2. 选穴处方 一般根据针灸治疗的选穴原则辨证选穴,亦可选取阳性反应点。如在背俞穴、募穴和四肢部位特定穴出现的条索、结节、压痛,以及皮肤凹陷、隆起、色泽变异等,软组织损伤可选取最明显的压痛点。在阳性反应点进行穴位注射,效果更好。选穴以精为要,一般每次 2~4 穴。

3. 药物剂量 药物剂量取决于药物种类、浓度和注射部位。根据药物说明书规定的肌内注射剂量,可以少用,不得过量。5%~10% 葡萄糖每次可注射 1~2mL,而刺激性较大的药物(如乙醇)和特异性药物(如激素、阿托品等)只宜小剂量注射,每次用量多为常规的 1/10~1/3。中药注射液的穴位注射常规剂量为

0.5~2mL。依穴位部位来分,耳穴每穴注射 0.1mL,头面部每穴 0.3~0.5mL,四肢部每穴 1~2mL,胸背部每穴 0.5~1mL,腰臀部每穴 2~5mL。

（二）操作程序

患者取舒适体位。根据所选穴位、用药剂量选择合适的注射器及针头。局部皮肤常规消毒,快速将注射针头刺入腧穴或阳性反应点,然后慢慢推进或上下提插,针下得气后回抽,若无回血,即可将药液注入。

根据穴位所在部位及病变组织确定针刺深度,一般轻压即痛、病变在浅表的注射宜浅;用力按压出现疼痛、病变在深层的注射宜深。通常使用中等速度推入药物;慢性病、体弱者用轻刺激,将药物缓慢推入;急性病及体壮者用强刺激,将药物快速推入。如果注射药量较多,可由深至浅,边退针边推药,或将注射器变换不同的方向进行注射。

（三）治疗周期

急症患者每日 1~2 次,慢性病一般每日或隔日 1 次,6~10 次为 1 疗程。同一穴位两次注射宜间隔 1~3 天,每个疗程间可休息 3~5 天。

（四）适用范围

穴位注射法的适用范围很广泛,针灸疗法的适应证大部分可用本法治疗。

常用中药注射剂包括复方当归注射液、丹参注射液、川芎嗪注射液、银黄注射液、柴胡注射液等;常用西药注射剂包括维生素类制剂、5%~10% 葡萄糖、生理盐水、注射用水、三磷酸腺苷、辅酶 A、神经生长因子、胎盘组织液、硫酸阿托品、山莨菪碱、加兰他敏、泼尼松龙、盐酸普鲁卡因、利多卡因、氯丙嗪等。

（五）注意事项

除遵循针灸施术的注意事项外,运用穴位注射法还应注意:

1. 治疗前应对患者说明治疗的特点和可能出现的反应,如注射后局部可能有酸胀感,4~8 小时内局部有轻度不适,有时持续时间较长,但一般不超过 2 天。

2. 注意药物的性能、药理作用、剂量、配伍禁忌、副作用及过敏反应,并检查药物的有效期、药液有无沉淀变质等情况,凡能引起过敏反应的药物,如青霉素、链霉素、普鲁卡因等均应在药敏试验结束并合格的前提下方可使用,副作用较强的药物,亦当慎用。

3. 初次治疗及老人、体弱、敏感者,药物剂量应酌减。体质过分虚弱或有晕针史的患者不宜采用本法。

八、经皮穴位电刺激

经皮穴位电刺激是将经皮电神经刺激与针灸穴位相结合,通过皮肤将特定的低频脉冲电流输入人体以治疗疼痛的方法。

（一）适应范围广泛

我国应用穴位刺激麻醉进行手术辅助治疗由来已久,适用范围多达 100 多种大小手术。其中针麻甲状腺、上颌窦、青光眼、腹式输卵管结扎等手术已经普及应用,针麻剖宫产、脾切除、胃大部切除、全喉切除等也取得较好成效。术前穴位刺激麻醉作为常规麻醉,在颅脑手术、前列腺切除、半月板摘除、肺叶切除等手术中均可应用。近年来还有运用经皮穴位电刺激麻醉进行体外循环、心内直视手术,也取得了较满意的成果。

（二）安全性高

经皮穴位电刺激经络具有调节人体各种功能的作用,因而穴位刺激麻醉术中患者的血压、脉搏、呼吸均较为平稳,适用于病危、休克、衰老和肝肾功能不良的患者。经皮穴位电刺激麻醉下的病患无须担心麻醉药过量、术中知晓以及药物过敏而发生意外。同时相对于单纯药物麻醉,穴位刺激麻醉具有减少副作用的优点,术后谵妄、头痛、尿潴留、尿闭等的发生率均能降低;且具有进食早、恢复肢体运动早、复苏较快等优点。

(三) 经济实惠

经皮穴位电刺激操作简单,不需要特殊的器械设备,有减轻患者经济负担的优点。

(四) 经皮穴位电刺激的原理

根据患者病情,刺激特定穴位,可以引起神经冲动,沿着传入神经传导到脊髓再到大脑,通过各级神经中枢的整合作用,便对手术部位和人体脏器产生镇静镇痛和调节的作用。

经皮穴位电刺激的过程中,也有神经体液的参与,起着重要的调节作用。穴位刺激之后,可使动物体内 5- 羟色胺含量增加,使儿茶酚胺类递质的受体受到抑制。低强度电刺激足三里时,还能有效刺激动物迷走神经 - 肾上腺抗炎轴,降低动物体内的全身炎症反应,提高生存率。特别是穴位刺激镇痛时,动物脑内内啡肽含量明显增加,延缓脑啡肽的降解,可以有效延长穴位刺激的效应。

总之,经皮穴位电刺激镇痛,既有神经系统的参与,也有神经递质的参与,而两者又是相互配合的,这就为穴位刺激麻醉作用机制提供了初步理论依据。穴位刺激镇痛是在穴位刺激作用下,在机体内发生的一个从外周到中枢的各级水平,涉及神经、体液许多因素,包括致痛与抗痛这一对立而又统一的两个方面的复杂动态过程。

九、灸法

老年患者由于全身性生理功能降低,对麻醉和手术的耐受能力较差,合并其他疾病的发生率高,因而麻醉和手术的风险普遍高于青壮年患者。术前应对患者的全身情况和重要器官功能进行检查,对其生理和病理状态作全面评估,积极治疗原发病和合并症,使其在最佳生理状态下实施麻醉和手术,这是提高麻醉、手术成功率和安全性、降低术后并发症和死亡率的重要环节。

在心理方面,老年患者在术中考虑较多的是:①了解并感到自己在许多方面储备降低或不足,担心能否耐受手术;②担心可能因此丧失独立进行日常生活的能力;③担心可能需长期住院(或其他医疗机构);④经济问题、家庭问题、社会交往、孤寂等等;⑤下意识地或感情上感到自己很可能接近死亡。

(一) 灸法的作用

灸法,是用艾绒或其他药物放置在体表的穴位部位上烧灼、温熨,借灸火的热力以及药物的作用,通过经络的传导,起到温通气血、扶正祛邪、达到治病和保健目的的一种外治方法。以虚证、寒证和阴证为主的病证用单纯针刺治疗效果较差,与灸法结合应用,能提高疗效。

灸法治疗疾病,先是单纯的艾灸,后来衍化为多种灸法,大体上可分为艾炷灸、艾条灸、温筒灸和天灸(药物发泡法)等几类。其中,以艾炷灸最为常用,是灸法的主体部分。使用艾炷灸时,以艾炷置于皮肤穴位上烧灼的称为直接灸,亦称"明灸"。古代所称灸法,一般多指直接灸。不直接在皮肤上施灸,而将艾炷置于姜片、蒜片、食盐或药饼等上面燃烧的称为间接灸,亦称间隔灸。艾炷灸施灸时所燃烧的锥形艾团,称为艾炷。每烧尽一个艾炷,称为一壮。灸治时,即以艾炷的大小和壮数的多少来掌握刺激量的轻重。

(二) 灸法注意事项

灸能益阳但亦能伤阴,所以对阴虚阳盛的疾病和邪热内炽的患者,不宜施灸。凡阴虚痨损、咯血吐血、肝阳头痛、中风闭证、热毒旺盛等疾病,皆慎用灸法。《伤寒论·辨太阳病脉证并治》中说:"微数之脉慎不可灸,火气虽微,内攻有力,焦骨伤筋,血难复也。"说明灸法如使用不当,也可产生不良后果。施灸时应防止艾绒脱落烧损皮肤和衣物。颜面五官、阴部和有大血管的部位不宜施用直接灸。关于艾灸的用量,《外台秘要》："凡灸有生熟,候人盛衰及老少也衰老者少灸,盛壮强实者多灸。"概括说来,凡是初病、体质强壮者艾炷宜大壮数宜多;久病、体质虚弱者艾炷宜小,壮数宜少。在头面、胸部施灸不宜大炷多壮,在腰背腹部施灸大炷多壮无妨。四肢末端皮薄而多筋骨处不可多灸,肩背和两股皮厚而肉多,艾炷可以较大,灸壮可以较多。老年患者体质较弱,给予艾灸时应因人施治,艾炷宜小,壮数宜少。此外还须结合病情,凡属沉寒痼冷,阳气欲脱者非大炷多壮施灸不可收效;相反,对于风寒感冒、痈疽痹痛,若大炷多壮施灸过度,则邪火内郁又会产生不良后果。故在施灸时均应注意。

十、穴位按摩

穴位按摩是中国医学的重要组成部分,它是以中国医学理论为指导,以经络腧穴学说为基础,以按摩为主要施治,用来防病治病的一种手段。

穴位按摩具有刺激人体特定的穴位,激发人的经络之气,以达到通经活络、调整人的功能、祛邪扶正的目的。

穴位按摩是以中医理论为基础的保健按摩;以经络穴位按摩为主,其手法渗透力强,可以放松肌肉、解除疲劳、调节人体功能,具有提高人体免疫能力、疏通经络、平衡阴阳、延年益寿之功效。

按摩手法归纳起来,常用的可选以下8种:按、摩、推、拿、揉、捏、颤、打等法。上述8种手法,不是单纯孤立地使用,常常是几种手法相互配合进行的。

手法是按摩防治疾病的手段,手法不同于中药和针灸,它在防治某些疾病方面独具卓越的疗效,如痛证(头痛、腰痛、胃脘痛)、痹证(各个部位的疼痛、麻木与功能障碍)、痿证(肌肉萎缩、萎软无力)、脏腑疾病。它的另一作用是保健强身,改善患者身体状况。

十一、中药治疗

中药的发明和应用在我国有着悠久的历史,有着独特的理论体系和应用形式,充分反映了我国历史文化、自然资源方面的若干特点,因此人们习惯把凡是以中国传统医药理论指导的采集、炮制、制剂,以及说明作用机制、指导临床应用的药物,统称为中药。简而言之,中药就是指在中医理论指导下,用于预防、治疗、诊断疾病并具有康复与保健作用的物质。它对维护我国人民健康、促进中华民族的繁衍昌盛作出了重要贡献。

中药主要来源于天然药及其加工品,包括植物药、动物药、矿物药及部分化学、生物制品类药物。由于中药以植物药居多,故有"诸药以草为本"的说法。因此,自古相沿把中药称本草。此外,还有草药一词,系指广泛流传于民间,在正规中医院应用不太普遍,为民间医生所习用,自加炮制尚欠规范的部分中药。还有中草药一词,实则是指中药和草药的混称。由此可见,草药、中草药与中药、本草没有质的区别,为避免混淆,应统一于中药一词的概念中。所谓民族药是指中国少数民族地区所习用的药物,其药源与中药基本相同。它是在吸收中医药学及国外医药学相关理论和经验的基础上,又在实践中逐步发展形成具有本民族医药学特色和较强地域性的药物,如藏药、壮药、维药、傣药、苗药、彝药等,广而言之,民族药与中药同样都是中国传统医药的一个重要组成部分。中成药则是以中药材为原料,在中医药理论指导下,按规定的处方和方法,加工制成一定的剂型,标明药物作用、适应证、剂量、服法供医生、患者直接选用,符合药品法规定的药物。中成药也就是中药复方或单方使用的成品药剂,自然也是中国传统医药的一个重要组成部分。

自古以来人们习惯把中药称为本草,自然也就把记载中药的典籍中药学称为本草学,传统本草学近代始称中药学,随着近代科学的发展,中药学又形成了中药学、中药药理学、中药栽培学、药用植物学、中药化学、中药炮制学、中药制剂学、中药鉴定学、中成药学等多个学科。

第四节　术前中医药的应用

一、术前体质评估

　　充分的麻醉前估计和准备不仅提高安全性、减少并发症和加速患者康复,还能明显地扩大手术范围和指征,使外科学得到进一步发展。中医体质(constitution of traditional Chinese medicine)是指人体生命过程中,在先天禀赋和后天获得的基础上所形成的形态结构、生理功能和心理状态方面综合的、相对稳定的固有特质,是人类在生长、发育过程中所形成的与自然、社会环境相适应的人体个性特征。术前体质评估是在中医理论指导下,应用《中医体质分类与判定》标准辨识患者体质,科学化、规范化分类患者体质,为手术并发症的防治、术后健康管理等提供依据,体现中医学“治未病”的思想,为实施个体化诊疗提供理论和实践支持,为麻醉手术过程保驾护航,也逐渐成为中西医结合围手术期管理麻醉医生术前评估的一部分内容。

　　《中医体质分类与判定》标准为体质辨识提供了的重要方法、工具与评估体系。中医体质学根据人体形态结构、生理功能、心理特点及反应状态,对体质进行了分类,并制定了中医体质量表及《中医体质分类与判定》标准。该标准是我国第一部指导和规范中医体质研究及应用的标准,经中医临床专家、流行病学专家、体质专家多次论证而建立的体质辨识的标准化工具。本标准规定了中医关于体质的术语及定义、中医体质9种基本类型、中医体质类型的特征、中医体质分类的判定,主要内容如下:

　　1. 平和质(A 型)

　　(1)总体特征:阴阳气血调和,以体态适中、面色红润、精力充沛等为主要特征。

　　(2)形体特征:体形匀称健壮。

　　(3)常见表现:面色、肤色润泽,头发稠密有光泽,目光有神,鼻色明润,嗅觉通利,唇色红润,不易疲劳,精力充沛,耐受寒热,睡眠良好,胃纳佳,二便正常,舌色淡红,苔薄白,脉和缓有力。

　　(4)心理特征:性格随和开朗。

　　(5)发病倾向:平素患病较少。

　　(6)对外界环境适应能力:对自然环境和社会环境适应能力较强。

　　辨识方法:正常的体质(见附表16-1)。

　　2. 气虚质(B 型)

　　(1)总体特征:元气不足,以疲乏、气短、自汗等气虚表现为主要特征。

　　(2)形体特征:肌肉松软不实。

　　(3)常见表现:平素语音低弱,气短懒言,容易疲乏,精神不振,易出汗,舌淡红,舌边有齿痕,脉弱。

　　(4)心理特征:性格内向,不喜冒险。

　　(5)发病倾向:易患感冒、内脏下垂等病;病后康复缓慢。

　　(6)对外界环境适应能力:不耐受风、寒、暑、湿邪。

　　辨识方法:肌肉松软,声音低,易出汗,易累,易感冒(见附表16-2)。

　　3. 阳虚质(C 型)

　　(1)总体特征:阳气不足,以畏寒怕冷、手足不温等虚寒表现为主要特征。

　　(2)形体特征:肌肉松软不实。

(3)常见表现:平素畏冷,手足不温,喜热饮食,精神不振,舌淡胖嫩,脉沉迟。

(4)心理特征:性格多沉静、内向。

(5)发病倾向:易患痰饮、肿胀、泄泻等病;感邪易从寒化。

(6)对外界环境适应能力:耐夏不耐冬;易感风、寒、湿邪。

辨识方法:肌肉不健壮,常常感到手脚发凉,衣服比别人穿得多,夏天不喜欢吹空调,喜欢安静,性格多沉静、内向(见附表16-3)。

4.阴虚质(D型)

(1)总体特征:阴液亏少,以口燥咽干、手足心热等虚热表现为主要特征。

(2)形体特征:体形偏瘦。

(3)常见表现:手足心热,口燥咽干,鼻微干,喜冷饮,大便干燥,舌红少津,脉细数。

(4)心理特征:性情急躁,外向好动,活泼。

(5)发病倾向:易患虚劳、失精、不寐等病;感邪易从热化。

(6)对外界环境适应能力:耐冬不耐夏;不耐受暑、热、燥邪。

辨识方法:体形多瘦长,不耐暑热,常感到眼睛干涩,口干咽燥,总想喝水,皮肤干燥,经常大便干结,容易失眠(见附表16-4)。

5.痰湿质(E型)

(1)总体特征:痰湿凝聚,以形体肥胖、腹部肥满、口黏苔腻等痰湿表现为主要特征。

(2)形体特征:体形肥胖,腹部肥满松软。

(3)常见表现:面部皮肤油脂较多,多汗且黏,胸闷,痰多,口黏腻或甜,喜食肥甘甜黏,苔腻,脉滑。

(4)心理特征:性格偏温和、稳重,多善于忍耐。

(5)发病倾向:易患消渴、中风、胸痹等病。

(6)对外界环境适应能力:对梅雨季节及湿重环境适应能力差。

辨识方法:体形肥胖,腹部肥满而松软。易出汗,且多黏腻。经常感觉脸上有一层油(见附表16-5)。

6.湿热质(F型)

(1)总体特征:湿热内蕴,以面垢油光、口苦、苔黄腻等湿热表现为主要特征。

(2)形体特征:形体中等或偏瘦。

(3)常见表现:面垢油光,易生痤疮,口苦口干,身重困倦,大便黏滞不畅或燥结,小便短黄,男性易阴囊潮湿,女性易带下增多,舌质偏红,苔黄腻,脉滑数。

(4)心理特征:容易心烦急躁。

(5)发病倾向:易患疮疖、黄疸、热淋等病。

(6)对外界环境适应能力:对夏末秋初湿热气候、湿重或气温偏高环境较难适应。

辨识方法:面部和鼻尖总是油光发亮,脸上易生粉刺,皮肤易瘙痒。常感到口苦、口臭,脾气较急躁(见附表16-6)。

7.血瘀质(G型)

(1)总体特征:血行不畅,以肤色晦暗、舌质紫黯等血瘀表现为主要特征。

(2)形体特征:胖瘦均见。

(3)常见表现:肤色晦暗,色素沉着,容易出现瘀斑,口唇黯淡,舌黯或有瘀点,舌下络脉紫黯或增粗,脉涩。

(4)心理特征:易烦,健忘。

(5)发病倾向:易患癥瘕及痛证、血证等。

(6)对外界环境适应能力:不耐受寒邪。

辨识方法:皮肤较粗糙,眼睛里的红丝很多,牙龈易出血(见附表16-7)。

8. 气郁质(H型)

(1)总体特征:气机郁滞,以神情抑郁、忧虑脆弱等气郁表现为主要特征。

(2)形体特征:形体瘦者为多。

(3)常见表现:神情抑郁,情感脆弱,烦闷不乐,舌淡红,苔薄白,脉弦。

(4)心理特征:性格内向不稳定、敏感多虑。

(5)发病倾向:易患脏躁、梅核气、百合病及郁证等。

(6)对外界环境适应能力:对精神刺激适应能力较差;不适应阴雨天气。

辨识方法:体形偏瘦,常感到闷闷不乐、情绪低沉,常有胸闷,经常无缘无故地叹气,易失眠(见附表16-8)。

9. 特禀质(I型)

(1)总体特征:先天失常,以生理缺陷、过敏反应等为主要特征。

(2)形体特征:过敏体质者一般无特殊;先天禀赋异常者或有畸形,或有生理缺陷。

(3)常见表现:过敏体质者常见哮喘、风团、咽痒、鼻塞、喷嚏等;患遗传性疾病者有垂直遗传、先天性、家族性特征;患胎传性疾病者具有母体影响胎儿个体生长发育及相关疾病特征。

(4)心理特征:随禀质不同情况各异。

(5)发病倾向:过敏体质者易患哮喘、荨麻疹、花粉症及药物过敏等;遗传疾病如血友病、先天愚型等;胎传疾病如五迟(立迟、行迟、发迟、齿迟和语迟)、五软(头软、项软、手足软、肌肉软、口软)、解颅、胎惊、胎痫等。

(6)对外界环境适应能力:适应能力差,如过敏体质者对易致敏季节适应能力差,易引发宿疾。

辨识方法:这是一类体质特殊的人群。其中过敏体质的人易对药物、食物、气味、花粉、季节过敏(见附表16-9)。

二、术前中药应用

老年人的主要生理特点是脏腑痿瘁、精血虚损、神气衰减、阴阳俱衰4个方面,从中医八纲辨证和脏腑辨证相关病机解析,老年病的病机可归结为衰老所致的"阴阳失调、营卫不和、脏腑虚弱、多脏受损",以致"易虚易实、易寒易热、虚实夹杂"。一般而言,阴虚多见,气虚、血虚及阳虚亦为主要病机,且兼夹血瘀、痰浊、毒邪者甚多。病情复杂,治疗的依从性差,反应性也差。术前中药的应用主要调节脏腑功能,补正祛邪,将机体调整至最好状态,更好地应对手术中可能存在的问题。术前用中药应以补正为主,祛邪为辅。

中医治疗老年病治求有效,但要平和,避免虚虚实实,治疗中注意调和,做到汗而不伤、温而不燥、下而不损、寒而不凝、补而不滞、消而不伐。治疗策略中,调理脾胃十分重要。中医认为"脾胃为后天之本",十分重视"以后天养先天",故消食导滞和保持二便通畅较为重要,要注意食物中油腻碍胃过多可生痰助湿等。

1. 补益法 亦称补法、扶正法。主要适用于各种虚证。老年人脏腑痿瘁,正气不足,体弱多病,以虚为主,故补益法为常用方法。临床上虚证虽繁,但总不离乎五脏,而五脏之伤,又不外乎阴阳气血。临床运用时应根据虚损的具体情况,分别采用相应补法。

老年脏腑虚损以肺、脾、肾三脏最为多见,补肺、补脾、补肾为老年治虚三本。《理虚元鉴》指出:"治虚有三本,肺脾肾是也。肺为五脏之天,脾为骨骸之母,肾为性命之根,治肺、治肾、治脾,治虚之道毕矣"。脾胃为机体营养之源,药物也要经过脾胃的运化、吸收才能输布全身发挥治疗作用,因此补虚时尤其要注意补益脾胃。阴阳两者相互化生,相互为用,阴阳一方的偏衰亦可导致另一方的不足,因此,在治疗阴阳偏衰的病证时,要注意"阴中求阳"和"阳中求阴",使"阴得阳升而泉源不竭,阳得阴助而生化无穷"。血虚补之应该注意两点:一方面,气能生血,补血时应配用补气药,使中焦聚汁,化生营血;另一方面,补血当配合活血药,血贵流通,补血活血,使血虚得复,而不致瘀。

补法有峻、缓之别。峻补法用于阴枯阳竭、阳气欲脱、真阴欲绝的急危重证,选药要精,剂量要大,但求速效,不能久服;缓补法用于久虚之人,药力不宜过猛,不求速效,积以时日,逐渐收功。对于不急不缓、不轻不重的一般虚证患者,可采用平补之法。常用中药方剂包括四君子汤、香砂六君子汤、黄芪建中汤、补中益气汤等以补益脾气;"八珍丸"加减,醋隋加生黄芪、桑葚、太子参等气血双补;另外,可用黄芪、当归、党参、附子、肉桂等在补肾阳的前提下加用生地、知母、女贞子、旱莲草等滋补肾阴药物。

应用补法,务必要辨清真虚假虚,不可贸然投补,以免犯虚虚实实之诫。古人有"至虚有盛候,反泻含冤""大实有羸状,误补益疾"之训,临床要注意鉴别。补法主要用来治疗虚证,无虚之证,妄加以补,不仅无益,反而有害。若逢迎病家畏虚喜补之心理,而滥施补药,则为害尤甚。

2. 行气法 《养老奉亲书》曰:"老人孤僻,易于外感,才觉孤寂,便生郁闷。"老年人气机郁滞之证可采用行气法。行气剂大多辛温香燥,易于耗气伤阴,老年人多有气虚、阴虚,应用行气剂最好选用一些比较平和的药物,如香橼、佛手等。若应用行气作用较强的药物,应少佐益气养阴之品。

3. 消导法 主要适用于饮食积滞之证。老年人脾胃虚弱,脾失健运,胃的腐熟能力减弱,也影响了对饮食的消化和吸收,很容易造成饮食积滞。食积而因脾胃虚弱者,当与补脾健胃法配合使用;食积兼气滞者,当配伍行气法;食积化热者,可少佐苦寒清热之品。

4. 开窍法 主要适用于窍闭神昏之证。窍闭神昏证有热闭、寒闭之分,热闭宜清热开窍用凉开法;寒闭宜温通开窍用温通法。开窍法多用于急救,其方药大多气味芳香,辛散走窜,只可暂用,当中病即止,久服易伤元气。

5. 祛瘀法 主要适用于血行不畅或血分瘀滞所致的各种病证。"老年多瘀""久病多瘀",瘀血广泛存在于许多老年病中,故祛瘀法亦是老年病的常用治法。瘀证一般可分为寒、热、虚、实四大类,对寒证血瘀治宜活血化瘀配伍温经散寒;热证血瘀治宜活血化瘀配伍清热解毒、清营凉血或泻热通腑;实证血瘀治宜活血化瘀,配伍理气行气;虚证血瘀则配伍益气、养血、滋阴或温阳等治法。老年人血瘀,多是因虚致瘀,补虚祛瘀尤为常用。

6. 化痰法 主要适用于痰邪所致的病证。痰邪既是脏腑功能失调的病理产物,同时也是许多老年疾病的重要致病因素。因此,化痰法亦为治疗老年病所常用。治痰之法,湿痰宜燥湿化痰;寒痰宜温阳化痰;热痰宜清热化痰;燥痰宜润燥化痰;风痰宜祛风化痰;食痰宜消食化痰;痰迷心窍宜豁痰开窍;流注经络宜通络化痰;痰结成核宜软坚消痰。肺虚有痰宜保肺以输布津液;脾虚有痰宜培脾以化其痰湿;肾虚有痰宜补肾引其下行等。若痰瘀同病,当化痰祛瘀,痰瘀同治。

7. 息风法 指平息内风之法。主要适用于内脏病变所致的风病。此法可分为滋阴息风、平肝息风、泻火息风、养血息风等法。

8. 泻下法 主要适用于大便不通,胃肠积滞,或实热内结,或寒积,或水饮停蓄等证。下法有寒下、温下、润下、逐水、攻补兼施之别;根据病情轻重、缓急,又有峻下、缓下之分。老年人体质虚弱,泻下法必须慎用,尤其是作用强烈的泻下药,更应注意,但若确是证亦无须顾忌。老年病应用下法,多采用缓下、润下、暂下之法。下法不仅能治疗老年性便秘,对老年急腹症、急性心肌梗死、急性脑血管病、肺源性心脏病、慢性肾衰竭等,只要掌握好泻下法的指征、时机、峻缓,即能取得较好的效果。

9. 和法 包含和解、调和、缓和 3 种含义。它通过和解表里,调和肝脾、胃肠而发挥治疗作用。老年人由于正气虚弱,感受外邪后易陷入半表半里。另外,老年人孤寡独居,情志抑郁,易发生肝脾不和、胃肠失调等疾患,所以和法在老年病中应用广泛。和法能使疾病在不知不觉中好转或痊愈,但也不能因此而滥用和法,对虚象、寒象、热象等明显的、典型的病证,以采用相应的治法为宜。

三、术前穴位刺激应用

由于患者对本身疾病和手术所致疼痛的担心,或者是进入手术室这种陌生环境,患者术前常常处于一种紧张、恐惧和焦虑的状态。缓解患者的术前焦虑状态对于改善患者依从性、提高舒适度,减少围手术期不良记忆,以及降低因交感神经过度兴奋所引发的不良事件(如心肌缺血、麻醉或镇痛药物用量增多等)具有重要的临床意义。近年来的研究显示,应用穴位刺激等技术可显著改善患者术前的焦虑状态,而且操作简便,无苏醒延迟等不良反应。

为顺利开展穴位刺激辅助麻醉,麻醉前需要对患者的病情作出清晰的评估以及充分的准备,了解患者的基本情况,术前评估患者对穴位刺激的耐受力,必要时应进行术前试针,指导患者进行在术中配合手术的训练,向患者介绍穴位刺激的特点,熟悉有关穴位麻醉的相关问题,使之主动配合,消除患者的焦虑紧张心理。针刺麻醉(简称针麻)进行术前准备可减少患者术前焦虑,诱导内源性阿片类物质的释放。有研究表明,在麻醉诱导前给予穴位刺激,可以使患者明显放松而处于嗜睡状态,达到镇静效果。例如,内关、太冲、印堂穴的术前穴位刺激有镇静安神作用。印堂穴是经外奇穴之一,位于人体的面部,两眉头连线中点。中医学认为该穴位具有安神定惊、醒脑开窍、宁心益智、疏风止痛、通经活络之功。有研究发现,按压印堂穴 10 分钟可以产生显著的镇静作用,客观评价指标表现为脑电双频指数显著降低,主观评价指标表现为测试者语言镇静评分(verbal sedation score,VSS)显著降低,并且这种镇静作用在按压结束后,可持续30 分钟。

另外,刺激耳穴也是术前镇静的一个常用方法。耳廓主要由弹性纤维软骨、软骨膜、韧带、退化了的耳肌及覆盖在最外层的皮下组织和皮肤所构成。耳廓的皮下有极为丰富的神经、血管、淋巴分布。春秋战国时期,我国已经发现耳廓与人体各器官组织存在着一定的生理联系,分布着上百个可以用来防治疾病的常用穴位。20 世纪 50 年代,法国人诺吉提出了人的耳朵形如胚胎倒影的理论,并在全息理论指导下提出了供耳部针灸推拿使用的耳穴图。有研究选用与调节脑功能、镇静和血压有关的耳穴,给予穴位压迫或针刺激,可以减少患者术前的焦虑状态。有研究显示耳穴埋针在经阴道超声穿刺取卵术中起到了良好的镇痛效果,同时在围手术期起到了良好的抗焦虑作用,从身心同调的角度减轻了取卵手术带来的痛苦,是一种有效的镇痛方法。

此外,有研究显示术前穴位按摩有效降低术前应激性血压,将择期手术患者的术前血压稳定在控制目标区域内,促进睡眠,解除焦虑;术前应用穴位艾灸可以预防手术中全麻患者低体温及寒战;术前对足三里穴位埋线有利于患者术后胃肠功能的恢复。

第五节　术中中医药的应用

一、术中中药应用

手术疗法是现代医学发展过程中治疗外科疾病的主要手段,它是作为临床治疗医学划分内、外科系的主要依据之一。近年来,大量研究表明许多患者经过中西医结合疗法提高了手术成功率,改善了预后,使急性症状得以控制甚至消失,为根除病因、防止复发的远期疗效作出了贡献。术中中药的应用成为其中重要的一个环节。

在临床麻醉中,经常会遇到一些心脏病患者在接受规范化的西医治疗的同时辅助中医药,这些药物在改善心肌供血、维持血流动力学稳定以及对凝血功能的影响和缩短住院时间等方面具有一定的优势。大量研究资料表明:对于在急性梗阻性化脓性胆管炎和出血性胰腺炎合并休克患者,在综合的中西医结合处理下可以较快地改善休克状态,争取了较好的手术条件和时机,可以大大降低手术死亡率,甚至可以使病情缓解,增加了手术疗法的安全性。应用清热解毒、通里攻下法,分别组成不同组方的"清胆汤""清胰汤"治疗重症胆道感染和急性重症胰腺炎合并休克的患者,使中西医结合非手术治疗成功率达到 80%~90%,死亡率降至 5%~10%。清热解毒中药抗炎 6 号对大肠埃希菌内毒素弥散性血管内凝血(disseminated intravascular coagulation,DIC)生物效应的拮抗作用的实验研究中,提示抗炎 6 号(由金银花、蒲公英、大青叶、鱼腥草等组成)通过对细菌内毒素的直接降解作用,加强单核巨噬细胞系统的吞噬作用和对补体 C3 旁路的激活作用。从而证明了清热解毒中药抗炎 6 号静脉注射液对内毒素 DIC 生物效应具有解毒拮抗作用,为手术中应用此法治疗提供了理论依据。清胆注射液抗内毒素的实验研究显示该药具有升压强心作用和改善微循环血流作用。这些方剂的应用对中医中药抗感染、抗休克的原理探讨提出了新的理论和观点。

二、术中穴位刺激应用

减少术中吸入麻醉药和阿片类药物的药量,可以减少与麻醉药物剂量相关的毒性反应或并发症,并缩短苏醒时间。针灸常被用来治疗急、慢性疼痛,如慢性腰背痛、手术后的切口痛等,而且动物实验研究也显示电针刺激合谷、内关等穴位可促进内源性阿片肽的释放,产生显著的镇痛作用,将针刺及其相关技术作为常规麻醉的一种辅助镇痛技术手段,可以起到减少术中麻醉药物的作用。

根据对针刺镇痛强度所作的量化观测结果,针刺产生的镇痛强度一般可使手术中麻醉药的需要量减少 10%~30%,理想状态下甚至可达到 50%。有研究显示经皮穴位电刺激远近配穴可以显著减少非体外循环下冠状动脉旁路移植术患者术中阿片类药物的用量。又有研究选用劳宫、内关、外关、肩井穴,通过 TEAS 复合丙泊酚 - 芬太尼静脉全麻与单纯丙泊酚 - 芬太尼静脉全麻相比较的方法,来观察乳腺手术的麻醉效果,结果 TEAS 对丙泊酚 - 芬太尼静脉麻醉有良好的辅助作用,可强化镇痛效应,减少麻醉药物的用量。针刺辅助麻醉不仅可以减少术中麻药的用量,还可以降低手术应激反应,保持整体环境稳定,保护重要脏器功能。有研究也用合谷、内关穴,采用 TEAS 辅助静脉全麻的方法用于双侧甲状腺次全切除术,研究结果表明 TEAS 辅助静脉全麻组无论在麻醉的镇痛效果还是在维持血流动力学稳定方面都明显优于单纯药物全麻组。又有运用 TEAS 选取双侧合谷、曲池和足三里、三阴交两组穴位辅助静吸复合全麻用于开颅手术中,探讨 TEAS 对颅脑手术围手术期脑损伤的脑保护效应的机制,结果表明:TEAS 可以调控血浆内皮素(plasma endothelin,ET)、降钙素基因相关肽(calcitonin gene related peptide,CGRP)使脑组织微循环得以改善,还可能通过调节血清白细胞介素 -6(Interleukin-6,IL-6)水平而降低其介导的促炎性反应,发挥其神经营养作用等,对颅脑手术围手术期脑损伤起到保护作用。在进一步的研究中又发现 TEAS 选取双侧合谷、曲池和足三里、三阴交两组穴位辅助静吸复合全麻用于开颅手术中还有可能降低脑组织的氧、糖的代谢。

在一项随机、盲法、对照的研究中,在术前清醒状态下给予患者电针刺激双侧的足三里和内关穴位,或者假针刺。结果发现,与对照组相比,术中电针高、低频交替刺激双侧的足三里和内关穴位组可显著减少妇科全麻手术中镇痛药物的用量。另一项研究通过随机、双盲、交叉设计的实验,让志愿者在麻醉状态下接受耳屏处经皮穴位电刺激,测定其吸入麻醉药七氟烷的 MAC(使 50% 患者对切皮等伤害性刺激不发生体动反应的肺泡最小有效浓度)值,而另外一天,在不电刺激的状态下,再次测定七氟烷的 MAC。结果显示,与未电针刺激情况下测定的 MAC 相比,电针组的 MAC 值下降了 8.34%±1.24%($P<0.05$)。由于被测试者是在麻醉状态下给予电针刺激,可以消除安慰剂效应,从而证明该种电针刺激方式可以减少麻醉药物用量。另外,有研究显示麻醉诱导后电针刺激耳部的神门等四个穴对七氟烷 MAC 值的影响,得到了相似的结果,即七氟烷 MAC 降低了 8.5%±7%。

三、术中其他中医疗法的应用

在术中出现麻醉意外时,可以应用刺络放血疗法,起到保护脑组织等作用。刺络放血疗法是在中医基础理论指导下,运用三棱针、采血针、梅花针等针具,在体表血络充足处或穴位上点刺出血,以祛除病邪、调和气血、平衡阴阳从而防治疾病的一种方法。

早在《五十二病方》中便有关于砭石划破痈肿、排脓放血治疗疾病的记载。《黄帝内经》言:"邪客于五脏之间……视其病缪刺之于手足爪甲上,视其脉,出其血。"又言:"邪客于手足少阴太阴足阳明之络……令人身脉皆动,而形无知也,其状若尸,或曰尸厥。刺其足大指内侧爪甲上,去端如韭叶,后刺足心,后刺足中指爪甲上各一痏,后刺手大指内侧,去端如韭叶,后刺手心主,少阴锐骨之端,各一痏,立已。"此处记载了刺隐白、涌泉、厉兑、少商、中冲、神门出血为急救之法。

脑为髓海,为元神之府,一身之宗,相较于其他脏腑,脑之脉络易伤。术中出现麻醉意外可导致阴阳失调、气血逆乱、痰浊蒙蔽清窍、脏腑功能衰竭,若不及时救治,可能危及生命。刺络放血疗法可快速宣通壅滞之气血、平衡逆乱之阴阳、化瘀通滞,因此在急救过程中发挥重要的作用。刺络放血因具有醒神开窍、调理气机之作用,因此在术中出现麻醉意外时可结合应用。

四、术中中医急救的应用

手术过程中,许多老年危重患者,由于失血等因素存在,导致病情恶化,甚至休克。在采取输血、补液、抗休克治疗措施的同时加以中医辨证论治,往往能为手术治疗创造条件。手术过程中出现休克,常用升阳救逆法、益气救阴法、回阳固脱法等,可使血压迅速上升,为手术的实施提供了良好保证。

1. 升阳救逆法 本法适用于创伤性休克和过敏性休克,证见:面色苍白、口唇发绀、烦躁不安、胸闷、气憋、汗出口张、四肢逆冷、舌淡、脉微欲绝。中医辨证属于神陷气脱,心脾逆乱之证。治疗采用益气固脱、升阳救逆之法。方用独参汤加味治之。基本方药包括:人参 10g、黄芪 30g、炙甘草 10g。水煎频服,再辅以输血、输液等综合抗休克措施,可使血压迅速回升。

2. 益气救阴法 本方适用于脓毒症休克中的高排低阻型休克、脱水或出血性休克。证见:心烦身热、口干思饮、手足尚湿、汗咸不粘、呼吸气粗、舌质红绛干瘪、脉细数或虚大无力。中医辨证:热甚耗津、气虚亡阴。治疗法则:益气增津、增液养阴。基本方法采用生脉散加减。本方已制成口服液及静脉针剂,在出血性休克的抢救过程中,可一次性静脉滴入 30~50mL,配合其他综合性抗休克措施常常可以在许多重危休克患者的抢救治疗中使病情得以逆转。动物实验研究证明:生脉液有明显之强心作用,对急性失血性休克动物模型有抗休克能力,具有显著的保护性作用。

3. 回阳固脱法 本法适用于脓毒症休克中的低排高阻型休克和创伤性休克、心源性休克。证见:神情淡漠、畏寒身凉、四肢厥冷、冷汗淋漓、呼吸微弱,舌淡润,脉微欲绝。中医辨证:元气大伤,阴损亡阳。治疗法则:益气敛阴,回阳固脱。代表方药为参附汤:人参 159g,附子 129g。本方亦属于休克治疗中的辅助用药,临床工作中发现:许多休克抢救时间较长患者,靠升压药维持血压且不易撤除,但经使用中药治疗以后,往往很快可以减少或停用升压药物,使病情转危为安。

4. 休克患者的针刺治疗 主穴:素髎、内关。配穴:人中、中冲、涌泉、足三里。针法要点:先刺主穴以中强刺激持续运针或电针,可加备穴留针观察或脉冲电刺激。在休克患者抢救工作中必要时加耳针:肾上腺升压点、皮质下、心、内分泌、神门、交感等穴,或加用艾条灸百会、气海、关元、膻中,不计壮数,以脉回汗止为度。

五、中医药在预防麻醉意外中的应用

麻醉意外是指由于药物的特殊作用,患者对麻醉药物或麻醉方法的特殊反应,患者的特殊生理变化,麻醉处理遭遇特殊困难或患者原有病理改变在常规麻醉及手术不良刺激下所引起的意想不到的一些问题,轻者影响麻醉和手术的顺利进行,重者导致严重后果甚至危及患者生命。在整个围麻醉期,许多因素影响患者的安危,麻醉意外事件理应包括直接的麻醉意外和麻醉有关的意外。由于麻醉并非一个孤立的过程,在很多情况下麻醉意外的发生也牵涉患者原有的并存疾病,外科病变及手术创伤引起的病理生理变化等因素,给意外的原因及性质分析带来一定困难。因此,了解各种情况下的危险因素,分析意外事故可能的原因,做到心中有数,才能防患于未然,减少意外情况的发生。

中医药在预防部分麻醉意外中有一定的效果,例如缺氧、围麻醉期躁动、顽固性呃逆、术毕苏醒延迟等。麻醉期间低氧血症主要与麻醉方式、麻醉深度、通气方法、患者术前呼吸功能状态、麻醉中的异常情况、外科手术进行的特点、麻醉医师操作技能、麻醉期间及术后监测不严密,以及麻醉设备性能与使用是否恰当等各种因素有关。中药红景天等具有益气活血、通脉平喘等功效,麻醉前适量服用可一定程度上预防低氧血症的发生。围麻醉期躁动在老年患者中较少见,但若出现往往可能造成严重后果。全身性麻醉药物停止使用10~30分钟至手术完毕后,患者一般可在短时间内唤醒,但也可出现意识不清、嗜睡、定向模糊,甚至躁动不安等脑功能障碍。围麻醉期躁动则是一种“特殊”性麻醉并发症,发作严重时,可引起意外伤害等不良后果,若处理不当,甚至可危及患者安全。对于围麻醉期躁动的预防目前仍是一个较为棘手的问题,其中解除患者的焦虑与恐惧心理显得非常重要。术前服用中药、针灸治疗可以起到镇静安神的作用,预防围麻醉期躁动的发生。另外,提前的针灸干预也可以预防顽固性呃逆、术毕苏醒延迟等麻醉意外的发生。

第六节　术后中医药的应用

一、术后中药应用

老年患者体质衰弱,病程一般较长,且易复发。术后健康管理可以说是治疗、调养参半,甚至三分治、七分养。与其他年龄段患者相比,老年患者体质下降,手术后不经过充分调养,难以收到稳定的效果,或愈而复发,甚至比前一次发病更加严重。以下重点介绍中医中药在术后调养中的应用。

(一)顾护脾胃

“脾胃为气血生化之源,后天之本”,“得谷者昌,绝谷者亡”。病后康复,第一要素就是脾胃功能良好,因为机体的康复需要物质基础,脾胃功能强健,自然生化无穷。中医认为“脾主升,胃主降”,从脾胃的生理功能出发,选择调养方案和措施,才能收到较好的效果。用药当以甘温凉润互济,慎用燥热苦寒之品,温清相济,升降并重,才能确保脾胃纳运正常,出入通畅。方用参苓白术散加减。

(二)滋养肾气

“肾为先天之本”,存一分肾气,便有一分生机。肾气是人体生命的原动力,对机体生长发育和疾病预后都有十分重大的意义。人至老年,由于肾精渐衰,肾阴渐竭,则出现身体各项功能的下降,如体力锐减、

视物模糊、清窍失灵、骨质疏松等。所以,老年病愈后调养,须重视滋养肾气,其目的在于巩固治疗效果,提高康复质量。在用药上,既要慎用大热大燥、兴阳动火之品,也要避免味厚滋腻太过之剂。只有阴阳兼顾,平补肾气,并佐以健脾养胃之品,才能收到良好的效果。方用金匮肾气丸加减。

(三)重视阳气

"阳气者,若天与日,失其所则折寿而不彰。"阳气决定人体生长发育、五脏六腑、四肢百骸,非阳气不动,非阳气不运。针对阳气日渐衰弱的老年体质特点而言,养护阳气,以维持相对稳定的生发状态,是老年病愈后调养的基本原则。当然,重视阳气应以辨证论治为依据,有护阳、养阳、固阳之分,不能一味温阳、补阳。方用人参、附子、肉桂、巴戟、苁蓉、鹿茸、桂枝等。

二、术后穴位刺激应用

目前的研究认为术前或术中应用针刺及其相关技术对于减少术后阿片类镇痛药的用量,以及降低患者视觉疼痛评分具有较好的效果,其中穴位的选择、刺激的模式对于术后镇痛的效果起着至关重要的作用。

足太阳膀胱经(bladder meridian,BL)循行部位起于目内眦(睛明穴),上达额部,左右交会于头顶部(百会穴)。本经脉分支从头顶部分出,到耳上角部。直行本脉从头顶部分别向后行至枕骨处,进入颅腔,络脑,回出分别下行到项部(天柱穴),下行交会于大椎穴,再分左右沿肩胛内侧,脊柱两旁(1.5寸),到达腰部(肾俞穴),进入脊柱两旁的肌肉,深入体腔,络肾,属膀胱。该经共有67个穴位,其中有49个穴位分布在头面部、项背部和腰背部,18个穴位分布在下肢后面的正中线上和足的外侧部。主治泌尿生殖系统、精神神经系统、呼吸系统、循环系统、消化系统的病症。

鉴于上、中部胸椎上的膀胱经穴位主要对应于上腹部器官,而下部胸椎到腰椎的膀胱经穴位主要对应于下腹部器官,有学者研究了围手术期刺激这些穴位对腹部手术后疼痛、镇痛药物用量等的影响。术中采用静脉全身麻醉,主要为氟哌利多和芬太尼,术后采用硬膜外给予丁哌卡因和吗啡镇痛,并根据患者的镇痛需要给予静脉注射吗啡。结果显示,从恢复室出来到术后第二日,上腹部和下腹部手术患者静息和咳嗽状态下的切口痛和深部内脏痛的疼痛视觉评分,针刺组均显著低于对照组($P<0.05$),且与对照组相比,针刺组术后4天吗啡的需要量减少了50%;而与阿片类药物相关的并发症,如瘙痒、嗜睡、恶心呕吐等,针刺组也显著减少;术后皮质激素和儿茶酚胺含量针刺组也减少了30%~50%。

足三里穴是"足阳明胃经"的主要穴位之一,位于外膝眼下四横指,胫骨边缘,是一个强壮身心的大穴。传统中医认为,按摩足三里有调节机体免疫力、增强抗病能力、调理脾胃、补中益气、通经活络、疏风化湿、扶正祛邪的作用。近年来的研究显示,刺激该穴位可减少手术后(特别是腹部手术)镇痛药物的用量。在子宫切除手术患者麻醉前20分钟给予高频(100Hz)或低频(2Hz)电针刺激足三里,术后给予患者自控镇痛(patient controlled analgesia,PCA)结果发现,对照组、假针刺组、低频电针组和高频电针组术后有镇痛需求的时间分别为10分钟、18分钟、28分钟和28分钟;而在术后首个24小时内,与对照组相比,假针刺组、低频电针组、高频电针组可以显著降低吗啡需要量21%、43%和61%。

除了电针刺激外,还可以采用无创的方法刺激足三里穴。有研究显示,下腹部手术后,给予经皮穴位电刺激足三里也可减少患者术后吗啡的需要量约35%,与阿片类镇痛药物相关的嗜睡、恶心、呕吐等并发症也显著降低;而且,经皮电刺激的强度与术后镇痛的效果成正比。与对照组相比,高电流强度(9~12mA)在合谷等穴位采用经皮电刺激疗法(transcutaneous electric nerve stimulation,TENS)可减少术后患者吗啡需要量的65%,低电流强度(4~5mA)TENS减少吗啡需要量约34%。

另外,还有研究者采用含有辣椒素的膏药在麻醉前贴于子宫切除术患者的足三里穴,并在术后连续贴3天,每天8小时。结果显示,与对照组相比,术后首个24小时阿片类镇痛药的需要量显著减少,术后72

小时静息与咳嗽状态下的疼痛视觉评分也显著降低。

三、术后其他中医疗法的应用

术后老年患者的身体状况往往容易出现阴阳失调的状况,营养的补充显得尤为重要,药膳可在其中发挥重要作用。孙思邈在《备急千金要方》中说:"安身之本,必须于食……不知食宜者,不足以全生。"药膳是在中医理论指导下,将中药和食物进行合理组方配伍而成的特殊膳食。正确使用药膳和利用饮食,可以保持人体健康、预防疾病发生和促进机体康复,其主要内容包括补精益气、调偏纠弊等。

1. 补精益气　《素问·五脏别论》曰:"胃者,水谷之海,六腑之大源也。"《难经·三十难》曰:"人受气于谷,谷入于胃,乃传与五脏六腑,五脏六腑皆受于气。"《素问·经脉别论》曰:"食气入胃,散精于肝,淫气于筋。食气入胃,浊气归心,淫精于脉。脉气流经,经气归于肺,肺朝百脉,输精于皮毛。"指出脾胃运化水谷,将水谷精微分别输入五脏六腑、四肢百骸,充养周身。水谷精微还具有补先天肾中精气的作用。《寿亲养老新书》说:"主身者神,养气者精,益精者气。资气者食。食者,生民之天,活人之本也。"明确指出了饮食是"精、气、神"等生成的基础,是身体健康的保证。如明代龚廷贤《寿世保元》中所记载的"山药芡实粥",由山药、芡实、粳米、食盐、香油组成,其所用之品都是常用食材,具有补益脾肾、固精止遗之功,对于脾肾两虚之人具有调养作用。药膳较食物具有更明显的滋补健身、延缓衰老、延年益寿之作用,其作用主要是通过补益精气而达到的。如人参酒、参芪汤等发挥了人参和黄芪的大补元气、补脾益肺作用及补气固表、托毒敛疮的作用。又如严用和在《严氏济生方》中记载的"人参胡桃汤",由人参、核桃仁、大枣、生姜组成,全方具有补益肺肾、纳气定喘之功效,对于肺肾两虚之人出现的咳嗽气喘、短气乏力等具有一定的调养作用。

2. 调偏纠弊　人体是以五脏为中心,以脏腑为主体,以精气血津液为主要物质基础,通过经络进行联系的一个有机的整体。生理上,阴平阳秘,人体处于气血充和、脏腑协调、形神合一的状态。人体正气虚弱或者受到邪气侵袭时则出现脏腑功能失调、气血失和等阴阳失调的病理状态,任何疾病的发生都可概括为阴阳失调,术后往往容易导致阴阳失调的发生。人体在某些不良因素的影响下,脏腑、气血、经络出现失和,导致人体体质偏颇或处于疾病前期状态,或已致病时,可用饮食或药膳进行调理或治疗,以药食之偏纠正机体之偏,使机体复归于协调状态,即调偏纠弊。正如《本草求真》指出:"食之入口,等于药之治病,同为一理。"药膳或饮食的这种调偏纠弊的作用需遵循"虚则补之,实则泻之","热者寒之,寒者热之"的原则,并根据邪正盛衰、气血、脏腑、经络的状态扶正祛邪、调整阴阳、调整脏腑、调理气血、调摄精神、疏通经络等。虚者,以补为主,即"虚则补之",如气虚体质或气虚证可选用粳米、精米、果米、黄豆、大豆、大枣、牛肉、鸡肉、鸡蛋等补气;血虚体质或血虚证可选用胡萝卜、龙眼肉、桑葚、猪肉、猪肝、羊肝、牛肝、海参等补血;阴虚体质或阴虚证的调养可选用山药、银耳、鸭肉、鸡蛋黄、鸭蛋黄、甲鱼、乌贼鱼、猪皮等养阴;阳虚体质或阳虚证可选用韭菜、刀豆、核桃仁、羊肉、狗肉、鹿肉、猪肾、鸽蛋、虾等温阳。实者以祛邪为主,即"实则泻之",如阳偏盛者可选用具有清热作用的苦瓜、苦菜、蕨菜、西瓜、扁豆、茄子、薏苡仁、黄瓜、绿豆、赤小豆、马齿苋、蓟菜、绿茶、荸荠、青果、无花果等;阴偏盛或者阳偏衰者可选用具有温阳散寒作用的干姜、花椒、茴香、胡椒、羊肉等。此外,若遇以痰饮、瘀血、食积等病理产物为主者,则应以化痰利水、活血化瘀、消积导滞等饮食或药膳调偏纠弊。

四、术后并发症的中医药防治

术后恶心呕吐(post operative nausea and vomiting,PONV)是全身麻醉和神经阻滞麻醉后常见的并发症,通常会延缓患者术后的恢复,与多种因素有关。尽管麻醉技术和药物的改善以及新一代的抗呕吐药物的应用显著降低了 PONV 的发生率,但是 70% 以上的高危患者仍受到该问题的困扰,并且目前应用的抗呕吐药也只能约减少 PONV 发生率的 25%,这些药物存在一定的副作用。因此,有必要寻找更有效的防治 PONV 的方法。目前,针刺技术用于治疗 PONV 是围手术期应用最广、研究最多的一个方面,内关穴则是治疗 PONV 最常选用的穴位。有研究将针刺防治 PONV 的研究进行了系统评价和 meta 分析,纳入了 33 项随机、对照临床研究。其中关于对"恶心"影响的研究 24 项,共计 2 925 名患者;对"呕吐"影响的研究 29 项,共计 3 982 名患者;对"抗呕吐药物用量"影响的研究 19 项,共计 2 589 名患者。结果显示,与对照组相比,针刺穴位可以显著减少恶心、呕吐的发生率及抗呕吐药物的使用量,其相对危险度(relative risk, RR)分别为 0.6、0.51 和 0.63。除了手针刺激内关穴以外,还有电针、针刺与穴位按压结合、穴位生理盐水注射、经皮电刺激、激光刺激、辣椒素膏药贴等多种刺激方式,最合适的刺激方式尚无定论。无创的刺激方法易于操作、无痛,且患者乐于接受,但是可能没有有创的方式更有效,因为应用无创刺激的相关研究更容易产生阴性结果,而且还有研究显示只能产生部分作用,即对恶心有效,但对呕吐没有效果。另外,肌松监测仪上的神经刺激器也可以用来刺激内关穴达到抗 PONV 的作用。有研究在麻醉过程中,将肌松监测仪的神经刺激器置于手腕正中神经所在位置(即内关穴),而对照组将神经器置于手腕尺神经所在位置。结果显示,与对照组相比,术后 24 小时内关穴刺激组 PONV 的发生率显著降低(45% vs 61%,P=0.022),恶心的发生率由 56% 降低至 40%,但呕吐的发生率无显著性变化(28% vs 23%,P=0.439)。

肺不张、肺炎是腹部术后较常见的并发症,中医中药对肺部感染并发症的治疗效果较好,配合加强咳嗽排痰的措施。中药治疗法则以清肺化痰、止咳平喘为主,基本方可以麻杏石甘汤为主,酌加川贝、桔梗、前胡、半夏、全瓜蒌等止咳化痰药物。高烧、咳嗽有脓痰时可治以千金苇茎汤合银翘石膏汤加减,常在用银花、连翘、生石膏、知母、桔梗、杏仁、黄芩、甘草的基础上,加上芦根、鱼腥草、瓜蒌、生薏米、冬瓜仁等药,风寒束表者加麻黄。

急性尿道炎、膀胱炎和肾盂肾炎等急性泌尿系感染,可出现典型的膀胱刺激症状,在保持尿路通畅的前提下,多饮水、保持一定的尿量,根据中医辨证论治的原则,针对下焦湿热和湿热下注的病因病理进行组方用药,常用八正散或导赤散加减治疗,急性肾盂肾炎可加当归、连翘、赤小豆汤及益智仁等。

腹部手术后切口疼痛采用中医止疼的办法以针刺疗法为主,主要取穴为内关、足三里、公孙。强刺激,留针 30 分钟至 1 小时,必要时加脉冲电刺激。背部俞穴的点穴、按摩,经络治疗以解决术后切口和腹内疼痛的疗法亦有报道,但由于手法、功力的差异疗效也不肯定,目前尚未广泛推广。

术后尿潴留的治疗以针刺治疗为主,可得到良好的疗效。常用针刺穴位有两组:①曲骨、三阴交、水道、肾俞;②关元、阴陵泉、复溜、中极。以上两组穴位可交替使用,中强刺激,可用持续运针法或用较高频脉冲电刺激。临床亦可采用长强穴(尾骨尖至肛门中点)快速强刺激,亦常取得良好疗效。

另外,有研究对患者的手厥阴心包经(内关)和手太阴肺经(云门、列缺)穴位施以电针刺激,以期激发机体内在的调节机制,从而达到保护脏器功能、降低围手术期并发症的发生率和死亡率、促进患者康复的目的。经过 20 多年的临床实践探索以及较为系统的临床和动物实验研究发现,与传统的全麻下体外循环心内直视手术相比,术前和术中复合电针刺激可产生心肌保护作用,降低术后并发症的发生率,改善预后。复合电针刺激的优点主要反映在三个方面:①术中和术后血管活性药物的使用率均显著减少(分别为 21% vs 56.3% 和 11% vs 31%)。②意识障碍和脑栓塞的发生率显著下降(复合针刺组未发生,非针刺组 14.4%)。③ICU 的平均住院天数显著缩短。在相关机制的研究中,通过临床试验和动物实验(猪、兔心肌缺血/再灌注模型、大鼠体外循环模型)研究发现,电针刺激可能至少是通过三个方面改善患者预后的:①对心肌缺血再灌注损伤具有保护作用,表现为心肌细胞的超微结构显著改善,肌酸磷酸激酶(creatine phosphate kinase, CPK)及其同工酶释放减少,并且可能与热激蛋白和超氧化物歧化酶(super oxide dismutase, SOD)表达增加、线粒体损伤减轻、氧自由基释放减少、从而减少心肌细胞损害有关。②抑制炎症细胞因子释放,增强机体免疫系统功能,表现为 IL-8 水平降低和自然杀伤细胞活性增强。③抑制手术创伤和体外循环引起的交感激活和 HPA 轴过度应激,表现为血中促肾上腺皮质激素、皮质醇、血糖、儿茶酚胺以及血管紧张素Ⅱ水平降低。④对固有免疫系统具有强大的调节作用,可使内毒素血症大鼠的死亡率由 80% 下降至 20%,而且合谷穴的作用强于内关穴的作用,这种免疫调节作用与自主神经系统密切相关,在中枢是通过激活毒蕈碱型胆碱能受体,在外周通过迷走神经和交感神经的协同作用。在术前给予电针刺激也可以获得心肌保护。有研究在术前给予心脏瓣膜置换手术患者连续 5 天电针内关、云门、列缺等穴位刺激,每次 30 分钟,结果显示,与对照组相比,术后 6 小时、12 小时和 24 小时血浆肌钙蛋白的含量显著下降,术后正性肌力药物的用量也显著减少,术后重症监护病房停留天数缩短(4.6 ± 0.5d vs 3.4 ± 0.2d,$P < 0.05$)。

五、中医康复技术在术后的应用

术后康复,第一要素就是促进胃肠功能恢复,方药、针灸、推拿、气功等是常用的中医康复技术,方药大致可以分成如下 3 类:

1. **第一类方药** 攻补兼施,补泻相济类方药,如胃肠复元汤、加味黄龙汤、肠功能恢复汤、保元汤、术后饮等。有研究采用的方剂是胃肠复元汤,由生黄芪、太子参、大黄、炒莱菔子、枳壳、木香、苏梗、桃仁、赤芍、蒲公英等味组成。通过对 406 例腹部手术患者的前瞻性、随机对照性的临床疗效观察和动物实验,通过观察药物对实验动物胃肠功能的多指标分析法,从给药组和对照组在肠肌电每分钟峰电束和每束平均电压的比较,对单位时间内口服钡剂推进运动的观察,证实该方具有非常显著的促进胃肠运动功能的作用;在小肠灌注葡萄糖的试验中显示了给药后小肠对水和葡萄糖吸收的非常显著的增进作用;同时表明给药组小肠液中胆汁分泌存在增加的趋势,而且对胰淀粉酶活性具有显著的增高作用;通过测定门静脉、肠系膜静脉、肠系膜微循环和胃肠组织血流量的变化证实:给药组非常显著地增加了胃肠道的血运状况,这些结果为临床所取得的显著疗效提供了有力的实验证据。

2. **第二类方药** 以通里攻下为目的的复方或单味峻下药物组成,其代表为应用以大承气汤为主的复方或以硝黄散(栓)、生甘遂末等单味峻下药物。由枳壳 129g、厚朴 129g、木香 129g、香附 159g、生大黄 109g(后下)等组成的"排气汤",主要取其理气通下为目的,组成专攻理气通脏的方剂。

3. **第三类方药** 属于疏肝理气、消食化滞、益气生津类型,作用平缓,其中代表方药为扶正理气汤。药物组成如下:太子参、佛手、枳实、川朴、麦芽、谷芽、陈皮、青皮等八味中药组成。许多单位以术后口服中药来取代"二管一禁",结果平均在术后提前出现肛门排气,减少了切口感染。

针灸、气功、穴位按摩以及穴位封闭、脉冲电刺激等也是康复常用方法,取穴:足三里、上巨虚、气海、内关、天枢,中强震颤法或以脉冲电刺激。另外,肛门周围穴位按摩及扩肛疗法,对于下腹部手术后多日不排便、肛门括约肌痉挛影响排便者有较好的效果。

第七节　老年麻醉中医药应用的注意事项

一、老年麻醉中药选择的注意事项

老年疾病往往比较复杂,在老年麻醉时的中医用药必须抓住主要矛盾。老年人以虚为主,用药时不免偏重补益,但补虚应忌太过,以调补通补为宜,力求补而不滞,滋而不腻,温而不燥,静中有动。绝不可"胸横一老字,动手便参苓"而滥用补益药,否则会产生弊端。老年患者用药药性宜平和,祛邪应慎用攻伐。

《养老奉亲书》曰:"其老弱之人,若汗之则阳气泄,吐之则胃气逆,泻之则元气脱,立致不虞。"对峻猛之剂及有毒之品,尤其应慎重,在必须应用时,要恰到好处,中病即止。老年疾病纯属虚证的不多,多虚实夹杂,故扶正祛邪、攻补兼施是治疗老年病的重要法则。在具体应用时,要分清是以正虚为主,还是以邪实为主。正虚较急重的,应以扶正为主,兼顾祛邪;邪实较急重的,则以祛邪为主,兼顾扶正;扶正祛邪并用时,应以扶正不滞邪、祛邪不伤正为原则。正虚邪盛,正气过于虚弱,若兼以攻邪,反而更伤正气者,应先扶正后祛邪;邪盛正虚,但正气尚耐攻伐,同时兼顾扶正反会助邪的病证,应先祛邪后扶正。老年病多是些慢性病,不易速去,只要服药后无明显不适,病情有好转之势,就必须耐心地守方治疗而不要急于求功,否则"欲速而不达"。《养老奉亲书》曰:"治高年之人……紧用针药,务求痊愈,往往因此别致危殆。"

二、老年麻醉中药剂量、剂型、服药方法及服药时间的注意事项

老年病用药的剂量,常因个体差异、病情轻重、医者经验等有所不同。对一般较为平和的药物,用量基本与青壮年相同;但对某些辛热、苦寒、攻伐和有毒的药物,如麻黄、细辛、黄连、栀子、龙胆草、三棱、莪术、大黄、巴戟天、牵牛子、朱砂、乌头等,以常规量的 1/2~2/3 为宜,应小量缓图,不可过量。

常用的剂型包括:汤剂、散剂、丸剂、膏剂、片剂、冲剂、针剂。汤剂一般作内服用,汤剂的特点是吸收快,能迅速发挥疗效,而且便于加减使用。散剂有内服与外用两种。内服散剂末细量少者,可直接冲服,亦可研成粗末,临用时加水煮沸取汁服。外用散剂一般作为外敷、掺散疮面或患病部位,亦有作点眼、吹喉等外用的,散剂有制作简便、便于服用携带、吸收较快、节省药材、不易变质等优点。丸剂吸收缓慢,药力持久,而且体积小,服用、携带、贮存都比较方便,也是一种常用的剂型。常用的丸剂有蜜丸、水丸、糊丸、浓缩丸等几种。膏剂也有内服和外用两种。内服膏剂有流浸膏、浸膏、煎膏三种,外用膏剂又分软膏剂和硬膏剂两种。片剂将中药加工或提炼后与辅料混合,压制成圆片状剂型,片剂用量准确,体积小。冲服剂较丸剂、片剂作用迅速,较汤剂、糖浆剂体积小、重量轻,易于运输携带,且服用简便。针剂也就是注射剂,将中药经过提取、精制、配制等步骤制成的灭菌溶液,供皮下、肌肉、静脉注射等使用的一种制剂。具有剂量准确,作用迅速、给药方便、药物不受消化液和食物的影响,能直接进入人体组织等优点。服用中药汤剂时应忌烟酒,忌食辛、辣、油、腻等食物;煎好的中药汤剂应在 2~8℃冰箱中保存;免煎中药应放置在避光、阴凉干燥处保存;因为免煎中药的每味药工艺不同,冲服时,如有部分药物未能完全溶解,也应一并服用,以免影响药效;包装袋打开后应立即服用,如果长时间放置,免煎中药会受潮,粘在袋中不易倒出;免煎中药在冲服时有些品种会出现不溶解、部分不溶解或溶解较慢的情况,主要是冲服方法不当造成,如水温低、搅拌不充分等。

《汤液本草》指出:"药气与食气不欲相逢,食气消则服药,药气消则进食"。一般中药方剂皆选在两餐之间服食,即上午 9~10 点,或下午 3~4 点各服一次,如须服用三次,可在临睡前再加服一次。但急性重病则不拘时间、次数,应根据医师的医嘱,尽快服药或频服,有的甚至可每隔 1~2 小时服一次,或每隔 4 小时左右服药一次,夜晚也不停止,以使药力持续,有利于更快地缓解症状、减轻病情。总体来说,不同类型的药物服药时间不尽相同。空腹服的中药多用于实证疾病,特别是积滞、瘀血、水湿等病证。从部位上说,它适宜于治疗人体心腹以下的疾病(如胃、肝、肾等)。而具体的服药时间包括:天未明时服(如鸡鸣散);平旦(清晨天刚明)时服(如十枣汤);饭前服(如三大承气汤)等。一般,饭前空腹服药,在胃空状态下,药液能直接与消化道黏膜接触,较快通过胃入肠,从而较多地被吸收而发挥作用。饭后服药适用于人体胸膈以上的疾病,能使药性上行。此外,健胃药及对胃肠道有刺激的药物(如甘露消毒丹等),宜饭后服用,这样可减少药物对胃肠黏膜的损害;毒性较大的药物,也宜在饭后服用,以避免毒性药物吸收太快而发生不良反应。"顿服"是"指一次较快地将药物服完"。通常指病情较急者,煎好后立即服下,取急病急治之意。像治急症吐衄的泻心汤、治肠痈的大黄牡丹皮汤等属于此类。一般的高热性疾病、传染性疾病等亦采用顿服法。

补心脾、安心神、镇静安眠的药物可在睡前服药,一般在睡前15~30分钟服用,能使药效及时发挥作用。入夜是脏腑功能最低的时候,如在此时服用滋阴进补药,就如雪中送炭,效力倍增。

三、老年麻醉穴位选择的注意事项

针刺辅助麻醉的选穴原则应按照针灸的选穴原则进行。一般传统的针灸选穴原则包括近部选穴、远部选穴和辨证对症选穴。近部选穴是指在病变局部或距离比较近的范围选取穴位的方法,是腧穴局部治疗作用的体现。远部选穴是指在病变部位所属和相关的经络上取穴的方法,是"经络所过,主治所及"治疗规律的具体体现。辨证选穴是指根据疾病的证候特点,分析病因、病机而辨证选取穴位的方法。对症选穴是根据疾病的特殊症状而选取穴位的原则,是腧穴特殊治疗作用及临床经验在针灸处方中的具体应用。

针刺辅助麻醉的取穴方法也有按现代神经解剖学、生理学理论选穴的。包括同神经取穴、近节段取穴和远节段取穴。实践证明,选用与治疗范围广泛性痛源相同的或邻近脊髓节段的穴位,如针刺局部阿是穴、针麻的切口旁针刺等,无论弱针或强针刺激都有较好镇痛效果,但若给以较强的电针刺激,其镇痛效应则更持久;若选用远脊髓节段的穴位(如牙痛刺合谷)须用强针刺激来发挥镇痛作用,虽然患者痛苦较大,但却具有镇痛范围广、后效应时间长的优势。大量的临床研究表明,特异性的镇痛穴位不仅广泛分布于传统的"经穴"范围内,甚至一些"非穴点"也有明显的针刺"得气"感,其镇痛效应丝毫不逊色于十四经穴。在进行针刺镇痛或针刺辅助麻醉时,若选取与痛区或手术区系相同脊髓节段或邻近节段的神经所支配的"穴位"(含"非穴点")镇痛效果更好,且镇痛效应并未表现出不同经之间的差异。穴位刺激选择包括体针选穴和耳穴选穴。

(一)体针选穴

体针选穴是在十四经穴的循经取穴基础上发展起来的。常用选穴方法有三种:

1. 循经选穴 它是根据"经脉所过,主治所及"的理论,在与手术切口部位或与内脏相关的经脉上,选取针感好、镇痛强的腧穴。如头、面、颈、项部手术选用手阳明经的合谷穴;胃大部切除术选用足阳明经的足三里穴等。在选穴时,还要注意穴位的特殊性能和主治作用。如腹腔手术选用"下合穴",因合治内腑;四肢手术选用"五输穴"中的"输"穴,因输主体重节痛。

2. 邻近选穴 在循经取穴的同时,为加强局部的镇痛效果,还可根据"以痛为腧"的理论,配取手术部位附近的穴位。如拔上牙选颊车、颧髎;剖宫产选带脉穴等。做各种内脏手术,还可选用五脏六腑相应的俞募穴和相应的夹脊穴,可加强镇痛的效果。

3. 辨证选穴 根据所表现的症状,选取经验有效的穴位,以加强镇痛的效果。如胸闷心悸选内关可达镇静之效。

4. 根据神经分布选穴 它是按照神经解剖生理学理论来选穴的。具体应用,可选用支配手术区的神经干附近的腧穴,或直接刺激神经干,或选用同一神经节段附近的腧穴。如甲状腺手术取扶突(颈浅神经丛);下肢手术用第三、四腰神经、股神经、坐骨神经等。

上述四种方法,可单独使用,亦可配合使用。

(二)耳针选穴

1. 根据脏象学说选穴 如切开皮肤选用肺穴,因"肺主皮毛";切肌肉多选用脾穴,因"脾主肌肉";切骨选用肾穴,因"肾主骨";做眼科手术多用肝穴,因"肝开窍于目"等。

2. 选用与手术部位相应的耳穴 它是根据各种脏器疾病在耳廓上可相应地产生反应点来选用的。如阑尾切除术选用阑尾穴;甲状腺手术选颈穴。还可以根据耳廓的压痛、变色、电阻变小等来选穴。如胃、十二指肠溃疡可在消化道区找到反应点,这些反应点均可作为刺激点。

3. 根据耳部神经、生理学选穴 如腹部手术常选用口穴、耳迷根穴,因受迷走神经支配。加强镇痛效果和减少内脏反射,常选用皮质下穴和交感穴,乃是根据生理作用所决定的。

穴位刺激选穴,不论体针与耳针麻醉,一般多用患侧,亦可选用健侧或双侧同用。所选穴位以不影响手术进行为宜。

四、老年麻醉穴位刺激方法选择的注意事项

穴位刺激的针感得气是确保疗效的关键,目前临床穴位刺激麻醉手术的方法有电针、灸法和头针等。选择穴位刺激方法时应留意相关注意事项。

(一) 电针

1. 每次治疗前,检查电针器输出是否正常。治疗后,将输出全部调至零位,随后关闭电源,去导线。

2. 电针感应强,通电后会产生肌收缩。故须事先告诉患者,让其思想上有所准备,便能更好地配合治疗。电针刺激强度应逐渐从小到大,不要突然加强,以免出现晕厥、弯针、断针等异常现象。

3. 患有严重心脏病者,在应用电针时应严加注意,避免电流回路经过心脏;在邻近延髓、脊髓等部位用电针时,电流的强度要小些,切不可做强电刺激,以免发生意外。

4. 在左右两侧对称的穴位上使用电针,如出现一侧感觉过强,这时可以将左右输出电极对换。对换后,如果原感觉强的变弱,而弱的变强,则这种现象是由于电针器输出电流的性能所致;如果无变化,说明是由于针刺在不同的解剖部位引起的。

5. 在使用电针时,如遇到输出电流时断时续,往往是电针器的输出部分发生故障或导线根部有断损,应修理后再用。

6. 毫针经多次使用后,针身容易产生缺损,在消毒前应加以检查,以防断针。

(二) 灸法

《外台秘要》:"凡灸有生熟,候人盛衰及老少也衰老者少灸,盛壮强实者多灸。"老年患者体质较弱,给予艾灸时应因人施治,艾炷宜小,壮数宜少。

(三) 头针

1. 治疗时需掌握适当的刺激量,注意防止晕针,尤其取坐位时,要注意观察患者的面色及表情。

2. 中风患者,急性期如因脑出血引起有昏迷、发热、血压过高时,暂不宜用头针治疗,待病情及血压稳定后再行针刺治疗。有高热、急性炎症及心力衰竭等症时,一般慎用头针治疗。

3. 头皮血管丰富,容易出血,起针时用干棉球按针孔片刻,如有出血及皮下血肿出现,可轻轻揉按,促使其消散。

五、中医药治疗发生意外的应急处理注意事项

在临床针刺过程中,有时出现晕针、滞针、弯针、断针、血肿、气胸、刺伤脑脊髓等意外情况,应掌握处理这些意外事件的方法。

(一) 晕针

晕针是在针刺过程中患者发生的晕厥现象。这是可以避免的,医者应该注意防止。当出现晕针时,立即停止针刺,将针全部起出。使患者平卧,注意保暖,轻者仰卧片刻,给饮温开水或糖水后,即可恢复正常;重者在上述处理的基础上,可刺人中、素髎、内关、足三里、灸百会、关元、气海等穴,即可恢复;若仍不省人事,呼吸细微,脉细弱者,可考虑配合其他治疗或采用急救措施。

(二) 滞针

滞针是指在行针时或留针后医者感觉针下涩滞,捻转、提插、出针均感困难,而患者则感觉剧痛时,称为滞针。若患者精神紧张,局部肌肉过度收缩时,可稍延长留针时间,或于滞针腧穴附近,进行循按或用叩

弹针柄,或在附近再刺一针,以宣散气血,而缓解肌肉的紧张。若行针不当,或单向捻针而致者,可向相反方向将针捻回,并用刮柄、弹柄法,使缠绕的肌纤维回释,即可消除滞针。

(三) 弯针

弯针是指进针时或将针刺入腧穴后,针身在体内形成弯曲,称为弯针。出现弯针后,即不得再行提插、捻转等手法。如针系轻微弯曲,应慢慢将针取出;若弯曲角度过大时,应顺着弯曲方向将针起出;若由患者移动体位所致,应使患者慢慢恢复原来体位,局部肌肉放松后,再将针缓缓起出,切忌强行拔针,以免将针断入体内。

(四) 断针

断针或称折针,是指针体折断在人体内。医者态度必须从容镇静,嘱患者切勿更动原有体位,以防断针向肌肉深部陷入。若残端部分针身显露于体外时,可用手指或镊子将针起出;若断端与皮肤相平或稍凹陷于体内者,可用左手拇、示二指垂直向下挤压针孔,使断针暴露体外,右手持镊子将针取出;若断针完全深入皮下或肌肉深层时,应在 X 线下定位,手术取出。

(五) 血肿

血肿是指针刺部位出现的皮下出血而引起的肿痛,称为血肿。若微量的皮下出血而局部小块发绀时,一般不必处理,可以自行消退;若局部肿胀疼痛较剧,发绀面积大而且影响到活动功能时,可先做冷敷止血后,再做热敷或在局部轻轻揉按,以促使局部瘀血消散吸收。

(六) 气胸

针刺胸部、背部和锁骨附近的穴位过深,刺穿了胸腔和肺组织,气体积聚于胸腔而导致气胸。一旦发生气胸,应立即起针,并让患者采取半卧位休息,要求患者心情平静,切勿恐惧而反转体位。一般漏气量少者,可自然吸收。医者要密切观察,随时对症处理,如给予镇咳、消炎类药物,以防止肺组织因咳嗽扩大创口,加重漏气和感染。对严重病例需及时组织抢救,如胸腔排气、少量慢速输氧等。

(七) 刺伤脑脊髓

脑脊髓是中枢神经统帅周身各种机体组织的总枢纽、总通道,而它的表层分布有督脉和华佗夹脊等一些重要腧穴,如风府、哑门、大椎、风池以及背部正中线第一腰椎以上棘突间腧穴。若针刺过深,或针刺方向、角度不当,均可伤及,造成严重后果。当出现上述症状时,应马上出针。轻者,需安静休息,经过一段时间后,可自行恢复;重者则应请相关科室如神经外科等,进行及时抢救。凡针刺督脉腧穴——12 胸椎以上及华佗夹脊穴,都要认真掌握针刺深度、方向和角度。如针刺风府、哑门穴,针尖方向不可上斜,不可过深;在行针时只宜捻转手法,避免提插手法,禁用捣刺手法。

(余剑波　张　圆)

附录

一、体质判定方法

回答中医体质分类与判定相关表中的全部问题(附表 16-1~ 附表 16-10),每一问题按 5 级评分,计算原始分及转化分,依标准判定体质类型。

$$原始分 = 各个条目分值相加$$

$$转化分数 = [(原始分 - 条目数)/(条目数 \times 4)] \times 100$$

二、体质判定标准

平和质为正常体质,其他 8 种体质为偏颇体质。判定标准见附表 16-1。

附表 16-1　平和质与偏颇体质判定标准表

体质类型	条件	判定结果
平和质	转化分 ≥ 60 分	是
	其他 8 种体质转化分均 <30 分	
	转化分 ≥ 60 分	基本是
	其他 8 种体质转化分均 <40 分	
	不满足上述条件者	否
偏颇体质	转化分 ≥ 40 分	是
	转化分 30~39 分	倾向是
	转化分 <30 分	否

三、示例

(一) 示例 1

某患者各体质类型转化分如下:平和质 75 分,气虚质 56 分,阳虚质 27 分,阴虚质 25 分,痰湿质 12 分,湿热质 15 分,血瘀质 20 分,气郁质 18 分,特禀质 10 分。根据判定标准,虽然平和质转化分 ≥ 60 分,但其他 8 种体质转化分并未全部 <40 分,其中气虚质转化分 ≥ 40 分,故此人不能判定为平和质,应判定为是气虚质。

(二) 示例 2

某人各体质类型转化分如下:平和质 75 分,气虚质 16 分,阳虚质 27 分,阴虚质 25 分,痰湿质 32 分,湿热质 25 分,血瘀质 10 分,气郁质 18 分,特禀质 10 分。根据判定标准,平和质转化分 ≥ 60 分,且其他 8 种体质转化分均 <40 分,可判定为基本是平和质,同时,痰湿质转化分在 30~39 分之间,可判定为痰湿质倾向,故此人最终体质判定结果为基本是平和质,有痰湿质倾向。

附表 16-2　平和质(A 型)

请根据近一年的体验和感觉,回答以下问题	没有(根本不)	很少(有一点)	有时(有些)	经常(相当)	总是(非常)
(1)您精力充沛吗?	1	2	3	4	5
(2)您容易疲乏吗?*	1	2	3	4	5
(3)您说话声音低弱无力吗?*	1	2	3	4	5
(4)您感到闷闷不乐、情绪低沉吗?*	1	2	3	4	5
(5)您比一般人耐受不了寒冷(冬天的寒冷,夏天的冷空调、电扇等)吗?*	1	2	3	4	5
(6)您能适应外界自然和社会环境的变化吗?	1	2	3	4	5
(7)您容易失眠吗?*	1	2	3	4	5
(8)您容易忘事(健忘)吗*	1	2	3	4	5

判断结果:□是　□基本是　□否

注:标有 * 的条目需要先逆向计分,即:1→5,2→4,3→3,4→2,5→1,再用公式计算转化分。

请根据近一年的体验和感觉,回答以下问题	没有 (根本不)	很少 (有一点)	有时 (有些)	经常 (相当)	总是 (非常)
(1)您容易疲乏吗?	1	2	3	4	5
(2)您容易气短(呼吸短促,接不上气)吗?	1	2	3	4	5
(3)您容易心慌吗?	1	2	3	4	5
(4)您容易头晕或站起时眩晕吗?	1	2	3	4	5
(5)您比别人容易患感冒吗?	1	2	3	4	5
(6)您喜欢安静、懒得说话吗?	1	2	3	4	5
(7)您说话声音低弱无力吗?	1	2	3	4	5
(8)您活动量稍大就容易出虚汗吗?	1	2	3	4	5
判断结果:□是　□倾向是　□否					

附表 16-4　阳虚质（C 型）

请根据近一年的体验和感觉,回答以下问题	没有 (根本不)	很少 (有一点)	有时 (有些)	经常 (相当)	总是 (非常)
(1)您手脚发凉吗?	1	2	3	4	5
(2)您胃脘部、背部或腰膝部怕冷吗?	1	2	3	4	5
(3)您感到怕冷、衣服比别人穿得多吗?	1	2	3	4	5
(4)您比一般人耐受不了寒冷(冬天的寒冷,夏天的 冷空调、电扇等)吗?	1	2	3	4	5
(5)您比别人容易患感冒吗?	1	2	3	4	5
(6)您吃(喝)凉的东西会感到不舒服或者怕吃(喝) 凉的东西吗?	1	2	3	4	5
(7)您受凉或吃(喝)凉的东西后,容易腹泻(拉肚 子)吗?	1	2	3	4	5
判断结果:□是　□倾向是　□否					

附表 16-5　阴虚质（D 型）

请根据近一年的体验和感觉,回答以下问题	没有 (根本不)	很少 (有一点)	有时 (有些)	经常 (相当)	总是 (非常)
(1)您感到手脚心发热吗?	1	2	3	4	5
(2)您感觉身体、脸上发热吗?	1	2	3	4	5
(3)您皮肤或口唇干吗?	1	2	3	4	5
(4)您口唇的颜色比一般人红吗?	1	2	3	4	5
(5)您容易便秘或大便干燥吗?	1	2	3	4	5
(6)您面部两颧潮红或偏红吗?	1	2	3	4	5
(7)您感到眼睛干涩吗?	1	2	3	4	5
(8)您感到口干咽燥、总想喝水吗?	1	2	3	4	5
判断结果:□是　□倾向是　□否					

附表 16-6　痰湿质（E 型）

请根据近一年的体验和感觉,回答以下问题	没有 （根本不）	很少 （有一点）	有时 （有些）	经常 （相当）	总是 （非常）
(1)您感到胸闷或腹部胀满吗？	1	2	3	4	5
(2)您感到身体沉重不轻松或不爽快吗？	1	2	3	4	5
(3)您腹部肥满松软吗？	1	2	3	4	5
(4)您有额部油脂分泌多的现象吗？	1	2	3	4	5
(5)您上眼睑比别人肿(上眼睑有轻微隆起的 现象)吗？	1	2	3	4	5
(6)您嘴里有黏黏的感觉吗？	1	2	3	4	5
(7)您平时痰多,特别是咽喉部总感到有痰堵 着吗？	1	2	3	4	5
(8)您舌苔厚腻或有舌苔厚厚的感觉吗？	1	2	3	4	5
判断结果:□是　□倾向是　□否					

附表 16-7　湿热质（F 型）

请根据近一年的体验和感觉,回答以下问题	没有 （根本不）	很少 （有一点）	有时 （有些）	经常 （相当）	总是 （非常）
(1)您面部或鼻部有油腻感或者油亮发光吗？	1	2	3	4	5
(2)您易生痤疮或疮疖吗？	1	2	3	4	5
(3)您感到口苦或嘴里有异味吗？	1	2	3	4	5
(4)您大便黏滞不爽、有解不尽的感觉吗？	1	2	3	4	5
(5)您小便时尿道有发热感、尿色浓(深)吗？	1	2	3	4	5
(6)您带下色黄(白带颜色发黄)吗？（限女性 回答）	1	2	3	4	5
(7)您的阴囊部位潮湿吗？（限男性回答）	1	2	3	4	5
判断结果:□是　□倾向是　□否					

附表 16-8　血瘀质（G 型）

请根据近一年的体验和感觉,回答以下问题	没有 （根本不）	很少 （有一点）	有时 （有些）	经常 （相当）	总是 （非常）
(1)您的皮肤在不知不觉中会出现青紫瘀斑 (皮下出血)吗？	1	2	3	4	5
(2)您两颧部有细微红丝吗？	1	2	3	4	5
(3)您身体上有哪里疼痛吗？	1	2	3	4	5
(4)您面色晦暗、或容易出现褐斑吗？	1	2	3	4	5
(5)您容易有黑眼圈吗？	1	2	3	4	5
(6)您容易忘事(健忘)吗？	1	2	3	4	5
(7)您口唇颜色偏暗吗？	1	2	3	4	5
判断结果:□是　□倾向是　□否					

附表 16-9　气郁质（H 型）

请根据近一年的体验和感觉,回答以下问题	没有 (根本不)	很少 (有一点)	有时 (有些)	经常 (相当)	总是 (非常)
(1)您感到闷闷不乐、情绪低沉吗?	1	2	3	4	5
(2)您容易精神紧张、焦虑不安吗?	1	2	3	4	5
(3)您多愁善感、感情脆弱吗?	1	2	3	4	5
(4)您容易感到害怕或受到惊吓吗?	1	2	3	4	5
(5)您胁肋部或乳房胀痛吗?	1	2	3	4	5
(6)您无缘无故叹气吗?	1	2	3	4	5
(7)您咽喉部有异物感,且吐之不出、咽之不下吗?	1	2	3	4	5
判断结果:□是　□倾向是　□否					

附表 16-10　特禀质（I 型）

请根据近一年的体验和感觉,回答以下问题	没有 (根本不)	很少 (有一点)	有时 (有些)	经常 (相当)	总是 (非常)
(1)您没有感冒时也会打喷嚏吗?	1	2	3	4	5
(2)您没有感冒时也会鼻塞、流鼻涕吗?	1	2	3	4	5
(3)您有因季节变化、温度变化或异味等原因而咳喘的现象吗?	1	2	3	4	5
(4)您容易过敏(对药物、食物、气味、花粉过敏或在季节交替、气候变化时出现过敏)吗?	1	2	3	4	5
(5)您的皮肤容易起荨麻疹(风团、风疹块、风疙瘩)吗?	1	2	3	4	5
(6)您的皮肤因过敏出现过紫癜(紫红色瘀点、瘀斑)吗?	1	2	3	4	5
(7)您的皮肤一抓就红,并出现抓痕吗?	1	2	3	4	5
判断结果:□是　□倾向是　□否					

参考文献

［1］侯宇, 杨成伟, 刘洪涛, 等. 经皮穴位电刺激对活体肾移植供者围术期焦虑和术后疼痛的影响 [J]. 中华麻醉学杂志, 2021, 41 (04): 411-415.

［2］PARASKEVA A, MELEMENI A, PETROPOULOS G, et al. Needling of the extra 1 point decreases BIS values and preoperative anxiety [J]. Am J Chin Med, 2004, 32 (5): 789-794.

［3］ACAR HV, CUVAş O, CEYHAN A, et al. Acupuncture on Yintang point decreases preoperative anxiety [J]. J Altern Complement Med, 2013, 19 (5): 420-424.

［4］周佳, 薛晓静, 王芯芯, 等. 耳穴埋豆联合穴位贴敷对择期妇科腹腔镜手术患者术前焦虑的影响 [J]. 新中医, 2021, 53 (14): 169-172.

［5］张若思. 耳穴埋针在经阴道超声穿刺取卵术中的镇痛及抗焦虑研究 [D]. 上海中医药大学, 2020.

［6］张慧. 经皮穴位电刺激不同配穴方式在非体外循环下冠状动脉旁路移植术中的效应研究 [D]. 第四军医大学, 2017.

［7］王玥, 黄祥, 杨春梅, 等. 经皮穴位电刺激对乳腺癌改良根治术患者焦虑的影响 [J]. 中华麻醉学杂志, 2020, 40 (12): 1431-1435.

［8］莫云长, 陈林碧, 王茜茜, 等. 经皮穴位电刺激对颅脑手术行控制性降压重要脏器功能的保护效应 [J]. 温州医科大学学报, 2016, 46 (08): 547-553.

［9］王玥. 经皮穴位电刺激对乳腺癌手术患者围术期焦虑的影响 [D]. 安徽医科大学, 2021.

［10］安立新, 吉勇, 王莉莉, 等. 电针结合七氟烷麻醉在脑外科手术中的应用 [J]. 中国中西医结合杂志, 2011, 31 (09): 1181-1186.

老年麻醉学

GERIATRIC
ANESTHESIOLOGY

第二篇
临床实践

第十七章
老年手术患者的麻醉前评估与优化

随着社会的发展,人均寿命不断提高,全世界都面临人口老龄化的问题。据统计,2013年底我国老年人口已达到2.02亿,老龄化水平达到14.8%,到2020年已达到2.48亿。衰老是自然界的一种普遍的、而且是进行性的和生理学的进程,其特征表现为机体终末器官的储备减少和功能减退,伴有不断加重的机体内稳态平衡功能紊乱,以及病理过程发生率增加。虽然说掌握老年患者的基本生理变化以及麻醉药物的药代动力学和药效动力学改变与麻醉管理十分重要,但这仅仅是高龄患者围手术期管理的开始。由于老年患者特别是高龄老年患者的特殊性,其对手术安全性的要求也明显高于其他年龄段人群。老年患者术前合并疾病较多,对术后康复影响远远大于麻醉处理,因此有必要制订高质量的老年患者术前评估策略以满足不断增长的手术需求及安全保证。所以,麻醉医生在对老年病人进行评估时,除了常规检查外,还需要根据病史、体格检查、所拟行的手术进行选择性的"特殊检查",以对老年患者全身情况、脏器功能作出评估,以尽量减少术后并发症、功能减退和独立生活能力的丧失。

第一节　老年患者整体状态的评估

老年患者术前访视与评估是实施麻醉手术前至关重要的一环,其目的是客观评价老年患者对麻醉手术的耐受力及其风险,同时对患者的术前准备提出建议,包括是否需要进一步完善检查、调整用药方案、功能锻炼甚至延迟手术麻醉等,在条件允许的情况下尽可能提高患者对麻醉手术的耐受力,降低围手术期并发症和死亡风险。除了对老年人进行常规的器官功能和美国麻醉医师协会(American Society of Anesthesiologists,ASA)分级术前评估外,还应注意老年综合征对手术风险的影响。老年状态全面评估(comprehensive geriatric assessment,CGA)通常是由以老年医学科为主的多学科对老年患者的合并症、机体功能、心理和社会学特点进行全面的评估。其中,老年患者的衰弱、认知和精神状态、日常生活能力及营养状态等情况都与围手术期不良事件发生率明显相关,已逐渐成为老年患者术前评估的一部分,尤其是在复杂的术前评估中更显重要。除了对老年患者进行常规的器官功能评估外,还应采用CGA的术前评估项目对老年患者进行评估,并加强该领域理论知识的培训。术前应尽可能改善老年患者的功能和营养状态,纠正导致围手术期认知功能下降的危险因素,提高老年患者对手术应激的耐受性,降低围手术期不良事件的发生率。针对有复杂合并症的老年患者,需进行相应多学科会诊共同参与讨论手术时机、方案以及做好相应的术前准备。需要关注的是,老年患者手术的目的不仅限于延长生命,更需关注的是对老年患者术后功能和独立生活能力的保护。

一、衰弱状态的评估

衰弱是一组增龄相关的老年综合征,主要表现为躯体活动能力减退及易损性增加,"衰弱"逐渐被用来代表老年人的生理储备状态,是老年医学领域研究的一个热点问题。表现为老年人因生理储备下降而出现抗应激能力减退的非特异性状态,涉及多个器官组织的生理学变化,包括神经肌肉系统、代谢及免疫系统生理变化,这种状态增加了老年人发生跌倒、谵妄、失能及死亡等负性事件的风险。

衰弱常为多种慢性疾病、某次急性事件或严重疾病的后果。合理完善的老年患者术前评估不应仅限于器官功能和合并症的评估。越来越多的证据表明,老年患者术前的衰弱状态与术后不良事件明显相关,如术后并发症和发病率增加,住院天数延长,30天内死亡率和长期死亡率增加等。衰弱是外科手术后并发症的独立风险因素,术前衰弱状态的评估能更加直观地反映老年人的身体健康状况,帮助医务人员及老年人自身预测发生不良事件的可能性,因此临床医护人员特别是围手术期相关医护人员应重视在术前进行手术风险评估和围手术期管理。

目前有各种不同的衰弱评估工具,在不同的国家以及不同人群当中使用时,衰弱评估工具的测量存在普遍的偏差,还没有统一的"金标准"。衰弱的筛查和评估工具常有混用,筛查工具和评估工具的要求不同,筛查工具要求简洁且敏感性较高,筛查阳性后临床人员可以处理衰弱或者将患者推荐给老年科医生;而评估的工具则要求有较高的准确度、并具有实用性、有合理生物学理论支持、能够准确识别衰弱状态、准确预测老人对治疗的反应和临床负性事件的发生,如失能、死亡等。以下遴选出国际上较常用的衰弱评估量表,主要包括 Fried 衰弱表型(Fried frailty phenotype,FFP)、衰弱量表(frail scale,FS)、临床衰弱量表以及多维衰弱状态评分(multidimensional frailty score,MFS)。

(一)Fried 衰弱表型

也称 Fried 衰弱综合征标准,满足以下 5 条中 3 条或以上:①不明原因体重下降;②疲劳感;③握力下降;④行走速度下降;⑤体力活动下降。具有 1 条或 2 条的状态为衰弱前期(pre-frail),而无以上 5 条的人群为无衰弱的健康老年人。见表 17-1。

表 17-1　Fried 衰弱表型评估

序号	项目	男性	女性
1	体重下降	过去 1 年中,意外出现体重下降>4.5kg 或>5% 体重	
2	行走时间	身高≤173cm：≥7s 身高>173cm：≥6s	身高≤159cm：≥7s 身高>159cm：≥6s
3	握力	BMI≤24.0kg/m²：≤29kg BMI 24.1~26.0kg/m²：≤30kg BMI 26.1~28.0kg/m²：≤30kg BMI>28.0kg/m²：≤32kg	BMI≤23.0kg/m²：≤17kg BMI 23.1~26.0kg/m²：≤17.3kg BMI 26.1~29.0kg/m²：≤18kg BMI>29.0kg/m²：≤21kg
4	体力活动(MLTA)	每周<383kcal(约散步 2.5h)	每周<270kcal(约散步 2h)
5	疲劳	CES-D 的任一问题得分 2~3 分 您过去的 1 周内以下现象发生了几天? 1. 我感觉我做每一件事都需要经过努力 2. 我不能向前行走 (0 分,<1d;1 分,1~2d;2 分,3~4d;4 分,>4d)	

BMI,体重指数;MLTA,明达休闲活动时间问卷;CES-D,流行病学调查用抑郁自评量表;散步 60 分钟约消耗 150kcal 能量;具备表中 5 条中 3 条及以上被诊断为衰弱综合征;不足 3 条为衰弱前期;0 条为无衰弱的健康老年人。

研究发现该量表评估的衰弱状态作为临床事件的前驱状态,可独立预测 3 年内跌倒、行走能力下降、日常生活能力受损情况、住院率及死亡,便于采取措施来积极预防不良事件。这一方法主要从生理层面界定衰弱,本评估方法目前应用广泛,适用于医院和养老机构,在临床研究中也常应用。但是该标准有其缺陷性,首先,仅仅对生理层面进行评估,未纳入社会、心理、环境等因素,同时也没有评估和衡量其他重要系统,如认知功能的衰弱;另外,量表中的步速、握力、体力活动的评估耗时长,需要专业工具,难以实现自我测评。

（二）衰弱量表

国际老年营养学会提出的衰弱量表包括 5 项：①疲劳感；②阻力感：上一层楼梯即感困难；③自由活动下降：不能行走一个街区；④共存多种疾病：≥5 个；⑤体重减轻：1 年内体重下降>5%。判断衰弱的方法与 Fried 标准相同，见表 17-2。这种评估方法更加简易，更适合进行快速临床评估以及社区老年衰弱人群的筛查。

表 17-2　衰弱量表

序号	项目	内容
1	疲乏	过去 4 周内大部分时间或者所有时间都感觉到疲乏
2	耐力减退	在不用任何辅助工具或不用他人帮助的情况下，中途不休息爬一层楼有困难
3	自由活动减少	在不用任何辅助工具或不用他人帮助的情况下，走完约 100m 有困难
4	疾病情况	既往合并 5 种以上的如下疾病：高血压，糖尿病，急性心脏病发作、卒中、恶性肿瘤（微小皮肤癌除外）、充血性心力衰竭、哮喘、关节炎、慢性肺病、肾脏疾病、心绞痛等
5	体重下降	1 年或更短时间内出现体重下降 ≥5%

注：具备表中 5 条中 3 条及以上被诊断为衰弱综合征；不足 3 条为衰弱前期；0 条为无衰弱的健康老年人。

（三）临床衰弱量表

按照不同诊断标准衰弱可分为不同等级，根据 Fried 衰弱表型的定义将老年人分为健康期、衰弱前期（存在 1~2 条）和衰弱期（满足 3 条或以上）。临床衰弱量表按照功能状况分为 9 级（表 17-3），该量表可评估老年痴呆患者，易于临床应用。

表 17-3　临床衰弱量表

序号	衰弱等级	图示	表现
1	非常健康		身体强壮，积极活跃，精力充沛，充满活力，定期进行体育锻炼，处于所在年龄段最健康的状态
2	健康		无明显的疾病症状，但不如等级 1 健康，经常进行体育锻炼，偶尔非常活跃，如季节性
3	维持健康		存在可控制的健康缺陷，除常规行走外，无定期的体育锻炼
4	脆弱易损伤		日常生活不需他人帮助，但身体的某些症状会限制日常活动。常见的主诉为白天"行动缓慢"和感觉疲乏
5	轻度衰弱		明显的动作缓慢，工具性日常活动需要帮助如：家务活、乘公交车、用药；轻度衰弱进一步削弱患者独自在外购物、行走、备餐及干家务活的能力
6	中度衰弱		所有的室外活动均需要帮助，在室内上下楼梯、洗澡需要帮助，可能穿衣服也会需要帮助
7	严重衰弱		个人生活完全不能自理，但身体状态较稳定，一段时间内（半年内）不会有死亡风险
8	非常严重的衰弱		生活完全不能自理，接近生命终点，已不能从疾病中恢复
9	终末期		接近生命终点，生存期<6 个月的垂危患者

(四) 多维衰弱状态评分 (MFS)

基于 CGA 的 MFS、ASA 分级、步速及握力都能预测术后并发症的发生率,但与其他风险分层指标相比,MFS 是术后并发症和 6 个月死亡率的最佳评估工具。因此更加推荐围手术期医护人员应用 MFS 对老年患者进行术前评估 (表 17-4)。

表 17-4 多维衰弱状态评分 (MFS)

项目	0 分	1 分	2 分
疾病种类	良性	恶性	–
查尔森合并症指数	0	1~2	>2
白蛋白	>39g/L	35~39g/L	<35g/L
日常生活活动量表 (ADLs)	独立	部分依赖	完全依赖
日常工具性活动量表 (IADLs)	独立	依靠	–
痴呆 (MMSE-KC)	正常	轻度认知障碍	痴呆
谵妄风险 (Nu-DESC)	0~1	≥2	–
微型营养评估量表 (MNA)	正常	营养不良风险	营养不良
中臂周长	>27.0cm	24.6~27.0cm	<24.6cm

注:总分 0~15 分;MFS>5 分为高危患者,随着分值增加,术后死亡率增加,术后住院时间延长;"–"示无此项内容

衰弱最佳预防策略包括:积极的生活方式,科学的饮食,适量、规律的运动,良好的心态,有效控制慢性病和老年综合征。美国及欧洲老年医学专家提出了 4 种非药物治疗方法可以有效治疗或延缓衰弱的进展:热量和蛋白质的营养支持;摄入维生素 D;减少多重用药;体育锻炼。

二、认知功能和精神状态的评估

老年患者认知功能受损会增加术后并发症和死亡率的风险,谵妄、痴呆和抑郁是评估认知功能时的重要考虑因素,且术前评估的结果可以作为术后认知功能评估的基线值。有许多认知障碍的筛选工具,其中 Mini-Cog 是术前常用的快速痴呆筛选工具,蒙特利尔认知评估量表则用以明确是否存在认知功能减退。

谵妄被定义为一种意识混乱和注意力不集中的急性状态,是由多种原因导致的临床综合征,表现为意识障碍、行为无章、没有目的、注意力无法集中,通常起病急,病情波动明显,老年患者多见。它与术后不良结局相关,包括住院时间延长、肺部并发症、院内跌倒、脱水和感染等。通过评估易感因素和诱发因素的数量可以确定患谵妄的风险 (表 17-5)。针对危险因素的治疗和改善可以减少谵妄的发生和严重程度。谵妄评定量表 (confusion assessment method-simple,CAM-S) 可准确地评估谵妄的严重程度。主要内容包括:①急性发作或症状波动;②注意力受损;③思维不连贯;④意识水平的变化;每项 1 分,症状严重程度分为:无 (0 分)、轻度 (1 分) 及显著 (2 分及 2 分以上)。

术前焦虑抑郁症状的老年患者发生术后功能恢复不良的概率增加,住院时间延长,术后疼痛及麻醉药物使用增加,更容易发展成术后谵妄,而且谵妄的持续时间更长。建议对老年患者术前进行焦虑抑郁状况评估,可采用焦虑自评量表 (self-rating anxiety scale,SAS) (表 17-6) 和老年抑郁症量表 (geriatric depression scale,GDS) (表 17-7) 对焦虑和抑郁状态进行简单有效的评估和筛查。建议医务人员对高危的老年患者进行术前心理疏导,消除患者的紧张焦虑情绪。

表 17-5　谵妄风险因素

易感因素	促发因素
高龄 ≥ 65 岁	药物：镇静催眠药，抗胆碱药，多种药物治疗
并存疾病：严重疾病，多种并存疾病，精神疾病，脑卒中史，代谢紊乱，创伤或骨折，终末期疾病，合并 HIV 感染	并发疾病：感染，医源性并发症，严重急性疾病，代谢紊乱，发热和低体温，休克，低氧血症，贫血，脑卒中
生理功能储备减少：衰弱，自主活动受限，活动耐量减退，视觉或听觉损害	手术：心血管手术，矫形外科手术，长时间体外循环，非心脏手术，各种诊断性操作
经口摄入减少：脱水，电解质紊乱，营养不良	术中低血压
认知功能储备减少：痴呆，认知功能损害，抑郁，脑萎缩	术中低脑氧饱和度
睡眠呼吸障碍 / 失眠症	收住 ICU：环境改变，身体束缚，导尿管和各种引流管，疼痛刺激，精神紧张
药物应用：有精神作用的药物；应用多种药物	酒精或药物戒断
药物依赖	营养不良：脱水，低蛋白血症
酗酒	疼痛
APOE4 基因型	睡眠障碍

表 17-6　焦虑自评量表（SAS）

项目	没有或很少时间	有时	大部分时间	绝大部分或全部时间
1. 比平常容易紧张和着急（即焦虑）				
2. 无缘无故会感到害怕（即害怕）				
3. 容易心里感到烦乱或惊恐（惊恐）				
4. 觉得自己可能要发疯（发疯感）				
5. 觉得一切都很好，不会发生什么不幸	4	3	2	1
6. 手脚发抖打颤（手足颤抖）				
7. 因为头痛、颈痛和背痛而苦恼（躯体疼痛）				
8. 容易衰弱和疲乏（乏力）				
9. 觉得心平气和（了解有无静坐不能）	4	3	2	1
10. 觉得心跳很快（心慌）				
11. 因为一阵阵头晕而苦恼（头昏）				
12. 有晕倒发作或觉得要晕倒似的（晕厥感）				
13. 呼气吸气感到容易（了解有无呼吸困难）	4	3	2	1
14. 感到脚麻木和刺痛（手足刺痛）				
15. 胃痛或消化不良				
16. 常常要小便（尿意频数）				

项目	没有或很少时间	有时	大部分时间	绝大部分或全部时间
17. 手常常是干燥温暖的(了解有无多汗)	4	3	2	1
18. 脸红发热(面部潮红)				
19. 容易入睡且睡得很好(了解有无睡眠障碍)	4	3	2	1
20. 做噩梦				

注:SAS 采用 4 级评分,主要评定症状出现的频度,其标准为:"1"表示没有或很少时间有;"2"表示有时有;"3"表示大部分时间有;"4"表示绝大部分或全部时间都有。20 个条目中有 15 项是用负性词陈述的,按上述 1—4 顺序评分。其余 5 项(第 5、9、13、17 和 19 项)是用正性词陈述的,按 4—1 顺序反向计分。按照中国常模结果,SAS 标准分的分界值为 50 分,其中 50~59 分为轻度焦虑,60~69 分为中度焦虑,70 分以上为重度焦虑。

表 17-7　老年抑郁症量表(GDS)

你过去 1 周的感受如何? 请选择最佳答案

1. 你对生活基本上满意吗*?(否)

2. 你是否已放弃了许多活动与兴趣?(是)

3. 你是否觉得生活空虚?(是)

4. 你是否常感到厌倦?(是)

5. 你觉得未来有希望吗*?(否)

6. 你是否因为脑子里一些想法摆脱不掉而烦恼?(是)

7. 你是否大部分时间精力充沛*?(否)

8. 你是否害怕会有不幸的事落到你头上?(是)

9. 你是否大部分时间感到幸福*?(否)

10. 你是否常感到孤立无援?(是)

11. 你是否经常坐立不安,心烦意乱?(是)

12. 你是否希望呆在家里而不愿去做些新鲜事?(是)

13. 你是否常常担心将来?(是)

14. 你是否觉得记忆力比以前差?(是)

15. 你觉得现在活着很惬意吗*?(否)

16. 你是否常感到心情沉重、郁闷?(是)

17. 你是否觉得象现在这样活着毫无意义?(是)

18. 你是否总为过去的事忧愁?(是)

19. 你觉得生活很令人兴奋吗*?(否)

20. 你开始一件新的工作很困难吗?(是)

21. 你觉得生活充满活力吗*?(否)

22. 你是否觉得你的处境已毫无希望?(是)

23. 你是否觉得大多数人比你强得多?(是)

24. 你是否常为些小事伤心?(是)

你过去1周的感受如何？请选择最佳答案
25. 你是否常觉得想哭？（是）
26. 你集中精力有困难吗？（是）
27. 你早晨起来很快活吗*？（否）
28. 你希望避开聚会吗？（是）
29. 你做决定很容易吗*？（否）
30. 你的头脑象往常一样清晰吗*？（否）

注：每题1分，共30分；标*号的问题回答否计1分，其余问题回答是计1分。量表的临界值仍然存在着疑问，用于一般筛查目的时建议采用：总分为0~10分，属正常；11~20分，为轻度抑郁；21~30分，则为中重度抑郁。

三、日常生活功能评估

老年患者的功能状态评估可以使用日常生活活动量表（activities of daily living scale，ADLs）和日常工具性活动量表（instrumental activities of daily living scale，IADLs）（表17-8，表17-9）。功能受损患者术后并发症的风险增加，包括功能下降及需要住院治疗。日常活动功能缺陷患者生活或行动困难，应接受进一步评估以及适当的术前治疗。已证明包括家庭锻炼、营养评估、放松疗法和疼痛管理在内的多种方法预处理能改善手术后的功能状态。

表 17-8　日常生活活动量表（ADLs）

活动	独立性（1分）[a]	依赖性（0分）[b]
沐浴	能自己完成洗浴或者仅身体一个部位需要协助，如后背、会阴部或者有残疾的肢体	当身体超过一个部位的洗浴需要协助完成，或完全需要别人协助
穿衣	能从衣柜拿出衣物并自行完成衣服穿着，可能需要协助系鞋带	需要部分或完全协助衣物穿着
如厕	能独立至厕所完成大小便、整理衣服、清洁会阴区	需要协助转移到厕所完成大小便并清洁会阴区，或使用便盆
转运	可借助机械辅助装置自行上下床	需要帮助完成上下床
排尿和排便	无大小便失禁	部分或完全大小便失禁
进食	能自行进食	需要部分或完全协助进食，或需要肠外营养

注：[a] 无需监护、指导或者协助；[b] 需要监护、指导、协助或者全面护理；总分0~6分；6分=高（患者自理能力高）；0分=低（患者生活不能自理）。

表 17-9　日常工具性活动量表（IADLs）

项目	分数	项目	分数
1. 你能使用电话吗？		3. 你能去买杂货吗？	
不需要帮助	3	不需要帮助	3
部分帮助	2	部分帮助	2
完全不会使用电话	1	完全不能购物	1
2. 你能到步行不能到达的地方吗？		4. 你能自己准备饭菜吗？	
不需要帮助	3	不需要帮助	3
部分帮助	2	部分帮助	2
除非有特别安排否则不能到达	1	完全无法准备任何食物	1

项目	分数	项目	分数
5. 你能自己做家务吗？		8b. 你自己吃药吗？	
不需要帮助	3	不需要帮助（按照处方服用）	3
部分帮助	2	部分帮助（需要帮助或者提醒）	2
完全不能做任何家务	1	完全无法自己服用药物	1
6. 你能自己做杂工吗？		8c. 如果你必需吃药，你能做到吗？	
不需要帮助	3	不需要帮助（按照处方服用）	3
部分帮助	2	部分帮助（需要帮助或者提醒）	2
完全不能做杂工	1	完全无法自己服用药物	1
7. 你能自己洗衣服吗？		9. 你能管理自己的钱吗？	
不需要帮助	3	不需要帮助	3
部分帮助	2	部分帮助	2
完全不能洗衣服	1	完全无法处理金钱	1
8a. 你用过药物吗？			
是（继续作答 8b）	1		
否（继续作答 8c）	2		

注：分数只对特定的患者有意义（例如，随着时间的推移，分数下降表明病情恶化）；可以根据患者的实际情况对问题进行修改。

四、营养状态的评估

老年患者发生营养不良的比例很高，术前营养不良可导致伤口裂开、吻合口瘘、感染、谵妄，增加死亡率和住院时间。术前常规进行营养状态评估，并针对营养风险患者选择合理的营养支持途径，对帮助老年患者安全渡过手术期、减少并发症、缩短住院时间、减少医疗费用有重要意义。建议对所有住院患者年龄≥65 岁、预计生存期>3 个月的老年住院患者均进行营养筛查。

对于住院的老年患者，可以比较容易地获取以下数据，包括：①身高、体重并计算体重指数（BMI），检测基线血清白蛋白和前白蛋白水平；②询问过去 1 年体重下降情况（非减肥状态）。如果合并以下任何一种情况，需要考虑患者合并严重营养不良发生的风险：① BMI<18.5kg/m^2，一般情况较差；②血清白蛋白<3.0g/dL（无肝肾功能不全证据）；③过去 6 个月内未减肥但体重下降 10%~15%；④进食下降，不能达到正常进食量的 50%。

目前常用的筛查工具包括微营养评定法（简表）（short-form mini-nutritional assessment，MNA-SF）、营养风险筛查表 2002（nutritional risk screening 2002，NRS2002）、营养不良通用筛查工具（malnutrition universal screening tool，MUST）、老年营养危险指数（geriatric nutritional risk index，GNRI）、营养不良筛查工具（malnutrition screening tool，MST）等。不同的营养筛查工具在不同应用场景中敏感度及特异度不尽相同。

GNRI 评估为国际上推荐的适合老年人的营养评估指标，其计算公式为老年营养风险指数 = 1.489×血清白蛋白（g/L）+ 41.7×（体重 / 理想体重）；男性理想体重 = 0.75× 身高（cm）– 62.5；女性理想体重 = 0.60× 身高（cm）– 40。根据上述公式，老年营养风险分为 4 级：严重风险：GNRI<82，中度风险：82 ≤ GNRI<92，低风险：92 ≤ GNRI<98；无风险：GNRI>98。针对老年患者，在身高不易获得的情况下，如卧床情况下，可以测量膝高来估算身高，从而计算 GNRI。研究发现通过膝高得出的 GNRI 结果与身高得出的 GNRI 有良好一致性。

MNA-SF（表 17-10）、NRS2002（表 17-11）是我国肠内肠外营养学分会和中华医学会老年医学分会推荐的营养筛查工具。MNA-SF 是 1996 年 Guigoz 创立的微营养评估量表的简化形式,是具有良好敏感度、特异度的术前营养评估量表,简便易行,可用于人群营养不良的流行病学检查和初筛。

表 17-10　微营养评定法(简表)(MNA-SF)

指标	分值	指标	分值
1. 既往 3 个月内是否因食欲下降、消化问题、咀嚼或吞咽困难而摄食减少?		5. 神经心理问题	
食欲完全丧失	0	严重痴呆或抑郁	0
食欲中等程度下降	1	轻度智力减退	1
食欲没有下降	2	没有问题	2
2. 近 3 个月体重下降情况		6a. 体重指数(BMI)	
体重下降超过 3kg	0	$<19kg/m^2$	0
不知道	1	$19\sim21kg/m^2$	1
体重下降在 1~3kg 之间	2	$22\sim23kg/m^2$	2
无体重下降	3	$>23kg/m^2$	3
3. 活动能力		6b. 小腿围(如果 BMI 不清楚,可用 6b 代替 6a)	
长期卧床或者依赖轮椅	0	$<31cm$	0
可以不依赖椅子或床活动,但不能外出	1	$\geqslant31cm$	3
可以外出	2		
4. 既往 3 个月是否有心理问题或者急性疾病			
是	0		
不是	2		

注:0~7 分为营养不良;8~11 分为有营养不良的危险;12~14 分为正常营养状态。

表 17-11　营养风险筛查表 2002(NRS 2002)

疾病状态	分数
骨盆骨折或者慢性病患者合并有以下疾病:肝硬化、慢性阻塞性肺疾病、长期血液透析、糖尿病、一般恶性肿瘤	1
腹部重大手术、脑卒中、重症肺炎、血液系统肿瘤	2
颅脑损伤、骨髓抑制、APACHE>10 分的 ICU 患者	3
营养状态	
正常营养状态	0
3 个月体重减轻>5%,或最近一周进食量(与需要量比)减少 20%~50%	1
2 个月体重减轻>5%,或 BMI 在 $18.5\sim20.5kg/m^2$,或最近一周进食量(与需要量比)减少 50%~75%	2
1 个月体重减轻>5% 或 3 个月体重减轻>15%,或 $BMI<18.5kg/m^2$,或血清白蛋白<35g/L,或最近 1 周进食量减少 75%~100%	3
年龄≥70 岁	1

注:① APACHE:急性生理学与慢性健康状况评分;②年龄≥70 岁计 1 分,年龄<70 岁不计分。NRS 2002 总评分≥3 分表明患者有营养不良或有营养风险,应进行营养支持。NRS 2002 总评分<3 分,每周重复一次营养风险筛查。

第二节　心功能及心血管疾病的评估与优化

　　老年患者的心血管系统除受衰老进程的影响外,还常受到各种疾病的损害,如高血压、冠心病和糖尿病等。在接受外科治疗的老龄患者中,围手术期心血管相关并发症最常见。术前做好心脏危险的评价,并采取一些积极措施,能减少手术后的心脏事件,让患者高度获益。因此,为尽量减少围手术期心血管事件的发病率和死亡率,对非心脏手术的老龄患者进行全面的心血管风险评估非常必要。纽约心脏病协会(New York Heart Association,NYHA)的心功能分级是最常用的心功能评估方法(表 17-12)。

表 17-12　纽约心脏病协会(NYHA)心功能分级

分级	内容
Ⅰ级	患者有心脏病,但体力活动不受限制;一般体力活动不引起过度疲劳、心悸、气喘或心绞痛
Ⅱ级	患者有心脏病,以致体力活动轻度受限制;休息时无症状,一般体力活动引起过度疲劳、心悸、气喘或心绞痛
Ⅲ级	患者有心脏病,以致体力活动明显受限制;休息时无症状,但小于一般体力活动即可引起过度疲劳、心悸、气喘或心绞痛
Ⅳ级	患者有心脏病,休息时也有心功能不全或心绞痛症状,进行任何体力活动均使不适增加

一、心功能及心血管风险事件的评估

　　结合了美国心脏病学会和美国心脏协会(American college of cardiology,ACC/American heart association,AHA)、欧洲心脏病学会和欧洲麻醉学会(European society of cardiology,ESC/European society of anesthesiology,ESA)、加拿大心血管学会(Canadian cardiovascular society,CCS)和中华医学会麻醉学分非心脏手术患者围手术期心血管评估和管理的指南与共识,提出以下几种常用的围手术期心血管事件评估方法。

(一)主要的分级分类标准

　　提出需要对以下"活动性心脏病"进行内科治疗,稳定后才能行择期手术。包括不稳定型冠脉综合征(不稳定心绞痛和近期心肌梗死,表 17-13)、心力衰竭失代偿期、严重心律失常、严重瓣膜疾病明显影响心脏事件发生率(表 17-14)。ACC/AHA 指南中根据不同手术发生心脏风险的高低,将手术类型分为 3 类(表 17-15)。接受低危手术的患者,术后心脏风险<1%,通常无需进一步检查即可继续进行。接受中危或高危手术的患者,术后心脏风险>1%,需要评估患者体能状态再作进一步决定。

表 17-13　加拿大心血管病学会(CCS)心绞痛分级标准

分级	内容
Ⅰ级	一般日常活动不会引起心绞痛,只有在用力、速度快、长时间的体力活动时才会诱发
Ⅱ级	日常体力活动轻度受限,在饭后、情绪激动、寒冷刺激时明显受限;平地步行 200m 以上或爬楼梯 1 层以上即可诱发
Ⅲ级	日常体力活动明显受限,平地步行 200m 以内或爬楼梯 1 层即可诱发
Ⅳ级	日常轻微活动即可诱发,甚至休息时也会发作

表 17-14　美国心脏病学会和美国心脏协会（ACC/AHA）活动性心脏病分类

分级	内容
不稳定型冠心病	不稳定或严重心绞痛［加拿大心血管病学会（CCS）分级Ⅲ或Ⅳ级］；近期心肌梗死（发病后 7~30d）
失代偿性心力衰竭	纽约心脏病协会（NYHA）心功能分级Ⅳ级，恶化或新发的心力衰竭
严重心律失常	高度房室传导阻滞；二度Ⅱ型房室传导阻滞；三度房室传导阻滞；症状性室性心律失常；室上性心律失常（包括房颤），心室率控制不佳（>100 次/min）；症状性心动过缓；新发现的室性心动过速
严重瓣膜病	严重主动脉瓣狭窄（平均压力梯度>40mmHg；主动脉瓣面积<1.0cm²，或有症状）；症状性二尖瓣狭窄（劳累时进行性呼吸困难、劳累性晕厥或心力衰竭）

表 17-15　不同手术心脏风险分级

分级	手术类型
低危（<1%）	内窥镜检查，表手术，内障手术，乳房手术，门诊手术
中危（1%~5%）	腹腔和胸腔内手术，颈动脉内膜切除术 头颈外科手术，骨科手术，前列腺手术
高危（>5%）	主动脉及其他主要血管外科手术，周围血管外科手术

（二）围手术期体能状态

通常用代谢当量（metabolic equivalent，MET）来评价（表 17-16）。如果患者的代谢当量≥4MET，可在不需要进一步心脏无创检查的情况下进行手术；代谢当量<4MET 是老年患者围手术期心血管事件的重要危险因素。

与年轻患者相比，虽然老年患者围手术期心脏并发症的发生率较高，但在确定风险时，年龄本身并不像患者的整体健康状况（包括共存疾病的数量和严重程度）那么重要。最近的数据表明，特别是在老年手术患者中，以下因素在预测术后不良心脏预后方面很重要：ASA 分级>Ⅲ级，急诊手术，功能状态差（如<4 MET），营养状态差（低白蛋白水平）。

表 17-16　不同活动的代谢当量（MET）估计

代谢当量	活动程度
1 MET	吃饭，穿衣服，在电脑前工作
2 MET	下楼梯，做饭
3 MET	以 3.3~4.8km/h 速度走 1~2 条街区（每个街区 200~500m）
4 MET	能在家中干活（清洁工作或洗衣服），园艺劳动
5 MET	能上 1 层楼梯，跳舞，骑自行车
6 MET	打高尔夫球、保龄球
7 MET	单打网球，打棒球
8 MET	快速上楼梯，慢跑
9 MET	慢速跳绳，中速骑自行车
10 MET	快速游泳，快跑
11 MET	打篮球、踢足球、滑雪
12 MET	中长距离快跑

（三）心脏事件风险模型

Goldman 在 20 世纪 70 年代提出的心脏危险指数、心脏风险指数是第一个专门用于评估围手术期心脏并发症的多因素模型(表 17-17),并被广泛使用。其根据累计风险因素将围手术期心脏并发症的风险分成 4 级,建议对累计风险指数 ≥26 分(即 4 级)患者仅进行挽救生命的手术,而累计风险指数为 13~25 分(即 3 级)的患者心脏有一定代偿能力,可行常规手术。

表 17-17　Goldman 心脏风险指数评价表

危险因素	分数
病史	
年龄>70 岁	5
6 个月内心肌梗死病史	10
体格检查	
第三心音奔马律或颈外静脉怒张	11
明显主动脉狭窄	3
心电图	
术前心电图显示非窦性心律,有房性期前收缩	7
术前任何时刻出现超过 5 个 /min 的室性期前收缩	7
一般情况	
$PaO_2<60mmHg$ 或 $PaCO_2>50mmHg$,$K^+<3.0mmol/L$ 或 $HCO_3^-<20mmol/L$,$BUN>18mmol/L$ 或 $Cr>30.0mg/L$,GOT 异常,慢性肝病,卧床	3
手术	
腹腔、胸腔或主动脉手术	3
急诊手术	4

BUN,尿素氮;Cr,肌酐;GOT,血清天冬氨酸转氨酶。

而在 Goldman 评分的基础上发展到目前的改良心脏危险指数(revised cardiac risk index,RCRI)评分(表 17-18)。其中确定高危手术类型、缺血性心脏病史、充血性心力衰竭史、脑血管病史、术前胰岛素治疗和术前血清肌酐水平为重大非心脏手术术后心脏并发症的独立预测因素。术前合并危险因素越多,术后心脏并发症的风险越高。一项系统研究综述显示,在混合非心脏手术后发生心脏事件的低风险和高风险患者之间,RCRI 可以很好地区分。RCRI 量表简单明了,是得到广泛应用的择期非心脏手术患者的风险分层方法,因此被纳入 ACC/AHA 的指南建议中。然而,该评分不适用于进行大血管手术的患者。

表 17-18　改良的心脏风险指数(RCRI)

序号	参数
1	高风险手术(腹腔内、胸腔内或腹股沟以上的血管手术)
2	缺血性心脏病(心肌梗死病史或目前存在心绞痛、需使用硝酸酯类药物,运动试验阳性,ECG 有 Q 波或既往 PTCA/ 冠状动脉旁路移植术 CABG(coronary artery bypass graft)史且伴有活动性胸痛)
3	充血性心力衰竭病史
4	脑血管疾病史
5	需要胰岛素治疗的糖尿病史
6	肌酐>20.0mg/L

PTCA/CABG,经皮冠状动脉腔内血管成形术 / 冠状动脉旁路移植术。心因性死亡、非致死性心肌梗死、非致死性心搏骤停发生风险评估结果:0 个危险因素 =0.4%,1 个危险因素 =0.9%,2 个危险因素 =6.6%,≥3 个危险因素 =11%。

以上两种风险指数来自小型研究,而美国外科医师协会国家外科质量改进项目(National Surgical Quality Improvement Program,NSQIP) 的 的心肌梗死 或 博骤停(myocardial infarction or cardiac arrest,

MICA）模型来自大样本数据库,被用于预测围手术期心肌梗死和心搏骤停事件。有研究建议结合不同的风险评分,如使用 NSQIP 的高精度风险指数来准确估计最危及生命的心脏结局的风险,再使用诸如 RCRI 指数来估算更广泛的风险。

术前功能状态不佳与手术风险增加和术后预后不良有关,但对术前功能状态的评估并不是临床常规。心肺运动试验（cardiopulmonary exercise testing,CPET）是国际上普遍使用的衡量人体呼吸和循环功能水平的肺功能检查之一,它可用于功能性运动容量的评价、疾病的诊断及判断治疗。心肺功能运动试验为一种诊察手段,在负荷递增的运动中反映人体的心肺功能指标,经过对各项参数的综合分析,了解心脏、肺脏和循环系统之间的相互作用与贮备能力。测量指标包括无氧阈、最大摄氧量、每分通气量、二氧化碳排出量等。但是 CPET 结果需要经过有经验的临床医生进行仔细解读。CPET 检查的执行难度较大,目前并没有足够的证据建议在手术前需常规进行 CPET 检测。其他成本收益比高的检查方法,如 6 分钟步行测试,可能更方便易行,但功能状态往往可以通过日常生活活动和既往病史和体格检查来估计。然而,在老年人群中,功能状态的准确评估可能面临一些困难,因为许多老年人可能患有其他合并症或存在慢性疼痛,这限制了他们日常生活,从而对评估产生影响。因此,活动受限可能是继发于非心脏原因,而不仅仅是心血管疾病的原因。在直接采用美国心脏病学会／美国心脏协会（ACC/AHA）计算评估患者功能状态时,在不知道导致功能限制是其他原因时,可能会造成大多数老年患者都需要接受额外的术前心脏负荷检测。

通过对老年患者心血管事件风险的综合评估,酌情行心电图（ECG）、心脏超声、冠状动脉造影、心导管或核素检查及血清学检查。例如:心功能差的患者,术前建议进行心脏超声筛查,以明确诊断及评估心功能;对于高血压病患者宜行动态血压监测,检查眼底,并明确有无继发心、脑并发症及其损害程度;对心律失常或心肌缺血患者应行动态心电图检查;室壁瘤的患者术前应根据超声检查确认是否为真性室壁瘤。

是否应在非心脏手术前进行心肌血运重建术取决于冠状动脉造影加心肌血运重建术的联合风险是否超过不进行血运重建术的非心脏手术的风险。如果仅仅单纯为了减少围手术期心脏事件,不建议在非心脏手术前行冠状动脉血管重建术。

二、高血压的评估

对高血压病患者,最重要的是评估平时的血压及其控制程度,了解靶器官功能受损的程度,近期血压控制是否平稳。必要时行 24 小时动态血压监测,确保围手术期血压平稳是提高手术安全、降低并发症发生和死亡最重要的措施。高血压患者围手术期血压易于波动,平时血压越高,麻醉中血管扩张或心肌抑制时越容易引起低血压,且其程度越严重;在浅麻醉下气管插管或受其他刺激时也容易血压升高而且较为严重。

目前尚无延期手术的高血压阈值,对于抢救生命的急诊手术,不论血压多高,都应急诊手术。对于进入手术室血压仍高于 180/110mmHg 的择期手术患者,建议推迟手术或者因患者为限期手术（如肿瘤患者伴有少量出血）,可以在征得家属同意下进行手术;抗高血压治疗应持续到麻醉前,停止降压药是有害无益的。

高血压是缺血性心脏病、充血性心力衰竭和卒中的危险因素。尽管术前存在的高血压对术后心血管事件的发生率并没有起着决定性作用,但是术前得停用抗高血压药物:如 β 受体阻滞剂,钙通道阻滞剂或者可乐定,将引起围手术期的血压更加不平稳。

三、心血管系统药物术前优化管理

（一）β 受体阻滞剂

1. 因心绞痛、冠心病二级预防、心力衰竭、有症状心律失常或高血压等强适应证而正在使用 β 受体阻滞剂的患者,围手术期应继续使用该受体阻滞剂。

2. 冠心病患者或有明确心肌缺血证据的高危患者,如尚未使用 β 受体阻滞剂,在择期血管手术前推荐根据心率和血压滴定使用 β 受体阻滞剂。

3. 非心脏手术的患者启动 β 受体阻滞剂治疗不属常规,应按个体化原则在仔细权衡获益 - 风险之后作出临床决定。

4. 有适应证但尚未使用 β 受体阻滞剂的择期手术患者,应在术前至少 1 周开始启动 β 受体阻滞剂治疗,从较小剂量开始,按心率和血压滴定剂量,逐步上调至目标剂量或最大耐受剂量(围手术期的目标心率为 60~80 次 /min,同时收缩压 > 100mmHg)。

5. 不推荐患者在手术前短时间内不经滴定而直接启动大剂量 β 受体阻滞剂治疗。

6. 当停用 β 受体阻滞剂时应逐渐减量以尽可能降低撤药风险。

(二)他汀类药物

1. 准备行非心脏手术的患者若正在用他汀类药物则继续使用。

2. 拟行血管手术的患者应该在术前开始使用他汀类药物。

3. 拟行高风险手术的患者若根据指南指导可在术前开始他汀类药物的治疗。

(三)抗血小板药物

1. 术前抗血小板药物的治疗管理应该由外科医生、麻醉医生、心脏科医生共同完成,权衡出血的风险和抗支架血栓形成的获益。

2. 需要在术前停用双联抗血小板药物的择期非心脏手术应延迟至裸支架置入后 30 天或涂层支架置入 12 个月以后;球囊扩张后 14 天内,不应该进行需要在术前停用阿司匹林的择期非心脏手术。

(四)血管紧张素转换酶抑制剂类药物

1. 术前应该继续应用血管紧张素转换酶抑制剂(angiotensin converting enzyme inhibitor,ACEI)或血管紧张素受体阻滞剂(angiotensin receptor blocker,ARB)。

2. 如果术前停用了 ACEI 或 ARB,术后在临床允许的情况下尽早恢复使用。

第三节　老年呼吸系统的评估与优化

一、术后肺部并发症风险评估

术前心血管风险分层通常受到更多关注,但术后肺部并发症(postoperative pulmonary complication,PPC)比心血管并发症更为常见,并且与围手术期不良事件发病率和死亡率相关。PPC 包括以下术后出现的肺部疾病:肺不张、支气管痉挛、支气管炎、肺炎、肺栓塞、急性呼吸窘迫综合征(acute respiratory distress syndrome,ARDS)和呼吸衰竭。表 17-19 列出了目前常见造成 PPC 的危险因素,其中手术患者年龄 >60 岁是一项重要的危险因素。

对于老年患者来说,呼吸系统功能随年龄增长而减退,特别是呼吸储备和气体交换功能下降。胸壁僵硬、呼吸肌力变弱、肺弹性回缩力下降和闭合气量增加是造成老年患者呼吸功能降低的主要原因。老年患者肺泡表面积、肺顺应性以及呼吸中枢对低氧和高二氧化碳的敏感性均下降,因此在老年患者术后容易发生低氧血症、高二氧化碳血症和酸中毒。另外老年患者呛咳、吞咽等保护性反射下降,易发生反流误吸性肺炎,而且老年患者更易合并心脏和呼吸系统疾病及营养不良,因此老年患者更易发生术后肺部并发症。由于气管、支气管黏膜纤毛运动减弱,咳嗽反射动力不足,加之既往存在慢性阻塞性肺疾病(chronic obstructive pulmonary disease，COPD）病史，手术时间超过 180 分钟，易导致坠积性肺不张，该类老年患者术后出现呼吸衰竭的风险更大，尤其有吸烟史者，可采取 Arozullah 术后呼吸衰竭预测评分（表 17-20）、加泰罗尼亚外科患者呼吸风险评估表（ARISCAT 评分）（表 17-21）仔细评估风险，权衡利弊。

表 17-19 术后肺部并发症的危险因素

因素	内容
患者相关因素：	
重要因素：年龄>60 岁；充血性心力衰竭；功能依赖；美国麻醉医师协会（ASA）分级 ≥ Ⅱ级；慢性肺部疾病	
一般因素：意识感觉异常；吸烟；胸部检查结果异常；体重下降；饮酒	
手术相关因素：	
手术部位：主动脉瘤修复；腹部手术（上腹部）；胸腔手术；神经外科手术；头颈部手术；血管手术	
手术时间：>3h	
手术类型：急诊手术	
麻醉类型：全身麻醉	
是否输血：是	
实验室检查：白蛋白<35g/L；尿素氮>210mg/L；X 线胸片：异常	

表 17-20 Arozullah 术后呼吸衰竭预测评分表

预测因子	对应分值	预测因子	对应分值
腹主动脉瘤手术	27	尿素氮>300mg/L	8
胸科手术	21	部分或完全的依赖性功能状态	7
神经外科、上腹部、外周血管手术	14	慢性阻塞性肺疾病（COPD）病史	6
颈部手术	11	年龄 ≥ 70 岁	6
急诊手术	11	年龄 60~69 岁	4
白蛋白<30g/L	9	手术时间>180min	10

注：评分 ≤ 10 分，术后急性呼吸衰竭的发生率为 0.5%；11~19 分，术后急性呼吸衰竭的发生率为 1.8%；20~27 分，术后急性呼吸衰竭的发生率为 4.2%；28~40 分，术后急性呼吸衰竭的发生率为 10.1%；>40 分，术后急性呼吸衰竭的发生率为 26.6%。

表 17-21 加泰罗尼亚外科患者呼吸风险评估表（ARISCAT）

风险因素	对应分数	风险因素	对应分数
年龄 / 岁		手术部位	
≤ 50	0	上腹部	15
51~ ≤ 80	3	胸腔	24
>80	16		
术前氧饱和度		手术时间	
≥ 95%	0	<2h	0
90%~95%	8	2~3h	16
<90%	24	>3h	23
近 1 个月有呼吸道感染	17	PPC 风险分类	
术前贫血，Hb ≤ 100g/L	11	低	<26 分（1.6%）
急诊手术	8	中	26~44 分（13.3%）
		高	>44 分（42.1%）

注：评分 ≤ 10 分，术后急性呼吸衰竭的发生率为 0.5%；11~19 分，术后急性呼吸衰竭的发生率为 1.8%；20~27 分，术后急性呼吸衰竭的发生率为 4.2%；28~40 分，术后急性呼吸衰竭的发生率为 10.1%；>40 分，术后急性呼吸衰竭的发生率为 26.6%。

二、老年呼吸系统的术前优化

对术前合并 COPD 或哮喘的患者应当仔细询问疾病的类型、持续的时间、治疗的情况等。如患者处于急性呼吸系统感染期间，如感冒、咽炎、扁桃体炎、气管支气管炎或肺炎，建议择期手术，推迟到完全治愈1~2 周后，因为急性呼吸系统感染可增加围手术期气道反应性，易发生呼吸系统并发症。术前呼吸系统有感染的病例，其术后并发症的发生率可较无感染者高出 4 倍。

（一）哮喘

据报道，老年患者的哮喘发病率约为 7%，与其他年龄组成人的相当。哮喘在老年人中可能被忽视，因为其症状可能被误认为是正常衰老或其他疾病，如心力衰竭、食管反流、肺炎或是药物（如 β 受体阻滞剂、血管紧张素转化酶抑制剂）的副作用表现。因为许多临床试验排除了 60 岁以上的患者，所以缺乏针对老年患者的数据，老年哮喘的治疗基本上与普通成年人群相似。一旦确诊，疾病治疗应侧重于戒烟、药物治疗、运动训练和患者教育。

（二）慢性阻塞性肺疾病

术前处理应侧重于对肺部疾病患者进行评估和干预。COPD 急性加重应积极治疗，而且手术应推迟到症状改善后进行。相对于哮喘，COPD 是术后肺部并发症的一个更强的独立预测因素。

戒烟可能是降低肺部并发症发生风险的重要因素。据报道，术前及早戒烟成功地降低了择期髋关节或膝关节置换术患者术后肺部并发症的发生率。既往研究则表明需要长时间的戒烟、术后呼吸道并发症的发生率才会出现最大限度的降低，然而有新的证据显示术前任何时候戒烟都会带来益处。所以在术前即刻戒烟也应受到鼓励，研究发现术前即刻戒烟可以导致术后 6 周一氧化碳水平降低、携氧能力增加和手术风险降低。

（三）阻塞性睡眠呼吸暂停综合征

中度至重度阻塞性睡眠呼吸暂停综合征（obstructive sleep apnea syndrome，OSAS）占总人口的10%~20%；重要的是，OSAS 的患病率随着年龄的增长而增加，这是由于口咽部的肌张力减弱，可能导致上呼吸道功能障碍。据统计，在非手术患者中，严重睡眠呼吸暂停且未接受治疗的患者在 10 年内的死亡率高于重度吸烟患者。OSAS 还与成人术后低氧饱和度、呼吸衰竭、术后心脏事件和重症监护室转入率的风险增加有关。手术前实施持续气道正压（continuous positive airway pressure，CPAP）治疗的最佳时间尚不清楚。据相关研究报道，在术前新诊断为睡眠呼吸暂停并接受 CPAP 治疗的患者能够明显地改善睡眠质量，减少日间睡眠时间，同时可以减少针对其他共病的用药量，如高血压和糖尿病。

（四）运动

术前运动训练干预在预防肺部并发症方面效果不一。部分是由于实验设计的运动类型、持续时间、频率和时间上存在异质性。术前锻炼计划可以有效地提高晚期直肠癌患者的生活质量，但由于患者依从性问题，并非所有研究都显示有效。希望在不久的将来，客观测量一般功能和围手术期发病率的研究能够扩大我们对术前运动训练效果的认识。

（五）呼吸肌锻炼

研究发现，手术后患者呼吸肌肌力的降低可持续术后 12 周的时间。术前吸气肌训练（inspiratory muscle training，IMT）旨在通过在吸气过程中增加阻力负荷来增加吸气时肌肉的力量和耐力。尽管目前没有针对老年患者进行专门研究，但最近一篇综述报道，接受心脏或腹部大手术的成年患者术前进行 IMT后肺不张、肺炎发生率和住院时间减少。在推荐应用于老年患者这一群体前，IMT 还需要在该群体中进行更多的相关研究。

（六）实验室检查

肺功能检查可以评估呼吸系统疾病和严重程度,但它们不能很好地预测术后患者是否需要机械通气及术后并发症发生的情况。在一项关于危重患者的研究中,动脉血二氧化碳水平较肺功能测定可以更好地预测患者术后是否需要继续机械通气。迄今为止的证据表明,在接受非胸外科手术的住院患者中,肺功能检查应该有选择地进行,因为它们可以评估疾病的存在和严重程度,但对术后肺部并发症的预测并没有很大的价值。

但对于合并严重肺部疾病的老年患者,术前应做肺功能和血气分析检查。若第一秒用力呼气量（FEV_1）≤600mL、FEV_1 百分比≤50%、用力肺活量（FVC）≤1 700mL、一秒率（FEV_1/FVC）≤32%~58%、动脉氧分压（PaO_2）≤60mmHg 或呼气高峰流量（peak expiratory flow rate,PEFR）≤82L/min,则提示患者存在术后通气不足或咳痰困难的可能,易发生术后坠积性肺炎、肺不张,可能出现呼吸衰竭。故应正确认识老年患者的 PaO_2、脉搏氧饱和度（SpO_2）水平,尤其逾 80 岁老年患者不必太苛求术前达到正常水平。

第四节　老年肝、肾功能及胃肠功能的评估和优化

一、肝功能的评估和优化

老年患者肝脏重量减轻,肝细胞数量减少,肝血流也相应降低。肝脏合成蛋白质的能力降低,代谢药物的能力也有不同程度的减少,或长时间使用缩血管药等,均可导致肝血流减少和供氧不足,严重时可引起肝细胞功能损害。慢性肝病患者手术中的最大问题之一是凝血机制异常,与其常合并胃肠道功能异常、维生素 K 吸收不全致肝脏合成 Ⅱ、Ⅶ、Ⅸ、Ⅹ 因子不足有关,术前必须重视。

肝脏有多方面的功能,评价其功能状况需进行多种实验室检查。目前临床上常用的肝功能检查大多数属非特异性的,如果单凭某几项检验结果作为判断依据,往往是不可靠的,必须结合临床征象进行综合分析,才能作出合理的评估。肝功能损害程度目前临床上常采用 Child-Pugh 分级标准加以评定（表 17-22）,按该表计算累计分:A 级为 1~6 分（轻度肝功能不全）;B 级为 7~9 分（中度不全）;C 级为 10~15 分（重度不全）。A 级手术危险度小;B 级手术危险度中等;C 级手术危险度大,预后最差。患者患有肝病同时合并出血或者出血倾向时,提示已有多种凝血因子缺乏。若凝血酶原时间延长、凝血酶时间延长、部分凝血活酶时间显著延长、纤维蛋白原和血小板明显减少,提示已出现弥散性血管内凝血（disseminated intravascular coagulation,DIC）和纤维蛋白溶解,表示肝细胞出现坏死,除急救手术外,其他任何手术均属禁忌。血浆白蛋白水平对药效动力学、药代动力学、胶体渗透压存在较大影响,应严格执行中大型手术术前低蛋白纠正标准,降低围手术期并发症的发生。

表 17-22　Child-Pugh 肝功能不全评估分级

临床或生化指标	分数		
	1	2	3
血清总胆红素 /（μmol/L）	<34	34~51	>51
血清白蛋白 /（g/L）	>35	28~35	<28
凝血酶原时间延长 /s	1~3	4~6	>6
脑病分级	无	1~2	3~4
腹水	无	轻度	中重度

从临床实践看：①轻度肝功能不全的患者对麻醉和手术的耐受力影响不大。②中度肝功能不全或濒于失代偿时，麻醉和手术耐受力显著减退，术后容易出现黄疸、腹水、切口裂开，甚至昏迷等严重并发症。此时，手术前需要经过较长时间的严格准备，方允许实施择期手术。③重度肝功能不全，如晚期肝硬化，常并存严重营养不良、贫血、低蛋白血症、腹水、凝血功能异常等征象，手术危险性极高，应禁忌施行任何手术。④急性肝炎患者除紧急抢救性手术外，也禁止择期手术。⑤慢性肝病的患者手术最大的问题是凝血异常以及胃肠功能异常，术前必须加以纠正。

二、肾功能的评估和优化

增龄对肾的主要影响是肾组织萎缩、重量减轻，肾单位数量平行下降，到 80 岁时较青年人肾脏总体积减小约 30%。增龄也通过对肾血管的影响损害肾功能。由于老年人骨骼肌萎缩，体内肌酐生成减少，尿中肌酐排出减少，故血清肌酐浓度仍维持在正常范围。所以在肌酐水平相对正常的情况下，老年患者可能已有肾功能不全。

尽管老年人残留的肾功能在满足基础需要的情况下可以避免严重的氮质血症或尿毒症，但应对水、电解质失衡时肾脏的调节能力是有限的。肾素 - 血管紧张素 - 醛固酮系统反应迟钝（功能性低醛固酮症）、肾单位减少、肾小球滤过率（glomerular filtration rate，GFR）降低，同时肌肉组织的减少降低了全身可交换钾的储备，使老年人易出现钠离子和钾离子的紊乱。

老年患者肾小球滤过率降低，肾浓缩功能降低，需经肾清除的麻醉药及其代谢产物的消除半衰期延长。麻醉药对循环的抑制、手术创伤、失血、低血压、输血反应和脱水等因素都可导致肾血流减少，并产生某些肾毒性物质，由此可引起暂时性肾功能减退。大量使用某些抗生素、大面积烧伤、创伤或并发败血症时，均足以导致肾功能损害。如果原先已存在肾病，则损害将更加显著。肾性疾病、高血压、糖尿病是造成老年患者肾功能受损的主要原因。肾功能评价主要以 GFR 为指标（表 17-23）。围手术期肾脏损伤的防治主要侧重于预防以及支持治疗，在临床中，20%~30% 的肾脏损伤被认为是可预防的。围手术期肾脏损伤的危险因素可分为与患者、手术、麻醉等相关因素（见表 17-24）。

表 17-23　慢性肾脏病（CKD）的分期

GFR 类别	GFR	术语
G1	>90	正常或高
G2	60~89	轻度下降
G3a	45~59	轻到中度下降
G3b	30~44	中到重度下降
G4	15~29	重度下降
G5	<15	肾衰竭

注：GFR，肾小球滤过率。

表 17-24　围手术期急性肾损伤的危险因素

患者因素	手术因素	麻醉因素
高龄、男性	大型外科手术（急诊、心血管、胸外科、出血量较大的手术）	麻醉药物
慢性肾脏疾病	低血容量（出血或液体流失引起的）	全身麻醉
高血压、糖尿病	肾缺血	胶体
心功能障碍	炎症反应	输血

患者因素		手术因素	麻醉因素
肺部疾病	气腹		尿路梗阻
肝功能不全			机械通气
脓毒血症			肾毒性药物
低蛋白血症			
肥胖（BMI>40kg/m²）			

由于肾功能的下降,所有老年患者都有发生肾脏并发症的风险:①对老年人的水、电解质和酸碱平衡要进行适当监测,精确计算和调节;避免术中出现低血容量、低血压、电解质失衡;②对经肾排泄的药物要注意调整剂量;③术前尽量避免肾毒性药物(氨基糖苷类、非甾体抗炎药物、血管紧张素转换酶抑制剂和造影剂),或咨询肾脏专科医师采取相应的替代治疗等措施、以降低术后发生肾衰竭的风险;④慢性肾衰竭已依赖透析的患者,在术前1天进行透析有助于确保可接受的容量状态,避免高钾血症,维持正常的酸碱状态。

三、胃肠功能的评估和优化

老年患者胃肠道血流量降低,胃黏膜有一定程度的萎缩,唾液及胃液分泌减少,胃酸低,胃排空时间延长,肠蠕动减弱。胃内容物误吸是麻醉期间最危险的并发症之一。下列因素如疼痛、近期创伤、禁食时间不足、糖尿病、肥胖或应用麻醉性镇痛药、β-肾上腺素能药物或抗胆碱药等,均可延迟胃内容物排空,或改变食管下端括约肌张力,增加误吸的机会。反流误吸是麻醉期间严重的并发症之一,所以麻醉前需对反流误吸的风险作出明确判断。食管裂孔疝患者是误吸高危人群,其"烧心"症状往往比食管裂孔疝本身更具有诊断意义。65岁以上的接受中、大型手术的老年患者围手术期易并发应激性溃疡,建议麻醉手术前仔细询问是否有消化道溃疡病史及近期是否服用过可能导致消化道出血的药物,严防围手术期应激性溃疡的发生。

第五节　其他系统功能的评估和优化

一、血栓与出血的术前评估和优化

年龄是最大的易发血栓危险因素,老年人的静脉血栓形成的可能性比儿童高10倍。可能的原因包括老年患者活动减少、肌张力减低、慢性病增多、静脉受损及凝血因子活性增高。

老年人在不同程度上都存在凝血功能亢进,主要与以下原因有关:①血管内皮损伤:随着年龄的增加,血管壁老化现象日趋严重,动脉表现为粥样硬化与内膜凹凸不平;静脉表现为血管内膜粗糙与静脉瓣萎缩。②血小板改变:老年人血小板数量与一般成人并无显著差异,但血小板质量发生了明显变化。老年人血小板对肾上腺素的亲和力并未增强,而结合容量显著增加,这主要是老年人血小板肾上腺素能受体数量改变所致。③血浆纤维蛋白原含量随着年龄的增加而增加。

一般在40岁以后,随着年龄的增长,抗凝血酶降低。血管内皮受损不仅可使抗凝血酶合成与分泌减少,而且可通过慢性隐性弥散性血管内凝血使抗凝血酶Ⅲ消耗过多。凝血与抗凝系统不平衡是诱发老年性血栓形成的重要原因之一。

老年人全血黏度和血浆黏度均较青年人高。这可能与老年人血浆纤维蛋白原含量增高和血浆脂质的老年性改变有关。血浆蛋白和血脂成分的异常还造成红细胞变形能力低下,容易堵塞微循环。

随着年龄的增加,老年病人围手术期发生心脑血管意外的可能性增加,越来越多的老年患者在接受抗凝治疗或抗血小板治疗,因此必须对围手术期血栓及出血风险进行评估,以合理进行术前用药管理。建议对所有患者进行围手术期血栓栓塞风险(表 17-25)及手术出血风险(表 17-26)评估,并根据评估结果合理制订围手术期抗凝药物管理方案。

表 17-25　围手术期血栓栓塞危险分层

危险分层	机械性心脏瓣膜	房颤	VTE
高危	机械性二尖瓣或球笼/斜盘主动脉瓣;近期(3 个月内)的脑卒中或短暂性脑缺血发作	CHADS2 评分>5 分;近期(3 个月内)的脑卒中或短暂性脑缺血发作;风湿性瓣膜心脏病	近期(3 个月内)的 VTE;显著血栓形成倾向
中危	双叶机械性主动脉瓣伴有下述危险因素 ≥1 项:房颤,脑卒中或短暂性脑缺血发作,充血性心力衰竭,年龄>75 岁	CHADS2 评分 3~4 分	既往 3~12 个月内的 VTE;非显著性血栓形成倾向;再发 VTE;活动性癌症
低危	无血栓栓塞危险因素的双叶机械性主动脉瓣	CHADS2 评分 0~2 分	12 个月以前的 VTE;具有发生 VTE 的危险因素

注:CHADS2(房颤栓塞风险评估):充血性心力衰竭(1 分)、高血压(1 分)、年龄>75 岁(1 分)、糖尿病(1 分)和脑卒中或短暂性脑缺血发作(2 分)。发生 VTE(静脉血栓栓塞症)的危险因素:制动或卧床 ≥3 天、下肢静脉曲张、慢性心力衰竭、年龄 ≥75 岁、慢性肺疾病、糖尿病、肥胖(体重指数 ≥30kg/m²)。

表 17-26　手术出血风险评估

风险分级	手术类型
高危	颅内或脊髓手术,大血管手术(腹主动脉瘤、主股动脉搭桥),大泌尿外科手术(前列腺切除和膀胱癌切除),大的骨科手术(髋/膝关节置换),肺叶切除;胃肠手术;永久性起搏器或除颤器置入,择期手术(大结肠息肉切除术)
中危	其他腹部手术,其他胸部手术,其他骨科手术,其他血管外科手术,择期小息肉切除术、前列腺穿刺、颈部穿刺
低危	腹腔镜胆囊切除术、腹腔镜疝修补术、非白内障眼科手术,冠状动脉造影、胃镜或肠镜,胸穿、骨穿等
极低危	拔牙,皮肤活检,白内障手术

(一)围手术期抗凝药物管理

1. 正在接受华法林抗凝药物治疗拟行择期外科手术的患者应在术前 5 天停用,术前 1 天再次监测国际标准化比值(international normalized ratio,INR),对 INR 升高的患者及时给予口服维生素 K(1.0~2.5mg),以避免术中给予血制品或推迟手术。

2. 对所有高危血栓栓塞风险的患者术前停用华法林后需以治疗剂量普通肝素或低分子量肝素暂时替代进行桥接抗凝治疗,首选低分子量肝素;中危患者推荐予以治疗剂量低分子量肝素/普通肝素或给予预防剂量低分子量肝素;低危患者仅给予预防剂量低分子量肝素或不予以桥接治疗。

3. 对行高出血风险手术的中危血栓栓塞风险患者不应给予桥接抗凝治疗。

4. 新型抗凝药物达比加群酯和利伐沙班的半衰期短。可在术前 24 小时停用此两种药物,但肾功能损害时达比加群酯的半衰期延长,应延长达比加群酯的停药时间。

5. 恢复抗凝药物的时间取决于手术的出血风险,一般来说,低出血风险手术后 24 小时即可恢复给药,而高出血风险手术后需 48~72 小时恢复给药。

6. 若为椎管内麻醉和高出血风险手术需与麻醉科和手术医师协商相关药物的使用。

(二)对于急性冠脉综合征或冠状动脉移植术患者的双抗的停药

抗凝药物的停用与否应当根据疾病状态权衡处理,推荐发生急性冠脉综合征或置入支架的患者终身服用阿司匹林。置入金属裸支架后应服用两种血小板凝集抑制剂至少 4~6 周,而置入药物洗脱支架后,时间最好延长至 6 个月。

择期手术应延期至停用氯吡格雷等 P2Y12 受体拮抗剂 5~7 天后,期间酌情使用 GP Ⅱb/Ⅲa 受体抑制剂,术后应尽早恢复双药物抗血小板治疗。但对于限期手术如肿瘤外科患者,在术前停用抗血小板药物期间,可以改用短效抗血小板药物(如替罗非班、坎格雷洛)。如果有条件,术中采用血栓弹力图(thromboelastography,TEG)进行血小板功能监测指导出凝血管理。对于急诊手术,应该准备血小板,以应对意外的外科出血,术后应尽早恢复抗血小板治疗。

二、内分泌及代谢功能的评估和优化

老化过程可引起内分泌系统发生改变:腺体萎缩和纤维化;激素的分泌速率及其代谢降解率均降低;组织对激素的敏感性发生改变;下丘脑和垂体对负反馈调节的敏感性降低。

高血糖常见于围手术期,在外科住院患者中有 32%~38% 存在高血糖。围手术期高血糖被证实会增加卒中和全身血液感染风险,增加术后呼吸机和 ICU 停留时间以及急性肾损伤风险。所有老年人对糖的耐量均降低,易并存高血糖或糖尿病。其原因可能为胰岛素抵抗或胰岛素功能不全,也可能与增龄所致肌肉等无脂肪组织减少、可储存碳水化合物的场所减少有关。所以,围手术期不适宜输注大量含糖液体,应将血糖列为常规检查项目,对于合并糖尿病的患者应复查糖化血红蛋白水平。糖尿病是一全身性疾病,可引起全身性组织和器官病变,其严重程度与病史的长短及血糖高低程度有关。合并糖尿病的老年患者应当注意评估其血糖控制是否稳定、对降糖药物的敏感性、是否合并心血管疾病、周围神经病以及认知功能状态等情况;术前口服降糖药物治疗的患者,应改用为胰岛素。择期手术的糖尿病患者,糖化血红蛋白应<8%,围手术期老年患者血糖管理目标尚有争议,根据推荐的指南和共识,对于老年患者,推荐中、长手术(手术时间 ≥ 1.5h)目标血糖水平为 7.8~10.0mmol/L;合并心脑血管疾病或肝肾功能不全的患者,可适当放宽至 8.0~12.0mmol/L。

其他内分泌功能也随年龄的增加而改变。如老年人肾素浓度或活性减低 30%~50%,导致血浆醛固酮浓度降低。这种变化使老年人容易出现高血钾,尤其在静脉应用钾盐时必须高度警惕。老年人尤其是女性甲状腺功能减退的发生率较高。老年人甲状旁腺素升高 20%~40%,而降钙素则降低,骨质疏松发生率高。

健康的老年人在中等程度的应激状态下仍能正常地增加促肾上腺皮质激素(adreno cortico tropic hormone,ACTH)和皮质醇的分泌,可以耐受中等程度的应激。偶尔有肾上腺皮质功能低下,机体免疫和应激能力减弱,易出现低血压、心动过缓或心肌收缩乏力。对于经常使用皮质激素治疗的患者,应询问用药剂量和用药时间,及时给予补充。

既往认为老年人的甲状腺激素生成减少,但对健康老年人血清中 T_3、T_4 浓度测定发现与年龄增长并无相关性,且无明显变化;促甲状腺激素水平也未见年龄变化,但促甲状腺释放激素不能迅速增加。所以老年人的甲状腺功能降低不仅与增龄导致的甲状腺变化有关,还与垂体的老年化改变有关。对于稳定型的甲状腺功能低下的患者,需要给予甲状腺激素替代治疗以应对大型且高风险手术。

由于甲状腺功能减退和交感系统活性下降,同时由于肌肉组织的减少,无论老年男性或者女性,静息时基础代谢率均有明显降低。老年人的体温调节能力也降低,在周围环境温度下降时,血管的收缩反应减弱,体热容易丧失过多从而出现体温下降或意外的低温。麻醉期间要采取保温措施,如尽量减少裸露的体表面积,适当提高室温,吸入温湿气体等,必要时对输血补液和冲洗体腔的生理盐水事先加温,同时对胸腹部较大手术应监测体温。另一方面,在温热的环境下其外周血管扩张反应也减弱。

(张 野 张丽丽)

参考文献

[1] 中华医学会麻醉学分会老年人麻醉与围术期管理学组, 国家老年疾病临床医学研究中心, 国家老年麻醉联盟. 中国老年患者围手术期麻醉管理指导意见 (2020 版)(一)[J]. 中华医学杂志, 2020, 100 (31): 2404-2415.

[2] 中华医学会麻醉学分会老年人麻醉学组. 中国老年患者围术期麻醉管理指导意见 [J]. 国际麻醉学与复苏杂志, 2014, 35 (10): 870-881, 901.

[3] 姚尧, 何耀, 赵亚力, 等. 老年综合评估的定义、应用及在我国的发展趋势 [J]. 中华保健医学杂志, 2017, 19 (05): 452-454.

[4] CHEN L, AU E, SARIPELLA A, et al. Postoperative outcomes in older surgical patients with preoperative cognitive impairment: A systematic review and meta-analysis [J]. J Clin Anesth, 2022, 80: 110883.

[5] KAPOOR P, CHEN L, SARIPELLA A, et al. Prevalence of preoperative cognitive impairment in older surgical patients.: A systematic review and meta-analysis [J]. J Clin Anesth, 2022, 76: 110574.

[6] TRAN J, NIMOJAN T, SARIPELLA A, et al. Rapid cognitive assessment tools for screening of mild cognitive impairment in the preoperative setting: A systematic review and meta-analysis [J]. J Clin Anesth, 2022, 78: 110682.

[7] MCISAAC DI, MACDONALD DB, AUCOIN SD. Frailty for Perioperative Clinicians: A Narrative Review [J]. Anesth Analg, 2020, 130 (6): 1450-1460.

[8] GRACIE TJ, CAUFIELD-NOLL C, WANG NY, et al. The Association of Preoperative Frailty and Postoperative Delirium: A Meta-analysis [J]. Anesth Analg, 2021, 133 (2): 314-323.

[9] 毛拥军, 吴剑卿, 刘龚翔, 等. 老年人营养不良防控干预中国专家共识 (2022)[J]. 中华老年医学杂志, 2022, 41 (7): 749-759.

第十八章
老年围手术期外科之家

第一节　概　　述

一、围手术期外科之家简介

围手术期外科之家（perioperative surgical home，PSH）理念最早由美国麻醉学会于2012年提出，本质上，是一种以手术患者为中心、多学科协调合作的新医疗管理模式，它强调医患共同决策、流程标准化，采用基于循证医学证据的临床路径，对手术患者在术前、术中、术后和出院后进行长程有组织的管理，术前评估患者、改善基础情况，术中优化资源使用，术后及时随访、改善功能恢复，有效地过渡到家庭或康复机构护理，以减少并发症和再入院，达到降低医疗开支、提升医疗质量的目的。PSH的时间段通常从考虑手术开始，直到术后患者功能最佳恢复。根据患者以及手术情况，这一措施涵盖的时间段可能短至一个月或长达几年。

PSH有三重目标：①改善患者体验和医疗质量，②改善人群的整体健康，③降低人均医疗费用。为达到上述目标，相互依存、各司其职的多学科工作团队，进行了诸多探索，而预康复、合并症评估改善、术后加速康复和术后功能康复被证明是最为有效的手段。

二、预康复

预康复主要指从患者诊断成立到接受外科干预前，所给予患者的一系列应对营养问题、提高功能储备、改善心理状态的诊疗措施，旨在术前通过改善患者的功能状态，提高机体的生理储备，使其能有效应对手术应激。有文献报道预康复10余例80岁以上的符合急性胆管炎和急性胆囊炎《东京指南（2018）》（TG07）Ⅲ级的重症胆囊炎诊断患者，行一期胆囊穿刺置管后，在门诊接受预康复干预，因为有引流管保护，可以安全地进行口服营养补充（oral nutrition supplement，ONS），并配合功能锻炼及定期门诊随诊，6~8周后行二期腹腔镜胆囊切除术，手术均顺利完成，无相关并发症发生。目前很多大型医学中心由于患者多，术前等待时间可达到2~7周，患者会因为原发病，特别是消化系统肿瘤，出现食欲下降、摄入不足、运动减少等状况，进而影响到营养和功能状态，因此能合理运用这个等待期，实施充分的预康复对于改善患者临床结局具有实践意义。

要正确地实施预康复，需要强调如下几点原则：①计划启动前置。预康复的起点是开始考虑进行手术的即刻，往往在门诊，而非住院。近年来很多研究证实，术前4~8周的预康复锻炼有利于加速康复、改善远期预后。但过久的术前准备，患者依从性也会明显下降，这之间需要掌握一个平衡。②多学科共同参与。首诊医师需要妥善地进行整体规划，请多学科联合诊疗，如麻醉科、营养科、康复科及内科相关科室。③实施三联干预。预康复的内容包括术前运动干预、营养支持及心理指导3个重要组成部分，三者相辅相成。

三、术后功能康复

术后阶段是最有可能发生急性并发症的时期。术后不仅要专注于早期发现和治疗并发症,还需即刻跟踪康复过程,继续与患者(及其家人)进行心理健康对话,以提高对康复的依从性,并向患者了解他们术后的恢复情况以及新的担忧和期望。由于老年患者在参与康复过程中可能无法充分了解自己的需求,因此医疗服务提供者在初期进行环境过渡是一个非常重要的步骤。

第二节　老年患者的围手术期外科之家

一、老年患者的特点

随着社会经济的发展和现代医学的进步老年人口的数量逐年增加世界卫生组织规定 65 岁以上的人群统称为老年,其中 65~79 岁为较老年,80~99 岁为老年,100 岁以上为长寿老年,预计到 2050 年世界范围内老年人口将近 20 亿,其中 14% 在 85 岁以上,随着人们生活质量的提升,许多需要手术的疾病的患病率正在增加,并且由于围手术期护理的改进以及手术技术和麻醉的进步,手术适应证逐渐放宽,越来越多的老年患者接受了大手术治疗。与中年人口相比,过去 30 年中,75~84 岁患者年度手术干预率几乎翻了一番。据英国国家癌症情报网络报道,70 岁后癌症手术率急剧下降,表明接受癌症手术的机会下降。减少外科手术的原因之一可能是身体功能随着年龄的增长而下降,导致术后剩余生活质量下降,从而丧失了手术机会。如果可以改善年老体弱患者的身体状况,则可以提高老年患者手术治疗后的术后恢复情况,从而提高手术率。

老年患者围手术期风险增加的主要因素并非年龄素质而是器官状态及合并症,如器官储备功能降低、应激能力降低、防御能力下降、对手术和麻醉的耐受力降低。手术是老年患者的主要应激源,其结果包括肌肉质量下降、自主神经功能失调、氧气交换不良、认知障碍和睡眠障碍。然而,与年轻患者相比,老年患者通常健康状态差、衰弱和并发严重的合并症,这也导致了更多的术后并发症和更长的术后恢复期。手术发病率和死亡率随着年龄的增长而增加,并在 75 岁后急剧上升。老年外科患者最常见的并发症是心脏(12%)、肺部(7%)和神经系统(15%)。需要在临床麻醉工作中从麻醉方法、麻醉药物以及监测手段等各方面都认真揣摩和实践,从而为老年患者制订适宜的麻醉方案。

二、老年患者术前评估以及功能改善

对老年人群进行术前评估和围手术期管理的重点应该是评估生理状态和识别与年龄有关的疾病,而不是按老龄本身。为了优化器官功能以准备手术,必须评估各器官功能储备并确定每个器官系统内的特定疾病过程。功能储备不仅限于身体状况,还包括营养、代谢和精神成分。所以功能储备代表一个安全边际,来满足对心输出量、二氧化碳排泄、蛋白质合成、免疫反应等增加的需求。由于功能储备随着年龄的增长而减少,任何器官系统功能障碍都会使老年患者处于风险之中。

在分析老年人群死亡率的因素时,死于心脏、血管和肺部原因的概率显著增加,而恶性肿瘤和代谢紊乱的作用较小。有研究证据表明机体活动活跃、营养状况良好且精神功能良好的老年人具有更高的器官功能水平和更低的术后并发症。有氧运动能力受限被证明会影响预后,经心肺运动试验(cardiopulmonary exercise testing,CPET)评估、峰值摄氧量(peak oxygen consumption,VO_2)和无氧阈值(anaerobic threshold,

AT)的摄氧量减少已确定会增加大手术后死亡率和并发症发病率的风险。这些因素可能会影响这个年龄组的手术机会,认为老年人无法承受大手术的刺激,从而导致大多数癌症患者在70岁以后存活率的急剧下降。60~69岁人群的肠癌5年生存率为65%,而80岁以上年龄组的5年生存率下降至43%。因此术前充分评估和改善老年患者的器官功能状态,对其围手术期预后至关重要。

（一）心脏评估

在健康的老年人中,衰老会导致主动脉和大动脉的血管僵硬,从而增加收缩压和平均动脉压并扩大脉压。心肌细胞增大导致左心室壁厚度增加,导致心肌顺应性降低和舒张期充盈率降低。由于这些变化,心房收缩对晚期左心室充盈的贡献越来越大。人们普遍认为收缩功能会随着年龄的增长而下降,但事实上,在没有并存心血管疾病的情况下,即使在超高龄时,静息心脏收缩功能也能得到很好的保存。其他与心血管相关的衰老变化包括压力感受器反应性降低、循环血容量减少,心脏传导系统硬化和钙化。

与年轻患者相比,虽然老年患者的围手术期心脏并发症发生率可能更高,但在计算风险贡献时,年龄本身并不如患者的整体健康状况(包括合并疾病的数量和严重程度)重要。最近的数据表明,以下因素对于预测不良的术后心脏结局非常重要,尤其是在老年手术患者中:美国麻醉医师协会(ASA)分类＞Ⅲ级,急诊手术,功能状态差(如＜1~4代谢当量),营养状况不佳(白蛋白水平低),以及疗养院患者。

1970年对Goldman提出的心脏风险指数进行了修订,提出了一种新的心脏风险指数。修订的心脏风险指数(revised cardiac risk index,RCRI),主要包括非心脏手术后心脏并发症的6个独立预测指标,分别为高危手术类型、缺血性心脏病史、充血性心力衰竭史、脑血管疾病史、术前胰岛素治疗、血清肌酐＞2.0mg/dL。有0、1、2或＞3项因素的重大心脏并发症的发生率分别为0.5%、1.3%、4%和9%。最近的一项系统综述显示,RCRI能够很好地区分非心脏手术后发生心脏事件的低风险和高风险患者,然而,它在预测血管手术后心脏事件或预测死亡方面表现不佳。

术前功能状态差与手术风险增加和手术不良结局有关,然而对患者术前功能状态的评估并没有常规化。心肺运动测试(CPET)测量无氧阈值(AT)、峰值耗氧量(VO_2)以及氧气(ventilatory equivalents for oxygen,VE/VO_2)和二氧化碳(carbon dioxide,VE/VCO_2)的通气当量的一些组成部分,但CPET结果需要由经验丰富的生理学家或临床医生仔细解读,所有的测量都需要考虑到计划进行的外科手术。目前没有足够的证据推荐在手术前进行CPET检测,因此也可选择其他测试方法,如6分钟步行测试,同时功能状态也可以通过日常生活活动和完整的病史和体检来评估。然而,在老年人群中准确评估功能能力可能很困难,因为许多老年人可能有合并症或慢性疼痛,这限制了他们的功能能力。因此,功能限制可能继发于非心脏原因,而不是归因于原发性心脏原因。是否应在非心脏手术前进行心肌血运重建取决于冠状动脉造影加心肌血运重建的综合风险是否超过不进行血运重建的非心脏手术的风险。不建议在非心脏手术前进行冠状动脉血运重建,以减少围手术期心脏事件。

1. 充血性心力衰竭 研究发现通过放射性核素血管造影确定的术前射血分数降低(＜35%)与早期围手术期梗死显著相关。然而,由于缺乏典型的症状和体征,老年患者心力衰竭的临床诊断非常困难,加之在有充血性心力衰竭病史的患者中,三分之一的患者收缩功能可能正常,因此对这些患者的舒张期充盈进行评估尤为重要。术前舒张功能障碍对围手术期心脏发病率的重要性仍有待确定。然而,充血性心力衰竭临床症状的存在是术后心脏并发症的主要危险因素,当出现临床症状时,应尽可能推迟手术直至心力衰竭稳定。

2. 高血压 高血压是缺血性心脏病、充血性心力衰竭和卒中的危险因素。在存在高胆固醇血症、吸烟和心电图异常的情况下,舒张期高血压(＞90mmHg)患者发生非致命性心肌梗死的风险显著增加。尽管尚未证实术前高血压会增加术后心脏并发症发生率,而术前停用抗高血压药物,如β受体阻滞剂、钙通道阻滞剂或可乐定等,会导致围手术期更大的血压波动。

（二）肺部评估

随着年龄的增长,弹性蛋白减少,肺顺应性增加,肺弹性回缩、空气滞留和过度充气减少。残气量每10年增加5%~10%,功能残气量(functional residual capacity,FRC)每10年增加1%~3%。闭合容积增加、小气道早期塌陷,从而导致更多的通气 - 灌注失衡和更大的A-a梯度;还有与年龄相关的肺血管阻力增加,平均每10年肺动脉收缩压增加1mmHg;随着年龄的增长,胸椎间盘空间和肋间空间变窄,可以改变椎体角度,从而减少第一秒用力呼气量(forced exhaled volume in first second,FEV_1)和肺活量高达每年30mL。长期吸烟者肺功能下降速度更快。老年患者还会出现肌肉减少症,导致骨骼肌质量和力量下降,膈肌吸气力减弱可能会降低患者按需增加每每分通气量的能力,另外黏膜纤毛清除功能也出现障碍。

研究确认术后呼吸衰竭风险增加的5个术前预测因素,包括手术类型、紧急情况、功能状态不佳、术前脓毒症和更高的ASA等级。肺功能测试可以评估疾病的存在和严重程度,但它们不能很好地预测术后机械通气或并发症。在一项危重病患者的研究中,动脉血气中的COj水平而非肺活量测试可更好预测术后气管拔管。迄今为止的证据表明,应选择性地对接受非胸外科手术的患者进行肺功能检查,因为它们可以评估疾病的存在和严重程度,但它们对术后肺部并发症没有很大的预测价值。

1. 哮喘 据报道,老年患者的哮喘发病率约为7%,与其他成人年龄组相当。老年人的哮喘可能被漏诊,因为这些症状可能被误解为正常衰老或其他疾病,如心力衰竭、胃食管反流、肺炎或药物(如β受体阻滞剂或血管紧张素转换酶抑制剂)的副作用。由于许多试验排除了60岁以上的患者,因此缺乏针对老年患者的数据,其哮喘的治疗与一般成年人群基本相似。一旦确定诊断,疾病优化应侧重于戒烟、药物优化、运动训练和患者宣教。

2. 慢性阻塞性肺疾病 术前管理应侧重于对肺部疾病患者进行病情优化。慢性阻塞性肺疾病(chronic obstructive pulmonary disease,COPD)的急性发作应积极治疗,手术可能需要延迟至症状改善。COPD比哮喘更能作为术后肺部并发症的独立预测指标。

3. 阻塞性睡眠呼吸暂停综合征 普通人群中,中度至重度阻塞性睡眠呼吸暂停(obstructive sleep apnea,OSA)发生率大约为10%~20%,由于咽部肌肉张力减弱,OSA的患病率随着年龄的增长而增加,这可能导致上气道功能障碍。肥胖可能会随着年龄的增长而增加,也会导致OSA,2007~2010年,超过三分之一的65岁以上老年人符合肥胖的定义。在非手术患者中,近10年里,严重睡眠呼吸暂停且未得到治疗的患者的死亡率高于重度吸烟者,OSA还与成人术后呼吸衰竭、心脏事件和计划外转入重症监护病房的风险增加有关。术前进行持续气道正压通气(continuous positive airway pressure,CPAP)治疗的最佳时机尚不清楚,Mehta等研究表明在术前新诊断睡眠呼吸暂停并被转诊接受CPAP治疗的患者能够改善睡眠质量,减少白天嗜睡,并更大程度地减少其他合并症(如高血压和糖尿病)的药物治疗。

（三）神经系统评估

人脑在第三个十年开始萎缩。与年龄相关的正常变化包括多任务处理能力下降、信息处理速度下降以及对复杂文本的语言理解能力下降。由主动脉硬化引起的搏动和速度会进一步渗透到大脑的微循环中,并且由于其低血管阻力而可能对小血管造成损害。这种小血管疾病会导致腔隙性梗死和微出血,并可能导致一些患者丧失认知功能。

非心脏手术后,老年人最常见的两种并发症是谵妄(10%~60%)和术后认知能力下降(postoperative cognitive decline,POCD)(7%~26%)。谵妄是一种急性意识混乱状态,伴随注意力和意识的改变,POCD是指在没有谵妄的情况下发生的认知功能下降,并由神经心理学测试确诊。谵妄发生在14%~50%的住院内科患者中,并且与较高的死亡率、增加的医疗并发症、较长的住院时间和较差的短期功能结局相关。谵妄可叠加在痴呆或其他与整体认知障碍相关的神经系统疾病上,因此,谵妄的病程可以有很大的不同。

谵妄的发展被认为是一个多因素过程,已发现术前慢性认知功能下降的诊断是术后谵妄的最强预测因素。术后谵妄的其他术前危险因素包括感觉障碍、年龄>70岁、多种药物使用、功能状态差、脱水、内科合并症(尤其是脑血管或其他脑部疾病)、电解质异常、低白蛋白、抑郁和疼痛。在手术前识别患有认知障碍的个体对于风险分层很重要,并有助于预测围手术期认知问题和术后管理需求。

对预先存在的认知障碍的术前测试尚未成为常规临床实践的一部分,因为许多测试可能很耗时,但有几种快速简单的认知筛查工具适用于术前环境,灵敏度从79%到99%不等,特异性为70%~98%。其中一项快速测试是用语言表述"动物"的流利性测试,该测试要求患者在60s内尽可能多地命名动物,动物流畅性测试得分较低的患者发生术后谵妄的风险较高。最近,美国老年病学会发表了关于术后谵妄的最佳实践声明,并强烈建议评估和记录有术后谵妄风险的老年人的术前认知功能。希望认知筛查工具的利用可以有助于早期识别认知衰退。

(四)肾功能评估

由于肾小球功能随着年龄的增长而下降,肾功能不全的患病率在老年人中相当普遍。慢性肾脏病(chronic kidney disease,CKD)不是衰老的必然结果,但与年龄相关的变化可能会增加CKD发展的易感性。在70岁以上的人群中,75%的社区老年人、78%的老年病房患者和91%的疗养院患者能观察到肾小球滤过率异常,在85岁以上的人群中,99%的人有肾功能损害的证据,需要调整药物的剂量。Kheterpal等确定年龄大于59岁以及急诊手术、肝病、体重指数(body mass index,BMI)>32、高风险手术、外周血管闭塞性疾病和需要慢性支气管扩张剂治疗的COPD为术后急性肾损伤(acute kidney injury,AKI)发作的独立术前预测因素。新发表的证据表明,即使是血清肌酐的微小变化也与大手术后患者死亡率的增加有关。据估计,在老年外科患者中,每5例围手术期死亡中至少有1例死于急性肾衰竭。

术前检测可能会识别出未诊断的肾功能不全的患者。血清肌酐用于检测AKI时并不敏感,直到肾小球滤过率(glomerular filtration rate,GER)低于50%时才会升高。肌酐还受肌肉质量、性别、种族和饮食等非癌症因素的影响。AKI可能在老年人中被忽视,由于随着年龄的增长而减少的肌肉质量,血清肌酐显著升高,而肌酐清除率的降低通常与此无关。因此目标是在术前尽量避免低血容量、低血压、电解质失衡以及肾毒性药物(氨基糖苷类、非甾体抗炎药、血管紧张素转换酶抑制剂和对比染料)的影响。

(五)糖尿病

糖尿病的发病率随着年龄的增长而增加。根据疾病控制和预防中心统计,从1990年到2014年,75岁或以上人群的糖尿病发病率从每100人中的8.0人增加到19.2人,高血糖已被证明与较高的术后并发症发生率有关。有研究在手术质量改进计划中采用回归分析发现,糖尿病是手术部位感染的重要术前危险因素,而术前高平均血糖水平是糖尿病患者接受冠状动脉旁路移植术术后发生胸骨深部伤口感染的主要危险因素。

糖尿病管理的主要目标是避免高血糖和低血糖,然而最佳围手术期血糖目标尚不清楚。一个较合理的方法是术中维持血糖低于200mg/dL,术后维持血糖低于180mg/dL,但避免血糖水平低于80mg/dL。

(六)药物

老年患者更有可能定期服用多种药物,包括处方药和非处方药。服用多种药物与认知障碍、发病率和死亡率的风险增加以及药物依从性降低有关,如抗组胺药或苯二氮䓬类药物等特定药物会增加跌倒或精神错乱的风险。非必要的药物应提前停药,如果停用可能导致戒断症状或疾病进展的药物,应在整个围手术期继续使用。开额外的新药物应该减少。虽然这些建议有直观的意义,但没有随机对照研究专门解决这个问题。

1. β受体阻滞剂 β受体阻滞剂具有抗缺血作用,因为抑制儿茶酚胺对β受体的刺激会导致心率和收缩力减慢,从而降低心肌耗氧量。然而,一项对8 351名患者进行的美托洛尔与安慰剂的多国研究发现,尽管美托洛尔组发生心肌梗死的患者较少,但美托洛尔组中更多的患者死亡并增加了卒中发生率。这项研究的结果大大降低了在高危患者中实施新的术前β受体阻滞剂的意图。长期服用β受体阻滞剂的患者应继续使用β受体阻滞剂,但不应在手术当天开始使用β受体阻滞剂治疗。目前,关于在非心脏手术前数天至数周开始使用β受体阻滞剂的有效性和安全性数据不足,无法作出严谨的建议。

2. 他汀类药物　降脂药物已被证明有助于预防心脏不良事件,但数据在入组患者数量和外科手术类型方面有其局限性。杜拉佐等人研究了接受血管手术的患者使用阿托伐他汀进行短期治疗的效果,安慰剂组的心脏不良事件发生率是干预组的 3 倍多(26% vs 8%,P=0.031)。虽然开始治疗的时间和治疗持续时间尚不清楚,但目前的建议是对正在服用他汀类药物的患者应继续使用他汀类药物,并且对于接受高风险手术的患者来说,围手术期可以开始服用。

(七)衰弱

衰弱是一种被认为与谵妄不同的综合征,在老年人群中也很常见。衰弱目前被概念化为一种导致无数体征和症状的综合征,其特征是对即将发生的身体功能下降和包括死亡风险增加在内的负面健康结果的易感性。在其他人口研究中,例如一项关于衰老的长期研究(Rush Memory and Aging Project)发现,日益衰弱与阿尔茨海默病和认知衰退率增加有关。其他研究发现,握力、步态障碍和身体成分等衰弱迹象与轻度认知障碍有关。在手术患者中,术前衰弱已被证明会增加接受择期手术患者术后并发症和术后谵妄的风险。

目前,对于如何衡量衰弱性尚无共识。尽管对具体标准有不同的看法,但已经提出了衰弱的可操作性定义,包括体重过度减少、与疲惫和疲劳感相关的耐力差,以及步行速度和活动能力下降。还有其他特征,如食欲缺乏、营养摄入减少和恶化,包括但不限于心血管、代谢和免疫系统,尽管对于应如何定义虚弱尚无共识,两个提议的定义,包括身体衰弱和认知衰弱,已被证明与功能衰退、认知衰退、死亡率、再入院和入住康复机构等结局相关。

(八)抑郁/焦虑

老年人抑郁症的发病率增加。在年龄>65 岁的女性患者中,各年龄组抑郁症筛查阳性的患者数量分别为 5.9%(年龄 65~74 岁)、6.3%(75~84 岁)和 10%(85 岁及以上)。抑郁症与较差的预后、较长的恢复时间、增加医疗资源利用和术后谵妄有关。术前焦虑和抑郁症状与死亡率(风险比 =1.88;95% CI=1.12~3.17,P=0.02)和更差的功能状态增加有关。由于预先存在的人格类型、混杂的医疗因素以及试验之间的异质性,关于心理干预的研究一直存在困难。需要进一步的研究来确定哪些术前干预措施在较短的术前时间内是有效的。

(九)其他风险因素

其他术前危险因素(如高胆固醇血症、吸烟、瓣膜性心脏病和手术部位)的相对重要性尚未最终确定是否会增加围手术期心脏风险。

总之,随着年龄的增长,大多数老年患者将需要手术治疗,但年龄本身不应成为手术的唯一禁忌证。与单独年龄相比,合并症的存在是发病率和死亡率的更重要的预测因子。术前期是积极评估这组生理储备减少的患者的好时机,术前风险识别是开始老年外科患者围手术期管理的重要开端,从术前评估中获得的信息对于制订后续的术中和术后策略以实现成功的围手术期结局至关重要。

第三节　老年患者的预康复

预康复(prehabilitalion)是通过改善患者的术前状况,提高术前器官功能状态,以应对即将到来的手术压力和后期康复需求,从而整体改善手术患者预后的一种策略。它从术前阶段开始,是术后加速康复计划的一部分,该计划包括减轻手术压力、鼓励患者自主和保持功能的最佳术中和术后实践。合并症的治疗包括血糖控制、贫血和营养不良的纠正以及戒烟和戒酒。

一、营养评估及支持

营养不良是由摄入不足和/或代谢和炎症变化引起的,这些变化改变了营养需求或吸收,最终导致消瘦和身体功能下降。已发现营养不良的患者发病率增加、住院时间和再入院时间延长、手术恢复时间延长以及生活质量下降。最近的北美手术共识,建议将所有高危患者的营养不良治疗转移到预防性术前营养治疗,以潜在地减轻整个围手术期营养不良引起的并发症。因此,必须建立一种系统的方法来识别和治疗有营养不良风险的患者。

(一)营养评估

鉴于营养不良与术后不良结局之间的密切关系,最近老年人的营养受到了更多关注。老年人营养不良的患病率在门诊患者中为9%~15%,在急诊住院患者中为12%~50%,在医疗康复机构中为25%~60%或更高。营养不良是与围手术期并发症密切相关的关键因素,例如肺炎风险增加、气管插管时间延长、伤口愈合时间延长、感染以及脓毒症发生率增加、30天死亡率升高。Turrentine及其同事研究了NSQIP数据库中的数据,发现术前输血、紧急手术和减肥是能预测80岁及以上人群的营养不良发病率的危险因素。

术前老年患者的基本评估应包括身高、体重和体重指数的记录,以及过去一年中非人为体重减轻的记录。一项研究确定,术前白蛋白水平是老年人术后死亡率的风险预测指标。研究人员筛查了43个术前危险因素、14个术前实验室指标和12个手术变量来预测术后并发症。研究人群平均年龄为61±13岁,97%的受试者为男性,但结果可以适用于老年手术患者,该研究发现预测术后死亡率的最重要变量是术前白蛋白水平与ASA分类,白蛋白水平低于2.1g/dL与29%的死亡率和65%的发病率相关。然而,尽管有证据表明白蛋白与术后结局有关,但由于其半衰期长(18~21天)以及基于血管内和血管外液体状态的波动,很难依赖该指标去判断患者预后。

Jie及其同事使用2002年营养风险筛查(nutritional risk screening,NRS)工具发现,得分高(>5)的患者如果接受术前营养支持,并发症发生率较低,住院时间较短。对于轻度营养不良(NRS评分为3~4)的患者,无论有无术前营养支持,其术后并发症发生率和术后住院时间均相似,美国外科学院NSQIP和美国老年病学会推荐:对于有严重营养风险的患者,请咨询营养师以制订围手术期营养计划,并提供可能的术前营养支持。

(二)营养支持

1. 制订营养计划 研究表明,术前营养储备较好的患者,术后并发症和住院时间减少,能够更好地应对手术。围手术期营养治疗的主要目标一个是改善胃肠道耐受性、增强免疫力、维持血糖正常、提供足够的蛋白质以及提高足够的能量来维持体重。二是为运动康复提供营养支持,在缺乏足够营养的情况下单独运动康复,不能达到功能改善的目的。综上,康复前营养治疗计划的重点是建立和维持手术前的生理储备、满足上述营养目标并支持运动康复。个体化营养咨询和口服营养补充剂(ONS)的结合已被证明在康复前改善功能能力方面是有效的。另外,几项随机对照试验中发现,补充omega-3脂肪酸,特别是鱼油中天然存在的二十碳五烯酸(eicosapentaenoic acid,EPA)和二十二碳六烯酸(DHA),可减少氧化应激和炎症。康复前的营养治疗还应侧重于满足这些必需脂肪酸的既定饮食需求。

2. 蛋白质的营养支持 机体活动能力和蛋白质摄入之间存在密切的联系,早期关于蛋白质代谢在与年龄相关的肌肉减少症中的作用的研究报告称,老年人肌肉萎缩是由于肌肉蛋白质合成的基础率下降、肌肉蛋白质分解率升高或这两个过程兼而有之,导致蛋白质负平衡。老年人利用氨基酸合成肌肉蛋白质的能力较差,可能与老年人肌肉对生理剂量氨基酸的某种合成代谢抵抗有关。由于手术,加速了蛋白质的分解,从而释放氨基酸氮,主要用于构建内脏组织和其他器官中的蛋白质,在老年人体重的损失与手术强度直接相关,导致身体功能失调,从而延长康复期。

在一次阻力运动后,肌肉蛋白质合成(muscle protein synthesis,MPS)和肌肉蛋白质分解同时受到刺激,为了产生有利于体重增加的正净蛋白质平衡,必须给予外源氨基酸以产生蛋白质合成超过蛋白质分解的状态,抗阻运动后立即服用 20~30g 液体形式的蛋白质被认为足以最大限度地刺激健康个体的 MPS。每餐包含足够优质蛋白质的饮食计划将提供足够的必需氨基酸,尤其是亮氨酸,这是引发肌肉蛋白质合成反应和肌肉蛋白质增加所必需的。在摄入高剂量蛋白质的同时增加抗阻运动,有利于提高力量和身体功能。

二、康复运动计划

住院和手术引起器官系统生理功能的多种变化,这些变化多数是由不活动引起的,并被活动逆转。住院期间,老年患者卧床时间增加,对肌肉、骨骼和软骨以及心血管系统产生负面影响。结构化的锻炼计划是预康复训练的核心组成部分。前提是反复让患者承受体育活动的生理压力会提高储备,让他们更好地耐受手术。参加有规律的体育活动已被证明可以降低死亡率和患慢性病的风险,例如糖尿病、心血管疾病、慢性肺病、阿尔茨海默病和大多数类型的癌症。对结直肠癌幸存者的研究发现,体育锻炼可能会降低癌症复发率和死亡率。美国卫生与公众服务部指南建议老年人每周至少进行 150 分钟的中等强度或 75 分钟的高强度体育活动,还建议每周进行有氧运动,每次至少 10 分钟,并伴有肌肉力量锻炼。

运动可减少炎症、增加有氧能力、提高胰岛素敏感性、增加体重与体脂肪的比例、降低交感神经反应、改善情绪并减少焦虑,为了获得最佳效果,术前锻炼计划应包括阻力和有氧训练,并辅以柔韧性练习。研究表明,老年患者的有氧和阻力训练可以增加肌肉力量和耐力,有利于减轻体重,减少跌倒的发生率,并增加许多关节的活动度。

与年龄相关的肌肉力量下降直接导致肌肉减少症(骨骼肌质量的损失)。由于 20 到 60 岁时,其骨骼肌的横截面积减少了 40%,应该进行力量训练以防止这种下降。因此,在老年人中实施力量训练对老年人的脏器功能、健康和生活质量都有积极的影响。如果老年人得到适当的监督,展示如何使用器械,并教授适当的技术,就可以实施重量训练,因为重量训练的巨大潜在益处肯定大于风险。一般来说,身体最不健康、久坐的人在开始锻炼计划时则表现出最大的改善。因为他们的生理储备是有限的,即使是少量的体育锻炼也能产生显著的改善。

在制订康复锻炼计划时,必须清楚身体活动和锻炼之间存在差异:身体活动可定义为骨骼肌产生的任何身体运动,导致可测量的能量消耗。而锻炼则包括有规律的身体活动,以实现改善健康的特定目标(即增强有氧和无氧能力、力量和平衡)。康复训练的结构化计划,需要指定锻炼强度、频率和方式。

(一) F.I.T.T. 锻炼计划原则

在为老年人设计锻炼计划时必须非常小心,因为只有 30% 的 65 岁以上的人定期参加体育活动,F.I.T.T. 原则是锻炼计划的基础,其首字母缩略词(F 是 frequency,指每星期之最佳练习次数;I 是 intensity,指运动强度之高低,如跑速或重量等;T 是 time,指持续运动之理想或有效时间;另一个 T 是 type of exercise,指锻炼类型)代表在制订此类计划时要定义的 4 个重要参数:

1. **频率**　建议每周至少进行 3 次有氧运动,以产生健康益处。每周应进行 2~3 次力量训练,并在期间休息一天,以便肌肉恢复并防止受伤。

2. **强度**　为了从锻炼计划中获益最多,其强度应该高于患者已经在做的强度。对于久坐不动的老年人,有氧训练可以以中等强度开始[主观疲劳感知评估(rating of perceived exertion,RPE)为 12~14,心率储备(heart rate reserve,HRR)的 50%~70%],而更活跃的个体可以从更有力量的水平开始。力量训练的强度应该是可以进行 2 或 3 组 8~12 次重复的练习。评估运动强度可通过 6 分钟步行试验,使用 Borg 量表(表18-1),这是一个视觉量表,要求患者评估他们感到自己的努力有多强烈,从 6(没有感知到的努力)到 10(最大努力)。

表 18-1　6 分钟步行试验登记表

姓名	性别		年龄		病案号	
入院日期			记录日期			
试验前	心率(次 /min)		血压(mmHg)		呼吸频率(次 /min)	
试验后	心率(次 /min)		血压(mmHg)		呼吸频率(次 /min)	
试验前	血氧饱和度(%)		试验后		血氧饱和度(%)	
6 分钟步行距离(m)			是否完成试验	是	否	
试验后 Borg 呼吸困难评分						
试验后症状						

Borg 呼吸困难评分标准:

0 分:完全没有,"没事"代表您没有感觉到任何费力,没有肌肉劳累,没有气喘吁吁或呼吸困难

0.5 分:刚刚感觉到("非常微弱",刚刚有感觉)

1 分:非常轻微("很微弱"代表很轻微的费力,按照自己的步伐,你愿意走更近的路程)

2 分:轻微("微弱")

3 分:中等(代表有些但不是非常的困难,感觉继续进行是可以的、不困难的)

4 分:稍微严重

5 分:严重("强烈 - 严重"非常困难、劳累,但是可以勉强继续进行。该程度大约是"最大值"的一半)

6 分:介于 5~7 之间

7 分:非常严重("非常强烈"你能够继续进行,但是你不得不强迫自己而且你非常的劳累)

8 分:介于 7~9 之间

9 分:非常非常严重(几乎达到最大值)

10 分:最大值("极其强烈 - 最大值"是极其强烈的水平,对大多数人来讲这是他们以前生活中所经历的最强烈的程度)

6 分钟步行试验注意事项:可能在步行过程中气喘或精疲力竭。你可以减缓步行速度或停止步行,并得到必需的休息。你可以在休息时靠墙站立,但是你必须尽可能地在可以步行的时候继续步行。这个试验中最重要的事情是您应该尽量在 6 分钟之内走尽可能长的距离,但不可以奔跑或慢跑。我会告诉您时间,并在 6 分钟时让你知道。当我喊"停"的时候,请站在你当时的位置不动。

3. 时间　目标是让患者每周进行 75 分钟的高强度运动、150 分钟的中等强度运动,或两种运动的等效混合。持续时间将根据选择的有氧运动方式(快走、慢跑、骑自行车)和力量训练的强度而变化,进行强度较低运动的患者必须比进行强度更高运动的患者更长的锻炼时间才能达到相同的健康好处。

4. 类型　任何增加患者心率的活动都算作有氧运动,并且对心血管有益。选择包括步行、慢跑、骑自行车和跳舞。可以使用任何产生运动阻力的设备和方式进行力量训练,例如弹力带、哑铃、自由重量、机器或自重(健美操)。阻力训练应该由 8~10 个练习组成,针对手臂、肩膀、胸部、背部、腹部、臀部和腿部的主要肌肉群。此外,建议老年人进行平衡练习,例如坐立后仰、侧卧、足跟和脚趾行走。运动方式的选择应根据患者的偏好和合并症进行调整。

实施个性化锻炼计划的另一个重要因素是确定锻炼进展的时间和方式,在短时间内最大限度地改善功能状态。应该增加运动强度以匹配健身的增加,例如,当患者在进行规定的运动时没有达到他们的目标心率或 RPE 目标时,对于有氧训练,可以增加步行速度或倾斜度;而对于阻力运动,可以增加重量或组数

和重复次数;至于平衡练习,最初可以在稳定支撑的帮助下进行,然后逐渐发展到无支撑。

计步设备(加速度计和计步器)提供了监测和鼓励日常步行活动的机会,特别是在老年人中,尽管根据公共卫生指南尚不明确需要多少步数,建议在每天5 000步的背景下,7 000步能够实现30分钟中等到剧烈运动的目标。

(二)跌倒

跌倒是老年人受伤、住院甚至死亡的主要原因。尽管各种力量和平衡运动干预措施已经显示能够降低健康老年人跌倒的发生率,但体弱老年人或跌倒风险增加的患者群体(如帕金森病和卒中患者)的跌倒发生率并没有显著改善。这可能是由于以前的锻炼干预对防止跌倒所需的恢复行动缺乏任务特异性。

基于扰动的平衡训练(perturbation-based balance training,PBT)是一种新兴的针对特定任务的干预措施,目的是在安全可控的环境中给予扰动,从而改善反应性平衡的控制。最近PBT相关研究的系统总结显示,训练后健康老年人和某些患者群体(如帕金森病和卒中患者)的跌倒发生率显著降低。临床环境中最实用的方法可能是基于跑步机的系统和治疗师应用的扰动,而包含多种扰动类型和方向的PBT则是最有益的。PBT目前仍是临床环境中减少老年人跌倒的一种可行且有效的训练方法,需要更多长期随访的随机对照研究来更好地阐明PBT对跌倒发生率的影响。

总之,我们在围手术期病理生理学和外科治疗方面已经掌握了大量知识,能够有效地调节围手术期压力。然而制订策略,不仅要识别和评估老年人群的手术风险,而且主要是减轻对术后结果的影响。术前阶段是由麻醉医生、外科医生、内科医生、物理治疗师和营养师一起在外科之家制订持续的康复计划。

第四节　展　　望

一、基础及转化研究

衰老的细胞层面研究中,端粒是持续关注的热点。端粒是真核细胞位于染色体末端的"小帽子",包含TTAGGG的DNA重复序列。具有两个主要作用,第一保护染色体的编码区并防止其被损坏,第二它作为一个衰老的调控元件,控制细胞进行复制的次数。随着每次细胞分裂,其端粒会变得越来越短,据报道当细胞端粒小于4kb时,细胞就会停止分裂并进入衰老。因此,端粒磨损也是细胞"衰老的标志"之一。如果能干预这一过程,则将实现对衰老及衰老带来的不良影响的调节。2022年9月美国加州大学圣地亚哥分校基因调控和信号转导实验室的Michael Karin团队在端粒调控衰老方面有了新的发现,在*Nature Cell Biology*上发表了题为"An intercellular transfer of telomeres rescues T cells from senescence and promotes long-term immunological memory"的论文。他们发现抗原呈递细胞通过细胞外囊泡向T细胞转移端粒,以延长T细胞端粒的长度,延缓T细胞衰老从而长期保护宿主免受致命感染,这是一种迄今为止未知的细胞间通信形式,确定了一种可能减缓甚至阻止免疫细胞自然衰老的新机制,也为今后衰老的细胞治疗提供了新的思路和机制支持。

衰老是细胞的一系列改变积累的系统性过程,只关注某一种基因、蛋白的作用,无法准确描述衰老的真正内在机制。2022年10月首都医科大学宣武医院检验科王培昌教授团队在*Nucleic Acids Research*发表"Integrated multi-omics approach revealed cellular senescence landscape"的论文,通过ATAC-seq、RNA-seq和ChIP-seq测序分析等对两种不同衰老类型进行研究,"多组学分析揭示衰老细胞全貌",首次全面描绘了衰老细胞的特征。发现衰老过程中细胞核层、异染色质和染色质连接被破坏,活性和非活性染色质结构域之间的界限变得模糊。细胞衰老发生时转录噪声升高,基因翻译率下降,全局异染色质减少,以及核小体出现重构和丢失。发现细胞衰老中染色质可达性改变的区域总是集中于远端基因间区、内含子区和启动子区。还发现了*ATP2C2*、*BCAS3*、*CREG1* 等 34 个基因在衰老及其相关疾病中的关键作用,以及 NAT1/PBX1/RRM2 蛋白复合物的关键功能。

心脏衰老是围手术期老年人面对的核心脏器问题,不同心脏细胞类型的衰老可以导致多种疾病的发生,如动脉粥样硬化、心肌梗死和心脏纤维化等。2022 年,在 *Cardiovascular Research* 杂志上发表的综述文章 "Senescence Mechanisms and Targets in The Heart" 较为详细地概述了心脏衰老的机制和靶点,为心脏衰老相关疾病的治疗提供了理论支持。心脏细胞衰老的主要特征包括 p53、p21 和 p16 通路上调和 DNA 损伤反应激活相关的标志物(p38 丝裂原活化蛋白激酶和磷酸化组蛋白 2AX)增加;线粒体损伤,活性氧(reactive oxygen species,ROS)增加,β- 半乳糖苷酶活性增加,衰老相关异染色质位点(senescence-associated heterochromatin foci,SAHF)和衰老相关分泌表型(senescence-associated secretory phenotype,SASP)增多等。心肌细胞衰老的特征包括收缩功能受损,起搏功能障碍,代谢功能紊乱。其分子机制主要是线粒体动力学异常与代谢功能紊乱(氧化应激),调节衰老的肿瘤抑制蛋白(如 p53 等)表达增加,心脏衰老的表观遗传学调控,SASP 等。内皮细胞衰老会导致内皮素 -1 的产生增加,一氧化氮的产生减少,进而导致年龄相关性心脏肥厚。内皮细胞衰老导致血管舒张受损和血管功能障碍,进而导致动脉粥样硬化、射血分数保留型心力衰竭(HFpEF)或肺动脉高压相关的心力衰竭等疾病。心脏瓣膜间质细胞的衰老可导致瓣膜的纤维化和钙化,造成老年钙化性心脏瓣膜病,包括二尖瓣钙化和主动脉瓣钙化。主动脉瓣钙化的表观遗传学调控主要包括组蛋白 3 和 4 的高度乙酰化,miR-214 的下调等;二尖瓣钙化的表观遗传学调控主要包括 miR-17、miR-20a、miR-30d 和 let-7c 的下调,p21 和 SA-β-gal 活性表达增加等。

二、临床研究

人的年龄反映着身体健康状况,可以看成是对人体这一复杂系统的降维表达。个人的时序年龄不等于身体的实际状况,为了更准确地描述身体状况,提出了"生物学年龄"的概念,将生理指标及生活习惯通过算法整合,即可算出生物学年龄,可以看成是对复杂系统的自动化建模。如果依据的指标聚焦于某个组织器官,则计算的是相应组织或器官的年龄。巴西的研究团队使用 156 万名患者的心电图等数据,用深度学习模型为每个人构建了一个"心电图年龄",并发现据此能够预测个体未来的死亡率。相比传统方法,深度学习模型的优势在于,它是一个端到端的模型,只需要观测受试者 7~10 秒的心电图,将实际年龄做标签,使用多层卷积神经网络,就可以预测出对应的"心电图年龄"。该研究发现,如果一个人的心电图年龄大于时序年龄超过 8 岁,其全因死亡率是正常人群的 1.79 倍;如果心电图年龄小于实际年龄 8 岁,那么全因死亡率则只有正常人群的 0.79 倍。即使在数据分析中去除了年龄、性别、常见心血管高危因素带来的影响,心电图年龄超龄者的死亡率也显著高于正常人群,这说明深度学习模型捕捉到了一些还不为人知的风险因素。通过识别出之前未知的高风险人群,可能会促使他们更积极地参与并完成干预计划(例如运动或饮食改变),从而提升全社会的健康水平。该研究 2022 年 8 月发表于《Nature Communications》。

心血管衰老是围手术期老年人面对的核心脏器问题,细胞衰老在心血管疾病的始动阶段和进展阶段均起着重要调控作用,细胞衰老情况监测对于预测心血管衰老具有重要意义。Minamino 等将缺血性心脏病患者冠状动脉和乳内动脉进行 β 半乳糖苷酶染色(β-gal 染色),发现斑块明显的冠状动脉染色较深(蓝色),同一个人的无斑块的乳内动脉无 β-gal 染色阳性,染色较深者为衰老内皮细胞。组织 β 半乳糖苷酶染色检测精确,是目前认可的心血管衰老金标准,可判断局部衰老变化,结合电镜甚至可以精确到局部不同类型细胞衰老的比例,但是组织检测对患者损伤较大,目前多运用于科研实验。衰老细胞表面脂质筏的数量和脂筏中与筏相关的分子 caveolin 和 Fyn 的改变导致衰老细胞形态扩大且更加扁平,研究者可以通过常规或荧光倒置显微镜对衰老细胞的形态进行观察。细胞形态检测方法成熟简便,有望应用于临床(脱落细胞形态检测),但主观性大,只能作为辅助参考。流式细胞术法检测循环内皮祖细胞(endothelial progenitor cells,EPC):Sandri 等通过荧光抗体标记循环内皮祖细胞特异性标记 CD34/KDR,发现充血性心力衰竭患者中的数目显著降低。DNA 检测:端粒缩短指分离人外周血全血 DNA,DNA 免疫印迹检测端粒长度,发现心血管疾病和亚临床动脉粥样硬化患者端粒长度显著缩短。最近 JACC 杂志就端粒检测作为心血管衰老标志物应用进行讨论,认为端粒检测应用于临床检测有一定希望。

三、前沿理念

(一) 形态医学

形态医学是一个新兴的研究领域,简单说来就是研究与手术结果相关的人体形态学特征。已经表明,在预测死亡率和住院时间方面,肌肉质量比年龄更重要,肌肉质量对大多数人来说都可以进行直观"肉眼测试"。在医疗交班中,当一名麻醉医生向另一名麻醉医生提供报告时,医生根据自己评估的生理年龄,报告患者 50 岁还是 80 岁,这一粗略评估正是形态学的体现,现在正在成为一个形态计量指标。Englesbe 已经确定了形态测量年龄的几个重要组成部分,虽然这一概念仍处于初级阶段,需要更多的研究来证实,但它在重新定义我们如何进行风险分层、评估身体状况和制订预康复方案方面有很大的前景。

(二) 精准医学

精准医学就是根据患者的临床信息和人群队列信息、应用现代遗传技术、分子影像技术、生物信息技术,结合患者的生活环境和方式,实现精准的疾病分类及诊断,制订具有个性化的疾病预防和治疗方案。因此,不是每位患者的情况都相同、都会像预想的那样对方案作出反应。了解每位患者的独特之处,才能在医疗过程中早期识别,然后选择最适宜的方案。老年人群围手术期过程中病理生理改变异质性高、波动大,除遗传变异外还有疾病状态、社会经济变量等其他因素的影响,甚至诊疗目标也存在很大的组内差异,有效的 PSH 旨在提高所有患者的诊疗水平,而精准医学是达到这个目标的必然途径。

四、未来研究方向

虽然长期以来,医务工作者一直在使用和研究 PSH 的各个组成部分,但整个领域仍处于初级阶段,因此未来的研究有着广阔的空间。无论是在传统领域、形态医学领域还是精确医学领域,都需要围绕患者风险分层进行进一步定义和评估。PSH 作为一种新的外科疾病围手术期处理方式,不仅是某种技术层面的提升,更是围手术期管理这一体系的完善。随着我国人口老龄化加剧,不断攀升的医疗费用和紧缺的医疗资源都面临严峻挑战,与此同时,患者本身素质的提高又对医疗服务质量提出了新的要求。PSH 作为一种以患者为中心,重视提供高质量、低成本和高患者满意度的医疗服务模式必然是未来外科围手术期处理方式的不二之选。此外,虽然已有相关循证医学证据表明 PSH 的可行性,但其中高质量、大样本、多中心、随机对照、前瞻性的研究大都是在国外进行的,能够为国内临床及相关部门决策者提供参考的高质量 PSH 循证医学证据还明显欠缺,因此应尽快推进国内 PSH 的试点项目。

(程宝莉　王　露)

参考文献

[1] VETTER TR, BOUDREAUX AM, JONES KA, et al. The perioperative surgical home: how anesthesiology can collabora-

tively achieve and leverage the triple aim in health care [J]. Anesth Analg 2014, 118 (5): 1131-1136.

［2］中华医学会麻醉学分会老年人麻醉与围术期管理学组, 国家老年疾病临床医学研究中心, 国家老年麻醉联盟. 中国老年患者围手术期麻醉管理指导意见 (2020 版)(一)[J]. 中华医学杂志, 2020, 100 (31): 2404-2415.

［3］ADELEKE I, BLITZ J. Perioperative frailty: lessons learned and future directions [J]. Curr Opin Anaesthesiol. 2021 Jun 1; 34 (3): 373-380.

［4］ALESSIO L, BRUNO VAZ, CLARA D'AMBRA, et al. An intercellular transfer of telomeres rescues T cells from senescence and promotes long-term immunological memory [J]. Nat Cell Biol. 2022; 24 (10): 1461-1474.

［5］SONG Q, HOU Y, ZHANG YY, et al. Integrated multi-omics approach revealed cellular senescence landscape [J]. Nucleic Acids Res 2022; gkac885.

［6］CHEN MS, LEE RT, GARBERN JC. Senescence mechanisms and targets in the heart [J] Cardiovasc Res. 2022; 118 (5): 1173-1187.

［7］LIMA EM, RIBEIRO AH, PAIXÃO GMM, et al. Deep neural network-estimated electrocardiographic age as a mortality predictor [J]. Nat Commun. 2021; 12 (1): 5117.

第十九章
老年外科的特点

第一节　老化的重要器官系统储备功能

一、老化的心血管储备功能

随着预期寿命显著提升,我国老年麻醉的数量逐年增加。退行性心血管疾病(cardiovascular disease, CVD)随着年龄的增长而增加,如冠状动脉疾病(coronary artery disease, CAD)、瓣膜疾病等。这些疾病是围手术期死亡的主要原因,也给临床麻醉造成了很多困难。据推算,目前我国心血管疾病现患人数 3.30 亿,其中脑卒中 1 300 万,冠心病 1 100 万,肺源性心脏病 500 万,心力衰竭 890 万,风湿性心脏病 250 万,先天性心脏病 200 万,下肢动脉疾病 4 530 万,高血压病 2.45 亿。心血管疾病死亡占城乡居民总死亡原因的首位。与心血管疾病相关的大多数死亡发生在 65 岁及以上的人群中,并且患病率随年龄增长呈指数增长。年龄 ≥ 65 岁人群占 CVD 住院和手术患者的 50% 以上,占死亡的 80% 以上。≥ 75 岁人群 CVD 死亡占总人口死亡的 50% 以上。因此,对老年患者实施麻醉时,需要更多地关注这些疾病对老年手术患者的影响。

心血管疾病的发病率随着年龄的增长而增加。高血压的发病率在 45~54 岁男性为 36.8%,女性为 32.7%。到 75 岁时,男性和女性高血压发病率分别为 76.4% 和 79.9%。CAD 在 40~59 岁男性和女性中的发病率分别为 6.3% 和 5.6%;当年龄超过 80 岁时,其发病率则分别增加到 32.2% 和 25.2%。充血性心力衰竭的患病率在 40~59 岁男性为 1.5%,女性为 1.2%;当年龄在 80 岁以上时,其患病率则分别上升到 10.6% 和 13.5%。

衰老过程不仅促进心血管疾病的发展,而且加重疾病的结局。例如,老年患者不仅更容易发生心肌梗死,而且与年轻患者相比,老年患者更容易因心肌梗死而发生心力衰竭,因此死亡率也更高。此外,老年患者也易发生心搏骤停、乳头肌断裂、室壁瘤及破裂。高龄患者美国麻醉医师协会(ASA)分类评分高,往往是并存心血管疾病的结果,尤其在术前访视评估中,心血管疾病对患者的评估占了很大比重。术前访视时,我们需要了解患者的病史、活动能力,并且通过必要的辅助检查观察心率、冠状动脉血流,以及前、后负荷及心肌收缩、舒张状态来评估患者的心血管功能储备状况。

支配心血管的自主神经系统(autonomic nervous system, ANS)通过对交感神经和副交感神经对心血管功能进行综合调控。与年龄相关的 ANS 改变有助于改变老年人的心血管功能以适应新的变化,同时这些变化也导致老年人的心血管储备随年龄增长而下降。所以麻醉医师在术前评估中发挥了重要的作用,他们必须对患者的心血管功能进行综合评估,并且巧妙地平衡处理心血管功能的变化与麻醉的关系,以保障患者围手术期的安全。

心血管系统中最常见的变化是动脉硬化(arteriosclerosis, AS),又称动脉粥样硬化。主要变化是脂肪和钙沉积在血管壁上,导致血管的厚度增加,然后出现斑块,最后使血管壁的弹性降低和动脉系统的僵硬度增加。动脉硬化使得左心室向外泵血的阻力增加,从而引起收缩压升高、左心室肥厚、左心室重塑,最后导致左心室舒张功能受限。年龄是影响血管病变的主要因素。随着年龄的增长,老年人出现大动脉延长、纤曲、血管腔扩大、管壁增厚。从 20 到 90 岁,颈动脉内膜中层厚度增加 2~3 倍。相对健康的老年人,其血管内皮可相对完整、可无血管内皮细胞病变,但同样可见内皮细胞形态不规则,细胞厚度、内膜下蛋白聚糖增加,血管平滑肌细胞迁移和 / 或增生,伴有粒细胞和巨噬细胞异常增多。

老年人血管功能变化主要是舒张功能受损,主动脉及分支顺应性降低,其中弹力型血管较肌肉型血管变化更为明显,脉搏波传导速度(pulse wave velocity,PWV)增加。PWV 增加代表收缩压升高、脉压增宽及血管壁僵硬度变化。血管僵硬度的增加与结缔组织的弹性蛋白 / 胶原蛋白比率有关。25 岁的时候,弹性蛋白的产生基本上已经停止,胶原蛋白的更新速度随年龄的增长而下降。随着衰老的出现,弹性层板逐渐变薄,甚至断裂,机械力逐渐转移到胶原蛋白上。由此导致胶原 / 弹性蛋白比率增加,加上糖化作用和自由基对胶原蛋白的累积损伤,导致结缔组织逐渐变硬。血管硬化的另一个因素是渐进性血管钙化。这是一个复杂的过程,在衰老或某些疾病状态下,血管内钙沉积会增加,导致血管僵硬。血管僵硬度增加,还受血管平滑肌张力影响(血管平滑肌受体液和内皮共同调节)。老年人血管特异性受体数量、亲和力均下降,使得其对 β 肾上腺素能受体激动剂的血管扩张反应及 α 肾上腺素能受体激动剂的动脉血管收缩反应均减弱。与单纯老龄化血管变化不同,动脉粥样硬化老年人感受血管压力变化的感受器的敏感性减弱,导致不能有效维持血压恒定,在改变体位或活动时容易发生直立性低血压。

老年人的心脏传导系统,由于脂褐素的沉积,导致心脏的自然起搏点(窦房结)失去一些功能细胞。纤维组织和脂肪沉积在自然起搏器系统中可导致心率减慢。所以老年人的心率要比年轻人慢,年龄越高心率越慢。老年人的心肌细胞亦略有退化。老年人由于心室壁、室间隔增厚,心脏充盈的速度变慢,导致舒张期心腔容纳的血液减少。加上控制血流方向的心脏瓣膜和心脏壁增厚、变硬,这就导致老年人心脏对运动和其他压力源的耐受性降低。

年龄是心脏衰竭的主要危险因素,随着年龄的增加,心脏的收缩功能和舒张功能都出现下降。根据美国的报道,50% 的心衰和 90% 心衰性死亡都发生在 70 岁及以上的人群中。老年人心脏细胞激素受体的反应性降低,血液循环中儿茶酚胺含量代偿性增加。这些变化也容易导致心血管疾病,如单纯收缩期高血压、舒张功能不全、心力衰竭、房室传导阻滞和主动脉瓣钙化。因此,左心室在射血后期承受的压力增加。这种额外的后负荷增加了心脏的负担,导致左心室肥厚和重构。心肌重构、心肌硬化,可导致心脏舒张功能障碍。老年人早期舒张充盈期时间比年轻人减少。而且随着硬度的增加,心室舒张充盈率也会下降。心脏越来越依赖于足够的心房充盈压力和心房收缩。心室变硬时,心房压代偿性升高以维持舒张末期容积。左心房压升高可导致肺血管阻力升高,最终导致体循环充血。然而,我们在麻醉评估的时候,很难发现收缩和舒张功能障碍。因为长期的适应过程,老年患者术前往往没有明显的症状,只有在超声心动检查中才能发现,这还跟超声医生的经验相关。在麻醉诱导时出现严重循环抑制的患者中,除了药物的血管扩张作用外,也证实了心脏收缩功能和舒张功能障碍是其重要原因。因此,老年人的血压特点是收缩压升高,舒张压降低,脉压增加。这与老年人动脉反射波速度增加有关。而相对低的舒张压对机体是有害的。冠状动脉血流主要发生在舒张期,舒张期主动脉根部压的降低可能会减少冠状动脉灌注。这也是我们术前评估的重点内容,相对低的舒张压会导致心内膜缺血,增加围手术期的风险。

老年人心血管系统的神经内分泌也发生很大的变化,包括支配心脏和血管的交感神经和副交感神经平衡、肾素 - 血管紧张素 - 醛固酮系统、加压素和利钠肽等。交感神经系统活动随着年龄增长而增加。据估计,65 岁的交感神经活动几乎是 25 岁的两倍。肾上腺素能受体活性降低,主要与 β_1 和 β_2 受体对刺激的反应减弱有关。这就使得体内相应受体的激动剂代偿性增加。因此,老年人更依赖于 Frank-Starling 收缩机制来维持心排血量。老年人心肌对交感神经刺激的收缩性反应降低可能与第二信使系统变化有关。老年心肌中 β 肾上腺素受体与 Gs 蛋白和腺苷酸环化酶催化单元的偶联受损。此外,在老年心肌组织中观察到 Gi 蛋白水平增加，表明腺苷酰酶催化亚单位减少。这两种机制都将抑制 3'，5'- 环磷酸腺苷（cAMP）的形成和 β 肾上腺素受体反应。此外，$β_1$、$β_2$ 受体功能随着老年人年龄增加而逐渐衰竭，被认为是老年人 β 肾上腺素能刺激反应性降低的潜在机制。除了 $β_1$ 和 $β_2$ 受体外，心肌细胞还有 $β_3$ 受体。心脏 $β_3$ 受体与 cGMP/NO 通路耦合，引起负性肌力作用，从而在心力衰竭时发挥抑制交感神经的过度应激作用。血管的舒张通过 cAMP 完成，cAMP 激活蛋白激酶 A（PKA），然后降低胞质钙水平，引起血管舒张。血管内 cAMP 生成减少会导致该通路受损，这可能是老年人高血压的一个因素。β 上腺素受体的遗传变异参与了心血管疾病的个体异质性。随着年龄的增长，这些变异可能会对心血管系统产生不同的影响，这些变异性在基因学上被称为基因多态性。据报道，在健康老年患者中，α 肾上腺素能受体的反应性随着年龄的增长而降低。在血压正常的老年受试者中，需要增加 α 受体激动剂剂量才能达到相同程度的血管收缩。正常情况下，α 受体在循环的静脉侧占主导地位，而老年人因为 α 受体数量及功能下降，导致直立姿势时的静脉收缩反应受损，从而可能导致老年人直立不耐受。与 β 肾上腺素受体一样，α 肾上腺素受体的多态性可能与老年人的高血压和心脏疾病有关。除 α 和 β 肾上腺素能受体的变化外，老年人多巴胺能受体含量和多巴胺能转运体均减少，因此心脏对多巴胺的反应随着年龄的增长而减弱。这可能与儿茶酚胺释放增加、神经元摄取减少、交感神经活动增加有关。此外，心脏神经元去甲肾上腺素再摄取机制活性亦随年龄的增长而下降，从而导致心脏受体处去甲肾上腺素浓度升高。同样，运动时老年人去甲肾上腺素水平的升高幅度也更大。心脏肾上腺素能受体对儿茶酚胺的敏感性降低，因此心脏对儿茶酚胺释放水平增加的反应性较年轻人降低。然而，老年人对血管收缩剂的反应与年轻人相当。在血管水平上，儿茶酚胺主要作用于两类肾上腺素能受体，即 $α_1$ 和 $β_2$，分别引起血管收缩和血管扩张作用。随着年龄的增长，血管收缩 / 扩张平衡逐渐向血管收缩方向转变，这很可能是 $β_2$ 受体的血管扩张功能退变所致。长期的交感神经刺激对心脏有害，去甲肾上腺素水平增加导致胶原蛋白更新速率改变和纤维化增加。衰老过程中，心脏和血管组织对副交感神经刺激的反应减弱。随着年龄的增长，交感张力占主导地位，迷走张力减弱。老年女性比男性能保持更强的迷走张力。

冠状动脉是心肌供血的关键结构，然而冠状动脉血流储备随着年龄的增长而显著降低。与心外膜相比，老年人心内膜的适应性和储备能力降低更明显，这可能是老年人心内膜对缺血发作更敏感的原因。尽管冠脉血流量受神经内分泌影响，但心肌需氧量是冠状动脉血流的主要调控因素。心脏传导系统随年龄增长进行性退化，老年人易发生心律失常。随着起搏细胞进行性丧失，老年人容易发生窦房结功能障碍，病态窦房结综合征和 / 或心动过缓的风险亦逐日增加。心房颤动（房颤）的总体患病率随着年龄的增加而升高，至 85 岁时房颤的发生率可高达 20%。尤其是阵发性房颤，在术前动态心电图检查中可经常发现。这种易感性使得老年在围手术期容易发生房颤。心脏传导阻滞和室性异位心律在老年人也很常见。

心脏的瓣膜系统是心脏的"骨性结构"，因为其组织来源相同，在心脏的结构和功能中发挥着重要的作用。随着年龄的增长，瓣膜纤维化明显，运动性减弱，主动脉瓣和二尖瓣瓣叶厚度随年龄增长而增加。瓣膜环状扩张非常常见，所以老年人常出现瓣膜反流。二尖瓣环钙化、反流和主动脉瓣反流的发生率均随年龄的增长而增加，老年人中高达 50% 的女性和 36% 的男性有明显的二尖瓣环钙化。瓣膜的这些老年性改变有冠状动脉事件、心力衰竭、房颤、心内膜炎、血栓栓塞性卒中和短暂性缺血性发作的风险。由于瓣膜硬化和钙化的增加，主动脉狭窄的发生率同样随着年龄的增长而增加。80% 的老年人有不同程度的主动脉硬化，这也增加了老年人冠状动脉不良事件的风险。

总之，老年人的整个心血管系统结构和功能均呈现衰老趋向，严重影响老年人的麻醉管理。绝大多数麻醉药物对心肌、血管张力和自主神经系统均有抑制作用，会损害压力反射调控机制，这就导致老年人对低血容量的耐受性差。因此老年人接受麻醉手术时，心率、血压波动剧烈。老年人心脏每搏量的维持高度依赖舒张末期容量，然而由于心室硬化和舒张功能障碍，老年人的心脏充盈必然依赖于更高的心房充盈压。因此,老年人对低血容量非常敏感。血压过低时,通常应适当静脉输液而不是使用血管升压药物来维持适当的心室充盈。但如前所述,老年人心功能储备显著下降,因此对容量超负荷的耐受性显著降低。

二、老化的呼吸储备功能

老年人的呼吸系统结构变化直接影响呼吸系统功能,表现出与青壮年明显不同的特点。衰老所致呼吸系统变化包括:解剖结构变化、肺功能、气道防御功能和免疫功能的变化,还影响中枢化学感受器和外周机械感受器的呼吸调节功能。此处重点阐述衰老对呼吸储备功能的影响。

(一)肺功能

1. 通气功能

(1)容积变化:肺总量(total lung capacity,TLC)不随年龄增长发生明显变化,这是肺弹性回缩力(向内)减弱与胸壁的外向牵引力减弱相抵消的结果。

肺泡表面积的减少导致残气量(residual volume,RV)逐渐增加,从20岁到70岁可增加50%。残气量的增加导致肺活量(vital capacity,VC)的代偿性减少,20岁以后VC每年减少20~30mL,因此与年轻人相比,老年人更多是在高肺容积水平呼吸。功能残气量(functional residual capacity,FRC)由肺部向内的弹性回缩力和胸壁外向牵引力之间的平衡决定。FRC每十年增加1%~3%,因为在放松的呼气末期,随着年龄增长肺弹性回缩力的下降速度超过了胸壁僵硬度的增长速度。

小气道开始关闭时肺内残留的气量称为闭合容积(closing volume,CV),随年龄增长而增加,主要是周围小气道支撑组织减少所致。在年轻人中,闭合容积小于FRC,平静呼气末气道保持开放;随着年龄的增长,FRC的增加小于闭合容积的增加。因此,没有肺部疾病的人直立体位下的闭合容积在65岁以后开始超过FRC,导致平静呼吸时即有相当部分肺区不参与气体交换,从而导致PaO_2下降,肺泡-动脉血氧分压差增加。

(2)通气功能参数变化:65岁以后,用力呼气容积(forced expiratory volume in one second,FEV_1)和用力肺活量(forced vital capacity,FVC)以每年约38mL速度下降。吸烟会极大地加速FEV_1和FVC与年龄有关的变化。65~85岁的健康老人的FEV_1/FVC比值可能低至55%,而年轻人的预期值则为>70%。研究显示,40岁以前FEV_1、FVC下降与体重及力量下降有关,与肺实质关系不大;40岁以后常是疾病、吸烟和环境因素等混合作用的结果。因此,老年人通气功能的正常值不能用一般人的标准来衡量,需要修正。

(3)气道阻力:肺容量是决定气道阻力的一个主要因素。但是,当调整了与年龄相关的平均肺容量的变化后,衰老对气道阻力没有明显的影响。

2. 换气功能
肺泡的气体交换效率随年龄的增长而下降。主要由生理性无效腔和分流的增加引起的通气/灌注比例失衡所致。这种不平衡导致PaO_2随年龄的增长而降低,75岁以后,PaO_2相对稳定在83mmHg左右。

肺的气体弥散功能随年龄增长而下降,40岁以后尤为明显。CO弥散量(diffusion lung capacity for CO,DLCO)每年的下降速度,男性为0.2~0.32mL/(min·mmHg),女性为0.06~0.18mL/(min·mmHg),主要由于通气/血流比失衡的加重、肺泡表面积减少、肺毛细血管减少以及肺血容量减少所引起。女性下降速度较男性慢可能与女性雌激素水平高有关。

(二)呼吸调节功能

1. 静息状态
静息时老年人和年轻人的每分钟通气量(minute ventilation volume,VE)相似,但老年人的潮气量(tidal volume,VT)较小且呼吸频率(respiratory rate,RR)较快。年龄增长会导致对低氧和高二氧化碳的通气应答率下降。研究显示,与健康年轻人相比,老年人对低氧的通气反应降低51%,对高二氧化碳通气的反应降低41%。衰老导致周围机械感受器或中枢化学感受器的信息整理能力下降,产生神经冲动的能力降低,且胸廓和肺的机械收缩能力下降,对阻力或弹性负荷的感知能力也降低。这种重要的保护和适应机制的丧失,导致老年人更易发生肺炎、慢性阻塞性肺疾病、阻塞性睡眠呼吸暂停低通气综合征(obstructive sleep apnea-hypopnea syndrome,OSAHS)等呼吸系统疾病。

2. 活动状态 对于给定二氧化碳产生量的运动,与年轻人相比,二氧化碳通气当量随年龄增长而增加。这种反应可能与老年人无效腔与潮气量的比值升高有关,因此维持适当 VE,老年人需要更高的氧耗量。

3. 睡眠状态 老年人睡眠期间对正常碳酸性低氧血症的反应可能更加不敏感。研究表明,老年人在血氧饱和度降至 70% 以下之前,不会从快动眼睡眠阶段醒来。老年人 OSAHS 的发病率高达 24%~75%,主要因为咽下肌和舌下肌肌力减退,更易发生上呼吸道梗阻。

(三)气道防御功能和免疫功能

老年患者咽部肌肉逐渐萎缩,分泌物清除率、黏液纤毛运动、咳嗽效率、食管运动等功能都减退,上呼吸道保护性反射也减弱,这些因素共同作用,会显著增加老年患者误吸和术后肺炎的风险。

老年人呼吸系统局部免疫功能随年龄增长逐渐下降,如呼吸性细支气管内的 Clara 细胞数量减少,其分泌的免疫调节相关性蛋白[Clara 细胞分泌蛋白 16(Clara cell secretory protein16,CC16)]亦减少。另外,老年人全身性的细胞免疫功能减退,表现为辅助性 T 细胞减少或功能降低,细胞免疫反应下降。老年人体液免疫功能也降低,主要是 IgM 水平随着年龄增长而降低。当机体接触外源性抗原,如注射流感疫苗、肺炎球菌疫苗后,老年人产生的抗体浓度不如年轻人高,防护能力相对较差。

总之,由于老年人呼吸系统结构和功能退化,呼吸系统局部免疫功能和全身性免疫功能下降,导致老年患者围手术期呼吸系统并发症显著增加。

三、老化的脑功能

(一)中枢神经系统

老年人的中枢神经系统呈退行性改变,大脑体积逐渐缩小,重量逐渐减轻,80 岁时脑重量比年轻时轻 15%~18%,大脑总面积较年轻时减少约 10%。脑实质进行性萎缩,皮质层、海马、小脑、尾状核等区域萎缩显著,脑白质和灰质体积减小。另一方面脑脊液体积增加,脑沟增宽,脑皮质变薄。大脑皮质神经元的树突、树突棘以及突触的密度均明显减少,突触和相应神经递质的释放也减少,从而使神经纤维传导速度减慢。由于功能性神经元减少,5-羟色胺、多巴胺、去甲肾上腺素、络氨酸等递质普遍生成减少。乙酰胆碱合成和释放均减少,因此抗胆碱药物可使老年人认知功能恶化,并可诱发术后谵妄。

老年人脑血管的调节也同样受到影响,脑血流量和脑血流速度下降,脑血管阻力增加。80 岁老人比 20 岁青年的脑血流量减少约 20%,但这种减少与年龄相关的神经元密度下降呈比例,即对单位脑组织的血流供应无明显改变。老年人的脑血管自主调节功能一般仍能保持正常。一项前瞻性研究表明,60 岁以上的健康人在接受 30 分钟倾斜试验后,动态大脑自动调节功能仍然保持不变;但对于有卒中和动脉粥样硬化危险因素的老年患者,其脑血管的舒缩反应性则降低,特别是对低氧的反应性降低,即低氧不能明显使脑血流量增加。

脑室内的脉络丛每天分泌约 500mL 的脑脊液,侧脑室产生的脑脊液经室间孔运输至第三脑室,然后通过导水管运输到第四脑室,对大脑起缓冲作用。脉络丛在生命早期通过提供生长和分化所需的营养因子对神经元发育有重要作用。成年期及以后,脉络丛通过调节脑脊液分泌和清除毒素来帮助维持成熟神经系统的内稳态。另外脉络丛还有免疫功能,近年发现包括巨噬细胞在内的多种免疫细胞驻留在脉络丛中,免疫信号活动随年龄增长而变化,老年大脑脉络丛组织样本中炎症信号更多。这意味着,老年患者围手术期更容易发生炎性脑损害。随着年龄变老,脉络丛会发生硬化,其发生率在 50 岁时可以达到 75% 甚至更高。脉络丛硬化后脑脊液分泌减少,因此老年人脑脊液循环量减少,从而阻碍代谢废物的清除和生物活性营养素的运输。某些病理情况下,可导致脉络丛功能紊乱,导致脑脊液分泌或运输改变,脑脊液容量的增加与神经认知障碍有关。

(二)周围神经系统

周围神经系统同样会发生与年龄相关的渐进性退变。周围神经元呈现类似于中枢神经系统的非线性萎缩模式:神经元密度下降,髓鞘完整性被破坏。同时,轴突运输速率(神经营养因子、神经递质)降低。老年人神经内膜炎症标志物(肥大细胞和巨噬细胞)增加,可能与引起神经传导速度下降有关。这些改变可能导致老年人肌力、协调性和本体感觉下降。

老年人血浆儿茶酚胺水平特别是去甲肾上腺素的水平,无论在静息或应激时均比年轻人高 2~4 倍,部分原因是去甲肾上腺素释放增加,同时去甲肾上腺素和肾上腺素的清除率均降低。此外,老年人 α 和 β 受体的敏感性下降,因此,尽管儿茶酚胺浓度增加,但对压力的生理反应显著降低。老年人自主神经反射(如对体位改变和寒冷刺激时的压力反射)的反应速度减慢,反应强度下降。因此,老年人适应外界因素改变的能力和反应速度均下降,维持围手术期血流动力学的稳定相对困难。

四、老化的肝肾功能

(一)衰老的肝脏

肝脏是一个多功能器官,虽然具有强大的储备和再生功能,但衰老对肝脏的影响仍不容小觑。

1. 形态学及组织学变化

(1)肝细胞:自 60 岁起,肝细胞数量开始减少,导致肝脏体积萎缩、重量减轻,肝重 / 体重比值降低。肝重 / 体重比值正常成年人为 2.5%,100 岁时仅为 1.6%。

肝细胞质内溶酶体和脂褐素数量增加(后者是一种与衰老伴随的色素),导致大量与代谢相关的光面内质网(是代谢相关酶的附着场所)数量相应减少或空泡化。

肝小叶门管区之间的距离及门管区和中央静脉之间的距离缩短,这种缩短愈增龄愈明显。门管区结缔组织增生,出现散在的多倍体细胞,尤其是四倍体细胞,这是衰老肝的重要标志。

(2)肝窦内皮细胞:衰老导致肝窦内皮细胞明显增厚,"窗孔"数量减少、直径减小。细胞外窦周间隙中散在胶原沉积,过饱和脂肪细胞及未活化的肝星形细胞数量增加。内皮细胞中血管假性血友病因子和细胞间黏附分子表达上调,与控制"窗孔"直径有关的微囊蛋白表达降低,内皮细胞开始像那些无孔毛细血管床一样常见,这些变化被定义为年龄相关性"假性毛细血管"。

(3)库普弗细胞(kupffer 细胞)及星形细胞:增龄导致 kupffer 细胞数量增加,这与衰老导致的炎症标志物增加有关(保护性增加)。但增龄会导致单个 kupffer 细胞的实际吞噬能力降低约 1/3,这也是老年人容易感染的原因之一。老年人肝星形细胞内通常充满脂肪,并向肝窦内膨胀,并因此减少甚至阻断肝窦血流。

2. 功能及代谢变化

(1)肝脏储备功能下降:超过 26% 的 65 岁以上老年人,溴磺酚钠(BSP)排泄功能下降。

(2)肝脏再生能力降低:再生是肝脏对外科切除或化学损伤所产生的正常反应,是已有肝细胞的分裂再生,不是细胞肥大的代偿性生长。肝脏具有强大的再生能力,但随着年龄增加,肝脏的再生能力显著降低。在动物模型中,年轻小鼠有 99% 的肝细胞在肝部分切除术后再生,但在老年小鼠中这个比例只有 30%。

肝脏再生受多种复杂信号通路调控,这些通路需要特定基因激活。老年肝脏再生能力降低的机制主要有:①肝细胞内脂褐素等废物增加,废物的堆积损害了细胞的再生功能;②端粒长度的缩短,端粒是位于真核细胞染色体末端的特定核蛋白,端粒的缩短导致肝细胞复制能力的下降;③生长因子缺乏、生长抑制因子过多或表皮生长因子与肝细胞膜结合能力下降；④年龄相关性假性毛细血管增多。有研究证实用 5-羟色胺受体激动剂处理老年小鼠后，肝脏的再生能力增强，这种增强与内皮细胞"窗孔"数量和直径增加有关。

(3)肝脏药物清除能力下降：很多药物必须通过肝脏转化成水溶性化合物后才能经肾脏排泄。老年人由于有肝功能的肝细胞数量减少，代谢酶合成减少，酶活性降低，因此老年药物的转化速度明显减慢，导致需要经过肝脏代谢的药物半衰期延长。如 20~40 岁青年人与 65 岁的老年同样服用异戊巴比妥 200mg，24 小时后，青年人经肾脏排泄的其主要代谢产物 3-羟异戊巴比妥的量为口服剂量的 25.0%，而老年只有 12.9%。

3. 临床相关性

(1)麻醉相关药物剂量：衰老导致肝脏储备功能及药物清除能力下降，可明显影响药物在体内的分布和作用时间。地西泮、氨茶碱及氯丙嗪的代谢主要取决于与血浆白蛋白的结合及随后的肝代谢，老年人药物半衰期明显延长(地西泮从 20 岁时的 20 小时延长到 80 岁的 90 小时)，副作用及毒性反应发生率明显上升。抗抑郁药在肝内生物转化速度明显减慢，因此老年人用药量应随之减少。利多卡因、吗啡、哌替啶、普萘洛尔等首次过肝就被大量灭活的药物，由于老年患者肝血流量下降，用药量也应适当减少；相反，有些需在肝内生物转化后才能发挥效应的药物，因老年人肝功能降低，则需加大剂量才能达到相应的治疗效果。

(2)肝部分切除术及肝移植术：肝脏可被安全切除的体积约为 80%。肝脏在肝部分切除术后 3 个月就可完全再生，但前提是剩余的肝脏必须具有足够的储备能力。由于肝脏血供、肝细胞数量减少及肝脏再生能力降低，老年人肝脏储备功能减少。因此，老年患者肝部分切除术后发生肝功能衰竭的风险大大高于非老年患者，尤其是术中伴有低血压、低心输出量、低体温或其他形式的直接肝损害时。

由于肝移植标准的放宽，需要肝移植的患者日益增多，导致越来越多处于质量标准边缘的肝脏被用于移植，其中包括老年供体。移植物的长期存活与供体年龄密切相关，这提示如果供肝来自老年人，则临床结局可能会较差，也预示着移植术后复发性丙型肝炎会比较严重。

(3)脓毒症：增龄导致老年人对脓毒症的易感性及死亡率显著上升。脓毒症虽然由感染引发，但本质上是微血管水平的变化影响了组织的灌注和氧合。老年患者由于肝脏血液灌注不足，kupffer 细胞释放大量炎症介质，从而诱导组织损伤。肝窦在内皮细胞损伤的同时，可被纤维蛋白凝块和血细胞堵塞，从而导致肝损伤、凝血障碍、微血管缺血和肝细胞死亡。

(二)衰老的肾脏改变

肾脏具有维持机体内环境稳定的功能。从 20 岁起肾脏可能已开始老化。肾脏老化的原因主要是小血管内皮损伤、足突细胞功能障碍、管腔上皮损伤以及更具病理特征的系膜细胞损伤。

1. 形态学及组织学变化

(1)重量：单侧肾脏出生时约 25g，随生长发育逐渐增至 135g，40 岁左右开始减轻，60 岁时约 125g，70 岁时约 115g，80 岁时约 95g(较最高峰减轻约 30%)。单侧肾脏肾单位出生时 100 万个以上，80 岁约 50 万个(较最高峰减少约 40%~50%)。肾脏重量减轻比例小于肾单位减少的原因，是残存肾单位的代偿性肥大及结缔组织增生。

肾脏各部分的重量减轻并不均匀，20%~30% 发生在肾皮质(肾皮质减轻的原因是肾窦中脂肪的增加及间质纤维化)，70%~80% 发生在肾髓质。70 岁以后，肾髓质部纤维化特别明显，可能与髓质中黏多糖降低有关。

(2)肾小球：衰老导致功能健全的肾小球数目减少，其比例可达 20%~50%。肾小球硬化小于 5% 时，硬化肾小球均分于皮质与髓质；肾小球硬化大于 5% 时，硬化肾小球主要见于皮质。

在早期,肾小球硬化主要表现为毛细血管袢数量减少(肾小球滤过面积减少),以及基底膜增厚、分层和系膜基质增多。在后期,肾小球硬化主要表现为毛细血管袢塌陷、闭合及系膜基质透明样变性。具体而言,在皮质肾单位,肾小球硬化表现为肾小动脉及毛细血管内膜增厚,血管管腔狭窄和闭塞,导致肾小球萎缩、塌陷、硬化,最终肾小球消失或被瘢痕组织替代;在髓旁肾单位,肾小球硬化表现为毛细血管袢间出现自由吻合支,随着硬化进展,在入球小动脉及出球小动脉间留下一单支血管,即短路血管或无小球血管,最终造成血液从皮质向髓质分流。

(3)肾小管:衰老导致有功能的肾小管数目减少,80岁时减少达40%。肾小管细胞质内线粒体数目减少、形态不规则、排列紊乱,酶和腺苷三磷酸浓度降低,有时有巨大线粒体形成。

(4)肾间质:衰老导致肾间质体积增加,纤维化程度明显,小管间距增宽,间质区可见淋巴细胞、单核巨噬细胞浸润。

2. 肾功能及代谢变化 老年人肾功能可衰减30%,神经系统调节作用下降,体液因素对肾功能的调节逐渐占主导地位,代偿功能减退。

(1)肾小球:衰老使肾小球功能减退,表现为肾小球滤过率(GFR)下降。GFR最高峰的年龄是10~20岁,此后即开始下降。GFR在40~80岁,每增长1岁下降约1%~1.5%,即1mL/min,80岁时仅为高峰值的一半。

老年人血肌酐清除率降低,但由于肌肉及其活动减少,肌酐产量同步减少,血肌酐浓度可保持正常或仅上升3%~4%,因此依据血肌酐浓度估算肾功能往往不够精确,必要时应查肌酐清除率,或用下列公式推算:肌酐清除率=(140-年龄)×[体重(kg)/72]×血肌酐测得值。放射性核素法(WmTc-DTPA)血浆清除率是目前临床测定老年人GFR的金标准。

(2)肾小管:衰老同样使肾小管功能减退,且较肾小球功能降低出现得早而明显。

1)肾小管浓缩功能:50岁以后,肾小管浓缩功能每十年下降约5%。青年人最高尿比重常见值为1.032,80岁时降至1.024。肾小管浓缩功能下降的原因主要有3个方面:①远曲小管及集合管对抗利尿激素的反应性下降。抗利尿激素有两种受体,V_1分布在大脑、血管和肝脏,V_2分布在集合管主细胞,后者含量随年龄的增加而减少。②肾髓质渗透压梯度形成障碍:肾髓质渗透压梯度形成的主要原因是内髓部Na^+重吸收、尿素分泌和逆流倍增效应。Na^+、Cl^-和K^+通过外髓部的钠/钾协同转运蛋白NKCC2/BSC1重吸收,该转运蛋白的含量随年龄的增长而下降。正常大鼠在限制流质后,转运蛋白的含量会增加,这一正常反应也会随增龄而减弱。两者共同导致Na^+重吸收减少;尿素分泌主要在内髓部集合管,增龄可导致尿素分泌减少;增龄导致间质纤维化使逆流倍增效应减弱。这3种因素叠加导致内髓部最高渗透浓度随年龄增长而下降,从正常水平的1 200~1 400mmol下降至近800mmol。肾小管浓缩功能减退临床上表现为夜尿增多及昼夜尿量比例失调。③老化肾脏由于肾单位显著减少,较多的溶质必须经尚存的肾单位排出,导致渗透性利尿,从而使业已减退的浓缩功能更难发挥作用,导致水分过多丢失。

2)肾小管稀释功能:在水负荷的情况下,年轻人排出的尿渗透压比老年人低;净水清除率从30岁的16.2mL/min降低到80岁的5.9mL/min,下降比例超过50%。这表明老年人肾小管稀释功能明显减退,水清除能力下降,其可能的原因有:①老年人下丘脑渗透压感受器敏感性增加,血浆中精氨酸加压素分泌未受到充分抑制,水重吸收增加,多余水不能排出。②老年人水代谢的神经-体液调节功能下降,对渴的感知明显减弱,"渴感"的钝化是老年人机体水总量减少及高钠血症的神经因素之一。③溶质在髓袢转运不良及抗利尿激素基础水平过高。

3)肾小管转运功能:老年人肾小管转运功能下降,表现为对氨基马尿酸最大分泌能力、葡萄糖最大吸收率及菊粉清除率下降。转运功能下降的原因为肾小管上皮细胞线粒体数目减少、功能减退、Na^+-K^+-ATP酶活力下降及机体氧耗量降低。

4)肾小管酸碱调节功能:老年人肾小管酸碱调节功能同样减退。NH_4Cl 急性酸负荷(0.1g/kg)试验中,年轻人在 6 小时内可排出酸负荷量的 16%,中年人、老年人却分别只排出 12% 和 9%。说明随着年龄的增加,肾小管的酸碱调节功能逐渐减退,其原因是肾小管数量减少。突然限制盐摄入量,尿中出现 Na^+ 浓度降低的时间,年轻人和老年人分别为 17.6 小时及 30.9 小时,老年人低尿 Na^+ 浓度时间近延长一倍。说明老年人 Na^+ 代谢调节能力降低,缺 Na^+ 时保 Na^+ 能力下降,Na^+ 过负荷时则排 Na^+ 能力下降,在急性水过负荷及钠过负荷时均不能及时有效地通过肾脏利尿排 Na^+。

(3)内分泌

1)肾素 - 血管紧张素 - 醛固酮系统(renin angiotensin aldosterone system,RAAS):增龄导致老年人血浆肾素及醛固酮水平下降。这可能与肾小球球旁器硬化、肾交感神经活性下降以及有关激素(如促肾上腺皮质激素、性激素等)减少有关。也有学者认为年龄相关的肾素活性降低并非由于血浆浓度的下降,而是由于肾脏分泌活性肾素减少。因此推测可能是由于老年人肾内的非活性肾素转变为活性肾素减少所致。

阻断 RAAS 系统,可以降低肾素、醛固酮和血管紧张素 II 含量,从而降低血压、改善心血管功能;阻断 RAAS 系统,还可以减少蛋白尿,在一定程度上改善肾功能,尤其是当伴存糖尿病或高血压性肾小球硬化症时。这是很多老年患者、包括老年肾脏病患者,长期应用血管紧张素转化酶抑制剂或血管紧张素受体抑制剂的原因。

2)骨化三醇(1,25- 二羟维生素 D_3):骨化三醇是维生素 D_3 的活化形式,由骨化二醇(25- 羟维生素 D_3)在 1-α 羟化酶的作用下在肾脏近曲小管合成。有研究表明,成纤维细胞生长因子 23(FGF-23)不仅是磷代谢的调节因子,也参与调节肾脏 1-α 羟化酶的表达。FGF-23 与 Klotho 基因密切相关,而 Klotho 基因是明确的抗衰老基因,老年人 Klotho 表达水平下降,导致 FGF-23 减少。因此衰老导致皮质肾单位减少,导致肾脏合成骨化三醇能力下降,最终导致血骨化三醇含量降低。

骨化三醇在骨化三醇核受体(VDR)介导下,增加胃肠道对 Ca^{2+} 的吸收,增加肾小管对 Ca^{2+} 的重吸收,并作用于破骨细胞增加 Ca^{2+} 释放,提高血 Ca^{2+} 含量。

3)促红细胞生成素(erythropoietin,EPO):EPO 主要在肾皮质小管上皮细胞内合成,少量在肝脏合成。EPO 是促进红细胞生成的重要物质,对肾脏血管也有保护作用,可以缓解氧化应激反应和延缓动脉粥样硬化进展。肾皮质是最易受年龄相关性肾小球硬化和肾脏硬化影响的区域,因此老年人存在绝对或相对的 EPO 分泌减少。

3. 临床相关性

(1)高钾血症:老年人血浆肾素及醛固酮水平本已降低,如果应用血管紧张素转化酶抑制剂或血管紧张素受体抑制剂,醛固酮水平进一步降低,从而大大削弱了机体的钾平衡能力,容易导致高钾血症的发生。

(2)血管紧张素转化酶抑制剂或血管紧张素受体抑制剂:虽然对年轻的肾脏病患者,阻断 RAAS 系统,对肾功能有一定保护作用。但对于高龄患者,使用上述两类药物,可能会导致远期的肾功能恶化。最近有研究发现,在年龄大于 70 岁的严重肾脏病患者,停止使用 RAAS 阻断剂反而可以改善 GFR。

(3)肾相关肌肉疾病、骨疾病和肿瘤:由于 VDR 在很多组织中都有表达,因此低浓度的骨化三醇与很多疾病的发生发展有关,如肌肉收缩功能下降、骨质疏松症、病理性骨折,甚至前列腺癌、结肠癌和乳腺癌等恶性肿瘤。补充骨化三醇含量至正常范围,可以增加老年人 20%~50% 的肌肉收缩功能,也可以通过减少骨损耗预防和治疗骨质疏松症。

(4)肾相关的贫血及血管疾病:老年人肾脏 EPO 分泌减少,加之营养状况欠佳及铁储备减少,因此容易发生贫血。同时,由于失去了 EPO 的肾血管保护作用,老年人容易发生高血压、冠心病及颈动脉斑块。给予重组 EPO 或持续性促红细胞生成素受体激活剂替代治疗,可以使红细胞数量和压积恢复正常,从而改善携氧功能,减少左心室肥大的发生率。但是替代疗法也有不良反应,如因血黏度增加继发血栓形成等。

（5）围手术期肾功能保护：虽然一般情况下人的肾储备功能足以防止发生肾衰竭，但由于老年人肾储备功能降低，围手术期应激、失血、气腹或水钠过负荷引起肾血流改变时，容易发生急性肾衰竭。老年患者围手术期死亡原因中，急性肾衰竭的比例很高。麻醉期间要特别重视保护老年患者脆弱的肾功能，密切注意尿量变化，必须保持尿量在 0.5mL/（kg·h）以上。

总之，衰老会导致肾小球、血管及内皮老化，进而导致肾小球滤过率下降及水、电解质代谢紊乱。肾脏的内分泌功能尤其是 RAAS 功能因衰老受损会增加高血压、心力衰竭、糖尿病和肾功能恶化的发生风险。麻醉医生要了解老年患者的剩余肾功能，密切注意对剩余肾功能的保护，避免应用肾毒性药物。由于老年人肾药物排泄功能降低，因此依赖肾脏排泄的药物如肌松药要适当减量。此外，老年患者的常用药物，如血管紧张素转化酶抑制剂、血管紧张素受体抑制剂及非甾体抗炎药，对其正、副作用和不良反应的诊断、处理，都要了然于心。

第二节　老化的免疫功能

随着年龄的增长，人体免疫系统的结构和功能发生改变并不断恶化，此过程称为免疫衰老，表现为固有免疫和适应性免疫的双重损伤，免疫器官的退化、免疫细胞数量和功能改变以及免疫活性物质变化，使老年人对抗原刺激的应答能力下降，免疫反应减弱，导致慢性炎症反应增强，患感染性疾病、自身免疫病和癌症的风险大大增加。

另外一方面，大量研究表明，麻醉剂及疼痛刺激对机体免疫系统的抑制具有暂时性、可逆性特点，但对于高龄及伴有较多合并症的老年患者，由于机体生理器官功能的减退以及系统储备功能的逐渐降低，对麻醉及手术耐受能力较差，常导致机体免疫功能遭到破坏，往往会出现手术后短期内免疫功能的显著下降，易导致手术后感染，肿瘤复发转移等发生率明显升高，不利于老年患者术后的康复及预后。

一、老年免疫功能主要监测指标及其变化

（一）免疫细胞数量和功能方面

免疫细胞分为固有免疫细胞和适应性免疫应答细胞，老年人都有不同程度改变。

1. 固有免疫细胞　主要包括单核巨噬细胞、树突状细胞、NK 细胞、NKT 细胞、肥大细胞、中性粒细胞、嗜酸性粒细胞、嗜碱性粒细胞等。其中 NK 细胞具有免疫调节作用和细胞毒作用，在抗感染免疫和抗肿瘤免疫及自身免疫疾病调节中起重要作用，无须抗原预先致敏即可分泌细胞毒因子，非特异性杀伤肿瘤细胞，是免疫系统中发现和杀伤肿瘤细胞的重要因素。随着年龄的增长，老年人 NK 细胞增殖速率下降，NK 细胞活性亦下降。在老年人群的白细胞中，随着受氧化损伤的分子不断积累，白细胞的死亡率升高。

2. 适应性免疫应答细胞　包括 T 细胞和 B 细胞，其中 T 淋巴细胞亚群是机体细胞免疫功能的重要指标，在机体细胞免疫及体液免疫中发挥着重要的调节作用，是体内关键性免疫活性细胞。CD3$^+$ 淋巴细胞包括外周血所有成熟的 T 淋巴细胞，代表细胞免疫的总体水平，协助 T 淋巴细胞抗原受体识别抗原决定簇。CD3$^+$ 细胞数减少将降低这种能力，降低机体的免疫功能。CD3$^+$ 可分为 CD4$^+$ 和 CD8$^+$ 两个亚群：

（1）CD4$^+$ 为辅助性 T 细胞，具有辅助和诱导其前体细胞、辅助其他细胞参与免疫应答、分泌淋巴因子激活其他细胞产生炎症反应的作用。根据所分泌细胞因子和功能的不同，CD4+ 细胞可分为 Th1 细胞、Th2 细胞和 Th3 细胞。Th1 细胞主要分泌 IL-2、IL-3、IL-8、TNF-a、IFN-1 等细胞因子，诱导巨噬细胞生成及

聚集,活化中性粒细胞,介导细胞免疫,增强 CTL 和 NK 细胞活性和其抗肿瘤抗病毒效应;如果 IL、TNF、TGF、IFN 等明显异常,可使机体识别和杀伤突变细胞的能力下降;另一方面,肿瘤细胞可产生大量免疫抑制因子,广泛抑制杀伤细胞群的活性,且对 T 淋巴细胞的增殖、IL-2 的诱生及其反应性均有强烈的抑制作用。TNF 具有一定的抗感染作用,其合成和释放能够影响其他细胞因子水平,与癌细胞的增殖及转移有关。Th2 细胞主要分泌 IL-4、IL-5、IL-6、IL-10,抑制 Th1 细胞合成细胞因子。IL-6 在免疫调节及炎症反应中扮演着重要角色,IL-6 可促进 T 细胞表面白介素 -2 受体表达,促使 B 细胞增殖及分化,从而合成和分泌多种抗体,参与急性免疫反应,IL-6 能够加速肿瘤细胞增殖,参与癌症的形成。IL-10 作为免疫系统中重要的调节因子,其具有免疫下调作用,并可辅助 T 淋巴细胞 Th2 产生,发挥免疫抑制作用。Th1 细胞与 Th2 细胞平衡对维持正常免疫应答有重要意义,即 Th1/Th2 比值可反映免疫应答发生状况。Th1 占优势时,介导细胞免疫,有利于清除感染原,但过度的免疫应答可引起组织损伤。Th2 占优势时,则介导体液免疫,通过限制 Th1 的破坏性发挥作用,易引起疾病慢性化。Th3 细胞可分泌转化生长因子 TGF-β,发挥免疫负调节作用。

(2)CD8$^+$ 为抑制性 T 细胞,具有负调节效应,会刺激免疫抑制因子分泌,抑制 B 细胞产生抗体。CD8$^+$ 淋巴细胞根据功能分为细胞毒性 T 细胞和抑制性 T 细胞,可与 MHC-I 类分子结合,构成 T 细胞活化的第二信号,导致 T 细胞的增殖和分化;CD8$^+$ 可抑制其他免疫细胞的功能,是抗病毒和抗肿瘤的主要效应细胞,承担免疫防御和免疫监视功能。

CD4$^+$/CD8$^+$ 比值是反映机体免疫平衡状况的敏感指标,与疾病的预后有着密切关系,显著降低常提示疾病严重和预后不良,故需密切关注老年人 T 淋巴细胞 CD4$^+$ 数、CD4$^+$/CD8$^+$ 比值变化。

(二)免疫活性物质方面

免疫活性物质包括抗体、溶菌酶、补体、免疫球蛋白、干扰素、白细胞介素、肿瘤坏死因子等细胞因子。其中免疫球蛋白是反映人体体液免疫水平的重要指标,是机体抗感染的重要屏障,对人体的免疫功能起了重要的作用。IgG 是血清免疫球蛋白的主要成分,它在抗感染中起到了主力军的作用。分泌性 IgA 是机体黏膜防御感染的主要物质,它与周围的细胞组成局部的免疫系统,可抵御细菌、真菌、病毒和呼吸道及消化道感染。IgM 则在防止菌血症方面起着重要作用。老年人免疫球蛋白分泌功能随年龄的增长而下降,这是老年病人围手术期感染并发症较高的主要原因之一。

二、老年人免疫功能下降的原因

老年人免疫系统的功能随年龄增长而逐渐下降。主要原因为:

(1)胸腺萎缩、功能不全,T 淋巴细胞增殖反应减弱。

(2)神经精神障碍及应激激素分泌失调。免疫力强弱与体内两种应激激素——可的松和脱氢表雄酮硫酸酯(dehydroepiandrosterone sulphate,DHEAS)的相对含量密切相关,年轻人体内可的松与 DHEAS 比例平衡,而老年人的这一比例偏高。当老年人体内可的松含量过高时,作为白细胞主体的中性粒细胞功能下降,对病原体的杀伤作用随之减弱。更有甚者,老年人在遇到失去亲人等悲伤状况时,上述应急激素失衡情形更为严重,从而形成一个恶性循环。Duggal 等 2014 年发表在 *Immunity & Aging* 杂志的研究结果首次报道了老年髋部骨折患者若伴随抑郁症状可导致 T 细胞表型改变和细胞因子失调。揭示了老年人髋部骨折后抑郁症状是免疫失调的重要驱动因素。

(3)活动量减少。人体老化以后,肌肉萎缩、关节软骨变薄、关节功能下降,以及各种慢性病,影响了老年人的运动功能,活动量减少,日照机会减少,导致维生素 D 缺乏,而维生素 D 也与免疫力相关。

(4)食欲减退、营养补充不足。由于牙齿脱落导致咀嚼困难、味觉减退、酶活性下降等原因,老年人容易出现进食量明显减少,进而引起膳食蛋白质、维生素摄入不足;随着年龄增长,行动不便、活动量减少,导致食量进一步下降。胃肠消化道腺体的数量减少、消化液的分泌量减少、食欲下降、消化能力差。这些因素使得老年人存在相对营养不良，导致免疫球蛋白、免疫因子合成和分泌的原料下降，能量下降。

（5）人到老年以后，睡眠的时间减少，睡眠障碍多见，这些都会损害老年人的免疫力。老年人睡眠障碍引起的免疫力下降比成年人、青少年更为严重。

（6）社会心理、生理因素。由于这些因素相互作用，导致老年人排斥进食。由于咀嚼、消化功能下降，进食后易出现消化困难、胀气、便秘，老年人更倾向选择清淡好消化的面、粥、汤水。蔬菜、水果等富含膳食纤维的食物长期不足，胃肠蠕动缓慢，用进废退，更易出现胀气、便秘。进而排斥"油腻"、"难消化"的肉食，引起膳食蛋白质摄入不足。此外，素食者也易引起蛋白质摄入不足。

第三节　老化的应激反应能力

应激（stress）是指机体受到外部环境各种因素的刺激时，为满足应对需求，内环境稳态发生再平衡的过程。生物进化过程中，为应对内外环境的不断变化，机体发生应激反应并利用体内能量储备以提高生存机会。在高等动物，各种理化因素和社会心理因素的强烈刺激都可引起应激反应。应激反应是把双刃剑。一方面，应激有利于提高机体适应环境变化的能力；另一方面，过强或持续时间过长的应激可导致急性或慢性重要器官功能障碍。围手术期应激是机体为应对手术创伤所致疼痛和精神刺激产生的适应性反应。老年患者这种应激适应能力减弱，容易造成机体内环境稳态破坏，甚至严重的器官系统功能障碍。

一、概述

（一）应激原

引起应激反应的各种因素统称为应激原。根据性质不同，应激原可分为物理性、化学性、生物性和心理性应激原四大类。根据来源不同，应激原可分为外环境因素、内环境因素和社会心理因素三大类。其中，外环境因素指来自外界环境的各种理化因素（如高热、寒冷、射线、噪声、强光、电击、低压、低氧等）和生物学因素（如中毒、病原微生物感染等）。内环境因素是指机体自身生理功能和状态的客观变化，如贫血、失血、脱水、休克、低血糖和器官功能衰竭等。围手术期的应激原主要由患者机体疾病状态、手术精神刺激和疼痛刺激等组成。

（二）手术应激的一般特征

手术应激反应是机体针对手术创伤引起的一系列复杂的神经内分泌、代谢、凝血、炎症和免疫系统反应，可最大限度地提高机体的自愈能力。这种应激反应受到两类因素的影响：①内源性因素，如性别、年龄、术前的健康状况；②外源性因素，包括手术的类型、手术持续时间以及围手术期的麻醉管理。内源性和外源性因素之间的相互作用最终导致术后康复过程及手术预后发生改变。许多老年手术患者存在多种合并症，身体衰弱，并且应对手术应激的储备和恢复能力下降。

有学者指出，创伤后的免疫、炎症和代谢反应有3个经典的特征性阶段：低潮期、高潮期和恢复期。在低潮期，强烈的血管收缩反应将血液和营养物质分流到重要器官，机体代谢率短暂下降，通过减少创伤后能量消耗来提高生存率。这导致了随后高潮期的血流相，一种伴有生理参数（如心输出量、分钟通气量和氧耗量）增加的高代谢状态，旨在为机体修复机制提供营养物质和能量。应激反应的恢复阶段旨在下调先前高代谢的生理过程，并使机体恢复到损伤前的状态。

手术应激反应早期的驱动因素是局部组织损伤、炎症、传入神经细胞刺激、神经内分泌反应和内皮功能障碍,引起从局部到全身的一系列快速级联反应。适当的级联反应对伤口愈合、防止病原体入侵有益。但反应过度则可导致抗炎、促炎失衡,从而导致全身性炎症反应综合征或失代偿性抗炎反应综合征(chimeric antigen receptor T-cell immunotherapy,CARTS),引起机体损伤或多器官功能障碍(multiple organ dysfunction syndrome,MODS),甚至多器官功能衰竭(multiple organ failure,MOF)。

二、应激时机体功能代谢改变及机制

应激是一个以神经内分泌反应为基础,涉及整体、器官和细胞等多个层面的全身性反应,包括躯体反应和心理行为反应。

(一)应激的神经内分泌反应及机制

中枢神经系统(central nervous system,CNS)是高等动物应激反应的调节中枢。在意识清楚或意识丧失麻醉状态下,机体均可通过大脑的认知和评估,感受应激原的刺激而产生应激反应,如提升心率和血压应对手术伤害刺激等。应激相关的神经结构包括皮质以及边缘系统的重要组成部分,如杏仁体、海马、下丘脑和脑桥蓝斑等。应激时,这些部位可出现活跃的神经活动,包括神经冲动传导、神经递质释放和神经内分泌反应等,并产生相应的情绪反应,如兴奋、警觉、紧张等。

应激时,神经内分泌反应是代谢和器官功能变化的基础。其中,最重要的是激活蓝斑 - 交感 - 肾上腺髓质系统和下丘脑 - 垂体 - 肾上腺皮质系统。

1. 蓝斑 - 交感 - 肾上腺髓质系统的变化

(1)蓝斑 - 交感 - 肾上腺髓质(locus coemlamus-sympathetic-adrenal medulla system,LSAM)系统的结构基础:蓝斑是 LSAM 系统的主要中枢整合部位,位于第四脑室底、脑桥前背部,富含上行和下行去甲肾上腺素能神经元。其上行纤维主要投射至杏仁体、海马和新皮质,是应激时情绪、认知和行为变化的结构基础。下行纤维则主要投射至脊髓侧角,调节交感神经的活性和肾上腺髓质中儿茶酚胺的释放。此外,蓝斑去甲肾上腺素能神经元还与下丘脑室旁核有直接的纤维联系,可能在应激启动 HPAC 系统中发挥关键作用。

(2)下丘脑 - 垂体 - 肾上腺皮质(hypothalamus-pituitary-adrenal cortex system,HPAC)系统的中枢效应:应激时 LSAM 系统激活的中枢效应主要表现为兴奋、警觉、专注和紧张。过度激活则会产生焦虑、害怕或愤怒等情绪反应,这与蓝斑去甲肾上腺素能神经元上行投射脑区中(杏仁体、海马、边缘系统、新皮质)的去甲肾上腺素(norepinephrine,NE)水平升高有关。

(3)LSAM 系统的外周效应:应激时 LSAM 系统兴奋的外周效应主要表现为血浆多巴胺、多巴酚酊胺、肾上腺素和去甲肾上腺素等儿茶酚胺水平迅速升高,并通过对血液循环、呼吸和代谢等多个环节的紧急动员和综合调节,使机体处于一种唤醒(arousal)状态,以保障心、脑、肝、肾等重要器官的能量需求。具体机制主要包括以下 4 个方面:

1)增强心脏功能:交感神经兴奋和儿茶酚胺的释放导致心率加快、心肌的收缩力增强,从而提高心输出量。

2)调节血液灌流:在儿茶酚胺作用下,心输出量和血管外周阻力增加,并使血流重新分布。皮肤以及胃肠道、肾脏等内脏器官的血管强烈收缩、血液灌流减少;冠状动脉和骨骼肌血管扩张,灌流增加,脑血管口径无明显变化,从而保证应激时心脏、脑和骨骼肌等重要器官的血液灌注。

3)改善呼吸功能:儿茶酚胺引起支气管扩张,有利于改善肺泡通气,以满足应激时机体耗氧和排出二氧化碳增加的需求。

4)促进能量代谢:儿茶酚胺通过兴奋 α 受体抑制胰岛素的分泌,通过兴奋 β 受体促进胰高血糖素的分泌,从而促进糖原分解和葡萄糖异生,导致血糖升高。同时,还促进脂肪的动员和分解,导致血浆游离脂肪酸增加,以满足应激时机体能量代谢增加的需求。另一方面,强烈和持续的交感-肾上腺髓质系统兴奋也可产生明显的损害作用。如腹腔内脏血管持续收缩可导致相应器官的缺血、缺氧,胃肠黏膜糜烂、溃疡、出血;儿茶酚胺可使血小板数目增加和黏附聚集性增强,导致血液黏滞度升高,促进血栓形成;心率加快和心肌耗氧量增加可导致心肌缺血,严重时可诱发致死性心肌梗死或心律失常等。

2. 下丘脑-垂体-肾上腺皮质激素系统的变化

(1)下丘脑-垂体-肾上腺皮质激素(HPAC)系统的结构基础:下丘脑室旁核是 HPAC 系统的中枢位点,其上行神经纤维主要投射至杏仁体、海马,下行纤维通过分泌的促肾上腺皮质激素释放激素(corticotropin-releasing hormone,CRH),调控腺垂体释放促肾上腺皮质激素(adrenocorticotropic hormone,ACTH),从而调节肾上腺皮质合成与分泌糖皮质激素(glucocorticoid,GC)。此外,室旁核与蓝斑之间有着丰富的交互联络,蓝斑神经元释放的去甲肾上腺素对 CRH 的分泌具有调控作用。CRH 分泌是 HPAC 系统激活的关键环节。应激时,直接的应激传入信号或是经边缘系统整合的下行应激信号,都可促进 CRH 的分泌。

(2)HPAC 系统的中枢效应:应激时 HPAC 系统激活的中枢效应会导致情绪行为的变化。目前认为,适量的 CRH 分泌增加可使机体保持兴奋或愉快感,是对机体有利的适应性反应;然而 CRH 过度分泌,特别是慢性应激时的持续分泌,则可导致机体适应机制障碍,出现焦虑、抑郁、学习与记忆能力下降、食欲和性欲减退等。

(3)HPAC 系统的外周效应:应激时 HPAC 系统激活的外周效应主要由 GC 介导。正常情况下,成人每日约分泌糖皮质激素 25~37mg。应激时,GC 分泌量迅速增加。如外科手术导致的应激可使 GC 分泌量增加 3~5 倍,达到 100mg/d。如无术后并发症,血浆 GC 水平通常于术后 24 小时内恢复至正常。若应激原持续存在,血浆 GC 水平则可持续升高。如大面积烧伤患者,血浆 GC 水平升高可持续 2~3 个月。

GC 在机体抵抗有害刺激的应激反应中发挥至关重要的作用。动物实验表明,切除双侧肾上腺后,几乎不能适应任何应激环境,轻微的有害刺激即可导致其死亡。但如果仅去除肾上腺髓质而保留肾上腺皮质,动物在应激状态下仍可存活。给摘除肾上腺的动物注射 GC,可恢复其抗损伤的应激能力。GC 进入细胞后,与胞质中的糖皮质激素受体(glucocorticoid receptor,GR)结合,激活的 GR 进入细胞核,通过调节下游靶基因的转录发挥作用。GC 在应激反应中的作用主要包括以下方面:

1)有利于维持血压:GC 本身对心血管没有直接的调节作用,但是儿茶酚胺发挥心血管调节活性作用需要 GC 的存在,这被称为 GC 的允许作用(permissive action)。肾上腺皮质切除后,循环系统对儿茶酚胺的反应性减弱甚至消失,从而导致机体在应激时容易发生低血压和循环衰竭。

2)有利于维持血糖:促进蛋白质分解、糖异生,补充肝糖原储备,减少组织对葡萄糖的利用,从而有利于升高血糖,以保证脑等重要器官的葡萄糖供应。肾上腺皮质功能不全的动物,应激时很容易发生低血糖。

3)有利于脂动员:对儿茶酚胺、胰高血糖素和生长激素的脂动员具有允许作用,促进脂肪分解、供能。

4)对抗细胞损伤:GC 的诱导产物脂调蛋白(lipomodulin)对磷脂酶 A$_2$ 的活性具有抑制作用,从而抑制膜磷脂降解,增强细胞膜稳定性,减轻溶酶体酶对组织细胞的损害,对细胞具有保护作用。

5)抑制炎症反应:抑制中性粒细胞活化和促炎介质产生,促进抗炎介质的产生。但是,GC 持续分泌增加也会对机体产生一系列不利影响,如抑制免疫系统,导致机体免疫力下降,容易并发感染;抑制甲状腺和性腺功能,导致内分泌紊乱和性功能减退、月经不调、哺乳期泌乳减少等;导致胰岛素抵抗,血糖和血脂过度升高。

3. 其他神经内分泌反应

(1)胰高血糖素与胰岛素分泌:交感神经兴奋可导致胰高血糖素分泌增多、胰岛素分泌减少。另外,糖皮质激素可抑制骨骼肌的胰岛素敏感性和葡萄糖利用,从而有助于维持血糖水平,以保证脑等重要器官的葡萄糖需求。

(2)抗利尿激素与醛固酮分泌:运动、情绪紧张、创伤、疼痛、手术等应激原可引起抗利尿激素(antidiuretic hormone,ADH)分泌增加,也可激活肾素 - 血管紧张素 - 醛固酮系统,使得血浆醛固酮水平升高,从而导致肾小管上皮细胞对水和钠的重吸收增加,尿量减少,以维持血容量。

(3)β内啡肽分泌:β内啡肽(beta-endorphin)主要在腺垂体合成。β内啡肽和 ACTH 都来自阿黑皮素原。多种应激原(创伤、休克、感染等)促进 CRH 分泌增加,从而使阿黑皮素原释放增加。β内啡肽有很强的镇痛作用,可减轻创伤患者的疼痛及由此诱发的其他不良应激反应。此外,β内啡肽还可抑制交感 - 肾上腺髓质系统,抑制 ACTH 和 GC 的分泌,以避免这两个系统在应激中被过度激活,从而在应激反应的调控中发挥重要作用。

除上述变化外,应激时还可引起其他多种神经内分泌的变化,其中降低的有促甲状腺激素释放激素、甲状腺释放激素、促性腺激素释放激素、黄体生成素、促卵泡激素以及游离甲状腺激素 T_3、T_4 等。

(二)机体老化对伤害性刺激的应激反应的影响

1. 对炎症和免疫系统的影响 越来越多的证据表明,特定的细胞和分子变化是导致老化的直接原因,包括对手术应激反应的改变。老化表现包括线粒体、细胞核和核糖体 DNA 的变化,基因组和染色质不稳定性,氧化应激水平增加(特别是线粒体损伤),系统性炎症增加,免疫功能下降。老化可导致蛋白质的糖基化增加,从而加剧炎症。进入老年后,细胞衰老和端粒丢失增加,细胞凋亡失调(细胞程序性死亡过度或不足),蛋白质更新速度受损,受损的蛋白质和糖化蛋白清除减少(自噬受损),同时出现内分泌失调以及干细胞修复和再生能力下降等。

与年龄相关的免疫功能与混杂疾病之间的关系比通常认为的更为复杂。流行病学数据提示,老化主要涉及固有免疫和适应性免疫的变化(适应性免疫下降和固有免疫的代偿性上调)。老年人群表现出细胞因子[如白细胞介素 6(IL-6)]低水平增加,从而导致老年人感染和其他应激事件的发生风险增加。老年受试者在接受脂多糖(lipopolysaccharide,LPS)刺激时表现出更长时间的发热反应和低血压,并在肺炎球菌性肺炎中表现出更长时间的细胞因子反应。近年来研究发现,炎症老化与炎症小体的激活有关。炎症小体是由胞质内模式识别受体(PRRs)参与组装的多蛋白复合物,是天然免疫系统的重要组成部分,是固有免疫系统的组成部分。炎性小体通过调节胱冬肽酶 -1(caspase-1)的活化在天然免疫防御的过程中促进细胞因子前体 pro-IL-1β 和 pro-IL-18 的成熟和分泌,同时还可诱导细胞焦亡(pyroptosis),从而参与机体针对多种病原体的宿主防御反应调控。在 85 岁及以上的人群中,特定炎症小体的持续高表达与高血压、动脉硬化、炎症细胞因子水平慢性升高、代谢功能障碍、氧化应激和全因死亡率相关。随着年龄的增长,自主神经变异性(尤其是迷走神经活动)的降低可能会促进初始应激期间肿瘤坏死因子 α(TNF-α)活性的增强。体能训练可增强副交感神经系统信号传导,并降低细胞因子活性,从而有利于身体健康的老年患者渡过急性炎症应激期。此外,与年龄相关的肠道菌群失衡似乎可导致肠道通透性增加、炎症和巨噬细胞功能降低。随着越来越多的证据显示,老化可导致机体在休克、缺血再灌注和出血后肠道菌群易位风险增加,从而使脓毒症风险增加。因此,应重视老年患者围手术期的营养治疗及肠道菌群平衡的维护。荟萃分析发现,系统性使用益生菌可使手术部位感染和术后脓毒症减少约 40%,使创伤后多器官功能障碍综合征(MODS)发生率降低,但需要进一步的证据来支持。

免疫衰老过程或与年龄相关的人类免疫功能缺陷似乎主要影响适应性免疫反应。在老年受试者中,初始 CD8T 细胞的 T 细胞库逐渐丧失,对进入机体的新抗原的反应能力降低。与此同时,Th1 型细胞因子应答[IL-2、干扰素 γ(IFN-γ)和 TNF-α]逐渐转变为 Th2 型应答(IL-4、IL-6、IL-10 和 IL-15),从而进一步损害细胞介导的免疫。最终结果是病原体识别、趋化和吞噬功能降低,同时 T 细胞抗体应答和细胞毒性不足。

2. 凝血系统　随着年龄的增长,促凝血和促血栓形成的因素逐渐增加。手术组织损伤导致组织因子(tissue factor,TF)释放,进而通过外源性途径激活凝血级联反应。通过凝血酶生成和纤维蛋白沉积导致凝块形成。组织因子的不受控激活可导致围手术期凝血病。许多凝血因子的血浆浓度与年龄相关。受年龄影响最大的止血因素是 von Willebrand 因子的增加。此外,随着年龄的增长,凝血酶生成和血小板活化均增加。血小板活化增加导致与白细胞的特异性结合上调,从而促进促炎状态并抑制炎症消退。因此,在老年人中,血小板 P- 选择素表达、促炎白细胞表型和血小板 - 白细胞相互作用增加,这些因素导致老年患者手术应激后器官损伤风险增加。老年人血小板中一氧化氮和环鸟苷酸(cGMP)的生物活性降低,导致血小板与白细胞结合增加。纤溶酶原激活物抑制剂 1(PAI-1)是纤维蛋白溶解的主要抑制剂,老年人 PAI-1表达升高。在心肌梗死、脑梗死、深静脉血栓形成、动脉粥样硬化、肺纤维化、代谢综合征、癌症和炎症反应等多种与衰老相关的病理过程中,PAI-1 显著上调。这表明,PAI-1 与衰老相关的病理过程的发生发展有关。因此,PAI-1 被认为是衰老的标志物和中介物。

3. 神经内分泌代谢系统　手术等创伤应激内分泌反应包括垂体分泌生长激素、ACTH、催乳素和血管升压素增加,肾上腺分泌皮质醇、儿茶酚胺和醛固酮增加,胰高血糖素释放增加,胰岛素释放减少。手术创伤后也会出现睾酮、雌激素和三碘甲状腺原氨酸水平降低。这些激素之间复杂的相互作用,导致机体出现以胰岛素抵抗、高血糖、脂肪分解和骨骼肌消耗为特征的分解代谢状态,从而导致负氮平衡。与年轻人相比,老年人的这些分解代谢变化幅度可能没有太大差异,但老年患者一开始就有肌肉量减少,更容易发生蛋白质分解代谢。骨骼肌消耗可导致虚弱和术后康复延迟,甚至死亡。与年龄相关的免疫和内分泌功能下降和自主神经信号减弱可能是老年患者不良预后的原因之一。

三、衰老与应激反应稳态的调节

基于衰老本身是影响健康和寿命的主要危险因素这一基本理论,老年科学正在兴起一个试图理解生物系统中与衰老相关的综合变化,并开发出新的多疾病预防和治疗方法的新研究领域。驱动衰老的 7 个高度相互关联的过程,包括对应激的适应、表观遗传学、炎症、大分子损伤、代谢、变形稳定以及干细胞和再生。下面概述与衰老(作为手术应激反应的调节因子)相关的几个关键概念,包括异稳态、异稳态负荷、兴奋性、衰弱和弹性。

(一) 异稳态、异稳态负荷和手术应激反应

异稳态是 Sterling 和 Eyer 在 1988 年提出的一个概念,描述了应激原对生物体的影响。它是指机体对应激原或外界刺激作出持续变化的反应,以努力维持动态平衡的能力。异稳态的目标是保持体细胞的稳定性。当机体感知到应激时,会导致下丘脑 - 垂体 - 肾上腺(HPA)轴的激活,导致血清皮质醇、去甲肾上腺素和肾上腺素的增加。当应激原消失时,这种反应就会关闭,血清皮质醇和其他应激激素就会逐渐恢复到基础水平。随着年龄的增长,异稳态反应受损,反应峰值可能出现过大或不足,应激激素恢复到基础水平的速度亦变得迟缓,导致机体反复且长时间暴露于这些高水平激素中,并因此受损,这被称为异稳态负荷。因此,异稳态负荷是生物体为适应应激原而付出的代价。最初认为异稳态负荷的主要介质是儿茶酚胺、皮质醇和硫酸二氢表雄酮(DHEA-S)。后来发现其他激素和蛋白质也参与了异稳态负荷,如胰岛素样生长因子 1(IGF-1)、IL-6、5- 羟色胺和 C 反应蛋白(CRP)。这些主要介质引起一系列病理生理变化,包括收缩压和舒张压、血糖、血脂水平和体质指标(包括腰臀比)升高。异稳态负荷的最终结果是导致慢性疾病的发生,包括动脉粥样硬化和糖尿病。

4 种异稳态负荷严重影响人体健康。第一种是在机体频繁暴露于应激(如反复发作的未受控的高血压)情况下,易感老年人可能会经历心肌梗死或出血性卒中等不良结局。第二种是当再次暴露于相似的应激原时,会出现应激反应适应失败,导致机体长时间处于高应激介质水平状态。第三种异稳态负荷是指

应激原消退后,机体仍无法终止异稳态反应。如慢性抑郁的女性骨密度下降,导致她们的血清皮质醇水平继续升高,后者则反过来进一步抑制新骨形成。第四种异稳态负荷是指异稳态反应不足,通常表现为对自身免疫性和炎症性疾病的易感性增加。

随着年龄的增长,许多器官系统发生变化,这些变化与慢性退行性疾病的发生发展相关。免疫系统的衰老表现为促炎细胞因子(如 IL-6、TNF-α、CRP 和 IL-1β)总体增加,抗炎细胞因子(如 IL-10)减少。这种"炎症"与糖尿病、老年痴呆和心血管疾病的发生发展及较高的死亡率有关。百岁老人的细胞因子谱与年轻人相似,从另一个侧面证实"炎症"与寿命缩短相关。

端粒长度是异稳态负荷的另一个标志。端粒是真核生物染色体末端串联重复的短 DNA 链。端粒及其相关蛋白负责保护基因组 DNA。在每次细胞分裂结束时,端粒的长度会缩短,使细胞更容易受到基因组不稳定的影响。端粒酶可以在染色体末端添加 DNA 重复序列以补偿损耗。端粒长度较短与心血管疾病的危险因素相关,并可能是慢性肾脏病、阿尔茨海默病和卒中患者死亡率的预测因素。端粒长度缩短常见于暴露于慢性应激的人,如照护者。照顾痴呆患者的绝经后女性照护者,其急性应激原相关高的皮质醇水平状态与其端粒较短相关。

(二)毒物兴奋效应与老年人手术应激反应

毒物兴奋效应是一个在毒理学和放射生物学领域广泛使用的术语,指的是一种广义的、进化上保守的双相适应性细胞反应,通过暴露于低剂量或低强度因子的环境(如果浓度或强度较高,这些因子是有毒或致命的),产生对机体有益的效应(例如耐受应激、延长寿命)。毒物兴奋性反应一直被忽视,直到 1946 年发现短暂的热应激会在细胞、组织或生物体中诱发保护效应才被重视,短暂的热刺激可使它们能够承受其他致命的应激原引起的有害影响。在短暂的亚致死性缺血后再灌注(ischemia-reperfusion,I/R)对随后的致死性 I/R 心脏具有保护作用,这一现象被称为缺血预处理(ischemic preconditioning,IPC),这一发现将这一领域的兴趣提升到了新的高度。最近,冷休克反应的神经保护作用也有报道。研究发现,低温期间释放的一种蛋白质可以通过保护神经元免于死亡并保持突触可塑性,从而影响小鼠神经退行性疾病的进展。有些干预措施可以限制缺血后的组织损伤,这些措施可能是通过条件刺激激活适应性内源性程序来实现的。生活方式干预措施(包括运动、热量限制或间歇性断食、饮食控制以及饮用酒精饮料和/或植物化学物质)可能会诱发兴奋反应,并且与围手术期管理相关。其中一个有争议的措施是术前营养建议,尤其是老年手术患者的营养建议。目前的加速康复外科(ERAS)营养指南,建议术前禁食转向术前碳水化合物负荷。但有证据表明,短期的饮食限制和禁食可通过上游营养感知机制和效应机制(即增强促进生存的胰岛素信号传导)来对抗手术应激导致的内源性亚硫酸氢的产生。

(三)衰弱降低老年人的应激反应能力

衰弱是一种以身体、能量、认知及多个器官系统生理储备进行性下降为特征的多维综合征,其特征是损害个体应对应激原的应激能力,从而导致脆弱状态。衰弱在老年人中普遍存在,是跌倒、住院和发病的危险因素。衰弱与老年患者较差的临床结局相关,包括更有可能出现严重并发症、住院时间延长,择期心脏和非心脏手术后 30 天内再入院率升高,更容易丧失独立活动能力,术后一年生存率降低。有学者对 65 岁以上择期手术患者进行了前瞻性研究,发现衰弱患者发生并发症的风险比非衰弱患者高 2.5 倍以上,住院时间更长,出院后更需要生活辅助设施。术前认知功能障碍是老年人手术不良结局的预测因素,更是术后认知并发症的预测和修正因素。因此,有必要对老年患者的衰弱进行术前评估并充分优化。现有证据提示,一些生物标志物(如神经肽 Y、睾酮和脱氢表雄酮)与术后更好地恢复轨迹相关,但其是否可以作为衰弱的评价指标,仍有待证实。

(四)老化身体的恢复力

能有效减轻应激反应的围手术期管理策略对改善老年手术患者的结局有重要意义。围手术期管理的终极目标是早日回归社会,回归社会并不是局限于让其恢复到术前状态,而尽量让其恢复到生病前的生活自理力和社会活动能力(工作、社会交往)。近来,一个新兴的概念将机体对应激原(如手术创伤)的反应分为两个关键步骤——偏离原始(基线)状态和返回原始状态(恢复)。因此,应激抵抗可以由两个不同的组成部分来表示,即:①抵抗偏离稳态的能力(稳健性),通过测量手术应激后偏离初始术前状态的幅度和达到峰值的时间来评价;②偏离后完全恢复的能力(恢复力),通过恢复时间和功能恢复的完整性来进行评价。老年患者的稳健性和恢复力均较年轻人下降。初步证据表明,手术恢复力的一些生物标志物(如神经肽 Y、睾酮和脱氢表雄酮)与术后更好的恢复轨迹相关,可以作为预后指标,与"预康复"策略相结合,可以降低围手术期不良结局的风险。

第四节　老化的药物反应和耐受性

一、老化的药代动力学和药效动力学

(一) 老化的药代动力学变化

与药物的药代动力学有关的老年生理学变化主要有机体组分的改变、肾功能减退、肝血流量减少和酶活性降低。老年人肌肉组分进行性减少、脂肪组分进行性增加(特别是老年妇女),使整个身体内水的含量降低,从而改变了药物的分布容积。根据药代动力学原理,药物的消除半衰期取决于药物的分布容积和血浆清除率。药物的分布容积增大和/或血浆清除率降低都会使药物的消除时间延长。身体成分的变化对药物分布的影响取决于药物的水溶性或脂溶性。老化使水溶性药物(如右旋筒箭毒碱、泮库溴铵等非去极化肌松药)具有较低的分布容积和较高的血浆浓度;使脂溶性药物(如硫喷妥钠、芬太尼和苯二氮䓬类)的分布容积增加,导致消除半衰期延长,作用时间延长。

分布和清除同样也受血浆蛋白结合率的影响。血浆蛋白尤其是白蛋白含量的变化主要影响血液中游离型和与血浆蛋白结合型药物浓度的比值。白蛋白主要结合酸性药物(如巴比妥类、安定、吗啡类),其结合率随年龄增加而显著降低。a1-酸糖蛋白主要结合碱性药物(如局麻药物),其结合率则随年龄而增加。与蛋白质相结合的药物不能与末梢受体相互作用并且不能被代谢和排泄。血浆蛋白含量降低时,游离型药物增加。虽然不同年龄中游离型和与血浆蛋白结合型药物浓度比例的相关变化可以预测老年人的药代动力学的复杂程度,但对于许多药物而言,血浆蛋白结合型的减少和游离型的增加有可能增强药效或出现不良反应。

老年患者随着肝肾功能下降,药物的消除途径受损,通常消除会变慢。对于肾功能而言,肾小球滤过率充分代表了药物的消除,可根据肾小球滤过率调整给药剂量。相比之下,临床测量的肝功能指标(例如转氨酶)和/或常用的 Child-Pugh 评分与需要经过肝代谢的药物的半衰期之间的相关性甚微。老年人的肝脏血流每十年下降 10%,肝脏质量下降 20%~40%,由细胞色素 P450 酶代谢的药物可能会受到影响。一般来说,这些变化会导致对肝血流量有依赖性的药物(如氯胺酮、芬太尼、吗啡、舒芬太尼)的清除率降低。换句话说,心输出量、肾或肝清除率的潜在改变也可能改变有效血浆浓度和作用时间。

总之,老化的药代动力学特点可归纳为:①体内总水量和肌肉量减少、脂肪量增加的比例改变,可明显影响药物的分布和半衰期;②血浆结合型药物减少、游离型药物增加;③转氨酶活性降低,肝血流量减少,可影响药物代谢速度;④肾排泄功能减退,可影响药物的作用时间。

(二) 老化的药效动力学变化

随着年龄的增大,老年人大脑神经递质水平、神经元突触数量及其结合神经递质的能力下降,脑代谢率绝对值和脑血流绝对值亦下降。这些变化导致老年患者对各种麻醉药物的耐受性和需要量均降低。

另外，大多数老年患者平素存在多重用药。据估计，超过 90% 的 65 岁以上的人至少使用一种药物，40% 的人每周使用 5 种或更多种药物，12% 的人每周使用 10 种或更多的药物。由于多种药物可能协同作用或相互作用，导致老年人不良反应的风险增加。这些不良反应包括过度镇静、呼吸抑制及精神异常状态发生率增加。根据以上特点，对老年患者用药应该酌情减量，采用"滴定"方法给药，并加强监测。

二、麻醉药物的药物反应和耐受性

（一）静脉麻醉药

1. 丙泊酚 丙泊酚是一种烷基酚类的催眠药物，主要作用于中枢神经系统的 $GABA_A$ 受体。由于丙泊酚起效快，量效关系可预测、苏醒快，已成为应用最为广泛的全身麻醉药。如前所述，年龄可导致药物分布容积和蛋白结合率发生显著变化。丙泊酚脂溶性高，蛋白结合率高，因此其在老年患者中的药代动力学会发生显著变化。对老年人来说，丙泊酚中央室与周边室的平衡速度和清除率都是显著降低的。丙泊酚的代谢清除率在 60 岁后下降，与年轻患者相比，输注相同剂量丙泊酚老年患者的血药浓度高 20%~30%。同时，随着年龄的增长，大脑对丙泊酚变得更加敏感。据报道，从脑电图的变化来看，老年患者对丙泊酚的敏感性比年轻患者要高 30% 左右。在老年患者中，如果同时考虑药代动力学和药效动力学的变化，建议丙泊酚的诱导剂量应减少 20%，即从 2.0~2.5mg/kg 减少到 1.5~1.8mg/kg。有学者发现，如果采用滴定方法将诱导剂量滴定至神经效应终点（如 BIS 或 PSA4000），诱导剂量可减少至 0.8~1.2mg/kg。与年轻患者相比，老年患者维持相同麻醉深度的丙泊酚需要量减少 30%~50%。因此，临床实践中建议老年患者的丙泊酚维持剂量至少减 30%。必须注意的是，老年患者对丙泊酚的清除率下降，因此应尽早停止丙泊酚持续输注，以便与年轻患者有相同的恢复速度。丙泊酚的主要不良反应是抑制交感神经的缩血管作用，导致全身血管阻力的急剧下降，同时还可抑制老年患者本已经减弱的反射性心动过速，从而导致血压显著降低。如果遵循上述规律适当调整剂量，并滴定给药，丙泊酚用于老年人全身麻醉诱导和维持仍有良好的耐受性。

2. 硫喷妥钠 硫喷妥钠是一种巴比妥类镇静催眠药，通过激活中枢神经系统中的 $GABA_A$ 受体起作用。与丙泊酚相比，大脑对硫喷妥钠的反应或药效学方面没有明显的年龄相关性变化，但老年人硫喷妥钠的中心分布容积减小，需要降低总诱导剂量。多项研究结果显示，80 岁患者硫喷妥钠的最佳剂量为 2.1mg/kg，约为年轻人所需剂量的 80%。硫喷妥钠降低外周血管阻力，降低心肌收缩力，它对压力反射的抑制作用较丙泊酚小，因此较易引起心动过速。对于老年冠状动脉疾病患者，硫喷妥钠麻醉（1~4mg/kg）的这种心率增加作用可能是有害的，因为心率增加会显著增加心肌耗氧量。

3. 依托咪酯 依托咪酯通过抑制网状激活系统发挥镇静催眠作用，被认为是一种理想的老年麻醉药，因为它比丙泊酚或硫喷妥钠有更好的血流动力学稳定性，这可能是因为其对心肌收缩力无直接抑制作用。与丙泊酚一样，老年人的诱导剂量要低得多。依托咪酯标准诱导剂量为 0.2~0.4mg/kg 静脉注射。然而，老年人可能只需要 0.1mg/kg。值得注意的是，诱导剂量的依托咪酯对皮质功能有暂时抑制作用，因为老年患者随年龄增加肾上腺皮质功能相对低下。依托咪酯与其他静脉诱导药物相比，有更高的术后恶心呕吐发生率，伴有颅内压和 / 或眼压高的老年患者要慎用。

4. 咪达唑仑 咪达唑仑是一种短效的苯二氮䓬类药物，具有镇静、顺行性遗忘、抗惊厥、抗焦虑和肌肉松弛作用。咪达唑仑为高脂溶性药物，经肝脏代谢，由于全身脂肪含量随年龄增长而增加，咪达唑仑的分布容积增加，同时由于肝脏灌注减少，这两种效应共同作用导致老年患者对咪达唑仑的清除率下降。另外，老年患者对咪达唑仑的敏感性明显高于年轻患者。因此，老年患者达到各种临床镇静终点（如指令性反应）的咪达唑仑需要量比年轻患者更低。老年患者常用咪达唑仑诱导剂量为 0.05~0.15mg/kg。有研究表明，年龄大于 55 岁、ASA 分级大于 Ⅲ 级的患者，咪达唑仑诱导剂量减少 20% 以上。咪达唑仑具有相对较高的安全性,也不抑制肾上腺皮质功能,但它可引起呼吸抑制。此外,它可能与老年患者围手术期神经认知障碍有关,因此咪达唑仑的选用应谨慎。

5. 瑞马唑仑 瑞马唑仑是新型苯二氮䓬类镇静催眠药,水溶性,镇静起效快,半衰期短,药代动力学特征呈线性,清除与体质质量无关,对循环呼吸的影响较小,临床剂量(0.025~0.4mg/kg)范围内对患者心输出量无明显影响。瑞马唑仑的代谢不依赖肝肾功能,通过血浆酯酶代谢为一种无活性的羧酸代谢物(CNS 7054),在临床剂量下,酶不太可能饱和,因此瑞马唑仑没有蓄积作用。研究表明,在没有剂量调整的情况下,瑞马唑仑的药代动力学特性不受肝损伤的影响。而且瑞马唑仑有特异性拮抗药氟马西尼。因此,从理论上讲,瑞马唑仑可能会成为高龄患者诱导的理想药物,瑞马唑仑用于高龄患者麻醉诱导期镇静的 ED_{50} 为 0.148mg/kg,ED_{90} 为 0.160mg/kg,ED_{95} 为 0.163mg/kg。

6. 氯胺酮 氯胺酮作为一种 NMDA 受体拮抗剂发挥镇静作用。使用氯胺酮时,心率、收缩压、舒张压和心输出量会出现短暂的升高,但会在几分钟内恢复到基线水平,同时,氯胺酮可引起支气管扩张,这是因为氯胺酮具有拟交感神经作用。氯胺酮在老年人中的辅助镇痛剂量为 0.5mg/kg,这与一般人群的镇痛剂量建议相似。在这个剂量下不会引起血流动力学明显变化。

7. 右美托咪定 右美托咪定是一种高选择性 α_2 肾上腺素能激动剂,用于静脉镇静和镇痛。右美托咪定给药后几乎完全生物转化。它在肝脏中直接进行代谢,80%~90% 随尿液排出,5%~13% 随粪便排出。严重肝病患者的肝清除率可降低 50%。老年患者右美托咪定清除率随年龄增加而下降,80 岁的患者与 60 岁的患者相比,清除率下降 25%。右美托咪定用于镇静的剂量为 1μg/kg,老年患者的剂量应减少 30%~50%。右美托咪定可引起低血压和心动过缓,特别是当快速给药时,这在老年患者中更明显,提示对于老年患者应该减少剂量或减缓给药速度。

(二)吸入麻醉药

老年人功能残气量增加,导致老年患者吸入麻醉加深较慢,苏醒过程也延长。吸入麻醉药最低肺泡有效浓度(minimum alveolar concentration,MAC)随年龄增长逐渐降低,年龄每增加十岁 MAC 值降低 6%。吸入麻醉药有显著的心肌抑制作用,异氟烷和地氟烷可使年轻患者代偿性心率加快,所以心排量无明显变化。对于老年患者,吸入麻醉引起的老年患者的心率增快较年轻患者弱,导致老年患者心排量下降。老年患者药物分布容积增加(脂肪含量增加),肝功能降低(氟烷代谢降低),气体交换能力下降,因此吸入麻醉后苏醒延缓。

(三)神经肌肉阻滞剂

年龄相关的解剖和生理变化、从神经肌肉接头到皮质结构的自发运动、身体结构的变化、心血管功能、药物清除变化以及各种退行性疾病,可能会影响老年患者神经肌肉阻滞剂的作用。神经肌肉阻断的有效剂量(ED_{95})在年轻和老年患者中基本相同,阿曲库铵和顺阿曲库铵的肌松维持及恢复时间与年轻人几乎相同。但是,神经肌肉类药物的药代动力学则随着年龄的增长而发生显著变化。如果药物依靠肝、肾代谢,则其作用时间延长。如维库溴铵、泮库溴铵、罗库溴铵在老年人群中血浆清除率明显降低,肌松效应维持时间明显延长。对于不经肝、肾代谢的神经肌肉阻滞药,其药代动力学和药效动力学受年龄影响不明显。如阿曲库铵、顺阿曲库铵均通过 Hofmann 效应消除,其肌松作用时间不受增龄的影响。

(四)阿片类药物

研究发现,芬太尼在老年人中的清除能力下降,导致半衰期延长。年龄从 20~89 岁,对芬太尼和阿芬太尼的需要量减少 50%,但年龄却未影响其药代动力学参数。提示随着年龄增长,大脑对阿片类药物变得敏感。一直以来,吗啡被认为是 μ 受体激动剂的原型。在成人,吗啡的平均半衰期为 3 小时,但在年龄大于 65 岁的老年患者,吗啡的半衰期时间达到 4 小时。其代谢产物吗啡 -6- 葡糖醛酸依靠肾脏清除,同样剂量的吗啡在老年患者的镇痛作用更强、持续时间更长。舒芬太尼的药效强度是芬太尼的 10 倍且代谢更快。研究发现舒芬太尼在年轻和老年受试者之间的药代动力学没有变化。与芬太尼和阿芬太尼一样,老年患者对舒芬太尼的敏感性高于年轻受试者。瑞芬太尼是第一个超短效 μ 受体激动剂,由非特异性酯酶代谢,这一特性使其成为肝肾功能不全患者的理想选择。然而,年龄对这种强效阿片类药物的药代动力学和剂量的影响需要特别考虑。从 20 岁到 80 岁,瑞芬太尼中央室的体积下降 50%,清除率下降 66%。此外,采用脑电图抑制程度作为替代标准来测定瑞芬太尼的阿片类效能,发现其效应室浓度(EC_{50})在老年患者中下降 50%,提示老年人对瑞芬太尼的敏感度是年轻患者的两倍。阿片类药物的呼吸抑制风险随年龄的增加而增加,61~70 岁的患者发生呼吸抑制的风险是 16~45 岁患者的 2.8 倍。

第五节　老化的外科疾病临床表现

随着机体的老化,很多重要器官系统会发生退行性疾病,但如前所述老年人解剖结构及生理功能均会发生变化,因此其疾病谱及临床表现均与年轻人有所不同,有该年龄段的特点。

一、泌尿系统疾病

(一)良性前列腺增生

良性前列腺增生多在 50 岁以后出现症状,60 岁以后症状更加明显。症状与前列腺体积大小之间并不一致,而取决于引起梗阻的程度、病变发展速度以及是否合并感染等,症状可时轻时重。

尿频是良性前列腺增生最常见的早期症状,夜间更为明显。尿频的原因,早期是因为增生的前列腺充血刺激引起。随着病情的发展,梗阻加重,残余尿量增多,膀胱有效容量减少,尿频逐渐加重。此外,梗阻诱发逼尿肌功能改变,膀胱顺应性降低或逼尿肌不稳定,尿频更加明显,并出现急迫性尿失禁等症状。

排尿困难是良性前列腺增生最重要的症状,病情发展缓慢。典型表现是排尿迟缓、断续、尿流细而无力、射程短、终末滴沥、排尿时间延长。如梗阻严重,残余尿量较多时,常需要用力并增加腹压以帮助排尿,排尿终末常有尿不尽感。当梗阻加重到一定程度时,残余尿量逐渐增加,继而发生慢性尿潴留及充盈性尿失禁。良性前列腺增生的任何阶段中,可因气候变化、劳累、饮酒、便秘、久坐等因素,使前列腺突然充血、水肿导致急性尿潴留,患者不能排尿,膀胱胀满,下腹疼痛难忍,常需急诊导尿处理。

良性前列腺增生合并感染或结石时,可出现明显尿频、尿急、尿痛症状。增生腺体表面较大血管破裂时,亦可发生不同程度的无痛性肉眼血尿,应与泌尿系统肿瘤引起的血尿鉴别。梗阻引起严重肾积水、肾功能损害时,可出现慢性肾功能不全,如食欲缺乏、恶心、呕吐、贫血、乏力等症状。长期排尿困难导致腹压增高,还可引起腹股沟疝、内痔与脱肛等。

(二)前列腺癌

前列腺癌是老年男性的常见恶性肿瘤。全球范围内,欧美国家发病率最高,居男性实体恶性肿瘤首位,亚洲发病率远低于欧美。我国前列腺癌发病率近年来呈显著上升态势,这与人均寿命延长、饮食结构改变以及诊断技术的提高有关。早期多数无明显临床症状,常因体检或在其他非前列腺癌手术(如良性前列腺增生的手术)后通过病理检查发现。随着肿瘤的生长,前列腺癌可表现为下尿路梗阻症状,如尿频、尿急、排尿费力,甚至尿潴留、尿失禁等。前列腺癌可经血、淋巴扩散,或直接侵及邻近器官(如精囊、膀胱等)。最常见的转移部位是淋巴结和骨骼,另外还可转移到其他部位包括肺、肝、脑和肾上腺等。前列腺癌出现骨骼转移时可引起骨痛、脊髓压迫症状及病理性骨折等。其他晚期症状包括:贫血、衰弱、下肢水肿等。少数患者以转移症状为主就医,局部症状不明显,易导致误诊。

（三）女性压力性尿失禁

女性压力性尿失禁指打喷嚏、咳嗽或运动等腹压增高时,出现不自主的尿液自尿道外口漏出。多与年龄、产次、分娩方式、盆腔脏器脱垂、遗传等因素相关。主要症状是咳嗽、打喷嚏、大笑、跳跃、行走等各种腹压增加时尿液不自主漏出,停止加压动作后漏尿停止。一般不伴膀胱刺激症状、血尿和排尿困难等。多发生于多次妊娠、多次经阴道分娩的老年女性。

二、骨科疾病

（一）脊柱压缩性骨折

老年人由于钙质流失,骨质变得疏松,导致椎体压缩,X线侧位片为椎体前缘骨皮质嵌插成角,或为椎体上终板破裂压缩,表现为局部疼痛、站立及翻身困难。

（二）股骨颈骨折

与骨质疏松导致骨量下降相关,遭受轻微扭转暴力即可引起骨折,表现为髋部疼痛,下肢活动受限,不能站立或行走,有时伤后并不立即出现活动障碍,仍能行走,数天后,髋部疼痛加重,逐渐出现活动后疼痛加剧,甚至完全不能行走,说明由受伤时的稳定性骨折发展成了不稳定性骨折。肢体测量可以发现患肢缩短。

三、眼科疾病

白内障,根据发病原因可分为先天性和后天性白内障。后天性白内障以老年性白内障最为常见,多见于40岁以上,发病率随年龄增长而增加。两眼发病可有先后,视力进行性减退,由于晶状体皮质混浊导致其不同部位屈光力不同,可有眩光感或单眼复视,近视度数增加。临床上将老年性白内障分为皮质性白内障、核性白内障和后囊下白内障3种类型。皮质性白内障以晶状体皮质灰白色混浊为主要特征,其发展过程可分为初发期、未成熟期、成熟期和过熟期。核性白内障晶状体混浊从晶状体中心部位即胚胎核位置开始出现密度增加,逐渐加重并缓慢向周围扩展,早期呈淡黄色,随着混浊加重,色泽渐加深如深黄色、深棕黄色,核的密度增大,屈光指数增加,患者常诉说老视减轻或近视增加,早期周边部皮质仍为透明,因此,在黑暗处瞳孔散大视力增进,而在强光下瞳孔缩小视力反而减退,故一般不等待皮质完全混浊即应行手术治疗。后囊下白内障混浊位于晶状体的囊膜下皮质,如果位于视轴区,早期即影响视力。

四、缺血性脑血管疾病

随着年龄的增大,老年人动脉硬化程度逐渐加重,可出现脑供血动脉粥样硬化或闭塞,从而导致缺血性脑卒中。临床可表现为短暂性脑缺血发作(transient ischemic attack,TIA)、可逆性缺血性神经功能缺陷(reversible ischemic neurologic deficit,RIND)、进展性卒中(progressive stroke,PS)或完全卒中(complete stroke,CS)、边缘区(分水岭区)梗死(watershed infarction,WI)和腔隙梗死(lacunar infarction,LI)。

1. **短暂性脑缺血发作（TIA）** 主要表现为短暂、一过性局限性神经性功能障碍,持续时间不超过24小时,症状自行缓解,不遗留神经系统阳性体征。TIA可反复发作,间歇时间无规律。

(1)颈动脉性TIA 突发的对侧肢体麻木、力弱、感觉障碍、单眼黑蒙,如在优势半球可有失语。

(2)椎动脉性TIA 突发眩晕、复视、双眼黑蒙、共济障碍、构音及吞咽困难,可有同向偏盲,每次发作轻瘫的部位不恒定,常伴有枕部头痛。

2. **可逆性缺血性神经功能缺陷** 发病似卒中,临床表现与TIA相似,但神经功能障碍时间超过24小时,一般在一周左右恢复正常。头颅CT或MR扫描可发现脑内有小梗死灶。

3. **进展性卒中** 神经功能障碍逐渐发展,呈阶梯样加重,经过6小时病情发展达高峰,脑内出现梗死灶,多发生于椎-基底动脉系统。

4. 完全性卒中 突然出现中度以上的局限性神经功能障碍,通常数分钟到 1 小时内达到高峰,最迟不超过 6 小时,以后神经功能障碍长期存在,很少完全恢复。主要表现有偏瘫、偏盲、失语、感觉障碍,常有意识障碍。最常见血管病变为颈内动脉起始段和颅内动脉狭窄,可以通过颈内动脉内膜剥脱和颈动脉支架成形术进行治疗。

5. 边缘区(分水岭区)梗死 缺血区位于邻近血管分布的周边区,约占脑梗死的 10%。最常发生于大脑中动脉(middle cerebral artery,MCA)与大脑后动脉分区之间。其次可发生于小脑的主要血管,如小脑后下动脉(posterior inferior cerebellar artery,PICA)与小脑前下动脉(anterior inferior cerebellar artery,AICA)之间。另外亦可发生于基底节区之间或同一母动脉的分支之间。

6. 腔隙梗死 系脑实质中单支终末穿行动脉闭塞引起的、梗死直径范围为 3~20mm 的脑梗死,占全部脑梗死的 12%~25%。多位于基底节区,少见于丘脑、内囊和深部白质,可表现为卒中样症状或完全没有症状。

五、缺血性心脏病

缺血性心脏病常见于粥样硬化病变引起的冠状动脉梗阻或狭窄,是中老年常见、多发的后天性心脏病。可分为急性冠脉综合征和慢性冠脉病。

临床表现为发作性胸痛,可由体力劳动或情绪激动所诱发,饱食、寒冷、吸烟、心动过速、休克等因素均可诱发。主要在胸骨体中段或上段之后,可波及心前区,范围有手掌大小,甚至横贯前胸,界限不很清楚。常反射至左肩、左臂内侧达无名指和小指。胸痛常为紧缩感或压榨感,也可有烧灼感,但不是针刺或刀扎样锐痛,偶伴濒死恐惧感觉。较轻者仅觉胸闷不适,没有疼痛。视病情程度,疼痛可逐步加重,持续时间可从 3~5 分钟到数小时或更长。轻症者通过休息或者服用硝酸甘油可以得到缓解。疼痛剧烈时常伴有频繁的恶心、呕吐和上腹胀痛,与坏死心肌刺激迷走神经和心排血量降低所致组织灌注不足等有关。部分患者出现低血压和休克,表现为烦躁不安,面色苍白、皮肤湿冷、脉细而快、大汗淋漓、尿量减少,意识迟钝甚至晕厥。75%~95% 的心肌梗死患者,可以出现各种心律失常。心力衰竭患者发生率为 32%~48%。起初为急性左心衰竭,出现呼吸困难、咳嗽、发绀、烦躁等症状,严重者可发生肺水肿,随后可有颈静脉怒张、肝大、水肿等全心衰竭表现,甚至心跳停止。

第六节　老年外科疾病谱的特点

一、常见的老年外科疾病

我国老年人口规模庞大,自 1999 年迈入老龄化社会之后,人口老龄化程度日趋明显。第七次全国人口普查数据显示,2021 年中国 60 岁及以上人口为 2.7 亿人,比上年增加 992 万人,占全国人口的 18.9%,比上年提高了 0.7 个百分点。人力资源和社会保障部预测,"十四五"期间我国老年人口将突破 3 亿人。

随着老年人口的日益增多,老年外科疾病谱的特点越来越显著。研究显示,老年患者最常见的外科疾病包括恶性肿瘤、骨关节病、良性前列腺增生、胆囊炎、急性脑血管病和创伤性骨折等。

(一) 恶性肿瘤

据世界卫生组织国际癌症研究机构(International Agency of Research on Cancer,IARC)最新发布的《2021 年全球最新癌症负担数据》和美国癌症协会公布的《2021 年度癌症统计报告》(图 19-1)显示,2021

年全球新发癌症病例 1 929 万例,全球癌症死亡病例 996 万例。全球发病率前十的癌症分别是乳腺癌、肺癌、结直肠癌、前列腺癌、胃癌、肝癌、宫颈癌、食管癌、甲状腺癌和膀胱癌,这十种癌症占据新发癌症总数的 63%。其中中国 2021 年新发癌症 457 万人,占全球 23.7%,高居全球第一。

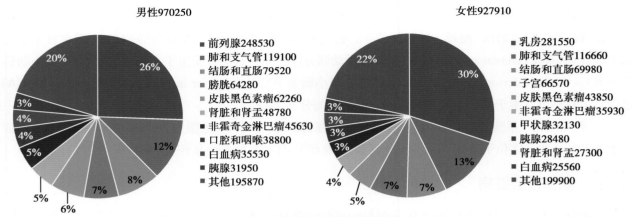

男性970250

- 前列腺248530
- 肺和支气管119100
- 结肠和直肠79520
- 膀胱64280
- 皮肤黑色素瘤62260
- 肾脏和肾盂48780
- 非霍奇金淋巴瘤45630
- 口腔和咽喉38800
- 白血病35530
- 胰腺31950
- 其他195870

女性927910

- 乳房281550
- 肺和支气管116660
- 结肠和直肠69980
- 子宫66570
- 皮肤黑色素瘤43850
- 非霍奇金淋巴瘤35930
- 甲状腺32130
- 胰腺28480
- 肾脏和肾盂27300
- 白血病25560
- 其他199900

图 19-1 2021 年美国男性和女性新发恶性肿瘤情况

人口老龄化是恶性肿瘤发生的重要影响因素。2022 年中国发布的《全国癌症报告》显示,癌症发病率和病死率均随年龄增长而增加,在 60 岁以上年龄组达到高峰(图 19-2)。我国老年人(≥ 60 岁)癌症发病率和死亡率前 5 位依次为肺癌、胃癌、食管癌、肝癌和结直肠癌。一般而言,男性的发病率和死亡率均高于女性。

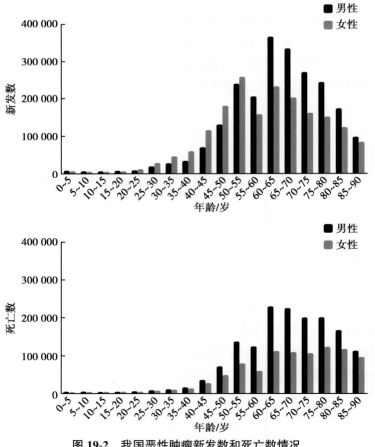

图 19-2 我国恶性肿瘤新发数和死亡数情况

老年人恶性肿瘤与中青年的略有差别,具备自身的临床特点:

1. 发病率和死亡率高 老年人是恶性肿瘤的高危高发人群,也是恶性肿瘤负担最重人群。据报道,中国恶性肿瘤患者中老年占总数的 64.1%,60~75 岁年龄组恶性肿瘤发病率最高。在美国,53% 的恶性肿瘤新发病例和 69.1% 的死亡病例发生在大于等于 65 岁的老年人群,恶性肿瘤是 60~79 岁老年人群的第一位死亡原因。随着世界人口的增长和预期寿命的延长,老年人癌症负担日益加重。

2. 临床表现隐匿,确诊时间晚 老年人常有多种慢性疾病并存,临床表现为各种不同的老年综合征,对疾病敏感性降低,致使恶性肿瘤的早期症状被掩盖、混淆和忽视,干扰了早期诊断。老年患者隐匿性癌症发生率高,且隐匿性癌症的发病率与年龄呈正相关,临床症状多不典型,尤其是早期症状隐匿,一些症状和体征常被忽略,易延误诊断,致使确诊时多为中晚期,严重影响预后。

3. 5 年生存率低 在美国、日本等医疗发达国家,通过三级防癌和标准化治疗等手段,癌症 5 年生存率已接近 70%。而目前我国对癌症的标准化治疗尚未完全实现,癌症预防和早期筛查多停留在科普层面,民众意识薄弱,癌症 5 年生存率远低于医疗发达国家。

4. 实体瘤多发,原发恶性肿瘤较中青年人多见 老年人恶性肿瘤的流行病学数据显示,老年人高发的前 5 位恶性肿瘤均是实体肿瘤,实体瘤的发病率明显高于非实体瘤,且老年人原发恶性肿瘤较年轻人多见。

5. 肿瘤分化程度较高,恶性程度相对较低 与中青年人比较,老年人恶性肿瘤的恶性程度相对较低、发展相对缓慢、生存期相对较长。同样老年人恶性肿瘤组织学类型以高、中分化多见,肿瘤多以局部生长为主,淋巴及血行转移发生率相对较低。衰老和免疫老化是老年人恶性肿瘤高发的重要因素。老年恶性肿瘤患者的生存期,除与恶性肿瘤本身有关外,还与其伴发的多种老年疾病有关。

6. 对手术及化疗等常规治疗的耐受性较差 老年人重要器官无论是形态学还是潜在的储备功能均明显退化,尤其是高龄老人。因此,对老年人实施抗癌治疗(如放化疗等)可能导致多器官多系统损害,临床常见的是肝肾功能损害、骨髓抑制等。老年人肾血流量减少、肾小球滤过率降低会影响细胞毒性药物(如卡铂、顺铂、氨甲蝶呤等)的清除。肝脏储备功能降低及肝药酶含量降低会影响化疗药物的生物转化。骨髓储备功能降低会增加细胞毒性药物的骨髓抑制风险。

(二)骨关节病

骨关节病又称骨关节炎,是以关节软骨进行性破坏为主要特点的常见老年疾病,患者会出现不同程度的关节肿胀、疼痛和活动能力受限,是导致老年人丧失生活自理能力的主要疾病之一。骨关节病好发于全身各处关节,例如颈椎、腰椎及膝关节等,其中又以膝关节炎最为常见。流行病学调查结果显示,美国有超过十分之一的人口受到骨性关节炎困扰,而在我国,老年骨关节病常见于 50 岁以上的中老年人,发病率随年龄增长而增高。据统计,我国 70 岁以上的人群中患病率超过 80%。

骨关节炎的发病是多因素综合作用的结果,包括:①遗传因素;②力学上的重负以及炎性因子的干扰;③关节软骨细胞基因表达的变异;④发育缺陷;⑤骨折等后天性病变;⑥高龄。老年人由于骨质疏松及长久的关节负荷等因素,其发病率远高于其他人群。

老年骨关节炎的临床特点是:①老年女性发病率高于老年男性;②发病与体重指数相关,体胖的老年人最为多见,因为增加的脂肪不仅可以增加关节负荷,还能引起患者肌力的改变;③主要症状为受累关节疼痛,老年患者一般呈隐匿性发展,在活动时出现疼痛,休息后缓解,清晨起床时可有短暂的晨僵感和黏着感;④主要体征为受累关节压痛、弹响及肿胀;⑤老年骨关节炎患者同时患有骨质疏松症的比例较高,老年人骨密度的降低促进了疾病的发生和进展。

治疗方法目前主要采用阶梯式的综合治疗原则。阶梯治疗是指根据患者病情,依次采用药物治疗、物理理疗、关节内介入治疗、关节镜微创治疗及全关节置换手术等方法,另外,控制体重及合理的锻炼对控制疾病的发展有重要作用。

(三) 良性前列腺增生

良性前列腺增生是老龄化社会中老年男性最常见的疾病之一,也是最容易导致男性排尿障碍的疾病。患者多由于尿频、夜尿频次增多、排尿困难、急性尿潴留、反复导尿或难以治愈的尿路感染而就诊,严重影响患者的生活质量。流行病学调查发现,中国60岁以上的老年男性良性前列腺增生总患病率高达43.68%。老年良性前列腺增生的特点有:

1. 与年龄呈正相关 研究表明,老年良性前列腺增生严重程度随年龄增长而加剧,急性尿潴留及需要手术处理的发生率亦随着年龄增加而升高。尿频和夜尿次数增多是影响老年人生活质量最大的问题。夜尿次数增多导致的夜间睡眠障碍可能会增加心脑血管事件风险,同时可能增加夜间跌倒等意外伤害风险。

2. 多合并其他老年疾病 老年患者心血管疾病患病率高,良性前列腺增生患者常并存高血压和冠心病,这可能与雄激素导致的平滑肌细胞增殖、血管内皮功能失调及血管内皮生长因子表达增高有关,诸多研究证实冠心病患者前列腺体积值通常高于非冠心病患者。另外,大多数老年良性前列腺增生患者合并慢性呼吸系统疾病、糖尿病等基础疾病。

3. 围手术期神经认知障碍发生率高 外科手术是良性前列腺增生的主要治疗方式,老年人术后易并发精神障碍。术后精神障碍包括术后认知障碍和术后谵妄,高龄、缺乏社会支持和沟通是其发生的重要危险因素。

(四) 胆囊炎

胆囊炎分为急性胆囊炎(acute cholecystitis,AC)和慢性胆囊炎(chronic cholecystitis,CC)。老年慢性胆囊炎的特点是症状隐匿、合并症多、手术耐受力差等。一般首选内科保守治疗,给予患者消炎、利胆、止痛、补液、维持电解质平衡、治疗基础病等对症支持治疗,可以使大多数患者取得良好疗效。当内科治疗无效时,可考虑进行手术治疗。

急性胆囊炎是普外科中常见的急腹症,也是老年外科的常见病。患者临床表现为突发右上腹痛或近期右上腹痛加剧、恶心、呕吐、发热、右上腹压痛、胆囊肿大及白细胞升高。急性胆囊炎又可分为急性结石性胆囊炎和急性非结石性胆囊炎。急性结石性胆囊炎主要是胆囊结石导致胆囊管或胆囊壶腹梗阻所致。据统计,超过10%的普通人群存在胆囊结石,胆囊结石的发病率随年龄增长而增加,70岁以上人群发病率为13%~50%,80岁以上人群发病率为38%~53%。造成这种现象的原因大多与人们生活习惯及饮食结构的变化有关。非结石性胆囊炎常发生于创伤、大手术、休克、严重感染及多次输血等应激状态下,在非应激状态下的老年人也常有发生。急性胆囊炎的重要发病因素有:①在早期由于结石堵塞胆囊管或胆囊颈部,造成胆汁淤积,潴留于胆囊的胆汁不断浓缩,在胆囊内膜造成无菌性炎症;②老年患者免疫力较年轻人低,随着病情的发展,胆囊内滞留的胆汁更易滋生细菌;③研究指出,肥胖和营养过剩是胆石症的诱发因素之一。过高的血脂水平引起胆囊动脉发生粥样硬化,造成胆囊血液供应障碍,进一步恶化胆囊炎症的发展。

相较于中青年患者,老年急性胆囊炎具有以下特点:①就诊晚。老年急性胆囊炎患者常入院时间较晚。分析原因是老年人免疫功能低下,反应能力差,症状轻而体征多不典型,再加上很多老年人存在不愿住院和手术等心理因素,或因行动不便加之子女不在身边而无法就诊。因此往往在病情发展到较为严重时才急诊入院。②症状轻,体征重。老年患者急性胆囊炎发作时症状往往不如年轻人明显,但查体却有明显的压痛及反跳痛,这可能与老年患者对疼痛的反应比较迟钝有关。③病情进展快。胆囊动脉为终末动脉,老年人由于动脉硬化和血液黏滞度增加,加重胆囊血运障碍,因此容易发生胆囊坏疽,甚至穿孔。④合并症多。老年患者常有多种疾病并存,主要包括心脑血管疾病、呼吸系统疾病、肝脏病、肾脏病和糖尿病等,其中最常见的是冠心病,达69.0%。因此容易使老年人病情复杂化,并增加手术治疗的难度。⑤误诊率高。由于老年人反应能力差,往往对痛觉迟钝,症状隐蔽,加之老年患者的急性胆囊炎表现与胃肠炎、心绞痛、腰腿痛或消化不良等的表现相似,导致诊断与鉴别诊断更加困难。

(五)急性脑血管病

急性脑血管病(acute cerebrovascular disease,ACVD)是指一组起病急骤的脑部血管疾病,包括脑出血、脑梗死、短暂脑缺血性发作、脑血栓形成等疾病。常伴有神经系统症状,如肢体偏瘫、眩晕、共济失调、呛咳等,严重者昏迷甚至死亡,临床上又称脑血管意外,脑卒中或卒中。ACVD是老年人的常见病,致死、致残率较高,给社会和家庭带来很大负担。

老龄是ACVD最重要的独立危险因素,随着年龄的增长,脑卒中的风险进行性增大。其他的主要危险因素包括高血压、高血糖、高血脂、心脏病、饮酒及吸烟等。高血压是脑出血的主要危险因素,也是缺血性脑卒中重要的可干预因素。老年人颅脑动脉硬化显著,动脉内壁粗糙明显,血栓形成风险增大。另外,入颅动脉斑块脱落可能性亦增大,故老年人脑梗死发生率增高。老年急性脑血管病有以下特点:

1. 脑梗死发病率高,脑出血死亡率高 随着年龄增长,脑梗死发病率增加,且可反复发生,这与老年人脑动脉硬化程度加重、活动减少、血流迟缓和血黏度高有关。老年人脑出血发生后病情进展迅速,如不及时处理,极易形成脑疝导致死亡。

2. 急性脑血管病在高血压、糖尿病、房颤基础上发病率较高 无论是脑梗死或是脑出血都与高血压、糖尿病相关。高血压可加速脑动脉硬化致管腔狭窄发生脑缺血。糖尿病患者血黏度较高,血浆中D-二聚体增多,房颤患者脑供血较正常减少15%~35%,脑供血不足和脑血流缓慢极易导致脑梗发生。

3. 急性脑血管病发病存在昼夜规律 脑梗死好发于午夜后至清晨这段时间,脑出血则多发生于白天,这种昼夜变化与血压的变化规律相一致。白天自主神经活动增强,体内儿茶酚胺水平较高,血压波动较大。夜间人处于睡眠中,迷走神经占优势,血压较低、流速慢、血黏滞度较高,易致血栓形成。

4. 易导致脑心综合征 脑心综合征是指各种颅内疾病包括急性脑血管病、急性颅脑损伤、脑肿瘤、颅内炎症及其他引起颅内压增高的疾病引起的继发性心脏损伤。临床最常见的是急性脑血管病继发的心脏病变,发生率高达61.2%,约有91%的意识障碍患者可在起病后一周内发生脑心综合征。脑心综合征常以两种形式出现:一是先以急性脑部疾病起病,而后发生心血管病变;二是在急性脑部疾病的同时或接近同时,发生心血管病变。由于脑部疾病多较严重,心脏方面症状多被掩盖,另外有些患者症状多不明显,或虽有轻微心悸、胸闷不适等症状,也常不引起患者注意。临床检查可以表现为心肌酶谱升高及心电图异常,部分患者无特殊临床表现,当脑部疾病好转后,异常心电图也随之恢复。其发生机制主要是脑对心脏活动的调节作用出现紊乱,患者神经体液调节作用发生紊乱,如电解质失衡、体内儿茶酚胺、肾上腺素水平升高可致心脏冠脉痉挛,导致或加剧心肌及传导系统损害。

(六)创伤性骨折

由于老年人身体功能逐渐衰退及人口老龄化程度增加,老年患者骨折的发病率持续上升。大部分老年骨折患者是由于外伤所致,例如跌倒坠落、交通意外等,跌倒是老年人常见的伤害事件,是老年人意外损伤和死亡的重要原因。少数老年骨折患者是因合并急性或者慢性隐匿性疾病所致,如直立性低血压、突发性晕厥以及老年性自主神经功能障碍等疾病。老年人骨折的好发因素主要有:①老年人骨质疏松程度加重,从而导致老年人更容易骨折,受轻微外力即可导致老年人骨折;②老年人视力下降、心脑血管疾病的发病率增加,导致老年人跌倒概率增加;③老年人肌力及身体协调能力减退,导致在跌倒时的自我保护能力下降;④快节奏的生活以及汽车等交通工具的普及使得老年人在交通及生活中受伤概率增大。

老年人的骨折与青年人相比有一定的特点。据统计,其常见的骨折部位依次为桡骨骨折、股骨骨折、脊柱骨折、肱骨骨折及踝关节骨折。老年创伤性骨折患者生理功能储备能力下降、受伤机制复杂,其创伤救治难度较大,病死率较高。创伤骨折后机体发生一系列的病理生理变化,静脉血流速度减慢、血管内膜和内皮广泛损伤、凝血系统被激活,因而易诱发静脉血栓形成。研究显示,总体上老年骨折女性比例多于男性,这与女性绝经期到来、雌激素水平下降、出现快速的以松质骨为主的骨量丢失、以及骨结构的性别差异(男性比女性有更强的骨强度)等因素有关。

二、老年外科疾病的特点

虽然老年外科疾病种类繁多,但在病理生理、临床结局等方面存在共同特点:

(一) 合并症多

老年患者器官与细胞生理功能发生退变,代偿能力和免疫力低下,生理储备功能下降。术前常并存多种慢性疾病,包括慢性支气管炎、肺气肿、高血压、心脏病和糖尿病等。此外,常合并中枢神经系统退行疾病,如老年痴呆或帕金森病。这些并存病显著增加了手术风险,增加围手术期并发症的发病率、死亡率。必须高度重视老年外科病人的术前评估、术前准备,围手术期的严密监测及个体化照护。

(二) 起病隐匿,进展迅速

老年人由于各系统功能出现退行性改变,对各种刺激反应不敏感,患病后自觉症状比较轻,或临床表现不典型,不易及时发现,就诊时往往疾病已经较为严重。如老年人对疼痛的敏感性降低,发生腹膜炎时可无疼痛或疼痛不剧烈;癌症患者可因症状及体征不典型而延误诊断,错过最佳治疗机会。老年人外科患病症状和体征的隐匿性,会影响早期就诊,易漏诊和误诊。医务人员必须保持高度警惕。老年病虽然起病隐匿,但随着病情的进展,一旦出现病理和生理的失代偿,器官功能将迅速衰竭,导致病情恶化。这主要与老年人全身脏器功能降低有关。

(三) 手术并发症及死亡率高

由于老年人体内脏器功能退化,机体储备能力明显减低,生理代偿及应激调节能力下降。因此老年外科疾病患者术后并发症发生率高。其主要危险因素包括糖尿病、高血压、呼吸系统疾病和吸烟等。并发症最常见的为术后感染、深静脉血栓和术后谵妄等。研究显示中国老年患者择期手术术后感染率超过10%,而在术后转入 ICU 的老年患者中感染率高达 68.3%。其中,肺部感染是发病率最高的术后感染并发症,其高危因素有吸烟、慢性阻塞性肺疾病等。术后谵妄(postoperative delirium,POD)在老年患者外科手术后发生率高达 25%~75%,高龄是术后谵妄最重要的易感因素,且随年龄增长而增加,POD 已被证实可降低远期认知功能、延长平均住院时间、增加医疗费用、增加术后其他并发症的发生率和术后死亡率。

由于老年人对创伤、感染的应激反应能力降低,免疫与防御功能下降,常并存多种疾病,就诊时间晚等因素,老年外科疾病患者术后死亡率也明显高于青壮年。老年患者在急诊危重病例中占比高达 46.2%。老年急诊外科疾病需住院率显著高于非老年患者。老年患者手术风险大、死亡率高,急症手术死亡率是择期手术的 3 倍以上。

(四) 心理问题更为严重

与年轻人相比,老年人在罹患外科疾病后更易出现紧张、焦虑、恐惧、逃避等心理活动和更大的精神压力,其主要因素有:①老年患者对病情严重程度理解不足、担心给子女增加负担;②老年患者对手术缺乏正确认识,没有心理准备,害怕术中及术后出现意外导致产生紧张、焦虑的心理;③老年患者对年轻的医生、护士缺乏信任和安全感,担心医务人员技术是否过硬而合作欠佳,相比而言,老年患者更信任年龄较大、职称较高的医务人员;④老年人渴望得到更多的尊敬和关爱,但大多数医院因为业务繁忙等因素,在人文关怀方面存有不同程度的欠缺。

因此,老年患者在围手术期更易出现认知逃避、行为逃避等消极反应,从而影响外科治疗进程、影响术后伤口愈合及最终的临床转归。

(罗佛全　卢艳菲　汪俊恺)

参考文献

［1］李小鹰. 老年人心血管病临床研究的未知数与今后研究热点 [J]. 中华老年医学杂志. 2018, 37 (01): 1-3.

［2］MICHEL LYM, FARAH C, BALLIGAND JL. The Beta3 Adrenergic Receptor in Healthy and Pathological Cardiovascular Tissues [J]. Cells, 2020, 9 (12).

［3］DANI N, HERBST RH, MCCABE C, et al. A cellular and spatial map of the choroid plexus across brain ventricles and ages [J]. Cell, 2021, 184 (11): 3056-3074. e3021.

［4］ILIE OD, CIOBICA A, RIGA S, et al. Mini-Review on Lipofuscin and Aging: Focusing on The Molecular Interface, The Biological Recycling Mechanism, Oxidative Stress, and The Gut-Brain Axis Functionality [J]. Medicina (Kaunas), 2020, 56 (11).

［5］BELLANTI F, VENDEMIALE G. The Aging Liver: Redox Biology and Liver Regeneration [J]. Antioxid Redox Signal, 2021, 35 (10): 832-847.

［6］GROPPER MA. 米勒麻醉学 [M]. 9 版. 邓小明黄宇光李文志, 译. 北京: 北京大学医学出版社, 2022.

［7］STÖHR T, COLIN PJ, OSSIG J, et al. Pharmacokinetic properties of remimazolam in subjects with hepatic or renal impairment [J]. Br J Anaesth, 2021, 127 (3): 415-423.

［8］SIEGEL RL, MILLER KD, FUCHS HE, et al. Cancer Statistics, 2021 [J]. CA Cancer J Clin, 2021, 71 (1): 7-33.

［9］SUNG H, FERLAY J, SIEGEL RL, et al. Global Cancer Statistics 2020: GLOBOCAN Estimates of Incidence and Mortality Worldwide for 36 Cancers in 185 Countries [J]. CA Cancer J Clin, 2021, 71 (3): 209-249.

［10］JIN Z, HU J, MA D. Postoperative delirium: perioperative assessment, risk reduction, and management [J]. Br J Anaesth, 2020, 125 (4): 492-504.

第二十章
老年麻醉神经系统监测与技术

第一节 概 述

一、神经系统监测的发展简史

早在 1929 年 Berger 首次发表了"关于人的脑电图"的文章,开启神经监测的大门。随后 Adrian 复验了脑电图的研究结果使得脑电图一度成为研究的热潮。第一次国际脑电图会议于 1947 年在伦敦成功召开,正式拉开了脑电图研究的帷幕。追溯至 20 世纪 60 年代,神经监测的范畴开始逐步扩大,运用脑电图监测曾被认为是最先进的神经监测,然而这种状态持续到 20 世纪 70 年代,一种由神经生物学家、麻醉医生及外科医生所发明术中神经系统监测(intraoperative monitoring of the nervous system,IOM)技术进入人们的视线。IOM 是用来监测神经系统功能完整性的一项技术,通过连续监测大脑皮质以及各神经传导通路的电信号变化,达到对神经系统的实时监测与评估。在 1971 年,麻醉医生 Shimoji 首次通过硬膜外进行诱发电位的监测,享有"神经监测之母"盛誉的麻醉医生 Betty Grundy 也大力推动 IOM 技术在临床的应用。随着 Grundy 医生 1983 年在 Anesthesiology 发表的里程碑意义的文章将 IOM 技术融入麻醉学领域,指出麻醉、神经系统存在紧密联系,IOM 技术可动态观察神经系统功能,以便及时采取保护措施。在此期间 Clyde Nash 和 Jerald Brodkey 等举办了 4 次国际研讨会普及 IOM 技术的重要性,使其得以飞速发展。

1989 年美国神经生理监测协会(American Society of Neurophysiologic Monitoring,ASNM)成立,国际术中神经生理协会(International Society of Intraoperative Neurophysiology,ISIN)也于 2006 年成立。IOM 技术发展至今,已涵盖:①诱发电位监测:体感诱发电位、运动诱发电位、脑干听觉诱发电位和视觉诱发电位;②自发或诱发肌电反应;③脑电图监测。IOM 技术目前已广泛应用于神经外科、骨科、心血管外科及耳鼻喉科等领域手术,达到保护患者神经系统改善预后的目的。

随着科技的发展,神经监测范畴逐渐扩大,不但有涵盖上述脑电监测发展而来的双频指数监测,还涉及脑血流、脑氧供需平衡以及颅内压监测,覆盖整个围手术期记忆、认知、预后等方面。

二、老年患者麻醉神经系统监测的目的和意义

老年人机体各脏器、系统衰老,新陈代谢速度下降,各系统功能减退,修复能力减弱,常有多种疾病共存。老年患者常多病共存,起病迅速,病情多变,临床表现严重复杂多变也可隐匿不典型,加之机体易受外界环境影响,存在个体差异性,老年患者麻醉过程中进行神经系统监测,根据监测结果随时调整治疗方案,可最大限度地提高患者的康复水平和生活质量。

神经系统是人体的主要调节系统,包括中枢和外周神经系统,两者相互配合,完成机体活动。随着老年人口的增加,我国正逐步进入老龄化社会,老年神经精神卫生方面等诸多问题引起了医疗工作者的关注。由于氧化应激、线粒体 DNA 缺失、抗氧化酶的过度表达、蛋白质聚集、免疫失调和异常细胞死亡等复杂原因,老年人的神经系统呈现一系列年龄相关性的结构及功能性改变。

(一) 中枢神经系统

1. 脑

(1) 脑萎缩：由于大量神经细胞脱落、死亡，使得大脑皮质变薄，脑组织萎缩，体积缩小，重量减轻，主要见于额叶、颞叶、顶叶，脑沟加宽，脑室扩大。

(2) 神经细胞和脑血流量减少：神经细胞为不可再生细胞，其数量随机体老化而逐渐减少，常可减少 10%~30%。大脑皮质厚度减少，锥体神经元的树突、棘突和突触数量均有不同程度减少，突触相关神经递质的释放也相应减少，感觉及运动纤维传导速度缓慢，致使反应迟钝。脑循环改变：动脉粥样硬化风险增加致使脑血管阻力增加，脑血流量减少大约 17%，脑梗死或脑血管破裂出血致脑组织软化、坏死从而影响脑代谢表现为记忆的衰退等。老年人血脑屏障功能障碍，容易诱发神经系统的感染性疾病。

(3) 特殊物质的沉积：脂褐质沉积达到一定程度导致脑细胞萎缩和死亡；神经纤维异常缠绕致老年痴呆，类淀粉样物质沉积于脑血管壁致血管壁薄弱易破裂出血；老年斑是皮质细胞不定型的色素沉着，常沉积于额颞叶大脑皮质、杏仁核、纹状体、丘脑等处，是神经系统衰老的标志物。

(4) 颗粒空泡变性：神经细胞变性时胞质内出现空泡的现象，丧失原有功能。

(5) 神经递质的改变：老年人合成神经递质的能力下降，参与神经递质代谢的酶活性降低，导致神经递质如乙酰胆碱、多巴胺、去甲肾上腺素、5- 羟色胺等的释放减少，表现为动作迟缓、反应迟钝、注意力不集中、睡眠不佳、记忆力下降等症状。

(6) 丘脑垂体的变化：老年人垂体的重量减轻 20%，血供明显减少，垂体神经细胞有丝分裂减少，这种变化导致下丘脑调节垂体功能老化。丘脑环境稳定性减弱，从而导致应激力减弱、代谢紊乱等，常引起动脉硬化及高血压，并使蛋白质和酶的合成降低。

2. 脊髓

随着年龄的增长，神经细胞出现萎缩，脊髓的重量逐渐减少。脊髓前角运动神经元发生树突断裂，整个神经细胞损伤甚至死亡，诱发老年人运动功能障碍。脊神经根中的神经纤维数量减少，脊神经节细胞数量也随之减少。

(二) 周围神经系统

1. 脊神经

脊髓前根及后根的神经纤维减少。周围神经呈节段性病变，部分反射减弱或消失。感觉器官细胞数量减少，使得老年人感觉迟钝。

2. 自主神经

随着年龄的增长，交感神经与副交感神经易坏死变性，神经递质减少，人体的自主神经功能发生紊乱，导致各种内脏功能失调。自主神经对器官活动的调节能力变差，致使老年人反应能力减弱。

老年人的神经系统发生上述一系列复杂的生理变化，致使神经细胞活性降低，机体反应迟钝，协调能力差，注意力不集中，记忆力衰退等。正常情况下维持基础生命活动只需用约 15% 的脑细胞，大部分脑细胞均处于静息状态。尽管老年人神经细胞数目有所减少，但是剩余的脑细胞有高度代偿能力和反应能力，以维持复杂的脑力活动。老年人多伴随多系统疾病，且具有不典型性，所以应全面系统评估老年患者神经系统功能。

老年患者麻醉过程中神经系统监测具有重要的临床意义：①尽早发现神经损害，并更改治疗方案避免造成新的神经损伤，达到最佳治疗效果；②由于生理学稳态在维持神经系统功能中十分重要，神经系统监测可迅速发现治疗过程中的生理变化，如缺氧、低血压、血糖变化、电解质异常等，这些变化常出现在系统性变化之前，故及时处理可提高医疗质量并有效改善老年患者预后；③协助手术医师明确各组织功能，指导手术操作步骤；④在麻醉状态下，准确判断神经系统功能的完整性，为术者提供术式决策依据，降低手术风险；⑤指导外科医生的手术操作，避免不必要的损伤，帮助麻醉医生了解麻醉药物效果以调控药物使用剂量。

第二节 老年麻醉神经系统监测项目及标准

一、影像学与核医学

医学影像学是基于 X 线发展起来的,包括 X 线、计算机体层扫描、数字减影血管造影、磁共振成像及超声。随着上述神经结构影像学的持续发展,先后开展了正电子发射型断层显像和单光子发射型电子计算机断层显像等核医学技术,开创了分子水平研究脑功能的先河,实现功能性神经影像学及分子核医学时代的跨越。

(一)X 线检查

X 线是一种电磁波,其波长较短为 0.008~0.031nm,具有较高的能量,X 线与物质相互作用时发生能量转换,体现了波粒二重性的特性。X 线穿透人体后,由于各组织器官有着不同的厚度及密度,对 X 线的吸收各不相同,使得透射到胶片的图像表现出不同的亮度,可直观其解剖结构、生理功能状态及病理变化。

颅内各组织密度相似,缺乏对比度,X 线只可用于颅骨形态、结构、密度以及颅内组织的异常钙化的检测。由于 X 线用于神经系统的检查有一定的局限性,现已由计算机体层扫描取代。

(二)计算机体层扫描

显像原理:计算机体层扫描(computed tomography,CT)利用 X 线对人体一定厚度层面进行扫描,探测器接收透射过组织的 X 线,通过光电转换器将 X 线转换为电信号,再经模拟/数字转换器转化为数字信号,输入计算机进行处理得到重建图像。从选定层面获取其 X 线衰减系数或吸取系数,由此排列成数字矩阵,数字/模拟转换器将数字转为不同灰度的微小方块构成 CT 图像。CT 图像中由黑到白不同的灰度,象征着组织由低密度到高密度。将组织密度(图像值)进行 CT 值量化,便于比较,其单位为亨氏单位(Hounsfield unit,HU)。将气体 CT 值定为 -1 000HU,脂肪密度在 -70~-110HU,水的为 0HU,软组织为 20~50HU,组织钙化大于 50HU,骨骼为 1 000HU。

监测项目:

1. 普通扫描 成像清晰,较 X 线分辨率高 10~20 倍,可对脑组织及脊髓显像。区分脑组织的灰质与白质,显影脑室系统和蛛网膜下腔,可评估脑肿瘤、脑出血、脑梗死等病变,适用于颅脑疾病的快速筛查。

2. 增强扫描 静脉注射含碘的造影剂进行扫描为增强扫描,当造影剂通过神经系统时,在正常组织及病变组织的扩散速度、波幅不同,使得造影剂分布及浓度不同进而产生不同的增强效果,以此来诊断病变。CT 动态增强扫描是获取不同时相的扫描结果,通过造影剂在病灶进入及消散过程的图像,可更鲜明地反映病灶的病理本质,判别肿瘤的良恶性以及了解病灶血供。正常组织无血脑屏障的破坏,造影剂无法通过致使造影剂无法显示增强效果。增强效果主要取决于病变部位血脑屏障的破坏程度与血管的富集程度。

3. CT 灌注扫描 造影剂注射速度较增强 CT 快,扫描频率高,以保证造影剂短时间通过备检组织时,CT 灌注扫描可实时抓拍病变组织的灌注量,利用灌注软件获取所测平面每个像素点的时间-密度曲线,绘制层面图像,以不同颜色展示脑血流动力学变化来表示该组织血流灌注状态。主要用于脑血流的判读如急性脑局部缺血灶、脑梗死等,还可以通过观察脑肿瘤血运判别肿瘤性质、血供及肿瘤实质的结构特征。

4. 脑血管造影 CT 血管造影(CT angiography,CTA)是静脉注射含碘造影剂后成像,经过计算机处理三维展示全身血管系统,可观察血管走行及血运情况。这种非创伤性血管成像技术可清楚显示大脑动脉环以及大脑前、中、后动脉,早在缺血性脑血管病急性期即可诊断,使缺血灶早期得以治疗。但是CTA 常使小血管显像不清,不能连续监测,无法排除其他组织重叠干扰,于是数字减影血管造影(digital subtraction angiography,DSA)应运而生。通过四肢动脉血管置入血管鞘并注射造影剂,DSA 连续扫描,对比造影剂注射前与后的血管造影 X 线荧光图,增益后经光电转换器将 X 线转换为电信号,再经模拟 / 数字转换器转化为数字矩阵,计算机算取造影剂注射前与后数字信息的差值,去除骨骼、肌肉、软组织等其他信号,可获得血管的动态图像。DSA 技术获取的图像清晰,分辨率高,直接观察血管病变,精确测量狭窄或扩张血管程度,因此 DSA 成为诊断血管性疾病的金标准。

(三) 磁共振成像

显像原理:磁共振成像(magnetic resonance imaging,MRI)是利用人体组织中氢原子核与磁场产生磁共振现象、将此射频信号经计算机处理成像的一项技术。MRI 的基本原理是人体静止于磁场,当射频电流通过患者脉冲时,人体内氢原子核被激发,引起氢原子核、磁场共振,从而吸收能量。阻断射频脉冲,氢原子核回归固有特定频率发出射电信号,并将吸收的能量释放出来,将接收器收录的能量输入计算机进行处理获取图像。磁共振最常用的核是氢原子核,因为它在生物组织中含量极高且信号最强。为了获得清晰的 MRI 图像,成像过程须保持静止。

监测项目:

1. MRI 平扫 不需注射造影剂,是磁共振各种检查的基础。

2. MRI 对比增强 磁共振信号愈强图像亮度愈强,磁共振信号愈弱亮度愈弱;正常流速血液、气体及骨皮质呈黑色;内脏、肌肉呈灰白色;脑脊髓、骨髓呈白灰色;脂肪组织、松质骨呈白色。MRI 对比增强是通过静脉注射能使氢原子核弛豫时间缩短的顺磁性物质——钆二乙三胺五乙酸(Gadolinium-DTPA,Gd-DTPA)。Gd-DTPA 通过缩短体内局部组织中水质子的弛豫时间(氢原子核由紧张到松弛状态所需的时间),氢原子核重新排列的速度越快图像越亮,以此提高正常组织与病变组织的对比度和分辨率。Gd-DTPA 对脑 MRI 的增强使缺血梗死灶早期即可被发现,较颅脑增强 CT 分辨率高。MRI 广泛用于颅内外血肿、颅脑肿瘤、颅内动脉瘤、动静脉血管畸形、脑缺血、椎管内肿瘤、脊髓空洞症和脊髓积水等神经系统疾病的诊断。

3. 磁共振血管成像 磁共振血管成像(magnetic resonance angiography,MRA)利用磁共振信号对血流有较强的敏感性,并且流动的液体是固有的生理性对比剂,可不需造影剂进行成像。MRA 适用于怀疑脑肿瘤、脑梗死、蛛网膜下隙出血、颅内动静脉畸形或颅内动脉瘤致自发性脑内血肿等神经系统性疾病。该技术对血流高度敏感,不受血流方向的限制,对静脉及毛细血管均可成像,具有无创、安全、清晰、敏感度高等优点。

(四) 其他

1. 单光子发射计算机断层成像术

显像原理:单光子发射计算机断层成像术(single-photon emission computed tomography,SPECT)首先摄入含有适当半衰期的放射性同位素药物,通过示踪技术,从体外探测体内放射性示踪剂所发出的 γ 射线,构建示踪剂在人体内的分布图。放射性示踪剂的分布与组织的血流速度、细胞数量、细胞功能及新陈代谢相关,所以该图反映人体组织结构及其功能状态。SPECT 可围绕人体旋转 180° 或 360°,从多角度、多方位探测组织器官中发射出的 γ 射线,运用其分布绘制一系列二维影像图。经计算机数据处理重建成三维图像,获得各器官组织的横断面、冠状面和矢状面的断层图像。

监测项目:

(1)脑血流灌注显像:人体摄入分子量小、不带电荷且脂溶性高的显像剂,使其可以透过血脑屏障进入脑组织,在相关水解酶作用下分解成带电荷的次级产物,带电荷的次级产物无法透过血脑屏障从而滞留在脑组织内。显像剂进入脑组织的量主要与局部脑血流量相关,由此反映脑血流灌注情况。SPECT 进行脑断层显像,经立体重建后显示大脑、小脑、基底节和脑干等各个部位局部血流量的影像,由计算机可计算出各个部位的局部血流量和全脑平均血流量。SPECT 可检测神经系统疾病:①短暂性脑缺血发作(transient ischemic attack,TIA)或可逆性缺血性脑疾病,可显示脑血流减少、脑细胞功能低下,病变区呈类圆形。即使在症状消失后 2 个月内其阳性检出率仍较高。②急性脑梗死在发病早期即可显示梗死灶,梗死灶呈放射状减弱区,病变周围由于过度灌注呈放射性增强区。③癫痫发作期由于脑血灌注增多、代谢增快病灶呈局限性放射性增高区,发作间期呈放射性减弱区,由此 SPECT 是目前癫痫诊断的常用方法。④ Alzheimer 病、梗死性脑痴呆等在大脑皮质呈现多处大小不一的放射性减弱区。⑤锥体外系疾病和共济失调疾病表现为放射性减弱区。⑥脑外伤挫伤部位、血肿清除部位可见放射性减弱区。⑦原发性脑肿瘤因血运丰富呈放射性分布增高,脑肿瘤转移瘤常表现为脑局部放射性减弱,若肿瘤中心发生坏死,脑局部可呈环状。

(2)脑肿瘤 SPECT 阳性显像:肿瘤细胞异常活跃、持续处于增殖期,由于其新陈代谢较快,基础物质消耗增多,使得肿瘤细胞对显影剂的摄取增多。正常情况下显像剂:^{201}Tl、^{99m}Tc-MIBI(甲氧基异丁基异腈)无法透过血脑屏障,脑组织呈放射性空白区。当脑肿瘤发生时,肿瘤细胞及释放的因子破坏血脑屏障,使得显影剂透过血脑屏障,随着肿瘤血供增加、新陈代谢速度增快,显影剂摄入增多,病变脑组织呈现放射性增强区。临床用于判别肿瘤的恶性程度、肿瘤复发,化疗药物的疗效检测及脑肿瘤患者的预后评估。

2. 正电子发射断层成像

显像原理:正电子发射断层成像(positron emission tomography,PET)是向待测者注射含正电子放射性的药物,人体的不同部位吸收放射性物质能力不同,并且这些药物参与新陈代谢过程时发生湮灭,使得同位素在不同部位的聚集程度不同,由于湮灭所产生的光强也不尽相同,PET 扫描仪接收光子信号后形成影像,由此显示组织内生物化学浓度随时间的变化。代谢率高的组织,PET 呈现高信号强度,代谢率低的组织 PET 呈现低信号强度。该技术从分子水平反映组织的功能代谢情况,主要被用来确诊癌症及癌症的严重程度、神经系统的状况,以及心血管方面的疾病。

临床应用:

(1)脑血管疾病:局部脑血流(r-CBF)、局部脑氧代谢率(r-CMRO$_2$)、局部氧摄取分数(r-OEF)、局部脑血流容积(r-CBV),可早期发现脑梗死和短暂性脑缺血等。

(2)癫痫:PET 可用于癫痫的定位,发作期呈高代谢、发作间期为低代谢区。

(3)脑肿瘤:原发脑肿瘤定位、分级,脑瘤复发评判,化疗药物的疗效评价,划定肿瘤放疗区域以及疗效评估。

(4)神经退行性疾病:好发于老年人的痴呆和帕金森病。痴呆常用 PET 检测颞、顶、额叶的脑血流,脑氧代谢率减低呈放射性减弱。帕金森病是由于黑质 - 纹状体系统多巴胺递质异常减少所致,使用多巴胺 D2 受体显像剂,可发现纹状体及壳核处显影剂分布减少。

3. 经颅多普勒超声(TCD) 其指标:

(1)频谱图像:近似一个直角三角形,展示心脏的收缩期和舒张期;收缩期形成收缩峰,重搏切迹将收缩峰分为 S$_1$ 峰和 S$_2$ 峰;舒张期呈现 D 峰。

(2)血流速度:收缩期血流速度(V$_{sys}$)、舒张末期血流速度(V$_{dia}$)和平均血流速度(Vmean)可反映动脉系统功能状态(表20-1)。由于 V$_{mean}$ 相对稳定与脑灌注的相关性强于其他指标,V$_{mean}$ 被视为常用指标。

(3)脑血管阻力指数:搏动指数(pulsatility index,PI)$=(V_{sys}-V_{dia})/V_{mean}$(正常范围 0.65~1.10)和阻力指数(resistance index,RI)$=(V_{sys}-V_{dia})/V_{sys}$(正常范围 0.54 ± 0.06)。

(4)收缩峰与舒张期末血流速度比值:S/D=Vp/Vd(正常范围为 S/D<3)。

（5）两侧流速差：(BVD)＝$V_{m1}-V_{m2}$（V_{m1}、V_{m2}指同一对脑动脉两侧平均血流速度，正常小于20cm/s）。

表 20-1　脑动脉血流速度正常参考值（cm/s）

	V_{mean}	V_{sys}	V_{dia}
大脑中动脉	65 ± 17	94 ± 23	46 ± 12
大脑中动脉	50 ± 13	71 ± 18	34 ± 10
大脑后动脉	40 ± 9	56 ± 12	27 ± 7
基底动脉	39 ± 9	56 ± 13	27 ± 7

临床应用：①检测脑血管狭窄和闭塞部位及程度；②判断血管痉挛部位和程度；③诊断颅外血管阻塞病变（颈内动脉狭窄、阻塞、夹层、锁骨下动脉盗血），了解侧支循环是否良好；④颅内压增高和脑死亡的检测；⑤诊断非动脉粥样硬化性脑供血动脉狭窄（如烟雾病、大动脉炎）；⑥危重病人及神经外科手术术中脑血流监测。

老年人 TCD 特点：老年人脑血流明显减少，血流速度逐渐减慢。老年人血管弹性减弱，S_1 峰、S_2 峰和 D 峰图像趋于圆钝，重搏切迹常不明显，S_1 峰、S_2 峰趋于融合。由于血管弹性的减退，PI 和 S/D 比值随之升高。

二、脑脊液检查

脑脊液（cerebrospinal fluid，CSF）是位于脑室及蛛网膜下腔内的无色透明液体，由脑膜的蛛网膜和软脑膜包裹。CSF 由侧脑室脉络丛分泌，经室间孔进入第三脑室、中脑导水管和第四脑室，通过第四脑室中间孔和侧孔到达蛛网膜下隙和脑池，最后再吸收回静脉窦进入血液循环。成人的脑脊液总量为110~200mL，生成速度为 0.35mL/min，成人每日生成 500mL。CSF 的作用是作为脑内运输的介质，保护和支持大脑和脊髓缓冲外界对其的压力。血脑屏障（blood-brain barrier，BBB）是存在于毛细血管与脑组织之间的保护性屏障，它对进入脑组织的血液成分是有选择性的。在病理情况下，BBB 破坏使其通透性增高致使 CSF 成分发生改变。所以脑脊液检查对中枢神经系统疾病的诊断具有重要的临床意义。

常用腰椎穿刺术检查脑脊液性质，对脑膜炎、脑炎、脑血管病变、肿瘤及其他全身性疾病的中枢受累的诊断具有重要意义。

1. 脑脊液常规　是一项基础检查，主要通过观察脑脊液的颜色、透明度、凝固物和压力，判断是否存在颅内出血、颅脑炎症、蛛网膜下隙阻塞等循环问题。

2. 脑脊液生化　检查脑脊液中蛋白质、氯化物和葡萄糖 3 种物质。主要用来筛查脑血管性疾病、脑膜炎、视神经脊髓炎、脊髓肿瘤、吉兰 - 巴雷综合征等自身免疫性疾病。

3. 脑脊液显微镜检查　通过观察脑脊液中细胞分类及数量辅助诊断中枢神经系统感染性疾病、肿瘤性疾病、脑寄生虫病、颅内出血等。

4. 脑脊液细菌培养　脑脊液细菌学检查探查造成颅内感染致脑膜炎的病原菌，可指导临床医师调整治疗方案。

5. 脑脊液免疫学检查　利用抗原抗体反应检测脑血管病变及炎症反应。

三、脑电图及相关脑功能监测

（一）脑电图

脑电图（electroencephalogram，EEG）原理：EEG 是通过脑电图描记仪将脑自发性生物电放大并记录成曲线图。大脑活动时，大量神经元同步发生突触后电位，经总和后形成电波变化，借由大脑皮质或头皮表面反映出来称之为 EEG。人类大脑中蕴含着大量神经元，神经元相互连接，产生突触后电位，当这些神经元相互作用电信号的能量积累超过一定阈值，形成脑电波。将电极放置在人头皮上监测脑电波，使用脑电图描记仪进行脑波的收集与处理。因此 EEG 是通过测定自发的有节律的生物电活动来反映脑功能状态。

脑电波包含 4 个基本要素：频率、波幅、波形和位相。①频率：指单位时间内的周波数（次 /s，C/s，即 Hz）。人类 EEG 的频率一般为 0.5~30Hz。②波幅（振幅）：指波峰到波谷的垂直高度，反映的是两个电极的电位差（电压，μV），代表脑电活动的强度。③波形：指 EEG 在一个周期内电位差的变化形式。波形有正弦波、棘波、尖波、三相波、λ 波、棘 - 慢复合波、K- 综合波、手套形波等。④位相：指波长在整个周期里的位置，以基线作为准线，波峰位于基线以上称为负相，波峰位于基线以下称为正相。根据频率和波幅分为 4 个波段：δ 波：频率为 1~3Hz，波幅为 20~200μV，常出现在婴儿期或智力发育不成熟期，成年人出现在极度疲劳、昏睡或麻醉状态下，可在颞叶和顶叶记录到这种波段；θ 波：频率为 4~7Hz，波幅为 100~150μV，为青少年（10~17 岁）EEG 中的主要成分，也可发生在成年人感情受挫、抑郁或精神病患者中；α 波：频率为 8~12Hz，波幅为 20~100μV，是成年人的基本节律。在清醒、安静并闭眼时的节律，一旦受到刺激如声音、光或睁眼 α 波即刻消失；β 波：频率为 13~30Hz，波幅为 5~20μV，成年人精神紧张或情绪激动时的主波（表 20-2）。

表 20-2　脑电波

波形	频率 /Hz	波幅 /μV
δ	1~3	20~200
θ	4~7	100~150
α	8~12	20~100
β	13~30	5~20

老年人 EEG 的特点：老年人的神经系统由于神经细胞树突、触突的数量以及突触之间的联系均有减少，EEG 也较成人发生改变。

1. α 波的变化　频率减慢（可降至 8Hz 以下），波幅降低，但仍主要表现在顶、枕区。老年人 α 波有向额、中央及前颞部位移动及泛化的倾向，称为 "α 波前移" 及 "α 波泛化"。当老年人收到光、声音等刺激时，α 波的反应也有所减弱。

2. 慢波（θ、δ 波）的变化　老年人脑电图中慢波的比例增加可达 30%~40%，频率波幅有所降低。

3. 快波（β 波）的变化　随着年龄的增加快波出现的频率增加，衰老后脑萎缩快波又随之减少，主要发生在额部。

4. 老年人睡眠时各波的变化　由 α 波转换为高波幅的 θ 或 δ 波（通常婴儿为高波幅的 θ 或 δ 波，成人为低波幅的 θ 或 δ 波），其中代表深睡眠的 δ 波比例减少。

（二）脑电双频指数

脑电双频指数（bispectral index，BIS）原理：将脑电图的频率、振幅、位相等信息经双频分析拟合成一个无单位的定量指标，用 0（抑制状态）~100（清醒状态）表示。由于麻醉药物作用于中枢神经系统，麻醉深度可在脑电图中显现出来。BIS 主要反映大脑皮质的兴奋或抑制状态，可实时监测镇静及睡眠程度、意识状态、记忆能力。

临床应用：BIS 数值与异丙酚、吸入麻醉药的血药浓度相关良好，可密切反映相关麻醉药物的镇静及麻醉深度。BIS 监测除了监测麻醉深度、指导麻醉苏醒期以外还可以维持适当麻醉，以防麻醉过深引起的术后死亡率增高，减少麻醉药品用量预防老年患者术后认知障碍，减少术中知晓的发生率。除此之外 BIS

监测还广泛应用于心肺复苏后管理、重症监护室、睡眠深度监测。100~80代表清醒状态,80~60代表镇静状态,60~40代表麻醉抑制状态,低于40可能出现暴发抑制。暴发抑制(burst suppression,BS)是大脑皮质电活动受到严重抑制的表现,过量使用麻醉药物是常见的BS诱发因素,表现为高振幅慢波与抑制性脑电活动交替出现的波形。暴发抑制的波形是电压不超过±5.0μV、持续时间大于50秒的EEG波形。

老年人BIS特点:随着年龄的增加大脑的结构和功能发生改变,使得老年人大脑对麻醉药物敏感性增强,基于BIS值调整的麻醉药剂量对于老年人实际需求量有所增加,更容易出现脑电的暴发性抑制。老年患者术中维持BIS值为40~60,常发生麻醉药物过量导致脑电抑制。研究发现老年人的脑电图波幅较年轻人小。有研究发现年龄越大,意识丧失时的BIS值越高,由此我们应随时调整BIS值范围以适应患者的需求。

(三)肌电图

肌电图(electromyogram,EMG)原理:肌肉收缩时产生生物电活动的描记图称为肌电图。大脑将兴奋性信号传导至中枢神经系统的运动神经元,胞体、树突与突触形成连接,将产生的电脉冲沿神经元的轴突传导到末梢神经与肌纤维形成的运动终板,释放乙酰胆碱,运动终板的离子通道发生构象改变细胞膜去极化从而产生终板电位。当终板电位累积达到肌细胞膜去极化阈值电位时,肌纤维产生动作电位,动作电位沿着肌纤维向两侧肌腱端传播,引起肌纤维收缩。通过表面电极或插入电极将肌肉在静息和收缩状态的生物电流放大,由示波器记录的肌肉动作电位的曲线称为EMG。

临床应用:EMG通过检测肌肉在静止和收缩时的生物电信号,达到检查神经、肌肉兴奋性及传导功能的目的,以此确定神经肌肉的功能状态,也是诊断和鉴别诊断神经源性、肌源性和神经肌肉接头处病变的重要技术手段。正常肌电图:①插入电位正常;②肌松弛状态为电静息;③轻收缩时为正常运动单位动作电位,多相电位少于总动作电位的10%,动作电位平均时限一般为5~15ms,同一肌肉不同点动作电位同步率低于30%;④最大收缩时呈干扰相,动作电位平均振幅300~4 000μV。静息状态时肌肉无自发电活动,处于电静息状态。肌电图监测保证术中神经功能的完整性,指导手术医师操作,及时纠正手术干预方式以防造成神经功能损伤。

老年人EMG特点:老年人肌肉功能的衰退由多种神经因素引起,包括大脑运动皮质、脊髓和神经肌肉连接点的功能低下。随着年龄的增长,运动神经传导速度变慢,肌肉动作电位波幅降低。神经传导速度(nerve conduction velocity,NCV)是评定周围神经传导功能的监测技术,包括运动神经传导速度和感觉神经传导速度的测定。随着年龄的增长,NCV减慢,动作电位波幅减小,波形变得较为离散。

(四)熵

熵原理:熵(entropy)是通过采集EEG及前额肌电图(frontal electro-myogram,FEMG),运用频谱熵运算计算出的量化麻醉深度的数值(GE S/5熵模式)。熵指数包括反应熵(reaction entropy,RE)和状态熵(state entropy,SE)。RE:同时结合了EEG(0.8~32Hz,低频)和FEMG(32~47Hz,高频)的电信号,值为0~100,反映前额骨骼肌兴奋程度及大脑皮质的受抑制程度。SE:仅采集EEG信号,值为0~91,反映大脑皮质受抑制情况。

临床应用:RE、SE可反映患者的不同状态(表20-3)。RE、SE两者均维持在高水平值,提示患者处于清醒状态;RE和SE数值相等且维持在40~60,提示患者处于麻醉适宜且平稳的状态;如果监测结果分离:RE升高,SE降至低水平值,提示患者镇痛不足,存在肌肉活动;RE逐渐升高,SE维持不变且在相对高的水平值,提示患者趋向苏醒;RE、SE两者均维持在低水平值,提示患者处于皮质受到抑制的状态。熵指数的影响因素:

1. 药物 肌松剂:肌松剂可能使熵指数降低,如果监护仪频段涵盖肌电图频段,使用肌松剂时肌电图信号可被肌松剂阻断,RE值降低从而产生麻醉加深的假象。吸入麻醉剂:随着七氟烷在循环中浓度的增加,RE 和 SE 值逐渐降低。静脉麻醉剂:熵指数与丙泊酚、右美托咪定有较强的相关性,可精确反映其镇静深度。

2. 生理条件 年龄、体温、血压、血糖、酸碱失衡也会对脑电信号产生影响进而影响熵指数。

(1)熵指数的优点:①反应迅速,RE 数值较 SE 和 BIS 数值变化快 4 分钟,RE 包含额肌电信号,对伤害性刺激敏感,因此可迅速反映气管插管等刺激引起的皮质下兴奋,便于临床医生迅速做出处理;②熵指数与 BIS 在监测镇静深度和判断意识消失方面均能达到较好的效果,但在丙泊酚麻醉恢复期的意识判断上,熵指数可能优于 BIS。此外,熵指数可预测麻醉减浅和意识恢复的时间,而 BIS 却不能有效预测清醒时间;熵指数还能监测镇痛程度,可反映麻醉深度在某一时刻的即刻变化;③可有效预防术中知晓的发生。

(2)熵指数的缺点:①电极片价格昂贵,且不能重复利用;②由于熵指数是对 EEG 细微变化的换算,其瞬时变化迅速且变化范围大,数值常出现偏差;③易受麻醉药物如肌松剂及患者生理情况的影响而变化,如血压、体温、血糖等。

表 20-3 反应熵(RE)与状态熵(SE)临床特点的比较

RE	SE
麻醉深度监测反应快	麻醉深度监测反应慢
数值受肌松药影响	数值不受肌松药影响
反映浅麻醉下的意识状态水平	反映深麻醉下的意识状态水平

老年人熵指数的特点:老年人多器官功能衰减,手术的耐受能力降低,对麻醉药的敏感性增强易引起血流动力学波动,所以需要熵指数指导麻醉。有研究表明,熵指数监测老年人麻醉深度及意识水平的效果与成年人相似,可代替 BIS 用于临床麻醉深度的监测。

(五)镇痛指数

镇痛指数(pain threshold index,PTi)原理:PTi 是反映全身麻醉下镇痛水平的参数,利用小波分析法计算脑电活动中与传递疼痛信号相关的高频波段(γ 波段,40~100Hz)、低频波段(α 波段和 β 波段,8~30Hz)中规律重复变化的数据,在二房室模型的理论基础上,将脑电信号分解为皮质和皮质下脑电,得出大脑对疼痛刺激的耐受程度。

临床应用:PTi 取值范围 0~100,40~60 表示镇痛良好,数值越低镇痛效果越好。优点:PTi 不受肌松药干扰,不受年龄限制,适用于所有年龄段的手术患者。缺点:目前 PTi 的准确性还有待更多临床试验的验证。

(六)Narcotrend 麻醉深度监测

Narcotrend 麻醉深度监测原理:基于脑电图的功率、频率、波幅,使用 Kugler 多参数统计学方法和微机处理自动分析分级以显示麻醉/意识深度状态。通过 Narcotrend 级别(Narcotrend stage,NTS)和 Narcotrend 指数(Narcotrend index,NTI)两项指标反映麻醉深度(表 20-4)。

表 20-4 Narcotrend 麻醉深度监测

分级	NTS	NTI	含义
A	A	100~95(α 波)	清醒状态
B	B0	94~90(β、θ 波)	镇静、催眠状态
	B1	89~85	
	B2	84~80(θ 波增多)	

分级	NTS	NTI	含义
C	C0	79~75	浅麻醉状态
	C1	74~70	
	C2	69~65	
D	D0	64~57（δ波增多）	常规麻醉状态
	D1	56~47	
	D2	46~37	
E	E0	36~27（持续高δ波）	深度麻醉状态
	E1	26~20	
	E2	19~13	
F	F0	12~5（暴发抑制）	脑电活动消失
	F1	4~0	

NTS，Narcotrend 级别；NTI，Narcotrend 指数。

临床应用：Narcotrend 麻醉深度监测与丙泊酚、依托咪酯、硫喷妥钠和吸入麻醉药的相关性较高，常用于此类药物麻醉深度的监测。NTS 将 EEG 分为 A~F6 个阶段 15 个级别作为量化指标以表示从觉醒到麻醉直至脑电暴发抑制期间的脑电信号的连续变化，A 级表示处于清醒状态，B 级表示处于镇静、催眠状态，C 级表示处于浅麻醉状态，D 级表示处于常规普通麻醉状态，E 级表示处于深度麻醉状态，F 级表示暴发抑制增加或者处于静息电位，其中 B、C 和 D 级又各分为 0、1 和 2 三个亚级别，F 级又各分为 0 和 1 两个亚级别，还可显示 α、β、θ、δ 波的功率谱变化情况。每个级别对应其特定的 NTI 值，0（深镇静）~100（清醒）连续反映意识水平变化，通过监测大脑皮质的抑制程度，从而实时显示麻醉深度。Narcotrend 麻醉深度监测的优点：适用于全科手术，使用普通电极片即可实现监测，需要输入患者生日进入计算程序，以精确指导个体化麻醉。缺点：易受外界干扰，造成数据错误甚至无数据而误导对麻醉深度的判断，仅可判断镇静情况而对镇痛水平无法判别。

老年人 Narcotrend 麻醉深度监测的特点：随着年龄的增长，同一意识水平，老年人较年轻人的 NTI 值高，术中需结合其他监测结果、结合患者自身情况制订个体化麻醉方案。

（七）脑状态指数

脑状态指数（cerebral state index，CSI）原理：基于脑电图的 α 比率、β 比率、β 比率 -α 比率和暴发抑制率 4 个子参数结合自适应的神经模糊推论系统进行计算的 0（脑电抑制）~100（清醒）的无量值以量化患者的脑功能状态及意识水平。

临床应用：CSI 值为 100~90 表示清醒状态，90~80 表示嗜睡状态，80~60 表示轻度麻醉状态，60~40 表示适合外科手术的麻醉状态，40~10 表示处于深度麻醉状态且伴发暴发抑制，10~0 表示昏迷状态。

老年人 CSI 的特点：CSI 与丙泊酚具有良好的相关性，能够及时准确反映老年患者手术期不同意识水平的变化。在同等意识水平状态下，老年人的预测效应室浓度低于青年人，而老年人 CSI 指数较青年人高，这表示 CSI 指数指导麻醉的必要性，使得麻醉更为个体化，提高了麻醉安全性。

（八）麻醉深度指数

麻醉深度指数（depth of anesthesia index，AI）原理：是基于样本熵（sample entropy，SampEn）、频域分析中的边缘频率（95% spectral edge frequency，95%SEF）和时域分析中的暴发抑制比（burst suppression ratio，BSR）等脑电图数据进行加权求和，模拟出 0~100 的无量纲数值（0 为脑电抑制状态，100 为清醒状态），据此反映麻醉深度。

临床应用：通过分析脑电图相关意识及镇静水平分析麻醉状态，分为清醒、浅麻、中麻、深麻、过深麻醉5种状态，术中麻醉深度维持在 40~60 适宜。AI 优点：① AI 数据库取材于亚洲人，而 BIS 数据库取自欧美人群，所以 AI 更适用于国人的麻醉监测；②基于 SampEn 分析的麻醉深度较 BIS 和熵更为准确地反映意识水平；③基于 SampEn、SEF 和 BSR 分析体现 AI 数值的特异性强、灵敏度高、抗干扰性强等优点。AI 缺点：① AI 监测电极片工艺欠佳，缺乏特异性；②不同麻醉药物及不同生理状态可导致不同的频谱图，所测 AI 值也不尽相同，需根据具体情况加以分析后再做处理。

老年人 AI 特点：老年人术后神经系统并发症较多，常影响认知功能造成预后不佳。脑电图中 α 波与认知功能密切相关。正常情况下老年人较年轻者脑电图波幅、频率下降，更易受到麻醉药物影响形成暴发抑制。正常生理情况下，处于清醒状态的老年人 α 波功率有所降低，麻醉情况下常发现 α 波段前趋化（α 波下降且前移）。AI 值的监测可实时反映老年患者意识水平并指导麻醉，可减少麻醉药物剂量，减少血流动力学波动，使 α 波下降波幅减小，降低术后认知障碍的发生率。

（九）意识指数

意识指数（indexes of consciousness，IoC）原理：基于 EEG 进行分析，经过浅麻醉期间的 β 比值和深度麻醉中暴发抑制比的模糊推理、结合符号动力学计算出 IoC1（镇静指数），IoC2（镇痛 / 抗伤害指数）是在 IoC1 的基础上，根据 EEG 各个频段的脑能量值，计算疼痛伤害刺激敏感指数。通过分析脑电中的相对低频部分计算镇静深度，相对高频的部分计算镇痛水平。

临床应用：IoC1 是反映镇静程度的 0~99 无量纲数值，99~80 代表清醒状态，80~60 代表镇静状态，60~40 代表适宜麻醉状态，40~0 代表脑电活动受到抑制。IoC2 是反映镇痛程度的 0~99 无量纲数值，超过 50 表示镇痛欠佳，50~30 代表镇痛适宜，低于 30 代表镇痛过度。IoC1 的适宜镇静区间为 40~60，高于 60 可能发生术中知晓，低于 40 镇静过深老年患者可能发生术后认知功能障碍。IoC2 反映镇静状态下伤害刺激指数，以 35~45 为最适宜镇痛。IoC1 联合 IoC2 指标可反映术中患者对伤害性刺激的反应程度以调整镇静镇痛程度。IoC 的优点：①注重个体化管理，在诱导过程中确定该患者自身意识消失的指数，并以此作为参照；②基于数千例患者的意识水平数据，建立出的 IoC，其受麻醉药物的影响小，可广泛应用于术中意识水平监测；③ IoC 对镇静深度的预测较 BIS 更为灵敏。缺点：当患者处于深麻醉时，IoC 反应欠敏感，可能误导麻醉医师导致麻醉过深。

老年人 IoC 特点：老年患者神经系统功能减弱，若麻醉深度不足，意识未完全丧失，会给患者带来极大的精神负担，麻醉过深极易使老年患者脆弱的神经系统功能异常或丧失。老年患者由于身体功能的衰弱需要个体化管理，IoC1 联合 IoC2 可反映患者对伤害性刺激的反应程度、针对患者制订自身的意识消失指数的衡量标准。

四、诱发电位监测

（一）躯体感觉诱发电位

躯体感觉诱发电位（somatosensory evoked potential，SEP）原理：当机体感觉系统的任何部位受到刺激，在特定的传导通路上可检测到生物电反应，这种神经传导信号经过放大形成的波形即为 SEP。SEP 的监测方法不少，其中以脊髓诱发电位和皮质体感诱发电位最为多见。皮质体感诱发电位是将记录电极置于头皮，脊髓诱发电位是将记录电极置于脊髓，将刺激后诱发电位叠加，所记录的波形为 SEP。最终记录到的波形以波幅（微伏，μV）和潜伏期（毫秒，ms）进行测量，并以电压（μV）- 时间（ms）的曲线图表示 SEP（上肢见表 20-5，下肢见表 20-6）。波形分析：向上偏折为 N 波（negative wave 负向波），向下偏折为 P 波（positive wave 正相波），潜伏期代表刺激后至波形生成的时间即波形之前的距离。

1. 预警标准及影响因素 首先采集基线数据，便于术中观察诱发电位的波幅和潜伏期变化，波幅降低 50% 和 / 或潜伏期延长超过 10%，是预警并急需干预的显著性变化指标。预警提示术者调整手术方案，利于保护患者神经系统的完整性。除手术因素外，影响 SEP 的因素还包括药理学和生理学因素。

（1）药理学因素：①吸入性麻醉药可导致 SEP 的波幅降低，潜伏期延长；②低剂量静脉麻醉药对 SEP 影响较小，只有大剂量反复使用除依托咪酯和氯胺酮之外的静脉麻醉药时，才会引起 SEP 的波幅降低，潜伏期延长（依托咪酯和氯胺酮可引起 SEP 的波幅增高）。所以 SEP 常规用于静脉全身麻醉。

（2）生理学因素：低体温引起 SEP 潜伏期延长，组织灌注不足引起 SEP 波幅降低且潜伏期延长，严重低氧引起 SEP 波幅降低，高颅压引起 SEP 波幅降低且潜伏期延长。

表 20-5　上肢 SEP 各波正常范围

		波名			波间期		
		N9	N13	N20	N9~N13	N13~N20	N9~N20
男	潜伏时 /ms	9.1~10.7	12.2~14.0	18.2~20.6	2.8~3.6	5.5~6.9	8.6~10.2
女	潜伏时 /ms	10.4~11.2	11.6~12.6	17.5~18.5	2.6~3.4	5.5~6.5	8.5~9.3

表 20-6　下肢 SEP 各波正常范围

		波名			波间期	
		N8	N22	P37	N8~P37	N22~P37
男	潜伏时 /ms	6.5~7.7	19.8~22.9	37.6~40.8	20~23.2	16.8~19.2
女	潜伏时 /ms	5.5~6.9	19.2~21.2	35.5~38.9	18.7~22.3	15.4~18.4

2. 临床应用　SEP 作为神经生理监测的最常用方法，可反映大脑皮质感觉区、丘脑、脑干网状结构、脊髓后索及周围神经的功能状态。SEP 使用脉冲电流诱发一定刺激的强度、持续时间、频率等参数，连续刺激用以评判整个术中神经系统的完整性，可使记录和分析方法标准化。术中使用 SEP 可指导手术操作以保证神经系统的完整性，改善患者预后，降低致死、致残率。术中 SEP 监测便于功能区定位，指导手术操作。SEP 常用于脊柱融合术、脊髓肿瘤切除术、动静脉畸形和血管瘤切除术，术中可以监测脊髓功能，避免手术操作不当或低血压等造成脊髓缺血。颅内肿瘤切除术、颈动脉内膜剥脱术和颅内动脉瘤夹闭术中可及时反映脑灌注不足、脑缺氧等情况，达到实时监测脑干和皮质结构的目的。在脑损伤及脑昏迷患者中可预测预后。

老年人 SEP 特点：随着年龄的增长，神经系统逐渐"老化"，其中以周围神经的改变为明显，具体表现为周围神经电反应波潜伏期增长、波幅降低、波形趋向离散，男性的这种老化较女性更为严重。

（二）运动诱发电位

运动诱发电位（motor evoked potential，MEP）原理：电或磁刺激运动皮质产生兴奋下行传导至皮质脊髓束，使脊髓前角运动细胞或周围神经运动纤维去极化产生动作电位，在运动传导通路或相应肌肉表面产生可以测量的电生理信号。磁或电刺激运动皮质，在其相应神经支配的肌肉、脊髓节段或者周围神经接收到动作电位，通过监测反应波的潜伏期和波幅评判整个运动系统的完整性。电信号在肌肉处被记录到，为典型的复合肌肉电位（compound muscle action potential，CMAP），也可在脊髓处记录到相应电位，表现为 D 波（直接波）及 I 波（间接波）。CMAP 被广泛用于测量 MEP。

1. 预警标准及影响因素　CMAP 判定标准为波形清晰伪迹干扰小、能辨别潜伏期、能辨认相对固定（拇短展肌和小指展肌的潜伏期范围为 15~35ms）、波幅为 200~2 000μV 的多相波形。CMAP 的预警标准并不唯一，如①与基线相比，波幅下降 50% 和 / 或潜伏期延长 10%；② CMAP 的存在或消失；③刺激强度超过 50V，且刺激次数增加，才可获得满意波形。造成波形变化的因素可能为机械性损伤或压迫所造成的神经损伤,也可能为低温、缺血、缺氧、代谢变化等生理学因素,并且还需要考虑麻醉药物的因素。吸入麻醉药易引发 MEP 信号消失,规定最高使用浓度不超过 0.5MAC。单次大剂量使用苯二氮䓬类药物、依托咪酯,可降低 MEP 波幅。丙泊酚诱导常引起 MEP 波幅呈剂量依赖性降低,而对潜伏期的影响不大。丙泊酚持续输注对 MEP 波形影响不大。国际推荐采用全凭静脉麻醉:麻醉诱导选用氯胺酮、异丙酚、依托咪酯和中短时效肌松药等,复合持续低剂量输注阿片类镇痛药,术中避免使用肌松药。

2. **临床应用** SEP 只能反映上行感觉通路,需要 MEP 监测术中运动系统的完整性及功能状态,预测术后运动功能状况。MEP 可在颅内肿瘤手术、脊柱手术、脑干腹侧病变中保护运动传导系统的完整性,使患者即使在麻醉状态下也能减少组织缺血、缺氧及运动功能损伤。在脑血管手术中可监测皮质及皮质下缺血、缺氧情况,对皮质下缺血引起运动功能损伤有预测作用。施行颅内肿瘤手术时,术中给予 MEP 皮质刺激用以标记运动功能区,划分正常组织与肿瘤的界限,在保证运动系统完整性的情况下增加肿瘤全切率。但是 MEP 监测禁用于癫痫、皮质损伤、颅骨缺损、颅内压增高、颅内置入物(电极、血管夹、分流管)以及心脏起搏器的患者。

老年人 MEP 特点:与年轻人相比,同样的平均动脉压下老年人可能出现低灌注状态,引起波幅的降低。随着年龄增长,老年人可表现为 MEP 潜伏期延长,波幅降低,下肢较上肢更为明显。

(三) 脑干听觉诱发电位

脑干听觉诱发电位(brainstem auditory evoked potentials,BAEP)原理:声刺激引起的神经冲动经过脑干听觉传导通路在顶叶皮质记录到的电活动,可反映耳蜗至脑干的听觉传导通路的功能状态。听觉传导通路:听神经→耳蜗神经核→上橄榄核群和外侧丘系→下丘和内侧膝状体→颞横回皮质听觉中枢。BAEP 是采用短声(click)或音调(tone)刺激耳蜗,在顶叶皮质记录到电反应。顶叶皮质记录到的 BAEP 电反应是由一系列发生于声刺激后 10ms 以内的波组成,波形主要表现为 Ⅰ、Ⅱ、Ⅲ、Ⅳ、Ⅴ波 5 种。Ⅰ波起源于耳蜗神经,反映听神经颅外段的动作电位;Ⅱ波起源于耳蜗神经核,反映听神经颅内段的动作电位;Ⅲ波起源于桥脑上橄榄核,反映上橄榄核的动作电位;Ⅳ波起源于外侧丘系及其核团(脑桥中上段);Ⅴ波起源于外侧丘系上方或下丘(脑桥上段或中脑下段)。规定Ⅰ波和Ⅰ-Ⅴ波间期主要体现周围性损害程度,Ⅲ波和Ⅰ～Ⅲ波间期主要体现中枢性损害程度。观察一系列波极性、次序、潜伏期、波幅、波形以及峰间潜伏期评判 BAEP。波幅:BAEP 波幅变化较大,绝对波幅仅作参考。BAEP 波幅的相对值 V/I:两波的波幅比值可以反映周围和中枢神经系统损害的情况,其正常范围为 0.5～3。潜伏期是从刺激开始到反应出现的时间;峰间潜伏期代表两个或两个以上波峰之间的时间,各波潜伏时及波间期的正常值见表 20-7。

表 20-7 BAEP 正常值

	潜伏时 /ms		间期 /ms		
波	均值	区间	波间期	均值	区间
Ⅰ	1.7	1.4~2.0	Ⅰ～Ⅲ	2.1	1.8~2.4
Ⅱ	2.8	2.46~3.14			
Ⅲ	3.9	3.52~4.28	Ⅲ～Ⅴ	1.9	1.54~2.26
Ⅳ	5.1	4.62~5.58	Ⅰ～Ⅴ	4.0	3.54~4.46
Ⅴ	5.7	5.2~6.2			

BAEP,脑干听觉诱发电位。

1. **预警标准及影响因素** 采集基线数据,记录各波的潜伏期和波幅以及峰间潜伏期,潜伏期延长 0.80ms 以上,峰间潜伏期大于基线 1.5ms,波幅变化波幅大于 50%。BAEP 基本不受麻醉药物影响。

2. **临床应用** ①听觉损伤的评定;②听力检查;③脑干听觉传导通路疾病(听神经瘤、多发性硬化、小脑脑桥脚肿瘤和小脑肿瘤、脑干损伤、中脑病变、脑血管意外和血管畸形)的诊断及术中监测以免损伤听觉传导通路。听神经瘤诊断:患侧Ⅲ、Ⅴ波潜伏期延长、Ⅰ~Ⅲ波间期延长;对侧Ⅲ~Ⅴ波间期延长。多发性硬化诊断:Ⅴ波的波幅降低或消失,也可以为Ⅲ~Ⅴ波间期延长。

老年人BAEP特点:有研究发现老年人BAEP各波潜伏期明显延长且波幅降低,Ⅰ~Ⅲ、Ⅲ~Ⅴ波间期延长。这一结果表明听觉系统的老化存在于从耳蜗到脑干的整个听觉传导通路。随年龄增加而衰退的中枢听觉敏感性首先出现于高频,即使是听力正常的老年人也可发生噪声下言语识别困难的情况。老年人常患帕金森病,表现为BAEP波潜伏期延长、波幅降低、波形分化差或波形缺如。

(四) 视觉诱发电位

视觉诱发电位(visual evoked potential,VEP)原理:在可视范围内,以闪光、图形刺激视网膜,传导至视觉皮质在大脑皮质枕叶记录到的电位变化。视觉传导通路:视网膜(视杆细胞→双极细胞→神经节细胞)→视神经→视交叉→视束→外侧膝状体→视放射→枕叶视皮质。VEP可以在患者术中意识消失的状态下实时监测视觉功能。根据刺激类型的不同,VEP分为闪光刺激视觉诱发电位(flash stimulation induced visual evoked potentials,FVEP)和图像视觉诱发电位(pattern visual evoked potential,PVEP)。PVEP根据图像瞬变又分为模式翻转视觉诱发电位(pattern reversal visual evoked potential,PRVEP)和模式给撤视觉诱发电位(pattern onset/offset visual evoked potential,POVEP)。即使在清醒状态下患者的FVEP变异度较大,术中监测FVEP不具有特征性,PRVEP由于其波形简单稳健易于分析、阳性率高和重复性好,老年人常选用PRVEP监测视觉传导通路。

记录的PRVEP波形是一个由极性命名的NPN三相复合波,按照各波形的潜伏期和极性依次命名为(负向)N75、(正向)P100、(负向)N145。产生的3个波形分别来自皮质的不同部位,P100是来自第一视区(17区)或中枢区的动作电位,波峰明显且稳健,易于获得;N75波形难以辨认;N145波幅及潜伏期变异度大。一般情况下P100潜伏期较固定,波幅高,临床常选取P100作为视觉功能的分析对象。正常P100标准(表20-8):潜伏期(PL)102.3 ± 5ms,两眼PL可相差1.3 ± 2.0ms,波幅10.1 ± 4.2mV,时程63 ± 8.7ms。

预警标准及影响因素:主要分析比较P100的潜伏期、波幅制订预警标准。①P100潜伏期延长,大于基线平均值 ± 3标准差(SD)或左右眼差值增大提示视觉径路传导障碍;②P100波完全消失;③波幅异常减低;④左右枕部的P100不对称。造成上述波形的变化常是视觉神经系统损伤,也有可能是生理因素以及药物导致。生理因素:①年龄,随着年龄的增长,P100潜伏期延长;②性别,女性P100潜伏期短于男性约2~3ms,女性振幅较男性高,变异程度大;③低体温可造成P100潜伏期延长,波幅下降;④视觉刺激参数如棋盘格大小、对比度、刺激野大小、刺激频率等均会引起VEP波形的变化。麻醉药物因素:①吸入麻醉药存在剂量依赖性的VEP潜伏期延长,波幅减小;②使用阿片类药物复合丙泊酚或氯胺酮的全凭静脉麻醉可保证VEP波形的完整性,所以视觉神经系统的监测常选用全凭静脉麻醉。肌松药不会直接影响VEP,可通过消除肌电干扰以增加信-噪比,从而改善VEP波形。

表20-8　P100正常值

	均值	范围	$X ± 3SD$
P100潜伏时 /ms	102.3	89~114	117.6
P100波幅 /μV	10.1	3~21	22.6

临床应用:①术中监测视觉神经系统结构、功能的完整性,鉴别功能性和器质性的视觉障碍,探寻病变部位;②诊断视觉神经系统性疾病,多发性硬化表现为P100潜伏期延长而波幅正常;视神经炎表现为P100潜伏期延长、波幅减低;缺血性视神经病表现为P100波幅减低而潜伏期不变;压迫性视神经病变表

现为 P100 波幅减低。

老年人 VEP 特点：新生儿的 VEP 波形稳定性差,1 岁后趋稳定,波形近似于成人,随后潜伏期随年龄增长而缩短;50 岁以后,P100 潜伏期以每十年延长 2~5ms 的速度增长,波幅也逐渐降低。老年人常伴有视神经缺血、萎缩,造成视觉神经传导通路的结构及功能的改变,表现为 P100 波潜伏期延长、波幅降低、波形复杂多变。

五、脑血氧饱和度监测

脑组织重量占体重的 2%~3%,但脑血流量占心排出量的 15%~20%,静息状态下脑耗氧量占全身耗氧量的 20%~25%,神经细胞缺血缺氧 3~5 分钟可发生变性、凋亡或坏死,损伤神经系统。脑氧饱和度监测技术可连续无创地监测脑组织的氧供与氧耗、以及氧供与脑灌注间的平衡关系。

(一) 颈静脉球部氧饱和度

颈静脉球部氧饱和度(jugular venous oxygen saturation,SjvO$_2$)监测临床常用 Seldinger 法,于胸锁乳突肌胸骨头端与锁骨连线相交处置入深静脉导管,连接导管末端光导纤维探头与肺动脉导管连续监测颈静脉球部混合静脉血的血氧饱和度。临床应用于各种手术监测脑氧供需平衡,颅脑创伤时指导维持脑灌注压,指导酸碱失衡及呼吸机参数调节。SjvO$_2$ 正常范围为 55%~75%。SjvO$_2$ 降低可能发生二次灌注不足致使脑灌注不足、氧供需失衡;SjvO$_2$ 增高可能存在相对充血、动静脉瘘以及病理性动静脉分流,也有可能发生脑死亡。

(二) 脑组织氧分压

将探头置入脑组织中,氧分子还原产生电流,电流的强度可反映脑组织的氧分压。可应用于需实时监测颅内压的严重颅脑创伤患者、围手术期麻醉管理以及 ICU 床旁监测。脑组织氧分压(brain tissue oxygen tension,PtiO$_2$)正常值范围为 20~35mmHg。脑组织氧分压数据库尚未健全,一般认为低于 20mmHg 或 15mmHg 需要治疗,而低于 10mmHg 则认为是严重脑缺氧急需治疗。影响因素包括系统性因素和脑特异性因素。系统性因素包括动脉血氧、二氧化碳饱和度、吸入氧分压、心肺功能、血红蛋白水平。脑特异性因素包括颅内压、脑灌注压、脑血流量、脑血管自动调节能力、脑组织氧分压扩散梯度等。

(三) 近红外光谱

近红外光谱(near infrared spectrum,NIRS)技术是基于局部脑氧饱和度(regional cerebral oxygen saturation,rScO$_2$)监测的唯一一种无创式脑氧饱和度监测技术,固定于眉弓上缘的 NIRS 探头发出 NIRS(波长范围 700~950nm)可穿透皮肤及颅骨进入脑组织,基于不同发色团生物分子在光谱中呈现不同光密度的原理使得不同氧合状态的血红蛋白吸收光谱的程度出现差别,经过数字化处理为氧合血红蛋白和去氧血红蛋白比值。

临床应用:围手术期脑血氧维持,尤其是适用于创伤性脑损伤患者,心脏、颈动脉手术、以及术中需要沙滩椅位的患者。rScO$_2$ 正常范围为 60%~75%,当 rScO$_2$ 值 ≤50% 或较基线下降 ≥20% 需要治疗以改善脑氧合。影响因素包含生理因素、病理变化及麻醉药物的使用。生理因素包括颅骨厚度、皮肤色素、胆红素含量、动脉血氧及二氧化碳饱和度、脑血流量、血压以及体位(沙滩椅位导致 rScO$_2$ 值降低)。病理变化包括颅内出血及脑水肿等因素造成的颅内压改变。临床应用大剂量瑞芬太尼使 rScO$_2$ 值降低,小剂量使用丙泊酚或七氟烷由于增加脑血流而使 rScO$_2$ 值升高。

老年人血管弹性变差,可导致小动脉弯曲变形并形成血窦,微动脉发生中层纤维化、硬化以及弹性降低,使得对血压最为敏感的脑发生脑血氧饱和度水平降低。即使和青年人下降相同比例的血压,老年人更容易发生脑氧供需失衡,术中监测脑血氧饱和度可有效预防老年患者认知功能的下降。

六、神经肌肉传递功能监测

神经元与神经元或神经元与效应器细胞间形成突触连接,进行化学信息的传递,将运动神经末梢的信息转化为肌肉机械性收缩的电信号,将这一信息传递和转化过程称为神经肌肉传递功能(neuromuscular transmission,NMT)。NMT 监测的基本原理:用一定强度的电刺激周围运动神经发生冲动,检测肌纤维反应。肌纤维的反应包括肌肉机械收缩力反应和肌肉的反应性复合动作电位。肌肉机械收缩力反应是将收缩力转变为电信号,数字化处理后加以显示。

(一) 神经刺激器

以其操作简单、携带轻便、检测结果安全可靠在临床大范围使用。神经刺激器将一定量电流脉冲刺激机体感觉运动神经,引起相应肌群颤搐。刺激电极为表面电极和针状电极,刺激参数设置为单相正弦波,脉冲宽度 0.1ms,频率 1~2Hz,电流 1mA。如果体温降低,皮肤阻抗随之增大,输出电流减少,对刺激的反应降低可能导致误判。定位后寻找肌肉颤搐,减少刺激电流 0.2~0.3mA,颤搐依然存在。触发肌肉收缩所需电流强度和针尖与神经距离正相关。通过视觉和触觉估计目标肌肉的松弛程度。临床应用于正常人或麻醉状态、无意识、无法沟通、合作能力差的患者,用于周围神经的定位。

(二) 加速度仪

将加速度传感器固定于拇指端腹侧,刺激电极置于尺神经体表处,刺激参数设置为电压 100~150mV,电流 20~50mA,频率 0.1~50Hz,引起患者拇内收肌颤搐,传感器将拇指位移时的加速度转换成电信号输入加速度仪,间接监测肌收缩机械效应。

(三) 肌动图

刺激尺神经,用力移位换能器能测定拇内收肌收缩震动产生的机械信号,转换成电信号,经放大后显示。为保证准确性,可增加前负荷(50~300g),使肌肉在收缩前处于等长状态。肌动图(mechanomyography,MMG)可以直接测量肌肉收缩的机械效应,是检测神经 - 肌肉兴奋传递功能的金标准,但是由于设备操作繁杂,信号不稳定,人机连接不易,较多用于科研。

(四) 肌电图

前文有讲述,不再赘述。

肌电图的神经刺激模式:

1. **单次颤搐刺激(single twitch stimulation,SS)** 刺激输出方波,频率 0.1~1Hz,脉冲宽度 0.2ms,一般每隔 10~20s 刺激一次。由此可以监测肌松药的起效时间、恢复时间以及作用强度。给予肌松药后肌颤搐波幅逐渐减小至消失,自给药至达到肌颤搐被完全抑制的时间为起效时间,恢复期肌颤搐波幅逐渐增大,肌颤搐波幅由 25% 恢复至 75% 的时间为恢复指数。当肌颤搐抑制程度达 90% 时可行插管操作及完成腹部手术,而肌颤搐恢复至 25% 以上时方可拮抗非去极化肌松药。优点:操作简单,较少引起患者不适,可重复测试。缺点:敏感性差。

2. **四个成串刺激(train of four stimulation,TOF)** 由 4 个频率 2Hz、波宽 0.2~0.3ms、电流强度 40~60mA 的成串矩形波组成,每组刺激为 2 秒,刺激间隔为 12s,记录的 4 个肌颤搐依次称为 T_1、T_2、T_3、T_4。根据 TOF 比值(T_4/T_1),判断神经肌肉的阻滞类型和程度。神经肌肉传递功能正常时 T_4/T_1=1.0,使用非去极化肌松药时 T_4 首先消失等同于肌颤搐抑制 75%,随着阻滞程度的加深 T_3、T_2、T_1 依次消失,等同于单次刺激肌颤搐抑制 80%、90% 和 100%,T_4/T_1<1.0。而去极化阻滞肌颤搐不发生衰减 T_4/T_1>0.9 甚至接近于 1.0。优点:可连续监测神经肌肉功能的阻滞程度。缺点:敏感性不如强直刺激。

3. **强直刺激(tetanic stimulation,TS)** 一组连续地低频输出刺激神经肌肉,刺激频率 50Hz,电流 50~60mA,持续时间 5s,使肌肉发生强直收缩。可判断阻滞性质:非去极化阻滞时,神经肌肉对强直刺激反应衰减现象,部分出现强直后易化现象,一般持续 60s;去极化阻滞时,神经肌肉收缩无变化。强直后易化现象是部分神经肌肉发生非去极化阻滞,给予强直刺激,由于乙酰胆碱的合成、消除加快,肌颤搐波幅可增强一倍以上,一般持续 60s。优点:较敏感,可判别肌肉阻滞性质。缺点:引起清醒患者刺激部位疼痛,不宜进行连续动态监测。

4. 强直刺激后计数(post-tetanic count stimulation,PTC) 给予肌松药后外周神经肌肉处于深度非去极化阻滞状态,TOF 和 SS 反应完全消失,在此无反应期间,给予 1Hz 单次颤搐刺激 60s,然后 50Hz 强直刺激 5s,停顿 3s 连续 1Hz 单次刺激 16 次,记录强直刺激后单次颤搐刺激反应的次数。PTC 记录次数越少证明阻滞程度越深。优点:PTC 用于 TOF 和 SS 反应完全消失时的深度非去极化阻滞时期。缺点:不可连续监测,不能用于去极化阻滞。

5. 双暴发刺激(double burst stimulation,DBS) 由两组频率 50Hz 强直刺激组成,两组间的间隔时间 750ms,每组中脉冲间隔时间 20ms,脉冲宽度 0.2ms,超强刺激电流 50mA,亚强刺激电流为 20~30mA。DBS 可用于神经肌肉非去极化阻滞后的监测。优点:提高残余神经肌肉阻滞的检出率。缺点:清醒患者的不适感重。

临床应用:神经肌肉传递功能监测可用于整个麻醉过程中肌松药的使用管理。麻醉诱导:SS。气管插管:SS 及 TOF,任何刺激模式下无反应即可插管。麻醉维持:PTC 首先出现,达到 10 以后的数分钟内 TOF 值出现;即使 TOF 值恢复到有两个肌颤搐反应时,大多数手术仍能顺利完成。肌松药拮抗:在 TOF 恢复到出现两个肌颤搐反应或有明显的神经肌肉功能恢复征象方可使用拮抗剂。苏醒:要达到满意的神经肌肉功能恢复,需 TOF 比值>0.9。

老年人神经肌肉功能传递特点:老年人的非去极化肌松药的 95% 有效剂量未发生改变,说明药效动力学未发生改变。由于老年人的心排量减少骨骼肌灌注也随之减少,使得肌松药起效时间延长,然而老年人较年轻人使用肌松药的剂量有所减少,在一定程度上缩短了起效时间,综合上述因素老年人肌松药起效时间与年轻人相近。随着年龄的增长,体内肌肉及水分较少,脂肪占比增加,加之肝肾等代谢器官的功能下降,促使肌松药的半衰期延长,使得神经肌肉阻滞恢复的时间延长。对于老年人肌松药的使用可以适当减少剂量,延长追加药物的间隔时间。

第三节　神经系统监测的设备及技术:对信息采集指标的判读和处理

一、脑功能监护仪

(一)脑电图描记仪

1. 异常脑电诊断标准 ①有节律的神经电活动表现为频率、波幅、波形、分布、对称性、稳定性和反应性异常。②4 个波段(α、β、θ、δ 波)的波幅、波幅间的相互关系及分布异常。③慢波占比增加,如 δ 波超过 10%,θ 波超过 15%。出现持续性颞部局灶慢波和 / 或其他部位的局灶慢波;④出现区别于背景脑电的异常波形:棘波、尖波、棘(尖)慢综合波多见于癫痫,但亦可见于肿瘤、外伤、炎症及变性疾病等;三相波多见于代谢性脑病;扁平波多见于深昏迷患者;手套波可见于大脑深部肿瘤、血管病变、帕金森综合征及精神病等。⑤波幅过低或两侧明显不对称;⑥脑电波任何波形出现暴发性或周期性发放。

2. 异常脑电的处理 ①轻度异常脑电:可不需处理。②脑部有器质性损伤或功能性疾病:可介入手术治疗。③去除伪差干扰：降低电极阻抗，尽量减少动眼、运动，尽量减少室内其他电子仪器的使用。④减少物理因素的影响：保持环境安静、适合的温度及光照。⑤减少生理因素的影响：保持血氧、血糖、酸碱平衡。

（二）麻醉深度监测仪

BIS、熵、Narcotrend、CSI、AI、IoC 等麻醉深度监测指数均基于快速傅立叶变换技术对 EEG 的时域特征分析（中间频率、谱边缘频率）换算而来的、反映麻醉深度的数值。

1. 异常麻醉深度监测诊断标准　由于脑电信号传导及转换需要时间，麻醉深度监测数值常滞后数秒，评判时需引起注意。

2. 异常麻醉深度监测数值的处理

（1）排除肌电图及神经肌肉阻滞剂的干扰。

（2）去除其他医疗器械的影响：起搏器、暖风机以及部分手术操作可导致麻醉深度监测数值的变化。

（3）受监测者出现低血容量、低血压、低血糖、低体温、脑低灌注等脑代谢降低时可导致麻醉深度监测数值降低。

上述因素造成的麻醉深度监测数值降低可施以补充血容量、保温、维持机体正常血糖及酸碱平衡等措施。

（4）异常 EEG 的影响：抽搐后、痴呆、脑瘫、脑损伤可导致麻醉深度监测数值偏低，而癫痫发作可导致麻醉深度监测数值偏高，需去除原发病灶，注意与基础麻醉深度监测数值比较。

（5）药物影响：①异丙酚、七氟烷大剂量使用可发生暴发性抑制，麻醉深度监测数值降低，此时需调整剂量减浅麻醉；②氯胺酮可激活脑电引起麻醉深度监测数值一过性升高，此时需密切观察麻醉深度监测数值的变化，可不做处理；③吸入性麻醉药在相同 MAC 下可引起一过性麻醉深度监测数值变化，待麻醉深度监测数值稳定后若过高可减浅麻醉，过低则加深麻醉；④麻黄碱可升高麻醉深度监测数值，监测时需排除麻黄碱的影响。

二、诱发电位监测仪

（一）躯体感觉诱发电位

异常躯体感觉诱发电位（SEP）诊断标准：①潜伏期>平均值 +3 个标准差（SD）；②波幅明显降低伴波形分化不良或波形消失；③双侧各相应波幅差值>50%。

（二）运动诱发电位

异常运动诱发电位（MEP）诊断标准：各波潜伏期或中枢运动传导时间（CMCT）延长 > 平均值 +2.58SD，上肢易化状态下波形消失。CMAP 判定标准为波形清晰、波幅 ≥ 100μV、能辨别潜伏期、拇短展肌和小指展肌的潜伏期范围为 15~35ms、伪迹干扰小。

（三）脑干听觉诱发电位

异常脑干听觉诱发电位（BAEP）诊断标准：①各波潜伏期延长>平均值 +3SD，和 / 或波间期延长>平均值 +3SD；②波形消失或波幅 I / V值>200%；③Ⅲ-V / I-Ⅲ 比值>1.0。

（四）视觉诱发电位

异常视觉诱发电位（VEP）诊断标准：①潜伏期>平均值 +3SD；②波幅<3μV 以及波形分化不良或消失；③两眼间 P100 差值大于 8~10ms。

异常 VEP 的处理：① VEP 突然异常时，首先确定刺激器是否正常运转，查验刺激电极是否发生移位、脱落及与其他仪器设备的连接情况，去除手术室和监护室电子设备和仪器的干扰；②手术操作导致神经损伤或压迫影响诱发电位，需调整手术方案解除手术压迫；③生理因素影响：血氧含量降低时波形明显降低,潜伏期不稳定;低温、低血压、动脉血气改变(PaO_2、$PaCO_2$)通过脑血流和脊髓灌注引起 VEP 变化;调控 VEP 生理参数平稳,使用血管活性药物维持血流动力学稳定,保温,维持机体酸碱平衡等内环境稳态;④药物因素影响:麻醉药对短潜伏期的 VEP 影响不大,而皮质起源的诱发电位如 SEP 影响较大;麻醉药可降低 SEP 波幅,延长潜伏期,VEP 在麻醉药作用下表现为波幅降低;神经肌肉阻滞剂可严重影响 VEP,应避免使用;局麻药也可影响诱发电位的波幅和潜伏期,应尽量避免使用;吸入麻醉药影响诱发电位监测,所以国际建议使用全凭静脉麻醉。

三、脑血氧饱和度监测仪

(一)颈静脉球部氧饱和度

1. 异常颈静脉球部氧饱和度($SjvO_2$)诊断标准　$SjvO_2$ 小于 50%,预后较差,并发症发生率和死亡率增加。$SjvO_2$ 约为 45%,处于意识模糊状态。当 $SjvO_2 < 24\%$ 时,则发生意识消失。

2. 异常 $SjvO_2$ 的处理

(1)脑氧摄取量升高表现为 $SjvO_2$ 降低。脑损伤时,低氧血症、低血压、血管痉挛、颅内高压等 CBF 降低的情况下 $SjvO_2$ 降低,需补充血容量,及时应用血管活性药物维持血流动力学稳定,解除血管痉挛及颅内高压等情况。发热或癫痫致脑氧耗增加使 $SjvO_2$ 降低,需去除原发灶,降低脑氧耗。

(2)脑血流量增加,脑氧摄取减少表现为 $SjvO_2$ 升高。解除颅内器质性病变,维持正常颅内压,恢复脑血流。

(二)脑组织氧分压

1. 异常脑组织氧分压($PtiO_2$)诊断标准　10~15mmHg 为轻度缺氧,5~9mmHg 为中度缺氧,5mmHg 以下为重度缺氧,维持正常脑皮质功能 $PtiO_2$ 需大于 5mmHg。

2. 异常 $PtiO_2$ 的处理　维持脑特异性因素稳定,治疗脑器质性病变,使得脑灌注压、颅内压、脑血流量正常,恢复脑血管自动调节能力及脑组织氧分压梯度。调整全身系统性因素,调节吸入氧分压及呼吸机参数,补充血容量,维持正常血红蛋白含量、心肺功能、体温、酸碱平衡等内环境稳态致使动脉血氧饱和度及动脉血二氧化碳饱和度正常。

(三)近红外光谱

1. 异常 $rScO_2$ 诊断标准　个体差异大,近红外光谱(NIRS)监测需测量 $rScO_2$ 的基础值,判定 $rScO_2$ 降低超过清醒未吸氧患者静态基础值的 20% 或静态 $rScO_2$ 绝对值小于 50% 作为改善脑氧合的触发点。倘若没有获取患者清醒状态的 $rScO_2$ 基础值,可检测切皮前吸入氧浓度为 21%~30%、$PaCO_2$ 为 40mmHg 时的基础状态,在维持基础状态的血流动力学的条件下,记录 $rScO_2$ 值作为参照。

2. 异常 $rScO_2$ 的处理　$rScO_2$ 监测能够最先提示脑生理功能紊乱。解除病理病变:如清除颅内血肿、蛛网膜下隙出血、脑水肿及脑组织病损以维持正常脑血容量、颅内压等。平衡生理变量详见"异常 $PtiO_2$ 的处理"中的内容。

四、神经肌肉传递功能监测仪

1. 异常神经肌肉传递功能诊断标准

(1)神经源性损伤时:EMG 主要表现为运动单位电位(motor unit potential,MUP)时限增大、波幅增高、运动轴索数目减少、运动单位范围增大所致 MUP 数量减少,如运动神经元病、脊髓灰质炎、脊髓空洞症以及周围神经病等。周围神经病表现为感觉神经传导速度减慢、波幅降低,运动传导潜伏期延长、波幅降低,NCV 动作电位波形呈离散状态。神经根病变常表现为棘旁肌自发电位和神经传导的异常。

(2)肌源性损伤时:MUP 时限缩短,电压也发生下降,多相电位占比增加,频率可高达 800Hz/s(正常为

400Hz/s 以下）而电压低于 500μV 的病理干扰相,常无自发电位,运动单位范围缩小,如进行性肌营养不良、肌病、神经肌肉接头病晚期等。神经肌肉接头处病变表现为重症肌无力和肌无力综合征。重症肌无力肌电图常表现为正常动作电位,时限电压无明显改变,肌肉最大用力收缩时呈干扰项,但易疲劳,动作电位出现衰减,数量也随之减少。若病损严重,表现可与肌源性损伤相同。

2. 异常神经肌肉传递功能的处理

（1）人 - 机连接的调整：①阻抗过大时清洁皮肤；②检测信号出现伪差：调整刺激电极置于神经干走行的皮肤,刺激电极间的距离小于 2cm,调整参考电极与测试电极间的距离大于 2cm；③检测信号减弱：补充导电膏；④检测信号不稳定：稳妥固定加速度仪。

（2）调整参照值校准时机：为全麻诱导及意识消失后、肌松药给予前。

（3）生理因素的影响：①体温：维持中心体温为 36℃,受检部位皮肤的温度在 32℃以上；②维持水、电解质、酸碱平衡,去除假性胆碱酯酶异常；③确保肝肾功能正常。

（4）各种刺激反应间的相互干扰：①强直与单次刺激结合判断肌松药阻滞后恢复过程,为避免强直刺激后易化造成肌松恢复假象,需间隔 11 分钟甚至 30 分钟；②强直刺激与 TOF、DBS,强直刺激频率愈快,对 TOF、DBS 的影响愈大,强直刺激后 6 分钟再进行 TOF、DBS；③两强直刺激间需间隔 1 分钟；④ DBS 与 DBS 间隔 15~20 秒以上,DBS 与 TOF 间隔 15~20 秒影响较小。

（王秀丽　赵　爽　曹　静）

参考文献

［1］MØLLER AR. Intraoperative Neurophysiological Monitoring [M]. Second edition. Totowa: Humana Press, 2006.

［2］韩如泉, 乔慧. 围术期神经系统监测 [M]. 北京: 北京大学医学出版社, 2013.

［3］MASHOUR GA, ORSER BA, AVIDAN MS. Intraoperative awareness: from neurobiology to clinical practice [J]. Anesthesiology, 2011, 114 (5): 1218-1233.

［4］KUROKAWA K, MIMORI Y, TANAKA E, et al. Age-related change in peripheral nerve conduction: compound muscle action potential duration and dispersion [J]. Gerontology, 1999, 45 (3): 168-173.

［5］SCHULTZ B, KREUER S, WILHELM W, et al. The Narcotrend monitor. Development and interpretation algorithms [J]. Der Anaesthesist, 2003, 52 (12): 1143-1148.

［6］JAMESON L, SLOAN T. Monitoring of the brain and spinal cord [J]. Anesthesiology clinics, 2006, 24 (4): 777-791.

［7］孙涛. 老年神经外科 [M]. 北京: 人民卫生出版社, 2007.

第二十一章
老年麻醉循环系统监测与技术

第一节　概　　述

　　循环系统监测对于老年患者围手术期的管理至关重要。循环系统监测的主要目的是评估心脏功能和循环功能。心脏功能主要通过心脏电活动及其机械效应进行评估。循环功能包括对患者的动脉血压、中心静脉压、心输出量、血管内容量以及氧合情况等血流动力学指标进行评估。此外,围手术期的循环血液检查对于患者的状态和器官损伤的评价也逐渐得到重视。循环系统的监测可以帮助麻醉医生对患者的病情进行评估、决定干预方法以及监测治疗情况。对于心脏疾病、循环状态不稳定或休克的患者,维持或恢复循环系统的基本功能是治疗的关键。随着现代医疗技术的不断发展,电子设备已经能够提供患者心血管状况的绝大部分信息,甚至可用多种仪器监测同一指标。不同仪器与监测技术对心血管系统的评估能力各不相同,如何对监测数据进行合理的解读,并根据患者的临床状况作出最优的临床决策是提高医疗质量的关键。无论使用何种监测方式,了解其技术的优势和局限性是很有必要的。在本章中,我们会对现阶段主要的循环系统监测技术进行总结,并探讨它们在老年麻醉中的应用及前景。

第二节　老年麻醉循环系统监测与技术

　　老年人的心血管系统相对于年轻人有很大的不同,本书已有相关章节对老年人的心血管系统功能改变进行了详细的讨论。简而言之,老年人的循环系统变化主要体现在心脏功能下降(心室顺应性降低、心肌功能障碍、心脏瓣膜和传导系统功能下降等)和血管功能下降(血管硬化、增厚、扩张、内皮细胞功能障碍等)。由于动脉系统与心室紧密相连,老年人动脉的退行性变化可导致心脏功能发生代偿性变化,进一步加重心脏功能的下降。与此同时,随着年龄增长而发生的自主神经调节和神经内分泌系统的变化也会对心血管系统产生不良影响。这些变化使得老年人在麻醉过程中更容易发生血流动力学的波动,其麻醉管理更加复杂,也凸显了循环系统监测在老年围手术期中的价值。

一、心电图监测

　　心电图是监测心脏电活动最重要的手段。美国麻醉医师协会(ASA)已将心电图监测作为围手术期基本的循环系统监测内容之一。术前的心电图检查主要使用标准 12 导联心电图,以了解患者的基础心脏状态,帮助进行风险评估。术中和术后的心电图监测往往不是标准导联,其主要目的是持续监测心率、识别心律失常或传导异常以及检测心肌缺血。此外,许多老年患者会携带心脏起搏器或置入式心脏除颤器,心电图的监测也能帮助医生判断这些设备是否正常运转。麻醉医生必须掌握手术室的连续心电图监测的导联选择和放置,并正确识别心肌缺血和心律失常。

(一)心电图导联的选择和放置

心肌电活动产生的微弱电流可在人体这一容积导体中向全身扩散,因此在身体的许多部位都可以记录到心电信号。手术室心电图监测的导联位置与标准的 12 导联心电图不同,术中心电图的肢体导联通常放置在躯干上(左右锁骨下方及臀部上方,图 21-1)。电极的位置可根据手术切口、患者体位及手术流程方面的需求进行调整。为了可靠地记录准确的肢体导联,电极必须在心脏边界之外,即在心脏上方和下方的横向平面,以及在心脏左右的矢状面。在实践中,肢体导联放置在离心脏较近的地方可能会导致心电图失真。通常 II 导联适用于监测 P 波、诊断心律失常和前壁心肌缺血。心前导联的放置需要比肢体导联更加注意,其位置对可靠、敏感地检测心肌缺血至关重要。

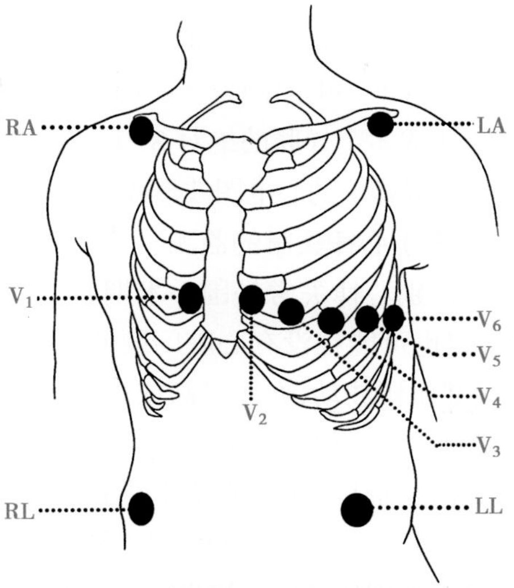

图 21-1 手术室心电图监测导联的放置

(二)心肌缺血的监测

心电图中代表心肌复极化的 ST 段是对急性心肌缺血最敏感的心电图成分。ST 段抬高、伴有或不伴有高耸的超急性期 T 波,提示透壁性缺血,最常见由冠状动脉血栓形成或动脉痉挛导致的急性冠状动脉闭塞。ST 段抬高、伴有或不伴有高耸的超急性期 T 波导联对侧导联的 ST 段则可能出现相应的压低。若缺血局限在心内膜下的区域,通常表现为 ST 段压低。心前区中段的导联(V_3、V_4、V_5)是检测心肌缺血的最佳位置。V_5 导联是在麻醉过程中检测心肌缺血最敏感的单导联(表 21-1),而 V_3 或 V_4 导联对检测术后长时间的心肌缺血更加敏感。在出现疑似心肌缺血或严重心律失常的情况下,应及时做标准心电图以明确诊断。

表 21-1 不同心电图的导联组合对术中缺血检测的敏感性

导联组合		敏感性(%)
基于单一导联	II	33
	V_4	61
	V_5	75
基于双导联	II 和 V_5	80
	II 和 V_4	82
	V_4 和 V_5	90
基于三导联	V_3、V_4 和 V_5	94
	II、V_4 和 V_5	96
基于四导联	II、V_3、V_4 和 V_5	100

实时的 ST 段监测是大多数心电图监测仪的标准配置,然而在围手术期使用 ST 段来监测急性冠脉综合征患者的心肌缺血情况还需得到更多的重视。ST 段分析在临床实践中没有得到重视的主要原因是手术中的心电图可受到干扰而出现误报,同时麻醉医生缺乏心电图 ST 段分析方法的培训。通过人工智能和机器学习对心电图进行分析和自动诊断可能是未来的发展方向,但是目前基于计算机自动计算的 ST 段缺血监测是否能改善手术患者的预后还需要进一步研究。

为了提高 ST 段监测的诊断准确性,应该认识到以下几点。首先,身体位置的变化可能会引起 ST 段的变化,导致错误的 ST 段报警。然而,QRS 复合体的变化几乎总是伴随着这些位置性的 ST 段变化,因此可以很容易地与真正的 ST 段偏差相区别。心脏在纵隔中的位置变化也显示出对 ST 段的影响。其次,许多患者在手术前存在心电图异常,可能混淆了 ST 段变化的解读。早期复极化(正常变异)、心室内传导延迟、左心室肥大、洋地黄的使用、心包炎和其他情况都可能引起基线 ST 段异常。在这些情况下,诊断心肌缺血的标准心电图的特异性较差。另外,大多数带有 ST 段监测软件的心脏监护仪都能显示单个导联的 ST 段趋势或多个导联的绝对 ST 段偏差的总和。虽然这种图形趋势对于快速识别潜在的缺血事件很方便,但监护仪屏幕上的心电图波形或心电图描记分析对于确认 ST 段的改变是否因为缺血导致的十分重要。

(三)心律失常的监测

识别心律失常是围手术期心电图监测的重要目的之一。围手术期心律失常往往与术前心脏疾病有关,但也可能在没有心脏问题的患者中发生。围手术期心律失常可能的诱因包括:①缺氧和二氧化碳蓄积;②血压波动,血压过高或过低均易引发心律失常;③低体温;④酸碱平衡或电解质失调;⑤药物影响,如洋地黄化的患者使用钙剂或低血钾时使用洋地黄均易诱发心律失常;⑥手术操作的影响,如胸内手术刺激肺门或牵拉内脏、神经外科手术刺激脑干或压迫眼球都可能引起心律失常;⑦椎管内麻醉平面过高,气管插管刺激,全麻诱导时过度通气,某些吸入麻醉药(如氟烷和恩氟烷)。通过手术室的连续心电图监测进行早期识别致命性心律失常对于及时挽救生命至关重要。

二、动脉血压监测

血压是心血管系统最常测量的参数之一。所有老年麻醉患者都必须进行血压监测。目前的血压监测技术分为两大类:无创血压监测和有创血压监测。有创血压的创伤程度较大,但与其他监测方法相比仍然是参考的金标准。不同的血压监测技术各有优劣,下面的内容将会介绍不同的血压监测技术及其在老年麻醉应用中的注意事项。

(一)无创血压监测

1. 间断无创血压监测 无创血压测量是围手术期血压监测的最低要求。美国麻醉师协会的基本麻醉监测指南规定,至少每 5 分钟要测定和评估一次动脉血压。最早的无创血压监测通过人工的听诊法测量,但是这种方法存在较大的局限性。目前基于监护仪的自动无创血压监测在手术室中得到了广泛的使用。通过震荡技术,自动无创血压设备可提供收缩压、舒张压和平均动脉压的信息。该技术的原理是袖带放气过程中动脉搏动引起袖带内压力变化被监测仪所感知,用于确定动脉血压的数值。动脉搏动最强时的压力与直接测得的平均动脉压密切相关,而收缩压和舒张压的数值来自与压力变化速率有关的公式。因此,对于基于震荡技术的自动无创血压监测,平均动脉压较收缩压和舒张压都更为可信。测定无创血压的主要部位是上臂,理想袖带的宽度应至少为上臂周径的 40%。然而对于危重患者,使用标准袖带时测得的无创血压常低于真实的动脉内血压,因此建议应用较小的袖带以提高准确性。此外,对于房颤的患者,使用震荡技术测量的无创血压的可靠性较低,其可能会高估收缩压而低估舒张期。

2. 连续无创动脉血压监测 在麻醉过程中,血压并不总是恒定的,而是可以在几秒钟内发生显著变化。在这种情况下,依靠间断的无创血压测量可能难以满足临床需求。连续无创血压监测系统能够在没有动脉穿刺风险的情况下提供连续的动脉血压信息。连续无创血压监测主要使用基于指套的血管卸载技术(vascular unloading technology),又名容积钳方法(volume clamp method)。容积钳技术借助一个可放置于手指的小袖套中的光学传感器来测量手指动脉的直径。袖套可充气,充气压力通过反馈来调节的,使光学测量路径始终保持不变(图 21-2)。当血管中的压力增加时,驱动动脉直径增加的力会使得袖套的压力增加,以保持动脉直径的恒定。而当血管中的压力降低时,袖套压力会降低。血压可以从保持动脉直径恒定所需的袖套压力中得出,袖套压力能够高度准确地反映出手指动脉产生的压力(图 21-2)。但需要注意的是,容积钳法准确测量血压的前提是手指的动脉有足够的血压信号,当手指水肿、外周血流灌注受损(如休克或血管疾病)或明显体温过低时可能严重干扰手指动脉的血压记录。

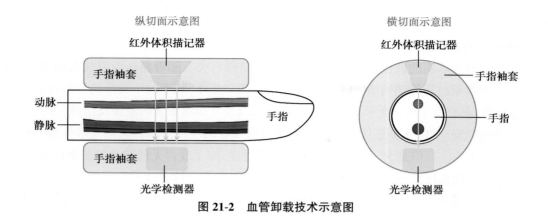

纵切面示意图   横切面示意图

红外体积描记器   红外体积描记器

手指袖套   手指袖套

动脉   手指

静脉   手指

手指袖套

光学检测器   光学检测器

图 21-2　血管卸载技术示意图

目前有两种基于容积钳的无创血压测量技术,分别是连续无创血压监测(continuous non-invasive arterial pressure,CNAP)和 ClearSight 技术。CNAP 技术基于 CNAP 系统,该系统由手指袖套和上臂袖带组成,上臂袖带用于在肱动脉处测量血压以校准手指袖套的读数。手指袖套使用成对的传感器,可放置在相邻的手指上。任何时候都只使用一个袖套进行测量,半小时内自动切换,以减少手指的静脉淤血。这种方法的最大优点是将连续测量与正常的自动无创血压监测进行校准,因此即使在手指与心脏不在同一水平位置的情况下也能显示正确的数值,但是必须确保使用正确尺寸的袖带。这种技术弥补了间断的无创血压测量和连续的有创血压监测之间的鸿沟,前者对血压快速变化的检测能力较弱,而后者需要置管,存在动脉穿刺的相关风险。CNAP 能够正确、连续地测量血压,获取压力曲线并及时显示血压的变化。该设备可由任何受过训练的护理人员应用,并发症少,安全性较好。ClearSight 技术与 CNAP 最大的区别在于血压的校正方法,ClearSight 技术的血压通过 "Physiocal" 算法进行校正(而不是上臂的无创血压)。尽管有研究表明该技术获取的血压数值与有创动脉的接近,但是对于重症患者的准确性还有待研究。

(二) 有创血压监测

根据老年患者的并存疾病情况以及拟行的手术方式来决定是否需要有创血压检测。通常来讲,老年患者合并 2 或 3 级高血压病(尤其合并心脑血管并发症者)或拟行开胸手术、神经外科手术及其他易出血或明显干扰循环功能的手术,血压波动的可能性较大,要求能连续监测血压变化并迅速处理,建议直接监测动脉血压。留置的动脉导管亦方便多次抽取动脉血进行实验室分析。老年人动脉穿刺置管一般选择桡动脉,也可选择肱动脉、腋动脉、股动脉和足背动脉。不同位置测量的结果有一定的差异,随着与心脏距离的增加,收缩压逐渐增高,平均动脉压降低,压力波形振幅变小。对于老年患者,由于动脉的各种变化,外周动脉的压力波形可能和升主动脉有较大的差别。若由于解剖异常或血管疾病,外周远端的动脉压力可能低于中央大动脉的压力。动脉波形分析可以提供血压以外的更多血流动力学信息(图 21-3),例如动脉压力上升波的斜率与压力对时间的导数(dP/dt)相关,因此可以间接评估心肌收缩力。动脉脉搏轮廓可以用来估计每搏量和心输出量,其中每搏量与动脉波形的曲线下面积相关。当机械通气患者的动脉压在呼吸周期中显示出较大的收缩压变化(收缩压变异性)时,表明存在

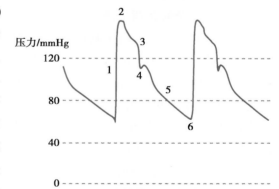

图 21-3　动脉波形介绍

图中所示:1,收缩期上升支,此时主动脉瓣已经开放,左心室心肌收缩使血液快速射入主动脉,动脉血压迅速上升;2,收缩期峰值,整个动脉波波峰的最高点,对应血压值为收缩压;3,收缩期下降支,此时左心室收缩开始减弱,心室射出的血不足以补充主动脉根部往外周流动的血,动脉血压开始下降;4,重搏切迹,此时主动脉瓣关闭,是心室收缩和舒张的分界点;5,舒张期血液流向外周血管;6,舒张末期,整个动脉波波谷的最低点,对应血压值为舒张压

低血容量。

（三）血压监测技术的新进展

大量研究提示围手术期的低血压与患者术后的不良结局有关。随着血压监测技术的进步，连续的血压监测为提高围手术期血压管理的质量提供了更好的条件。此外，基于血压波形的分析可获取患者更多的血流动力学信息，亦有助于分析老年人复杂的循环状态改变并预测患者的液体反应性。

考虑到便捷性和安全性，无创连续血压监测设备具有很好的应用前景。无创技术作为一种有效的替代方法值得临床医生关注。但是为了提高临床医生的接受度，除了改善无创技术的测量性能，下一个重要的方向是证明连续无创血压监测是否能够提高老年患者麻醉的安全性并改善患者的预后。因此还需要更多的研究评估。对于需要多次进行动脉血气分析的高风险手术或重症患者，连续无创技术是无法完全取代连续有创血压监测的。但是我们应该认识到作为非侵入性技术，连续无创血压监测技术可以作为间断振荡法测量血压的潜在替代方法，并可用于老年患者的术前评估。一项针对中风险非心脏手术患者进行的随机对照试验显示，与使用上臂袖带的间歇性血压监测相比，连续的无创动脉血压监测降低了术中低血压的发生频率。

三、中心静脉和肺动脉置管

中心静脉和肺动脉置管对于老年患者的容量评估、液体复苏等至关重要。下面针对这两种置管方法及其获取的血流动力学参数进行探讨。

（一）中心静脉和肺动脉的置管位置和方法

老年人中心静脉置管一般选择右颈内静脉或右锁骨下静脉置管，其测量结果与穿刺位置关系不大，但与患者体位、机械通气等有较大关系。肺动脉置管需要经中心静脉置入 Swan-Ganz 导管，其操作过程可能会引起较严重的并发症，要严格掌握适应证，一般在心血管手术麻醉或患者有明显心血管系统功能异常时使用。通过监测导管远端端口的压力波形，或在透视引导下可以完成肺动脉导管经皮插入到肺动脉。波形监测是围手术期右心导管检查中比较常见的技术。

（二）中心静脉置管相关的血流动力学参数

中心静脉导管主要用于测量中心静脉压（CVP）。中心静脉压可反映右心室的充盈压力，从而估计血管内容量状态并评估右心功能。为了准确测量压力，导管的远端必须位于胸内大静脉之一或右心房内。在任何压力监测系统中，都必须有一个可重复的标志（如腋中线）作为零点参考。这在监测静脉压力时尤其重要，因为与动脉压力监测相比，零参考点高度的微小变化会在静脉压力刻度上产生相应的较大误差。正常的 CVP 波形由 3 个向上的偏转（A、C 和 V 波）和两个向下的偏转（X 和 Y 下降）组成（图 21-4）。CVP 波形可用于诊断心脏病理改变。例如出现不规则心律伴有 A 波消失表明心房扑动或颤动。当右心房对着关闭的三尖瓣收缩时会出现炮弹 A 波，提示交界性心律、完全性心脏传导阻滞和室性心律失常。中心静脉导管还可测量中心静脉氧饱和度等指标。

（三）肺动脉置管相关的血流动力学参数

肺动脉导管可测量肺毛细血管楔压（pulmonary capillary wedge pressure，PCWP）和肺动脉舒张压（pulmonary artery diastolic pressure，PAD）。PCWP 波形与 CVP 波形类似。测量 PCWP 或 PAD 的主要原因是这些参数可以用于估算左心房压力，进而估计左心室舒张末期压力（left ventricular end diastolic pressure，LVEDP）。LVEDP 与左心室前负荷密切相关，但是在肺动脉导管尖端位置不正确、肺血管疾病、呼气末正压水平高或二尖瓣疾病的情况下，PCWP 和 PAD 压力不能准确反映 LVEDP。肺动脉导管远端端口和左心房之间的血管通道的通畅是确保 PCWP 和左心房压力之间的相关性的必要条件（表 21-2）。对于二尖瓣狭窄的患者，使用 PCWP 不能准确估计左心室充盈压，可能会高估真正的前负荷状况。此外，既往研究证明在体外循环后的最初一个小时,PCWP和左心房压力之间存在明显的正梯度。尽管使用肺动脉导管测量的心脏充盈压仍被广泛用于指导大手术和危重患者的液体治疗,但近期的大多数临床研究分析表明,心脏充盈压对预测心室充盈量或血管内容量扩张的血流动力学的价值不大。此外,肺动脉导管还可测量混合静脉血氧饱和度等指标。

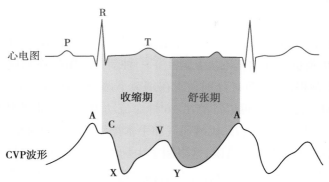

图 21-4　中心静脉压(CVP)波形介绍

A波是由右心房收缩产生的,发生在心电图上P波之后。C波的出现是由于等容性心室收缩迫使三尖瓣向上鼓起进入右心房。在右心室射血时,三尖瓣被拉离心房,右心房内的压力随之下降,形成X波下降。右心房在心室收缩后期继续充盈,形成V波。当三尖瓣打开,右心房的血液在舒张早期迅速排入右心室时,出现Y型下降。

表 21-2　可能改变 PCWP 和 LVEDP 之间关系的影响因素

PCWP>LVEDP	PCWP<LVEDP
正压通气	左心室顺应性差(缺血或肥厚)
呼气末正压	主动脉瓣反流
胸腔内压增加	二尖瓣过早闭合
慢性阻塞性肺疾病	LVEDP>25mmHg
肺血管阻力增加	
左心房黏液瘤	
二尖瓣疾病(狭窄或反流)	
肺动脉导管位置错误	

PCWP,肺毛细血管楔压;LVEDP,左心室舒张末期压力。

四、心输出量和血管内容量监测

术中的心输出量监测对危重患者具有非凡的意义,在老年患者的手术过程中可根据情况选用。通过心输出量测定,可以判断心脏功能,诊断心力衰竭和低排综合征,同时估计患者预后。根据 Startling 曲线,临床上能够指导补液和心血管药物治疗。此处将对不同心输出量监测技术进行简要介绍。

(一)基于超声的心输出量监测

利用超声技术可观察心脏和大血管的结构和动态,了解心房、心室收缩及舒张情况和瓣膜关闭状态。超声仪可以测量主动脉的横截面积、射血期间的血流速度和射血时间,这三者的乘积可以计算出每搏量。每搏量与心率的乘积可以计算出心输出量。近年来,经食管超声心动图(trans esophageal echocardiography,TEE)逐渐成为围手术期必不可少的诊断和监测工具。TEE可监测每搏量、左室射血分数、左室收缩功能、舒张末期面积、心室壁运动等,进而评估心功能,了解瓣膜功能、异物团块、右心室气栓等。但是经食管超声心动图监测对设备及医师的要求较高,且有一定的禁忌证,故对有冠心病、心肌梗死病史的老年患者仍需谨慎使用。

(二)基于生物阻抗法的心输出量监测

主动脉的血量在收缩期和舒张期会发生变化,这导致心动周期中胸腔的电阻发生阶段性变化。心阻抗血流图是利用心动周期与胸部电阻抗的变化来测定左心室收缩时间和计算出每搏量。新近在增加呼吸过滤器、程序数字化及加快测量速度的基础上又诞生了一种新型的阻抗检测仪(BioZ系统)。操作方法为两对双向电极分别黏附于颈根部,另两对分别黏附在剑突下两侧。在胸电生理阻抗基础上,采用先进的DISQ技术及其专利的ZMARC算法,可以计算出16种血流动力学参数来评估患者的心功能,使得BioZ系统测量和计算的准确性大大提高。电刀、机械通气和手术操作会影响阻抗信号,导致读数不准确。心肌缺血导致的心脏改变也可能会造成测量错误,这限制了生物阻抗心输出量测量对冠状动脉疾病和心室功能受损患者的作用。生物阻抗系统在心肺分流术后、肾脏移植、充血性心力衰竭、肺水肿、败血症、受孕、腹部手术或危重患者中亦不准确。

(三)基于锂稀释法的心输出量监测

该方法通过中心静脉或外周静脉注射等张的氯化锂溶液,再通过连接在动脉导管上的锂传感器来记录锂的浓度 - 时间曲线。根据锂的剂量和再循环前的浓度 - 时间曲线下的面积来计算心输出量。

(四)基于温度稀释法的心输出量监测

通过Swan-Ganz导管注入温度指示剂是临床上传统的基于温度稀释法的心输出量监测技术,其利用循环血液的温度变化来测量血流量。指示剂可采用室温(15~25℃)或冷(0~5℃)的生理盐水,常用量为10mL。将溶液从肺动脉漂浮导管头端30cm开口于右心房的管腔内快速注入,溶液随之被血液稀释,同时温度随即升高,经离导管顶端4cm处的热敏电阻连续监测,记录温度 - 时间曲线,同时在仪器中输入常数以及中心静脉压、肺动脉压、平均动脉压、体表面积等,就可以算出心输出量。一般要连续做3次。

(五)基于脉搏波形的心输出量监测

动脉脉搏轮廓分析是一种根据动脉脉搏压力波形逐次测量和监测每搏量的技术,其原理是动脉脉搏压力的大小和压力衰减曲线描述了给定动脉输入阻抗的独特每搏量。现有的设备使用不同的专利算法,但基本上是通过分析来自外周放置的动脉导管的脉搏波的形状来进行心输出量的连续估计。根据压力波形的收缩期、舒张期或两者的组成部分来估计每搏量。需要注意的是,在主动脉瓣反流、使用大剂量血管扩张剂或血管收缩剂、以及使用主动脉内球囊泵的情况下,这些算法的结果不准确。基于脉搏波形分析除了可以计算心输出量,还可以得到一系列参数以指导血流动力学干预,将在后面的章节中详细阐述。

(六)基于部分二氧化碳重复吸入法的心输出量监测

二氧化碳无创心输出量测定是利用二氧化碳弥散能力强的特点作为指示剂,根据Fick原理来测定心输出量。常用的方法有平衡法、指数法、单次或多次法、三次呼吸法及不测定$PvCO_2$的测定方法。无论采用何种方法,其计算心输出量的基本公式为:

$$CO= VCO_2/(CaCO_2-CvCO_2)$$

其中CO表示心输出量,VCO_2表示二氧化碳消除率,$CvCO_2$表示混合静脉血中的二氧化碳含量,$CaCO_2$表示动脉血的二氧化碳含量。这种方法的最大优势在于它是完全无创的,可以每隔几分钟进行一次,而且短暂的重复吸入CO_2对大多数患者不构成实质性的风险,呼气末的二氧化碳值增加不到3mmHg。但是这种技术需要气管插管以精确测量呼出的气体。通气模式的改变可能会对测量产生不可预知的影响。与所有基于Fick的技术一样,部分二氧化碳重复呼吸法测量肺部毛细血管血流作为总心输出量的指标,需要对肺部分流进行校正。目前这种技术的临床作用主要集中在术中短期应用或术后机械通气的患者。由于其会导致动脉血中二氧化碳分压增加,该技术在颅内压增高的患者中是相对禁用的。

(七)心输出量监测和血管内容量状态评估

低血容量、全身血管扩张和心肌功能障碍经常导致围手术期的血流动力学不稳定。准确评估心脏前负荷是最重要的。在低血容量的危重患者中,准确评估心脏前负荷对于指导治疗和优化心输出量至关重要。尽管大多数血流动力学受损的患者都有前负荷反应,但过多的输液会引起其余患者的液体超负荷。根据 Startling 曲线,临床上能够通过心输出量的变化指导血管内容量的管理。

(八)心输出量监测及其衍生指标的临床应用

在测量心输出量的基础上,可衍生出一系列参数帮助我们更全面地理解血流动力学的全貌。这些指标包括容量反应性指标(脉搏压力变异度和每搏量变异度)、反映肺水肿的指标(血管外肺水肿指数)、容量性前负荷评价(全心舒张末容积指数)和心脏功能指数。基于血流动力学监测的围手术期目标导向治疗已经被证明能够优化心输出量和全身氧输送。目标导向治疗是指根据预先设定的目标值,通过液体治疗、血管活性药物等将患者的血流动力学参数控制在预定的目标值之内,以动态调节全身心血管状态,并保持足够的器官组织灌注和氧输送。既往多项 meta 分析显示目标导向治疗可以改善高危手术患者的预后,降低术后死亡率。

不同的血流动力学设备亦被用于不同的临床研究中,其中基于脉搏波形分析的技术使用较为广泛。ProAQT/Pulsioflex 系统被用于一项多中心的随机对照试验中,该试验选择腹部手术的患者,在术中通过液体治疗、血管活性药物或正性肌力药物将脉压变异度控制在 10% 以内以优化心输出量。结果发现与常规干预的患者相比,接受目标导向治疗的患者术后并发症明显减少。OPTIMISE 临床试验是一项大型的探究目标导向治疗的随机对照试验,该试验使用 LiDCOrapid 系统,通过静脉输注胶体溶液和低剂量多培沙明使高风险腹部手术患者的每搏量最大化。结果发现与常规干预组的患者相比,其主要终点(中度或重度术后并发症)在目标导向治疗组患者中的发生率较低(尽管未达到统计学的显著性差异阈值)。在 OPTIMISE 试验的基础上,该团队设计了 OPTIMISE II 试验,利用 FloTrac 系统和无创的 ClearSight 系统,探究优化每搏量是否能够减少术后感染的发生率。目前 OPTIMISE II 试验仍在进行中。

除此之外,无创的脉搏波形分析系统能够帮助临床医生在手术前确定患者的基线心输出量。近期的 TAPIR 试验使用 CNAP 系统测量手术前一天患者的基线心指数并在手术期间力争维持这一基线心指数。该研究结果发现与常规管理组的患者相比,个性化管理心输出量的患者在术后发生并发症和死亡的风险较低。

五、氧输送、脉搏氧和组织氧监测

持续的氧输送对有氧代谢和维持细胞的生理功能至关重要。组织灌注的临床指标已被广泛研究,并用于指导休克的抢救。仅仅依靠心率、血压和尿量等传统指标难以准确评价组织缺氧的程度。组织灌注的代谢指标需要对全身氧债进行全面衡量,近年来大量临床研究强调了对危重患者的氧输送和组织灌注监测的重要性,这些监测也适用于老年麻醉患者。

(一)氧输送和氧消耗相关的血流动力学参数

氧输送(oxygen delivery, DO_2)是指单位时间内由左心室运送至全身组织氧的总量,也就是单位时间内动脉系统输送的氧总量。正常的氧输送需要呼吸系统保持正常功能,呼吸衰竭会导致氧气输送不足、组织缺氧和器官损伤。组织的氧气供应可以通过参数进行量化。正常人在静息状态下的氧输送为 $500\sim700\text{mL}/(\text{min}\cdot\text{m}^2)$。氧输送的计算方法为:

$$DO_2 = CI \times CaO_2$$

其中 CI 表示心指数(心输出量/体表面积),CaO_2 表示动脉血氧含量。CaO_2 的计算公式为:

$$CaO_2 = 1.34 \times Hb \times SaO_2 + 0.003 \times PaO_2$$

其中 Hb 表示血红蛋白浓度,SaO_2 表示动脉血氧饱和度,PaO_2 表示动脉血氧分压。静脉血中的氧浓度(CvO_2)的计算方法与 CaO_2 类似,在公式中使用静脉血氧饱和度(SvO_2)和静脉血氧分压(PvO_2)。从公式中我们可以看出,增加组织氧输送最有效的方法是增加血红蛋白浓度,其次是增加心输出量。

在微循环水平,血液携带的一部分氧被组织细胞摄取,动脉血氧含量逐渐减少。在此过程中,组织细胞实际消耗的氧量称为氧消耗(oxygen consumption,VO_2)。氧消耗主要受组织细胞摄取氧的能力大小影响,因此另一个重要的衡量指标是氧摄取率(oxygen extraction ratio,O_2ER)。氧摄取率是指输送到毛细血管中的氧气被组织吸收的部分:$O_2ER = VO_2/DO_2$。正常人在静息状态下的氧摄取率为 22%~30%。不同器官的 O_2ER 不同,新陈代谢活跃的器官(如心脏和大脑)的 O_2ER 较高。

混合静脉血氧饱和度(venous oxygen saturation,SvO_2)是上腔静脉和下腔静脉血混合后由肺动脉导管获得的静脉血的氧饱和度,反映整个机体的氧平衡状态。SvO_2 下降表明总的供氧量减少,可能的原因包括:心输出量减少、耗氧量增加、动脉血氧饱和度降低或血红蛋白浓度降低。混合静脉血氧饱和度的正常值 65% 至 75% 之间,若低于 60% 可能是细胞氧化损伤的标志,而持续低于 50% 则表明有无氧代谢。

中心静脉氧饱和度(central venous oxygen saturation,$ScvO_2$)由中心静脉导管获得,是在上腔静脉和右心房交界处附近测量的静脉血氧饱和度。中心静脉氧饱和度是上半身静脉血的混合,仅能反映机体的部分(包括脑循环)氧代谢状况。由于大脑的氧提取率较高,$ScvO_2$ 值通常比相应的 SvO_2 低约 2%~3%。需要注意的是,$ScvO_2$ 和 SvO_2 的变化可能并不同步,两者无法相互替代。

此外,血液中的乳酸水平也是反映是否存在局部缺氧的一个重要指标。许多临床试验证实了血乳酸的预后价值,血乳酸可作为液体复苏的指征之一。一般认为血乳酸浓度大于 2mmol/L 即为异常水平,大于 4mmol/L 则提示组织低灌注。

(二)脉搏氧监测的基本原理和临床应用

脉搏血氧监测仪能够无创、连续地对动脉血中血红蛋白的氧饱和度进行测量。最常用的测量部位是指尖,但也可以是手掌、耳朵、鼻子、舌头或脚趾。脉搏血氧监测仪可以测量传感器部位的脉率,脉率并不总是与心电图监测的心率相同,取决于心室搏动是否产生了外周脉搏的波形。一些脉搏血氧仪可根据实际的脉搏波形计算出调制百分比或灌注指数(perfusion index,PI)。这些都提供了关于周围循环状况的信息。如果有血管扩张,信号就强,PI 值就高,调制百分比就大(可达 20%~50%)。如果有血管收缩,则脉搏波的振幅小,PI 小,调制百分比也小。一些脉搏血氧仪能够计算脉搏灌注指数变异度(pulse perfusion index variability,PVI)。PVI 是呼吸周期中脉搏灌注指数的变异参数,反映了胸腔内压与回心血量之间的平衡关系。在低血容量患者中,由于胸腔内压力和血管内血容量之间的平衡发生了变化,PVI 将增加。脉搏血氧仪在早期检测低氧血症方面很有价值。尽管没有前瞻性的双盲对照研究显示脉搏血氧仪能够改善患者的临床结局(达到公认的统计学意义),但早在 1990 年脉搏血氧仪监测就已经成为美国麻醉师协会的基本麻醉监测标准之一。大量研究表明脉搏血氧仪的临床使用可以明显减少低氧血症发作的次数和严重程度。因此脉搏氧监测对于围手术期的患者,特别是老年患者是必不可少的。

(三)组织氧监测的基本原理和临床应用

组织氧监测旨在早期发现微血管中的组织缺血缺氧。脑组织氧饱和度是最早被使用的组织氧监测,目前亦有肌肉组织氧饱和度监测被用于临床研究。组织氧饱和度是由组织氧的供应和消耗之间的平衡决定的。利用非侵入性的近红外光谱方法通过皮肤测量组织的光照度并最终计算出组织氧饱和度是一种极有前途的技术。组织氧饱和度能够反映局部组织氧的代谢状况,并且能够预测器官功能障碍。但是组织氧饱和度本身也存在局限性。尽管该指标能够反映小动脉、小静脉和毛细血管平均组织氧饱和度,但并不能区分到底哪一个因素对氧饱和度的贡献作用更大。此外,组织氧饱和度还受多种因素影响。例如头皮的浅表组织可能干扰大脑组织氧饱和度的测量。研究发现在脑外伤的患者中,脑组织氧饱和度与颅内压、脑组织氧张力、颈静脉氧饱和度的变化并不一致。因此,现阶段组织氧饱和度监测并不能替代任何有创的氧监测方法。此外,目前还没有出现能够和组织氧比较的金标准,即缺乏对比度。虽然能够获取组织氧饱和度的数值,但是无法预测其可信度。尽管如此,仍有研究探索了组织氧饱和度和手术后患者预后的关系。研究发现组织氧饱和度降低可能与术后认知功能下降、谵妄、急性肾损伤等并发症相关。因此,探究组织氧饱和度在老年患者围手术期的实用性与临床价值仍然是未来的研究方向。

六、围手术期循环血液检查

(一)血气分析

血气分析能够在术中迅速提示麻醉医生患者是否处于稳态。稳态的维持需要体液及其成分处于正常的生理平衡状态,而体液成分的改变可以提供器官功能的重要信息。在手术过程中,患者的状况可能会迅速而剧烈地变化,对于老年患者尤其如此。老年患者体液和电解质平衡的紊乱可迅速改变心血管、神经系统、内分泌和神经肌肉功能,引起不良的预后。通过血气分析可以获取与机体稳态相关的诸多指标,包括电解质、氧气或二氧化碳、酸碱状态、葡萄糖、血红蛋白、血细胞比容、凝血参数等。这些稳态相关的指标是循环系统监测的重要组成,但是需要使用尽量少的血液进行血气分析以减少不必要的血液浪费。

(二)脏器功能监测

器官损伤可以引起循环血液中特异性的生物学标志物水平发生变化。当特定的生物学标志物超过某阈值时,则能够提示器官发生损伤。寻找能够反映术中器官是否发生损伤的生物学标志物对于减少老年患者术后并发症和器官损伤至关重要。在过去的 20 年里,已经有大量生物标志物得到研究。但是上述大多数生物标志物在循环血液中的浓度升高或降低往往需要数小时甚至数天。找到可以迅速反映手术过程中器官是否发生损伤的新生物标志物还需要更多的研究。开发新的生物标志物需要验证和分析其精确性、检测上下限、特异度和灵敏度等。一个理想的围手术期生物标志物应该帮助麻醉医生快速诊断和及时干预,检测时间短且费用不高。此外,患者的基线临床状态会影响生物标志物的数值,必须考虑到这一点才能作出合理的解释。

七、几种特殊的老年麻醉循环系统监测

(一)门诊或手术室外麻醉 / 镇静的循环系统监测

老年患者接受门诊或手术室外麻醉 / 镇静应在整个操作过程中进行意识水平的监测,其他标准的监测包括心率,无创血压、呼吸频率和血氧饱和度。此外还建议进行心电图监测。手术后也应进行生命体征监测,直到所有药物的效果消失、患者准备出院。对于有重大心脏病史、持续的心绞痛、充血性心力衰竭或依赖氧气的肺部疾病的老年患者,即使仅使用镇静剂也需要额外的监测。临床医生应该认识到老年患者的临床监测比年轻患者的监测要求更高。在手术过程中应该有一名不参与手术操作的医生能够持续关注和监测患者的生命体征,判断患者的反应以及是否能够合作。

(二)心胸血管手术的循环系统监测

心血管疾病是一种主要的老年性疾病。冠状动脉疾病、瓣膜性心脏病、心力衰竭、心房颤动和血管疾病的发病率都随着年龄的增长而增加。老年心脏手术患者除了心血管疾患外,多数合并其他疾病,如脑卒中、糖尿病、肝肾功能异常等,围手术期并发症的发生率和死亡率较高。老年患者最常见的心脏手术是心脏瓣膜置换术和冠脉搭桥术。对于瓣膜置换术,麻醉期间应参照体外循环心内直视手术的常规,监测心电图、有创动脉压、中心静脉压、脉搏血氧饱和度、体温、尿量、血气分析和电解质等。心电图除监测心率和

节律外,可同时监测心肌缺血表现(ST段改变)。若患者术前左室功能良好,中心静脉压仍可在一定程度上反映心脏前负荷。中心静脉压监测是老年瓣膜置换手术的常规,但是肺动脉、肺小动脉楔压监测则按患者需要选用。肺小动脉楔压监测左心室前负荷比中心静脉压更准确,但是有些瓣膜患者左心室舒张末压、左房压和PCWP之间的一致性可能存在较大差异;肺动脉高压和肺血管硬化也会使监测结果失真。近年来,经食管超声监测在瓣膜置换术期间得到了广泛的应用。麻醉诱导后置入食管超声,确认瓣膜疾病,判断瓣膜狭窄或关闭不全程度、心室心房腔大小、活动度等有重要意义。对置换后的瓣膜功能、心脏活动情况、手术效果也有重要意义。对于冠状动脉旁路移植术,除了常规监测,有条件的应接上Ⅰ、Ⅱ、Ⅲ、AVR、AVF、AVL和V$_5$导联,以方便与术前进行比较。除了中心静脉置管,以下情况的老年患者行冠状动脉旁路移植术应考虑置入肺动脉导管:①左心室收缩功能减退,表现为射血分数小于40%,大面积室壁收缩低下,局部室壁无收缩或反常运动,存在室壁瘤或新出现的心肌梗死;②左心室舒张功能减退,测PCWP比RA更能反映左心室舒张末期容积;③不稳定型心绞痛、重度3支冠状动脉病变或大面积心肌病变;④冠心病伴有瓣膜疾病,包括二尖瓣关闭不全继发乳头肌或心室功能减退;⑤肺动脉高压;⑥有心室舒张和收缩功能减退。此外可对患者进行脑氧饱和度监测,通过脑氧饱和度指导和调整用药,以减少脑缺血缺氧。

(三)心脏起搏器或植入型心律转复除颤器患者的围手术期循环系统监测

心脏起搏器和植入型心律转复除颤器是目前使用最多的心脏置入式电子设备,在老年患者中尤其常见。当这些设备暴露在电磁干扰下时,其功能可能会受到影响。对于这些患者,术中电刀推荐使用双极和超声刀,因为单极电刀可能会抑制起搏或产生额外的超速起搏或电击。术前应了解电子设备的生产厂家和类型。请心内科医生检查起搏器功能,必要时根据手术大小调节起搏器的心率、起搏模式,将起搏器调整为非同步模式。植入型心律转复除颤器术前应关闭心动过速治疗程序,可能需要术中除颤。推荐术中监测心功能,并准备体外除颤装置。

(黄文起 赵 旭)

参考文献

[1] REVES JG, BARNETT SR, MCSWAIN JR, et al. Geriatric Anesthesiology [M]. Third Edition. Berlin: Springer Nature, 2018.

[2] BARNETT SR. Manual of Geriatric Anesthesia [M]. New York: Springer-Verlag New York, 2013.

[3] 陈杰, 缪长虹. 老年麻醉与围术期处理 [M]. 北京: 人民卫生出版社, 2016.

[4] GROPPER MA, ERIKSSON LI, FLEISHER LA, et al. Miller's Anesthesia [M]. Ninth Edition. Philadelphia: Elsevier, 2019.

[5] LEIBOWITZ AB, UYSAL S. Modern Monitoring in Anesthesiology and Perioperative Care [M]. Cambridge: Cambridge University Press, 2020

[6] 佘守章, 岳云. 围术期临床监测手册 [M]. 北京: 人民卫生出版社, 2013.

[7] 邓小明, 姚尚龙, 于布为, 等. 现代麻醉学 [M]. 4 版. 北京: 人民卫生出版社, 2014.

[8] MENG LZ. Heterogeneous impact of hypotension on organ perfusion and outcomes: a narrative review [J]. Br J Anaesth, 202, 127 (6): 845-861.

[9] REICH DL. Monitoring in Anesthesia and Perioperative Care. Cambridge: Cambridge University Press, 2011.

[10] 刘大为. 临床血流动力学 [M]. 北京: 人民卫生出版社, 2013.

[11] BERND S, RON D, JULIA YW. Measurement of blood pressure [J]. Best Pract Res Clin Anaesthesiol, 2014, 28 (4): 309-22.

[12] KARIM K, SCHEEREN TWL, DE BACKER D, et al. Pulse Wave Analysis to Estimate Cardiac Output [J]. Anesthesiology,

2021, 134 (1): 119-126.

[13] SAUGEL B, THIELE RH, HAPFELMEIER A, et al. Technological Assessment and Objective Evaluation of Minimally Invasive and Noninvasive Cardiac Output Monitoring Systems [J]. Anesthesiology, 2020, 133 (4): 921-928.

[14] ZHAO X, XIAO HP, CAI JY, et al. Double standards: why is pulse oximetry standard care, whereas tissue oximetry is not [J]. Curr Opin Anaesthesiol, 2020, 33 (5): 619-625.

[15] KRAMME R, HOFFMANN KP, POZOS RS. Springer Handbook of Medical Technology [M]. Berlin: Springer-Verlag Berlin Heidelberg, 2011.

第二十二章
老年麻醉呼吸系统监测与技术

第一节 运动试验

临床上对老年患者术前的呼吸功能评估有"静态"和"动态"之分。前者一般只指肺功能测定,而后者通常指运动试验。运动试验通过某种运动来模拟手术应激,检测患者心、肺脏功能以及肌肉关节功能储备。运动试验种类较多,包括登楼试验、6 分钟步行试验、来回穿梭步行试验、心肺运动试验和运动激发试验等。在围手术期,运动试验的主要作用是预测患者围手术期肺功能耐受和术后肺部并发症。目前认为,心肺运动试验是各种运动试验的"金标准"。但在临床实践中,心肺运动试验也存在一些不足之处,如需要一整套设备,被检对象舒适度欠佳以及对体能极限的挑战可能对老年患者产生不利影响等。因此,采用合适的运动试验来评估老年患者围手术期肺功能状态十分重要。

一、登楼试验

登楼试验是指通过患者步行登楼来评估其心肺功能的试验。自 1968 年首次提出登楼试验以来,该评估方法一直沿用至今。登楼试验简便易行、无需大型设备,即使是存在认知缺陷的老年人也能完成。登楼试验的实施方法:患者按自身通常的步行速度进行登楼,每一层楼的阶梯为 20 个阶梯,每个阶梯高 15cm,登楼期间应连续而不停顿。

通常认为,如患者能登 3 层(9m)或以上,提示围手术期并发症风险相对较低。而登楼小于 2 层的患者围手术期并发症率和病死率显著升高。在能登上 3 层的人群中,期间氧饱和度下降 ≥ 4% 或绝对值小于 90% 者,提示手术后的肺部并发症风险增加。在胸外科手术中,登楼试验结果与肺切除后肺部并发症风险具有良好相关性。

然而,登楼试验也有一定的局限性。虽然登楼试验可以预测患者围手术期并发症的风险,但登楼试验阳性难以明确是心脏风险、呼吸系统风险还是神经肌肉风险,抑或是存在多种风险重叠。因此,临床上一般将登楼试验作为床旁筛查工具。

二、6 分钟步行试验

6 分钟步行试验(6 minute walk test,6MWT)是对患者进行 6 分钟连续步行的运动测试。6MWT 可用于评估术前肺功能状态和预测术后心肺功能转归,可在病区内进行且患者的耐受性好,因而易被老年患者接受。在缺乏心肺检查专业设备及人员的医院(特别是基层医院)或科室,以及针对心肺功能中至重度受损或合并多种慢性疾病的老年人群,6MWT 是一种合适的运动耐量评估替代方案。6MWT 对慢性阻塞性肺疾病急性加重的全因死亡有预测价值,是慢性心力衰竭患者死亡率的独立预测指标,在中重度左心室收缩功能不全患者中尤为明显。2015 欧洲心脏病学会 / 欧洲呼吸学会(European Society of Cardiology/ European Respiratory Society,ESC/ERS)肺动脉高压诊断与治疗指南,推荐以 6MWT 距离作为肺动脉高压危险分层的依据,并建议 6MWT 距离 >440m 为治疗目标。目前认为,6MWT 可以成为老年人群生存及预后的重要预测工具。6MWT 也可以成为老年人衰弱早期筛查的重要工具。

6MWT 的禁忌证包括：①10 天内急性心肌梗死；②24 小时内冠状动脉血管成形术；③高危不稳定型心绞痛；④急性心内膜炎、急性心肌炎或心包炎；⑤症状未控制或血流动力学紊乱的心律失常；⑥急性深静脉血栓形成、肺栓塞；⑦严重主动脉狭窄、疑似动脉夹层；⑧未控制的症状性心力衰竭；⑨未控制的支气管哮喘发作、肺水肿、急性呼吸衰竭；⑩休息时且吸氧条件下血氧饱和度<85%；⑪晕厥；⑫急性传染病以及其他对试验结果产生较大影响的疾病（如严重贫血、急性肝肾衰竭、甲状腺功能异常等）；⑬无法按医嘱执行的情况（如精神疾病、认知障碍）。

6MWT 受试者需沿着一条封闭的、长而直的平坦室内走廊（须超过 30m）进行测试，走廊为硬质地面，全程每隔 3m 处有标记。出发地点为步道一端起点，同时也是每个 60m 的终点，用明亮的颜色条带标于地面上。测试者记录患者的步行距离、试验前后记录患者的血压、心率及指脉氧饱和度，并对测试前后的气促和疲劳情况进行 Borg 评分（表 22-1 和表 22-2）。

表 22-1　6MWT 距离与分级

6MWT 分级	步行距离
Ⅰ（重度异常）	<300m
Ⅱ（中度异常）	300~375m
Ⅲ（轻度异常）	375~450m
Ⅳ（正常）	>450m

6MWT，6 分钟步行试验。

表 22-2　Borg 评分量表

得分	疲劳程度描述
0 分	完全没有（没有感觉到任何费力，没有肌肉劳累，没有气喘吁吁或呼吸困难）
0.5 分	刚刚感觉到（非常微弱，刚刚有感觉）
1 分	非常轻微（很轻微的费力。按照自己的步伐，愿意走更近的路程）
2 分	轻微（"微弱"）
3 分	中等（有些但不是非常困难。感觉继续进行是尚可的、不困难的）
4 分	稍微严重
5 分	严重（困难、劳累，但是继续进行不是非常困难。该程度大约是"最大值"的一半）
6 分	5~7 分之间
7 分	非常严重（能够继续进行，但是不得不强迫自己，而且非常劳累）
8 分	7~9 分之间
9 分	非常非常严重（几乎达到最大值）
10 分	最严重（多数人来讲这是他们以前生活中所经历的最强烈的程度）

6MWT 期间终止测试的指标包括：胸痛并怀疑是心绞痛；难以忍受的呼吸困难；下肢痉挛或极端腿部肌肉疲劳；明显的步态失衡；面色苍白、大汗淋漓；头晕或晕厥氧饱和度持续低于 85%；收缩压下降 ≥20mmHg 伴心率加快；收缩压 ≥180mmHg 或舒张压 ≥100mmHg；患者无法耐受试验继续进行。

6MWT 的结果易受测试方法的干扰，包括鼓励语言、中途吸氧、改变步行轨道布局以及使用轮式助行器等，因此一般需要进行相同条件下的重复试验，以较好的一次结果为准。针对高龄老年人群的 6MWT

距离,有人建议评价标准进行如下改良:<150m 为重度异常,150~300m 为中度异常,301~450m 为轻度异常,>450m 为正常。

由于 6MWT 结果受多种因素影响,其预测术后肺部并发症的敏感性仅为 69.2%。目前认为,基于 6MWT 计算的心肺适能(cardiorespiratory fitness,CRF)与心肺运动试验的最大氧耗之间有更好的相关性,对术后肺部并发症的预测效能好于单纯的 6MWT 距离。CRF_{6MWD} 的单位为代谢当量(metabolic equivalent of task,MET)。CRF_{6MWD} 计算公式:$CRF_{6MWD}=[(0.023 \times 6MWD)-(6.79 \times 性别)-(0.276 \times 体重)-(0.191 \times 年龄)-(0.193 \times 静息心率)+70.161]/3.5$。其中,6MWD 为 6 分钟步行距离。性别为女性取 1,男性取 0。

三、心肺运动试验

心肺运动试验(cardiopulmonary exercise test,CPET)是利用一定的运动负荷,对心肺功能进行评价。CPET 可在患者尚处在心肺功能代偿期时,早期发现心肺功能受损,进而对患者的心肺功能进行精确评估。CPET 的原理是根据受试者运动时心肺反应以及气体代谢等表现特征,评价受试者的心肺功能。在运动试验中,CPET 与并发症风险的相关性最好,故 CPET 是采用运动试验评价围手术期心肺功能受损程度的"金标准"。由于老年患者心肺疾病往往共存,CPET 可分别评价心脏与肺脏负荷因素的比重。CPET 可用于评估慢性阻塞性肺疾病(chronic obstructive pulmonary disease,COPD)、间质性肺病、运动性哮喘、肺血管病等患者的术前肺功能。CPET 能发现早期的气体交换障碍。CPET 还可以用于预测开胸肺切除手术的围手术期肺功能改变和术后肺部并发症。

CPET 禁忌证包括:①严重的心肺疾病,如心绞痛、心肌梗死、严重的心功能不全、严重的室性心律失常或高度房室传导阻滞、有冠状动脉主干病变;支气管哮喘急性发作、COPD 急性加重期;②心脏起搏器治疗者;③衰弱患者;④神经系统或骨关节/肌肉病变而行动明显受限者。

CPET 的主要设备包括了运动设备和监测设备。常用的运动设备为自行车功量仪和活动平板,监测设备为运动气体参数监测设备和心电图监测设备(图 22-1)。

CPET 的基本操作流程为:首先进行机体静态肺功能测试,再进行 4 个阶段的负荷运动,依次为静息、空蹬、负荷递增和恢复。①静息阶段:患者保持静息状态 ≥1 分钟,测定此时患者的心率、血压、基础代谢率等。静息阶段通常不加载功率或仅加载较低的恒定功率(如 10W)。②空蹬阶段(或热身阶段),患者保持 50 转/min 以上的蹬车功率、75~85 步/min 或 105~120 步/min 的踏步速度 ≥1 分钟后,分别测定相应指标。③负荷递增阶段:运动功率进行递增并记录相应指标。此阶段总时间一般 ≤10 分钟,如期间发生患者失代偿(如呼吸窘迫、心绞痛、氧饱和度降至 90% 以下等)应立即终止试验。④恢复阶段:受试者继续无负荷缓慢运动 1~2 分钟,回到静息状态后结束流程。

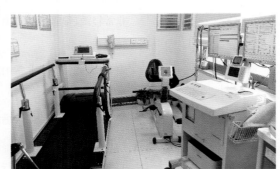

图 22-1 心肺运动试验的基本设备
包括运动器械(自行车功量仪、活动平板)、运动气体参数监测设备和心电图监测设备。

CPET 的主要指标如下:①最大摄氧量(VO_2max):指当摄氧量不随运动负荷上升而增加时的值。正常值应大于预计值的 84%。VO_2max 降低提示氧合可能存在障碍。②无氧阈(anaerobic threshold,AT):是指有氧代谢尚未需要无氧代谢补充供能时的最大 VO_2max 值。AT 正常值大于预计值的 40%。AT 降低提示心肺功能受损。③心率储备(heart rate range,HRR):指最大心率与预计值之间的差值,正常应小于 15 次/min。HRR 增高提示呼吸系统受损。④氧脉搏(VO_2/HR):指每次心搏输出血量所摄取的氧量,用每分摄氧量除以心率来计算,正常值应大于预计值的80%。该值降低常见于低氧血症、贫血和心脏疾病等。⑤通气储备(breathing reserve,BR):指最大运动通气量(maximal expiratory ventilation,VEmax)与最大通气量(maximal voluntary ventilation,MVV)的比值,正常值小于预计值的75%。BR升高常提示由呼吸系统疾病所致的运动受限。⑥无效腔/潮气量(VD/VT):肺功能受损时,静息状态下该值即增高,运动时也不能降低,正常值应小于0.28。⑦二氧化碳当量(VE/VCO$_2$):该指标能极好地评价无效腔通气,正常值应小于34,该值增高常代表通气不足或无效腔通气增加。⑧肺泡-动脉氧分压差(alveolar-arterial oxygen partial pressure difference,A-aDO$_2$):正常值<35mmHg,该值升高提示肺部通气/血流失衡、弥散功能障碍或存在解剖分流。

由于CPET需要患者进行较高的运动负荷,这对于部分老年人(如衰弱、超高龄)而言常常较难完成。尤其是一些合并重要器官功能障碍的老年患者,CPET本身就有可能引发围手术期不良事件,对完成心肺运动试验存在不同程度的困难。因此,临床实践中应合理选用不同的评估工具,对相适应的患者进行安全有效的评估。

四、运动激发试验

运动激发试验(exercising provocation test,EPT)是指运动负荷后测定气道反应性的临床试验。EPT对支气管高反应性特异性较高。采用EPT测定支气管高反应性是诊断运动诱发哮喘的常用方法之一,EPT也可用于哮喘药物(尤其是抗炎药物)短期和远期疗效的评估。EPT的原理是通过一定强度的运动负荷,促使炎症细胞介质释放,引起支气管平滑肌的异常收缩。虽然老年人群的气道反应性相对年轻人群低,但基础肺功能损害较重的老年患者的气道反应性显著升高。老年患者围麻醉期因气道高反应而发生气道痉挛的情况并不少见。因此,EPT对评估围手术期气道高反应具有一定意义。

实施EPT前应暂停以下药物:①短效吸入支气管扩张药停8小时;②短效口服支气管扩张剂停12小时;③长效支气管扩张药停48小时;④白三烯调节剂停24小时,⑤抗组胺药停72小时。试验前至少4小时不进行剧烈运动。由于过于干燥且较低温度空气更易诱发气道痉挛,EPT场所应保持空气相对湿度≤50%、室温20~25℃。EPT前需进行基础肺功能测定,第1秒用力呼气容积<70%预测值者不宜实施。

EPT通常采用平板运动和踏车运动进行一段时间的运动负荷,运动结束后测量第5、10、15及20分钟的肺功能指标。平板运动依照摄氧量、每分通气量或心率来达到目标负荷量,对平板的坡度与滚带速度进行调节而完成。一般人群的调整目标为:3分钟内使摄氧量逐渐达到30~40mL/(min·kg)、每分通气量达到最大用力通气量预计值的40%~60%或心率达到最大预计值的85%~95%(注:心率最大预计值=220-年龄),需在此负荷水平维持4~6分钟。一次EPT平板总运动时间为8分钟(儿童为6分钟)。踏车运动的目标负荷以功率表示,目标功率的计算公式为:功率(W)=(53.76×第一秒用力呼气量测量值)-11.07。将踏车的第1、2、3、4分钟的功率分别设定为目标功率值的60%、75%、90%和100%,一次EPT踏车总时间为6分钟。

EPT的判断指标最常用的是第一秒用力呼气量(forced expiratory volume in first second,FEV$_1$)和最大呼气流量(peak expiratory flow,PEF)。多数学者认为,当FEV$_1$最大下降幅度>13%、PEF最大下降幅度>15%时,EPT阳性。EPT也可用作评估哮喘严重程度分级:轻度,FEV$_1$下降≤25%;中度,FEV$_1$下降25%~50%;重度,FEV$_1$下降>50%。

值得注意的是,EPT的特异性较高但敏感性一般(哮喘患者运动平板试验阳性率为40%~70%)。有研究显示,对非典型哮喘者进行90%最大心率6~8分钟的单一负荷运动时,并未观察到良好的运动负荷剂量-支气管反应关系。因此,人们依据EPT的原理衍生出多种激发试验,如CO$_2$过度通气、高渗盐水、甘露醇和蒸馏水等一系列激发试验。这些试验在反映气道炎症和药物疗效的同时,可以获得剂量-反应曲线,以鉴别哮喘与慢性气流受限。

第二节　术前肺功能测定

肺功能测定是呼吸系统疾病的常规检查项目,主要测定内容包括肺通气功能(肺量计检测)、小气道功能、肺弥散功能等。心肺运动功能试验和支气管激发试验也需要进行部分肺功能参数测定。除了用于诊断慢性气道疾病(如 COPD、哮喘等),肺功能测定还广泛用于检查手术患者呼吸系统的基础状态,评估老年患者围手术期呼吸功能耐受情况和呼吸系统风险,尤其是肺部手术和上腹部大手术的围手术期评估。与运动试验相比,肺功能测定可以得出一系列的量化指标,对于预测老年患者术后肺部并发症有直接指导意义。

围手术期肺功能测定的适应证包括:①评估已知肺部疾病患者肺功能状态;②肺部手术术前评估;③心脏手术术前评估;④评估术前药物/非药物治疗后肺功能改善情况;⑤肺部手术后肺功能改变。

围手术期肺功能测定的禁忌证包括:①近 3 个月患心肌梗死、脑卒中;②近 4 周严重心功能不全、严重心律失常、不稳型心绞痛;③近 4 周大咯血;④需要药物治疗的癫痫发作;⑤未控制的高血压病(收缩压>200mmHg、舒张压>100mmHg);⑥主动脉瘤、严重甲状腺功能亢进、气胸、巨大肺大疱等疾病。

肺功能测定最常见的不良事件是呼吸性碱中毒,由于频繁用力深呼吸、CO_2 呼出过多所致,患者可出现头晕、肢端和口周麻痹或针刺感等症状,严重者可出现晕厥。发生呼吸性碱中毒症状后,通常休息 5~10 分钟即可缓解,亦可罩住患者的口鼻部,增加 CO_2 复吸来快速处理。虽然肺功能检查的严重不良事件发生率很低,但针对老年患者,检查前仍应详尽询问病史、排除禁忌证,以防止不良事件的发生。

一、肺功能测定主要指标及其意义

(一)通气功能测定指标

肺通气功能检查(肺量计检测)既可反映肺容量的改变,也可反映气道通畅性以及气道反应性的改变,并且具有检测方法简单易行、重复性好、有质量控制标准、仪器便宜等优点,并且大多数肺部疾病的损害都可在通气功能检查中有所反映,因此目前在临床上是最广泛采用的检查。

1. 静态肺容量　人体肺内实际可容纳的气量不会随生理状态改变而变化。正常情况下,静息状态时每次呼吸动作中各个时间段的肺内气体容量即为静态肺容量。静态肺容量指标共有 8 项(图 22-2),均表示肺部容量的组成。其中潮气量、补吸气量、补呼气量和肺活量可用肺量计直接测定,功能残气量及残气量不能直接用肺量计来测定,只能采用间接的方法进行测量,目前常使用气体稀释法(氦稀释法)进行测量。

(1)潮气量(tidal volume,V_T):在平静呼吸时,每次吸入或呼出的气量,成人 V_T 约为 500mL。潮气量乘以呼吸频率即为单位时间通气量,当潮气量降低时需要增加呼吸频率才能保证足够的通气量。

(2)补吸气量(inspiratory reserve volume,IRV):平静

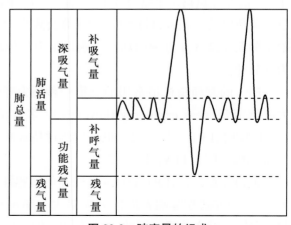

图 22-2　肺容量的组成

吸气后,再用力吸气所能吸入的最大气量。IRV 通常与肺胸弹性和吸气肌力量正相关。成人 IRV 正常值为:男性约 2 100mL,女性约 1 500mL。

(3)补呼气量(exspiratory reserve volume,ERV):平静呼气后,再用力呼气所能呼出的最大气量。ERV 通常与肺胸弹性和胸腹肌力量成正比。成人 ERV 正常值为:男性约 900mL,女性约 600mL。检测体位可影响 ERV,通常立位 ERV 大于卧位 ERV。

(4)残气量(residual volume,RV):补呼气后肺内无法再呼出的残留气量。

(5)深吸气量(inspiratory capacity,IC):平静呼气后能吸入的最大气量,由 V_T + IRV 组成。IC 与吸气肌群力量、肺弹性和气道通畅情况有关,占最大通气量的主要部分。正常男性约为 2 600mL,女性约为 2 000mL。

(6)功能残气量(functional residual capacity,FRC):平静呼气后肺内存留的气量。由 ERV+RC 组成。正常男性约 2 300mL,女性约 1 600mL。FRC 的生理意义在于呼气末仍有足够的气体继续进行气体交换。COPD 患者 FRC 增加。肺不张、气胸、胸腔积液以及肺切除术后肺 FRC 减少。手术麻醉期间,FRC 会显著减少,不利于术中肺内气体交换。

(7)肺活量(vital capacity,VC):最大吸气后能呼出的最大气量。由 IC+ERV 组成。通常以 VC 实际值与预计值的比值百分数来评价,该数值 60%~79% 为轻度降低;40%~59% 为中度降低;小于 40% 为重度降低。VC 降低主要见于各种限制性通气功能障碍,重症 COPD 合并肥胖的老年患者 VC 可明显降低。按呼吸动作的不同阶段,VC 可分为吸气肺活量和呼气肺活量,正常人两者相等。阻塞性肺疾病时,吸气肺活量大于呼气肺活量。

(8)肺总量(total lung capacity,TLC):深吸气后肺内所含有的总气量,由 VC+RV 组成。重度阻塞性肺病的老年患者,虽然 VC 降低,但由于 RV 显著增加,TLC 会增加。

2. 动态肺容量

(1)每分通气量(minute ventilation,MV):潮气量与每分钟呼吸频率的乘积。正常为 6~8L/min,MV>10~12L/min 为通气过度,MV<4~3L/min 为通气不足。

(2)肺泡通气量(alveolar ventilation,VA):静息状态下单位时间内进入肺泡的气体总量。VA=(VT−VD)× 呼吸频率。一般情况下,深而慢的呼吸较浅而快的呼吸更有利于肺泡通气。

(3)用力肺活量(forced vital capacity,FVC):最大吸气后,用力尽快呼气所能呼出的最大气量,FVC 约等于 VC。气道阻塞时,FVC<VC。

(4)用力肺活量占预计值百分比(FVC%):正常者 3 秒内 FVC% 达到 98%,阻塞性肺病呼出时间延长,限制性肺病呼出时间缩短。

(5)第一秒用力呼气量(FEV_1):FVC 测定中第一秒内用力呼出的气量。FEV_1 减少提示肺部有阻塞性障碍。

(6)第一秒最大呼出率(FEV_1/FVC%):FEV_1 占 FVC 的百分比,通常简称为"一秒率"。FEV_1/FVC%<70% 提示大气道阻塞或阻塞性肺病。FEV_1/FVC% 结合 VC 可区分阻塞性与限制性通气障碍(图 22-3)。

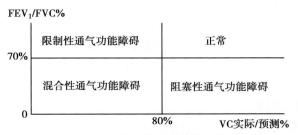

图 22-3 通气功能障碍简易区分法

(7)最大呼气中期流速(maximal mid-expiratory flow,MMF 或 MMEF):用力呼气总量中间部分(FEV 25%~75%)的呼气量和其呼气时间的比值,男性 MMF 约 3.37L/s,女性为 2.89L/s。在反映气道阻塞时,MMF 值较 FVC 更敏感。MMF 降低可在一些 FEV$_1$ 正常的气道阻塞中起到较好的提示作用。

(8)最大通气量(maximal voluntary ventilation,MVV):以最快频率和最大呼吸幅度呼吸 1 分钟的通气量。MVV 综合反映了胸廓、肺顺应性、气道阻力和呼吸肌力等状况。阻塞性肺病和限制性肺病 MVV 均可显著降低,如 COPD、呼吸肌功能不全、大面积肺不张、间质性肺病等。MVV 实测值 / 预计值>80% 为正常,当 MVV 实测值 / 预计值<50%,常提示肺切除术后呼吸功能恢复困难。

(9)通气储备量:(MVV-MV)/MVV,通常以百分比表示。正常值 ≥93%,低于 86% 提示通气储备不佳,围手术期肺部并发症发生率增加。60%~70% 为气急阈,<70% 胸外科手术肺部风险大。

不同类型通气功能障碍的肺功能指标改变见表 22-3。

表 22-3　不同类型通气功能障碍的肺功能指标改变

通气障碍类型	FVC	FEV$_1$	FEV$_1$/FVC	RV	TLC
阻塞性	正常 / ↓	↓	↓	↑	↑
限制性	↓	↓ / 正常	正常 / ↑	↓ / 正常	↓
混合性	↓	↓	↓	↓ / 正常 / ↑	↓ / 正常 / ↑

注:↓ = 减少;↑ = 增加。

(二) 小气道功能测定

小气道指直径 2mm 以下的细支气管,包括终末细支气管和呼吸性细支气管。解剖结构上,小气道无软骨支撑,易受胸腔的压力而关闭。正常情况下,小气道阻力占总气道阻力 20% 以下,COPD 早期病变通常从小气道开始发展。因此,小气道功能有助于 COPD 的早期诊断。

1. 闭合容积和闭合容量　闭合容积(closing volume,CV):指小气道在呼气过程中开始关闭的肺容量。一般采用氮气法进行测量。正常人在呼气末段时,部分小气道会出现闭合。当小气道受损时 CV 增加,意味着呼气过程中更多小气道更早关闭。闭合容量(closing capacity,CC)指闭合容量与残气量的和,即 CC=CV+RV(图 22-4)。CC 与年龄成正比,年龄越大,CC 越高。这意味着老年人呼气末气道关闭更显著。此外,麻醉与仰卧位也可增加 CC,导致围手术期肺气体交换效率降低。

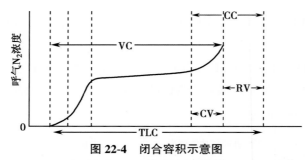

图 22-4　闭合容积示意图

注:VC= 肺活量,CV= 闭合容积,RV= 残气量,CC= 闭合容量。

2. 最大呼气流量 - 容积曲线　最大呼气流量 - 容积曲线(maximum expiratory flow-volume curve,MEFV 曲线)是指深吸气后最大用力呼气的气体容积与相应的呼气流量所描记的曲线,正常人的 MEFV

曲线见图（图 22-5）。小气道功能障碍时，V_{50}、V_{max25} 的实测 / 预测值<70%，且 V_{50}/V_{25}<2.5。MEFV 曲线能综合反映患者呼吸功能。各种肺部病变的 MEFV 曲线会出现相应的特征性表现（图 22-6）。

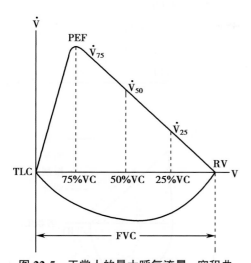

图 22-5　正常人的最大呼气流量 - 容积曲线（MEFV 曲线）及主要测量指标

注：TLC= 肺总量，FVC= 用力肺活量，VC= 肺活量，PEF= 最大呼气流速，RV= 残气量。

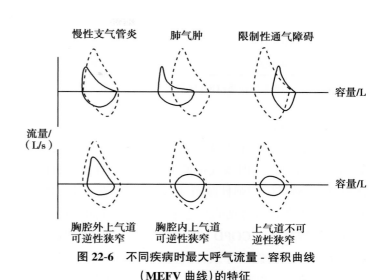

图 22-6　不同疾病时最大呼气流量 - 容积曲线（MEFV 曲线）的特征

注：实线为病变的相应曲线，虚线为正常曲线。

（三）弥散功能测定

弥散功能反映了肺泡毛细血管膜进行气体交换的效率，是评价换气功能的指标之一。弥散功能通常采用含 0.1% 一氧化碳的空气来测定，用一氧化碳弥散量（DL_{CO}）表示。DL_{CO} 占预期值的正常值范围为 80%~120%，老年人 DL_{CO} 常降低。DL_{CO} 降低的典型病变为弥散性肺间质病变。肺水肿、肺血流量减少和严重贫血也可使 DL_{CO} 降低。DL_{CO} 是肺纤维化的早期敏感指标，DL_{CO} 降低往往早于肺部影像学变化，故肺弥散功能测定结果可作为弥漫性肺纤维化的诊断依据。

二、老年患者术前肺功能测定常见表现

（一）慢性阻塞性肺疾病

慢性阻塞性肺疾病（COPD）是老年人常见的呼吸系统疾病，也是临床上需要重视的手术前肺部并存疾病。COPD 患者因小气道慢性炎症导致小气道管腔狭窄、气道阻力增加，表现为持续性气道阻塞和气流受限。老年人 CC 增加，可加速 COPD 患者呼气相的小气道闭合，这又可进一步加重气道阻力增加。COPD 患者肺功能测定的特征性表现为阻塞性通气功能障碍。COPD 进一步发展后可演变为混合性通气功能障碍。

肺功能测定是诊断 COPD 的"金标准"。吸入支气管扩张剂之后 FEV_1/FVC<0.70 即可诊断 COPD。虽然在老年人群中，单一采用 FEV_1/FVC 的固定比值诊断可能出现假阳性，但该指标对围手术期呼吸功能储备的评价依然十分重要。COPD 的肺功能指标以通气功能和小气道功能改变为主。其中 FEV_1/FVC 和 FEV_1 占预计值百分比是最主要的指标，根据 2020 年慢性阻塞性肺疾病全球倡议（Global Initiative for Chronic Obstructive Lung Disease，GOLD）指南，根据 FEV_1 占预计值的百分比，可将 COPD 分为 4 级（表 22-4）。不同病程的 COPD 患者，MEFV 曲线改变不同。早期以小气道阻塞为主，晚期以混合性为特征（图 22-7）。

表 22-4　COPD 通气受阻程度 GOLD 分级

使用支气管扩张剂后 $FEV_1/FVC < 0.70$ 的患者		
GOLD1	轻度	$FEV_1 \geqslant 80\%$ 预计值
GOLD2	中度	$50\% \leqslant FEV_1 < 80\%$ 预计值
GOLD3	重度	$30\% \leqslant FEV_1 < 50\%$ 预计值
GOLD4	极重度	$FEV_1 < 30\%$ 预计值

COPD,慢性阻塞性肺疾病；GOLD,慢性阻塞性肺疾病全球倡议。

(二) 肺气肿

肺气肿是指终末细支气管远端(包括呼吸细支气管、肺泡管、肺泡囊和肺泡)因残气量增加而呈持久性扩张,伴有肺泡间隔破坏、导致肺组织弹性减弱、肺容积增大的一种病理状态。老年人围手术期较为常见的是老年性肺气肿和阻塞性肺气肿。阻塞性肺气肿是导致 COPD 的一大原因。阻塞性肺气肿患者可因胸膜下肺大疱破裂而导致自发性气胸,如围手术期自发性气胸未及时诊断,麻醉呼吸机长时间正压通气可导致张力性气胸而引发严重后果。

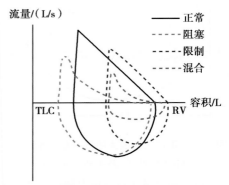

图 22-7　慢性阻塞性肺疾病(COPD)患者的最大呼气流量 - 容积曲线(MEFV 曲线)改变

注：红色为早期 COPD 以阻塞性为主的表现,绿色为晚期 COPD 以混合性为主的表现。

肺气肿的主要诊断依据是肺部影像学和肺功能检查。单纯老年性肺气肿的肺功能测定结果,可仅出现 RV 增加、RV/TLC 升高。阻塞性肺气肿患者在肺内残气量增加的同时,伴有阻塞性通气功能障碍。其肺功能测定诊断标准为：RV/TLC>35%、$FEV_1/FVC < 60\%$,MVV 占预计值<80%。肺气肿严重程度可根据 RV/TLC 值分为 3 级：轻度为 35%~45%、中度为 46%~55%、重度为 ≥56%。中、重度肺气肿患者常伴有弥散功能障碍,围手术期低氧血症发生率较高。

(三) 肺间质纤维化

肺间质纤维化是以肺间质成纤维细胞增殖及大量细胞外基质聚集为特征的肺改变,是正常肺泡组织损坏和异常修复导致的一种肺组织结构异常。早期影像学上可表现为散在磨玻璃改变,病程进展后出现结节状阴影或网状结节状阴影,后期表现为"蜂窝肺"。导致肺间质纤维化的原因很多,老年 COPD 患者可继发肺间质纤维化。

肺功能检测虽然不是肺间质纤维化的特异性诊断方法,但可作为有症状肺间质纤维化的早期诊断工具。肺间质纤维化患者间质纤维组织增生,导致肺容积减少、气流流速降低、肺内气体弥散距离增加。肺容积减少、限制性通气功能障碍和弥散障碍是肺间质纤维化的主要肺功能改变。肺功能测定指标可表现为：VC、TLC、FRC、RV 均减少,其中 VC 和 TLC 减少是特征性表现；FEV_1/FVC 增加、RV/TLC 可正常或仅轻度增加；MEFV 曲线呈限制性通气表现；早期即可出现 DL_{CO} 降低,因此 DL_{CO} 是动态观察或评价肺间质纤维化肺功能受损的重要指标。

第三节　呼吸力学监测

呼吸力学是以物理力学的方法研究呼吸运动的学科,以压力、容积和流量的相互关系解释呼吸运动现象。呼吸力学监测是指导临床诊断和治疗的重要环节,包括与呼吸相关的压力、呼吸阻力、顺应性和呼吸做功等。由于衰老对呼吸系统结构产生影响,呼吸力学监测有利于发现老年患者呼吸功能的改变。

呼吸力学参数

(一) 呼吸压力

呼吸肌收缩与舒张引起胸廓节律性呼吸运动,造成的肺内压与大气压之间的压力变化是呼吸运动的动力。呼吸压力包括气道内压、跨气道压、肺泡压、跨胸廓压、跨肺压、胸膜腔内压和跨胸壁压(图 22-8)。

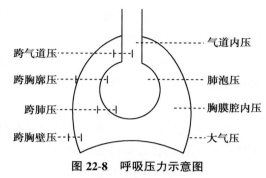

图 22-8　呼吸压力示意图

1. **气道内压**　气道内压强与大气压的差值为气道内压,随呼吸运动呈周期性变化。正常情况下,在自主吸气或呼气末,气流停止,从肺泡经各级气道到口、鼻腔各处的压力相等;自主吸气时压力递减,呼气时则递增。由于机械通气为正压通气,所以机械通气时气道内的压力为正压。

2. **跨气道压**　气道内压与胸膜腔内压或肺间质压之差,是维持气道开放的压力。跨气道压为 0 的位置称为等压点。

3. **肺泡压**　指肺泡内的压力,肺泡压是不断改变的。自主吸气时,胸腔负压增大,超过肺弹性回缩压,使肺泡压低于大气压,气体进入肺内,直至肺泡压与大气压相等,气流停止;自主呼气时则相反。机械通气时则肺泡压与气道内压一样,均为正压。

4. **跨胸廓压**　肺泡压与胸廓外大气压之差,是胸廓、肺脏扩张或回缩的总压力。

5. **跨肺压**　肺泡内压与胸膜腔内压或肺间质压之差,是肺扩张或回缩的压力,其大小主要与肺顺应性有关,肺顺应性降低时,跨肺压增大。

6. **胸膜腔内压**　平静自主呼吸时,胸膜腔内压始终低于大气压,为负压。胸膜腔内负压不但牵引肺,使其扩张,也作用于胸腔内其他器官,特别是壁薄而扩张性大的腔静脉和胸导管等,影响静脉血和淋巴液的回流。在机械通气时,由于是正压通气,胸膜腔内压为正压,而自主呼吸时为负压。

7. **跨胸壁压**　胸膜腔内压与胸廓外大气压之差,是胸廓扩张或回缩的压力,其大小决定胸廓的顺应性。

(二) 呼吸阻力

1. **性质**　呼吸阻力包括弹性阻力、黏性阻力和惯性阻力。

(1)弹性阻力:弹性组织扩张时的阻力。与组织的弹性有关,肺顺应性与弹性阻力密切相关。

(2)黏性阻力:气体运动时的摩擦阻力。与管道的长度、半径、气体的流速和气体的特性有关。老年患者由于气道口径变小,气道阻力随年龄的增加而增加。

(3)惯性阻力:改变物体原有状态时遇到阻力。与组织的单位体积的重量和运动的加速度有关。

2. **分类**　呼吸阻力可分为肺-胸廓阻力和气道阻力。

(1)肺-胸廓阻力:以弹性阻力为主,有一定的黏性阻力,惯性阻力所占比例非常小。病理状态下(如肺水肿、肺实变、胸腔积液、肥胖)黏性阻力显著增加,惯性阻力有一定程度的增加。肺组织弹性阻力主要来自弹力纤维和胶原纤维,肺组织本身的弹性回缩力和肺泡内侧的液体层同肺泡内气体之间的液气界面的表面张力所产生的回缩力,均使肺具有回缩倾向,故成为肺扩张的弹性阻力。肺泡扩张时的弹性阻力包括肺泡的弹性回缩力和表面张力,成为吸气时的阻力、呼气时的动力。胸廓为弹性组织,呼吸运动时也产生弹性阻力。肺容量小于肺总量的 67% 时,胸廓被牵引向内而缩小,其弹性阻力向外,是吸气的动力;肺容量大于肺总量的 67% 时,胸廓被牵引向外而扩大,其弹性阻力向内,是呼气的动力;可见,胸廓的弹性回缩力在胸廓容积不变时,可成为吸气的阻力或动力。

(2) 气道阻力(airway resistance,Raw):气道阻力是气体分子间和气体分子与气道壁之间的摩擦力。气道阻力以黏性阻力为主,弹性和惯性阻力所占比例非常小。

气道阻力的测定:气道阻力测定常用体积描记法,体积描记法检测基于波义耳定律,即在密闭和恒温的情况下,一定量的气体被压缩或膨胀后其体积会减少或增加,而气压的改变遵从于在任何时候压力与体积的乘积保持恒定的规律。体积描记仪有 3 种类型:①压力型体积描记仪,工作时压力变化而容积保持恒定;②容积型体积描记仪,工作时容积变化而压力保持恒定;③压力校正流量型(流量型)体积描记仪,此类体积描记仪将压力型体积描记仪对高速气流的精确反应和容积型体积描记仪对气体容积剧烈变化的良好感知能力相结合。

体积描记仪的工作原理:3 种体积描记仪的工作原理基本相同,压力型体积描记仪应用最广泛。压力型体积描记仪的核心部件为呼吸速率计、测定体积描记仪内压力和 / 或容积的传感器,由两个分别用于测量口腔压(P_m)和箱内压(P_{box})的应变电阻式传感器和一个位于口器和体积描记仪之间的阻断器阀门结构组成。3 个传感器与增益系统和监测系统连接,使箱内压力(或容积)和口腔压指标可以同时在终端的 X 轴和 Y 轴上显示出来。在测定时,受试者佩戴鼻夹,坐于体积描记仪中平静呼吸,在平静呼吸的呼气末,阻断器阀门关闭,此时操作者嘱受试者对抗阀门阻力进行呼吸动作。吸气动作导致口腔压和箱内压发生变化,口腔压降低,同时肺容积增加,肺内气体变稀薄。由于体积描记仪是密闭的,肺容积的增加相应导致了箱内压的增加。同理,呼气动作导致肺容积降低和箱内压降低。由于测定过程中阻断器阀门是关闭的,口腔压与肺泡压(alveolar pressure,PA)相同。口腔压与箱内压或肺容积对应的函数关系可以在终端上表现为一条闭合曲线。通过测定闭合曲线的斜率可以计算出阻断器关闭时肺内气体的容积,即胸腔内气体容积。当阻断器关闭的时点在平静呼吸的呼气末水平时,则可以波义耳定律计算出功能残气量(functional residual capacity,FRC)。气道阻力(Raw)指气道(包括口腔、鼻咽、喉、中心气道和外周气道)内的气流驱动压与实际气流流速之比。在受试者浅快呼吸过程中,阻断器开放时可以得到气流流速与箱内压之间的关系,在阻断器关闭时,可以得到肺泡压与箱内压之间的关系,将上述两条曲线的斜率相除,即可计算出气道阻力。气道阻力测定:在平静呼气末,令受检者做浅快呼吸,呼吸频率 90~150 次 /min,至少应记录到 3~5 个满足技术要求的重复性好的呼气流量 - 体积描记仪压曲线(图 22-9)。目前一些新型体积描记仪可进行自动呼吸压力容积补偿,只需平静呼吸方式而无需浅快呼吸,有助于提高受试者的依从性和检查的可重复性。

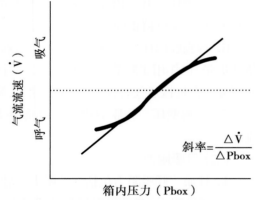

图 22-9　气流流速变化 - 体积描记仪内压力变化曲线

体积描记法测定的气道阻力的常用指标:①气道传导率(airway conductance,Gaw):为气道阻力的倒数;Gaw=1/Raw。②比气道阻力(specific Raw,sRaw):为气道阻力与胸腔气量(volume of thoracic gas,TGV)的乘积;sRaw=Raw×TGV=TGV/Gaw。③比气道传导率(specific Gaw,sGaw):为比气道阻力的倒数,或气道传导率与胸腔气量的比值;sGaw=1/sRaw=Gaw/TGV。

健康成人 Raw 为 0.6~2.4cmH$_2$O/(s·L),Gaw 为 0.42~1.67L/(s·cmH$_2$O),sGaw 改变的意义同 Gaw。sGaw<0.15~0.2L/(s·cmH$_2$O) 可判断为气道阻塞。明显小气道阻塞时可能出现轻度 Raw 增高和 sGaw 降低。早期或轻度小气道阻塞时,Raw 和 sGaw 多为正常。哮喘急性发作期,Raw 可增加至正常值的 3 倍之

多。晚期肺气肿由于细小支气管的狭窄和限闭引起 Raw 增高。

机械通气时的气道阻力包括气管导管和呼吸机的总气流阻力,与机械通气时气道峰压、呼气末平台压及气体流速有关。临床上是在肌松条件下,采用容量控制呼吸,吸气流速的波形选择方波,用吸气末阻断法进行测定。气道阻力 =(气道峰压 – 呼气末平台压)/ 气体流速,其反映的是吸气相的气道阻力。

气道阻力检查的临床应用:①气道阻力增加提示存在气道阻塞或狭窄导致的气流受限(如支气管哮喘、慢性阻塞性肺疾病,以及气管和支气管肿瘤、支气管结核、支气管微结石症、气道内异物等);②支气管激发试验的评价,常以 Raw 提高或 sGaw 降低 ≥35% 为试验阳性标准;③支气管舒张试验的评价,以 Raw 降低或 sGaw 提高 ≥35% 为试验阳性标准。

老年患者气道阻力的改变:随着年龄增加,肺泡体积逐渐增大,肺的弹性支撑结构发生改变和呼吸肌虚弱。这些变化会使胸廓及肺顺应性下降,使胸式呼吸减弱,腹式呼吸增强,影响肺的通气和换气能力,表现为肺活量降低、肺残气量增加、动脉血氧含量降低。肺功能也提示肺活量下降,功能残气量因胸廓僵硬每十岁增加约 3%。

老年患者常合并有 COPD,以持续性气道阻塞和气流受限为特征。COPD 患者由于小气道的慢性炎症导致小气道管腔狭窄,气道阻力增加;老年人闭合气量增加促进了 COPD 患者呼气相时的小气道闭合,又进一步导致气道阻力增加。COPD 肺功能检查的特征性表现为阻塞性通气功能障碍和换气功能障碍。COPD 还可引起全身炎症和骨骼肌功能不良,使患者活动能力受限,预后进一步变差。COPD 晚期可发展成肺源性心脏病。

(三)顺应性

顺应性分为肺顺应性、胸廓顺应性和呼吸系统顺应性。

1. 肺顺应性(compliance of lung,CL) 是指单位压力改变时所引起的肺容积的改变,即单位跨肺压变化引起的肺容积变化,肺顺应性 = 肺容积改变 / 跨肺压改变,它代表了胸腔压力改变对肺容积的影响,它的大小和弹性阻力成反比。

2. 胸廓顺应性(chest wall compliance,CCW) 胸廓顺应性 = 肺容积改变 / 跨胸廓压。影响胸壁顺应性的因素有:胸壁呼吸肌张力和胸壁弹性回缩压。

3. 呼吸系统顺应性(compliance of the respiratory system,CRS) 包括肺的顺应性和胸廓顺应性,即 CRS 是 CL 与 CCW 的总和。正常呼吸发生的压力和容量变化处于 S 形曲线的中段容量区域内,其顺应性最大,呼吸克服肺弹性所做的功是最小的。在高肺容量区域,呼吸系统的顺应性减少。

根据检测方法的不同,顺应性又分为静态顺应性和动态顺应性。静态顺应性反映肺组织的弹性,动态顺应性受肺组织弹性和气道阻力的双重影响。

1. 静态顺应性 静态顺应性(static compliance,Cstat)是指在呼吸周期中,气道阻断使气流量为 0 时测得的顺应性。

2. 动态顺应性 动态顺应性(dynamic compliance,Cdyn)是指在呼吸周期中,不阻断气流的条件下,通过寻找吸气末与呼气末的 0 流量点而测得的顺应性。在测定动态顺应性时,由于没有足够的时间让呼吸系统内的压力达到平衡,其结果不仅与呼吸系统的弹性有关,而且受气道阻力的影响,使动态顺应性小于静态顺应性。当气道阻塞严重或呼吸频率增快时,影响明显。

顺应性监测方法:肺顺应性测定一般采用分步吸气或分步呼气的方法,每次吸气或呼气后,在受试者屏气并保持气道通畅的情况下,测定肺容积和胸膜腔内压。根据每次测得的数据绘制成压力 - 容积曲线即为肺的顺应性曲线。如果测定时屏气,即呼吸道无气流的情况下,所测得的顺应性为肺的静态顺应性(图 22-10)。肺的动态顺应性,指的是急速呼吸下测得的顺应性数值。曲线的斜率反映不同肺容量下顺应性的大小。曲线斜率大表示肺顺应性大,弹性阻力小;反之,则表示肺顺应性小,弹性阻力大。

气管插管行机械通气的患者可通过测定潮气量、气道平台压、气道峰压和呼气末正压通气(positive end expiratory pressure,PEEP)计算顺应性。静态顺应性 = 潮气量 /(气道平台压 –PEEP),主要反映肺顺应性。测定时,将麻醉机呼吸模式设置吸气末暂停,可测得气道平台压。动态顺应性 = 潮气量 /(气道峰压 –PEEP),将克服气道阻力的压力也计算在内,反映整个呼吸系统的顺应性,数值上小于静态顺应性,大约为静态顺应性的 80%。动态顺应性受到潮气量、患者自主呼吸能力等多种因素影响。

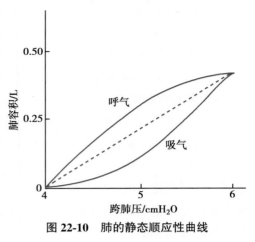

图 22-10 肺的静态顺应性曲线

肺静态顺应性通常以 FRC 至 FRC+0.5L 的容积改变(△V)除以相应的压力改变(△P)计算获得。男性为 170 ± 60ml/cmH2O,女性为 110 ± 30ml/cmH2O。

肺动态顺应性测定时,嘱患者按节拍器的频率进行潮气呼吸,通常可按 20 次 /min、40 次 /min、60 次 /min 等呼吸频率设定。在呼吸周期中,同步记录食管压力(△P)和肺容积(△V)的改变。计算不同呼吸频率的肺动态顺应性,以 CLdyn20、CLdyn40、CLdyn60 等表示,通常测定时选择的呼吸频率为 20 次 /min,即 CLdyn20:男性 Cldyn20 正常值为 230 ± 60ml/cmH2O,女性为 150 ± 40ml/cmH2O。

顺应性监测的临床应用:①协助判断病理生理的变化。肺静态顺应性的降低反映肺实质的病变。动态顺应性 / 静态顺应性比值的降低提示气道阻塞性病变或吸气流量过大。②指导合理应用 PEEP 和潮气量。静态的压力 - 容积曲线通常呈 S 形。在低肺容量位,小气道和肺泡倾向于闭合,打开关闭气道所需的压力较高,顺应性低。曲线的中段,已经开放的气道和肺泡的顺应性增加。高肺容量位,肺倾向于过度膨胀,顺应性下降。S 形的曲线特点形成上下两个拐点。临床上建议将 PEEP 水平设定在稍高于下拐点,而吸气末肺容量低于上拐点。③判断病情和对治疗的反应。顺应性的变化是判断病情严重程度的重要指标之一。合理的治疗和呼吸机设定后顺应性的改善也是判断疗效的重要指标之一。④小气道阻塞的早期诊断。如果频率依赖性顺应性(Cdyn/Cstat)低于 0.8,提示小气道阻力增加,是反映早期气道阻塞的敏感指标。

老年患者肺顺应性也随着年龄发生改变,随着年龄的增加,老年患者肺弹性蛋白含量递减导致各级支气管的支撑作用大大降低,气道变得松软,肺弹性阻力进行性下降,肺静态顺应性增加,动态顺应性和总顺应性降低或者变化不大。同时由于身体老化,胸椎的背曲弧度加重而产生脊柱后弯,致活动度降低,呼吸肌群的肌力也减退,胸廓的顺应性降低。气道直径也随年龄的增加而变窄,气道反应性增加,导致老年人的气道阻力较青年人增加 40%,青年人的气道阻力为 186.4Pa/(L·s),而老年人则增加到 274.7Pa/(L·s)。

(四)呼吸做功

呼吸功(work of breathing,WOB)是指在呼吸过程中肺与胸廓扩张时所需做的功。其动力来源于呼吸肌(自主呼吸)和 / 或呼吸机(机械通气)。呼吸做功分为吸气做功和呼气做功,在平静呼吸时,呼吸功全部由吸气肌肉完成。吸气肌肉所做的功中,大约 50% 用于克服气流阻力转换为热量散发,另 50% 储存于肺组织和胸壁中,并用于呼气做功。但在通气要求增加或呼气阻力增加时,呼气肌肉需参与完成呼气做功。由于呼吸时压力和容量的变化呈非线性,呼吸功为变化的压力(P)和变化的容量(dV)的积分,即 WOB=∫P*dV。目前常用压力容量环面积来计算呼吸功。

测定方法:测定装置与测定肺顺应性相同。受试者做平静呼吸,用函数记录仪描绘一次呼吸周期潮气容积与相应食管压的曲线环,呈椭圆形。用求积仪测量描图的面积及各组成部分,即可计算出一次呼吸肺弹性阻力、非弹性阻力及总阻力所消耗的功量。一次呼吸值乘以每分钟呼吸频率即得每分钟呼吸功。正常人平静呼吸时,呼吸功每分钟约为0.3~0.6kg·m。机械通气时,呼吸机参与呼吸做功。当控制通气时,呼吸机完成所有的呼吸做功;当辅助通气时,呼吸肌肉和呼吸机共同完成呼吸做功。

呼吸做功监测的临床应用:

(1)评价呼吸肌功能状态:通过同时对呼吸做功和呼吸肌肉的功能储备进行检测,可以判断呼吸肌肉负荷与储备能力的失衡,预测呼吸肌肉的疲劳,指导呼吸衰竭的防治。判断呼吸功增加的原因是弹性功和阻力功增加、还是由于呼吸机的附加功增加。附加功有时可等于或大于生理功。附加功增加时(如患者通过高阻力的呼吸机呼吸)将加重患者呼吸肌后负荷,使其疲劳。

(2)指导呼吸治疗:指导呼吸支持治疗,最大限度减少呼吸后负荷,避免呼吸肌疲劳。呼吸功实际上是对呼吸肌后负荷的一种评估。用压力支持通气给患者部分呼吸支持时,可以通过测定呼吸功了解患者的压力支持通气时最佳压力水平。

(3)指导呼吸机撤机:呼吸机撤机前,监测呼吸功可以使临床医生了解呼吸支持的效果,监测患者呼吸功能恢复程度以及呼吸机附加功的影响,通过计算患者和呼吸机做功的比例,预测撤机的成败。给撤离呼吸机提供客观可靠的标准。

第四节 血 气 分 析

血气分析是一种应用血气分析仪测定人体血液中相关离子和物质浓度,对受检者呼吸功能与机体酸碱平衡进行评估的检查手段,是临床上广泛应用的检测之一。通过血气分析判断机体是否存在酸碱平衡失调、通气功能障碍等,有利于找到病因,并及时给予治疗。血气分析的血液来源主要有动脉血和静脉血两种。

一、血气分析的血样采集

(一)动脉血血气分析的血样采集

1. 常用的采集部位

(1)桡动脉:桡动脉位置表浅,易于触及,穿刺成功率高,周围无重要伴行血管及神经,不易发生血管神经损伤、不易误采静脉血。桡动脉下方有韧带固定,易于压迫止血。通常桡动脉作为动脉采血首选部位。穿刺点位于距腕横纹一横指(约1~2cm)、距手臂外侧0.5~1cm、动脉搏动最强处;或以桡骨茎突为基点,向尺侧移动1cm,再向肘部方向移动0.5cm,动脉搏动最强处,穿刺可盲穿或超声引导下进行穿刺。超声引导桡动脉穿刺方法:探头自腕部开始扫描,在桡骨茎及桡侧腕屈肌之间确定桡动脉及周围静脉。确定桡动脉后,调整深度,使桡动脉成像处于屏幕中央位置。常采用平面外穿刺法。探头扫描血管短轴,可见血管圆形声影(图22-11),以45°~60°角进行穿刺,当针尖刺破动脉时,可见血管圆形声影中出现小白点,保持留置针内针芯位置不变,置套管完成穿刺。桡动脉穿刺前应进行Allen试验检查,手掌颜色在10秒之内迅速变红或恢复正常,表明尺动脉和桡动脉间侧支循环良好,可进行穿刺。如果超过10秒手掌颜色仍为苍白,表明尺动脉和桡动脉间侧支循环不良,需慎重考虑进行桡动脉穿刺。

(2)足背动脉:足背动脉位置表浅、易于触及,但血管直径较细、神经末梢丰富,一般只作为桡动脉不能使用或穿刺失败时的选择。穿刺点位于足背内、外踝连线中点至第一跖骨间隙的中点处,动脉搏动最明显处。超声引导下足背动脉穿刺方法:探头沿足背动脉走行方向纵切或横切扫查以寻找足背动脉(图22-12),采用平面外穿刺技术,穿刺针在探头中点皮肤处进针,显示针头位于血管前壁并刺入管腔,同时针尾处可见鲜红血液喷出,继续沿着血管腔走向进针2~5mm,置入套管。

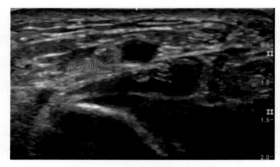

图22-11　桡动脉的超声图像

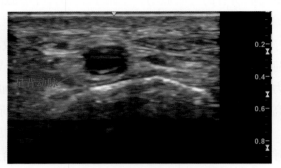

图22-12　足背动脉的超声图像

(3)股动脉:股动脉较粗,易于穿刺,但股动脉压力较大,压迫止血困难,容易发生假性动脉瘤、出血及血栓等。股动脉与股神经、股静脉伴行,穿刺时可能误伤股神经或误采静脉血。穿刺时须暴露隐私部位,穿刺部位消毒不彻底容易引起感染。股动脉缺乏侧支循环,股动脉损伤可累及下肢远端的血供,长期反复穿刺可导致血管内壁瘢痕组织增生,影响下肢血液循环。新生儿禁忌选择股动脉进行穿刺。穿刺点位于腹股沟韧带中点下方1~2cm,或耻骨结节与髂前上棘连线中点股动脉搏动最明显处。超声引导股动脉穿刺方法:从腹股沟部采用横切扫查显示位于股总静脉外侧的股总动脉(图22-13),多采用平面外技术,以30°~45°角进针,超声显示穿刺针的头端呈一亮点,通过超声检查确认穿刺入股动脉并置管。

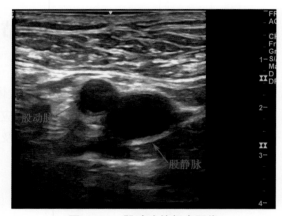

图22-13　股动脉的超声图像

(4)肱动脉:肱动脉位置较深,搏动不明显。肱动脉周围缺乏硬筋膜及骨骼支撑,穿刺时不易固定,压迫止血比较困难,容易形成血肿。肱动脉与正中神经伴行,穿刺时可能误伤神经。肱动脉缺乏侧支循环,若发生动脉栓塞,可造成前臂血运障碍。通常肱动脉不作为动脉采血的首选部位;当桡动脉因畸形、瘢痕或外固定等不能使用时,可选择肱动脉进行穿刺。儿童,尤其是婴幼儿,不推荐进行肱动脉穿刺。穿刺点一般位于肱二头肌内侧沟动脉搏动最明显处;或以肘横纹为横轴,肱动脉搏动为纵轴,交叉点周围0.5cm范围。

超声引导下肱动脉穿刺方法:垫高固定手肘,超声探头垂直于前臂,用平面外技术确定肱动脉位置(图22-14),当针位于肱动脉正上方,然后旋转探头90度,以平面内技术,确定肱动脉走行,超声实时显示穿刺针的头端,通过超声检查确认穿刺入肱动脉并置管。

2. 采血注意事项

(1)采血位置:应注意辨别采集的血管是否为动脉,如误采静脉血,将不能准确地反映动脉血气状况,静脉血酸碱度(potential of hydrogen,pH)在正常情况下与动脉血接近,

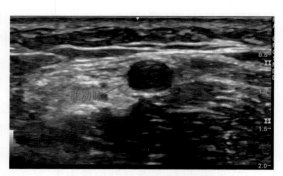

图22-14　肱动脉的超声图像

但当机体存在代谢障碍时,动脉血与静脉血 pH 存在明显差异。

(2)采血量及肝素浓度:肝素浓度影响血气分析结果的准确性,肝素量过多可造成稀释性误差,使 pH、动脉血氧分压(partial pressure of oxygen in arterial blood,PaO$_2$)偏低、动脉血二氧化碳分压(partial pressure of carbon dioxide in artery,PaCO$_2$)偏高,出现假性低碳酸血症。但是肝素量过少,便起不到抗凝的作用。国际临床化学联合会(International Federation of Clinical Chemistry,IFCC)推荐血气标本中肝素的最终浓度为 50U/mL。专用的血气针筒一般采用肝素锂抗凝,以避免肝素钠对血钠水平的影响。

(3)气泡:血气针筒中残留的气泡会影响 pH、PaCO$_2$、PaO$_2$ 的检测结果,特别是 PaO$_2$ 值。血气标本中空气气泡应低于 5%。

(4)标本混匀程度:不充分的混匀会增加凝血的发生,从而影响血红蛋白和血细胞压积结果的准确性。

(5)标本的送检时间:由于立即进行分析。不建议冰冻送检血样,因为较低温度下塑料注射器会使气体渗透性全血标本中的细胞代谢、血气及相关参数发生迅速而显著的变化,因此强烈建议在采集后立即送检,冰冻后溶血风险更高。PaCO$_2$、PaO$_2$ 和乳酸的检测必须在 15 分钟内完成,其余项目(如 pH、电解质、血红蛋白、血糖和血细胞比容)的检测要求在 1 小时内完成。

(二)静脉血血气分析的血样采集

静脉血血气分析血样有多个采集部位,各具特点。

1. 外周静脉　通常可以选择表浅的静脉。

(1)头静脉:起自手背静脉网的桡侧,在肘窝处通过肘正中静脉与贵要静脉交通。头静脉收集手和前臂桡侧浅层结构的静脉血。

(2)贵要静脉:起自手背静脉网的尺侧,在肘窝处接受肘正中静脉最终注入肱静脉或腋静脉。贵要静脉收集手和前臂尺侧浅层结构的静脉血。

(3)肘正中静脉:变异较多,通常在肘窝处连接头静脉和贵要静脉。

(4)前臂正中静脉:起自手掌静脉丛,注入肘正中静脉。前臂正中静脉收集手掌侧和前臂前部浅层结构的静脉血。

(5)大隐静脉:在足内侧缘起自足背静脉弓,经内踝前方,沿小腿内侧面、膝关节内后方、大腿内侧面上行,最终注入股静脉。大隐静脉在内踝前方的位置表浅而恒定,是下肢采集外周静脉血行血气分析的常用部位。

外周静脉血的特点:正常情况下,毛细血管动脉端 PO$_2$ 相当于 PaO$_2$,由于组织摄取氧,毛细血管 PO$_2$ 逐渐降低,至静脉端毛细血管 PO$_2$ 和静脉血 PO$_2$ 相等,因此,正常情况下静脉血 PO$_2$ 应是平均组织 PO$_2$ 的近似值,被认为是组织氧合的有效指标,这样动 - 静脉血氧含量差值的变化可作为判断组织供氧和灌注状态的重要依据。

2. 中心静脉　指通过中心静脉导管从上腔静脉获取血液标本。动物实验证实,连续动脉和静脉血气监测显示,在失血性休克过程中,中心静脉血 pH、PCO$_2$ 和 PO$_2$ 比动脉血气变化早。中心静脉血气监测可以比单独动脉血气监测提供更早的氧供应和血流变化的指标,提供更多的关于组织灌注状况的信息,并可能提供有关复苏有效性的更好指标。

3. 混合静脉血　通常回心血液在右心房已较充分混合,也可从右心房或右心室获取混合静脉血。临床上,一般通过肺动脉导管获取混合静脉血。健康人混合静脉血的血氧饱和度约为 75%。静息时混合静脉血氧饱和度>65% 表明组织代谢有足够的氧可以利用。如果氧需要量增加而没有相应增加氧供应,混合静脉血氧饱和度将降低。当混合静脉血氧饱和度<50% 时,常表明组织氧合受损和无氧代谢的发生。混合静脉血氧分压的参考值约为(40 ± 3)mmHg,它可随年龄增加而下降,有研究学者建议以 35mmHg 为正常低限。混合静脉血氧分压低于 28mmHg 常伴有乳酸酸中毒,病死率极高,因此治疗上必须使其维持在临界线(28mmHg)以上。混合静脉氧分压是了解肺氧合及循环灌注水平的一项综合指标,对判断心肺

功能很有意义。

二、血气分析检测常用指标

在血气分析指标中,可直接测定的指标有氧分压、二氧化碳分压和氢离子浓度,然后根据相关的方程式由上述 3 个测定值计算出其他多项指标,从而用于判断肺换气功能(动脉血)、组织氧合(静脉血)及酸碱平衡的状况。

1. **酸碱度(pH)** pH 是体液内氢离子浓度的反对数,是反映体液总酸度的指标,受呼吸和代谢的共同影响。正常值 7.35~7.45;平均值 7.40。静脉血 pH 较动脉血低 0.03~0.05。动脉血 pH<7.35 为酸血症;pH>7.45 为碱血症。

2. **二氧化碳分压** 二氧化碳分压是溶解于血浆中的 CO_2 所产生的压力,是反映酸碱平衡呼吸因素的唯一指标。动脉血二氧化碳分压($PaCO_2$)正常值为 35~45mmHg。平均值 40mmHg。当 $PaCO_2$>45mmHg 时,应考虑为呼吸性酸中毒或代谢性碱中毒的呼吸代偿;当 $PaCO_2$<35mmHg 时,应考虑为呼吸性碱中毒或代谢性酸中毒的呼吸代偿。静脉血的较动脉血的高 5~7mmHg。

近年,有学者提出采用中心静脉和动脉 CO_2 分压差辅助的目标导向血流动力学管理策略,如中心静脉和动脉 CO_2 分压差>6mmHg,则结合脉压变异率,决定给予补液还是多巴酚丁胺强心治疗(图 22-15),该方案对于改善非心脏大手术患者的组织氧合具有一定作用。

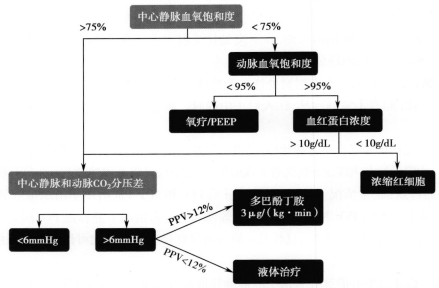

图 22-15 中心静脉与动脉 CO_2 分压差辅助的目标导向血流动力学管理策略
注:PPV= 脉压变异率。液体冲击试验:4mL/kg 或 250mL 平衡晶体液,较低者为准。
监测 PPV 前,潮气量设定为 10mL/kg。

3. **氧分压** 氧分压是血浆中物理溶解的 O_2 所产生的压力。动脉血氧分压(PaO_2)正常值 80~100mmHg,随年龄增加而下降。

静脉血氧分压正常值为(40 ± 3)mmHg。混合静脉血氧分压(partial pressure of oxygen of mixed venous blood,PvO_2)正常值为 35~45mmHg,平均 40mmHg。混合静脉血氧分压低于 28mmHg 常伴有乳酸酸中毒,组织灌注不足。临床上常用 28mmHg 作为临床界值。混合静脉血氧饱和度(SvO_2)正常值为 65%~80%,平均 75%。

老年人的 PaO_2 比非老年患者有显著降低。老年人的 PaO_2 较年轻人降低,一般每增加十岁,其平均值下降约 4mmHg，80 岁老年人 PaO_2 约为 80mmHg。

4. 标准碳酸氢盐和实际碳酸氢盐　标准碳酸氢盐（SB）是指血标本在 37℃ 和血红蛋白完全氧合的条件下，用 $PaCO_2$ 为 40mmHg 的气体平衡后所测得的血浆 HCO_3^- 浓度。正常值为 22~27mmol/L，平均值 24mmol/L。

实际碳酸氢盐（AB）是指隔绝空气的血液标本，在实际 $PaCO_2$ 和血氧饱和度条件下所测得的血浆 HCO_3^- 浓度。正常值为 22~27mmol/L，平均值 24mmol/L。动静脉血 HCO_3^- 大致相等，是反映酸碱平衡代谢因素的指标。$HCO_3^- < 22mmol/L$，可见于代谢性酸中毒或呼吸性碱中毒代偿；$HCO_3^- > 27mmol/L$，见于代谢性碱中毒或呼吸性酸中毒代偿。

正常情况下 AB=AB↑>↑见于代谢性碱中毒或呼吸性酸中毒代偿；AB↓<↓见于代谢性酸中毒或呼吸性碱中毒代偿。

5. 缓冲碱　缓冲碱（BB）是血液中一切具有缓冲作用的碱性物质（负离子）的总和，即在生理的 pH 情况下能与 H^+ 结合的碱的总量，包括红细胞内和血浆内的缓冲物质，其主要组成为 HCO_3^-、血红蛋白、蛋白质及磷酸等，正常值为 45~55mmol/L。

6. 剩余碱　剩余碱（BE）是指在 37℃ 下血红蛋白完全饱和，$PaCO_2$ 为 40mmHg 的气体平衡后的标准状态下，将全血滴定至 pH 为 7.40 时，所需的酸或碱的量。正常值为 ±3mmol/L。

7. 阴离子间隙　阴离子间隙（AG）是指血液中未测定阴离子（UA）与未测定阳离子（UC）的差值。正常值为 10~14mmol/L，平均值 12mmol/L，对于区分不同类型的代谢性酸中毒和诊断某些混合型酸碱平衡紊乱有重要意义。正常情况下：$Na^+ + K^+ + UC = Cl^- + HCO_3^- + UA$，$AG = UA-UC = Na^+ - (Cl^- + HCO_3^-)$。

8. 肺泡 - 动脉血二氧化碳分压差　肺泡 - 动脉血二氧化碳分压差（alveolar-arterial carbon dioxide tension difference，a-ADCO$_2$）是肺泡二氧化碳分压和动脉血二氧化碳分压之间的差值，反映了呼吸道无效腔和肺内分流的关系，是有效肺泡通气的指标。在正常情况下，约为 4~5mmHg。老年患者由于年龄相关的呼吸生理变化可能出现差值增大。

9. 肺泡 - 动脉血氧分压差　肺泡 - 动脉血氧分压差（alveolar-arterial oxygen difference，A-aDO$_2$）为肺泡氧分压和动脉血氧分压之间的差值。此值用于判断肺的换气功能，能较 PaO_2 更为敏感地反映肺部氧摄取状况，有助于了解肺部病变的进展情况。可作为机械通气的适应证或撤机的参考指标。吸空气时为 20mmHg；吸纯氧时低于 70mmHg；儿童为 5mmHg；正常青年人平均为 8mmHg；60~80 岁可达 24mmHg；一般不超过 30mmHg。A-aDO$_2$ 正常值为 10~30mmHg，随年龄增加而增加，60~80 岁可达 24mmHg，一般不超过 30mmHg。

三、血气分析结果的判断

（一）传统的酸碱平衡分析方法

血气分析一般包含酸碱平衡的指标（pH、$PaCO_2$、HCO_3^-、BE）、电解质浓度（K^+、Na^+、Cl^-、Ca^{2+}）、氧合指标（PaO_2、SaO_2）和其他指标（乳酸、血糖、血红蛋白、血细胞比容）。临床上常见的酸碱失衡类型主要有代谢性酸中毒、代谢性碱中毒、呼吸性酸中毒、呼吸性碱中毒、呼吸性酸中毒并代谢性碱中毒、呼吸性酸中毒并代谢性酸中毒、呼吸性碱中毒并代谢性碱中毒和呼吸性碱中毒并代谢性酸中毒。

随着 AG 和潜在［HCO_3^-］概念在酸碱失衡领域的应用，认为尚存有以下几种酸碱失衡：①混合性代谢性酸中毒（高 AG 代酸 + 高氯性代酸）；②代谢性酸中毒并代谢性碱中毒，包括高 AG 代谢性酸中毒并代谢性碱中毒和高氯性代谢性酸中毒并代谢性碱中毒两型；③三重型混合性酸碱失衡（triple acid-base disturbance，TABD），包括呼吸性碱中毒 + 代谢性碱中毒 + 高 AG 代谢性酸中毒（呼碱型 TABD）和呼吸性碱中毒 + 代谢性碱中毒 + 高氯性代谢性酸中毒（呼碱型 TABD）两型。临床上只能对高 AG 代谢性酸中毒的

TABD作出判断,而对伴有高氯性代谢性酸中毒的TABD,理论上讲可以存在,但尚缺乏有效的判断手段。

临床上以动脉血气分析判断原发性酸碱失衡的类型及是否有代偿。首先,判断患者当时是否处在正常的生理状态,pH能反映患者是酸中毒还是碱中毒;其次,$PaCO_2$和HCO_3^-能帮助临床鉴别原发性酸碱失衡和是否合并代谢性酸碱失衡;最后如果患者存在代谢性酸中毒,必须要计算AG和$\triangle$AG,以鉴别酸碱失衡的原因。可以通过以下步骤进行酸碱失衡的判断。

第一步:通过看pH与$PaCO_2$的变化方向,来判断原发异常是代谢性的还是呼吸性的。① pH与$PaCO_2$同向变化(如pH升高、$PaCO_2$分压增大):原发异常是代谢性的(即HCO_3^-原发异常)。② pH与$PaCO_2$异向变化:原发异常是呼吸性的(即$PaCO_2$原发异常)。③若pH正常,而$PaCO_2$、HCO_3^-明显异常:pH以7.4为界,$PaCO_2$以40mmHg为界,然后同样以方法①②判断原发异常。

第二步:根据原发异常,看相应代偿值的大小与方向。$PaCO_2$、HCO_3^-中任一指标发生变化,另一指标的代偿变化是同向的,但有代偿极限(表22-5),如$PaCO_2$原发降低,则HCO_3^-代偿改变的方向也是降低。①若$PaCO_2$、HCO_3^-同向改变,且代偿指标超过其代偿极限,提示混有另外一种不同性质的不同的酸碱中毒。②若$PaCO_2$、HCO_3^-反向改变,提示混有另外一种不同性质的同一酸碱中毒。

表 22-5　单纯性酸碱失衡预计代偿的计算公式

酸碱失衡类型	预计代偿公式	代偿极限
代谢性酸中毒	$PaCO_2=1.5 \times HCO_3^- + 8 \pm 2$	$PaCO_2$: 10mmHg
代谢性碱中毒	$PaCO_2=40+0.7 \times (HCO_3^- - 24) \pm 2$	$PaCO_2$: 55mmHg
呼吸性酸中毒	急性: $HCO_3^- = (PaCO_2-40) \times 0.1+24 \pm 2$	HCO_3^-: 30mmol/L
	慢性: $HCO_3^- = (PaCO_2-40) \times 0.4+24 \pm 2$	HCO_3^-: 45mmol/L
呼吸性碱中毒	急性: $HCO_3^- =24-(40-PaCO_2) \times 0.2 \pm 2$	HCO_3^-: 18mmol/L
	慢性: $HCO_3^- =24-(40-PaCO_2) \times 0.5 \pm 2$	HCO_3^-: 15mmol/L

第三步:看AG。$AG= [Na^+]-([Cl^-]+[HCO_3^-])$,当AG>16mmol/L为高AG代谢性酸中毒。

第四步:如果AG>16mmol/L,计算"潜在$[HCO_3^-]$"。潜在$[HCO_3^-]=$实测$[HCO_3^-]+$(实测AG-12)。当"潜在$[HCO_3^-]$"大于27mmol/L提示合并代谢性碱中毒。

(二) Stewart 酸碱平衡分析方法

临床上除传统的酸碱平衡分析方法外,还可采用Stewart法分析酸碱平衡。BE由钠离子和氯离子浓度差、乳酸浓度、白蛋白浓度和其他阴离子浓度(阴离子间隙)决定,即$BE=([Na^+]-[Cl^-]-35)+(1-乳酸)+[0.25 \times (42-白蛋白)]+AG$。根据这一公式,可判断$[Na^+]$、$[Cl^-]$、乳酸、白蛋白、阴离子间隙在BE改变中所起的作用,计算AG,指导临床治疗。

例如,一例肝硬化手术患者输注生理盐水后,$[Na^+]$133mmoL/L,$[Cl^-]$111mmoL/L,乳酸5mmoL/L,白蛋白22g/L,Ph 7.2,$PaCO_2$40mmHg,$[HCO_3^-]$15,BE=-11.5。则$([Na^+]-[Cl^-]-35)=133-111-35=-13$,$(1-乳酸)=1-5=-4$,$[0.25 \times (42-白蛋白)]=0.25 \times (42-22)=+5$,$AG=-11.5-(-13-4+5)=-0.5$,提示该患者酸中毒主要由高氯和高乳酸引起,白蛋白水平降低部分抵消了酸中毒,AG在其中的作用较小。治疗时,若继续输生理盐水($[Na^+]$和$[Cl^-]$均为154mmoL/L),可降低$[Na^+]-[Cl^-]$,从而加重酸中毒;输醋酸林格液($[Na^+]$140mmoL/L,$[Cl^-]$98mmoL/L),可增加$[Na^+]-[Cl^-]$,从而减轻酸中毒;输白蛋白则会加重酸中毒。

四、静脉血血气分析的临床意义

血气分析通过测定人体血液的H^+浓度和溶解在血液中的气体(主要CO_2和O_2),来了解人体呼吸功能与酸碱平衡状态的一种手段,它能直接反映肺换气功能及其酸碱平衡状态。采用的标本常为动脉血,但近年来静脉血气分析应用逐渐增多,静脉血气可反映组织气体交换和机体酸碱状况。正常情况下,静脉血的 PO_2 明显低于动脉血,pH 与动脉血相近,PCO_2 比动脉血略高 4~5mmHg 左右。动脉血气分析在心功能正常或组织血流灌注正常时,可以提供组织血流灌注或缺氧程度评估可靠的参考指标。危重症患者的动静脉血气会出现动静脉血气酸碱分离现象,在此情况下动脉血气分析不能正确反映组织酸碱状态,而静脉血气分析能发现严重的组织酸中毒。

混合静脉血是经过全身各部分组织代谢后的血液。混合静脉血的氧含量代表着经过组织代谢后循环血液中所剩余的氧。混合静脉血的氧含量在监测休克的发展、监测组织的氧合状态方面有着非常重要的意义。SvO_2 等静脉血气指标的监测弥补了动脉血气分析的不足,对临床治疗起到了良好的指导作用。在危重患者,尤其是处于休克状态的危重患者,缺氧实际上是指组织缺氧。动脉的氧含量正常或升高并不能除外组织缺氧的存在。单纯采用静脉血气分析作为组织氧合指标也有一定的局限性,因为其数值不仅取决于组织供氧量,还取决于组织摄氧能力,当存在败血症、急性呼吸窘迫综合征、氰化物中毒等疾病,组织气体交换障碍时,虽然组织严重缺氧,但 PvO_2、SvO_2 及氧含量可正常或增高。将动脉血气和混合静脉血气结合起来进行分析,则对组织缺氧可以有更全面的了解。

混合静脉血氧饱和度的监测受到置入 Swan-Ganz 导管的限制,临床上采用上腔静脉血代替混合静脉血。上腔静脉血氧饱和度主要反映脑和上肢的氧供需平衡,由于内脏和肾脏的静脉血氧含量相对较高,因此上腔静脉血氧饱和度比混合静脉血氧饱和度低 2%~5%,但是在血流动力学不稳定时,血液重分布至身体的上部,上腔静脉血氧饱和度和混合静脉血氧饱和度的关系可能出现反转,两者的差值可能也会显著增加,临床上应予以注意。

老年患者围手术期行血气分析是判断肺呼吸功能、组织氧合、酸碱平衡的重要手段。动脉和混合静脉血的血气分析能够获得患者的氧合、通气和酸碱平衡情况等重要信息,可以对气体交换、酸碱平衡及心肺的整体状况作出评价。采取动脉血作血气分析仍是目前临床上常用和可靠的监测手段,有助于全面了解老年患者肺功能的状况。老年患者特别是危重患者,静脉血气分析可以提供组织氧合和酸碱状态,对老年危重患者的血流动力学、预测预后、监测组织的氧合状态等方面有着重要意义,有助于发现关键性的循环恶化。老年患者症状不典型,并发症多,病情发展迅速,预后较差,临床上实施动态血气分析即连续血气分析,缩短血气分析取样的时间间隔,能够及时发现低氧血症及酸碱平衡紊乱等异常情况,对老年患者具有早期诊断并指导治疗的意义。

第五节　肺　部　超　声

随着肺部超声技术在临床的广泛应用,超声被称为麻醉医生的眼睛。相较于胸部平片和胸部 CT,肺部超声能实时检查患者肺部情况,可以做病变性质定性、病变程度定量、早期诊断和评估肺部并发症。肺部超声具有快速简便、无创、直观的优点,在床旁评估和快速诊断上具有优势。

一、肺部超声的征象

(一)胸膜线及胸膜滑动征

胸膜线是由脏胸膜与壁胸膜共同显示出的线性高回声,正常的胸膜线连续且光滑平整,且脏胸膜与壁胸膜在超声下仅显示为一条线(图 22-16)。在正常的呼吸运动时,脏胸膜与壁胸膜会有相对运动,此时胸膜线可观察到水平的滑动感,称为胸膜滑动征。

(二)蝙蝠征

超声纵向扫查,它由两条凸面的强回声线及后方宽大声影(相邻的肋骨)和肋间隙深方的高回声线(胸膜线)构成。蝙蝠翅膀为上下两根肋骨的横切面及其声影构成,蝙蝠体为肺实质(图 22-17)。蝙蝠征代表了胸壁的正常解剖结构。

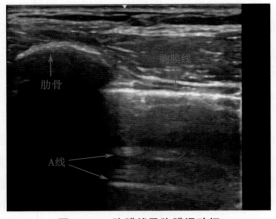

图 22-16　胸膜线及胸膜滑动征

(三)A 线

A 线是存在于胸膜线深方的多条平行于胸膜线的线性高回声(图 22-18),并且皮肤、胸膜线与 A 线之间距离相同。A 线会随组织深度的增加而衰减。它是一种伪象,代表组织内含有气体。

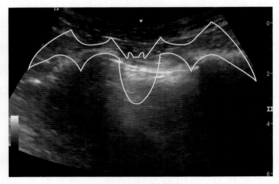

图 22-17　蝙蝠征

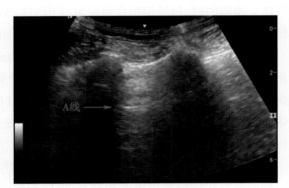

图 22-18　A 线

(四)B 线

B 线也称为彗星尾征,是在超声图像上由胸膜线发出且垂直于胸膜线的线性高回声,从胸膜线开始出现一直延伸至屏幕下方,且亮度不消退的一条或多条亮线(图 22-19)。B 线是由于邻近胸膜的肺组织病变,导致组织内含液体的比例增加,气体的比例减少,组织内声阻抗增加而产生。B 线随组织深度的增加并无衰减。在呼吸运动下可观察到 B 线随肺滑动同步移动。需要强调的是 B 线并非异常征象,正常人也可探及 B 线,少量的 B 线是正常肺超声的表现,常出现于下侧胸壁(第十肋间),靠近膈肌处,且数目不超过 3 个。B 线增多且间距增宽达 7mm 左右,提示小叶间隔增厚,为间质性肺水肿的征象,称为 B7 线;若 B 线增多且间距 ≤3mm 时,提示肺泡内液体积聚,为肺泡性肺水肿的征象,称为 B3 线。

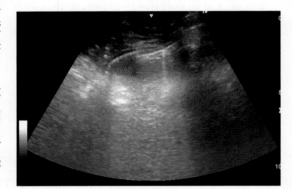

图 22-19　B 线

(五)支气管充气征

在不均匀的实变肺组织超声图像区域(类似肝脏回声)内出现的点状或线状强回声,称为支气管充气征(图 22-20),其产生的原因是在实变肺组织的支气管或细支气管内,气体未完全吸收,超声波遇气体产生高亮回声影。根据其是否具有动态变化可进一步分为动态和静态支气管充气征。其中,动态支气管充气征的存在提示局部支气管内的气体与大气道相通,可随呼吸运动进出实变区,是鉴别肺实变和阻塞性肺不张的重要征象。

(六) 碎片征

当探查到实变肺组织与含气肺组织相接且边界不清时,实变组织形成了不规则的碎片状回声区,此区域称为碎片征(图 22-21)。常见于肺出血。

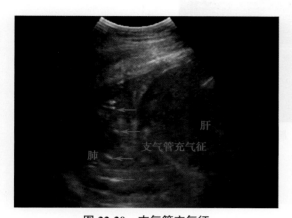

图 22-20 支气管充气征
(图片由复旦大学附属中山医院钟鸣医生馈赠)

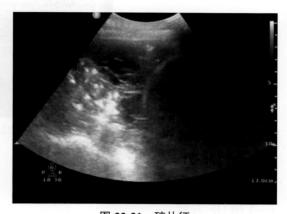

图 22-21 碎片征
(图片由复旦大学附属中山医院钟鸣医生馈赠)

(七) 沙滩征

在 M 型超声上,正常的胸膜线为水平线样高回声,胸膜线下方肺组织随肺滑动呈现颗粒样点状回声,类似于海边沙滩,称沙滩征(图 22-22)。

(八) 平流层(条形码)征

气胸时,由于胸膜腔中含有空气,壁胸膜和脏胸膜分离。M 型超声扫描时,在胸膜下方没有肺实质运动会产生多条水平平行线,替代海岸标志的沙质外观。这种图像类似于平流层或条形码,因此称为平流层(条形码)征(图 22-23)。

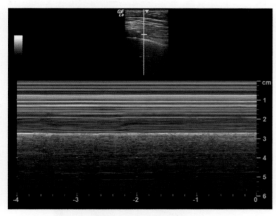

图 22-22 沙滩征

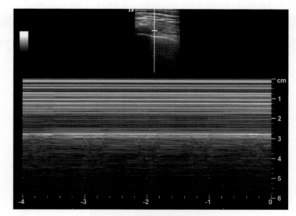

图 22-23 平流层(条形码)征

(九) 肺点

肺点的实质是一个交界点,它代表气胸区域与肺组织的交界点。当扫查过程中探及 A 线但无肺滑动征的区域时,移动探头直到出现肺滑动征或存在 B 线的区域,即为肺点(图 22-24)。肺点是指沙滩征与条码征相互过渡的区域。肺点诊断气胸的的特异性可达 100%。

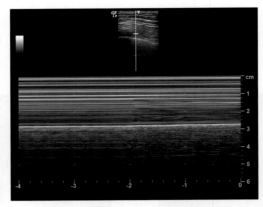

图 22-24　肺点

二、常用的肺部超声评估方案

(一) BLUE 方案

床旁急诊肺超声 (bedside lung ultrasound in emergency, BLUE) 方案，是一种快速诊断流程，可快速判断呼吸衰竭的原因 (急性肺水肿、肺炎、气胸、胸腔积液以及 COPD 急性加重等)，BLUE 方案联合静脉检查能够诊断出 90.5% 的 ICU 患者呼吸困难的病因。

1. **检查方法**　检查者双手 (除去拇指) 置于患者一侧前胸壁，上方手的小拇指紧靠锁骨下缘，指尖在胸骨正中，下方手的小指大约在肺的下前缘 (对应膈肌线)，双手所覆盖的区域相当于单侧肺区；上方手第 3、4 掌指关节处为上蓝点，下方手掌中心为下蓝点 (图 22-25)。PLAPS 点：下蓝点水平向后延长线与同侧腋后线的相交点 (图 22-26)。膈肌点：膈肌线 (右手小指的外缘，见图 22-25) 与腋中线的交点 (图 22-27)。

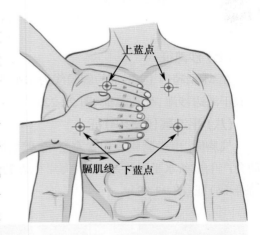

图 22-25　上蓝点和下蓝点示意图

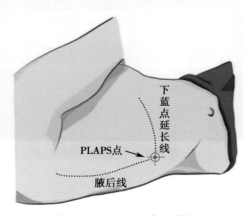

图 22-26　PLAPS 点示意图

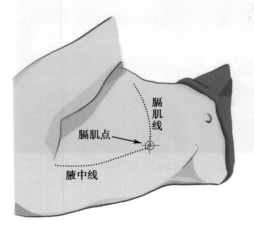

图 22-27　膈肌点示意

2. **术语**

(1) A 线：超声波在胸膜后方遇到肺组织 (以气体为主) 时发生多重反射形成的伪像，表现为多条与胸膜平行、彼此间距相等的线性高回声。

（2）B 线：当肺间质或肺泡内液体比例超过 5% 时产生的振铃样伪像。

（3）A 征象（A profile）：双侧前胸壁胸膜滑动征正常 +A 线，提示肺泡通气正常。

（4）A' 征象（A'profile）：胸膜滑动征消失 +A 线，提示此处肺泡通气受限，但肺内仍以气体为主。

（5）B 征象（B profile）：双侧前胸壁胸膜滑动征正常 +B 线，提示双肺弥漫性小叶间隔增厚，但胸膜无病变。

（6）B' 征象（B'profile）：胸膜滑动征消失 +B 线，提示肺间质或肺泡浸润，胸膜受累，肺通气减弱或消失。

（7）AB 征象（AB profile）：一侧以 A 线为主，一侧以 B 线为主（B 线不均匀分布），提示肺炎。

（8）C 征象（C profile）：肺实变超声图像。

（9）A 线为主且无下肢静脉血栓的 PLAPS 征象（A-no-V PLAPS profile）： 仅 PLAPS 点可见 B 线或肺实变，提示局灶性肺炎。

3. 诊断流程 见图 22-28。

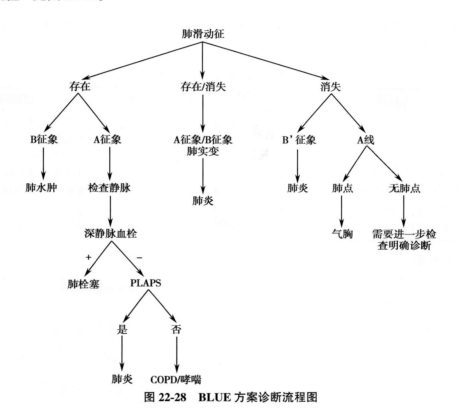

图 22-28　BLUE 方案诊断流程图

（二）改良 BLUE 方案

改良 BLUE 方案（modified bedside lung ultrasound in emergency，m-BLUE）是在 BLUE 方案基础上加用了后蓝点，也就是肩胛线与脊柱区域，以了解重力依赖区情况，明显提高了对肺实变和肺不张的诊断准确率及敏感性和特异性。对呼吸衰竭患者，尤其是急性呼吸窘迫综合征（acute respiratory distress syndrome，ARDS）和 COPD 患者，此法能更准确地确定膈肌点的位置，提高膈肌点区域诊断的准确性，简化操作流程，更适合于重症患者。

1. 检查方法 膈肌点的位置确定，沿腋中线位置能看到膈肌（膈肌可见时）的位点或肺与肝 / 脾的交界处（膈肌不可见时即为膈肌点）；上方手第 3、4 掌指关节处为上蓝点。M 点：上蓝点与膈肌点间的中点。PLAPS 点：M 点垂直向后延长线与同侧腋后线的相交点（图 22-29）。

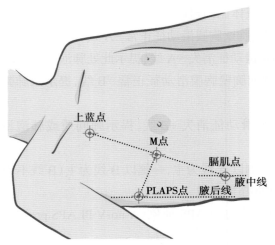

图 22-29　改良 BLUE 方案各点示意图

2. 诊断流程　改良 BLUE 方案检查时,依次探查上蓝点、下蓝点、膈肌线、PLAPS 点、后蓝点区域,对比双侧的超声征象,具体操作方案见表 22-6。

表 22-6　改良 BLUE 方案的诊断流程表

检查点	位置(图 22-28)	图像优化的要求	切面的要求
上蓝点	位于头侧的手的中指与无名指根部之间的点	①深度:要求超声图像上的胸膜线在屏幕的中上 1/3 处;②增益:超声图像的黑白无过暗或过亮;③图像稳定性:胸膜线以上组织及肋骨无晃动;④图像能清晰显示蝙蝠征	①超声探头的中轴线与骨性胸廓完全垂直;②超声探头滑动方向与肋间隙走向完全垂直;③在超声机屏幕上蝙蝠征居中,胸膜线水平,上下两根肋骨在同一水平线上,胸膜线清晰、锐利;④在膈肌点位置可见肝/脾等特征
膈肌点	超声探头于腋中线寻找膈肌位置		
M 点	上蓝点与膈肌点连线的中点		
PLAPS 点	M 点延长线与腋后线垂直的交点		
后蓝点	肩胛线与脊柱间的区域(必要时可于腋后线、脊柱旁线间扫查)		

(三) FALLS 方案

FALLS 方案的全称为肺超声介导的限制性液体管理(fluid administration limited by lung sonography,FALLS)方案。该方案采用床旁超声检查(主要是肺超声检查,结合简单的心脏超声和腔静脉超声,快速鉴别休克病因,通过分析肺部伪影提供临床血容量情况的直接参数,并指导液体管理(图 22-30)。临床需了解其主要流程。

第一步:鉴别梗阻性休克。①排除心脏压塞(超声图像是否显示存在大量心包积液);②排除肺栓塞(超声图像是否显示存在右心室扩张);③排除张力性气胸(超声图像是否存在 A′征象)。按照上述步骤可以排除梗阻性休克。

第二步:鉴别心源性休克。寻找 B 征象(双肺弥漫、对称分布的 B 线)。如果不存在 B 征象,左室衰竭导致的心源性休克可以被排除。如果胸膜滑动征存在,心脏超声发现左心功能不全(尤其是舒张功能),高度提示心源性休克。

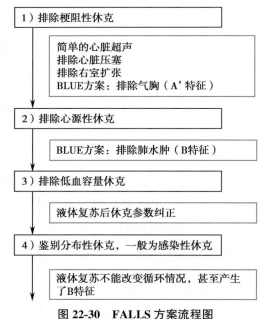

图 22-30　FALLS 方案流程图

第三步:鉴别低血容量性休克。肺超声为 A 征象(A 线 + 胸膜滑动征)或局部 A/B 征象(局灶性肺炎),则提示患者不存在容量过负荷,可以进行尝试性液体复苏治疗。经液体复苏治疗患者临床症状改善(血压回升、组织灌注恢复、休克症状改善),而肺部仍为 A 线,提示低血容量性休克。

第四步:鉴别分布性休克。如果经液体复苏后,患者肺部已经由 A 线转为 B 线(肺水肿出现,提示肺毛细血管静水压升高,表示此时容量已过负荷),但临床症状仍无改善(顽固性低血压),提示分布性休克(常见于感染性休克,也可能为过敏性休克或其他问题)。

三、老年患者肺部超声检查

肺部超声是肺部临床评估的有力工具,不仅可以作为诊断工具,还可以用于监测肺通气。老年患者由于肺生理改变以及可能并存一些肺部基础疾病导致呼吸系统易损性增加,急性呼吸衰竭也常多发于老年患者,患者表现为呼吸困难、发绀等临床症状,床旁肺部超声在老年患者相关肺部疾病的诊断与预后评估中具有一定价值。肺部超声能准确检测出低氧血症患者的围手术期肺部并发症,可以较好地诊断气胸、肺水肿和肺炎等,与胸部 CT 扫描显示出良好的一致性。其临床应用包括:

(一)用于气胸的诊断

机械通气患者处于仰卧位时,气体易聚集于顺应性好的区域,因此肺部超声检查时应从前部开始。脏胸膜和壁胸膜之间存在的气体可以使得局部一些原先潜在的结构呈现出特殊的征象,如肺滑动征消失和找到"肺点"时,应高度怀疑气胸。肺点是诊断气胸最为关键的征象,诊断阳性率高达 100%。肺点的存在也为鉴别诊断胸膜粘连和肺大疱提供了重要的客观依据。在进行气胸诊断的操作时,检查的范围应尽可能扩展至胸部侧壁,因为肺点易在侧壁区域发现。使用二维超声探头检查顺应性好的肺区域时,肺点的滑动会在吸气相出现而在呼气相消失。

(二)用于肺水肿的诊断

通过对比各检查区的 B 线征象,可以判断出肺水肿的来源是心源性还是非心源性。若是心源性,则肺部超声在各个区域的 B 线征象均一致,反之则考虑是非心源性的(如急性呼吸窘迫综合征)。心源性肺水肿时,独立 B 线、B 线融合及肺泡融合均可存在。受重力的影响,前部和侧部肺外水肿的 B 线会受到一定的影响。肺水肿和 B 线的相关性良好,可以作为新的评估指标。

(三)用于呼吸机相关肺炎的诊断

肺部超声在诊断呼吸机相关性肺炎上要优于普通胸片。呼吸机相关肺炎典型的肺部超声变化是 B 线由肺部的中心区域扩散到外周区域(以前部和侧部为主),并且各区域从独立 B 线逐渐变为融合 B 线;当扩散至胸膜下区域时一般都能发现某一肺叶甚至一侧肺的实变。尽管通过肺部超声能发现一些呼吸机相关肺炎的征象,但目前还没有研究表明其能诊断早期的呼吸机相关肺炎。在 COVID-19 患者中,与 CT 扫描相比,肺部超声评分可以准确预测疾病的严重程度。

(四)用于指导呼吸机撤机

近年来,有学者提出采用全肺超声评分(global ultrasound score)指导呼吸机撤机方案。将一侧胸部分成 6 个区,两侧肺共 12 个肺区,对双侧肺进行超声评估,根据 B 线数量和是否有胸腔积液进行评分:0 分,正常通气(A 线或不超过 2 条 B 线);1 分,中度通气损失(3 个或更多间隔良好的 B 线);2 分,通气严重丧失(融合 B 线);3 分,完全失去通气(组织样模式)。12 个肺区的得分之和即为全肺超声得分。根据全肺部超声得分,指导呼吸机的撤机,全肺部超声得分<13 分时,可行气管拔管。定量肺部超声评分可提高机械通气的撤机成功率。

第六节 肺部电阻抗断层成像

电阻抗断层成像（electrical impedance tomography,EIT）是基于机体组织电阻特性而开发的一种成像技术。人体不同组织之间或同一组织的不同生理、病理状态下,其电阻率存在差异。EIT 通过测量这种电阻率差异,并以图像或数值方式重现体内目标组织的电阻率分布及变化。EIT 的突出特性是功能性成像,具有无损伤、便携、实时动态图像显示等优点。目前 EIT 的临床应用主要在肺功能成像、乳腺癌的早期检测、胃排空和胃动力检测、脑出血、短暂性脑缺血等方面,其中肺功能成像是 EIT 最常见的应用领域。肺部 EIT 功能成像的时间分辨率高,有利于对肺通气和灌注情况的动态监测,实时评估机械通气等临床治疗手段的反应性。近年来,肺部 EIT 在围手术期的应用越来越受到关注,EIT 已用于术前肺功能评估、麻醉诱导气管插管、术中和术后等不同阶段的肺通气功能监测。肺部 EIT 对老年呼吸系统常见疾病,如 COPD、肺栓塞等的围手术期管理亦具有一定的应用价值。

一、EIT 肺功能监测的工作原理和操作

（一）EIT 技术的物理原理

人体组织由细胞和细胞间质组成,细胞间质和细胞质因其特定的电阻值而具备电解液特性,而细胞膜是具有低漏电特性的绝缘膜,这即为人体的生物组织电特性。生物电阻抗技术是利用该电特性,提取与人体生理、病理状况相关的生物医学信息的检测技术。由于人体各种组织类型之间存在一定的电阻率差异（最大可达约 200∶1）,EIT 通过体表电极向人体施加微弱电流（通常为 5mA 以下）,测量该电流通过组织或器官的电阻抗,计算后进行数据重建并以图像和数字方式输出。

EIT 技术包括 3 种类型:①静态电阻抗断层成像:以人体内部电导率的绝对分布为成像目标,该技术可以对组织解剖结构进行成像,但目前这类成像因为像素问题而受限制;②动态电阻抗断层成像:以人体内部电导率的分布变化为成像目标,采用测量数据的差值作为成像基础数据,该技术相对容易实现,也是现今最常见的实践方案;③多频电阻抗断层成像:以人体内部不同频率点的电导率分布变化为成像目标,该技术尚未广泛应用于临床。

人体肺部包含了肺脏组织、肺内血液以及肺内气体多种组织和物质,它们之间的电特性差异较其他器官更明显（气体为高电阻而血流为低电阻）。研究显示,从深呼气末到深吸气末的吸气动作期间,部分肺通气区域的电阻抗变化可达 300%。不仅如此,肺部的大部分气体处于周期性流动状态,由此肺部的时间 - 电阻抗出现特征性的周期变化。这也是 EIT 在临床最广泛应用于肺功能监测的主要原因之一。

目前临床使用的肺部 EIT 是将 16（或 32）个电极横向环绕于胸壁上,向第一对电极施加微小电流,同时在剩余电极对处测量产生的电压,通过计算得出该电传导路径上的电阻抗。然后在下一对电极上施加电流并记录电阻抗,通电和测量电极的位置会依次轮换围绕整个胸腔持续进行。轮换一圈后的测量结果即为"一帧",据此可重建一个横断层面的 EIT 图像。依此反复的采集和计算,即可生成一组连续的动态 EIT 图像。EIT 图像重建的原理与 CT 类似但更复杂,肺部 EIT 实质上是一种功能性图像,在肺内部通气的分区域动态显示方面具有独特的优势,但肺部 EIT 的空间分辨率较低,不建议用于肺部病变的精准解剖学定位。

（二）肺部 EIT 设备和操作注意事项

1978 年,Henderson 等首先设计并制造了一个阻抗采集设备,并获得了世界上第一个胸部电阻抗图像。经过 40 多年的发展,如今的 EIT 设备更精确更便携,输出图像及时性更高。EIT 设备主要由电极阵

列缚带、电缆和一台带显示屏的主机等部件组成。

　　肺部 EIT 成像时,应注意电极阵列缚带需置于同一横截平面。正常情况下,当电极平面在第 4 肋间时,测得的肺容积变化最能代表全肺的通气情况,因此通常将肺 EIT 的电极置于被检查者第 4~5 肋间水平(图 22-31)。当电极高于第 4 肋间时,肺阻抗容量比率在用力呼气时明显增加;而当电极低于第 5 肋间时,则得到相反的结果,因此当 EIT 电极阵列置于偏高或偏低的胸部平面时,要考虑其电极位置对于测量结果的影响。当电极低于第 6 肋间时,易出现膈肌周期性的负向电阻信号,一般不建议缚带位置低于第 6 肋间。肥胖、腹腔高压患者常常膈肌抬高,此时电极缚带位置可置于第 4 肋平面。此外,体位变换(如平卧位转半坐位)也会影响肺通气图像分析结果。大面积肺水肿可导致电阻信号质量下降,影响测量结果。尤其需注意的是,当术中使用 EIT 时,需要在高频电刀使用期间断开电极缚带与主电缆之间的连接线,以免损坏 EIT 主设备。

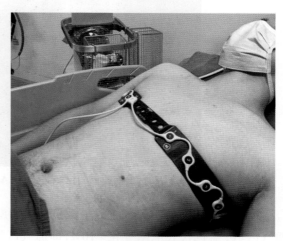

图 22-31　肺部电阻抗断层成像(EIT)的电极放置位置示意图

　　当采用高渗盐水造影 EIT 肺灌注时,造影曲线易受到肺内通气电阻抗的干扰,可能出现灌注显像被通气显像"覆盖"的严重干扰。因此,在高渗盐水注射建构 EIT 肺灌注图像时,应停止呼吸动作(或暂停呼吸机)。

二、EIT 监测常用界面信息与临床意义

(一) EIT 状态图像和感兴趣区域

　　EIT 状态图像是电极所在胸腔平面的电阻抗重建横断层面图像,常见的 EIT 状态图像包括:静态图像和动态图像。EIT 设备将最近一次呼吸的呼气末(或吸气末)帧为基线值并以静态图像显示于主界面,同时并列显示实时的动态图像,以此来直观反映临近两次呼气末(或吸气末)的肺通气变化。正常情况下,EIT 状态图像的肺通气区域与 CT 图像中肺部相对应,而特殊情况下(如肥胖患者),EIT 状态图像可表现为左右肺融合单一样类圆形通气区域,而非 CT 下的左 - 右侧肺(图 22-32),但这并不影响 EIT 的连续动态肺通气监测能力。

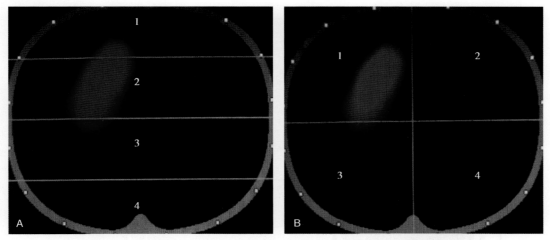

图 22-32　肥胖者(A)与非肥胖者(B)的电阻抗断层成像(EIT)肺通气图像

　　EIT 状态图像内部可根据需要进行区域划分,即感兴趣区域(region of interest,ROI),常用的 ROI 方式是分层和分象限。分层 ROI 常水平式设置为 4 层:腹外侧、腹内侧、背内侧和背外侧。该划分方式常用于

观察肺部重力依赖区的通气状况，有助于分析 PEEP 变化及复张操作的效果。象限 ROI 常分为左上、右上、左下和右下 4 部分，该划分方式有助于分析气胸排气或胸腔引流的效果，以及两侧肺通气的对比分析（图 22-33）。此外，多数 EIT 设备还支持用户自定义位置和大小的 ROI 设置方式。

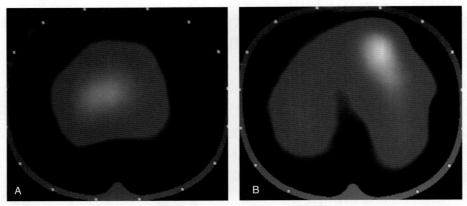

图 22-33　分层感兴趣区域（ROI）（A）与象限 ROI（B）的电阻抗断层成像（EIT）图像

　　EIT 状态图中肺内各区域的电阻抗变化由颜色来表示，黑色代表电阻变化 <10%，即为通气不足或无通气区域；蓝色代表电阻变化 >10%，即通气区域，其蓝色越浅表示通气越多；白色代表相对过度通气区域。当进行肺灌注显示时，灌注越多色调越暖，灌注充足由红色代表灌注充足，蓝色代表无灌注。通过综合两种图像，可以较为直观地观察整体和局部肺通气和灌注状态，有助于更细致地评估肺功能、肺灌注状态，以及找到优化肺通气／灌注的方案。

（二）时间 - 电阻曲线图

　　时间 - 电阻曲线图通过对完整呼吸周期的连续描记，显示从呼气末（基线值）到吸气末（峰值）电阻振幅的实时波形，其曲线时相可与动态横截面图像同步。除了胸腔总体的时间 - 电阻曲线图，还可同时显示各个 ROI 分区域的时间 - 电阻曲线图，以及动态显示每个 ROI 区域的通气量占总通气量的百分数。时间 - 电阻曲线图中有时细小波型反映了心脏搏动产生的电阻变化，而呼吸产生的电阻曲线振幅更大（图 22-34）。当构建肺灌注图像时，需要分析呼吸暂停时高渗盐水弹丸式注射引起的时间 - 电阻曲线（斜率拟合或电阻下降最大幅度）。

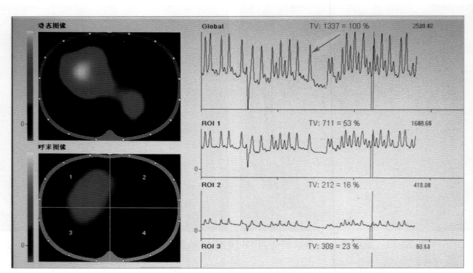

图 22-34　时间 - 电阻曲线
图中的细小波型（黄色箭头）由心脏搏动产生，呼吸产生的电阻曲线（红色箭头）振幅更大。

(三)吸气末趋势图和呼气末肺阻抗趋势图

EIT 可显示吸气末趋势图和呼气末肺阻抗（end-expiratory lung impedance，EELI）趋势图，临床上常通过这些趋势图来分析干预治疗的效果。吸气末趋势视图界面上显示两个所选时间点上的两幅吸气末状态图像，并依此生成一幅 EIT 差异图。该差异图中显示了所选两个时间点吸气末肺内通气分布的差异，蓝色区域代表局部通气增加；橘色区域代表局部通气减少。同时，差异图下方列出参数栏以比较两个时间点上各个 ROI 的局部通气占比值。吸气末趋势图常用于评估干预后的全局和局部通气效果。类似的，在 EELI 趋势图上选定两个时间点，可得出呼气末总体和局部通气差异（ΔEELI）。ΔEELI 趋势图可用于评估肺复张效果和 PEEP 滴定。

(四)常用的衍生量化参数

基于所获取的每个像素信息，EIT 通过各种程式的计算而衍生出一些量化参数。将这些量化参数与 EIT 图像结合，进一步拓展了 EIT 的临床应用价值。目前较常见的量化参数包括：

1. 总体不均一指数　总体不均一指数（global inhomogeneity index，GI）是各像素点潮气电阻变化值离散程度。GI 越小，代表呼吸时肺内气体分布越均匀。

2. 通气中心　通气中心（center of ventilation，COV）为各像素点潮气电阻变化值在空间位置上的加权平均值。COV 代表肺背侧垂直方向上的通气量占全部通气量的比例，COV 越大说明肺背侧通气越多。

3. 区域通气延迟　区域通气延迟（regional ventilation delay，RVD）表示局部区域与整体吸气相电阻 - 时间曲线开始上升的延迟。RVD 越大，代表该区域通气越滞后。

4. 区域通气延迟指数　区域通气延迟指数（regional ventilation delay index，RVDI）由 RVD 分布离散程度标准差计算得出。RVDI 与肺泡周期性开闭密切相关，常用于 PEEP 滴定。

三、EIT 在老年患者围手术期的应用

(一)阻塞性通气障碍的术前评估

以 COPD 为主的阻塞性通气障碍，是老年人最常见肺部病变之一。近年来，EIT 成像正在成为 COPD 和哮喘患者常规术前肺部评估工具。研究证实，通过监测呼气流速受限严重程度以及对支气管扩张剂的反应，EIT 可指导优化围手术期呼吸系统用药，改善老年患者的术前肺功能储备。

EIT 可用于术前 COPD 患者的床旁筛查。COPD 患者的 EIT 像素百分比（percentage of pixels，PoP）指数和 GI 均显著增加，其中 PoP 指数的特异性相对更高。对呼吸系统高危患者进行床旁筛查时，如果 PoP 指数和 GI 均增加，则提示存在 COPD。

COPD 患者支气管扩张试验阳性的最主要表现是肺功能检查中 FEV_1 增加。EIT 监测 COPD 患者进行床旁支气管试验时，GI 和 FEV_1/FVC 值的直方图可以较好地反映支气管扩张剂对肺内各区域的通气分布变化。当 GI 减少且 FEV_1 空间和时间分布均改善，则提示支气管扩张试验阳性。研究证实，EIT 对 FEV_1 值变化的监测效能与肺功能监测相当。由于 EIT 监测在床旁即可进行，当需要评估呼吸机辅助治疗的老年 COPD 患者时，EIT 相比肺功能检测有显著便利性。此外，COPD 患者使用支气管扩张剂后，EIT 常表现为空间和时间通气部分改善，而支气管哮喘患者可表现为完全改善，这说明 EIT 也可用于鉴别 COPD 与支气管哮喘。

值得一提的是，由于老年患者对肺功能检测的总体配合度下降，临床上时而可见因"配合度不佳"而无法解读的肺功能检测结果。肺部 EIT 监测对配合要求不高，更适合于老年患者。此外，老年患者由于气道阻塞或黏液分泌增加而常见通气延迟，EIT 的连续监测特点有助于进行相应的分析。

(二)指导术中肺通气参数设定

术中肺部 EIT 监测有助于优化术中机械通气模式和指导个体化 PEEP 设置。老年人因肺部生理或病

理改变,术中易出现机械通气下的氧合不良。应用 EIT 实时监测术中肺通气状态,有助于避免肺泡塌陷、改善氧合、提高呼吸系统顺应性、降低驱动压以及降低术后肺部并发症发生率。例如,在接受胸腔镜手术的老年患者中,与 5cmH₂O 的固定 PEEP 相比,使用 EIT 的 PEEP 设置可有效改善单肺通气期间的氧合和呼吸力学。

麻醉和机械通气使 FRC 降低,不利于维持术中氧合。由于老年人的闭合容量增加,即使 FRC 轻度降低,也会使相当数量的肺泡关闭,这将导致 V/Q 不匹配而显著影响氧合。通过观察 EIT 中呼气末电阻值变化及重力依赖区通气比例,可以较容易地选择一种相对理想的术中机械通气模式,在维持可接受的呼吸力学指标的同时,保持 FRC 尽可能与术前一致。

在已报道的研究结果中,EIT 最常用于指导机械通气下的 PEEP 滴定。麻醉中通常采用保护性肺通气策略来降低老年人术中机械通气所致的肺损伤,减少术后肺部并发症。设置最优的 PEEP 值是保护性肺通气策略中的主要内容之一,但最优 PEEP 往往需要滴定法进行个体化设置,并且会因为外部条件(如手术部位、体位和人工气腹等)的改变而需要重新设置。麻醉监测中常用的压力 - 容积曲线或呼吸系统顺应性等整体性参数,通常无法直接反映肺内通气区域分布的变化。而 EIT 监测的肺通气区域分布图像和通气参数变化,可即刻反映肺内通气情况,较快地确定最优 PEEP 值。

目前基于 EIT 的 PEEP 滴定方法较多,常用的包括:①过度膨胀与塌陷(overdistension and collapse,OD/CL)法。EIT 可计算出各个区域肺泡塌陷和过度通气情况。目前认为,最佳 PEEP 时,各个区域肺泡塌陷小于 15%,同时过度通气范围最小。也有人提出,CL 和 OD 曲线交叉点意味着过度通气与肺泡塌陷达到平衡,此时即为最佳 PEEP 值。② EELI 法。在肺完全复张后进行 PEEP 递减试验,呼气末肺阻抗变化(ΔEELI)趋势图中整体和重力影响 ROI 的阻抗变化从平坦到显著下降的临界点附近,同时差异图中橘色部分尚未大量出现的时刻,即为最优 PEEP。③ GI 法或 RVD 法。在逐步增加 PEEP 直到肺完全复张的过程中,GI 或 RVDI 处于最低时候的 PEEP 值即为最优 PEEP。

(三) 其他应用

在胸科手术中,EIT 可分别显示双肺通气情况,有助于判断肺隔离的效果。采用一种基于 EIT 实时数据的新算法,可以准确定位围手术期机械通气下新出现的气胸,并且最小可探测量为 20mL,这有助于减少围手术期呼吸机相关并发症。EIT 中局部通气分布模式与撤机结果相关,通过分析软件,可提高呼吸机撤机成功率。EIT 还可以观察肺损伤患者自主呼吸时的"钟摆现象",及时干预而避免加重肺损伤。

EIT 作为围手术期肺功能监测的新手段,日益展现出其独有的优势和潜在的发展空间,随着各类临床试验的开展,肺部 EIT 的新功能也在不断出现,未来 EIT 在老年人围手术期肺功能监测的应用将进一步拓展。

(顾卫东　卫炯琳　刘松彬)

参考文献

[1] HANLEY C, WIJEYSUNDERA DN, Perioperative risk assessment-focus on functional capacity [J]. Curr Opin Anaesthesiol, 2021, 34 (3): 309-316.

[2] HALPIN DMG, CRINER GJ, PAPI A, et al. Global Initiative for the Diagnosis, Management, and Prevention of Chronic Obstructive Lung Disease [J]. Am J Respir Crit Care Med, 2021, 203 (1): 24-36.

[3] COTTIN V, HIRANI NA, HOTCHKIN DL, et al. Presentation, diagnosis and clinical course of the spectrum of progressive-

fibrosing interstitial lung diseases [J]. Eur Respir Rev, 2018, 27 (150): 180076.

［4］中华医学会呼吸病学分会肺功能专业组. 肺功能检查指南——体积描记法肺容量和气道阻力检查 [J]. 中华结核和呼吸杂志, 2015, 38 (5): 342-347.

［5］DUKIĆ L, KOPČINOVIĆ LM, DOROTIĆ A, et al. Blood gas testing and related measurements: National recommendations on behalf of the Croatian Society of Medical Biochemistry and Laboratory Medicine [J]. Biochem Med (Zagreb), 2016, 26 (3): 318-336.

［6］LICHTENSTEIN MD. Current misconceptions in lung ultrasound: a short guide for experts [J]. CHEST, 2019, 156 (1): 21-25.

［7］ÑAMENDYS-SILVA SA, Garrido-Aguirre E, Romero-González JP, et al. Pulmonary Ultrasound: A New Era in Critical Care Medicine [J]. Ultrasound Q, 2018, 34: 219-225.

［8］SANG L, ZHAO Z, LIN Z, et al. A narrative review of electrical impedance tomography in lung diseases with flow limitation and hyperinflation: methodologies and applications [J]. Ann Transl Med, 2020, 8 (24): 1688.

［9］ZHAO Z, FU F, FRERICHS I. Thoracic electrical impedance tomography in Chinese hospitals: a review of clinical research and daily applications [J]. Physiol Meas, 2020, 41 (4): 04TR01.

［10］MONGODI S, DE LUCA D, COLOMBO A, et al. Quantitative Lung Ultrasound: Technical Aspects and Clinical Applications [J]. Anesthesiology, 2021; 134 (6): 949-965.

第二十三章
老年围手术期内分泌系统监测与技术

伴随着人体的自然老化,其内分泌系统也发生着一系列巨大的变化。人体下丘脑 - 垂体系统功能也随之逐渐减退。垂体激素分泌在上游水平的减少,会引起下游各类激素分泌的同步减少,引发一系列与之相关的衰老改变。

性激素水平的下降,这会导致老年人体型变化、肌肉骨骼的流失、性功能障碍和包括心脑血管疾病风险在内的其他长期健康风险。对于性激素变化在老年患者认知改变中的作用,研究的结果仍存在争议。但较为统一的认识是绝经后女性体内持续升高的促卵泡激素(follicle-stimulating hormone,FSH)水平与阿尔茨海默病的发病可能存在相关。对于围手术期老年患者,还应仔细询问其是否正在接受激素替代治疗,并做好相应的围手术期风险评估,以及采取合适的深静脉栓塞预防手段。此外,对于老年患者而言,需要注意其由于性激素水平下降造成的心脑血管疾病风险增加。老年患者性激素水平的下降一般不会给老年患者带来额外的围手术期风险。下丘脑 - 垂体 - 甲状腺轴的功能障碍在老年人中较为普遍,甲状腺功能亢进或减退在老年患者中都有可能发生,本章会有老年患者甲状腺功能对围手术期的影响以及诊疗策略的专项讨论。

在衰老过程中,与许多其他激素不同,血皮质醇及其结合球蛋白的浓度会保持相对稳定,不会因衰老而明显下降。但伴随着衰老而产生的胰岛素抵抗、糖尿病、甲状腺功能异常和性激素水平的变化却会给老年患者的身体带来一系列的不利影响。例如,老年患者会出现肌肉组织的减少,特别是经历了男性更年期后的老年男性患者,其发生比例更高;再比如老年患者各种内分泌疾病的发病率都会相应增加。这些都是麻醉科医生在对老年患者进行术前评估和围手术期监测时需要着重考虑的问题。

本章将着重从老年患者的围手术期糖代谢、甲状腺功能、糖皮质激素功能及肾上腺功能 4 个方面展开讨论,介绍老年患者围手术期相关内分泌功能监测和诊疗策略。

第一节　老年患者围手术期糖代谢监测与处理

随着年龄的增长,人体内的胰岛 β 细胞数量逐渐减少,85 岁的老年人胰岛 β 细胞功能可下降 25% 左右,导致人体的胰岛素合成能力下降。同时,老年患者会出现年龄相关的胰岛素抵抗。以上两个方面共同作用,会导致老年患者容易发生糖耐量下降。有研究指出,年龄在 65~79 岁的老年人群中,约 40% 存在糖耐量异常,而这一比例在年龄超过 80 周岁的老年患者中达到 50% 以上。

运动可以增强肌肉的非胰岛素依赖的葡萄糖摄取作用,从而降低血糖。但老年患者肌肉含量减少,且运动量也较青壮年时期大大下降,因此这一可能降低血糖的机制也受到了抑制。老年患者的肾脏对于血液中过多葡萄糖的滤过能力也有所下降,这就导致老年患者的循环血液中的血糖水平即使发生了升高,也不容易通过尿糖的形式排出体外,这就进一步提高了其血糖水平。老年患者的糖异生功能上调,面对应激和禁食更容易发生血糖的升高,这一点在围手术期的应激和禁食条件下表现得尤为明显。

一、围手术期血糖与手术预后

(一) 围手术期高血糖的原因

围手术期的手术和创伤应激可以导致机体发生一系列生理改变。创伤应激直接刺激患者的交感神经系统,使患者在骨骼肌和肝脏发生糖异生和糖原分解,从而升高血糖。同时,机体产生的促炎细胞因子可以抑制胰岛素释放,并强化胰岛素抵抗作用。以上这些机制共同作用,可导致应激性高血糖。

患者自身的因素也可能导致围手术期高血糖,如老年患者常见的糖尿病,近年来发病率逐渐升高的肥胖,也可能继发于急性胰腺炎等。

围手术期高血糖还可能是医源性的,例如围手术期使用儿茶酚胺、肠外营养或肾上腺皮质激素均可以导致围手术期高血糖。

(二) 围手术期高血糖对患者预后的影响

围手术期高血糖可增加患者术后并发症的发生率,通过激活患者的凝血系统,导致患者机体处于高凝状态,易发生血栓栓塞事件;高血糖还能激活免疫系统,导致机体内炎症反应进一步放大,导致全身脏器的功能障碍;高血糖对血管内皮也具有刺激作用,导致血管内皮受损,形成血管损伤。

以上这些病理生理反应可以进一步导致围手术期高血糖老年患者术后手术部位感染、尿路感染、下呼吸道感染、全身感染的发生率增加,并可能并发急性肾损伤、急性冠脉综合征、病情加重需转入重症监护室、住院时间延长,甚至可能导致患者死亡率升高。

二、围手术期血糖监测

既然围手术期高血糖对老年患者有着上述不良影响,那就应该在围手术期重视老年患者血糖相关病史、体征以及实验室检测指标的监测。

(一) 术前评估

术前应仔细询问老年患者是否既往存在糖尿病或糖耐量异常病史。对于既往有糖尿病的患者,需要进一步追问是 1 型糖尿病还是 2 型糖尿病,病程持续的时间,目前使用何种治疗(饮食控制、降糖药物治疗、胰岛素皮下注射治疗或胰岛素泵置入),目前血糖控制情况如何(空腹和餐后两小时血糖在什么水平),是否存在靶器官功能的损害(特别是对于病程时间较长或血糖控制不佳的患者,一定要询问患者是否存在心、脑、肾、眼底和终末神经等损害的症状)。综合以上信息,形成对患者术前血糖状况的综合判断:是否存在血糖异常,是否胰岛素依赖,是否经正规治疗,血糖是否控制良好,是否存在靶器官损害。

部分老年患者对自身健康缺乏关注,糖尿病或糖耐量异常早期症状又比较隐匿,患者对自身患病并不知晓。因此,老年患者的术前实验室检查应筛查其空腹和餐后两小时血糖,以便发现患者不自知的糖尿病或糖耐量异常,及时做好围手术期准备,调整诊疗策略,降低患者术后并发症的发生率。

对于已有糖尿病的老年患者,术前应筛查其糖化血红蛋白(HbA1c)水平,这一检测指标提供了一个衡量过去 8~12 周内平均血糖控制情况的指标。且这一指标对患者围手术期不良预后具有很好的提示作用。对于这一指标提示血糖控制欠佳的患者,术前应结合毛细血管血糖检测调整饮食和降糖用药策略。

对于术前血糖 ≥ 16.6mmol/L 的患者,应同时检测患者酸碱平衡和电解质状态,以排除严重脱水、酮症酸中毒(diabetic ketoacidosis, DKA)、高渗性非酮症状态(hyperosmolar nonketotic state)等糖尿病严重并发症,同时应立即开始静脉或皮下胰岛素注射治疗。如果治疗后血糖下降符合预期,则可以继续手术;若存在血糖控制困难的状况,应推迟择期或限期手术,待血糖调整见效后再行手术。

(二) 术中监测

由于老年患者普遍存在糖耐量异常的可能,应重视对老年患者术中血糖的监测,特别是对于长时间手术和术前既有血糖代谢异常的患者。此外,某些特殊情况也需麻醉科医生予以高度重视。

1. 麻醉方式对老年患者血糖的影响 不同的麻醉方式对老年患者术中的血糖影响也是不同的。椎管内麻醉由于阻断了交感神经的传导,因此接受椎管内麻醉患者的术中和术后早期血糖水平较接受全麻的患者更低。不同的全身麻醉策略也对血糖有不同的影响,研究发现全凭静脉麻醉患者的术中血糖水平较吸入麻醉患者更低。可见,对于老年患者而言,在可能的情况下,应通过复合区域阻滞麻醉来降低机体应对手术刺激的交感反应,从而降低老年患者的术中血糖水平。

2. 低血糖 术中低血糖往往是由以下因素导致的:激进的目标血糖水平,医疗团队沟通不畅,对空腹患者进行餐前胰岛素治疗,未能对患者进行适当的血糖监测,药物用量错误,以及肠内或肠外营养中断等。全身麻醉期间,低血糖的特征性临床表现震颤、焦虑、心悸或出汗均无法及时得到发现,需要通过定时的血糖检测才能将其发现。当血糖低于 3.0mmol/L 即可诊断为低血糖。

当发现患者发生低血糖时,应立即给予紧急治疗。

对于血糖小于 3.0mmol/L 的患者,应立即暂停所有胰岛素治疗,同时静脉注射 50% 葡萄糖注射液 50mL,此后每 15 分钟测一次血糖,直至血糖回升至 4.0mmol/L 以上;此后每 30 分钟测一次血糖直至血糖回升至 6.0mmol/L 以上。若再次测得血糖小于 3.0mmol/L,可重复静脉注射 50% 葡萄糖注射液 50mL,并开始静滴 10% 葡萄糖注射液。

对于血糖小于 4.0mmol/L 的患者,也应立即暂停所有胰岛素治疗,同时静脉注射 50% 葡萄糖注射液 25mL,此后每 30 分钟测一次血糖,直至血糖回升至 6.0mmol/L 以上。

3. 术前使用地塞米松对老年患者术中血糖的影响 术前使用地塞米松是为了防止术后恶心和呕吐,增强镇痛药物的作用以减轻术后疼痛,并减少拔管后的喘息和气道水肿。但地塞米松作为一种糖皮质激素类药物,具有升高血糖的作用。研究表明,地塞米松以一种剂量依赖的方式升高非糖尿病患者和糖尿病患者的术中血糖。术前静脉注射 4~5mg 地塞米松可使患者血糖升高约 1.3mmol/L,而静脉注射 8mg 的地塞米松,可以使血糖水平进一步提高约 1.4mmol/L。但多项临床研究显示,虽然术前使用地塞米松可以升高患者围手术期的血糖,但并不会增加术后感染风险。麻醉科医生应评估静脉注射地塞米松在老年患者围手术期的风险与收益比后决定是否使用该治疗方案。对于使用地塞米松术前用药的老年患者,更应注意术中血糖的监测。

(三) 术后监测

术后高血糖对于老年患者的术后康复是不利的,可能导致切口感染等术后并发症的发生率增加。但同时也应注意到术后低血糖对于老年患者的打击也是巨大的。过于激进的术后血糖控制策略也可能伴随着术后低血糖的发生率增加,同样不利于老年患者的术后康复。

术后的老年糖尿病患者低血糖的发生风险有所增加。由于患者在手术当天是禁食的,并可能在此后的几天内经口摄入的食物也会减少,甚至仍然需要禁食。术后恶心呕吐和便秘会进一步加重患者的食物摄入减少。伴随着机体的恢复,与手术压力和应激相关的内源性升糖激素水平下降,此时就应注意减少患者的基础胰岛素治疗剂量。因为术后患者的低血糖的症状可能被麻醉和镇痛药物的镇静作用所掩盖,往往较为隐匿,难以从症状体征及时发现。对于老年术后患者,特别是存在重症或术前、术中出现过血糖异常的,需要在术后每 2 小时监测一次毛细血管血糖,使用静脉注射胰岛素控制血糖的患者,其监测周期应缩短至 30 分钟~2 小时,以防止对老年患者预后有不良影响的低血糖的发生。

需要使用哪一种术后血糖控制策略就是一个值得商榷的问题。大多数研究的结果提示,与严格的血糖控制策略(目标血糖水平在 8~10mmol/L)相比,激进的血糖控制策略(目标血糖水平在 4.5~6mmol/L)可以减少术后感染发生率,但会增加低血糖发生的风险。因此,严密监测下及时调整药物剂量的方法可能是老年患者术后血糖控制的关键,且控制血糖的标准不宜过于严格,4.5~10mmol/L 的血糖是相对推荐得多的血糖目标范围。

三、围手术期血糖控制策略

（一）非胰岛素抗糖尿病药物治疗的围手术期调整

非胰岛素抗糖尿病药物治疗方案需要在围手术期进行调整，以减少老年患者在术前禁食或术后正常饮食恢复前时段低血糖的风险。一般来说，这些药物应在手术日早晨开始停用，并可在出院时或患者恢复正常饮食后重新开始使用。表 23-1 罗列了各类非胰岛素抗糖尿病药物在围手术期的调整策略。由于钠-葡萄糖协同转运蛋白-2 抑制剂可能导致围手术期糖尿病酮症酸中毒的发生，使用此类药物的患者应在术前 3~4 天开始停药。二甲双胍是否停药取决于患者在围手术期是否存在肾功能不全或使用肾毒性药物（如静脉造影剂）的风险，风险较小的患者可以继续用药，否则应该在手术日晨起停用二甲双胍治疗。噻唑烷二酮类药物可导致血容量增加，对于有围手术期心衰风险的患者应注意暂停用药。停用非胰岛素抗糖尿病药物治疗期间应做好胰岛素治疗替代，并结合使用毛细血管血糖监测，防止药物替代期间的血糖剧烈波动。待患者恢复正常饮食且排除个别药物的禁忌证后，则可以恢复原先的非胰岛素抗糖尿病药物治疗，并停止胰岛素治疗。

表 23-1　糖尿病患者术前口服降糖药用药调整

药物类别	举例	手术日	备注	恢复治疗时机
α-葡萄糖苷酶抑制剂	阿卡波糖 米格列醇	停药	作用机制为减少肠道对葡萄糖的吸收，禁食时无效	正常饮食
二肽基肽酶-4 抑制剂	西格列汀 沙格列汀 利拉利汀 阿格列汀	用药	作用机制为葡萄糖依赖，因此低血糖风险低	/
胰高血糖素样肽-1	艾塞那肽 利拉鲁肽 利司那肽 阿必鲁肽 度拉糖肽 塞马鲁肽	停药	减缓胃肠蠕动，可能影响术后胃肠道功能恢复；低血糖风险	正常饮食
美格列奈	瑞格列奈 那格列奈	停药	低血糖风险	正常饮食
二甲双胍		用药	围手术期有肾功能不全或肾毒性药物（如静脉造影剂）暴露可能的患者应停药	正常饮食 排除血流动力学不稳定、脱水或肾功能不全
钠-葡萄糖协同转运蛋白-2 抑制剂	坎格列净 恩格列净 达格列净 艾托格列净	术前 3~4 日停药	可导致糖尿病酮症酸中毒	正常饮食
磺酰脲类	氯磺丙脲 格列齐特 格列苯脲 格列吡嗪 甘布瑞特 托拉萨米	停药	降糖作用持久	正常饮食
噻唑烷二酮类	吡格列酮 罗格列酮	停药	可导致血容量增加	正常饮食 排除血流动力学不稳定、心衰或肝功能不全

(二) 胰岛素治疗的围手术期调整

根据患者的糖尿病分型和所使用的胰岛素时效,对老年患者的术前胰岛素用量进行相应调整(表 23-2 和表 23-3)。总的原则是手术前夜和手术日都可以正常使用,但存在较高低血糖风险的老年患者应减少用量;中效胰岛素术前夜和术日晨都应该减量使用;短效胰岛素应用至术前夜即可,术日晨应停药。由于术前禁食和胰岛素用量的变化,老年患者的术日晨血糖可能较之前有较大变化,应在术日晨进行一次空腹毛细血管血糖的检测,以便发现血糖的异常变化,及时处置,避免影响患者的围手术期安全。

表 23-2　1 型糖尿病患者术前胰岛素用药调整

胰岛素类型	举例	手术前夜	手术日早晨
长效胰岛素	甘精胰岛素 地特胰岛素 德谷胰岛素	正常量 易发生低血糖患者:50% 正常量	正常量 易发生低血压患者:50% 正常量
中效胰岛素	中性鱼精蛋白锌胰岛素	正常量 易发生低血糖患者:80% 正常量	50% 正常量
短效胰岛素	门冬胰岛素 谷赖胰岛素 赖脯胰岛素	正常量	停用
胰岛素泵		正常基础速率	若为短效制剂:停用 非短效制剂:正常基础速率

表 23-3　2 型糖尿病患者术前胰岛素用药调整

胰岛素类型	举例	手术前夜	手术日早晨
长效胰岛素	甘精胰岛素 地特胰岛素 德谷胰岛素	空腹高血糖患者:正常量 易发生低血糖患者:50% 正常量 其他患者:80% 正常量	50% 正常量
中效胰岛素	中性鱼精蛋白锌胰岛素	80% 正常量	50% 正常量 术日晨空腹血糖<6.7mmol/L:停用
短效胰岛素	门冬胰岛素 谷赖胰岛素 赖脯胰岛素	正常量	停用
胰岛素泵		正常基础速率	短效制剂:停用 非短效制剂:60%~80% 基础速率

(三) 置入胰岛素泵患者的围手术期调整

胰岛素泵也称为连续皮下胰岛素输注治疗,可以连续输注短效胰岛素至患者皮下。它有两种不同的类型:开环胰岛素泵需事先输入输注的基础量,在餐前或运动后要增减胰岛素时,需要糖尿患者手动调整;闭环胰岛素泵则可以根据与之无线连接的连续血糖监测装置进行反馈调节,更改胰岛素泵的药液注射速度,闭环调节患者的血糖。连续血糖监测装置往往是微创安置在患者身上,每 5 分钟更新一次数据,监测患者组织间液中的葡萄糖水平。但这一监测结果在低氧、低血压或低体温状况下的精确性未能得到大量研究的证实,而围手术期又存在发生上述事件的可能性,因此对于这类胰岛素泵在围手术期应关闭其反馈调节功能,仅保留其恒速输注基础胰岛素剂量的功能。并且在手术体位放置过程中,应始终将其控制装置置于麻醉科医生方便触及之处,便于随时根据患者术中的情况变化,停用胰岛素泵。

针对急诊、危重患者、血流动力学不稳定、伴有大量液体转移或手术时间超过 3 小时的老年患者手术,因考虑到患者围手术期不可预测的复杂状况和患者病情的严重性,应彻底停用胰岛素泵,改为静脉输注胰岛素治疗。

(四)术后患者血糖控制的用药策略

依据毛细血管血糖监测结果使用静脉短效胰岛素治疗高血糖往往是临床上常见的术后血糖调节策略。但这一治疗方法的缺点在于,患者是在被发现高血糖后才得到了诊治,也就是说,在检测前和治疗起效之间的时间段内患者血糖仍是高于正常上限的,且由于这种短效药物的作用时间较短,长期来看,患者的血糖也是在持续波动的。

因此,更为优化的治疗策略是将患者每日所需胰岛素量的60%~80%以中长效胰岛素的形式皮下注射,然后在监测血糖的基础上,对于发现的血糖高峰给予短效胰岛素皮下补充注射。这样可以让老年患者的围手术期血糖水平更为平稳,进一步改善其治疗预后。

第二节　老年患者围手术期甲状腺功能监测与处理

除胰岛功能外,另一个随年龄增长容易出现功能障碍的就是甲状腺功能。5%~10%的老年妇女会出现血浆甲状腺素(T_4)降低和促甲状腺激素(TSH)浓度升高的情况,但这主要是由自身免疫所导致的,因此是一种与年龄相关的疾病的表现,而并不直接源自衰老的结果。正常衰老伴随着垂体TSH释放的轻微减少,但同时T_4的外周降解减少,因此可以导致血清三碘甲状腺原氨酸(T_3)浓度逐渐随年龄下降,而T_4水平没有重要变化。这种血浆T_3浓度的轻微下降广泛发生在健康老年人群中,并不意味着在衰老过程中出现了功能障碍。而本章节主要讨论的是对老年患者围手术期安全构成严重威胁的未经控制的甲状腺功能亢进和严重甲状腺功能减退。

一、围手术期甲状腺功能的监测

没有甲状腺疾病病史的无症状老年患者不需要进行甲状腺功能障碍的常规术前筛查。然而,对于那些有症状或询问病史、体格检查结果提示有甲状腺功能障碍的患者,应检测其甲状腺相关激素的水平,作为术前评估的一部分。下文重点阐述老年患者甲状腺功能相关的病史询问和体格检查。

(一)病史询问

询问老年患者是否既往有甲状腺功能异常的病史、病史持续时间、相应的治疗方案、治疗效果、现在是否还在用药、最近一次甲状腺功能随访的结果等,并询问患者是否存在甲亢和甲减的临床症状。老年甲亢患者较少表现出过度活跃、震颤及其他交感神经活动过度的症状,相反可能表现为情感淡漠、体重减轻、呼吸急促等症状,房颤和突眼的发生率也更高。而甲减患者的临床症状则包括乏力、行动和言语缓慢、寒冷耐受不良、便秘、体重增加、心动过缓等。甲减患者还可以因为基质糖胺聚糖蓄积于多种组织的间质间隙而导致毛发和皮肤粗糙、面部虚肿、舌增大和声音嘶哑。但这些表现在老年患者中可能会被归咎于衰老,从而导致漏诊。

(二)体格检查

对于病史涉及甲状腺疾病的患者,应针对患者颈部进行详细体格检查,特别需要关注颈部是否存在包块,特别是较大的甲状腺肿块,更需要询问患者是否存在颈部肿块对通气的影响,若确实存在影响,是否有患者偏好的体位可以改善这种通气不足。必要时应进行颈部CT检查确认肿块与气道的关系。由于老年患者心脏传导束功能的减退,即使发生甲亢也未必会有窦性心动过速发生,但体检发现心律绝对不齐时应警惕是否可能提示患者存在甲亢。此外还应关注老年患者是否存在明显的突眼或便秘,这些症状也是可以帮助提示老年患者存在甲亢可能的。胫前黏液性水肿是一种非凹陷性水肿,对于老年患者甲减具有特征性的提示作用,也是老年患者麻醉前评估时需要注意的体格检查。

(三)实验室检查

对既往有甲状腺疾病病史或在询问病史体格检查过程中提示可能存在甲状腺功能异常的老年患者,应检查其甲状腺功能的相关指标。T_3、T_4、FT_3、FT_4 和 TSH 都是应该检查的指标,特别是 TSH 检查结果可以有助于发现亚临床甲亢或甲减。

(四)影像学检查

在常规的气道体检发现颈部肿块时,应该进行颈部 CT 检查,以明确肿块与气道的关系,确定是否存在明显的气道受压,帮助制订麻醉预案。

二、围手术期甲状腺功能的调整

对于术前发现的未知的甲亢或甲减,应推迟其择期手术,并立即开始相应的药物治疗。但对于冠脉状况不佳的老年患者,启动左甲状腺素片替代治疗应该谨慎,避免进一步加重心肌缺血。而对于甲亢患者,抗甲状腺药物的使用往往在两周左右就可以改善患者的甲亢症状,但应该注意对患者肝功能的监测。当患者在药物治疗的情况下,甲状腺功能恢复正常以后,可以再次安排手术。

而对于已知患有甲状腺疾病的患者,如果在目前用药状态下,其甲状腺功能正常,则应在围手术期继续使用药物治疗。对于治疗甲减的左甲状腺素片,因其半衰期为 5~7 天,手术后胃肠道功能恢复前短暂停药对患者影响不大,超过这一期限的,应考虑通过胃管注药等方式继续给药,防止出现甲减并发症。

对于伴有未经控制的严重甲亢的老年患者,若确需行急诊手术的,应该在术前口服抗甲状腺药物(甲巯咪唑和丙基硫氧嘧啶,抑制甲状腺素合成)、普萘洛尔(控制心率,抑制 T_4 转化为生物活性更高的 T_3)和碘剂(抑制甲状腺素的释放),还应补充应激剂量的糖皮质激素(如氢化可的松 100mg/8h 静滴)以预防甲状腺危象的发生。

第三节　老年患者围手术期糖皮质激素的监测与处理

肾上腺皮质受脑垂体前叶分泌的促肾上腺皮质激素调节,分泌糖皮质激素和盐皮质激素。盐皮质激素主要调节机体水、盐代谢和维持电解质平衡;糖皮质激素则主要与糖、脂肪、蛋白质代谢等有关。与许多其他激素随年龄的变化不同,皮质醇及其结合球蛋白的浓度在整个衰老过程中保持相对稳定,这可能与皮质醇分泌的负反馈调节降低有关。特别是在女性患者中,肾上腺皮质对促肾上腺皮质激素释放激素的反应更为敏感,导致血皮质醇水平保持相对稳定。盐皮质激素醛固酮在衰老过程中显示出适度的减少,这可能与血浆肾素活性降低有关。但这种醛固酮水平的下降对老年患者的生理功能影响很小。

本章将重点讨论因长期使用肾上腺皮质激素类药物治疗导致的继发性肾上腺皮质功能不全的老年患者的围手术期监测和治疗策略。

一、糖皮质激素对围手术期的影响

1949 年,首次报道了糖皮质激素可用于治疗类风湿性关节炎。其后不久,就有两篇病例报告描述了手术患者在停止使用糖皮质激素后发生了死亡的报道。自此之后,围手术期使用应激剂量的糖皮质激素成了一种诊疗常规,尽管并没有研究证据支持这一做法。研究表明,这是由于长期的肾上腺皮质激素治疗导致患者的下丘脑-垂体-肾上腺轴抑制,而且这种抑制的恢复是非常缓慢的。有的患者可能需要6~12个月才能恢复正常的肾上腺皮质功能。

综合以上信息可以看出,对于长期使用糖皮质激素治疗的患者,有一个两难的选择:停用外源性糖皮质激素,患者自身肾上腺功能无法满足患者机体对糖皮质激素的需要,特别是在围手术期应激状态下,会出现低血压、苏醒延迟等糖皮质激素缺乏导致的问题,甚至可能导致致命的肾上腺危象;但同时,过多的糖皮质激素应用也不利于患者的围手术期康复,可能引起高血糖、高血压、液体潴留或感染风险增加等。此外,患者术前长期使用糖皮质激素可能导致皮肤、浅表血管及其他组织的脆性增加,轻压即可引起血肿或皮肤溃疡,去除胶带时可能会撕裂皮肤,缝线可能撕裂脏器组织,骨折、感染、胃肠道出血或消化道溃疡的风险也会增加。

目前临床上,对于长期使用糖皮质激素的围手术期患者,在其围手术期会给予应激剂量300mg/d 的氢化可的松,用以预防肾上腺危象的发生。但实际上,手术患者在手术应激下每日分泌的皮质醇总量也不会超过200mg,对于那些创伤较小的手术,这一数值可能只有50~70mg/d。因此简单地给予每一个肾上腺皮质激素替代治疗的患者应激剂量的肾上腺皮质激素替代治疗不是最佳的治疗策略。

二、长期使用肾上腺皮质激素患者的围手术期药物治疗策略

对于每一个使用肾上腺皮质激素治疗基础疾病的患者个体而言,其用药种类、用药时间、用药剂量、停用时间和所需要接受的手术类型都是不一样的,应该仔细审视每一个患者的具体情况,进行个体化决策。

(一)采集患者糖皮质激素的用药史

下列激素用药史患者,用药时间较短或用药剂量较小,其下丘脑-垂体-肾上腺轴未受到严重抑制,围手术期仅需维持原有糖皮质激素治疗即可,无需使用其他糖皮质激素补充治疗:①使用任何剂量的糖皮质激素不足3周的患者;②即使使用时间较长,但每日使用低于5mg 泼尼松或等效剂量其他激素的患者;③每2天使用小于10mg 泼尼松或等效剂量其他激素的患者。

下述两类激素用药史患者,其用量对下丘脑-垂体-肾上腺轴功能产生了相应抑制,在围手术期应根据应激的程度来补充糖皮质激素。①目前正在使用大于20mg/d 泼尼松或等效剂量其他激素(如甲泼尼龙16mg/d、地塞米松2mg/d 或氢化可的松80mg/d)并持续超过3周;②在使用糖皮质激素后出现了库欣综合征的临床症状。

而介于这两者之间的患者,即目前正使用5~20mg/d 泼尼松(或等效剂量的其他激素)且持续超过3周的患者,其下丘脑-垂体-肾上腺轴的抑制情况差异相当大,应当在术前接受下丘脑-垂体-肾上腺轴功能评估。

(二)下丘脑-垂体-肾上腺轴功能评估

患者在末次服用糖皮质激素24小时后,上午8点采集血液样本,检测其血皮质醇水平。

清晨皮质醇水平低于5μg/dL(138nmol/L)强烈提示下丘脑-垂体-肾上腺轴受损,需要在围手术期给予额外的糖皮质激素。

清晨皮质醇水平高于10μg/dL(275nmol/L)的患者可能不存在下丘脑-垂体-肾上腺轴显著受损,手术当日继续使用目前的糖皮质激素替代治疗剂量,而无需额外的围手术期糖皮质激素治疗。

清晨皮质醇水平为5~10μg/dL(138~275nmol/L)的患者,如果术前准备时间充足,建议行促肾上腺皮质激素兴奋试验进一步评估,也可以经验性地给予额外的糖皮质激素补充治疗。

(三)促肾上腺皮质激素兴奋试验

250μg 促肾上腺皮质激素刺激后30min 检测患者血清皮质醇。如果刺激后30min 时皮质醇水平高于

18μg/dL（497nmol/L），则表示术中能有足够的肾上腺皮质功能储备，围手术期无需额外给予糖皮质激素。反应欠佳的患者应使用额外的糖皮质激素补充治疗。

（四）补充治疗方案

综合下丘脑 - 垂体 - 肾上腺轴功能状态和手术应激大小，决定围手术期补充治疗方案：

（1）下丘脑 - 垂体 - 肾上腺轴功能状态良好的患者，手术日早晨继续目前的肾上腺皮质激素治疗，围手术期无需额外补充。

（2）下丘脑 - 垂体 - 肾上腺轴功能状态受损的患者，依据手术应激的大小决定治疗策略。①对于浅表组织手术或区域阻滞麻醉下的手术患者，手术日早晨继续目前的肾上腺皮质激素治疗，围手术期无需额外补充。②对于应激程度中等的手术，除手术日早晨继续目前的肾上腺皮质激素治疗外，在手术前静脉注射50mg 氢化可的松，每 8 小时补充注射 25mg 氢化可的松，持续 24 小时后停止补充。③对于应激程度巨大的手术，除手术日早晨继续目前的肾上腺皮质激素治疗外，在手术前静脉注射 100mg 氢化可的松，每 8 小时补充注射 50mg，持续 24 小时，其后每天递减 1/2 的剂量，2~3 天后停药。

第四节　老年患者围手术期肾上腺功能的监测与处理

肾上腺疾病包括肾上腺皮质疾病和肾上腺髓质疾病，老年患者随着年龄的增长，发病率也逐渐增加。肾上腺皮质疾病主要包括皮质功能亢进症和皮质功能减退症。肾上腺皮质功能亢进可继发于垂体功能异常，也可因肾上腺皮质细胞增生、肿瘤而导致肾上腺皮质激素分泌过多。肾上腺皮质功能亢进症主要包括皮质醇增多症、醛固酮增多症和先天性肾上腺皮质增生症。肾上腺皮质功能低下主要由于皮质细胞萎缩、功能低下或受到破坏，亦可继发于垂体或下丘脑疾病，导致分泌激素量减少。肾上腺髓质疾病主要是嗜铬细胞瘤，可分泌大量的肾上腺素或去甲肾上腺素，从而引起一系列的临床表现；肾上腺髓质增生也可以引起类嗜铬细胞瘤的表现。

糖皮质激素的监测与诊疗在前节中已经进行重点论述，本章将重点讨论合并醛固酮增多症和嗜铬细胞瘤的老年患者的围手术期监测和治疗策略。

一、肾上腺疾病对老年患者围手术期的影响

（一）醛固酮增多症对老年患者围手术期的影响

醛固酮增多症可分为原发性和继发性两大类。原发性病因包括醛固酮瘤、特发性醛固酮增多症、血管紧张素Ⅱ反应性腺瘤等；继发性的病因有低血压、利尿剂、肾动脉狭窄和恶性高血压等。

醛固酮增多症对老年人的影响主要体现在心血管方面。约有 10% 的高血压患者存在醛固酮增多症，并且血压越高，醛固酮增多症的可能性就越大。除了高血压外，该病还可以导致心肌肥厚、平滑肌增厚，内皮功能减退、纤维化以及血管损伤，增加围手术期心血管风险。

醛固酮增多症多会伴有高血压、低钾血症、高钠血症、碱中毒和重症肌无力等。如果没有低钾血症，也不能排除本病的可能。在部分老年患者中，在明显的低钾血症出现之前，高血压可能已经存在了多年。推荐的老年醛固酮增多症临床筛查指标主要包括伴有低钾血症的高血压、需要联合用药治疗的难治性高血压和伴有左心室肥厚的高血压。此外，还需测定晨起血浆醛固酮水平和肾素活性。若血浆醛固酮与肾素活性比值大于 30，且血浆醛固酮浓度大于等于 15μg/L 及肾素活性小于等于 1μg/（mL·h），即可诊断为原发性醛固酮增多症，一旦确诊需进一步判断病因。目前多采用腹腔镜单侧肾上腺切除术治疗醛固酮腺瘤，而

对于特发性醛固酮增多症,可以借助螺内酯来治疗。醛固酮增多症的患者在麻醉时应注意伴发的高血压和慢性低钾的状态,后者可以导致糖耐量异常,并且抑制压力感受器张力。另外,麻醉还应积极纠正低血容量。

(二)嗜铬细胞瘤对老年患者围手术期的影响

内源性儿茶酚胺分泌过多,是嗜铬细胞瘤的基本病理生理变化。由此可以产生一系列临床症状,主要以心血管系统为主,多以阵发性高血压为特点,也可以呈现持续性高血压伴阵发性加剧。长期的高血压可以导致老年人心肌劳损、冠状动脉供血不足、肾功能障碍等。

患者术前因为精神紧张,术中因为创伤刺激、肿瘤部位挤压等原因,均可诱发儿茶酚胺的释放,出现严重的高血压危象,甚至心力衰竭、脑出血等。而一旦肿瘤血流被完全阻断,儿茶酚胺会出现急剧下降,从而产生严重的低血压。循环功能的这种急剧变化大大增加了老年患者麻醉与手术的风险,如处理不当可导致严重后果。因此,老年嗜铬细胞瘤患者在术前准备、术中管理、术后监护、治疗等各环节均应受到重视。

二、老年肾上腺疾病患者的肾上腺功能监测与处理

对于老年肾上腺疾病患者,尤其是伴有多种基础疾病的患者,其用药种类、用药时间、用药剂量、停用时间和所需要接受的手术类型都是不一样的,应该认真进行术前评估和准备,进行个体化决策。

(一)老年醛固酮增多症患者的围手术期监测

1. 术前评估

(1)血尿生化检查:

1)低血钾:血钾一般在 2~3mmol/L,严重者更低。低血钾可呈持续性,也可为间歇性。早期患者血钾正常。

2)高血钠:血钠一般在正常高限或略高于正常。

3)碱血症:血 pH 和 CO_2 结合力为正常高限或略高于正常。

4)尿钾高:在低血钾条件下(<3.5mmol/L),尿钾仍在 25mmol/24h 以上。

(2)尿液检查:尿 pH 为中性或偏碱性;尿比重通常在 1.010~1 018;少数患者会发生低渗尿;部分患者有蛋白尿,少数伴有肾功能减退。

(3)醛固酮测定:醛固酮测定是诊断醛固酮增多症的金指标。血浆醛固酮浓度及尿醛固酮排出量受体位及钠摄入量的影响,立位及低钠时升高。醛固酮增多症患者血浆、尿醛固酮均会增高。正常成人参考值:血浆醛固酮卧位时 50~250pmol/L,立位时 80~970pmol/L;尿醛固酮于钠摄入量正常时为 6.4~86nmol/24h,低钠摄入时为 47~122nmol/24h,高钠摄入时为 0~13.9nmol/24h。醛固酮增多症伴严重低血钾者,醛固酮分泌受抑制,血、尿醛固酮增高可不太显著,而在补钾后醛固酮增多更为明显。

(4)肾素、血管紧张素测定:患者血浆肾素、血管紧张素 Ⅱ 基础值降低。经肌内注射呋塞米(0.7mg/kg)并在取立位 2 小时后,正常人血浆肾素、血管紧张素较基础值增加数倍。特发性醛固酮增多症的患者兴奋值较基础值只有轻微增加或无反应;而醛固酮瘤的患者肾素、血管紧张素 Ⅱ 受抑制程度较特发性醛固酮增多症的患者更显著。血醛固酮水平增高而肾素、血管紧张素 Ⅱ 水平降低为特发性醛固酮增多症的特征,血浆醛固酮 / 血肾素活性的比值>30 提示原发性醛固酮增多症可能性,>50 具有诊断意义,此为原发性醛固酮增多症的最佳检出试验。

2. 麻醉期间的监测　由于醛固酮增多症患者的高血压及低血钾造成心肌缺血与心血管系统损害的发生率很高,因此,麻醉期间应严密监测心电图与血压。手术探查时血压的波动值得警惕,对于一过性的血压变化,切忌盲目使用降压药,以免在手术切除肾上腺后发生严重低血压。当切除肾上腺后,若发生不可解释的低血压,应及时静脉注射氢化可的松 100~200mg,并观察血压的变化,判断是否存在肾上腺皮质

功能不全。麻醉过程中心电图的变化多半是因电解质的紊乱所造成的,如 QT 间期延长、ST 段与 T 波改变以及出现明显的 U 波等均可能为低血钾的结果,如不及时发现与处理,则有发生严重心律失常的可能。因此,术中电解质的监测对于指导纠正水与电解质失衡、维持心血管系统的正常功能是必不可少的。

(二)老年嗜铬细胞瘤患者的围手术期监测

1. 术前评估

(1)血常规检查:血细胞比容(hemotocrit,Hct)和红细胞沉降速率有助于评估血液浓缩情况,反映血管内容量;血糖和糖耐量检测可反映糖代谢情况。

(2)儿茶酚胺相关检查:首选 24 小时尿甲氧基肾上腺素类物质(metanephrines,MNs)或血浆游离 MNs 测定,MNs 为儿茶酚胺在肿瘤中的代谢产物,包括甲氧基去甲肾上腺素和甲氧基肾上腺素。在正常人群中,血浆游离 MNs 水平很低,但在嗜铬细胞瘤患者中,浓度可能会显著升高。这是由于这些化合物有着相对较长的半衰期,且肿瘤会持续分泌,以及由肿瘤分泌的儿茶酚胺转化而来。近年来,血浆游离 MNs 的测定是排除嗜铬细胞瘤的最佳一线生化试验。测试的敏感性为 96%~99%,特异性为 79%~89%;其次为血或尿儿茶酚胺测定,其相关检查有助于明确肿瘤分泌儿茶酚胺的类型,对后续儿茶酚胺补充治疗有重要指导意义。

(3)胸腹腔和盆腔 CT 或 MRI:有助于评估肿瘤大小、是否浸润,及其与周围结构关系。[123]碘 - 间碘苄胍(^{123}I-metaiodobenzylguanidine,[123]I-MIBG)显像可用于评估恶性可能性大的肿瘤,并有助于发现肾上腺外、多发或复发肿瘤。

2. 术前药物准备
肿瘤体积大、高儿茶酚胺水平、术前未控制的高血压或严重直立性低血压,均为此类患者围手术期血流动力学不稳定的危险因素。因此,除少数明确仅分泌多巴胺的嗜铬细胞瘤患者之外,对其余患者均推荐完善术前药物准备,以实现控制高血压、恢复血管内容量的目标。

所有患者需术前每日行两次卧立位血压和心率监测,对血压、心率目标值的限定目前尚存在争议,多数情况下认为,坐位血压应低于 120/80mmHg,立位收缩压高于 90mmHg;坐位心率为 60~70 次 /min,立位心率为 70~80 次 /min;可根据患者的年龄及合并的基础疾病作出适当调整;术前 1 周心电图无 ST-T 段改变,室性期前收缩<1 次 /5min;血管扩张,血容量恢复:红细胞比容降低,体重增加,肢端皮肤温暖,出汗减少,有鼻塞症状,微循环改善;高代谢综合征及糖代谢异常得到改善。以上目标值可结合患者年龄和基础疾病作适当调整。表 23-4 列举了各类常用的术前准备药物的调整策略。

表 23-4　嗜铬细胞瘤患者术前常用的口服药物

药物类别	名称	初始剂量	最大剂量
α- 肾上腺素能受体阻滞剂(术前至少 10~14d 开始用)	酚苄明	10mg,bid	1mg/(kg·d)
	多沙唑嗪	2mg/d	32mg/d
β- 肾上腺素能受体阻滞剂(α- 肾上腺素能受体阻滞剂后至少 3~4d 开始使用)	普萘洛尔	20mg,tid	40mg,tid
	美托洛尔	12.5mg,bid	25mg,bid
	阿替洛尔	25mg/d	50mg/d
钙离子通道阻滞剂(必要时与 α- 肾上腺素能受体阻滞剂合用)	尼卡地平	30mg,bid	60mg,bid
	硝苯地平	30mg/d	60mg/d
	氨氯地平	5mg/d	10mg/d

bid,每日 2 次;tid,每日 3 次。

3. 麻醉期间的监测
与其他全身麻醉手术一样,嗜铬细胞瘤手术期间同样需根据美国麻醉医师学会(American Society of Anesthesiologists,ASA)提出的麻醉基本监测手段,包括血压、心电图、脉搏血氧饱和度、呼气末二氧化碳以及体温。

嗜铬细胞瘤手术伴随着血流动力学剧烈波动的风险，有创动脉血压监测可即时监测患者血压变化，以更迅速地依据血压变化指导术中血管活性药物的应用，同时，动脉置管也便于术中抽血，测量血气、血糖等。因此，建议对所有嗜铬细胞瘤患者手术均进行有创动脉血压监测。此外，由于嗜铬细胞瘤患者，尤其是控制不佳的嗜铬细胞瘤患者在全麻诱导及气管插管期间即可能出现较大的血流动力学波动，因此建议在进行全麻诱导前完成动脉置管。

中心静脉置管可以在术中进行快速补液；从该通路泵注血管活性药物，可以使药物迅速进入体内，发挥相应作用；同时该通路还可以用来在结扎瘤体静脉后补充去甲肾上腺素。因此，建议在进行嗜铬细胞瘤手术时，对所有患者均进行中心静脉穿刺置管，监测中心静脉压（central venous pressure，CVP），并将其作为术中主要血管活性药物的给药通路。

肿瘤切除前血液中大量儿茶酚胺会导致患者血管持续收缩和低有效循环血量。而左右心室充盈压可能并不相同，尤其在术中刺激瘤体、结扎瘤体静脉以及快速补液、应用血管活性药物时，这一差异可能更加明显，此时 CVP 可能无法准确地反映左心室前负荷。此外，部分嗜铬细胞瘤患者心功能储备较差、合并基础心脏疾病、肺动脉高压、充血性心力衰竭或可疑儿茶酚胺心肌病。对于这些患者，有条件的医疗机构可考虑进行术中置入经食管超声心动图（transesophageal echocardiography，TEE）探头，进行 TEE 监测；或置入肺动脉导管，监测肺动脉压及肺动脉楔压（pulmonary artery wedge pressure，PAWP），用以评估患者术中容量状态及心室收缩功能。前者能够即时监测术中心室前负荷、心肌收缩功能、瓣膜功能，并有助于及时发现心室肌运动异常，早期诊断心肌缺血；后者可即时监测左室前负荷及心排出量（cardiac output，CO）。但 TEE 与肺动脉导管无需作为嗜铬细胞瘤麻醉监测的常规项目。表 23-5 列举了行嗜铬细胞瘤切除术术中血流动力学监测的选择。

表 23-5　嗜铬细胞瘤切除术术中血流动力学监测

建议对所有嗜铬细胞瘤手术患者进行监测	无创监测	血压 心电图 脉搏血氧饱和度 呼气末二氧化碳 体温 尿量
	有创监测	动脉置管监测有创动脉血压，基于有创动脉压的循环血容量监测（如 SVV、PPV 等），血气，血糖；中心静脉置管监测 CVP
建议对以下患者进行监测： （1）存在心脏疾病且心功能储备较差 （2）怀疑儿茶酚胺心肌病 （3）充血性心力衰竭	无创监测	经食管超声心动图
	有创监测	肺动脉导管监测肺动脉压及 PAWP

嗜铬细胞瘤患者体内过量的儿茶酚胺会通过激活 α_2- 肾上腺素受体抑制胰岛素的分泌，从而导致约 60% 的患者伴有术前及术中血糖升高。而在切除嗜铬细胞瘤后，患者血液中儿茶酚胺迅速减少，10%~15% 的患者会出现低血糖，部分患者会表现为全麻后苏醒延迟、嗜睡、出汗、癫痫发作等。因此，围手术期需定期监测患者血糖，并作出及时调整。为了解术中出入量，对于嗜铬细胞瘤手术患者，均建议置入尿管，并监测尿量变化。

（罗　艳　严　俊）

参考文献

［1］ VELDHUIS JD, SHARMA A, ROELFSEMA F. Age-dependent and gender-dependent regulation of hypothalamic-adreno-corticotropic-adrenal axis [J]. Endocrinol Metab Clin North Am, 2013. 42 (2): 201-25.

［2］ BELD WB, KAUFMAN JM, ZILLIKENS MC, et al. The physiology of endocrine systems with ageing [J]. Lancet Diabetes Endocrinol, 2018, 6 (8): 647-658.

［3］ YONG, PH, WEINBERG L, TORKAMANI N, et al. The Presence of Diabetes and Higher HbA1c Are Independently Associated With Adverse Outcomes After Surgery [J]. Diabetes Care, 2018, 41 (6): 1172-1179.

［4］ ACAR D, ERKLIC EK, GUMUS T, et al. The Effects of Different Anaesthetic Techniques on Surgical Stress Response During Inguinal Hernia Operations [J]. Turk J Anaesthesiol Reanim, 2015, 43 (2): 91-9.

［5］ DUGGAN E, CHEN Y. Glycemic Management in the Operating Room: Screening, Monitoring, Oral Hypoglycemics, and Insulin Therapy [J]. Curr Diab Rep, 2019. 19 (11): 134.

［6］ CHEISSON G, JACQUEMINET S, COSSON E, et al. Perioperative management of adult diabetic patients. Specific situations [J]. Anaesth Crit Care Pain Med, 2018, 37 (Suppl 1): S31-S35.

［7］ JONES CM, BOELAERT K. The Endocrinology of Ageing: A Mini-Review [J]. Gerontology, 2015, 61 (4): 291-300.

第一节　老年患者血液系统生理变化

一、造血干细胞的生理变化

骨髓干细胞的增生能力随年龄增长而明显减低。老年骨髓细胞在组织培养中维持的生成时间与年轻人一样,但其中干细胞的数量明显下降。健康老年人的红系爆式集落形成单位、红系集落形成单位和粒-单系集落形成单位集落数降低,即老年骨髓红系和粒-单系干细胞的增生能力减低。此外,老年人骨髓干细胞对促红细胞生成素和粒-巨噬细胞集落刺激因子的反应能力也明显降低。老年应激状态下黄骨髓转变成红骨髓恢复造血的能力也明显减低。

二、红细胞和血红蛋白的生理变化

老年人外周血中血红蛋白及血细胞比容随年龄增长稍有下降,但仍在正常范围内。老年男女之间血红蛋白差别越来越小。红细胞平均体积随年龄增长稍有增加,红细胞体积的均一性也发生改变。老年红细胞内的 2,3-二磷酸甘油含量降低,红细胞渗透脆性增加、寿命缩短,红细胞对钾离子的转运能力降低,红细胞胞质中的蛋白激酶 C(protein kinase C,PKC)活性降低,而细胞膜上 PKC 活性增加。老年人血清铁含量随年龄降低,骨髓铁储备减少,血清运铁蛋白水平降低,血清总铁结合力降低,对需求增加的反应能力不足,易致贫血。

三、白细胞的生理变化

老年外周血白细胞总数偏低,但粒细胞无明显下降,白细胞减少的主要原因是 T 淋巴细胞数减少。此外,老年白细胞对应激、药物刺激的反应也低于年轻人,原因可能是老年骨髓粒细胞储备减少所致。老年白细胞对微生物的趋化性、吞噬性及杀伤作用减弱,T 细胞数目减少,B 细胞产生抗体能力降低,可能是老年人易发生感染、肿瘤的主要原因。

四、血小板的生理变化

老年人的血小板黏附和聚集性与年龄的增长呈明显相关性。血小板的反应性增高,故常处于易被激活的状态,并释放产物,如 β 血小板球蛋白、血小板第 4 因子的血浆水平随老龄而升高。血小板活化的标志物 α 颗粒膜蛋白-140 也明显增高。老年人血小板低密度脂蛋白的反应性明显增高,对腺苷二磷酸(adenosine diphosphate,ADP)、胶原、去甲肾上腺素等诱聚剂的聚集反应性增高,可能与下列因素有关:①老年人新生血小板数量相对较多,新生血小板富含开放管道系统,故其黏附、聚集、释放功能较活跃;②老年人血小板的磷脂成分不同于年轻人,花生四烯酸代谢增强;③老年人血小板中钙离子增多;④促血小板聚集蛋白增高,血浆血管性血友病因子增高,纤维蛋白原及纤维连接蛋白的水平随老龄而增高可能是体内血小板聚集性增高的原因之一。

五、凝血功能的生理变化

老年人血管内皮表面硫酸乙酰肝素含量明显下降,血管自身的抗凝能力和抗凝血酶的活性下降。老年血浆中凝血因子 V、Ⅶ、Ⅷ、Ⅻ 活性、血友病因子和纤维蛋白原含量显著升高,纤溶酶原激活物活性降低,抗凝血酶、血栓调节蛋白的抗凝活性下降,使得老年人的血液凝固性增高。

六、纤溶系统的生理变化

老年人血浆中组织型纤溶酶原激活物(tissue-type plasminogen activator,t-PA)的活性降低,由于被纤溶酶原激活物抑制物(plasminogen activator inhibitor,PAI)抑制。据报道,老年人的 PAI 血浆水平是随年龄增加而升高的,血浆 t-PA 活性随着年龄的增加而降低,可能与内皮细胞受刺激和一定程度的损伤性变化有关。老年人在纤溶活性方面是低下的。这可解释为何老年人容易发生血栓栓塞性疾病。研究不同年龄组的纤溶活性,发现老年人下肢比上肢血液中的纤溶活性下降更多,老年下肢容易发生血栓形成可能与此有关。

七、血管的生理变化

随着年龄的增长,血管不仅在结构上发生改变,而且它所产生的各种与止血凝血、舒缩血管功能有关的物质以及对各种舒缩血管物质的反应也发生了变化。血管壁随着年龄的增加而增厚,主要是由于细胞及细胞外基质发生重新组合,内皮下组织由于胶原、单核细胞和平滑肌的堆积所致。血管中层的胶原也随老龄而增多。老年人主动脉管壁增厚,但弹性蛋白减少,弹性蛋白纤维有许多断裂口。老年人对乙酰胆碱的扩血管反应减弱,甚至起相反作用,可能会导致冠状动脉收缩。

血管活性及调节内皮细胞生长的物质,如 PGI_2 的形成随老龄而减少。年老者由于血流动力学改变及血管壁上脂质的浸润,内皮细胞的内皮源性松弛因子(endothelium-derived relaxing factor,EDRF)活性减低。有高血压、高胆固醇血症和动脉粥样硬化的老年人,血管内皮细胞形成 EDRF 减少,导致内皮细胞的生长调节障碍。血管结构、代谢、血管活性物质形成以及血管对舒缩物质的反应随老龄改变,可造成 3 种主要结果:①有利于血栓形成;②有利于脂质沉积导致动脉粥样硬化;③血管壁的顺应性下降,脆性增高。

八、血液流变学的生理变化

老年人血浆黏度明显增高,影响血黏度的因素有:温度、渗透压、pH、红细胞膜及内容物结构、红细胞比容和血浆蛋白成分。一般说来,血浆蛋白的分子越大,血浆黏度越高,纤维蛋白原是一种分子量达 340kDa 的大分子蛋白质,故老年患者其水平的升高会致血浆黏度的上升;纤维连接蛋白也是大分子量蛋白白质,具有黏附功能,纤维连接蛋白的升高可能也参与了血黏度的增高。老年人全血黏度较年轻人高,其原因除由于血浆黏度增高外,红细胞变形能力的下降也是重要因素之一。

第二节　血液系统一般功能检查

一、血常规

血常规主要包括血液中白细胞计数、红细胞计数、血小板计数、网织红细胞计数、白细胞分类、血细胞大小分布、血红蛋白量和血细胞比容。通过观察血细胞的数量变化和形态分布来初步判断老年患者是否存在感染以及贫血等血液系统疾病。

二、血型

血型是人类血液的主要特征之一，表达血液各种成分抗原的遗传特性。各种血液成分包括红细胞、白细胞、血小板及某些血浆蛋白在个体之间均具有抗原成分的差异，受独立遗传基因控制。红细胞血型是发现最早的人类血型。目前已报道的人类红细胞血型有30多个系统，而其中最重要的是ABO血型系统，其次是Rh血型系统。对于围手术期老年患者，血型是指导围手术期备血及输血的重要指标之一。

三、红细胞沉降率

红细胞沉降率是指红细胞在规定条件下自然下沉的速率。血沉对疾病的诊断不具有特异性，但对判断疾病处于静止期与活动期、病情稳定与复发、肿瘤良性与恶性具有鉴别意义，是临床老年患者广泛应用的检验指标。

四、出血、血栓疾病的检查

很多老年患者会自发出血或外伤后出血不止。这些可由血管壁弹性不好、或血小板数量减少或功能降低、或血液凝血因子减少引起。要确定这些原因需做相应的实验室检查才能确定。一些全身多发性血栓可由于血液病引起，如血小板增多症、血液凝血因子增多或被激活导致高凝状态等，这些也需要进行相应的实验室检查帮助判断。对于老年患者初步筛查最常用的检查为出血时间、凝血时间、凝血酶原时间、部分活化凝血酶原时间、D-二聚体和纤维蛋白原等。

五、骨髓检查

骨髓检查是老年血液病患者最重要的检验方法之一。抽取骨髓细胞或组织可进行形态学分析、细胞化学染色、染色体核型检查、免疫学检查、基因分析、干细胞培养、电子显微镜检查、病理组织检查等。因为造血细胞主要存在于骨髓，很多血液病（尤其在早期），一般血液检查不能反映疾病的状况，其诊断、治疗效果评判及预后都要通过检查骨髓细胞来完成。

六、异常免疫球蛋白的检查

老年患者合并一些血液病，如多发性骨髓瘤、重链病、恶性淋巴瘤等，导致血液及尿异常免疫球蛋白（又称为单克隆免疫球蛋白）升高。血、尿的异常免疫球蛋白成分检测是诊断这些疾病及判断预后的关键。

第三节　出凝血功能检查

正常人体内既有凝血系统，又有抗凝血系统。两者处于不断相互对抗、相互依存的动态平衡之中，从而使血液在血管内不断地循环流动，既不发生出血，又不发生凝血形成血栓。一旦这种平衡失调，就会导致异常的出血或血管内血栓形成。正常的止血机制有3部分：血管收缩与血小板反应；凝血和抗凝系统；纤维蛋白溶解系统。

一、临床监测

(一) 出血原因的判断

如果老年患者有以下情况之一者,应考虑出凝血机制异常的可能:①不能单纯用局部因素解释的出血;②同时出现的多部位出血;③自发性出血或轻微创伤仍出血不止者;④有家族遗传史或常有出血史的患者;⑤有易引起异常出血的全身性疾病者,如严重肝病、尿毒症等。

(二) 出凝血异常的环节判断

1. 出凝血异常主要是根据出血的临床特征,进行以下几个环节的判断。

(1) 血管因素:老年患者术前常表现为皮肤瘀斑、瘀点,黏膜出血。

(2) 血小板因素:对于血小板减少的老年患者,皮肤瘀斑、瘀点最为常见,黏膜出血次之。但围手术期压迫止血有一定效果是这类患者的另一特点。对于血小板功能缺陷性疾病的患者,其临床表现与血小板减少者相似,但血小板计数大致正常,常见于血小板无力症和尿毒症的老年患者。

(3) 凝血因子因素:先天性凝血因子缺乏以血友病最为常见,老年患者围手术期主要表现为关节腔出血、肌肉与内脏出血、皮肤黏膜出血、手术或外伤后出血不止等。获得性凝血因子缺乏以弥散性血管内凝血(disseminated inravascular coagulation,DIC)最为常见,老年患者围手术期主要表现为突然发生的广泛性出血,可有血尿、便血、呕血、休克、贫血、呼吸困难、少尿、发绀、黄疸、发热及原发病的表现。

2. 导致老年患者围手术期凝血功能紊乱常见的原因。

(1) 原发病中已存在凝血功能异常的因素,比如血小板数量减少或功能不足;

(2) 手术过程中,由于失血导致血细胞及各种凝血因子的丢失、消耗;

(3) 先天性或获得性凝血因子缺乏;

(4) 大量输入库存红细胞悬液;库存血往往高钾、低钙、pH 下降;

(5) 低温等因素的影响,易导致老年患者出现凝血功能紊乱;

(6) 原发性或继发性纤溶亢进。

(三) 病情动态监测

病情动态监测包括:①密切观察和分析老年患者的皮肤、黏膜、伤口等部位的出血;密切观察消化道、泌尿道、鼻咽部等部位有无出血情况;②密切注意老年患者生命体征的平稳;③注意有无并发症的出现。

二、实验室监测

(一) 检查血管壁和血小板相互作用的实验

1. **出血时间(bleeding time,BT)** 主要反映血小板是否能够迅速黏附、聚集并形成微血栓以堵塞受损伤的血管。BT 延长,表明有血管壁的严重缺陷(遗传性毛细血管扩张症)和/或血小板数量或质量存在缺陷(血小板减少性紫癜、尿毒症等),但大多数老年血友病患者的 BT 正常。

2. **毛细血管脆性实验(capillary fragility test,CFT)** 又称束臂实验。根据受压部位新出现出血点的数量判断毛细血管的脆性。但此检查对于老年患者特异性较差,对于一些血小板减少或功能障碍的老年患者也会呈阳性反应。

(二) 检查血小板的实验

1. **血小板计数(blood platelet count,BPC)** 若低于正常值则表示血小板减少,常见于原发性和继发性血小板减少症;如果老年患者围手术期血小板明显减少($BPC \leqslant 50 \times 10^9/L$),应考虑大量输血或合并 DIC 的可能。

2. **血块收缩时间(clot retraction time,CRT)** 取静脉血 1mL 于小试管内,将其密闭并静置于

37℃的水中至血液凝固,并记录血块开始收缩到完全收缩的时间。若 CRT 延长,表明血小板减少和 / 或血小板功能障碍。

3. 血浆 β 血小板球蛋白测定　当血小板被激活时,约 70% 的 β 血小板球蛋白(β-thromboglobulin,β-TG)由血小板内释放到血浆中。测定血浆中 β-TG 的含量可反映血小板的激活情况。当 β-TG 大于正常值时,常提示老年患者血栓形成前期或血栓形成。

4. 血浆血小板第 4 因子测定　血小板第 4 因子(platelet factor 4,PF4)也是反映血小板被激活的指标,对于老年患者其临床意义与 β-TG 相同。

(三)检查血凝机制的实验

1. 凝血时间(clotting time,CT)　CT 是指离体静脉血发生凝固所需要的时间,主要反映内源性凝血系统的凝血功能。老年患者凝血时间延长常见于:凝血因子Ⅷ、Ⅸ、Ⅺ缺乏症;血管性假血友病;严重的凝血因子Ⅱ、Ⅴ、Ⅹ和纤维蛋白原缺乏症;纤溶活动亢进;血液中有抗凝物质等。凝血时间缩短见于高凝状态。

2. 全血激活凝血时间(activated blood clotting time,ACT)　ACT 用于检测内源性凝血系统异常。该法常用于老年患者体外循环下监测肝素抗凝效能的指标,并用以计算鱼精蛋白拮抗肝素的用量。

3. 活化部分凝血活酶时间(activated partial thromboplastin time,APTT)　APTT 用于筛查内源性和共同凝血途径的凝血因子(Ⅰ、Ⅱ、Ⅴ、Ⅷ、Ⅸ、Ⅹ、Ⅺ、Ⅻ)的缺乏;监测肝素抗凝治疗、血友病患者的凝血因子替代治疗,超过 3 秒即有临床意义。老年患者 APTT 延长主要见于因子Ⅷ、Ⅸ、Ⅺ血浆水平减低(如血友病甲、乙);严重的凝血酶原(因子Ⅱ)、因子Ⅴ、Ⅹ和纤维蛋白原缺乏(如肝脏疾病,吸收不良综合征、口服抗凝剂、应用肝素以及低纤维蛋白原血症);纤溶活性增强(继发性、原发性纤溶以及血液循环中有纤维蛋白原降解物);血液循环中有抗凝物质(抗因子Ⅷ或Ⅸ抗体,狼疮样抗凝物)等。老年患者 APTT 缩短见于高凝状态、DIC 的高凝血期、促凝物质进入血流以及凝血因子的活性增高等,还见于血栓性疾病如心肌梗死、不稳定型心绞痛、脑血管病变、肺梗死、深静脉血栓形成等。

4. 凝血酶原时间(prothrombin time,PT)　PT 主要是反映外源凝血系统缺陷的筛选实验。PT 较正常对照延长 3 秒以上有诊断意义。PT 延长表示先天性凝血因子Ⅱ、Ⅴ、Ⅶ、Ⅹ的单独或联合缺乏,获得性Ⅱ、Ⅴ、Ⅶ、Ⅹ因子缺乏(常见于严重肝病、DIC、阻塞性黄疸、口服抗凝剂过量等)。PT 缩短主要见于先天性因子Ⅴ增多症、高凝状态和血栓性疾病。

5. 血浆纤维蛋白原定量　老年患者纤维蛋白原(fibrinogen,Fg)降低见于 DIC 消耗性低凝血期及纤溶期、原发性纤维蛋白溶解症、重症肝病等。老年患者 Fg 增高见于血液的高凝状态。

(四)检查纤维蛋白溶解的实验

1. 血浆 D- 二聚体测定　D- 二聚体是交联纤维蛋白在纤溶酶降解下产生的纤维蛋白降解产物(fibrin degradation product,FDP)中一个片段。D- 二聚体在继发性纤溶症(如 DIC、恶性肿瘤、各种栓塞,心、肝、肾疾病等)为阳性或增高,原发性纤溶症为阴性或不升高,本试验为鉴别原发与继发纤溶症的重要指标;老年患者 D- 二聚体检测阴性预测值可达 95%。

2. 凝血酶时间(thrombin time,TT)　测定纤维蛋白原转化为纤维蛋白的速率。比正常对照值延长 3 秒以上有诊断意义。老年患者 TT 延长见于:血液 FDP 增多、血浆中肝素或肝素物质含量增高、纤维蛋白原浓度降低、DIC 等。

3. 血浆鱼精蛋白副凝固试验(plasma protamine paracoagulation test,3P test)　老年患者 3P 试验阳性常见于 DIC 早期,但 3P 试验的假阳性率较高,必须结合临床分析其结果。

4. 优球蛋白溶解时间(euglobulin lysis test,ELT)　主要用来反映纤溶酶原激活物的活性强度,是检测纤溶系统活性的方法。老年患者 ELT ≤ 70 分钟,见于 DIC 继发性纤溶活性亢进、原发性纤溶症。

老年患者 ELT 延长见于纤溶活性减低,如血栓栓塞性疾病、抗纤溶药应用过量。

5. 血清 FDP 测定 当 FDP ≥ 20mg/L 有诊断意义。老年患者 FDP 增高常见于原发性和继发性纤溶、溶栓疗法、尿毒症、血栓栓塞性疾病等。

(五)抗凝血酶Ⅲ活性及抗原含量测定

老年患者抗凝血酶Ⅲ活性及抗原含量降低多见于 DIC、血栓形成、严重肝病等。

第四节　血栓弹力图检查

一、血栓弹力图原理

血栓弹力图(thromboelastography,TEG)是 1948 年由德国人 Harter 发明、在体外模拟人体体内血液凝血 - 纤溶动态变化,通过物理方法将血块弹性强度转换成图形,能够全面反映老年患者从凝血到纤溶的整个过程中血小板、凝血因子、纤维蛋白原、纤溶系统和其他细胞成分之间的相互作用,主要用于对凝血、纤溶全过程及血小板功能全面检测。血栓弹力图作为一种新型的适用于床旁检测的血液黏弹性检测系统,可使用全血标本,其数据准确、操作简便、检测时间短,监测凝血、纤溶全过程及血小板功能,能很好地弥补传统凝血检测的不足,对围手术期老年患者凝血功能障碍的诊断治疗及围手术期老年患者的成分输血具有重要的临床指导意义。

二、血栓弹力图类型

目前血栓弹力图主要有以下类型:普通血栓弹力图分析、快速血栓弹力图分析、肝素酶对比检测、血小板图检测以及功能性纤维蛋白原检测。

(一)普通及快速血栓弹力图分析

普通血栓弹力图分析主要通过激活内源性凝血途径,使枸橼酸化血样外加 $CaCl_2$ 条件下发生凝固,并将这一过程描绘成凝血曲线。快速血栓弹力图能够同时激活内源性和外源性凝血途径,外加 $CaCl_2$ 条件下使血液快速凝固,并将这一过程描绘成凝血曲线。其中的激活凝血时间(ACT)可用于监测肝素治疗效果。主要的检测示意图(图 24-1)及参数如下:

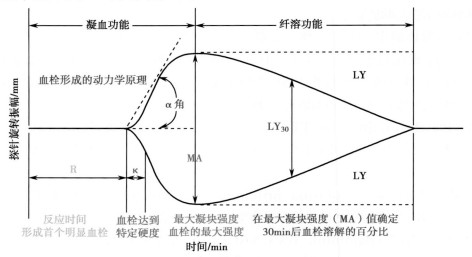

图 24-1　血栓弹力图示意图

1. 反应时间(R) 反映参加凝血启动过程的凝血因子的综合作用。延长:反映凝血因子功能不足;缩短:反映凝血因子功能亢进。

2. 凝固时间(κ) 从 R 时间终点至描记幅度达 20mm 所需的时间。表示血凝块形成的速率,反映纤维蛋白的功能。延长:提示纤维蛋白原功能不足。缩短:提示纤维蛋白原功能亢进。

3. α 角 从血凝块形成点至描记图最大曲线弧度作切线与水平线的夹角,α 参数与 κ 参数一样,表示血凝块形成速率。增大:提示纤维蛋白原功能增强。减少:提示纤维蛋白原功能减低。

4. 血凝块强度(MA) 最大振幅,反映了血凝块的最大强度,主要受血小板及纤维蛋白原两个因素影响,其中血小板的作用约占 80%。增大:提示血小板功能亢进。减低:提示血小板功能减低。

5. 血块稳定性(LY_{30}) 在 MA 值确定后 30 分钟血凝块溶解的百分比。表现了血液溶解的程度,是纤溶诊断指标。增大:提示纤溶亢进。

6. 预测纤溶指数(EPL) MA 出现后预计的血凝块溶解的百分比。增大:提示纤溶亢进。

7. 凝血综合指数(CI) 反映在各种条件下的凝血综合状态。对老年患者血栓和出血的预测具有意义。

(二)肝素酶对比检测

肝素类药物可增强血液中抗凝血酶的活性,从而起到抗凝作用。肝素酶的加入可降解血液中的肝素,消除肝素对血样的抗凝作用,使血样发生凝固。而使用普通活化凝血试剂检测有肝素残留的血样时,往往受到肝素药物的干扰,凝血时间会延长。因此将活化凝血检测的弹力图曲线和肝素酶杯检测的弹力图曲线叠加,如果肝素酶杯的血凝时间比活化凝血的血凝时间短,则说明血样中有少量肝素残留,如果时间相同则说明没有肝素残留。

一般对于老年患者,临床会将普通检测(CK)的 R 图形与肝素酶杯检测(CKH)的 R 值叠加。当 R 值无差异提示:没有肝素存在(或未起效);当 CK 的 R 值为 CKH 的 R 值的 2~3 倍且 CK 的 R<20 分钟,为肝素起效较好;当 CK 的 R 值为 CKH 的 R 值的 3 倍以上或 CK 的 R>20 分钟,提示有肝素存在且肝素过量,应用鱼精蛋白中和肝素,直至中和完成。

(三)血小板图检测

血小板图检测是将同一份全血标本的正常凝血曲线、单纯激活纤维蛋白的凝血曲线和抗血小板药物抑制后的凝血曲线 3 条曲线同时绘制,记录 3 个曲线各自的最大血凝块强度,进而判断去除纤维蛋白的血凝块强度后,正常血液和抗血小板药物影响后的血液血凝块强度的差异,进而计算出该患者用此药物对血小板的抑制率。

可通过血小板图检测了解老年患者服用 ADP、花生四烯酸诱导剂抑制血小板的情况,用于辅助评价服用氯吡格雷及阿司匹林等药物后血小板的聚集功能。当抑制率小于 20% 时不起效;在 20%~50% 起效不明显;在 51%~75% 起效;大于 75% 时示较好抑制。据此对老年患者进行加大剂量或更换药物的针对性治疗。

(四)功能性纤维蛋白原检测

用于评估血管手术、肝移植、外伤和心脏手术的术中和术后的临床条件,如手术后的出血或血栓,辅助管理老年患者的冷沉淀输血治疗剂量,检测纤维蛋白原功能。可区分纤维蛋白原和血小板在凝血过程中的功能,有利于提高对老年患者止血的监测,以及血栓的监测、诊断。

三、血栓弹力图的适应证与临床意义

(一)适应证

1. 术前术后各种凝血异常的筛查,诊断老年患者围手术期凝血功能紊乱。

2. 术前评估凝血全貌,判断出血风险,特别是急性创伤、烧伤、休克的老年患者围手术期的凝血功能评估。

    3. 各种出血原因的鉴别诊断。输血前原因判断,指导成分输血;输血后效果评估。

    4. 鉴别诊断原发性纤维蛋白溶解亢进和继发性纤维蛋白溶解亢进。

    5. 监测老年患者各种促凝、抗纤溶、抗凝、抗栓、溶栓等药物的疗效,如华法林、低分子量肝素、尿激酶、链激酶、比伐卢定、戊糖、氨甲环酸等,指导正确使用。

    6. 使用各类抗血小板药物的老年患者的疗效判断,鉴别出血、再缺血原因,围手术期出血风险评估。

    7. 各种使用肝素的手术或治疗,如体外循环、器官移植、肾透析、血透、各类介入等,药物效果、凝血状况及鱼精蛋白中和效果的评估,术后血栓发生的评估。

    8. 围手术期高凝状态的诊断,血栓发生风险的评估。

(二)临床意义

    1. 辅助进行老年患者围手术期凝血功能分析与管理   围手术期凝血功能紊乱使输血成为重要且必要的治疗手段之一,也是导致围手术期老年患者死亡的独立危险因素之一。因此,正确评估潜在大出血的老年患者围手术期的凝血功能、并对其合理输血直接关系到患者的生命。但传统凝血功能检测在预测围手术期凝血功能紊乱以及治疗效果方面的价值非常有限。例如,PT、APTT 检测用的血浆标本,仅能反映血浆中凝血因子参与的初级凝血阶段,未考虑到血小板在凝血过程中的贡献,不能反映纤溶系统的功能。临床中,快速血栓弹力图一般用于快速评估危重症老年患者出凝血情况,如检测血栓性疾病、血管手术、外伤和心脏手术围手术期凝血状况及肝素抗凝效果;而普通血栓弹力图一般则用于评估凝血全貌,判断凝血状态,可用于指导成分输血、区分原发和继发纤溶亢进、判断促凝和抗凝等药物的疗效、评估血栓发生的风险、预防血栓发生等。

    2. 血栓弹力图指导输血   与传统凝血检测相比,使用血栓弹力图进行围手术期凝血管理能较早发现老年患者凝血异常,有效预测术中失血量,使用其指导输血能节约 20%~50% 的红细胞、血浆和血小板制品,评估输血效果。在大出血时,甚至能降低老年患者的围手术期死亡率。

    3. 止血、溶栓治疗过程监控   肝素类药物是目前围手术期老年患者使用最广泛的抗凝药物之一,具有较好的抗血栓疗效。但肝素类药物会有血小板减少和出血的副作用,在使用过程中必须密切监测药物疗效。传统上,以抗 Xa 活性当作监测肝素类药物疗效的主要手段。但该方法在临床使用中也有诸多局限。血栓弹力图肝素酶对比试验比抗 Xa 活性更敏感,在监测肝素类抗凝药物疗效时,血栓弹力图肝素酶对比试验大大提高了检出限。

    抗血小板药物也是临床治疗血栓性疾病必不可少的药物,其中阿司匹林和氯吡格雷是临床上老年患者最常用的抗血小板药物,但临床上时有发生治疗过度和治疗无效等现象。血小板本身的多样性和复杂性是其中重要因素之一。以往临床上常用血小板功能分析仪、聚集分析仪监测血小板对药物的反应,但检测费时、重复性差。血栓弹力图里的血小板图检测为临床提供了一种基于血小板反应性的个性化检测方法。

(嵇富海   杨雨帆)

参考文献

[1] 于普林. 老年医学 [M]. 北京: 人民卫生出版社, 2019.

[2] ATCHABAHIAN A, GUPTA R. 临床麻醉实用指南 [M]. 王国林, 译. 天津: 天津科技翻译出版有限公司, 2019.

［3］岳保红, 杨亦青. 临床血液学检验技术 [M]. 武汉: 华中科学技术大学出版社, 2022.

［4］王学锋, 管洪在. 临床血液学检验 [M]. 北京: 中国医药科技出版社, 2019.

［5］艾登斌, 侯念果, 刘慧松, 等. 实用麻醉技术手册 [M]. 北京: 人民卫生出版社, 2019.

［6］WARKENTIN TE. Platelet-activating anti-PF4 disorders: an overview [J]. Semin Hematol, 2022, 59 (2): 59-71.

［7］MEIZOSO JP, MOORE EE, PIERACCI FM, et al. Role of fibrinogen in trauma-induced coagulopathy [J]. J Am Coll Surg, 2022, 234 (4): 465-473.

［8］MUZAFFAR SN, AZIM A, SIDDIQUI SS. Thromboelastography for predicting disseminated intravascular coagulation (DIC) in sepsis [J]. Shock, 2022, 57 (5): 759.

第二十五章
老年麻醉其他监测与技术

第一节　体　温　监　测

体温、血压、脉搏、呼吸和疼痛是人体重要的五大生命体征,恒定的体温是保证机体新陈代谢及正常生命活动的必要条件,体温异常可引起代谢功能紊乱甚至危及生命。正常人核心体温为 36.5~37.5℃,体表温度为 33℃左右。核心体温是指机体深部重要脏器的温度,与体表温度相对应,两者之间温度梯度约为 2~4℃。围手术期由于各种原因导致机体核心体温低于 36℃的现象称为围手术期低体温。凡非采用控制性降温技术所致的围手术期低体温称为围手术期意外低体温(perioperative inadvertent hypothermia,PIH),应与以医疗为目的的控制性低体温相区别。国际注册护理学会于 2017 年的研究表明,PIH 的发生率高达 70%。年龄>60 岁的患者低体温发生率更高,体温恢复时间也更长。围手术期的体温异常以低体温常见,体温升高较为少见,但须注意的是,围手术期体温升高较相同程度的体温降低更加危险。丹麦 Kehlet 教授于 1997 年首次提出加速康复外科理念,其主张通过一系列措施优化围手术期管理,以降低围手术期应激反应及并发症的发生。围手术期体温管理是加速康复外科理念的重要组成部分。

一、体温监测的方法和部位

(一) 体温监测的方法
玻璃内汞温度计是传统的温度计,缺点是准确性较差、易碎、测量费时且不易读取,已逐渐被取代。

电子温度计具有测量精确灵敏、直接数字显示及远距离测温的优点。常用于手术麻醉期间和危重患者的体温监测。根据测量原理不同,最常用的类型是热敏电阻温度计和温差电偶温度计。测量探头随测温部位不同,有各种外形可供选择,并由重复使用发展为一次性使用,以避免交叉感染。术中通常将温度探头置入鼻咽或食管下段,实现连续性的核心温度监测,但置入温度探头可能导致患者不适,建议待患者意识消失后置入并监测。

红外线体温计外观像耳镜,常用于鼓膜温度测定,反应迅速,中心温度具有较好相关性,测量时患者无不适感。可用于术前及术后患者清醒时的温度测量,无法实现连续测量。

无创体温监测系统是将新型无线体温传感器贴于体表,如额头、颞部、颈部、眼眶及腋窝等,以隔热材料避免体表温度的流失,采用一种特殊算法实时计算核心温度并通过无线技术与监护仪连接,实时、动态反映体温变化,并建立体温数据库。

(二) 体温监测的部位
测温的部位可分为中心和体表两部分,机体内部的温度称为中心温度,因血液循环丰富,受环境因素影响小,故测温准确可靠。而体表各部位温差很大,取其平均值仍有临床意义。

1. **口腔**　将温度计置于舌下测得,作为一般患者监测之用。但患者张口呼吸,测温前冷热饮食可造成误差。麻醉和昏迷患者以及不合作者不适用。

2. **腋窝**　腋窝是较为常用的测温部位。如果上臂紧贴胸壁使腋窝形成人工体腔,并将测温探头置于腋动脉部位,测得温度接近中心温度,但易受肢体活动、血压计袖套和静脉输液等的影响。一般认为腋温比口腔温度低 0.3~0.5℃。

3. 直肠 为保证测量准确,成人温度计的放置部位为超过肛门 6~10cm。直肠温度主要反映腹腔脏器的温度,与食管、膀胱及鼓膜温度相关性良好,是反映中心温度较可靠的测温部位。缺点是当体温改变迅速时,直肠温度反应较慢。有时直肠温度会受粪便、腹腔冲洗液和膀胱冲洗液的影响。

4. 鼻咽和深部鼻腔温度 将测温探头置于鼻咽部或鼻腔顶部测得的温度,可反映脑的温度。由于此温度随血液温度变化迅速,是目前监测中心温度常用的部位,操作简单,容易耐受。缺点是自主呼吸时测温可受呼吸气流温度的影响;此外,有可能损伤黏膜而导致鼻出血。有明显出血倾向及已肝素化的患者慎用。

5. 食管 食管内测温与探头的位置深浅关系较大。如探头位于食管上段,易受呼吸道气流温度的影响,测温读数偏低;将测温探头放置于食管的下 1/3,位置邻近心房,所测温度与心脏及主动脉血液温度接近。因此,食管温度对血液温度的改变反应迅速。体外循环期间食管温度可迅速反映心脏、大血管的血温变化。

6. 耳鼓膜 鼓膜血供丰富,位置与下丘脑体温调节中枢接近。鼓膜温度与脑温相关良好,是目前测量中心温度最准确的部位。鼓膜温差电偶温度计不同于耳道红外传感器,前者如果仔细放置于鼓膜,是一种最好的测温方法。红外线鼓膜测温仪是利用外耳道壁和鼓膜辐射的能量来估算中心温度。鼓膜脆弱易受损伤,测温探头要求柔韧性极好。

7. 膀胱 将尖端带温度传感器的导尿管插入膀胱进行监测,用于上腹部或开胸手术,可很好地反映中心温度。

8. 中心血流 中心血流温度可代表中心体温,可用肺动脉漂浮导管测量混合静脉血温度或通过多普勒法测得。

9. 皮肤 皮肤温度可反映末梢循环状况,但易受环境温度的直接影响,各部位温差较大,应测 10 个点以上取其平均值才有临床意义。也可用 4 点法,即平均皮肤温度 =0.3×(胸部温度 + 上臂温度)+0.2×(大腿温度 + 小腿温度)。

手术患者的体温监测应具动态连续性,整个围手术期,包括术前、术中和术后恢复期。除非有特别低体温指征(如缺血保护),应努力维持中心体温在 36℃以上。成人全麻超过 30 分钟应监测中心温度,建议术前即开始体温监测,作为患者基础体温值,为实施预保温提供参考;术后体温监测亦非常重要,不仅可评估术中体温保护措施的效果,还可为后续治疗提供参考。建议低体温患者在术后恢复室留观直至体温恢复正常。

二、正常体温及节律变化

正常人的中心温度为 36.5~37.5℃,口温 37℃(36.2~37℃),肛温 37.5℃(36.5~37.7℃),腋温 36.7(36~36.7℃),体表温度为 33℃左右。生理情况下,恒温动物(包括人类)的中心温度并非一成不变,而是随昼夜、年龄、性别、活动、药物等因素而出现生理性变化,但变化范围很小,一般 24 小时内的变化幅度不超过 0.5~1.0℃。

1. 昼夜变化 正常人体温在 24 小时内呈周期性波动,清晨 2~6 时最低,午后 2~8 时最高。

2. 年龄 不同年龄由于基础代谢水平不同,体温也不同。儿童和青少年的体温略高于成年人,老年人因基础代谢率低,体温偏低。与年轻人不同的是,老年人正常体温的维持可能更依赖于行为调节(如多穿衣、喜取暖等),而自主调节(血管收缩、寒战和发汗)的能力下降。因而,在围手术期,当行为调节能力被麻醉等抑制后,自主调节能力相对不足,易出现低体温。

3. 性别 成年女性体温平均比男性高 0.3℃。女性的基础体温随月经周期出现规律性变化,排卵后体温上升。

4. 肌肉活动 剧烈肌肉活动如劳动、运动、哭闹可使骨骼肌紧张并强烈收缩,产热增加,导致体温升高。

5. 其他因素 环境温度和气流速度、情绪反应(紧张、焦虑、兴奋、抑郁等)、进食等因素对体温都会产生影响,测定体温时应考虑到这些因素。

三、围手术期低体温

围手术期中心温度低于 36℃ 称为低体温。围手术期意外性低体温对机体极为不利,可诱发和加重疾病,应予以重视。老年手术患者是体温降低的高发人群,因此在实施老年患者麻醉时应格外重视体温监测和管理。但另一方面,利用低温对机体影响的某些特性,降低体温又成为一种医疗手段,尤其是对重要器官的保护有重大意义。

(一)围手术期低体温的原因

当身体散热过多、产热降低或体温调节中枢受损时,可导致体温降低,常见的原因如下:

1. 患者状况 危重患者失去控制热量丢失和产生足够热量的能力,极度衰弱、酒精中毒、药物中毒、脑外伤、脑肿瘤、严重感染、内分泌疾病等患者可发生低体温。重症脓毒症患者体温降低可增加病死率。老年患者代谢率低,产热减少,对寒冷的御寒反应差,如再合并疾病的影响,体温多有降低。

2. 手术因素 静脉输注大量低温的液体或库存血,大量冷溶液冲洗体腔,用冷消毒液进行广泛的皮肤消毒,胸腹腔大手术时切口和脏器长时间暴露于环境温度,长时间机械通气吸入干冷气体等,这些因素均可导致体温下降。

3. 环境温度过低 热量丢失过多,导致体温降低。

(二)围手术期低体温的防治

围手术期患者低体温的发生率较高,其防治和管理亟待改进。积极的体温保护措施可降低患者低体温及后续并发症的发生率。围手术期患者低体温评估和防治的具体操作流程,涵盖术前、术中和术后 3 个阶段。

1. 术前 术前指患者接受麻醉前 1 小时,此时各项术前准备就绪,患者通常被转运至手术室(包括手术间或患者等候区等)。即使患者术前体温正常,但由于术中热量再分布和体内热量短时间快速流失,术后体温很难迅速纠正,因此术前有效评估、及时给予体温保护措施可达到预防的目的。对全麻患者的术前评估,建议采用围手术期低体温风险概率评分表(又称 predictors 评分)。该评分表是基于我国全麻患者围手术期低体温流行病学研究结果建立的患者低体温预测模型,输入患者相关参数,即可得到患者术中发生低体温的风险概率。

术前体温保护原则:①患者术前体温<36℃,应尽快实施主动加温(除非病情紧急需立刻进行手术,如大出血或其他急诊手术)。②即使患者术前体温≥36℃,也应于麻醉诱导前实施至少 20 分钟主动体温保护措施。③维持环境温度(包括手术室或患者等候区等)不低于 23℃。④保持患者良好的热舒适感,麻醉前核心体温不低于 36℃。⑤积极采取体温保护措施并贯穿于整个围手术期。

术前预保温:是指在麻醉前采用主动保温措施对体表或外周组织进行 20 分钟以上的预先保温,使得患者四肢和体表温暖并"储存"足够的热量,降低核心与外周温度梯度,减少甚至避免因热量再分布导致的体温降低。主动预保温干预虽不能消除麻醉后 1 小时内的体温下降,但相比未实施预保温措施的患者,术中复温速度更快,且围手术期低体温发生率明显减少;预保温可提高患者满意度且降低其术前焦虑。有研究发现,预保温还可减少术中出血、缩短住院时间等。

2. 术中 术中指从麻醉开始至手术结束离开手术间。维持患者术中体温正常,可有效减少围手术期不良事件的发生。

术中评估:首先需结合患者术前评估,明确术中低体温的风险,如全麻联合区域麻醉、长时间手术、开放手术等。常规记录患者体温,时刻评估患者是否有低体温的症状和体征,包括患者清醒状态下的热舒适感。

术中体温保护的原则:①全麻诱导前测量和记录患者体温,随后每15~30分钟测量并记录一次,直至手术结束。术中做好被动隔离以及保存热量。②维持环境温度不低于21℃,建立主动加温后方可下调环境温度。③患者核心体温 ≥36℃方进行麻醉诱导,除非病情紧急需立刻手术(如大出血或其他急诊手术)。④即使手术时间<30分钟,对于围手术期高危低体温患者,同样建议在麻醉诱导前使用压力暖风毯等加温设备进行体温保护。⑤对于手术时间 ≥30分钟的患者,建议在麻醉诱导前使用压力暖风毯等加温设备进行体温保护。⑥输注超过500mL的液体以及冷藏血制品,需使用输液加温仪加温至37℃再输注。⑦所有腹腔冲洗液建议加热至38~40℃后再使用。

术中体温保护措施:所有患者均需减少术野暴露。术中的体温保护措施包括被动保温和主动保温。被动保温包括覆盖棉毯、手术单、保温毯等,可减少30%的热量散失,但不足以预防麻醉后患者体温降低,仍需实施主动保温措施。

3. 术后 术后指患者从手术间离开后24小时内的恢复阶段,包括在麻醉恢复室、病房甚至重症监护室等。保持体温正常是患者舒适医疗的重要指标,特别是患者在术后及麻醉恢复期,此时需关注患者的整体满意度,改善患者预后,缩短麻醉恢复时间甚至住院时间等。麻醉恢复期体温评估:术后在患者进入麻醉恢复室、病房或重症监护室时需及时测量患者体温,评估并熟知患者的低体温风险。如患者可以交流,可评估患者的热舒适度,并预知患者潜在的低体温症状与体征,如寒战等。

术后体温保护原则:①每隔15~30分钟测量一次患者体温,在进入和离开麻醉恢复室时必须记录体温数据。②如患者体温正常,可采用被动温度保护措施如覆盖棉毯等,维持麻醉恢复室室温不低于23℃。③如患者体温<36℃,应立即启用主动保温措施,建议采用压力暖风毯。其他措施包括使用输液加温设备,吸入暖湿氧气等,直到患者体温恢复正常。④动态评估患者的热舒适度,警惕可能出现的低体温症状,如寒战、竖毛反应等。⑤在患者离开麻醉恢复室时,告知患者及其主管医生术后体温保护的相关注意事项,如使用输液加温设备、覆盖保温毯等以避免术后出现低体温。⑥如患者从手术间直接回病房或进入重症监护室,同样需按上述原则处理。

术后体温保护措施:同术中。一般情况下,患者体温 ≥36℃方可离开麻醉恢复室。另外,可给予药物以减轻或抑制寒战反应,达到体温保护效果。目前抑制寒战反应常用的药物包括哌替啶、曲马多、右美托咪啶、氯胺酮等,但这些药物抑制寒战反应机制尚不明确,可能与降低机体寒战阈值有关。患者返回病房后应监测并记录体温,随后每4小时监测1次。指导患者和家属继续做好体温保护,如使用温水、毛毯、衣物及升高房间温度等。如患者体温<36℃,应立即采用主动加温措施,在复温期间需每隔30分钟监测1次体温,直至恢复正常。

根据目前研究及国内外指南,本文列举以下基本体温保护方法,需根据患者具体情况择优选取:

1. 体表加温 大约90%的代谢产热经皮肤表失,因此减少皮肤散热是体温保护中的重要环节,有被动隔离和主动加温两种方法。

(1)被动隔离:隔离可显著减少辐射、对流导致的散热。单层隔离可减少皮肤失热30%,但即便是最好的隔离材料也很少能将热损失减少到50%。增加隔离层的数量只能轻微地减少热量损失,原因是覆盖物本身的作用较小,大部分热量是通过皮肤与覆盖物之间的静止空气层保存的。隔离保温的效果与覆盖的体表面积直接相关。

(2) 主动皮肤加温:主动加温比被动隔离能更好地维持正常体温。循环水床垫是经典的术中主动加温装置,但因为约90%的代谢产热是通过身体前表面丧失的,所以其效率有限。压力暖风毯(forced-air arming blanket)是目前国内外文献及指南报道安全、有效和广泛使用的主动加温方法之一。加热后通过空气对流或接触传导使机体加温,减少热量丢失,从而维持患者核心体温处于正常范围。压力暖风毯相比被动隔离(棉被、棉毯),能更有效地预防围手术期体温降低,并能加速低体温患者复温。对于非低体温、手术时间<30分钟的非体腔手术患者,使用压力暖风毯与被动隔离方式在术后机体耗氧、寒战不适、疼痛等方面并无差异,但手术时间≥30分钟则推荐使用压力暖风毯。压力暖风毯的加温效果与选择覆盖的压力暖风毯的压力及热量是否均匀分布有关。

电热毯也可用于保温,且其效率极高,而且产生的热量绝大部分可传给患者,所以尤其适用于院外急救,但需要电源供电及安全用电在一定程度上限制了其使用。

辐射加温器使用特制的白炽灯泡或热源来产生红外线。其主要优点是加温器与患者不接触,而其他体表加温装置必须接近皮肤表面。此外,还可通过将热水袋放置在血流丰富的部位(如腋窝)来为患者加温,但这种做法既缺乏效率又危险。缺乏效率是因为作用面积太小,危险是如果组织不能将热量充分播散到身体其余部分,则意味着热量将在局部蓄积引起组织损伤,因此手术患者应该禁用。

2. 内部加温

(1)使用输液加温装置可以减少热量损失。输液加温装置包含各类隔热静脉输液管道、水浴加温系统、金属板热交换器、对流加温系统等低流速或高流速加温设备。由于研究表明红细胞在45℃水溶液中可检测出溶血的生物学标志物,因而美国血液标准协会不建议红细胞采用水浴和微波加温方法,即使使用,其设定温度不应超过43℃。由于加温后的液体与室温的温差有限,因而难以达到主动复温的效果,通常仅作为防止输液造成额外体温丢失的辅助手段,且单独应用不能维持患者的正常体温。

(2)热量-水分交换滤器(人工鼻)用于加热和加湿吸入气体,可以将大量的水分和热量保留在呼吸系统中。机体不足10%的代谢产热是通过呼吸道丧失的,气道失热占总失热量的比例很小,气道加温、加湿对维持体温的效率较低,但对于长时间或高流量人工通气的患者,对保温、保湿还是有一定作用的。

(3)有创加温装置包括腹膜透析和动静脉分流加温,其中最有效的是体外循环,但无法常规用来预防和处理围手术期轻度低体温。

(4)输注氨基酸可以引起代谢产热升高,还可以缩短住院时间,这可能是由于氨基酸改善了伤口愈合和肠道功能。

(5)冲洗胸、腹腔的液体也应适当加温,避免冷冲洗液带来的低温反应。机械通气患者应注意气体湿化和加温,这时加湿的水浴增湿器比加热和湿气交换装置更有效。

(三)低温治疗

低温治疗是指用人工的方法使体温降低达正常温度以下的一种医疗措施,以求达到降低机体代谢、保持或延缓机体细胞活力的目的。体温每下降1℃,机体组织代谢率下降约8%,因此动物适度低体温(体温低于正常体温的2~3℃)能降低组织器官的氧耗,稳定细胞膜,减少毒性产物的产生,有利于组织器官的保护。浅低温(降至34℃左右)技术被越来越多地应用到神经外科及其他潜在器官缺血的手术中。有研究显示,低体温对颅脑创伤患者具有治疗作用,但对患者的总体预后并无改善。浅低温可显著减少猪实验性急性心肌梗死面积,而且对心肌梗死患者前期临床研究也观察到显著效果,但缺乏大型临床试验数据。浅低温比正常温度更难引发恶性高热,即便发生,其并发症也较正常体温的程度轻。有研究表明对恶性高热易感患者应避免给予主动保温,并在手术中适当采用控制性低体温。治疗性低体温的保护作用及机制尚缺乏充足的临床研究数据支持,仍在进一步研究中。

四、围手术期体温升高的处理

体温过高又称发热。一般而言,当腋下温度>37℃或口腔温度>37.5℃,一昼夜体温波动在1℃以上可称为发热。外源性致热原(微生物,免疫介质,毒素)刺激单核巨噬细胞系统释放细胞因子(白介素-1,白介素-6,肿瘤坏死因子-α),细胞因子作用于视前区-下丘脑前部,使体温调节中枢的调定点上移而导致体温升高超过正常范围。

(一)体温升高的分级

以口腔温度为例,体温升高的程度分为:低热(37.5~38℃)、中等热(38.1~39℃)、高热(39.1~41℃)和超高热(41℃以上)。

(二)体温升高的原因

1. 感染性疾病　体温升高的病因中,感染占大多数。体温大于39℃持续2天以上,通常提示有感染性疾病。各种病原体,如细菌、病毒、螺旋体、真菌、寄生虫等引起的各种急、慢性传染病和急、慢性全身或局灶性感染,均可出现发热。除原发因素外,危重患者免疫功能低下,使用多种抗生素引起的菌群失调,有创监测和体腔引流等都会导致继发性感染。

2. 非感染性疾病　危重患者主要由以下因素引起发热:①无菌性坏死物质的吸收:机械性、物理性或化学性组织损害,如创伤或手术对组织的损伤、血肿的吸收、大面积烧伤等;血管栓塞或血栓形成引起的心肌、肺、脾等内脏或肢体坏死;组织坏死与细胞破坏如恶性肿瘤、白血病、溶血反应。②抗原-抗体反应:如风湿热、药物热、结缔组织病、输血反应。③内分泌或代谢失常:如甲状腺功能亢进、重度失水、恶性高热。④体温调节中枢功能障碍:如中暑、脑外伤、脑出血、下丘脑肿瘤等。⑤环境温度及湿度太高,患者覆盖物太多而影响散热,长时间吸入加温气体等。

(三)体温升高的处理

1. 病因治疗　这是发热处理的关键。通过病史、体检和辅助检查明确病因,给予针对性处理,如积极治疗原发病,清除感染灶,合理选择抗生素等。

2. 对症治疗　发热是机体的自然防御反应,可使白细胞增多,吞噬细胞活性增高,酶活性增加,抗体合成加速。故对于低热和中等度热可不作处理。但体温过高,体液、热能及氧的过度消耗并影响到重要脏器功能时,则应积极对症处理。

(1)物理降温:包括冷毛巾湿敷额部,冰袋置于额、枕后及大动脉搏动处,酒精擦浴,冰水灌肠或冰水浴,吹电风扇和用冷气机降低室温等。

(2)药物降温:阿司匹林(乙酰水杨酸)和对乙酰氨基酚(扑热息痛)是常用的退热药。对于高热伴惊厥、谵妄者可应用人工冬眠疗法。

(3)维持水、电解质平衡:发热时出汗、呼吸及皮肤的水分蒸发增加,使机体水的耗损量变大。体温每升高1℃,从皮肤丧失低渗液体3~5mL/kg,中度出汗的患者,每日丧失体液500~1 000mL;大量出汗时,失液量达1 000~1 500mL。因此,不及时补充,将造成水、电解质平衡的紊乱。

对麻醉科医师而言,最应警惕而罕见的体温升高的病因是恶性高热。其本质上是在易感体质的患者中,由麻醉药物(主要是各种挥发性麻醉药和氯琥珀胆碱)激发,骨骼肌代谢亢进所致的一种以骨骼肌强直、突发性高热和高代谢状态为特征的临床综合征;虽为罕见,但在缺少特异性治疗药物丹曲林(dantrolene)的情况下,病情发展迅速,死亡率极高。其他一些可能导致患者术中体温升高的较为少见的疾病如血清素综合征、中枢性抗胆碱能综合征等,也应加以鉴别,以免漏诊或误诊。

第二节　肾功能监测与技术

急性肾损伤（acute kidney injury，AKI）是以肾小球滤过率迅速下降为特征的、由不同病因导致的、具有不同临床表现的临床综合征，其发病率根据所用的诊断标准不同而具有差异性。根据 2012 年改善全球肾病预后组织（Kidney Disease Improving Global Outcomes，KDIGO）的 AKI 指导原则，AKI 的诊断标准为：肾功能在 48 小时内突然减退，表现为至少 2 次血清肌酐升高的绝对值 ≥ 26.5μmol/L；或血清肌酐较基础值升高 ≥ 50μmol/L，且是已知或经推断发生在 7 天内；或尿量<0.5mL/（kg·h），时间超过 6 小时（排除梗阻性肾病或脱水状态）。系统性回顾研究发现，在北美、北欧和东亚的高收入国家的住院患者中，成人 AKI 发生率为 21.6%。由于患者的高龄化，以及越来越多的危重患者接受高风险手术，围手术期患者发生 AKI 的风险也相应增加。

围手术期很多因素都能导致患者发生 AKI，早期识别轻微 AKI 是预防并减少急性肾衰竭发生的关键，提高肾功能检测能力对制订 AKI 危险分层标准和更好地保护肾功能至关重要。本节就对肾功能监测的间接指标和实验室指标作一简要介绍。

一、肾功能监测的间接指标

有效循环血容量可对肾功能造成直接或间接的影响。正确评估氧供、血容量、组织灌注和血流量等可间接了解肾功能状态。

（一）氧供

动脉血氧分压（PaO_2）与肾脏血流量关系密切。研究表明，PaO_2 升高时，肾脏血流灌注可增加；当 PaO_2<40mmHg 时，肾脏血管明显收缩，血流灌注明显减少。在内环境和各生理指标正常的情况下，只需平均动脉压、心率、氧饱和度就可以反映机体的氧供水平。但在极度血液稀释情况下，单靠上述指标无法判定机体氧供氧耗情况，需要更为直接的监测手段来判断。

1. 血细胞比容　血细胞比容（Hct）表示血液的稀释程度或血液的黏度。动物实验结果表明，体外循环过程中的中度血液稀释（Hct20%~30%）对肾脏具有一定保护作用，其机制可能是降低血液黏度从而增加了肾脏血流量。虽然临床上可接受极端的血液稀释（Hct<20%），但过低的 Hct 会导致不良后果，包括 AKI。

2. 氧供 - 氧耗（DO_2-VO_2）平衡监测　放置 SwanGanz 导管通过连续温度稀释法以及进行血气分析，获取心输出量和混合静脉血氧含量等数据，可直接监测 DO_2、VO_2 及 DO_2-VO_2，了解组织灌注和氧合情况。

混合静脉血氧饱和度（SvO_2）是衡量机体氧供需平衡的综合指标，其正常值范围为 60%~70%。理论上 SvO_2=SaO_2-（VO_2/DO_2），在麻醉过程中 SaO_2 一般保持相对恒定，当 DO_2 减少或 VO_2 增加时，VO_2/DO_2 比值增大，SvO_2 下降；当 DO_2 增加或 VO_2 减少时，VO_2/DO_2 比值减小，SvO_2 上升。因而可以较直观地反映机体整体的氧供 - 氧耗关系。

乳酸是无氧代谢的产物，血内乳酸变化可很好地反映组织灌注和无氧代谢情况，即组织氧供情况。

（二）全身灌注

研究发现，术后发生围手术期肾功能不全的风险与血管代偿低血压的能力有关。其原因可能是低血压导致组织灌流减少，动脉顺应性降低可引起组织灌注减少，肾脏损伤的概率增加。多中心流行病学研究显示，术前收缩压>160mmHg 和脉压增大（>40mmHg）是心脏冠脉搭桥患者术后 AKI 和透析的危险因素,而上述两个危险因素均与动脉顺应性异常有关。

肾血流的自动调节机制对维持肾功能起主要作用,但体外循环(CPB)中肾血流量(renal blood flow, RBF)不能自身调节,主要由泵流速和血压决定。Fisher 等研究发现,肾脏损伤程度与 CPB 转流持续时间、低流量以及 CPB 中血压低于 60mmHg 的持续时间等有关。

肾动脉狭窄可能影响 RBF。然而,一项多变量逻辑回归分析显示,肾动脉狭窄的存在及其严重程度与术后 AKI 无显著关系。

(三) 血管内容量

足够的血管内容量对维持充足的肾血流十分关键。目前,可通过监测中心静脉压(CVP)、肺毛细血管楔压(PCWP)、左房压(LAP)、左心室舒张末容积(LVEDV)和每搏变异度(SVV)等评估血管内容量,但应根据患者的心功能状态及外科手术大小来合理选择上述监测方法。

1. 中心静脉压 中心静脉压(CVP)正常值为 5~12cmH_2O,可依据测定结果对血容量和心功能作出初步判断,CVP<2.5cmH_2O 表明右心室容量或血容量不足;CVP>15cmH_2O 提示心功能不全。值得注意的是,只有在心室功能、肺血管阻力及二尖瓣、三尖瓣和肺动脉瓣功能正常情况下,才可依据 CVP 来评估前负荷,CVP 的动态观察比数据的绝对值更有意义。同时,更为准确的容量评估应结合血压、肺动脉压和治疗结果等加以综合考虑。

2. 肺毛细血管楔压 肺毛细血管楔压(PCWP)作为间接判断心室前负荷的金标准基于如下假设:如果肺动脉导管位置正常,那么 LAP=PCWP;如果患者未合并有二尖瓣疾病,那么 LVEDP ≈ LAP;如果心室顺应性正常,那么 LVEDP 可反映 LVEDV;如果此时患者心室无几何变形,则 LVEDV 可反映心室前负荷。但这些假设在临床很多情况下不成立,研究发现,在 ICU 危重患者中,PCWP 不能准确反映 LVEDV。

3. 左心房压力 左心房压力(LAP)降低可引起肾血管收缩,监测 LAP 可了解肾脏的压力-血流关系。LAP 下降(如出血性休克)和 LAP 升高(如心源性休克),其心输出量和动脉血压都下降,但前者 RBF 下降更为显著。可能的机制是心输出量下降伴 LAP 降低会引起反射性肾脏血管收缩,LAP 升高则主要通过刺激左房压力感受器释放心房钠尿肽来调节肾脏血管的舒缩。

4. 每搏量变异 每搏量变异(SVV)是近年来用于预测机体对于液体治疗反应性的重要功能性参数。它是在机械通气期间,最高每搏输出量(SV_{max})与最低每搏输出量(SV_{min})的差值与每搏输出量平均值(SV_{mean})的比值,计算公式为 SVV=(SV_{max}−SV_{min})/SV_{mean} × 100%。SVV 产生的原理是基于呼吸对每搏输出量及血压的影响。PICCO 监测技术能实时动态监测 SVV,方法简便、易于临床实施。

5. 左心室舒张末期容积 左心室舒张末期容积(LVEDV)能精确反映左心室的前负荷,是评估左心室功能的有效指标。术中评估血管内容量最直接的方法之一是通过食管超声心动图监测 LVEDV。

此外,动脉血氧饱和度、酸碱平衡、心输出量、左心室射血分数的监测也可部分评估血容量和肾灌注情况。目前,还没有证据显示使用有创监测如肺动脉导管、有创动脉监测和经食管超声心动图可以减少急性肾衰的发生率。

(四) 肾血流量

肾血流量(RBF)对肾小球滤过率有十分重要的影响,凡能影响肾灌流的因素(如肾血管自身调节机制、神经体液因素等)均可对肾小球滤过率产生继发性的影响。如果有效循环血容量减少,或者局部肾血管收缩使肾血流量减少,均会导致肾灌注流量不足,肾小球滤过率下降,引起少尿或者无尿。肾动脉多普勒波形图像,可用于评估 RBF。

(五) 肾血流自主调节

肾脏血管对其血流量存在自身调节作用,当平均动脉压在 80~160mmHg 范围内波动时,肾血流可通过自身调节机制维持相对恒定;当肾动脉灌注压的变化超出上述范围后,RBF 就随灌注压的改变而发生相应的变化。

二、肾功能监测的实验室指标

虽然传统的检测对诊断肾衰竭有一定的作用,但目前所用的检测工具均有其内在的局限性,使 AKI 的诊断与其发病之间形成难以避免的时间间隔。围手术期监测 AKI 的理想方法应该精准、简单方便、即时、价廉,且与 AKI 具有很好的相关性,目前尚无这样的检测手段。因此,探索早期诊断 AKI 生物学标志物的存在和价值意义重大。

(一)传统反映急性肾损伤的生物学指标

1. 尿的一般理化检查

(1)尿量:围手术期通过监测尿量来评价肾功能存在争议,尤其是在"术中"。许多非肾性因素可以影响尿液生成。多项研究表明,烧伤、创伤、休克或行心血管手术患者的尿量与急性肾小管损伤、肾小球滤过率(glomerular filtration rate,GFR)、肌酐清除率以及血肌酐和血尿素氮变化没有相关性。患者术中出现血容量或心输出量减少、激素(如醛固酮、肾素、抗利尿激素)水平波动、神经系统反射、儿茶酚胺浓度增加以及全身麻醉影响等均可改变 GFR。因此,少尿不能作为术中评价肾损伤的可靠指标。与术中不同,术前或术后出现明显且时间长的少尿[尿量<0.5mL/(kg·h)],持续超过 6 小时可预测甚至诊断为 AKI。

(2)尿比重:尿比重是指 4℃时同体积尿与纯水的重量比,可反映尿液中所含溶质的浓度,正常范围是 1.002~1.030。但由于影响因素多,尿比重仅用于估计肾脏的浓缩功能,而且还不可靠。

(3)尿渗透压:尿渗透压反映单位容积尿中溶质分子和离子的颗粒数。尿比重和尿渗透压都能反映尿中溶质含量,但尿比重易受溶质微粒和分子质量大小的影响,而尿渗透压仅与溶质分子浓度相关。因此,尿中蛋白质及葡萄糖等含量变化均可影响尿比重,而对尿渗透压影响较小,故测定尿渗透压变化能更真实地反映肾小管浓缩和稀释功能。尿渗透压波动范围为 600~1 000mOsm/L(均值为 800mOsm/L),尿渗透压与血浆渗透压之比为 3∶1~4.5∶1。

在临床中,预测急性肾小管坏死或鉴别急性肾小管坏死与肾前性氮质血症时,尿渗透压的敏感性和特异性尚不确定。研究发现:当尿渗透压>500mOsm/L 时,60%~100% 可诊断为肾前性氮质血症;当尿渗透压<350mOsm/L 时,69%~95% 可诊断为急性肾小管坏死。

2. 肾小球功能的实验室指标

(1)血肌酐:血肌酐(creatinine,Cr)是肾功能损害的可靠指标,但其敏感性不高,不能及时、准确反映肾功能。GFR 只有降低到 75% 以上,血 Cr 才升高到异常水平。血 Cr 可反映 GFR,但也存在不足。如围手术期血流动力学不稳,血 Cr 可能无法准确反映肾小球滤过功能。此时,血 Cr 动态变化比其是否在正常范围内更为重要。由于肌酐的产生与肌肉质量正相关,因此,在患有慢性疾病、营养不良和老年患者中,虽然其肾功能已经明显受损,但血 Cr 仍可在正常范围。相反,对于高营养支持、休克、感染或创伤患者其肾功能可能未明显受损,但其血 Cr 已升高。尽管采用血清 Cr 评价肾功能损害有局限性,但其仍是目前有效、高性价比反映肾功能变化和预后的临床检测方法。

(2)肌酐清除率:在严格控制饮食条件和肌肉活动相对稳定的情况下,血 Cr 生成量和尿排出量较恒定,其含量变化主要受内源性 Cr 的影响,而且 Cr 大部分是从肾小球滤过,不被肾小管重吸收,排泄量很少。故单位时间内,将若干毫升血浆中的内生肌酐全部清除出去,称为肌酐清除率(creatinine clearance rate,CCR)。CCR 试验可反映肾小球滤过功能,粗略估计有效肾单位数量,故为测定肾损害的定量试验。因其操作方法简便、干扰因素较少和敏感性较高,为目前临床常用可较好反映肾功能的指标。计算公式:CCR= 尿肌酐浓度 × 每分钟尿量 / 血肌酐浓度,正常范围为:80~120mL/min。

CCR 可用于判断肾小球滤过功能的损害及程度:CCR 降低可示较早期的损害,可根据降低程度评估肾小球滤过功能受损的程度；CCR 在 70~51mL/min 为轻度损害，50~31mL/min 为中度损伤，低于 30mL/min 为重度损伤。慢性肾衰竭患者若 CCR 在 20~11mL/min 多为早期，10~6mL/min 多为晚期，低于 5mL/min 则为终末期肾衰竭。值得注意的是，血 Cr 浓度较高时，通过肾小管排泌的量明显增多，故严重肾小球滤过功能损害者，CCR 与 GFR 间会出现分离现象。

CCR 还用于指导治疗：CCR 低于 40mL/min 时，应限制蛋白摄入；低于 30mL/min 时，噻嗪类等中效利尿药治疗往往无效，不应使用；低于 10mL/min 时，呋塞米等高效利尿药疗效也明显降低，是进行人工肾透析治疗的指征。

（3）血尿素氮：血尿素氮（blood urea nitrogen，BUN）目前仍广泛应用于评估肾功能，但特异性和敏感性均差。正常范围是 8~20mg/dL。BUN 是蛋白质代谢产物，当蛋白质摄入增加、胃肠道出血或分解代谢增加（如创伤或败血症患者）时，BUN 也会增加；当肝功能受损时，尿素合成减少，BUN 也随之降低。此外，围手术期的血液稀释也可能会影响 BUN 水平。因此，血 BUN 并不是评估 GFR 的金标准。一般认为，综合评估 BUN 和血肌酐水平，能更好反映肾功能状况。

（4）菊粉清除率：菊粉清除率（inulin clearance，Cin）指单位时间内从肾脏排出菊粉总量相当于多少毫升血浆中所含的菊粉量，此血浆毫升数即菊粉的血浆清除率。计算公式：Cin= 尿菊粉浓度 × 每分钟尿量 / 血浆菊粉浓度。参考范围：成人男性 120~138mL/min，女性 110~138mL/min。Cin 能较好地反映肾小球滤过功能。Cin 降低不仅见于肾小球滤过功能障碍，还可见于肾血流量减少和肾小球有效滤过压下降等。

（5）有效肾血浆流量及滤过分数：流经肾脏的血液仅部分供应肾单位，而供应肾单位的血流量与肾功能密切相关，称有效肾血流量（effective renal blood flow，ERBF）。测定 ERBF 可直接了解肾单位的血供，协助诊断肾功能状态。ERBF 除可通过影像学检查获取，还可通过实验室检查准确测定。若某种体内不被代谢的物质在短时间（如 1 分钟）内几乎全部由肾小球滤过或肾小管排泌，且不被重吸收，则该物质的肾血浆清除率就等于有效肾血浆流量（effective renal plasma flow，ERPF）。如果同时测定 Cin 或 CCR，并以此代表 GFR，则 GFR/ERPF 的比值称滤过分数（filtration fraction，FF），表示 ERPF 中流经肾小球产生滤过作用的部分。正常参考范围：双肾 ERPF 为 600~800mL/min；ERBF 为 1 200~1 400mL/min；FF 为 0.20~0.22。

临床意义：定量反映 RBF 变化。围手术期 RBF 减少可见于高血压致血管痉挛、有效血管床减少、肾小管受损、休克、心力衰竭等。FF 降低则表明肾小球有效血流量减少。

（6）半胱氨酸蛋白酶抑制剂 C：半胱氨酸蛋白酶抑制剂 C（cystatin C）属于半胱氨酸蛋白酶抑制剂超家族，是一种溶酶体蛋白酶的有效抑制剂，主要通过肾小球滤过，肾小管无重吸收且不分泌，并且不受年龄、体重、性别以及炎症等因素影响，是一种较稳定反映肾小球滤过率较好的内源性生物标志物，常用于检测早期肾功能损伤。正常参考值范围为 0.51~1.09mg/L，不同实验室之间稍有差异。研究表明血清 cystatin C 水平是心脏术后急性肾损伤的独立预测因子。尽管发生急性肾损伤后 cystatin C 的变化速度比 NGAL 慢，但仍然优于血肌酐。

3. 近端肾小管功能的实验室指标

（1）尿钠浓度：当肾灌注降低时，正常肾功能会通过自身调节及神经体液调节保钠保水。当尿钠浓度低于 20mmol/L 时，提示肾前性氮质血症；当尿钠浓度高于 40mmol/L 时，则提示急性肾小管坏死。部分急性肾小管坏死可根据尿钠水平来诊断。尿钠除受肾功能影响外，还受容量、液体等影响。因此，临床上用其来诊断急性肾小管坏死或肾前性氮质血症的特异性也不强。

（2）滤过钠排泄分数：滤过钠排泄分数（FE_{Na}）是测定肾小球滤过钠和尿排泄钠的百分率，即经肾小球滤过而未被肾小管重吸收钠的百分率。计算方法：

$$FE_{Na}= [（尿钠 × 血肌酐）/（血钠 × 尿肌酐 × 100）]\%$$

FE_{Na} 是鉴别肾前性氮质血症和急性肾小管坏死的敏感指标。肾前性氮质血症因肾小管对钠的重吸收相对增高,使尿钠排出减低,$FE_{Na}(\%)<1$;急性肾小管坏死,肾小管不能重吸收钠,故尿钠排出明显增多,$FE_{Na}(\%)>1$。应用利尿剂后使尿钠排出增多时,不能采用 FE_{Na} 作为诊断肾小管损伤的依据。

(3)肾小管葡萄糖最大重吸收量:正常情况下血浆中的葡萄糖可经肾小球自由滤入原尿,但在近端肾小管全部被重吸收。当原尿中葡萄糖浓度超过肾小管重吸收葡萄糖的阈值,超出部分葡萄糖将从尿中排出,此时葡萄糖重吸收量即为肾小管葡萄糖最大重吸收量(tubular maximum reabsorption of glucose,TmG)。静脉注入葡萄糖,使滤入原尿中的葡萄糖超过其重吸收阈值,分别测定血浆(P_G)和尿(U_g)葡萄糖浓度,根据尿量(V)及 Cin,以单位时间内肾小球滤出的葡萄糖减去该时间内尿中排出的葡萄糖,就是 TmG。即 $TmG=(P_G \times Cin)-(U_g \times V)$。TmG 正常值:成人男性为 300~450mg/min;女性为 250~350mg/min。

临床意义:TmG 受有效肾单位的数量和肾小管重吸收功能的影响。其降低多见于各种原因导致的肾小管上皮细胞损伤,对葡萄糖重吸收能力降低;也可见于肾发育不全、部分肾小球闭塞等导致葡萄糖滤过减少。

(4)尿/血肌酐比值:1950 年 Bull 等首次引入尿/血肌酐比值来评估急性肾小管坏死,但其敏感性和特异性较差,不能作为诊断急性肾小管坏死和肾前性氮质血症的可靠依据。

4. 远端肾小管功能的实验室指标

(1)自由水清除率:自由水代表尿中的无溶质水。正常时由于肾脏的浓缩功能,自由水清除率(C_{H_2O})应为负值,计算公式:$C_{H_2O}=V-(Uosm \times V/Posm)$。V 为每分钟尿量,Uosm 为尿渗透压,Posm 为血浆渗透压。C_{H_2O} 比尿比重和尿渗透压更能准确定量地了解肾脏稀释-浓缩功能。C_{H_2O} 若为负值,则提示远端肾小管稀释-浓缩功能正常;C_{H_2O} 为正值时,表明浓缩功能丧失而稀释功能仍存在。

连续监测 C_{H_2O} 有助于急性肾衰竭(ARF)的早期诊断及病情预后判断;当 C_{H_2O} 由负值趋于零,提示浓缩功能进行性损害;C_{H_2O} 维持为 0 时,提示存在 ARF、稀释-浓缩功能完全丧失;C_{H_2O} 恢复到负值,则表明进入恢复期。Baek 等研究发现,使用 C_{H_2O} 诊断 ARF 要比其他实验室指标早 1~3 天,建议将连续检测 C_{H_2O} 作为 ARF 的早期诊断指标。Shin 等研究认为 $C_{H_2O}>20mL/h$ 且 $CCR<25mL/min$,则肾功能不全的可能性增加。同时认为,在预测创伤患者 ARF 时,C_{H_2O} 的敏感性不如 CCR 高。

(2)肾浓缩和稀释试验:肾浓缩和稀释原尿功能主要在髓袢升支、远端肾小管、集合管和直小血管中进行。在特定饮食条件或给予药物干预时,观察患者尿量和尿比重变化,此即浓缩和稀释试验,以浓缩试验较常用。受检者在一定时间内限制饮水或输注高渗盐水,升高血浆渗透压而刺激神经垂体抗利尿激素(ADH)分泌;亦可直接注射 ADH(即 ADH 试验)。分次收集处理尿液,测定尿比重。正常范围:成人至少有一次尿比重>1.025。

临床意义:若 3 次禁水试验尿比重均低于参考范围,可诊断为肾浓缩功能损害。提示存在肾髓袢升支、远端肾小管及集合管损害,常见于肾性尿崩症、Bartter 综合征、肾小管性酸中毒以及慢性肾功能不全等。ADH 试验主要用于鉴别垂体性及肾性尿崩症。垂体性者,注射 ADH 后 60 分钟内,尿量即明显减少,尿比重升高 1% 以上;肾性者,尿量和比重均无变化。

(二)敏感反映早期急性肾损伤的生物标志物

理想的急性肾脏损伤早期生物标志物可及早发现 AKI,判断 AKI 的损伤程度并反映 AKI 类型,对 AKI 的早期识别、诊断、监测及预后有重要意义。

1. 反映肾小球滤过功能的生物标志物

(1)胱抑素 C:胱抑素 C 即半胱氨酸蛋白酶抑制蛋白 C,是人体内几乎各种有核细胞均可表达、分泌的一种碱性蛋白。分子量仅 13kDa,故可自由透过肾小球滤膜。原尿中的胱抑素 C 几乎全部被近曲小管上皮细胞摄取、分解,并不回到血液中,尿中仅微量排出。与肌酐一样,胱抑素 C 在肾损伤时能在循环中蓄积,因此能作为反映肾小球滤过功能的可靠指标。正常范围：成人0.6~2.5mg/L。

胱抑素C分泌恒定,浓度不受含蛋白质和肌酸饮食、身高、体重等影响,干扰因素较少。其血浆浓度与GFR的线性相关性显著优于血BUN、Cr、CCR和其他内源性小分子蛋白,并且敏感性高,轻度损伤即可出现升高。在判断肾小球滤过功能上,胱抑素C的诊断性能与Cin相当,显著优于血BUN、Cr、CCR,且只需单次测定。因此,现在推荐以胱抑素C取代传统的血BUN、Cr、CCR检查,将其作为判断肾小球滤过功能的首选常规指标。

(2)前心房钠尿肽(1-98)[ProANP(1-98)]：ProANP(1-98)是在心房钠尿肽产生过程中形成的残余激素原,主要由肾脏清除,故适用于评估肾小球滤过率。现有许多关于ProANP(1-98)与慢性肾病关系的研究,但其与AKI的关系尚需进一步探究。

(3)色氨酸糖复合物：其代谢过程与菊粉相似,也是检测GRF的理想物质,但因价格昂贵,现应用较少。

2. 定位肾小管损伤的生物标志物(肾小管性尿酶) Westhuyzen等对26例危重症患者研究发现,检测肾小管性酶类比检测血肌酐至少提前12小时发现AKI。目前能反映肾小管损伤的定位标志物如下：

(1)N-乙酰-β-D-氨基葡萄糖苷酶(NAG)：NAG是人体内一种重要的溶酶体水解酶。它广泛存在于各脏器内的溶酶体中,但以肾脏近端肾小管上皮细胞中含量最高。NAG分子量为130~140kDa,通常不能被肾小球滤过,正常情况下尿液中可测得少量的NAG。如出现急性肾小管功能损害,则尿NAG明显升高。有文献报道,尿NAG作为监测肾功能的指标,与BUN、CCR检测比较,具有变化幅度大、发生时间早、灵敏度高等优点,能更好地反映肾功能受损程度、转归及影响因素。其正常范围：11.6~26.5U/L。

临床意义：NAG是检测肾小管缺血、坏死的敏感指标。缺血或者引起肾小管坏死、肾小管-间质病变时尿NAG明显升高。70%的肾移植患者在排异症状出现前1~3天即可有尿NAG升高,部分病例尿NAG与血Cr同时上升,故尿NAG可作为早期预测肾移植后排斥反应的灵敏指标。先天性肾小管病变、双侧肾发育不良、肾囊肿和肾积水时,尿NAG活性亦升高,反映了病变的活动性。

(2)尿T-H糖蛋白：T-H糖蛋白(Ta-Horsfall protein,THP)是仅由髓袢升支粗段和远曲小管上皮细胞合成、分泌的糖蛋白。在该部位肾小管腔面形成覆盖层,可阻止水重吸收,参与原尿稀释功能。尿中THP也是管型和结石的主要基质成分。随机尿宜同时检测尿肌酐,以校正GFR的影响。正常范围：成人29.8~43.9mg/24h尿,随机尿为0.9~1.7μg/μmol肌酐。

尿THP增多,为远端肾小管损伤标志物,提示各种原因致远端肾小管病变,THP覆盖层破坏和分泌增加。重铬酸钾中毒和肾移植后急性排斥反应期可见尿THP一过升高。THP长期较高水平者易形成尿结石。尿THP持续低水平见于慢性肾衰及急性肾小球肾炎所致GFR显著降低。下尿路感染时尿THP多无变化。

正常情况下THP仅存在于远端肾小管上皮细胞腔侧膜表面,未暴露于免疫系统,故血中无抗THP抗体。若血中检出该抗体,则表明有肾小管-间质性病变,使THP漏入间质引起免疫反应。

(3)其他：其他泌尿成分也可以检测特定区域的肾损伤。α-谷胱甘肽转移酶(GST)主要存在于近曲小管,π-GST主要存在于远曲小管。丙氨酸-亮氨酸-甘氨酸-氨基肽酶、碱性磷酸酶及γ-谷氨酰转肽酶是近端肾小管刷状缘损伤的特异标志物。聚集素用于评估氨基糖苷类药物引起的肾毒性,与NAG相比灵敏度相似,但特异性更强。

3. 反映肾小管功能不全的生物标志物(肾小管性蛋白尿) 当肾小管间质受损或各种重金属中毒时,近端肾小管对正常滤过的蛋白质重吸收受损,导致小分子蛋白质从尿中排出,称为肾小管性蛋白尿。反映肾小管功能不全的生物标志物如下：

(1)尿α₁-微球蛋白：尿α₁-微球蛋白(α₁-MG)为肝细胞和淋巴细胞产生的糖蛋白,分子量为

26 000Da,因其电泳出现于α_1区带而得名。血浆中α_1-MG以游离或与IgG、清蛋白结合的两种形式存在。游离α_1-MG可经肾小球自由滤过,但原尿中99%以上的α_1-MG被近曲小管上皮细胞以胞饮方式重摄取并分解,仅微量从尿排泄。正常范围:成人尿α_1-MG<15mg/24h尿,或<10mg/g肌酐;血清游离α_1-MG为10~30mg/L。

尿α_1-MG升高是各种原因所致近端肾小管早期功能损伤的特异性敏感指标。与β_2-MG比较,α_1-MG不受恶性肿瘤影响,酸性尿中不会出现假阴性,故更为可靠。血清α_1-MG升高提示肾小球滤过率降低导致其在血中蓄积,它比血Cr更灵敏,在CCR<100mL/min时,血清α_1-MG即出现升高。血清和尿α_1-MG均升高,多提示肾小球滤过功能和肾小管重吸收功能均受损。严重肝实质性病变,如重症肝炎、肝坏死时α_1-MG生成减少,血清α_1-MG浓度降低,当肾小球滤过功能损伤时亦不明显升高。

(2)尿β_2微球蛋白:尿β_2微球蛋白(β_2-MG)分子量为11 800Da,因其电泳出现于β_2区带得名。正常人β_2-MG生成较恒定,为150~200mg/d。由于其分子量小且不与血浆蛋白结合,可自由滤入原尿,但原尿中99%以上的β_2-MG被近曲小管上皮细胞以胞饮方式重摄取并分解,仅微量从尿排泄。正常范围:成人血清β_2-MG为1~2mg/L;尿β_2-MG<0.3mg/L,或以尿肌酐校正为<0.2mg/g肌酐。

尿β_2-MG升高可敏感地反映近端肾小管重吸收功能受损。肾小管重吸收β_2-MG阈值为5mg/L,超过阈值将出现非重吸收功能受损性的尿β_2-MG升高。因此应同时测定血β_2-MG,只有血β_2-MG<5mg/L时,尿β_2-MG升高才反映肾小管损伤。肾小球滤过功能受损时,β_2-MG在血中蓄积。在评估肾小球滤过功能上,血清β_2-MG升高比血肌酐更灵敏,在CCR<80mL/min时即可出现,而此时血肌酐浓度多无改变。若同时出现血和尿β_2-MG升高,但血β_2-MG<5mg/L,则提示肾小球和肾小管功能均受损。IgG肾病、恶性肿瘤以及多种炎性疾病如肝炎、类风湿关节炎等均可致β_2-MG生成增多,若超出肾小管重吸收阈值,亦可同时出现尿β_2-MG明显增多。

(3)尿溶菌酶:尿溶菌酶(Lys)是一种小分子(分子量为18 000Da)蛋白酶,正常情况下存在于人体各种组织中,可以自由通过肾小球滤过,且近端小管对溶菌酶有强大的重吸收能力,因而正常人尿液中的溶菌酶含量极低(<1.9mg/L)。当肾小管损伤时,溶菌酶的重吸收减少,尿含量增高,超过5mg/mL说明肾小管损伤。由于中性粒细胞中含有大量溶酶体,所以尿路感染时血浆中溶菌酶含量也升高,应予以注意。

(4)尿视黄醇结合蛋白:尿视黄醇结合蛋白(retinal binding protein,RBP)是肝脏分泌的一种低分子量(21kDa)蛋白,血浆中RBP约有90%与甲状腺素结合前蛋白结合,形成高分子蛋白复合物,不被肾小球滤过膜滤过。当视黄醇被转运到靶细胞后,RBP便游离到血浆中,迅速被肾小球滤过,几乎全部被肾近曲小管重吸收而分解。正常情况下,在尿中稳定性强,不易分解,不受pH、性别、体位及昼夜差异的影响,RBP排量甚微(<0.2mg/24h)。但在肾近曲小管损伤时,其尿排量明显增加,故RBP排量增加可作为肾近曲小管损伤的标志物。尿RBP、尿NAG均是肾近曲小管损伤的标志,但尿RBP是比NAG更敏感的肾近曲小管损伤的早期诊断指标。

4. 反映肾小管应激反应的生物标志物

(1)中性粒细胞明胶酶相关脂质运载蛋白:目前的研究发现,中性粒细胞明胶酶相关脂质运载蛋白(neutrophil gelatinase-associated lipid carrier protein,NGAL)主要产生于肾小管髓袢升支粗段和集合管的闰细胞,通常情况在正常人群的血液和尿液中含量较低。在肾小管发生损伤后的3小时可以检测到NGAL升高,且在损伤后的6~12小时达到高峰,升高水平能够持续5天,其达峰时间和升高持续时间与肾小管损伤程度密切相关。最近关于先兆子痫患者的研究结果提示NGAL不是诊断AKI的合理指标。因此,与许多早期生物学指标一样,NGAL要成为临床上评价肾功能及预后的指标还需要进一步验证。

(2)白介素-18:白介素-18(IL-18)即γ-干扰素诱导因子,在中性粒细胞、巨噬细胞、近端肾小管上皮细胞及集合管的闰细胞均可产生,其在炎症、免疫及感染性疾病的发生和发展中发挥重要作用。IL-18水平在缺血损伤后约 6 小时上升(约在 AKI 诊断之前的 12~48 小时),约 12 小时后的峰值达到正常水平的 25 倍。研究显示,尿 IL-18/ 血浆肌酐(500pg/mg)比值用于诊断急性肾小管坏死的敏感性和特异性分别是 85% 和 88%。

(3)肾损伤因子 -1:肾损伤因子 -1(KIM-1)是一种跨膜蛋白,在正常肾脏中表达水平低,当缺血或肾毒性肾损伤时,KIM-1 表达会显著增加。大鼠尿 KIM-1 水平与血肌酐水平有明显相关性。研究表明,在急性肾小管损伤患者的肾组织活检中 KIM-1 表达明显增加,伴随尿 KIM-1 水平升高。患者急性肾损伤时,KIM-1 于 12 小时即开始升高;但是,目前还没有关于 AKI 损伤程度与 KIM-1 关系的报道。

(4)富含半胱氨酸蛋白 -61:富含半胱氨酸蛋白 -61(Cyr 61)是一种富含半胱氨酸的肝素结合蛋白,为一种信号分子,是由包括肾脏在内的受损组织分泌的,与组织的生长和修复有关。在肾脏损伤后很快表达于外髓近端小管,由于诱导生成迅速,其可作为肾脏损伤的早期标志。在动物模型中,Cyr61 在肾组织缺血受损后 1 小时即表达,3~6 小时可在尿中检出,6~9 小时达高峰。在肾组织缺血损伤后,Cyr61 基因表达会比正常上调 10 倍以上。值得注意的是,当动物出现肾前性氮质血症时,尿中并不会出现 Cyr61。

(5)血小板活化因子:血小板活化因子作为一种炎性介质也参与 AKI 的病理生理过程。研究表明,血和尿中血小板活化因子与诊断 ARF 的临床实验室指标相关,但其临床价值还有待进一步验证。

5. 微小 RNA 目前最新的研究集中在微小 RNA(microRNA)在 AKI 诊断中的作用。研究发现,在心脏外科手术患者中,通过检测尿液和血浆 miR-21 能够诊断 AKI,并判断其进展和预后。Lorenzen 等研究发现,血浆内 miR-210 水平升高是 ICU 中 AKI 患者独立预测因子,尤其是需要进行肾脏替代治疗的患者。

关于肾功能的监测,目前最大难点是缺少早期识别轻微 AKI 的方法。传统肾衰竭的监测方法通常敏感性较差,只有当肾单位的功能下降到正常 40% 以下时才能检测出来。近年来不断出现的能快速、准确和特异性反映 AKI 的早期生物学标志物,为 AKI 的早期诊断及预后判断提供了可能,大大推动了肾功能监测的发展。

（杨建军　杨丽华）

参考文献

［1］邓小明,姚尚龙,于布为,等. 现代麻醉学 [M]. 5 版. 北京: 人民卫生出版社, 2020.

［2］GROPPER MA, COHEN NH, ERIKSSON LI, et al. 米勒麻醉学 [M]. 9 版. 邓小明, 黄宇光, 李文志, 译. 北京: 北京大学医学出版社, 2021.

［3］马正良,易杰. 围手术期患者低体温防治专家共识 (2017)[J]. 协和医学杂志, 2017, 8 (06): 352-358.

［4］NEGI S, KOREEDA D, KOBAYASHI S, et al. Acute kidney injury: Epidemiology, outcomes, complications, and therapeutic strategies [J]. Semin Dial, 2018, 31 (5): 519-527.

［5］SONI SS, RONCO C, KATZ N, et al. Early diagnosis of acute kidney injury: the promise of novel biomarkers of acute kidney injury [J]. Blood Purif, 2009, 28 (3): 165-174.

第二十六章
老年手术室外麻醉

随着医学技术的进步,各种诊断和治疗性操作的种类和复杂程度正在不断增加,手术室外的患者麻醉需求也越来越多。无论在手术室内或手术室外,麻醉的基本原则都是一样的:确保患者的生命安全、舒适以及便于各种操作的顺利进行。一般而言,为保证麻醉安全,美国麻醉医师协会(American Society of Anesthesiologists,ASA)Ⅰ~Ⅱ级的患者才能在手术室外实施麻醉。而随着我国老龄化程度的不断加重,老年患者逐渐增多,ASA Ⅲ级合并糖尿病、高血压或稳定性冠状动脉疾病等时,如这些合并疾病得到很好的控制,并不妨碍手术室外麻醉的实施。

第一节　镇静与监测

一、镇静的定义

手术室外的镇静主要为缓解患者紧张、焦虑的情绪,并减轻疼痛等不适感。镇静可分为清醒镇静和深度镇静:"清醒镇静"是指患者处于轻度的意识抑制,对外界刺激能产生反应,气道通畅和保留保护性反射;"深度镇静"是较深程度地抑制患者意识,患者可能失去气道保护性反射,有时难以维持气道通畅,同时可能难以唤醒,并可能发生呼吸抑制或呼吸暂停等生理变化,此种状态更类似于全身麻醉。麻醉医师可用 Richmond 躁动 - 镇静评分(Richmond agitation-sedation scale,RASS)和镇静 - 躁动评分(sedation-agitation scale,SAS)对患者镇静状态进行评估,并指导镇静药物的应用。

二、老年镇静需特殊考虑的问题

老年患者是一个特殊的群体。人衰老过程中各器官功能普遍降低,导致生理储备功能的减少,更容易失代偿,承受麻醉和手术的能力下降。麻醉医师应在术前进行充分的评估并制订麻醉方案。老年人对于镇静、镇痛药物的抑制作用更敏感,故在镇静过程中最常见的问题是镇静药物过量、血流动力学不稳定、苏醒延迟以及胃内容物反流和误吸。此外,还需要注意,老年人多存在听力视力障碍、痴呆和认知功能障碍,交流过程可能出现困难。

三、监护仪器与监测项目

手术室外麻醉应以保证患者安全为标准,一般应满足以下条件:①在麻醉的全过程中,始终有一位经过正规培训的麻醉科医师在场;②在所有形式的麻醉过程中,对患者的氧合、通气、循环进行持续的监测和评估。无论是全身麻醉、镇静以及是否用镇痛药,监测标准应与手术室相同。

麻醉仪器应与手术室一样方便使用。在某些情况下,如磁共振成像(MRI)和体外照射放疗期间,一些基本的监测可能不能应用,需采用特殊的与磁场兼容的监测仪。如果没有此类监测仪,也应努力保证患者在操作期间能得到适当的监护,包括对氧供、呼吸和循环的监测。患者氧合情况的监测需要适当的照明和接近患者,便于根据患者皮肤颜色进行判断,暗室对识别发绀有困难,可以在不影响检查图像效果的情况下使用便携式无线经皮 SpO_2 监测仪。监测仪可同时监测患者的心率及 SpO_2 便于麻醉科医师监控;通气是否适当可以根据胸廓运动、观察储气囊及听呼吸音进行判断,也可采用延长的旁流式采样管行呼气末 CO_2 监测;气管内插管控制呼吸时应确认导管的位置,呼吸环路内应连接压力、流量等报警装置。

必要的监护包括连续心电监护和 SpO_2 监测,每隔 5 分钟测血压,全身麻醉时应连续监测呼气末 CO_2,必要时行连续有创动脉压监测。计算机断层扫描(CT)和 MRI 操作室为了保护其设备,室内温度通常较低,患者常出现体温改变,应注意监测体温。照射放疗期间,所有工作人员都要离开放疗室,应该通过玻璃窗或闭路电视在放疗室外连续观察患者和生命体征,也可用麦克风或电子听诊器监测镇静或麻醉患者的呼吸音。

第二节　老年镇静面临的挑战

一、体位

临床医师应对老年患者的体位管理要有高度的责任心,注意细节,时刻保持警惕。体位的变化可对呼吸和循环系统产生明显影响,应注意监护体征。另外,不当的体位可能对患者造成长久的伤害如外周神经损伤等。所以,摆放体位时麻醉科医师、手术者和护士应通力合作,保证手术暴露效果的同时确保患者舒适和安全理想的体位应处于自然状态,即在没有镇静、患者清醒状态下可以很好耐受预期手术的体位。

随着年龄的增长,老年患者皮下脂肪和肌内脂肪的加速流失,可能会导致骨突起。最好在清醒时预先摆放手术体位,以确保患者能较好耐受,受压点要注意加垫,防止皮肤破损。老年人常有骨质疏松,长期卧床或肢体活动受限者可能存在关节挛缩或强直,做过人工关节置换手术者关节活动度也常受限。摆放体位时应事先了解其关节活动度,动作轻柔,肢体外展外旋等不可过度,以免造成损伤;老年颈椎病患者的颈部不可过度伸展,防止基底动脉受压导致脑部血供不足;环状软骨加压时,避免压迫颈动脉,以防止动脉内斑块脱落等。

二、交流

老年人存在着视力下降、失明、耳聋或听力受损的情况,使镇静过程中的沟通更为困难。在麻醉、镇静管理中,临床医师需要关注到这一特点,并采取相关措施,如允许老年人携带助听器等。

第三节　术　前　评　估

一、术前评估的特殊考虑

老年人术前评估包括病史、体检和相关检查。同时应该积极与外科医生沟通以了解手术的方式和可能发生的危险,与患者及其家属沟通以减轻患者的顾虑并缓解紧张情绪。应该向老年患者充分解释围手术期可能需要的治疗处理,例如留置导尿管、胃管和中心静脉置管,这样患者苏醒后就不会发生焦虑;应该签署征求患者或者家属意见的麻醉同意书;如果患者手术后将被安置在其他病房,最好事先告知患者或安排其参观术后病房以减少患者手术后的焦虑;应该进行完整的病史询问与复习、体检,全面地评估心脏、肺和肾脏等重要器官的功能和疾病情况。所有的老年患者均应行心电图和胸部平片检查,同时也应该评估和记录老年患者认知功能状态和了解其所生活的社会环境,这可能影响患者的预后和手术后康复计划的制订。ASA 分级可以较好地预测患者预后,因此术前的 ASA 分级是非常必要的。

老年麻醉前评估重点应该包括:①器官生理状态评估:应该包括心脏、肺、肾、血液、皮肤和软组织,同时应对老年人的器官基础功能状态做完善的记录,一旦手术前评估时发现重要器官功能状态不佳,应该考虑手术后在重症监护室进行过渡和观察治疗。②认知功能评估:老年人围手术期一旦发生认知功能的损害,容易发生术后谵妄。简易精神状态量表是床边定量分析认知功能损害的工具,评分小于 24 分者发生术后谵妄的危险增加。③营养状况评估:老年患者营养不良发生率较高,65 岁以上营养不良者约为10%~15%。营养状况可以通过不同的方法评估,如体重指数(body mass index,BMI)和血清白蛋白测量。老年患者体重下降是预后不良的危险因素,但是由于患者一般无法量化体重变化,同时由于膳食更改,因此体重改变作为营养状态的评估不是特别可靠。术前应该改善老年患者营养状况,通常主要通过胃肠道营养解决。对于营养状态特别差的患者,可以通过联合胃肠外营养解决,使老年患者的营养状况达到最好状态。④功能评估:功能状态主要通过询问患者是否具有从事日常活动的能力,这些能力包括进食、沐浴、更衣和排便等。

二、术前禁食水

老年人由于胃肠道蠕动减慢、活动量减少,排空时间显著延长。手术前一晚应尽早吃晚餐,以流食为主,避免进食不易消化的固体食物。对于择期手术而言,建议在手术前夜凌晨时,就不要再饮水进食了。这个建议看上去笼统但却实用,也容易得到患者的执行。对手术前需要口服药物(如高血压)的患者而言,应在手术前至少 2 小时用一口清水将药片服下。如果存在胃肠活动紊乱,诸如胃轻瘫、胃肠道梗阻、胃食管反流病、病态肥胖等情况时,则需要更严格的禁食禁饮,遵照医生的医嘱执行。前述禁食禁饮指导,只是针对消化道功能正常的患者而言的。如果术前烦渴严重,可以用棉签蘸清水湿润口唇。

第四节　老年手术室外操作考虑

一、介入诊疗的麻醉

随着科技的进步及患者对医疗需求的增加,放射学从过去的主要以诊断为主的辅助学科,发展为现在的包含介入放射学在内的重要学科,在介入手术室开展的手术已经应用于很多已知诊断的疾病。与外科手术相比,介入手术有着自己的特征:无外科切口;应用某种类型的影像学技术如 X 线、超声、CT、MRI、正电子发射断层显像(PET)等;导丝或导管通过一个小孔进入到器官、肿瘤或血管。介入手术虽然无创,也可引起患者疼痛、焦虑以及存在威胁生命的潜在并发症。麻醉科医师的参与使患者更加舒适安全,有助于取得最佳治疗效果。

(一)麻醉前评估与准备

麻醉前评估与一般手术患者相同。这类患者的评估和术前准备需与主管医师讨论,以合理安排麻醉前评估、签署麻醉知情同意书以及制订麻醉计划和麻醉后恢复计划,防止造成不必要的拖延而影响患者检查的安排。此外,麻醉科医师还须了解相应的检查操作过程和可能出现的问题,包括患者的体位、是否使用造影剂、麻醉机和监护仪的位置如何摆放,操作期间麻醉科医师可否留在操作间、诊断或治疗仪器对麻醉监护仪的可能影响等,对可能发生的意外要有充分的准备。同时,必须有适当的照明以便于观察患者、麻醉机和监护仪,采用间断开灯的照明方式往往是不够安全的,一旦发生气道梗阻、环路脱开、麻醉用气体供给异常难以及时发现。

在手术室以外的麻醉过程中,由于各种放射性的检查操作,经常要把患者和麻醉科医师分开,此时监护仪就起到相当重要的作用。手术室外麻醉的监测标准应至少不低于手术室内麻醉的要求。良好的仪器设备有助于提高麻醉安全性,因此需要经常维护保养,确保能正常使用;仪器可以长期放置于检查场所,也可在需要时再准备,一般根据使用频率和医疗条件安排决定。由于使用频率不高,所以麻醉医生在麻醉开始前,必须熟悉这些麻醉设备,并确保麻醉机工作状态正常,同时要注意电路和气路的安全保障。由于远离中心手术室,麻醉前的充分准备最为关键,应常规准备吸引器、简易复苏器、除颤器和急救药品等,防止意外事件的发生。

(二) 麻醉的实施

虽然大多数检查操作是无痛的,但亦可导致患者紧张焦虑等不舒服的经历体验。多数老年人不使用镇静药均可耐受影像学检查,而治疗性操作则往往需要适当的镇静、镇痛,使患者舒适地耐受操作,保证操作的顺利完成。

局部浸润麻醉可以使患者保持清醒,对心肺功能影响小。如果镇痛效果满意,能减少应激反应,也可减少肺部并发症。但由于患者意识存在,可能会出现紧张、焦虑等情况。如镇痛不完善,疼痛刺激会增加患者应激反应,加重心血管系统负担。例如,服用镇静镇痛药,容易出现呼吸抑制,应予以注意。临床医师需采取个性化给药,达到既能适度镇静、镇痛,又对循环呼吸影响最小。

对于过度紧张、焦虑、不能配合诊疗手术的老年患者,以及诊疗手术的特殊需要,可选用全身麻醉。全麻时应进行喉罩置入或气管插管,给予适量的肌肉松弛药控制呼吸,可保证术中患者无躯体活动,保持术野稳定清晰,有利于介入诊疗医师的操作,并可保证患者安全,但应注意老年患者术后易出现肺部并发症。全麻下如保留患者的自主呼吸,必要时进行辅助呼吸,可使患者术后气道保护反射恢复快,对咽喉、声带、气管无损伤。还有一些特殊的介入检查,如气管造影,要求患者保留自主呼吸,有利于造影剂在气管、支气管内的弥散,以便更好地显影。但是,会增加患者缺氧的危险,应注意呼吸监测,必要时进行辅助通气。另外,要注意预防术后恶心呕吐的发生。

(三) 常见并发症及处理

血管造影及其他放射学检查常使用造影剂做增强扫描,造影剂是由含碘的阴离子结合各种不同的阳离子形成的盐,其作用是提高组织的相对显影密度。不良反应轻重不等,轻度不良反应常表现为恶心、呕吐、面部潮红、皮肤瘙痒等,但需要警惕的是超过 1/5 轻度反应是危重反应的前驱症状。中度不良反应包括心动过缓、血压下降、剧烈恶心呕吐、胸闷、气短等。重度不良反应包括休克、心搏停止、支气管痉挛、喉头水肿等。如出现上述症状,应立即停止注射造影剂,给患者吸氧,根据不良反应严重程度进行治疗,包括补液增加血容量,给予阿托品、抗组胺药、激素、支气管扩张剂、肾上腺素、利尿剂,必要时行气管插管或气管切开术。

既往有过敏史和心血管疾病史的患者对造影剂反应较大,虽然过敏试验和预防性用药可降低不良反应,但不能杜绝副作用的发生。因此,所有应用造影剂的患者都有发生致命性不良反应的风险。以前使用造影剂未发生不良反应的患者,再次应用时也有可能发生。因此,操作场所必须配备齐全且工作正常的急救和复苏设备。

使用造影剂的患者中大约有 5%~8% 会出现全身反应,但全身麻醉中发生造影剂反应的报道极少。对于轻度反应的有效治疗方法是观察、补液及消除患者焦虑。发生低血压、支气管痉挛和过敏性休克时,需要更进一步的监测和治疗,包括监测血压、脉搏、心电图(ECG)等,同时开放静脉、供氧,根据病情选用肾上腺素能激动剂、阿托品、氨茶碱抗组胺药和皮质醇等。有造影剂过敏史的患者如使用相同造影剂,则再次发生严重反应的可能性更高。在手术前夜和手术日早晨应分别应用甲泼尼龙 40mg,术前即刻静脉注射苯海拉明 50mg,不良反应的发生率和严重程度都可能下降。由于造影剂要通过肾排泄,麻醉尽量选用对肾功能影响较小的药物。

二、消化内镜诊疗的麻醉

胃肠道内镜检查是老年人中最常见的检查项目。人类衰老过程中,胃肠道细胞的生长、分化、复制和免疫改变导致了憩室疾病、恶性肿瘤等问题的发生,内镜作为医师眼和手的延伸,常用于诊断和治疗这类疾病。消化内镜诊疗的镇静/麻醉是指通过应用镇静药和/或麻醉性镇痛药等以及相关技术,消除或减轻患者在接受消化内镜检查或治疗过程中的疼痛、腹胀、恶心呕吐等主观痛苦和不适感,尤其可以消除患者对再次检查的恐惧感,提高患者对消化内镜的接受度,同时为内镜医师创造更良好的诊疗条件。

(一)麻醉前评估与准备

术前评估主要包括 3 个方面:病史、体格检查和实验室检查。重点判别老年患者是否存在困难气道、恶性高热易感;是否存在未控制的高血压、心律失常和心力衰竭等可能导致围手术期严重心血管事件的情况;是否有阻塞性睡眠性呼吸暂停、急性上呼吸道感染、肥胖、哮喘、吸烟和未禁食等可能导致围手术期严重呼吸系统事件的情况;是否有胃肠道潴留、活动性出血、反流或梗阻等可能导致反流误吸的情况;是否服用阿司匹林、氯吡格雷、华法林等抗凝物质。术前认真访视患者,尽量排除安全隐患,保障患者安全,同时做好心理护理,消除患者的紧张恐惧情绪,使其更好地配合镇静/麻醉,还需完成知情同意相关流程。

一般内镜检查应在术前禁食至少 6 小时,术前禁水至少 2 小时;可按需服用小于 50mL 的黏膜清洁剂。老年患者存在胃排空功能障碍或胃潴留等情况,应适当延长禁食和禁水时间。如果患者伴有胃食管交界处解剖缺陷、口咽或胃内大量出血或幽门梗阻等,会增加反流与误吸风险。无论固体或液体误吸入呼吸道均可造成呼吸道梗阻、气道痉挛、吸入性肺不张和吸入性肺炎等严重后果,必要时应行气管内插管以保护气道。

(二)麻醉的实施

根据检查类别协助患者摆放好体位,连接监护设备,充分给氧,开放静脉通道,并记录患者生命体征。根据诊疗目的和麻醉深度的需求,麻醉科医师按具体情况选择用药。

咪达唑仑用于消化内镜诊疗镇静时,成人初始负荷剂量为 1~2mg(或小于 0.03mg/kg),输注时间 1~2 分钟,每隔 2 分钟可重复给药 1mg(或 0.02~0.03mg/kg),以达到理想的轻、中度镇静水平;总量一般不超过 5mg。诊断性胃肠镜检查或胃肠镜下简单治疗时,可缓慢静脉注射初始负荷剂量的丙泊酚 1.5~2.5mg/kg,麻醉达到一定深度时即可开始内镜操作。操作过程中严密监测患者呼吸和循环情况,确定是否需要气道支持(如托下颌、鼻咽通气管甚至辅助或控制呼吸)和循环药物支持(如麻黄碱、阿托品等)。复合用药时,成人可预先静脉注射咪达唑仑 1mg 和/或芬太尼 30~50μg 或舒芬太尼 3~5μg,然后根据患者情况缓慢静脉注射初始负荷剂量的丙泊酚 1~2mg/kg 或依托咪酯 0.2~0.3mg/kg。对于消化内镜诊疗过程时间长、内镜操作或体位不影响呼吸者,可考虑使用右美托咪定。

老年患者药代与药效动力学的改变以及对药物的敏感性增高,镇静/麻醉药物的种类及剂量均应仔细斟酌。尤其是高龄患者选择依托咪酯替代丙泊酚或者配伍丙泊酚,可有利于血流动力学稳定,必要时及时使用血管活性药物干预;如果单独应用依托咪酯,应预先静脉注射适量麻醉性镇痛药,以防止肌震颤。

镇静／麻醉中需保障静脉通畅,做好呼吸和循环的监护和管理。

（三）常见并发症及处理

麻醉科医师在消化内镜操作期间既要解除患者疼痛与不适、保障其生命安全、为内镜操作提供方便条件,还应积极防治麻醉期间可能发生的意外和并发症。

1. 心脏 消化内镜检查中发生的心脏意外主要指心绞痛、心肌梗死、心律失常和心搏骤停。受检者心电监测,有 33%~35% 的患者出现房性期前收缩、室性期前收缩、心房颤动等心律失常。原有心肌缺血、慢性肺疾病及检查时患者紧张、焦虑、屏气、挣扎都有可能诱发心脏不良事件。术前病史的详细了解和优化处理、密切的监护、适当的麻醉深度和通气功能的维护等是降低围手术期心血管意外风险的基本措施。绝大多数内镜检查是安全的,但老年患者应常规做心电监护,可随时发现心脏的异常,并能及时地救治。

2. 呼吸抑制 麻醉及麻醉恢复期间应密切观察患者的呼吸频率与呼吸幅度。如怀疑舌后坠引起的气道梗阻,应托下颌,必要时放置口咽或鼻咽通气道;同时增加吸氧流量或经麻醉面罩给予高浓度氧,必要时嘱内镜医师退出内镜。如果患者脉搏氧饱和度低于 90%,则应给予辅助或控制呼吸,如托下颌保持呼吸道通畅,必要时行气管内插管或放置喉罩。若患者采用苯二氮䓬类药物镇静,可静脉给予拮抗剂氟马西尼。

3. 反流误吸 一旦发生误吸,应立即退出内镜并沿途吸引,尤其是口咽部;必要时应及时行气管内插管,在纤维支气管镜明视下吸尽气管内误吸液体及异物,行机械通气,纠正低氧血症。

4. 血压下降 患者血压下降可给予输液或加快输液速度,必要时可给予血管活性药物,如麻黄碱、去氧肾上腺素或去甲肾上腺素,必要时追加应用。

5. 心律失常 窦性心动过缓较常见,如心率小于 50 次 /min,可酌情静脉注射阿托品 0.2~0.5mg,可重复给药,必要时可静脉给予异丙肾上腺素 0.02~0.1mg。

6. 其他并发症 内镜诊疗过程中,术者操作粗暴或麻醉效果不完全而致患者躁动挣扎,均有较大的危险,轻者引起消化道黏膜擦伤或撕裂,重者可引起消化道穿孔。故在内镜操作过程中,需要内镜医师与麻醉科医师积极有效地配合,共同完成诊疗操作。手术结束复苏时应密切观测患者的生命体征及意识状态,严格掌握患者离院标准,并保证医护人员在场,以避免患者出现坠床、摔伤等意外。

三、白内障手术的麻醉

白内障手术是老年患者最常见的手术,包括皮质性白内障吸出术、囊内白内障摘除术、囊外白内障摘除术、超声乳化白内障吸出术、折叠式人工晶体置入术、白内障显微切割术及激光白内障手术等。手术要求保持眼压稳定,避免眼内容物被挤出,直至伤口完全关闭。因此对于合作患者可采用局部麻醉,合并心血管等疾病时可给予"监测下麻醉",不能合作者则可选用全身麻醉。

（一）麻醉前评估与准备

老年患者常并存与眼科疾病无关但与年龄相关的基础性疾病,如糖尿病、高血压、动脉硬化等,其中糖尿病是最常具有眼部临床症状的疾病。术前应尽可能完善相关检查,如心电图、X 线胸片、眼底检查、肌电图等,充分评估其对麻醉的影响和预测麻醉风险。对并存冠心病、糖尿病、高血压、动脉硬化的患者进行适当的专科术前处理以稳定病情并做好相应的预防和优化准备。此类老年患者平时及术前常使用多种药物,因此应注意这些药物对患者的影响以及药物之间的相互作用,必要时在术前进行适当调整药物的种类或剂量。

影响麻醉方式选择的因素较多,若术中发生了预计不到的情况需延长手术时间,以及患者不能安静或配合手术时,需将局部麻醉改为全身麻醉。考虑到此种情况发生的可能性,建议最好在术前按照全麻手术标准禁食禁水。

无论是否采用全身麻醉,抗胆碱药、麻醉性镇痛药、镇静药和神经安定药等均能在术前使用。其目的不仅要消除患者焦虑、抑制腺体分泌,还要能够减少麻醉中自主神经反射,减少恶心呕吐和维持稳定的眼压。麻醉前临床剂量的抗胆碱药对眼压无明显影响,阿托品不仅能抑制呼吸道分泌物而且可在一定程度上防止术中眼心反射,东莨菪碱具有明显散瞳效应在需要缩瞳的手术如青光眼术中避免应用。苯二氮䓬类镇静药具有抗焦虑、顺行性遗忘作用,小剂量应用不会增加术后谵妄的发生。麻醉性镇痛药可用于剧痛患者并与镇吐药合用,氟哌利多等神经安定药可起到镇静镇吐的良好作用。另外,麻醉医师对眼科疾病及手术操作应有所了解以利于更好地配合手术,保证患者安全。

(二)麻醉的实施

白内障手术可选用局部麻醉或全身麻醉。影响因素包括:手术时间与手术种类,凝血功能状态,老年患者交流与合作的能力,手术医生及麻醉医生的个人偏爱等。

局部麻醉包括表面麻醉、结膜下浸润麻醉、眼睑阻滞麻醉、面神经阻滞麻醉和球后阻滞麻醉等。局麻对全身生理干扰及对眼压影响小,术后发生恶心呕吐少,且能控制眼球运动,术后也有一定镇痛作用,对老年患者尤为安全。局麻的成败与患者的合作有密切关系。

全身麻醉包括静脉 - 吸入复合全身麻醉、全凭静脉麻醉、吸入麻醉等,吸入麻醉使用较少。静吸复合麻醉的可控性强,诱导和苏醒迅速,对患者的呼吸和循环尤其是眼压影响小。丙泊酚全凭静脉麻醉清醒迅速、完全,并具有良好的降低眼压的作用,临床上可单纯应用丙泊酚不行气管插管,也可配伍麻醉性镇痛药及中效非去极化肌肉松弛药行气管插管,适合于各种眼科手术。氯胺酮可能增高眼压,且具有拟交感样心血管副作用,因此在老年患者眼科手术的麻醉中应避免使用。

(三)常见并发症及其处理

在手术过程中,无论采用何种麻醉方式,均可能因手术操作而出现相关生理反射。

1. 眼心反射 眼心反射是眼科手术中最常见的并发症。眼心反射是压迫、刺激眼球或眼眶、牵拉眼外肌而引起的、由迷走神经介导的神经反射,常表现为心动过缓、心律失常,严重者甚至心搏骤停。因此要求手术医师术中操作轻柔,尽量避免和减少对上述部位的压迫和刺激。需要特别注意的是首次刺激引起的眼心反射最严重,且刺激强度越大越容易发生,全麻与局麻下均可发生,老年人相对少见,一旦发生可能引起严重的心律失常。浅麻醉、缺氧或二氧化碳蓄积及迷走神经张力增加时可加重眼心反射。麻醉医生应注意避免以上情况的发生,维持足够的麻醉深度,避免缺氧和二氧化碳蓄积。此外,术前应用阿托品对减少老年患者眼心反射的作用并不明显;球后阻滞有预防作用但其本身也可引起眼心反射且存在一定的危险性。当出现眼心反射时应暂停手术刺激,加深麻醉,静脉注射适量阿托品,如伴有低血压,应同时加用血管收缩药,可静脉注射适量麻黄碱。

2. 眼压变化 术中眼压突然急剧地升高可影响眼内血供,有发生眼内容物脱出、压迫视神经的危险;而眼压降低则增加视网膜脱离和玻璃体内积血的发生率。使用影响眼压的麻醉药时应注意,如增加眼压的肌肉松弛药琥珀胆碱、氯胺酮,降低眼压的丙泊酚等。在麻醉操作和管理中,力求麻醉诱导和维持平稳,并要求一定的麻醉深度,应注意预防呼吸道不畅、呼吸阻力大、动脉血二氧化碳分压升高、头低位等可使眼压增高的诸多因素,保持眼压平稳。尤其是全麻患者,因其要经历由清醒至麻醉以及术毕由麻醉转至清醒的过程,应特别注意气管插管与拔管期保持适当的麻醉深度,尽量避免麻醉过浅、呛咳、躁动、血压升高等。

四、气管镜检查和手术的麻醉

气管镜是呼吸系统疾病诊疗的重要手段,已在临床广泛应用。气管镜操作分为两大类:以诊断为目的的,如行肺泡灌洗、获取病理活检、收集下呼吸道分泌物等;以治疗为目的的,如协助吸痰、局部冲洗注药、气管支架置入等。(支)气管镜诊疗镇静 / 麻醉是指麻醉科医师在密切监控患者呼吸、循环状态下,通过应用适当的镇静药和／或麻醉性镇痛药等药物，以及维持呼吸等技术，使患者达到一定镇静或麻醉状态，目的是消除或减轻患者的焦虑和不适，从而增强患者对于该内镜操作的耐受性、满意度与依从性，并最大限度地降低其在（支）气管镜操作过程中发生损伤和意外的风险，为（支）气管镜操作提供最佳的诊疗条件。

（一）麻醉前评估与准备

在进行支气管镜诊疗麻醉前，麻醉科医师须充分做好麻醉前评估，重点判断患者是否存在困难气道、恶性高热易感性；是否存在未控制的高血压、心律失常和心力衰竭等可能导致围手术期严重的心血管事件的情况；是否有严重气道狭窄、急性呼吸系统感染、肥胖、哮喘、吸烟等可能导致围手术期严重呼吸系统事件的情况；是否有饱胃、胃肠道潴留、反流或梗阻等可能导致反流误吸的情况。每例患者应常规拍摄胸部正侧位片以及胸部 CT 检查，以确定病变部位、范围、性质和严重程度等，帮助麻醉科医师评估气道和肺部情况。患者应常规行血常规、血生化、肝肾功能及电解质检查。

一般患者应在术前禁食至少 6 小时，禁水至少 2 小时。如患者存在胃排空功能障碍或胃潴留，应适当延长禁食和禁饮时间。患者如有活动义齿，应于检查前取下。当日实施镇静／麻醉的麻醉科医师应当对镇静／麻醉前评估与准备记录进行确认，并再次核对患者和将要进行的操作，并与支气管镜医师充分沟通。

1. 对怀疑慢性阻塞性肺疾病的患者应检测肺功能。若肺功能重度下降，如 $FEV_1 < 40\%$ 预计值或 $SpO_2 < 93\%$，应测定动脉血气。

2. 哮喘患者应在支气管镜检查前预防性使用支气管舒张剂，慢性阻塞性肺疾病患者应视情况决定是否预防性使用支气管舒张剂。

3. 有出血风险的患者，即使只进行普通支气管镜检查，也应在术前常规检测血小板计数和／或凝血酶原时间。

4. 对拟行支气管镜活检的患者，若术前正在口服抗凝剂，应严格按相关指南或专家共识推荐意见进行术前停药或调整药物。若患者必须使用抗凝剂，可更换为普通肝素桥接治疗，并按指南建议确定术前停药时间。一般要求患者的国际标准化比值（INR）≤ 1.5。

（二）麻醉的实施

1. 表面麻醉　良好的表面麻醉可明显减轻患者的痛苦，能较好地维持稳定的血流动力学和呼吸功能，为术者提供良好的操作条件，减少术中并发症的发生。单纯表面麻醉仅适用于患者耐受力强且操作简单的支气管镜诊疗。

目前，利多卡因是最常用的表面麻醉药。利多卡因的使用主要有以下方法：喷雾法或雾化吸入法、气管内滴注法、含漱法、环甲膜穿刺法。利多卡因气雾剂具有表面麻醉方便、效果好、定量准确、副作用小等特点，近年来已成为支气管镜表面麻醉的主要方法，但仍有少数患者因感胸闷或诱发哮喘等而不能耐受。利多卡因相关并发症主要为局部麻醉药的毒性反应。应用利多卡因表面麻醉时，总剂量应小于 8.2mg/kg。

2. 轻、中度镇静　表面麻醉虽可降低支气管镜检查的应激反应，但仍有部分患者因紧张、恐惧而出现窒息、呼吸困难等不良反应，因此宜给予镇静及适量镇痛药物，使患者处于轻、中度镇静水平，并保留自主呼吸。目前，临床最常选择咪达唑仑、丙泊酚或联合芬太尼、舒芬太尼，适用于患者耐受能力较好且操作简单的支气管镜诊疗。

咪达唑仑可采用静脉滴定法给予，60 岁以下的成年患者的初始剂量为 0.03~0.05mg/kg，于操作开始前 5~10 分钟给药，在操作 30~40 分钟内一般不需要再次追加。咪达唑仑静脉给药应缓慢，约为 1mg 须推注 30 秒；若操作时间延长，必要时可追加 1mg，但使用总量不宜超过 5mg。老年患者使用芬太尼时，宜分次给予芬太尼 1μg/kg，可明显提高患者的耐受程度。

3. 深度镇静或静脉麻醉　在表面麻醉基础上的深度镇静或静脉麻醉，适用于常规的支气管镜诊疗操作、尤其是耐受较差的患者。

右美托咪定联合麻醉性镇痛药物适用于支气管镜诊疗。在充分表面麻醉的基础上，可在10~15分钟内静脉泵注右美托咪定0.2~1μg/kg，随后以0.2~0.8μg/(kg·h)维持，直至诊疗结束。宜合用适量芬太尼、舒芬太尼或瑞芬太尼，可明显抑制气道操作的刺激。咪达唑仑或丙泊酚也可用于支气管镜诊疗的深度镇静或静脉麻醉。建议联合应用阿片类药物(如芬太尼、舒芬太尼或瑞芬太尼)，以改善患者耐受程度。成人患者咪达唑仑的用量多在1~3mg，或在1~5分钟内静脉注射丙泊酚1~1.5mg/kg，维持剂量为1.5~4.5mg/(kg·h)；芬太尼静脉注射常用剂量为1~2μg/kg，其起效迅速，可维持30~60分钟。舒芬太尼静脉注射常用剂量为0.1μg/kg，其起效较快，作用时间较长。瑞芬太尼成人每次静脉注射0.5~1μg/kg，5分钟后可追加，也可单次注射后持续输注0.05~0.1μg/(kg·h)，随后逐渐调整剂量至0.025μg/(kg·h)。也可单次注射芬太尼1~2μg/kg或舒芬太尼0.1μg/kg，复合丙泊酚靶控输注(效应室浓度：3~5μg/mL)；或选择丙泊酚(效应室浓度：3~5μg/mL)与瑞芬太尼(效应室浓度：1.5~3ng/mL)双靶控输注，一般要求靶控输注起始浓度较高，随后逐渐降低。患者入睡、睫毛反射消失、呼吸平稳后可开始支气管镜检查，并根据患者反应适当调整镇静或麻醉深度。若患者出现体动或呛咳，可追加丙泊酚0.3~0.5mg/kg。

右美托咪定联合麻醉性镇痛药可能引起严重心动过缓甚至心搏骤停，尤其是在置入支气管镜时，应密切监测并及时处理。咪达唑仑或丙泊酚联合麻醉性镇痛药可能引起明显的呼吸抑制，因此药物剂量与用药速度应根据患者年龄、病情以及内镜操作性质作适当调整，并密切监护呼吸等生命体征。

4. 硬质(金属)气管镜、喉罩或气管内插管下可弯曲支气管镜诊疗的全身麻醉 全麻下硬质(金属)气管镜、喉罩或气管内插管下可弯曲支气管镜诊疗，适用于支气管镜诊疗操作复杂或操作时间长的患者，如支气管内异物取出，支架置入或取出以及肿瘤摘除等。

全身麻醉的实施与通气的维持应根据支气管镜诊疗操作性质与要求、气管镜室内麻醉设备配置以及麻醉科医师的经验与水平，选择合适的麻醉方法、气道管理工具如喉罩、抗激光气管导管等以及恰当的通气方式。因麻醉科医师与内镜操作医师共用气道，支气管镜进入气道造成部分管腔阻塞，致气道阻力增加，引起肺泡通气量减少，双方应密切配合，采取合适的通气策略，如经喉罩或气管内导管末端Y型接口通气或硬质(金属)气管镜下高频喷射通气，在保证患者氧合的前提下顺利完成操作。

实施全身麻醉时，可考虑使用少量肌肉松弛药，协助硬质(金属)气管镜、声门上气道管理工具(喉罩)或气管导管置入，尤其是进行损伤风险较大的操作(如激光治疗、经支气管镜超声定位针吸活检术等)时，要求保持患者无体动，以避免气道等并发症的发生。麻醉方式可根据患者病情、支气管镜操作要求以及麻醉科医师经验与水平选择全凭静脉麻醉、吸入麻醉或静吸复合麻醉。气道管理工具的选择应依据诊疗类型、操作者经验等，气管插管麻醉适用于气管远端及支气管内的长时间诊疗操作，喉罩麻醉适用于声门下包括气管与主支气管诊疗操作，硬质(金属)气管镜主要适用于声门下包括气管与主支气管诊疗的操作。

(三) 常见并发症及处理

1. 呼吸抑制 呼吸抑制是镇静麻醉检查时最常见的并发症，当患者呼吸暂停或呼吸频率减少或屏气时，可出现氧饱和度明显下降(<90%)，此时应暂停操作，提高吸入氧浓度并采用面罩辅助呼吸或控制呼吸，待患者呼吸恢复正常、氧饱和度回升至90%以上时再继续操作。必要时，可气管内插管或置入喉罩辅助呼吸。直至患者呼吸完全恢复正常。若患者采用苯二氮䓬类药物镇静，可静脉给予拮抗剂氟马西尼。

2. 喉、支气管痉挛 口腔内分泌物直接刺激咽喉部，支气管镜反复进出声门也直接刺激咽喉，诱发喉部肌群反射性收缩，发生喉痉挛。麻醉不充分、患者高度紧张、操作技术不规范和强行刺激声带和气管壁，均可造成气管或支气管痉挛。因此必须保证良好的表面麻醉效果与适当的镇静/麻醉深度，并严密观察患者的生命体征。发生严重喉、支气管痉挛，应立即停止所有操作，并充分清除气道分泌物。轻度支气管痉挛时,可面罩加压给氧,给予支气管舒张剂和/或静脉注射糖皮质激素;严重支气管痉挛时,如患者氧饱和度难以维持,可给予肌肉松弛药、加深麻醉并行面罩正压通气,必要时气管内插管并控制通气,同时给予支气管舒张剂和/或静脉注射糖皮质激素。

3. 反流误吸 镇静状态下,患者咽喉反射被抑制,口腔内分泌物可能误吸入气管。胃液及胃内容物可能反流到呼吸道,造成吸入性肺炎。因此,必须严格禁食禁饮,防止反流误吸。一旦发生呕吐,立即使患者保持侧卧位,叩拍背部,及时清除口咽部的呕吐物,观察生命体征,特别是氧合状态,必要时插入气管内导管并在纤维支气管镜下行气管内冲洗及吸引。

4. 心血管并发症 镇静/麻醉操作以及支气管镜诊疗操作可能造成患者心率与血压剧烈波动,甚至出现心律失常。因此应加强监测,及时发现和处理相关并发症。

5. 出血 出血多由诊疗操作造成气道损伤所致。轻者可不处理,出血较多者可局部止血,严重时应进行支气管插管隔离双肺,必要时介入治疗或手术治疗。

6. 气道灼伤 气道灼伤多由气道内明火所致,多在高浓度氧气下应用手术电刀或激光引燃气管内导管所致。发生气道内明火时,应立即停止所有气体,移走支气管镜设备,注入生理盐水。确认火焰熄灭后可使用面罩重新建立人工气道通气。此时应检查气管导管,评估是否有碎片残留于气道内,可考虑用支气管镜检查气道,清除异物,评估伤情,以确定后续处理。

五、电休克治疗的麻醉

电休克治疗(electroconvulsive therapy,ECT)亦称电惊厥治疗、电痉挛治疗,系指以一定量电流通过患者头部,诱发大脑皮质癫痫样放电的一种治疗方法。1937年开始应用电休克替代药物诱发癫痫发作治疗一些严重的情感障碍和抑郁症。与传统药物治疗相比,具有起效迅速、成本低,且无明显药物不良反应的优点。但其不足之处在于短暂的强电流刺激可引起一过性的全身强直性抽搐,导致关节脱臼、骨折、心脑血管意外、全身肌痛等并发症。无抽搐电休克治疗是在传统ECT的基础上加用现代麻醉学技术,镇静剂与肌肉松弛药的应用可减轻患者内心恐惧,也降低了全身强直性肌肉抽搐导致的并发症,目前已广泛应用于临床。适应证包括严重的抑郁症,尤其是有妄想或精神运动迟钝的患者、急性精神分裂症、急性躁狂症和木僵症,复发的抑郁症或精神分裂症且抗抑郁治疗无效者。ECT禁用于嗜铬细胞瘤患者。相对禁忌证包括颅内高压、近期脑血管意外、心血管传导缺陷、高危妊娠、主动脉瘤及脑动脉瘤。

(一)麻醉前评估与准备

绝大多数接受ECT治疗的患者都在服用三环类抗抑郁药、单胺氧化酶抑制剂或碳酸锂及苯二氮䓬类等药物,也可能正在服用治疗并发症的药物。

三环类抗抑郁药在神经末梢突触前阻断儿茶酚胺的吸收,而导致循环中儿茶酚胺升高,应用拟交感神经药如麻黄碱可致患者出现剧烈的血压升高。三环类抗抑郁药物有抗组胺、抗胆碱能和镇静作用,能使心脏的传导减慢,与中枢性抗胆碱能药物阿托品合用,会增加术后谵妄的发生率。

单胺氧化酶抑制药阻断单胺氧化酶的作用,阻断去甲肾上腺素、5-HT和多巴胺的代谢,导致神经递质在神经末梢蓄积。术中应用间接作用的拟交感药可导致严重的高血压危象,应用直接作用的拟交感药也能通过释放蓄积的神经递质加速高血压危象的发生。这些患者如发生低血压,须少量谨慎地使用拟交感药物。单胺氧化酶抑制剂会抑制肝微粒体酶的活性,还会与阿片类药物发生相互作用产生过度抑制。与巴比妥类药物有协同作用,应减少使用剂量。与哌替啶合用时可能会导致严重的甚至是致命的兴奋现象,所以禁用哌替啶。应用三环类抗抑郁药和单胺氧化酶抑制药的患者进行ECT治疗易导致高血压危象,但治疗前是否应停药仍有争论。

锂用于治疗躁狂抑郁症及抑郁症复发患者,其作用是阻断细胞膜Na^+-K^+泵,破坏跨膜电位,干扰

cAMP 的产生,可使 ECG 发生改变、肌肉松弛药作用时间延长;当锂浓度超过治疗浓度时,会延长苯二氮
草类和巴比妥类药物的时效。服用锂剂的患者在 ECT 治疗后认知障碍的发生率较高。

术前评估还应注意伴发的神经和心血管疾病、骨质疏松症和其他导致骨质脆弱的疾病以及患者可能
服用的药物。患者由于精神疾病可能无法提供可靠的病史,此时需要有医护人员来提供必要的病史、保证
麻醉前禁食。存在近期心肌梗死、充血性心力衰竭、瓣膜性心脏病或胸主动脉瘤等心脏或血管疾病的患
者,可能在 ECT 前需要治疗或请心脏科医师会诊,以免病情恶化。

嗜铬细胞瘤患者 ECT 时高血压危象的危险增加,不应进行电休克治疗;起搏器和置入性电复律除颤
器一般不受 ECT 的影响,但在治疗前应请心脏科医师会诊;颅内肿瘤患者有引起颅内压升高和脑疝的可
能,需待手术后再进行 ECT;急性心血管意外患者应在急性发作 3 个月后进行 ECT;视网膜脱离患者行
ECT 可致眼压升高。其他禁忌证还包括:长骨骨折、血栓性静脉炎、急性或严重肺部疾病。在 ECT 的患者
中常发现有食管反流和裂孔疝,治疗前可应用枸橼酸钠、抗组胺药或甲氧氯普胺。

(二)麻醉的实施

无抽搐电休克治疗(MECT)的麻醉要求包括遗忘、气道管理、预防抽搐所致身体损伤,减少血流动力
学改变及平稳迅速的复苏,由于 MECT 的作用受多种因素的影响,必须准确记录治疗方法和疗效,为以后
施行麻醉的医师提供更适当的治疗方案,减少患者的危险。

标准的监护包括心电图、血压和血氧饱和度。麻醉前使用格隆溴铵可减少 MECT 导致的心动过缓以
及唾液分泌过多。在充分给氧去氮后,经外周静脉注射麻醉药和肌肉松弛药。当达到充分肌肉松弛、保证
通气后,开始 MECT。如果患者患有裂孔疝,应快速诱导使用加强性气管插管。由于缺氧和高 CO_2 血症
会缩短痉挛发作的时间,必须保证足够的通气量。肌电图可监测外周的痉挛,而脑电图可监测中枢的惊
厥,中枢惊厥的持续时间可能比外周痉挛长。首次 MECT 可能会行多次刺激,需要持续麻醉和肌肉松弛,
治疗后使用氧气面罩通气直至患者清醒并能维持足够的自主通气;如果发生持续的心动过速或严重高血
压,需要药物治疗;患者在复苏室内仍然需要监护,直至达到离开复苏室的标准。部分患者在 MECT 后可
发生氧饱和度下降,需常规鼻导管给氧直至完全清醒。

许多静脉麻醉药都可安全地用于 MECT 的麻醉。丙泊酚起效迅速,作用时间短,苏醒迅速且完全,
是当今最常用的全身静脉麻醉药物,目前广泛用于 MECT 的麻醉。丙泊酚具有较强的心血管系统抑制作
用,但由于 MECT 电抽搐高峰期患者血压与心率的骤然升高可诱发心脑血管意外,尤其对于老年和心血
管病患者风险较大,因此,使用丙泊酚麻醉导致血压、心率的下降,一定程度上抑制了电抽搐高峰期的血流
动力学巨变。MECT 患者术前长期服用的抗精神病药物多具有中枢神经系统的危害性,因此麻醉诱导所
需镇静药物剂量常较一般手术患者减少,国内 MECT 丙泊酚的常用诱导剂量应为 1~2.5mg/kg。依托咪酯
也可用于诱导,一般不会产生低血压,但可能延长抽搐时间;苯二氮草类药物具有抗惊厥作用,ECT 前应
禁用。MECT 患者除了必要的镇静,还需要避免术中肌肉强直性痉挛而导致骨折、肌痛等并发症,因此需
要使用肌肉松弛药。MECT 治疗时间大约为 5 分钟,癫痫发作时间 1~2 分钟,因此所选肌肉松弛药应满
足起效迅速、代谢快的特点。琥珀酰胆碱作为超短效去极化肌肉松弛药,被广泛应用于 MECT。其用于
MECT 的安全有效用量尚无确切标准值,临床一般使用剂量为 0.5~1.4mg/kg。琥珀酰胆碱经血浆胆碱酯
酶代谢,当患者血浆胆碱酯酶缺乏时,应选用非去极化肌肉松弛药如维库溴铵、罗库溴铵及顺阿曲库铵等。
对于不合作或者外周静脉通道建立困难的患者,可选择吸入麻醉。七氟烷的麻醉诱导和苏醒速度虽比硫
喷妥钠慢,但两者的麻醉效果相似。另外,七氟烷可以使 MECT 患者血流动力学更稳定。短效阿片类镇
痛药可联合用于 MECT 患者。

预防性用药可减少 MECT 的并发症。MECT 发生短暂的心搏骤停的概率很低,预防性给予抗胆碱药
物可避免。格隆溴铵(0.2~1.4mg)比阿托品更适合此类患者,因其较少引起心动过速。另外,格隆溴铵也

能有效抑制唾液分泌。

　　艾司洛尔和拉贝洛尔都能有效地治疗 MECT 后的高血压和心动过速。有证据表明,艾司洛尔可缩短惊厥的时间。由于高血压、心动过速和室性期前收缩常是自限性的,不应常规使用艾司洛尔或拉贝洛尔。拉贝洛尔并不增加患者苏醒阶段发生直立性低血压的风险。对于缺血性心肌病的患者可使用硝酸甘油或硝普钠降压。

　　麻醉科医师必须对使用的麻醉药和肌肉松弛药进行精确记录,患者可能在几周甚至几个月内重复治疗。为了使患者在刺激后产生预计的效果,每次麻醉方式及剂量应尽量保持一致。此外,患者对治疗的反应,如在心律失常和激惹的状态下对 β 受体阻滞剂和咪达唑仑的反应及其他在治疗中需要注意的事项,都可以记录为后续治疗提供帮助。

(王国林　张麟临)

参考文献

[1] Reves JG, Barnett SR, McSwain JR, et al. Geriatric Anesthesiology [M]. Third Edition. Berlinn: Springer, 2018.

[2] Miller RD. 米勒麻醉学 [M]. 8 版. 邓小明, 曾因明, 黄宇光, 主译. 北京: 北京大学医学出版社, 2021.

[3] 中华医学会消化内镜学分会, 中华医学会麻醉学分会. 中国消化内镜诊疗镇静/ 麻醉的专家共识 [J]. 临床麻醉学杂志, 2014, 30 (09): 920-927.

[4] 邓小明, 王月兰, 冯艺, 等.(支) 气管镜诊疗镇静/ 麻醉专家共识 (2020 版)[J]. 国际麻醉学与复苏杂志, 2021, 42 (08): 785-794.

第二十七章
老年普外科手术麻醉

第一节 概 述

一、基础性疾病对普外科手术麻醉的影响

老年患者随着年龄增加,其心血管、呼吸系统、组织器官等会发生相应的衰老性病变,对手术麻醉的耐受性降低,面临手术麻醉与创伤时通常会发生应激性反应。普外科手术,尤其是上腹部手术实施期间,对于患者身体各项指标的要求较高,若手术患者本身合并基础性疾病,表现为器官功能储备降低、机体抵御麻醉和手术刺激的能力明显下降,会明显增加术后并发症的发生,甚至威胁其生命安全。

(一)糖尿病

普外科疾病合并糖尿病是常见的合并症,糖尿病会加重普外科疾病,而普外科疾病也会影响到糖尿病的病情发展,形成恶性循环。对于普外科疾病合并糖尿病的患者,由于血糖水平升高,在手术后容易发生感染,主要表现为切口感染、呼吸道感染、尿道感染等,在医院感染人群中占比一直相对较高,因此围手术期对血糖的控制是降低术后并发症、提高手术成功率的关键。

(二)高血压和动脉粥样硬化

原发性高血压是一种在病变影响下可能引发新陈代谢功能紊乱的老年性疾病,手术创伤引发的应激性反应会加剧血压波动,可能短时间内会合并肾、脑、心等器官损害及相关病变,更易发生不良事件。

颈动脉斑块是动脉粥样硬化的早期表现,可以在一定程度上反映全身,特别是心血管动脉粥样硬化情况。已有研究表明,年龄、高血压、糖尿病和吸烟增加颈动脉斑块的发生危险,除年龄外,高血压是颈动脉斑块最强的危险因素,同时颈动脉斑块对脑卒中具有独立的预测价值。

麻醉方法和麻醉药物对老年患者影响也非常大,临床针对老年高血压患者行普外科肿瘤手术等时间长的大手术,更应做好麻醉药物的选择,根据患者机体状态选择合适的麻醉方式,个体化调整麻醉剂量,最大限度降低麻醉对患者呼吸系统、循环系统等的影响,加强术前的器官功能评估,进行常规颈动脉超声检查,针对不同的危险因素,采用不同的有效的预防措施,提升老年患者围手术期的整体安全性。

(三)慢性阻塞性肺气肿

高龄患者通常均不同程度地存在着呼吸系统功能降低,表现为呼吸功能储备减少,肺活量减少,气体交换受限。任何增加呼吸肌负担或降低其能量供应的因素均可使老年人呼吸功能进一步下降,易引发呼吸衰竭。针对普外科手术尤其是腹部手术,术前应全面评估患者呼吸功能,选择对呼吸功能影响小的麻醉方式和麻醉用药,减少老年患者术后并发症的发生率。

二、普外科手术种类

普外科疾病常见的病因主要有外伤、炎症、肿瘤等,手术涉及面广泛,主要涉及颈部、胸壁至腹壁和腹部器官。

根据疾病的部位不同,普外科手术分为颈部手术、胸壁手术和腹部手术。颈部疾病包括甲状腺肿物和颈部肿物。胸壁疾病主要包括乳腺的良、恶性肿物等。腹部疾病种类较多,包括消化道穿孔、消化道出血、消化道梗阻,胃肠道良、恶性肿物,肝脏、胆道和胰腺的疾病,以及门静脉高压症等。

三、预防普外科术后并发症

(一) 术后低体温

体温是受体温中枢的调节,机体通过产热与散热来维持体温的恒定。当体温中枢受到抑制、产热和散热失衡就会引发体温的变化。体温的降低会给机体产生诸多不良影响,国内外目前均特别重视围手术期低体温的问题,国内已经将此项指标作为麻醉质量控制的一项重要内容。老年患者围手术期极易发生低体温,主要是由于代谢率低、体温调节易受干扰,同时衰老时机体成分发生变化,有机成分下降,机体水含量减少,进而使机体热储降低。除了老年患者机体自身的问题外,麻醉药大部分均降低交感神经活性,血管扩张、肌肉松弛等使产热下降,而散热增加,同时长时间的机械通气也会丧失许多热量和水分,更加剧了体温的下降。另外,手术室中的空调净化,手术区域的消毒,手术中的输血、输液、开腹、腹腔冲洗等均可不同程度地降低体温,因此老年患者围手术期更易发生低体温。

低体温会增加患者术后感染、静脉血栓、寒战、脓毒症、伤口感染的发生率,导致术后苏醒期和住院时间延长,甚至导致远期肿瘤复发率升高。另外,体温的降低能抑制心肌收缩力,降低心输出量,导致心肌缺血和心律失常的发生,如果体温<30℃,还会出现室性期前收缩、室性心动过速,甚至室颤。同时,由于低体温降低了机体代谢,机体对氧需求量减少,还会加重心肌缺血。对于合并心脑血管疾病的老年患者,更应警惕低体温的发生。

术中建议常规进行体温监测,将体温维持在 36℃ 以上。建议患者进入手术室后,手术室的温度控制在 24~26℃,保持温暖环境,术中避免不必要的暴露,同时术中使用保温毯、热风机、液体加温、机械通气时加用热湿交换过滤器等设备对患者进行主动保温。

(二) 术后恶心呕吐

术后恶心呕吐(postoperative nausea and vomiting,PONV)是全身麻醉患者术后常见并发症,发生率为20%~30%。PONV 不仅造成患者主观感受强烈不适,还可引起水电解质紊乱、酸碱失衡、误吸、窒息等严重并发症;持续 PONV 可致腹压升高,切口张力增加、渗血、愈合延迟,甚至切口裂开,部分患者需要二次手术,延长住院天数,增加患者术后病死率。

研究发现,术中低血压累计时间超过 20 分钟是 PONV 的独立危险因素。老年患者大脑质量随年龄增加而减少,神经细胞的减少主要在皮质;术中较长时间低血压使脑功能区处于低灌注状态,出现缺血/缺氧,增加体内 5-羟色胺分泌,与其受体结合引起呕吐反应。同时全身血管升压素释放已被认为是呕吐前期的标志,持续低血压致血管升压素释放增加诱发呕吐可能是另一主要原因。因此,强化了高龄患者术中低血压对 PONV 的影响,高龄患者 PONV 的发生风险更大。

以往关于 PONV 的治疗多选用药物疗法,如单独或联合应用多种止吐药物(5-HT$_3$受体拮抗剂、苯甲酰胺类、丁酰苯类和糖皮质激素类),但即便如此,PONV 的发生率仍然较高,且药物疗法具有较高的经济成本和较多的副作用。因此,越来越多的学者对非药物疗法进行探讨,主要是通过不同方法对穴位(如内关穴、足三里、合谷穴等)进行刺激以防治 PONV,且越来越多的研究证明其用于防治 PONV 简单、安全、有效,又可缓解疼痛,促进胃肠蠕动,能在有效减轻患者经济负担的同时很好地调理患者气血,从而促进患者加速康复。

(三) 术后疼痛

随着接受手术的老年患者数量和年龄的增加,术后疼痛导致的心肌缺血、心动过速、高血压和低氧血症均增加老年患者不良反应的风险。同时，术后镇痛不足以及镇痛药物如阿片类药物的过度使用都可导致术后谵妄等不良反应，但是否与术后长期认知功能损害有关仍不清楚。

老年患者术后镇痛方式包括全身给药镇痛和局部给药镇痛。具体方式的选择，需根据患者意愿和对患者情况的个体化评估。为减少单一镇痛方式的不足和副作用，可联合不同的镇痛方式或药物实施低阿片预防性多模式镇痛。

目前，老年患者术后镇痛的临床研究证据有限，老年患者多因年龄、并发疾病、合并用药而排除在临床研究之外。但是，在选择合适的镇痛药物时应充分考虑这些因素的影响。

1. 全身给药镇痛　老年患者使用环氧化酶抑制药和对乙酰氨基酚应尽采用最低有效剂量、短期按时使用。用药期间要严格控制使用时间和剂量，并监测胃肠道、肾脏和心血管不良反应。

老年患者术后镇痛联合使用阿片类药物、非阿片药物和/或局部给药镇痛，以达到降低阿片类药物用量和降低药物不良反应的目的。在阿片类药使用过程中要加强监护，防止呼吸抑制、恶心呕吐等副作用。

若无禁忌，术中输注右美托咪啶或可乐定作为低阿片预防性多模式镇痛的组成部分。在开放或腔镜腹部手术，考虑静脉利多卡因输注作为低阿片预防性多模式镇痛备选方案，可缩短肠麻痹时间，改善镇痛效果。

2. 局部给药镇痛　局部浸润、筋膜平面阻滞、外周神经阻滞和硬膜外腔阻滞技术均可用于老年患者术后镇痛，且效果确切。但是，应用这些技术要把握好适应证，特别是合并使用抗凝剂的老年患者。与患者静脉自控镇痛和肌内注射阿片类药物相比，老年患者硬膜外腔自控镇痛效果更好，但在使用时要适当减少硬膜外腔局麻药或阿片类药物用药量并注意副作用，如低血压的发生。

因对呼吸和循环功能影响小，外周神经阻滞、筋膜平面阻滞、椎旁和肋间神经阻滞镇痛特别适用于合并其他疾病、一般情况较差的老年患者。对于有神经阻滞禁忌证的老年患者，可选择单次切口局部浸润或连续切口局部浸润镇痛。老年患者对局麻药敏感性增加，清除速度下降，局麻药用量要酌减。

3. 低阿片预防性多模式镇痛　根据不同类型手术术后的疼痛强度，实施低阿片预防性多模式镇痛方案。

(1)轻度疼痛：对乙酰氨基酚和局麻药切口浸润；非甾体抗炎药（NSAIDs）与前者联合；区域阻滞加弱阿片类药物或曲马多或必要时使用小剂量强阿片类药物静脉注射。

(2)中重度疼痛：对乙酰氨基酚和局麻药切口浸润；NSAIDs 与前者联合；外周神经阻滞（单次或持续注射）配合曲马多或阿片类药物；患者自控静脉镇痛（patient controlled intravenous analgesia，PCIA）。

（四）术后肺部并发症

术后肺部并发症（postoperative pulmonary complication，PPC）是老年患者术后再住院和病死率高的主要原因，主要包括急性排痰困难、肺不张、肺炎、肺水肿、肺梗死或呼吸衰竭等，其发生大多与患者术前存在不同程度的呼吸功能障碍有关。因此，在术前对老年患者的呼吸功能进行测定及评估，并采取相应的预防措施，可减少甚至避免 PPC 的发生。

PPC 在普通外科患者中的发病率在 2.0%~5.6% 之间，在上腹部手术中估计为 20%~70%，是腹部外科手术中导致患者预后不佳的一个重要因素。尤其是上腹部手术影响了膈肌功能，而膈肌功能障碍与 PPC 密切相关，再加上全身麻醉、气管插管等危险因素，围手术期呼吸系统的管理已成为腹部外科手术患者治疗进程中的重要一环，通过对住院患者进行肺部预处理从而避免肺部并发症的发生已成为共识。

1. 术前评估　肺功能测定结果可以作为预测 PPC 的粗筛，不能仅凭单一的肺功能测定值评判患者能否耐受手术，术前应对老年患者进行综合评价，根据其年龄、吸烟史、病史、手术前住院时间、体格检查及术前心肺功能检测等指标，对患者病情进行了全面了解，尤其应重视患者的体力活动耐受情况，同时联合心肺运动试验等检测指标进行综合评估。

另一种策略是通过指标或测试来评估,如低血清白蛋白(<0.035g/L)、升高的血尿素氮(>0.3g/L)和低血红蛋白显著增加了PPC的发生风险。目前文献中术前风险评估的可参考指标较多,可为医生对患者的术前评估提供思路,进一步改善患者的实验室指标,避免PPC的发生。

2. 术前宣教和训练　对于腹部手术患者,术前宣教在预防PPC中的地位正逐步提升,多个指南将术前宣教列入PPC的防治措施行列。很多患有呼吸系统基础疾病的患者并未意识到该疾病的严重性,预防是一个需要医患双方彼此信任配合的治疗过程,从而达到增强患者依从性的目的。

围手术期戒烟是目前避免吸烟影响预后的有效手段,戒烟4周或更长时间可减少呼吸系统并发症的发生,少于4周的戒烟似乎没有增加或减少PPC的罹患风险,因此,临床医生应尽量延长患者的时间,合理安排手术时间,以便降低PPC的发生风险。临床上的病例中,很少有吸烟患者在术前就已经停止吸烟4周或以上的,从入院开始不可能等戒烟4周再手术,也不可能出院戒烟4周后再入院手术,基本上都是临时戒烟几天,实践证明,术前短时间内的戒烟效果不佳。

肺部物理治疗(chest physical therapy,CPT)是非常有效的预防和治疗肺部并发症的方法,方法是通过对患者胸部应用综合护理技术及指导患者进行呼吸训练,进而改善呼吸功能的治疗措施,以达到预防PPC的目的。国内现行的CPT措施主要有深呼吸训练、呼吸器训练、扣背咳嗽排痰训练、高频胸壁振荡疗法等。接受CPT的患者的住院时间、住院费用及再住院率都比未行CPT的患者低。相关专家共识也指出,所有慢性阻塞性肺疾病患者术后都应预防性实施CPT。其中,患者在专业人员的指导下实施呼吸运动练习,使患者自身的呼吸肌得到了锻炼,有助改善肺功能及呼吸困难症状,具有呼吸系统基础疾病的患者受益更多。

3. 术中麻醉干预　全麻本身就是一个PPC发生的危险因素,再加上气管插管、机械通气的施行,使得患者罹患PPC的风险增加。

在通气技术上,主张应用国内外一致推荐的肺保护性通气策略,即低潮气量(6~8mL/kg)、中度呼气末正压(PEEP)5~8cmH$_2$O且吸入气中的氧浓度分数(FiO$_2$)<60%。间断性肺复张性通气是防止肺不张的有效方法,至少应该在手术结束、拔管前实施1次。

在麻醉用药上,无论麻醉药物还是镇静、镇痛药物,尤其是阿片类药物均对老年患者的呼吸有程度不同的影响,另外全身麻醉时使用的肌肉松弛剂,对呼吸的影响最大,老年患者全身代谢减慢,残留的神经肌肉阻滞剂是一种潜在的风险,尤其是长效神经肌肉阻滞剂残留,有导致计划外再插管和PPC的风险。因此,应鼓励PPC高风险患者使用短效神经肌肉阻滞剂,最好应用肌肉松弛监测仪术中进行肌肉松弛监测。

为减少全身麻醉所致的PPC,临床中经常应用全身麻醉复合神经阻滞或椎管内阻滞。在椎管内阻滞时应注意阻滞平面的控制,避免阻滞平面过高或过广,因为阻滞平面过高或过广,不但影响循环系统状态,还影响到呼吸系统功能,如肋间肌或膈肌被阻滞就会影响到呼吸功能。

在术中液体管理方面,液体输入过多、过少均不利于血流动力学稳定,输入过多的液体会导致肺水增多,增加术后PPC的风险。目前均主张手术患者或危重患者采用目标导向液体治疗,当前的观念趋向于液体的"零"平衡,可降低患者围手术期并发症的发生率。

在术后镇痛方面,腹部手术应根据手术部位、患者身体情况等实行个体化的多模式镇痛来减少术后疼痛的发生,从而减少患者因疼痛导致呼吸浅快、通气量降低,无法有力地咳嗽及清除呼吸道分泌物等情况,减少肺不张和其他肺部并发症的发生。

总之,预防PPC应将风险评估和预防措施综合起来建立起一个立体、灵活的患者管理模式。

(五)术后脑功能障碍

近年来,对于老年患者腹部手术后引发术后的脑部并发症的报道越来越多,如术后谵妄、术后睡眠障碍以及术后认知功能障碍等,越来越受到重视。因其发病机制尚不清晰,目前仍缺乏针对性的防治方法。相关内容请参阅相关章节。

第二节　颈部手术的麻醉

一、甲状腺手术的麻醉

手术是治疗老年患者甲状腺疾病的主要方法之一。老年患者甲状腺功能会出现生理的退化,甲状腺出现萎缩、纤维化,但由于机体活动减少,甲状腺激素生理需要量下降,同时机体对甲状腺激素的代谢减少,通常状态下甲状腺激素仍可满足生理需要。老年患者部分或全部切除甲状腺会对患者甲状腺功能产生影响,造成激素水平进一步下降,但在应激状态下患者对激素需求量较生理状态下增加,因此对于拟行甲状腺手术的老年患者,术前应充分评估甲状腺功能,术中和术后管理应避免应激反应、充分镇静镇痛。

(一) 术前评估

1. 评估甲状腺疾病的性质和手术范围。
2. 评估甲状腺功能和基础代谢率。
3. 评估是否有气管受压及严重程度和对通气功能的影响。
4. 评估有无声带麻痹、大血管和神经受压。
5. 评估老年患者的全身状态和其他合并症。

(二) 术中麻醉管理

甲状腺手术的麻醉方法很多,可以选择的有颈神经丛阻滞、颈段硬膜外腔阻滞、全身麻醉(吸入全麻、静脉全麻、静吸复合全麻)、局部浸润麻醉、针刺麻醉等。目前临床中多选用复合麻醉,一些麻醉方法由于操作或习惯的不同,如颈段硬膜外腔阻滞基本上不再使用,包括颈神经丛阻滞应用的也越来越少,以往曾针对单纯甲状腺肿物手术采用的针刺麻醉基本上不用了,国内临床麻醉方法选择主要还是全身麻醉居多。

1. 目前多数为全身麻醉,全身麻醉中可以选择喉罩,也可以选择气管内插管,还有一些选择带刺激电极的特殊气管导管,但一般情况下气管导管选择异型管的占多数。可以是静吸复合或全凭静脉麻醉。对于颈廓清等创伤较大的手术,可选用颈神经丛阻滞复合全身麻醉的联合麻醉。

2. 单纯颈神经丛阻滞可能发生迷走神经的阻滞,交感神经兴奋导致心率增快,血压升高;同时,患者在手术中精神紧张,内源性儿茶酚胺大量释放;阻滞不完全时,术中分离甲状腺会出现牵拉反应及疼痛,甚至还会出现较多吞咽动作等影响手术操作,可能造成术中出血及副损伤。由于老年人本身就存在一定的心脏功能减退,心血管弹性和心肌收缩力不同程度减弱,以及心脏瓣膜组织的增生或冠脉硬化等病理改变,心血管系统的循环功能减弱,在进行颈神经丛阻滞时发生心血管不良反应的可能性进一步加大,危险性也增加。因此,选择颈神经丛阻滞下行甲状腺手术需应用一些辅助药物,如右美托咪定、盐酸戊乙奎醚、艾司洛尔等。

3. 流行病学研究显示,50 岁以上人群颈动脉斑块检出率超过 50%,60 岁以上超过 70%。斑块性质以富含脂质的不稳定斑块为主,甲状腺手术操作可能造成斑块发生破裂、出血或局部血栓形成,增加脑卒中不良事件的发生。老年患者术前应常规进行颈动脉血管的超声检查,评估是否有斑块、斑块大小以及斑块的位置和稳定性,对于存在斑块的患者,全麻插管和变动体位时应尽量减少对患者颈部造成外部刺激,并提醒术者在术中轻柔操作。

4. 应注意术中刺激颈动脉窦引起血压下降和心率变慢,出现时要停止刺激和给予阿托品等药物处理。

(三)术后并发症及其防治

1. 术后恶心呕吐(PONV) 甲状腺手术治疗后可出现各种不适,其中以 PONV 最常见,可高达 60%~76%。研究发现,甲状腺 PONV 的发生与患者性别、年龄、体重指数、吸烟史、手术体位、麻醉方法、麻醉药物、手术时间、椎动脉血流变化等有关。其中甲状腺手术体位对 PONV 的影响可能最为主要,因为甲状腺的手术体位要求肩、背部抬高,使头部最大限度后仰,使下颌、气管及胸骨接近一条直线,该体位易出现恶心呕吐的症状,同时部分患者伴有耳鸣,有学者将其称为"甲状腺手术体位综合征"。患者长时间处于颈过伸体位而引起颈脊神经根及椎动脉扭曲、受压迫,使脑组织血供减少,同时可引起颈椎周围组织劳损。另外,在甲状腺手术中,手术创伤及颈过伸体位引起静脉回流障碍等因素均可导致继发性神经系统水肿及颅内压升高,而神经系统水肿会增加患者 PONV 的发生。

高龄并不是 PONV 的高发风险因素,但一旦发生 PONV 易造成反流误吸或创口出血,严重可危及患者生命,针对老年患者更应避免 PONV 的发生。根据甲状腺 PONV 发生的可能原因,目前临床上主要从以下几个方面进行防治:详细的术前宣教,减轻患者心理压力;术前颈部功能锻炼,增加对手术体位的适应和耐受;术中采用改良体位,减轻对颈部血管和神经的压迫;相对于吸入麻醉,全凭静脉麻醉更适于甲状腺手术;减少手术损伤,缩短手术时间;目前主张预防性联合应用多种不同种类的抗呕吐药物。

2. 声音嘶哑 首先要明确引发术后声音嘶哑的原因,甲状腺手术后出现声音嘶哑绝大部分是由术中喉返神经受损所致,比较少见的原因包括全麻气管插管引起声带炎性肿胀、声带擦伤、杓状软骨脱位等引起术后声带运动障碍而出现声嘶症状。喉返神经损伤是甲状腺手术最严重的并发症,喉返神经损伤后患者通常会后遗"声带麻痹",将不同程度影响患者的生活质量。

预防麻醉所致声音嘶哑的方法:首先是气管插管的操作要轻柔,切勿粗暴,尤其是对于声门暴露困难或颈椎活动受限患者,更应注意插管所致的副损伤,必要时在纤维支气管镜引导下行气管内插管;其次是气管插管型号的选择,由于术中体位的影响,气管导管比正常型号稍小一个型号为佳;最后就是导管的固定与体位变动时对导管的保护。

一旦甲状腺手术后出现声音嘶哑应尽早行喉镜检查,明确声音嘶哑的原因。若为炎性肿胀、声带擦伤,可给予抗炎治疗和雾化吸入,一般 1 周左右声音嘶哑即可消失。如果确定是杓状软骨脱位,需在表面麻醉下,进行杓状软骨复位术。只要杓状软骨复位确切,声带即可恢复正常运动。若复位不确切,可以反复进行杓状软骨复位。多次复位时,患者很难耐受,会引起强烈的应激反应,尤其是老年患者应注意发生心血管的严重不良反应,必要时可在严密监测下行全身麻醉,确保安全的前提下行杓状软骨复位术。

3. 甲状腺术后呼吸困难 甲状腺术后出现呼吸困难的原因可能有 3 种原因,一是术后创口出血,血肿压迫气管;二是手术原因造成双侧喉返神经损伤;三是由于气管内插管或变动体位时引起杓状软骨脱位,单侧杓状软骨脱位即可引起呼吸困难,如果双侧脱位可引起窒息。无论以上何种原因引起的呼吸困难,均应立即进行处理,否则会引起严重后果,甚至危及生命。

处理原则是首先应该保证呼吸道通畅,解决上呼吸道梗阻问题。如果病情允许,可先面罩吸氧或面罩辅助通气,如果面罩辅助通气困难,应按困难气道处理原则,立即进行气管内插管,气管导管应选择内径小的导管,成人选择 6.5 或 7.0 号,插管前不主张经口腔或环甲膜穿刺表面麻醉,因为表面麻醉可加重已经出现的呼吸困难,可静脉给予适量镇静药和降低应激反应的药物,如利多卡因、右美托咪啶,或少量阿片类药物,在保证能快速完成气管内插管的前提下,可给予麻醉诱导药(如丙泊酚或依托咪酯)及肌肉松弛剂。对于创口出血,只要快速清除血肿、止血即可;如果气管未出现软化征象,手术结束后患者清醒不耐受气管内导管,即可拔出导管;如果有气管软化,应进行相应的外科处理及气管切开术保持呼吸道通畅。对于双侧喉返神经损伤的患者,因恢复时间较长,为了保证呼吸和防止反流误吸,需要进行气管切开术。对于杓状软骨脱位,应尽早进行复位,可请耳鼻咽喉科医生协助处理。

二、颈部肿物切除术的麻醉

颈部肿物手术的麻醉基本与甲状腺手术的麻醉相同,但因肿物的大小、部位及对周围组织的关系等,手术操作不一定比甲状腺手术小,有时会比甲状腺手术更复杂。

有关颈部肿物手术的麻醉方法,主要是要根据手术的大小决定麻醉的方式、方法。简单的方法可以局部浸润麻醉,可以颈神经丛阻滞,也可以颈段硬膜外腔阻滞,当然可以单纯不插管进行全身麻醉以及喉罩下的全身麻醉;较复杂的手术需要行气管内插管的全身麻醉。可以参照甲状腺手术麻醉的相关内容。

第三节　乳腺手术的麻醉

乳腺肿瘤已发展成为威胁女性健康的主要疾病之一。手术治疗可将肿瘤组织切除,但恶性肿瘤患者将要面临乳房缺失、术后复发和放化疗等一系列痛苦的过程,致使部分患者产生抑郁、自杀等负性情绪,不利于术后康复。特别是老年乳腺癌患者,机体功能下降,术后体力恢复慢,自理能力减退,负性情绪更加强烈。应在治疗乳腺疾病的基础上,同时关注患者生理和心理健康。据研究显示,乳腺癌患者与其他恶性肿瘤相比,睡眠障碍的发生率较高,首次确诊患者中50%患有睡眠障碍,长期低质量的睡眠不仅会使肿瘤患者心情焦虑,更容易形成恶性循环,导致患者身体状况不佳,甚至带来免疫力下降,不利于临床治疗和患者的康复。

一、乳腺良性肿物切除术的麻醉

乳腺良性肿物属于体表手术,麻醉方法种类很多,如局部麻醉、区域神经阻滞、胸段硬膜外麻醉和全身麻醉等。随着医学的发展,随着ERAS理念的不断推进,日间手术也日益增多,乳腺良性肿物的手术一般比较符合做日间手术。对于乳腺的日间手术,麻醉医生需要根据患者及手术的具体情况进行充分的评估,并做好相应的准备。

目前临床试验证明,全身麻醉与区域麻醉对老年患者的结局无明显的区别。然而,由于区域麻醉的患者发生低氧血症的危险性较低,因此对于老年良性体表肿瘤的患者,近年来多倾向于区域神经阻滞麻醉,并辅以适当的镇静,既可满足外科手术的需要,消除患者的紧张情绪,又可保留自主呼吸,避免气管插管或喉罩置入,维持良好的肺功能,保证了患者围手术期的舒适与安全。

区域阻滞包括局部浸润阻滞、肋间神经阻滞、胸椎旁神经阻滞、前锯肌平面阻滞、竖脊肌平面阻滞等。目前,除了局部浸润麻醉外,其他阻滞技术均需要超声引导下进行阻滞,具有不良反应少、效果确切等优点。

老年患者多合并循环系统、呼吸系统等基础性疾病,如果选择全身麻醉,喉罩通气麻醉是较合适麻醉方法,可以减少对气道的刺激程度,使麻醉诱导过程应激反应减少,稳定循环系统功能,同时减轻气道的损伤,术后患者更加舒适,减少麻醉后呼吸道并发症。

二、乳腺恶性肿物切除术的麻醉

随着我国老龄化程度的增加,老年人乳腺癌的发病率有所增加。尽管手术是治疗老年人乳腺癌的重要方法,但是因老年乳腺癌患者的年龄较大,围手术期的并发症较多。

乳腺癌根治术是目前治疗乳腺癌最常用的手段,手术创伤和麻醉通常会引起机体应激反应和炎性反应,适度的应激反应可以保持机体内环境稳定,增强免疫力,但过度的应激反应则会对机体造成一定程度的损伤。尽管术后出现的一些功能障碍的发病机制未完全阐明,但术后认知功能障碍与围手术期应激反应是相关的,老年乳腺癌患者术后认知功能障碍发生率较年轻患者明显增加,可能与应激反应有关,这将显著延缓术后康复进程,降低患者生活质量。而手术创伤是造成应激和炎症反应的主要原因,因此选择合适的麻醉方式来抑制应激反应至关重要。

(一)麻醉前机体状态评估

乳腺恶性肿物患者的心理负担都很重,术前多存在不同程度的睡眠障碍,而老年患者尤为明显。术前睡眠障碍,加之紧张焦虑,对术中尤其是术后恢复影响比较明显,应引起高度重视。因此在术前不但要常规评估体格分级状况,更应注重其他影响术中和术后恢复的因素。如果术前患者存在睡眠障碍以及有紧张和焦虑情绪,术前晚上一定要给予一些催眠镇静的药物,但应根据患者术前是否用药等情况综合分析,给一些相适应的药物,避免给予过多过量的药物。其他评估请参照本书相关章节。

(二)麻醉方法

麻醉方法基本上与乳腺良性肿物的麻醉方法相同,只不过首先要注意手术范围要大,尤其是要清除相应的淋巴结,涉及腋窝,甚至锁骨上或颈部淋巴结;其次是时间可能会长,尤其是复合神经阻滞的麻醉,要考虑药物作用的时间;最后就是术后可能疼痛程度要比单纯乳腺肿物要剧烈,尤其是术后 24 小时后更明显,对于疼痛敏感的患者,要做好镇痛的补救方法。

(三)围手术期管理要点

1. 全身麻醉是乳腺癌改良根治术的常用麻醉方式,但气管插管等操作可引起交感-肾上腺髓质应激反应,不利于维持术中稳定,而增加麻醉药物剂量则会加重不良反应。

2. 区域阻滞麻醉可以阻断手术区域内伤害性刺激向中枢的传导,从而减轻机体的应激反应。研究证实,硬膜外麻醉联合全身麻醉对免疫功能的抑制作用更轻,可能得益于联合麻醉对伤害性刺激的阻断作用更强,可明显抑制应激反应,炎性反应更轻。

3. 镇静、抑制焦虑和改善睡眠的辅助用药或物理、心理疗法,降低术后高疲劳程度和术后应激反应,促进术后康复。

(四)术后并发症的防治

1. **肺部并发症**　术后常见的肺部并发症是其他器官并发症发生的重要原因,是导致老年人围手术期病死率增加的重要因素。采用神经阻滞或硬膜外麻醉,阻滞痛觉冲动传导,可减少术中阿片类镇痛药物的用量,可保留自主呼吸,或采取喉罩通气,减少对气道的刺激,保持良好的肺功能,缩短患者苏醒时间,为术后恢复创造良好条件。

2. **肿瘤复发**　不同麻醉方式、麻醉药物对肿瘤复发的影响一直存在争议。有研究表明,硬膜外麻醉联合全麻可延长肿瘤患者总生存期和无复发生存期。体外研究也显示,胸椎旁神经阻滞联合全麻对乳腺癌细胞凋亡具有潜在的促进作用。但最新研究证实,区域阻滞麻醉相比全身麻醉,并不能降低乳腺癌根治术后的乳腺癌复发风险,但区域阻滞麻醉能保留自主呼吸对患者具有诸多益处,患者术后的即时疼痛更少,PONV 发生率降低。另外,吸入麻醉药、丙泊酚和阿片类药物对免疫反应和乳腺癌生长的影响仍无定论,仍需进一步探讨。

第四节　腹部手术的麻醉

老年患者由于机体组织器官生理功能的退行性改变,全身代偿功能逐步减退,同时术前常伴随多种基础性疾病,进一步增加了手术的危险性。腹部手术虽然在腹部,但膈肌的上移、回心血量的变化以及麻醉、手术等因素直接影响呼吸与循环功能;另外,麻醉及手术操作均会引发机体不同程度的应激反应,进而引发神经内分泌、代谢异常及器官功能障碍,降低机体免疫功能及加重炎症反应,不利于疾病恢复。

老年患者腹部手术的麻醉管理具有以下特点:①老年人心肺功能代偿较差,腹腔镜手术腹内压增加,胸廓和肺顺应性下降30%~50%,腹内压增加和膈肌位置向上移动都可以导致肺泡萎陷和通气/血流不匹配的问题,从而引发低氧血症和高碳酸血症。②腹内压升高导致胸膜腔内压升高,压迫下腔静脉,回心血量减少,心脏前负荷降低;压迫腹腔动脉血管,外周血管阻力升高,后负荷增加,导致心输出量减少。③肝脏、胰腺、上下消化道等重要器官手术具有手术创伤大、出血多、感染风险大、术后疼痛管理困难的特点。

一、胃肠手术的麻醉

(一)术前评估及术前准备

1. 胃肠道每日分泌大量含电解质的消化液,患者发生肠梗阻或呕吐、腹泻会出现体液的大量丢失及电解质和酸碱平衡失常。择期手术前需纠正体液平衡及离子紊乱,长期呕吐或进食困难者,术前应注意钾、钙和镁离子水平。

2. 消化道的肿瘤、溃疡或食管-胃底静脉曲张可继发大出血,患者多伴有贫血和低白蛋白血症。必要时手术前应给予输血或补充白蛋白。

3. 对于老年腹部外科手术患者,术前更应加强对心、肺、脑等重要器官功能的评估。大量的研究发现,衰弱与老年患者术后不良事件密切相关。术前应进行老年综合评估,如衰弱状态对术后康复时间及术后不良事件(术后并发症、病死等)的预测能力,以便于快速有效地识别出现术后并发症的高危老年人群,制订出有针对性的预防和干预措施。

4. 老年胃肠道血流量降低,胃黏膜发生萎缩,基础胃酸和最大胃酸分泌量减少,胃排空时间延长,肠蠕动减退。同时,腹部外科多见急腹症,应注意饱胃、出血、感染等使麻醉的风险性增加。

5. 加速康复外科将禁饮清澈液体的时间缩短到2小时,但应注意特殊患者如糖尿病患者、上消化道梗阻、病理性肥胖以及胃排空延长的患者等仍有反流、误吸的风险,对于术前老年患者禁食水时间一定要根据患者自身状况决定,不能完全按加速康复外科的要求来做,如需要可行超声确认其排空时间来决定禁食水时间。

(二)择期胃肠道手术的麻醉

1. **加速康复外科(enhanced recovery after surgery,ERAS)策略**　近年来,老年胃肠手术提倡ERAS管理策略,强调多学科团队协作、术前优化、精准麻醉、目标导向液体管理、多模式镇痛、早期肠内营养和术后早期活动等。

(1)麻醉医生首先应对患者进行常规术前宣教、评估与优化。个体化、详细地解释治疗程序、康复目标以及心理辅导,能减轻患者焦虑和恐惧情绪,争取患者积极配合,提高依从性,减少并发症,加速康复。此外,还需在术前或门诊就诊期间评估与优化患者一般情况和潜在的或伴发疾病。

(2)病情与条件允许时,首选腹腔镜或机器人辅助手术。术中继续使用合身的弹力袜和/或间歇充气加压抗栓泵。术中不常规留置鼻胃管。如病情允许,术中留置的鼻胃管尽可能在麻醉苏醒之前拔除。术中气腹压力一般设定为 12~15mmHg,气腹期间应注意气腹对循环的影响。必要时在肌肉松弛深度监测下加深肌肉松弛(注意老年患者残余肌肉松弛发生率高,危害更大),特殊情况下与手术医师商量将压力降为 10mmHg,并在允许性高碳酸血症理念指导下调节通气参数。老年患者在气腹期间呼气末二氧化碳分压数值不能准确反映动脉血二氧化碳分压的变化,最好在气腹 15~20 分钟后行血气分析,以准确调整呼吸机的通气参数。

(3)在麻醉监测方面,实施目标导向液体管理为核心内容。在标准监测项目基础上,应该进行有创动脉血压监测,以便对敏感的血管内容量指标,比如每搏量变异度(SVV)、脉搏压变异度(PPV)或容量冲击试验进行监测。如果有条件,对复杂手术或血流动力学不稳定、心功能障碍的老年患者建议行经食管心动超声实时监测,以调整心血管状态,同时需常规进行麻醉镇静深度监测、肌肉松弛深度监测。

(4)在麻醉方案选择上可以选用全身麻醉复合区域阻滞,尽量减少静脉阿片类药物的用量,需要时可选用短效阿片类药,便于快速苏醒、促进早期肠内营养和手术日的床上与床边活动。对于开腹手术,复合中胸段硬膜外镇痛已被证明优于基于阿片类药物的镇痛,硬膜外镇痛不但能有效控制疼痛,还能缓解胰岛素抵抗、减少 PONV 和其他并发症等。

(5)在麻醉诱导方面,推荐使用短效静脉麻醉药物如丙泊酚、依托咪酯复合瑞芬太尼、舒芬太尼、芬太尼或阿芬太尼。目前国内也开始使用阿芬太尼,因其药理学特点,也非常适合麻醉诱导。

麻醉医生可采取气道管理和保护性肺通气策略,可减少术后肺部感染和肺损伤的风险。麻醉医师应对麻醉期间的微误吸应引起重视,应选择合适的气管导管并注意套囊的充气压力;如无禁忌,可优选喉罩通气。

对于麻醉维持来说,首选靶控输注(丙泊酚 + 瑞芬太尼)或连续输注的全静脉麻醉,也可使用吸入麻醉药物或者静吸复合的麻醉方式。

(6)在液体补充方面,建议实施目标导向液体管理策略。为避免过负荷,可以采用 SVV、PPV 或者 ΔSV 等指标,维持术中 SVV<13%、PPV<13% 或者 ΔSV<10%。在满足上述条件下,术中维持输液量为 1~2mL/(kg·h)。

(7)应在围手术期监测血糖。术中血糖维持在 7.8~10mmol/L 较为合适。除此之外,术中保温也十分重要。老年患者术中低体温十分常见,应常规进行术中温度监测,可以通过加温毯、暖风机、麻醉气体加温、输液加温、冲洗腹腔时用温热生理盐水等措施保持患者体温大于 36℃。对于 2 小时以上机械通气患者,主张使用热湿交换过滤器,以减少气道干燥及热量散失。

麻醉科医生还应注意 PONV 的防治,具有 2 个以上 PONV 风险因素应采取多模式预防措施。常用药物包括 5-HT$_3$ 受体拮抗剂、多巴胺受体拮抗剂(氟哌利多、甲氧氯普胺)、糖皮质激素(地塞米松)、组胺受体拮抗剂等。对于老年患者在使用氟哌利多时应注意两个问题,一是氟哌利多可引起心电图的 Q-T 间期延长,发生心脏不良事件,二是氟哌利多可引起锥体外系症状。

(8)快速苏醒与拔管是 ERAS 方案中的要点之一。应根据是否复合区域阻滞,与手术医师紧密配合,逐步减浅麻醉。注意瑞芬太尼的桥接镇痛以避免苏醒后爆发性疼痛的发生。对于老年患者,术后苏醒延迟较为常见,应该针对病因进行鉴别诊断并做针对性处理。

(9)在术后镇痛方面,镇痛方案应能提供良好的镇痛效果、便于早期活动、促进胃肠功能的恢复与进食等。要注重预防性镇痛和个体化镇痛,其基本理念仍然是联合区域阻滞的多模式镇痛,同时尽量避免肠外途径使用阿片类药物。胸段硬膜外镇痛是开腹手术后镇痛的最佳选择,局部神经阻滞方法(腹横筋膜平面阻滞、腹直肌鞘阻滞、切口埋置导管等)比较适合腹腔镜或机器人辅助手术后镇痛。

(10)术后要限制静脉输液量。目前推荐液体总入量为每日 1 500mL。如果术后血容量合适,应考虑使用血管收缩药对抗硬膜外阻滞引起的低血压。尽早经口补充液体,停用静脉补液。结直肠术后 6 小时服 500mL 水,术后第 1 天开始口服 500mL 含碳水化合物的清液和 1 000mL 水。胃切除手术后第 1 天进食,并根据耐受情况逐步增加摄入量。

2. 不同手术的麻醉方法选择

(1)上腹部手术宜选择全身麻醉联合硬膜外阻滞,可通过硬膜外导管分次少量注药,控制阻滞平面在 T_4 水平以下,以减轻对呼吸循环的影响。

(2)下腹部手术,如肠梗阻、结肠和部分直肠手术患者,可选用硬膜外阻滞加适量的镇静镇痛药物,达到肌肉松弛与镇痛效果满意。

(3)对于痔、肛瘘、肛裂和直肠肛管周围脓肿等会阴部的手术,可选择鞍麻、骶管阻滞或腰麻 - 硬膜外腔联合麻醉;对于浅表手术,鞍麻和骶管阻滞可以满足手术要求;若牵拉直肠,则选择腰麻 - 硬膜外联合麻醉,肌肉松弛效果最佳。

(三)腹部急诊手术的麻醉

在临床上,老年急腹症最常见的病因为机械性肠梗阻、肠穿孔、胃溃疡、胆道疾病等,老年急腹症具有起病急、病情进展迅速、临床表现不典型、误诊率高等特点,需要紧急手术时会给麻醉带来诸多不确定的危险因素。因此急腹症的麻醉处理,尤其是患有基础性疾病(心脑血管、呼吸及代谢等方面)的老年患者的麻醉成为考验麻醉医生水平的"试金石"。

1. 术前充分评估及准备。因为是急诊患者,评估时间及检查项目可能均受时术时机的限制,大部分患者更没有术前准备的时间。如果手术是探查性术式,不但给手术增加难度,更为麻醉增添了危险因素。麻醉医生需要在有限时间内尽快进行全面评估,确定出手术及麻醉的危险因素;根据病情及手术可能涉及的部位和范围,制订出相对应的麻醉方案及备选方案;预测术中可能出现的病情变化并制订出相对应的器官功能保护策略;如果负责麻醉的医生经验不足,应报告上级有经验的医生协助处理;病情危重的,或术中、术后可能会出现严重并发症的,应做好术后进入重症监护室(ICU)的准备。

2. 因手术需要尽快开始,麻醉方法的选择应力求短时间内能达到一定深度的麻醉,同时麻醉过程尽可能地平稳,尤其是维持血流动力学的稳定,所以一般均选择全身麻醉,全身麻醉中以气管内插管更为安全。气管内插管的方式也应根据患者情况而定,如果是饱胃,应按饱胃的处理原则进行,确保气道通畅,防止反流误吸引发肺部并发症。因椎管内阻滞或区域神经阻滞操作需要时间,一般情况下不选用。麻醉药物的选择也应根据具体患者情况及手术术式而定,一般选择静脉麻醉药诱导,如果患者血钾高,麻醉诱导的肌肉松弛药不能使用去极化肌肉松弛药,如琥珀胆碱,因其可引发肌肉颤动而使血清钾离子急骤升高引起心脏停搏。静脉与吸入复合全麻维持麻醉,外加阿片类药物(以短效药物为主)及肌肉松弛药物强化,如果有潜在闭塞空腔存在,如肠梗阻、气腹等,应避免使用吸入麻醉药氧化亚氮。如病情允许,麻醉方法也可以选择在全身麻醉基础上联合腹壁神经阻滞或切口局部浸润麻醉,减轻围手术期应激反应,提高镇痛效果。

3. 急腹症患者多伴有失血和失液,可能伴随严重的低血容量性休克,术前应时刻监测循环、呼吸的变化,积极纠正贫血、脱水、电解质和酸碱失衡。术前不宜盲目镇痛,以防延误诊断,应在短时间内对病情和重要器官进行全面评估和准备。针对饱胃、肠梗阻、消化道穿孔和出血等患者进行有效的胃肠减压,给予 H_2 受体拮抗剂或抑酸药。

4. 若患者术前诊断较为明确,并且准备进行腹腔镜探查术,优先选择气管插管全身麻醉,同时也可以考虑在全身麻醉基础上联合腹壁神经阻滞或切口局部浸润麻醉,减轻围手术期应激反应,改善镇痛效果。针对腹腔镜辅助手术,目前主流观点不推荐复合椎管内麻醉。

老年腹部急诊患者术前情况较差,全身麻醉复合硬膜外麻醉对其循环功能影响更大。相比而言,单纯全身麻醉联合切口局麻药浸润的多模式镇痛更为安全有效。对于范围局限的下腹部开腹手术,若无禁忌,硬膜外麻醉是较好的选择,但需要少量分次给药,严格控制麻醉平面。从有效控制应激和保证术后镇痛效果的角度来看,全身麻醉复合椎管内麻醉更具优势,更有助于老年患者的术后康复。

5. 全身麻醉复合椎管内麻醉的实施需要把握两大要点:①避免出血和感染,在早期治疗中就可能纠正凝血功能异常,关注患者围手术期凝血功能情况,预防败血症发生;②老年人心血管储备功能较差,对麻醉药物和麻醉操作的敏感性增加;另外,腹部急诊患者往往有效循环血量不足,更加大了循环管理难度。麻醉医生应根据患者的情况合理使用全身麻醉药物,控制椎管内用药的浓度和阻滞平面的范围,术中密切监测循环变化,同时联合应用容量治疗与血管活性药物,使得两者达到一加一大于二的效果。

6. 休克患者以选择气管插管全麻较为安全,抗休克同时进行麻醉诱导,麻醉中应继续纠正脱水、贫血和代谢性酸中毒,维持血流动力学的稳定,同时监测中心静脉压、血气分析和尿量,维持有效循环血量,避免缺氧和二氧化碳蓄积。

总之,老年急腹症手术需要根据患者具体情况及术者要求,结合手术类型、手术时间和手术范围,制订个体化的麻醉方案。对于老年危重患者,其麻醉管理应维持其术前长期建立的病理生理代偿机制,在麻醉过程中尽可能维持最佳麻醉镇静深度,在允许范围内尽量减少麻醉镇静深度。此外,应结合镇静深度监测、临床症状、血流动力学反应及麻醉药物用量监测调整麻醉药物用量,关注麻醉镇静深度监测与患者预后,以保护器官功能,优化术后转归。

二、肝、胆、胰手术的麻醉

老年患者重要器官出现退行性变化,无论应激、代偿、修复、愈合、消化、吸收能力都较差;胆道梗阻后肠内胆汁缺乏,进一步影响营养素的吸收;长期胆汁淤积影响肝细胞正常代谢,患者食欲差,恶心呕吐,导致术前营养状况欠佳和肝功能异常。术后营养状况不佳,免疫力低下,容易发生感染,影响术后恢复。因此,应重点检查心、肺、肝和肾功能。对于并存疾病,特别是高血压、冠心病、糖尿病、肺部感染、肝功能损害等,术前应给予全面的内科治疗。

随着精准外科理念及微创技术的推广普及,ERAS 理念及路径在肝胆外科得到了越来越广泛的应用。近年来的临床实践表明,肝胆外科围手术期实施 ERAS 安全有效。然而,肝胆外科手术操作复杂,具有技术要求高、标准术式少、术式变化大等临床特点,围手术期应激反应及并发症的发生率往往差异很大。因此,肝胆外科开展 ERAS 较其他专科更具复杂性,应针对患者具体情况制订个体化实施方案,在最大限度保证安全的基础上实现加速康复。

(一)胆道手术的麻醉

1. 麻醉前准备

(1)高龄胆道疾病患者,临床除表现其固有症状外,常伴有冠心病、高血压、糖尿病和慢性阻塞性肺部疾病等,身体耐受力下降。同时,多数患者病程偏长,胆道感染结石反复发作,如有胆道手术史,会使腹腔粘连更加严重。部分患者由于长期的胆道梗阻胆汁淤积,使营养状况肝功能受到很大影响,进一步加大了手术风险。因此,应根据术前的患者状态给予消炎抗感染、引流胆汁减轻黄疸和保肝治疗。更应注意老年患者的营养状态,有意识地按计划地改善营养状态,不但降低了麻醉的风险,也会极大地提高手术的成功率,降低术后并发症。

(2)急性胆囊炎可影响冠脉血流,使并存心肌缺血的老年患者心绞痛症状加重,术前应仔细评估患者的心脏情况,辨别诊断急性胆囊炎和冠心病,并根据病情的轻重缓急作相应处理。

(3)胆囊、胆道疾病急性发作时,患者常伴有高热、水、电解质及酸碱失衡,甚至脓毒症休克,术前因病情危急,难以进行全面系统的检查和准备,导致术中出现低血容量、酸血症、低氧血症等诱发心功能紊乱,甚至心搏骤停或多器官功能衰竭。这类患者对手术和麻醉耐受性差,风险大,术前须尽量争取时间,进行必要的检查,全面了解心、肺、脑、肝、肾等重要器官功能状况,并进行必要处理,维持各器官功能稳定。

(4)阻塞性黄疸的患者,多伴有自主神经功能失衡,表现为迷走神经张力增高,血压和脉搏的测定值不能确切反映患者的循环功能状态,麻醉时更易发生心律失常和低血压。

2. 麻醉管理

(1)胆囊、胆道手术可选择全身麻醉、硬膜外阻滞或全麻加硬膜外阻滞下进行。对于老年伴有严重心血管并存病的患者,提倡首选全身麻醉。如全身状况允许,可采用硬膜外镇痛加气管内插管静吸复合浅麻醉,有利于减少全麻药量,降低循环抑制和提高术后镇痛效果。椎管内麻醉阻滞范围不宜过广,静脉与吸入联合用药应采取分次少量原则,以维持呼吸、循环的稳定。

(2)胆囊、胆道部位迷走神经分布密集,且有膈神经分支参与,在游离胆囊床、胆囊颈和探查胆总管时,可发生胆 - 心反射。无论选用何种麻醉方法,术中均应注意对迷走神经反射的防治,避免反射性冠状动脉痉挛、心肌缺血导致心律失常、血压下降。可采用局部神经阻滞或腹腔神经丛阻滞,术中出现心动过缓应暂停手术刺激并及早静脉注射阿托品。

(3)胆道手术可促使纤维蛋白溶酶活性增强,纤维蛋白溶解而发生异常出血。术中应观察出凝血变化,出现异常渗血应及时检查纤维蛋白原、血小板,并给予抗纤溶药物或纤维蛋白原。

(4)胆总管癌切除涉及十二指肠、胃及空肠等脏器,创伤大、出血多,应根据血红蛋白监测结果适量输入血制品,维持循环稳定。

(5)对于危重患者或感染性休克者,术中应密切监测心电图(ECG)、血压、脉搏、呼吸和尿量,定时做血气分析纠正患者状态,术后送 ICU 继续严密监护治疗。

(二) 肝脏手术的麻醉

1. 麻醉前准备

(1)肝脏血运极为丰富,组织脆弱,因此肝脏手术时,控制失血和保护肝功能是提高手术和麻醉安全性的关键。

目前对肝功能的评价采用 Child-Turcotte-Pugh(CTP)评分(详见表27-1),包括 5 个指标:肝性脑病程度、腹水程度、国际化标准比值、血清白蛋白和总胆红素。根据 CTP 评分将患者分为 3 级:A 级(5~6 分)、B 级(7~9 分)和 C 级(>10 分)。CTP 分级越高,患者死亡风险越高。CTP B 级和 C 级患者不能耐受较大范围的肝切除术。

表 27-1　Child-Turcotte-Pugh 分级评分

项目	1分	2分	3分
白蛋白	>3.5g/dL	2.8~3.5g/dL	<2.8g/dL
凝血酶原时间延长时间	<4s	4~6s	>6s
国际标准化比率	<1.7	1.7~2.3	>2.3
胆红素	<34μmol/L	34~51.5μmol/L	>51.5μmol/L
腹水	无	轻 / 中度	重度
肝性脑病	无	Ⅰ～Ⅱ级	Ⅲ～Ⅳ级

注:A 级(5~6 分)、B 级(7~9 分)和 C 级(>10 分)。

(2)对于肝功能损害患者,术前应给予高糖、高热量、低脂肪以及多种维生素营养,以增加肝糖原合成,改善肝功能。对于腹水患者,注意补充白蛋白,纠正低蛋白血症、贫血和电解质紊乱。对于凝血功能障碍患者,术前 2 周开始补充维生素 K,必要时可在术前输注新鲜冰冻血浆补充凝血因子。

(3)老年人肝功能减退主要表现为肝脏合成蛋白质的能力下降,同时老年患者脂肪肝、肝硬化的发生率较高,血浆胆碱酯酶活性常常明显降低,加上肝血流量减少和血浆白蛋白含量低,对于经肝脏代谢的药物可能出现药效增强或作用时间延长,使用剂量和方法均应作相应调整。

(4)肝切除手术患者常存在凝血和抗凝物质同时丢失的状态,恶性肿瘤和大型手术均为术后血栓形成的高危因素。有研究结果表明,肝脏外科手术静脉血栓发生率高于其他腹部手术,建议术前以 Caprini 评分系统进行静脉血栓栓塞风险评估,并行双下肢静脉超声检查。肝脏外科手术尤其是合并肝硬化及实施大范围肝切除时,并发门静脉血栓将严重影响康复和预后。

(5)老年肝脏切除手术由于患者的年龄和手术的创伤大会增加围手术期风险,如不稳定的血流动力学会加大手术治疗难度,强烈的疼痛感会严重影响患者的术后恢复等。ERAS 理念更适合老年患者,减少手术等不良刺激、降低术中疼痛以及应激反应,最大限度地降低术后并发症和不良反应,最终目的就是加快康复。

2. 麻醉管理

(1)接受肝脏手术患者的围手术期管理难度较大,由于肝病患者大多伴有其他并存疾病,常处于虚弱状态,且存在术中大出血的风险。肝切除手术需要充分暴露肝门,控制出血,应选用全身麻醉。要求镇痛完全,肌肉松弛满意,防止长时间低血压和缺氧,尽量保护肝功能免受药物损害。

(2)术中应常规进行有创动脉监测(MAP)、中心静脉压(CVP)、每搏量(SV)、心输出量(CO)、SVV/PPV、尿量、脑电、血糖和乳酸为实施控制性低中心静脉压(controlled low central venous pressure,CLCVP)的常规监测项目,并置入多个大口径静脉导管,并准备输液加温仪用于快速输血。要求维持足够的血容量以保证充足的肝灌注,并要求保持低中心静脉压以减少肝充血和术中出血。推荐使用经食管多普勒超声、动脉波形分析、肺静脉隔离或经食管超声心动图进行目标导向液体治疗。需持续稳定维持平均动脉压高于脑血管、肾血管自动调节机制平台期的血压下限;维持成人的 MAP>65~70mmHg;高血压或老年患者的脑、肾自主调节曲线右移,需维持其 MAP>80~85mmHg;维持心率于 60~80 次/min。

(3)肝门阻断前适当使用地塞米松或乌司他丁,可减轻肝缺血再灌注损伤。开放阻断时,应逐步缓慢开放阻断钳,以免突然开放使过量血液回流增加心脏负担而导致心力衰竭。

(4)当肝门阻断后,术中肝创面的出血主要来自肝实质分离过程中肝静脉和肝血窦。降低中心静脉压可显著降低肝静脉压力及肝窦静脉压力差,进而降低压力梯度,术中肝静脉受到创伤时,可显著降低出血量,这是肝脏手术中低中心静脉压技术的基本原理。

麻醉开始即可应用限制性补液方案,肝实质离断的关键时段要注意调节适宜的麻醉深度,使用适量的心血管活性药物,配合体位调节等,控制 CVP<5cmH$_2$O,同时维持心输出量和动脉血压正常。可通过降低肝静脉及肝窦内的压力,减少肝脏渗血及静脉破裂出血。

实施低中心静脉压技术主要包括限制液体输入、采用反特伦德伦伯卧位(5°~10° 头高脚低斜坡位),应用硝酸甘油、呋塞米、米力农、多巴酚丁胺,以及采取硬膜外麻醉。在成年人应用低中心静脉压技术时,应保证尿量>25mL/h、收缩压>90mmHg、血红蛋白浓度 70~100g/L。

老年患者的特点是心肺功能代偿能力差,重要器官对灌注压敏感,可否在老年人中安全实施低中心静脉压技术,还缺乏明确的证据。一项回顾性分析 460 例肝切除患者的研究表明,年龄大于 70 岁的患者在应用低中心静脉压技术后,肝脏相关并发症无显著性增加,但是肺炎发生率明显增加。无论如何调控机体状态,目的就是维持循环功能稳定、降低术后不良反应及并发症。

(5)围手术期须密切观察各项凝血指标,平衡凝血与出血的风险。推荐使用抗纤溶药物减少术中失血,尤其是可以使用血栓弹力图监测纤溶状态,维持凝血功能稳定。围手术期应全程实施保温措施,有利于残余肝组织功能发挥,并减少凝血异常。

(6)术后切口疼痛可限制患者术后活动和恢复,但围手术期凝血功能障碍限制了硬膜外镇痛的使用。可采用多种模式联合的镇痛方式,术后镇痛以连续神经阻滞(竖脊肌阻滞、胸椎旁阻滞和腹横肌平面阻滞)或局麻药切口浸润镇痛为基础,联合静脉使用 NSAIDs 和 / 或低剂量阿片类药物 + 止吐药的多模式镇痛方案,覆盖术后 48~72 小时以上。实施预防性镇痛有助于术中应激控制和术中术后全程疼痛管理。

(7)术后进行双下肢气压治疗预防血栓,并鼓励患者术后 1 天可下床活动,促进肠胃蠕动、排便、预防血栓、预防肺部感染等。

(三)胰腺手术的麻醉

胰腺切除手术主要包括胰十二指肠切除术(pancreaticoduodenectomy)及胰体尾切除术(distal pancreatectomy)两大类,其中胰十二指肠切除术作为腹部外科最为复杂的术式之一,具有手术时间长、并发症发生率高、术后恢复慢等客观因素;胰体尾切除术因不涉及消化道重建,在术式复杂性及患者术后康复等方面与前者差异较大。尽管 20 多年来 ERAS 理念及路径在以结直肠外科手术为代表的临床实践中取得了较为广泛的应用,但在胰腺外科领域特别是胰十二指肠切除术中的应用不多,相关研究的数量与质量均很有限,导致临床对 ERAS 应用于胰十二指肠切除术的认可度、接受度特别是对于术后相关管理路径的实施,存在较大差异。

胰腺疾病以中老年患者多见,术前往往合并黄疸、体重下降、食欲差等不适症状,加之手术创伤大、操作复杂,患者及家属术前多有恐惧、焦虑情绪,术前宣教及良好的医患沟通有助于缓解患者及其家属的焦虑、紧张情绪,亦有助于提高其对医疗行为的理解和配合。

1. 麻醉前准备

(1)胰头癌和十二指肠壶腹癌患者多伴有阻塞性黄疸和肝功能损害,体质衰弱及营养不良。这类患者常需行胰十二指肠切除术(Whipple 术),手术侵袭范围广,时间冗长,术野渗出较多,血浆和细胞外液丢失严重,容易导致循环血容量减少、血液浓缩。因此术前应作好充分准备工作,以调整患者一般状态,提高耐受手术与麻醉的能力。

(2)手术前应加强支持治疗,给予高蛋白、高糖、低脂膳食,纠正水、电解质紊乱和酸碱平衡失调,对营养不良患者行营养支持治疗,首选肠内营养;患者显著消瘦时,如伴有贫血及血容量不足,应少量多次输血。有凝血功能障碍者,使用新鲜冰冻血浆 5~6mL/kg,并补充维生素 K,有适应证时用抗纤溶药物,使凝血酶原时间接近正常。

(3)术前禁食有必要性,麻醉实施前应予足够的胃排空时间。术前服用碳水化合物饮料有助于患者康复,但在胃肠道动力不足或消化道梗阻者应审慎应用。

2. 麻醉管理

(1)胰腺外科手术应常规在全身麻醉下完成,对于开放性手术可联合硬膜外或周围神经阻滞。术中硬膜外给予局部麻醉药和阿片类药物,可提供良好镇痛,减轻创伤所致应激反应,可减少全身麻醉药、阿片类和肌肉松弛类药物的用量,术后还可经硬膜外导管实施镇痛。研究结果显示采用硬膜外复合全身麻醉可降低包括胰瘘在内的术后并发症的发生率,并有助于术后肺和肠道功能的恢复。胰腺外科手术是否选择联合硬膜外或周围神经阻滞,取决于外科手术的方式(如开放手术或腹腔镜、机器人辅助手术)、患者是否存在留置硬膜外导管的禁忌证、麻醉科医师的管理经验以及患者是否能够从术后硬膜外镇痛中获益等综合考量。

(2)采用以目标为导向的液体治疗理念,避免术中容量不足或容量负荷过重。平衡盐溶液优于生理盐水。补充生理需要量或纠正组织间液脱水首选平衡盐溶液。有研究结果显示,与生理盐水比较,平衡盐溶液有助于减少危重患者肾脏不良事件的发生。胶体溶液可作为严重低血容量需要大量输液时晶体溶液的补充,或作为术中大出血时暂时的容量替代,可选择以平衡盐为载体的人工胶体液(如羟乙基淀粉130/0.4);低蛋白血症患者可给予白蛋白。

(3)胰腺外科手术患者术前肺部理疗及呼吸训练、术中采用肺保护性通气策略、术后针对高危患者给予经鼻高流量氧疗或无创通气,有助于降低术后肺部并发症的发生率。对于病情危重的急性坏死性胰腺炎患者,手术后可带气管导管送 ICU 行呼吸治疗,预防急性呼吸窘迫综合征。

(4)胰腺外科术后首选硬膜外镇痛,无硬膜外镇痛患者建议采用联合周围神经阻滞或切口浸润和全身阿片类药物、非阿片类药物的多模式镇痛方案。

(5)应用硬膜外麻醉、维持液体出入量平衡、早期进食有助于术后肠功能的恢复。针对相关危险因素,尤其是减少胰瘘、腹腔感染等并发症,适当应用干预手段,有助于降低胃排空延迟的发生率。胰十二指肠切除术术后营养管理须结合术前营养状态及术中、术后并发症等情况酌定。推荐早期进食,根据营养达标、患者耐受及并发症严重程度,选择经口进食、肠内或肠外营养。

(6)胰岛肿瘤属胰腺内分泌肿瘤,以胰岛 β 细胞瘤(胰岛素瘤)为多见,胰岛素瘤表现为低血糖,且反复发作,可出现休克。明确诊断后,手术切除有分泌胰岛素功能的肿瘤是唯一治疗手段。此类手术的麻醉可在硬膜外麻醉下完成,但目前大多数还是选择全身麻醉。胰岛细胞瘤因肿瘤切除前表现为低血糖,切除后又立即转为高血糖,所以术中要根据血糖变化输糖或给予胰岛素降糖处理。为防止严重低血糖导致昏迷、惊厥等中枢神经损害,术中要加强血糖监测,当血糖降至 2.8mmol/L 时即需应用葡萄糖治疗。麻醉期间,应注意对并存有糖尿病的手术患者,适量使用胰岛素勿使血糖过高。

三、脾脏手术的麻醉

脾脏切除手术是因为疾病或其他原因而切除脾脏的手术。脾切除术广泛应用于脾外伤、脾局部感染、良性的(如血管瘤)或恶性的(如淋巴肉瘤)肿瘤、门静脉高压症合并脾功能亢进等疾病。

脾脏是人体血液储存和免疫调节器官,有清除和调节血细胞及产生自身免疫抗体的功能。原发性或继发性脾功能亢进患者,多有脾大、全血细胞减少和骨髓造血细胞增生。麻醉医生应在麻醉前全面了解病史,完善术前检查,评估围手术期风险,做好相应的准备。根据脾切除手术的病因,麻醉管理重点不同:①外伤性脾破裂,往往伴有大量腹腔内出血、休克等,应在积极输血和抗休克的同时,进行紧急手术;②其他慢性疾病导致的继发性脾大,应在术前积极改善肝功能,纠正出血倾向和贫血等。

(一)脾切除术

1. 麻醉前准备 脾脏切除手术患者常伴有严重贫血,尤其是溶血性贫血者,术前应输新鲜血;伴有肝损害、低蛋白血症者,应给予保肝及多种氨基酸治疗;伴有血小板减少、出凝血时间及凝血酶原时间延长者,应少量多次输新鲜血或浓缩血小板,并辅以维生素 K 治疗。择期手术患者应待贫血基本纠正、肝功能改善、出血时间及凝血酶原时间恢复正常再行手术。

对于原发性脾功能亢进且长期服用肾上腺皮质激素和促肾上腺皮质激素的患者,在麻醉前应继续服用,并检查肾上腺皮质功能代偿情况。

对于外伤性脾破裂患者,应积极治疗失血性休克,并全面评估全身其他器官并存损伤的情况,注意有无肋骨骨折、肺挫伤、左肾破裂及脑外伤等。

2. 麻醉管理

(1)若患者无明显出血倾向及凝血异常,可选择硬膜外麻醉。有出血倾向的患者宜选择全身麻醉,应选择对循环影响较小的药物,尤其是脾破裂伴休克者。应选择对肝脏影响较小的药物,肌肉松弛药阿曲库铵不经肝肾代谢,应首选。临床上常用的镇静、镇痛药物均经肝内代谢,应酌情减量。注意在气管内插管和中心静脉穿刺过程中轻柔操作,避免因反复操作造成口咽、气道黏膜出血或颈部血肿。

(2)脾脏储血量丰富,游离脾脏、结扎脾蒂等操作可能造成严重牵拉反射或大量失血、渗血,麻醉医生应提前预防牵拉反应并做好大量输血准备。术中密切观察出血量,维持有效循环血量,必要时监测患者凝血功能,根据具体情况使用止血药和成分输血。

(3)术后当天应严密监测血压、脉搏、血红蛋白和引流管出血量的变化,警惕术后出血和大量渗血的情况,根据情况继续补充血容量。术后应加强抗感染治疗。对于已服用激素者,应继续给予维持量。

(二)门静脉高压症手术的麻醉

门静脉系统是腹腔脏器与肝脏毛细血管网之间的静脉系统。当门静脉的压力因各种病因而高于 $25cmH_2O$ 时,可表现一系列临床症状,统称门静脉高压症。其主要病理生理改变为:①肝硬化及肝损害。②高动力型血流动力学改变:容量负荷及心脏负荷增加,动静脉血氧分压差降低,肺内动静脉短路和门、肺静脉间分流。③出凝血功能改变:有出血倾向和凝血障碍,原因为纤维蛋白原缺乏、血小板减少、凝血酶原时间延长、因子 V 缺乏、血浆纤溶蛋白活性增强。④低蛋白血症,腹水,电解质紊乱,钠和水潴留,低钾血症。⑤脾功能亢进。⑥氮质血症,少尿,稀释性低钠血症,代谢性酸中毒和肝肾综合征。⑦长期门静脉高压患者会形成侧支循环,出现食管下段静脉曲张,若曲张静脉破裂出血可致严重失血休克,是导致患者死亡的主要原因之一。

1. 麻醉前准备 麻醉前应评估患者贫血程度,检查肝功能和凝血情况,重点针对主要病理生理状态,改善患者肝功能、出血倾向及全身状态。

(1)增加肝糖原,修复肝功能,减少蛋白分解代谢:给予高糖、高热量、适量蛋白质及低脂肪饮食。必要时可静脉滴注葡萄糖胰岛素溶液。对于无肝性脑病者,可静脉滴注相当于蛋白 0.18g/(kg·d)的合成氨基酸。脂肪应限量在 50g/d 以内。为改善肝细胞功能,还需用多种维生素,如复合维生素 B、维生素 B_6、B_{12} 和维生素 C 等。

(2)有出血倾向者可给予维生素 K 和其他止血药,以纠正维生素 K 相关因子缺乏引起的凝血功能障碍和出凝血时间及凝血酶原时间。纤维蛋白原、凝血酶原或 X 因子在体外半衰期较稳定,麻醉前可用新鲜全血或新鲜冰冻血浆来补充。

(3)腹水直接反映肝损害的严重程度,大量腹水还直接影响呼吸、循环和肾功能,应在纠正低蛋白血症的基础上,采用利尿、补钾措施,并限制液体入量,纠正术前水、电解质、酸碱平衡紊乱。

2. 麻醉管理

(1)由于腹水和胃动力下降,此类患者应视为饱胃,麻醉时应按饱胃处理流程来保护气道。

(2)围手术期注意及时补充白蛋白,以纠正低蛋白血症,以维持血浆胶体渗透压和预防间质水肿。并对贫血患者输注浓缩红细胞以确保氧的输送能力。

(3)对于存在胃底-食管静脉曲张的患者,应注意放置胃管时动作轻柔,避免引起曲张的静脉破裂大出血。

(4)围手术期注意纠正凝血功能障碍,术中一旦发生异常出血,应及时检测各种凝血指标,进行成分输血并补充相应凝血因子。

(5)对于已经出现肝性脑病的患者,减少或避免使用术前用药(如苯二氮䓬类);丙泊酚和右美托咪定持续输注时,平均临床恢复时间会延长;吗啡和哌替啶的清除半衰期明显延长;芬太尼和舒芬太尼单次给药的药代动力学无显著改变,但需重复给药时应注意可能会出现清除半衰期明显延长;阿芬太尼的半衰期增加 1 倍;瑞芬太尼起效快,清除不受肝硬化的影响;阿曲库铵和顺阿曲库铵的清除不受肝硬化影响,可安全应用;可应用吸入麻醉药物,如七氟烷、地氟烷和异氟烷可维持肝血流量和肝功能。

(6)术中注意加强监测:包括 ECG、有创血压、脉搏、SpO_2、CVP 和尿量等,维持出入量的平衡和循环的稳定,避免低血压和防治右心功能不全;术中定时进行血气分析和电解质测定,及时纠正水、电解质和酸碱失衡。

(7)保证镇痛完善,避免应激反应。

四、腹腔镜手术的麻醉

由于外科微创化的趋势,腹腔镜手术逐年增多,较传统的开腹手术相比,腹腔镜手术创伤小、对机体内环境影响小、手术并发症和死亡率低,且减少了住院时间和医疗费用。腹腔镜手术时人工气腹和特殊体位对患者病理生理造成的干扰是麻醉医生面临的主要问题,加之老年患者常伴随复杂的基础性疾病,对于腹腔镜引起的循环和呼吸干扰的适应力较差,增加了麻醉管理的难度。

为了降低老年患者术后并发症发生率,需要做好围手术期的管理:①完善术前评估,强化呼吸训练,改善肺功能;②若患者合并其他慢性疾病,需要做好相应的治疗;③为了避免气腹对患者心肺功能的影响,需要采用低气腹压模式;④术中密切观察患者的生命指标变化,一旦出现异常需要立即处理;⑤手术时间过长容易造成麻醉药物积蓄,因此要合理选择麻醉药物,减少对老年患者的不良影响。

腹腔镜手术其突出特点是将二氧化碳气体注入腹腔,使腹壁与内脏空间扩大,器官与腹壁隔开,创造清晰的视野,以利于手术操作。

但人工气腹的注气速度、压力、二氧化碳气体的吸收,以及体位的改变等均可对机体生理功能产生不良影响,尤其是对循环与呼吸功能的干扰比较大。故麻醉医师除做好麻醉管理外,还必须关注气腹与体位对机体的影响,并进行相应的处理。

(一)人工气腹对机体生理的影响

二氧化碳气腹对病理生理的影响主要来自两方面:腹内压(IAP)升高和CO_2本身造成的影响。

1. 对通气功能的改变 对于无心肺疾病者,当 IAP ≤ 14mmHg、头高或头低 10°~20°、肺生理无效腔量无明显增加时,其通气/血流比值基本不变,IAP 稳定后,即使改变体位和增加肺通气量,患者胸廓和肺顺应性也没有明显变化;对于一般情况较差、美国麻醉医师协会(ASA)Ⅲ~Ⅳ级的患者而言,当 IAP 升高时,其胸廓和肺顺应性降低 30%~50%;对于肥胖患者而言,膈肌上抬时,可能发生功能残气量降低、气道压升高、肺通气血流比值失调等情况。有研究表明,15° 头低位患者的总肺顺应性降低了 40%,而 20° 头高位患者的总肺顺应性下降 20%。IAP 升高和膈肌向上移位均可导致肺泡萎陷和通气血流比例失调,从而引发低氧血症和高碳酸血症。

2. 对循环系统的影响 IAP 升高导致胸膜腔内压升高,从而降低回心血量和心输出量。高 IAP 压迫下腔静脉,使静脉血管阻力增高,血液淤积于下肢,回心血量减少,心脏前负荷降低,导致心输出量降低;同时,高 IAP 压迫腹腔内器官血管,动脉血管阻力增高,后负荷升高,也可降低心输出量。除此以外,术中使用间歇正压通气(IPPV)和呼气末正压通气(PEEP)也会导致胸膜腔内压增高,从而降低心输出量。

二氧化碳气腹引起的高碳酸血症、交感神经兴奋及血中儿茶酚胺分泌增加,会导致血压升高、心肌耗氧增加,可诱发心律失常;术中牵拉腹膜及相关操作诱发迷走神经张力增高、麻醉过浅、术前使用 β 受体阻滞剂及气腹引发的血栓也是引起心律失常的重要原因。据统计,腹腔镜手术期间的心律失常发生率约为 14%,具体表现为心动过速或心动过缓、室性期前收缩,甚至室颤、心搏停止等。对于麻醉前没有心律失常病史的患者,如果其在腹腔镜手术中突发恶性心律失常,麻醉医生需要考虑气栓形成的可能。

3. 术中体位的影响 手术过程中体位变化会影响手术患者的生理功能(心率、血压、外周血管阻力等)。临床常见的手术体位包括头低位、头高位和截石位。头低位常用于下腹部腔镜手术;头高位常用于上腹部腔镜手术;截石位常用于妇科、泌尿外科腔镜手术。头低位将加重对膈肌的挤压,导致肺容量减少,功能残气量、肺总容量和肺顺应性降低,严重时可干扰肺内气体交换,甚至引发肺不张;头高位相对有利于呼吸功能的维持。

4. 其他生理改变 高 IAP 直接压迫肾实质和肾静脉,导致肾脏血流减少、肾小球滤过率减少、肾小球阻力增高、尿量减少,因此对于长时间手术或肾功能不全的患者,必要时可以在术中使用利尿剂和小剂量多巴胺促进尿液生成。

门静脉血流量随 IAP 升高进行性降低、血流阻力进行性上升,当 IAP 维持在 14mmHg 时,高于门脉系统 7~10mmHg 的压力,可导致术后谷草转氨酶(AST)、谷丙转氨酶(ALT)、胆红素明显升高,72 小时上述指标才降至术前值。因此,对于肝功能不全的状态,特别低血压或休克状态,不宜进行腹腔镜手术。

二氧化碳气腹对神经、内分泌和代谢也有一定影响,血浆肾素、血管升压素和醛固酮明显升高,IAP 升高合并高碳酸血症可兴奋交感神经,与血浆儿茶酚胺增加、血管升压素释放与胸膜腔内压增加、跨心房压力梯度降低有关,这些因素都会导致心输出量和肾血流量减少,同时也会导致尿量减少。

IAP 升高使食管下段括约肌张力增加,难以维持有效的胃-食管压力梯度,可导致误吸和反流的发生,采用头低位可以预防和降低胃内容物的反流。

(二)腹腔镜手术的麻醉管理

1. 术前评估 对于老年患者、肥胖患者,以及合并高血压、冠状动脉疾病、心功能不全等疾病的患者,应进行术前评估,纠正各系统和各器官功能,使其达到最佳状态。

2. 麻醉方法选择 原则是快速、短暂、安全舒适,能解除人工气腹造成的不适,手术麻醉后患者能尽早恢复正常活动。腹腔镜手术的麻醉选择气管内插管全麻或采取硬膜外阻滞均可,但以前者更为理想,一般不提倡后者,尤其年老体弱、肥胖与手术时间较长的复杂手术患者,以及患有心、肺疾病者,选择气管内插管全麻控制呼吸更为安全。

椎管内麻醉适用于下腹部腔镜手术,可以避免应用镇静剂和肌肉松弛药,肌肉松弛效果良好,术后椎管内镇痛效果理想,麻醉并发症相对较少,但是椎管内麻醉也存在一定风险,如果需要肌肉完全放松,需要实行高节段的硬膜外麻醉,伴随气体吹入和手术操作引起的膈肌刺激、阿片类药物使用、通气时膈肌上升等,这些都有可能伴有严重呼吸抑制的发生,术中务必严密观察患者,并做好针对性准备。

全身麻醉适用于各种腔镜手术,能保证适当的麻醉深度、解除人工气腹造成的不适、有利于保持呼吸道通畅和维持有效通气、控制膈肌活动、利于手术操作、及时调节通气量、维持 CO_2 分压在正常范围。气管内插管可防止腹腔压力增高引起的胃内容物反流与误吸,可保障呼吸道通畅,维持有效气体交换量,以对抗膈肌向胸腔移位所致的肺容量减少,并能借助监测呼气末二氧化碳分压调节呼吸参数,确保每分通气量,以维持 $PaCO_2$ 在正常范围内。全麻药与辅助药的应用则根据患者全身状况和对药物的反应而选择,通常以选用速效、短效静脉全麻药(如丙泊酚、咪达唑仑等)、麻醉性镇痛药(芬太尼类)及肌肉松弛药(维库溴铵等)复合麻醉(即全凭静脉全麻)为佳。同时,由于腹腔镜操作切口小,疼痛刺激显著低于剖腹手术,故选择超短效静脉麻醉药更为理想,如丙泊酚复合瑞芬太尼。但瑞芬太尼停药后可引起术毕疼痛快速恢复,可在手术切口处给予局部浸润麻醉,或术后患者自控镇痛。若采用喉罩建立人工气道实施控制通气,可显著减少或避免由气管内插管所致的心血管应激反应,对于老年患者,麻醉更加平稳,术中舒适度明显提高。但应用喉罩时应注意气道压的变化,如气腹后和改变体位后气道压明显升高,不能保证喉罩正常通气时,应进行调整喉罩位置,若仍不能保证正常通气,应立即改行气管内插管,以保障患者的安全。

3. 围手术期监测 麻醉科医生在围手术期应加强对呼吸与循环功能的监测,常规监测包括血压、心电图、呼气末二氧化碳分压、脉搏氧饱和度、气道压等,必要时可监测 CVP、有创动脉压、肺动脉压、经食管超声心动图和动脉血气。除了常规的心肺功能监测,术中应注意患者尿量的变化,必要时还应进行神经肌肉传导功能的监测。

手术结束后应使腹腔内气体充分排出,待患者意识完全恢复,呼吸、循环稳定,无异常情况时方可拔除气管内插管,确定可安全运转时移送到麻醉后恢复室(PACU)继续恢复,待符合出 PACU 标准后再移送到病房。若术后患者出现循环及呼吸异常,应行血气分析,给予针对性治疗与处理,如未见明显改善,病情允许情况下应考虑移送 ICU 进一步治疗。

4. 并发症管理 腹腔镜手术会引起多种并发症,包括 CO_2 皮下气肿、气胸、纵隔气肿、心包气肿、CO_2 气栓、高血压、心动过缓、心动过速、低氧血症、高碳酸血症、酸中毒等情况。

术中气腹不当可引起气胸、纵隔气肿或皮下气肿等,尤其腹腔内压超过 20mmHg 时,气体可通过食管裂孔或受损组织进入纵隔或胸腔,导致纵隔气肿并移位、心脏受压及张力性气胸,甚至扩展至颈部、胸部皮下气肿。应用硬膜外麻醉的患者,可表现为呼吸困难、口唇发绀、血压下降、听诊肺呼吸音低弱等症状,如患者意识存在,应先给予镇静药使其意识消失,进行辅助或控制呼吸,给予肌肉松弛药进行气管内插管行人工通气。此时应该暂停手术,立即停止腹腔充气,调整通气参数设置,采用 PEEP,纠正低氧血症,降低IAP。实施胸腔穿刺引流排气,抽取胸腔气样化验分析可明确诊断。

CO_2 气栓发生率低,但后果严重,可能原因为气腹针不慎穿入血管或气体进入破损的静脉而造成大量CO_2 气体进入血液循环。CO_2 气栓常发生于右室流出道和肺,心脏和脑少见,但是这两处形成气栓均可致命。临床表现缺乏特异性,早期表现容易被忽视,但可引起较严重的临床事件,因此及早准确的诊断十分必要。我们可以根据血流动力学变化、脉搏氧饱和度、呼气末二氧化碳分压、血气分析变化和中心静脉内抽出气体或泡沫性血液来判断是否发生气栓,一旦发生气栓,立即通知外科医生暂停手术,解除气腹,同时实施抢救,保持患者处于左侧卧足高头低位,目的是使气体进入右心室,必要时经中心静脉抽出相关气体,或进行高压氧治疗。

气腹形成的腹腔内压力增高,可使迷走神经张力增强,由此导致心动过缓,严重者可心律失常,甚至心脏停搏,应及时给予阿托品纠正心动过缓。

术中引起高碳酸血症主要为腹腔内压过高、手术时间较长,二氧化碳吸收入血过多造成。对于高碳酸血症患者,应逐渐改善通气,缓慢降低 $PaCO_2$,使呼吸与循环中枢有一段适应过程,不可骤然进行过度通气,以避免二氧化碳排出综合征的发生。

五、腹壁手术的麻醉

腹壁的功能不仅在于保护腹腔内的器官,而且对于保持身体直立、躯体运动、协助呼吸、咳嗽、分娩、排尿与排便等功能均非常重要。腹壁手术主要包括局限腹壁(腹膜外,不进入腹腔)手术及腹壁缺损的修复手术。腹膜外的腹壁手术的麻醉相对比较简单,主要是因为无需肌肉松弛,所以应用局部浸润神经阻滞或区域神经阻滞即可完成,也可以实施椎管内阻滞或椎旁神经阻滞,当然也可以应用监测下麻醉或全身麻醉。腹壁缺损的修复手术包括腹壁疝修补术、瘘口闭合术等,这些手术可能需要肌肉松弛,因此相对麻醉就复杂一些。

腹壁疝修补术可选择的麻醉方式较多,包括全身麻醉、局部麻醉、椎管内麻醉及区域阻滞麻醉等,临床上主要根据患者一般情况及手术方式进行选择。

传统的腹股沟疝手术的区域麻醉包括椎管内麻醉与局部浸润麻醉。椎管内麻醉效果确切,是常用的手术麻醉方法,但可能出现血压下降、呼吸抑制、尿潴留、恶心呕吐和胃肠功能下降等并发症,且老年患者因脊椎骨质增生、凝血功能异常、合并症多等因素导致临床应用受限。局部浸润麻醉存在阻滞不全、无法耐受手术和患者体验差等问题。目前在临床上老年患者以全身麻醉为主。

腹壁疝患者通常采取腹腔镜下疝修补手术进行治疗,针对腹腔镜手术一般采取全身麻醉,全麻消除了患者术中的紧张情绪、舒适度高、肌肉松弛良好,更有利于手术操作。

区域神经阻滞麻醉是近年来应用较为广泛的麻醉方式,已应用于多种手术中。腹股沟疝手术切口位于下腹部腹股沟管周围,腹股沟区的神经支配主要来源于髂腹下神经(T_{12}、L_1)、髂腹股沟神经(L_1)、生殖股神经（L_1、L_2）以及第 12 胸神经的外周分支,理论上腹股沟疝修补手术应同时阻滞上述神经。目前随着超声可视化技术在临床中的应用,沿神经走行进行的区域阻滞麻醉技术逐渐成熟。

腹股沟疝手术区域神经阻滞麻醉主要包括椎旁神经阻滞、腰丛神经阻滞、腰方肌阻滞、髂腹股沟/髂腹下神经阻滞及腹横肌平面阻滞麻醉等。超声辅助可提高神经阻滞效果,并减少并发症,因此超声引导区域阻滞较适用于有椎管内麻醉禁忌以及老年患者的麻醉与镇痛,术中联合应用罗哌卡因和利多卡因局部麻醉,术后减少额外镇痛药物（NSAIDs 及弱阿片药物）的使用,并在此基础上鼓励患者早期下床活动,有利于 ERAS 理念的实现。

总之,随着技术的进步,腹壁手术已逐步开展为日间手术,这就要求我们最大限度地缩短患者住院时间,并减少因此产生的医疗花费。联合应用区域神经阻滞麻醉使患者术后疼痛得到缓解的同时,可以促进患者早期下床活动,减少深静脉血栓形成,可早期恢复患者的日常工作和生活,进一步改善康复质量。

（李文志　马　璨）

参考文献

[1] 邓利群, 王茜, 张冬花, 等. 老年高血压患者颈动脉斑块检出率与缺血性脑卒中的相关性 [J]. 中华老年心脑血管病杂志, 2021, 23 (08): 850-853.

[2] 朱少清, 吴超萍. 老年全身麻醉患者术中低体温的相关危险因素 [J]. 医疗装备, 2022, 35 (13): 83-85.

[3] 周慧, 陈小凤, 唐欧风, 等. 经皮穴位电刺激预防全身麻醉术后恶心呕吐效果的 Meta 分析 [J]. 循证护理, 2022, 8 (09): 1166-1171.

[4] 夏珺, 熊源长. 老年患者术后急性疼痛管理的研究进展 [J]. 国际麻醉学与复苏杂志, 2021, 42 (07): 775-779.

[5] 闵昱源, 拓磊, 范刘美子, 等. 颈丛神经阻滞联合全身麻醉下老年甲状腺癌根除术的效果观察 [J]. 中国肿瘤临床与康复, 2022, 29 (05): 589-592.

[6] 李默晗, 裴丽坚, 孙琛, 等. 不同麻醉方式对 III 期初治乳腺癌手术患者预后影响的比较 [J]. 中华麻醉学杂志, 2021, 41 (03): 300-305.

[7] 邓小明, 姚尚龙, 于布为, 等. 现代麻醉学 [M]. 5 版. 北京: 人民卫生出版社, 2020.

[8] 曹亭. 腹部择期手术老年患者术前衰弱的影响因素及其预测效能 [D]. 天津医科大学, 2019.

[9] 曹晖, 陈亚进, 顾小萍, 等. 中国加速康复外科临床实践指南 (2021 版)[J]. 中国实用外科杂志, 2021, 41 (09): 961-992.

[10] 朱峰, 侯亚峰. 老年门静脉高压性脾功能亢进患者脾切除术后并发门静脉血栓的危险因素 [J]. 中国老年学杂志, 2018, 38 (08): 1856-1858.

[11] 殷国江, 皮文娟, 姜佳佳, 等. 区域阻滞麻醉在腹股沟疝手术中的应用研究进展 [J]. 解放军医学杂志, 2021, 46 (08): 837-842.

第二十八章
老年心脏手术麻醉

第一节　老年心脏手术麻醉前评估

老年心脏手术患者围手术期的死亡率显著高于其他患者,术前需要进行详细的心脏及全身多系统评估,根据患者特有的危险因素,来调整围手术期的治疗方案,这将有利于降低风险,改善预后。老年心脏疾病常以多器官功能障碍为表现,故而不应被视为单一的疾病。

一、心血管系统

心电图和 24 小时动态心电图可检测心率、心律,发现有无心律失常、传导异常、心肌缺血,是最常用的术前检查手段。运动和药物实验可提供心血管功能的动态改变,运动心电图测试时出现的心肌缺血症状的程度,常被用来预估药物治疗患者的"缺血阈值",这有利于强化高危患者的药物治疗,以降低围手术期心血管事件的发生率。

所有心脏手术患者术前均应行经胸超声心动图检查(transthoracic echocardiography,TTE)。TTE 是最常用的评估心脏结构、功能及血流动力学等多方面的检查方法。TTE 可以检测心脏各瓣膜结构异常的种类和程度,以及局部室壁运动情况,并可测定血流量、射血分数等指标。心脏功能,尤其是左心室收缩功能,可能是影响手术预后最重要的因素,左心室收缩功能和患者的转归直接相关。此外,收缩功能不全是冠状动脉旁路移植术(coronary artery bypass graft,CABG)术后死亡率的预测指标。

术前经食管超声心动图(transesophageal echocardiography,TEE)常用于评估大血管疾病及瓣膜性心脏疾病。手术中可以应用 TEE 进行实时动态观察,还可作为经胸超声心电图检查的补充。

心导管检查与冠状动脉造影用于复杂的心脏瓣膜手术、冠心病搭桥手术、大血管手术等,是术前进行诊断、冠状动脉评估和心功能评估的有创检查手段。冠状动脉造影可以提供冠状动脉循环的静态视图。

血清生物标志物 - 心肌酶谱包括肌红蛋白、肌酸激酶、肌酸激酶同工酶、肌钙蛋白、乳酸脱氢酶等,能评估心肌的受损程度,并在手术前进行风险分层。

核素心肌灌注显像、心脏磁共振灌注成像等可在围手术期进行心肌代谢的评估。

异常升高的舒张压和收缩压均与死亡直接且持续相关。术前应了解患者高血压的严重程度和持续时间、目前用药情况及是否合并高血压并发症。熟悉常用的抗高血压药物的名称和作用机制,对麻醉医师非常重要。检眼镜检查对高血压患者有益,明显的视网膜血管改变,通常与高血压的严重程度、动脉粥样硬化的进展和高血压对其他器官的损害呈正相关。

二、呼吸系统

心脏外科手术,改变呼吸力学,会造成肺功能的障碍。术前呼吸功能受损的患者,术后极易出现并发症,最严重可能出现呼吸衰竭,影响患者的最终预后。初始检查包括胸部 X 线片、动脉血气分析、肺功能测定、静息及运动后末梢血氧饱和度等。进一步的检查有胸部 CT 和心肺运动试验(cardiopulmonary exercise testing,CPET)等。

三、泌尿系统

肾功能障碍是老年心血管手术患者死亡的重要危险因素。肾功能受损的患者,术后极易出现并发症。术前需测定血清肌酐、尿素氮、电解质及白蛋白水平。

心血管手术后的急性肾损伤可导致患病率和死亡率显著上升。造影剂的使用可能会导致一过性的肾损伤。如果患者术前合并电解质紊乱,需要积极纠正。

四、肝脏系统

对于术前合并肝脏疾病的患者,需了解肝病的病因、治疗情况和相关的并发症。术前评估包括血常规(包含血小板计数)、电解质、尿素氮、肌酐、肝功能、白蛋白和凝血功能等检查。在肝功能不全患者中,Child-Pugh A 类和 B 类患者可以安全地进行心脏手术。此外,心脏手术后肝硬化患者的肝功能会恶化,特别是当 ICG-R15 值超过 40% 时。T-99M 半乳糖人血清白蛋白肝显像也可用于术前评估。对于肝充血患者,术前血清总胆红素和 T-99M 半乳糖人血清白蛋白肝显像可成为其适应证的决定因素。严重的肝病患者最好由肝病专家进行术前充分优化调整。

五、内分泌系统

术前严格控制血糖,可以改善心脏手术患者的预后。一些主诉没有糖尿病史的患者术前也会出现血糖高于正常值,可通过测定糖化血红蛋白来简便快速地确定长期血糖情况。对于明显高血糖的患者,择期手术应延期,必要时术前使用胰岛素将血糖尽量控制至正常。

甲状腺激素对代谢及其调节很重要,轻到中度的功能异常可能对围手术期影响不大,但严重的甲状腺功能亢进或甲状腺功能减退可能会增加围手术期风险。服用胺碘酮的患者有甲状腺功能减退的风险,术前需对甲状腺功能进行评估。

六、血液系统

贫血是心脏外科手术患者一种常见的疾病,在近期一项英国的调查中,术前诊断为心脏贫血的占23%~45%。贫血在老年、糖尿病、女性、低体重指数和高危患者中更为常见。术前贫血与心脏手术后的发病率和死亡率相关,手术前血红蛋白(Hb)或红细胞比容(HCT)水平现在被纳入死亡风险评分,不良结局的风险随着贫血严重程度的增加而增加。术前贫血是改善术后预后的潜在治疗目标。

凝血功能障碍,可能是遗传性疾病,也可能是继发情况,如肝病或药物引起的。诊断性检查包括血小板计数、全血细胞计数、凝血酶原时间和部分凝血活酶时间。如果怀疑存在具体病因,需要进行特异性检查。

七、神经系统

术前存在神经系统疾病的老年患者,术后极易出现并发症。需要重点关注患者近期发病情况、加重情况和潜在疾病的控制情况。术前神经系统的查体和辅助检查同样重要。

颈部多普勒超声检查是脑血管疾病术前评估简单有效的评估方法,对于老年心脏手术患者,特别是合并既往脑卒中病史、短暂性脑缺血发作的患者,以及可闻及颈部血管杂音或合并严重外周动脉疾病的患者,术前建议行颈部血管超声检查。所有患者都应该详细采集病史,接受体格检查和听诊。

第二节 传统心脏手术的麻醉

一、体外循环和非体外循环老年患者的麻醉管理

体外循环老年患者的麻醉管理

老年心血管手术的麻醉要求麻醉医师全面掌握老年患者心血管生理学、药理学及病理学知识,并对体外循环、TEE 及心肌保护非常熟悉。由于手术步骤常常对循环功能具有严重的影响,因此麻醉医师必须了解外科操作的基本原理,并预测每一步操作可能发生的问题。

1. 麻醉前准备 在老年心血管疾病患者手术的麻醉前,麻醉医师应该对患者各个方面进行充分准确评估,制订一个清晰的麻醉方案,选择目前最适合患者心血管状态的麻醉药物,注意患者诱导期间出现的交感神经张力下降、血管舒张、心肌抑制和血容量相对偏低等病理生理改变。具体准备如下:

(1)术前用药:手术当日,除血管紧张素转换酶抑制剂、血管紧张素受体阻滞剂类、利尿剂外,患者其他心血管疾病治疗药物应继续服用。

(2)麻醉开始前:在具备基本监测(心电图、无创血压、脉搏血氧饱和度)及吸氧条件下给予小剂量镇静药物,可缓解患者入手术室后紧张情绪。充分镇静后麻醉诱导前完成有创动脉穿刺置管。

(3)药品准备

1)麻醉药物:阿片类镇痛药,如芬太尼、舒芬太尼;吸入麻醉药,如七氟烷;静脉麻醉药,如丙泊酚、依托咪酯;肌肉松弛药:罗库溴铵和顺阿曲库铵具有良好的血流动力学稳定性,且后者可用于肝肾功能不全的患者;苯二氮䓬药物,如地西泮、咪达唑仑等。

2)心血管特别药物:抗胆碱药,如阿托品、强心药、磷酸二酯酶抑制剂、钙剂;血管收缩药,如去氧肾上腺素、去甲肾上腺素;血管扩张药,如硝酸甘油、尼卡地平、硝普钠;抗心律失常药,如 β 受体阻滞剂、地尔硫䓬、利多卡因、胺碘酮等;抗凝药及其拮抗药,如肝素、鱼精蛋白。

需要准备好多个输液泵,与各种血管活性药物相连准备随时泵入。至少有一种强心药、一种血管收缩药、一种血管扩张药在麻醉诱导前和微量泵连接。同时应准备好单剂量使用药品,如血管收缩药、强心药、血管扩张药和 β 受体阻滞剂。

(4)静脉通路:患者一般要放置两个大管径(16G 或更粗)静脉套管。其中一个应放置在中心静脉。中心静脉置管可在患者处于清醒镇静状态下或麻醉诱导后进行。

(5)气管插管:除常规准备单腔管外,行微创手术患者如小切口冠状动脉旁路移植术需准备双腔气管插管、封堵器及相应插管设备。

(6)吸引装置:须处于备用状态。

(7)血液回收装置:安装并检测正常。

(8)特殊患者血液制品:处于备用状态。

麻醉诱导前需要进行最后的核查:核对患者信息,再次评估患者总体心肺功能及气道,检查呼吸回路及负压吸引,检查急救药品及设备,外科人员到达手术室。

2. 术中监测

(1)心电图:一般采用五导联心电图监测,并持续显示 Ⅱ 导联与 V_5 导联两项结果,使用 ST 段分析技术联合使用 TEE,可早期发现心律失常和心肌缺血。

(2)动脉血压：动脉置管之前应在常规测双臂无创性血压监测两侧压力差异。置管过程通常在患者清醒镇静状态下完成，首选左侧桡动脉。其他能供动脉置管的部位还有尺动脉、肱动脉、腋动脉股动脉及足背动脉等，依据手术需求确定动脉置管的血管选择及数量。可在动脉测压的对侧肢体放置一个手工袖带或者自动测压袖带，以便与直接测压数值相比较。

(3)中心静脉压（CVP）：心脏手术常规监测中心静脉压，穿刺血管首选右颈内静脉。使用超声引导可明确血管毗邻关系及血管状态，提高穿刺置管成功率。

(4)肺动脉导管：可测量肺动脉压、CVP和肺毛细血管楔压评估血管内容量状态，测量心输出量、静脉血氧饱和度以及衍生血流动力学参数。是否常规放置肺动脉导管心血管麻醉医师尚未达成一致，目前普遍认为，对高危患者或有特定适应证的患者应用有益。对于左心室功能正常的普通患者，可以只用监测CVP和TEE。但使用肺动脉导管可分别监测左心室与右心室功能，并可测定停搏期间心内压力（加强心肌保护），是其他监测方法无法达到的。

(5)温度：麻醉诱导完成后一般需要监测多个部位温度，常用部位有食管、鼻咽、直肠。食管温度代表核心温度。鼻咽温与鼓膜温度可能更能反映脑部温度，但因鼓膜监测易导致鼓膜损伤而并不常用。鼻咽温度探头放入深度为同侧鼻翼到耳垂长度，若气管插管存在漏气，则鼻咽温度测定值偏低不准。变温速度以食管最快，鼻咽次之，直肠部最慢。

(6)尿：为判断血容量和肾功能指标之一，麻醉后应留置导尿管监测每小时尿量及颜色，必要时检验尿中成分。

(7)实验室检查：心脏手术中必须实时监测实验室检查指标，包括血气、血细胞比容、血K^+、血Ca^{2+}及血糖。监测全血激活凝血时间（activated blood clotting time, ACT）用于评估肝素抗凝。也可常规使用血栓弹力图确定体外循环后出血的原因。

(8)脑氧饱和度：脑组织动脉及静脉氧饱和度混合值，反映氧供需情况。在低血压、低流量灌注、深低温停循环时，此项监测很有价值。

(9)经颅多普勒：使声波穿过颞骨而测量大脑中动脉血流的无创方法，有助于监测颈动脉及脑循环栓子。但由于难以获得可靠的信号，临床应用受到了阻碍，主要用作研究工具。

(10)术野：胸骨打开后，可通过胸膜看清肺膨胀程度；心包打开后，可以看到心脏（主要是右心室），对心脏节律、血容量及心肌收缩力进行直接判断。

(11)TEE：美国麻醉医师协会/心血管麻醉医师协会（ASA/SCA）围手术期TEE实践指南指出，对于所有的心脏或胸主动脉手术都建议常规使用TEE，包括接受CABG和非体外循环冠状动脉旁路移植术（off-pump coronary artery bypass grafting, OPCABG）的患者。

TEE在术中能对术中心脏解剖及功能提供非常有价值的信息。主要用于以下几方面：

1)评价瓣膜功能：使用多平面或三维TEE来评价瓣膜形态学，测量跨瓣压差、瓣口狭窄面积、狭窄程度及瓣膜反流的严重程度；评价瓣膜置换手术后其形态、功能改善效果；检查主动脉瓣、二尖瓣与升主动脉，估测瓣环直径。

2)评价心室功能：可以用整体收缩功能，其指标为射血分数（通常采用Simpson法计算）、左心室舒张末容积、舒张功能（通过测量二尖瓣流速或通过测量二尖瓣环的运动来判定舒张功能异常和限制性舒张功能异常），以及通过室壁运动和增厚程度的改变来判断局部收缩功能。

3)检测其他的心脏结构与异常：对于择期手术患者，TEE能发现先天性心脏病、心包疾病如心包积液以及心脏肿瘤。TEE可辅助确定肥厚型心肌病（原发性主动脉瓣下肥厚）患者的心肌切除范围，测量升主动脉和降主动脉夹层动脉瘤的范围等，协助调整麻醉及手术方案。

4)检查空气残留：心室直视手术中帮助外科医师采取相应措施避免冠状动脉和脑部空气栓塞。

3. 麻醉实施及管理 老年患者对麻醉药物比较敏感,通常应用较少麻醉药物即可达到期望的临床效果,且常伴有药物作用时间延长。随着心血管系统的衰老,静脉麻醉药物对血流动力学的影响加大。对于重症老年患者,减少麻醉药用量是较为安全的做法。麻醉诱导应缓和、可控,药物的给予应采用滴定方法,少量、逐次进行,同时观察患者对药物的反应、生命体征变化以调整药物剂量。注意不同心脏手术患者本身的病理生理状态不同,且患者因术前禁饮食和利尿处于低血容量状态,需调整药物用量。应利用药物的起效时间和药物间的相互作用,选择最佳的药物配伍。麻醉诱导期目标为抑制喉镜置入、气管插管引起的血流动力学变化,同时避免过度的低血压。

药物选择

1) 阿片类药物:阿片类药物作为心脏麻醉手术中必需的组成部分,是围手术期抑制应激反应的作用的主要药物。舒芬太尼效价为芬太尼 7~10 倍,脂溶性为芬太尼的一半,血液分布容积较低,恢复时间快,是目前心脏麻醉中较常用的阿片类药物。

2) 静脉麻醉药:丙泊酚的正常诱导剂量为 2mg/kg,会使血压下降 15%~40%。由于其有直接的心肌抑制作用,易导致低血压,老年患者应谨慎使用,或用于心肌储备完善和血流动力学稳定的患者,且使用滴定法给药。丙泊酚可用于静吸复合全麻中的麻醉维持。提倡从中心静脉给药以确保最小剂量的有效使用和避免注射时的疼痛。

依托咪酯为常用诱导药物,效价为丙泊酚 10 倍,推荐剂量为 0.15~0.3mg/kg,与阿片类药合用时,镇静催眠效果可靠,对血流动力学影响小,对于正常血容量患者,使用前后每搏量、左心室舒张末容积和心肌收缩力无变化。但要注意即使单剂量使用也会明显抑制肾上腺皮质功能超过 24 小时,对高风险的心脏病患者谨慎应用,或在使用后 24~48 小时补充糖皮质激素。

3) 咪达唑仑:个体差异大,很难确定其最小有效剂量。诱导剂量为 0.1~0.2mg/kg。优点为具有遗忘作用。与阿片类药物合用明显降低血压。单次给药或连续输注已成为心脏手术麻醉的重要组成部分。老年患者使用有增加术后谵妄风险。

4) 吸入麻醉药:异氟烷、七氟烷、地氟烷轻度抑制心肌,且具有剂量依赖性的血管舒张作用,降低血压和外周血管阻力。多用于全身麻醉的维持。

5) 肌肉松弛药:泮库溴铵具有抗迷走神经作用,可用以对抗大剂量阿片药物引起的迷走神经过度兴奋和心动过缓。顺阿曲库铵、罗库溴铵、维库溴铵对血流动力学影响较小,顺阿曲库铵为合并肝肾功能不全患者的最佳选择。要注意肌肉松弛药的用药时机,避免过早应用肌肉松弛血压制品导致的清醒下肌肉麻痹和过晚应用导致的胸壁僵直。麻醉维持中可采用持续泵注,以避免肌肉松弛过浅导致患者体动。

麻醉诱导后到建立起体外循环期间的手术刺激强度变化显著,麻醉力求达到以下目标:

(1) 维持心肌氧供需平衡,严密监测心肌缺血。据报道称此阶段心肌缺血发生率为 7%~56%。

(2) 维持血流动力学稳定并保证脏器灌注。结合患者术前心功能受损的情况及相关并发症,保持适当的心脏负荷和容量状态。

体外循环前强刺激阶段有:切皮、分离胸骨、撑开胸骨、游离交感神经、切开心包及主动脉插管。这些时间点应注意加深麻醉,避免交感神经系统被激活导致高血压、心律失常、心动过速、心肌缺血或心衰。

在此期间麻醉主要关注点如下:

(1) 使用 TEE 对患者进行初步检查,了解患者心脏结构及功能基础状态,记录相关数据。

(2) 达到稳定的麻醉深度且机械通气和吸入氧浓度 FiO_2 维持稳定 10 分钟后,应进行动脉血气分析检查,了解患者基础内环境。

(3) 进行冠状动脉旁路移植手术时,取大隐静脉抬高下肢会使静脉回流增加,增加心脏前负荷对于心室功能处于临界值的患者尤其危险。应逐步抬高下肢、缓慢复位。衰弱、高龄、组织脆弱者为 CO_2 气栓高风险人群,内镜下取大隐静脉可采取维持右心房压力、加用呼气末正压通气等方法,预防CO_2气栓的形成。

(4)老年患者脑储备功能下降,对脑灌注压的波动更为敏感。血流动力学管理方面注意维持足够的脑灌注。

(5)合理设置呼吸参数,维持正常 pH、PaO_2、$PaCO_2$,采用空氧混合气体防止吸收性肺不张,若呼吸运动干扰术者操作时需要调整呼吸参数。

(6)分离胸骨时刺激强烈,且容易发生术中知晓和记忆,应提前加深麻醉、避免应激。再次手术的患者,其主动脉、右心房和桥血管可能粘连于胸骨下,在锯开胸骨时可能受到损伤。术前应充分了解影像学检查结果,明确纵隔结构和毗邻关系,确认胸骨和心脏之间的距离大小。如认为损伤可能性大,需先外周经血管插管建立起体外循环。

(7)开胸后观察术野,确保双肺均匀隆起。

(8)体外循环建立前,外科操作时间过长会增加心律失常的风险,应备好体外除颤设施。

(9)游离血管时虽为弱刺激,但要注意分离左胸廓内动脉时术者对侧手术床抬高以及操作压迫左锁骨下动脉均可能导致左侧桡动脉测量不准确。放置胸壁牵开器时若压迫冠状动脉,可引起明显心电图改变,应注意密切监护并提醒术者。

体外循环前的准备:

准备体外循环前必须进行抗凝,目前肝素仍是标准的抗凝药物。经中心静脉注入肝素 300~400U/kg,待其在循环内作用 3~5 分钟后再检测其效果。ACT 至少大于 400 秒为可以开始体外循环的标准。

接下来重要步骤为大血管插管。先行主动脉插管以确保在静脉插管大出血时能进行容量输注,收缩压降至 90~100mmHg 能降低主动脉撕裂的风险且有利于插管操作。升主动脉远端为常见的插管位置。动脉插管的并发症为动脉剥离、出血、低血压、斑块脱落或进入气泡导致栓塞等。

静脉插管位置通常在右心房,经右心耳置入。冠状动脉旁路移植术与主动脉瓣置换手术通常只插一根静脉管就已足够。上下腔静脉分别插管用于心内直视手术。静脉插管并发症为出血、心律失常及外科操作对心脏及大血管压迫造成的低血压。

启动体外循环前最后的检查:

ACT>480 秒;合适的麻醉深度;合适的插管位置:动脉系统内无气泡,静脉引流良好;检查药物静脉输注;TEE 探头回归中立位;多处温度探头位置正确;压力传感器零点正确;记录此时脑氧饱和度数值;肺动脉导管向外拔出 3~5cm,以防导管向嵌顿位置远端移位。

启动体外循环后,确保动脉灌注良好、静脉引流通畅的前提下,在 30~60 秒内逐步增加至患者正常心输出量,即为全流量灌注,此时左心室停止射血,中心静脉压降为零。

麻醉医师在启动体外循环后应检查:患者颜面部颜色;双侧瞳孔大小、是否对称;动脉压力波形消失及平均动脉压数值;CVP 是否下降至 5mmHg 以下;心房心室是否排空,全流量后有无射血。检查完毕确保全流量灌注后,停止机械通气。可在机械通气停止后,通过麻醉机持续给氧维持一个较低的气道正压状态($5cmH_2O$),以预防术后发生呼吸功能障碍。

体外循环开始后,成人患者的血管内容积将增加 20%~35%。增加的容积稀释了血液中所有的蛋白和有形成分及药物的血浆浓度。因此在启动体外循环时,需要追加麻醉药物以维持麻醉深度恒定。

与体外循环前一样,体外循环维持阶段的常规麻醉方案是在阿片类药物(如芬太尼、舒芬太尼)和其他镇静药物的基础上加用较强的吸入麻醉药或静脉麻醉药。吸入麻醉药的使用需在氧合器的气体入路内安装挥发罐,常用七氟烷和异氟烷。笑气因可使气体空间膨胀形成气栓而禁用。也可以使用全凭静脉麻醉进行麻醉维持,如静脉泵注丙泊酚,但较难确认麻醉深度,需要更为精确的监测〔如脑电双频谱指数

（bispectral index，BIS）]。应注意维持良好的肌肉松弛,绝对避免体外循环期间的自主呼吸和体动。通过观察瞳孔扩张、出汗情况或使用麻醉深度监测仪监测麻醉深度。体外循环中低温会减少肝肾血流,降低药物代谢和清除率,因此滴定给药以达到特定终点尤为重要。

复温过程中脑复温比机体核心温度要快,因此复温开始时要追加麻醉药物;开放主动脉钳时避免高血压;主动脉钳开放后由于心肌再灌注,残余的停搏液和代谢产物返回循环中。患者可能出现短暂低血压。

撤离体外循环前需要达到以下条件:温度维持于36~37℃之间。心率维持80~100次/min。对于心室壁肥厚、心室顺应性差的老年患者来说,心房收缩可提供40%的每搏量,因此维持正常的窦性节律十分重要。经TEE或肺动脉导管评估患者心输出量。血红蛋白浓度为7~8g/dL,若低于6.5g/dL,则考虑启动血液浓缩或红细胞输注,老年患者启动输血的血红蛋白浓度值,相对更高。及时治疗电解质紊乱,注意纠正低Ca^{2+}、高K^+。及时监测ACT,对于凝血功能有障碍的老年患者,必要时行凝血功能及血栓弹力图监测。手动膨肺后逐渐恢复机械通气并开启气道监测,直视下双肺扩张良好、心脏收缩功能良好。校正压力传感器零点并归零。准备好除颤设备。缩血管药物与正性肌力药物依据患者情况泵注使用。

准备完成后,灌注医师逐步钳夹静脉管道,减少回到体外循环的静脉血,通过动脉插管缓慢小量增加血容量,避免心脏过度充盈,以减少室壁张力、减少氧耗。减少泵入主动脉的血液,过渡至并行阶段。并行阶段至少为主动脉阻断时间长度的1/2,以保证充分的心肌复苏。当心脏前后负荷以及收缩力达到撤机标准时,钳夹主动脉管而彻底撤离体外循环。

老年心脏手术患者常伴有心肌缺血性改变和瓣膜退行性变,容易发生传导阻滞和心功能恢复缓慢,因此心肌保护与泵功能和瓣膜功能的动态评估非常重要。撤离体外循环的最佳时机需要由手术医师、麻醉医师、灌注医师三者综合评估心脏功能、节律、心率、前后负荷、心肌复苏情况后共同决定。撤离体外循环后若心功能恢复不佳,应及时寻找原因,通过TEE评估心室功能,使用正性肌力药物或血管活性药物调整心功能及循环状态,必要时需再次启动体外循环。

撤机后应持续对患者前后负荷、心肌收缩力进行评估,采取多种措施维持心血管功能,维持血流动力学稳定。理想的体循环压力维持于收缩压95~125mmHg之间。要注意体外循环后最初的30分钟内,桡动脉压力可能低于真实的收缩压和中心动脉压。

体外循环脱机后的关注点:

(1)心血管失代偿:左心室或右心室功能障碍是导致撤离体外循环期间以及后续发生心血管失代偿的常见原因。心室功能障碍部分原因为体外循环后缺血再灌注损伤加重患者术前及存在慢性心功能不全,或者冠状动脉旁路移植术后桥血管栓塞、打折、吻合口远端狭窄、冠状动脉痉挛、体外循环期间心肌保护不充分等,瓣膜手术中瓣膜位置异常发生的瓣周漏、出现瓣膜功能障碍,或瓣膜置换术、成形术后使原有的心功能不全得以体现。

左心功能不全可以通过使用正性肌力药物或者联合使用正性肌力药物和血管扩张药物改善心输出量而得到纠正。儿茶酚胺类药物如肾上腺素、去甲肾上腺素和米力农是常用的一线药物。然而,老年心脏病患者与其他患者麻醉循环管理的很大不同点在于心肌氧供需平衡更容易被打破,较大剂量的正性肌力药物提高心输出量的作用,可能会被过度增加收缩力以及心率增快,而导致舒张功能受损和心肌有效灌注减少所抵消,甚至还会由此使心肌氧供需失衡进一步加重,引发严重心衰。而且,术前长期使用血管紧张素转换酶抑制剂、血管紧张素受体阻滞剂类药物、严重贫血、酸碱失衡的老年患者比例较高,体外循环后体循环阻力下降导致严重低血压的风险更高,因此更适合使用血管收缩药物如去氧肾上腺素、去甲肾上腺素治疗。右心功能不全在既往有肺动脉高压、冠状动脉或肺动脉气栓、慢性二尖瓣疾病、三尖瓣反流的老年患者中更常见。降低肺循环阻力、提高体循环舒张期血压、增加冠状动脉灌注压的治疗目标并不容易实现,且可增加正性肌力药物支持或使用其他辅助措施,如过度通气导致低碳酸血症降低肺血管阻力的处理措施有可能会引起脑灌注血流量的减少,诱发或加重潜在的中枢神经系统并发症风险。因此,应该对此类患者进行更为严密的循环呼吸调控和合理的脑保护及监测措施。

(2)心律失常:体外循环后的室性心律失常可使用利多卡因或胺碘酮等抗心律失常类药物治疗。出现心室扑动及室颤应立即电除颤治疗。反复或持续的室颤应考虑冠状动脉血流是否足够。房颤为心脏术后最常发生的心律失常,常用治疗药物为胺碘酮。老年患者的心律失常多与心肌缺氧或瓣膜反流导致的心腔压力增大及充血性心力衰竭等有关,通常表现为心率慢、房颤、室性期前收缩等。因此,当发现老年患者出现严重的影响血流动力学稳定的心律失常时,除及时给予抗心律失常治疗外,应迅速通过 TEE 监测明确是否存在结构或功能方面的始动因素,准确地予以对因治疗,以免发生更加严重的循环功能衰竭。

(3)术中知晓:心脏手术患者术中知晓发生率高于其他手术,心功能较差的老年患者术中循环维持较为困难,麻醉深度的判断易被麻醉后的低血压和低心输出量所误导,容易发生麻醉过浅。肺部恢复通气后应该考虑继续使用吸入麻醉药,加用镇静药物、麻醉药物或者两者连用。使用 BIS 监测有助于降低高危患者术中知晓发生率。

(4)代谢紊乱:体外循环后低血钾常因术前及体外循环期间利尿导致,可引起室性心律失常。接受了大量血液制品输注的患者可发生低钙血症,常见于大血管手术患者。低镁血症与术后心律失常、心肌缺血及心室功能障碍有关。

(5)肺部并发症:包括肺不张、支气管痉挛、血胸、气胸、插管过深、导管内存在黏液栓或血凝块、肺水肿、肺功能障碍等。体外循环期间肺部未通气或者只使用了小潮气量通气导致的肺不张是体外循环后动脉血氧降低的常见原因。在准备撤离体外循环、重新开始机械通气前,需吸除气管导管内的黏液或血液,手动膨肺,确认双侧肺完全膨胀。体外循环停机以后及术后短期内,常在机械通气时使用呼气末正压。合并慢性阻塞性肺疾病或发生支气管痉挛的老年患者可预防性应用糖皮质激素。

4. 体外循环中的器官保护

(1)心肌保护:心肌的耗氧量很高,约为每 100g 耗氧 8~10mL/min,冠状动脉的基础血流量为每 100g 心肌 1mL/min 或约 250mL/min(占 5% 心输出量)。心肌中所有 ATP 产生几乎全部依靠氧化磷酸化,这使心脏高度依赖持续供氧。在缺血条件下,心肌中的 ATP 储备在 5~10 分钟内迅速减少。缺血还可导致收缩功能迅速停止,膜电位消失,线粒体通透性增加,细胞膜完整性破坏以及炎症反应的发生。这一系列反应可导致体外循环后低输出量。

体外循环手术心肌损伤的常见原因包括:围手术期血流动力不稳;没有采取最佳的心肌保护措施;缺血再灌注损伤。主动脉开放后动脉压过低、冠状动脉栓塞、再灌注损伤、冠状动脉痉挛、心脏扭曲、室颤、心室扩张。其中心室肥厚和严重冠状动脉狭窄的患者心肌损伤风险最大。因此围手术期需要做好心肌保护。

体外循环手术中心肌保护的目标为最大限度地减少心肌缺血损伤,最佳策略为快速诱导和维持心搏骤停(有或无低体温),这需要外科医师、麻醉医师和体外循环灌注医师共同努力完成。

主动脉阻断前的可采取的干预措施主要有:

1)采用个体化麻醉方案,避免体外循环前心肌缺血、降低心肌氧耗、避免应激、低血压(低灌注)、高血压(增加氧耗),重视吸入麻醉药的心肌保护作用。

2)依据患者拟施手术、心功能以及术者习惯,个性化制订全身低温的温度。

3)充分的左心室引流避免心室扩张。

主动脉阻断后保护心肌的主要策略为向心肌灌注停搏液。灌注心脏停搏液的基本目标是防止心肌 ATP 的消耗和维持细胞正常。最常见的停搏液为高钾停搏液。其原理为通过心肌细胞外钾的升高,导致静息膜电位去极化,使启动动作电位的电压依赖性快速钠通道失活,从而使心脏停搏于舒张期。

目前常用的停搏液为含血停搏液。其成分为血液与停搏液(含有高浓度钾钠钙镁)比例为4:1,其中的血液成分替代了以往停搏液中的晶体成分,具备更好的携氧能力和流变血液特性,有助于改善微循环灌注。血液成分中含有的代谢底物(脂肪酸和葡萄糖),具备较强的酸缓冲能力,含有内源性抗氧化剂,具有天然的渗透力,减少心肌水肿。

最新开发的去极化配方为DN停搏液,其常用于婴幼儿,后逐渐也可用于成年人尤其基础心功能较差的老年患者。DN停搏液由4份晶体和1份全血组成,重点含有碳酸氢盐、甘露醇和镁。成人使用1 000mL可提供大约90分钟的心脏停搏维持时间。初始停跳液可以采取冷停跳液或者温血灌注方式。温血停搏(29℃)被认为安全有效,其使用后围手术期心肌梗死和低心输出量综合征发生率较低。

停搏液灌注途径主要有以下几种:经升主动脉根部靠近主动脉阻断钳处顺行性灌注;打开主动脉,利用直接灌注管灌注到冠状动脉口(适用于主动脉瓣反流存在时);"桥灌",经冠状动脉桥血管灌注(适用于冠状动脉解剖结构异常患者);经冠状窦由静脉系统逆行灌注(注意灌注的流量及压力应当比顺灌小,以防止心肌水肿)。

另外,全身低温和心脏表面低温(冰屑)有助于心肌保护。术中心肌温度10~15℃较为合适。

开放升主动脉时的心肌保护措施主要有:使用温血复温(29℃);再灌注早期充分引流心室,避免心室扩张;松开主动脉阻断钳之前,充分排除左心内气体。术中心肌保护有大量的停搏液配方和停搏策略。适当的心肌保护下心肌可舒适耐受120分钟缺血时间。但老年患者本身心功能较差,其耐受缺血时间大大缩短,应依据患者生理状况与拟施手术,制订个体化的心肌保护策略。

(2)体外循环期间脑保护:老年患者术后脑卒中、认知功能障碍、谵妄作为体外循环术后的脑部并发症一直以来备受重视。据报道,在封闭式心脏手术患者中,有临床症状脑卒中的发生率为1.5%~2.5%,心内直视心脏手术、复合及主动脉弓手术后的患者中,脑卒中发生率增加至4.2%~13%。

早期脑卒中的危险因素有高龄、体外循环转流时间、术后血肌酐升高和广泛的主动脉粥样硬化;迟发性脑卒中易发生于女性、术后房颤、脑血管疾病及需要正性肌力药物支持的患者,且迟发性脑卒中与患者远期死亡率相关。手术后1周内,大多数体外循环冠状动脉旁路移植手术患者会出现一定程度的认知功能障碍,主要与患者因素和栓子、炎性反应及血脑屏障改变相互作用相关。

脑内栓子可能与多种因素相关,包括患者、手术操作及设备相关因素。通常认为严重低血压是分水岭脑梗死损伤发生的原因,但也有可能是脑栓塞的结果。栓塞和低血压同时发生会加重中枢神经系统的损伤。

在使用体外循环进行冠状动脉旁路移植术的患者中,术后第1周有高达83%的患者表现出不同程度的认知功能障碍。年龄、潜在的动脉中央硬化进展及相关合并症是导致术后长期认知功能障碍发生的危险因素。最常受损的认知功能包括注意力集中程度、记忆力、处理新知识的能力和视觉空间组织能力。

心脏手术患者谵妄发生率为17.5%~30%,其与死亡率增加、肺功能障碍和术后住院日延长相关。谵妄与体外循环持续时间、最低平均动脉压力、血红蛋白水平、最低体温、输注红细胞和血小板等多种危险因素有关。

随着患者年龄增长,脑血管疾病的增加,其脑血流自主调节阈值也会出现多种变化,且自主调节机制的下限存在显著个体差异。某些麻醉药和低温可导致脑代谢活性降低,脑氧代谢率低导致脑血流量降低,从而建立较低的自主调节稳定状态。

合并糖尿病的老年患者其脑血管自主调节能力不足,在深低温(如低于20℃)及深低温停循环(deep hypothermic circulatory arrest,DHCA)后数小时内脑血流自主调节能力近乎丧失。这导致脑血流量的压力被动性调节,此时低血压可增加脑部低灌注的风险。与之类似,高血压患者脑血管自主调节水平已发生变化,因而在体外循环期间可能需要高灌注压。

体外循环期间中枢神经系统损伤的原因主要有以下几种:

1)栓塞:局灶性缺血大多由微栓或气栓导致孤立的脑动脉梗阻引起。栓子大小、性质(及起源)各不相同。心脏开放式手术室微小气栓风险增加,可导致血脑屏障通透性增加并可能增加药物毒性,增强神经毒性及高剂量氨甲环酸给药后的癫痫的发生。近端主动脉插管和开始体外循环是导致栓塞发生的主要事件。

栓子来源主要有:①与患者相关:主动脉粥样斑块,动脉粥样硬化的碎片可在主动脉钳夹或插管时可变为栓子。斑块也可形成内膜瓣,导致发生延迟术后栓塞的可能性。近端主动脉粥样硬化是神经损伤的显著危险因素。心室内血栓:血栓脱落。瓣膜钙化:尤其瓣膜置换术中的瓣膜碎片。②术后房颤:术后早期房颤(即使为短暂出现)与各种不良结果和围手术期脑卒中风险增加相关,尤其与延迟性术后脑卒中的风险增加相关。③手术来源:心内直视手术;主动脉插管与钳夹;体外循环时间90分钟以上,患者发生术后认知功能障碍的概率增高。④与设备相关:吸引设备中使用滤器、模式氧合器可减少微气栓。

2)灌注不足:严重的急性灌注不足可导致分水岭区的缺血损害,见于主要脑动脉支配区域的边界。最常受累的区域是由大脑前、中、后动脉支配边界的顶枕沟。栓塞和低灌注同时发生时,可通过协同作用导致或放大心脏手术患者的中枢神经系统损伤。

老年及合并脑血管疾病的心脏手术患者的脑血流自主调节下限在45~80mmHg之间显著波动,甚至在部分患者自主调节下限并不明显。高血压、高龄患者更容易继发动脉粥样硬化栓塞的脑缺血和围手术期血流动力学不稳定,其中高龄(>75岁)为术后神经并发症的独立危险因素。

3)炎性反应:炎性级联反应诱发及加剧各种细胞毒性级联反应,导致神经元坏死和脑损伤。

术中脑功能监测方法主要有:

1)脑的温度:温度对脑代谢和缺血耐受起重要作用。通常经鼻孔将温度传感器置入颅骨中点位(成人深度约7~10cm),用鼻咽温度对脑部温度进行监测。

2)脑电图:反映大脑皮质存在的放大、累加与自发的电活动。频率越慢的波形表示麻醉程度过深。脑电图可受药物、使用点位、环境中电气设备等多种因素干扰,一些静脉及吸入麻醉药(丙泊酚、七氟烷、异氟烷、地氟烷、硫喷妥钠等)可导致脑电暴发抑制。如果出现不对称的脑电图应被视为大脑半球功能损伤,常见病因有:主动脉插管失误导致单侧颈动脉灌注,不对称静脉引流导致的脑静脉高压、泵速过低、全身低血压或新发现的单侧脑血管疾病导致的脑灌注不足,栓塞导致的脑缺血等。

3)经颅多普勒:可连续评估主要脑动脉的血流速度及脑部灌注、诊断血流为持续性还是搏动性、监测是否存在栓子,并可区分栓子为固体还是气体性质。

4)颈静脉氧饱和度:颈静脉球内放置测定血氧含量的光纤导管,能对脑部流出的静脉血血氧饱和度持续监测,反映全脑氧供需平衡情况。静脉氧饱和度增加到最大并稳定后,脑氧代谢率水平最低。

5)脑氧饱和度:监测大脑皮质局部,不需要搏动性血流,因此可在体外循环中提供连续监测,并且不存在温度相关的干扰。但显示区域比较局限,且数值可受脑外组织影响(5%~15%)。

中枢神经系统损伤的预防措施主要有:

1)主动脉插管前:通过使用TEE筛查降主动脉、动脉触诊、减少主动脉钳夹的次数等;无主动脉操作的OPCAB似乎可减少高风险患者发生早期卒中的风险。

2)灌注设备和技术:使用微孔滤器,减少复温过程中溶解度降低形成气泡。

3)心脏开放手术的排气技术:通过调整体位、麻醉医师膨肺等操作配合外科医师充分排气,TEE监测确认排气完全,术野中注入CO_2等措施,可减少开放式手术中的脑栓塞风险。

4)维持脑灌注:对老年或合并脑血管疾病的患者,由于自主调节功能低限的变异明显增加,则需要维持更高的血压,复温后应避免发生低血压[平均动脉压(MAP)<50mmHg]。

5)维持血糖正常:高血糖能够增加脑缺血期间神经损伤的范围和程度,应将避免高血糖作为一条基本原则。低血糖也会增加死亡率,目前主张允许体外循环中轻度高血糖,将血糖水平控制在8.3~10mmol/L(150~180mg/dL)范围内。

6)轻度低温:兴奋性氨基酸对缺血性神经损伤的发生至关重要,其在35℃以下可被显著抑制,建议术后24小时内维持脑温度在37℃以下。

7)药物性脑保护:丙泊酚通过与吸入性麻醉药相关的缺血预处理和神经保护作用。吸入麻醉药能够减少谷氨酸释放,调节钙流动、抑制自由基的形成和调控细胞凋亡,且不会增加患者术后中枢神经系统功能不全的发生。利多卡因、他汀类药物与β受体阻滞剂联合使用时,可显著降低冠状动脉旁路移植手术患者围手术期卒中发生率。

通过识别体外循环中枢神经系统并发症高危人群,采取加强筛查技术从而避免在主动脉粥样斑块处置管;对于明显动脉粥样硬化患者,选择性地采用非体外循环心脏不停跳冠状动脉旁路移植手术和不接触手术;使用脑氧饱和度监测和评估体外循环期间脑灌注是否充足;避免体外循环复温时和术后脑温度过高;减少围手术期体外循环相关的炎症反应,加强相关技术的应用以降低术后房颤的发生;围手术期使用他汀类药物,力求减少围手术期中枢神经系统并发症。

二、冠状动脉旁路移植术的麻醉

(一)生理及病理生理概述

1. 冠状动脉解剖　对冠状动脉解剖和血流分布的透彻了解可更好地判断围手术期发生心肌缺血和心肌梗死风险的心肌范围及程度。

心肌血供来自主动脉根部的左冠状动脉和右冠状动脉。

左冠状动脉自左 Valsalva 窦发出后即为左主干(LMA)。其向左前方在主动脉和肺动脉之间走行很短距离(0~40mm)后,分叉为左前降支(left anterior descending,LAD)和左回旋支,最后终结于左心室心尖部位。左前降支为左主干延续,向下走行于室间沟,发出对角支和间隔支。间隔支数量和大小存在个体差异,其主要为室间隔供血,同时也为心传导系统和浦肯野纤维系统供血。第1~3对角支供血心脏前侧壁。其中第一对角支和第一前间隔支是描述左前降支病变的重要标志。左回旋支近乎直角从左主干发出,行走于左心房室沟,发出1~3支钝缘支,为左心室侧壁供血。在15%患者中,后降支由回旋支发出(左优势型),45%患者中,窦房结动脉从回旋支发出。

右冠状动脉(right coronary artery,RCA)起源于右 Valsalva 窦,发出几毫米后走行于右侧房室沟,绕向心脏后方行走至十字交叉处,以及室间隔与房室交汇处。84%发出锐缘支支配右心室右前壁。大约85%个体为右优势型,即右冠状动脉终止于后降支支配左心室后下壁。后降支也是室间隔后上方唯一的血供来源。在大多数人群中,右冠状动脉为左心室提供相当大一部分血流。其他重要分支在60%患者供应窦房结,在约85%患者供应房室结。约55%的人窦房结支发自右冠。房室结动脉发自优势动脉并支配房室结、希氏束、近端的束支传导系统。

2. 心肌的氧供和氧耗　心肌氧供取决于动脉血氧含量和冠状动脉血流量。正常冠状动脉血流量的决定因素为冠状动脉的灌注压和冠状血管的阻力。静脉窦处血氧饱和度约为55%,提示血液中氧气已被充分摄取。

冠状动脉血流 = 冠状动脉灌注压 / 冠状动脉血管阻力,冠状动脉灌注压在 50~150mmHg 时,冠状动脉血流具有一定的自我调节能力。机体内对冠状动脉血管阻力的影响因素包括:代谢因素(如氢离子、CO_2、O_2)、自主神经系统、激素水平、内皮调节、解剖因素,以及其他(如低温和高血细胞比容、增加血液黏滞度而增加血管阻力)。

冠状动脉狭窄心肌血流决定因素包括:阻力增加血流减少,取决于冠状动脉狭窄的长度和程度,是否伴有侧支循环、老年人常合并糖尿病、高血压等并存疾病,其分别导致的微循环病理改变和左心室肥厚,对冠状动脉血供也有一定影响。冠状动脉血流量减少的程度是血管直径减少的 4 次方。

心肌氧耗主要决定因素为:心率、心肌收缩力、室壁张力(前负荷、后负荷)。心率加快、心室腔增大、心室压力增加和心肌收缩力增强等可增强心肌氧耗。70%~80% 的冠状动脉血流来源于心动周期的舒张期,心率增快时,每个心动周期内舒张期缩短。因此心率增加具有降低氧供和增加氧耗双重作用。心率增加 1 倍,心肌氧耗增加远远大于基础 2 倍,因为心率加快往往伴随小幅度心肌收缩力的增强。当心肌耗氧需求的增加超过冠状动脉循环氧供能力的下降就会导致心肌缺血。

冠状动脉硬化性心脏病的基础损害是,冠状动脉内壁脂质斑块形成导致慢性狭窄和血栓形成,常发生在心外膜冠状动脉内,最终导致心肌血供下降。缺血性心脏病中约有 90% 因冠状动脉粥样硬化引起,其他约 10% 为冠状动脉痉挛、冠状动脉瘤、冠状动静脉瘘、冠状动脉炎。因冠状动脉粥样硬化及冠状动脉痉挛引起的缺血性心脏病,简称冠心病。

3. 冠心病心肌功能、代谢与形态改变

(1)冠状动脉供血不足区域可表现收缩期膨出,心功能下降。缺血时间越长,可致心泵功能减弱、心输出量减少,严重者出现心力衰竭。

(2)心肌缺血时,心肌 ATP 大量减少,细胞膜离子通透性改变,钾离子外流,钙、钠、氯内流、膜电位消失。

(3)心肌坏死时,心肌细胞内各种酶释放入血,其中心肌肌钙蛋白(cTn)和肌酸激酶同工酶(CK-MB)为心肌梗死标志物,前者具有高度灵敏性和特异性,可据此及临床症状、影像学检查等作出确诊。

(4)传统血清酶化验如乳酸脱氢酶(LDH)、肌酸激酶(CK)、血胆固醇、低密度脂蛋白、高密度脂蛋白等,均与冠心病的发病程度密切相关,具有一定的参考价值。

(二)术前评估与准备

经皮冠状动脉介入的快速增长导致很多轻症患者从 CABG 中分流,留下更多老年病情危重患者,面临更大风险,因为很多老年患者心室功能较差或者为急症病例。术前对患者的评估应从以下方面进行:

1. 明确患者的心脏病史和现有症状　是否合并急性不稳定型心绞痛,急性心肌梗死、充血性心力衰竭失代偿期以及心源性休克。

2. 明确患者冠状动脉解剖　通过冠状动脉造影明确而具体的病变程度和部位。存在左主干冠状动脉高度损伤、三支病变、左前降支近端损伤的患者为高风险患者,通过计算血管直径可了解其横截面积(狭窄程度)。采用血管造影或超声心动图测定的射血分数来评估心功能。

3. 评价心室功能　射血分数 <30%(正常 >55%)者为高风险人群。

4. 明确瓣膜结构解剖和功能　合并主动脉狭窄、急性二尖瓣关闭不全、急性主动脉瓣关闭不全、室间隔缺损的患者应充分重视,理解相关病理生理变化。

5. 心电图　观察有无急性或持续缺血表现、左束支传导阻滞(提示肺动脉导管置入时潜在的完全心脏阻滞风险)。关注异常心率,如有无房颤或其他室上性心动过速,因其可能导致血流动力学不稳定或增加栓塞性并发症的发生。关注抗心律失常的治疗情况,有无安装起搏器或植入型心律转复除颤装置。

6. 胸部 X 线和 CT　明确患者是否合并心包积液或压塞、主动脉钙化(不能钳夹阻断主动脉)。

7. 其他疾病　明确患者有无颈动脉高度闭塞性疾病、降主动脉血管疾病(主动脉球囊反搏的禁忌证)、脑血管疾病或外周血管疾病。

手术本身危险因素主要包括:①年龄大于 75 岁;②女性或体型小,冠状动脉细小,吻合困难,影响通

畅率；③肥胖；④射血分数小于40%；⑤左主干狭窄>90%；⑥术前合并充血性心衰或左心室功能差；⑦合并瓣膜疾病；⑧急诊手术；⑨再次旁路移植术或同期实施其他手术。

老年患者常合并多种并存疾病如陈旧性心肌梗死、高血压、糖尿病等，术前应针对并存疾病进行积极的治疗。

(1) 保护心肌功能：保证心肌氧供需平衡，避免心绞痛发作。常用药物包括：硝酸酯类；钙通道阻滞药，如硝苯地平、尼卡地平、地尔硫革；β肾上腺素受体阻滞剂，如艾司洛尔等。

(2) 治疗中重度高血压：联合应用两种以上降压药物至术前。

(3) 积极治疗高血糖。

(4) 吸烟者戒烟2月以上，有条件者治愈呼吸系统感染后再行手术。

(三) 麻醉管理

冠状动脉旁路移植术总的麻醉原则是：保持氧供需平衡，避免氧供减少、氧耗增加，避免低血压和心动过速。对冠心病患者术前尽量做到减轻其恐惧不安心理，给予安慰和鼓励，防止心动过速和高血压的发生。

1. 体外循环冠状动脉旁路移植术的麻醉 麻醉诱导前，患者平卧于变温毯手术床，面罩吸氧，连接心电图、脉搏氧饱和度、无创袖带血压。可静脉给予小剂量镇静镇痛药物后，完成桡动脉置管监测动脉血压。

麻醉诱导可以选用咪达唑仑(0.2mg/kg)、依托咪酯或丙泊酚联合强效的阿片类镇痛药及肌肉松弛剂。管理目标为在诱导及气管插管时避免血流动力学剧烈波动。通常在体外循环前、中、后全程吸入麻醉药，维持合适的麻醉和镇静深度。右美托咪定作为中枢性α_2受体激动剂，可减轻应激介导的神经体液反应，在减少术后谵妄和躁动发生方面可能有益，但半衰期较长，常见不良反应为心率减慢血压下降，不推荐大剂量长时间使用。

麻醉药物对心脏功能都有潜在的抑制作用，老年左心功能较差的患者，更容易发生心输出量减少和血管扩张而引起低血压，可能需要使用血管收缩药、正性肌力药或两者联用，应尽量选用作用时间短的麻醉药物。

麻醉维持可选用阿片类药物(如芬太尼、舒芬太尼)和其他镇静药物的基础上加用较强的吸入麻醉药或静脉麻醉药。术中密切监测心肌缺血的发生。心肌灌注障碍1分钟之内即可出现室壁运动异常。对于心肌缺血的监测，TEE监测到的局部室壁运动异常比心电图改变和肺动脉波形和压力改变的敏感性要高，并且可以同时检查所有三支主要冠状动脉支配的心脏节段。术中常通过观察心腔半径的缩短和室壁厚度的增加来评价局部室壁运动，这在血运重建后操作特别有价值。

(1) 体外循环前心肌缺血的原因和治疗

1) 特殊的高风险麻醉外科事件：体外循环前激发心肌缺血的事件包括气管插管、外科刺激(切皮、胸骨劈开)、体外循环插管和开始体外循环。即使在没有血流动力学改变的情况下，这些高风险事件也可能诱发心肌缺血的发生。

2) 血流动力学异常：术中心肌缺血使围手术期心肌梗死发生率增加3倍，在高风险阶段有一些心肌缺血由血流动力学异常引起，特别是心动过速，应尽量维持血流动力学稳定防止心肌缺血。

3) 冠状动脉痉挛：在正常或动脉粥样硬化的血管都可能发生痉挛导致缺血。强烈的交感神经兴奋、麻醉过浅和外科操作刺激理论上都有可能触发冠状动脉痉挛。

4) 自发血栓形成：粥样硬化斑块破裂形成血栓阻塞冠状动脉血管。尽管不常见，但随时可能发生，包括在手术室旁路移植血管再通之前。

(2) 体外循环中心肌缺血发生的原因

1) 非主动脉阻断阶段：体外循环过程中，血流动力学改变很少引起心肌缺血，除非机械性因素会使氧供急剧减少和室颤使氧耗明显增加。空气或颗粒微栓（血栓、塑料和其他异物）在体外循环中有可能栓塞冠状动脉血管。心脏或主动脉切开后，自主冠状动脉循环有可能发生空气栓塞。

2）主动脉阻断期间：无论哪种心肌保护技术都会发生心肌缺血。主动脉阻断时间延长会增加心肌损伤与心肌梗死的可能性，这因不同的心肌保护技术与保护液而异。非冠状动脉侧支循环过多会冲洗掉冷停搏液造成心肌缺血。这期间心电和心肌机械性静止状态妨碍了心肌缺血的监测。

3）主动脉阻断开放后阶段：外科技术并发症如冠状动脉血管后壁意外损伤导致冠状动脉夹层；不恰当处理静脉桥致血管内皮细胞损伤致血栓形成；静脉桥扭曲；静脉桥血管与冠状动脉吻合错误，如吻合技术欠佳致桥血管或吻合口闭塞；静脉桥血管长度不够，心脏充盈时静脉血管桥牵扯；静脉桥血管长度过长，导致静脉扭曲。

主动脉阻断开放后 ST 段抬高的原因主要有心脏停搏液残余的电生理效应、冠状动脉气栓或粥样斑块栓塞及冠状动脉痉挛等。出现在下壁导联（右冠状动脉支配区）的 ST 段抬高提示空气栓塞，因为空气向位置高的右冠状动脉开口游动。室壁瘤和心包炎也引起持续存在的 ST 段抬高。

（3）体外循环后心肌缺血的原因

1）血管重建不完全：体外循环后，因为缺血停搏的额外打击使得没有血管重建的狭窄血管供血部位心肌发生缺血。此外慢性糖尿病患者可因存在弥漫性远端血管病变使旁路移植很难恢复有效血流。小的远端血管径流不畅而导致早期静脉桥血管闭塞，更加复杂化了临床处理。另外，需注意缺血的发生主要是心肌氧的供需失衡，而不是患者镇痛镇静的程度。还包括脱离体外循环时或停机早期不合理使用强心药和钙剂。

2）冠状动脉痉挛：冠状动脉痉挛可能发生在体外循环后阶段，最常见是无病变的右冠状动脉。主要由外科操作及内源性和外源性儿茶酚胺导致。

3）机械性因素：包括静脉桥扭曲或牵扯，肺过度膨胀引起乳内动脉闭塞。

4）血栓形成。

（4）心肌缺血的治疗

1）继发于血流动力学异常的心肌缺血的治疗：在保证充分氧合的基础上可采取措施有：加深或降低麻醉深度；血容量正常的情况下，根据体循环阻力高、低分别用舒张血管药或缩血管药物来调控；心动过速时，用 β 受体阻滞剂如艾司洛尔（半衰期短）控制心率；使用房室顺序起搏器，特别在体外循环后阶段，能改善心率、心律和血流动力学稳定性；当出现心输出量减少和左心室充盈压增加等心力衰竭的征象时，使用正性肌力药治疗。泵衰竭时舒张压降低，同时左心室舒张末期压力增高导致冠状动脉灌注压力严重降低，此时滥用正性肌力药会加重心肌缺血，因此，用药前尽量使前负荷、心率和心律调整到适当状态。

2）纠正外科并发症和机械性因素：当使用乳内动脉旁路移植时，避免肺过度膨胀；使用收缩血管药物如去氧肾上腺素升高血压，可加快冠状动脉气栓通过冠状动脉系统，恢复冠状动脉血流。

3）冠状动脉痉挛的治疗：静脉注射硝酸甘油、地尔硫䓬和尼卡地平能治疗冠状动脉痉挛。

4）心肌缺血的药物治疗：包括硝酸甘油、β 受体阻滞剂、钙通道阻滞药。体外循环后对再血管化不全患者、严重远端冠状动脉血管疾病患者及糖尿病患者预防性应用静脉硝酸甘油有效。因为缺血的发生常因为粥样斑块血栓形成，许多非外科手术患者急性期用肝素治疗，抗血小板药物（最常用阿司匹林）长期预防。这些药物在手术后早期外科出血风险期度过后才能使用。

5）机械支持：主动脉球囊反搏增加冠状动脉灌注压力，降低左心室射血时后负荷，在心室功能降低的患者可提高泵功能并改善心肌缺血；左右心室辅助装置心力衰竭导致的严重缺血或者由缺血引起的心力衰竭有效，治疗单纯心肌缺血的疗效还未被证实。

6）缺血预处理：缺血预处理有助于防止心肌损伤和心肌抑制。缺血导致组织损伤，组织再灌注后涉及减低 ATP 水平、氧自由基、钙介导损伤、一氧化氮、热休克蛋白、蛋白激酶 C 形成、促分裂活化蛋白激酶及线粒体 ATP 依赖钾通道。预适应性的组织缺血能对后来长时间的缺血和再灌注损伤起保护作用。这种缺血预处理在动物和人体实验都有证实。内源性产生腺苷可能介导缺血预处理通过增加 ATP 的储存，抑制血小板和中性粒细胞介导的组织炎性损伤，血管舒张和减少细胞基础能量需求与细胞内超极化相关。在试验模型中，早期典型的缺血预处理在缺血事件后 2~3 小时。典型的缺血和随后再灌注时间各为 5 分钟。4 次这样的循环(共计 40 分钟)使随后 40 分钟的缺血造成梗死面积减少 75%。缺血预处理需要的时间对每个 5~15 分钟血管阻断的吻合在临床实践中是个挑战。在临床麻醉中，氟烷、异氟烷、地氟烷和七氟烷减少心肌缺血的损害，在某种程度上类似于缺血预处理。

(5)体外循环后缺血原因：冠状动脉内气栓或粥样斑块碎片栓塞；冠状动脉痉挛；肺过度膨胀导致移植静脉牵拉或乳内动脉阻塞；血栓形成。

对缺血治疗包括给予多种药物：在 SVR 偏高或偏低时相应的给予硝酸甘油；用硝酸甘油、钙离子通道阻滞剂(地尔硫䓬、尼莫地平、尼卡地平)或联合两者治疗冠状动脉痉挛；怀疑存在气栓时用缩血管药(通常为去氧肾上腺素)"推动"冠状动脉内气体通过血管；β 受体阻滞剂治疗心动过速；必要时使用一个或多个正性肌力药以增加心输出量。使用房室顺序起搏改善心率、节律，维持血流动力学平稳。

停体外循环后常出现心率加快、心输出量增加、氧供氧耗与氧摄取率明显上升，乳酸升高，提示机体处于偿还氧债状态。因此体外循环冠状动脉旁路移植术手术前后必须保证足够的通气和供氧，维持满意的血压，停体外循环后及时恢复血红蛋白浓度和红细胞比容，保证足够的血容量，维持中心静脉压平稳以保护心功能。

2. OPCAB 的麻醉 为了避免体外循环所致的不良后果，OPCAB 随即产生。OPCAB 的支持者认为该方法的术后死亡率和并发症发生率更低，恢复更快。因机构和外科医师偏好，OPCAB 的实施比例不尽相同。

OPCAB 手术中，术者使用心肌固定器做远端吻合。心脏在持续充盈、跳动及收缩时固定的部分心肌相对稳定允许行远端血管吻合，侧壁钳钳夹升主动脉，吻合近端旁路移植血管。随机对照研究表明非体外循环旁路移植与传统体外循环旁路移植近期和远期血管通畅率有差别，非体外循环旁路移植的右冠状动脉移植血管更不容易通畅。循证医学证据表明，死亡率和生活质量两者无差异，非体外循环旁路移植组减少机械通气时间、住院时间和总的并发症。

OPCAB 的麻醉处理与体外循环旁路移植术基本相同，以静吸复合麻醉为主，由于无体外循环影响，可减少阿片类药的用量。

麻醉医师必须采取措施预防严重的低血压，以减少血流动力学改变导致的冠状动脉灌注减少和术中心肌缺血。注意在某些手术阶段 TEE 成像会受到影响。血管重建手术过程中，心肌稳定器通过抽吸附着在心脏的心外膜表面，限制了稳定臂之间的心肌运动，会导致心脏受压和局部室壁运动异常。分流器的使用会导致一定程度的冠状动脉狭窄和远端血流减少。

行回旋支或心肌下壁血管吻合时(即心脏后面)尽管通过调整患者的体位、血容量及收缩血管药物，也很难保持血流动力学稳定。这是因为心脏扭曲或几何形状的改变不适于有效射血。这阶段可突然发生室颤。

在心脏摆位和远端吻合口缝合的整个过程中，麻醉医师应当密切监测，如出现心输出量显著减少并伴有低血压和心力衰竭，则需要立即干预。常用的血流动力学监测方法有：

(1)TEE：须注意心包后垫高、心尖移位和心包吊带可能妨碍图像采集。心外膜稳定器应用产生局部室壁运动异常。

（2）心电图：低电压信号和心电描记失真常见，尤其心尖移位时，诊断缺血性改变不准确。心律失常最有可能发生在冠状动脉和再灌注时，预处理可减轻缺血／再灌注损伤。

（3）血氧饱和度：低心输出量可使脉搏氧饱和度读数异常，并引起外周血管收缩可导致血氧饱和度无信号。

（4）动脉波形：可随心输出量的减少而改变。若有右心室流出道或上下腔静脉机械扭转，收缩期射血可受阻。通常维持 MAP 于 60~65mmHg 以维持器官灌注。

保持血流动力学稳定的特别方法主要有：

（1）补液和体位：补液增加血管内容量负荷，采用头低足高位来增加前负荷，从而代偿吻合远端血管时搬动和扭转心脏引起的静脉回流受阻。

（2）药物：使用收缩血管药物或有血管收缩作用的正性肌力药物（去氧肾上腺素、去甲肾上腺素或肾上腺素）可帮助维持冠状动脉灌注压力，在血管堵塞期间保证侧支血管血流。

（3）控制性降压：当用侧壁钳夹住主动脉吻合近端血管时，控制收缩压小于 100mmHg 可预防主动脉夹层形成。可以使用扩张血管药、吸入麻醉药、正常血容量及头高足低位来控制。

（四）术后管理

1. 保证氧供

（1）维持血压和心脏收缩功能：必要时使用小剂量儿茶酚胺类药物。同时保证足够的血容量，使 CVP 维持满意水平。应用小剂量硝酸甘油，扩张外周血管和防止冠状动脉痉挛。

（2）维持血红蛋白浓度及比容：心功能不全的大于 65 岁老年患者，或术后出现了并发症增加机体氧耗时，应适当提高血红蛋白浓度和红细胞比容。

（3）维持血气及酸碱度正常：保证充分供氧，监测 pH，调整呼吸机参数使血气达到正常水平。积极治疗酸中毒、糖尿病和呼吸功能不全。

2. 减少氧耗

（1）保持麻醉苏醒期平稳，避免术后过早减浅麻醉，应用镇静镇痛药物平稳度过苏醒期。

（2）预防高血压和心动过速。针对性使用 β 受体阻滞剂、钙通道阻滞剂等短效药物。

3. 早期发现心肌梗死
冠状动脉旁路移植术患者围手术期心肌缺血率为 36.9%~55%，心肌梗死发生率为 6.3%~6.9%。小范围局灶性心肌梗死临床不易被发现，大范围者则可以引起低心输出量综合征或重度心律失常、心源性休克及心衰。因此术后心肌梗死的早期发现及治疗具有重要意义。早期诊断依据主要有：患者主诉心绞痛，且出现心率增快血压下降；心电图检查出现 ST-T 改变；实验室检查心肌肌钙蛋白（cTn）、CK-MB、肌红蛋白（Myo）等结果有异常表现等。

三、瓣膜病手术的麻醉

（一）概述

随着人口老龄化以及平均预期寿命的不断增加，瓣膜性心脏病的患病率也呈上升趋势。流行病学研究显示主动脉瓣狭窄是老年人最常见的瓣膜疾病，其次是二尖瓣反流、主动脉瓣反流和二尖瓣狭窄，退行性疾病被认为是最常见的病因（63%），其次是风湿性疾病（22%），以及其他病因（15%），如心内膜炎和炎症或先天性疾病。老年瓣膜性心脏病患者如果不进行治疗，不仅会影响生活质量，而且会导致严重的心脏不良事件。

从历史上看，外科手术一直是所有年龄组心脏瓣膜病的主要治疗手段，包括 80 岁以上的老年人。尽管介入经导管瓣膜技术的不断进步，并由于其微创性和术后快速出院等优势，已发展成为治疗老年患者心脏瓣膜病的一种合适的替代方法，但是目前开放手术仍是大部分心脏中心最常见的选择。

由于老年患者虚弱指数高、合并症多等特点，外科瓣膜手术的风险及死亡率也较高，因此，老年人心脏瓣膜病的管理需要多学科协作，这也对麻醉医师提出了更高的要求和越来越多的挑战。以下将介绍老年患者常见瓣膜病外科手术围手术期麻醉管理的具体措施。

（二）主动脉瓣狭窄

1. 病因　主动脉瓣狭窄主要由先天性主动脉瓣畸形、老年性退行性变和风湿性疾病引起。先天性主动脉瓣畸形包括单叶瓣和二叶瓣，二叶瓣畸形的发生率更高，因二叶瓣的异常折叠形成瘢痕和钙化，导致生命后期的主动脉瓣狭窄。患者通常在年轻时表现为退行性主动脉疾病，并伴有主动脉病变。

钙化性主动脉瓣疾病或退行性主动脉瓣疾病是老年人主动脉狭窄最常见的病因，由增殖和炎症变化引起，导致钙沉积和相关的瓣膜尖端活动性降低。

风湿性主动脉瓣狭窄在发达国家发病率较低，但在发展中国家仍是主动脉瓣狭窄的主要原因之一。

2. 病理生理学　瓣膜形态的改变先于瓣膜功能的改变，一旦发生狭窄，发展是不可避免的。从轻度到重度主动脉瓣狭窄的进展速度各不相同，从几年到十几年不等。

左心室流出道阻塞时，为维持正常的每搏量，左心室收缩峰值压力增加，导致慢性压力超负荷，进而发展为向心性肥厚。随着时间的推移，这会导致左心室舒张末压升高和心内膜下缺血，从而导致舒张功能障碍。

3. 临床特征与诊断　主动脉狭窄的症状包括运动耐力下降、劳累性呼吸困难、心绞痛、充血性心力衰竭和晕厥等。心绞痛与冠状动脉闭塞程度无关，由肥厚心肌缺氧引起。心输出量下降、脑供血不足可导致晕厥。可在双侧颈动脉闻及收缩期杂音，杂音强度不直接反映狭窄程度。

根据病史、症状、体检及超声检查可诊断主动脉瓣狭窄。超声心动图是主动脉瓣狭窄诊断和监测的标准方法，也是量化狭窄严重程度的标准方法。此外，多层 CT、心脏磁共振和运动负荷超声心动图亦可量化诊断主动脉瓣狭窄。确定严重程度的参数包括瓣膜面积、平均跨瓣压差、瓣膜形态、左心室射血分数和功能状态。

4. 围手术期麻醉管理　术前小剂量镇静药可缓解患者的紧张和焦虑，避免心动过速。

常规监测脉搏血氧饱和度、五导联心电图、有创动脉血压、中心静脉压和呼气末二氧化碳。有创血压监测可在诱导前辅以小剂量镇痛药和局麻下完成，以便于及时发现并干预诱导期血流动力学变化。如果条件允许，可使用经食管超声监测术中血流动力学以及评估手术效果。诱导前放置体外除颤器垫，以防在麻醉诱导期间出现任何需电除颤治疗的心律失常。

麻醉诱导要缓慢，侧重于稳定的血流动力学，同时达到足够的麻醉深度。

保持充足的前负荷，以填充左心室顺应性下降导致的增大的左心室舒张末容积，维持正常的每搏量。维持正常或稍高的体循环阻力，任何麻醉药物引起的全身性低血压都会导致冠状动脉灌注不足，进一步引起肥厚的心肌缺血，应通过早期使用 α 肾上腺素受体激动剂进行快速管理。

由于左心室顺应性下降及舒张功能不全，占总心输出量近 40% 的心房贡献应予以保留，因此要尽可能维持窦性心律，积极处理心律失常，以获得正常的心房收缩。此外，要尽量避免心动过速和心动过缓。由于主动脉瓣口狭窄是固定的，心动过慢可降低心输出量。心动过速能降低冠状动脉灌注，进一步造成肥厚心肌缺血。

（三）主动脉瓣反流

1. 病因　主动脉瓣反流是由主动脉瓣叶或主动脉根部的疾病引起的。老年人主动脉瓣反流更常见的病因是主动脉根部扩张或瓣膜或根部的纤维钙化疾病，导致瓣叶移位。

瓣叶异常可由老年退行性变、感染性心内膜炎、风湿性疾病、先天性病变等引起。

升主动脉扩张引起的主动脉瓣反流比原发性瓣膜病更常见。许多情况导致主动脉根部扩张，包括老年变性、囊性内侧坏死(伴或不伴马方综合征)、梅毒性主动脉炎、高血压和主动脉夹层等。

2. 病理生理学　在主动脉瓣反流患者中,血液在舒张期间由主动脉向后流入左心室,导致进行性左心室容量超负荷,舒张末期室壁张力增加,继而引起偏心性心室肥大和心室扩大。左心室舒张末期压力可能相对正常,因为左心室舒张末期容积是缓慢升高的。随着左心室肥厚和扩张的进一步发展,心肌氧供需的不匹配导致缺血和左心室衰竭。

3. 临床特征与诊断　急性主动脉瓣反流会突然出现症状,包括呼吸困难和胸痛等。然而,由于左心室增大的渐进性,慢性主动脉瓣反流最初通常无症状,直至左心室明显增大,失去代偿,最终出现左心衰症状,并伴有运动受限、呼吸困难、阵发性夜间呼吸困难、端坐呼吸及心绞痛等。

超声心动图是诊断主动脉瓣反流主要方式,有助于确定瓣膜形态、反流性疾病的机制和严重程度的量化。

4. 围手术期麻醉管理　麻醉技术应旨在保持前负荷及收缩力、降低后负荷及避免心动过缓。

适当补液,维持前负荷,以填补扩大的左心室,维持正常的心输出量。维持外周动脉扩张,降低全身血管阻力将促进向前流动。

主动脉瓣反流患者心动过速可以限制舒张时间,从而减少反流时间,降低反流分数,改善前向血流。

为维持正常的心输出量,需要保持良好的收缩力。如需使用强心药支持,可选择 β 受体激动剂或磷酸二酯酶抑制剂,如多巴酚丁胺和米力农,既可提供正性肌力,又能扩张外周血管。

(四) 二尖瓣狭窄

1. 病因　风湿性心脏病仍然是全世界二尖瓣狭窄最常见的病因。随着发达国家风湿性二尖瓣狭窄的不断减少,与年龄相关的退行性变是大多数欧洲和美国二尖瓣狭窄的主要病因,但在经济欠发达国家,风湿性心脏病仍然是二尖瓣狭窄的主要原因。在老年人中,二尖瓣环钙化是退行性二尖瓣狭窄的一个重要因素。

2. 病理生理学　二尖瓣狭窄患者瓣口面积呈进行性减少,随着狭窄程度加重,需要更高的左心房压力来维持左心室充盈和心输出量,导致左心房扩大和肺静脉阻力增加,进一步导致肺动脉压力升高,最终导致右心室肥大和衰竭。

右心室肥厚和功能障碍可导致的室间隔左移、瓣下钙化。左心房扩大和压力增高可诱发心房颤动,由于血流淤滞,左心房或左心耳可形成血栓。

3. 临床特征与诊断　二尖瓣狭窄的症状往往是隐匿的。典型症状包括反复疲劳、阵发性夜间呼吸困难和运动耐力下降。其他不太常见的症状包括咯血、胸痛(通常由严重肺水肿引起)和声音嘶哑(左心房和肺动脉扩张压迫喉返神经)等。

超声心动图是诊断和分级二尖瓣狭窄严重程度的主要方法。二尖瓣狭窄的心电图表现包括左心房增大、心房颤动和右心室肥厚。胸片常显示左心房增大和肺充血。

4. 围手术期麻醉管理　右心功能障碍是二尖瓣狭窄患者的主要担忧,为防止肺动脉压进一步升高,应避免麻醉过浅、缺氧、高碳酸血症、酸中毒和肺过度扩张。因此术前用药应小剂量或不用,避免过度镇静,以防止换气不足造成的低氧血症和高碳酸血症。必要时可能需要正性肌力药物支持右心功能。

要谨慎地补液,因为过度输液可能会导致已经升高的肺高压血管系统出现肺水肿,但另一方面,需要足够的前负荷来维持通过狭窄二尖瓣的血流量,如果允许,可在经食管心动超声监测指导下行液体治疗。二尖瓣狭窄患者处于一种固定的低心输出量状态,需要保证正常或稍高的后负荷来维持血压稳定。

左心室的充盈依赖于左心房的收缩使血流尽可能多地通过狭窄的二尖瓣,因此,应尽可能保证窦性心律,以维持正常的心房收缩。此外,应避免心动过速,延长左心室舒张充盈时间,短效 β 受体阻滞剂可用于围手术期心率控制。

二尖瓣狭窄的收缩力通常保持不变,但某些终末期二尖瓣狭窄患者可能会出现整体收缩功能障碍,此类患者建议应用正性肌力药物支持。

(五)二尖瓣反流

1. 病因 二尖瓣反流的主要病因包括瓣膜或瓣下的结构异常(原发性)以及瓣环或左心室扩张导致的功能异常(继发性)。二尖瓣反流的结构异常可能包括二尖瓣脱垂、风湿性二尖瓣关闭不全、黏液瘤变性、与房室间隔缺损相关的瓣裂或任何浸润性、纤维化过程。

二尖瓣反流的功能异常主要由慢性缺血性心脏病引起,可导致扩张型心肌病和冠状动脉疾病,此类患者的瓣膜形态通常正常。

在缺血性心脏病患病率随年龄增长而增加的情况下,老年人继发性二尖瓣反流的患病率很可能超过原发性二尖瓣反流的患病率。

2. 病理生理学 二尖瓣反流允许血液在收缩期从左心室入左心房,左心房承受体积和压力超负荷,左心房扩张,随着反流量的不断增加,最终导致肺动脉高压、肺淤血及右心室功能障碍。同时,二尖瓣反流可导致代偿性左心室偏心性肥厚及扩张,从而增加舒张末期容积,以维持正常的前向心输出量,但随着时间的推移,左心室肥厚及扩张逐渐失代偿,最终导致左心室功能障碍及衰竭。此外左心房扩张常导致房性心律失常,最常见的是房颤。

3. 临床特征与诊断 二尖瓣反流的症状与反流的程度及发展速度有关。典型症状包括易疲劳、心悸和充血性心力衰竭症状等。

诊断与评估二尖瓣反流严重程度最常用的方法是超声心动图。超声心动图不仅可以测量反流束面积、定量评估反流分数,还可以根据反流缩流颈宽度对二尖瓣反流进行分级。

4. 围手术期麻醉管理 二尖瓣反流患者主要的麻醉管理目标是维持正常的前向心输出量及右心功能。

可通过患者对补液的临床反应或者在 TEE 监测下个体化前负荷水平。可适当降低后负荷,以提高前向血流。

维持窦性心律,保证心房收缩对心输出量的贡献。同时,适当提升心率,缩短反流时间,减少反流量,增加前向血流量。

如果存在左心室功能收缩障碍,不能维持正常的前向每搏量,可通过强心药物来提供肌力支持。

麻醉过浅、缺氧、高碳酸血症和酸中毒等可导致肺血管收缩,引起肺动脉高压和右心功能障碍,应尽可能避免。

四、肥厚型梗阻性心肌病的麻醉

肥厚型心肌病是最常见的心血管遗传性疾病,具有多种基因型和表型变异,其患病率为 0.2%,是年轻人心源性猝死的最常见原因,也是任何年龄段患者致残的主要原因。

左心室流出道梗阻是肥厚型心肌病的一个主要标志,梗阻是指在静息或激发状态下,左心室最大压差大于或等于 30mmHg,大约三分之二的肥厚型心肌病患者存在这种梗阻,构成肥厚型梗阻性心肌病的定义。

肥厚型梗阻性心肌病可导致严重和危及生命的血流动力学不稳定,因此,麻醉医师应当熟悉该疾病的病理生理特点,以优化围手术期管理,最大限度保证患者安全。

(一)病理生理学

肥厚型梗阻性心肌病是心肌肌节的一种异质性常染色体显性遗传病,肌节蛋白突变可能导致心肌细胞生长模式的异常激活,从而导致肌肉功能不协调,最终导致左心室肥厚。左心室通常呈不对性肥厚,主要影响室间隔。在老年人中,左心室肥厚可能局限于室间隔基底段,伴或不伴乙状室间隔形态,室间隔基底段明显凸向左心室流出道。

左心室不对称性肥厚引起的机械型梗阻和二尖瓣前叶收缩期向肥厚的室间隔前向运动引起的动力型梗阻是导致左心室流出道梗阻的主要原因。左心室梗阻是动态的,其程度在很大程度上取决于心脏负荷情况和收缩力。同时,异常的二尖瓣叶活动及瓣叶位置变形,常可导致二尖瓣反流。

肥厚型梗阻性心肌病患者普遍存在舒张功能障碍,主要是由左心室流出道梗阻引起的收缩负荷、心室收缩和舒张的不均匀性以及细胞内钙再摄取异常引起的延迟失活导致的。

由于冠状动脉异常、冠状动脉大小与心室质量不匹配、心肌肥厚导致耗氧量增加以及左心室舒张末压升高影响冠状动脉灌注,心肌缺血常常在没有冠心病的情况下发生。

肥厚型梗阻性心肌病归因于细胞结构紊乱,此类患者可能发生许多不同的房性或室性心律失常,心房颤动是最常见的持续性心律失常,而室颤是猝死的最主要原因。

(二) 临床特征与诊断

肥厚型梗阻性心肌病的典型症状包括呼吸困难、运动受限、胸痛、心悸和晕厥等。这些症状可能首先出现在老年人身上,在儿童和年轻人中并不常见,但不幸的是,心源性猝死可能是很多年轻人的最初表现。

心电图是肥厚型梗阻性心肌病最敏感的常规诊断检查,90% 以上的患者出现异常,包括 P 波异常、QRS 电压升高、ST 段改变和电轴左偏等,动态心电图常常可以捕捉到房性或室性心律失常,但心电图检查缺乏特异性。

超声心动图是筛查和诊断疾病最广泛使用的工具,可以确定肥厚的程度、是否存在收缩或舒张功能障碍、梗阻的程度,以及是否存在任何独立的瓣膜病变。连续波多普勒用于估测最大瞬时左心室压差,该压差通常发生在收缩中晚期,具有特征性的晚期峰值、"匕首"状轮廓。

如果超声心动图诊断有疑问,或者肥厚的位置难以确定或量化,可以行心脏磁共振检查,它不仅可以明确左心室心肌的局灶性肥厚,还可以清晰地描绘心内膜和心外膜边界,从而精确测量左心室壁厚度。此外,心肌组织异常的评估最好通过心脏磁共振进行。

(三) 治疗

肥厚型梗阻性心肌病最初可使用 β 受体阻滞剂和钙通道阻滞剂进行治疗,β 受体阻滞剂是一线药物,具有负性变力和变时效应,能减轻梗阻,同时增加舒张充盈时间,改善冠状动脉灌注压和心输出量。

心律失常可用胺碘酮治疗,但对于难治性病例和可能出现恶性心律失常的患者,为预防猝死,应放置植入型心律转复除颤器。

对于最大限度的药物治疗后,左心室流出道峰值压力仍大于 50mmHg 以及存在晕厥的持续症状或出现晚期心力衰竭症状的患者,应考虑采用有创性策略。向室间隔动脉注射乙醇进行药物消融和室间隔心肌切除是目前最常用的方案。经主动脉室间隔心肌切除术仍然是治疗的黄金标准,因为它可明显改善症状,并且长期生存率高。

(四) 围手术期麻醉管理

1. 麻醉管理原则 对于肥厚型梗阻性心肌病的麻醉管理,目前并没有相关的指南,但其应围绕如何减轻左心室流出道梗阻这一原则来优化麻醉管理。

左心室流出道梗阻患者不能耐受前负荷的显著下降,一方面肥厚型梗阻性心肌病患者左心室顺应性降低,舒张功能受损,需要足够的前负荷来充盈左心室,保证每搏量,另一方面,前负荷不足会导致左心室腔变小,室间隔和二尖瓣前叶距离更近,加重狭窄。体循环阻力降低并不能增加每搏量,因为是由梗阻本身决定的,因此要避免后负荷降低,维持全身血压,保证冠状动脉灌注,避免心肌缺血。

维持窦性心律也极为重要,因为左心室顺应性降低,其充盈依赖于心房收缩,以维持心输出量。同时要维持缓慢的心率,增加左心室充盈时间,避免充盈不足引起的梗阻加重和每搏量降低。

心肌收缩力增加会导致梗阻加重,因此,围手术期应适当降低心肌收缩力和交感反应。

综上所述,维持血管内容量、窦性心律和缓慢心率,以及减弱交感反应和心肌收缩力,是将围手术期不良后果降至最低的管理核心。

2. 围手术期麻醉管理措施 大多数患者已使用 β 受体阻滞剂和钙通道阻滞剂行术前优化,在整个围手术期,应继续维持使用,尤其是 β 受体阻滞剂。适当的术前镇静药物,如苯二氮䓬类药物,可以减轻焦虑,减少交感刺激,预防心动过速,避免梗阻加重。另外,术前晶体液适当扩容可减少麻醉诱导时低血压的发生率。

除常规监测外,诱导前行有创动脉血压监测是非常重要的,因为这类患者对低血压事件的反应很差。另外,术中最可靠的监测是经食管心动超声监测,它除了可以确定所需切除的范围、评估二尖瓣的结构异常以及室间隔心肌切除术后残余梗阻和二尖瓣反流外,还可以明确血流动力学障碍的原因,如低血容量和高收缩力等。

麻醉诱导要缓慢滴定,尽量平稳,以避免血压大幅降低,同时要完善镇痛,降低交感刺激,达到最佳插管条件,避免心动过速和心肌收缩力增加。

麻醉维持应以挥发性药物和麻醉性镇痛药为主,以实现充分的麻醉和镇痛。七氟烷是一种温和的心肌抑制剂,其效果可能优于异氟烷和地氟烷,因为后者有增加心率的趋势。

高潮气量和高呼气末正压的机械通气是有害的,因为它会降低前负荷并导致梗阻加重。应使用较小的潮气量和快速的呼吸频率,以尽量增加静脉回流。

围手术期低血压可通过 α_1 肾上腺素受体激动剂(如去氧肾上腺素和去甲肾上腺素)和液体治疗,避免使用具有 β 肾上腺素能活性的药物,如多巴酚丁胺、多巴胺、肾上腺素和异丙肾上腺素等,因为这些药物具有正性变力和变时作用,会加重梗阻。高血压应采用 β 受体阻滞剂和增加麻醉深度进行治疗,避免使用血管扩张剂。窦性心律对维持心输出量非常重要,要备好电复律和除颤设备,以防突然的血流动力学不稳定。

五、心脏手术与恶性肿瘤根治的同期手术

随着心脏病患者年龄的增加,恶性肿瘤患者合并心血管疾病尤其是冠心病和主动脉瓣疾病的数量越来越多,而围手术期管理、手术技术和肿瘤术后治疗手段的不断进步,为这类患者的同期手术治疗提供了一定的机会,众多的综合医院围手术期团队已经对心脏手术和恶性肿瘤根治的同期手术进行了初步的探索。由于心脏手术与常见的肿瘤根治手术的麻醉管理有所不同,在围手术期的管理目标方面有其独特之处,因此需要多学科共同探讨确定合理的围手术期治疗方案。麻醉医师在多学科协作过程中无疑处于极为重要的位置,除须制订周密的麻醉管理方案外,还应具有全局观和整体思维,协助多学科协作团队把控围手术期管理要点和风险。因此,心脏手术和恶性肿瘤手术的外科同期手术麻醉管理值得进行深入探讨,以便为今后形成规范提供基础。在此,将以常见的胸腹部恶性肿瘤合并常见严重心脏病的患者为代表,对此类联合手术的麻醉管理和围手术期注意事项进行初步阐述。

(一)常见的严重心脏疾病合并恶性肿瘤的术前评估

根据老年心脏疾病和恶性肿瘤的疾病谱特点,两者危险性较高且分期手术存在显著冲突的情况往往是严重的冠心病、主动脉瓣重度狭窄、肥厚型梗阻性心肌病等合并了胸外科和普外科恶性肿瘤。此类患者在常规肿瘤外科治疗和术后放化疗过程中将面临急性心肌缺血、心衰、严重心律失常以及相关循环不良事件导致的其他重要器官损害甚至猝死的风险。因此,解决心血管问题带来的风险在外科治疗的过程中成为关注的重点。然而,目前所能选择的治疗心脏疾病的方法和手段都需要较长时间的抗凝和 / 或抗血小

板治疗,可能会使肿瘤的外科手术治疗失去了合适的时机。因此,能否在多学科的合作下,一次手术解决两大危及患者生存率的问题,成为了临床热点和难点。

首先,此类患者的术前评估较单纯非心血管外科手术需要更加谨慎,对于两种外科手术的结合要有合理的设计,需由所有参与的外科专家和麻醉科专家共同讨论确定手术具体步骤和围手术期管理流程,最好进行完整的推演,做好各个环节的质量控制和过程衔接。所有参与者的工作都事关围手术期结局,所以术前的多学科讨论和团队自身实力的评估是非常必要的。例如,冠状动脉旁路移植术与肺癌根治的同期手术,需要考虑手术的先后顺序,术前术后肺功能的改变、冠状动脉再通后的心肌功能影响、抗凝抗栓治疗、术后监测和护理等因素可能带来的潜在风险和应对措施。

其次,此类联合手术需要同期进行的必要条件就是两个及两个以上疾病的严重程度评估。无论心血管方面的病理状态,还是恶性肿瘤的分期及预后,都需要外科团队进行严格评估分级。由于同期手术面临的不仅是手术时间和创伤增加,还将面临两类手术同时对机体造成的损害和失衡风险,以及术后相关并发症风险和调整抗凝策略导致的相关血栓栓塞和出血风险。因此,如果分期手术对预后和围手术期风险没有明显影响,应首选分期手术。但当心血管疾病风险和肿瘤生长转移风险等决定了两者都较为紧迫时,应果断根据病情制订同期手术方案。目前尚无明确的规则和指南可循,因此最终确定是否应该进行同期手术,具体方案如何实施,应该交由多学科协作团队完成。

再次,一旦明确了同期手术的指征,就应该积极准备。除继续完善患者方面的术前准备,提高患者系统功能储备和必要的术前锻炼外,还应该重视外科团队和麻醉团队的沟通和围手术期方案理解,并制订必要的严重并发症的防治预案。麻醉团队应该比外科医师更深入地了解患者的基本情况,外科疾病本身和外科手术对其影响,以及两类手术对麻醉管理提出的要求和挑战。

（二）常见的同期手术麻醉管理

由于老年心脏病可以合并很多种需限期手术的恶性肿瘤疾病,无法一一排列组合,进行个性化阐述。在此,将胸外科和普外科手术与最为常见的冠心病和重度主动脉瓣狭窄为例,进行必要的总结,以期能为此类复杂手术的麻醉管理提供参考。

1. 冠心病合并肺癌手术的麻醉管理 心脏联合肺肿瘤同期手术方式,因可避免延误肺肿瘤治疗,改善心肌缺血降低心血管风险,减少再次开胸导致的创伤以及住院费用,符合现代外科理念,已被广泛尝试和研究。心肺同期手术的并发症发生率、死亡率以及远期生存率方面已被控制在可以接受的范围内。心脏和肺恶性肿瘤切除同期手术的方案已经逐步形成标准。

(1)麻醉前准备:冠心病患者术前多有固定的内科用药,常用钙通道阻滞剂、硝酸酯类、β受体阻滞剂控制心脏前后负荷,减少心肌氧耗,避免心肌氧供需平衡导致的心绞痛、心律失常和心衰症状。术前应根据心脏症状调整药物的种类和剂量,并严密监测心电和血压等,及时处理心绞痛、心律失常和高血压等临床症状,改善心脏功能,提高其储备功能和稳定性。同时应监测心肌酶谱、肌钙蛋白等心肌标志物,以及电解质和内环境,为手术做好充分准备。对于已有心衰和心肌梗死状况的患者,内科处理无效时,应果断使用主动脉球囊反搏和毛花苷C、去甲肾上腺素、左西孟旦等药物积极抗心衰和维持循环。对于术前肺功能的评估也应提前完成,并利用有限的术前时间进行肺功能锻炼。通常情况下,术前氧疗及雾化吸入激素和扩张气道的药物对预防术中气道痉挛、低氧血症和肺循环剧烈波动有一定的益处,尤其对于术前有右心功能不全的患者,术前的呼吸内科治疗应该受到重视。

(2)麻醉诱导:麻醉诱导过程务求循环稳定,充分镇痛、充足氧供是诱导期的管理重点。诱导时应缓慢给药,逐渐加深麻醉深度,鉴于有可能需要双腔气管插管,推荐复合气道表面麻醉,以减少插管刺激。插管完成后立即对气管导管的对位进行纤维支气管镜定位。推荐使用TEE对心脏功能及室壁运动进行动态监测,尽早发现心肌缺血预兆,提前处理,防止急性心衰和严重心律失常等相关并发症发生。对于心功能较差、循环不易维持稳定的患者,除钙通道阻滞剂、硝酸酯类等预防冠状动脉痉挛和降低前负荷的药物外,可以根据 TEE 监测结果考虑使用去甲肾上腺素、肾上腺素等正性肌力药物。如仍不能维持循环稳定,可放置主动脉内球囊反搏改善心肌氧供,如仍无效可考虑借助体外循环或体外膜氧合(ECMO)。

(3)术中麻醉管理:应以心肌灌注和心功能保护为麻醉管理核心,维持良好的循环氧合,保证肿瘤切除能够顺利实施。应对手术过程中的应激刺激有充分的认识和麻醉预处理。非体外循环冠状动脉旁路移植术中,在吻合左冠回旋支和右冠后降支时,常由于术者对心脏的搬动和挤压发生剧烈的循环波动和严重的心律失常,应提前预防性泵注或间断推注去甲肾上腺素等升压药物,并准备好利多卡因、胺碘酮、艾司洛尔等抗心律失常药物。如发生剧烈循环波动后药物作用效果欠佳,应及时将心脏复位。术者将心脏固定后,吻合冠状动脉血管前应及时进行 TEE 评估,可以通过二尖瓣功能反流的程度及左心室流出道和右心室流出道的受压情况,初步判断旁路移植术过程中是否会发生严重心脏不良事件,并提醒术者对心脏位置和固定器进行调整。

(4)体外循环:体外循环是否增加肿瘤细胞的血行播散概率,目前尚无充分的证据,但其存在肝素化导致出血风险、全身性炎症反应综合征、肺水肿和肿瘤细胞传播的可能性等弊端。因此,冠状动脉旁路移植术与肺肿瘤切除的同期手术应尽量避免体外循环,可以减少术中肝素的用量,减少肿瘤切除时和术后的出血,同时降低因体外循环产生的炎症反应。如果必须在体外循环下完成心脏手术,则推荐在建立体外循环前行肺肿瘤切除术,可避免容量超负荷和维持内环境稳定,有助于减少术后病死率和并发症发生率,使同期手术的风险控制在可接受的程度。

(5)非体外循环冠状动脉旁路移植术和肺肿瘤同期手术:大多推荐胸骨正中切口下先完成冠状动脉旁路移植术,再经此切口完成肺切除术。少数左侧肺癌且单一前降支冠状动脉病变的患者可以选择左侧开胸手术,选择先完成肺手术,再进行乳内动脉-前降支的冠状动脉旁路移植术。吻合冠状动脉近端时应适当降低动脉压,防止侧壁钳对主动脉的钳夹损伤和反应性高血压,吻合远端时则应适度提升血压,保证吻合口远端的心肌侧支循环供应不发生骤然减少。

旁路移植术完成后肺切除过程中,尽管双腔气管插管下施行肺隔离通气使术侧肺萎陷,更有利于胸外科医师操作,但由于旁路移植术完成后的最初阶段仍存在心肌功能紊乱风险,以及鱼精蛋白中和肝素后的类过敏反应等风险,因此良好的氧储备是必要的,是否必须或适合单肺通气应视肺肿瘤手术部位和旁路移植术后患者的具体情况而定。在心脏外科操作完成后,实施胸外科手术前,应对患者的循环和氧合功能进行再次评估,并与胸外科医师再次沟通确认,是否行下一步手术以及是否需要采用单肺通气。如果冠状动脉旁路移植术采用正中开胸入路,胸科手术一般可经同一切口完成。肺肿瘤的位置和大小决定了手术切口的设计,胸骨正中切口适用于右肺叶切除术,偶尔也适用于左肺上叶切除术。通过胸骨正中切口行左肺下叶切除则比较困难,在此过程中挤压心脏可能导致血流动力学障碍和心律失常;应考虑在心脏手术结束关胸后采用单独的体位和胸部切口进行胸外科手术,特殊情况下也可采用左胸前外侧切口行 CABG 和左肺手术,但左侧开胸手术只局限于左冠状动脉 CABG。因此,除背段和左肺下叶手术距离切口较远,暴露较为困难外,其他节段的肺手术也可以尝试在双肺通气下完成。麻醉诱导插管时即应保证双腔管定位准确,单肺通气适当调整呼吸频率和潮气量维持正常的 SpO_2,通过监测 $P_{ET}CO_2$ 适时调整呼吸机参数避免过度换气或通气不足。肺手术可引起气道产生血性分泌物,术中 TEE 操作和肺手术操作也可导致气管插管位置变动,导致机体氧供下降,应及时有效吸引双侧分泌物,避免痰液阻塞造成通气不良、低氧血症,并行纤维支气管镜气管插管定位,保证良好对位、通气。在恢复双肺通气前,避免分泌物挤入余肺致术后肺炎、肺不张,增加围手术期风险。单肺通气时由于肺毛细血管床减少、右心后负荷增加,应重视右心功能的监测,推荐使用 TEE 动态监测评估,必要时通过正性肌力及硝酸酯类药物调整血流动力学及心脏前负荷,维持心功能和肺循环稳定。对于同期手术患者,由于麻醉时间延长、出血增多,对术中血流动力学的波动,处理应更加积极。应更加严密监测影响心肌氧供的血压、血红蛋白、氧分压、心输出量、电解质情况等因素，适当控制心率，避免心率过快和心律失常。无论术前、术中和术后都应避免贫血、低氧血症和低心输出量的发生，恰当的麻醉处理保证心肌有效灌注、充分氧供、降低组织自身氧耗，是同期手术顺利完成和有效降低围手术期死亡率的关键。

2. 其他心脏同期手术的麻醉管理　近年来，适合与非心脏手术开展同期手术的心脏手术并不仅限于 CABG，心脏瓣膜置换术和主动脉瘤手术也有报道。有研究者将适宜行同期手术的患者特点总结如下：①术前评估早期和中期恶性肿瘤，能够承受根治性切除，无远处转移，同时伴有冠状动脉疾病三支病变和心肌梗死并发症需要手术治疗者；②冠状动脉疾病能行经皮冠状动脉介入的单支或双支病变，且需及时切除肿瘤者；③肿瘤需要切除，同时心脏瓣膜疾病需要成形或置换，心功能可以耐受手术（通过药物治疗改善心脏功能到Ⅱ~Ⅲ级）者；④晚期肾癌、下腔静脉瘤栓的冠状动脉疾病患者肿瘤切除后可延长生命，远期预后较好，因为对局部进展期肾癌患者行根治性肾切除及下腔静脉癌栓取出术能有效改善预后；⑤心脏手术中发现肿瘤者；⑥可同时接受心脏手术和非心脏良性疾病手术者。

关于同期手术顺序，一般情况下应首先考虑先行心脏手术，以改善心肌供血或处理瓣膜，有效避免术中心肌缺血和心功能障碍，提高患者对后续手术的耐受性。其次，应先行无菌级别高的心脏手术再行其他污染手术比较合理。但对于心脏手术患者的胸腺瘤或囊肿等则应先切除，以避免妨碍心脏手术。

总之，随着外科技术和围手术期多学科协作管理能力的提高，心脏手术与肿瘤手术同期进行的情况将成为麻醉科医师和外科团队经常面对的问题，探索和完善这类外科患者的围手术期管理流程和应对方案成为临床实践中的重要问题。全面深入的重要脏器功能评估，更具有针对性的术前准备，个体化的手术方案和流程以及术后管理重点等显然不是单独一个科室或部门可以独自完成的，围手术期进行多学科协作是唯一能够补齐不同专科短板，提高安全保障和促进患者快速康复的核心措施。因此，作为麻醉医师应该积极参与到此类患者的围手术期诊疗过程中，尤其应该在手术前和手术中，要依托专科优势发挥重要的决策和组织协调作用。

第三节　介入心脏手术的麻醉

一、经导管主动脉瓣置换术的麻醉

经导管主动脉瓣置换术（transcatheter aortic valve replacement，TAVR），又称经导管主动脉瓣植入术（transcatheter aortic valve implantation，TAVI），是指将人工瓣膜通过导管，经大动脉或心尖置入到病变的主动脉瓣处，置换原有主动脉瓣，在功能上完成主动脉瓣的替代。自 2002 年首例 TAVR 手术实施成功之后，因其微创且无需体外循环，近年来 TAVR 已经成为老年主动脉瓣狭窄（aortic stenosis，AS）患者的一线治疗方案，为原本失去外科手术机会的老年患者提供了一种新的选择。

（一）手术适应证和禁忌证

1. 适应证　TAVR 手术的最初适应证是有症状的三叶式主动脉瓣狭窄伴高危手术风险的老年患者，但是经过近 20 年的发展，目前 TAVR 手术的适应证已经拓展和更新。基于近年来国内外指南和专家共识，TAVR 的适应证更新如下。

（1）绝对适应证：①重度 AS；②患者有 AS 导致的临床症状（分期 D 期）或心功能减低，包括左心室射血分数＜50% 及纽约心脏病协会（New York Heart Association，NYHA）心功能分级Ⅱ级以上；③存在外科手术禁忌或高危或存在其他危险因素,如胸部放射治疗后、肝功能衰竭、主动脉弥漫性严重钙化、极度虚弱等;④主动脉根部及入路解剖结构符合 TAVR 要求;⑤三叶式主动脉瓣;⑥术后预期寿命>1 年;⑦外科主动脉生物瓣膜毁损且再次外科手术高危或禁忌的患者。

(2)相对适应证:①外科手术中、低危且年龄 ≥ 70 岁;②二叶式 AS,因目前国内自膨胀瓣膜及球囊扩张瓣膜数据均提示经过充分的解剖形态评估和正确的手术策略,可达到不低于三叶瓣的临床结果,可在有经验的中心开展;③ 60~69 岁患者经过临床综合评估认为更适合行 TAVR 手术者;④单纯严重主动脉瓣反流(aortic regurgitation,AR),外科手术禁忌或高危,预期治疗后能够临床获益,解剖特点经过充分评估适合 TAVR 手术者首选经心尖路径的成熟器械,经股动脉入路 TAVR 尚证据不足,仅可在有经验的中心进行探索性尝试。

2. 禁忌证

(1)绝对禁忌证:患者拒绝。

(2)相对禁忌证:①左心室内新鲜血栓;②左心室流出道严重梗阻;③急性心肌梗死;④主动脉根部解剖形态不适合行 TAVR 治疗;⑤存在其他严重合并症,即使纠正了瓣膜狭窄仍预期寿命不足 1 年。

(二)瓣膜的选择

TAVR 瓣膜主要分为球囊扩张式瓣膜和自膨胀式瓣膜两大类。进行瓣膜选择时应基于术前 CT 综合瓣膜的分型、瓣膜钙化分布、冠状动脉堵塞风险、永久起搏器置入可能性、瓣环破裂风险、生物瓣膜不匹配等,结合患者血管入路情况,必要时结合术中球囊扩张的结果,并根据每一款瓣膜的特性,做到个体化选择。

(三)手术路径

TAVR 手术有多种手术路径选择:逆行经股动脉、主动脉、颈动脉或锁骨下动脉路径及顺行经心尖路径等,其中逆行经股动脉和顺行经心尖路径两种方式最为常用。手术路径的选择取决于所在医院心脏外科团队的专业知识、患者的特殊情况以及是否需要全身麻醉等。

(四)手术环境

TAVR 手术应在带层流的心导管室或杂交手术室进行,应合理布置导管室或杂交手术室的格局,方便团队操作及抢救措施实施。建议 TAVR 手术在杂交手术室内进行。其大小应满足摆放麻醉机、超声心动图仪器、体外循环机器等设备的要求,并且应符合外科无菌手术标准。在满足外科手术要求的同时配有数字减影血管造影机系统,可满足内、外科团队同时上台手术。

(五)手术流程

1. 建立血管入路,放置临时起搏器 非瓣膜入路侧股动脉穿刺,放置猪尾导管至主动脉根部,供测压与造影。经静脉置入临时起搏器。在瓣膜入路侧股动脉穿刺或左心室心尖做荷包缝合(经心尖路径)建立瓣膜置入通路。

2. 置入跨瓣导丝

(1)股动脉入路:指引导管及导丝跨过主动脉瓣进入左心室,交换为猪尾导管进行左心室内压力测定,再由猪尾导管导入超硬导丝至左心室内。超硬导丝塑形成圆圈状,支撑扩张球囊及瓣膜输送系统。

(2)心尖入路:泥鳅导丝经心尖荷包进入左心室,顺行通过主动脉瓣进入升主动脉,之后交换成标准导丝并引入降主动脉。切开心尖处心外膜,沿导丝置入扩张球囊/瓣膜输送系统。

3. 装载瓣膜 瓣膜充分预冲洗后,由专门技术人员装配。输送鞘置入前应全身肝素化(静脉注射肝素 70~100U/kg),使 ACT>250 秒(通常为 250~350 秒)。

4. 行球囊扩张 AS 患者需行球囊扩张应在快速心室起搏(rapid ventricular pacing,RVP)下进行,根据瓣膜类型以及释放策略不同,起搏频率常规 120~220 次 /min,扩张完毕抽瘪球囊后方可停止 RVP。

5. 置入及释放瓣膜 自膨胀瓣膜释放前将输送系统送至主动脉瓣环水平,精确定位后缓慢释放瓣膜。当瓣膜打开约一半面积时,复查主动脉根部造影,确认瓣膜处于合适高度后快速释放瓣膜。经心尖路径瓣膜,其上有 3 个定位键,放置时先将定位键在主动脉根部打开并向后牵拉固定于主动脉窦内,然后将瓣膜下降到主动脉瓣环内,在主动脉瓣口处打开,此过程无需 RVP。支架短的球囊扩张瓣膜,定位要求更高,释放过程可能需要 RVP 和 / 或暂停呼吸。

6. 评估释放结果 主动脉根部造影及 TEE 检查评判瓣膜位置、功能,判断冠状动脉开口有无阻塞、人工瓣膜有无瓣周漏、升主动脉有无夹层、二尖瓣情况、有无心包积液,以及左右心室舒缩功能状况。

7. 结束手术 鱼精蛋白中和肝素,移除瓣膜输送系统,缝合血管入路。

(六) 术前访视与评估

经导管心脏瓣膜技术的进步大大提高了 TAVR 手术的简易性和安全性。然而,全面的多模态成像对于安全有效地进行这些手术仍然至关重要。超声心动图和多层螺旋 CT 应用于术前计划,以选择合适的瓣膜类型和尺寸,并预测潜在的并发症。此外,超声心动图可以在手术过程中提供实时指导。术前需要对手术风险、临床获益、瓣膜的多通道成像和冠状动脉疾病的管理等多方面进行评估,需要根据每种技术的风险和好处,为每例患者提供量身定制的方法,因此,一个多学科心脏团队的合作至关重要。

(七) 麻醉管理

1. 麻醉方式 麻醉方式包括:局部麻醉;镇静或监护麻醉(monitored anesthesia care,MAC),在保持一定镇静深度(意识可消失)的基础上,辅以局部麻醉药完成各项有创操作及手术,术毕可直接唤醒;全身麻醉,维持一定的镇静、镇痛和肌肉松弛,行气管插管、机械通气,完成手术。麻醉方式的选择需综合考虑手术方式、患者情况、术者因素和麻醉医师经验等。建议各中心早期开展可适当选择全身麻醉为主,经验累积后可根据情况调整麻醉的方式。全身麻醉和 MAC/ 局部麻醉的比较见表 28-1。

表 28-1 全身麻醉和 MAC/ 局部麻醉的比较

麻醉方式	优点	缺点
全身麻醉(适用于各种血管路径)	完全可控的气道管理 易于行 TEE 检查 绝对制动 提供呼吸暂停	可能延长 ICU 停留 / 住院时间 增加正性肌力 / 血管收缩药需求
MAC/ 局部麻醉(主要用于经股动脉路径)	血流动力学平稳 增加心脏前负荷 节约手术室内时间 ICU 停留 / 住院时间短	术中转全身麻醉风险 气道可控性较差 患者体动或不配合 难以行 TEE 检查

MAC,监护麻醉;ICU,重症监护室;TEE,经食管超声心动图。

2. 全身麻醉管理要点

(1)麻醉诱导前必须先检查麻醉用品与器具。备好紧急气道、机械通气装置,以及循环支持药物。随时做好心肺复苏准备。对于心衰及明显心肌缺血患者,建议转运过程中持续吸氧并泵注血管活性药物入手术室。入室后可给予适当镇静,在局部麻醉下行动脉穿刺测压,动脉血管选择应以不影响手术路径为原则。

(2)麻醉诱导

1)诱导药物:首选依托咪酯、芬太尼类、罗库溴铵或顺阿曲库铵,也可根据患者情况和各中心自身经验选用咪达唑仑(不适用于高龄患者)、丙泊酚、维库溴铵等。麻醉诱导总原则是缓慢诱导,维持血流动力学稳定。重度主动脉狭窄者出现低血压时容易导致心肌缺血,可小剂量持续泵注去甲肾上腺素,尽可能维持血压与心率在基础水平。心功能差者可泵注多巴酚丁胺或肾上腺素等正性肌力药物。

2）静脉穿刺：通常诱导后行中心静脉穿刺置管，一般选择颈内静脉。诱导风险较大者，建议在诱导前行中心静脉穿刺置管。临时起搏器由麻醉医师或手术医师放置，颈内静脉、锁骨下静脉路径均可。

（3）麻醉维持：通常选择静吸复合麻醉，可选药物包括丙泊酚、七氟烷、地氟烷、瑞芬太尼、舒芬太尼、芬太尼、右美托咪定等。经心尖路径手术应于切皮、悬吊心包、心尖穿刺、快速心室起搏前加深麻醉。麻醉诱导完成至切皮前应注意防止低血压。复合区域神经阻滞，如椎旁阻滞、肋间神经阻滞、前锯肌平面阻滞、局部浸润等，可减少术中全麻药物的用量。

3. MAC/局部麻醉 主要用于经股动脉路径的 TAVR 手术。对于心功能较好、能配合平卧并保持制动、不存在困难气道的患者，可选择 MAC/局部麻醉下完成手术。多数情况下应以 TTE 代替 TEE，术中应行麻醉深度监测。密切关注患者呼吸，必要时置入口咽/鼻咽通气道或喉罩。采用 MAC/局部麻醉时麻醉医师应做好紧急情况下转为全身麻醉的准备。麻醉药可选用咪达唑仑、右美托咪定、丙泊酚、芬太尼类等。MAC/局部麻醉行 TAVR 手术时，气道管理是难点。患者常见呼吸抑制和舌后坠。去枕后仰头位有助于维持通气。少数患者需在足够镇静深度下置入口咽/鼻咽通气道。常规行血气分析监测，若出现严重气道梗阻或严重 CO_2 蓄积，可视情况置入喉罩或气管插管。球囊扩张、RVP 和瓣膜释放过程是手术的关键时点，维持 BIS 40~50，绝对避免体动。注意与术者密切配合，及时沟通，适当提醒，并随时做好紧急情况的应对准备。BIS 有一定的滞后性，在麻醉深度的判断和处理上需要有适当的预见性。

（八）特殊操作的麻醉管理

1. 临时起搏器置入 在透视及 TEE 下将起搏电极置于右心室近心尖处，测试确保正常起搏。

2. 建立血管入路及导丝置入 经股动脉路径 TAVR 手术，穿刺刺激轻，维持血流动力学稳定，避免低血压。经心尖路径刺激强，切皮前加深麻醉。导丝对血管的刺激可诱发迷走反射，应严密监测循环状态。导丝在跨过主动脉瓣时容易诱发心律失常，可静脉注射利多卡因。

3. 快速心室起搏和球囊扩张 AS 患者在主动脉瓣球囊扩张和释放瓣膜（球囊扩张瓣膜）时需要 RVP。快速心室起搏前维持内环境稳定，包括酸碱平衡和电解质稳态。血钾水平维持在正常范围，维持收缩压约 120mmHg（MAP ≥ 75mmHg），谨防循环衰竭。RVP 一般持续 10~20 秒，不宜过久，以免因冠状动脉灌注不足而引起室颤等恶性心律失常，停止起搏后若出现室性或室上性心律失常，可给予胺碘酮或利多卡因等抗心律失常药物，如出现持续低血压，应迅速应用 TEE/TTE 评估后快速处理。球囊扩张未达到预期效果需二次扩张者，应等待循环稳定后再进行。球囊扩张后若患者循环衰竭，应立即心肺复苏。室性心律失常立即电复律，复律失败者立即行胸外心脏按压，同时戴冰帽脑保护，必要时可应用肾上腺素。对于不用改变手术方式，置入瓣膜后即可恢复的患者，在技术人员组装瓣膜期间应努力维持循环稳定，包括不间断胸外心脏按压、血管活性药物持续使用等。瓣膜狭窄纠正后复苏会更加容易。循环难以维持时，可以选择体外循环或 ECMO 支持。

4. 瓣膜置入 根据瓣膜类型，释放过程可能需要 RVP 和/或暂停呼吸。快速心室起搏使 MAP 降至 50mmHg 左右时释放瓣膜，释放时严密观察心率和血压变化，快速心室起搏结束后将起搏器再次调整至 50 次/min 按需起搏，并恢复机械通气。瓣膜释放过程中会有一过性低血压，需密切观察，谨慎使用药物，防止瓣膜释放完毕狭窄解除后出现严重高血压。

5. 瓣膜释放后

（1）TEE/TTE 检查及造影复查瓣膜和冠状动脉情况。

（2）跨瓣压差减小，血压多有不同程度升高，需逐渐减少升压药的使用，也可使用短效降压药控制血压。

（3）对于术前有左心室功能减退者，术后仍需注意支持左心室功能。

(4) 对于循环不能恢复至预期状态者,在 TEE/TTE 监测指导下补充血容量、给予药物治疗、纠正内环境紊乱,继续心肺复苏,必要时机械循环支持。

(5) 如果存在严重瓣周漏且再次球囊扩张或瓣中瓣技术不能纠正、瓣膜功能异常导致血流动力学无法维持、冠状动脉阻塞不能用支架解决、主动脉瓣钙化严重造成置入瓣膜脱落以及其他各种原因造成瓣膜位置异常等情况,需立即建立体外循环行开胸手术。

(6) 密切关注心电图变化,尤其是球囊扩张钙化主动脉瓣和置入人工瓣膜后,出现心肌缺血性改变时应及时排除冠状动脉阻塞的可能。

(7) 注意出血量,关注红细胞比容的变化。当出现难以解释的容量快速下降、低血压时,应及时排除隐性出血,如腹膜后出血。

(8) 鱼精蛋白中和肝素时宜缓慢输注,警惕过敏反应,并复查 ACT。

(9) 经心尖路径 TAVR 手术在心尖缝合时应控制血压,避免出血或心脏破裂。

(九) 并发症及处理

1. 穿刺部位出血相关并发症

(1) 出血:多见于 TAVR 术后服用双抗的患者,出血部位常见于股动脉、桡动脉或锁骨下动脉的出血;此时往往需要介入科医师或血管外科医师干预控制出血及逆转抗凝。

(2) 血肿:发生率约 11%~18%,股动脉入路比桡动脉入路更容易发生。多数经手动按压后可自行消退,血肿严重者可考虑抗凝逆转。

(3) 假性动脉瘤:发生率约 1%,股动脉入路较桡动脉入路更常见。超声可辅助诊断,如直径<3cm 常可自行吸收;如直径>3cm 常需加压和注射凝血酶治疗,严重者需手术治疗。

2. 假体瓣膜相关并发症

(1) 瓣周漏:约 70% 的患者 TAVR 手术后存在轻度及以下瓣周漏,无需处理;中到重度瓣周漏常表现为急性呼吸困难和心衰,处理包括二次球囊扩张、圈套器、瓣中瓣置入和介入封堵。

(2) 瓣膜血栓:发生率为 0.6%~2.8%,在没有口服抗凝的患者中,TAVR 术后瓣膜血栓的发生率明显增加,因此目前主张 TAVR 术后常规抗凝。

(3) 感染性心内膜炎:发生率约 2%,常发生于术后数月,致病菌多为链球菌和肠道球菌,常需行抗生素治疗。

(4) 冠状动脉开口阻塞:是较为少见的并发症,发生率约 0.17%,常表现为急性 ST 段抬高心肌梗死(STEMI)或心搏骤停。术前超声心动图和 CTA 检查可精确测量主动脉瓣环和冠状动脉开口之间的距离,从而预测这种并发症的发生。术中冠状动脉阻塞可以通过冠状动脉造影诊断,一旦确诊,可紧急行冠状动脉支架置入,无法置入支架时应紧急开胸行冠状动脉旁路移植术。

3. 心律失常

(1) 新发房颤:由于主动脉狭窄导致的压力超负荷及左心室重构,TAVR 术后房颤发生率约为 10%~20%,其处理原则与一般房颤的处理方法相同,包括控制心室率及恢复窦性节律,对于合并血流动力学不稳定的新发房颤患者,应考虑直接电转复。

(2) 左束支传导阻滞:多发生于术后 24 小时,发生率约 20%,其中一半的患者在 1 个月内可自行恢复正常。

(3) 高度房室传导阻滞:多发生于术后 24 小时,发生率约 2%~7%,常需置入永久起搏器。

4. 终末器官损伤

(1) 脑卒中:术前合并脑血管疾病或房颤等高危患者,TAVR 术后脑卒中风险可达 1.7%~4.8%,其中 85% 的脑卒中发生于术后第 1 周;临床医师必须了解手术患者的卒中风险,对于任何在 TAVR 术后出现神经系统症状的患者都应及时进行卒中评估,特别是既有或新发房颤的患者。

(2)急性心肌梗死:由于 50% 的患者术前已合并冠心病,TAVR 术后急性心肌梗死的发生率可达 10%。

(3)急性肾损伤:因术中低血压及大量使用造影剂,术后急性肾功能损伤风险较高,发生率接近 22%,围手术期应慎用人工胶体,密切监测尿量,适当应用利尿剂。

(十)术后管理

1. 推荐早期拔除气管导管。拔管时机的选择应以患者病情平稳为主。一般对于手术顺利、术后血流动力学稳定的全麻患者,术毕可以在手术室内拔除气管导管或喉罩;对于术中循环不稳定、出现严重并发症或术后血流动力学不稳定的患者,可先带管送入重症监护室(ICU)或心脏重症监护室(CCU),待生命体征平稳后再拔管。

2. 提倡多模式镇痛,切口局麻药浸润或神经阻滞镇痛,可复合口服或适量静脉镇痛药。

3. 转运前确认患者生命体征平稳,意识清醒、无烦躁。

4. 麻醉医师应向 ICU 或 CCU 医师详细交班,内容包括手术情况及特殊心血管用药等,继续密切监护,推荐连续监测心电图、SpO_2 和有创动脉血压。

二、经皮二尖瓣置换和修复术的麻醉

二尖瓣反流(mitral regurgitation,MR)是最常见的心脏瓣膜疾病,其发病率随着年龄的增加而增加。严重二尖瓣反流患者常出现呼吸困难、心衰、肺动脉高压、左心房增大以及左心室功能降低,严重影响生活质量和寿命。外科手术一直被认为是治疗严重二尖瓣反流的金标准,在多数患者中都能获得良好的效果。然而,由于高龄、心功能差及多种合并症常导致围手术期风险增加,因此,超过 50% 的严重 MR 患者无法接受外科手术治疗。经皮二尖瓣修复或置换术作为治疗原发性二尖瓣反流的一种新的治疗方法,尤其适合于手术风险较高的高危患者。由于二尖瓣介入治疗在早期实施时更有效,考虑到安全性和早期适应证,经皮二尖瓣修复术应更优于经皮二尖瓣置换术,因为其急性风险较低,且不存在假体带来的长期后果(包括抗凝治疗、假体瓣膜退化及感染的风险)。其中,MitraClip 技术作为目前临床使用的最先进和最广泛的经皮介入治疗二尖瓣反流的修复技术,自 2003 年开展第 1 例以来,目前已完成 10 万多例,最近的数据和结果表明其安全有效且耐用。

(一)MitraClip 技术概述

MitraClip 技术是一种缘到缘经皮二尖瓣修复手术,源于 Alfieri 教授在 20 世纪 90 年代早期开发的一种外科技术,利用 MitraClip 系统将二尖瓣前叶和后叶抓住,从而将 1 个反流孔改变为 2 个(反流孔面积变小),进而改善或消除二尖瓣反流。

MitraClip 系统由 3 个主要部件组成:MitraClip 装置、输送导管和导向导管。输送导管远端固定有 MitraClip 装置。通过导向导管,可操纵输送导管将 MitraClip 装置通过房间隔到达左心房,MitraClip 装置是一种 4mm 宽的聚丙烯织物覆盖的钴铬合金,可以促进组织生长和桥的形成。MitraClip 装置的臂长 8mm,可伸展并抓住二尖瓣的前叶和后叶。如果第一次放置夹子后,二尖瓣反流改善程度不满意,可打开夹子后重新放置,并实时进行超声心动图评估手术效果。

MitraClip 技术治疗的围手术期死亡率很低,即使在非常高危的患者中也只有 1%~6% 不等,而且大约 90% 的患者术后二尖瓣反流明显降低。另外,这种技术的学习曲线相当平坦。如今,即使存在明显的解剖结构异常(巴洛病、小叶凹陷、环状钙化),大多数患者也能获得良好的治疗结果。

(二)MitraClip 技术适应证

形态学上,根据 Carpentier 分型,MR 可分为 3 型:Ⅰ型:瓣叶活动正常而瓣膜功能失调;Ⅱ型:瓣叶活动过度的瓣膜功能失调(瓣膜脱垂);Ⅲ型:瓣叶活动受限的瓣膜功能异常,Ⅲa 类指一个或多个瓣叶的运动在瓣叶开放或关闭时受到限制导致不同程度的狭窄或反流，Ⅲb 类指一个或多个瓣叶的运动在瓣叶关闭时受到限制导致的反流（此类病变多为缺血所致）。

2013 年，美国食品药品管理局（FDA）批准将 MitraClip 技术用于具有手术高危风险的退行性二尖瓣反流患者；2019 年美国 FDA 将功能性二尖瓣反流（Carpentier Ⅰ型和Ⅲb 型）也作为 MitraClip 手术治疗的适应证之一。

（三）MitraClip 手术管理

MitraClip 手术由心脏团队实施，该团队包括 1 名在管理二尖瓣疾病患者方面经验丰富的介入性心脏病专家、1 名在二尖瓣手术方面经验丰富的心脏外科医师、1 名心脏麻醉医师、1 名超声心动图医师、导管室技术人员以及护理人员。同 TAVR 手术一样，MitraClip 手术也是在导管室或杂交手术室进行。

麻醉方式常为全身麻醉，MitraClip 手术是在 X 线透视和 TEE 导下，经股静脉入路在跳动的心脏中进行的。

TEE 可用于引导输送导管将 MitraClip 装置通过房间隔到达左心房，确定其置于二尖瓣前瓣和后瓣上并夹取瓣叶。夹子放置后需要对残留 MR 进行评估。

术中一般常规静脉注射肝素 5 000U，ACT 维持在 250~350 秒。

如手术后患者生命体征平稳，可在导管室或麻醉恢复室苏醒后拔管，再转入普通病房继续观察。

（四）并发症

1. **血管损伤** MitraClip 手术血管入路一般为股静脉，因此穿刺后的血管并发症并不常见。然而，由于股静脉靠近股动脉，因此穿刺时损伤股动脉导致血肿、出血或假性动脉瘤等血管通路并发症可能会发生。

2. **大出血** 出血是最常见的围手术期并发症之一。研究显示，大出血的发生率为 1%~7.4%。出血可能是由于 24F 引导鞘口径较大穿刺股静脉引起的。此外，多数患者接受了抗凝治疗，围手术期常规给予肝素使 ACT 超过 250 秒，也增加了穿刺部位出血的风险。大出血时往往需要术中输血治疗。

3. **心脏压塞** 发生心脏压塞的风险很低。心脏压塞的发生率随着熟练程度的增加和技术的进步，其发生率可逐渐降低。而超声引导下的穿刺和定位技术是避免此并发症的关键所在。

4. **缺血性事件** 心肌梗死、肺栓塞、脑卒中并不多见，其中脑卒中的发生率约 0.9%~2.6%。尽管目前对于 MitraClip 术后的抗血小板或抗凝治疗方案没有明确的建议，但推荐术前已接受抗凝治疗的患者术后继续抗凝治疗，术前未接受抗凝治疗的患者术后接受至少 6 个月的双抗血小板治疗。

5. **急性肾损伤** 由于 MitraClip 置入过程本身并不需要使用造影剂，因此急性肾衰竭十分少见。仅有 1 例研究发现 MitraClip 术后 30 天急性肾损伤的发生率为 4.8%，考虑原因主要是多数患者术前已合并肾功能不全，尤其是功能性二尖瓣反流及射血分数低的患者。

6. **院内死亡** 尽管都是高危患者，但手术本身的死亡率并不高，不超过 3.4%。术前合并极低心输出量、严重右心室功能障碍、严重肺动脉高压的患者更容易发生恶性不良事件。

（五）预后

即使是严重左心室功能障碍和左心房充盈压力明显升高的患者也能很好地耐受 MitraClip 手术。并且，与外科二尖瓣修复或置换手术相比，接受 MitraClip 手术的患者术后恢复时间短，住院时间短（术后平均住院天数 2.4 天），在高风险及不适宜外科手术的二尖瓣反流患者中具有明显的优势。

三、左心耳封堵术的麻醉

（一）左心耳的胚胎学、解剖学和生理学

左心耳在妊娠第 3 周开始发育。它来自胚胎的左心房，而左心房的其余部分是由原始肺静脉的分支

形成的。左心耳是一个指状结构，末端狭窄，呈分叶状，与右心耳的宽三角形形成对比；与右心房不同，梳状肌位于左心耳内，不延伸到左心房的其余部分。有文章描述了几种左心耳形状和变种，有 1~4 个裂片和 4 种常见的形态，分别命名为'风袜''鸡翅''花椰菜'和'仙人掌状'。开口通常为椭圆形；较少出现圆形、三角形或滴状。

在房颤患者的血流中，左心耳血流的特点是以低速快速交替排空和充盈，反映出缺乏有效的心房收缩、血液瘀滞和血栓前状态。房颤可致左心耳内血栓形成，而血栓脱落可致血栓栓塞性疾病。已有研究证实，左心耳血栓形成的风险增加与预测卒中发生方面与房颤、血流速度、内皮损伤、左心耳形态等因素可能存在相关性。在房颤发作 12 小时内的患者血液内可观察到血小板激活，而在复律后 24 小时下降；房颤患者血浆纤维蛋白原和 D- 二聚体水平升高也可以预测房颤患者血栓形成事件的风险。而在房颤和左心房扩大患者的心房内膜患者发现存在较高水平的 von Willebrand 因子，这是一种确定的内皮功能障碍的标志，与左心房血栓的形成有关，这些均提示房颤可能是心房血栓形成的重要影响因素。

（二）治疗方法

手术关闭左心耳预防心源性卒中是一类较为传统的外科治疗方案，开胸手术封闭左心耳主要在二尖瓣手术中进行，外科关闭左心耳包括用剪刀或截断吻合器切除左心耳，或用缝线（运行缝线、钱包线或外部结扎术）或吻合器切断左心耳。但考虑到外科手术创伤较大，有相关出血的风险，且并非所有房颤患者需要进行二尖瓣手术，再者介入二尖瓣手术治疗技术的逐渐成熟，以及手术后凝血监测和管理个体差异较大，存在导致更大的左心房血栓形成的风险，可能带给患者更大的卒中风险。因此，介入手术技术在此类患者中的治疗选择中逐渐成为优选方案。目前，左心耳介入治疗预防心源性卒中主要包括左心耳封堵术和经皮左心耳结扎术两类。

1. 左心耳封堵术 经皮左心耳封堵的基本原理是提供对血栓栓塞症的永久性保护，避免终生抗血栓治疗，并将抗凝相关出血的风险降至最低。

《心房颤动：目前的认识和治疗建议 2015》已将左心耳封堵术（left artial appendage closure，LAAC）作为房颤患者适应证（推荐等级Ⅱa）。《2016 年欧洲心脏病学会（European Society of Cardiology，ESC）房颤管理指南》明确指出 LAAC 尤其适用于有高危卒中风险且有长期抗凝禁忌证的非瓣膜性房颤患者（推荐等级Ⅱb）。《2019 美国心脏协会（American Heart Association，AHA）/ 美国心脏病学会（American College of Cardiology，ACC）/ 美国心律学会（Heart Rhythm Society，HRS）房颤患者管理指南（更新版）》已正式将经导管 LAAC 作为有长期抗凝禁忌、卒中风险较高的 AF 患者的干预手段。

左心耳封堵术适用于 CHA2DS2-VASc 评分 ≥ 2 分的非瓣膜性房颤患者，同时具有以下情况之一：①不适合长期规范抗凝治疗；②长期规范抗凝治疗的基础上仍发生卒中或栓塞；③ HAS-BLED 评分 ≥ 3 分；④需要合并应用抗血小板药物治疗；⑤不愿意长期抗凝治疗。禁忌证：①左心房内径>65mm；② TEE 发现左心耳内血栓或重度自发显影；③严重的二尖瓣瓣膜疾病或中大量心包积液；④低危卒中风险（CHA2DS2-VASc 评分 ≤ 1 分）；⑤凝血功能障碍；⑥近期活动性出血患者；⑦除房颤外，同时合并其他需要继续华法林抗凝的疾病的患者；⑧需要接受外科开胸手术者。

房颤导管消融术结合房颤封堵术可能是一种综合的治疗方法，可以改善心律失常相关症状，同时降低卒中风险和抗凝治疗的需要。尽管手术时间增加了，但联合手术是安全的，并且不会增加术后并发症的发生。

2. 经皮左心耳结扎术 为了避免左心耳封堵器的永久性置入和随之而来的装置栓塞、侵蚀、血栓形成和感染的风险，最近一种新型的经皮左心耳结扎术已经在临床上开展。先使用一根磁头导丝，经间隔穿刺进入左心耳前部；再从剑突下入路，将另一根磁头钢丝放置到心包内，与左心耳的磁头钢丝连接，并从心包间隙进行手术缝合。这项技术的成功率约为94%,但大出血和显著心包积液的发生率较经皮左心耳封堵要显著增高,需要进一步的研究来确定这项技术的临床实用性和安全性。

(三)麻醉管理

由于左心耳封堵术是一种纯粹的预防性治疗,对患者没有任何直接获益,因此必须将围手术期并发症保持在尽可能低的水平。由于左心耳的复杂解剖,手术要求很高。手术的成功和不良事件取决于几个因素,如患者的特征和合并症、手术医师和团队的经验、设备的技术特征、术中心脏成像,以及可能的麻醉类型。

1. TEE 的应用 对左心耳的全面评估包括二维和多普勒超声心动图的结构和功能评估。二维(2D)和多普勒技术的结合可用于评估其左心耳大小、结构、功能和手术干预的适宜性,排除瓣膜相关房颤、左心室血栓、合并需要手术干预或长期抗凝治疗的瓣膜病史。使用 2D TEE,其复杂的形状和位置需要从多个探头位置和扫描平面旋转进行询问。术中,二尖瓣前外侧联合部附近的左心耳位置为三维(3D)成像中的解剖定位提供了一个标志。通过 3D 成像改善空间定向,有可能改善对这一复杂解剖结构的成像。术中 TEE 大动脉短轴、四腔切面图像在术中可用于指导房间隔穿刺的定位,评估术中、术后有无急性或亚急性心包积液等并发症的发生,验证手术左心耳结扎的完整性以及可靠地排除残留的左心耳袋。随着结构性心脏病的经皮介入治疗变得越来越普遍,左心耳相关的成像作用也得到了扩大。

2. 麻醉方式的选择 在许多中心,全身麻醉被用来改善患者的舒适度和对手术的耐受性。大多数中心倾向于通过 TEE 进行程序性指导,这需要镇静或全麻,以改善患者对 TEE 探头的舒适度和耐受性。一种选择是全身麻醉,它可以控制呼吸道、通气和患者的行动。另一种是患者自主呼吸的清醒镇静。不同类型的麻醉在手术成功或临床结果方面没有差异。在一项研究使用 Watchman 封堵器进行左心耳的患者试验中,全身麻醉和清醒镇静提供了类似的安全性、有效性和装置成功率,但清醒镇静缩短了术后监测时间。结果表明:①清醒镇静和全身麻醉对于装置的成功同样有效;②两种方法在主要围手术期并发症和术后肺炎方面提供了类似的安全性;③麻醉类型不影响 30 天的死亡率;④清醒镇静需要较短的术后监测和较少的人力和后勤资源。因此,左心耳封堵术的麻醉类型可能会根据患者的特点、操作者的经验和医院的条件而量身定做。

全身麻醉已知有一些缺点,如全身麻醉药的心脏抑制作用可能在全身麻醉诱导时和手术过程中引发心血管不稳定。特别是,诱导时可能会出现低血压和心动过缓,因此需要血管收缩药。最近,越来越多的操作经验使得一些手术量较大的心血管中心在局部麻醉复合中深度镇静下完成。

在大多数先前的研究中,左心耳封堵术都是在全身麻醉或深度镇静下进行的,以减轻不适并使患者符合 TEE 监测。然而,气管插管和机械通气可能会导致呼吸道损伤,全身麻醉诱导后低血压是常见的不良反应。此外,全身麻醉与不良心脏事件有关,麻醉药显著延长 QT 间期,可能是这类患者心脏不良事件和全因死亡率的独立预测因素。因此,局部麻醉可能比全身麻醉更适合进行左心耳封堵术手术。有报道称,在术中 TEE 引导下使用局部麻醉进行其他结构性外科介入手术,如经导管主动脉瓣置换术,非劣于甚至优于使用全身麻醉的传统经导管主动脉瓣置换术。局部麻醉下的左心耳封堵术的好处包括:①无需麻醉医师,从而降低了手术成本;②避免了全身麻醉的风险,如食管热损伤;③可对神经变化或疼痛和不适进行即时监测,这可能是某些并发症的迹象;④改善了患者的舒适度和恢复时间。

3. 术后管理 左心耳封堵术常见并发症有心包积液及心脏压塞、封堵器移位、器械周围漏、手术相关卒中、血栓形成,少见的并发症有穿刺点出血、血肿和假性动脉瘤形成、感染,以及深静脉血栓形成、食管损伤、气道损伤、呼吸机相关肺炎、心包炎、心律失常。

对于左心耳封堵术患者,应行围手术期管理、术后并发症管理、术后抗凝、术后中长期随访及采取远期康复措施。在术后应根据麻醉方式及入路情况酌情于重症监护室中转,条件允许者进入普通病房进行循环容量、神经系统、感染、呼吸系统、消化系统等综合管理,并给予相应治疗。完成患者综合评估,包括运动功能评估、关节活动度评估、肌张力评估、感知功能评估、言语及吞咽评估、日常生活能力评估、认知评估,个体化制订院内早期运动康复计划及出院时间规划。结果良好平稳的患者可于术后1~2天出院,出院前应进行心电图和TTE检查。术后6~12周、6个月及1年完成门诊随访,包括相应的生化及影像学检查。及时纠治并发症,合理用药,依据病情和门诊康复治疗情况制订长期家庭康复计划。

第四节　经皮主动脉瘤介入及杂交手术的麻醉

一、主动脉瘤

主动脉瘤是指局部的主动脉扩张,其直径增加至少50%,扩张部分包含3层血管壁。假性动脉瘤局部扩张的主动脉不具备完整的3层血管壁,而是由结缔组织和血凝块构成的。

根据主动脉瘤的位置,可以分为升主动脉瘤、主动脉弓动脉瘤、降主动脉瘤。根据病因,升主动脉瘤主要是主动脉中层退化导致,降主动脉瘤多由动脉粥样硬化相关的退行性变导致。根据形状,主动脉瘤可分为纺锤样和囊样。纺锤样动脉瘤比较常见,病变累及主动脉壁整个周径,且常常累及较长的主动脉节段;囊样动脉瘤扩张只累及主动脉周径的一部分,且只局限在主动脉的某一节段。

根据以往研究报道,胸主动脉瘤平均发生率约为每10万人中近6例,近年来随着人口结构老龄化和平均寿命的增加,患病率和发病率均有上升趋势。胸主动脉瘤平均发病年龄为65岁,男性发病率是女性的2~4倍。危险因素包括高血压、高胆固醇血症、吸烟、血管胶原性疾病、家族性主动脉疾病病史。腹主动脉瘤在老年人中的发病率较高,接近8%。在女性中发病率较男性低,危险因素包括高龄、吸烟、家族史和动脉粥样硬化。

绝大多数动脉瘤患者没有临床症状,通常是在因为其他原因行影像学检查或筛查时意外发现的。胸主动脉瘤常见症状为胸、背部疼痛,这是由动脉瘤的扩张、破裂或骨侵蚀引起的。大的胸主动脉瘤可以压迫邻近组织从而引起多种症状:压迫喉返神经引起声音嘶哑,压迫气管、主支气管和肺动脉引起呼吸困难,压迫上腔静脉引起上腔静脉综合征,压迫食管引起吞咽困难等。延及主动脉根部的动脉瘤可伴有主动脉瓣关闭不全。

主动脉瘤的诊断要点:①血清学检查:无症状的主动脉瘤没有特异性的实验室检查结果。②胸部X线片:可以显示主动脉瘤的一些特征,如纵隔增宽、主动脉结增大、降主动脉扩张、主动脉钙化、气管左移、左主支气管上移或左侧胸腔积液。对于动脉瘤的定位特点、大小和扩张程度只能提供有限的资料,需要进行进一步影像学检查。③CT血管成像(CTA):通过静脉注射放射性造影剂,流经动脉时可以快速获取脉管系统影像。除了可以确定血管解剖外,还可清晰地看到周围的非血管组织结构。CTA是确定动脉瘤大小和位置的有效工具。造影剂从血管腔外渗提示动脉瘤破裂或渗出。CTA的优点在于分辨率高、运用范围广、成像速度快、可显示钙化组织金属置入物如支架等。CTA需要使用碘造影剂,有肾毒性的风险。④增强磁共振(magnetic resonance angiography,MRA):使用钆造影剂,可提供清晰的主动脉血管解剖。MRA的空间分辨率比CTA略低,可用于某些组织和液体特性的成像。MRA的优点是无电离辐射和肾毒性。缺点包括:不能用于有金属置入物的患者,无法对需要持续静脉用药和血流动力学监测的患者进行扫描和成像时间较长。⑤TEE:能够很好地评估升主动脉或降主动脉动脉瘤的位置、形状、直径、范围以及瘤内是否含有明显的粥样斑块。由于气管和左主支气管的遮挡,TEE不能很好地显示升主动脉远端和主动脉弓近端,即不能显像整个主动脉弓。另外,TEE需要在镇静或全身麻醉条件下进行,且有上消化道损伤的风险。

手术干预治疗的主动脉瘤预后一般较差,自然病程为瘤体进行性扩大,最终导致破裂、死亡。

二、主动脉瘤介入及杂交手术

可用于动脉瘤直径大于50mm、快速扩张的主动脉瘤、有症状的动脉瘤(难治性疼痛)患者。当动脉瘤接近破裂、内容物破裂或内容物渗漏时,应进行急诊手术。

手术方式包括开放性手术和介入手术(经皮主动脉腔内支架修复术)。介入手术可以避免开放性手术相关的切口过大、主动脉阻断时间过长、大量失血和大量体液转移等不利因素,减少死亡率,降低并发症发生率。1991年,首例腹主动脉瘤腔内支架修复术成功完成。从那时起,腔内支架的设计不断改进,其应用也从腹主动脉扩展到胸主动脉和主动脉弓。腔内支架是以金属骨架加强的管状支架,在设计时先将其折叠于导管内,在导管置入主动脉腔内之后展开。支架在主动脉腔内跨越主动脉瘤体全长,压迫瘤体假腔,防止血液流入。放置腔内支架时,需要动脉瘤两端的主动脉有1cm长的没有变形的区域,经常被称为动脉瘤颈,来为支架两端搭载提供一定区域。因此当动脉瘤涉及主动脉分支血管时,需要建立另外一个侧支或直接覆盖分支血管以完成血管内支架修补。完全性介入手术需要特制的腔内支架,支架有维持主要的主动脉分支的侧孔。杂交手术(联合开放性手术与介入手术)可以用于更复杂的病变,例如胸部降主动脉瘤累及左锁骨下动脉时,先将左锁骨下动脉分离并与左颈总动脉吻合,再进行介入手术,将血管内支架展开,覆盖左锁骨下动脉。既可以为支架固定提供良好条件,又可以避免脑卒中与左上肢缺血的风险。

手术并发症包括需要紧急转变为开放手术、出血、内漏(动脉腔内支架修复术特有的并发症,指未能达到或保持主动脉瘤与主动脉血流完全隔绝的状态)、脑卒中、截瘫和造影剂肾病。

三、麻醉管理

(一)麻醉前准备

1. 麻醉前评估 麻醉前必须详细了解病史、脏器功能及用药情况。正确评估患者的病情变化。有过短暂的缺血发作或脑卒中的患者术中发生脑卒中的风险很高,应该做CT扫描或TEE评估动脉粥样硬化的严重程度并且确认活动的粥样栓子。前期有腹主动脉瘤或B型或C型胸主动脉瘤病史的患者具有很高的脊髓缺血的风险。肾功能不全如肌酐>1.5或肾小球清除率≤600mL/(min·1.73m²)的患者在术中有发生肾功能不全的高风险。有外周血管疾病的患者存在穿刺点并发症的高风险。作为血管径路的导引导管较大,存在潜在的血管损伤和出血的倾向。

2. 人员及设施 经皮主动脉瘤介入及杂交手术应在具备血管造影设备的杂交手术室进行。如果由于缺乏杂交手术室,手术必须在造影间完成时,参与手术的整个治疗小组必须熟悉抢救计划和向手术室的转运计划。即使介入手术不是由心脏外科或者血管外科医师施行,在需要转为开放手术时,他们也应该立即到位。麻醉诱导前应充分准备,包括麻醉及急救物品,备好艾司洛尔、硝酸甘油、硝普钠、去氧肾上腺素等药物。手术中有时需移动造影手术床,应使用足够长的呼吸环路,避免管道脱落以保证患者安全。

(二)麻醉方式选择

在经皮主动脉瘤介入手术出现后,局部麻醉、区域阻滞麻醉、椎管内麻醉及全身麻醉的使用均有报道。在需要广泛腹股沟部位分离,腹膜后分离,中转开放性手术可能性较大,以及杂交手术的患者,多建议采用全身麻醉。全身麻醉下可以进行桡动脉置管和中心静脉置管,并能为连续TEE监测和脊髓功能监测提供理想的条件。局部麻醉、区域阻滞麻醉和椎管内麻醉可以避免全身麻醉潜在的呼吸道并发症和残余麻醉药物引起的术后中枢神经系统抑制,并能提供术后镇痛。但以上几种麻醉方式引起的交感神经阻滞将降低动脉血压,有潜在的增加脊髓缺血的风险。另外,如果出现需要转为紧急转开放性手术的情况,需要先控制气道再摆放患者的手术体位,将会延缓手术转换。无论采取哪种麻醉方式,保持围手术期血流动力学稳定从而维持重要器官的灌注和功能,比麻醉方式的选择更为重要。

(三)麻醉监测

除常规的心电监护,血氧饱和度监测外,所有行经皮主动脉瘤介入和杂交手术的患者都应该常规行桡动脉置管。由于可能经左侧肱动脉置管行主动脉造影,以及可能阻断左锁骨下动脉,因此一般选择右侧桡动脉置管。大多数患者应该行中心静脉置管,以监测右心房压和有效的注入血管活性药物。TEE 有助于识别支架两端的附着区、真假腔以及动脉瘤的隔绝状况。多数情况下,患者需要留置尿管,并监测尿量以助于液体管理。有必要进行体温监测,并采取积极的保温措施来预防低体温。对于截瘫的高危患者,术中监测体感诱发电位和 / 或运动诱发电位及脑脊液压力,以评估发生脊髓缺血的风险。

(四)麻醉注意事项

1. **血压** 术前应充分镇静镇痛,麻醉诱导时应达到足够的麻醉深度,以确保在气管插管时血流动力学稳定。应避免因手术刺激造成血压过高导致主动脉夹层破裂。麻醉维持中高血压不能控制时可用微量注射系统经中心静脉给予硝酸甘油、硝普钠或乌拉地尔,心率快时可用艾司洛尔。覆膜支架释放前应控制血压在 70~80mmHg,可避免血压过高导致支架移位,同时也可避免引起意外出血。

2. **麻醉药物** 麻醉药物应选择对循环干扰小的,如咪达唑仑、依托咪酯、丙泊酚、芬太尼、苏芬太尼、瑞芬太尼,肌肉松弛药可选择中长效的,如罗库溴铵、哌库溴铵、阿曲库铵、顺阿曲库铵等。术中若进行脊髓诱发电位监测,则使用的麻醉药物不能影响检测结果。

3. **补液** 根据术中失血量情况,补充晶体液、少量胶体液或血液制品。尽管经皮主动脉瘤介入和杂交手术的失血量血和液体需求一般不多,但由于存在主动脉突然破裂的可能,需要做好应对急性失血的准备。术前备好交叉配型的浓缩红细胞,如果需要容量复苏,快速输血及输液系统应该随时可用。

4. **脊髓保护** 有脊髓缺血高风险的患者在进行经皮主动脉瘤介入和杂交手术前应置放腰部脑脊液引流管,术中应进行神经监测如体感诱发电位、运动诱发电位、动脉压力增益和脊髓缺血的一系列评估。术中还应给予静脉补液和血管活性药以维持较高的平均动脉压。术后应当接受频繁的神经功能检查,如果发现脊髓缺血或损伤的征象,需要积极地升高平均动脉压和引流更多的脑脊液。

5. **肾脏保护** 现已证实静脉注射碳酸氢钠和乙酰半胱氨酸、减少造影剂的使用剂量、利用血管内超声造影等方法可以在进行经皮主动脉瘤介入和杂交手术时减少对肾脏的损伤。术前使用 0.9% 生理盐水进行水化能降低造影剂肾病的风险。同时应避免患者在术中发生低血容量。

四、房颤射频消融术的麻醉

房颤是临床上最常见的心律失常之一。根据美国心脏协会报道,成人中房颤的发生率在 2%~4%,但在超过 65 岁的老年人群中,发病率可达 6%。房颤与一些威胁生命的疾病密切相关,如心力衰竭、脑卒中等疾病。既往,以抗心律失常和抗凝为主的药物疗法来维持窦性心律和预防脑卒中。然而,药物治疗存在防止房颤复发的有效性低下、出血等问题。目前导管消融术已在房颤的治疗中得到广泛应用,并成为治疗房颤的标准方案。研究表明,与药物治疗相比,房颤消融术的住院及房颤复发的风险更低,支持将其作为治疗房颤的一线方案。此外,与接受抗心律失常药物治疗的患者相比,接受房颤消融治疗的患者在治疗 1 年后的生活质量评分明显更高。

消融是一种微创手术,使用射频、超声、激光或低温能量,通过专门设计的导管来创造瘢痕组织,阻断传导,以治疗房颤。射频导管消融是广泛应用于治疗房颤的策略之一。透视是主要的成像方式来确定导管在左心房内的位置。然而,透视会使患者受到辐射,而且不能用来确定左心房的计算机断层成像模型上的导管位置;因此,三维电解剖图被用于消融手术。三维电解剖图使操作者能够观察和跟踪多个导管,将解剖学和电学信息结合在一个单一的实时三维图中,同时最大限度地减少对患者和工作人员的辐射暴露。这个过程中,导管的稳定性对于系统来说至关重要。稳定的导管可以创造出准确的三维电解剖图,实现安全有效的消融。然而,这要求患者在数小时内保持不动,对患者来讲是一个挑战。

介入手术室里的手术越来越复杂,涉及的患者也越来越多,往往需要麻醉医师来照顾这个独特的患者群体。目前,对于这些类型的手术没有既定的麻醉指南。完善的术前评估是很重要的。在介入室,许多因素会导致麻醉医师的环境具有挑战性。由于无法抬高床头或旋转手术台,在透视台上对患者进行麻醉与手术室的手术台相比会很困难,与患者接触的机会有限,电生理医师对气道管理不熟练,以及介入室的位置较远,都会使紧急情况比在手术室环境中的情况更难处理。房颤消融术的患者往往存在合并症,需要在术前评估中加以考虑。术前麻醉评估的主要目标包括评估可能影响围手术期的医疗状况,识别和管理任何合并症,如困难气道、病态肥胖、慢性疼痛、阻塞性睡眠呼吸障碍、充血性心力衰竭等,评估麻醉和手术的风险。

房颤射频消融术是一个复杂的手术,需要大量的麻醉管理技术。在介入室进行手术的主要麻醉目标包括尽量减少患者的移动,最大限度地提高患者的舒适度,以及适当地管理气道和生命体征。尽管目前的科学证据在房颤消融术中使用的最佳麻醉方法方面仍然有限,但北美起搏和电生理学会已经提出了各种镇静策略,以便在考虑到患者和/或程序复杂性的情况下,在介入手术室中安全地完成手术。考虑到患者身体状况、舒适性以及与电生理学家的配合等,由麻醉医师决定具体麻醉方式,包括不同程度镇静、监护麻醉或全身麻醉作为主要技术。在电生理实验室进行的绝大多数房颤消融手术中,轻度镇静可能是可以接受的麻醉。镇静是房颤射频消融术最常见的麻醉技术选择。简单的消融手术可以由护理团队在有意识的镇静下进行。通常使用苯二氮䓬类药物和镇痛性药物(如非甾体抗炎药)。一般来讲,镇静的费用较低,也不需要麻醉科参与。但在漫长的手术过程中,患者可能无法忍受,同时不能充分控制患者的疼痛、不适和运动,从而导致心脏电生理图谱的紊乱,包括图谱偏移。对于需要深度镇静的患者,采用监护麻醉是合适的。但一项对650例连续接受房颤导管消融术的患者进行的前瞻性研究讨论了深度镇静的可行性和安全性。通过静脉注射咪达唑仑、芬太尼和丙泊酚进行镇静。在给予初始剂量后,丙泊酚通过连续输注维持,保持患者自主呼吸,血流动力学指标和脉搏氧饱和度稳定。然而,在深度镇静期间,气道阻塞和呼吸功能受损是应该认识到的主要问题。当有意识的镇静或监护麻醉预计不能为技术上困难或需要长时间的手术提供必要的麻醉深度时,可能需要全身麻醉。近年来,麻醉管理已转向支持全身麻醉。Firme等对32例患者进行了一项前瞻性的随机研究,对房颤消融术进行了深度镇静和全身麻醉的对比,并得出结论,两种麻醉技术都适合房颤消融。然而,该研究还发现,随机选择接受全身麻醉的患者的$PaCO_2$水平较低,而且患者不动的优势降低了电生理学家的技术难度。因此全身麻醉的优点可能包括:患者舒适性增高,有效的控制体动,消融导管稳定性增强,以及可控制的通气,从而减少呼吸道的偏移。另一方面,全身麻醉可能导致一些潜在的并发症,如插管相关的损害、吸入物或神经肌肉阻滞剂的过敏性休克。但目前,麻醉管理对心房颤动手术结果的影响的数据有限。也有研究表明对于持续性房颤消融,全身麻醉在临床疗效和成本-效果上并不优于深度镇静。

对于麻醉医师来讲,必须了解治疗计划的各个方面。他们必须专注于完善的术前评估,选择合适的麻醉方法,适当的术中管理,以及识别和治疗可能需要干预的消融相关并发症。

第五节 心脏辅助装置置入的麻醉

一、起搏器、除颤器等电子装置置入的麻醉

临床常见的所有导致血流动力学不稳定的严重心律失常都应常规给予抗心律失常治疗,当药物治疗的效果和稳定性不佳时,应考虑电生理治疗。目前心脏植入式电子设备(cardiac implantable electronic device,CIED)对于心脏手术和非心脏手术患者心律失常的治疗已受到广泛接受。以往由于此类患者数量少,相对年轻,合并系统疾病相对少,置入的电子设备功能和手术操作相对简单等原因,这类手术往往由心血管医师在局麻下完成。但随着 CIED 种类的扩展、患者一般情况的复杂化,以及围手术期舒适化和加速康复需求的不断提高,越来越多的 CIED 置入提出了麻醉科医师介入围手术期患者管理的要求。

(一) 拟置入 CIED 患者的麻醉前评估

CIED 是临床上治疗严重心律失常的所有心血管植入式电子设备的统称,主要包括心脏起搏器和植入型心律转复除颤器(implantable cardioverter defibrillator,ICD)两大类。

起搏器主要用于有症状的心动过缓以及结构性心脏病和心衰患者。一般来说,对于希氏束或以下结构引起的二度Ⅱ型房室传导阻滞、双束支传导阻滞、窦房结功能障碍、颈静脉窦高敏综合征或神经介导的综合征和三度房室传导阻滞等患者,建议起搏器治疗。另外,还有治疗心衰采用的多位点房室顺序起搏、治疗左心室流出道梗阻患者采用的缩短房室延搁的双腔起搏,以及心脏移植后保护窦房结功能障碍及先天性长 QT 间期综合征快速心律失常预防等。

ICD 主要用于持续室性心律失常患者猝死的预防,常用于因冠心病和缺血性心肌病所致心衰和左心室收缩功能降低的患者以及结构性心脏病病因导致持续性室性心律失常的防治。ICD 是目前预防射血分数低于 0.35 的心衰患者、长 QT 间期综合征、肥厚型心肌病、致心律失常的右心室心肌病等猝死高危人群的有效手段。

须置入 CIED 的患者术前大都存在严重的心律失常或心衰,因此麻醉前对于心功能和心律失常风险的系统评估是十分必要的。通常心脏彩超评估心脏结构和左心室功能的改变更为直接,而 24 小时动态心电图对于心脏电生理状态的评估也是十分必要的。而对于患者日常治疗或急救的药物使用情况和术前的电解质、酸碱平衡状态等也应该仔细确认,尤其是对循环影响显著且与静脉麻醉药物存在相互作用的药物要列出清单,以便在术中用药和抢救中进行合理的选择。

(二) 拟置入 CIED 患者的麻醉方法选择和术后镇痛

由于局部浸润麻醉简单易行,对患者呼吸循环影响小,目前置入 CIED 患者的麻醉方法大多数仍是采用局部浸润麻醉。但局部浸润麻醉无法消除患者紧张焦虑,存在一定阻滞不全和局麻药重度风险,患者舒适度较差,甚至可以导致心功能极差患者的循环衰竭和严重心律失常的发生,这在手术过程中是十分危险的。因此,静脉辅助镇痛镇静和区域阻滞等麻醉技术的复合已经逐渐在很多医院的心血管中心开始尝试。由于中深度镇静技术已经有较为成熟的经验,主要目的是在不过度影响患者呼吸循环的基础上消除患者的不适和紧张,在此有关静脉镇静镇痛的方案不再赘述。

近年来随着超声引导下的阻滞麻醉技术的不断发展,区域麻醉以其镇痛完全、相对精准、无全身影响等优势,几乎在所有手术的麻醉和术后镇痛都有应用,且收到较为理想的效果。

CIED 置入多采用经静脉通路放置电极,主体设备则通常置于胸壁前的锁骨下区域,因此,胸壁前的区

域阻滞是此类手术的主要阻滞目标区域。根据此区域的神经分布特点,可以通过锁骨上神经、胸内侧神经和胸外侧神经阻滞来完善术中和术后镇痛。锁骨上神经是颈浅丛的最下面的分支,可以通过阻滞颈浅丛或在锁骨表面进行条索状浸润实现阻滞,胸内侧神经和胸外侧神经则与胸肩峰动脉伴行在胸大肌和胸小肌间隙内,可以在超声引导下在锁骨下方进行准确的阻滞(图 28-1)。

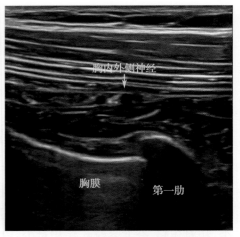

图 28-1　胸肌间隙神经阻滞超声图像

二、左心室辅助装置置入手术的麻醉

心力衰竭是一种伴有心输出量减少、组织低灌注、肺毛细血管楔压增加和组织充血的临床综合征,常常威胁患者的生命,可表现为急性起病或慢性心衰急性失代偿。左心室辅助装置(left ventricular assist device,LVAD)是以临时机械循环支持代替心室肌工作的一种机械泵,它能减轻心室的负荷,从而减轻心肌做功并泵血至动脉系统以增加外周和终端器官的血流灌注,降低了患者的病死率,提高了患者的生活质量。由此认为 LVAD 可提供可靠的机械循环支持和良好的血流动力学改善,目前主要用于等待心脏移植供体的患者。LVAD 工作原理是血液自左心室引出,经流入管进入泵装置,继而由泵推动进入流出管,流入升主动脉(右心辅助装置则流入肺动脉),以达到部分或全部替代左心室做功的目的。从而达到降低心脏前负荷,维持足够的主动脉血压和流量以代偿并纠正心力衰竭所造成的生理紊乱,以及降低心脏后负荷,减少心肌做功,促进心肌正常收缩功能的恢复的治疗目标。

对于泵功能衰竭的患者的 LVAD 置入手术的麻醉前评估重点是泵功能状态,以及由此导致的肝、肾、脑、肺和凝血等重要器官和系统功能的影响,并据此针对性地选择麻醉用药和术中术后的循环管理策略。总的来说,该手术应在气管插管全身麻醉下进行,大多数麻醉医师可能更倾向于选择全凭静脉麻醉以减少对血流动力学的影响。如果肝肾功能明显受损,则应选择不经肝肾代谢的麻醉药物,如顺势阿曲库铵、瑞芬太尼等,在血流动力学稳定的前提下可以适当辅助七氟烷、地氟烷等挥发性麻醉药,而氧化亚氮有增加肺血管阻力的作用,应该尽量避免使用。LVAD 置入的手术入路多采用侧开胸和正中开胸,手术创伤较大,术后镇痛管理要求较高。且由于大部分患者的肝、肾、肺、脑等重要器官功能紊乱都是由于长期慢性泵功能衰竭导致的体循环和肺循环淤血引发,所以,尽管随着术后循环功能的重新矫正,这些器官功能有望逐渐恢复正常,但这个过程仍需要较长的时间,因此,此类手术的快通道麻醉并没有明显优势,大部分心脏中心通常选择 24 小时内脱离呼吸机拔除气管导管。随着手术技术的进步和围手术期管理经验的积累,术前准备的优化和辅助治疗以及术中循环功能的支持和保护,以及超声引导神经阻滞术后镇痛技术的应用,使得此类患者的麻醉管理更为优化和安全,快通道麻醉的实施也将成为可能。

除此之外,超声监测技术在 LVAD 置入患者围手术期的应用在近年来有了较为深入的发展,成为术前、术中和术后监测以及为患者提供安全保障的重要技术手段。超声在 LVAD 置入前的评价内容包括患者有无卵圆孔未闭、心腔内血栓、主动脉粥样硬化斑块,是否合并主动脉瓣反流、二尖瓣反流、三尖瓣反流,以及右心室功能情况等。这些检查通常由 TEE、也可由经胸超声心动图完成。卵圆孔未闭是体循环血栓形成的危险因素,心声学造影可帮助检出由于卵圆孔未闭导致的心房水平右向左分流。主动脉瓣是否关闭不全是一个重要的术前超声指标。一般,主动脉瓣反流较大的患者是 LVAD 置入的禁忌。否则,LVAD 治疗时主动脉-左心室之间持续存在的较高压差会加重主动脉瓣反流程度,从而左心室前负荷增加至超出 LVAD 泵的承受范围。LVAD 的正常运转依赖于较高的左心压力,而后者取决于右心室功能储备,因此患者具有良好的右心室功能对于 LVAD 至关重要。另外,三尖瓣反流、二尖瓣反流、心腔内血栓及主动脉粥样硬化均可影响到 LVAD 治疗的心输出量,因此 LVAD 置入前超声应加以仔细排除。

　　术中 TEE 超声最常用于引导 LVAD 流入管的正确置放、评价装置与患者的相互影响及指导围手术期的血流动力学管理。近年来实时三维超声心动图在 LVAD 治疗中的应用显著提高了 LVAD 泵的空间显示能力以及术中监测能力。LVAD 流入管的最佳位置应位于左心室心尖部中央,以避免周围室壁的影响而造成流入管梗阻。若出现 LVAD 流入管梗阻,则彩色多普勒可显示流入管口部位五彩镶嵌血流信号,应用脉冲多普勒可于流入管内检测出高速血流信号。LVAD 开始工作后,须再次实施 TEE 检查以确认无卵圆孔未闭,以避免因卵圆孔开放导致患者血氧饱和度降低。另外,术前存在的右心室功能不全可能是 LVAD 治疗过程中伴随右心衰竭的一个主要原因,因此,在 LVAD 充分排气后,应调整至低流量,应用 TEE 评估右心室功能。TEE 还可通过观察左心室充盈、右心室功能来评价 LVAD 的工作状态是否正常。若出现右心室功能不全,则流入左心的血液减少,左心室充盈压减低,在 TEE 上可表现为左心房和左心室血容量下降。LVAD 治疗可减少左心室负荷并提高心输出量,其声像图具有特征性。LVAD 工作时,左心室直径、短轴缩短率及主动脉瓣开放时相均相应减低,随着 LVAD 泵流速及旁路流率由高到低递减变化时,主动脉瓣在收缩期可依次出现关闭状态、至小幅度或较大幅度开放。在较高的泵流速时,主动脉瓣处于双期持续关闭状态,声学造影可显示主动脉根部的血流淤滞现象。

　　尽管应用心导管技术、外科探查亦可诊断 LVAD 置入后的相关并发症,但超声心动图在指导临床处理 LVAD 置入后并发症方面有着不可替代的优势,已成为最关键的监测手段。术后超声检查通常用以排除流入瓣叶反流、流入管梗阻、流出管扭曲、泵腔血栓、新出现的主动脉瓣反流、已存的自体瓣膜反流加重、低血容量、右心衰竭、心脏压塞以及肺动脉栓塞等可能出现的并发症。术后早期可通过 TEE 评价及帮助调节 LVAD 的工作状态,使装置对左心室心肌收缩力的支持和双心室功能达到最优化。TEE 可以快捷地观察房间隔和室间隔的位置,两者位置居中无偏移时可视为处于理想泵速及左心室减负状态。TEE 还可以对 LVAD 置入后主动脉瓣开放、左心室血流非层流状态、右心输出量与 LVAD 输出量的失匹配等进行监测和评估,调节 LVAD 理想的泵速及容量,使主动脉瓣功能和心脏自身保持一定的功能,从而避免主动脉瓣交界融合以及由此导致的血栓或感染,升高左心室收缩压及舒张末压,从而加重心肌损伤,延缓 LVAD 的脱机等不良后果。同时,近年来超声对于 LVAD 治疗后的左心室功能逆转的评价逐渐成为临床关注的重点。而在 LVAD 移除的过程中,因为流入管取出时微小漏孔导致的管内气泡有可能进入升主动脉,也应常规进行 TEE 监测。

(李建军　周金锋)

参考文献

［1］THYS DM, ABEL MD, BROOKER RF, et al. For the Task Force on Transesophageal Echocardiography: practice guidelines for Transesophageal Echocardiography [J]. Anesthesiology, 2010, 112: 1084.

［2］HEDBERG M, BOIVIE P, ENGSTRÖM KG. Early and delayed stroke after coronary surgery—an analysis of risk factors and the impact on short-and long-term survival [J]. Eur J Cardiothorac Surg, 2011, 40 (2): 379-387.

［3］KUMAR AK, JAYANT A, ARYA VK, et al. Delirium after cardiac surgery: a pilot study from a single tertiary referral center.[J] Ann Card Anaesth, 2017, 20 (1): 76-82.

［4］KHAN NE, DESOUZA A, MISTER R, et al. A randomized comparison of off-pump and on-pump multivessel coronary-artery bypass surgery [J]. N Engl J Med, 2004, 350 (1): 21-28.

［5］DYSZKIEWICZ W, JEMIELITY M, PIWKOWSKI C, et al. The early and late results of combined off-pump coronary artery bypass grafting and pulmonary resection in patients with concomitant lung cancer and unstable coronary heart disease [J]. Eur J Cardiothorac Surg, 2008, 34 (3): 531-535.

［6］ PATANÈ F, VERZINI A, ZINGARELLI E, et al. Simultaneous operation for cardiac disease and lung cancer. Interact Cardiovasc Thorac Surg, 2002, 1 (2): 69-71.

［7］ 王怀斌, 甄文俊, 欧阳小康, 等. 一站式非心脏疾病手术同期心脏直视手术实践分析 [J]. 中华胸心血管外科杂志, 2018, 34 (1): 22-25.

［8］ WRITING COMMITTEE MEMBERS, Otto CM, Nishimura RA, et al. 2020 ACC/AHA Guideline for the Management of Patients With Valvular Heart Disease: Executive Summary: A Report of the American College of Cardiology/American Heart Association Joint Committee on Clinical Practice Guidelines [J]. Journal of the American College of Cardiology, 2021, 77 (4): 450-500.

［9］ 吴永健. 中国经导管主动脉瓣置换术临床路径专家共识 (2021 版)[J]. 中国介入心脏病学杂志, 2022, 30 (1): 7-16.

［10］ CAHILL TJ, TERRE JA, GEORGE I. Over 15 years: the advancement of transcatheter aortic valve replacement [J]. Annals of cardiothoracic surgery, 2020, 9 (6): 442-451.

［11］ ROMANOV A, POKUSHALOV E, ARTEMENKO S, et al. Does left atrial appendage closure improve the success of pulmonary vein isolation？Results of a randomized clinical trial [J]. J Interv Card Electrophysiol, 2015, 44: 9-16.

［12］ OLSSON C, THELIN S, STÅHLE E, et al. Thoracic aortic aneurysm and dissection: increasing prevalence and improved outcomes reported in a nationwide population-based study of more than 14, 000 cases from 1987 to 2002 [J]. Circulation, 2006, 114 (24): 2611-2618.

［13］ SILVA RMF LD, MIRANDA CM, LIU T, et al. Atrial fibrillation and risk of dementia: epidemiology, mechanisms, and effect of anticoagulation [J]. Frontiers in Neuroscience, 2019, 13: 18.

［14］ KOTTKAMP H, HINDRICKS G, EITEL C, et al. Deep sedation for catheter ablation of atrial fibrillation: A prospective study in 650 consecutive patients [J]. J Card Electrophysiol, 2011, 1339: 1343.

［15］ FIRME EB, CAVALCANTI IL, BARRUCAND L, et al. Curative ablation of atrial fibrillation: comparison between deep sedation and general anesthesia [J]. Rev Col Bras Cir, 2012, 462: 468.

［16］ BOZYEL S, YALNIZ A, AKSU T, et al. Ultrasound-guided combined pectoral nerve block and axillary venipuncture for the implantation of cardiac implantable electronic devices [J]. Pacing clin electrophysiol, 2019, 42 (7): 1026-1031.

第二十九章
老年胸科手术麻醉

最新的全国居民死因调查数据显示,肺癌已经超过肝癌成为我国恶性肿瘤死亡的首要原因。老年肺癌发病人数高于中青年,70~74 岁为发病高峰。老年肺癌与中年肺癌手术患者的临床资料对比结果显示,肺癌发病中位年龄为 70 岁,约有 68% 患者在 65 岁之后发病,且老年组(年龄 ≥ 60 岁)术中出血量及术后住院天数均高于中年组(年龄 < 60 岁)。对于早期诊断且无禁忌证的老年肺癌患者,手术仍是其重要的治疗手段。胸科手术所引起的病理生理改变远较其他部位手术明显,而老年患者常伴有心、肺等重要脏器功能受损,大大增加麻醉管理的难度。

第一节 老年胸科手术患者的生理和病理特点

一、呼吸系统的变化和合并疾病

老年患者呼吸系统的改变与并存疾病对麻醉管理有重要影响。老年患者呼吸系统的结构和功能发生退行性改变,表现为肺容积减少,肺通换气功能下降,上呼吸道梗阻的概率增加。在肺功能方面,第一秒用力呼气量(forced expiratory volume in one second,FEV_1)和用力肺活量(forced vital capacity,FVC)进行性降低,残气量增加;肺泡壁中毛细血管数量和血液灌注减少,气体交换面积减小,肺换气功能减低。

下呼吸道支气管黏膜上皮萎缩伴分泌功能亢进,部分管腔变窄、气流阻力增大导致呼气性呼吸困难,增加了老年患者围手术期感染的概率;上呼吸道咽黏膜和咽淋巴组织萎缩导致咽腔变大、喉黏膜变薄、咽喉黏膜感觉及会厌防御反射迟钝,若合并中枢神经系统改变(卒中、帕金森病等)则会进一步降低这种防御反射。因此部分老年患者术后难以脱离呼吸机。

吸烟史作为一个影响胸科手术及麻醉的重要因素亦需引起我们的重视。吸烟的手术患者中 50% 患有慢性支气管炎,15% 患有慢性阻塞性肺疾病(chronic obstructive pulmonary disease,COPD)。吸烟使气道上皮的结构和功能发生改变,表现为黏膜纤毛清除能力下降、小气道变窄、气管黏膜增厚,结果使气流受限、FEV_1 下降。这些变化会影响肺对氧的摄取和转运,降低通气功能储备。同时,有吸烟史的患者麻醉苏醒期咳嗽、低氧血症、喉痉挛、支气管痉挛、呼吸暂停、躁动等发生率显著增加,增大了老年胸科手术患者的麻醉风险。

二、循环系统的变化及合并疾病

老年患者循环系统的结构及功能发生明显的变化。左右心室容积缩小、内膜不均匀增厚、传导系统退化(传导阻滞、心律失常)、心脏瓣膜改变(钙化、关闭不全)、室壁增厚、收缩力降低及心肌与冠状动脉淀粉样沉积或者冠状动脉粥样硬化性心脏病等都导致了老年患者心功能减弱及心脏储备下降;大动脉的退行性改变导致血管壁弹性减退,形成老年患者常见的单纯性收缩期高血压;静脉压降低同时毛细血管代谢率下降导致组织供氧不足。虽然上述改变及合并疾病在日常生活中可通过代偿机制保证心脏及各器官供血供氧,但其功能改变及储备能力下降在手术及麻醉双重打击下就成了威胁老年患者围手术期安全的重要因素。

第二节　麻醉前评估和器官功能优化

一、麻醉前评估

(一)常规评估

老年患者生理储备功能下降,随着年龄增加,围手术期合并症影响也更明显。尽管麻醉和外科技术及术前优化管理取得了巨大进步,但是老年患者围手术期并发症和住院时间的压力依然很大。通过术前访视和评估,对患者术前是否需要进一步完善相关检查、调整用药方案、功能锻炼、手术方案调整等提出建议,提高患者对麻醉和手术的耐受能力,应重视对心肺脑功能的评估,尽可能减少老年患者围手术期并发症(详见第十七章)。

(二)胸科手术相关评估

1. 呼吸系统评估　胸外科手术患者术后肺部并发症(postoperative pulmonary complications, PPC)是术后死亡的主要原因,常见的 PPC 包括肺不张、支气管痉挛、肺炎、肺栓塞、急性呼吸窘迫综合征(acute respiratory distress syndrome, ARDS)、呼吸衰竭等。因此,对于此类患者,进行术后 PPC 的风险评估尤为重要(详见第十七章)。正常老年患者氧分压: $PaO_2=104.2-0.27 \times$ 年龄(mmHg)。对于 >80 岁老年患者,不可太苛求术前达到正常水平。术前应积极鼓励患者戒烟、加强运动以及合理的呼吸功能锻炼(如深呼吸、吹气球等),以利于患者术后康复。

2. 残余肺功能评估　目前肺叶切除术大多采用微创胸腔镜手术,虽然创伤较开放手术小,但是肺功能受损的患者围手术期风险依然较高。因此,我们需要在术前对肺功能进行详细的评估并预测术后残余肺的肺功能,以便制订围手术期麻醉管理方案和手术方式。肺功能评估包括 3 个方面:呼吸力学、气体交换和心肺功能储备。

(1)呼吸力学:呼吸力学是预测术后呼吸衰竭等并发症重要方法之一,对于不同手术切除范围,术前肺功能指标要求不一样,全肺切除需要最大通气量(MVV)%>50%、$FEV_1 > 2L$;肺叶切除 MVV%>40%、$FEV_1 > 1.0L$;楔形切除或肺段切除 MVV%>40%、$FEV_1 > 0.6L$。

另外还有很多方法和计算公式来预测术后肺功能,最常见的指标是预计术后 FEV_1(ppo FEV_1%),ppo FEV_1%>40% 的患者术后呼吸系统并发症发生率低,ppo FEV_1%<40% 的患者术后出现呼吸系统并发症发生率增加,ppo FEV_1%<30% 的患者则存在极高风险,属于手术禁忌。ppo FEV_1% 计算公式如下: ppo FEV_1%= 术前 FEV_1% × (1−% 功能性肺组织去除量 /100)。

(2)气体交换:呼吸过程中,氧气和二氧化碳在肺泡与毛细血管网之间进行交换,传统观点认为,动脉血气分析结果 $PaO_2 < 60mmHg$、$PaCO_2 > 45mmHg$,被认为不宜进行肺切除术,而临床上仍然有部分患者成功进行了肺切除术。总体来说,$PaCO_2 > 45mmHg$ 的患者呼吸系统并发症和死亡率会增加,因此术前进行动脉血气分析对于肺功能不全患者围手术期管理具有指导意义,应在术前作为常规检查。

目前认为，一氧化碳弥散能力（DL_{CO}）是反应肺气体交换能力最有用的检测指标，而 DL_{CO} 与肺泡 - 毛细血管界面总的功能性表面积有关，DL_{CO} 校正值（ppo DL_{CO}）计算方法与 ppo FEV_1% 相同。如果 ppo DL_{CO} 低于预计值 40%，则术后呼吸和心脏并发症会增加。

（3）心肺储备功能：最大氧耗量（$VO_2 max$）是开胸手术后对心肺储备功能最好的预测指标。一般认为 $VO_2 max > 20mL/(kg \cdot min)$，术后危险性较小；$VO_2 max$ $10\sim20mL/(kg \cdot min)$，术后有中度危险；$VO_2 max < 10mL/(kg \cdot min)$，术后并发症和死亡率会明显增加。

二、麻醉前器官功能优化

（一）器官功能优化

老年患者在手术前全面评估脏器功能后对各器官功能进行调整优化（详见第十七章），对于行胸科手术的老年患者尤其要重视术前呼吸系统的优化，对于术前合并哮喘、COPD、气道高反应的患者，围手术期使用吸入性糖皮质激素和支气管扩张剂，避免呼吸系统疾病急性期进行择期手术。对合并严重肺部疾病的老年患者，术前应做肺功能和血气分析检查。

术前有感染的患者，术后呼吸系统并发症发生率较无感染者高 4 倍，择期手术应推迟至急性上呼吸道感染治愈 1\~2 周之后。痰液量大者应在治疗且痰液减少 2 周后再行手术。而合并慢性呼吸道疾病者，可在术前 3 天使用抗生素并常规雾化吸入（普米克令舒 - 吸入用布地奈德 + 爱全乐 - 异丙托溴铵气雾剂）。所有哮喘患者应在术前 5\~7 天至术后 7\~12 天进行肺康复训练以达到良好的哮喘控制。常用雾化吸入药物推荐剂量见表 29-1。

表 29-1　常用雾化吸入药物推荐剂量

药物	推荐剂量
布地奈德悬液	2\~4mg，2 次 /d
氟替卡松悬液	0.5\~2mg，2 次 /d
硫酸沙丁胺醇	5\~10mg，加盐水稀释 100mL，雾化吸入，1\~2mg/h
硫酸特布他林	5.0mg/ 次，24 小时内最多 4 次
异丙托溴铵	0.5mg，3\~4 次 /d
复方异丙托溴铵溶液雾化溶液	异丙托溴铵 0.5mg 和硫酸沙丁胺醇 3.0mg，3\~4 次 /d

提倡术前采用药物及戒烟（至少 4 周）、加强营养支持、术前应至少进行为期 1 周的综合肺功能训练（鼓励患者咳嗽、深呼吸、吹气球）、雾化吸入、消炎排痰等改善肺功能。

（二）合并用药

对老年患者术前病史的询问，包括用药种类、剂量、疗效等。术前使用 β 受体阻滞剂的患者应继续服用，但需严密监测心率、血压；血管紧张素转换酶抑制剂和血管紧张素受体阻滞剂类降压药可能引起围手术期低血压，如患者平时血压控制较好，手术当天早晨药量减半或暂停服用；长期服用利血平降压的患者，建议术前停用 7 天并改用其他降血压药物以免引起术中顽固性低血压；其他降压药应服用至手术当天早晨。

治疗呼吸系统疾病（如 COPD、哮喘等）的支气管扩张药和激素等药物推荐用至术晨。糖尿病患者手术当日停用口服降糖药和非胰岛素注射剂，停药期间监测血糖，使用常规胰岛素控制血糖水平。

三环类抗抑郁药的患者术前应进行全面的心功能检查，术前不用常规停止抗抑郁药物治疗；选择性 5- 羟色胺再摄取抑制剂撤药可能产生严重的撤药反应，术前不常规停用 5- 羟色胺再摄取抑制剂，但若患者有较高的出血风险可考虑术前2周开始逐渐减量；不可逆性单胺氧化酶抑制剂(第一、二代)应在术前2周停用，并转换为可逆性的同类药物如吗氯贝胺，可逆性单胺氧化酶抑制剂术前只需停用24小时。

第三节　术中管理

一、术中监测

胸科手术患者多处于侧卧位，一侧胸腔打开且部分手术时间较长，加上老年患者还具有对麻醉药物的反应敏感，肺储备功能和气体交换功能下降，心肌缺血和瓣膜病变风险增加，以及衰弱共病等特点。术中除了基本的心电监护外，应加强中心静脉压力监测、动脉压力监测、体温监测和呼吸功能监测(血气分析等)。建议一开始就积极建立有创监测，否则手术开始后出现并发症，难以增加额外的监测，尤其是有创血管监测。中心静脉压和动脉压在患者变换体位后必须重新检查定位。监测的选择应以可能发生并发症的情况为指导。胸科手术期间发生率增加的术中并发症见表29-2。

表 29-2　胸科手术期间发生率增加的术中并发症

并发症	常见原因
低氧血症	单肺通气期间肺内分流
突发严重低血压	手术压迫心脏或大血管
通气压力或容量改变	支气管内导管或堵塞导管移位、漏气
心律失常	心脏直接机械刺激或内环境紊乱
支气管痉挛	直接气道刺激、气道反应性疾病发生率高
大出血	大血管或炎症胸膜致手术失血
低温	一侧胸腔开放致热量丢失

(一)氧合监测

单肺通气(one-lung ventilation, OLV)期间尽管吸入高浓度O_2，但仍有1%~10%手术患者脉搏氧饱和度显著降低(SpO_2<90%)。SpO_2一般能够反映患者的氧合情况，但PaO_2比SpO_2估计患者OLV时氧饱和度下降的安全上限更有用。双肺通气患者，FiO_2为1.0时，PaO_2大于400mmHg(或等效PaO_2/FiO_2比率)，OLV期间氧饱和度不可能降低；而如果患者的PaO_2为200mmHg，OLV期间极易出现氧饱和度降低，尽管两者双肺通气时SpO_2均为99%　100%。

(二)呼气末二氧化碳分压测定

老年患者由于COPD等慢性疾病的存在，患者可能SpO_2正常而CO_2蓄积，因此，老年患者监测呼气末二氧化碳分压($P_{ET}CO_2$)意义重大。OLV期间$P_{ET}CO_2$监测的可靠性低于双肺通气时，且OLV期间$PaCO_2$-$P_{ET}CO_2$梯度呈上升趋势。尽管OLV期间$P_{ET}CO_2$与肺泡每分通气量的直接相关性较低，但由于$P_{ET}CO_2$也反映了肺灌注和心排血量，因而体位变化和OLV期间，它能独立指示双肺灌注的相对变化。

当患者改为侧卧位时，上肺的$P_{ET}CO_2$相对于下肺将出现下降，反映了下肺灌注增加和上肺无效腔量增加。然而，大多数患者由于上肺的通气分数增加，该肺的CO_2排出分数更高。OLV开始时，由于全部每分通气量转移到下肺,因而该肺的 $P_{ET}CO_2$ 通常会短暂下降。随着非通气侧肺萎陷和肺血管收缩,至下肺的灌注分数增加,继而 $P_{ET}CO_2$ 出现上升。如果不纠正分钟通气,净结果是 $PaCO_2$ 基线升高和 $P_{ET}CO_2$ 梯度增加。$P_{ET}CO_2$ 突降($>5mmHg$)或持续降低,提示通气侧肺与未通气侧肺间灌注分布不均,可能是 OLV 期间患者氧饱和度下降的早期预警信号。

(三) 有创动脉压监测

老年患者常合并心血管疾病,术前禁食禁水常致患者容量不足,围手术期血压可能出现剧烈波动。胸内手术期间手术压迫心脏或大血管常会发生显著的短暂性严重低血压。为此,除了间断动脉血气分析,大多数胸科手术患者需持续实时体循环压监测,即在任一手臂桡动脉穿刺置管测压。

(四) 中心静脉压监测

单纯依赖中心静脉压(central venous pressure,CVP)读数作为容量监测指标是不可靠的。但其动态变化结合尿量变化,仍可为老年患者容量监测起指导作用,对术后液体管理亦有帮助,尤其对于需严格进行液体管理的患者(如全肺切除术患者)。除非存在禁忌证,我们常规选择右侧颈内静脉置管,以使气胸的风险降到最低。对于上腔静脉梗阻的患者,CVP 数值不可靠。

(五) 肺动脉压监测

对于部分术前合并肺动脉高压的老年患者,肺动脉压的监测可以评估患者是否能够耐受 OLV 和全肺切除术。与 CVP 的情况相似,在开胸侧卧位下,术中肺动脉压反映左心前负荷的准确性下降。部分原因是往往不清楚肺动脉导管尖端是位于下肺还是上肺。此外,还有一个可能的原因是,OLV 时如果双肺灌注存在显著暂时性差异,热稀释法心排血量的测量数据就可能不可靠。对于 OLV 期间热稀释测量心排血量的可靠性问题尚未达成共识。

(六) 纤维支气管镜检查

OLV 中双腔支气管导管(double lumen tube,DLT)和堵塞导管的明显移位可引起氧饱和度降低,但听诊或其他判断导管位置的常规方法常难以发现。DLT 或堵塞导管的放置应在纤维支气管镜引导下完成,且患者体位变换后应再次确认。因为两者在患者重新摆放体位时均可发生移位。

(七) 持续肺功能测定

旁流式肺功能仪的发展,使人们有可能在单肺麻醉时持续监测吸气和呼气的容量、压力和流量的相互作用。在肺切除手术中这种监测特别有用。持续实时监测吸气和呼气潮气量可为术中 DLT 意外移位提供早期预警,如果呼气量突然减少(由于氧的摄入,每次呼吸正常会有 20~30mL 差异),则提示肺隔离失败。OLV 期间出现持续性呼气末气流(一般与出现内源性呼气末正压有关)可在流量 - 容积环上观察到。此外,准确测量吸气和呼气潮气量间的差异非常有助于评估和处理术中和肺切除术后的漏气。

(八) 经食管超声心动图

胸科手术中使用经食管超声心动图(TEE)潜在适应证包括血流动力学不稳定、心包积液、肿瘤累及心脏、空气栓塞、肺血栓内膜剥脱术、胸外伤、肺移植和胸膜肺疾病。与胸科手术有关的低氧血症的一个罕见原因是存在未经诊断的经卵圆孔的逆向分流。非胸科手术患者控制呼吸时加用呼气末正压(positive end expiratory pressure,*PEEP*)(达 $15cmH_2O$)通气时,9% 患者产生右向左心房内分流。TEE 能监测到这种现象。

(九) 心输出量以及每搏量监测

每搏量指数为反映心脏射血功能的金标准,正常值 25~45mL/($kg \cdot m^2$)。术前超声心动图测定的每搏量 / 心输出量值可作为术中参照的个体化基线值。Swan-Ganz 导管可用于监测混合静脉血氧饱和度、肺动脉压、肺血管阻力及肺动脉楔压。间接心排血量或静脉氧饱和度监测用于开胸状态指导液体管理的有效性尚不明确。

二、麻醉管理

(一) 呼吸管理

1. 保持呼吸道通畅 胸内手术多采用肺隔离技术,术中依据气道压力、$P_{ET}CO_2$ 波形的持续监测及时发现并处理导管移位、气道分泌物增加等呼吸道受损的情况。某些手术的重要步骤,需要麻醉医生暂停呼吸来保证手术的顺利进行,或外科医生在手术台上调整气管导管的位置或直接台上行气管或支气管插管,而在气道吻合结束时需要麻醉医生轻柔膨肺来协助外科医生检查是否存在吻合口瘘,在关胸前则应再次吸净呼吸道分泌物后充分膨肺,因此手术医生与麻醉医生间的配合甚为重要。

2. 保持有效通气的同时预防急性呼吸窘迫综合征 为便于开胸手术操作或防止患侧肺咯血或脓痰流入健侧,经常采用双腔导管插管进行 OLV,严重影响 V_A/Q 比。在 OLV 期间,流经非通气侧肺的血流量(肺内分流)是决定动脉氧合情况的最重要因素。病肺多由于血管闭塞或血管收缩导致其血流灌注减少。缺氧性肺血管收缩(hypoxic pulmonary vasoconstriction,HPV)也会减少非通气侧肺的灌注。HPV 是一种肺血管调节机制,通过减少肺通气不良区域的血流,从而减少 V_A/Q 的不匹配。在侧卧位时,由于重力作用减少了手术侧肺的血流,从而减少了肺内分流。开胸后也可要求术者压缩病肺,以减少血流量,改善 V_A/Q 比值。

3. OLV 的呼吸管理

(1) 呼吸性酸碱状态:低氧肺区域的 HPV 反应在呼吸性酸中毒时增强,在呼吸性碱中毒时减弱。然而,OLV 期间低通气量并不会为气体交换带来净增益。这是因为呼吸性酸中毒优先增加富氧区域的肺血管张力,这与临床上有益的肺血流再分布正相反。总体而言,过度通气的效应通常会倾向于降低肺血管压力。

(2) 呼气末正压:肺血流阻力与肺容量的关系呈双向模式,当肺容量为功能残气量(functional residual capacity,FRC)时肺血流阻力最小。尽可能保持通气侧肺容量为正常的 FRC 状态,有助于促进该侧肺血流灌注。术中存在一些已知可改变 FRC 的因素,易使通气侧肺 FRC 降至正常水平以下,这些因素包括侧卧位、肌肉松弛和上侧胸腔开放,使纵隔重量压迫下侧肺。COPD 患者存在持续性呼气末气流,使 OLV 期间试图测量 FRC 变得复杂。当患者试图通过 DLT 管腔呼出相对大的潮气量时,实际上并没有达到呼气末平衡的 FRC 容积。这些患者出现动态充气过度和内源性呼气末正压(auto-PEEP)。

Auto-PEEP 最容易发生在肺弹性回缩力下降,如老年性或肺气肿患者。当吸呼比(I∶E)增加即呼气时间缩短时,auto-PEEP 增加。对大量伴有 COPD 的肺癌患者观察研究发现大部分 auto-PEEP 平均为 $4\sim6cmH_2O$。通过呼吸机对已存在 auto-PEEP 的肺施加外源性 PEEP 时,影响会很复杂。auto-PEEP 较低($<2cmH_2O$)患者与 auto-PEEP 较高($>10cmH_2O$)患者相比,在给予一个中等 PEEP($5cmH_2O$)通气时,前者总 PEEP 增加更显著。OLV 期间给予 PEEP 通气是否可以改善患者的气体交换,取决于患者个体的呼吸力学。如果应用 PEEP 后呼吸顺应性曲线中呼气平衡点向曲线较低的拐点移动,即接近 FRC,则外源性 PEEP 是有益的。但是,如果应用 PEEP 使平衡点上移,远离曲线较低的拐点,将会使气体交换变差。

(3) 潮气量:OLV 期间每个患者个体都有一套最佳呼吸参数组合,包括潮气量、呼吸频率、吸呼比和压力或容量控制通气。然而,使用现有麻醉机实施麻醉的同时,评估每一个参数是不实际的,临床医生必须首先使用一个简单的策略(OLV 参数的建议,见表 29-3)。OLV 期间以 $5\sim6mL/kg$ 理想体重的潮气量加上 $5cmH_2O$ PEEP 通气作为初始设定,对多数患者(COPD 除外)是合理的。必须控制潮气量以避免气道峰压超过 $35cmH_2O$,其对应气道平台压接近 $25cmH_2O$。气道峰压超过 $40cmH_2O$ 可能导致 OLV 期间通气侧肺过度充气损伤。

患者转为侧卧位将使呼吸无效腔增加,并使动脉-呼气末CO_2分压梯度($P_{a-ET}CO_2$)增大,通常要求每分通气量增加20%以维持$PaCO_2$不变。$P_{a-ET}CO_2$的个体差异很大,在OLV期间监测$P_{a-ET}CO_2$与$PaCO_2$相比,可靠性更低。这种影响可能是因为在通气侧肺与非通气侧肺之间CO_2排出存在个体差异。

表29-3 单肺通气(OLV)参数的建议

参数	建议	指南/附加说明
潮气量	5~6mL/kg 理想体重	维持:气道峰压<35cmH₂O 气道平台压<25cmH₂O
PEEP	5~10cmH₂O	COPD 患者不加 PEEP
呼吸频率	12 次/min	保持正常 PaCO₂,OLV 期间 Pa-ETCO₂ 常增加 1~3mmHg
模式	压力控制或容量控制	有肺损伤风险患者(如肺大泡、全肺切除术、肺移植术后)行压力控制

(4)容量控制通气与压力控制通气比较:与容量控制通气比较,压力控制通气虽然气道峰压稍低,但对于多数患者至今还没有证据表明能改善氧合。压力控制通气可避免胸腔内手术操作引起的气道峰压突然增加。当使用支气管堵塞导管或高气道压状态下肺损伤风险高,如肺移植后或全肺切除患者,使用压力控制通气可以获益。在肺切除期间由于肺顺应性的快速变化,当应用压力控制通气时,必须密切监视潮气量,因其可能突然改变。

(5)促进术后尽早恢复有效的自主呼吸:全身麻醉药及阿片类药物对于中枢神经系统的抑制、肌肉松弛药对于呼吸运动肌肉的阻滞及开胸手术对于呼吸功能的损害都可影响患者有效自主呼吸的恢复。因此,在制订麻醉方案时就应考虑这些因素,通过合理的麻醉管理方法,达到术中保持患者无知晓、无疼痛、肌肉松弛无体动、无咳嗽、自主神经抑制适度,手术结束后又能够使患者的意识、自主呼吸迅速恢复,且无明显的疼痛、躁动、恶心、呕吐及不良记忆。

(二)循环管理

开胸前,胸腔两侧压力相等,纵隔位于胸腔中间。开胸后,开胸侧胸腔变为大气压,而非开胸侧胸腔仍为负压,使纵隔移向非开胸侧胸腔。此时如为自主呼吸,吸气时非开胸侧胸腔负压增加,纵隔向非开胸侧胸腔移位更明显;呼气时非开胸侧胸腔压力增加超过开胸侧胸腔压力,使纵隔向开胸侧胸腔移位,纵隔随呼吸的变化在两侧胸腔之间交替移动出现纵隔摆动。纵隔摆动容易造成大血管扭曲。腔静脉扭曲可引起回心血量减少,使心输出量降低;大动脉扭曲则直接造成血压下降。因此,开胸手术需要采用气管内插管全身麻醉、正压机械通气以减轻纵隔摆动所致的血流动力学紊乱。

即便采用了全身麻醉、机械通气、胸内操作对于纵隔内结构的牵拉、压迫、电灼刺激及OLV的影响等仍可对循环系统产生明显的干扰,容易造成低血压、心肌缺血、心律失常等。因此,胸内手术应加强监测。术后搬动患者时也应该动作轻柔,尤其是对全肺切除后的患者。

(三)液体管理

推荐实施目标导向液体治疗(goal-directed fluid therapy,GDFT)策略联合预防性缩血管药物以降低围手术期并发症。全身麻醉时可预防性连续给予去氧肾上腺素,或给予小剂量去甲肾上腺素或甲氧明,可降低对液体输注的过度依赖。如持续输注应遵循从小剂量开始,逐渐滴定至最佳剂量的原则。对心、肾功能不全的老年患者,应特别注意避免因使用不当导致严重后果。

静脉给予过多液体可使肺毛细血管静水压增高,随后导致下侧肺水肿,尤其是长时间手术患者。由于下侧肺OLV期间必须进行气体交换,容量管理应尽可能精确。肺切除术麻醉过程中,静脉补液以维持和补充液体丢失为主,不用补充第三间隙丢失液体(表29-4)。

表 29-4　肺切除术的液体管理

肺切除术的液体管理
围手术期首个 24h 液体保持正平衡,不超过 20mL/kg
对于普通成人患者,围手术期首个 24h 晶体液不超过 3L
肺切除术中不补充第三间隙丢失液体
尿量>0.5mL/(kg·h)时不需补液
如果术后需增加组织灌注,最好使用有创监测和强心药,而非给予过多液体

(四)疼痛管理

老年患者对麻醉药物敏感性增高,且心血管系统相较脆弱,自主神经系统反应迟钝,机体对血压波动耐受差,因此术中镇痛既要充分有效,又尽量对生理功能影响小。目前仍采取贯穿全程的多模式镇痛:由于其作用机制不同而互补,镇痛作用可相加或协同;同时每种药物的剂量减小,副作用相应降低,从而达到最大的效应/副作用比。

1. 镇痛方法的联合应用　若患者无禁忌证,开胸手术首选椎管内镇痛,胸腔镜手术根据情况选择椎管内阻滞或者胸椎旁阻滞等区域阻滞,其次还可联合伤口局部浸润、静脉镇痛等,对于老年患者而言,上述方法并非唯一也非绝对,安全、有效、个体化及麻醉医生熟悉是首选。

2. 镇痛药物的联合应用　老年患者对阿片类药物的敏感性显著增加,所需的药量明显减少,因此诱导时,无论是使用舒芬太尼、芬太尼,还是阿芬太尼、瑞芬太尼,均应减量使用,并严密观察,为减少插管反应,还可结合气管表面麻醉。术中维持以短效药物为宜,如瑞芬太尼,根据手术刺激从小剂量开始使用。所有药物用于老年患者均应减量滴定使用。

(五)体温管理

胸科手术患者低体温的发生率较高,而老年患者由于代谢降低、体温调节能力减弱,较年轻患者更易发生围手术期低体温。积极的体温保护措施可降低患者低体温及后续并发症的发生率,从而在一定程度上预防围手术期再分布性低体温。

(六)胸科手术特殊关注点

1. 肺隔离　肺隔离传统的定义是指插入特殊的气管导管如单腔支气管导管、双腔支气管导管或支气管阻塞导管以能够将左、右主支气管完全分隔的方法。随着导管材质和插管技术的改进,现在已经可以应用支气管阻塞导管做到分隔左上、左下肺叶支气管及右下肺叶和右上、右中肺叶支气管。

肺隔离后双肺分别通气或一侧通气,不仅可以防止病肺分泌物或脓血对健肺的污染,还可使手术侧肺萎陷,减少对术野的干扰;不仅方便手术操作,而且减轻了手术操作对肺的机械损伤。因此,肺隔离、OLV技术是胸内手术麻醉管理的核心。

(1)适应证:肺隔离的应用范围广泛,从为胸内手术操作创造理想的手术野到严重肺内出血时的急症抢救、保护健侧肺免遭出血堵塞、避免患者窒息死亡等都需要应用肺隔离。通常把肺隔离的适应证分为相对适应证与绝对适应证。

肺隔离的相对适应证是指为方便手术操作而采用肺隔离的情况,包括全肺切除、肺叶切除、肺楔形切除、支气管手术、食管手术和降主动脉重建术等。肺隔离的绝对适应证是指需要保证通气,防止健肺受污染等情况,包括湿肺、大咯血、支气管胸膜瘘、单侧支气管肺灌洗和中央型肺癌等。

临床实际应用中很多相对适应证会演变为绝对适应证。如手术中意外发生一侧肺大出血,潜在导致另一侧肺被淹的风险时,必须采用肺隔离,此时相对适应证就变为绝对适应证。随着疾病谱的改变,现在大咯血病例减少,肺隔离保护健肺为主要目的应用也相应减少;相反,因微创技术在胸内手术中的应用日趋增多,肺隔离已经成为胸腔镜(包括达·芬奇机器人辅助)手术的必要条件。因此,现在肺隔离不仅常规用于肺部、食管、降主动脉等胸内手术,还用于胸腔镜下非体外循环下冠脉搭桥和胸椎手术,有时巨大右半肝脏手术甚至后腹膜巨大肿瘤和后腹膜腔镜手术也采用肺隔离、OLV技术,为手术操作提供更为便利的条件。

(2)禁忌证:肺隔离无绝对禁忌证。临床实践中,行双腔支气管导管插管时应注意防止各种损伤。任何情况下,气管导管在插管过程中遇有阻力时,禁忌盲目用力插管。如存在主动脉瘤时,应避免插管引起动脉瘤破裂的风险;存在前纵隔肿瘤时,插入双腔支气管导管可能造成肺动脉受压,但有时前纵隔肿瘤压迫支气管时又必须选用适宜的双腔支气管导管插入一侧支气管以确保一侧肺通气。因此,插管前应依据颈部、胸部X线片和CT的检查结果谨慎选择适宜的导管,插管时动作轻柔、忌暴力,插管后仔细观察肺隔离和OLV的效果,拔管前应再次评估有无气道损伤可能和有无再次插管困难,并做好再次插管的准备。

理论上,双腔支气管导管对插管条件的要求高于单腔气管导管,既往将饱胃、困难气道患者作为双腔支气管导管插管禁忌,现今随着可视化插管工具的普及和插管技术的提高,在做好充分准备的基础上可以谨慎实施双腔支气管导管插管或应用单腔气管导管加支气管阻塞导管来实现肺隔离。注意先插入单腔管再应用交换导管更换双腔支气管导管的插管方式是困难气道患者实施双腔支气管导管插管的方法之一,但切记并非100%成功,应有交换失败的备用预案;对于饱胃患者,交换导管的方案延长了气道失控时间,并不适用。

(3)并发症:肺隔离的主要并发症是气道创伤。有报道医源性创伤在用双腔支气管导管的患者中,发生率为0.5‰~2‰。在这些报告的病例中,体型小、女性、食管手术,既往有放疗史为主要的创伤危险因素,任何上述危险因素的叠加则增加应用双腔支气管导管时气管、支气管损伤的风险,应予以警惕,加强防范。为此,需要注意下列问题:①胸部X线检查或CT上解剖异常的证据常可提示双腔支气管导管支气管内放置困难,这些患者应避免使用双腔支气管导管,因此,在气管插管前,麻醉科医生必须查看胸部X线片或CT片;②吸入70%的N_2O,在术中可使支气管套囊内的气体从5mL增加到16mL,因此,肺隔离患者术中应避免吸入N_2O,必须使用时气囊内可注入生理盐水或局部麻醉药;③选用适宜尺寸的导管,尺寸太小的导管可使肺隔离困难,套囊充气过多,可对支气管黏膜产生压迫性损伤,而尺寸太大的导管则可引起机械性创伤;④支气管套囊或阻塞导管的套囊尽可能用最低的充气容量,并尽可能缩短肺隔离的时间,这样可缩短支气管或阻塞导管套囊的充气时间,缩短对支气管黏膜的压迫时间;⑤如果气道阻力增加,必须用纤维支气管镜检查诊断原因。

由于双腔支气管导管是针对正常气管、支气管解剖而设计的,故支气管阻塞导管更适用于上、下呼吸道解剖有异常的患者。防止气道损伤的主要措施为插管前详细的气道评估、选择适宜规格的导管、减小肺隔离时套囊内注气容量、仅在需要隔离时才对套囊充气、避免使用N_2O以及插管时轻柔操作,插管遇有阻力时切忌暴力,宜在分析后,在纤维支气管镜引导下再尝试。此外,老年患者呼吸道肌肉薄弱、黏膜萎缩,弹性变差,应在此基础上选择小一号气管导管,避免损伤。因为此类创伤的临床报道较少,治疗经验缺乏,多主张在严重创伤时术中修复,术中发现的轻微创伤可采用非手术疗法。

2. 体位　大多数胸科手术在侧卧位下实施,最常见是侧躺卧位,但是根据手术需要,可能还会采取仰卧、半仰卧位、半俯侧卧位。体位不同,麻醉医生的麻醉管理不尽相同。

(1)体位改变:通常在患者仰卧位时建立监测并进行麻醉诱导,然后重新摆放体位。在确保肺隔离的条件下单侧肺疾病如支气管扩张症或肺咯血时可能会行侧卧位下麻醉诱导。然而,即使是这些患者诱导完后仍需要重新摆体位,使患侧肺位于上方。

由于麻醉后静脉血管张力降低,患者转为侧卧位或从侧卧位变成其他体位时常常出现低血压。所有监护仪和连线在转换体位时应保证正常运行,并且在改变体位后需重新校对评估。体位改变时麻醉医生应负责头、颈及气道保护,并负责指导手术小组摆放体位。

在诱导插管后对患者进行最初的"从头到脚"检查,包括检查氧合、通气、血流动力学、监护仪和导线以及潜在性的神经损伤。在改变体位后还需重新检查一遍。在重新摆放体位时,DLT 或支气管堵塞导管的位置移动几乎不可避免。当然,患者的头部、颈部和支气管导管应与患者的胸腰段脊柱形成一体。然而,支气管导管或者堵塞导管位置的误差范围常常很小,以至于很小的移动都可能具有重要的临床意义。气管隆嵴与纵隔可随体位的变动而发生移位,这将导致先前定位准确的气管导管错位。摆放体位后必须通过听诊和纤维支气管镜重新确定支气管导管或堵塞导管的位置以及通气状况。

此外,随着机器人手术在胸科领域的开展,气道装置必须仔细固定,因为根据机器人手术要求改变体位可能会导致气道装置移位。在机器人手术过程中想要接近患者气道是非常困难的。

(2)神经血管并发症:大部分与侧卧位相关的术中神经损伤部位是臂丛神经。基本分成两种:多数是处于下侧的臂丛发生压迫损伤,但对上侧臂丛发生牵拉性损伤的风险也很高。臂丛相对固定于两点:近端颈椎横突和远端腋筋膜。这两个固定点加上附近骨骼肌肉组织剧烈位移,使得臂丛容易损伤。患者侧卧位时胸部下放置衬垫以避免上身重力压迫下侧臂丛。但是,如果这个衬垫向腋窝移动,则会增加对臂丛的压力。

手臂外展不能超过 90°,不应向后伸展超过中间位置,也不应向前固定超过 90°。多数这类神经损伤在 1 个月后可自愈。手臂前屈越过胸部范围或颈部向对侧弯曲,可造成肩胛上神经的牵拉,这将导致肩后部与侧面较深的疼痛且边界不清,这可能是某些病例开胸术后肩痛的原因。

侧卧位后,由于患者头部不适宜的姿势很容易发生颈椎过度侧屈。造成臂丛损伤加重的不恰当体位,可造成"颈椎过度屈曲"综合征,这种情况站在手术床头端很难判断,特别是在消毒铺巾后。麻醉医生应在体位转换后立即从侧面检查患者以保证整个脊柱适当对齐。

下侧腿应稍微屈曲,并在膝下放置衬垫以保护腓总神经外侧和近端腓骨头。上侧腿处于中度伸展体位并且有衬垫置于两腿间。下侧腿必须检查血管受压情况。髋部水平绑扎过紧可以造成上侧腿的坐骨神经受压。还要注意侧卧位时其他部位尤其是眼睛与耳廓的神经血管容易受损。

(3)侧卧位的生理改变

1)通气:当患者处于侧卧位时两肺通气将发生显著变化。由于容量存在差异所以双肺的顺应性曲线不同。侧卧位、麻醉、肌肉松弛和开胸共同作用加剧了两肺间的差异。对于意识清醒的自主呼吸患者,变换为侧卧位时下肺通气量将增加大约 10%。一旦患者麻醉和肌肉松弛后,下肺通气量将下降 15%。如果上肺开胸,虽然通气量变化不显著,上肺 FRC 将增加约 10%。这些变化取决于患者使用的通气模式。开胸后,由于胸壁完整性破坏,如果呼气延长双肺趋于萎陷至最小容积。因此,每侧肺的呼气末容积是受呼气时间直接影响的。一旦上侧开胸,整个呼吸系统的顺应性将显著增加。

由于侧卧位时下侧肺 FRC 与顺应性降低,对其进行选择性 PEEP 通气(通过 DLT 和双麻醉回路)将改善气体交换。这与侧卧位时对双肺进行无选择性 PEEP 通气明显不同,因为后者 PEEP 通气时气体易分布于顺应性好的区域,将会导致上侧肺过度膨胀,而无法改善气体交换。

仰卧位患者麻醉诱导后,平均 6% 肺实质将发展成肺不张。肺不张可能均匀地分布于双肺的重力依赖区。患者转为侧卧位后肺不张轻微减少,约为整个肺容积的 5%,但此刻肺不张主要集中在通气侧肺。

2)灌注:灌注重力对肺血流有一定影响。一般认为,侧卧位时下侧肺血流与仰卧位相比增加 10%。然而,不同体位下肺血流分布与固有的肺血管解剖因素的相关性可能要大于重力因素。麻醉过程中侧卧位与平卧位进行比较,通气与灌注的匹配通常降低。全麻时肺动静脉分流常常从仰卧位时的约 5% 增加到侧卧位时的 10%~15%。

第四节 术后管理

术后管理目标是使老年患者安全、无痛、舒适地从麻醉状态快速恢复到正常的生理状态,而无严重不良反应,该目标贯穿患者从麻醉后恢复室(postanesthesia care unit,PACU)到病房的管理,直至患者康复出院。除了完善的镇痛,预防性血栓治疗、防治低体温、液体管理、血糖管理、术后引流管和尿管的拔除、术后营养治疗、恶心呕吐的防治等,都与患者的顺利出院和远期预后息息相关。

一、术后镇痛管理

术后镇痛是胸内手术术后麻醉管理中重要组成部分,良好的术后镇痛不仅可以增加老年患者的通气量,改善患者的呼吸功能,还有助于老年患者咳嗽排痰,减少术后肺部并发症。老年胸外科患者术后镇痛的原则为:尽可能对生理功能影响小,确切有效,个体化,多模式镇痛。可采用围手术期目标导向全程镇痛管理(comprehensive goal directed perioperative analgesia,CGPA),即指被告知确定需外科手术治疗开始至术后外科问题结束,没有显著疼痛,可感知疼痛或可很好耐受(视觉模拟评分<3分)的全程疼痛控制。患者硬膜外自控镇痛(patient controlled epidural analgesia,PCEA)、静脉自控镇痛(patient controlled intravenous analgesia,PCIA)、区域阻滞、局部浸润等镇痛方法及中枢、外周镇痛药的联合应用,随着镇痛药物和镇痛手段的更新,全程的多模式镇痛及多学科协作使老年患者胸科手术后疼痛得到极大缓解。

若患者无椎管内麻醉禁忌证,硬膜外自控镇痛效果确切,且对患者影响较小,不失为老年胸外科患者术后镇痛的优选。局麻药的配方遵循原则为个体化,接近最低有效剂量。其中罗哌卡因或者左旋丁哌卡因的浓度为0.1%~0.2%,阿片类药物酌情不使用或者减量使用。PCEA方案为首次剂量6~10mL;维持剂量为4~6mL/h,PCA为4~6mL,锁定时间20~30分钟,最大剂量为12mL/h。胸椎旁神经阻滞等局麻药物浓度以罗哌卡因为例以0.3%~0.5%为宜。

镇痛药物联合应用时,推荐以下一些方案:阿片类与对乙酰氨基酚联合使用,对乙酰氨基酚的每日量为1.5~2.0g,阿片类药物减量20%~40%;对乙酰氨基酚与非甾体抗炎药(NSAIDs)联合应用,剂量减半;阿片类或曲马多与NSAIDs联合应用,阿片类药物可减量20%~50%。如无禁忌证,应在NSAIDs或对乙酰氨基酚足量使用后联合呼吸影响小的强阿片类药物滴定使用。

镇痛泵撤泵后并不代表疼痛的结束或减轻,相反部分患者镇痛药效消失后,患者可能出现剧痛,部分胸腔镜手术疼痛可能持续3~5天,开胸手术疼痛持续5~7天或更长,应加强撤泵后持续疼痛的管理和宣教。相应的处理方法包括预先使用透皮贴缓释剂如布诺菲透皮贴或(和)服用NSAIDs,若疼痛控制欠佳可考虑给予弱呼吸抑制的阿片类药物或复合阿片类制剂如氨酚羟考酮片,后两者更适应于仍伴有内脏痛的中度术后疼痛;氨酚曲马多片、氨酚双氢可待因片更适合于伴有咳嗽或呼吸依赖性的轻中度术后疼痛,随着疼痛程度的减轻,或可替换成NSAIDs,如塞来昔布胶囊、美洛昔康片、洛索洛尔钠片等。

二、麻醉后恢复室管理

患者苏醒期风险不亚于诱导期风险,术后恢复室的设立,极大地解决了术后呼吸遗忘、低氧血症、急性疼痛、恶心呕吐、体温异常、术后认知功能障碍和血流动力学不稳定等问题,不仅能提高麻醉后患者的安全性,也能为患者后续转重症监护室(ICU)治疗或转回病房提供依据。

(一)苏醒延迟和苏醒期躁动

最常见的原因是麻醉药物(吸入麻醉剂、静脉麻醉药、肌肉松弛剂等)的影响。及时行血气分析、血糖、血清电解质和血红蛋白浓度等排除代谢原因。与年轻人相比,老年患者更易发生苏醒延迟,尤其是肝肾功能不良或营养不良的患者,因此老年患者应尽量选择不经肝肾代谢或不依赖于肝肾功能的药物,同时减量使用,麻醉用药个体化,麻醉维持以七氟烷等吸入麻醉药物为主,或者瑞马唑仑等短效药物,应用氟马西尼可以促进其恢复。

确定为麻醉药物引起的苏醒延迟还可考虑使用某些药物逆转:①拮抗苯二氮䓬类药物作用:氟马西尼除拮抗咪达唑仑等苯二氮䓬类药物外,还可部分拮抗丙泊酚的中枢神经系统作用。②拮抗阿片类镇痛药作用:纳洛酮用于阿片类药物引起的呼吸抑制应从最小剂量开始,注意其可能导致的疼痛、高血压、心动过速和急性肺水肿等不良反应(不推荐常规使用纳洛酮,确需使用时应小剂量滴定)。③拮抗肌肉松弛剂作用:常用新斯的明拮抗肌肉松弛药残留阻滞,同时使用阿托品,但考虑其不良反应和禁忌证,应尽量避免使用;如有需要,可以使用舒更葡萄糖钠逆转罗库溴铵和维库溴铵的肌肉松弛作用。原因不明时应进行头部 CT 扫描以分辨是否是颅内疾患引起的苏醒延迟。

苏醒期躁动重在预防,术前充分准备,做好患者和患者家属的宣教,制订详尽的麻醉计划,术中合理的麻醉用药和适当的麻醉深度,良好的脑和重要脏器的灌注,呼吸及脏器功能维护,术后完善的镇痛,避免不良刺激,均可预防术后躁动,降低术后谵妄发生率。小剂量右美托咪定在麻醉早期应用,不但可以减少术中麻醉用药,且对于减少术后谵妄、降低寒战不适均有作用。可能的原因去除后仍躁动者或原因不明者,在保持呼吸循环稳定、充分给氧的情况下,可适当应用起效快,作用时间短的镇静药如丙泊酚等。

(二)术后低氧血症和呼吸抑制

低氧血症和呼吸抑制是常见的呼吸系统不良事件,气道梗阻是 PACU 患者发生低氧血症的常见原因。舌后坠、麻醉药物的残余作用等均可导致呼吸道梗阻。患者出现低氧血症的机制有吸入气体氧分压降低、通气不足(如睡眠呼吸暂停、神经肌肉功能障碍)、肺通气/血流比异常(如 COPD、哮喘、肺间质病变)、肺内分流(肺不张、肺水肿、ARDS、肺炎、气胸)、弥散障碍(如肺栓塞)等。低氧血症的处理措施包括:①严格掌握气管拔管指征,降低再插管风险;②评估和消除持续低氧血症的病因,保持气道通畅(如托下颌或插入口咽或鼻咽通气道);③氧疗;④无禁忌证的患者谨慎拮抗阿片类药物导致的呼吸抑制和肌肉松弛剂残留作用;⑤肺复张处理;⑥呼吸和循环功能的支持等治疗。

(三)低体温的处理

老年患者行胸科手术术中容易发生低体温,应加强监测,可使用温毯覆盖、暖风机加温空气,如有必要,还可使用液体加温仪等。尽管如此,在苏醒期和转运入恢复室的过程中,低体温仍可出现,偶有寒战。室温应保持在 24℃ 左右,注意患者保暖,维持患者体温正常。可继续采用暖风机加温的方式避免低体温的发生。若出现寒战,可小剂量使用哌替啶、曲马多、右美托咪定和多沙普仑等药物治疗寒战,注意这些药物可能导致的呼吸抑制、恶心呕吐、意识抑制等不良反应。

(四)术后恶心呕吐的预防

老年患者行胸科手术已预防性使用止吐药物地塞米松和/或中枢性止吐药,因此在 PACU 中恶心呕吐并不多见,手术当晚及次日患者更多见,若患者在 PACU 发生恶心呕吐,与上次用药时间间隔<6 小时,则选择与预防用药不同作用机制的药物;若间隔时间>6 小时,则可选择各类药物,根据情况选择单一药物或者联合用药。同时注意容量的补充。如有鼻胃管应注意保持通畅,避免反流误吸。

(五)患者转出标准

老年患者转出 PACU 前必须进行充分评估(表 29-5),呼吸道保护性反射良好,通气和氧合能力良好,患者脱氧 15 分钟氧合指数接近术前水平,二氧化碳没有明显蓄积,血压和心率以及末梢灌注良好,患者无寒战,无自觉寒冷,数字疼痛分级(NRS)评分≤3分,呕吐未再发生,无可疑出血,结合术前和术中情况,决定患者转回病房或者 ICU。

表 29-5 老年患者转出 PACU 的标准

一般情况	意识、定向力恢复,清醒合作,对言语和简单指令有反应
	外科情况稳定(无可疑出血)
循环	血压、心率稳定
	无新发心律失常
	无明显容量不足
	以上情况稳定 30min 以上
呼吸	呼吸频率 ≥ 12 次
	咳嗽咳痰有力
	动脉血气 $PaCO_2$ 低于 50mmHg
气道	气道保护性反射存在(吞咽、呛咳和呕吐)
	无气道痉挛和梗阻
疼痛	无外科手术以外的疼痛(如心绞痛等)
	进行了充分的镇痛且 NRS ≤ 3
肾功能	非肾衰的患者尿量 ≥ 1mL/(kg.h)
其他	血糖水平得到控制
	水电解质、酸碱平衡
	恶心呕吐改善

PACU,麻醉后恢复室。

三、病房管理以及老年患者基础疾病的继续治疗

(一)咳嗽排痰和呼吸功能锻炼

肺炎、肺不张和急性呼吸功能衰竭是老年患者胸部手术术后常见并发症和死亡原因之一。手术、麻醉和围手术期管理均可能影响患者呼吸功能,老年患者为甚。因此,对于老年患者,应贯穿围手术期进行全程的肺功能保护和呼吸功能的锻炼。

除术前戒烟、积极调整肺功能及术中采取肺保护措施外,术后也应采取如下保护措施:①鼓励患者咳痰;②翻身拍背,微握拳,使用小鱼际肌侧轻叩患者背部,力度以患者舒适为宜,有助于痰液松动咳出;③体位引流排痰,患者前倾,深慢呼吸或缩唇呼吸两次,最后一次深呼吸后,张嘴呼气期间用力做两次短而有力的咳嗽,不能坐起的患者咳嗽时旁人协助翻身侧卧位,患者咳嗽时他人用手心屈呈凹形,由下向上,由外向内轻轻叩击背部以助排痰;④呼吸功能锻炼;⑤哮喘或者气道反应性高者应用糖皮质激素;⑥支气管痉挛患者采用氨茶碱等对症处理;⑦鼓励患者早期活动;⑧胸部物理治疗;⑨盐酸氨溴索祛痰;⑩维持体液平衡。

其中,呼吸功能锻炼的主要方法包括:①缩唇呼吸法:患者可取不同体位,调整呼吸,用鼻吸气,呼气时胸部前倾,并将嘴唇缩成鱼嘴状或吹笛状,使气体通过缩窄的口型缓慢呼出,吸呼比为 1∶2 或 1∶3,缩唇程度以不感到费力为宜。每分钟 7~8 次,每次练习 10~20 分钟,每天 2 次。②腹式呼吸法:患者放松,双膝半屈,使腹部放松,取双手轻按腹部,吸气时腹部放松,使腹部逐渐隆起,同时将口闭拢,让空气自鼻逐

渐吸入,稍憋气后慢呼气。呼气时腹肌收缩,腹部逐渐下陷,使气体逐渐经口缓慢呼出。腹式呼吸锻炼开始初期,2次/d,5~15min/次。③呼吸功能锻炼器:使用呼吸功能锻炼器,呼吸功能训练器小巧、直观、有量化指标、操作方便、患者依从性好,使用呼吸功能训练器可降低患者呼吸频率、提高潮气量和有效通气量,并充分扩张胸廓和肺泡,有效预防术后肺不张等术后并发症。

除此之外,呼吸功能锻炼还有一些辅助方法,如:①缩唇呼吸及腹式呼吸法相结合:将缩唇呼吸与腹式呼吸结合在一起的练习方法。患者坐位或立位,进行鼻吸气的同时,腹壁尽量突出,膈肌收缩,呼气时腹壁内收,膈肌松弛,以不感费力为适度,呼吸频率8~12次/min。②吹气球锻炼法:患者先深吸气,然后含住气球,缓慢地将肺内气体吹入气球内3~5min/次,3~4次/d。③咳嗽训练:用手指在患者颈部按压气管或天突穴位来刺激气管引起咳嗽反射,使呼吸道分泌物随咳嗽而排出。

(二)术后康复锻炼

术后患者活动的原则是早期活动,早期活动除可促进整个机体功能的恢复,还可促使呼吸加深,有利于肺张开和分泌物排出,促进血液循环,预防血栓形成,还可促进胃肠蠕动和排尿功能的恢复。不论是早期卧床还是胸腔引流管拔除后,均有相应的康复锻炼动作(表29-6)。

未拔除胸腔引流管或其他原因影响患者下床时,在床上做下肢屈曲运动和背伸运动。患侧上肢可做上举、触摸头顶及对侧耳朵的练习以及健侧手握住患侧手腕做上举动作。引流管拔除后尽早离床活动:在室内或走廊慢走散步、用餐、去卫生间,并按照训练计划活动术侧上肢,使上肢尽快恢复功能。

表 29-6　老年胸科患者上肢康复训练计划

上肢康复计划	
术后6小时	清醒后开始做五指同时屈伸、握拳运动,每次3~5min,每日3次
术后第一天	肘部屈伸运动,餐饮时患侧手持碗、杯,刷牙和洗脸
术后第二天	梳头运动(颈部不倾斜),肘部抬高自然位置,对镜梳理,每次3~5分钟,每日3次
术后第三天	肩部上下运动:健侧手扶助患侧上肢做上举过头动作,每次3~5分钟,每日3次
术后第四天	摆臂膀运动:双手共同用力,左右大幅度摆动,每次3~5分钟,每日3次 膀根运动:逐步将患侧手放于枕部,开始以健侧手辅助,逐渐将患侧手越过头顶,触摸到对侧的耳朵,每次3~5分钟,每日3次
术后第五天	扇动臂膀运动:双手十指脑后叠加,两肘在前面开合,保持两肘高度一致,并向后大范围展开,每次3~5分钟,每日3次 吊环运动:患肢抬高上举,肘关节伸直,并以肩关节为中心向前、向后旋转运动,适当后伸锻炼,直至将患肢笔直上举,每次3~5分钟,每日3次

(三)预防深静脉血栓

鼓励患者在拔除尿管后,身体情况允许的情况下尽早下床活动。卧床期间,坚持做踝关节背伸运动,并进行预防性抗凝治疗,目前推荐术前晚间皮下注射低分子量肝素5 000IU,术后每晚皮下注射5 000IU,治疗一直持续到患者可以下床活动为止,一般需3~5天或更长。同时使用弹力袜或间歇气囊压迫装置的机械预防方法直至出院。若行硬膜外镇痛,停用低分子量肝素后24小时才能行椎管内穿刺操作,如有必要椎管内操作完成2小时才能使用低分子量肝素治疗,停用低分子量肝素24小时后方可拔除硬膜外导管,拔除硬膜外导管2小时后才能恢复低分子量肝素的应用,在此期间使用弹力袜或间歇气囊压迫装置的机械预防方法。

(四)营养

老年患者经过评估后,可于术前2小时口服清质液体200mL,除食管癌患者外,其他患者尽早恢复饮食,食管癌患者术后至少禁食4天,术后1~3天起经十二指肠营养管管喂要输饮食及流质,术后5~7天起经口进食。具体方法为经口试饮温热水 30~50mL/2h,观察患者有无呛咳、梗阻、腹痛等不适,试饮水 2 次后,可给予流质(汤类、牛奶)饮食,第二日量加倍。9~12 天起进食半流质饮食(稀饭、面条等),少食多餐。在此期间,仍需经十二指肠营养管管喂和 / 或静脉补充营养。

(五)谵妄的预防和治疗

术后谵妄(postoperative delirium,POD)是老年患者术后最常出现并能够危及生命的严重并发症,年龄 65 岁及以上患者术后谵妄的发生率为 5%~50%。目前研究表明,老年 POD 的发生是多种因素共同作用的结果,因此,预防谵妄也应针对多种危险因素进行干预(表 29-7)。

表 29-7　多因素干预研究中的危险因素及干预措施

危险因素	干预措施
认知损害	改善认知功能:与患者交谈,让患者读书、看报、听收音机等
	改善定向力:提供时钟、日历等
	避免应用影响认知功能的药物
活动受限	尽早活动
	每日进行理疗或康复训练
水、电解质失衡	维持血清钠、钾正常
	控制血糖
	及时发现并处理脱水或液体过负荷
高危药物	减量或停用苯二氮䓬类、抗胆碱能药物、抗组织胺药和哌替啶
	减量或停用其他药物,以减少药物间相互作用和副作用
疼痛	有效控制术后疼痛
	避免使用哌替啶
视觉、听觉损害	佩戴眼镜或使用放大镜改善视力
	佩戴助听器改善听力
营养不良	正确使用假牙
	给予营养支持
医源性并发症	术后尽早拔除导尿管,注意避免尿潴留或尿失禁
	加强皮肤护理,预防压疮
	促进胃肠功能恢复,必要时可促进胃肠蠕动的药物
	必要时进行胸部理疗或吸氧
	适当的抗凝治疗
	防治尿路感染
睡眠障碍	减少环境烦扰包括声音和灯光
	非药物措施改善睡眠

同时病房或 ICU 应对高危患者进行睡眠护理:①对于睡眠状况不稳定的患者,与患者交流,充分了解患者心理状况后,首先对患者进行心理护理,协助患者入睡;②限制探视人员及时间,夜间定时关灯,提醒患者入睡;③夜间进行护理操作时动作轻柔熟练,避免影响患者睡眠;④指导患者晚上避免食用影响睡眠的食物,如难以消化的食物、浓茶、咖啡等。此外,为此类患者制订睡眠作息计划,辅助患者维持正常的昼夜节律,根据患者病情指导患者适当运动,指导患者在正确时间入睡,减少患者白天睡觉次数和时间,并督

促其夜间休息;最后应保持病房的整洁安静,维持室内空气流通,室内温度控制在 25 ℃左右,病房内光线柔和,避免光线过暗过强。在非药物预防和治疗的基础上,药物治疗首选右美托咪定。若患者表现为躁动型谵妄,可以考虑精神类药物治疗。

第五节　围手术期并发症

一、循环系统并发症

老年患者行胸科手术时,并发症除常见的高血压、低血压、心动过缓、心动过速、心律失常外,还有心衰和心脏疝。

(一)急性心力衰竭

除老年患者心脏储备功能降低,且常伴有一种以上的心脏病如冠心病、高血压等,围手术期比青壮年更易发生急性心力衰竭,还有部分原因是行肺叶或者全肺切除术时,由于容量管理不严格造成肺切除后容量超载,发生急性心衰肺水肿。而部分肺动脉高压的患者在肺动脉夹闭期间,由于肺动脉压急剧增高,还可能发生急性右心衰,进而进展为全心衰,治疗方法包括纠正低氧血症、快速利尿、降低前后负荷,强心等,若为肺动脉高压患者则应密切监测肺动脉压的变化。

(二)心脏疝

急性心脏疝是一种不常见,但已经明确由全肺切除术后心包闭合不完全或闭合裂开引起的严重并发症。通常发生在术后即刻或术后 24 小时内,死亡率>50%。打开心包的肺叶切除术后或者其他涉及心包的胸部肿瘤切除手术或者创伤后都可能发生心脏疝。

右全肺切除术后发生心脏疝的临床表现是静脉回心血流障碍引起的中心静脉压升高、心动过速、严重低血压和休克等一系列症状和体征。由于心脏扭转,急性上腔静脉综合征随之而来。与此相反,左全肺切除术后发生心脏疝时很少发生心脏扭转,但是心包边缘会压迫心肌,可能会导致心肌缺血、心律失常和心室流出道阻塞。关胸后两侧胸腔的压力差造成了心脏疝的发生,这种压力差可能会导致心脏通过心包缺损被挤出来。

对心脏疝患者的处理应被视为一项非常凶险的急诊手术。其鉴别诊断应包括胸腔内大出血、肺栓塞或胸腔闭式引流管理不当引起的纵隔摆动。早期诊断和及时手术治疗是患者存活的关键。其手术步骤包括通过直接修补心包缺损或由类似心包的补片修复心包缺损恢复心脏的解剖位置。因为这些患者曾行开胸手术,所以手术应格外谨慎。这包括使用大口径静脉通道和动脉穿刺置管,尽量减少对心血管的影响,措施包括将患者放置于完全的侧卧位,手术侧向上。由于时间紧迫,探查时需输注升压药或正性肌力药或两者兼用以维持循环稳定,心脏复位及复苏后使用 TEE 指导心包修补,以防止修补后心脏过度受压。一般来说,行急诊再次开胸手术后的患者仍应保留气管导管术后转到ICU。

二、呼吸系统并发症

研究显示,术后肺部并发症是胸部手术围手术期主要风险之一,发病率高达 15%~40%,其中肺炎19.5%、肺不张 8.4%、7 天以上持续肺漏气 7%~15%、胸腔积液 6.8%、肺水肿 5.5%、痰潴留 4.7%、呼吸衰竭0.5%~3.7% 和 ARDS 0.3%。老年患者由于呼吸系统生理性改变,上述并发症发生率更高,导致住院时间平均延长 1~2 周。

（一）呼吸衰竭

呼吸衰竭是较大范围肺切除术后老年患者死亡的主要原因。肺切除术后急性呼吸衰竭的定义为：急性发生的低氧血症（$PaO_2 < 60mmHg$）、高碳酸血症（$PaCO_2 > 45mmHg$），术后需机械通气时间超过 24 小时或拔管后需再次插管进行机械通气。肺切除术后呼吸衰竭的发病率为 2%~18%。术前肺功能下降的患者术后发生呼吸系统并发症的风险更高。此外，年龄、有无冠状动脉疾病以及肺切除范围等因素是术后死亡率和发病率的重要预测因子。

老年患者对高二氧化碳和低氧的通气反应均降低，表现为潮气量不足，而通气频率仍维持原先水平，易造成低氧血症。且随着年龄的增加，胸壁僵硬、呼吸肌力变弱、肺弹性回缩力下降、小气道阻力增加和闭合气量增加是老年患者呼吸功能降低的主要原因。老年患者残气量增加，肺活量减少，手术麻醉中易发生低氧血症、高碳酸血症和酸中毒。

术中为了便于开胸手术操作或防止患侧肺咯血或脓痰流入健侧，经常采用双腔导管插管进行单肺通气，严重影响 V_A/Q 比。故胸科手术术后更易肺不张、ARDS，甚至呼吸衰竭。

在肺切除术中肺隔离失败导致的交叉感染，可能会引起对侧肺炎和术后呼吸衰竭。肺切除术后实施机械通气与发生医院获得性肺炎和支气管胸膜瘘的风险相关。高危患者肺部并发症的减少可能与围手术期使用胸段硬膜外镇痛有关。预防肺不张和继发感染可以更好地维持功能残气量及黏液纤毛清除功能，并减轻接受硬膜外镇痛患者膈肌反射的抑制作用。胸部物理治疗、鼓励肺功能锻炼和早期行走对减少肺切除术后并发症是至关重要的。对于不太复杂的肺切除病例，早期拔管可避免因长期插管和机械通气引起的肺部并发症。目前治疗急性呼吸衰竭的方法是支持疗法，即在不进一步损伤肺的情况下提供更好的氧合、治疗感染以及对重要脏器的支持。

（二）呕吐、反流与误吸

老年患者在围手术期因生理/病理性因素，容易导致呕吐、反流与误吸的发生，从而增加老年患者术后肺部并发症的风险。围手术期发生呕吐、反流与误吸的严重后果是胃内容物的误吸造成急性呼吸道梗阻和肺部其他的严重并发症。一旦发生呕吐、反流，立即头低位，头偏向一侧，清除积存于咽部和口腔内的胃内容物。如果发生误吸，立即清理气道，保持气道通畅，如果有大量酸性胃内容物误吸，可行支气管内吸引和冲洗。纠正低氧血症，维持循环稳定，可酌情应用抗生素治疗继发性肺炎。

（三）呼吸道梗阻

舌后坠或口腔分泌物过多引起的呼吸道梗阻，如能及时发现不难处理，托下颌、放置口咽通气道并清除口腔分泌物，梗阻即可解除。下呼吸道梗阻可因误吸或气管、支气管分泌物过多、过稠造成。肺泡破裂或手术时大量脓液、血液涌入气管所致的呼吸道梗阻，病情往往紧急危重。气道反应性增高的患者容易诱发支气管痉挛致呼吸道梗阻。上述并发症的处理，在加压给氧解痉的同时应尽快清除呼吸道的分泌物或异物。

（四）呼吸抑制

呼吸抑制是由于中枢原因或周围原因所致的通气不足，其后果是缺氧和二氧化碳蓄积，如不及时纠正可导致呼吸、心搏骤停。胸科手术全麻期间全麻药剂量过大引起术后出现的呼吸抑制，多为镇痛药与肌肉松弛药残留体内所致，均可通过面罩给氧或作加压辅助呼吸得以改善。对于药物引起的呼吸抑制，只要维持有效的通气，呼吸可自然恢复，必要时可使用相应药物拮抗。

三、老年患者胸科手术后神经系统并发症

老年患者手术麻醉后脑功能障碍常见并发症包括术后谵妄（见前文）和术后认知功能障碍（postoperative cognitive dysfunction，POCD）（详见第四十五章）。

四、神经损伤

胸科老年患者围手术期外周神经损伤多见于椎管内镇痛的并发症和麻醉意外,可能与注射药物的毒性、穿刺针或置管不当导致的直接神经损伤、感染、缺血或血肿压迫引起的脊髓损伤等因素有关。

第六节　常见胸内手术的麻醉管理

一、肺部手术的麻醉

肺切除术是治疗肺内或支气管疾病的重要外科手段,常应用于肺部肿瘤、药物难以治愈的感染性疾病(肺结核,肺脓肿)、支气管扩张、肺大疱等疾病的治疗。根据不同病情可分为:全肺切除术和部分肺切除(包括肺叶切除、肺段切除或楔形切除)。此外,因病变累及范围增大,可能采取支气管或肺动脉袖形切除术、胸膜肺切除等特殊手术方式。

呼吸控制、肺结构、呼吸力学和肺部血流量的改变会增加老年患者围手术期肺部并发症的风险。中枢神经系统活动性下降损害了机体对低氧血症、高碳酸血症以及机械负荷的通气反应。此外,苯二氮䓬类、阿片类药物和挥发性麻醉药的呼吸抑制作用也会增强。这些变化会损害老年患者在麻醉和手术后对低氧血症的保护性反应。老年患者胸壁顺应性下降导致吸气时更大的弹性阻力,从而增加呼吸做功。随年龄的增长,肺血管阻力和肺动脉压力升高,这可能与肺毛细血管床横截面积减少相关。此外,老年患者低氧性肺血管收缩反应减弱,这可能导致单肺通气管理困难。对肺隔离要求较高,熟练掌握各种肺隔离技术和正确应对各种通气和换气功能异常,减少肺损伤,强调肺保护是肺切除术麻醉管理的关键。

(一)麻醉方式的选择

肺切除术目前基本在支气管内麻醉下完成,全麻方式可选择全凭静脉麻醉、静吸复合麻醉、静脉或静吸全麻联合硬膜外阻滞或椎旁阻滞麻醉等。

(二)麻醉处理要点

1. 呼吸功能的维护

(1)保持对气道的控制:改变体位、手术牵拉等可使双腔支气管导管位置改变而影响通气,随时进行纤维支气管镜检查是最有效的调整方法,此外也可请手术医生探查气管隆嵴处导管位置,辅助调整定位简便有效。

(2)采用个体化的通气模式:依据患者情况,推荐采取肺保护性通气策略,老年患者单肺通气推荐纯氧维持氧合。高流量麻醉或手术时间长时,应当加用人工鼻保持气道的湿化。

(3)适时气道内吸引:在改变体位、处理气管后及患肺复张前,应常规进行气道内吸引,注意无菌要求且吸引健侧肺与患侧肺时应常规更换吸引管。

(4)及时纠正低氧血症:基于缺氧的危害及老年患者对缺氧的耐受能力较差,一旦出现低氧血症应积极采取应对措施。

2. 维护循环功能的稳定

(1)保证机体有效循环血量:术前的禁食禁饮、开胸手术的体液蒸发及创面的失血等均可导致患者有效循环血量的不足,因此在诱导前应适当补液,避免麻醉中因容量不足导致低血压。多数麻醉药物可扩张血管、部分麻醉药物具有抑制心肌的作用,因此应适当应用血管收缩剂和强心药物,对抗由于麻醉药物引起的相对血容量不足。

（2）避免输液过多引起肺水过多甚至肺水肿：老年患者输液过多过快，可能导致心功能不全，尤其在全肺切除时，相当于瞬间缺失了一个低阻高容的容量器官，余肺要承担全身循环血量，故输液量应加以控制。老年患者围手术期首选液体类型推荐晶体液；对于肾功能受损、脓毒症或脓毒症休克的老年患者，不推荐使用羟乙基淀粉。输液量以满足机体最低有效灌注的容量为目标实施体液平衡管理，避免肺水过多，严密监测中心静脉压，尤其是要注意中心静脉压与动脉压和末梢组织灌注的关系，对指导输液有益。

（3）心律失常的处理：肺切除手术术中及术后房颤的发生率较高，多见于高龄、男性患者，尤其是在淋巴结清扫时。一旦术中发生房颤，在不伴有过快心室率和不影响血流动力学稳定性的情况下，暂不做处理，但必须检查血钾等电解质水平；对伴有快心室率、循环受干扰明显者，则可用β受体阻断药或胺碘酮来控制心室率，同时检查通气效果、氧合状况和麻醉深度予以调整。如体位方便也可考虑术中电复律。如进入 PACU 仍处于房颤状态后，待调整患者内环境及体温正常后，在麻醉状态下行同步电复律，以减少持续房颤所致的不良后果；但对于有严重心脏疾病患者，则需慎重考虑，可与心内科共同会诊后处理。

在处理肺门，尤其是左侧开胸或心包内肺切除患者，还需注意手术操作可能诱发的心搏骤停。严密观察有创动脉压波形，可以及时发现心电图受干扰时的心搏骤停，一旦出现，即嘱外科医生暂停操作，鉴别心搏骤停的类型，对于心脏停搏或无脉电活动，行心脏按压的同时，立刻经中心静脉使用肾上腺素；对于室颤患者，行心脏按压的同时准备除颤仪，尽早除颤。依据心电图室颤波形，必要时加用肾上腺素后电除颤。有创动脉压波形和呼气末二氧化碳分压是心脏按压是否有效的良好提示。

二、气管手术的麻醉

在气管、支气管与隆突部位手术（不含气管切开术）的麻醉处理中，控制呼吸道、维持良好的气体交换和术野暴露是气管手术麻醉的重点。

（一）术前评估

应对患者的全身情况、呼吸困难程度及与体位的关系作详细评估。一般而言，气管腔直径狭窄至 1cm 时，可出现特殊的喘鸣音，<1cm 时则呈明显的呼吸困难，<0.5cm 时活动受限，并出现典型的"三凹征"。询问并观察患者排痰的困难度、运动耐力、仰卧位呼吸能力以及用力吸气和呼气时是否存在呼吸困难加重（因气管塌陷或可活动的肿瘤在用力呼吸时可加重气道梗阻）。确认患者的心肺功能情况，以及是否合并其他系统的疾病。术前的肺功能检查虽有参考价值，但部分患者因呼吸困难在术前无法实施，可以通过血气分析检查来获得相关的信息。

明确气管狭窄的部位、性质、范围、程度和可能突发的气道梗阻是术前评估的重点。随着医学影像学技术的提高，判断气管狭窄情况不再仅仅依靠 X 线平片，CT 扫描和磁共振、螺旋 CT 及计算机三维重建技术能更形象地了解气管的具体状况，甚至是气管镜也达不到的狭窄远端。支气管镜检查通过肉眼直视可明确气管狭窄的长度和直径，以及肿物与气管壁的特点，是诊断气道病变的"金标准"，但对于气道严重梗阻、气管镜无法通过狭窄部位的患者，就无法了解病变远端的气道情况，而且严重气道阻塞患者行气管镜检查后因局部水肿或气道受刺激可加剧气喘及呼吸困难。因此，对于存在严重气道梗阻的患者，气管镜检查宜安排在一切准备就绪的手术前，在手术室内且在麻醉及外科医生到位后进行，一旦呼吸困难加剧可以紧急手术。

（二）术前准备

麻醉医生应当参与手术计划的讨论，了解手术径路和过程。高位气管手术多采用颈横切口，主动脉弓上主气管手术以胸骨正中切口，下端气管涉及隆突及支气管多采用右后外侧切口进胸。常见的手术方式有：气管壁的切除与修补、气管环形切除端端吻合、隆突切除和成形等。

根据患者和手术情况制订完善的麻醉方案,重点在于手术各阶段的通气方案和应急准备。完善术前器械的准备,重点是各种型号的气管导管、可供手术台上使用的灭菌导管、通气延长管和接口,此外备有两套呼吸环路、各型支气管镜。对于急性严重气道梗阻患者,拟在体外循环下实施手术者,还应准备紧急体外循环所需设备、麻醉医生和护士人员齐备,麻醉诱导前手术医生在场,做好紧急建立外科气道的准备。

术前对患者进行心理疏导和安慰。介绍术后体位和咳痰事项,以争取患者最大程度的配合。对于严重的气道狭窄,建议术前不使用镇静药,以免削弱患者维护其自主呼吸的能力;抗胆碱能药虽可减少呼吸道分泌物,但可使分泌物黏稠,或形成痰栓加重阻塞,故术前不用,术中按需给予。

(三)麻醉管理要点

采取各种手段尽早地控制气道,不同阶段努力维持有效通气是气管手术麻醉的关键。

1. 诱导期麻醉管理 麻醉诱导过程是气管手术麻醉最危险的阶段之一,诱导用药和插管方式必须结合患者具体病情病变情况和麻醉医生的实际经验,遵循"安全、无痛、舒适"三阶梯麻醉管理规范。依照麻醉计划和准备进行选择。

(1)局部麻醉:在局部麻醉下行气管切开后再从气管造口处插入气管导管,但由于惧怕呼吸道梗阻而过度保守地应用镇静、镇痛药物,可能使患者经历一定程度的痛苦。

(2)吸入诱导:采用七氟醚吸入诱导,达到足够的麻醉深度后,结合呼吸道表面麻醉再实施支气管镜检查,进行气管插管或置入喉罩。

(3)静脉诱导:如果患者仰卧位可保持呼吸通畅,而且气道病变固定,估计气管插管无困难时,则可采用含肌肉松弛剂的静脉诱导。

(4)人工心肺支持下麻醉诱导:对于严重呼吸困难,需要上半身抬高及麻醉后气道情况无法判断的患者,可借助体外循环,在局麻下行股动、静脉插管,经股静脉至右房引流体外膜氧合的方法来保证患者的正常氧供。体外循环开始后行麻醉诱导,将气管导管放置在气管狭窄部位以上,然后行纤维支气管检查,注意避免气道内出血。

2. 麻醉插管方法的选择 根据病变部位及病变特点,进行插管方式的选择。

(1)肿瘤或狭窄位于气管上部靠近声门:气管导管无法通过,在局麻或静脉镇静下由外科医生行颈部气管切开,在狭窄部位下建立通气;如果瘤体较小,气管最狭窄处直径>1cm,可以在纤维支气管镜引导下插入细直径气管导管通过肿瘤,也可以先插入喉罩,保留自主呼吸麻醉下,行颈部气管切开,在狭窄部位下建立通气后拔除喉罩更换气管导管,待气管后壁吻合后,将经口气管导管推进越过吻合口,然后吻合气管前壁。

(2)肿瘤或狭窄位于气管中部:对于气管肿瘤蒂细、肿瘤质地脆、易出血等患者,可放弃导管通过肿瘤的尝试,将导管留置在狭窄部位以上,手法正压通气无阻力的情况下全麻开始手术。对于蒂粗、不易脱落的肿瘤,在纤维支气管引导下气管导管尝试可以通过的就通过,通不过就将导管留置于狭窄部位以上。

(3)肿瘤或狭窄位于气管下部接近隆突:可将单腔气管导管置于肿瘤上方,如果通过无困难、可考虑纤维支气管镜引导下将单腔气管导管插入一侧支气管。此类患者有建议用较细导管通过肿瘤部位行高频喷射通气,但狭窄严重、排气不畅仍有可能造成气体滞留和气压伤。

3. 术中麻醉维持和气道管理

(1)麻醉维持:采用全凭静脉麻醉,其优点是在气道开放时,不会有麻醉气体污染。丙泊酚靶控输注复合瑞芬太尼,一旦停止输注,麻醉苏醒迅速而完全,宜采用中效非去极化肌肉松弛药维持肌肉松弛状态,以减少操作中刺激气管造成患者无意识体动。

(2)手术中气道管理:其重点是在气道开放时确保气道通畅和患者的正常氧合。目前最常用的方法主要还是交替使用经口气管内导管和外科医生行台上插管。成功的术中气道管理是麻醉医生和外科医生默契配合的结果。

(3) 低氧血症的预防与处理：术中可能需要间断的呼吸停止，可采用 100% 氧吸入，过度通气后，可获得 3~5 分钟的呼吸暂停时间，需要注意的是期间应密切观察血氧饱和度，一旦血氧饱和度下降至 90%，应立即重新通气，此时可能需要外科医生用手封堵尚未缝合完毕的吻合口，待血氧饱和度上升后再次暂停呼吸继续手术。

1) 血液和分泌物阻塞远端气道，需术者配合吸引远端气道；

2) 导管位置不良，位置太浅漏气或者太深部分肺段通气不足需术者调整插管位置；麻醉医生提高新鲜气流量，采用间断通气的方法可以改善氧合；

3) 单肺通气中肺内分流，如不能采用双侧肺分别通气，可考虑请术者临时套扎非通气侧肺动脉，或能改善血氧浓度。高频喷射通气（high-frequency jet ventilation，HFJV）作为一种在开放条件下的通气手段，在气管手术中应用有其优越性：喷射导管较细，使用灵活，提供充分的氧合、避免单肺通气所致低氧，可以通过狭窄部位和气管切端，且对手术缝合干扰小。但需要注意的是，高氧流量可能导致术野血液喷溅、血液吸入、导管不稳定、低通气和 CO_2 重复吸入等。尤其要重视的是在气管壁未打开前使用 HFJV，有引起严重气道狭窄患者气压伤的风险。

4. 麻醉恢复期气道管理 气管重建术后麻醉恢复期也存在风险。由于手术后机械通气可影响气管吻合口的愈合，因此提倡在手术后尽早拔除气管导管。但重建的气道是脆弱的，随时有可能出现危险，且重新建立安全的气道也是困难的。应注意以下几点问题：①尽量保持患者颈部前屈，减少吻合口张力；②完全逆转肌肉松弛剂的作用：即便应用非去极化肌肉松弛剂的拮抗剂，也必须要有足够的时间使肌肉松弛药的作用完全逆转，保证患者有足够的通气后，才能拔除气管导管；③苏醒应平稳，尽量避免患者因躁动、呛咳而致吻合口裂开。

三、纵隔手术的麻醉

纵隔（mediastinum）是两侧纵隔胸膜之间所有器官的总称。纵隔内的器官主要包括心包、心脏及出入心的大血管、气管、食管、胸导管、神经、胸腺和淋巴结等。现常用纵隔的四分法分区即以胸骨角平面为界，将纵隔分为上、下纵隔。下纵隔又以心包的前后面为界分为 3 部分：心包前面与胸骨之间为前纵隔；心包及大血管所占据的区域为中纵隔；心包后面与脊柱之间为后纵隔。

(一) 常见纵隔疾病及麻醉处理中的注意事项

纵隔病变除了创伤以外，主要为肿瘤。常见的纵隔肿瘤有神经源性肿瘤、畸胎瘤、皮样囊肿、胸腺瘤、纵隔囊肿、胸骨后甲状腺肿、淋巴源性肿瘤及其他如食管癌及支气管肿瘤等。大多数纵隔肿瘤为良性肿瘤，由于纵隔肿瘤逐渐增大，可产生周围脏器的压迫症状和恶变（如胸腺瘤和畸胎瘤等），因此一经诊断，都应早期手术切除肿瘤。

无临床症状的小肿瘤，麻醉处理无特殊；肿瘤增大致气管、支气管、心、肺、血管受压时可危及生命，尤其是气道受压的患者麻醉处理中存在致死性气道梗阻的风险。因为气道压迫阻塞可发生在气管分叉处，此时如果用单腔气管导管，受压部位处于气管导管的远端，自主呼吸消失可导致气道梗阻加剧，因此远端气道未能受控之前禁用肌肉松弛剂，如果手术必须肌肉松弛时，则建议选择双腔支气管导管，以确保非受压一侧支气管的通畅，如果双侧支气管都受压，则不宜全身麻醉。

对于有气管压迫和扭曲的患者，气管插管时，若导管口贴在气管壁上或者导管通过狭窄部分时，管腔可被完全堵塞或形成一锐角，这种情况也可引起气道的完全梗阻，可在纤维支气管镜引导下明视插管，导管需通过气道最狭窄处。尽可能采取患者平时喜爱的体位及姿势，此常为呼吸道受压程度最轻的体位。诱导插管后，由于肌肉松弛剂、重力及体位等的影响，部分患者可出现巨大肿瘤压迫肺叶致肺不张、低氧、气道压增高等,需要调节体位达到最佳状态,必要时须手术医生密切配合,麻醉一成功,即进胸托起肿瘤,以解除对肺叶及气道的压迫。对于肿瘤压迫心脏、大血管的患者,应采取最佳体位,使心脏受压最轻,并尽快手术解除压迫。

麻醉恢复期提倡在手术后尽早拔除气管导管,首先要完全逆转肌肉松弛剂的作用,其次要避免苏醒期患者咳嗽,防止肿瘤切除吻合处或缝扎处缝线脱落出血。严密监测患者呼吸功能和状态的变化,对原有肺及大血管受压者,拔管前后应做好紧急再插管及气管切开的准备。

(二)不同的纵隔肿瘤的麻醉处理要点

1. 胸骨后甲状腺 胸骨后甲状腺好发于为老年患者,可为迷走甲状腺腺瘤,较常见者为甲状腺叶下极腺瘤移入胸内,其特点为肿瘤与气管关系甚为密切。由于主动脉弓及其大分支的走向关系,不论是甲状腺左叶或右叶下极的腺瘤,移入胸内时,常顺主动脉的斜坡偏向纵隔右侧。巨大胸骨后甲状腺可压迫气管,导致呼吸道阻塞,麻醉管理的重点是气道处理,包括手术结束后拔管前必须确认无气管软化才能拔管。

2. 胸腺瘤 多发生在前上纵隔,个别可在中、后纵隔,好发于中老年患者。约有 30%~40% 患者合并重症肌无力(myasthenia gravis,MG)。因此,对于胸腺肿瘤患者,术前应明确诊断是否存在 MG。MG 以临床表现按改良 Osserman 分型分为 5 型。Ⅰ 型:单纯眼肌型(脑神经最早受累,表现为上睑下垂、复视);Ⅱ a 型,轻度全身型 - 呼吸肌不受累,延髓肌未受累;Ⅱ b 型,中度全身型 - 呼吸肌不受累,延髓肌受累,出现吞咽障碍,饮水呛咳和口腔清除反应障碍。Ⅲ 型:急性暴发型,起病急,数月后延髓肌受累,半年内出现呼吸肌麻痹。Ⅳ 型:迟发性全身肌无力型。Ⅴ 型:肌无力伴肌萎缩型。如有 MG 症状,术前应药物控制,常用抗胆碱酯酶药(溴吡斯的明)口服治疗,该药治疗有效剂量的个体差异较大。目前主张术前用最小有效剂量以维持足够的通气功能和吞咽、咳嗽能力,并在术前减量至 1/2~1/3;有些患者术前可能还应用了肾上腺皮质激素治疗。因此,对于 MG 患者需要注意其体内胆碱酯酶及激素的水平,滴定监测下应用肌肉松弛剂,避免用氨基糖苷类抗生素,如果病情严重在麻醉期间可以补充血浆,降低体循环乙酰胆碱受体抗体。拔管前要充分评估,待呼吸功能及保护性气道反应恢复后拔管。拔管后严密监护,对于术前口服吡啶新的明治疗的患者,术后 2 小时应恢复术前用药(不能口服可经胃管给药)。

3. 淋巴瘤 常发生在前纵隔和中纵隔。由于淋巴瘤的治疗有赖于病理诊断,故对于不能取得外周浅表淋巴结(如锁骨上、腋下淋巴结)活检的患者,获取纵隔内病理组织成为手术的适应证。但此类患者的麻醉必须权衡利弊,在风险可控的情况下实施麻醉,如果风险达到威胁患者生命的程度,则应考虑 CT 引导下穿刺或先行放疗,使得肿瘤缩小后再实施麻醉。如手术仅为活检,因手术后局部水肿,气道受压情况可能会加重,应注意防范。

4. 畸胎瘤 老年患者少见。由于其组成结构复杂,其中任何一种组织都可能发生恶变,故诊断后常选择手术治疗。畸胎瘤还可穿破入肺组织或支气管,从而招致感染,甚至痰液中可排出肿瘤的内容物如毛发等。麻醉的处理取决于肿瘤对周围脏器的是否有压迫及是否存在肺部感染、湿肺等,重点是对呼吸道的控制。

5. 神经源性肿瘤 老年患者少见。多发生在后纵隔的交感神经链或肋间神经上,手术范围大,术中出血多,因此,必须建立足够的静脉通路。

(三)前纵隔巨大肿瘤患者麻醉处理的特殊性

由于前纵隔巨大肿瘤在麻醉诱导时可发生致死性呼吸道梗阻或循环衰竭,甚至威胁生命,故对其麻醉处理的某些问题再作强调。

术前注意症状和体征,如仰卧位即呼吸困难或咳嗽提示呼吸道并发症的发生率增加;晕厥或心外流出道梗阻症状则反映心血管并发症的危险性增加。颈胸部 CT 可显示肿块的位置、范围、气道受累情况;心脏超声检查则用于评估心脏、体血管和肺血管的受压情况。

麻醉风险评估中重要的是考虑患者的诊治方案是为了诊断还是治疗。如果为诊断性操作,呼吸系统CT扫描、肺功能流速-容量环以及超声心动图检查评估肿瘤的解剖位置,如果3种检查结果之一阳性,即使无呼吸困难的症状,采用全身麻醉在老年患者属于高危,建议尽可能采用局部麻醉、清醒、CT引导下的穿刺活检术,其诊断的精确性可大于90%。一旦明确诊断,如果需要手术治疗则需进一步确定安全的麻醉方案。

全身麻醉诱导必须在心电图、脉搏血氧饱和度、呼气末二氧化碳和有创动脉血压监测下进行,保留自主呼吸直至呼吸道得到控制,值得注意的是即便保留了自主呼吸也有可能是不安全的。如果在诱导前CT显示无终末气管受压可以顺利插入气管导管,可行清醒气管插管。如果需要肌肉松弛,第一步必须确认手控正压通气有效,然后应用短效肌肉松弛剂。如果发生气道或血管进一步受压,则必须立刻手术显露,故麻醉诱导前外科医生应洗手准备随时手术。如果术中发生威胁生命的气道受压,可重新翻动患者体位(回到诱导前或患者较少出现症状的体位)或应用硬质气管镜经过远端阻塞部位通气。麻醉诱导插管后,由于肌肉松弛剂、重力及体位等的影响,部分患者可出现巨大肿瘤压迫肺叶致肺不张、低氧血症、气道压增高等,需要调节体位达到最佳状态,必要时须让手术医生配合,立刻进胸托起肿瘤,以解除对肺叶及气道的压迫。对于麻醉诱导后威胁生命的心脏、血管受压情况,减浅麻醉是无效的,只有立刻正中胸骨劈开,术者提拉肿瘤,使肿瘤离开大血管方可缓解。对术前评估后认为不能保证诱导后呼吸、循环功能者,可在体外循环下进行手术。

麻醉恢复期排除气管软化后才能拔管,注意术中对受压部位的直视观察,并在拔管前先放气囊后观察,拔管时可在气管导管内先置入较细的交换导管,一旦拔除气管导管后有问题,可以顺着交换导管再次插管;另外也可在拔管时经气管导管置入纤维支气管镜明视观察,如无气管软化则拔出气管导管;对于巨大纵隔肿瘤,如果术中循环波动明显,则可能术后仍需要循环支持。

四、食管手术的麻醉

食管起自颈部环状软骨水平,终止于第11或12胸椎,直径约2cm,长25cm。食管存在3个狭窄,分别位于颈部环状软骨水平、邻近左侧支气管水平与穿过膈肌水平。外科将食管人为地分为3段,即环状软骨水平至进胸水平($C_6 \sim T_1$)为颈段食管,胸廓内部分($T_{1\sim 10}$)为胸段食管,膈肌水平以下为腹段食管。

食管手术的麻醉管理应考虑患者的病理生理、并存疾患和手术性质,以降低影响食管手术患者预后的两大主要并发症(呼吸系统并发症和吻合口瘘)的发生率。食管疾病常伴吞咽困难与胃食管反流,手术操作过程中有可能引起肺部的机械性损伤,因此容易造成术后肺部并发症,故气道保护和肺保护是食管手术麻醉考虑的重点。

(一)麻醉前评估

食管手术术前访视中应注意的问题主要有以下3方面:营养状况、食管反流误吸和肺功能。食管疾病患者常伴有吞咽困难、摄入减少,加上恶性疾病的消耗可造成长期的营养不良。营养不良对术后恢复不利,因此术前应改善患者的营养状况。食管功能障碍易引起反流,长期的反流易导致慢性误吸。由于大多数食管手术患者都有误吸的危险,对这类患者的麻醉前评估中要注意是否存在反流的症状。反流的主要症状有胃灼热、胸骨后疼痛或不适。对于有误吸可能的患者,还应进行肺功能评估并进行合理治疗。食管疾病引起反流误吸的患者多存在肺功能障碍,恶性食管疾患的患者可能还有长期吸烟史。对这些患者应行胸部X线检查、肺功能检查与血气分析了解肺功能状况,术前行胸部理疗、抗生素治疗、支气管扩张剂治疗,必要时可使用激素改善肺功能。

(二)食管手术的麻醉方法

食管手术的麻醉方法选择与手术因素、患者因素、麻醉医生对各种麻醉方法的熟练程度以及所处医院的环境等有关。食管手术采用的手术路径较多,腹段食管手术仅通过腹部正中切口,麻醉原则与腹部手术麻醉相同。大部分食管手术为胸段食管手术,需要开胸,部分手术还需要颈、胸、腹部联合切口。

常用的麻醉方法为全身麻醉或全身麻醉联合硬膜外阻滞。麻醉诱导应充分考虑误吸的可能,做好预防措施。对反流的患者麻醉时应进行气道保护,快速诱导时应采用环状软骨压迫的手法,或采用清醒插管。对于合并严重心血管疾病的患者,可在有创动脉压监测下行麻醉诱导。由于该类患者术前可存在长期的摄入减少引起血容量不足,加上手术前的禁食禁饮可导致血容量的严重不足,麻醉诱导过程中应重视容量的补充和监测。老年患者应避免出现低血压,在保证充足的有效循环血量的基础上,应适当应用血管活性药物维持血压稳定。为创造理想的手术野,减轻手术操作对肺的钝性损伤,宜采用肺隔离和单肺通气技术。

(三)食管手术的麻醉恢复期处理

由于存在误吸的可能,术后应保留气管导管直至吞咽、咳嗽反射恢复,完全清醒、可配合时,拔管时机的选择应考虑患者病情与手术范围,多数患者可在术毕1小时内拔管。为促进呼吸功能恢复,拔管前应有良好的术后镇痛,对于不能短时间内拔管的患者,应考虑将双腔管换为单腔管。如长时间手术、术中液体出入量大,咽喉部组织容易发生水肿,使得气道变窄,再次插管可能存在困难,故换管前要进行气道评估并要求一定的麻醉深度和肌肉松弛。采用交换导管的方法较简便,但也存在交换失败的风险,可借助可视喉镜作换管前评估与换管。另需注意术中游离食管还可能造成气管撕裂,拔管后如出现呼吸困难、皮下气肿,应立刻重新插管,并检查确诊,按照气道损伤处理。

(四)术后并发症

食管手术后并发症主要来自3个方面:术前疾病影响导致的并发症、麻醉相关并发症与手术相关并发症。术前因反流误吸造成肺部感染、继发性哮喘使肺功能降低的患者术后常拔管困难。营养不良的患者肌力恢复慢,易造成术后脱机困难。麻醉相关的并发症主要为麻醉诱导与拔管后的误吸,重在预防。可通过严格的拔管指征、拔管时患者充分清醒、能排出分泌物,拔管时采用半坐位利于引流,以减少误吸的发生。术后疼痛可使呼吸道分泌物的排出受限而造成局部肺不张、肺炎,可能需要再次插管进行呼吸支持。术后应保证患者充分的镇痛。手术相关的并发症与手术方式有关,包括术后吻合口瘘、吻合口瘢痕形成引起的食管狭窄等。吻合口瘘常合并肺部并发症,重在预防。吻合技术是第一位的,麻醉中保持血流动力学的平稳,避免胃肠血供灌注不足对术后吻合口愈合也有一定的作用。术后吻合口瘢痕形成可导致食管狭窄,可采用扩张治疗。

五、肺移植手术

肺移植是治疗终末期肺疾患(包括晚期肺实质和肺血管疾病)唯一有效的方法,故拟接受肺移植手术的患者术前都是终末期肺疾病患者,因此必定存在严重甚至是威胁生命的呼吸功能衰竭,即通气及换气功能障碍。肺移植的适应证主要为COPD和特发性肺纤维化。虽然2006年国际心肺移植学会指南建议不要给65岁以上的受者进行移植,但随着肺移植技术的发展,以及越来越多的老年患者等待移植,肺移植受者老年患者的比例逐渐增多。由于老年患者营养状况、其他合并症及重要器官不同程度受损,以及肺移植手术常为急诊手术,麻醉医生常无法对受者进行充分的检查和评估,这些都对麻醉医生提出了更高的要求。

(一)麻醉前准备

1. 药物准备 应充分考虑患者术前情况和术中可能发生的应急情况,包括麻醉药品(麻醉药、镇痛药、肌肉松弛药)、血管活性药物(肾上腺素、去氧肾上腺素、去甲肾上腺素、多巴胺、血管升压素、硝酸甘油、前列腺素 E_1、米力农等)、其他治疗药物(糖皮质激素、乌司他丁、利多卡因、呋塞米、氯化钙等)。液体准备包括晶体、人工胶体、白蛋白、血浆,适量备用甘露醇。

2. 仪器设备及物品准备 特殊监测设备包括双体温探头、麻醉深度监测仪、有创循环压力监测、连续心排血量监测、肺水指数、活化凝血时间(ACT)检测、动脉血气分析和凝血功能检测等。除心肺联合移植术外,所有患者术中需行单肺通气,应备有多种型号的双腔支气管导管;纤维支气管镜用于双腔支气管导管定位、气道分泌物清除、(支)气管吻合口的观察;可视双腔支气管导管,可全程连续观察气道状况;需准备各类血管内置入导管,如肺动脉导管、深静脉导管、PiCCO穿刺组套等;其他仪器设备包括自体血液回收装置、输血输液加温设备和保温毯等。对于病情相对稳定的危重症及心脏疾病患者,以及单侧肺通气时低氧血症的患者,需要制订在麻醉过程中随时进行体外循环(CPB)或体外膜氧合(ECMO)辅助的计划。

3. 受体术前准备 术前应重点关注其治疗情况,包括患者宣教、运动训练、呼吸肌训练、营养支持等,尤其强调呼吸康复治疗。控制感染,首要是治疗肺部感染。同时,应对呼吸道其他部位感染如口腔溃疡和龋齿等进行积极处理;对于其他部位可能存在的感染灶,亦需积极治疗。麻醉诱导前应进行超声心动图、动脉血气分析、血乳酸、血常规、凝血功能和血液生化指标等检查。如果时间允许,应对老年患者行冠脉造影或者冠脉CT血管成像检查。

(二)麻醉诱导

1. 药物选择及应用 建议在有创监测下,采用小剂量、分次用药的麻醉诱导原则,强调全程个体化。选择对生理干扰小、对心肺功能无明显抑制的药物,优先选择咪达唑仑、依托咪酯、芬太尼(舒芬太尼)、罗库溴铵或顺阿曲库铵。对于心脏功能储备差的患者,诱导时易出现循环系统衰竭。主要诱因:①缺氧、高碳酸血症;②内源性交感神经张力下降;③正压通气导致右心室后负荷增加;④外周血管扩张或心肌抑制;⑤麻醉诱导采用头高位,减少了回心血量;⑥为保护残存的肺功能,术前液体负平衡及术前禁食水等所致容量不足。此外,体循环低血压与肺动脉高压(pulmonary arterial hypertension,PAH)及右心功能不全导致的低血压,处理原则并不一致,临床上需注意鉴别。

预先补液可降低诱导时发生低血压的风险,必要时可应用去氧肾上腺素或间羟胺等血管收缩剂防治低血压;避免高碳酸血症以及浅麻醉导致PAH;重度PAH患者,诱导前可吸入一氧化氮。此外,麻醉诱导时,还需积极预防处理低肺顺应性和低氧血症。

2. 肺隔离技术 无论单、双肺移植,术中均需实施单肺通气以达到有效的肺隔离,一般选择左侧双腔支气管插管。对于支气管扩张或感染性肺纤维化合并大量痰液患者,可先插入单腔气管导管,清理呼吸道分泌物后,再更换双腔支气管导管。术中纤维支气管镜检查可确定双腔气管导管的准确位置,清理气道分泌物,移植肺支气管吻合后开放前观察支气管吻合口质量,排除吻合口漏气、狭窄等。原则上不主张使用支气管阻塞器(封堵管),因其在使用过程中会出现滑脱或肺隔离失败等风险,且不能有效吸引较黏稠的分泌物。手术结束后更换为单腔气管导管,有利于术后气道管理。特殊情况下如需术后双肺不同模式通气管理,可保留双腔支气管导管。

(三)术中管理

1. 麻醉维持 麻醉维持可采用静脉麻醉或静吸复合麻醉。终末期肺疾病和病肺切除手术可能影响吸入麻醉药摄取,故可尽量选择静脉麻醉。

2. 麻醉监测 呼吸管理是肺移植手术麻醉管理的重要内容。实时监测呼吸频率、潮气量、气道压力、气道阻力、肺顺应性等呼吸参数及气道功能,可以实时了解患肺及供肺的功能状况,以利最佳通气模式和呼吸参数调节实现有效通气和换气功能。

术中实时连续监测血流动力学参数动态变化,并进行及时有效处理,是保障麻醉与手术安全的关键之一。应常规监测心电图、无创和有创血压、SpO_2、$P_{ET}CO_2$、尿量及动脉血气分析等。置入多腔中心静脉导管及肺动脉漂浮导管,可获得肺动脉压和心排出量等参数信息,有助于确定CPB或ECMO选择指征。肺动脉导管还有利于监测或发现肺血管阻力和右心室后负荷的异常变化。

TEE 技术在肺移植手术中对心脏功能、结构及容量等诊断及治疗具有指导意义。该技术有助于关键吻合点的术中评估,使用 ECMO 时准确定位静脉导管在右心房的位置,以及再灌注期间快速识别并处理空气栓塞。

长时间手术、供肺植入、大量体腔冲洗及大量输血输液等会造成术中低体温,故体温监测与维护至关重要,术中体温应维持在 36℃以上。

脑氧饱和度监测了反映脑组织氧供及氧供 - 需的平衡状态,数值低于 50% 或下降超过基础值的 15% 时,应警惕脑缺氧或全身组织缺氧的发生。

3. 通气管理　由于肺移植受体术前已存在严重的呼吸功能衰竭,术中单肺通气可能导致低氧、高碳酸血症和酸中毒等,进而诱发肺血管阻力增加、右心衰竭及循环异常。需科学实施单肺通气策略:①潮气量 4~6mL/kg(理想体重);②根据不同发病机制,调整 PEEP 为 3~10cmH_2O;③纯氧通气;④维持最小的气道压峰值和平台压力;⑤根据 SpO_2、$P_{ET}CO_2$、动脉血气分析及血流动力学参数变化,个性化调整通气参数。对于 COPD 患者应注意防止张力性气胸的发生。

移植肺开放后,在满足充分氧合前提下,为有效防止移植肺的缺血再灌注损伤,建议采用低浓度氧、高 PEEP 和低潮气量(可以降低跨肺压)的肺保护策略,包括:①潮气量 4~6mL/kg(理想体重);② PEEP 5~10cmH_2O,并遵循个体化原则;③气道平台压<30cmH_2O;④手法或呼吸机肺复张;⑤在 $PaO_2 \geq 70mmHg$ 的前提下,尽可能降低 FiO_2;⑥维持正常二氧化碳分压或可接受的高碳酸血症;⑦保持气管内无分泌物。

4. 循环管理　循环管理是肺移植术中麻醉管理的重点之一。术中体位改变、单肺通气、通气模式、手术操作、肺动脉阻断、肺缺血再灌注,以及液体管理因素等,均可引起血流动力学剧烈波动。肺移植术中倡导科学监测下的限制性液体治疗策略,应精确计算患者的出入量;晶体液作为基本维持液体,推荐 5% 白蛋白进行容量复苏;可以选用人工胶体,但因其对移植肺早期功能具有不良影响,应慎用;尽量避免大量、快速输液;术中根据失血情况及时补充血液成分。建议病肺切除前,以输注晶体液为主,可谨慎选用人工胶体液补充容量;肺动脉阻断及移植肺操作期间,液体治疗优选晶体、白蛋白及新鲜冷冻血浆等。

低血压在肺移植术中常见,通常与夹闭肺动脉、钳夹左心房及供体肺再灌注有关。去甲肾上腺素是治疗低血压最常用的药物,也可使用血管升压素,通过增加体循环血管阻力提升血压。肺动脉阻断时,血管横截面积减少,增加了肺血管压力,可能导致急性右心衰竭。治疗原则是减轻肺血管收缩,优化容量状态,保证右心室前负荷,同时避免因液体负荷过重而导致心室扩张。阻断前应积极处理增加肺血管阻力的因素(低氧血症、高碳酸血症、酸中毒、低体温和浅麻醉等)。多巴酚丁胺和米力农可增强心肌收缩力并扩张肺血管,应作为首选药物;肾上腺素也被用来增强心肌的收缩能力;吸入一氧化氮和前列腺素 E_1 可扩张肺血管,降低肺循环血管阻力,使右心室后负荷下降;硝酸甘油可减轻右心室后负荷,但可引起全身低血压,应谨慎使用。

5. 术中分期管理

(1)病肺肺动脉阻断前的麻醉管理:管理要点主要是防止低氧血症、高碳酸血症,维持血流动力学稳定。鉴于本身疾病的影响(术前可能存在 PAH、右心负荷增加等),同时,因患者术前禁食禁饮、长期使用利尿剂等原因可造成麻醉诱导后容量严重不足和血流动力学不稳定等,需根据 CVP、每搏量变异度(SVV)等指标,在容量监测指导下补充适量的晶体、胶体,密切监测肺动脉压力等血流动力学指标。

建议在双腔支气管导管对位良好后,试夹闭移植侧肺 5~10 分钟,如果出现血流动力学不稳定、肺动脉高压、低氧血症和高碳酸血症情况,由麻醉医生和手术医生讨论后决定是否安装 ECMO 以及安装类型。建议在肺动脉开放前给予甲泼尼龙、巴利西单抗。免疫抑制剂和抗生素可参照专科建议使用。

（2）病肺肺动脉阻断后的麻醉管理：受体病肺切除和供肺移植期是肺移植手术血流动力学变化最为剧烈的时期。肺动脉的阻断进一步增加右心室压力，导致肺动脉压力急剧上升，肺血流骤减。故而，术中肺动脉阻断前应试夹闭5~10分钟，以了解判断右心功能及血流动力学的可能变化。肺动脉阻断后，如出现药物治疗无效的血流动力学变化，则需准备实施体外机械辅助支持。麻醉处理原则是优化容量管理，抑制肺血管收缩，合理使用血管活性药物以维持右心功能。管理重点在于，既要保证右心室的收缩功能，又要避免液体超负荷导致的右心室扩张。多巴酚丁胺、米力农、前列腺素 E_1、肾上腺素等药物可根据情况选择使用。在容量管理上，应注意液体量的限制，必要时可选择升压药和正性肌力药物。

（3）移植肺肺动脉开放后的麻醉管理：移植肺肺动脉开放后，肺动脉压力骤降，移植肺可因血流灌注急剧增加而导致急性损伤。同时由于肺血管阻力的迅速降低，右心后负荷下降，使得左心前负荷增加，极易导致左心衰竭。处理原则：①开放前静脉注射甲泼尼龙 500mg（单、双肺移植相同），以预防移植肺的缺血 / 再灌注损伤；②对移植肺开放时血容量暂时相对不足的低血压，建议采用血管活性药物，如去甲肾上腺素，4~8μg 间断推注或 0.01~0.3μg/（kg·min）持续泵注进行防治；③移植肺开放后，液体补充优选白蛋白，必要时可给予新鲜冰冻血浆，尽量减少同种异体输血。

（4）围手术期心肺功能支持：ECMO 在肺移植手术中，除具有呼吸支持功能外，还可对受体进行循环支持，能快速改善失代偿期心功能不全，维持循环稳定。如果患者为单纯高碳酸血症或低氧血症，无 PAH，可选择静脉 - 静脉（V-V）ECMO；如果患者存在中重度 PAH 或心功能不全，则采用静脉 - 动脉（V-A）ECMO。ECMO 管道置入时，需全身肝素化，初始剂量一般为 100U/kg。ECMO 转流过程中，应维持 ACT 在 160 秒左右，活化部分凝血活酶时间（APTT）50~70 秒，并根据患者基础疾病或手术创面渗出情况进行调整。肺与胸壁间粘连严重者，可适当降低肝素钠用量，防止粘连处广泛渗血。

（5）移植肺失功的预防和管理：移植肺失功发生在移植后再灌注早期阶段。重度移植肺失功是肺移植手术患者早期死亡的危险因素。优化移植肺开放后的机械通气管理，是减少移植肺失功发生，改善肺移植受体短期及长期预后的重要因素。低潮气量肺保护性通气策略有益于预防移植肺的缺血再灌注损伤。肺再灌注时，高 FiO_2 可增加移植肺失功的发生，故建议在保持 PaO_2>70mmHgHH 的基础上，将 FiO_2 降到最低（<30%）。术中大量输液也与严重移植肺失功相关，建议谨慎实施液体治疗，科学调控血红蛋白浓度和凝血状态。

6. 术后管理

（1）气管拔管时机：肺移植手术后早期拔管，可减少呼吸机相关肺损伤、降低吻合口并发症、减轻通气相关循环波动、减少术后镇静镇痛药用量、降低术后感染发生率以及节省住院费用等。

早期拔管指征：①血流动力学平稳；②无明显缺氧，自主呼吸潮气量 5~8mL/kg，呼吸频率<20 次 /min，无创通气支持可维持 SpO_2>92%；③体温正常；④吞咽反射恢复。早期拔管后应予无创正压通气过渡，随后高流量鼻导管吸氧与无创正压通气可交替使用，以提高自主呼吸的氧合指数。需说明的是，单肺或双肺移植术后的拔管指征并无明显不同。

（2）术后生命支持：术后早期管理的重点在于，通气支持及脱机、液体与血流动力学管理、免疫抑制治疗、早期急性排异反应监控及感染防治等。肺保护性通气策略的呼吸管理，可最大限度缩短呼吸机使用时间并降低术后呼吸机相关肺部并发症风险，还可以降低移植肺失功和移植失败的风险。推荐肺移植手术后的保护性通气策略：①潮气量 6~8mL/kg（理想体重）；②吸气末正压<35cmH_2O；③ PEEP 5~10cmH_2O（尽可能低的 PEEP）；④尽可能降低 FiO_2。COPD 或肺气肿患者接受单肺移植后，不建议使用较高的 PEEP，一般应<5cmH_2O。

对于术后早期移植肺失功和心功能不全，ECMO 可为患者提供有效的氧合和循环支持，降低心脏和移植肺负担，为原发病继续治疗、机体全身状况改善以及移植肺再灌注损伤修复争取足够时间，改善患者预后。

（3）术后疼痛管理：肺移植术后疼痛剧烈，可加重机体应激反应，妨碍主动咳嗽及呼吸运动，易导致肺泡不张，增加术后肺部并发症风险，并增加慢性疼痛的发生率。建议采用多模式镇痛，是否使用 PCEA，目前临床意见不一。但如果使用 PCEA，不推荐术前放置导管，主要原因：①术中体外机械支持需要抗凝治疗时，容易发生凝血功能障碍，有发生硬膜外血肿的风险；②影响急诊手术迅速开始；③术后可能延迟拔管。

肺移植手术麻醉优化管理是延长患者生命、提高生活质量的重要手段。术前应对受体进行充分评估和处理；合理调配膳食，提高患者的营养状态；提前进行康复宣教和指导。围手术期需要胸心外科、麻醉科、体外循环科、营养科、康复科及护理团队等多学科紧密配合，以保障肺移植手术顺利进行，促进患者优质康复。麻醉医生在术前评估优化、术中生命体征监测调控、机械通气管理、移植肺缺血再灌注损伤防治、镇痛管理、提高手术成功率和生存率及改善患者预后等诸多方面，均发挥着重要作用。

（夏中元　李　维　冷　燕）

参考文献

[1] 邓小明, 姚尚龙, 于布为, 等. 现代麻醉学 [M]. 4 版. 北京: 人民卫生出版社, 2014.

[2] MILLER RD, COHEN NH, ERIKSSON LI, et al. 米勒麻醉学 [M]. 8 版. 邓小明, 曾因明, 黄宇光, 译. 北京: 北京大学医学出版社, 2017.

[3] CHAMBERS DC, CHERIKH WS, HARHAY MO, et al. The International Thoracic Organ Transplant Registry of the International Society for Heart and Lung Transplantation: Thirty-sixth adult lung and heart-lung transplantation Report-2019; Focus theme: Donor and recipient size match [J]. J Heart Lung Transplant, 2019, 38 (10): 1042-1055.

[4] AHYA VN, DIAMOND JM. Lung Transplantation [J]. Med Clin North Am, 2019, 103 (3): 425-433.

[5] POMPEY J, ABRAHAM-SETTLES B. Clarifying the Confusion of Arterial Blood Gas Analysis: Is it Compensation or Combination？[J]. Am J Nurs, 2019, 119 (3): 52-56.

[6] IYER MH, BHATT A, KUMAR N, et al. Transesophageal Echocardiography for Lung Transplantation: A New Standard of Care？[J]. J Cardiothorac Vasc Anesth, 2020, 34 (3): 741-743.

第三十章
老年血管手术麻醉

血管相关疾病多见于老年人。一项全球范围内的 mate 分析显示,在高收入国家中,45~49 岁组外周血管疾病的发病率为 5%,而 85~89 岁组为 18%。我国第五次卫生服务调查显示,15 岁及以上人口冠心病的患病率为 10.2‰,而 60 岁以上人群为 27.8‰。随着人口老龄化的日益明显,合并有严重心血管疾病行血管外科手术的老年患者将不再少见。

从主动脉干到外周静脉,血管外科手术风险等级跨度很大。高危手术指心脏不良事件风险 >5% 的手术,一般为涉及主动脉干、预计手术时间长、伴有大量血液丢失的手术,包括主动脉夹层破裂、胸主动脉瘤修补术、腹主动脉瘤修补术等。中危手术指心脏不良事件风险 <5% 的手术,如颈动脉内膜剥脱术、动脉瘤腔内修补术、下肢截肢术等。低危手术指心脏不良事件风险 <1% 的手术,如动静脉瘘切除术。

第一节　术前评估及准备

虽然不是所有血管外科手术都属于高危手术,但血管手术本身围手术期死亡率很高(>5%),其老年患者行血管外科手术术后并发症发生率远大于年轻患者。全面的术前评估有助于麻醉以及手术方案的选择,使手术利益最大化,这对降低老年患者术后并发症非常重要。老年患者血管病变范围广,常常合并多种合并症。尤其要注意对患者术前心血管系统、呼吸系统、肾及神经系统的功能,这些系统的功能异常是导致不良预后的危险因素。

一、心血管系统

(一) 高血压

老年血管外科患者常合并高血压且易出现两臂血压不等的情况,原因是锁骨下动脉和腋动脉可能存在斑块,为了避免出现低血压假象,术前应该对双臂进行血压测量,了解双臂血压基线。对于急性主动脉夹层患者,入院后应立即使用药物进行降压,使收缩压控制在 100~120mmHg,尽可能避免夹层进一步扩大。

(二) 心脏疾病

50%~70% 的老年血管手术患者合并心脏疾病,美国心脏协会 / 美国心脏病学会(American Heart Association/American College of Cardiology, AHA/ACC)指南建议结合外科风险、活动耐力及临床危险因素来决定治疗方案,但应注意的是很多有严重血管疾病的患者因跛行也表现出耐力受限,注意鉴别并积极寻找其他心脏病阳性体征如是否存在颈静脉充盈、双肺基底部湿啰音、心脏扩大等,必要时进行进一步检查明确心功能状态。术前可改善患者术后状态的具体措施包括:调整或增加患者用药(如 β 肾上腺素受体阻滞剂、抗血小板药物、他汀类药物、降压药物等),行心脏相关手术治疗(冠状动脉血管重建、心脏瓣膜置换),改变拟实施血管外科手术的方式(采用介入手术治疗)等。术前冠脉重建适应证应从严掌握,即等同于非手术状态下适应证,稳定型冠状动脉疾病患者术前冠脉介入治疗没有价值。术前没有必要为改善围手术期预后而行预防性行心脏手术治疗,是否行心脏手术取决于患者的心脏状况,而非手术大小。

血管疾病老年患者在术前大多会服用抗血小板类药物、β受体阻滞剂、他汀类药物、硝酸酯类药物、钙通道阻滞剂、血管紧张素转换酶抑制剂(ACEI)或血管紧张素受体阻滞剂(ARB)类药物、利尿剂等药物。抗血小板药物可能增加术中失血和出血并发症。然而,同样的效应可有助于预防围手术期血管并发症,特别是心脏和血栓栓塞性并发症。术前是否继续服用抗血小板药物取决于患者服用抗血小板药物的指征和手术的种类,在外周血管手术(如颈动脉内膜剥脱术、下肢血管重建术)和腔内血管成形术中均建议患者继续使用抗血小板疗法。既往接受了经皮冠状动脉介入治疗的患者不可轻易停药,除非认为大出血的风险较高且超过了预防心肌梗死的益处。β受体阻滞剂、他汀类药物、硝酸酯类药物、钙通道阻滞剂等均推荐应用至手术当天,围手术期中断可因反弹效果产生不利影响。硝酸甘油对围手术期活动性缺血有治疗作用,但预防性应用对围手术期致病率和致死率无影响。关于ACEI和ARB类药物,理论上其能减弱肾素-血管紧张素系统在手术期的代偿性激活,并导致低血压持续时间延长。对于大多数患者,通常建议在手术当日早晨停用该药。但对于心力衰竭或控制不佳的高血压患者,应继续用药以免这些情况进一步加重。对于长期服用利尿剂的患者,应注意低血钾和低血容量的发生,低血容量理论上会导致麻醉期间低血压的发生,但在一项对长期使用呋塞米治疗的患者进行择期、非心脏外科手术的研究中,在手术当日给予呋塞米并未显著增加术中低血压的风险。关于择期手术前是否应停止利尿剂,目前尚无共识。建议为治疗高血压而使用利尿剂的患者在手术当日早晨暂停用药。对于接受利尿剂治疗心力衰竭的患者,是否继续使用利尿剂取决于对容量状态的评估,应在术前尽可能评估并优化容量状态。对于心力衰竭控制良好且容量状态稳定的患者,一般推荐在手术当日停用早晨的利尿剂。对于液体平衡较难控制的心衰患者,则建议继续使用利尿剂。

二、呼吸系统

血管疾病老年患者多具有长期吸烟病史,再加上老年患者本身肺顺应性降低、用力肺活量减少、咳嗽能力弱、术后呼吸衰竭是老年患者血管外科手术常见并发症。术前访视时应对患者呼吸系统进行仔细评估,了解患者有无合并慢性肺疾病史。对于存在慢性肺疾病的患者,应积极鼓励患者戒烟,进行胸腹式呼吸训练、使用支气管扩张药和抗生素控制感染。

需要特别注意的是对于胸主动脉瘤患者,还应注意有无动脉瘤压迫症状包括体位性呼吸困难、哮鸣病史等,通过肺部CT可以明确有无气管受压。开放性胸降主动脉手术多需在单肺通气下完成,术前应常规行肺功能检查,评估患者是否可耐受单肺通气,若不耐受则需要在体外循环下完成。

三、神经系统

对于血管手术来说,尤其是涉及颈动脉及主动脉弓的手术,术中操作时需要阻断大脑血供,有造成脑损伤的风险,对于此类患者来说术前应进行全面的神经内科问诊以及体格检查,以确定任何术前的异常。麻醉医师应知晓手术侧颈动脉或需要顺行脑灌注侧颈动脉情况,同时了解对侧颈动脉、椎动脉的情况以及Willis环是否完整。若造影发现双侧颈动脉狭窄阻塞、颈动脉广泛粥样斑块坏死并伴有血栓、Willis环不完整等情况,对于颈动脉内膜剥脱术患者来说,提示手术高危且围手术期风险大。对于主动脉弓手术患者来说,则提示发生围手术期发生脑梗的可能性大,如术中进行顺行性脑灌注可能需要进行双侧。对于有明显神经损害的急性颈动脉阻塞的患者,行急诊颈动脉内膜剥脱,围手术期病残率和死亡率相当高,应权衡利弊,考虑是否采用手术治疗。一般认为,对于由颈动脉疾病引起的急性脑卒中患者,应进行积极的内科治疗2~6周后,若病情稳定,情况良好,无明显神经系统残留障碍,则可考虑手术。

四、肾脏功能

肾小球滤过率<60mL/min 是择期血管外科手术后短期及远期死亡率升高的独立危险因素,而 40 岁以后肾小球滤过率逐年下降,70 岁以上的老人肾小球滤过率为年轻人的 60%,所以说血管外科老年患者更易发生肾功能损伤。血管疾病危险因素高血压、糖尿病以及血管疾病本身均可能导致慢性肾疾病的发生,所以凡是血管手术的老年患者,术前应注意对患者肾功能进行评估。临床上通常使用血肌酐水平以及肌酐清除率评估肾脏功能。对于肾功能减退的患者,需注意避免使用影响肾功能的药物。血管外科手术血流动力学波动大,尤其是在阻断和开放前后,术中尽可能维持血流动力学稳定,维持稳定充足的肾血流。对于行介入手术治疗的患者,应了解造影剂的肾毒性作用,造影检查时应该注意水化,减少造影剂对肾脏的不良影响。如果明确患者存在血管造影相关肾病,最近一次使用造影剂与手术之间的间隔时间通常推荐为 2 周,并建议寻求专科医生的协助。

第二节　动脉粥样硬化性疾病

动脉粥样硬化(atherosclerosis,AS)是最常见动脉硬化类型,以血管内膜形成粥瘤或纤维斑块为特点,病变常导致管壁变硬、管腔狭窄,进而引起相应器官缺血性改变。动脉粥样硬化可引起冠状动脉、颈内动脉、颅内动脉、主动脉及外周动脉病变。由于主动脉管腔大,严重粥样硬化虽会导致管腔狭窄但可能不会引起明显症状,除非斑块底部弹力纤维受压萎缩变薄形成动脉瘤(对此将在本章第四节中阐述),本节主要阐述颈内动脉以及下肢动脉动脉粥样硬化的围手术期麻醉管理要点。

一、颈动脉粥样硬化性狭窄

目前已证明颈动脉粥样硬化性狭窄与脑卒中之间有较强的相关性,颈动脉粥样硬化性狭窄通常无症状,但颈动脉斑块脱落可导致短暂性脑缺血发作、一过性黑矇,甚至致残性或致死性脑卒中。

北美症状性颈动脉内膜剥脱试验(North American Symptomatic Carotid Endarterectomy Trial,NASCET)证实,在有症状的颈动脉狭窄人群中,颈动脉内膜剥脱术与用药相比可以使脑卒中发生率明显下降。但对于无症状患者鉴于颈动脉血运重建术存在围手术期风险,且术后危险度下降不高,最佳患者选择尚存争议。目前颈动脉狭窄手术治疗的方式主要包括颈动脉内膜剥脱术(carotid endarterectomy,CEA)及颈动脉支架植入术(carotid artery stenting,CAS)。CEA 为本病的经典手术方式,其安全有效。CAS 为介入下微创治疗,其创伤小,对全身状况不能胜任 CEA 的患者具有独特的优势。CAS 手术对患者创伤小,多可在局麻下完成或者麻醉监护下镇静中完成,本节主要论述 CEA 的管理要点。CEA 患者大多为老年患者,通常手术危险性、围手术期病残率和死亡率随年龄增长而增加。

(一)手术方法

CEA 手术程序包括:阻断颈总动脉、颈外动脉和颈内动脉,游离病变段血管,打开血管壁,切除斑块,然后缝合血管壁。若剩余血管内膜很薄,需移植静脉或合成血管补片缝合血管。颈内动脉阻断时是否行分流术取决于颈动脉阻断后大脑缺血症状是否明显。

(二)麻醉方法选择

CEA 患者可选择局部麻醉或全身麻醉。局部麻醉可使用颈浅丛与颈深丛阻滞,主要优点是可以对患者神经系统进行高质量的监测,及时发现术中新发生的任何神经系统症状;缺点是需要患者配合,患者舒适度不高,患者的呼吸道无保障,一旦手术开始后要想气管插管很困难。全麻手术的优点是患者舒适度高,可行气管插管对气道进行控制;缺点是必须使用间接方式评价脑供血是否充足,且特异度及敏感度不高。2008年一项共纳入3 526例拟行CEA患者的大型多中心随机对照试验表明,全麻与局麻在30天内卒中、心肌梗死或死亡、生活质量及住院时间方面相比无明显差异。因此建议根据患者个人意愿以及临床实际情况进行选择,目前多采用的麻醉方法是全身麻醉。需要注意的是,无论采用何种麻醉方式,术中避免使用长效药物,保证患者术后能迅速清醒,并能完全配合针对早期脑卒中检测的神经系统检查。

(三)术中麻醉要点

1. 血压管理 控制和维持适当的血压对CEA患者尤为重要。由于缺血区域的脑血管自身调节作用已减退或丧失,平均动脉压与脑血流相关曲线右移,缺血区的脑血管发生代偿性极度扩张,因此脑血流仅与脑灌注压有关。颈动脉阻断后,应该将血压升高到正常高限,以增加侧支循环,预防脑缺血的发生。血流恢复正常后,应适当降压,维持在正常低限,降低再灌注损伤的发生率。对颈动脉窦部位进行的手术操作可诱发压力感受器反应,可以导致突发的心动过缓及低血压。及时停止手术操作可恢复血流动力学稳定,通常用1%利多卡因在颈动脉分叉处做浸润麻醉可预防压力感受反应的发生,但是对颈动脉窦的阻滞可影响术后对血压的调节,因此不推荐常规对颈动脉窦进行阻滞。

2. 氧合与通气管理 在行CEA的患者中,麻醉期间应维持正常的血二氧化碳水平。因为二氧化碳有强烈的脑血管扩张作用,$PaCO_2$在20~80mmHg范围内时,每升高或降低1mmHg,脑血流量改变4%。但由于缺血区的脑血管已极度扩张,因此$PaCO_2$增高,其结果使非缺血区域的脑血流增加而发生脑内窃血现象。同时,高$PaCO_2$可增强交感神经活动,使心率增快、血压升高、心肌氧耗增加、诱发心律失常等。颈丛阻滞麻醉时必须加强监测,不应抑制呼吸,必要时采用面罩供氧或插入喉罩进行辅助通气。全麻使用机械通气,应根据呼气末二氧化碳分压积极调节潮气量和呼吸频率,维持$PaCO_2$于正常水平。

3. 脑保护 脑保护的措施除保持血流动力学稳定,维持适当通气外,还包括:①抗凝。阻断颈动脉前静脉注射肝素20mg减少脑血栓形成,但关于CEA或其他大型血管手术的具体全血激活凝血时间(ACT)目标值,目前几乎没有相关支持性数据,且颈动脉钳闭时间较短,通常不需要麻醉科医生监测ACT。②脑功能监测。进行脑功能监测确保患者的脑灌注充足,对于局麻患者术中可以反复进行神经系统检查,对于全麻患者可使用不同种类的神经监测设备包括脑活性、脑灌注及脑氧饱和度监测(具体见下文)。③颈动脉剥脱区远近端放置分流导管。有下列情况时应考虑作分流:i.侧支循环血流不足:术前对侧颈动脉闭塞,或颈内动脉颅内段严重狭窄,已有神经损害症状,或有明显基底动脉缺血表现。ii.手术时间长:估计手术较困难,需较长时间阻断血颈内动脉。iii.颈动脉阻断后,神经系统检查或脑功能监测显示脑缺血。需要注意的是放置分流管后会增加术区中脱落的栓子造成远端栓塞的风险。

4. 术中监测 CEA本身无大量体液丧失和转移,除常规监测(包括心电图、无创血压、脉搏氧饱和度、呼气末二氧化碳分压、体温)外,特殊监测主要包括心血管系统和神经系统两方面。

(1)心血管系统方面:如患者术前心功能状态良好,可仅行有创动脉置管以密切监测患者术中血压,同时方便反复采样进行血气分析。如存在心室功能严重受损、充血性心力衰竭、肾衰竭等情况,可根据患者情况选择进行中心静脉压、肺动脉导管以及经食管超声心动图(TEE)监测。需要注意的是双侧颈内动脉往往同时具有斑块,为防止斑块脱落应避免对侧颈内静脉穿刺。

(2)神经系统方面:由于术中需要暂时夹闭颈内动脉,造成人为的"脑缺血",对CEA患者监测脑灌注颇为重要。目前为止监测术中脑缺血最敏感及特异的方式是对局麻下行CEA的患者进行反复的神经系统检查,其灵敏度是全麻下脑缺血的相关监测设备所达不到的。

全麻下常用神经监测可以分为脑活性监测、脑血流监测和脑氧饱和度监测。脑活性监测主要为脑电图监测和躯体感觉诱发电位监测;脑血流监测主要为经颅多普勒、颈内动脉残端压;脑氧饱和度监测主要

为局部脑氧饱和度监测。没有一项监测设备被证明明显优于其他监测,所有设备都具有自己特定的适应证和优缺点:

1)脑电图:脑电图监测信号提示脑组织显著缺血,脑缺血150秒后信号才能提示脑缺血的发生,且可逆性缺血发生时信号的变化很难确定。麻醉药物也会对脑电图产生一定的影响,美国神经生理监测学会推荐在麻醉诱导前进行基线脑电图检查。麻醉诱导后,应在全身麻醉下再次进行基线脑电图检查,之后才能实施颈动脉操作。缺血相关的脑电图改变可分为轻度、中度和重度。重度改变(即广泛或某一侧分布区中脑电波幅度下降50%以上)提示需要麻醉科医生升高体循环血压或由外科医生置入分流器。脑电图监测的局限性包括:不能监测皮质下结构、脑电图解读困难,以及敏感性有限。在颈动脉血运重建期间,未经处理的脑电图监测优于经处理的脑电图监测,如脑电双谱指数(bispectral index,BIS)。经处理的脑电图监测仅限额叶皮质,因此检测脑缺血的能力有限。

2)体感诱发电位(somatosensory evoked potential,SSEP):SSEP是一种特殊电生理监测,通过刺激外周神经,监测并记录外周神经到大脑皮质感觉信号通路的电信号,以判断其完整性。相对于脑电图其更适合对皮质下缺血(如脊髓后路手术)的监测,SSEP特定波形的变性可提示脑缺血发生。目前关于SSEP监测对脑缺血监测的敏感性研究之间结果不一致,相对脑电图其在临床上应用较少。

3)经颅多普勒超声(transcranial doppler,TCD):TCD利用脉冲波多普勒原理可以连续测量大脑中动脉血流流速,但需要注意的是血流速度的变化可能反应的是动脉直径的变化,而不是血流量的变化。但术中脑电图和TCD检查有较好的一致性。此外TCD可以对栓子进行监测测,可指导对颈动脉的外科操作。TCD的缺点是依赖于操作者的技术经验,且20%的患者由于颞窗透声不良无法进行本检查。

4)颈动脉残端压:即颈内动脉阻断后头侧的压力。但颈动脉残端压并不能准确反应大脑灌注情况,且与脑灌注量并非一直正相关。局麻药可以改变颈内动脉残端压力,但并不影响脑血流灌注。颈动脉残端压只能测得单次压力,不能连续监测压力。与过去相比,CEA期间测量颈动脉残端压力的应用有所减少。

5)局部脑氧饱和度(rSO_2):脑血氧测定应用近红外光谱通过贴在额部的黏着垫来监测区域脑血氧饱和度,由于其无创、使用难度低,目前被广泛使用。最近的研究表明,局部脑氧饱和度相对下降20%以上则提示大脑缺血,但其阳性预测值低,特异性差,若广泛使用将增加不必要的分流术,并可导致过度灌注。一项研究纳入了466例接受CEA的患者,暂时钳闭颈动脉期间rSO_2相对于基线值下降≥20%预测到了7例患者的围手术期脑卒中,敏感性为86%、特异性为57%。

(四)术后管理

1. 血流动力学不稳定 术后高血压多见于手术前血压控制不佳、术中有脑缺血性损伤、术后疼痛的患者。高血压可以导致颅内血流量异常增加引起脑水肿、脑出血,同时加重心肌负担,应积极寻找原因,可采用艾司洛尔、尼卡地平、硝酸甘油及拉贝洛尔等药物治疗。术后低血压可由于低血容量、颈动脉窦高敏反应等引起,应及时寻找原因进行纠正,以维持充足的脑灌注压和脑血流量,从而避免脑缺血。

2. 呼吸功能不全 在颈动脉鞘内,迷走神经通常位于后外侧,分离颈动脉与颈内静脉时可能致其损伤。喉上神经或喉返神经为迷走神经的分支,可能遭受牵拉、无意中钳夹或切断,通常均为一侧受损从而导致声音嘶哑,双侧受损出现呼吸功能异常的情况很少见。CEA后偶尔会发生颈部血肿的术后出血,术后高血压控制不佳或持续接受抗凝治疗的患者更可能出现这种情况,局部血肿可压迫气管影响呼吸,应提高警惕,及时处理气道梗阻。

3. 神经功能障碍 全身麻醉后苏醒缓慢可能与残留麻醉药效应、低体温或高碳酸血症相关。排除这些原因后,通过评估患者是否有新的神经缺陷考虑是否存在脑卒中。

由于原先低灌注区脑血流量显著增加超过了脑组织的代谢所需,会表现为以单侧头痛、癫痫发作或甚至脑出血为主的高灌注综合征。最佳处理是预防,对于术前动脉严重狭窄(>80%)的患者,务必要严格控制术后高血压,收缩压应该维持在≤150mmHg,并在住院期间及术后第1周维持。

二、下肢动脉粥样硬化

有研究显示,55岁以上人群中存在下肢动脉粥样硬化的比例大约占10%。下肢动脉粥样硬化的临床表现为跛行、静息痛、溃疡和坏疽,这主要由血管腔进行性变窄所致,但也可出现不稳定动脉粥样硬化斑块或血栓性物质引发的急性血栓形成或栓塞。下肢动脉血管重建的手术指征包括:存在严重或致残性跛行但药物治疗无效的患者,存在静息痛、溃疡或坏疽的患者。如果在动脉硬化的基础上,发生急性血栓形成或栓塞,不仅使间歇性跛行的症状突然加重,而且可以引起肢端坏疽导致截肢,这是做动脉重建急诊手术的适应证。

(一)手术方法

下肢动脉重建同样包括经皮介入与外科血运重建两种方式,选用何种方式应考虑多种因素,包括症状、病变的解剖位置和程度、患者的合并症、干预可能带来的风险以及患者意愿等。血管腔内介入治疗的短期围手术期风险较低,但疗效不如外科血运重建持久。本节主要讨论下肢血管旁路移植术麻醉管理要点,该类老年患者也常伴冠心病、慢性阻塞性肺疾病(COPD)等老年性疾病,术前应充分做好术前准备。

(二)麻醉方式选择

虽然椎管内麻醉用于下肢血管手术有许多优点,如对呼吸影响小、应激反应小、有助于下肢移植血管保持通畅等,但在抗凝治疗患者应注意使用,以免发生硬膜外血肿的形成。对于单用阿司匹林的患者行椎管内麻醉,没有证据表明这会增加硬膜外血肿的风险。预防性低分子量肝素末次给药后至少12小时可行椎管内麻醉,术后首剂不早于椎管内操作后12小时和拔管后4小时。治疗性低分子量肝素椎管内麻醉不早于末次给予后24小时,术后首剂治疗剂量低分子量肝素应与椎管内导管拔除时间至少间隔4小时,与初始穿刺/置管时间至少间隔24小时,给予首剂治疗剂量之前应拔除椎管内导管。

下肢神经阻滞同样具有呼吸影响小、应激反应小、有助于下肢移植血管保持通畅的优点。其操作简单,成功率高,与椎管内麻醉相比,血流动力学更稳定,在下肢血管手术或危重患者截肢手术中应用具有明显的优势。但是患者正在使用抗血栓药物如椎管内麻醉一样,应警惕血肿的发生,尤其在不能按压的解剖部位实施神经阻滞时,如腰神经丛阻滞、腰方肌阻滞和近端坐骨神经阻滞。术前使用抗凝药物,凝血功能异常者应使用全身麻醉。

(三)麻醉管理要点

1. 若行区域阻滞,老年患者麻醉后血管扩张,极易导致低血压的发生,除适当补充血容量外,可应用小量去甲肾上腺素或去氧肾上腺素升高血压。

2. 动脉阻断及开放对全身心血管系统影响较小,术中及术后应避免低血压,低血压可导致移植血管血流较小引起血栓形成。

3. 术后应注意充分镇痛,疼痛还导致血管收缩,不利于下肢移植血管保持通畅,如行硬膜外阻滞且抗凝计划允许,可保留硬膜外导管。

第三节　心源性动脉栓塞类疾病

心源性栓子是目前急性动脉栓塞的主要原因,约占总病例80%~90%。心源性栓子主要来源于房颤时左心房附壁血栓、心肌梗死区心内膜附壁血栓、亚急性感染性心内膜炎时二尖瓣赘生物。动脉栓塞的主要部位为下肢、脑、肠、肾和脾。梗死的后果取决于栓塞的部位和局部的侧支循环情况以及组织对缺血性的耐受性。当栓塞的动脉缺乏有效的侧支循环时,可引起局部组织梗死。急性动脉栓塞可分两类,即周围动脉栓塞和内脏动脉栓塞,本节将从这两部分进行论述。

一、急性周围动脉栓塞

急性动脉栓塞的症状与体征及其严重程度,取决于缺血持续时间和侧支循环的代偿情况。上肢动脉吻合支丰富,故急性周围动脉栓塞多发生于下肢。典型的临床表现有肢体急性缺血的"6P"征,即疼痛(pain)、苍白(pallor)、脉搏消失(pulseless-ness)、麻木(paresthesia)、运动障碍(paralysis)和皮温变化(poikilothermia)。因为 6~8 小时内可能会出现不可逆性组织损害,发生急性缺血后应该迅速进行检查评估,尽早行急诊手术治疗。

(一)手术方法

1963 年 Fogarty 球囊导管的问世,极大地简化了动脉取栓手术。Fogarty 球囊导管到达栓子远端后气囊充气,缓缓退出导管,即可取出栓子及继发血栓,避免了栓塞部位动脉的直接探查切开取栓,从而显著减轻手术创伤。一般来讲,下肢动脉栓塞均可行股动脉切开 Fogarty 导管取栓术,上肢动脉栓塞宜做肘部切口切开肱动脉远端分叉处插管取栓。

(二)麻醉方案选择

动脉取栓术刺激小,局麻、全麻、监护下麻醉均可满足手术需求。可根据患者自身情况、手术时长及患者和麻醉医师喜好进行选择。

(三)麻醉管理要点

1. 急性周围动脉栓塞患者多合并有心脏疾病,麻醉医师应迅速而准确地评估患者的全身情况以及禁食水时间,尽可能提高患者手术耐受力,包括房颤患者积极控制心室率,充血性心力衰竭患者积极控制心衰等。

2. 患者一旦明确诊断,应立即予以抗凝治疗,以防止栓塞动脉的近端与远端继发血栓蔓延。

二、急性肠系膜上动脉栓塞

急性肠系膜上动脉栓塞属于绞窄性肠梗阻,肠系膜上动脉主干栓塞引起 Treitz 韧带远侧的整个小肠及右半结肠的缺血和梗死。最突出的主诉是极端的腹痛,且任何止痛药通常无效,但体征较轻,出现"症征不符"的表现。早期的循环不良通常易纠正,随着病情进展,由于肠壁坏疽和腹膜炎而休克较难纠正。一旦发生肠坏死和穿孔,则出现弥漫性腹膜炎和脓毒症的表现。

对于高度怀疑急性肠系膜动脉缺血的患者,腹膜炎和消化道出血是外科手术探查的强烈指征。手术治疗的目的是明确肠系膜动脉缺血的诊断和判断肠管的存活力,通过旁路移植或栓子切除开通肠系膜血管,以及切除坏死的肠段。

(一)麻醉方式

多采用全身麻醉方式。如上所述,患者一旦明确诊断,应立即予以抗凝治疗,因此不建议全身麻醉联合椎管麻醉。

(二)麻醉管理要点

1. 患者常伴有房颤、冠心病、高血压等病史。剧烈疼痛、体液丢失、电解质失衡可进一步加重患者的心脏负担。梗阻后期,细菌和产物吸收入血可导致全身感染性休克的表现。术前应仔细询问患者病史,对患者的心肺功能及精神状态进行评估。

2. 术前积极纠正患者病理状态,包括纠正电解质及酸碱平衡紊乱、低血容量、感染性休克等。因存在绞窄性肠梗阻,术前应留置胃肠减压管进行胃肠减压。胃肠减压对肠梗阻患者十分重要,可减少围手术期心肺并发症。

3. 患者存在误吸风险,按饱胃患者处理,通常使用快速顺序诱导,避免进行正压辅助通气。麻醉诱导根据患者术前容量状态以及患者的合并症选择合适的药物。

4. 对穿孔或绞窄的小肠进行操作可能导致低血压;大量第三间隙液体转移,取决于肠道暴露的范围和时间,可能需要输入大量晶体液和胶体液,术中应注意液体管理,维持水电解质酸碱平衡。

5. 对于患者回病房还是重症监护室(ICU),取决于患者术前心肺功能状态,移植血管监护的需求,以及术中肠切除的范围。如患者术前存在冠心病、心力衰竭、COPD 病史,且手术时间长,创伤大,应将患者送至 ICU 进行过渡,直至气管导管拔出,生命体征平稳。

(三) 术中监测

除常规监护外,多考虑进行有创动脉穿刺,行连续血压及血气监测。术前禁食、肠道准备、感染性休克可引起血容量不足,患者术中存在需大量补液可能,如合并心血管疾病或外周静脉置管困难,考虑行中心静脉置管并进行中心静脉压监测。大量肠管暴露可能会引起低体温,应做好体温监测。

第四节　动　脉　瘤

广义上的动脉瘤可分为 3 类:①真性动脉瘤:为动脉壁全层扩张膨大的动脉瘤,管壁仍完整。其最为常见,动脉粥样硬化性动脉瘤大多属于此类。②假性动脉瘤:局部动脉破裂后形成的包裹性血肿,感染性及创伤性动脉瘤大多属于此类。③夹层动脉瘤:动脉壁内膜或中层撕裂后,血流冲击使中层逐渐分离形成积血、膨出,呈双腔状。其起病急,病情严重,死亡率高。后两者将在本章第五节中论述,本节主要阐述的为真性动脉瘤。

真性动脉瘤发病率为 3%~4%,患者年龄通常大于 65 岁,男性多于女性。主动脉瘤可以发生在任意位置,以胸主动脉居多(65%),其次为胸降主动脉、胸升主动脉和主动脉弓。主动脉瘤是由于主动脉壁弹性组织及肌肉组织的局灶性,导致主动脉壁薄弱,在主动脉高压下扩张形成。随着时间的推移,动脉瘤缓慢扩张(每年 0.1~1.0cm),夹层和破裂风险不断上升。内科治疗对于延缓动脉瘤生长、降低形成夹层或破裂的风险收效甚微。研究表明,动脉瘤患者内科治疗时,破裂发生率为 32%~68%,脉瘤破裂的最重要决定因素是动脉瘤直径和基础病因,一项研究纳入 370 例患者,发现升主动脉瘤和降主动脉瘤发生破裂或夹层时的中位直径分别是 5.9cm 和 7.2cm。

主动脉瘤的手术时机取决于动脉瘤的发病机制、大小、扩张速度以及有无临床症状。如果动脉瘤邻近组织无病变,手术修复的时机推荐为主动脉瘤达 5.5cm 时。对于存在房室瓣膜疾病,需择期行房室瓣置换手术的患者,应在动脉瘤直径大于 4.5cm 时进行手术修复。对于症状性动脉瘤,无论动脉瘤的大小,均应手术治疗。对于身高过高或过矮、体重过大或过小的患者,最好根据主动脉尺寸指数来确定手术时机。

主动脉手术围手术期管理的难度体现在患者的高龄加上手术的复杂性,手术要求麻醉医师对主动脉开放和阻断后的病理生理知识有深入的了解,能够综合应用各种手段维持血流动力学稳定,能够最大限度地减少器官缺血 - 再灌注损伤,以保证患者术中安全,减少术后并发症的发生。主动脉瘤手术方式分为 3 种:开放性修复手术、主动脉腔内修复术(endovascular aortic repair,EVAR)和杂交修复手术。随着导管技术的发展,EVAR 在主动脉疾病中的应用越来越广泛,与开腹手术比,其创伤小、住院时间短。目前 EVAR 主要应用于胸降主动脉瘤和腹主动脉瘤的择期修复手术中。杂交手术(联合开放性手术与腔内支架置入术)使腔内技术的应用范围扩展到累及其主要分支的主动脉瘤的治疗中。主动脉杂交修复手术需分期进行：一期采用开放性手术,目的是为供应脑部和 / 或内脏的重要血管建立旁路,这一步称为"去分支"术；二期是让支架在主动脉病变处展开,以隔绝动脉瘤。目前杂交修复术的两期多在一次手术中完成。不同类型手术对麻醉医生的要求不同,虽然 EVAR 手术麻醉管理相对简单,且手术量在不断增加,但仍 0.4%~22% 患者会因晚期并发症(如内漏、支架移位伴动脉瘤增大)需要更加复杂的开放性手术,这对麻醉医生提出了更高的挑战。

胸主动脉瘤

老年患者胸主动脉瘤(thoracic aortic aneurysm,TAA)临床表现隐匿,通常因其他不相关疾病检查发现。出现临床症状时,往往是因为周围组织受压引起。麻醉医生术前应充分了解主动脉瘤位置,主动脉瘤位置决定了手术方式和麻醉方法。升主动脉瘤须在体外循环(cardiopulmonary bypass,CPB)下进行,如涉及主动脉弓,为尽量减轻脑损伤需要联合或单独使用低温停循环技术(deep hypothermic circulatory arrest,DHCA)、顺行性脑灌注(antegrade cerebral perfusion,ACP)和逆行性脑灌注(retrograde cerebral perfusion,RCP)进行脑保护；降主动脉一般不需要在体外循环下进行,但胸降主动脉阻断会减少脊髓及远端脏器供血,可使用左心转流技术(cannulation for left-heart bypass,LHB)维持主动脉远端血供。

(一)麻醉管理要点

1. 升主动脉瘤手术 升主动脉瘤常规使用 CPB,麻醉管理同其他需要 CPB 的心脏手术,这里将不再赘述。但是需要注意的是对于合并主动脉瓣病变需行主动脉瓣置换和冠状动脉移植术(Bentall 手术)的患者。尤应注意控制心脏后负荷,并避免心动过缓,还特别注意对心肌保护和冷停搏液的使用。

2. 主动脉弓瘤手术 涉及主动脉弓的手术常需中断大脑血流,常温下大脑缺氧 4~6 分钟可导致脑死亡,因此预防脑缺血进行脑保护,在此类手术中十分重要。低温是目前进行脑保护最有效的方法。临床医师多采用 DHCA,联合或不联合局部脑灌注进行脑保护。

目前尚不明确 DHCA 的最佳温度和安全持续时间,通常应用体外循环将鼻咽温降至 18~20℃,脑电图活动静默预测脑低温的准确性比单独测定温度高,如果脑电图表现出皮质电静默,则说明低温已诱导出最大程度的脑代谢活动抑制。达到目标温度后,DHCA 的安全时限通常为 30~45 分钟。脑卒中、短暂性神经功能障碍、神经认知功能障碍和癫痫等术后神经系统并发症的发生率与 DHCA 的持续时间有关,并与 DHCA 持续 45 分钟以上显著相关。

不同于其他组织,大脑动静脉系统分开,局部性脑灌注包括 ACP 和 RCP。ACP 是指通过在主动脉弓重建期间对主动脉弓血管的开口端直接插管、对无名动脉选择性插管、经腋动脉或锁骨下动脉上缝合的人工血管灌注或联合这些技术。RCP 是指经上腔静脉穿刺置管引流出静脉血,将静脉血进行氧合,再经静脉系统向大脑输送饱和血液。ACP 具有脑梗死的风险,且 10% 的患者 Willis 环不完整,需要双侧脑灌注。RCP 使静脉压增高,增加了脑水肿的风险。局部脑灌注可以选择性地向大脑灌注冷的氧合血液,延长停循环的最大安全时限,同时可以升高 DHCA 的温度。低温同时会为机体带来很多危害,如凝血功能损伤,延长 CPB 时间,局部脑灌注在为大脑组织带去氧的同时其更大目的在于局部降温。一篇 2019 年的 meta 分析纳入了 1 215 例"低温"组患者(平均体温 20.3℃)和 1 417 例"温暖"组患者(平均体温 26.5℃),结果显示:"温暖"组中一过性神经功能障碍和术后透析的发生率更低,控制性通气的持续时间及 ICU 住院时间也更短。

3. 胸降主动脉瘤手术 胸主动脉瘤开放性手术的经典入路方式为左胸入路,患者取右半侧卧位(肩后倾 10°~20°；骨盆后旋 50°~60°),并且手术台在患者腰部弯曲,麻醉医生应注意体位摆放,防止患者出现缺血性损伤。为有助于手术暴露,术中多采用单肺通气,术前应充分了解胸主动脉瘤是否对支气管产生压迫,如解剖关系发生变化,常规左侧双腔插管可能会不易正确到位,必要时使用右侧双腔导管或者常规气管插管联合使用支气管阻塞器。

大多数的胸降主动脉瘤开放性手术不在体外循环下进行,了解主动脉阻断和开放对机体的影响及干预措施对于麻醉医生来说很有必要。主动脉阻断对机体的影响及干预措施包括:①剧烈的血流动力学变化。阻断水平是最重要的因素,位置越高,引起的血流动力学波动越大。当在腹腔干以上阻断主动脉时,阻断后由于心脏后负荷急剧升高,近端血压显著升高,远端血压显著降低。阻闭部位以下的静脉容量减少,驱使内脏和非内脏血管床的血液回到心脏,此时心脏前负荷急剧升高。反之,在腹腔干下主动脉阻断对动脉血压和心脏充盈压影响甚小。若本身心功能脆弱患者,主动脉阻断后可出现急性心衰,心肌缺血表现。麻醉医生可在阻断主动脉前加深麻醉、泵注扩血管药物(如硝普钠),避免输注过多液体,来避免心脏前后负荷过高。②远端组织缺血。阻断后远端缺血,此时远端供血主要依靠侧支循环。人体除大脑外,对缺血最敏感的则为脊髓。脊髓有两套供血系统:横向和纵向。纵向血供为脊髓前动脉及脊髓后动脉,起源于椎动脉,沿脊髓前后正中裂,贯穿脊髓全长,为主要的血供来源。横向血供来源于主动脉下端,包括肋间动脉、肋下动脉及腰动脉,横向血供为纵向血供提供补充,胸段脊髓尤其依赖于肋间动脉补充供血,因而可能最易发生梗死。最主要的胸段肋间动脉是 Adamkiewicz 动脉,也称为腰膨大动脉。在 75% 的个体中,Adamkiewicz 动脉在 T_9~T_{12} 水平发出,术中应注意对其进行保护。胸主动脉阻断会导致肾血流量、肾小球滤过率和尿量的急剧减少,肾脏缺血是术后肾功能障碍的重要因素,常温下肾脏对缺血的敏感度仅次于脊髓,因此术中对肾脏的保护也尤为重要。为避免远端缺血首选的方式是 LHB。LHB 时,经左心房及肺静脉穿刺置管,通过离心泵直接将静脉血引流至股动脉。LHB 为四肢提供顺行灌注,为内脏器官及脊髓提供逆行灌注。除维持主动脉远端灌注外,LHB 降低了左心室的前负荷,有助于减少心脏预激反应。

阻断时对血压的控制目标为:防止阻断水平以上的动脉血压过高,但要维持阻断水平以下足够的血压水平以保证脊髓和肾脏的灌注。

主动脉阻断开放后通常会表现为严重的低血压,原因包括阻断远端反应性充血、手术野血液的大量丢失、缺血远端释放的酸性抑制心肌和扩血管物质。针对低血压的预防和处理包括缓慢开放阻断血管、降低麻醉深度、加快输液、及时纠正酸中毒。

截瘫是降主动脉手术的严重并发症,在胸腹主动脉瘤手术,截瘫的发生率可高达 10%。导致脊髓损伤的因素有很多,如主动脉阻断后供血不足、肋间动脉被阻断、主动脉内空气及颗粒物质的栓塞等。目前预防脊髓缺血的措施包括:①血液转流:如 LHB 对内脏器官及脊髓进行逆向灌流。②脑脊液引流:主动脉阻断或开放时,脊髓会出现缺血及再灌注导致的水肿,脑脊液压力可能也会有剧烈的升高,这均会导致脑脊液的灌注压力下降,引流脑脊液是为了降低蛛网膜下隙的压力,以减少椎管内侧支小血管网的血流阻力,从而改善脊髓灌注。最佳方法为引流脑脊液使其压力维持在 8~10mmHg,同时维持 MAP ≥ 80mmHg,以确保脊髓灌注压 ≥ 70mmHg。③低温:低温可以通过术中被动性体温丢失或在转流循环中通过热量交换主动降温来实现,也可通过置入硬膜外导管对脊髓进行局部降温。目前的指南认为中度低温(32~34℃)对脊髓和肾脏具有保护作用。④术中进行神经功能监测,包括 SSEP 和运动诱发电位(motor evoked potential,MEP)。⑤对横向血供进行保护,包括术前对根髓动脉进行确定以及术中对肋间动脉进行重建。

(二)术中监测

胸主动脉瘤手术创伤大,血流动力学波动大,术中全面的监测对围手术期脏器保护具有重要的意义。除常规监测外,特殊监测包括心血管系统、脊髓功能监测和脑功能监测等。

1. 心血管系统

(1)有创动脉压监测:胸主动脉瘤手术常规行有创动脉压监测,与其他手术相比特殊点包括:①涉及主动脉弓部远端手术时,应进行上下肢同步监测,目的在于了解在主动脉阻断后,阻断远端组织如脊髓、腹部脏器等的供血情况,与此同时上、下肢的压力梯度有助于评估手术修复的程度;②如果体外循环动脉插管在腋动脉、锁骨下动脉、股动脉,有创动脉监测应选择在对侧肢体;③对于某些降主动脉瘤手术,需要在左侧锁骨下动脉近端阻断主动脉,此时需行右侧桡动脉穿刺。

(2)肺动脉导管:因胸主动脉瘤手术风险极高,肺动脉导管也比较常用,肺动脉导管在测定血流动力学参数方面(如肺小动脉楔入压、心输出量、混合静脉血氧饱和度、右心室舒张末期容积监测)的应用可以帮助我们在术中及术后更加准确地判断患者的心血管功能状态。但是肺动脉导管的放置可能会导致肺动脉破裂、肺栓塞、严重心律失常等不良事件的发生。随着血流动力学监测技术的发展,有些学者认为,外周动脉监测提供的信息加上中心静脉压,可以替代肺动脉导管监测提供的信息。一项大型、多中心试验纳入了近2 000 例 60 岁或以上接受心脏、血管或骨科手术的高危患者(美国麻醉医师协会 Ⅲ 或Ⅳ级),并将其随机分配至围手术期采用或不采用肺动脉导管组。对于没有放置肺动脉导管的患者,根据直接测定的中心静脉压和其他临床参数进行处理。结果发现,两组患者在院内死亡率(7.8% vs 7.7%)和 1 年死亡率(17% vs 16%)方面差异没有统计学意义。此外,肺动脉导管组患者中肺栓塞的发病率更高(0.9% vs 0)。所以我们认为没有术中常规肺动脉导管的指征,临床医生应根据每位患者的具体情况仔细考虑其临床风险和益处。

(3)TEE:目前认为除非存在禁忌证,所有开放性胸主动脉瘤修补术都应该使用 TEE。原因如下:①在监测心肌功能和容量状态方面,相对于其他监测手段 TEE 更加直观、敏感;②在监测主动脉病变方面,TEE 可以评估主动脉累及的范围及严重程度,发现新发的瓣膜功能异常及严重程度,发现新发急性动脉夹层等;③如需左心转流,TEE 可以帮助指导左心引流插管的放置。需要注意的是术前应了解患者是否有慢性食管炎病史,对于老年患者放置 TEE 时动作要轻柔防止食管损伤。

2. 脊髓功能监测

(1)脑脊液压力监测:对于术前已出现下肢肌张力下降、截瘫等脊髓受损表现或截瘫风险较高(如既往行主动脉手术、支架术或长节段主动脉覆盖)的患者,术前在 $L_3 \sim L_4$ 或 $L_4 \sim L_5$ 间隙进行蛛网膜下腔穿刺,并进行脑脊液压力监测,可放置有单向压力控制活瓣的导管,压力超过设定之后自然流出脑脊液。一般等到患者凝血机制恢复正常后才决定撤除脑脊液引流。

(2)术中神经功能监测:主动脉手术期间,使用 MEP 和 SSEP 监测可持续评估脊髓功能,SSEP 监测是用电刺激下肢的远端神经(如胫后神经和腓神经),然后经头皮电极记录下由此引发的皮质电位,以监测脊髓侧角和后角功能的连续性。SSEP 的假阳性率很高,无变化可以提供有价值的信息,阴性预测值>99%,但 SSEP 阳性预测值可能低至 60%。经颅 MEP 监测是用电刺激覆盖运动皮质的头皮,产生的电波通过皮质脊髓束下传至神经根和外周神经,从而引起外周肌群(如胫前肌)的肌肉动作电位,并由此处连接的仪器记录。术中 MEP 监测预测出院时运动障碍的敏感性较低(37.8%),但特异性较高(95.5%),术中可逆的变化与截瘫没有关联。

3. 脑功能　对于脑功能的监测已在本章第二节中有所阐述,在此不再赘述。

(三) 术后管理

老年患者行胸主动脉瘤手术,术前合并症多,术中创伤较大,手术时间长,术后应继续术中监测直至患者病情稳定。低温可导致患者凝血功能异常,再加上血管手术本身的特殊性,应密切观察引流量及颜色变化,注意血容量变化,谨防术后大出血的发生。

循环系统并发症是导致患者术后死亡的首要因素,对于术前存在心脏疾病的老年患者,尤要注意术后心功能监测。术后应该继续使用 β 受体阻滞剂及他汀类药物。高血压、低血压、贫血、低氧血症、低温、寒战、贫血、吸痰以及镇痛不足都可增加术后心肌缺血的发生。应积极纠正以上不良因素,保证心肌氧供需平衡。

术前无明显呼吸功能异常的患者,术后应尽早拔除气管导管,避免呼吸机相关性肺损伤,非体外循环下单纯的开放性胸降主动脉瘤手术可与普通胸科手术一样,可在术后短时间内拔除气管插管。如术前存在呼吸功能异常或术中输入大量液体,术后可使用呼吸机辅助,待患者生命体征平稳呼吸恢复后拔出气管导管。

例如,腹主动脉瘤(abdominal aortic aneurysm,AAA)最常发生在肾动脉与主动脉分叉之间,肾动脉水平以下的病变超过90%,累及肾动脉和内脏动脉仅占5%,高达40%的动脉瘤伴发髂动脉瘤。影响腹主动脉手术方式的因素主要包括年龄、AAA的解剖位置、外科医师的经验。一般来说,腔内治疗适合肾下AAA或无累及内脏动脉的AAA,由于其创伤小,更适合老年患者。但腔内修复术需终生监测,对于年轻患者或解剖结构复杂的AAA,开放性手术更适合。

开放性AAA的麻醉管理要点同胸降主动脉瘤,包括腹主动脉阻断前后血流动力学变化、脊髓保护、肾脏保护等,且AAA阻断时位置较低,血流动力学相对更加稳定。本部分主要阐述老年患者常用的腹主动脉腔内修复术麻醉管理要点。

1. EVAR对患者全身影响较小,只相当于低到中等外科手术创伤,但术前仍需评估心脏功能,了解有无心梗或心衰病史。尤其还应评估有无肾功能不全,防止发生术后造影剂肾病。

2. 全麻气管插管、区域阻滞、监护下麻醉均可满足手术需求。全麻气管插管安全性最高,适合风险高、时间长的手术。在接受血管手术的患者中,抗凝治疗和抗血小板治疗应用非常广泛,该类患者应避免采用椎管内麻醉。

3. 即使介入手术对全身循环水平影响小,术前也应该常规进行有创动脉穿刺留置中心静脉导管,备好抢救药物,做好立即转为开腹手术的准备。

4. 虽然现在覆膜支架释放后位置变化不大,但为了安全起见,覆膜支架释放后血压不易过高,适合维持在正常低限水平。

第五节　主动脉夹层与假性动脉瘤

一、主动脉夹层

主动脉夹层(aortic dissection,AD)是临床常见的一种主动脉危重症。文献报道在美国主动脉夹层的发生率约为3/10万~10/10万。根据2011年我国居民保险资料,我国急性主动脉夹层年发病率为2.8/10万,男性高于女性(3.7/10万 vs 1.5/10万)。近年来,主动脉夹层发病率呈上升趋势和年轻化倾向。由于主动脉夹层患者常合并冠状动脉粥样硬化性心脏病、高血压、脑血管疾病、糖尿病等,手术危险性进一步增加。故此,在有限的时间内实施正确精准的麻醉,不仅能够为外科手术挽救生命争取时间,而且可提高患者的远期生存率。

主动脉夹层的病因与血管壁中层结构异常有关,可在内膜撕裂、中膜滋养血管破裂(壁内血肿)或动脉粥样硬化斑块/溃疡破裂时形成。原发破口的位置和夹层累及的范围决定急性主动脉夹层的分型和治疗。目前有两大主动脉夹层解剖学分类,分别是DeBakey系统和Stanford系统。Stanford系统更常用,其中累及升主动脉的夹层为A型(也可能累及主动脉弓或降主动脉),不考虑初始内膜撕裂位置。其他所有主动脉夹层均为B型。而DeBakey系统是以初始内膜撕裂位置为依据,即1型起源于升主动脉并至少蔓延至主动脉弓;2型起源并局限于升主动脉;3型起源于降主动脉,并向近端或远端蔓延,但不会越过左锁骨下动脉。主动脉夹层还有几种特殊类型,包括主动脉壁间血肿、无血肿的内膜撕裂以及穿透性动脉粥样硬化性溃疡。主动脉夹层还可根据发病时间分型，发病 2 周以内者为急性，发病超过 2 周者为慢性。发病时间分型对判断死亡率有显著意义，急性期死亡率远远高于慢性期。

累及升主动脉的急性主动脉夹层（DeBakey Ⅰ 型和 Ⅱ 型，Stanford A 型）属于外科急症，需要立即进行心脏外科修补。大多数累及降主动脉的急性主动脉夹层（DeBakey Ⅲ 型，Stanford B 型）通常采取保守治疗（即控制血压、心率和镇痛）。因为就病情稳定的患者而言，与内科或介入治疗相比，外科手术修补并不具有明显的优势。如有以下情况可能应早期进行外科治疗：动脉瘤形成、面临破裂危险、发生下肢或内脏缺血，以及对内科治疗反应不佳。在慢性主动脉夹层患者中，20%~40% 的患者会在胸段降主动脉或胸腹主动脉发展为显著的瘤样扩张。

（一）麻醉管理要点

1. 老年急症麻醉　既有急症手术麻醉的特点，又有老年人麻醉的特点。急症手术是老年患者心脏手术后不良结果的独立预测因子。老年人急症手术的死亡率约为同龄择期手术的 20 倍。主动脉夹层患者病情危急，难以进行全面的系统检查及充分术前准备，同时患者往往合并心、肺、脑等器官的一种或几种基础疾病，手术麻醉的危险性增大。这就要求麻醉医生积极治疗原发病，术前充分准备和评估，尽可能缩短手术时间。

2. 内科治疗　疑似急性主动脉夹层的患者应在确诊后应尽快送入重症监护室。围手术期须严格控制性降压，可采取的措施包括镇痛与镇静，降低外周阻力、控制心率，在保证心、脑、肾等重要生命器官灌注的前提下，控制动脉血压下降幅度不超过基础值的 20%~30% 或维持收缩压 100~120mmHg。

3. 凝血功能的管理　对于夹层内大量血栓形成、凝血因子耗竭的患者，往往发生消耗性凝血功能障碍，同时由于大量输血使患者的全身血容量被替换后，发生稀释性凝血功能障碍。当输血量达到 1~2 个全身血容量时，凝血因子被稀释，从而会增加出血的风险。其他引起凝血异常的因素包括肝素的残余，肝缺血导致凝血因子生成障碍。麻醉医生应及早使用新鲜冰冻血浆和血小板，常可以避免严重的凝血障碍发生。当凝血酶原时间和部分凝血活酶时间延长、血容量过多而不能输注大量新鲜冰冻血浆时，必须应用冷沉淀来纠正凝血障碍。所以，面对急性主动脉夹层的患者，麻醉医生应提前备好多种血液制品，包括红细胞、血小板和新鲜血浆，或采取自体血液分离回输等血液保护措施。

4. 呼吸系统的管理　呼吸系统损伤是患者围手术期常见的并发症之一，急性呼吸窘迫综合征（acute respiratory distress syndrome，ARDS）的发生严重影响了患者的预后，增加病死率。主动脉夹层患者围手术期出现 ARDS 的发病机制暂不明确，目前普遍接受的发病原因包括夹层引起的全身凝血 / 纤溶系统紊乱，组织和器官缺血再灌注损伤以及炎症级联反应激活引发的急性非心源性的肺氧合功能下降。夹层患者出现 ARDS 的危险因素主要包括：高龄、长期吸烟、体重指数（BMI）25kg/m²、术前白细胞计数（WBC）15×10⁹/L、体外循环时间长、深低温停循环时间 25 分钟、主动脉阻断时间长和术后输血 3 000mL。其中，库存血的输注可能会增加夹层患者术后低氧血症的发生率。

Pau 等的研究表明，在稳定控制舒张压的基础上，适当提高患者舒张压，可以减轻各脏器灌注不良导致的缺血再灌注损伤以及全身炎症反应导致的 ARDS。同时提高舒张压可以减轻由于假腔内血流速度慢引起的血栓形成，从而减轻全身凝血 / 纤溶系统紊乱。炎症反应是 AAD 并发 ARDS 的发病机制之一，术前出现 ARDS 的患者血浆中炎性因子水平更高。因此，减轻患者全身炎症反应可以有效减轻肺损伤情况，提高氧合指数。糖皮质激素是机体内一种重要的调节激素，可在多种病理、生理条件下抑制炎症的级联反应，临床上广泛用于各种急、慢性炎症性疾病。体外循环是术后出现 ARDS 的危险因素，尤其是主动脉阻断时间和深低温停循环时间与术后氧合指数呈明显负相关。肺中氧的摄取和二氧化碳的排出随 CPB 时体温降低逐渐下降，并在食管温度达到 28.2℃ 时趋于稳定。因此，在 CPB 过程中，尽可能在肺部温度降低后再进行肺动脉的阻断，可能会降低肺泡上皮细胞和毛细血管内皮细胞的代谢率，减轻因缺氧和代谢产物堆积造成的细胞损伤,从而降低术后肺损伤的程度。研究表明,低潮气量通气可以有效减少患者病死率以及呼吸机辅助时间,但同时也可能造成呼吸性酸中毒以及降低动脉氧分压。因此,在术中及术后使用适当的保护性肺通气能有效地减轻因呼吸机造成的夹层患者术后肺损伤情况。

5. 肾脏系统的管理 目前对夹层手术患者肾保护的最佳策略包括低体温,应用甘露醇,预防低血压,以及肾低灌注。夹层术后肾衰竭常由以下因素导致:术前并存肾功能障碍,阻断时缺血性损伤,血栓形成或栓塞发生影响肾血流,以及低血容量和低血压。逆行远端主动脉灌注术被广泛用于主动脉阻断期间的肾保护。充分的旁路流量和动脉血压对肾功能的维持至关重要。全身及局部降温可以通过减少氧需来保护缺血期的肾脏系统。

(二)术中监测

1. 常规监测

(1)5 导联心电图、中心静脉压和有创动脉血压(上、下肢);体温(同时监测外周和中心温度,一般选择膀胱温/直肠温及鼻咽温)、脉搏氧饱和度、呼气末二氧化碳分压;血气分析、血糖和 ACT。麻醉诱导后、体内肝素化后、体外循环转流后、深低温停循环选择性脑灌注后、复温后、停机前、鱼精蛋白中和肝素后、关胸前及疑有内环境紊乱时均应行血气分析。肺动脉导管是监测血流动力学的金标准,依据医院的具体情况、患者情况和麻醉医生熟练程度来综合评估选择。

(2)推荐常规进行 TEE 监测。术前 TEE 可用于判断主动脉瓣反流的程度和机制,判断是否需要进行瓣膜置换。仔细检查主动脉窦部及左右冠脉开口,结合对室壁运动和心室功能的评估,明确是否存在冠脉受累致心肌缺血,是否需要行冠脉原位移植或搭桥。对于已存在中到大量心包积液的患者,既要警惕心脏压塞的风险,又要防止心包减压后出现血压骤然升高,应根据病情变化制定和调整预案。术中 TEE 可准确有效地监测心脏功能和心室容量;可显示主动脉根部、部分升主动脉和全部胸降主动脉,从而准确诊断主动脉内膜剥脱、破裂和主动脉中断;对正确建立体外循环及脱机前评估心脏功能状态有较大帮助。

2. 脑功能监测和脊髓功能监测 已在本章第二节和第四节中有所阐述,在此不再赘述。

(三)术后管理

待患者呼吸循环稳定,引流量显示无明显活动性出血,与外科医师共同将患者转送至 ICU。转运前保持患者处于良好的镇静、肌松和血流动力学稳定状态。转运期间及返回病房后应连续监测心电图、脉搏血氧饱和度、有创动脉血压等。

术后出血是大血管手术术后常见的并发症,严重者需再次手术。术后对出血的观察和早期发现最为重要,以下几点可供决定再手术时参考:①引流液量:术后 1 小时>10mL/kg 或任何 1 小时>500mL;② X 线纵隔影增宽;③有心脏压塞或循环休克症状。

术后呼吸功能障碍不利于患者的转归,术后应加强对患者呼吸功能的监测,及时纠正低氧血症,保证机体重要器官的氧供。必要时行气管、支气管内吸引以防止血块和痰痂阻塞,有时需借助纤维支气管镜来诊断和排除气道阻塞。术后充分利用体位排痰有利于防止术后肺不张和肺部感染,充分的术后镇痛有助于患者咳嗽和排痰,可加快术后呼吸功能的恢复。

术后仍需维持血流动力学稳定,可减少渗血和假性动脉瘤的发生,注意观察患者意识、两侧瞳孔和对光反射等情况,及早发现有无脑栓塞,必要时如条件允许可行 CT 检查以明确损伤部位,注意下肢活动情况和皮肤感觉,观察有无脊髓的损害。

二、假性动脉瘤

假性动脉瘤可分为主动脉假性动脉瘤和周围动脉假性动脉瘤,其病因以损伤、感染、炎症居多。其瘤壁并非正常动脉管壁结构,而是由血栓及其机化物、纤维结缔组织等共同构成,管壁结构更加不稳定,出血和破裂的机会更大。一经确诊,应尽早治疗,原则是切除动脉瘤和动脉重建术。麻醉医生应重点关注手术血管所供应器官的功能情况,维持相应器官的血供。假性动脉瘤破裂会造成短时大出血,引起循环剧烈波动,危及患者生命,所以循环监测和管理尤为重要。

(黄立宁)

参考文献

［1］FOWKES FG, RUDAN D, RUDAN I, et al. Comparison of global estimates of prevalence and risk factors for peripheral artery disease in 2000 and 2010: a systematic review and analysis [J]. Lancet, 2013, 382 (9901): 1329-1340.

［2］LEWIS SR, PRITCHARD MW, SCHOFIELD-ROBINSON OJ, et al. Continuation versus discontinuation of antiplatelet therapy for bleeding and ischaemic events in adults undergoing non-cardiac surgery [J]. Cochrane Database Syst Rev, 2018, 7 (7): Cd012584.

［3］KAMENSKAYA OV, LOGINOVA IY, LOMIVOROTOV VV. Brain Oxygen Supply Parameters in the Risk Assessment of Cerebral Complications During Carotid Endarterectomy [J]. J Cardiothorac Vasc Anesth, 2017, 31 (3): 944-949.

［4］TIAN DH, WELLER J, HASMAT S, et al. Temperature Selection in Antegrade Cerebral Perfusion for Aortic Arch Surgery: A Meta-Analysis [J]. Ann Thorac Surg, 2019, 108 (1): 283-291.

［5］PAROTTO M, OUZOUNIAN M, DJAIANI G. Spinal Cord Protection in Elective Thoracoabdominal Aortic Procedures [J]. J Cardiothorac Vasc Anesth, 2019, 33 (1): 200-208.

［6］HAGAN PG, NIENABER CA, ISSELBACHER EM, et al. The International Registry of Acute Aortic Dissection (IRAD): new insights into an old disease [J]. JAMA, 2000, 283 (7): 897-903.

第三十一章
老年骨科手术麻醉

第一节　老年骨科手术麻醉特点

由于老年人口数量的增加,年龄相关性骨关节退行性病变的患者也随之增加。骨质疏松症常见于老年患者,创伤时比年轻人更易发生肢体骨折和脊柱损伤。因此,骨关节病变和创伤骨科手术是老年人群中最常见的一些手术。

随着年龄的增加,呼吸、循环、神经等各系统代偿功能降低,营养和代谢等生理储备受限;老年患者常常合并一种或多种高血压、糖尿病、冠心病等慢性病;老年人体质弱,对短时的血流动力学不稳定耐受性较差;骨科手术有出血大、脂肪栓塞、骨水泥反应等严重并发症的风险。因此,老年患者行骨科手术,无论是择期还是急诊手术,均存在着较高风险和围手术期管理的挑战。充分了解老年骨科手术患者的病理生理改变、进行准确的评估、制订合理麻醉方案,对防范围手术期并发症和意外具有重要意义。

一、老年骨科手术患者相关病理生理

(一) 生理性反射降低

老年人生理功能改变和反射应激能力降低,咽喉部的敏感性下降,以及某些如既往脑血管意外、吞咽障碍、帕金森病等疾病,可能导致老年患者呛咳反射减弱,会厌保护功能降低,发生反流和误吸的风险较大。因此,术前应认真评估,充分做好术前准备,避免发生吸入性肺炎所导致的急性呼吸窘迫综合征等致命性风险。

(二) 肌肉含量降低、脂肪含量增加

从 30 岁开始人体内总水量开始减少,肌肉含量开始降低,而脂肪含量增加。这种变化每年大约为 1%,到 65 岁时,25%~30% 的肌肉将被脂肪替代,其机体含水量也以相同程度减少。机体的这些变化可能影响某些药物的容量分布,水含量的减少,将导致水溶性药物初始剂量的分布容积减少,使老年患者血药浓度增高,大脑浓度亦增高,从而使作用效果更明显,体内的脂肪含量增加,延长了脂溶性药物的半衰期。随着组织含脂量增加,药物更容易蓄积,因此,增加了药物的分布容积,可减少血中的药物分布,从而延长药物的代谢半衰期。这种代谢尤其适用于亲脂类药物(如苯二氮䓬类)和许多阿片类(如芬太尼家族药物,除了瑞芬太尼),是老年患者苏醒延迟主要原因。

(三) 药物清除率减慢

药物的清除随着年龄增加而减慢。即使是健康的老年人,肝脏代谢和肾脏排除药物的能力都会降低。年龄较大患者的肝脏容量可减少 20%~40%,肝脏血供可减少 35%。50 岁以后,肾小球的数量将每 10 年减少 10%,同时伴随着肾实质的减少。因此,使用经过肝脏代谢和肾脏排除的药物应该减量。

(四) 白蛋白含量降低

健康老年人中约有 10% 以上白蛋白水平降低,而体质较差和营养不良者降低更明显。由于血中与蛋白结合的药物减少,血中游离药物的含量增加,从而使所需药物的剂量降低,通过肝脏代谢的高蛋白结合

率药物更加明显。

（五）神经系统及其受体发生变化

老年人神经系统及其受体的活性和表达随年龄增加均发生不同程度的改变,这些不平衡的神经变化可能会影响老年人对麻醉药的反应。γ-氨基丁酸(γ-aminobutyric acid,GABA)受体不仅数量会减少,并且可由突触前 GABA 释放减弱导致功能改变,可能是导致老年人对苯二氮䓬类药物敏感性增加的主要原因,同时还有胆碱能受体和 N-甲基-D-天冬氨酸受体等中枢神经受体也发生不同程度的改变。另外,中枢神经系统以外受体,如 β 肾上腺素受体下调和介导心脏保护作用的腺苷 A_1 受体反应减弱。尽管这些改变的临床意义并不完全清楚,但或许可以解释老年人产生预期效应所需麻醉药剂量降低的原因。

（六）凝血功能改变

老年人的凝血过程与年轻人存在明显差异,对于老年骨科疾病患者,行走不便而活动减少、长期卧床、骨折致组织血管损伤等因素均增加其围手术期栓塞的风险。主要原因有:随着年龄的增长,血浆中纤维蛋白原及凝血因子V、Ⅶ、Ⅷ、Ⅸ、Ⅺ、Ⅻ等多种凝血蛋白水平升高,纤维蛋白原的增加意味着更多的底物用于纤维蛋白网络或血小板聚集的形成,促进血栓事件的发生;随着年龄的增长,纤溶系统也会受到影响(表现为纤溶酶原水平的下降),纤溶酶原激活物抑制剂-1(plasminogen activator inhibitor-1,PAI-1)的表达显著升高,而 PAI-1 的表达与血栓形成直接相关;一项研究表明,与儿童相比,老年男性和女性血小板计数分别减少 35% 和 25%;相反,血小板功能随着年龄增长而增强,导致血小板活性和聚集增强,最终可能导致血栓形成;随着年龄增长,血管内皮功能可能发生障碍,抗血栓性降低,其抗凝性能随之降低。

影响骨科手术围手术期凝血机制的因素有:

1. 血管损伤致凝血系统激活 血管损伤使其内膜下胶原暴露,引起血小板激活,从而释放多种生物活性物质,启动内源性凝血系统,最终导致血小板和白细胞等聚集,进而形成血栓。

2. 酸中毒 在发生重大创伤的患者中,酸中毒与患者生存率相关,酸中毒由组织缺氧及代谢紊乱引起,可使患者凝血功能降低,加重出血风险,大量输血会加剧酸中毒。

3. 低体温 低体温可抑制血小板聚集,致创伤患者凝血障碍。术中,低体温会加剧出血,增加输血需要。对于严重创伤患者而言,低体温是出血和死亡的独立危险因素。低体温、酸中毒和凝血功能障碍,这三者可相互促进,形成恶性循环,称为"死亡三联征"或"死亡三角"。

4. 输血 输注大量不含凝血因子和血小板的红细胞,稀释性的凝血因子和血小板减少;严重创伤患者不恰当地大量输入低温库存血降低了患者凝血因子及血小板的活性;血制品中含氯化物的液体或柠檬酸磷酸葡萄糖腺嘌呤溶液,影响凝血功能;因此,在给予患者大量输血时,应密切监测凝血指标。

5. 体位 术中体位不当也会间接损伤血管壁而激活凝血系统。促进静脉血液回流的一个重要动力来源是肌肉的收缩运动所形成的泵功能,术后长期固定或制动导致肌肉的泵功能减弱。老年骨科患者因其基本状况差、肌肉收缩功能差及术后恢复慢等,更容易增加术后制动的时间,易形成静脉血栓栓塞(venous thromboembolism,VTE)。所以,骨科手术麻醉与加速康复外科(enhanced recovery after surgery,ERAS)综合策略的实施,将为患者带来福音。

（七）并存疾病多、服用药物多

老年患者平均每人服用 3 种药,关于手术当日应该停用哪种药物或继续服用哪种药物,这些患者都应该接受明确的指导。一般情况下,大多数药物都应该继续服用至手术当日早晨,特别是心脏药物和抗高血压药物;血管紧张素转化酶抑制剂和血管紧张素受体拮抗剂与麻醉诱导后的持续低血压有关,在不用治疗充血性心力衰竭的情况下,术前应停用此两类药物;同样,当患者存在明显体液过多时,可继续服用利尿剂。有些患者没有接受常规药物治疗,或者正服用着大量的常规药物,需行急诊手术而没有时间服用药物进行调整时,都需格外注意。

二、老年患者常见骨科病变种类

老年人群中最常见骨科病变包括骨关节病变和创伤骨科。

(一) 脊柱病变

老年患者常见的脊柱病变包括：颈椎狭窄引起的脊髓或神经根型颈椎病，腰椎管狭窄，腰椎滑脱，退行性胸腰段脊柱侧凸畸形，骨质疏松性爆裂/压缩性骨折，脊柱转移瘤。

(二) 髋部和四肢病变

髋部骨折是老年人中常见的致残性损伤。髋部骨折可以引起一系列的后果，包括了1年之内大约20%的死亡率，在幸存者中也存在着较高的并发症发病率和功能丧失。

四肢病变包括骨关节炎、桡骨骨折、肱骨骨折，以及比较少见的肋骨、盆骨、锁骨和胸骨骨折及骨肿瘤。

三、老年骨科患者麻醉管理

拟行骨科手术的老年患者常合并复杂的内科病史和受限的生理储备，无论择期或限期手术，其对麻醉的耐受程度不能预测。麻醉方案的选择和术中管理应从患者因素（其术前合并内科疾病及其治疗转归情况等）、手术因素（手术类型、创伤程度、手术风险等）和麻醉因素（麻醉药物、麻醉方式、急救预案等）等方面考虑。

一般而言，年龄大于60岁的患者平均患有3或4种内科疾病，且多种药物治疗是该人群一个主要共性的问题，增加了麻醉方式的选择和管理的难度，如术前降压药物、抗凝治疗等；衰退的器官功能储备及代偿功能很难以术前实验室检查等指标精准反映出来，仅在应激事件发生时才明显体现。同时，老年群体存在显著的个体间差异和异质性，仅根据年龄很难对手术和麻醉的耐受性作出正确的评估；因此，术前应充分准备，必要时多学科会诊作出合理的评估，制订科学麻醉方案及预案，才能避免或降低围手术期不良事件发生（老年患者术前评估详见第十七章）。

(一) 麻醉药物的选择

老年患者的麻醉药物选择以不损害脏器功能为原则。对于脑功能脆弱的老年患者，影响神经递质作用的受体传递和代谢的药物，如抗胆碱药物东莨菪碱、长托宁等，以及苯二氮䓬类药物应该加以避免；对于肝肾功能脆弱的患者，肌肉松弛药最好选择不经过肝肾代谢的药物，如顺阿曲库铵；中效镇静药物需要在麻醉镇静深度监测指导下给予，以避免停药后药物蓄积效应导致苏醒延迟；对于脑、肺功能脆弱以及高龄患者（≥80岁），最好给予短效镇静镇痛药物，如丙泊酚和瑞芬太尼维持麻醉，以避免中长效镇静镇痛药物的残余效应对麻醉苏醒期和术后康复的影响。

老年患者由于循环的脆弱性，麻醉诱导易致低血压、心律失常或急性心衰。麻醉诱导应选择对循环抑制较轻的镇静药物。依托咪酯具有对血流动力学影响小的优点，可安全用于老年患者麻醉诱导，虽然对肾上腺皮质功能有一定抑制作用，但对术后转归无显著影响。如果给予丙泊酚，应该在开始麻醉诱导前，适量输液和使用小剂量缩血管药物，并应该小量、缓慢、多次静脉注射或分级靶控输注，以睫毛反射消失或者麻醉深度监测指标达到插管镇静深度作为麻醉诱导的最佳剂量。在此过程中，如仍发生低血压，应先暂停使用，调整头低脚高位、输液、调整缩血管药物剂量等措施，慎用气管插管刺激循环升高血压的做法。

(二) 麻醉方式的选择

麻醉管理以不增加进一步伤害和副作用最小化，能满足手术与患者安全为总原则。同时，避免和预防围手术期并发症发生，保证手术条件、患者安全舒适，选择全身麻醉或区域麻醉均可。

国内外研究表明，全凭静脉麻醉与全凭吸入麻醉相比，术后谵妄发生率显著降低。因此，根据当前证据，在老年患者实施全凭静脉麻醉具有优势。

在髋关节或膝关节等四肢手术中,与全身麻醉相比,区域麻醉(椎管内麻醉、外周经阻滞)能够降低死亡率,缩短住院时间。因此,对于行髋、膝关节等四肢手术的老年患者,如无禁忌,建议行区域麻醉。但老年患者对局麻药的耐量降低,应采用最低有效浓度和剂量避免局麻药中毒,同时应避免低血压的发生。

(三)术中管理

1. 麻醉管理 老年患者围手术期管理包括麻醉用药、生命体征监测、保温及内环境平衡调控等措施。首先,麻醉诱导力求平稳,减轻气管插管时的心血管应激反应,必要时可给予 β 受体阻滞剂等。麻醉维持选择速效、短效和可拮抗药为原则。静脉用药一般以滴定方式,从小剂量开始,逐渐加大用量。手术结束前应提前停止麻醉药的给予,同时,适当给予镇痛药物做好术后镇痛的合理衔接,包括芬太尼、舒芬太尼、氟比洛芬酯、帕瑞昔布钠等;脆弱肺功能或者高龄(≥80 岁)患者应降低阿片类药物剂量以避免其对呼吸的抑制作用。术后镇痛管理十分重要,采用多模式镇痛,如术后镇痛泵的使用,联合区域神经阻滞和 / 或伤口局部浸润等均为有效安全镇痛措施。全麻恢复期低氧血症和呼吸抑制多为镇痛药与肌肉松弛药残留所致,一般可通过面罩给氧或做加压辅助呼吸得以改善,对于苏醒延迟的老年患者,应立即排查原因,以防心、脑血管意外的发生。

对于实施区域阻滞复合镇静的患者,应严密监测镇静水平,防止过度镇静导致呼吸抑制,以及缺氧和 / 或二氧化碳蓄积发生。给予右美托咪定需注意防止心动过缓和低血压的发生,从小剂量开始。

近年来,随着气道管理工具的研发和微创理念普及,与气管插管相比,喉罩置入所需的麻醉药较少,置入和拔除时对血流动力学影响小。预计手术时小于 4 小时、无喉罩使用禁忌的患者推荐使用喉罩,建议使用密封压高(25~30cmH$_2$O),有胃食管引流管型的喉罩。

2. 术中监测 常规监测包括心电图、无创血压 / 有创动脉血压、脉搏血氧饱和度、体温、呼吸频率 / 节律、尿量等。实施全身麻醉时,应进一步监测吸入氧浓度、呼气末二氧化碳分压、气道压力、潮气量等。一般老年患者麻醉维持不宜太深,过度镇静可能导致术中血流动力学不稳定、苏醒延迟、术后谵妄、术后认知功能障碍,甚至远期死亡率升高等,但亦需防止麻醉过浅出现镇痛不全和术中知晓,因此有条件时应常规监测麻醉深度,如脑电双频指数等;连续动脉血压监测可及时发现术中低血压及血压波动,对于先前存在严重心血管疾病或血流动力学不稳定的老年患者,或者外科手术可能导致较大的、突然的心血管变化、快速血液丢失或大的液体转移时,应实施有创动脉血压监测;术中肌肉松弛监测可在提供有效肌肉松弛的条件下,避免肌肉松弛药的过度使用;对于术前合并急 / 慢性脑卒中病史、短暂脑缺血发作、中重度颅脑血管狭窄、阿尔茨海默病、帕金森病等疾病患者,可行近红外光谱无创脑氧饱和度监测或者经颅超声多普勒监测、电生理学监测等;一些特殊手术,可以考虑连续监测颈静脉球静脉血氧饱和度,以评价及指导脑氧供需平衡的管理;术中经食管超声心动图(transesophageal echocardiography,TEE)既是心脏手术麻醉管理中的标准化监测手段,也是非心脏手术中评估术中急性、危及生命的血流动力学紊乱的重要监测方法,为围手术期心脏功能和循环容量诊疗提供可靠证据。由于老年患者基础代谢率降低,下丘脑体温调控区神经元减少,体温调节能力降低,血管收缩反应和寒战反应减弱,周围环境温度下降时易出现体温下降,手术期间应注意保温。

3. 术中液体管理 一般首选乳酸林格液或醋酸林格液。如术前肾功能不全,则慎用人工胶体溶液。老年患者的液体管理宜采用目标导向管理策略,有助于降低围手术期心、肺、肾及胃肠道并发症。目前可采用的目标导向液体管理指标为每搏量变异度、脉压变异度、脉搏波变异指数等,主要用于机械通气患者的目标导向液体管理;液体冲击试验加小容量液体持续输注可用于非机械通气患者的容量治疗。

围手术期血液管理专家共识指出:血红蛋白 ≥ 100g/L,围手术期不需要输注红细胞;血红蛋白<70g/L,建议输注红细胞;血红蛋白在 70~100g/L 时,根据心肺代偿功能、有无代谢率增高及有无活动性出血等因素决定是否输红细胞。老年患者有以下情况者建议输注红细胞:①术前有症状的难治性贫血患者,包

括心功能 Ⅲ~Ⅳ 级、心脏病患者（充血性心衰、心绞痛）及对铁剂、叶酸和维生素 B_{12} 治疗无效者；②血红蛋白<80g/L 并伴有症状（胸痛、直立性低血压、对液体治疗反应迟钝的心动过速或充血性心力衰竭）的患者；③术前心肺功能不全、严重低血压或代谢率增高的患者，应保持较高的血红蛋白水平（70~100g/L）以保证足够的氧输送。对于冠心病、严重主动脉瓣狭窄等心脑血管疾病及重症患者，慎用贮存式自身输血。

4. 术前合并常见病的麻醉管理

（1）对于合并冠心病的老年患者，除维持全身氧供需平衡外，需保障心肌的氧供需平衡，以确保心脏处于最佳工作效率，即维持较慢心率以及适当心肌灌注压力（适当血压和心室前负荷）。心率保持 50~80 次/min，血压维持在基础值 ±20% 范围波动，可有效维持冠状动脉的灌注。其他包括维持正常左心室舒张末期容积、充足的动脉血氧含量和正常体温等。一般认为，心肌梗死后 4~6 周内，原则不推荐择期手术。但对于无法保守治疗的急诊外科手术或恶性肿瘤等限期手术患者，术前需充分的心功能评估，术中加强心功能监测，有条件的可以考虑行 TEE 监测。外科操作尽量防止大出血或体位变化等引发血容量剧烈波动。

（2）术前合并房颤的患者术中很容易出现快速房颤，应寻找导致快速房颤的原因，如有无缺氧、二氧化碳蓄积、麻醉过浅、电解质异常、输液过度导致左心房压力过高等因素。在除外病理性因素后，可以给予艾司洛尔或者胺碘酮治疗。如果快速房颤已经导致严重低血压发生，可以考虑同步电复律治疗。另外，术前应多学科评估和制订预防房颤心腔内血栓脱落和栓塞的风险及处理对策。

（3）对于合并脑卒中和短暂性脑缺血发作（transient ischaemic attack，TIA）病史的老年患者，术中需防止潜在围手术期脑低灌注性缺血，甚至急性脑梗死的发生，宜将围手术期患者的血压保持在平静状态血压基线水平至 ±20% 范围。帕金森患者常口服左旋多巴控制症状，左旋多巴的半衰期短（1~3 小时），在术前、术中和术后均应尽量维持其连续性。吩噻嗪类、丁酰苯类（如氟哌利多）及甲氧氯普胺具有抗多巴胺能作用可能加剧帕金森病，应避免应用。氯胺酮具有拟交感作用，应该禁用。

（4）对于慢性阻塞性肺疾病（chronic obstructive pulmonary disease，COPD）患者，专家共识推荐压力控制模式可获得更低的气道峰压和更好的通气 - 血流比，限制在 30cmH$_2$O 以下以防止气压伤。为避免肺过度膨胀，需要设置更小的潮气量。COPD 患者气道阻力增加，且呼出气流速率降低，吸呼比可达 1:3，保证气体充分呼出。小气道在呼气末期提前关闭，导致气体潴留和内源性呼气末正压，可给予外源性呼气终末正压（初始 5cmH$_2$O），但应根据相关指标选择适宜压力，不宜过高，以免加重肺的膨胀，影响血流动力学。术中机械通气的目标是动脉血二氧化碳分压（CO$_2$ partial pressure，PaCO$_2$）维持在术前基线水平，严重气流受限的患者可接受容许性高碳酸血症，但需要维持在 pH 7.20~7.25，PaCO$_2$ 不超过 65mmHg，且上升速度<10mmHg/h 为宜。

第二节　老年脊柱外科手术麻醉

一、老年患者脊柱病变类型

（一）颈椎病

1. 颈型颈椎病　临床上较多见，是在颈部肌肉、韧带、关节囊急慢性损伤、椎间盘退化变性、椎体不稳和小关节错位等病变的基础上，机体受疲劳、睡眠姿势不当等外界因素的影响，使颈椎过伸或过屈，导致颈项部某些肌肉、韧带、神经受到牵张或压迫所致。多在夜间或晨起时发病，有自然缓解和反复发作的倾向。

2. 神经根型颈椎病　因椎间盘退变、突出、节段性不稳定、骨质增生等在椎管内或椎间孔处刺激和压迫颈神经根所致。多为单侧、单根发病,表现为与神经根分布一致的感觉、反射及运动障碍,是最常见的颈椎病类型。

3. 脊髓型颈椎病　由于椎间盘突出、骨赘形成、韧带骨化造成椎管的继发性狭窄,压迫脊髓或引起缺血,导致脊髓功能障碍,造成肢体瘫痪,致残率高,是引起脊髓损伤最常见的原因。

4. 交感型颈椎病　椎间盘退变和节段性不稳定等因素,刺激颈椎周围的交感神经末梢,产生交感神经功能紊乱,多表现为交感神经兴奋症状,少数为抑制症状,还常伴有椎-基底动脉系统供血不足的表现。

5. 椎动脉型颈椎病　颈椎节段性不稳定和椎间隙狭窄造成椎动脉扭曲并受到挤压;椎体边缘及钩椎关节等处的骨赘直接压迫椎动脉或刺激椎动脉周围的交感神经,使椎动脉痉挛,导致供血不全而出现症状。

6. 其他型颈椎病　主要指食管压迫型,由于椎体前缘骨赘较大,向前刺激或压迫食管,引起吞咽困难,此型临床上少见。

7. 混合型颈椎病　如有两种以上颈椎病类型同时存在,称为混合型颈椎病,常见于病程较长的老年患者。

(二)椎管狭窄

椎管狭窄是导致老年人神经根性疼痛和背痛的常见原因。主要由衰老引起的腰椎间盘、黄韧带、关节面的退行性变所致,椎管狭窄可以是先天性或获得性因素所致的腰椎椎管或椎间孔狭窄,进而引起神经组织受压、血液循环障碍。导致获得性狭窄的因素包括退行性条件下的脊柱病变(如颈椎病、退行性椎间盘疾病)、创伤、手术和代谢或内分泌异常(如骨质疏松症、甲状旁腺功能减退症)。狭窄最常发生在颈椎和腰椎区,从变性膨出的椎间盘前方,到肥大的小关节和黄韧带后方。在某些情况下,可能会导致显著的硬膜囊和神经根的压缩。随着人口老龄化程度的升高,腰椎管狭窄的发病率有逐年升高的趋势。目前大多数患者可通过各种非手术治疗使症状缓解,但部分患者仍需手术治疗。

(三)椎体滑脱

椎体滑脱是椎体向前滑移。老年人群中最常见椎体滑脱是腰椎滑脱,主要是退行性腰椎滑脱。这是由于关节突关节和椎间盘退行性变的骨性关节炎所致。这通常发生在 L_4 和 L_5 椎体伴随着在同一椎体水平的中央椎管狭窄。腰椎滑脱症可以是先天性的,也可由外伤、手术、峡部裂或肿瘤引起。最广泛接受的发病机制是由于椎间盘退行性变化,在椎间盘水平,从轻微移动发展到巨大移动,直至影像学可见。退行性病变和异常运动致使活动性脊柱周围组织异常增生,导致椎管狭窄。患者通常表现为背部疼痛,神经根型颈椎病,神经性跛行;然而,神经功能缺损在这一人群中是罕见的。如上所述,这一亚型的腰椎滑脱症还应注意串联狭窄(伴随颈部狭窄),除了检查脊髓相关问题,还应提醒医师询问有关的颈部和手臂症状,如脊髓病等。

(四)脊柱骨折

脊柱是骨质疏松骨折中最为常见的部位,老年人以胸、腰椎骨折多见,其中绝大部分发生在胸、腰连接处(胸腰段骨折),包括椎体压缩性骨折和椎体爆裂性骨折。往往为摔伤后臀部着地的力量传导至胸腰段所致,如骨折块移位进入椎管、损伤脊髓时,会出现双下肢功能障碍,甚至大、小便失禁。

二、老年患者脊柱病变的手术治疗

脊柱手术目的是恢复椎体承重和人体活动轴功能,解除脊髓和神经压迫和损伤,如解除椎间盘突出、骨赘形成或韧带钙化对脊髓或血管的严重压迫,重建骨折或破坏骨质的稳定性。

(一)颈椎病手术治疗

脊髓型颈椎病一旦确诊,经非手术治疗无效且病情日益加重者应积极手术治疗;神经根型颈椎病症状严重或出现了肌肉运动障碍者,以及其他各型颈椎病经保守治疗无效或反复发作者,均可考虑手术治疗。

手术分为颈前路和颈后路。前路手术为经颈前入路切除病变的椎间盘和骨刺并行椎体间植骨,优点是脊髓获得直接减压、植骨块融合后颈椎获得永久性稳定。后路手术是经颈后入路扩大颈椎管,使脊髓获得减压。老年颈椎病常合并严重的骨质疏松,矢状面失衡及脊柱整体失衡,重建并维持颈椎矢状面平衡是老年颈椎手术长期预后的关键。

(二) 椎管狭窄手术治疗

以下患者宜及早进行手术:症状持续存在且保守治疗3个月无好转;症状严重影响生活,如明显的下肢疼痛,典型的神经源性间歇性跛行症状,行走距离<500m;存在客观神经损害体征,如下肢感觉减退、下肢肌肉萎缩、下肢肌力下降。对于能够耐受手术的老年人,手术能够有效缓解症状,且相对安全。

1. 腰椎后路单纯减压手术 腰椎稳定性良好,预期减压术后无腰椎不稳的腰椎管狭窄症。

2. 腰椎减压融合术 存在腰椎不稳或退变性畸形(滑脱或侧弯),以及减压术后预期会出现腰椎不稳的腰椎管狭窄症。

3. 腰椎非融合技术(棘突间动态稳定装置、腰椎前路人工椎间盘置换) 轻度或中度腰椎管狭窄且稳定性良好。

4. 传统融合手术 + 相邻节段棘突间固定手术 术前融合相邻节段已有中度以上退变,预期可能出现邻近节段退变的腰椎管狭窄症,但此手术方式能否预防邻近节段退变尚存在争议。

5. 椎间盘镜或椎间孔镜技术 轻度或中度1~2个节段的腰椎管狭窄症。

6. 微创侧前方椎间融合联合经皮椎弓根内固定手术 用于治疗轻、中度腰椎管狭窄症,小于Ⅰ度的腰椎滑脱症,对Ⅱ度及以上腰椎滑脱不建议采用。

(三) 椎体滑脱手术治疗

椎体强化手术包括椎体成形术和椎体后凸成形术,是目前最常用的微创手术治疗方法,适用于非手术治疗无效、疼痛剧烈、不稳定骨折、椎体骨折不愈合或椎体内部囊性变、椎体坏死、不宜长时间卧床者。高龄患者宜考虑早期手术,可有效缩短卧床时间,减少骨折并发症的发生。对于有神经压迫症状和体征、严重后凸畸形、需行截骨矫形以及不适合微创手术的不稳定椎体骨折患者,可考虑行开放手术治疗。

(四) 脊柱骨折手术治疗

非手术治疗仅适用于症状或体征较轻,影像学检查显示为轻度椎体压缩骨折,或不能耐受手术者。脊柱骨折手术方式包括椎体强化手术和截骨矫形等。一般情况下,脊柱融合术、自体组织的获取(如取髂嵴骨)、脊柱手术节段数量的增加会导致手术时间延长,失血更多并会加剧术后疼痛,关于手术和保守治疗哪种方式更好有相当大的争议。

三、老年患者脊柱手术麻醉管理及注意事项

(一) 术前评估

老年患者脊柱外科手术的术前评估,首先要了解病变性质和部位(急诊创伤或慢性疾病、颈椎压迫及呼吸影响等)、手术方式、手术时间以及出血量等,并对患者进行整体的系统评估,以制订麻醉方案和急救预案。

1. 术前用药情况 调查数据显示,65岁以上的脊柱病变患者超过90% 每周使用至少1种药物,40%使用5种或更多的药物。需要脊柱手术的患者往往有慢性疼痛的症状,可能之前尝试保守治疗而不选择手术则会服用多种药物,其中大多数为治疗慢性疼痛的药物。麻醉医师术前应了解患者的疼痛问题及所使用药物对疼痛治疗的情况及有效性。最好是麻醉医师与患者的疼痛治疗医师共同评估,以选择个体化的、更加有效、不良反应少的理想镇痛方案。

2. 心脏情况评估　对于老年脊柱手术患者心脏评估,必须准确地获得患者的病史和临床检查,使用有效的筛查工具进行心脏做功能力评估。

(1)2022年欧洲心脏病学会建议,对于已知心血管或心血管危险因素,或有提示心血管疾病的症状或体征时,术前进行12导联心电图检查、检测高敏肌钙蛋白T或高敏肌钙蛋白I、B型脑钠肽(brain natriuretic peptide,BNP)或N端脑钠肽前体(N-terminal pro brain natriuretic peptide,NT-proBNP);对于体能状态差、心电图(ECG)异常、NT-proBNP/BNP高、大于1个临床危险因素的患者,术前进行经胸心脏超声检查;对于疑似慢性冠脉综合征或生物标志物阴性的非ST段抬高型急性冠脉综合征患者,应考虑冠脉非创伤性血管成像技术来排除冠心病。心脏检查的任何结果都可能改变治疗的方案,对于已知心血管或心血管危险因素的心脏评估,需要麻醉医生、外科医生、心血管医生共同参与。

(2)心脏支架置入患者的术后管理是一个特殊的挑战,确定支架的放置时间、类型和位置非常重要。具体要点:①置入药物洗脱支架患者,择期手术最好延迟1年,3个月内不推荐进行需要中断双联抗血小板治疗(dual antiplatelet therapy,DAPT)的择期手术;②近期心肌梗死(术前8~30d内发生的心肌梗死)接受DAPT的限期手术,如肿瘤,建议尽可能6周后考虑;对于接受经皮冠状动脉介入治疗的患者,无论支架类型,尽可能DAPT 1个月后考虑手术。③正在进行抗血小板治疗并且需要手术的急诊患者,单独应用阿司匹林患者,多不停用,若接受DAPT治者,保留阿司匹林,停用P2Y12受体抑制剂,术前酌情输注氨甲环酸,必要时输注血小板,但输注血小板的时间为氯吡格雷和普拉格雷停药后6~8小时、替格瑞洛停药24小时后。④裸金属支架置入30天内、冠脉球囊扩张2周内不推荐进行需要中断DAPT的择期手术。⑤存在冠脉分叉病变、多枚及重叠支架、左心功能不全、肾功能不全等高危心肌缺血风险的心肌梗死患者,至少DAPT治疗6个月后考虑手术。⑥若为高血栓风险患者(即冠脉球囊扩张2周内、金属裸支架1月内、药物支架6个月内、复杂多枚支架后1年内、心肌梗死后支架6个月内、曾有支架内血栓者等),特别是支架置入后1个月内,建议术前进行桥接的两种方法:第一种为短效抗血小板药物桥接:目前常用短效抗血小板药物为替罗非班,作用于血小板膜糖蛋白Ⅱb/Ⅲa受体,快速、直接、完全抑制血小板的聚集。特别注意,采用短效抗血小板桥接治疗,需要有经验的心内科医生共同参与。第二种为低分子量肝素桥接:术前5~7天停用DAPT后,采用低分子量肝素皮下注射,术前12小时停用。

3. 气道与呼吸系统的注意事项　接受脊柱外科手术的老年患者的气道管理风险高,极具挑战性。这些患者多数合并脊柱以外的其他部位关节炎,并可能表现为如类风湿关节炎等疾病的终末阶段的系统性疾病症状,尤其老年患者颈椎不稳是难以建立有效气道的关键因素。首先要根据常规方法评估气道,还要充分考虑保护颈椎、脊髓及颈部血管,尤其颈椎外伤性骨折合并高位截瘫患者,气管插管、喉罩置入或面罩加压呼吸等操作均要结合患者的颈椎解剖和功能,必要时做好气管切开准备。各类现代化可视气道工具的研发和临床普及应用,为此类患者的气道建立和有效供氧提供了支持保障。

4. 肾功能评估　老年患者肾功能的评估极为重要,尤其是对于手术创伤大的患者。随着人体的正常老化肾功能会逐渐下降,尤其合并糖尿病、高血压等长期慢性病及其药物治疗的副作用对肾脏影响,均会增加老年患者肾损害。脊柱手术时间长、长时间不合理的俯卧位或侧卧位会影响肾血流。手术中置入尿管可增加尿路感染的风险和机会。术前应认真评估肾脏功能,明确有无肾损害或肾前病变或肾损害高危人群。

5. 出血量评估　由于脊柱血运复杂性和手术视野狭小以及老年患者血管特点等因素,脊柱手术出血问题一直是被关注的重点。近年来各类微创手术方式的采用,术前止血药物静脉输注、麻醉控制性降压等技术的实施,使手术出血量大大减少。手术出血量取决于手术类型、病变部位、手术操作水平和预计创伤程度。如一个节段椎体减压术可能只有一个2cm切口和极少的失血,而多个节段或合并骨质疏松有可能出血量较大;胸段脊髓减压经常需要侧开胸术,可能大量失血或刺破患侧胸膜,麻醉医师除了密切观察循环变化,同时必须做好单肺通气、自体血回输等应急准备,做好围手术期有创血压、中心静脉压等监测。

6. 认知功能评估 对老年患者的认知功能及其对围手术期结局的影响一直存在争议。一般认为心脏手术、脊柱及大手术增加术后患者谵妄和认知功能障碍的发生。短期内接受重大手术的老年患者有谵妄的风险并可能增加死亡率。对持续而长期的术后认知功能下降的研究结果尚未明确结论。加强术前访视、病史了解和脑功能评估,对轻度认知功能障碍的高风险的患者,需要进行术前老年患者相关咨询,术中监护麻醉深度和合理用药等,均可改善和减少认知功能障碍(详见第二章)。

(二)术中注意事项

1. 手术体位 脊柱手术患者通常采用俯卧位,术前根据患者身高、体型等,选择好适当的支撑架和做好头面部保护,针对呼吸而言,俯卧位更有利于机械通气。但不恰当俯卧位可能会导致血液回流受阻、胸廓受压及头面部挤压伤,甚至颈部扭曲或气管导管脱落移位等严重的并发症。

(1)患者摆放体位时,颈部应该保持在中间位置,特别是骨质疏松的老年患者,颈椎手术,应格外注意。

(2)在俯卧位摆放中注意保护眼睛,防止术后失明的发生。

(3)应避免将俯卧位患者的脸转向一侧或另一侧,因为已证实这与术后脑卒中相关。

(4)接受颈椎手术的患者常将其手臂固定在他们身体两侧,有时用带肩将肩部下拉,避免肩和臂丛神经的过度牵引。

2. 术中监测 该类手术除了常规生命体征、有创循环、麻醉深度、肌肉松弛等监测外,往往还有脊髓神经电活动和功能监测,对复杂脊柱矫正、脊柱肿瘤等手术具有十分重要指导意义。

常见的脊髓术中单独或联合监测有:体感诱发电位,运动诱发电位,肌电图,可持续观察与评估术中脊髓的前侧、背侧和神经根功能及受损情况,为手术安全和术后神经功能恢复进展提供科学依据。但诱发电位监测对一些患者不能使用,置入心脏起搏器、置入除颤器、颅内置入金属物(动脉瘤夹等)、癫痫、颅内压增高及骨凸性缺陷等为其主要禁忌证。必须权衡手术过程中神经脊髓损伤的风险与突发心律失常、热损伤的风险后再抉择是否使用该监测技术。

麻醉医师必须掌握不同的监测及其影响,如体感诱发电位和运动诱发电位对吸入麻醉药敏感,而运动诱发电位和肌电图对肌肉松弛药敏感。尽管最初的研究表明,吸入麻醉药的最低肺泡有效浓度<0.5,仍可诱发监测信号,但最近一项研究发现,在上述情况下,合并糖尿病和/或高血压老年患者则未能获得监测信号。因此,在此类患者的手术中要考虑到麻醉方式和麻醉用药,与外科医生一起共同制订合适的监测技术和优化麻醉管理。

第三节 老年髋部和四肢手术麻醉

一、老年患者髋部和四肢病变类型

(一)髋部骨折

髋部骨折是老年人常见的致残性高、并发症严重甚至导致死亡的一种创伤。患者髋部骨折分为囊内和囊外两种类型。囊内骨折包括头下型、头颈型和经颈型,骨折后出血少。囊外型骨折包括转子间和转子下骨折,碎裂程度越重出血越多,可高达1L。髋部骨折多见于老年骨质疏松患者,往往为摔倒引起、摔伤后臀部着地。查体时见患侧肢体短缩、外旋、髋部轻度屈曲畸形。髋关节中央有压痛、肢体纵向叩击痛,粗隆间骨折时大粗隆附近肿胀、皮下淤血。髋部骨折的特点是:①髋部骨折幸存者有50%~75%伴活动受限,生活自理能力明显下降或丧失;如患者长期卧床,更加重骨质丢失,常因并发感染、心血管病或慢性衰竭而死亡。②骨坏死率及不愈合率高,由于解剖上的原因,骨折部位承受的扭转和剪切应力大,影响骨折复位的稳定性,又由于股骨头血供的特殊性,骨折不愈合率高;骨折后股骨头缺血,还可造成股骨头缺血坏死,其发生率约为20%~40%。③髋部转子间骨折常有髋内翻、下肢外旋、缩短等畸形,从而影响下肢功能,其发生率高达50%。

(二) 骨关节炎

骨关节炎(osteoarthritis,OA),又称退行性骨性关节病、老年性骨关节炎、增生性关节炎等,是一种由于多种原因引起的关节软骨退行性变性、纤维化、磨损剥脱,软骨下骨硬化、囊性变,关节边缘骨赘形成,滑膜炎症增生,进而导致关节囊和韧带挛缩的退行性疾病,在老年人中这种退行性疾病的发生尤为常见。基于流行病学调查显示,中国40岁以上人群原发性骨关节炎总体患病率为46.3%,并呈现随年龄增长而增高的趋势。骨关节炎严重影响中老年人群的身体健康和生活质量,较其他疾病更易影响老年患者的行为能力,是导致老年人群功能受损、关节疼痛不适甚至残疾、造成经济损失和影响社会发展的主要疾病之一。

骨关节炎分原发性(特发性)或继发性。原发性骨关节炎多发生于中老年人,无明确的全身或局部诱因,与遗传和体质因素有一定的关系。原发性骨关节炎可根据累及的部位(如手、足、膝、髋)进行分类。

(三) 肱骨近端骨折

肩部外伤(肩部撞击)或手部支撑着地的患者易患肱骨近端颈骨折。因骨质条件欠佳,常导致复位和固定困难,尤其粉碎性骨折,严重影响关节功能。

(四) 桡骨远端骨折

往往有手撑地的情况,根据暴力方向不同可分为Colles骨折和Smith骨折,临床以前者多见。

(五) 其他骨折

肋骨、盆骨及锁骨和胸骨骨折比较少见。对合并其他部位有恶性肿瘤的老年人,出现骨折时应询问肿瘤病史,松质骨是肿瘤转移常见部位,需仔细检查以排除或确定骨转移瘤造成的病理性骨折。

二、老年患者髋部和四肢病变手术治疗

(一) 髋部骨折手术治疗

年龄不是老年人髋部骨折是否适合手术治疗的决定性因素,98%老年髋部骨折需要采用外科治疗,手术能改善患者的预后。采用非手术治疗主要用于不适合麻醉或手术的患者。非手术治疗者30天住院死亡率是手术治疗者的2倍。目前对于股骨转子间骨折,建议首选闭合复位股骨近端髓内固定术。股骨颈骨折的手术方式选择需要参考的因素较多,如年轻患者,不管何种骨折类型,应该首先考虑内固定;对年老体弱者,更倾向于关节置换,对于无移位或移位轻的骨折类型应使用空心加压螺钉固定,对于60岁以上、移位较大且不稳定型骨折应首选关节置换。

(二) 骨关节炎手术治疗

1. **关节镜微创治疗**　关节镜微创治疗是通过关节冲洗、游离体摘除、清理术、软骨修复术等来治疗骨关节炎,对早期骨关节炎具有良好疗效,但不适用于关节强直、畸形等明显症状。

2. **截骨术与人工关节置换术**　截骨术可用于改善关节力线平衡,有效缓解关节疼痛症状,研究显示对于下肢力线异常或关节畸形的骨关节炎患者,截骨术可能为最佳选择。

3. **人工关节置换术**　人工关节置换术是治疗骨关节炎的最终手段。对于60岁以上、正规用药效果不佳、重度骨关节炎、严重关节功能丧失者,可进行此项手术以缓解关节疼痛、改善关节功能。但手术创伤性较大,需严格掌握其适应证,避免出现并发症,特别是对老年重度骨关节炎患者来说。

(三) 肱骨近端骨折手术治疗

肱骨近端骨折的治疗原则是争取理想的复位,尽可能保留肱骨头的血液循环,保持骨折端的稳定,并尽早开始功能训练。肱骨近端骨折中80%~85%为轻度移位骨折,一般可采用非手术治疗,适用于无移位或轻度移位,或不能耐受麻醉或手术的患者。明显移位的结节骨折常需手术复位固定。通常认为,手术内固定是肱骨近端骨质疏松性骨折首选,但至于是采用钢板螺钉还是髓内钉固定尚有一些争议。一般来说,锁定钢板内固定能覆盖所有需要内固定的骨折类型,但手术创伤相对较大。但对于严重粉碎性或伴肱骨头骨折的高龄患者,可行关节置换术。

(四) 桡骨远端骨折手术治疗

可采取手法复位,小夹板或石膏外固定等非手术治疗。目前手术治疗方式主要有经皮克针内固定、外固定架外固定、切开复位钢板内固定、髓内钉内固定及辅助关节镜技术等。

三、老年患者髋部和四肢手术麻醉管理及注意事项

(一) 髋部骨折手术修复时机

多年来,临床上一直在探讨髋部骨折适当的手术修复时机,最近的调查和大规模系统评价髋部骨折手术的时机仍有争议,但多数专家认为对于情况比较稳定的患者应在骨折后48小时内进行。早期手术治疗除可减轻患者疼痛外,还可降低术后并发症发生率和死亡率,改善术后自理能力。与入院48小时内手术相比,48小时后手术者术后30天全因死亡率增加41%,1年全因死亡率增加32%;患者手术拖延时间越长,住院死亡率越高;而在48小时内手术可降低术后死亡风险。此外,错过最佳手术时机也会导致肺部感染或深静脉血栓形成等并发症的风险明显增加。需要尽量避免因管理因素导致的手术延迟。建议应积极创造条件及早手术,条件具备时强烈建议在髋部骨折后24~48小时内实施手术。

(二) 老年患者髋部骨折术前评估和优化

老年骨科手术术前评估前已叙述。针对髋部骨折患者,急诊室接诊老年髋部骨折患者后,应在1小时内完成初级评估,4小时内收入专科病房。评估内容包括心率、呼吸、血压、体温、疼痛、精神状态、内科并存疾病和治疗状况、伤前活动度和功能、压疮风险、营养状况、水和电解质平衡等,并进行影像学检查(X线、CT或MRI扫描)。同时详细追问病史,明确骨折的诱因,如新发的脑血管意外或短暂的脑缺血发作、社区性肺炎、心肌梗死、新发的心律失常、恶化的充血性心力衰竭、急性低血糖或尿路感染等。因此,手术麻醉前应该充分了解术前个人史和进一步检查身体状况,以及跌倒时有无合并意识丧失、气短、胸痛、心悸、神经意识状态改变,以便对不能进行充分检查的患者(推床进手术室者)相对合理的风险评估和制订围手术期管理预案。

(三) 老年患者髋部骨折手术术前镇痛

髋部骨折老年患者多伴有重度疼痛,入院后立即进行疼痛评估,建议尽早(入院30分钟内)开始镇痛治疗。在舒适化医疗和ERAS的麻醉新理念指导下,麻醉医生开展了许多新技术,扩大了麻醉服务范围,如麻醉医师开展术前镇痛管理以提高髋部骨折患者良好转归。越来越多的证据证明,局部疼痛阻滞及神经椎管阻滞具有很大的潜能,较口服或肠道应用镇痛药物具有更好的镇痛效果。术前神经阻滞明显减少的疼痛程度、降低胃肠外或口服镇痛药的用量且具有统计学意义,同时可以减少髋部骨折患者心脏不良事件发生的概率。超声引导下髂筋膜阻滞镇痛操作简单有效,容易掌握,建议在急诊室内早期开展。约40%患者并存不同程度肾功能损害;未明确肾功能状态时,应慎用非甾体抗炎药(nonsteroidal antiinflammatory drugs,NSAIDs)类药物。注意控制阿片类药物剂量,重视阿片类药物对呼吸和意识的影响。

(四) 老年患者髋部骨折手术麻醉方法的选择

髋部骨折的常见麻醉方法包括全身麻醉和区域麻醉,髋部骨折的最佳麻醉方法仍有争议。全身麻醉

主要不利因素为围手术期应用药物种类较多、药物过敏、苏醒延迟、对意识不能及时掌控和判断，以及对潜在困难气道、禁饮食不充分易导致误吸等危险因素。而区域麻醉则会导致常见的术中低血压，进一步加剧心脏或大脑缺血缺氧，还有因老龄脊柱退行性改变和骨质增生、疼痛导致体位摆放困难或意识不清晰不能配合等因素导致麻醉阻滞不全或失败的可能。

尽管仍存在争议，目前建议无禁忌时优先考虑椎管内麻醉，并在患者摆位前，实施患侧局麻药髂筋膜阻滞（解剖定位或超声引导均可）。可选择连续硬膜外麻醉和镇痛，硬膜外麻醉局麻药液试验剂量应不超过 3mL，并在测定麻醉平面后决定追加剂量，以避免麻醉平面过广，为防止硬膜外麻醉相关低血压发生。存在椎管内麻醉禁忌或椎管内麻醉困难时，可选择外周神经阻滞技术，常用腰丛阻滞、骶丛阻滞和髂筋膜阻滞等技术。

由于很多患者在使用抗凝药或抗血小板药物（如氯吡格雷、普拉格雷、替卡格雷或噻氯匹定等），禁忌实施椎管内麻醉或腰骶丛神经阻滞，该类患者建议选择喉罩或气管插管全身麻醉。无喉罩禁忌者可优先考虑使用喉罩，气管插管全身麻醉可作为最后选择。全麻期间注意实施保护性肺通气策略，尽量避免使用大剂量肌肉松弛剂，可考虑给予非肝肾代谢的肌肉松弛药，有条件者可考虑行肌肉松弛监测。

麻醉方案选择上，建议根据患者情况及麻醉主治医师经验和术者要求，选择个体化麻醉方案，要避免因强求某种类型麻醉方式而延期手术。

（五）老年患者髋部和四肢手术实施区域麻醉注意事项

1. 区域麻醉药物剂量　老年人椎管麻醉用药量适当减少。由于年龄的增长椎间孔周围的结缔组织日益致密，从而使椎间孔容积减少，局麻药向椎旁间隙扩散减少而纵向扩散较广，阻滞范围扩展。因此，硬膜外麻醉时以少量多次注药为佳，不宜单次注药。由于老年人药效动力学的变化，局麻药作用强度增加，时效延长。因此，追加药物的间隔适当延长。随着年龄增加，脊髓背侧和腹侧神经根中有髓纤维的直径和数目下降，可被局麻药阻滞的阳离子受体部位增加；神经结缔组织鞘中的黏多糖减少导致神经鞘的局麻药通透性增加，蛛网膜绒毛数目增加，硬膜对局麻药的通透性增加，可能增加局麻药的经硬膜扩散，导致硬膜下作用。脑脊液容量减少，腰麻时老年人对局麻药敏感性高，阻滞平面扩散广，作用时间延长，因此剂量亦应酌减。而且随年龄增加，有髓神经纤维的直径和数目下降、神经传导减慢、神经元数目减少，外周神经对局麻药的敏感性增加，因此，老年患者外周神经阻滞所需局麻药剂量亦减少。

2. 区域麻醉药的药效动力学和药代动力学　衰老可明显影响许多药物包括局部麻醉药的药代动力学和药效动力学。

（1）衰老相关的外周循环和血流量的减少，导致局部麻醉药全身再吸收延迟，由此使得受体部位局麻药量增加。

（2）神经元功能退化，例如外周神经病变患者，这导致在效应部位能够结合局部麻醉药的受体数量减少，间接增加在受体部位的相对药物浓度。

（3）衰老与神经纤维数量减少有关，导致运动和感觉神经纤维的传导速度减慢。年龄相关的有髓神经纤维的数量下降，导致局麻药渗入神经鞘的速度增加。

3. 区域麻醉与循环　区域阻滞技术可能会改变心血管应激反应，还可能对生理储备下降的老年患者带来负面影响。例如，蛛网膜下隙阻滞或硬膜外麻醉可伴有低血压，一个年轻的患者可能反应不明显，但在潜在心肌缺血或心脏瓣膜疾病的老年患者中可能会导致不良事件的发生。总之，衰老与血管和心脏顺应性的下降，伴有压力感受器功能降低，副交感神经系统占主导地位，对儿茶酚胺的变时性反应下降，因此在应激时通过增加心排血量或低血压时通过增加心率来进行代偿的能力也下降，对麻醉医师来说，上述因素必须考虑到。

4. 区域麻醉的益处　区域麻醉可以作为主要的麻醉方式或者作为术中或术后缓解疼痛的辅助方式，

为患者提供良好的镇痛效果和阻断应激反应,更早恢复运动。老年患者有潜在免疫系统损害、肺炎、谵妄、精神错乱和认知功能障碍等风险,体弱的老年患者,早期下床活动,与工作人员和其他患者的互动,尤其是在物理治疗后,会明显改善预后和早期康复。硬膜外镇痛和外周神经阻滞能够缓解疼痛,同时可减少阿片类药物使用量,以及促进功能恢复,且有研究显示可缩短住院天数。

第四节　老年骨科手术并发症防范

一、急性肺栓塞

肺血栓栓塞症(pulmonary thromboembolism,PTE)是围手术期患者的常见并发症和重要死亡原因之一,多见于骨科、妇产科、血管外科和胸外科手术患者,以骨科手术最为常见。围手术期 PTE 多见于静脉系统的栓子脱落,偶见心房纤颤者心房栓子脱落。下肢近端(腘静脉或其近侧部位)深静脉血栓形成(deep vein thrombosis,DVT)是肺栓塞血栓栓子的主要来源,预防 DVT 可降低发生 PTE 的风险。任何引起静脉损伤、静脉血流停滞及血液高凝状态的原因都是 VTE 的危险因素。

(一)术前评估与处理

围手术期静脉血栓栓塞症的诊断、预防与治疗专家共识建议:术前根据病史、D- 二聚体及下肢多普勒超声等检查进行详细 VTE 风险评估,对于 VTE 中度以上风险的患者,与患者及家属进行充分沟通,术中应加强管理,并给予高度重视。对于术前采用药物预防 VTE 的患者,应该充分评估药物作用对于术中管理和有创操作的影响,根据药物代谢特点、患者因素、麻醉和手术要求等选择或停用药物。术前下肢多普勒超声检查可作为围手术期 VTE 评估的常规检查方法;应重视中度以上风险的 VTE 患者,维持术中血流动力学稳定,尤其应警惕极高度危险的 VTE。

(二)肺栓塞处理

对高度怀疑或确诊肺栓塞的患者,应密切监测生命体征;对危重症患者,应针对休克、心力衰竭、呼吸衰竭、心律失常等进行呼吸循环支持治疗。抗凝是 VTE 的基本治疗方法,防止血栓的再形成和复发。溶栓是高危患者的一线治疗方案。其他方法包括放置下腔静脉滤器、介入治疗和手术肺动脉取栓等。对已证实大面积栓塞者,尤其是血流不稳定的患者,在溶栓治疗失败或禁忌时,采用外科手术取栓是最积极的措施。

二、谵妄

根据美国《精神障碍诊断与统计手册》(第 4 版)的定义:谵妄是急性发作的意识混乱,伴注意力不集中、思维混乱、不连贯以及感知功能异常。而术后谵妄是指患者在经历外科手术后出现的谵妄,主要发生在术后 2~3 天。谵妄使术后活动延迟、住院时间延长,发生不良并发症的风险增高。高龄是术后谵妄易感因素,65 岁以上患者谵妄发生率明显增加,并且随年龄增加而增加。

(一)危险因素

老年患者术后谵妄的发生常由多因素引起,取决于患者自身内在因素和外在促成因素间的相互作用。谵妄的危险因素分为两大类:易患因素和诱发因素。

1. 易患因素　易患因素常不可逆转,术后谵妄常见的易患因素包括:①高龄;②认知功能障碍;③合并多种内科疾病;④视力障碍;⑤听力障碍;⑥酗酒。

(1)非心脏手术患者的易患因素：包括高龄、痴呆或认知功能下降、听力或视力障碍、酗酒、合并多种躯体疾病。

(2)心脏手术患者的易患因素：包括年龄、认知功能损害、合并内科疾病（如卒中、糖尿病和心房颤动）。

2. 诱发因素 在易患因素的基础上，任何机体内外环境的紊乱均可促发谵妄，成为诱发因素。常见诱发因素为：

(1)疼痛：术后镇痛不足会诱发谵妄。

(2)抑郁：抑郁患者术后谵妄发生率高，术前抑郁是术后谵妄发生的潜在预测因子。

(3)贫血：术后贫血或输液过量加重低氧，术后红细胞比容<30%可增加谵妄的发生率。

(4)合并感染：感染导致谵妄的风险增高。

(5)营养不良：严重营养不良、维生素缺乏等与谵妄的发生有关。

(6)活动受限：术后卧床或实施保护性束缚会增加谵妄发生率。

(7)低氧血症：低氧对神经系统的影响取决于低氧的程度。

(8)脱水、电解质紊乱和酸碱失衡。

(9)尿潴留和便秘。

(10)睡眠剥夺：病房诸多因素均可导致睡眠质量下降而诱发谵妄。

(11)药物：术中和术后不恰当地使用某些药物，特别是抗胆碱能药、苯二氮䓬类镇静催眠药、阿片类麻醉镇痛药等会诱发谵妄，哌替啶与其他阿片类麻醉镇痛剂相比更易引起谵妄，这主要归因于哌替啶的抗胆碱作用。

（二）谵妄的处理

1. 去除诱因 一旦发现患者有谵妄风险或出现术后谵妄，应迅速寻找并处理导致谵妄的潜在诱因。及时发现并纠正诱因，对快速缓解谵妄和争取最佳远期预后非常重要。围手术期使用的药物是导致谵妄最常见的原因之一，因此围手术期应避免使用下列药物：①开具新处方的胆碱酯酶抑制剂；②将苯二氮䓬类药物作为治疗谵妄患者激越行为的一线药物；③使用导致谵妄的高危药物。应使用替代药物或请专科会诊。

2. 非药物疗法 研究结果表明，预防对谵妄有确切疗效。谵妄的预防要求纠正诱因、针对危险因素并强调多学科团队干预的非药物性预防方案，针对术后谵妄常见危险因素，建议采取相应综合性预防措施。

3. 药物疗法 多种抗精神病药物、镇静药物均有诱发谵妄的可能，并且增加患者死亡和痴呆患者卒中的风险，因此建议谨慎使用。除非是苯二氮䓬类药物戒断症状引起的谵妄，否则不建议将苯二氮䓬类药物用于治疗谵妄患者的激越行为。如果既往患者未服用胆碱酯酶抑制剂，不建议采用该药物治疗术后谵妄。对抑制型谵妄患者，应避免使用抗精神病药物或苯二氮䓬类药物治疗谵妄。如患者出现激越行为，威胁到自身或他人安全，并且非药物治疗无效时，可使用抗精神病药物改善患者的精神行为异常。常用的控制谵妄患者激越行为的治疗药物包括：①氯哌啶醇，小剂量口服或肌内注射，静脉使用会引起Q-T间期延长，因此应慎用；②奥氮平，锥体外系不良反应小于氟哌啶醇，口服或舌下含服建议小剂量短期使用。

药物治疗原则：①单药治疗比联合药物治疗好；②小剂量开始；③选择抗胆碱能活性低的药物；④及时停药；⑤持续应用非药物干预措施，主要纠正引起谵妄的潜在原因。

三、骨水泥反应

骨水泥反应（bone cement implantation syndrome，BCIS），又称为骨水泥反应综合征，是指骨水泥凝固过程的一系列理化作用,导致血管扩张、血压下降、心肌抑制,出现突发性的低血压、低氧血症,甚至心搏骤停等一系列症状的临床危急综合征。

（一）常见原因

1. 骨水泥单体毒性作用　骨水泥是由液态甲基丙烯酸甲酯(liquid methylmethacryla,LMMA)单体经聚合酶粉剂催化聚合而成。LMMA 入血可破坏血液中的粒细胞、单核细胞和内皮细胞,释放出蛋白水解酶,发生细胞和组织溶解;也可直接抑制心肌,出现心肌收缩力下降及传导系统异常,体外研究显示 LMMA 可明显抑制心肌细胞活动并诱导其凋亡,且与浓度成正相关。同时 LMMA 可抑制肌浆网 Ca^{2+} 的摄取,影响平滑肌的兴奋 - 收缩偶联机制,导致血管扩张,出现血流动力学改变。

2. 高热损伤　骨水泥在成团期和固化期时会释放大量的聚合热对周围组织造成热损伤。局部高温可刺激机体释放前列腺素、缓激肽等舒血管介质引发血压下降等一系列血流动力学改变。

3. 髓腔内高压致肺栓塞　在骨水泥假体置入过程中,为了使骨水泥与骨界面达到最大的稳定结合,需用一定的压力使骨水泥与骨小梁之间产生嵌压交锁作用,此过程会产生极大的髓腔内高压,而骨水泥在发生聚合反应时的瞬时高温还可导致髓腔内血液、脂肪及气体受热膨胀,进一步增高髓腔内压力,最终导致骨髓、脂肪、骨碎屑、空气、骨水泥等通过破裂的髓内静脉被挤入血液循环,导致肺栓塞的发生。特别是老年人骨质疏松,骨内有较大的血管空间,扩髓时骨髓破坏严重,置入骨水泥时更易使髓腔内容物进入血管,且心肺功能代偿能力差,极易导致患者死亡。

4. 凝血系统激活　骨水泥型关节置换手术过程中,血小板释放转化生长因子和 β 血栓球蛋白增多,导致血小板的活性增加,容易形成血栓。因此,高龄患者如若血液呈高凝状态时,极易发生凝血系统的激活,产生血栓。

5. 内源性大麻素学说　内源性大麻素(花生四烯酸乙醇胺和花生四烯酸甘油)参与人体情绪、认知及心血管系统等方面的调节。Motobe 等对髋关节置换术中骨水泥假体置入后血压骤降,患者检测发现花生四烯酸乙醇胺和花生四烯酸甘油呈显著升高。

6. 过敏反应　骨水泥对人体属于异物,置入后会产生过敏或超敏反应,致组胺释放。组胺作为一种神经递质可发挥舒张血管平滑肌,收缩气管、肠道平滑肌,增强毛细血管通透性和黏液腺体分泌等作用,而骨水泥反应的发生可表现出与过敏反应相似的临床症状。研究显示通过对骨水泥置入前后组胺的检测发现置入骨水泥后所有患者血清组胺都有增加(0.5~1ng/mL),而置入骨水泥前应用肾上腺素、抗组胺等药物可有效防止心血管功能的改变。

（二）骨水泥反应的高危因素

1. 高龄患者　老年患者多骨质疏松,达到稳定的固定所需压力更大,且心肺储备功能下降,对急性心肺损伤代偿能力下降。研究发现骨水泥型髋关节置换术中猝死患者多为 80 岁以上高龄,常伴有骨质疏松,且女性发病率大于男性。

2. 心肺基础疾病　既往有肺动脉高压、房间隔缺损、冠脉疾病及心肌梗死、纽约心脏学会(NYHA)心功能分级 3~4 级的患者,心肺功能差,在较小的打击下即可发生严重的心肺并发症。

3. 髋部骨折病变　髋部周围骨折尤其是病理性骨折患者行骨水泥型关节置换术,发生率明显高于其他髋部病变。

4. 骨恶性肿瘤　骨恶性肿瘤患者骨质条件差,骨水泥加压过程中易发生骨折造成血管损伤,且其髓腔内血管可能存在变异,使得置入骨水泥过程中骨髓、脂肪、肿瘤细胞团等髓腔内容物更易进入血管造成肺栓塞,并且进入血液后的肿瘤细胞可释放肿瘤坏死因子激活凝血系统,促进血栓的形成。

5. 其他因素　长期服用激素患者会引起体内脂质代谢异常,股骨髓腔内大量脂肪颗粒沉积,在假体置入压力增高时,易进入循环系统引起栓塞;股骨髓腔直径大,髓腔内容物多,血管表面积大,增加了栓塞风险,且骨水泥使用量大,局部骨水泥反应较重;首次行关节置换的股骨存在更多的栓塞物质。

(三)预防

1. 充分的术前评估　老年人器官功能下降,既往有心肺基础疾病的患者更易发生心肺并发症,临床尽可能完善术前检查,了解脏器功能,评估手术风险,与家属进行充分的沟通。同时术前积极行基础疾病的治疗,维持血压、血糖、凝血功能、电解质、内环境稳定,从而增强患者自身抵抗骨水泥反应的能力。

2. 手术医生的规范操作　严格应用特制切割工具,减少骨质碎屑的生成;严格遵循现代骨水泥灌注技术的应用,彻底清理髓腔,并保持干燥髓腔,且保证在骨水泥的置入过程中进行真空负压吸引,降低髓腔内压,从而减少肺栓塞的发生率。

3. 适当扩容和应用血管活性药物　在准备置入骨水泥前,手术医生向麻醉医生说明骨水泥的置入时间,使麻醉医生能有充分准备的时间。可以提前补充适量的胶体液,以提高老龄患者的血容量,以防骨水泥置入造成老龄患者严重低血压的发生。也可以使用多巴胺等血管活性药升高血压,增强心肌收缩力。提高心排血量,有利于增强老年患者对抗骨水泥反应的能力。

4. 应用皮质激素　置入骨水泥前使用地塞米松静脉推注,发现能减少血压波动的范围。骨水泥反应发生有过敏因素的存在,使用皮质激素可预防骨水泥不良反应。

5. 放置下腔静脉过滤器　在置入骨水泥前选择健侧股静脉或右锁骨下静脉入路放置滤器,可有效地过滤置入骨水泥时髓腔内高压导致入血的脂肪栓子。

6. 加强术中麻醉管理

(1)术中持续监测 ECG、有创动脉血压、血氧饱和度、呼吸末 CO_2 等生命体征,维持呼吸循环稳定。

(2)麻醉医生必须坚守岗位,密切观察病情变化,如有异常,应立即进行紧急处理。

(3)预防性使用肾上腺皮质激素。

(四)治疗

骨水泥反应发生时,首要的表现可能为低血压和低氧血症。低灌注血量和缺氧会造成重要脏器的损害。及时补充羟乙基淀粉等胶体液扩容,应用多巴胺等药物增强心肌收缩力,升高血压。同时保障患者氧合,椎管内麻醉者及时行气管插管机械通气。全麻患者在循环平稳前提下给予呼气末正压通气。如果患者的氧和饱和度突然大幅度下降,应立刻实施机械通气,一切按照肺栓塞的治疗方法进行。同时要注意使得患者血流动力学保持平稳,这样才能够保证其心、脑、肾功能的正常。发生心律失常时,及时用药处理。心搏骤停时立即予以心肺复苏。待患者情况稳定后,及时转入重症监护室(intensive care unit,ICU)治疗。

四、止血带反应

止血带反应性疼痛主要与无髓鞘 C 神经纤维的敏感化和自发性活动有关,对止血带及相邻部位深层组织的机械性压迫,造成神经纤维缺血,激活原本静止的无髓鞘 C 神经纤维,传导疼痛信号入脊髓背角神经元,在大脑皮质相应区域产生痛觉,同时激活交感神经系统,增加儿茶酚胺类递质及疼痛介质的释放,表现为定位差、烧灼样缓慢加剧的疼痛和血压、心率的增加等。

单纯的全身麻醉虽然掩盖了术中患者的止血带疼痛,但是止血带反应引起心率加快、血压升高的反应仍然存在,增加的阿片类药物很难控制该类反应,同时又增加了术后不良反应的发生。神经阻滞可以完美地阻滞运动与感觉神经。因此,联合神经阻滞围手术期的生命体征相对平稳,减少止血带反应。另有研究显示,右美托咪定抑制止血带反应的效果确切,对止血带引起的疼痛和血压升高有一定的作用,增强镇痛效果,稳定血流动力学,值得在临床推广使用。

五、大出血

骨科手术尤其骨盆、脊柱手术的手术创面大,手术部位组织血液循环丰富,止血相对困难,出血量较多。临床上在采取手术结扎和电凝止血的同时,输入异体血来纠正血容量不足。由于目前检测手段尚不能检测所有病原体和"窗口期"感染,因此在输入异体血的同时,可能有传染乙型肝炎、丙型肝炎、梅毒、艾滋病等潜在危险。

尽管有研究者指出术中患者出血量<600mL时可不输血,但考虑到随着年龄的增长,老年患者骨髓造血能力衰退,激素分泌少,刺激骨髓造血的作用随之下降,并且老年患者常患有其他慢性疾病,会对自身造血功能产生影响。因此,早期恢复血红蛋白水平可促进其早日康复。

在如今医疗血源紧张的条件下,可以利用血液回收机回收术野失血进行自体血回输,回收的是经过处理的浓缩红细胞,具有较好的携带氧能力及活性。因此,自体血回输具有安全性好,并发症少,以及无血源性污染疾病的优点,能够在一定程度上缓解血液紧张。

六、支气管痉挛

支气管痉挛的发病率约为0.15%~0.5%。高危人群为近期上呼吸道感染者、长期吸烟者、哮喘和支气管痉挛史、COPD患者、有呼吸道梗阻病史者等。

吸烟患者术前戒烟至少4~8周,近期上感患者宜择期手术延迟2~3周。合并哮喘患者如在哮喘发作期,择期手术宜在病情控制后进行手术,术前预防性使用支气管扩张剂和糖皮质激素治疗。

对于气管插管后发生支气管痉挛的患者,应消除刺激因素,如系药物引起,应立即停用。可应用支气管扩张剂(β_2受体激动剂、抗胆碱药物)雾化吸入,如沙丁胺醇,也可静脉给予氨茶碱或β_2受体激动剂(肾上腺素、异丙肾上腺素)。严重支气管痉挛患者雾化吸入途径给药受限,可经气管导管滴入肾上腺素(0.1mg,生理盐水稀释至10mL),或静脉给予肾上腺素(5~20μg)静脉注射,同时静脉给予糖皮质激素(甲泼尼龙1mg/kg或琥珀酸氢化可的松100mg)。挥发性吸入麻醉药(异氟烷、七氟烷)吸入也有助于缓解严重支气管痉挛。

七、苏醒延迟

(一)常见原因

引起全麻后苏醒延迟的最常见原因是麻醉期间所用药物的残余作用。常见原因有:①麻醉药物的绝对或相对过量;②药物作用时间延长;③剂量过大;④中枢对药物的敏感性增加;⑤高龄;⑥生物学差异;⑦代谢效应(水、电解质平衡紊乱);⑧药物的蛋白结合率下降;⑨药物的清除率下降;⑩药物在体内的再分布;⑪药物的相互作用和生物学转化。

(二)处理

一般治疗原则首先支持疗法,评估生命体征,包括血压、动脉氧合、心电图和体温,保持通气充分和循环稳定,进行必要的实验室检查,包括电解质、血糖、动脉血气等,必要时请内分泌或神经科医生会诊。

如为术中镇静过度,麻醉药物残余,需要等待药物作用消退。氟马西尼是苯二氮䓬类药物残余作用的特效拮抗药。如阿片类药物的残余作用是苏醒延迟的可能原因,必要时可应用纳洛酮,逐步增加剂量,同时应了解纳洛酮也将拮抗阿片类药物的镇痛作用。肌肉松弛药残余效应也可导致苏醒延迟,可用周围神经刺激明确诊断。在不能用药物作用来解释苏醒延迟时,可考虑其他原因,如低体温、低血糖、电解质紊乱等,均需做相应检查处理。疑为低体温者可进行体温测量,如为低体温需主动加温,尽快复温。腹腔镜手术的二氧化碳气腹可因老年患者肺功能降低,导致二氧化碳潴留。如考虑苏醒延迟为中枢神经系统原因,可请神经科医生协助诊治,必要时行影像学等检查。

八、脑卒中

脑卒中分为缺血性脑卒中和出血性脑卒中。围手术期脑卒中主要为缺血性脑卒中,出血性脑卒中仅占不到1%。

(一)危险因素

危险因素分为患者自身因素、手术种类和围手术期管理3类。患者自身的危险因素包括高龄(>70岁)、女性、脑卒中史或TIA史、颈动脉狭窄(特别是有症状者)、升主动脉粥样硬化(心脏手术患者)、高血压、糖尿病、肾功能不全、吸烟、COPD、周围血管病、心房纤颤、左心室收缩功能障碍(左心室射血分数<40%)、术前突然停用抗血栓药物等。

(二)脑卒中的预防

中国老年患者围手术期麻醉管理指导意见指出,对于近期(<3个月)脑卒中患者,择期手术应推迟至3个月之后,同时给予改善危险因素的治疗。对于术前使用抗凝(华法林)或抗血小板治疗的患者,如果手术出血风险为低危,可继续华法林治疗;如果停药后血栓栓塞风险为低危,可手术前后停用华法林;如果不停药有出血风险、而停药后有血栓形成风险,可停药后给予短效抗凝药物(如低分子量肝素)过渡。对于术前合并房颤的患者,术前停用抗凝药物(华法林)治疗后应给予肝素过渡;围手术期应继续使用抗心律失常药或控制心率药物,并注意纠正术后电解质和液体平衡紊乱;术后应尽早恢复抗凝治疗。他汀类药物具有抗感染和斑块稳定作用。对于合并严重颈内动脉狭窄,可请专科医生会诊协助诊治。

近期(<3个月)脑卒中的老年患者如需行无法保守治疗的急诊外科疾患或无法等待至3个月以后的限期手术,麻醉管理需防范对脑功能的进一步损害:①术前充分的脑功能以及相关疾病状态评估,并告知家属以及外科医生麻醉风险;②将围手术期患者的血压保持在平静状态血压基线水平至±20%范围;③术中调整通气参数维持$PaCO_2$为40~45mmHg;④术中监测麻醉深度,以防止镇静过度导致术后谵妄;⑤如果条件允许,推荐使用近红外光谱无创脑氧饱和度监测;⑥循环稳定为确保脑氧供需平衡的前提,加强心功能监测可为血流动力学的精确管理提供保障;⑦术中确保适当动脉血氧饱和度和血红蛋白浓度,防止氧含量过低;⑧有效防止围手术期外科相关炎性反应对血脑屏障的进一步损害,应用抗感染药物;⑨术中积极保温,维持体温在36℃以上;⑩如果可能,尽量在手术结束后拔除气管导管,回麻醉后恢复室(postanesthesia care unit,PACU)或者ICU继续观察;术后提供有效的术后镇痛,防止血液循环剧烈波动。脑卒中一旦发生应请神经内科进行专科处理。

九、低体温

正常老年人外周和中枢体温调节能力衰退,导致低体温的风险增加。这些年龄相关的生理改变使得老年患者血管收缩和产热比年轻人迟钝,寒战效果不佳,导致体温降低,而且与年轻患者相比,体重较轻,基础代谢率较低,热量丢失更快。麻醉状态下老年患者的体温调节问题更为严重。在所有麻醉药物的作用下,机体对低温的耐受力被抑制,不管是全麻还是区域阻滞麻醉都可观察到体温异常。老年患者低体温带来的风险较大。因此,麻醉计划应包括主动让老年患者有在手术室或室外保暖的能力,在患者完全覆盖被单之前,通过表面预热以及保持较高的室内温度可减少术中热量的丢失,鼓风式保温毯可更好地维持体温。

十、椎管内麻醉相关并发症

老年患者椎管内麻醉应注意相关并发症的防治。如麻醉平面过高易发生呼吸抑制,特别是复合静脉给予镇痛药、镇静药时；老年人可能由于患有心脑血管疾病，服用抗凝、抗血小板等抗血栓药物，导致区域麻醉血肿的风险增加。

椎管内阻滞时需考虑抗血栓药阻滞前停药时间和阻滞后再次用药时间，必要时参考凝血功能的检查。对于术前应用低分子量肝素（low molecular weight heparin，LMWH）的患者，行区域麻醉前，预防剂量的 LMWH 需停药至少 12 小时，治疗剂量的 LMWH 需停药至少 24 小时。麻醉后 12 小时内，不建议重启 LMWH 治疗。对于口服华法林的患者，一般需要区域阻滞前 4~5 天停用，术前评估国际标准化比值（international normalized ratio，INR），要求 INR 至少 ≤ 1.4。行区域麻醉前，氯吡格雷应停用至少 7 天，噻氯匹定应停用 14 天。

第五节 老年骨科术后镇痛及注意事项

老年患者术后充足的镇痛不仅可以减轻痛苦，还决定了术后的活动度和转归，从而防止一些并发症，如肺不张、肺炎、静脉栓塞、压疮等，良好的镇痛也会减少谵妄和慢性疼痛综合征的形成。

一、疼痛强度评分法

在评估和治疗老年患者时，需要特别注意疼痛。由于功能和认知能力的各种变化，正确评估老年患者的疼痛需要特殊的护理和适当的评估工具。疼痛强度评分方法大致分为：①视觉模拟评分法（visual analogue scales，VAS）；②数字等级评定定量表（numerical rating scale，NRS）；③语言等级评定量表（verbal rating scale，VRS）；④ Wong-Baker 面部表情量表（Wong-Baker face pain rating scale），应依据患者意识、语言和运动能力等因素来采用合适方法进行评估。

二、老年患者术后镇痛特点

1. 随着增龄，人体各脏器老化、功能减退，影响老年人药物代谢和药效的因素包括心输出量下降、肌肉比率降低、脂肪比率增加、脑血流和组织容积减低、肝肾功能减退，如合并血浆白蛋白减低，更导致游离药物浓度增加，峰浓度易升高，药效增强，对血浆蛋白结合力高的 NSAIDs 和舒芬太尼更为明显。故药物剂量在老人原则上应减低 25%~50% 以上，用药间隔应适当延长。

2. 老年人常合并高血压、冠心病、糖尿病、慢性阻塞性肺疾病，更易导致心血管不良事件和呼吸抑制。

3. 老年人可能同时服用多种药物，更易发生药物相互作用而改变药效，使药物的反应难以准确预测。

4. 应尽量避免使用有活性代谢产物的药物，芬太尼、舒芬太尼、羟考酮几乎不产生活性代谢产物，可安全用于中等以下肝功能损害的老年患者；曲马多和激动拮抗药布托啡诺、地佐辛等呼吸抑制作用轻微，但应注意过度镇静可能导致呼吸道不通畅；吗啡疗效确切，其代谢产物虽有活性，但作用易于预测，短时间使用不产生镇痛耐受，仍可安全应用于老年患者。

5. 老年镇痛必须有更精确的个体化镇痛方案和更严密的监测，静脉注药时应采用缓慢的速度推注，注药后应有严密监测，应注意在达到理想镇痛效果同时，尽可能降低副作用。老年患者使用阿片类药物更易发生呼吸抑制。

6. 老年是 NSAIDs 的危险因素，即使短期使用也易导致心肌缺血、高血压难以控制、肾功能损害和出血等不良反应，使用时需慎重权衡治疗作用和不良反应，应酌情减低剂量。

三、镇痛药物和方法

常用镇痛方法有全身用药和局部用药。全身用药多使用静脉注射给药途径,常用药包括阿片类镇痛药、对乙酰氨基酚、曲马多和 NSAIDs 等。局部应用局麻药包括切口局部浸润、外周神经阻滞和椎管内给药。患者自控镇痛是目前术后镇痛最常用的方法。

(一)阿片类药物

老年患者由于药物清除率下降,术后每天吗啡的总需求量下降,服用阿片类药物往往作用时间更长,对急性疼痛的老年人使用阿片类药物差异很大,特别是对有认知功能障碍的老年人。老年人对镇痛、镇静、呼吸抑制、认知障碍、谵妄和便秘更为敏感。哌替啶应避免在老年人群使用,因为其代谢物可增加谵妄的发生率。当使用阿片类药物治疗老年人的急性疼痛时,一般建议与年轻人相比减少剂量 25%~50%。

(二)非甾体抗炎药

非甾体抗炎药(NSAIDs)是多模式疼痛管理中的重要组成部分,在术后疼痛治疗中有明确的作用。通过减少外周伤害性刺激的传入和调节脊髓水平的敏感性,抑制环氧化酶是一种有效的镇痛机制来实现疼痛管理的目的。胃肠道紊乱、黏膜出血和溃疡更常见于老年人。使用阿司匹林、其他抗凝血剂或糖皮质激素会增加胃肠道风险。环氧化酶 -2 选择性药物(如塞来昔布)与胃肠道或出血并发症的相关性较小。所有 NSAIDs 都与液体潴留和高钠血症有关,这对于有容量过载风险的患者可能是危险的,如充血性心力衰竭患者。血管收缩作用增加了冠状动脉或脑血管疾病患者缺血的风险。在虚弱的老年 NSAIDs 中可能会引起精神错乱。因此,NSAIDs 应谨慎应用于老年患者,特别是有肾功能不全、消化道溃疡史、正在使用抗凝或抗血小板药物及有出血倾向等的患者。

(三)预防性镇痛

作为一般原则,围手术期疼痛管理尽早开始,包括术前或术中,旨在减少术后疼痛的干预。如果不能很好控制急性术后疼痛,会发生中枢神经系统的重塑,导致慢性疼痛的发生,其主要的神经机制是外周和中枢敏化的产生。预防性镇痛,即防止手术创伤和炎性反应引起的中枢敏化,是基于这样一个理念,有人提出了超前镇痛的概念。

(四)区域麻醉

持续外周区域麻醉和椎管内麻醉技术是急性疼痛管理最有力的措施,尽管区域技术在老年患者中被广泛使用,但与年轻患者相比,关于区域麻醉对预后的影响的数据有限。区域麻醉可以帮助减少全麻药物经常出现的不良反应,如认知功能障碍和镇静。但由于随着年龄的增长,超声下的解剖结构识别和神经生理变化,区域麻醉在老年人中更具有挑战性,需要有经验丰富的麻醉医生指导之下进行安全有效实施。

1. 椎管内麻醉 与全身阿片类药物治疗相比,术后硬膜外镇痛提供很好的疼痛控制,还可以降低静脉血栓栓塞、心肌梗死、出血、肺炎、呼吸抑制和肾衰竭等并发症的风险。

随着年龄的增长,硬膜外间隙的减小导致硬膜外溶液的头侧扩散增加。这种头侧硬膜外溶液扩散风险的增加可能导致不良的心血管事件,如低血压;因此,老年患者可能需要减少硬膜外输注剂量。同时要高度重视对于术后低分子量肝素的患者,应于椎管内穿刺 24 小时以后,且导管拔除 2 小时以上,方可应用低分子量肝素。

2. 周围神经阻滞 周围神经阻滞可以提供良好的疼痛控制,在老年患者中通常风险较低。同时避免阿片类药物镇痛和椎管内镇痛常见的一些不良事件,如镇静、认知障碍、尿潴留和低血压。有证据支持周围神经阻滞在老年患者疼痛控制同时减少并发症的发生。与年轻患者相比,虚弱的老年人发生局麻药毒性的风险更高,因为血清蛋白水平较低,导致血浆中局麻药水平更高。老年患者的周围神经阻滞起效时间更快,持续时间更长。应考虑终末器官疾病,特别是心脏、肝脏和肾脏,并应对特定区域给予最小剂量的麻醉。当同时进行区域周围神经阻滞时应相应减少局麻药注入总量。使用具有心脏和中枢神经系统毒性风险较低的药物,如罗哌卡因,最适合持续输注。

(五) 多模式镇痛

多模式镇痛管理方法是指联合使用作用机制不同的镇痛药物或方法,因为作用机制不同而互补,镇痛作用相加或协同,同时每种药物的剂量减小,副作用相应降低,从而达到最大的效应/副作用比,是常见的术后镇痛方式。常用的多模式镇痛方法包括:①超声引导下的外周神经阻滞与伤口局麻药浸润复合;②外周神经阻滞和/或伤口局麻药浸润+对乙酰氨基酚;③外周神经阻滞和/或伤口局麻药浸润+NSAIDs 或阿片类药物或其他药物;④全身使用(静脉或口服)对乙酰氨基酚和/或 NSAIDs 和阿片类药物及其他类药物的组合等。但目前还没有专门针对老年人群的多模式镇痛策略。

四、中国髋、膝关节置换镇痛管理

(一) 关节置换术后疼痛管理的目的

关节置换术围手术期疼痛主要包括两个方面,即术前由原发关节疾病引起的疼痛和术后由于手术创伤引起的疼痛。疼痛处理的目的在于:

1. 术前缓解由原发性关节疾病带来的疼痛,增加患者手术耐受力。
2. 减轻术后疼痛,更早地开展康复训练,改善关节功能。
3. 降低术后并发症,缩短住院时间。
4. 提高患者对手术质量的满意度,加速康复。

(二) 关节置换术后疼痛管理的原则

1. 重视健康宣教 患者术前常伴有焦虑、紧张情绪,因此需要给患者介绍手术过程、可能发生的疼痛和对疼痛采取的预防措施,消除患者的焦虑,以得到患者的配合,达到理想的减轻疼痛的效果。

2. 选择合理的疼痛评估方法 对围手术期进行疼痛评估,通常采用 VAS 或 NRS 评估方法。

3. 预防性镇痛 预防性镇痛是在疼痛发生之前采取有效的措施,并在围手术期全程给予适当的预防性措施,以减轻围手术期有害刺激造成的外周和中枢敏化,降低术后疼痛强度,减少镇痛药物的需求。预防和抑制中枢敏化是预防性镇痛的核心。推荐在伤害性刺激(手术刺激)发生前使用快速通过血脑屏障抑制中枢敏化的药物,有利于打断疼痛链,降低术后疼痛程度。

4. 多模式镇痛 将作用机制不同的镇痛药物和镇痛方法组合在一起,发挥镇痛的协同或相加作用,降低单一用药的剂量和不良反应,同时可以提高对药物的耐受性,加快起效时间和延长镇痛时间。目前,关节置换术围手术期多模式镇痛一般包括药物口服或注射+神经阻滞+关节切口周围注射,必要时联合椎管内麻醉和患者自控镇痛。应注意避免重复使用同类药物。

5. 个体化镇痛 不同患者对疼痛和镇痛药物的反应存在个体差异,因此镇痛方法应因人而异,应在患者应用预防性镇痛药物后,按时评估疗效,调整药物。个体化镇痛的最终目标是应用最小的剂量达到最佳的镇痛效果。

(三) 关节置换术围手术期疼痛管理的常用方法

1. 非药物治疗 患者教育、物理治疗(冷敷、热敷、针灸)、分散注意力、放松疗法及自我行为疗法等是基本的疼痛处理方法。

2. 药物治疗 主要分为全身作用类药物和局部作用类药物。镇痛药物的应用分为治疗性镇痛和预防性镇痛。在使用任何药物之前,请参阅其使用说明书。NSAIDs 包括对乙酰氨基酚、传统 NSAIDs 和选择性 COX-2 抑制剂,其中传统 NSAIDs 主要包括双氯芬酸、布洛芬、洛索洛芬钠、氟比洛芬酯等,选择性 COX-2 抑制剂主要包括塞来昔布、帕瑞昔布等。术前预防性镇痛应选择对乙酰氨基酚或选择性 COX-2 抑制剂,避免影响血小板功能。研究发现,关节置换术前使用选择性 COX-2 抑制剂具有预防性镇痛作用,较单纯术后镇痛可明显减轻术后疼痛、减少镇痛药用量、加快康复。

(1)阿片类镇痛药物:主要通过作用于中枢或外周的阿片类受体发挥镇痛作用,包括可待因、曲马多、羟考酮、吗啡、芬太尼、地佐辛等,给药方式以口服和注射为主。主要用于术后急性疼痛,最常见的不良反应主要涉及消化道和中枢系统,包括恶心、呕吐、便秘、嗜睡及过度镇静、呼吸抑制等。阿片类镇痛药用于治疗术后慢性疼痛时,应及时监测患者疼痛程度,以调整其剂量,避免药物依赖。

(2)催眠抗焦虑药物:虽然不具备直接的镇痛作用,但可以发挥抗焦虑、帮助睡眠、缓解肌肉张力等作用,间接地提高镇痛效果。

(3)外用药物:主要包括各种局部作用的 NSAIDs 乳胶剂、贴剂和全身作用的阿片类贴剂等。

3. 椎管内镇痛 通过麻醉导管一次性或持续性在椎管内给予阿片类药物和 / 或麻醉药,使之作用于脊髓背侧胶质中的受体,阻止疼痛信号转导,可有效缓解术后疼痛,尤其是在术后 4~6 小时的早期阶段。椎管内镇痛药物的选择各家医院不一致,包括吗啡、芬太尼、利多卡因、罗哌卡因和丁哌卡因的单独使用或联合使用,持续时间可长达 72 小时。其不良反应主要包括皮肤瘙痒、尿潴留和低血压。

4. 外周神经阻滞 通过外周神经鞘膜注入麻醉药物,阻断疼痛信号在外周神经的传导,达到镇痛效果。对于髋关节置换,可以选择腰丛神经阻滞。对于膝关节置换,可以选择股神经阻滞、隐神经阻滞或坐骨神经阻滞,现在多选择内收肌管阻滞。麻醉药物的注入可以是一次性,也可以是持续性。麻醉药物主要为罗哌卡因或丁哌卡因。Meta 分析显示,神经阻滞在关节置换术围手术期有良好镇痛效果,效果优于单纯口服药物镇痛,且降低药物的副作用。神经阻滞的不足之处在于局麻药物可能会同时阻断支配关节活动的运动神经元,从而影响术后康复锻炼。

5. 切口周围注射"鸡尾酒"疗法 切口周围注射多种药物混合制剂,以达到术后预防性镇痛的目的,类似于含有多种成分的鸡尾酒,故又称为"鸡尾酒"疗法。"鸡尾酒"主要以罗哌卡因为主,可联合肾上腺素和糖皮质激素。

6. 患者自控镇痛 患者自控镇痛(patient con-trolled analgesia,PCA)主要分为静脉患者自控镇痛(patient controlled intravenous analgesia,PCIA)、硬膜外患者自控镇痛(patient controlled epidural analgesia,PCEA)和皮下患者自控镇痛(patient controlled subcutaneous analgesia,PCSA)三大类。PCA 的主要优势在于镇痛药物的剂量由患者控制,患者可根据自身疼痛耐受情况调整药物剂量。PCA 使用方法简便,起效快,尤其适用于四肢关节的术后镇痛。PCA 的药物选择一般以不同作用强度的阿片类药物为主,包括吗啡和芬太尼的联合使用。PCA 的缺点在于阿片类药物所带来的胃肠道反应和中枢神经系统抑制。

(四)关节置换术围手术期镇痛的流程选择

依据预防性镇痛、多模式镇痛和个体化镇痛的理念,在关节置换术前、术中和术后 3 个阶段,根据术前疼痛评估制订预防性镇痛和治疗性镇痛方案,并同时进行疼痛评估和调整镇痛方案。尽可能地降低关节置换术患者围手术期疼痛。

1. 术前疼痛评估 根据患者病史、手术创伤的程度和患者对疼痛的耐受程度,结合患者既往药物使用史,对患者的关节疼痛程度及患者对疼痛的耐受度进行评估。

2. 制订围手术期镇痛方案 根据术前患者疼痛程度、患者对疼痛的耐受程度、手术方式及复杂程度和心血管、胃肠道、肝肾并存疾病的风险等参考因素,并综合考虑各种镇痛方式的利益风险,制订合理的围手术期镇痛方案。镇痛方案需要遵循预防性镇痛和治疗性镇痛、多模式镇痛、个体化镇痛的原则。

3. 术前疼痛管理 术前镇痛的目的在于治疗术前由关节疾病引起的疼痛;同时也降低术中和术后由手术刺激引起的疼痛,达到预防性镇痛作用。主要包括:①选择可快速透过血脑屏障抑制中枢敏化,同时不影响凝血功能的镇痛药物,如对乙酰氨基酚、塞来昔布、帕瑞昔布;②催眠或抗焦虑药物,催眠药物可采用苯二氮䓬类药物氯硝西泮、地西泮或阿普唑仑、艾司唑仑等,或非苯二氮䓬类药物唑吡坦、扎来普隆等;抗焦虑药物可采用帕罗西汀、舍曲林、西肽普兰等;③对患者及家属进行健康教育,包括行为疼痛控制技巧等。

4. 术中疼痛管理 虽然患者在手术中因麻醉状态感知不到疼痛,但仍应采取预防性镇痛措施,以减轻术后疼痛。术中预防性镇痛包括:①根据手术创伤程度和患者对疼痛的敏感程度,决定是否选择椎管内麻醉以及术后是否采用持续性椎管内镇痛;②外周神经阻滞;③切口周围注射"鸡尾酒"法;④尽量缩短手术时间,减少术后由创伤引起的炎症反应;⑤手术结束后,根据麻醉清醒后患者疼痛情况,可予以阿片类镇痛药或选择性 COX-2 抑制剂或 NSAIDs 静脉注射或肌内注射镇痛。

5. 术后疼痛管理 术后疼痛管理包括术后预防性镇痛和术后疼痛治疗两部分,首先应采取预防性镇痛,若术后疼痛 VAS 评分 ≥ 3 分,则立刻转为疼痛治疗。术后疼痛管理的具体措施包括:①冰敷、抬高患肢、减轻炎症反应;②传统 NSAIDs 类药物或选择性 COX-2 抑制剂药物镇痛,包括口服给药(双氯芬酸钠、塞来昔布、洛索洛芬钠等)、静脉或肌内注射(帕瑞昔布、氟比洛芬酯等);③根据情况选择 PCA 镇痛;④催眠抗焦虑药物,催眠药如氯硝西泮、地西泮、阿普唑仑、艾司唑仑或唑吡坦,抗焦虑药在精神科医师指导下应用,如帕罗西汀、舍曲林、西肽普兰、复方制剂黛力新等;⑤疼痛重时联合阿片类药物镇痛,包括曲马多、羟考酮口服或吗啡肌内注射;⑥其他围手术期处理,包括加强肌力锻炼、早期下地活动、减轻患者心理负担等。

6. 出院后疼痛管理 出院以后应继续予以镇痛治疗,直至功能康复良好,避免出现关节慢性疼痛。镇痛主要以口服药物为主,主要选择选择性 COX-2 抑制剂,或 NSAIDs,或联合阿片类药物和催眠抗焦虑药。

第六节 超声引导下神经阻滞在老年骨科手术中的应用

近年来,随着人口老龄化的加剧,接受骨科手术治疗的患者越来越多。既往临床多采用全身麻醉、椎管内麻醉的方式完成手术,但此种麻醉会对患者的呼吸、循环系统、血流动力学水平等造成不良影响,并发症多,术后镇痛不足。神经阻滞具有对血液流动学影响小、术后镇痛效果良好、术后并发症少等优势,特别是针对高龄及心肺功能表现较差者,对患者全身循环系统的稳定性维持效果更为显著。随着超声技术应用于神经阻滞,能更为准确地定位神经,对局麻药液注射、扩散情况进行实时观察,减少相关并发症发生风险,使外周神经阻滞的准确性、效果得到显著提高。超声引导下神经阻滞不仅提供良好术后镇痛,部分神经阻滞方法也能满足手术的需要,现将主要的常用外周神经阻滞简要介绍如下。

一、超声引导下颈丛神经阻滞

(一)颈丛神经解剖

颈丛(cervical plexus)由第 1~4 颈神经的前支构成。颈神经自椎间孔发出走行于脊椎横突前结节与后结节之间,沿颈长肌和头长肌侧方走行于胸锁乳突肌上部的深面。颈丛分为浅丛和深丛。浅丛由胸锁乳突肌后缘中点附近穿出,位置表浅,散开行向各方。深丛主要是膈神经和颈袢。颈丛神经穿出颈深筋膜,进入颈神经通路(也有研究报道称颈中间丛),即颈深筋膜(覆盖椎旁肌)与颈浅筋膜(覆盖胸锁乳突肌)之间的间隙。

(二)超声引导下颈丛神经阻滞及在老年骨科手术中的应用

选择合适的体位,头偏向对侧,探头放置在颈部侧方、胸锁乳突肌中点水平(约在环状软骨水平)看见胸锁乳突肌,探头向后方移动,直到胸锁乳突肌后缘出现在超声屏幕的中间。颈丛是一个低回声结节集合(蜂窝状),紧靠在椎前筋膜的下方,椎前筋膜位于肌间沟表面。

确定目标后,针尖穿过皮肤、颈阔肌、椎前筋膜,进入到神经丛附近。采用平面内技术(从中间或者侧面进针)和平面外技术都可以应用。回抽无血或脑脊液后,注射 1~2mL 的局麻药,确认注射点是否合适,然后再注入剩下的 10~15mL 局麻药包围神经丛。

局麻药:0.25%~0.5% 罗哌卡因,0.25% 丁哌卡因,1% 利多卡因 10~15mL。

临床应用:超声引导下颈丛 + 臂丛神经阻滞用于锁骨骨折患者的麻醉和镇痛。

常见并发症:局麻药毒性反应;膈神经阻滞;霍纳综合征;局麻药误入颈部蛛网膜下腔和硬膜外腔;声带功能障碍(不完全性麻痹);吞咽困难;颈动脉鞘受压;副神经麻痹。

二、超声引导下臂丛神经阻滞

(一) 臂丛神经解剖

臂丛神经起源于 C_5~T_1 脊神经前支,由相对应的椎间孔发出后,5 条神经根交汇形成 3 条上下重叠的神经干——上干、中干和下干,从前斜角肌和中斜角肌形成的斜角肌间隙中穿过。3 条神经干在锁骨上方或后方分为 6 股(3 条前股,3 条后股)。6 条神经股形成 3 条神经束,在腋动脉外侧或锁骨后方穿过,上、中干前股形成外侧束,下干前股形成内侧束,3 干后股形成后束。当 3 条神经束走行至喙突时,外侧束保持在外侧继续走行,后束和内侧束则从后方绕过动脉,分别在腋动脉后方和内侧继续走行。

(二) 超声引导下臂丛神经阻滞及在老年骨科手术中的应用

超声引导下臂丛神经阻滞方法有肌间沟、锁骨上、腋窝、锁骨下喙突旁等入路。

1. 肌间沟入路 患者处于合适的体位,头偏向对侧,横向放置探头,辨认颈动脉。沿颈部向外侧滑动探头辨认斜角肌和位于前、中斜角肌之间的臂丛。应用平面内技术向臂丛进针,当针穿破椎前筋膜时可有一明显的突破感。回抽,确认无血后,推注 1~2mL 局麻药以调整针的位置。确认注射点是否合适,然后再注入 10~15mL 局麻药包围神经丛。

局麻药:0.25%~0.5% 罗哌卡因,0.25% 丁哌卡因,1% 利多卡因 10~15mL。

临床应用:用于肩部、上臂和前臂手术患者的麻醉和镇痛。

2. 锁骨上入路 患者处于合适的体位,头偏向对侧,探头横向放置在锁骨中点上方。向尾侧倾斜探头,臂丛是位于动脉外侧方的一簇低回声椭圆形结构。应用平面内技术,由外向内朝向臂丛进针。当针穿过椎前筋膜或臂丛鞘,有一明显的突破感。注入 1~2mL 局麻药以调整针的位置。确认注射点是否合适,然后注入 20~25mL 局麻药包围神经丛。

局麻药:0.25%~0.5% 罗哌卡因,0.25% 丁哌卡因,1% 利多卡因 20~25mL。

临床应用:用于上肢肩部远端手术,包括肘、前臂及手掌部位的麻醉和镇痛。

3. 腋窝入路 患者处于合适体位,头偏向对侧,探头平行放置臂短轴方向,辨认腋动脉,寻找高回声的正中神经、尺神经和桡神经。在肱二头肌和喙肱肌之间为肌皮神经。

平面内从头侧向腋动脉后方进针注射 0.5~2mL 局麻药以调整针的位置。确认注射点是否合适,再给 10~15mL 局麻药就能完成桡动脉的环形包绕。最后,将针退回肱二头肌内,调整方向朝向肌皮神经,给予注射 5~10mL 局麻药。

局麻药:0.25%~0.5% 罗哌卡因,0.25% 丁哌卡因,1% 利多卡因 20~25mL。

临床应用:用于肘部、前臂、腕部和手部的麻醉与镇痛。

臂丛神经阻滞常见并发症:局麻药毒性反应;气胸;膈神经阻滞;霍纳综合征;局麻药误入蛛网膜下腔和硬膜外腔;血肿;神经损伤。

三、超声引导下竖脊肌平面阻滞

(一) 解剖学基础

竖脊肌位于棘突与肋角之间的沟内,以总腱起自骶骨背面、腰椎棘突、髂嵴后部和胸腰筋膜,由内向外逐渐分为并列的 3 个纵行肌柱:内侧为棘肌,止于棘突;中间为最长肌,止于横突及附近肋骨;外侧为髂肋肌,止于肋角。

脊神经出椎间孔后分为腹侧支、背侧支和交通支。腹侧支沿水平走行形成肋间神经,最先走行于肋间内膜深面,随后走行于肋间内肌和肋间最内肌之间,最终延续为支配前胸壁和上腹部的前皮支,于肋角附近分出外侧皮支支配侧胸壁。背侧支穿过肋横突韧带并支配竖脊肌,分出外侧支和中间支,中间支最终分出后侧皮支。脊柱的椎体和椎旁肌受到脊神经背侧支的支配。竖脊肌平面阻滞(erector spinae plane block,ESPB)不仅可以阻滞脊神经腹侧支,还可阻滞脊神经背侧支,理论上可为脊柱手术提供良好镇痛。

(二) 超声引导下竖脊肌平面阻滞及在老年骨科手术中的应用

患者处于合适体位,侧卧位或俯卧位,先横断面扫查获得手术区域对应的阻滞节段的棘突和横突的超声图像,确定要阻滞节段的横突后,探头旋转 90°,长轴再次扫查定位,包括横突尖和上方的 3 层肌肉。将探头沿长轴置于棘突旁约 3cm,可见横突的骨性声影表面存在 3 层肌肉,自浅至深分别为斜方肌、菱形肌和竖脊肌,将阻滞针自患者头端进入,进行平面内注射。针尖抵到横突外侧,即横突尖,进针路径可以从头端到尾端,也可从尾端到头端,都可以成功实施该阻滞,回抽无血,于竖脊肌深面注射局麻药。

局麻药:单次剂量:0.25%~0.5% 罗哌卡因 25mL;连续竖脊肌平面阻滞时,注射首剂局麻药(0.5% 罗哌卡因 25mL)后,置管(深度 5cm),镇痛泵设置背景剂量 0.2% 罗哌卡因 8mL/h、单次剂量 5mL/ 次、锁定 60 分钟。

临床应用:用于脊柱手术术后镇痛。

竖脊肌平面阻滞常见并发症:超声引导下的 ESPB 出现血肿、神经脊髓损伤、气胸的风险小,受凝血功能限制较小,穿刺并发症少,操作相对安全。

四、超声引导下腰丛神经阻滞

(一) 解剖学基础

腰丛由第 12 胸神经前支、第 1~4 腰神经前支构成。腰丛的分支有股神经、股外侧皮神经、闭孔神经、生殖股神经、髂腹下神经、髂腹股沟神经等。腰丛分布于髂腰肌、腰方肌、腹壁下缘与大腿前内侧的肌肉和皮肤、小腿与足内侧及大腿外侧的皮肤,以及生殖器等处。

(二) 超声引导下腰丛阻滞及在老年骨科手术中的应用

超声引导下腰丛神经阻滞常见的入路有后路长轴(三叉戟)入路、后路短轴(三阶梯)入路、横断面(三叶草)入路、冠状面(三叶草)入路。超声下可见椎体的表面、腰大肌间隙的腰丛,将药液注射到此处。其中后路长轴(三叉戟)入路操作方法,患者侧卧,把探头放置于棘突旁 0.5cm 处,探头长轴平行于后正中线,可获得高回声、连续的骶骨板声像,向头侧移动探头直至连续的骨性声像出现缺损,即为 L_5~S_1 关节突或横突间隙,继续向头侧移动探头可显示第 5 腰椎的关节突或横突声像,探头继续向头侧移动直至 L_4~L_3 横突间隙。超声下可显示呈"三叉戟"状的横突声像,横突浅层为竖脊肌,上下横突之间为腰大肌声像,横突下 1~2cm、腰大肌内可显示高回声的腰丛声像。采用平面内或平面外进针技术均可。针尖穿过竖脊肌进入腰大肌间隙,至目标神经周围回抽无血即可注射局部麻醉药。

局麻药:0.25%~0.5% 罗哌卡因 20mL。

临床应用:腰丛联合骶丛阻滞可为髋部手术提供手术麻醉及术后镇痛,如全髋关节置换术、髋部及股部骨折修复,髋臼重建/截骨术。腰丛联合坐骨神经阻滞,可为股骨干到足部的手术提供手术麻醉及术后镇痛,如全髋关节置换术后镇痛、髋部及股部骨折修复、髋臼重建/截骨术和全膝关节置换术(total knee arthroplasty,TKA)。

腰丛阻滞常见并发症:局麻药毒性反应;出血和血肿;局麻药误入颈部蛛网膜下腔和硬膜外腔;神经损伤、感染。

五、超声引导下骶丛神经阻滞

(一)解剖学基础

骶丛由腰骶干(L_4~L_5)以及全部骶神经和尾神经的前支组成。骶丛位于盆腔内,在骶骨及梨状肌前面、髂内动脉后方,分支分布于盆壁、臀部、会阴、股后部、小腿以及足肌和皮肤。

(二)超声引导下骶丛阻滞及在老年骨科手术中的应用

超声引导下骶丛神经阻滞常见的入路有骶旁入路、骶丛阻滞外侧入路。其中骶旁入路实施方法,患者取侧卧位,阻滞侧肢体向上,轻度前倾,髋膝关节略屈曲。探头横置于髂后上棘位置,与脊柱垂直。超声下显示斜坡状的骶髂关节影像。在连线上向尾侧移动探头,直至骶髂关节消失,超声下可显示外侧的髂骨和内侧的骶骨声像,髂骨和骶骨之间的空隙即是坐骨大孔,浅层是臀大肌和三角形的梨状肌,梨状肌的深层、坐骨大孔处可显示高回声的骶丛神经声像。多采用平面内进针技术,针尖穿过臀大肌和梨状肌靠近骶丛神经,回抽无血即可注射局部麻醉药。

局麻药:0.25%~0.5% 罗哌卡因 20mL。

临床应用:臀部和坐骨神经支配区域的疼痛治疗;膝关节以下部位除了小腿内侧条状带之外区域的手术麻醉和镇痛;联合腰丛阻滞可用于髋关节和更近端下肢手术麻醉;单独阻滞:膝关节以下部位除了小腿内侧条状带之外区域的小腿、足、踝、跟腱不同类型手术提供麻醉和镇痛;联合应用(腰丛、髂腹下神经、股外侧皮神经、股神经、闭孔神经):髋部、膝关节和大腿前后的手术。

骶丛阻滞常见并发症:局麻药毒性反应;神经损伤,出血和血肿,感染。

六、超声引导下坐骨神经阻滞

(一)解剖学基础

坐骨神经起自 L_4~L_5 和 S_1~S_3,属于混合神经。坐骨神经穿过梨状肌下孔离开骨盆,并在股骨大转子-坐骨结节连线中点深面下行,其远端向大腿中线移动,在臀大肌下面沿髋关节外旋肌群(上孖肌、闭孔内肌、下孖肌、股方肌)表面行走至股部。坐骨神经在腘横纹上方,分为胫神经和腓总神经,各自向下走行。

(二)超声引导下坐骨神经阻滞及在老年骨科手术中的应用

超声引导下坐骨神经阻滞常见的入路有骶旁入路、臀肌入路、臀横纹下阻滞和腘窝入路。

1. 臀肌入路 患者侧卧和俯卧,屈髋、屈膝。触摸股骨大转子和坐骨结节的圆形骨突,探头放置在两个骨性标志之间开始扫描,在能显示坐骨神经的位置,通常平面内进针。当针尖位置毗邻坐骨神经时,回抽无血后推注 1~2mL 局麻药,调整合适的注射点,注射局麻药。

局麻药:0.25%~0.5% 罗哌卡因 15~20mL。

2. 腘窝入路 患者仰卧位、侧卧位或俯卧位均可完成。患者屈膝,探头腘窝上扫描以显示坐骨神经,向近端或远端滑动探头可以改善图像的质量,更利于显示神经。从大腿的外侧应用平面内技术向坐骨神经进针,看见针尖接近神经,回抽无血后,注射 1~2mL 局麻药以确认注射位置是否合适,再注入局麻药。

局麻药:0.25%~0.5% 罗哌卡因 20~30mL。

临床应用:下肢手术的术中麻醉和术后镇痛。对于髋、膝、足、踝术中及术后镇痛,建议坐骨神经阻滞联合腰丛神经阻滞或联合股神经阻滞。①足踝部手术,建议坐骨神经阻滞联合腰丛神经阻滞。②膝关节手术围手术期镇痛,股神经联合坐骨神经阻滞适用于 TKA 围手术期多模式镇痛。③危重患者糖尿病足治疗,推荐用于有高麻醉风险糖尿病足患者的手术,建议联合股神经阻滞。④全髋关节表面置换术后镇痛,建议坐骨神经阻滞联合腰丛神经阻滞或联合股神经阻滞。⑤适用于下肢骨折手术、跟腱延长术、皮肤移植。

坐骨神经阻滞常见并发症:感染;出血或血肿;神经损伤;局麻药中毒。

七、超声引导下髂筋膜间隙阻滞

(一) 解剖学基础

髂筋膜间隙是一个复杂的潜在腔隙,其前方是髂筋膜,后方为骨盆髂肌。髂筋膜起自髂嵴的上外侧,内向与腰大肌筋膜结合,浅层被阔筋膜覆盖;在腹股沟区与缝匠肌筋膜相连,内侧与耻骨肌相连。由腰丛发出的股神经、股外侧皮神经位于髂筋膜腔隙内。

(二) 超声引导下髂筋膜间隙阻滞及在老年骨科手术中的应用

超声引导下髂筋膜间隙阻滞(fascia iliaca compartment block,FICB)常见的入路有经典入路(腹股沟韧带下 FICB)、"沙漏征"腹股沟韧带上 FICB(也称"领结征")、"山坡征"腹股沟韧带上 FICB 和斜矢状位腹股沟韧带 FICB。其中经典入路操作方法,患者处于合适的体位,探头放置在同时显示股动脉、髂腰肌及髂筋膜的位置。探头向外侧移动直到看见缝匠肌。当针穿破筋膜时,可能会有突破感,此时超声下可能看见筋膜折断。回抽无血后,注入 1~2mL 局麻药确认针的位置,合适后注入局麻药。

局麻药:0.25%~0.5% 罗哌卡因 30~40mL。

临床应用:髋关节置换;股骨骨折术前、术后;膝关节置换;髌骨骨折;膝以上截肢等麻醉和镇痛。紧急处理股骨近端骨折的术前疼痛已逐渐被认可。

髂筋膜间隙阻滞常见并发症:感染;出血或血肿;神经损伤;局麻药中毒。

八、超声引导下闭孔神经阻滞

(一) 解剖学基础

闭孔神经由 L_2~L_4 脊神经前支组成,神经沿腰大肌下行并从腰大肌内侧缘(即腰大肌旁间隙)穿出,然后沿小骨盆外侧壁下行穿闭孔管延伸到大腿前侧。在闭孔神经走行的过程中,分为闭孔神经前支和后支。

(二) 超声引导下闭孔神经阻滞及在老年骨科手术中的应用

超声引导下闭孔神经阻滞入路有远端入路、近端肌筋膜入路、矢状位近端肌筋膜入路、截石位耻骨入路。其中远端入路操作方法,患者仰卧,大腿轻度外展、外旋。在股静脉内侧腹股沟水平,探头放置在可显示股血管处。探头沿腹股沟向内侧移动,以辨认闭孔神经和筋膜。闭孔神经的前支在长收肌与短收肌之间,后支在短收肌与大收肌之间。穿刺针先进到耻骨肌与短收肌筋膜之间给予 5~7mL 局麻药。继续进针,针尖置于短收肌与大收肌之间时,给予 5~7mL 局麻药。

局麻药:0.25%~0.5% 罗哌卡因每支 5~7mL。

临床应用:超声引导下闭孔阻滞主要应用股骨手术、髋关节、膝关节麻醉和镇痛。

闭孔神经阻滞常见并发症:感染;出血或血肿;神经损伤;局麻药中毒。

九、超声引导下股外侧皮神经阻滞

(一) 解剖学基础

股外侧皮神经是纯感觉支,发自 L_2 和 L_3 神经前支的后股,出椎间孔后包裹于椎旁纤维结缔组织中,在腰大肌后方下行,斜向外下方穿腰大肌出现于腰大肌的外侧缘,经髂肌前方,在髂前上棘内侧近旁穿经腹股沟韧带至股部。

(二)超声引导下股外侧皮神经阻滞在老年骨科手术中的应用

超声引导下股外侧皮神经阻滞,有髂前上棘附近入路和髂前上棘下方入路。其中髂前上棘下方入路操作方法,患者仰卧位,将探头放置在髂前上棘下方并平行于腹股沟韧带,识别阔筋膜张肌和缝匠肌。图像上神经的短轴是阔筋膜张肌与缝匠肌之间小的低回声椭圆形结构,由外向内采用平面内技术进针,针尖到达阔筋膜张肌与缝匠肌之间时可能会有突破感。缓慢回抽无血后,注射1~2mL局麻药来确认针尖的位置,注入局麻药。

局麻药:0.25%~0.5%罗哌卡因每支5~10mL。

临床应用:超声引导下股外侧皮神经阻滞可与其他区域阻滞技术联合应用于单侧下肢手术的麻醉及术后镇痛与治疗,如股骨颈骨折、全膝置换术等;还可用于股外侧区域取皮术。

股外侧皮神经阻滞常见并发症:感染;神经损伤;局麻药中毒。

十、超声引导下股神经阻滞

(一)解剖学基础

股神经由L_2、L_3和L_4脊神经后支在腰大肌内形成,在腰肌外侧缘穿出后沿腰大肌和髂肌之间的肌沟下行,经腹股沟韧带下方的股动脉外侧穿行进入大腿,股神经在此处分为多个终末分支,终末分支又被分为前支和后支。前支主要支配皮肤感觉,而后支主要调节肌肉运动。

(二)超声引导下股神经阻滞在老年骨科手术中的应用

超声引导下股神经阻滞常见的有单次股神经阻滞、连续股神经阻滞、改良法股神经阻滞(髂筋膜法)、血管旁三合一(股)神经阻滞和隐神经阻滞(收肌管阻滞)。其中单次股神经阻滞操作方法,患者仰卧位,探头横放在腹股沟处内外滑动时可以显示股动脉,股动脉外侧为股神经的位置,由外向内,朝向股神经平面内技术进针。当针穿过髂筋膜,回抽无血后,先注射1~2mL局麻药来确认针尖的位置,注入局麻药。

局麻药:0.25%~0.5%罗哌卡因每支5~10mL。

临床应用:膝关节镜检查术;大腿前部的浅表手术;股四头肌肌腱修复手术;髌骨骨折切开复位内固定术;髋关节和膝关节置换术的术后镇痛。

股神经阻滞常见并发症:感染;神经损伤;出血或血肿;局麻药中毒。

十一、超声引导下隐神经阻滞

(一)解剖学基础

隐神经起自股神经,主要由L_3和L_4的神经根纤维组成,在股三角内伴股动脉外侧下行入收肌管,在收肌管下端穿大收肌腱板,行于缝匠肌和股薄肌之间,在膝关节内侧穿深筋膜,伴大隐静脉下行,分支分布于髌骨下方、小腿内侧和足内侧缘的皮肤。

(二)超声引导下隐神经阻滞在老年骨科手术中的应用

超声引导下隐神经阻滞,一般有单次隐神经阻滞和连续收肌管阻滞。其中单次隐神经阻滞操作方法,患者的体位可以比较随意,只需方便探头放置和进针,俯卧位和侧卧位都可以。仰卧大腿外展外旋位,将探头放置在大腿中段前内侧或更远端扫描可以辨认缝匠肌和股动脉,可在平面内,由外向内朝向股动脉的方向进针。针需要穿过缝匠肌和/或内收肌当针到达内收肌间隙时,回抽无血后先注射1~2mL局麻药来确认针尖的位置,注入局麻药。

局麻药:0.25%~0.5%罗哌卡因5~10mL。

临床应用：超声引导下隐神经阻滞与坐骨神经阻滞联合用于下肢远端手术的麻醉、术后镇痛及内侧的膝关节、腿、足踝手术与镇痛。连续收肌管阻滞对于患者术后的康复锻炼更为有利，是前交叉韧带重建术术后镇痛的较好选择。

隐神经阻滞常见并发症：感染；神经损伤；出血或血肿；局麻药中毒。

根据手术部位的解剖和神经支配，进行两个或多个部位联合阻滞时，应控制药物总剂量，同时注意其局麻药的毒副作用和心脏毒性作用。对异常的肢体运动或感觉仍未恢复者，应请骨科、神经内科等多学科会诊，以尽早诊疗，避免神经损害等并发症发生。

（王月兰　武广函）

参考文献

[1] MILLER RD, ERIKSSON LI, FLEISHE LA, et al. 米勒麻醉学 [M]. 7 版. 邓小明, 曾因明, 译. 北京: 北京大学医学出版社, 2011.

[2] BARNETT SR. 老年麻醉手册 [M]. 麻伟青, 邓小明, 李娜, 译. 上海: 上海世界图书出版公司, 2017.

[3] 于普林, 王建业, 塞在金, 等. 老年医学 [M]. 北京: 人民卫生出版社, 2019.

[4] HADZIC A. 外周神经阻滞与超声介入解剖 [M]. 2 版. 李泉, 译. 北京: 北京大学医学出版社, 2014.

[5] HALVORSEN S, MEHILLI J, CASSESE S, et al. 2022 ESC Guidelines on cardiovascular assessment and management of patients undergoing non-cardiac surgery [J]. Eur Heart, 2022, 43 (39): 3826-3924.

[6] 中国心胸血管麻醉学会非心脏手术麻醉分会. 心脏病患者非心脏手术围麻醉期中国专家临床管理共识 (2020)[J]. 麻醉安全与质控, 2021, 5 (2): 63-77.

[7] TZORAN I, HOFFMAN R, MONREAL M. Hemostasis and Thrombosis in the Oldest Old [J]. Semin Thromb Hemost, 2018, 44 (7): 624-631.

[8] KAKKOS S K, GOHEL M, BAEKGAARD N, et al. Editor's Choice-European Society for Vascular Surgery (ESVS) 2021 Clinical Practice Guidelines on the Management of Venous Thrombosis [J]. Eur J Vasc Endovasc Surg, 2021, 61 (1): 9-82.

[9] 中华医学会麻醉学分会老年人麻醉与围术期管理学组, 国家老年疾病临床医学研究中心, 国家老年麻醉联盟. 中国老年患者围手术期麻醉管理指导意见 (2020 版)(二). 中华医学杂志, 2020, 100 (33): 2565-2578.

[10] BARNETT SR. Preoperative Assessment of Older Adults [J]. Anesthesiol Clin, 2019, 37 (3): 423-436.

[11] GIUSTOZZI M, FRANCO L, VEDOVATI MC, et al. Safety of direct oral anticoagulants versus traditional anticoagulants in venous thromboembolism [J]. J Thromb Thrombolysis, 2019, 48 (3): 439-453.

[12] 中华医学会麻醉学分会老年人麻醉学组, 国家老年疾病临床医学研究中心中华医学会精神病学分会, 国家睡眠研究中心, 等. 中国老年患者围术期脑健康多学科专家共识 (二). 中华医学杂志, 2019, 99 (29): 2252-2269.

[13] KUMAR C, SALZMAN B, COLBURN JL. Preoperative Assessment in Older Adults: A Comprehensive Approach [J]. Am Fam Physician, 2018, 15; 98 (4): 214-220.

[14] KAKKOS S K, GOHEL M, BAEKGAARD N, et al. Editor's Choice-European Society for Vascular Surgery (ESVS) 2021 Clinical Practice Guidelines on the Management of Venous Thrombosis [J]. Eur J Vasc Endovasc Surg, 2021, 61 (1): 9-82.

[15] JENSEN RK, KONGSTED A, KJAER P, et al. Diagnosis and treatment of sciatica [J]. BMJ, 2019, 19; 367: 16273.

[16] 中华医学会麻醉学分会老年人麻醉与围术期管理学组, 国家老年疾病临床医 [J]. 学研究中心, 国家老年麻醉联盟. 中国老年患者围手术期麻醉管理指导意见 (2020 版)(三). 中华医学杂志, 2020, 100 (34): 2645-2651.

[17] SIAHAAN YMT, TIFFANI P, TANASIA A. Ultrasound-Guided Measurement of Piriformis Muscle Thickness to Diagnose Piriformis Syndrome [J]. Front Neurol, 2021, 12: 721966.

[18] KAUFMANN KB, BAAR W, REXER J, et al. Evaluation of hemodynamic goal-directed therapy to reduce the incidence of bone cement implantation syndrome in patients undergoing cemented hip arthroplasty-a randomized parallel-arm trial [J].

BMC Anesthesiol, 2018, 18 (1): 63.

［19］ HINES CB. Understanding Bone Cement Implantation Syndrome [J]. AANA J, 2018, 86 (6): 433-441.

［20］ BAGAPHOU TC, SANTONASTASO D, GARGAGLIA E, et al. Ultrasound Guided Continuous Sciatic Nerve Block for Acute Herpetic Neuralgia [J]. Case Rep Anesthesiol, 2019, 2019: 7948282.

［21］ SHECKTER CC, STEWART BT, BARNES C, et al. Techniques and strategies for regional anesthesia in acute burn care-a narrative review [J]. Burns Trauma, 2021, 9: tkab015.

［22］ WONG WY, BJØRN S, STRID JM, BØRGLUM J, et al. Defining the Location of the Adductor Canal Using Ultrasound [J]. Reg Anesth Pain Med, 2017, 42 (2): 241-245.

第三十二章
老年创伤与急诊手术麻醉

第一节 概 述

一、创伤常见诱因与疾病

我国人口老龄化程度日益加深,老年患者需要手术尤其是急诊手术治疗的数量和比例不断提升,如何应对不断扩大的老年患者麻醉手术群体,提高老年患者围手术期麻醉管理的安全性,并改善其远期预后,成为当前面临的主要挑战。

老年人最常见的创伤诱因是交通事故和跌倒。机动车辆碰撞在老年人总创伤中占比 23.6%,其中最常见的原因是交通事故(51.4%),并且是造成创伤死亡的主要原因。据估计,大约 25% 的老年交通事故受害者存在胸部创伤,如肺挫裂伤、肋骨骨折、血气胸等。值得重视的是,这些损伤(最常见的是肋骨骨折)可以加重老年患者原有的心肺疾病,最终增加呼吸衰竭发生率。由于交通事故和各种形式的钝性创伤,老年患者比年轻患者更容易受伤(尤其是长骨骨折)。交通事故导致的创伤中,行人伤害占比 48.1%,受伤部位以头颈部(32.1%)最多。老年和非老年人群交通事故相关死亡率存在显著差异。

超过 50% 的老年创伤与跌倒相关。跌倒诱发的创伤包括:骨科损伤,尤其是股骨颈等长骨是最常见的损伤;其次是颅内损伤,特别是硬膜下血肿。此外,由于老年患者常合并各种系统性内科疾病,明确诱发跌倒造成创伤的原因也是老年急诊患者救治过程中的一项重要内容。

老年人的急诊手术并不都是由创伤性事件引起,其他的诱因还包括神经系统疾病、心血管疾病、各种外科疾病等。老年人常见的急诊高危手术包括颅内血管病变、腹主动脉瘤修补、剖腹手术和髋部骨折内固定术等。

二、老年急诊手术患者特点

急诊手术的需求随着年龄的增长而增加,约占急诊病例量的 20%,在大多数医疗系统中都是占比相当大的工作。与择期手术相比,急诊手术往往在非正常工作时间出现,患者常缺少全面的诊断,医疗相关背景资料有限,通常没有多少时间进行完善的诊疗规划。老年急诊患者往往存在未知性合并疾病,并可能长期服用一种或多种药物,增加了麻醉管理的复杂性以及不良事件发生率,从而导致急诊手术患者并发症发生率和死亡率通常比择期手术患者高数倍。在老年患者中,提高急诊手术的结局尤其具有挑战性。

创伤患者年龄的增加对发病率和死亡率有显著影响,患者年龄越高,其同时存在的疾病数量和可能的药物并发症也更多;并且各主要脏器功能随着年龄的增加也逐渐减退,甚至趋于衰竭。创伤诱发的应激反应和手术的打击可能诱发老年患者一个或者多个重要脏器的衰竭,从而危及患者生命。在一些研究中,急诊手术的老年患者死亡率接近 50%。

衰弱对老年患者的影响也是近年来研究热点之一。衰弱已被证明在老年创伤患者的高死亡率中起主要作用。衰弱被定义为"多系统储备能力下降,以致许多生理系统已接近或超过临床症状性衰竭的阈值而导致的一种状况或综合征"。因此,衰弱有助于更好地确定患者在遭受创伤前的生理基础状态。这比仅利用年龄作为整体生理状况和储备的估计要有用得多。有许多不同的衰弱评估方式,但它们都有以下关键因素:①体力活动耐受差;②行走速度缓慢;③非计划性体重减轻;④疲惫;⑤虚弱(握力、坐姿状态时站起能力)。已有相关研究证实,创伤前衰弱是增加老年患者创伤后1年内死亡率的独立相关因素。因此,术前对于老年急诊创伤患者衰弱状态的准确评估对于麻醉医师评判患者病情以及制订适宜的麻醉策略非常重要。

第二节　患者评估

老年患者由于退行性生理改变和并存的基础疾病,对他们在创伤及急诊状态下进行评估非常具有挑战性。例如,获取一个合并有痴呆的80岁创伤患者的病史资料,就比较困难。老年患者创伤与急诊手术的风险较高,且创伤与急诊手术后功能恢复较差,相当部分的老年患者手术后无法重新回归到术前的生活状态,因此手术前的快速准确评估,制订符合老年患者的麻醉策略,缩短术前准备时间,就显得尤为重要。

老年患者的创伤与急诊手术,符合一般创伤与急诊手术的基本评估原则,如禁食水时间、反流误吸风险、气道情况等,但同时与其他年龄群体患者有着明显的不同,如高龄、衰弱、认知功能损害、基础疾病多、心肺储备功能差等。因此本节将在一般创伤与急诊手术基础上,结合老年患者群体特点,加以叙述。

一、初级评估

对于急诊老年患者的初级评估,可以通过ABCDE法进行,即气道(Airway)、呼吸(Breathing)、循环(Circulation)、能力丧失(Disability)、暴露(Exposure)。具体评估方法如下:

(一)气道

一般评估原则:保护颈椎,检查气道。评估老年患者上呼吸道时,应对有无松动牙齿、义齿断裂或移位、上下颌骨骨折及下颌关节脱位给予特别注意。疏松丰富的咽部组织很容易阻塞上呼吸道,影响气道通畅。咽部反射随着年龄增加而降低,加上食管下段张力降低,因此老年患者发生反流和误吸的风险较高,特别是当患者出现意识障碍和失去知觉时。对于颈椎有关节炎、关节强直、脊椎关节强硬,以及创伤前颌面头颈部放疗史和既往做过颈椎固定手术的老年患者,由于头颈部和张口度受限,他们的气道管理需要特别的技巧。伴下颌骨肥大的缺齿患者用面罩正压通气时,有时需要正压通气前在颊部填塞纱布。在紧急气道管理中推荐线性固定头颈部、环状软骨加压,用催眠药和肌松药行快诱导和经口气管插管,更重要的是,要意识到在放置喉镜和气管插管时可能发生颈椎不全脱位。准备好困难气道设备随时使用,遵照美国麻醉医师协会所建议的困难气道处理步骤可以降低出现不良事件的风险。在大的颌面部损伤时,给予催眠药和肌松药后可能无法控制气道时,主张在局部麻醉下经环甲膜切口建立外科气道。

(二)呼吸

一般评估原则:是否存在有效呼吸。老年患者喉部软骨和气管的退行性改变使其容易发生喉部和气管的骨折移位。胸壁的骨质疏松改变使脆弱的肋骨在闭合性胸部挤压时易发生肋骨骨折,造成血胸、气胸和肺挫裂伤。胸壁僵硬度增加、肌肉力量降低和肺弹性回缩性下降使肺膨胀性变差。高压通气可造成气压性损伤、肺泡过度扩张破裂和张力性气胸。呼吸肌收缩力下降加重了胸壁疼痛、不能咳嗽、不能深呼吸,这使得老年患者更容易发生快速脱氧合。

(三)循环

一般评估原则：通过观察大动脉搏动、血压、皮肤颜色、毛细血管再充盈时间和休克指数来判断循环状态。老年患者全身动脉粥样硬化，降低了重要器官的局部血流，使老年人容易发生循环衰竭。老年患者低血容量时的压力感受器反射减弱以及不能代偿增加心率，常导致心输出量不足、重要器官缺血、外周低灌注和代谢性酸中毒。心肌纤维、瓣膜和心脏传导系统的退行性变化，以及血管阻力增加和心室肥厚，使心脏容易发生心律失常、缺血和心衰。自主神经系统的改变和儿茶酚胺受体敏感度下降使老年人呈现心率逐渐下降的趋势，心输出量更加依赖于前负荷，对舒张末期容积的改变敏感性增加。动脉硬度的增加和交感活性增强使肥厚心肌低血容量和低氧时易出现缺血、心律失常、心肌梗死和心脏停搏。

(四)能力丧失

1. 老年患者多伴有不同程度的认知功能下降，常不能正确描述疼痛和功能障碍，因此建议使用 AVPU 法，即清醒（Alert）、对语言刺激有反应（responds to Voice，）、对疼痛刺激有反应（responds to Pain）、全无反应（Unresponsive），快速判断意识状态。

2. 检查手指和脚趾有无感觉和活动。

3. 评估瞳孔的大小、形状及对光反射。

4. 用格拉斯哥昏迷量表（Glasgow coma scale，GCS）评价颅脑损伤。

(五)暴露

完全暴露患者，以便全面检查伤情，避免遗漏，但需注意老年患者的保温。

二、递进评估

经过 ABCDE 法初级评估和初步抢救程序后，我们应按照 FGHI 步骤，即配合（Follow）、关怀措施（Give comfort）、病史（History）和检查（Inspect），开始递进评估，以决定安全转运方案和后续确定性方案。

(一)配合

1. 监测生命体征及意识的变化。

2. 根据患者情况，进行心电图、血常规、血生化、凝血、血型、血交叉等。血红蛋白（Hb）是比较容易获得和低成本的生物标志物之一，被用于所有重大创伤的初始常规检查中，可以代表患者就诊时的基础状态。且 Hb 水平结合修正后创伤评分（revised trauma score，RTS）可以有效预测创伤患者的预后。

3. 必要时留置尿管以防尿潴留，留置胃管以预防呕吐。

(二)关怀措施

1. 做好疼痛管理　使用适宜的疼痛评估工具评估患者的疼痛程度，力求简单、便捷。

2. 做好保暖措施　创伤后低体温是创伤患者常见的并发症和预后不良的主要原因。因此预防低体温的发生尤为重要。在急诊处置时需要密切监测体温变化，尽快脱去患者潮湿衣服，给予棉被及毛毯保暖。

(三)病史

详细询问患者的受伤史、既往病史和过敏史。对于拟行区域阻滞麻醉的老年患者，尤其是行椎管内操作和深部周围神经阻滞时，应该仔细询问其抗栓药物的使用情况，如抗血小板药物的种类、剂量，抗凝药物的种类、剂量，近期是否有接受溶栓药物治疗等。向患者或其亲属了解既往有无麻醉相关不良事件发生的情况。

(四)检查

任何现代化检查手段均无法代替麻醉科医生的基本体格检查，首先观察患者的整体情况，以视诊、触诊、叩诊和听诊重点检查受伤部位的伤情。

三、特殊评估

(一)意识状态的评估

老年患者多伴有不同程度认知功能损害,急诊创伤时准确评估老年患者意识存在一定难度。但对于麻醉科医生而言,评价指标的选择应遵循简易、方便、直接、常规、实用、可重复的原则。临床意识障碍(disorder of consciousness,DOC)评估最常用的方法就是评分量表,通常包括评价指标(变量)、评分标准和评分数值3个部分。GCS是评估昏迷和意识障碍患者应用最广泛的评估手段,并成为多种临床评分的重要组成部分,但GCS也暴露了一些缺陷,包括:缺乏脑干功能的评估;忽略了瞳孔变化的观察在神经重症患者诊疗中的重要意义;特殊人群(老年痴呆患者、闭锁综合征患者等)的不适用性。

2005年美国Wijdicks和同事们提出的全面无反应性量表(full outline of unresponsiveness,FOUR),曾被誉为"新时代的格拉斯哥评分"。研究证实,相对于GCS,FOUR能提供更多的神经系统细节,更准确、更适合于神经重症患者的临床评估。遗憾的是,无论何种量表,在评估神经重症患者的意识中都存在着较高的误诊率,尤其是在评估植物状态、无反应觉醒综合征、微意识状态等情况。

(二)超声评估

外伤患者病情危重且复杂,部分患者外伤后昏迷或被动体位,不能有效配合检查,而各种危重外伤患者的救治都有一个"黄金时段"。因此,麻醉科医生需要找到一种快速、科学的检查方法,最大限度地提高外伤患者的救治成功率。20世纪80年代末,国外学者提出针对创伤的超声快速评估法,即创伤超声重点评估(focused assessment with sonography for trauma,FAST)技术。目前该技术已成为麻醉、急重症医师快速床旁评估急性胸腹部闭合性损伤患者病情最重要的工具。传统FAST检查主要利用超声快速判断腹腔有无游离积液,而扩展创伤超声重点评估(extended focused assessment with sonography for trauma,eFAST)内容扩展到胸腔、心包的检测。eFAST通过对胸腔、心包、腹腔以及骨盆等部位检查,至少包括5个位置(图32-1),以判断是否存在游离液体及气体,而游离液体或气体往往是器官损伤的标志。

尽管超声评估有诸多优势,但超声评估准确性依赖于操作医生的经验和培训,同时超声由于技术固有的缺陷,即使超声评估结果阴性,也不能完全排除某些情况的可能。因此在进行eFAST评估的同时,其他诊断性、治疗性干预可以先期或同时进行。

1. 肺部超声评估 肺部超声(lung ultrasound,LUS),从传统胸腔积液的有无及定量评估,已经革命性地走向了肺实质成像检查。创伤及急诊情况下,尤其是面对重症老年患者时,麻醉科医生无需扫查全部肺区,以免延误进一步的救治。若时间允许,床旁超声可用,可采用急诊床旁肺部超声(bedside lung ultrasound in emergency,BLUE)方案进行扫查评估。BLUE方案通常应用于紧急、危及患者生命体征的检查,加快患者诊断与治疗。BLUE方案可在短时间(3分钟)内判

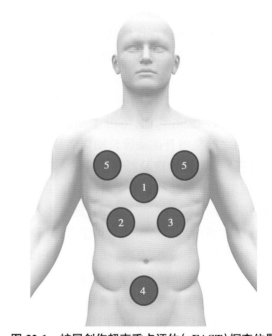

图32-1 扩展创伤超声重点评估(eFAST)探查位置

1,剑突下:可显示右心室、左心室、右心房、左心房、心包及肝左叶,用于探查有无心包积液。2,右上腹:扫查右侧胸腔、右侧膈下、肝肾隐窝、右肾下极(右结肠旁沟)有无游离积液。3,左上腹:扫查左侧胸腔、左膈下间隙、脾肾间隙、左肾下极(左结肠旁沟),有无游离积液。4,耻骨上/盆腔:男性——直肠膀胱陷凹;女性——直肠子宫陷凹,如显示膀胱后或子宫后无回声区,提示盆腔出血可能。5,胸腔/肺部:用于探查有无血气胸、肋骨骨折。

断是否存在造成患者呼吸困难(如慢性阻塞性肺疾病/哮喘、气胸、肺栓塞、肺水肿、肺炎及胸腔积液等)的常见原因,其检查点主要有3个,分别是上蓝点、下蓝点和PLAPS点。

2. 胃部超声评估 如前所述,老年患者的特殊生理特点,使得老年患者胃内容物反流误吸较其他群体更易发生。目前气道管理的决策主要基于患者是否饱胃,而对于这一状态的评估大多根据患者的术前禁食禁水时间。然而,老年患者胃排空时间在不同的疾病状态下个体差异较大。对于潜在疾病所致胃肠运动功能障碍患者,即使遵从常规禁食禁水时间,也不能完全处于空腹状态。此外,许多需急诊手术的患者术前无法保证足够的禁食禁水时间。

术前使用床旁超声评估胃内容物是比较方便快捷的方法,麻醉科医生较易掌握,同时不给患者增加痛苦,具有突出优势。一般选择剑突下腹中线的矢状面,选择胃窦部获取影像。可根据患者当时病情状态,酌情选择右侧卧位、仰卧位或平卧位中的一种或多种体位进行评估。

3. 心脏超声评估

(1)经胸心脏超声心动图(TTE):长轴平面、短轴平面和四腔心平面是TTE的3个最基本平面,从这3个平面可以获得常规心超检查所需要的大部分信息。若这3个平面无法获取或图形质量差,或者患者病情需要更多的信息,再根据具体情况,进行其他平面的扫查评估。

(2)经食管心脏超声心动图(TEE):经典TEE的20个切面操作相对复杂,尤其面对创伤和急诊状态的老年患者,全切面扫查评估耗时长,且不一定有阳性发现,因此,TEE主要用于特定的适应证,并且选择常用的6个切面,即TEE-FOCUS 6个基本平面。

截至目前,TEE-FOCUS包括6个基本切面,其中有4个关于心脏的基本切面和2个关于大血管的基本切面:①左心室长轴切面;②右心室流入流出道切面;③降主动脉短轴切面;④经胃底心室短轴切面;⑤食管中段四腔心切面;⑥升主动脉长轴切面(新增)。对于非心脏手术,TEE-FOCUS也包括6个基本切面,不同之处是将升主动脉长轴切面替换为食管中段双腔静脉切面。

(三)实验室检查及影像学评估

近来的研究提示实验室指标对围手术期并发症无明显预测性。建议老年患者的实验室检查应该基于临床指征,而不是按常规。然而,这并不是指所有的常规实验室检查都需受此限制。目前研究显示术前白蛋白、血红蛋白水平是预测老年患者围手术期风险的独立预测因子。对于麻醉科医生而言,患者有热量摄入减少的基础疾病史,有客观的低白蛋白血症和贫血数据,就可以初步判断营养不良的存在。目前仍没有一项实验室检查是评估营养不良的敏感性或特异性检查。

随着医学影像学检查在急诊医学中的普遍应用,急诊患者的诊断准确率和危重患者的抢救成功率明显提升。对于怀疑腹部内脏损伤患者,可首选超声检查,其具有诊断迅速、准确率高且无需搬动患者的优点。对于疑似腹内空腔脏器破裂患者,计算机断层扫描(computed Tomography,CT)具有更高的诊断价值;同时CT也是急性颅脑外伤患者影像学检查的首选,能够清楚地显示颅内血肿、颅骨骨折等。对于四肢骨折患者,通常X线检查可以明确诊断。怀疑胸腔脏器损伤或肋骨骨折患者可行X线加CT检查,以获得全面信息,完善诊断。磁共振对于发生了脑或脊髓损伤的患者显示效果好、提示的信息更加全面。

(四)创伤严重程度评估

创伤按严重程度及轻重缓急的处理顺序分为3类:危重伤、重伤和轻伤。麻醉科医生在接诊急诊创伤老年患者时,应该至少掌握一种创伤评估方法,有助于对患者的病情及风险进行快速初步的掌握。常用的评估方法包括:

1. 创伤指数 创伤指数(trauma index,TI)是根据受伤部位、损伤类型、循环、呼吸和意识5个方面对患者进行评分。各项指标分为4级(1、3、5、6分),以各项总分评定损伤严重程度,将危重创伤患者与普通创伤患者区分开,合理分流,判断预后(表32-1)。研究表明,对于TI分数为≥10分的创伤患者,应送至创伤中心或大型医院进行救治。

2. 创伤评分法 创伤评分法（trauma score, TS）是以 GCS 为基础，结合心血管和呼吸情况评定的方法，主要为呼吸、呼吸幅度、收缩压、毛细血管充盈、GCS 总分 5 项指标。5 项指标计分相加，总分 1~16 分。总分越少，伤情越重。有学者研究指出，将总分 ≤ 12 分的创伤患者转运至创伤中心或大医院，其准确度可达 98%。

3. CRAMS 评分法 该方法评定包括循环（Circulation）、呼吸（Respiration）、腹部（Abdomen）、活动（Motor）和语言（Speech）5 个方面。每个方面记 0~2 分，一共 0~10 分。CRAMS 评分法的命名是来自以上 5 个方面的第一个字母。该记分法按正常、轻度异常和严重异常分别记以 2、1 和 0 分。最后 5 个方面的分数相加，9~10 分为轻度创伤，8 分以下为重度创伤。通过 CRAMS 评分法，能在现场把严重创伤患者与一般创伤患者区分开来。

4. 院前分类指数 院前分类指数（prehospital index method, PHI）包括收缩压、脉搏、呼吸和意识 4 个方面。其灵敏度、特异性高，且评分原理简单易懂，流程操作便捷，被广泛应用于临床急性创伤领域。

5. 修正创伤评分 修正创伤评分（revised trauma score, RTS）包括血压、呼吸、脉搏及意识等 4 个项目。RTS 在急救中主要用于分类分拣和判断创伤患者的预后。

表 32-1 创伤指数

评分	部位	创伤类型	循环	意识	呼吸
1	肢体	切割伤或挫伤	正常	倦怠	胸痛
3	躯干背部	刺伤	BP<13.6kPa；P>100 次/min	嗜睡	呼吸困难
5	胸腹	钝挫伤	BP<10.6kPa；P>140 次/min	半昏迷	发绀
6	头颈	弹道伤	无脉搏	昏迷	呼吸暂停

BP，血压；P，脉搏。

第三节 术中监护

一、基础监测

老年患者创伤与急诊手术的基础麻醉监测项目与其他手术麻醉并无太多不同，如心电图、无创血压、血氧饱和度、呼气末二氧化碳及体温监测等。

（一）心电图监测

心电图的异常随着年龄的增加而增加，但是没有一种异常对不良心血管事件有预测性。在老年人中，标准心电图的敏感性较低。尽管如此，术中心电图的动态监测仍然是必要的，尤其是对于合并基础心血管疾病的患者和颅脑创伤急诊手术的患者。脑部疾病使得原来正常的心脏出现心功能或心电图异常表现，这种现象临床上称之为脑心综合征（cerebral cardiac syndrome, CCS）。CCS 心电图异常以心肌缺血、心律失常、QT 间期延长、P 波高尖，显著 U 波最常见。

（二）无创血压监测

血压是围手术期监测的基本指标，血压监测是临床评价心血管功能的最常用方法。血压形成的三要素包括：心脏泵血功能、血管内容量及外周循环阻力。平均动脉压是衡量器官灌注最有用的参数。监测无创血压时应注意袖带的宽度应约等于测量肢体周长的 40%，并维持适宜的松紧程度，以保证测量结果的准确。由于无创血压测量无法持续反映患者即时血压，当患者严重低血压或者血压波动剧烈时不适用无创血压。对于拟行急诊手术的老年患者，无创血压监测多用于患者入手术室后、麻醉诱导前的循环状态监测，积极开展有创动脉压力监测更能及时发现此类患者循环波动，保障患者围手术期安全。

(三) 血氧饱和度监测

血氧饱和度是围手术期最常见的无创监测指标之一，能够同时反映患者呼吸和循环功能。血氧饱和度监测具有无创、反应迅速、可持续性以及结果可靠等优点，是手术室、麻醉后恢复室及重症监护室的常规监测项目。当患者使用特殊药物（如亚甲蓝、吲哚美辛等）或者出现血红蛋白异常（如高铁血红蛋白、一氧化碳中毒等）时，血氧饱和度监测结果将受到影响。

(四) 呼气末二氧化碳监测

呼气末二氧化碳监测直观、快捷，具有高度的灵敏性，不仅可以反映通气，也能反映循环功能和肺血流情况。目前已成为临床麻醉不可缺少的常规监测项目。

(五) 体温监测

作为"死亡三联征"之一的自发性低体温，是急诊、创伤后常见的并发症之一，其与酸中毒和凝血功能异常并称为严重创伤患者的"死亡三联征"。创伤患者的体温过低是患者预后不良与死亡的独立预测因素，低体温患者的死亡风险是非低体温患者的 3 倍。创伤失血性休克诊治中国急诊专家共识中强调创伤后应积极防治低体温。然而，由于对严重创伤低体温的认知不充分、保温设施不足以及保温措施欠合理等原因，国内对于严重创伤患者低体温管理仍相对不足，低体温是创伤患者容易被忽视的并发症。

二、扩展监测

(一) 麻醉深度监测

老年患者整体对麻醉药物的耐受性差，且对药物反应明显滞后。尽管目前多数研究表明，单纯麻醉深度的监测与老年患者围手术期死亡率不具有明确相关性，但就短期的麻醉药物使用量和复苏时间而言，麻醉深度的监测有利于控制麻醉药剂量，可利用最少的麻醉药物达到最佳的麻醉效果，防止麻醉过深，缩短复苏过程，且能避免术中知晓导致的患者心理和行为伤害及医疗纠纷等不良后果。目前使用较广泛的指标有脑电双频谱指数（BIS）、Narcotrend 指数、脑电意识指数和伤害敏感指数。

需要注意的是，目前多数指标主要监测麻醉中的镇静成分变化，对麻醉中的镇痛成分监测不敏感。因此麻醉深度监测应结合其他指标进行综合解读。

(二) 有创动脉压监测

有创动脉血压（invasive arterial blood pressure，IABP）监测是创伤、急诊及危重病患者循环功能监测的重要手段之一。该方法比袖带血压监测更准确、敏感，可提供连续、动态的每搏动脉血压和动脉压力波形，在早期发现低血压方面优于无创血压监测，是指导老年患者术中管理、调控血压的有力手段，并且能够提供扩展的循环监测指标，为内环境监测提供连续的血样采集途径。

(三) 容量监测

围手术期容量管理是临床麻醉工作的重要组成部分，老年患者因为心血管功能储备差，对容量不足及容量过多耐受性均差，创伤及急诊状态下，动态的容量监测管理对预防老年患者术后并发症以及促进患者顺利康复至关重要。正确的评估容量状态加上合理的容量管理，能够优化患者血流动力学，助力患者快速康复。

前负荷指舒张末期心肌纤维的初长度，对心脏整体而言则是心肌收缩前所承受的负荷，包括压力和容积指标,压力指标是临床应用最早且最广泛的反应前负荷的指标,可间接反映容量。常用指标为中心静脉压(central venous pressure,CVP)。但CVP由心功能和回流功能相互作用决定,CVP预测及评估前负荷是基于心功能基本正常的前提条件。越来越多的研究发现静态CVP与液体反应性,动态CVP与液体反应性均不总是可靠,有时候甚至是错误的。CVP不等于前负荷,CVP对容量的评估需结合其他血流动力学参数、床旁超声、腹内压监测及临床表现等结合,以动态、辩证、个体化的眼光来综合解读CVP其变化。

基于心肺交互作用原理的动态前负荷指标,如每搏量变异度(stroke volume variation,SVV)、脉搏变异度(pulse pressure variation,PPV)、下腔静脉直径呼吸变异度、上腔静脉直径呼吸变异度、被动抬腿试验等便应运而生。研究分析报告指出,以SVV>13%、PPV>13%~17%为阈值,预测液体反应性的灵敏度和特异度均最高。但仍需明确,动态液体反应性指标依然是压力指标,并不直接等于容量和前负荷,同时动态液体反应性指标仅适用于无自主呼吸的机械通气患者,临床解读仍需综合其他指标进行。

(四)心输出量监测

一些重症患者,虽然动脉血压尚在正常范围,但此时的心输出量已经明显低于正常,全身器官处于低灌注状态。而心输出量是一个由前负荷、心脏功能及后负荷共同作用的结果,心输出量的动态监测联合其他参数可以提供整个循环因素近乎全面的监测,不仅可以发现影响收缩功能的因素,还有助于及早发现影响器官灌注的其他因素,从而进行早期干预,改善预后。常用的心输出量监测技术有基于脉搏指数连续心输出量监测(pulse indicated continuous cardiac output,PiCCO)和Flotrac/Vigileo技术心输出量监测。

(五)凝血功能监测

约四分之一的严重创伤患者出现凝血障碍,称为创伤性凝血病(trauma induced coagulopathy,TIC)。TIC在30%~50%的患者中是致命性的。黏弹性止血分析法(viscoelastic hemostasis analysis,VHA),如旋转血栓弹性测定法或血栓弹性成像法,分别评估血小板和纤维蛋白原对血栓形成的作用,并可快速(5~20分钟)获得。由于这些原因,VHA在TIC管理中越来越受欢迎。欧洲创伤高级出血救治工作组支持使用VHA,但不推荐特定的治疗阈值。在最近的一项试验中,VHA引导的增强治疗没有比CCT引导的增强疗法产生更好的结果。

(六)脑组织氧饱和度监测

老年患者因为全身动脉粥样硬化及脑自主循环调节曲线右移,容易出现脑灌注不足。急诊和创伤应激下,若脑血流量减少到一定界限值,就会表现出一些临床症状,进一步下降影响到细胞的电生理活动,就会出现缺血的变化。因此,若条件允许,尤其是对于合并脑血管疾患、既往有脑卒中病史等的老年患者,应监测老年患者全部/局部脑组织氧饱和度,以间接反映他们的脑氧供需平衡。

常用脑氧饱和度监测技术有颈静脉球氧饱和度(jugular venous oxygen saturation,SjvO$_2$)监测、脑组织氧分压(brain tissue oxygen tension,PtiO$_2$)监测和近红外光谱(near infrared spectrum,NIR)监测技术。目前临床上多使用近红外光谱技术监测局部脑组织氧饱和度(regional cerebral oxygenation saturation,rScO$_2$)。脑组织氧饱和度测量的是小于0.1mm的微血管内部的氧合血红蛋白占总体血红蛋白的比例,为70%静脉氧+30%动脉氧,不同设备的比值不同。到现在为止,rScO$_2$正常值范围意义并不大,我们更应该关注数值在特定患者身上纵向的动态变化过程。了解其基础值与在手术过程中动态监测的下降程度,这比正常值范围更加重要。

需要注意的是,与BIS不同,传感器的电极一定要避开额窦。脑氧饱和度监测仪作为监测手段仍存在局限性,如缺少真正无创测量脑氧饱和度方法,不能验证rScO$_2$准确性,传感器在前额的位置影响脑氧饱和度基础值的测量,不能发现前循环或后循环大部分区域的低灌注情况,亟需大样本、多中心、前瞻性随机对照研究。

第四节 麻醉管理要点

一、创伤性脑损伤

在老年人中，即使是轻微的头部外伤也会导致较高的发病率和死亡率。GCS 低于 9 分的患者中有 80% 会死亡或永久残疾，导致丧失独立性和住院治疗。大多数头部创伤是由跌倒造成的，尽管表面上看起来伤势并不严重，但颅内出血并发症是预后不良的主要诱因之一。如果老年患者精神状态下降或颅内出血风险高，应尽快进行头部 CT 扫描。有研究表明，神经系统检查正常、损伤机制轻微的老年患者，仍可出现明显的硬膜下或硬膜外血肿。应迅速评估凝血情况，以便对凝血障碍进行适当的纠正。采集病史时，需要重点关切患者近期是否使用了新的口服抗凝剂，因为口服抗凝剂使用不当是颅内出血常见原因之一，并且在常规实验室检查结果中表现不明显。

老年患者行开颅手术时，通常选择全身麻醉方式。麻醉管理的要点之一是维持血流动力学稳定，轻柔平稳的诱导和复苏对于此类患者至关重要。同时也要维持脑灌注压力在适当的范围。这样做的好处是在保障脑灌注的同时提供一个较好的手术条件。对于此类手术的麻醉，除了常规监测外，有创压力监测（包括有创动脉压力和中心静脉压力）是非常必要的，特别是在衰弱患者行较长时间手术或者出血量不确定时。近年来，FloTrac/Vigileo、PiCCO 等高级有创血流动力学监测技术在危重患者手术中的应用日益普遍，对于麻醉医生围手术期血流动力学调控起到了明显的辅助作用。有文献报道通过 PiCCO 监测血流动力学指标，能够帮助判断创伤性脑损伤患者肺水肿诱因并指导液体治疗，维持患者血流动力学稳定。一项多中心、前瞻性、观察性研究测量了 51 例急性创伤性脑损伤患者的脑温度，发现术后峰值温度超过 39℃ 与入院时损伤程度较高和预后较差相关。因此，脑温度可能是预测脑外伤患者预后的一个重要指标。其他特殊监测还包括脑电图、脑血流量（CBF）、颅内压、感觉诱发电位、脑组织氧合、SjvO$_2$ 监测等。

老年创伤性脑损伤患者入室前，需要警惕是否合并其他部位创伤（尤其是颈椎损伤），是否已经发生呕吐误吸，以及合并心血管疾病情况。麻醉过程应该遵循稳定颈椎、快速诱导的原则进行。诱导的原则是快速建立气道，维持循环稳定，避免呛咳。可将所有此类患者视为饱胃，完善的防止反流误吸措施应该在实施麻醉之前准备妥当。气管插管前必须准备好应对插管困难的措施，紧急时应迅速行气管切开。对于疑似颅底骨折、严重面部骨折患者，应避免经鼻插管，经口插管时应尽量避免患者头部过度后仰，必要时可使用纤维支气管镜引导气管插管。

术中麻醉维持的原则是不增加脑血流量和颅内压，维持血流动力学平稳、保持足够的脑松弛。静脉麻醉药物除氯胺酮外均可收缩脑血管，而所有的吸入麻醉性药物都有不同程度的扩张脑血管作用，推荐使用全静脉或以静脉为主的静吸麻醉方法维持。氧化亚氮由于可能导致颅内气体体积增加，应避免使用。术中需要密切关注患者内环境情况：患者术中血糖高于 11.1mol/L 时应积极处理；由于创伤性脑损伤患者术前常规使用利尿剂，患者入室后常存在不同程度的低钾、低镁血症，对于合并心脏疾病的老年患者，积极补充钾镁离子对于维持血流动力学稳定非常重要。为了维持足够的 CBF，创伤性脑损伤患者术中脑灌注压力应维持在 60~70mmHg 以上，但是要注意血压升高过快会增加颅内出血的发生率。创伤性脑损伤患者围手术期低血压是预后不良的重要因素，必须积极纠正，α 受体激动剂去氧肾上腺素升压的同时不引起 CBF 的降低，是较为合适的选择。血浆渗透压降低可加重脑水肿，围手术期液体输注时应注意。颅脑损伤围手术期使用糖皮质激素并不能防止患者脑水肿和改善患者预后，已经不再推荐使用。

二、骨科手术

随着老年人群数量的增加,由于退行性疾病、骨质疏松、体力衰退等原因,需要行骨科急诊手术治疗的老年患者数量日益增多。其中,髋部骨折是老年人骨科急诊/限期手术最常见的病因之一。此类患者围手术期管理面临诸多挑战,包括手术时机、麻醉方式、患者重要器官功能保护等。为改善此类患者的临床转归,老年患者骨科手术围手术期管理得到了广泛的重视;随着近年来加速康复外科(ERAS)理念的提出和普及,麻醉医师在老年患者骨科手术围手术期管理中发挥着日益重要的作用。目前的观点认为老年髋部骨折患者的 1 年死亡率为 30%,但也有报道称高达 51.6%。髋关节骨折手术治疗的最佳时机非常重要:传统观点推荐骨折后 48 小时内进行手术治疗,能够减少并发症以及降低术后患者死亡率;最新研究显示,髋关节骨折后 36 小时内手术可以降低患者 30 天和 1 年后的死亡率。英国麻醉医师协会 2020 年出版的指南也推荐髋关节骨折后 36 小时内进行手术治疗。因此,应积极创造条件及早手术,尽量在髋部骨折后 24~48 小时内实施手术。

老年患者骨科手术麻醉方式主要包括椎管内麻醉、神经阻滞、全身麻醉及复合麻醉。麻醉医师应根据患者并存疾病、手术方式、自身较为擅长的麻醉管理方法和所在医院的综合条件制订麻醉策略。在积极术前准备的前提下,选择安全、有效的麻醉方式,为尽早实施手术治疗创造条件。对于老年患者,下肢骨科手术采取全身麻醉与区域阻滞围手术期并发症以及预后是否存在差别,目前仍然存在争议。有研究表明,区域阻滞患者住院死亡率、肺部并发症风险及术后 30 天并发症发生率低于全身麻醉患者。老年患者髋部骨折的回顾性分析结果提示年龄、术前卧床时间和麻醉方式是术后肺部并发症的主要影响因素。但也有相关研究结果显示区域阻滞在老年髋部手术患者术后 60 天内存活和活动恢复方面不优于全身麻醉,两者术后谵妄发生率相似。目前普遍接受的观点是:与全身麻醉相比,区域阻滞术后心肺并发症和静脉血栓栓塞发生率降低,住院时间缩短,但单纯区域阻滞是否降低术后死亡率尚有待明确。鉴于目前的文献,老年髋部骨折手术麻醉方式的选择尚无定论,应根据患者具体情况作出决定。需要注意的是,老年患者群体中有相当一部分长期使用抗凝药物,使得椎管内麻醉成为禁忌。"中国老年髋部骨折患者麻醉及围手术期管理指导意见"指出:区域阻滞因具有减少阿片类药物的使用、较好的镇痛和抗炎作用、减少急性疼痛向慢性疼痛转化、早期活动以及早期进食等优点,建议在无禁忌证时,可优先考虑椎管内麻醉;如果存在椎管内麻醉禁忌或因各种原因无法实施椎管内麻醉时,可选择外周神经阻滞。若患者因使用抗血栓药物等导致无法实施区域阻滞,可实施喉罩或气管插管全身麻醉。全身麻醉期间注意实施保护性肺通气策略,尽量避免使用大剂量肌松剂。

ERAS 理念目前已经广泛应用于关节置换术围手术期管理,围手术期麻醉管理策略主要包括:①术前宣教和评估;②制订精准的麻醉管理和治疗方案;③术中目标导向液体管理,避免术中低体温;④优化围手术期血液管理;⑤有效地序贯应用抗凝血药,积极预防下肢静脉血栓的形成;⑥采用多模式镇痛方法;⑦加强伤口管理,积极功能锻炼,促进关节功能的早期恢复。

通过将 ERAS 理念引入患者围手术期管理,可加速患者术后脏器功能恢复(包括缩短麻醉时间及改善心肺功能、肌肉力量和体力状态等),缩短住院时间,降低住院费用。术前进行风险评估和改善患者情况,术中采用适宜的麻醉方案,进行目标导向液体治疗,合理安全用血,术后与外科、康复科、理疗科等医师及患者协商镇痛、出院及康复计划,在防治老年患者围手术期并发症和改善转归等方面具有积极意义。

此外,围手术期还需要注意防治骨水泥植入综合征以及预防术后深静脉血栓及肺栓塞。

骨水泥植入综合征是指植入骨水泥时患者即时出现的一过性血压和动脉氧分压剧烈降低,如果没有实施及时有效的救治措施可诱发患者心搏骤停。在植入骨水泥过程中患者出现低血氧、低血压、意识丧失等症状时,应高度怀疑骨水泥反应。通过改良手术技巧(如髓腔清洗、骨水泥植入前充分止血、使用骨水泥枪逆行灌入骨水泥、髓腔引流、短柄假体、轻柔植入假体等）可降低骨水泥综合征的发生率。植入骨水泥时，要提高吸入氧浓度、避免容量不足、加强监护。发生骨水泥综合征时，应给患者吸入纯氧、补充容量并使用血管活性药物［如小剂量肾上腺素（5~50μg，可多次反复）］和快速起效的糖皮质激素［如甲泼尼龙（1mg/kg）］维持循环稳定。

髋骨骨折后由于患者长期卧床、运动减少等原因，深静脉血栓的发生率可达 27%，在前 3 个月，致命性的肺栓塞可达 1.4%~7.5%。预防性使用抗血栓措施越来越为人重视，深静脉血栓的发生率明显下降。围手术期静脉血栓栓塞预防措施主要有两种选择：抗血栓药物预防；机械预防，包括使用间歇性气动压缩装置和弹力长袜，早期步行，足部和踝关节锻炼，通常与药物预防联合使用。专家组建议，对于经历重大创伤并被判定低至中等出血风险的患者，围手术期使用低分子量肝素或肝素预防深静脉血栓的发生；相关研究的重点在于患者药物预防干预的有效性和时间，而不是低分子量肝素与普通肝素的比较研究。

三、腹腔手术

老年患者因腹部症状来到急诊时，医生往往不容易快速作出正确、全面的诊断。由于年龄的增加，老年患者对于各种腹部疼痛敏感程度降低，如果既往病史包括中枢神经系统病变如阿尔茨海默病、脑卒中、脑萎缩等，会使医生与患者的沟通变得非常困难，从而无法获得快速、准确的诊断。此外，老年患者多合并一种或多种并存系统性疾病，从而对于患者的预后产生了许多不确定的影响因素。无论出于何种原因，接受紧急剖腹手术的老年患者死亡率都很高，而且随着年龄的增长，死亡率也会增加。Stewart 等在评估急诊手术死亡率时指出，复杂的消化性溃疡病是最常见的死亡原因，其次是腹主动脉瘤、肠梗阻、胆道疾病、肠系膜缺血、外周血管疾病、软组织感染和阑尾炎。

腹主动脉瘤（abdominal aortic aneurysm，AAA）是指腹主动脉呈瘤样扩张，且直径增大超过 50% 以上的动脉疾病。AAA 的诊断需结合临床症状和体征，并且利用影像学检查对动脉直径进行测量以综合判断。将腹主动脉瘤体直径 ≥3cm 作为 AAA 的诊断标准，手术治疗指征为瘤体直径>5.5cm。并且均建议采用多普勒超声作为 AAA 筛查的首选方法，这一建议得到多数证据的支持。

破裂性腹主动脉瘤（ruptured abdominal aortic aneurysm，RAAA）是腹主动脉瘤的主要并发症，是血管外科的急症之一，严重危及患者生命。腹主动脉瘤破裂后引起的腹膜后或腹腔内大出血可导致患者出现低血压性休克，病死率可高达 90%，全球每年有 15 万 ~20 万患者因 RAAA 死亡，严重威胁着患者的健康与生命。低血压、腹部疼痛或背部疼痛、腹部搏动性肿块是 RAAA 的典型三联征，但三联征的灵敏度不高，常与症状性 AAA 等其他急腹症混淆，可造成部分患者误诊。

老年患者可接受血管内主动脉瘤修复术（endovascular aneurysm sealing，EVAR），其优点是避免开放手术（open surgical repair，OSR），是高危人群 AAA 修复的首选方法。2020 年英国国家卫生与保健研究所（National Institute of Health and Care Excellence，NICE）发布的腹主动脉瘤诊断与管理指南中手术干预阈值并未区分人群性别，但是在 RAAA 的手术方式方面，该指南指出，对于年龄>70 岁的男性患者及任何年龄阶段的女性患者，行 EVAR 患者的获益较 OSR 更多；但对于年龄<71 岁的男性患者，OSR 的临床获益会更多，不建议使用 EVAR 治疗。2019 年欧洲血管外科学会（European Society of Vascular Surgery，ESVS）发布的腹主 - 髂动脉瘤临床实践指南认为：考虑到在某些大样本量的医疗中心，即使在破裂 AAA 的解剖瘤颈不理想的情况下，通过 EVAR 依然可以获得良好的临床结局。因此，也有相关学者研究认为，对于复杂的 RAAA，需要同时考虑患者和医院两个方面综合决定具体手术方式的选择。

麻醉方式选择方面，对于 OSR，ⅠA 推荐使用气管插管全身麻醉。对于 EVAR 麻醉方式选择，近年来的研究结果显示，局部麻醉显著降低了术后发生并发症的风险，更有利于 EVAR 术后患者的恢复，可能成为 EVAR 优先选择的麻醉方式。值得注意的是，局部麻醉虽可完成手术，但无法控制患者腹部和腰背疼痛感受。美国血管外科学会(Society for Vascular Surgery,SVS)腹主动脉瘤诊治临床实践指南(2018)建议对于意识清醒的患者,限制液体复苏量,达到低血容量稳态水平即可(推荐强度 I B)。可将收缩压控制在70~90mmHg,可在减少 RAAA 过度出血同时确保重要脏器供血。

对于 RAAA 患者,从出现破裂到干预治疗的时间不应超过 90 分钟,推荐救治过程遵循"30-30-30 分钟"的时间框架。第 1 个 30 分钟指与 RAAA 患者或者疑似 RAAA 患者第 1 次医学接触的时间,在这个时间段内,需要对患者做出初步诊断。其中年龄>50 岁伴既往动脉瘤病史或有高血压病史的患者出现腹痛或背痛时,需要高度警惕。如果时间允许,可行急诊 CT 或超声进行初步诊断。第 2 个 30 分钟指迅速转移到区域医疗中心所需要的时间。这个区域医疗中心是指能够熟练地处理及治疗 AAA 的医疗机构。第 3 个 30 分钟指血管外科医生团队评估手术方式所需时间,包括手术入路以及球囊放置位置等。RAAA 患者术前花费时间直接影响果。通过有组织的区域转移系统,95% 的 RAAA 患者能够手术修复,67% 能够存活。

四、复合外伤性休克

失血常见于各种创伤患者,严重者可导致循环容量绝对不足、心输出量减少、组织灌注不足、无氧代谢增加、乳酸性酸中毒以及循环系统功能衰竭并诱发多器官衰竭。失血量超过患者血容量 30% 时机体将处于失代偿性休克状态,超过 50% 时如果不迅速纠正循环容量患者随时可能死亡。老年患者低血容量时压力感受器反射程度减弱,常常无法代偿性提升心率,导致心输出量明显下降。

老年创伤患者合并休克的早期诊断对预后至关重要,诊断依据主要包括病史、症状、创伤部位、体征,包括精神状态改变、皮肤湿冷、收缩压下降或脉压减小、心率增快或正常等,严重者可出现嗜睡、意识丧失,甚至心搏骤停。近年来有研究认为氧代谢与组织灌注指标对于低血容量性休克的早期诊断具有更大的意义,因此血液中乳酸浓度和碱缺失对于低血容量性休克的监测和预后判断中具有重要意义。

对于复合外伤性休克老年患者的治疗主要包括以下几个要点:

1. 尽快纠正引起容量丢失的病因是治疗复合外伤性休克的最根本措施。对于创伤后存在进行性失血需要急诊手术的患者应尽可能缩短创伤至接受手术治疗的时间,这一点对于改善患者预后、提高患者生存率具有重要意义。然而对于存在失血休克又无法确定出血部位的患者,完善相关检查以明确出血部位及出血程度非常重要。对于多发创伤和以躯干损伤为主的失血性休克患者,床旁超声能够迅速明确出血部位,提示手术指征。

2. 老年患者对于失血性休克导致的组织低灌注耐受能力差,及时、适当的液体复苏可以为此类患者争取更多时间准备手术以及改善预后。液体复苏目前常选择晶体液(如生理盐水、乳酸林格液、复方电解质溶液等)或者胶体液(如人工胶体、白蛋白等)。5% 葡萄糖溶液由于输入后很快分布到细胞间隙,不推荐应用于休克患者液体复苏。通常情况下,晶体液进入血管后会迅速进行再分布,约 75% 的晶体液会进入血管外间隙。因此大量使用晶体液进行液体复苏时可能导致组织水肿,尤其是肺水肿。胶体液又分为人工胶体和白蛋白:人工胶体具有较大的分子量和较高的渗透压,在血管内存留的时间长;白蛋白是正常血浆中维持容量与胶体渗透压的主要成分,对凝血功能影响最小、扩容时间长、效果好,但是价格昂贵、供应有限,不能作为常规治疗。使用晶体液和胶体液进行液体复苏达到相同的灌注压时,患者组织灌注恢复程度相同,两者在肺水肿发生率、住院时间和 28 天病死率方面无明显差异。

3. 老年患者对于贫血的耐受程度明显低于其他患者,维持老年创伤患者血红蛋白于一个较高的水平,可以降低患者死亡率、减少多种并发症发生率。输注红细胞主要是为了改善患者组织氧供,每输注 1U 红细胞可为患者提升约 10g/L 的血红蛋白,红细胞比容(Hct)提升 3%。当患者血红蛋白低于 70g/L 时应当输注红细胞,血红蛋白在 70~100g/L 时可根据患者年龄、并发症情况及是否有活动性出血考虑输注红细胞,而血红蛋白大于100g/L时通常不用输注红细胞。此外,当患者因大量失血诱发凝血功能障碍时,可选择性输注新鲜冰冻血浆、血小板、冷沉淀等改善凝血功能,从而达到减少患者血液进一步丢失目的。

4. 实施了积极的液体复苏治疗后,若患者仍存在持续性的低血压和低血容量时,可选择使用适当的血管活性药物。去甲肾上腺素是强效的α受体激动剂,兼具部分的β受体激动效应,轻微增加心肌收缩力同时收缩外周血管,外周循环阻力上升,适用于除过敏性休克以外的各种类型的休克,是目前维持休克患者血流动力学指标的首选药物。多巴胺可具有提升灌注压、增加心肌收缩力、增加心输出量的作用,适用于低血容量时低血压的紧急治疗。多巴酚丁胺作为β1、β2受体激动剂,具有一定的正性肌力作用的同时扩张外周血管、降低后负荷。因此多巴酚丁胺主要的作用在于增加心输出量,提升血压效果不明显,常与其他血管活性药物合用。肾上腺素常用于心脏急救复苏、低心排综合征、过敏性休克、支气管痉挛等情况。肾上腺素用于心脏复苏时可增加冠状动脉灌注压,提升大脑和冠状动脉血流量,增强心肌收缩力,扩张冠状动脉;提升心脏复苏成功率。

5. 老年患者复合外伤性休克时由于组织得不到足够的灌注,常常导致代谢性酸中毒,其严重程度与创伤的严重性和休克持续时间相关。严重的酸中毒可进一步加重创伤性休克患者的凝血功能障碍,可诱发严重低血压、心律失常甚至死亡。创伤性休克患者48小时乳酸水平未恢复正常者死亡率显著升高,早期持续高乳酸水平与创伤后发生多器官功能障碍综合征明显相关。对于此类患者,不推荐常规使用碳酸氢钠纠正酸中毒。治疗重点应着眼于病因处理、容量复苏等治疗,在组织灌注恢复后酸中毒状态可逐步自行纠正,过度的血液碱化治疗可使氧解离曲线左移,不利于组织供氧。对于失血性休克患者,只有当pH<7.2时才考虑使用碳酸氢钠溶液治疗。

6. 创伤患者大量失血后多合并体温的大量丢失,从而导致顽固性低体温。低体温可导致术后伤口感染、凝血功能障碍、心血管事件、恶性心律失常等诸多不良事件发生率显著上升。合并严重的低体温的创伤性休克患者死亡率明显高于体温正常患者。在实施液体复苏时,应特别注意患者的保温,必要时可予以液体加温以及加压风毯等主动升温措施,以防止患者体温过低。

7. 失血性休克时,胃肠道黏膜低灌注、缺血缺氧发生得最早、最严重。大剂量血管活性药物的应用可进一步加重胃肠黏膜的缺血缺氧。胃肠黏膜屏障功能迅速减弱,肠腔内细菌或内毒素向肠腔外转移机会增加。此过程即细菌易位或内毒素易位,该过程在复苏后仍可持续存在。近年来,肠道是应激的中心器官这个观点逐渐被大多数学者认同,肠黏膜的缺血再灌注损伤是休克与创伤病理生理发展的重要影响因素。保护肠黏膜屏障功能,减少细菌与毒素易位,是低血容量性休克治疗和研究工作的重要内容。

（王永旺　王　刚）

参考文献

[1] TORRANCE AD, POWELL SL, GRIFFITHS EA. Emergency surgery in the elderly: challenges and solutions [J]. Open Access Emerg Med, 2015, 7: 55-68.

[2] MAXWELL CA, MION LC, MUKHERJEE K, et al. Preinjury physical frailty and cognitive impairment among geriatric trauma patients determine postinjury functional recovery and survival [J]. J Trauma Acute Care Surg, 2016 Feb; 80 (2): 195-203.

[3] GALVAGNO SM JR, MASSEY M, BOUZAT P, et al. Correlation Between the Revised Trauma Score and Injury Severity Score: Implications for Prehospital Trauma Triage [J]. Prehosp Emerg Care, 2019, 23 (2): 263-270.

[4] WIJDICKS EF, BAMLET WR, MARAMATTOM BV, et al. Validation of a new coma scale: The FOUR score [J]. Ann

Neurol, 2005, 58 (4): 585-593.

[5] LANDI F, RUSSO A, DANESE P, et al. Anemia status, hemoglobin concentration, and mortality in nursing home older residents [J]. J Am Med Dir Assoc, 2007, 8 (5): 322-327.

[6] OYAMA MA. Perioperative Monitoring of Heart Rate and Rhythm [J]. Vet Clin North Am Small Anim Pract, 2015, 45 (5): 953-963.

[7] MELNYK M, CASEY RG, BLACK P, et al. Enhanced recovery after surgery (ERAS) protocols: Time to change practice？[J]. Can Urol Assoc J, 2011, 5 (5): 342-348.

[8] STEWART B, KHANDURI P, MCCORD C, et al. Global disease burden of conditions requiring emergency surgery [J]. Br J Surg, 2014, 101 (1): e9-e22.

[9] 王铁皓, 赵纪春, 黄斌, 等. 腹主动脉瘤腔内修复术不同麻醉方式的比较 [J]. 中华普通外科杂志, 2014, 29 (4): 276-279.

第三十三章
老年肿瘤手术麻醉

恶性肿瘤作为人类目前主要的死因之一,在老年人中的发病率较高,增加了老年人疾病负担并严重影响其寿命和生活质量。随着我国经济、社会、环境和生活方式的变化,人口结构快速向老龄化转变,老年肿瘤发生率也逐渐升高,为中青年人的 11 倍左右。老年恶性肿瘤与中青年略有差别,具备自身临床特点:①老年人恶性肿瘤的恶性程度相对较低、肿瘤发生发展较缓慢、器官转移发生率略低、生存期相对较长;② 老年人常并存多种慢性疾病,对疾病敏感性降低,致使恶性肿瘤的早期症状被掩盖、混淆和忽视,干扰早期诊断,使得隐匿癌比例增加,发现时部分已是肿瘤晚期;③骨转移发生率较年轻人高;④老年人往往伴随其他器官疾病,且在肿瘤终末期常累及多个系统及器官;⑤老年恶性肿瘤患者分解代谢大于合成代谢,常伴发营养不良现象。

老年人重要器官无论是形态学还是潜在的储备功能均明显减退,这些改变的发生和程度因人而异。对大多数老年患者而言,其生理代偿足以应对年龄引起的改变,但在运动、疾病和手术等生理应激情况下,其生理代偿的不足将表现出来。

第一节 术 前 评 估

由于机体衰老引起的重要器官功能改变和老年患者本身合并的多种慢性疾病,老年患者围手术期并发症的发生率和死亡率明显高于青壮年患者。因此应该重视老年患者麻醉风险的评估,细致认真的评估能够降低围手术期并发症发生率和死亡率。

一、综合评估

术前综合评估包括患者的全身状况及心、肺、肝、肾等重要器官的功能,以及中枢神经系统和内分泌系统的改变,重点评估其器官生理状态及功能储备情况、认知功能、营养状况和功能状况。除了解老年患者并存的基础疾病外,应充分考虑肿瘤本身对周围组织器官血管神经等的压迫侵袭,如头颈部肿瘤对气道的影响,并选择合适的方法建立人工气道,以及肿瘤(如嗜铬细胞瘤、垂体腺瘤等)细胞本身的神经内分泌活性。术前应该积极与外科医生沟通以充分了解术前准备情况、手术的方式和可能发生的风险。

二、化疗及其对机体的影响

新辅助化疗作为恶性肿瘤综合治疗的一部分,能够明显降低肿瘤分期,显著提高手术切除率,使原来不能手术的患者获得手术机会,但各种化疗药物在快速杀灭恶性肿瘤细胞的同时,还会杀灭部分正常细胞,从而对机体产生毒副作用。

(一)心脏毒性

化疗药物导致的心脏毒性经常发生,并可能于数年内发生进展,对很多恶性肿瘤患者的危害可能要比肿瘤复发大。尽管其病理生理机制尚不明确,但化疗药物会损伤心肌细胞,且由于心脏修复能力有限,会延长损伤作用时间,通常表现为左心室功能障碍、心律失常和心力衰竭。

蒽环类药物如表柔比星、柔红霉素等是最常引起心脏毒性的化疗药物之一,且引起的心肌损伤具有不可逆性和剂量依赖性。其早期表现为出现各种心律失常如心动过速,非特异性 ST 段和 T 波改变,QRS 波电压降低,QT 间期延长,室上性心律失常,以及短暂性左心室功能障碍。蒽环类药物引起左心室射血分数持续降低的诱导的慢性心肌病,通常会导致慢性扩张型心肌病。多种化疗药物均可导致心肌缺血、心肌梗死或心肌缺血引起的心律失常等不良反应。使用 5- 氟尿嘧啶(5-FU)的化疗方案诱发心肌缺血的发生率近 10%,心肌缺血由冠状动脉痉挛和血管内皮受损引起。在使用化疗药物时或用后短时间内通常可观察到心律失常的发生,其中房颤最为常见。蒽环类药物(2%~10%)、顺铂(12%~32%)和美法仑(7%~12%)与房颤发生相关。其他化疗药物,尤其是三氧化二砷可引起 QT 间期延长,其可导致致命性心律失常(尖端扭转型室性心动过速)。

在术前筛查阶段,应重点关注病史与检查,尤其重视心脏毒性的标志与症状。应考虑常规进行术前心电图(静息状态下心动过速,ST 段和 T 波改变,传导阻滞和 QT 间期延长等)和实验室检查(心肌酶谱、心肌肌钙蛋白和 N 末端脑钠肽前体等),并可选择性行放射性核素造影以及超声心动图(间接反映左心功能)。血浆脑钠肽水平对心力衰竭的诊断及病情严重程度的判断均有很大的意义,并且可为急性冠心病患者提供有价值的预后信息。若患者疑似出现心脏毒性时,应咨询心内科专家,以行进一步病情评估和实施最佳药物疗法。

(二) 肺毒性

化疗药物可引起肺毒性,其中博来霉素导致的肺毒性最常见。在接受浓度>400U 博来霉素的患者中,5%~16% 的患者可发生致命性的间质性肺炎。在接受博来霉素治疗后 6 个月内通常会发生肺损伤,并与终身肺毒性发生风险相关,尤其当患者吸入高浓度氧时。尽管近期有人提出在大多数情况中,肺损伤发生率可能较低且可能可逆,但为安全起见,建议避免吸入高浓度氧。对缺氧患者,吸入氧浓度应精确至使血氧饱和度介于 88% 至 92% 之间。

除博来霉素外,烷化剂也可导致肺毒性。丝裂霉素 C 可引起急性呼吸窘迫综合征、支气管痉挛和间质性肺炎。在抗代谢药物中,吉西他滨与弥漫性肺泡损伤和出血、间质性肺炎、毛细血管渗漏综合征伴非心源性肺水肿和胸腔积液有关。在少数(<5%)患者中,紫杉醇和多西紫杉醇可于接受治疗后数小时至数周内发生间质性肺炎。

化疗开始后数周至数月内可发生肺毒性。通常表现为咳嗽,随后表现为呼吸困难、低氧血症和低热。体格检查经常可发现肺底有裂纹,术前胸部 X 线片可显示单侧或双侧网织纹理、磨玻璃样改变或实变。高分辨率 CT 敏感性高,但无特异,其预测价值尚不明确。在肺功能测试中,CO_2 扩散能力、肺总量和用力肺活量明显下降。

化疗药物导致肺毒性是一项排除性的诊断,过敏反应也是肺部并发症的主要诱发因素,可全身给予糖皮质激素,停用引起肺毒性药物,并采取支持性治疗措施等进行治疗。

(三) 肝毒性

化疗药物主要经肝脏代谢,肝脏疾病患者可出现肝损伤。对肝脏损伤较大的化疗药物主要有环磷酰胺、卡莫司汀、氨甲蝶呤、长春新碱、5-FU 等,临床主要表现为乏力、食欲缺乏、恶心呕吐、肝脏肿大、血清转氨酶及胆红素升高,重则出现黄疸,甚至暴发性肝衰竭。在大多数患者中,肝毒性无症状,仅表现为转氨酶升高,但在严重病例中,可表现为炎症性肝炎、胆汁淤积、脂肪变性和终末期肝病。例如,5-FU 可致肝脏脂肪变性,从而使术中失血和术后并发症发生风险增加。多种化疗药物,如奥沙利铂和白消安,可致肝窦损伤,继而进展为肝窦阻塞综合征。

美国国家癌症研究所和世界卫生组织对化疗引起的肝毒性的严重程度已制定了标准的分级标准。术前检测碱性磷酸酶、胆红素、γ-谷氨酰转肽酶、谷丙转氨酶、天冬氨酸氨基转移酶和国际标准化比值可用于评估肝功能。一旦发生肝毒性,首先应暂停化疗进行保肝降酶治疗,患者多为暂时性肝功能异常,停药后能迅速恢复。

(四)肾毒性

许多抗肿瘤药物及其代谢产物经肾脏排出体外,所以肾脏容易受到损害,临床上表现为无症状性血清肌酐升高或轻度蛋白尿,甚至无尿和急性肾衰竭。化疗引起的急性肾损伤可表现为近端肾小管损伤,其特征为蛋白尿、磷酸盐重吸收降低、Fanconi综合征(低磷血症、低钾血症、葡萄糖尿和蛋白尿)和镁重吸收降低。

容易引起肾毒性的抗癌药有铂类化合物,尤其是顺铂、丝裂霉素、大剂量的氨甲蝶呤、亚硝基脲类、异环磷酰胺等。顺铂是最熟知的化疗药物之一,可早期导致急性肾损伤。接受顺铂化疗后,1/3患者会发生中毒性肾损害,表现为肾小球滤过率降低、血清肌酐升高和血清镁浓度降低,这些表现很大程度上与剂量相关且可逆。异环磷酰胺可引起近端肾小管损伤、Fanconi综合征和肾性尿崩症。在一项研究中,接受异环磷酰胺化疗后48个月内,80%的患者可发生肾衰竭,2/3患者可发生Fanconi综合征。

对使用具有肾毒性药物的患者,进行有关肾小球滤过率和血清电解质的术前管理和评估是有必要的。对严重肾功能不全患者,在使用经肾脏排出的药物(如一些阿片类药物)时,应采用合适剂量,进行液体管理时应保持出入量平衡。

(五)神经系统毒性

神经系统毒性是许多化疗药物的常见不良反应,也是限制化疗方案的重要因素。临床上常见容易引起神经系统毒性的化疗药物有长春新碱、顺铂、氨甲蝶呤、5-FU等。神经系统毒性病情的进展取决于累积剂量和剂量强度,且在糖尿病、高龄、遗传性神经病或早期接受具有神经系统毒性化疗的患者中更为常见。化疗可引起外周和中枢神经系统毒性。其临床表现为跟腱反射消失、肌无力、肌萎缩、癫痫大发作、球后神经炎、视网膜损伤、头痛、恶心、呕吐、嗜睡、小脑功能性失调等。外周神经系统毒性主要影响感觉神经元并可导致外周神经病变。症状通常在抗肿瘤治疗期间产生,并在治疗完成后稳定。中枢神经系统毒性可导致多种神经系统疾病,如脑病、急性脑血管综合征、可逆性后部脑病综合征、无菌性脑膜炎、认知障碍、偏瘫和进行性痴呆。防治方法主要是减少用药剂量和用药频率,同时考虑给予细胞保护剂,可延缓和预防神经系统毒性的发生。防治神经系统毒性的治疗效果甚微,目前正在研究中。

术前,应对患者的神经系统进行全面检查,且记录疑似发生神经系统毒性的患者。对于外周神经病变患者,应关注其自主神经调节功能,因其可致直立性低血压的发生。不应禁用区域麻醉,但应记录先前已存在的神经异常。

(六)骨髓抑制

恶性肿瘤化疗时较严重的副作用之一为骨髓抑制,抗癌药物对骨髓的抑制作用与细胞的半衰期有关。红细胞的半衰期为120天,血小板的半衰期为5~7天,粒细胞的半衰期为6~8小时,所以化疗后通常先出现白细胞减少,然后出现血小板减少,而且通常前者比后者严重,化疗一般不会引起严重的贫血。患者表现为发热,泌尿系统感染,皮肤黏膜感染,腹泻,贫血,全身多处的出血倾向,血小板下降,白细胞下降更为明显。若中性粒细胞数目严重减少,患者发生全身性感染和脓毒症的风险会增加。与中性粒细胞数目相关的发热(体温>38.5℃),在实体肿瘤患者中的发生概率约为50%,在血液系统肿瘤患者中发生概率大于80%。中性粒细胞改变的持续时间从数日至数周不等,这取决于多种因素,其中包括中性粒细胞数目减少的严重程度。在治疗中性粒细胞减少方面,可使用输血等策略,骨髓生长因子(粒细胞集落刺激因子)刺激中性粒细胞产生以及运用某些抗体可能也是必要的。全血细胞减少症是以红细胞、白细胞、血小板减少为特征,该疾病可对围手术期管理产生严重影响,可导致携氧能力降低、出血风险增加、感染概率升高。应检测围手术期血红蛋白浓度、血小板计数和外周血细胞分类以排除全血细胞减少。

应注意患者血常规变化,如白细胞在 $4 \times 10^9/L$ 以下时,血小板在 $80 \times 10^9/L$ 以下时,暂停化疗,并给予升白细胞药物或调整化疗药物剂量;血小板数低于 $15 \times 10^9/L$ 时,给予输注血小板;血红蛋白低于 $80g/L$ 要予输血治疗;当白细胞下降为 1.0×10^9L 时,采取保护性隔离措施,严密监测体温,预防性给予抗生素,嘱患者少活动,减少探视,预防交叉感染,并给予升白细胞药物治疗。对患(严重)中性粒细胞减少或全血细胞减少症的患者,应考虑推迟手术,直至血液指标恢复至可耐受手术的范围。

(七)消化道反应

抗肿瘤药物的最常见毒副反应是消化道反应,其中表现最多的是恶心呕吐,化疗所致的恶心呕吐发生机制非常复杂,目前尚不完全清楚。化疗药物可通过促进神经活性物质如 5- 羟色胺、多巴胺等的释放,激活外周及中枢神经系统内的相应受体,而导致呕吐。迟发性呕吐的发生可能与化疗药物及其代谢产物在体内残留、化疗对胃肠道的直接损伤及患者的心理情绪关。迟发性呕吐虽然发生率明显低于急性呕吐,但治疗起来较为棘手。通过 5-HT$_3$ 受体拮抗剂加地塞米松及奥美拉唑的止吐方法能明显抑制化疗所致的恶心呕吐,尤其是迟发性呕吐。严重的呕吐可导致脱水、电解质失调、衰弱和体重减轻。因此应根据病情进行静脉营养,以及水电解质以及酸碱平衡失调的纠正治疗。

三、放疗及其对机体的影响

(一)头颈部

对头颈部肿瘤放疗时,通常会导致患者身体状况逐渐衰弱。患者在急性期(数周内)可能出现黏膜炎、口干、味觉改变、皮炎、骨坏死、牙关紧闭和吞咽困难。此外,若使用放疗治疗颈部肿瘤时,患者可能发生甲状腺功能减退或气道管理困难。对于放疗后出现甲状腺功能减退症状的患者,应于术前评估甲状腺功能。对于中或重度甲状腺功能减退患者,手术应推迟至甲状腺功能得到纠正后再进行。

麻醉医师需意识到,对于接受头颈部肿瘤放疗的患者,在进行气道管理时可能会遇到困难。由于骨坏死、黏膜炎、牙列缺失、颈部活动度降低和辐射引起的水肿,在面罩通气时可能会出现通气困难。由于纤维化、牙关紧闭和张口受限,以及舌头和颈部活动能力下降,在喉镜检查时也可能会遇到困难。声门和会厌水肿可能妨碍观察正常的解剖结构。术前进行气道评估和气道管理计划是必要的,包括评估清醒时使用纤维支气管镜进行插管的可行性。

(二)心血管系统

放疗对心脏产生的毒副作用,是内皮损伤、炎症的氧化应激以及基因(线粒体 DNA)损伤共同作用的结果。足够高剂量的放疗会损害心脏的任何部分,包括心包、心肌、心脏瓣膜、冠状动脉、毛细血管和传导系统。渗出性心包炎可在早期发生,可伴有血流动力学异常,但通常为自限性。传导系统异常是另一种早期并发症,可发生于数月内,通常 12 个月后可自愈。还可观察到心律失常,如房室传导阻滞、QT 间期延长、室上性心律失常和室性心动过速。冠状动脉疾病是放疗的晚期并发症。

(三)肺脏

放疗导致的肺损伤可分为 3 个阶段:急性期、亚急性期和晚期。急性期发生于放疗后数小时或数日内,由炎症反应和直接 DNA 损伤引起。该过程会释放损伤相关分子模式和活性氧,可导致线粒体 DNA 进一步损伤,肺水肿、血管通透性增加,最终可导致型肺泡细胞凋亡。这些炎症变化可进展为亚急性期(放疗后 2~6 个月)肺炎,这取决于肺平均放疗剂量、接受 >20Gy 辐射的肺容积比例和潜在并发症。大多数患者无症状,仅在 CT 扫描上发现双肺密度增加,但其他患者可进展为无菌性肺炎,包括无痰性干咳、呼吸困难和偶发低热。对病情严重的患者,可能需要糖皮质激素进行治疗。手术时机通常会与亚急性期重合。

然而,近期尚无有关接受放疗后围手术期肺部并发症风险增加的相关文献。晚期放射毒副作用发生于接受放疗后9~12个月,涉及肺实质不可逆性重塑以及由肺纤维化导致双肺变硬变厚。

(四)免疫系统

放疗会影响免疫系统。DNA损伤诱导的细胞凋亡可激活固有免疫系统和适应性免疫系统从而引起促炎反应。这种反应激活T细胞,从而引发全身性抗肿瘤炎症反应,即脓肿效应,细胞因子、趋化因子和其他损伤相关分子模式被激活,所形成的促炎环境对围手术期是否产生影响尚不清楚。相反,放疗还可通过使自然杀伤细胞和树突状细胞失活从而导致免疫抑制。

放疗引起的促炎免疫反应也会影响血管内皮。对每一放疗部位施以小剂量(5~10Gy)放疗时,血管内皮损伤相对较轻,而每一放疗部位施以较高剂量(>10Gy)可导致血管通透性增加从而引起较严重的损害。这是由血管壁中不同细胞层凋亡引起,其可导致由血小板聚集和纤维化引起血栓形成风险增加。

作为术前评估的一部分,麻醉科医师应关注患者所接受的新辅助治疗和已报道的相关毒副作用。一般建议患者接受新辅助治疗数周之后再接受手术,以便患者从细胞毒副作用中恢复,且可减少肿瘤体积,从而优化手术切除条件。为满足以上要求,间隔4~6周的手术时机通常被认是最佳的,但在许多情况下,最佳手术时机尚不明确。

因此,麻醉医师在对老年肿瘤患者进行术前评估时,除参照实际年龄外,进行系统性的病史询问、体格检查、实验室检查、辅助检查、器官系统功能检查等多方面评估患者的生理储备,这有助于更好地预测患者对手术和麻醉应激的耐受情况。

第二节 麻醉方法及药物

手术作为恶性肿瘤治疗的主要手段,有可能造成肿瘤细胞种植、播散、增殖,造成肿瘤的转移;也可能引起患者机体代谢、免疫、神经、内分泌等方面的变化,间接影响肿瘤细胞的播散和转移。麻醉作为手术的重要环节,不同的麻醉药物和麻醉方法可对机体免疫力和对肿瘤细胞生物学行为有不同的影响,进而对恶性肿瘤的复发及转移、对肿瘤患者的治疗及预后产生不同的影响。

一、麻醉药物

(一)静脉麻醉药

目前多数研究认为除丙泊酚具有抗肿瘤作用外,大部分静脉麻醉药都具有免疫抑制作用,对肿瘤患者预后不利。氯胺酮、硫喷妥钠及依托咪酯因为降低NK细胞活性,减少T辅助细胞并提高T抑制细胞活性,从而增加肿瘤残留的机会和转移率。

丙泊酚是目前临床应用最为广泛的静脉麻醉药之一,具有半衰期短、麻醉恢复快的特点。丙泊酚除了具有多种麻醉优势外,还具有一些非麻醉作用,其中包括抗肿瘤作用。大量研究表明丙泊酚能够抑制多种恶性肿瘤,如卵巢癌、乳腺癌、膀胱癌和胰腺癌等。丙泊酚对肿瘤的扩散有重要影响,然而这些现象背后的分子机制是复杂的。丙泊酚通过直接或间接的方式影响恶性肿瘤。一方面,丙泊酚可以直接作用于肿瘤细胞。另一方面,丙泊酚通过调节人体免疫功能,间接地影响肿瘤细胞。回顾性研究提示以丙泊酚为基础的全身麻醉可改善癌症患者术后的生存率。一项meta分析比较了基于丙泊酚的全凭静脉麻醉与任何挥发性麻醉对肿瘤长期预后的影响,以及基于丙泊酚的全凭静脉麻醉与特定的挥发性药物对长期肿瘤预后的影响后,发现在癌症手术中,基于丙泊酚的全凭静脉麻醉通常比挥发性麻醉有更高的总生存率。但这一结论需要进一步的大规模、高质量的随机对照试验来证实。临床前数据提示丙泊酚可通过多种信号通路影响肿瘤细胞的恶性程度,其中包括通过长链非编码 RNA(lncRNA)及微 RNA(miRNA)调控缺氧诱导因子 -1α(HIF-1α)、细胞外因子(WNT)、促分裂原活化的蛋白激酶(MAPK)、磷脂酰肌醇 -3- 羟激酶(PI3K)/AKT、JAK/ 信号转导与转录激活因子 3(STAT3)、核因子 -κB(NF-κB)和核因子 E2 相关因子 2(Nrf2)等信号通路,这些信号通路是细胞增殖、侵袭和凋亡的关键。其中多数研究表明了丙泊酚抑制癌细胞的恶性转化。然而,丙泊酚对于不同恶性肿瘤细胞侵袭和转移的影响目前尚无统一定论。在卵巢癌细胞中,丙泊酚通过抑制 NF-κB 活性及其下游 MP-9 的表达上调 miR-9 的表达,从而抑制肿瘤细胞生长和侵袭。有推测丙泊酚通过抑制 JAK2/STAT3 通路,抑制卵巢癌细胞侵袭、迁移及血管生成。丙泊酚还可以通过抑制 NF-κB 信号通路降低乳腺癌细胞中基质金属蛋白酶的水平,从而抑制乳腺癌细胞的迁移和侵袭。也有研究者以裸鼠为实验模型,经尾静脉注射肿瘤细胞和低剂量或标准剂量的异丙酚,通过体外肿瘤细胞 - 血管内皮细胞黏附试验、免疫荧光等方法来评估丙泊酚如何影响肿瘤细胞黏附和延伸,结果发现丙泊酚对小鼠肺肿瘤转移的诱导作用大于对照组。机制上,丙泊酚通过 GABAA-R 下调 TRIM21 的表达,增强肿瘤细胞的黏附和延伸,导致与细胞黏附相关的蛋白 Src 上调。这些结果表明,异丙酚可能通过 GABAA-R-TRIM21-Src 机制促进肿瘤转移。丙泊酚还可以调节人体免疫功能,减轻免疫抑制的程度。与其他静脉麻醉药不同,丙泊酚增加细胞毒性 T 细胞的活性,减少促炎细胞因子,并能抑制 COX-2 和 PGE2 的功能。而且,丙泊酚并不影响 Th1/Th2、IL-2/IL-4 或 CD4/CD8 的 T 细胞比例,从而可以缓解手术诱发的免疫抑制。研究表明,与使用异氟烷相比,丙泊酚维持麻醉对肿瘤患者外周血中辅助性 T 细胞(CD4⁺)、NK 细胞的影响较小。在临床实践中,患者作为复杂的生物体,其病理生理过程受到神经、体液及药物等多重调控,丙泊酚对肿瘤的影响及机制尚需进行更多动物实验和前瞻性临床研究。

(二)吸入麻醉药

目前大部分研究认为吸入麻醉药物通过抑制机体免疫、促进肿瘤细胞迁移等方面对肿瘤患者产生不利影响。强效吸入麻醉药包括氟烷、异氟烷和七氟烷通过免疫抑制作用促进肿瘤转移。体外研究表明七氟烷可促进卵巢癌肿瘤细胞增殖,并可增强细胞迁移和侵袭能力。在体肿瘤模型中,七氟烷可促进卵巢癌的生长和肺转移。除此之外,挥发性麻醉剂可抑制 NK 细胞活性、诱导免疫活性细胞如人类 T 淋巴细胞和 NK 细胞的凋亡并可上调缺氧诱导因子(hypoxia-inducible factor,HIF)。在一项针对吸入麻醉和静脉麻醉对癌症手术患者远期生存影响的大样本量回顾性研究中,接受吸入麻醉患者的死亡率较丙泊酚静脉麻醉高出 50%,吸入麻醉校正后的风险比为 1.46(95% CI 1.29~1.66)。一项纳入了 4 篇倾向性评分校正后的回顾性研究的系统回顾认为,与吸入麻醉比较,全凭静脉麻醉可能是癌症手术中的首选,然而,最新的临床研究似乎并不支持丙泊酚静脉全麻和吸入麻醉对患者的总生存率和无复发生存率有显著差异。因此,目前证据仍然不足,需要大规模的癌症特异性随机对照研究来消除未知混杂因素的影响。

(三)阿片类药物

阿片类镇痛药可能会影响肿瘤的进展,其机制是通过调节细胞的增殖和死亡。此外,阿片类药物能够抑制免疫反应,因为免疫活性细胞表达阿片受体并在使用阿片类药物时会诱导凋亡。促进肿瘤生长是通过调节 AKT 和细胞外信号调节激酶(extracellular signal-regulated kinase,ERK)通路的级联反应,而促进肿瘤死亡是通过抑制 NF-κB、增加 Fas 表达及稳定 p53 和 p38 活化。阿片诱导的细胞增殖和死亡可能依赖阿片浓度或暴露时长。在低浓度或单次使用阿片时会促进肿瘤生长,而长期使用阿片或使用的浓度相对较高会抑制肿瘤生长。

阿片类药物在肿瘤转移和复发中可能起到重要作用,但这种效应因肿瘤类型而异。动物实验提示阿片类药物吗啡和芬太尼均能促进肿瘤转移复发,临床试验也有报道吗啡会促进乳腺肿瘤的生长。研究发现在非小细胞肺癌细胞上 μ- 阿片受体的表达是正常肺组织的 5~10 倍。μ- 阿片受体激动剂吗啡在体外促进 Lewis 肺癌细胞生长,而用 μ- 阿片受体阻断剂或抑制 μ- 阿片受体的表达可抑制 50%~80% 的 Lewis 肺癌细胞增殖和迁移。μ- 阿片受体基因敲除小鼠植入肺癌细胞时并不发展成为肺癌。持续输注 μ- 阿片受体拮抗剂可减少 Lewis 肺癌原发肿瘤的增长并抑制其发生转移。但最近也有回顾性研究发现在因肝细胞癌而行肝切除术或肝移植术的患者中,术后阿片类药物的使用不影响总生存率和无复发生存率,认为癌症复发风险不应成为术后阿片类药物应用的临床担忧。

(四)局部麻醉药

大部分研究认为局部麻醉药具有抑制肿瘤细胞增殖的作用,但是其机制仍不清楚。利多卡因可浓度依赖性抑制卵巢癌肿瘤细胞增殖,阻滞细胞周期,促进凋亡,减弱细胞迁移和侵袭能力,在体肿瘤模型中,利多卡因可显著抑制卵巢癌的生长和肺转移。临床浓度的罗哌卡因在体外呈剂量依赖性地抑制结肠癌细胞增殖。研究发现,丁哌卡因具有抑制间充质干细胞增殖的作用,并且对肿瘤形成、肿瘤转移和细胞分化具有负向调节作用。局部麻醉通过阻滞传入神经的传递,减轻应激引起的对免疫系统的抑制。此外局部麻醉可以减少阿片类药物的用量,从而降低了阿片类镇痛药物对人体免疫系统的抑制,进而影响肿瘤的转移和复发。

二、麻醉方法

区域麻醉包括硬膜外麻醉、腰麻和神经阻滞等。研究表明,区域麻醉可以减少阿片类药物的用量,对肿瘤患者有潜在益处,但这些益处是源自区域麻醉本身还是来自阿片类药物用量的减少尚不清楚。相对于使用吸入麻醉药和阿片类药物的全身麻醉,区域麻醉和以丙泊酚为基础的麻醉似乎可以减少手术应激、围手术期免疫抑制和血管生成。根据目前的研究,大部分学者认为对于恶性肿瘤患者,选择全身麻醉联合局部麻醉或联合椎管内麻醉优于单纯的全身麻醉,选择丙泊酚静脉全身麻醉优于吸入全麻,术后选择椎管内镇痛优于阿片类镇痛,但是也有学者认为麻醉药物及麻醉方式的选择并没有对肿瘤患者的预后产生明显影响。目前的研究多为实验室研究,临床研究较少,且现有的临床研究存在样本量小,回顾性研究存在固有偏倚等不足。未来还需要更多前瞻性的、随机的临床研究来进一步探讨麻醉因素和恶性肿瘤预后两者之间的联系及机制,为肿瘤患者提供更安全的麻醉方案。

第三节　术中管理

随着对老年患者病理生理状态的进一步了解及新型短效麻醉药物和监测技术的应用,麻醉医师对维持老年患者全身麻醉时稳定的血流动力学越来越有信心。老年患者对药物的耐受性和需要量均降低,尤其是对中枢性抑制药如全身麻醉药、镇静催眠药及阿片类镇痛药均很敏感。老年患者接受全身麻醉应该尽可能选择短效麻醉药物如丙泊酚、瑞芬太尼、七氟烷和地氟烷等以及不依赖肝肾功能代谢排泄的肌肉松弛药物如顺阿曲库铵等维持术中麻醉,同时辅以麻醉深度监测,如脑电双频谱指数;手术将近结束时缓慢降低药物浓度,以避免苏醒过程的延长。加强液体管理和体温管理,同时合理使用血管活性药物,可以增加老年患者全身麻醉的安全性。

一、液体管理

对于老年患者的围手术期液体输注,应该缓慢进行。老年患者对出血和休克的耐受力不如年轻人,容量不足需要及时补充;但是由于心、脑、肾血管硬化以及并存的呼吸系统疾病,快速大量输血输液可能会导致严重的并发症,需要密切注意。必要时行有创动脉压、中心静脉压、心脏超声等监测,有条件可以使用漂浮导管监测肺动脉楔压。根据手术类型(估计隐性失液量)、失血量、尿量、血压、中心静脉压、酸碱和电解质情况综合评估容量状态,调整液体输注量和速度,并根据需要选择输注血液制品。

二、体温管理

老年患者由于体温调节功能减退和基础代谢率降低,在围手术期易于发生热量丧失。低体温可能引发一系列的生理反应:①低体温可引起术后寒战,显著增加组织氧耗量;氧离曲线左移,不利于组织氧的摄取和利用;②呼吸频率和每分通气量减少,并降低呼吸中枢对低氧和高二氧化碳的反应;③低温可直接抑制窦房结功能,降低心肌对儿茶酚胺的反应性,同时外周血管收缩,外周循环阻力增加,心肌做功和耗氧量增加,血浆去甲肾上腺素浓度升高可达 700%,由此可引起心肌缺血和心律失常;④抑制凝血、免疫功能;⑤抑制代谢功能,导致所有麻醉药物作用时间延长。所以应加强术中体温监测和记录,维持手术室保温系统正常工作,尽量给患者覆盖保温毯、输注温热液体,使用加温系统,保持老年患者围手术期体温,尽量避免发生体温降低。

第四节　术后注意事项

一、中枢神经系统并发症

术后谵妄(postoperative delirium,POD)和术后认知功能障碍(postoperative cognitive dysfunction,POCD)是老年患者手术后常见的中枢神经系统并发症。

老年患者围手术期一旦发生认知功能的损害,则易于发生术后谵妄。简易精神状态检查(mini-mental state examination,MMSE)是床边定量分析认知功能损害的工具,评分少于 24 分者发生术后谵妄的危险增加。术后谵妄是伴有注意力和意识改变的一种急性精神错乱状态,以急性发作的意识水平的改变和波动为特征,并伴有不同程度的精神症状的临床综合征。其发生具有明显的时间特点,主要发生在术后早期,特别是术后前 3 天。术后谵妄是多种因素共同作用导致的脑功能损害,如高龄、术前存在认知功能改变(如痴呆、认知功能损害、抑郁等)、并存脑部疾病(如脑梗死)、营养不良、睡眠紊乱、药物(如抗胆碱药)、疼痛、手术种类及术后并发症等。根据患者临床表现不难做出谵妄诊断,但当患者为低活动型谵妄时容易漏诊,而低活动型谵妄往往占到谵妄患者的很大一部分。术后谵妄的预防措施包括纠正代谢、电解质紊乱,改善睡眠,围手术期持续抗神经精神疾病药物治疗,术中避免麻醉过深、避免低血压或血压波动过大、避免低体温,以及术后多模式镇痛(可选择区域神经阻滞、辅助镇痛药)减少阿片类药物的使用等。

与术后谵妄不同,POCD 的起病方式更加隐匿不明显,但持续时间更长;常累及注意力等认知功能,但意识水平正常;通常会随着时间延长而逐渐恢复。老年患者 POCD 的病因呈多因素,包括年龄、药物因素、麻醉时间、疼痛、潜在的功能障碍、低血压、低体温、低氧血症和代谢紊乱、既往神经系统疾病(如抑郁、痴呆)、酗酒、手术后感染和呼吸道并发症等。一般认为老年患者中枢神经系统功能减退所以易于发生 POCD,目前的研究表明麻醉种类的选择与 POCD 发生无关。由于目前尚未阐明 POCD 的发生机制,因此没有有效的预防措施。可以采用的预防方法包括:最大限度地减少所用药物的种类、避免低氧和高二氧化碳血症、完善的术后镇痛。

二、心血管并发症

老年患者往往合并心血管疾病,而且随着年龄的增加,冠心病、高血压等疾病的发病率和严重程度明显增加,因此引起的围手术期并发症的发生率和死亡率也明显上升。多数研究者认为麻醉种类的选择并不影响心血管并发症的发生率,而平稳控制围手术期血流动力学更为重要。对于有心血管病史的老年患者,如果没有特殊检查手段可以准确估计心脏功能,最大限度地改善其心功能和控制症状非常重要。心脏核素扫描、Holter 监测和运动试验可以进一步评估心脏功能,预测并发症发生率。在高危老年患者,手术中推荐进行直接动脉测压,但有创测压在减少心血管事件的同时又带来其他风险。

三、肺部并发症

导致术后肺部并发症最重要的患者相关因素是年龄和美国麻醉医师协会(ASA)分级,因此对老年患者肺部问题的管理格外重要。由于衰老引起的通气储备量减少、通气和换气功能减低和清除呼吸道分泌物能力的下降,老年患者手术后肺部并发症明显增加。同时既往有充血性心力衰竭和神经系统病史也可以增加肺部并发症的发生率,肺功能检查最大通气量实测值/预测值<50%、第一秒用力呼气量(FEV_1)<2L 及动脉血二氧化碳分压($PaCO_2$)>45mmHg 预示肺部并发症增加,而且因此引起的病死率也增加,因此手术前将老年患者的呼吸功能调整至最佳状态是非常重要的。老年患者在苏醒期出现低氧血症的发生率非常高。此外,因咽喉部感觉进行性减退和吞咽功能障碍,老年患者继发吸入性肺炎的风险可能较高。对于易于发生术后肺部并发症的老年患者,应该在手术后接受机械通气支持治疗。

四、疼痛管理

良好控制术后疼痛可以减少老年患者心血管、呼吸和胃肠道系统的并发症,完善的镇痛还可以促进患者早期活动,早期出院。老年患者术后最常见的并发症之一是术后谵妄,尽管术后谵妄的原因不完全清楚,但是未得到控制的术后疼痛是其发生的重要触发因素。目前的证据支持痛觉随着年龄增加而下降的观点,随着年龄的增长,机体对临床疼痛感受或症状强度显著降低。因为大脑对阿片类镇痛药的敏感性随年龄增长而增高,所以对于老年患者应尽可能考虑选择多模式镇痛方式,如患者自控静脉镇痛联合区域神经阻滞,提高镇痛效果的同时减少阿片类药物的使用。此外,应尽可能使用非甾体类药物以减少阿片类镇痛药用量,提高镇痛效果的同时可减少炎性介质释放。非甾体抗炎药应常规使用,除非患者有禁忌证或高度怀疑有出血和消化道溃疡的可能。老年患者可以使用阿片类药物进行术后镇痛管理,但需牢记药物剂量应根据患者年龄、体弱等进行调整。

五、术后恶心呕吐

术后恶心呕吐(postoperative nausea and vomiting,PONV)是一种很不愉快的感受,一些患者认为其比术后疼痛更痛苦,全身麻醉后恶心呕吐的总体发生率约为 20%~30%。围手术期导致 PONV 的因素很多,包括年轻患者、女性、既往有 PONV 史或晕动病史、正在接受化疗、使用阿片类药物、吸入麻醉药、腹腔镜检查、术后疼痛、低血压等。在吸入全麻的成年患者中,Apfel 预测发生 PONV 的简化风险评分方法包括女性、非吸烟、有 PONV 史或晕动病史、术后使用阿片类药物这 4 个独立的预测因素,如具备以上 0、1、2、3 或 4 种情况者,PONV 的发生率分别为 10%、20%、40%、60% 和 80%。年龄增长是否增加 PONV 发生率,目前没有定论。PONV 的防治原则是识别高危患者,积极预防,及时处理。不推荐对所有患者常规预防性应用抗呕吐药物,但对于明确存在多个恶心呕吐危险因素的患者应采取预防措施。常用的止吐药物主要有 5-HT$_3$ 受体拮抗剂(如昂丹司琼、托烷司琼)、多巴胺受体拮抗剂(如异丙嗪、氟哌利多、甲氧氯普胺)、抗胆碱药(如东莨菪碱、盐酸戊乙奎醚)、组胺拮抗剂(苯海拉明)、神经激肽拮抗剂(阿瑞匹坦)、地塞米松等。对于 PONV 的高危人群,除采取非药物预防措施外,可联合使用两种或两种以上的止吐药物防治 PONV。对于药物预防失败,在苏醒期仍然出现 PONV 的患者,可追加不同作用机制的止吐药物。

虽然近年来麻醉及相关技术的进步大大降低了老年肿瘤患者围手术期死亡率,但是老年肿瘤患者麻醉的风险仍然很大。完善的术前评估,同时在手术前将老年肿瘤患者各个器官的功能状态调整至最佳,尽量控制并发症,进行充分的术前准备,充分改善患者营养状况等,都有助于改善老年患者预后。

(卢锡华　黄媛媛)

参考文献

［1］ GUGLIN M, ALJAYEH M, SAIYAD S, et al. Introducing a new entity: chemotherapy-induced arrhythmia [J]. Europace, 2009, 11 (12): 1579-1586.

［2］ LEGER P, LIMPER A H, MALDONADO F. Pulmonary Toxicities from Conventional Chemotherapy [J]. Clin Chest Med, 2017, 38 (2): 209-222.

［3］ MALYSZKO J, KOZLOWSKA K, KOZLOWSKI L, et al. Nephrotoxicity of anticancer treatment [J]. Nephrol Dial Transplant, 2017, 32 (6): 924-936.

［4］ NICOLAYSEN A. Nephrotoxic Chemotherapy Agents: Old and New [J]. Adv Chronic Kidney Dis, 2020, 27 (1): 38-49.

［5］ GIURANNO L, IENT J, DE RUYSSCHER D, et al. Radiation-Induced Lung Injury (RILI)[J]. Front Oncol, 2019, 9: 877.

［6］ CARVALHO H A, VILLAR R C. Radiotherapy and immune response: the systemic effects of a local treatment [J]. Clinics (Sao Paulo), 2018, 73 (suppl 1): e557s.

［7］ NILSSON K, KLEVEBRO F, ROUVELAS I, et al. Surgical Morbidity and Mortality From the Multicenter Randomized Controlled NeoRes Ⅱ Trial: Standard Versus Prolonged Time to Surgery After Neoadjuvant Chemoradiotherapy for Esophageal Cancer [J]. Ann Surg, 2020, 272 (5): 684-689.

［8］ GU L, PAN X, WANG C, et al. The benefits of propofol on cancer treatment: Decipher its modulation code to immunocytes [J]. Front Pharmacol, 2022, 13: 919636.

［9］ HU C, WANG B, LIU Z, et al. Sevoflurane but not propofol enhances ovarian cancer cell biology through regulating cellular metabolic and signaling mechanisms [J]. Cell Biol Toxicol, 2022.

［10］ JANSEN L, DUBOIS B F H, HOLLMANN M W. The Effect of Propofol versus Inhalation Anesthetics on Survival after Oncological Surgery [J]. J Clin Med, 2022, 11 (22): 6741.

［11］ YEH PH, YEH HW, YANG SF, et al. No association of postoperative opioid usage with long-term surgery outcomes in patients with liver cancer: a population-based retrospective cohort study [J]. Pain, 2023, 164 (4): 848-854.

第三十四章
老年神经外科手术麻醉

第一节 神经外科麻醉基础

一、脑血流、脑代谢与血 - 脑屏障

(一) 脑血流

持续稳定的脑血流(cerebral blood flow,CBF)对维持生命是至关重要的。脑血流与脑组织、脑脊液是形成颅内压的物质基础,对颅内压变化的调节起着重要作用。脑血容量依据脑血流量的不同约占总容积的 2%~11%,变动较大。在静息状态下,人脑的总脑血流约为 800mL/min [50mL/(100g·min)],为心输出量的 15%~20%。在正常生理状态下,到达大脑的总血液是非常恒定的。

脑血流主要依靠颈内动脉系统和椎 - 基底动脉系统,分别供应脑内不同区域。各种原因造成的脑血流改变,均可能引起一系列中枢神经系统功能紊乱和病理改变。在持续局部缺血期间,脑组织可能形成局部损伤模式。在静息状态下,半暗带定义为局部脑血流量(regional cerebral blood flow,rCBF)降低至 12~22mL/(100g·min),梗死通常对应于低于 12mL/(100g·min) 的 rCBF。因此对于脑血流的监测具有重要的临床价值和意义。

1. **脑血流自动调节** 脑血流自动调节(auto-regulation of cerebral blood flow)是机体在应急情况下的代偿反应,在一定范围内,当脑灌注压变化时,在数秒钟内通过血管的收缩和扩张维持脑血流的恒定,保证了脑组织正常的代谢需要,维持了正常的生理功能。正常人的平均动脉压(mean arterial pressure,MAP)自动调节上限为 100~130mmHg,下限为 50~60mmHg。脑的灌注压在此范围内变化时,可通过脑血流自动调节保证脑组织的正常血供。其中脑血流量等于[平均动脉压(MAP)– 颅内压(intracranial pressure,ICP)]/脑血管阻力(cerebral vascular resistance,CVR),脑灌注压等于 MAP–ICP。

2. **脑血流的影响因素**

(1)动脉压对脑血流自动调节的影响:正常人 MAP 在 50~150mmHg 波动时,可通过脑血流自动调节,使脑灌注维持恒定。血压突然降低或升高,可通过快速地调节血管内径,改变血管阻力,仍可保持脑血流的稳定。脑血流自动调节的能力是可以动态改变的,在一些应急状态下,脑血流的自动调节能力可以增强;在一些耗竭的状态下脑血流的自动调节能力可以减弱。在高血压患者中,脑血流的自动调节仍然存在,但是自动调节的上限或下限相应升高。

(2)血管阻力对脑血流自动调节的影响:脑血管阻力是指 1 分钟内在 100g 脑组织内流过 1mL 血液所需的压力。正常脑血管阻力为 1.3~1.6mmHg/(100g·min)。在脑血流自动调节中,动脉压在一定范围内波动不引起脑血流的改变是通过脑血管阻力的改变来完成的。动脉压增高,脑灌注压升高,脑血管阻力增高;动脉压降低,脑灌注压下降,脑血管阻力降低。正常机体脑血流自动调节,主要是通过血管平滑肌收缩和舒张来调节脑血管的直径来完成的。在某些病理情况下,如脑动脉硬化、高血凝状态、静脉回流受阻等,脑血管壁摩擦力、血液黏滞性、静脉回流等因素就在脑血流的调节中起重要作用。

(3)颅内高压与脑血流的自动调节:ICP在一定范围内波动时,脑的灌注压也随之波动,但不引起脑血流的改变。当ICP波动超过一定范围时,自动调节不能代偿,可出现脑血流的明显改变。这时ICP和脑血流呈线性负相关,ICP越高,脑血流减少越明显。

(4)氧对脑血流的调节作用:低血氧对脑血流的调节作用:PaO_2降低可导致血管扩张,可能是通过低氧相关的腺苷的释放和钾离子、氢离子和前列腺素来完成。低氧对脑血管的影响和高碳酸血症同时存在,并相互联系。在正常情况下,PaO_2在60~140mmHg的范围内波动时,脑血流基本不变。而当PaO_2低于50mmHg水平时,脑血流就开始明显增加。在中度低氧下,即使脑血流增加和大脑皮质pH降低,自动调节对脑血流仍然具有一定的调节作用,直到PaO_2降低至25mmHg持续4~6分钟后,其自动调节完全丧失。高压氧对脑血流的调节作用:高压氧状态可使脑组织血管收缩,脑血流减少,尽管高压氧的缩血管作用已得到证实,但其缩血管机制仍不很明确。

(5)二氧化碳(CO_2)对脑血流的调节:血液中CO_2是调节脑血流的最重要因素,脑血管对CO_2反应敏感。人体动脉血二氧化碳分压($PaCO_2$)正常值大约是40mmHg,每升高1mmHg,脑血流增加3%左右。脑血流随$PaCO_2$的增加呈阶梯式增加。$PaCO_2$在15~50mmHg范围内时,脑血流和$PaCO_2$之间呈S形曲线;$PaCO_2$变化范围在40~60mmHg,脑血流和$PaCO_2$接近直线关系;当$PaCO_2$达70mmHg时,脑小动脉呈最大扩张,脑血管的自动调节消失;$PaCO_2$在70mmHg以上时,血流增加不明显。血中$PaCO_2$降低,产生低碳酸血症的缩血管作用也是脑血管特有的,这是由于脑血管失去正常CO_2浓度所产生的张力效应的缘故。而且脑血管对低碳酸血症的反应要高于对高碳酸血症的反应,$PaCO_2$降低,脑血管收缩,脑血流减少。当$PaCO_2$降低至20mmHg时,脑血管不再进一步收缩。这可能是由于低血流水平时,脑组织低氧,产生脑血管扩张,抵消脑血管的进一步收缩。当$PaCO_2$降低至15mmHg时,脑血流减少到正常的40%左右,是脑血管对低碳酸血症反应的极限。

(6)脑血流的神经调节:一般认为脑血管是受交感和副交感神经的双重支配。目前认为大血管对神经支配反应较为敏感;小的软膜血管也受交感神经的支配,交感神经兴奋,血管收缩,但是这种作用较小且短暂,仅相当于$PaCO_2$变化1~2mmHg产生的效应。

(二)脑代谢

1. 脑中氧代谢和糖代谢 脑作为高级神经活动器官,功能复杂,能量消耗特别多。脑组织中没有氧储存,氧代谢完全来自脑血流。氧摄取分数(oxygen extraction faction,OEF)代表神经组织从血液中摄取氧的能力,是脑代谢的重要指标。脑组织中糖原的储存也非常有限,所以脑组织需要持续地从血中获得氧和葡萄糖,以维持正常神经功能,包括细胞膜蛋白结构的完整和神经递质的合成。脑组织的能量代谢中,大约60%的能量用来维持神经生理功能,40%的能量用来维持中枢神经系统结构的完整性。正常人脑葡萄糖的消耗量大约是23μmol/(100g·min),葡萄糖的供给存在一个安全范围。正常人体血中15%的葡萄糖通过毛细血管床穿越血-脑屏障进入脑组织,进入脑组织的葡萄糖大约1/3又会返回到毛细血管中,这样动静脉之间葡萄糖相差10%,在细胞外和脑脊液中蓄积的葡萄糖占脑血液中葡萄糖的40%。

在正常情况下,脑所需的葡萄糖主要是来自肝储存糖原的分解,部分来自肌肉的肌糖原,一小部分来自其他器官。脑中的葡萄糖主要进行有氧代谢,而通过无氧代谢的量仅是5%~15%。在平静状态下,脑中氧和葡萄糖消耗的摩尔比值是恒定的,大约是6。这种情况下脑组织中的葡萄糖基本全部有氧氧化成CO_2和水,仅有少量的乳酸产生。但在脑活动时,葡萄糖和氧的消耗均会增加,但葡萄糖的消耗大于氧的消耗,氧和葡萄糖的摩尔消耗比值下降到4左右。这就说明,大脑在活动中仅有60%的葡萄糖被氧化利用。脑的每个部位因功能和结构各不相同,对葡萄糖的消耗也不相同,并且随年龄的变化而改变。

2. 脑中氨基酸和蛋白质代谢 脑中氨基酸是脑中氮的主要来源,是维持脑的功能和结构完整的基础。它不仅是脑内的代谢物质,而且对物质代谢有调节功能。脑中氨基酸和血中氨基酸的浓度不同,存在着自身调节机制。血中氨基酸能迅速和脑中的氨基酸进行交换,但脑中氨基酸的含量较少。脑中氨基酸的来源有两种途径:大部分氨基酸是通过载体系统进入脑细胞的;小部分是由脑中葡萄糖转化而来,主要是非必需氨基酸。

蛋白质的合成主要是在细胞体进行,轴突中也有少量合成。人脑不能直接合成 α 氨基酸,是依赖于植物和微生物产生,因此蛋白质和卟啉来源于氨。机体必须利用氨甲基磷酸盐合成酶和谷氨酸合成酶合成氨甲基磷酸盐和谷氨酸盐。这两种物质是非常重要的氨源,他们为许多生物合成提供原料,并且在形成尿素、嘌呤、嘧啶等许多信息和功能产物起重要作用。

3. 脑中脂类代谢 脂类是人脑的重要组成部分,它不仅参与人脑内的重要结构的形成,而且是人脑正常功能活动不可缺少的物质。脂类的代谢异常与很多先天性神经疾病相关。脑中脂类主要包括胆固醇、脑苷脂、磷脂酰乙醇胺和神经磷脂。

4. 脑中核苷酸代谢 脑和其他组织一样,能储存核酸和传递遗传信息,并将这些信息翻译成蛋白质。核苷酸对维持脑组织正常生理功能起重要的作用。

5. 脑功能和脑代谢的关系 脑功能和脑代谢之间关系密切,具有明显的相关性。脑功能活动加强时,脑代谢增强,脑功能抑制时,脑的代谢减弱。大脑在工作时,脑细胞的耗能主要是来源于葡萄糖的氧化作用,在这种情况下脑血流增加,以提供足够的葡萄糖和氧产生能量。脑的正常功能的维持要求在氧的供应和氧的需求上持续调节,达到氧平衡。脑活动加强时不仅能量供应增强,脑的氨基酸代谢、脂肪代谢、核苷酸代谢等均增强。在脑活动增强时,脑的各部位代谢的改变各不一致,与这部分脑的功能相一致。

(三) 血 - 脑屏障

中枢神经系统是人体重要的功能调节系统,全面迅速地调节体内其他系统和生理过程,以适应机体内外环境变动,维持正常的生命活动。血 - 脑屏障(blood-brain barrier, BBB)是存在于脑内毛细血管与神经组织之间、保持脑内环境稳定和限制物质转运的调节界面。一般认为脑屏障包括 3 部分:①血 - 脑屏障,由脑毛细血管与软膜 - 胶质膜组成;②血 - 脑脊液屏障,位于脉络丛和软膜;③脑脊液 - 脑屏障,由脑表面的软膜和室管膜组成。

BBB 包括 3 层结构:脑毛细血管内皮细胞、基膜和胶质细胞足突(图 34-1)。脑血管内皮细胞是组成 BBB 的基本骨架,构成一个连续封闭的网,是大分子物质转运的主要障碍;基膜主要由 Ⅳ 型胶原和纤维蛋白构成,能防止由于静水压和渗透压改变引起的血管变形;星形细胞的足突组成一层坚韧的胶质膜,覆盖在毛细血管周围,增加了 BBB 的机械屏障作用。

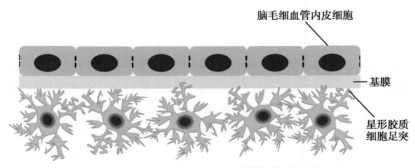

脑毛细血管内皮细胞

基膜

星形胶质细胞足突

图 34-1 脑毛细血管内皮细胞、基膜和胶质细胞足突

血 - 脑屏障的主要作用是维持脑内环境稳定和保证神经元的正常活动。影响血 - 脑屏障功能的因素包括脑缺血和缺氧、脑血管自动调节障碍、破坏性和增生性损伤、炎症和自身免疫反应、血浆渗透压和 pH 改变及自主神经系统功能变化等。

二、脑脊液与脑脊液循环

脑脊液(cerebrospinal fluid,CSF)是存在于脑和脊髓内的无色透明的体液,主要由脑室内脉络膜丛产生,大部分是血浆的超滤液,也有脉络丛主动分泌的成分,还有一小部分产生于室管膜细胞。CSF 对大脑皮质有机械性缓冲作用,并为颅内的脑组织提供免疫性的保护作用。此外,CSF 在脑血流自主调节机制中也有重要的作用。

(一)CSF 的产生

CSF 存在于蛛网膜下隙和脑室系统内,准确地来说,是位于脑膜的蛛网膜和软脑膜之间。CSF 总量约 150mL,其中 1/5 在脑室系统内,约 4/5 在蛛网膜下隙内。成年人的脑室容量约为 25mL,脑室内被覆一单层室管膜细胞。在中枢神经系统内,CSF 产生的速率为 0.3~0.4mL/min,日分泌量 500~600mL,大约 70% 的 CSF 由脉络丛产生,其他则来自脑内的毛细血管床和代谢水的产物。CSF 的分泌过程分为 2 步:第一步是血浆顺着压力梯度从脉络膜向脉络膜间质的被动滤过过程;第二步是跨过脉络膜上皮从脉络膜间质向脑室腔内的主动转运过程。

(二)CSF 的循环

CSF 循环被称为是继心血管循环和淋巴循环之后的机体第三大循环系统。CSF 的循环非常高效,每分钟有 0.25% 的 CSF 更新,每日更新 4~5 次,大约每 5~7 小时就更换一次。CSF 的流动具有一定的方向性。两个侧脑室脉络丛最丰富,产生的 CSF 最多,这些 CSF 经室间孔流入第三脑室,在此加入第三脑室脉络丛产生的 CSF,再经中脑导水管流入第四脑室,又加入第四脑室脉络丛产生的 CSF。CSF 一起经正中孔和外侧孔离开脑室系统进入蛛网膜下隙,一部分经脑干周围的脑池到达大脑半球表面,最后被上矢状窦两旁蛛网膜绒毛吸收进入静脉血液;另一部分 CSF 向下进入椎管蛛网膜下隙,由脊神经根处的蛛网膜绒毛吸收入血,完成整个脑脊液循环。

三、颅内压生理与病理生理

(一)颅内压的形成及影响因素

颅腔周壁为坚硬的颅骨,就如一个无伸缩性的半封闭容器,其内包括脑组织(80%)、血液(12%)和脑脊液(8%)等内容物。颅内压(intracranial pressure,ICP)是指颅内容物对颅腔壁产生的压力。如果颅内容物容量增加,会出现代偿机制以维持 ICP 处在正常范围内。通常情况下,这些代偿措施包括脑脊液置换、向下入脊髓蛛网膜下隙和降低血容量,使 ICP 维持在正常范围。

(二)ICP 的正常值及监测

最近研究得出成年人平卧位 ICP 正常值为 5.3~15.1mmHg(72~205mmH$_2$O),侧卧位 ICP 正常值为 6.3~15.9mmHg(86~216mmH$_2$O)。ICP 在 13.5~15mmHg 为可疑 ICP 增高,平卧时成人 ICP 超过 15mmHg 即可确诊为 ICP 增高,颅内高压临床分类:15~20mmHg(204~272mmH$_2$O)为轻度颅内高压,21~40mmHg (273~544mmH$_2$O)为中度颅内高压,>40mmHg(>544mmH$_2$O)为重度颅内高压。ICP 监测的方法是利用 ICP 测量仪或传感器对 ICP 动态测量并通过数据、压力波形等形式记录下来。临床上普遍采用的 ICP 监测均属于有创范畴,需要在脑室、腰椎或颅骨上穿刺或钻孔。有创 ICP 监测是目前监测 ICP 最准确的方法。

(三)颅内高压病理生理学机制

颅腔几乎是密闭的腔隙,其内容物脑实质、脑血流量与脑脊液保持相对恒定,使 ICP 维持在正常范围。当上述 3 种物质中任何一种物质的容量增加,其他物质就会代偿地减少,以平衡 ICP。但颅腔内容积实际可调节范围很小,当其增加容积超过代偿限度时,导致 ICP 增高。严重时迫使部分脑组织嵌入孔隙,形成脑疝,导致中枢性呼吸衰竭,甚至呼吸骤停,危及患者生命。

四、意识、睡眠与脑认知功能

意识是人类行为和生存的基础和必要条件。在生理情况下,意识活动包括觉醒和睡眠两种意识状态;应用全身麻醉药可产生类似睡眠的麻醉状态。睡眠和觉醒主要受制于地球自转周期的昼夜节律。从意识水平上讲,觉醒和睡眠是完全不同但却密切联系的两种意识状态。自古以来,大量的理论和学说试图解释睡眠现象,但是至今仍无人能够满意回答睡眠的奥秘。

1. 意识的概念　不同的领域,对意识的理解各异。诺贝尔奖获得者 Crick 认为,意识是注意和短时记忆相结合的神经机制。Bonhomme 将麻醉下意识消失定义为清醒程度和脑认知功能(包括对环境的知觉、思考、注意和记忆等)的可逆性改变。目前,对产生意识的生理过程和相关解剖结构不甚明了,而且对麻醉药物诱导意识消失的作用位点也知之甚少。通过比较麻醉药在非镇静作用时和镇静作用时对事件记忆影响的差别,可以找出这些药物产生记忆影响时的大脑特殊作用部位和可能作用机制。但是要完全明白麻醉药物如何影响意识仍需进行大量的研究。

2. 意识的神经机制　大多人认为思维是意识的标志。思维存在,就可以确定意识存在。但计算功能够模拟思维却没有意识,它模拟的思维是可以脱离意识进行的。同时,意识又与思维、记忆、感觉、言语、意志、需要、情感、肢体活动等具有相互作用关系,而且大多是相互促进和共同发展。其中意识与思维的关系最为密切,没有思维,意识就不可能产生;没有意识,思维也不可能发展。如果没有思维,大脑只能记忆,这些记忆只能用两种形式记录:一种是现在人们还不能解读的大脑信息代码;另一种是用对感觉信号简化后形成的知觉(即形象)。可见促使意识生成的关键不是记忆,而是思维。

3. 睡眠的概念　睡眠是在大脑特定脑区及相应神经元和神经纤维的调控下发生的,主要由内源性睡眠 - 觉醒环路及其相关的内源性物质调控。Franks 等将睡眠定义为"一种自然发生的、周期性的休息状态,在这种状态下,机体对周围环境的意识和对外界刺激的反应在很大程度上处于暂停状态"。根据脑电图变化可将睡眠分为两个阶段,包括非快速动眼期(non-rapid eye movement,NREM)和快速动眼期(rapid eye movement,REM)。其中根据睡眠深度又可以将 NREM 分为 N1、N2、N3、N4 期。不同脑区拥有不同功能的睡眠 - 觉醒核团。促觉醒核团具有唤醒功能,并在清醒时活跃,主要包括脑干蓝斑(locus coeruleus,LC)、结节性乳头状核(tuberomammillary nucleus,TMN)和基底前脑(basal forebrain,BF)等;促睡眠核团在睡眠期间活跃,包括腹外侧视前核(ventrolateral preoptic nucleus,VLPO)等。进入睡眠状态时,促睡眠核团VLPO 神经元兴奋性明显增加并释放 γ- 氨基丁酸,同时抑制 TMN 和 LC 等促觉醒核团的活动,阻断其兴奋皮质的作用。

4. 术后认知功能障碍　术后认知功能障碍(postoperative cognitive dysfunction,POCD)是指麻醉手术后患者持续存在的记忆力、抽象思维和定向力障碍,同时伴有社会活动能力的减退,即术后人格、社交能力及认知能力和技巧的变化。POCD 不属于谵妄、痴呆、遗忘障碍等临床类型。术后 1 周内发生的为早期术后认知功能障碍,术后数周和数月发生的为长期术后认知功能障碍。POCD 影响认知的许多方面,如注意力、记忆力以及信息处理的执行功能和传输速度,但其典型特征是记忆力的减退和智力的下降。相对来说,POCD 症状更轻,且持续的时间更长。POCD 可以发生在所有年龄阶段的手术患者身上,但在年轻患者恢复较快。高龄是长期 POCD 的唯一独立危险因素,老年患者 POCD 可以持续几个月,以至于丧失日常生活自理能力。

五、脑缺血与脑保护

(一)脑缺血

脑缺血是指各种原因导致大脑出现急性或慢性的供血不足,引发脑组织缺血缺氧,继而出现一系列脑部功能障碍。脑缺血后,通过不同手段恢复脑血流后引起脑组织更为剧烈的损伤,这一反常现象称为脑缺血再灌注损伤（ischemia and reperfusion injury）。

1. 发病原因　在休克、心功能不全、心肌缺血和脑梗死、脑血管病等情况均可出现脑缺血。在这些疾病的治疗中，使用各种措施恢复血液灌注时应注意防止发生再灌注损伤。脑缺血的极早期，在几分钟内可以导致神经细胞氧化磷酸化能力减弱，ATP合成减少，离子泵功能部分失效，特别是Na^+-K^+-ATP酶功能减弱，使大量Na^+内流，K^+外流，细胞膜电位下降，产生去极化。细胞膜去极化导致神经细胞突触前释放兴奋性氨基酸，兴奋性氨基酸主要通过受体活化方式而起兴奋性介质作用，受体活化效应主要引发大量的Ca^{2+}内流，同时激活细胞内Ca^{2+}的释放，导致细胞内游离Ca^{2+}超载，激活了各种降解酶，如DNA酶、钙调磷酸酶、蛋白酶和磷脂酶，引起DNA、蛋白质和磷脂降解，细胞代谢、结构与功能多方面的异常改变，神经细胞逐步死亡。同时过量Ca^{2+}沉积于线粒体，使线粒体氧化磷酸化失偶联进一步加重，膜电位丧失，呼吸链解体，导致细胞能量的严重丢失，同时致使O_2经单电子还原生成超氧阴离子增多，产生的大量自由基与脂质、蛋白质及核酸发生反应，引起膜脂质过氧化，导致膜损伤，线粒体功能障碍，细胞溶解和组织水肿等一系列损害作用，称之为自由基连锁反应。

2. 脑缺血病理生理学基础　脑是对缺氧极敏感的器官，它的活动主要依靠葡萄糖有氧氧化提供能量。因此，一旦缺血时间较长即可引起严重不可逆性损伤。

缺血性脑损伤分为两个级别——选择性神经元坏死和梗死，两者均有神经元死亡，区别在于病变的生理学严重程度，而无论它处于脑的任何部位。选择性神经元坏死意味着只有神经元死亡，极少累及神经胶质细胞。梗死是神经元和胶质细胞的死亡，是一种更为严重的组织病变。由于全部组织的死亡，轴突再生以及其他形式的组织再生都无法进行。梗死最终留下由于组织的分解和巨噬细胞清除而形成的一个液性囊腔。囊腔由脑间质液填充，可与脑脊液直接交通。这两种不同严重程度的病变可以出现在大脑的任何部位：脑干、小脑、前脑。选择性神经元坏死和梗死表示脑损伤的程度，而不是损伤在脑内的部位。

动物脑缺血后从病理形态学上检查发现，脑缺血性损害随缺血时间延长而加重，再灌注损伤的严重程度不仅与缺血持续时间成正相关系。有资料表明，脑缺血常伴有脑水肿，较短时间缺血的脑水肿尚能恢复，缺血时间较长则为不可逆性。脑水肿的发生，与缺血后反应性充血和BBB损害有关。

（二）脑保护

脑保护（cerebral protection）是指在脑缺血、缺氧性损伤前/后，采取措施（药物或方法）以减轻或防止脑损害。

1. 低温脑保护　由于实验研究结果的支持，低温技术在20世纪90年代成为热点。2002年，两项多中心研究证明低温的重要地位，并被美国心脏病学会批准临床应用，推荐温度为32~34℃，时程是12~24小时。国际上将低温分为4度，即轻度35~33℃、中度32~28℃、深度27~17℃和超深度≤16℃。

实验研究证实，低温几乎对所有的脑缺血再灌注损伤的发病机制有益，包括：①降低脑氧代谢率和改善细胞能量代谢；②减少EEA的释放，抑制其兴奋毒性；③减少内流，减轻细胞内Ca^{2+}超载；④抑制氧自由基的生成；⑤抑制细胞骨架成分活性的下降，包括微管结构蛋白活性和微管运动蛋白活性；⑥对"延迟性神经元死亡"（delayed neuronal death，DND）的影响等。

2. 雌激素的脑保护作用　近20年里，不论是在基础还是临床，雌激素作为一神经保护剂在世界范围受到广泛关注和研究。此类研究的原动力无不来自临床流行病学的研究结果，即卒中的性别差异。应当注意的是，卒中的性别差异可受到包括生理因素和社会因素在内的众多因素的影响，并且雌激素的脑保护作用也不是可影响卒中差异的唯一生理因素。越来越多的证据显示其他性激素，包括孕激素和雄激素，都对卒中的病理生理及预后有一定影响。

3. 阿片类物质的脑保护机制　阿片类物质介导脑缺血耐受的研究目前主要在动物的整体、分子水平进行，且尚处于基础研究阶段。机制可能涉及谷氨酸、胺类神经递质、G蛋白 - 蛋白激酶C通路、钙调蛋白依赖的蛋白激酶Ⅱ等。

　　脑保护还包括内源性脑保护、星形胶质细胞的脑保护作用及miRNA的脑保护。脑功能保护是神经科学领域热议的话题,临床脑保护策略见后续相关章节论述。

第二节　老年颅脑肿瘤手术麻醉

一、颅脑肿瘤手术概述

　　颅腔由大脑镰和小脑幕分隔成3个腔,小脑幕以上简称为幕上部分,发生在该部位的肿瘤称为幕上肿瘤。在成人中,原发性颅脑肿瘤多位于幕上。幕上肿瘤的病理类型以胶质瘤和脑膜瘤最为常见。

　　颅底指脑下方承载脑的颅腔底面,其结构复杂,尤其是颅底中央区或颅底中线区域,涉及鞍区、海绵窦、岩斜坡区、小脑脑桥角区内侧、枕骨大孔区等,包含诸多孔道供神经和血管出入颅腔。由于颅底区有重要的血管和神经,肿瘤或畸形可导致相应的功能区损害;此区域手术显露和处理非常困难;手术操作又可因刺激、压迫或损伤该部位的重要神经、血管而产生严重不良后果,甚至危及患者生命。

　　颅底肿瘤按其来源可以分为3类:一是原发于颅底骨质的肿瘤,如脊索瘤、软骨瘤、软骨肉瘤等;二是颅内累及颅底的肿瘤,如脑膜瘤、神经鞘瘤、垂体腺瘤、颅咽管瘤等;三是由颅外向颅内侵袭的肿瘤,如起自鼻旁窦、颞下窝、咽旁间隙等结构,如鼻咽纤维血管瘤、鼻咽癌、副神经节瘤等。

　　神经内分泌肿瘤主要包括垂体瘤及颅咽管瘤。神经内分泌肿瘤在老年患者中发生率很低,本节不再单独介绍。

二、幕上肿瘤手术麻醉

(一) 术前评估与术前准备

　　1. 一般情况评估　近些年来,大于60岁的老人,甚至70岁以上的高龄患者进行幕上肿瘤切除术逐渐增多,患者往往心脑血管合并症较多,由于患者病史较长,在出现临床症状之前肿瘤生长较为巨大,尤其是脑膜瘤,完善的术前评估对于减少并发症,保证围手术期生命安全尤为重要。

　　对于既往有心血管系统疾患的患者,需要详细了解患者相关的病史、用药史、评估其心功能。幕上肿瘤切除术(脑膜瘤或海绵状血管瘤)出血较多,尤其涉及大血管时,手术前对心血管系统的评估和相关的准备尤为重要。高血压的患者应注意术前血压的控制情况。长期服用相关药物,如抗高血压药、β受体阻滞剂、抗凝剂等药物的患者,根据不同药物的药理特点进行停药。

　　对于既往有呼吸系统疾患的患者,详细询问病史,进行呼吸功能的评估,尤其询问近期内是否合并肺部感染。根据相关检查(胸片、肺部CT等),排除可能的风险。

　　对于内分泌系统及其他器官系统的病史和相关评估,幕上肿瘤切除术的患者并无特殊。需要格外注意的是,术前已经长期使用肾上腺皮质激素治疗控制ICP的患者,需要了解相关的激素水平及具体的用药剂量、时间等,必要时在术前进行肾上腺皮质激素的补充治疗。

　　2. 神经功能评估　幕上肿瘤患者手术前神经功能的评估,尤其是肿瘤占位效应、是否有中线移位、是否侵袭重要血管,都是手术前神经功能评估中需要关注的内容。神经功能评估应包括估计ICP升高的程度、颅内顺应性和脑血流自动调节能力损害的程度,以明确在脑缺血和神经损害发生前ICP和脑血流的稳态自动调节能力储存的多少。与神经外科医师一起,详细了解患者的病史、体格检查和相关的影像学检查,目的是评估已经存在的永久性和可恢复的神经损害各有多少。对手术中可能出现的风险,如出血、神经牵拉、凝血障碍等风险进行充分的评估。了解手术中将采用的体位、手术入路和手术计划,进行手术前讨论(表34-1)。

表34-1 幕上肿瘤患者术前神经功能的评估

评估项目	评估内容
病史	癫痫发作史及相关用药
	意识水平
	ICP升高相关症状:头痛、恶心、呕吐、视物模糊
	局部神经系统症状:偏瘫、感觉障碍、失语等
	相关疾病:外伤
体格检查	意识状态,意识水平,Glasgow昏迷评分
	脑水肿(ICP升高)、库欣反应(高血压、心动过缓)
	瞳孔大小、言语缺失情况、肢体肌力、感觉缺失情况
影像学检查	肿瘤的大小和部位:例如,功能区还是非功能区?是否靠近大血管?与重要神经的毗邻关系
	颅内占位效应:中线是否移位、脑室受压、小脑幕切迹疝、脑干周围脑脊液浸润、脑水肿、脑积水
用药史	肾上腺皮质激素、抗癫痫药物、脱水剂的使用剂量、持续时间、频次
脱水状态的评估	发热、感染、卧床时间
	是否进食、呕吐次数、每日补水量
	利尿剂及甘露醇的应用及剂量
	抗利尿激素异常分泌综合征

ICP,颅内压。

3. 术前准备

(1)控制ICP,减轻脑水肿:对于手术前存在ICP急剧增高和脑疝危象的患者,需采取紧急脱水治疗,如快速静脉输注20%甘露醇、利尿药物和肾上腺皮质激素等,以缓解颅内高压和脑水肿。

(2)改善患者的一般状态:因长期ICP增高、频繁呕吐、不能进食或者反复给予降ICP的药物(脱水利尿药)而出现脱水和电解质紊乱的患者,手术前应同时采取降低ICP、静脉高营养、适当补液和纠正电解质紊乱等措施,待全身状况改善且病情稳定后再实施开颅手术。由于中枢介导的内分泌紊乱,如垂体肿瘤合并血糖水平增高、颅咽管瘤合并尿崩症等,应根据病情进行必要的对症处理。

(3)控制并预防癫痫:癫痫发作是幕上肿瘤患者常见的症状之一。手术前积极控制已经存在的癫痫发作,同时给予抗癫痫药物以预防围手术期癫痫的再次发作。

4. 制订麻醉预案
对于幕上肿瘤手术患者,手术前制订麻醉方案的要点如下:

(1)维持血流动力学和脑灌注压(cerebral perfusion pressure,CPP)稳定。

(2)避免增加ICP的技术和药物。

(3)建立满意的血管通路,以便进行监测和必要时应用血管活性药物或其他药物。

(4)必要的监测,包括颅外监测(心血管系统监测、呼吸系统监测和神经功能监测)和颅内监测(颅内局部和整体环境的监测)。

(5)良好的手术环境,创造清晰的手术野,配合手术中神经生理监测,必要时进行手术中唤醒。

(6)根据肿瘤的特点和手术要求决定麻醉方法;功能区肿瘤必要时采用手术中唤醒开颅手术。

(7)快速苏醒,尽早配合患者苏醒后的神经功能评估。

(8)完善的术后镇痛。

(二)麻醉方法与实施

1. 麻醉前准备

(1)呼吸道的准备:麻醉前对患者的气道进行充分评估,对于有开口困难、哮喘、上呼吸道及支气管肺部疾病、病态肥胖或预计困难气道的患者,应给予充分重视,做好相应的药品和器械的准备工作。对于严重困难气道,预计术后不能及时拔除气管导管的患者,可考虑准备经鼻插管。

(2)胃肠道的准备:择期手术患者进行常规胃肠道准备。对于需要急诊进行开颅手术的患者,应准确了解患者的末次进食水时间,必要时按饱胃流程处理。

2. 手术前用药

手术前持续应用肾上腺皮质激素(垂体轴抑制患者)或其他常规用药治疗(抗癫痫药、抗高血压药或其他心血管系统用药)。常规在手术间内应用麻醉前药物,静脉滴注麻醉性镇静药或镇痛药物和抗胆碱能药物。

3. 头部神经阻滞

对于幕上肿瘤需要开颅手术的患者,根据其手术切口选择进行头部神经阻滞,同时也可以在局部如上头钉处、切口周围进行局部浸润阻滞。

4. 术中监测

(1)心血管系统监测:监测心电图、有创动脉压和CVP、脉搏氧饱和度(SpO_2),必要时放置Swan-Ganz导管监测肺毛细血管楔压(PCWP)、心输出量和每搏心输出量,并连续测定混合静脉血氧饱和度(SVO_2)和呼气末二氧化碳分压(P_ECO_2);监测体温,适当控制体温。

(2)神经肌肉传递功能监测:在神经生理监测需要控制肌肉松弛药的使用时,需要进行四个成串刺激(train of four stimulation, TOF)监测,以保持神经肌肉传递功能。

(3)呼出气体监测:包括吸入氧浓度(FiO_2)、呼出气CO_2曲线图、血气分析等监测,有助于手术中对呼吸功能的连续、全面和综合观察,为早期识别和及时处理各种呼吸功能异常提供保障。

(4)麻醉深度监测:吸入全身麻醉时,监测吸入麻醉药的呼气末浓度和最低肺泡有效浓度(minimal alveolar concentration, MAC)。脑电双频指数(bispectral index, BIS)监测在神经电生理监测时尤为重要,既可避免由麻醉过浅所致的手术中知晓,又可避免麻醉过深而影响神经电生理监测的敏感性。

(5)颅内环境和脑功能监测:目前存在的神经功能监测的方式有多种,颈内静脉血氧饱和度监测可了解脑供氧;诱发电位有利于监测特定中枢神经系统传导通路的完整性;脑组织氧分压监测可了解脑缺血高危区域局部组织氧供是否充分;手术中超声监测脑血流、肿瘤血供及其确切位置;局部脑氧饱和度也是监测颅内脑组织局部供血、脑氧代谢的一个新兴指标;手术中脑电图监测有助于发现麻醉患者全脑或局部脑缺血、缺氧的发生,并且是观察大脑癫痫放电的最好方法,而且能为手术切除癫痫病灶进行定位。

5. 麻醉诱导

(1)基本原则:诱导期间适当镇静、充分镇痛,维持适当的麻醉深度,避免知晓;降低伤害性刺激反应,抑制交感神经反射,防止循环剧烈波动;控制通气,诱导期间可适当过度通气;保持最佳体位,对ICP-容量曲线影响最小,确保脑静脉回流通畅。通过注意上述细节,改善患者的颅腔内压力-容积曲线的状态,保证充足的CPP,防止麻醉诱导期间ICP明显升高。

(2)诱导药物的选择:对于幕上肿瘤开颅手术患者,麻醉诱导药物的选择应该遵循以下原则:①麻醉诱导深度快、半衰期短;②镇静、镇痛作用强,诱导操作中无知晓;③不增加ICP和脑代谢;④不影响脑血流及其对CO_2的反应;⑤不影响血-脑屏障功能,无神经毒性作用;⑥临床剂量对电生理监测的影响轻微;⑦停药后苏醒迅速、无兴奋和手术后精神症状;⑧无残余作用。目前尚无完全符合上述标准的药物,因此临床上需采用联合用药,以扬长避短。同时需要注意满意的通气、合适的体位安置和合理的血压调控等,以尽量达到上述标准。

6. 麻醉维持

(1)麻醉目标

1)维持血流动力学和 CPP 稳定,避免升高 ICP。

2)通过降低脑氧代谢率(cerebral metabolic rate of oxygen,CMRO$_2$)和脑血流来降低脑部张力,将颅内环境维持在理想状态,进行神经保护。

3)麻醉方法和药物的选择以快速苏醒、进行神经功能评定为原则。

4)避免中枢神经系统觉醒,维持足够的麻醉深度。

5)配合神经电生理监测,避免麻醉过深影响监测敏感度。

6)维持正常的体温。

(2)麻醉方法:有关幕上肿瘤开颅切除术麻醉方法的选择,吸入全身麻醉好还是全凭静脉麻醉更占优势,近些年来的研究中尚无明确结论。吸入全身麻醉操作简单、适用范围广、成功率高,而且可控性强和苏醒快速。临床上更为常用的是静吸复合平衡麻醉。进行电生理监测时,吸入麻醉药物浓度不宜过高。全凭静脉麻醉可控性强、麻醉维持平稳、降低脑血流和 ICP 以及减轻脑水肿,所以适用范围广泛,尤其对于术前就存在严重颅内高压的患者更具优势。

(三)麻醉期间的管理

1. 间断应用非去极化肌肉松弛药　为防止患者出现体动,术中注意肌肉松弛药的追加。需要进行电生理监测,尤其是运动诱发电位监测的患者,除诱导外,术中基本不给或者给予极少量的肌肉松弛药,维持 TOF 值在 25%~40% 以上,以配合神经功能监测的顺利进行。避免术中发生体动或呛咳,适当增加镇痛。

2. 呼吸管理　应用低潮气量、适当 PEEP 有利于机械通气的保护性肺通气策略。适当的过度通气(P$_{ET}$CO$_2$ 在 30~35mmHg)有助于幕上肿瘤开颅手术患者的术后恢复。

3. 液体治疗和血液保护　液体治疗可达到血流动力学和 CPP 稳定的目的,在此前提下可为手术提供适当的脑松弛。幕上肿瘤切除患者手术中液体管理的目标是:①维持正常的血容量、血管张力和血糖水平;②红细胞比容保持在大约 30%;③轻度高渗,手术结束时总血清渗透浓度<320mOsm/L。

手术中应避免输注含糖溶液,可选择乳酸林格液(低渗)或 6% 羟乙基淀粉。预计大量出血的患者手术中可进行血液回收,良性肿瘤患者可将回收的血液回输。必要时手术前还可进行自体采血和手术中回输。根据具体的手术中出血量来决定异体红细胞和异体血浆的输入,维持合理的凝血功能和红细胞比容。

(四)麻醉苏醒

1. 目标　对于幕上肿瘤开颅手术的患者,快速、平稳的苏醒对于尽早判断神经功能和颅内血肿等特殊情况的发生尤为重要。尽快恢复意识,按指令完成动作,更有利于进行早期的神经功能评估,尽早发现神经功能受损情况。

2. 快速苏醒的适应证　对于手术前意识状态良好、心血管系统稳定、体温正常、氧合良好、手术范围不大、无重要脑组织的损伤、不涉及后组(Ⅸ~Ⅺ)脑神经的颅后窝手术和非巨大动静脉畸形切除的患者,手术后可进行快速苏醒。

3. 镇痛　完善的镇痛衔接和术后疼痛管理。

4. 神经功能评估　首先对意识进行分级判断,Glasgow 昏迷评分是最经典、常用的评分方法。镇静-躁动评分也是经常使用的。另外,还包括一系列简单的基础性评估,包括瞳孔大小和对光反应、四肢肌力和运动、感觉系统的检查(浅感觉和深感觉)、反射系统检查(浅反射、深反射、病理反射)、能否理解简单的词语并遵循指令,以及对时间和空间的定位等。

三、颅底肿瘤手术麻醉

(一)术前评估

1. 术前一般情况评估 参照幕上肿瘤手术麻醉部分。另外,对于手术前进食困难的患者,应注意有无电解质紊乱,并及时给予纠正。肢体活动受限的患者应明确有无下肢深静脉血栓。

2. 术前神经功能评估 见表 34-2。

表 34-2　术前神经功能评估

神经功能内容	临床表现
颅内高压征象	头痛、恶心、呕吐
	视神经乳头水肿、视力减退
	精神与意识障碍
	生命体征变化(心动过缓、呼吸变慢、血压升高)
脑干功能不良征象	意识状态改变
	呼吸类型改变
	心律失常
脑神经功能不良	吞咽困难、饮水发呛、流涎
	咳嗽反射、呕吐反射减弱
	发音改变
小脑功能不良	共济失调
	辨距障碍

明确专科特殊情况,如颅底肿瘤生长的位置、血供来源、侵犯程度以及与重要神经、血管毗邻关系,了解肿瘤主要供血动脉和引流静脉,注意肿瘤是否包裹了较大的血管。对于血供丰富的肿瘤,应做好手术中大出血的准备,手术前充分备血,必要时进行术前自体血储备,手术中行自体血回输。

(1)颅内高压:手术前应明确患者是否有颅内高压症状、严重程度及处理情况。

(2)脑神经:应常规检查 I~XII 对脑神经有无功能障碍。颅底肿瘤累及迷走和舌咽神经时,患者常有吞咽困难、饮水发呛,易造成误吸或吸入性肺炎。术前应注意肺部 X 线检查及听诊,并应检查体温、血常规和血气分析。对于术前已存在后组脑神经症状的患者,应明确肿瘤压迫情况和颈部活动度,以避免气管插管时头部过度活动造成进一步的损伤,同时应与手术医师沟通手术后是否保留气管导管。对于手术后需要保留气管导管的患者,可以选择经鼻插管。还应在手术前与患者充分沟通,降低患者的紧张度,以期减少手术后并发症。

(二)麻醉方法与实施

颅底肿瘤手术麻醉前准备及术中监测部分可参照幕上肿瘤手术的麻醉。

1. 麻醉诱导 基本原则是力求迅速平稳,对心血管系统抑制较轻,保证气道通畅、供氧充分和镇痛完全,避免呛咳和屏气等增加 ICP 的因素,以及减轻或消除气管插管所致的应激反应。为了减少气管插管的刺激,大多数选用快诱导麻醉。

2. 麻醉维持

(1)颅底手术的麻醉目标:以保证脑灌注,防止脑缺血,降低脑代谢,避免药物和手术麻醉操作引起 ICP 增高为前提,防止呛咳、紧张和血流动力学不稳定,应用降低 ICP、促进脑松弛的技术,保证最佳手术条件为目标。

(2)麻醉方法选择:丙泊酚可以降低 ICP 和脑氧代谢率,麻醉恢复迅速、平稳,有利于手术后早期评价中枢神经系统功能等优点,适用于神经外科手术患者的麻醉,是目前较理想的镇静催眠药,但是其镇痛作用较弱。采用丙泊酚和舒芬太尼或丙泊酚和瑞芬太尼双通道靶控全凭静脉麻醉的方法均能满足诱导迅速、手术中血流动力学平稳及手术后苏醒平稳、快速的要求。

所有吸入麻醉药对脑生理功能的影响均为浓度依赖性,特别是对已有 ICP 增高和颅内顺应性降低的患者。1.0MAC 的吸入麻醉药浓度对神经外科手术较为适宜,如果为静吸复合麻醉,可采用低浓度(0.5~0.8MAC)的吸入麻醉药与小剂量的镇静催眠药物和镇痛药物复合。如果手术中需要进行感觉诱发电位、脑干听觉诱发电位、脑神经功能、运动诱发电位等神经电生理监测,为保证监测的准确,注意吸入麻醉药浓度不要超过 0.4~0.5MAC,并且避免诱导后追加肌松药物,此时需持续输注静脉麻醉药和阿片类药物维持足够麻醉深度,并抑制可能发生的体动与呛咳。

(3)肌肉松弛药:参照幕上肿瘤手术麻醉。

3. 术中管理

(1)体位管理:后颅凹及脑干周围手术常用的体位包括侧卧位、俯卧位和坐位。由于神经外科手术时间较长,无论选择哪种体位均应认真对待,保证颅内静脉回流,避免神经和组织压伤,降低对呼吸和循环的影响。体位对中枢神经系统、呼吸系统和心血管系统都可能带来不利影响,特别在一定深度全麻下容易发生严重抑制和代偿失调,既要考虑获得手术最佳条件,同时还要保持循环稳定。

在全麻状态下,需要保护好患者颈部、其他大小关节及软组织,避免损伤。避免俯卧头高位,预防空气栓塞及循环抑制。老年体弱患者在转换体位时容易发生血压改变,此时要保证能够连续监测心电图和动脉血压。

坐位由于容易发生空气栓塞、低血压、气颅、硬膜下血肿、周围神经压迫性损害、四肢麻痹、口腔分泌物反流误吸等并发症,目前已较少采用。

(2)气道管理:后颅凹及脑干周围手术时为了更好地暴露术野,通常会拉伸或扭曲颈部,这样会使气管导管在咽后部打折。因此,体位固定好后需再次确认导管位置及是否通畅。使用钢丝加强管可以避免气管导管打折。

(3)呼吸管理:为了使手术野清晰和 ICP 降低,常采用适度的过度通气,使 $PaCO_2$ 维持在 30~35mmHg。颅底手术时间较长,手术中应间断进行动脉血气分析和电解质检测,以便更准确地了解患者的通气、氧合和电解质、酸碱平衡的情况。对于预计手术时间很长,特别是手术前已存在慢性缺氧的患者,应尽量避免长时间吸入纯氧。

(4)循环管理:对于颅底手术而言,除常规监测外,还应监测直接动脉压。此外,对于手术中预计出血量多,需接受大量快速输血、补液的患者,以及心血管系统代偿功能不全,进行危险性较大的手术,或手术本身可引起血流动力学显著变化的患者,术中还应进行中心静脉压监测,以指导输液速度。

脑桥下部、延髓上段和第 V 对脑神经受刺激最易导致一系列心血管反应,四脑室底的手术最常刺激前两个部位,脑桥小脑角或邻近部位的手术最常刺激第 V 对脑神经。术中牵拉脑干及脑神经会引起心率、心律和血压的变化,如果及时停止手术牵拉,大多数情况下即可恢复,一般不需要使用抗心律失常药和血管活性药物纠正。术中严重的高血压通常见于手术刺激脑神经时,可用短效血管活性药物对症处理。低血压可能是脑桥或髓质受压引起的,可应用去氧肾上腺素维持血压。心动过缓和逸搏和 / 或低血压可能是迷走神经刺激引起,单纯的给予阿托品对症治疗,可以缓解症状,同时可以局部应用利多卡因预防神经牵拉反射。

(5)液体管理:参照幕上肿瘤手术麻醉。

4. 麻醉后期管理 麻醉苏醒要求快速、平稳，避免患者躁动、呛咳和血压的突然升高。由于病变或者手术造成脑神经感觉和运动障碍，患者会有吞咽、发声困难和气道失去保护性。另外手术造成的呼吸中枢的损伤或水肿可导致通气不足和呼吸不规则。因此一些患者在手术后需要长时间的机械通气和气道保护。

5. 术后拔管时机 术后不宜过早拔管。拔管前需排除麻醉因素的干扰，综合评估患者的情况，包括手术前神经功能评估、手术中是否发生不良事件、气管插管是否顺利、手术前是否合并后组脑神经受损的症状。对于术前有后组脑神经或呼吸功能受损的患者，由于失去保护性神经反射，应考虑带管回重症加强监护病房。

四、常见并发症及处理

(一) 术中急性脑膨出的预防和处理

幕上肿瘤切除术术中发生的急性脑膨出，大多数原因是颅内血肿导致的脑膨出，而这又以硬膜外血肿最为多见。

急性脑膨出的处理：①一旦发生，要迅速查明原因，排除瘤床及其周围是否出现血肿；②适当进行过度换气，输注甘露醇，一般原因引起脑膨出都能得到有效控制；③注意纠正不正确的体位，去除引起颅内静脉增高的原因；④如果上述治疗无效，应果断进行术中 CT 检查或直接进行骨窗缘硬脑膜外探查。

(二) 颅内压增高

颅内压(ICP)增高可压迫脑干呼吸中枢或出现脑疝而危及患者生命。脑干受压患者的主要表现是意识障碍、呼吸循环功能障碍。控制 ICP 的措施应持续至手术后，包括抬高床头、积极预防和治疗高血压、治疗疼痛和恶心呕吐、预防和治疗寒战以及维持满意的通气和氧合。手术后意识水平降低和呼吸循环功能障碍需引起重视，必要时及时行影像学检查。

(三) 张力性气颅

开颅术后，硬脑膜下若大量张力性积气，则可引起占位效应，造成严重的功能和意识障碍。大量气颅多发生于坐位手术和脑脊液引流者。为了防止气颅的发生，缝合硬脑膜前应用生理盐水灌满术区并停止过度通气，使脑膜膨隆起来。术后若出现不能用手术或麻醉解释的意识和神经功能障碍，应想到张力性气颅的可能，一旦经 CT 扫描或者头部 X 线检查证实，应立即钻颅吸出气体，一旦滞留气体排出，患者即可迅速恢复意识。

(四) 静脉空气栓塞

静脉空气栓塞(venous air embolism, VAE)是开颅手术的重要并发症之一。VAE 与手术部位高于右心房、术野静脉开放、低血容量、空气被负压吸进血管内有关，临床表现包括突发剧烈咳嗽、P_ECO_2 迅速降低以及无法解释的低氧血症和低血压。咳嗽和深呼吸会加重 VAE，造成 ICP 升高。预防措施包括降低头部升高幅度，适当补液。若发生 VAE，应迅速将患者置于头低脚高体位、止血、盐水冲洗术野、在暴露颅骨边缘应用骨蜡阻止气体进一步进入以及中心静脉导管抽出气体，同时应快速静脉补液并使用血管活性药维持组织灌注。

(五) 呼吸功能障碍

由于病变或者手术造成脑神经感觉和运动障碍，使气道失去保护性，或手术造成的呼吸中枢的损伤或水肿可导致通气不足和呼吸不规则。因此一些患者手术后需用呼吸机维持呼吸，一般先给予控制呼吸，患者自主呼吸有所恢复后可给予间歇同步指令通气方式，逐渐改用压力支持方式直至脱机。如果患者手术后不能维持满意的通气量和呼吸道保护性反射，常常需要进行气管造口术，以保证呼吸道通畅，便于排痰，以减少手术后肺部感染的发生。

（六）神经源性肺水肿

神经源性肺水肿（neurogenic pulmonary edema，NPE）是发生于中枢神经系统损伤后的一种致命性并发症。NPE 与普通的肺水肿不同，它兼有肺血管或间质压力升高以及肺毛细血管通透性增加的特点。临床的特征性表现为明显肺淤血、肺泡内充填渗出液和红细胞积聚。ICP 升高和多种中枢神经系统损伤均可导致 NPE，最常见于颅脑创伤、蛛网膜下隙出血等，颅底特别是脑干手术也是导致 NPE 的高危因素。颅内高压是 NPE 发生的主要原因，颅内高压致使脑干缺血和变形，出现血压升高和心率下降的 Cushing 反应，同时诱发 NPE。血流动力学改变主要表现为高血压和全身血管阻力升高，同时心率因压力反射而减慢。交感神经兴奋性增加导致体循环血压升高和静脉回流增加，中心血容量扩增，右心和肺静脉压力骤升。在左心无法及时代偿的情况下，出现肺淤血。治疗原则是在积极治疗原发病的基础上，密切监测生命体征，尽早发现 NEP 的先兆；除了强心、利尿、扩血管以外，尽早建立人工气道，进行机械通气，尤其是正压通气，改善通气提高氧合；根据血气结果调整呼吸机参数，纠正缺氧的前提下，轻度过度通气，改善脑血流，降低 ICP；应用肾上腺皮质激素降低毛细血管通透性。

（七）静脉血栓

静脉血栓是神经外科危重患者的一种常见且后果严重的并发症，包括肺栓塞和深静脉血栓（deep vein thrombosis，DVT）两种类型。90% 肺栓塞的栓子来自 DVT。后颅凹及脑干周围手术患者手术时间长、术后制动、长期卧床、脱水、肢体瘫痪，再加上血管刺激药物和下肢中心静脉置管等的使用，易并发下肢 DVT，发生率可高达 32%。预防 DVT 的专家共识指出，所有的住院患者都应评估 DVT 的危险因素，并根据危险等级采取不同的预防措施。有研究显示：年龄大于 50 岁、高血压、卧床状态、肢体瘫痪、颅内肿瘤和术后脱水都是术后神经外科患者下肢 DVT 的危险因素。DVT 的预防方法主要包括机械性和药物性两种方法：机械性预防主要包括压力梯度长袜、间歇充气加压装置和静脉足泵等；药物性预防主要包括低分子量肝素或维生素 K 拮抗剂等。另外，尽量避免下肢静脉穿刺也可以很好地预防 DVT。

（八）消化道出血

消化道出血多在术后 3~5 天出现，大部分为应激性溃疡造成。其中脑干手术和四脑室手术都是造成术后消化道出血的独立危险因素。此并发症重在预防，提高手术技术，有效保护好脑干，尽量缩短手术时间，减少手术打击是预防该并发症的关键。也可以预防性应用质子泵抑制剂、H_2 受体抑制剂和胃黏膜保护剂。

第三节　脑血管病手术麻醉

一、脑血管病概述

脑血管病是指各种血管源性疾病引起的脑部疾病的总称，主要累及颅内及颅外的动脉、静脉及静脉窦等，近年来其发病率呈日益上升的态势。脑血管病分为出血性脑血管病和缺血性脑血管病，其中涉及手术及麻醉的疾病种类包括颅内动脉瘤、颅内血管畸形、颈内动脉狭窄、烟雾病、颅内血管狭窄及急性脑卒中，手术方式包括开颅手术和介入治疗。其中缺血性脑血管病高发于老年人群，本节重点介绍颈动脉内膜剥脱术及缺血性脑血管病介入治疗的麻醉管理。

二、颈动脉内膜剥脱术麻醉

北美症状性颈动脉内膜切除试验（NASCET）和欧洲颈动脉外科试验（ECST）等多中心大规模的随机

试验结果公布以后,颈动脉内膜剥脱术(carotid endarterectomy,CEA)作为在颈动脉粥样硬化狭窄治疗的金标准地位得以确立。

(一) 术前评估

CEA 手术本身并不复杂,但拟实施 CEA 手术的患者术前常合并有全身多个重要脏器功能不全,给麻醉安全及临床恢复带来一些影响。

1. 一般情况评估 对于有神经症状 [包括短暂性脑缺血发作(transient ischemic attack,TIA)发作、一过性黑矇和同侧卒中] 的颈动脉狭窄患者,国外的多项大型临床研究证实,在脑缺血事件 2 周内进行 CEA 是最为有效,可以最大限度降低围手术期卒中或死亡的发生率。对于无症状患者,则需要仔细权衡 CEA 手术的收益和风险,通过术前准备,尽可能降低围手术期和远期并发症,并延长患者的预期寿命,使 CEA 预防卒中的作用得以充分发挥。

术前一般情况的评估包括详细询问病史、全面查体和辅助检查分析。对于头颈部的检查,重点是判断有无困难气道和体位性缺血;分析影像学资料,特别是脑血管造影和磁共振血管成像,观察手术侧和对侧颈动脉狭窄程度。标准导联心电图可以发现 ST 段异常、心律失常等;经胸心脏超声可以评估心脏的泵功能,发现瓣膜和室壁异常运动,以及有无血栓;经食管超声则可以详细地探查主动脉和左心房,确定有无附生物。对于呼吸系统,应确认患者有无误吸及肺部感染,怀疑有中枢性或梗阻性睡眠呼吸暂停的患者,还需要进行睡眠监测检查。CEA 患者的消化系统常见合并症有吞咽困难、胃食管反流、胃排空障碍等,可能影响全麻诱导安全;另外,患者术前的营养状态也与 CEA 手术的预后密切相关,通常可用血清白蛋白浓度反映机体营养状态和合成代谢能力,低白蛋白血症的患者预后不良,伤口愈合也较慢。由于脱水药物、抗高血压利尿剂等作用,这类患者术前还可能存在水及电解质紊乱,需通过实验室检查确认并在术前纠正。

2. 高危因素识别及处理 多数接受 CEA 治疗的患者年龄较大,且经常合并冠心病、高血压、慢性阻塞性肺疾病、糖尿病、肾功能不全等慢性基础疾病。这些基础疾病能显著增加围手术期死亡和卒中风险,麻醉科医师应该特别关注。

(1)高血压:CEA 手术的患者多数合并高血压,且部分患者的血压控制较为困难,需要权衡为控制血压而延迟手术的利弊。目前最佳的建议为,对于手术前收缩压持续高于 180mmHg 或舒张压大于 110mmHg、无严重双侧颈动脉病变、无频繁神经系统事件发生的患者,手术前需要一段时间对血压进行良好的控制;对于严重双侧颈动脉病变或频繁 TIA 发作的严重高血压患者,最佳方案可能是限期进行手术。

无论患者是否存在高血压病史,血压评估最重要的是获得患者平日的血压波动情况,以及在何种血压水平可能出现神经或心血管症状,以确定围手术期血压调控的最佳范围。需要特别注意的是测量时应对比双侧上肢血压,因为潜在的血管病变可能造成双侧上肢血压显著不同,误导围手术期的血压调控。

(2)冠心病:冠心病在 CEA 手术患者中发病率较高,并且是 CEA 患者围手术期死亡的主要原因。合并脑血管和冠状动脉病变患者的外科治疗十分棘手,应根据临床症状和血管病变的情况综合考虑。对于有神经症状的颈动脉狭窄患者,或者双侧均为重度狭窄的无症状患者,建议先进行 CEA 手术;对于单侧颈动脉狭窄的无症状患者,目前还未确定哪一种治疗顺序是最佳方案。

(3)糖尿病:糖尿病患者发生缺血相关性脑卒中的概率较高,而且这类患者更容易因卒中而导致死亡或功能障碍。国内研究报道,对糖尿病患者进行充分准备,术前采用皮下注射胰岛素,将空腹血糖水平控制于 7mmol/L 以内,餐后血糖水平控制于 10mmol/L 以内,术后继续应用胰岛素将平均血糖水平控制于 10mmol/L 左右,该类患者行 CEA 手术围手术期及长期并发症、死亡率与非糖尿病患者无明显差异。国外研究也发现,对于高龄(>80 岁)糖尿病患者,经积极术前准备,尤其是对心血管系统并发疾病进行充分干预,服用他汀类药物,术中加强脑电图监测,适当使用分流,仍可安全施行 CEA 手术。

(4)肾功能不全:肾功能不全是 CEA 术后发生肺部和心脏并发症的独立危险因素。尽管有数据显示终末期肾病患者接受 CEA 围手术期风险在可接受范围内,但这类患者的长期生存率通常较低。因此,对于这类患者,有学者建议 CEA 手术只能用于少量经过仔细甄选的有神经症状的患者。

(二)麻醉管理

1. 麻醉方法 CEA 的手术刺激并不强烈,无论局部麻醉或全身麻醉均能为其提供良好的手术条件。早期的 CEA 手术多选择局部麻醉,但是由于全身麻醉可提供更好的手术条件,可以保证气道安全和足够的通气,同时全麻药物又具有脑保护作用,所以临床应用越来越普遍。一项权威研究结果显示:全麻和局麻在 CEA 术后严重并发症(卒中、心肌梗死或死亡)、生存质量及住院时间方面均没有显著差异。

CEA 的麻醉选择常常受外科医师的喜好和麻醉科医师习惯的影响,但是对于解剖或生理因素可造成手术困难的患者,术前焦虑严重、预计不能耐受手术体位和操作的患者,应该采用全身麻醉。有研究认为全身麻醉对术前存在卒中、TIA 病史,呼吸暂停及功能状态较差的患者比较有利。

(1)区域阻滞:CEA 患者的局部麻醉需要阻滞 $C_2 \sim C_4$ 神经根,可采用颈浅丛阻滞或联合颈浅丛和颈深丛阻滞,如果手术中患者出现明显不适或疼痛,可复合少量镇静和镇痛药。

(2)全身麻醉:全麻的主要优点是整个手术过程中气道安全性得到保障,并且可以通过改变呼吸参数方便地调节 $PaCO_2$。不论是吸入麻醉,还是全凭静脉麻醉,或者是两者联合,均已成功地用于 CEA 手术,目前并未发现何种全麻技术具有突出的优势。全麻诱导时须避免血压的剧烈波动,尤其应避免低血压,以免发生脑灌注不足。对于脑缺血高危患者,应该在诱导前就建立直接动脉压监测。除非颅内压过高,术中一般维持正常的 $PaCO_2$,以保证冠脉血流。有研究认为 CEA 手术中使红细胞比容保持在 30% 左右有助于向潜在缺血区域供氧。

CEA 的手术刺激和术后疼痛程度通常较低,因此不需要大剂量的阿片类药物。以丙泊酚为主、辅助小剂量瑞芬太尼的用药方案更有利于 CEA 患者围手术期的血压控制。无论采用何种全身麻醉方法,必须维持最佳的脑血流和尽可能降低循环系统应激反应;并且应该尽量选择苏醒迅速的麻醉药物和方式,以利于术后尽早进行神经功能评估。

2. 麻醉监测 CEA 的常规监测包括心电图、有创连续动脉压力、SpO_2、体温及呼气末 CO_2 分压。心电图监测关注对心律失常和心肌缺血的识别。除了桡动脉置管监测实时血压外,也有必要间断测量对侧上臂无创血压作为对照。对于有症状的心衰患者以及近期心肌梗死的患者,应考虑中心静脉压、肺动脉漂浮导管或经食管超声监测。如决定放置中心静脉或漂浮导管,通常应选择锁骨下或股静脉入路,避免颈内静脉入路,因为后者穿刺时可能误伤颈动脉造成血肿,影响颅内供血。由于 CEA 手术期间需要实施颈动脉阻断,可能会影响脑血流而出现神经功能障碍,所以需要进行神经功能监测,以便及时发现异常,并采取相应措施,例如实施分流或升高血压,以避免脑损伤的发生。

对于在局部麻醉下实施 CEA 的清醒患者,监测神经功能的变化是判断脑灌注是否满意的金标准。麻醉科医师可在颈动脉阻断期间和开放之后保持与患者的语言交流,应该询问患者是否可活动手术对侧的肢体,如果手术期间需要始终覆盖患者的手,手术前可将发声玩具或连接压力传感器的囊袋放在患者手中,以便患者随时按指令挤捏。如果患者出现渐进性意识混乱或烦躁、无法对指令作出正确反应或停止交流,均是脑缺血以及需要实施转流的指征。

如何对全麻的患者实施有效的神经功能监测是 CEA 手术医师和麻醉科医师共同关注的焦点,理想的监测手段应具有高度的敏感性和特异性,能及时反映脑灌注变化。全麻下脑循环监测没有金标准。选用两种或以上的监测方法,实施多模式监测手段,可提高及改善脑循环监测的准确性,从而降低脑缺血事件的发生,是反映全脑血供是最佳的监测方法。联合躯体感觉诱发电位和运动诱发电位是目前较为广泛采用的监测手段。

（1）脑血流监测

1）大脑中动脉血流监测：经颅多普勒（transcranial doppler, TCD）是目前应用最为广泛的无创脑血流监测方法，通过置于颞窗的探头可观察到大脑中动脉血流速度（middle cerebral artery velocity, MCAv）的变化，继而判断有无脑缺血。TCD的转流管使用指征目前还有不同意见，MCAv下降>60%就可放置转流。TCD优点在于它可以连续监测大脑中动脉血流速度，从而如实反映转流管的真实情况。约10%的患者因颞窗原因使大脑中动脉无法探及，特异性和敏感性不高也是限制其使用的原因之一。

2）颈动脉残端压监测：颈动脉残端压（carotid stump pressure, CSP）是颈总动脉和颈外动脉阻断后在颈内动脉远端测得的压力，能反映经Willis环对手术侧半球的代偿性供血压力，它的优点是监测方便、费用低。有研究认为CSP<25mmHg是脑灌注不充足的阈值。但CSP不能常规作为反映脑灌注充足的唯一指标。CSP的缺点是：对术后转归的预测性不足，反映侧支循环的观点存有争议；麻醉药物的选择影响压力数值；不能准确反映局部脑灌注情况，特别是术前已经有神经功能损伤的患者。

（2）脑氧供需平衡监测

1）近红外线光谱（near-infrared spectroscopy, NIRS）：NIRS通过监测头颅闭合状态下的氧合血红蛋白与还原血红蛋白的混合透射强度，得出脑区局部氧饱和度（regional cerebral oxygen saturation, rSO_2），NIR波长为700~850nm，正常值为55%~75%。对NIRS的研究发现，其对脑缺血的阴性预测值较高，但特异性和阳性预测值较差。由于75%的皮层血流是静脉血，脑血氧定量法主要反映静脉血红蛋白的饱和度。另外，传感器位置改变、年龄、血红蛋白和颅外因素均会影响监测结果，并且个体间变异性高。监测过程中，需要关注rSO_2的绝对值和rSO_2相对值实时变化。

2）颈静脉球血氧饱和度（jugular venous oxygen saturation, $SjvO_2$）：$SjvO_2$是通过颈内静脉逆行穿刺，在颈静脉球置入血氧传感器还可以直接测量颈内静脉血氧饱和度，并通过其和动脉血氧含量的差异反映脑代谢的情况。$SjvO_2$的正常值为50%~75%，低于50%是脑血流明显降低的指标，可能导致脑缺血。由于其有创操作存在风险且不能实时监测，限制了临床应用。

（3）神经功能监测

1）脑电图（electroencephalography, EEG）：有人认为EEG是全身麻醉下实施CEA患者监测的金标准。若术中发现EEG背景快波减少50%以上、慢波增多或EEG波形全部消失，则提示存在脑缺血可能，是实施转流的指征。

2）躯体感觉诱发电位（somatosensory-evoked potential, SSEP）：理论上讲，在监测脑缺血方面，SSEP较EEG具有优势，可监测皮质以及脑的深部结构。SSEP波幅是监测的敏感指标，当波幅降低50%或潜伏期延长10%，提示脑缺血的存在。SSEP通常可发现脑缺血，但是其特异性和敏感性不如EEG。

3）运动诱发电位（motor evoked potentials, MEP）：MEP监测对于运动功能通路及皮质下缺血更敏感。脑皮质运动区的血供很薄弱。当CPP降低或源头血供中断时，对低灌注表现较感觉通路更敏感。制订MEP变化标准很困难，常用的标准是在固定刺激参数（刺激数量和强度）的情况下诱发相似的肌肉反应，增加刺激强度超过50V，增加刺激次数，或与原始波形比较波幅下降大于80%为显著性改变。老年获取MEP较困难，伴随疾病如糖尿病、高血压、神经根损伤、脑损伤、肌肉损伤都会降低信号获取。

3. 术中血流动力学管理要点及血管活性药物选择　CEA患者经常合并高血压、动脉粥样硬化等疾病，加上手术操作对颈动脉窦、迷走神经等的刺激和牵拉，都会造成血流动力学的严重紊乱。同时这些患者脑血流自动调节功能严重退化，脑灌注情况直接决定于动脉血压。为了维持恒定、适合的脑灌注，整个CEA手术可以分为颈动脉阻断前期、阻断期和开放期，各期对血压调节的要求不同，是麻醉管理的重点之一。

（1）颈动脉阻断前期：此期血压调控的目标是维持术前基础水平。此期需要适当扩容、使用小剂量升压药物,以纠正术前禁食造成的容量不足和麻醉药造成的血管扩张。另外,此期的手术操作主要是游离颈总、颈内和颈外动脉,可能造成对颈动脉窦的刺激和迷走神经的牵拉,并导致严重的心动过缓和血压下降。必要时需暂停手术,给予阿托品等药物提升心率。对于颈动脉窦刺激反射还可以在颈动脉分叉上方用1%利多卡因进行局部阻滞,但是有研究证实颈动脉窦封闭与术后高血压有关,因此不建议常规使用。

(2)颈动脉阻断期:除非术前颈内动脉完全闭塞,否则颈动脉阻断必然会造成同侧脑半球灌注减少。此期必须提升血压,以增加侧支循环血流,满足脑组织代谢要求。通常建议将血压维持在基础值至高于基础值20%范围内,但如果有可靠的监测方法,只要脑血流处于合适水平,血压不达到上述标准亦可。围手术期过高的血压也会加重心肌负荷和耗氧,使心肌梗死和心衰的发生概率增加,还可造成术后切口血肿和脑出血。因此,如果血压升高至超过基础值20%或收缩压大于160mmHg仍不能获得理想的脑灌注,应及时转流。

(3)颈动脉开放期:颈动脉狭窄尤其是重度狭窄患者,患侧颅内血管呈代偿性扩张状态,颈动脉窦压力感受器功能失调,脑血流自动调节功能减退。CEA术中开放颈动脉后,大量血液经通畅的颈内动脉进入颅内,极易出现脑高灌注状态,此时应适当降低血压,减少脑血流。根据临床经验,全麻状态下只要停用或者减少颈动脉阻断期所用升压药物,就可以获得满意的脑血流指标。

(4)血管活性药物选择:不同药物对脑血流的影响取决于血压、药物对脑血管的作用、颈动脉疾病的严重程度、侧支循环情况、分流的效果和压力反射的功能等,目前无证据表明某种血管活性药物具有突出的优点。去氧肾上腺素和去甲肾上腺素在升高血压的同时不增加心率,可改善心肌灌注、降低心肌氧耗,因此适于合并冠心病或具有冠心病高危因素的患者;此外去甲肾上腺素对术前服用长效肾素-血管紧张素系统抑制剂造成的顽固低血压疗效较好。对于交感神经张力低下,或者服用长效β受体拮抗剂的患者,提升血压宜使用多巴胺或麻黄碱。必须注意,升压药物对血压的影响并不等于对CPP的影响,更不等于对脑血流的影响,我们最终的着眼点是维持良好的脑灌注,而非血压本身。

4. 围手术期并发症预防与处理

(1)术中常见并发症及处理

1)脑灌注降低:如果颈动脉阻断后患者出现脑缺血表现,首选的干预措施就是升高血压。需要维持平均动脉压高于手术前水平的20%,以维持经过Willis环的灌注压。目前的证据认为,正常CO_2分压是最佳的方案。手术中应给患者满意的氧供,某些情况下甚至可逆转脑缺血。如果以上措施不能维持满意的脑血流,则应考虑建立转流。如果是颈动脉开放后出现的脑血流降低,应排除外科因素如栓塞、内膜撕裂等,必要时术中行血管造影。

2)心肌缺血:CEA围手术期发生心肌缺血的原因可能与以下因素相关:①颈动脉狭窄患者往往合并全身动脉病变,包括冠脉病变;②手术对颈动脉窦、迷走神经的刺激,导致心率减慢和血压下降,降低冠状动脉灌注压力;③为了维持最佳脑血流升压和降压的幅度过大、速度过快,造成冠脉灌注的急剧变化;④术中失血,对于CEA初学者,失血过多可能会造成心肌缺氧。术中心肌缺血的诊断主要依靠心电图变化,包括ST段、T波改变,也可能表现为各种类型的心律失常。预防和处理应对照上述原因,采取有针对性的措施,同时给予扩冠药物。

3)脑血管栓塞:已经明确围手术期神经系统事件的主要原因是血栓形成或栓塞,而不是血流动力学变化及脑灌注不足。气栓见于分流开放或血流重建,通常不会导致不良临床后果。然而,颗粒型栓子则与CEA手术后认知功能障碍、缺血事件、大脑磁共振成像(MRI)检查新病灶的出现明显相关。CEA术中,颈动脉阻断及再开放这两个步骤最易产生栓子。此外,放置转流管路、为测量残端压而穿刺颈动脉也可能造成栓子脱落。术中TCD监测可以及时发现栓塞和血栓形成,另外充分的抗血小板治疗也能大大降低血栓形成和栓塞的风险。

4）颈动脉窦损伤：手术切开颈内动脉和剥除内膜斑块时可以造成压力感受器或化学感受器的损伤，甚至可能直接切断它们的传入神经。压力感受器损伤与围手术期多种并发症有关，包括血流动力学紊乱、心肌梗死、术后高灌注综合征等。颈动脉体受损或供血不足则会增加外周化学感受器张力，引起周期性呼吸，与术后呼吸功能障碍有关。

（2）术后常见并发症及处理：手术结束后应使患者快速苏醒并拔除气管导管，以利于立即进行神经系统功能评估。手术后患者出现头痛、嗜睡和 / 或神经功能障碍大多提示并发脑充血、脑出血或缺血性脑卒中的可能。

1）脑卒中：缺血性脑卒中是 CEA 最主要的并发症，文献报道发生率约为 1.5%~6.3%。既可见于术中，也可发生于术后。多数卒中都发生于 CEA 手术同侧，但也有相当风险发生对侧卒中。虽然颈动脉夹闭对脑血流的影响极大，但是大多数手术后卒中的原因是脑血管栓塞或血栓形成，而非低血压和低灌注。栓子的来源是对颈动脉的手术操作，而最易产生栓子的节点是即将夹闭颈动脉之前和颈动脉开放即刻。因此，在颈动脉夹闭前游离血管的操作必须小心谨慎，以免造成颈动脉内粥样硬化板块破碎脱落。如怀疑发生卒中，可以紧急行 TCD 检查，确定是否需要重新手术；如果 TCD 结果为阴性，则需行 MRI 检查，以明确有无新发的脑缺血灶。

术后出血性脑卒中不常见，但一旦发生半数可能死亡。其大多发生于术后 2~5 天，偶有迟至 2~3 个月后出现者。多与术后血压控制不良有关，也可能患者本身存在颅内血管病（如畸形、动脉瘤等）而术前没有良好评估。

2）心肌梗死和急性冠脉综合征（acute coronary syndrome，ACS）：心肌梗死是造成 CEA 患者术后死亡的最常见原因。严重的心肌损伤（心肌梗死）可以直接导致患者死亡。非致死性心肌损害也会对患者的生存率会产生显著而严重的影响，即使是无症状性心肌损伤（仅表现为血清肌钙蛋白升高）也可造成生存率降低。

3）高灌注综合征（cerebral hyper-perfusion syndrome，CHS）：CHS 是指血管再通后出现的局灶性脑损伤，通常是由高灌注导致的。CEA 术后 CHS 的诊断标准为：① CEA 术后 30 天内发生；②术后新出现的头疼、癫痫、偏瘫，以及 Glasgow<15，或影像学有脑水肿、颅内出血的表现；③经颅多普勒、单光子发射计算机断层扫描、磁共振灌注成像等有高灌注的证据，或收缩压大于 180mmHg；④排除脑缺血、颈动脉闭塞及代谢紊乱或药物因素。发生 CHS 的原因仍不十分清楚，可能是长期处于缺血状态下的脑血管持续扩张，丧失了自动调节能力。术前颈内动脉严重狭窄及术后高血压曾被认为是 CHS 的高危因素，最近又发现对侧 CEA 手术史及透析的患者发生 CHS 的风险较高。

4）术后血流动力学紊乱：CEA 患者手术后高血压和低血压均十分常见，许多机构都建议对患者都进行 2~4 小时的有创动脉压监测，以便及时发现并纠正血流动力学紊乱。术前有高血压病史，而且血压控制不满意的患者，术后发生高血压的风险较大。CEA 患者手术后高血压通常短暂，最高血压一般是出现在手术后最初的几小时内。手术中低血压和手术后高血压易导致伤口血肿，严重者可造成呼吸道阻塞；高血压可能导致心肌缺血和脑过度灌注等严重后果，因此需要积极处理。通常使用短效的降压药物就可以安全而有效的控制血压，使之与术前基础值基本相同。

手术后低血压可由麻醉药物残余作用或对高血压过度积极的药物控制所致，也有学者认为低血压的原因是颈动脉窦压力感受器过度敏感，其他可能的原因还有低心输出量（心力衰竭、心肌梗死）或低血容量等。如果患者出现脑灌注不足或心肌缺血的表现，应立即纠正低血压。

5）术后呼吸功能不全：CEA 手术操作经常导致颈动脉体损伤或被切除，作为化学感受器，颈动脉体损伤可削弱机体对低氧血症和高碳酸血症的通气反应。单侧颈动脉体损伤对通气反应的影响通常并不明显，患者可以没有临床症状；但若双侧颈动脉体均遭破坏，再加上阿片类药物的残留作用，就可能导致严重的呼吸抑制,甚至死亡。因此,对此类患者术后给予阿片类药物镇痛需十分慎重。如提高吸入氧浓度和呼唤患者不能纠正低氧血症,应及时行辅助通气。

6)脑神经损伤:脑神经损伤是 CEA 手术最常见的并发症,发生率大约是 4%~9%,大多是由术中过度牵拉所致,多见于舌下神经、迷走神经、喉返神经和副神经。CEA 术后的脑神经功能障碍多数是一过性的,但少数情况下也可能发生永久损伤并造成严重后果。

7)术后认知功能障碍(POCD):POCD 在所有非心脏手术中,CEA 被认为对患者的认知功能影响较大。一方面,CEA 恢复了严重受阻的颈内动脉血流,改善了脑灌注,理应带来认知功能的提高;另一方面,此类患者高龄,术前即可能存在认知功能障碍,术中可能出现脑灌注不足,手术操作可能产生气体或颗粒栓子,术后可能出现 CHS,这些因素又将导致术后认知功能的下降。因此 CEA 术中应严格控制血压,及时纠正脑灌注不足或过高,开放血管前彻底清理管腔,以减少 POCD 的发生。也有研究认为采用局麻可以降低 POCD 的发生率。

8)术区血肿形成:术区血肿少见,多数较小,无明显症状。少数逐步增大,如气道受压,应立即插管并探查术区清除血肿。术后彻底止血及应用引流可减少其发生。

三、脑血管病介入手术麻醉

(一)术前评估

1. 一般情况评估　颈部或颅内段动脉狭窄、颈动脉狭窄患者多为高龄且常伴有高血压、糖尿病、冠心病等合并症,麻醉风险较大,全面细致的评估、积极的术前准备是提高围手术期安全性、降低并发症的关键环节。

合并心肌缺血时患者应警惕颈动脉支架术(carotid artery stenting,CAS)后发生心脏事件。对此类患者,术前应详细评估其心脏功能,包括了解既往心肌梗死、心绞痛、运动耐量、充血性心力衰竭、心律失常等病史,常规进行心电图和胸部 X 线检查,必要时进行心脏彩超、心脏应激试验和心电 Holter 检查。围手术期脑卒中是 CAS 手术的主要并发症之一,增加其发生率的危险因素包括术前活动性神经病变、未经控制的高血压、高脂血症、年龄>75 岁、糖尿病、肾脏病变、吸烟等。对于上述患者,在积极术前准备的同时,术中应加强循环、脑血流、脑氧耗方面的监测,严格循环管理,预防围手术期脑卒中。

为详细评估 CAS 患者的病变情况和神经功能,术前应了解患者既往脑梗死面积、时间,并通过双侧颈动脉超声、CT 血管成像、脑血管造影,掌握颈动脉狭窄的部位、程度,对侧颈动脉病变情况,评估 Willis 环是否完整及侧支循环的情况。

由于颈动脉狭窄支架置入术的术中操作会频繁刺激颈动脉窦,因此术前应评估患者心率,对于符合以下安装起搏器指征的患者,术前务必安装起搏器。对于存在窦性心动过缓,但未达到安装起搏器指征的患者,术前应做阿托品试验,结果阳性的,考虑到手术的特殊性,应适当放宽起搏器安装指征,术前安装临时起搏器。

2. 神经功能的评估

(1)术前应通过全面的神经功能评估:包括意识状态、语言功能、运动功能、瞳孔变化、格拉斯哥评分(GCS)等,了解患者神经功能状况、ICP 状况及已有的神经功能缺损,以便指导后续治疗并与术中、术后神经功能进行比对。

(2)球囊闭塞实验:是一种安全、有效的评估动脉闭塞后侧支循环代偿的方法。试验以评估脑血管的贮备功能、侧支代偿情况及患者对血管永久闭塞的耐受程度。

(二)麻醉管理

麻醉医师应综合分析患者、疾病和手术 3 个方面的因素,权衡利弊并适时地与介入医师沟通,制订出适宜的个体化麻醉管理方案。

1. 麻醉方式 我们这里所用的人们常说的"局麻",指的是监护麻醉(monitored anesthesia care, MAC)。事实上,麻醉方式的选择有赖于患者的全身状况、手术需要、麻醉医师的习惯等因素。一般说来,对于诊断性血管造影的患者,只要其合作并且造影过程可以保持不动,我们一般选择MAC;对于术中要求绝对制动的治疗性介入手术(尤其是动脉瘤、大的脑动静脉畸形、颅内段血管狭窄支架置入术),患者不能配合且气道高风险给予镇静后不能保障安全的情况,应采取全麻;介于两者之间的,则需要麻醉医师对手术要求、患者一般状况、气道条件等全面评估后作出决定。

(1)MAC:由于神经介入手术具有微创、疼痛刺激较轻、术中需要间断评估神经功能等特点,MAC一度被广泛使用。对于清醒合作的患者、手术刺激轻微且术中对制动要求不高的,可在轻、中度镇静或镇痛下完成手术,但最终是否选择MAC的方式取决于麻醉医师术前对患者的个体化评估。

采用MAC时,可给予少量短效麻醉药物,如芬太尼、瑞芬太尼、咪达唑仑和丙泊酚,使患者镇静且麻醉深度易于掌控,有利于手术中评估患者的神经功能状况。这些药物可单独应用或联合应用,单次静脉注射或持续静脉输注。右美托咪啶是高选择性 α_2 受体激动剂,具有镇静、抗焦虑、顺行性遗忘和镇痛的同时不抑制呼吸的特点,特别适合作为神经介入手术MAC的镇静药物。

(2)全身麻醉:对于术前意识不清、不能配合手术的患者,预计手术困难或术中刺激较大的患者,以及术中严格要求制动但气道条件不适合采取术中单纯镇静的患者,均应该选择全麻并控制气道。其优点在于:①手术中可保证气道安全和进行控制通气,因而能够加强对 $PaCO_2$ 和ICP的控制,并改善氧合,提高患者的安全;②在全身麻醉状态下有利于对患者进行循环控制(控制性降压和控制性升压)和脑保护;③发生严重并发症时,已建立的安全气道能为抢救患者和及时处理赢得更多主动,从而提高治疗效果;④肌肉松弛药的使用能够保证术中患者无体动,提高了重要操作步骤的安全性;⑤特别适用于时间长、操作困难的神经介入治疗手术以及小儿和不能合作的患者;⑥在影像学检查时,为了避免面骨的干扰,神经介入医师有时要求患者处于下颌蜷缩体位并保证不动,有时则需要控制运动甚至暂时停止呼吸。全身麻醉和控制呼吸能够满足这些要求,为获得更优质的图像资料创造条件。

气管插管、拔管过程中易出现循环剧烈波动,高血压、呛咳、屏气等可升高ICP,并随之带来一系列不良影响。对于合并冠心病的患者,心率增快可导致心肌耗氧量增加、氧供需失衡、发生心肌缺氧的风险增加。

2. 气管插管与喉罩 喉罩放置于咽喉部上方,能明显降低应激并减少了诱导及术中维持所需的药物剂量,不但易于术中保持血流动力学平稳,还特别适合神经介入手术本身刺激小的特点,利于术后早期行神经功能评估。

但选择喉罩通气时应注意以下问题:①重度肥胖及睡眠呼吸暂停患者应避免选择喉罩通气;②喉罩通气道不能防止呼吸道误吸,对饱食患者应禁用;③慢性阻塞性肺疾病患者因气道压较高和气道管理困难,应谨慎选择喉罩通气;④术后预计不能拔管的患者,包括术前神经功能评分、疾病分级差的患者,术前并发严重肺部疾患、氧合差的患者,以及术中对颅内血流动力学改变巨大的患者,应避免喉罩通气,选择气管插管;⑤使用喉罩通气道时可出现密封效果不好、间歇正压通气时胃胀气和口腔分泌物增加、通气时出现食管反流等问题。

3. 术前用药 一般来讲,对于紧张、焦虑的患者,可应用适量的镇静、抗焦虑药物;对于意识状态发生改变的患者,则应尽量避免镇静药物;对于既往有过敏史的患者,应预防性应用糖皮质激素和抗组胺药物;对于动脉瘤蛛网膜下腔出血、肥胖和胃食管反流的患者,应给予 H_2 受体拮抗剂(如雷尼替丁)或甲氧氯普胺,以减少气道误吸的风险。

4. 麻醉诱导及维持 麻醉诱导应力求循环平稳,如果选择气管插管,既要保证足够的镇痛深度,以避免强烈的插管反应导致血压骤增,又要避免循环过度抑制。给药时要考虑到术前脱水、应激等因素导致的容量不足。对于老年患者或体质较差者,可以选择依托咪酯,可预先静脉注射小剂量咪达唑仑防止肌阵挛。选择丙泊酚诱导时,应注意缓慢给药。对于选择喉罩的情况,考虑到手术刺激较小,应酌情减少诱导给药的剂量,以避免诱导后出现持续的低血压,可以在置入喉罩前给予少量短效的艾司洛尔、瑞芬太尼协助控制血压平稳。

药物选择时应首先考虑患者的心血管和脑血管状况。具体来讲,全凭静脉麻醉和吸入麻醉均可用于神经介入手术。吸入麻醉药物浓度较高时会增加脑血流,使 ICP 增高的患者颅内情况恶化,因此使用吸入麻醉时,应将药物浓度控制在 1MAC 以下。

由于神经介入治疗手术具有创伤小、手术后恢复快、疼痛轻、无需术后镇痛等特点,特别适合应用丙泊酚复合瑞芬太尼静脉全身麻醉。丙泊酚和瑞芬太尼均为短效静脉麻醉药物、起效快、可控性强,术中可根据手术需要及患者的生命体征随时调整麻醉深度,手术结束后患者苏醒迅速彻底,无迟发性呼吸抑制。

5. 麻醉苏醒　根据对术前、术中情况的综合评估,对于不需要保留气管插管的患者,术后应做到尽快苏醒、早期拔管,但不主张拮抗和催醒。苏醒过程中应避免各种应激、躁动、呛咳和恶心动作,以防止 ICP 增加带来的不良影响。

6. 术中管理

(1)术中监测:介入手术过程中,麻醉医师无法直接监测患者,只能在远离患者的控制室通过观察监护仪和麻醉机来了解患者情况。因此术中合理的个体化监测、密切的观察是围手术期安全的保障。神经介入手术术中的基本监测应等同于中心手术室,包括血压、心率、心电图、脉搏、血氧饱和度、体温、尿量、呼吸频率、呼气末二氧化碳监测。根据不同手术要求及患者状况,有时会需要进行更有针对性的监测。这些监测包括 BIS、直接动脉压、中心静脉压、电解质、神经电生理、TCD、脑组织氧饱和度及凝血功能监测。

(2)气道管理及呼吸管理:神经介入手术过程中应持续监测氧合状态,保证 $SpO_2>92\%$、$PaO_2>60mmHg$,避免呼吸抑制。对于昏迷、低氧血症、高碳酸血症、呼吸道梗阻、脑干受损、治疗前恶心呕吐的患者,应采用气管内插管控制气道。对于病理性肥胖(体重指数>30)、睡眠呼吸暂停等气道高风险的患者,如果同时高度焦虑、不能配合,术前评估认为术中需要给予镇静的,建议全麻控制气道。对于需要监测下镇静麻醉的患者,应保证术中能随时观察呼吸情况、及时发现气道危险,并做好改为全麻的准备。

术中应维持正常的 $PaCO_2$。高 $PaCO_2$,不但会引起脑内窃血,加重原本缺血区域脑组织的灌注不足,还会增加交感神经活性、增加心律失常的发生率,导致心肌氧供需失衡,诱发冠心病患者心肌缺血。对于 ICP 增高的患者,轻度的过度通气($PaCO_2$ 30~35mmHg)有助于降低 ICP,然而 $PaCO_2$ 过低不但会加重脑组织缺血,而且有诱发脑血管痉挛的风险,应避免。

(3)循环管理:总体上说,神经介入手术的循环管理应根据疾病特点、患者既往有无高血压病史及其基础血压情况、手术步骤和病情需要制订个体化的循环管理方案。具体来讲,不同的手术对围手术期循环管理又提出不同的要求。

1)颈动脉狭窄血管内治疗的循环管理:在神经介入治疗过程中,特别是颈内动脉分叉处的操作,可直接刺激颈动脉窦,加之支架对血管壁的机械牵张产生减压反射,患者可出现心率减慢和血压明显降低、烦躁、出汗、胸闷等症状,甚至出现严重心动过缓或心搏停止、危及生命。术中需要密切关注外科医师在这个区域的操作步骤,及时提醒减轻或终止相关操作,如果操作刺激不能避免,需要给予相关心血管药物进行相应处理。对于频繁进行球囊扩张的且基础心率较慢的,可预防性给予 0.5~1.0mg 阿托品,但对于冠脉综合征的患者应谨慎,因心率过快可导致心肌耗氧量增加和氧供需失衡。

颈动脉狭窄解除前控制和维持适宜的血压、预防低血压极为重要。关于血压维持的具体数值目前没有明确的规定,有研究推荐将血压控制在不低于基础值、高于基础值20%或将收缩压维持在

140~180mmHg、舒张压<105mmHg；对于双侧颈动脉狭窄≥70%的患者，收缩压不宜低于160mmHg。原则上应将患者血压控制在术前可耐受水平，术中可借助脑氧饱和度、TCD、神经功能等监测来了解血压及脑灌注能否满足脑组织需求。一旦发生低血压，应首先停止手术刺激、减浅麻醉和补充液体，如无效通常首选α肾上腺素能受体激动剂升高血压，如给予负荷剂量的去氧肾上腺素（1μg/kg），以0.5~5.0μg/（kg·min）持续输注并根据血压调节用药量。对于心率较慢的患者，亦可选择多巴胺、去甲肾上腺素持续静脉输注。

狭窄一旦解除，应立即控制性降压，预防过度灌注综合征。应与神经介入医师沟通，确定适合的血压控制范围。对于高龄或合并冠脉综合征的患者，过低的血压可能引起心肌灌注不足，导致围手术期心肌损伤。

2）控制性血压管理：为了给血管内治疗提供适宜的条件，并降低介入手术过程中出血、缺血并发症的发生率，术中经常需要及时、准确地调控患者的血压，使颅内血流动力学达到最优化，以利于介入手术操作。

控制性降压：在神经介入治疗中，控制性降压可用于以下情况：①较大的颅内脑动静脉畸形栓塞术，降压可有效减缓供血动脉的血流，使微粒栓塞的位置更准确；②颅内动脉瘤栓塞过程中降低血压可减少动脉瘤破裂的发生概率；③此外，控制性低降压亦可用于大动脉闭塞性试验，以检测脑血管的储备能力，为永久性球囊栓塞做准备。

控制性升压：在慢性脑缺血患者，侧支循环可逐步建立，并改善脑血流灌注，但是当发生脑动脉急性阻塞（如导管或栓塞材料意外阻塞供血动脉）或脑血管痉挛时，升高血压以增加伴行血管的血流量是唯一有效且可行的方法。一般来讲，可将血压提升至平时血压基础值以上30%~40%，或尝试将血压升高至脑缺血症状缓解或消除。对于全身麻醉患者，首先可通过减浅麻醉升高血压，此外可应用升压药物。建议在实施控制性升压过程中借助能准确反应脑灌注、脑氧合的监测指标，时刻了解脑血流的真实情况并据此制订个体化的目标血压。

对于大多数急性脑缺血患者，控制性升压具有保护性作用，但升高血压也有致动脉瘤或脑动静脉畸形破裂的风险。此外，升高血压的同时必须严密监测心电图及ST段的改变，以及早发现心肌缺血的征象。

（4）液体管理：总体上讲，神经介入治疗患者的围手术期液体管理原则等同于神经外科手术。容量补充时应兼顾到患者术前状态（如是否脱水）、疾病特点、不同手术的要求以及术中大量造影剂的输注。

第四节　功能神经外科手术麻醉

一、功能神经外科概述

脑神经疾病主要包括特发性偏侧面肌痉挛、原发性三叉神经痛、原发性舌咽神经痛等。桥小脑角区血管压迫不同脑神经根进/出脑干区可导致相应综合征，即神经血管压迫综合征。显微血管减压术是基于血管压迫学说，用于治疗上述脑神经疾病的首选外科方法。

帕金森病（Parkinson's disease，PD）是一种常见于中老年人的渐进性神经变性疾病。该病的病理变化主要表现为黑质致密部和蓝斑等处的多巴胺能神经元缺失，尤以黑质处明显，但病因和发病机制尚未完全明确。该病表现为起病隐匿，早期无特征性症状或体征，渐进发展至症状显著，包括运动症状和非运动症状，前者以运动迟缓、肢体震颤、肌强直为三主征，还包括姿势异常；后者包括嗅觉丧失、快速动眼期睡眠行为障碍、自主神经紊乱、精神认知功能障碍等。

功能神经外科对癫痫疾病、脑神经疾病及帕金森病开展的一系列外科治疗方式,其中老年患者居多的有治疗脑神经疾病的微血管减压术和治疗帕金森病的脑深部电刺激手术,为本节重点介绍内容。

二、脑深部电刺激手术麻醉

(一)概述

功能性立体定向神经外科迅速发展,脑深部电刺激(deep brain stimulation,DBS)手术因其微创、可逆和可调节性在临床上的应用日益广泛,目前已经替代毁损术,成为治疗功能性神经疾病[包括帕金森病、特发性震颤、肌张力障碍、癫痫、慢性疼痛、阿尔茨海默病、多发性硬化症和某些精神疾病(如强迫症、抑郁症)等]的一种治疗手段,大大改善了该类患者的生活质量。麻醉科医师应当掌握 DBS 手术麻醉管理的特殊需求、麻醉药和麻醉方法对手术的影响以及可能发生的相关并发症的诊断和处理,确保手术顺利进行和患者安全。

DBS 系统包括 3 部分:颅内的植入电极、连接延长线和植入的脉冲发生器(电刺激器)。将电极植入颅内目标神经组织(靶点核团),通过延长线与脉冲发生器相连。后者是电池供电的神经刺激器,一般埋置在锁骨下或腹部的皮下,调节至最佳频率改善患者症状,并控制相关副作用。DBS 手术主要包括以下两个步骤:第一步,安装调试头架,进行头部 MRI 扫描,并调试埋置植入电极;第二步,埋置脉冲发生器。第一步中安装调试头架可在病房和磁共振室完成,而调试埋置植入电极和第二步需在手术室进行。两个步骤可同一天完成,也可在完成第一步后间隔 3~14 天再进行。

(二)DBS 围手术期管理

1. DBS 手术的特殊性

(1)患者术前有神经功能障碍,且多合并心血管及呼吸系统疾病,需常规使用药物控制症状或治疗。

(2)部分手术操作时患者需使用头架固定头部且清醒合作,以观察临床症状的改善及不良反应的发生。

(3)术中需通过 MRI、微电极记录和试验性刺激测试等手段来提高靶点核团定位的准确性。如患者清醒不能合作需镇静或麻醉时,麻醉药物可能影响气道、快速眼动睡眠(rapid eye movement sleep,REMS)和刺激测试。

因此,麻醉医师应对患者进行术前访视,必要时请神经内科、神经电生理科、药剂科及精神心理科医师会诊,评估患者的身体、认知和精神心理状态,以制订最佳麻醉方案。

2. DBS 术前访视要点

(1)基础疾病治疗情况:基础疾病(帕金森病、肌张力障碍、癫痫、慢性疼痛等)的病情程度、治疗用药及其与麻醉药物间的相互作用、停药后可能发生的情况,必要时与神经内科会诊,确定治疗用药的剂量及是否停药。例如,有研究表明,术前当晚停用抗帕金森病药有利于术中准确神经测试,但中断药物治疗可能导致患者症状恶化或出现抗精神病药物恶性综合征,临床表现为高热、运动不能、意识障碍、肌肉强直及自主神经功能紊乱。此时,就可请神经内科医师会诊,使用低于常规剂量的治疗用药。

(2)长期使用抗帕金森药物对麻醉管理的影响:帕金森病是以黑质纹状体通路为主的神经变性疾病。正常情况下,抑制性神经递质-多巴胺和兴奋性神经递质-乙酰胆碱在纹状体中起主导作用并处于动态平衡。帕金森病患者由于多巴胺递质的丧失,导致乙酰胆碱兴奋性相对增强。目前帕金森病的药物治疗原则是补偿脑内减少的多巴胺或给予抗乙酰胆碱药物,恢复两者平衡。由于多巴胺不能通过血-脑屏障,故临床上选用可通过血-脑屏障的多巴胺前体-左旋多巴。后者在脑内经多巴脱羧酶的作用转换为多巴胺而发挥作用。有研究认为左旋多巴只有 1% 进入中枢发挥治疗作用,其余在外周变成多巴胺,引起心脏应激性增高、周围血管阻力改变、血容量减少、排钠增多,故患者术前容易发生直立性低血压和心律失常;术中对麻醉药物的敏感性增加,更易发生低血压和心律失常。同时由于长期多巴胺作用于外周多巴胺能受体,抑制去甲肾上腺素的释放,导致后者在囊泡中的大量蓄积。当麻醉手术中发生低血压时,如果使用麻黄碱提升血压,会导致囊泡中蓄积的去甲肾上腺素的大量释放,诱发严重的高血压。故该类患者术中发生低血压时,应避免使用麻黄碱,而应选用纯 α 肾上腺素能受体激动剂,如去氧肾上腺素提升血压。此外,由于该类患者容易出现直立性低血压,所以改变体位时要缓慢,避免长时间站立。

(3)合并症及其治疗情况:高血压增加术中颅内出血的风险,所以应详细了解合并高血压患者的血压控制情况及治疗用药,手术当日可使用 β 受体阻滞剂等药物避免术中血压过高。术前和术后应尽可能停止抗血小板治疗。慢性抗凝治疗不应作为手术禁忌,但须关注凝血状态。严重的帕金森病患者可能出现严重但无症状的吞咽困难,容易发生误吸,可使用抗酸药和促进胃动力药,但此类患者避免使用甲氧氯普胺等多巴胺受体拮抗剂,应尽量选用西沙比利、多潘立酮等对中枢多巴胺能系统无影响的促胃动力药。

(4)呼吸道评估:因为部分手术操作时,患者需使用头架固定头部,麻醉医师难以进行气道操作,所以即使在清醒状态下也应仔细全面地评估气道,制订气道管理的方案和计划。对于术前合并阻塞性睡眠呼吸暂停的患者,更应重视。

(5)精神心理状态的评估及准备:术前应评估患者的精神心理状态,幽闭恐惧症患者难以进行 MRI 定位及清醒状态下完成 REMS 和刺激试验。此外应与患者和家属充分沟通,使其了解手术步骤、可能发生的情况及需要合作的方面,尽可能缓解患者的紧张焦虑情绪。

(6)认知功能的评估:术前确认患者的认知状态,不影响其术中合作及不良反应的主诉。

(7)既往史:既往有起搏器、植入性心脏除颤器、动脉瘤夹闭术等磁性装置植入手术史者,不能进行 MRI 立体成像;有起搏器、植入性心脏除颤器者,应关注其与植入电极和脉冲发生器的相互影响。

3. 麻醉方法 DBS 手术分步进行。不同手术步骤对麻醉的要求不同。一般说来,第一步均可在局麻监测或神经阻滞或清醒镇静下完成,第二步常需全身麻醉。不论选用何种麻醉方法,DBS 手术的麻醉管理应达到以下目的:①提供良好手术条件,充分镇痛,维持体温,使患者舒适;②协助术中的神经监测,如微电极记录或试验性刺激测试来确认靶点位置;③能及时发现并快速诊治相关并发症。

(1)局部麻醉和镇静处理:DBS 手术的第一步即安装调试头架,并进行头部 MRI 扫描和调试埋置植入电极通常可在局部麻醉监测和 / 或神经阻滞(眶上神经和枕大神经阻滞)下完成。局麻药物可使用 1% 或 2% 的利多卡因,也可使用 0.67%~1% 利多卡因 +0.33%~0.5% 罗哌卡因混合液。应密切观察患者生命体征,在保证患者舒适的基础上使之配合完成各种测试,并及时发现和治疗局麻药中毒反应等各种并发症。术中患者应采取合适的体位,寰枕关节伸展以利于气道通畅;下肢弯曲,在头颈抬起至坐位的时候仍保持稳定性。密切监测血压,避免低血容量和血压过高,必要时可使用血管活性药维持血压稳定。可以通过鼻导管或面罩吸氧。

如患者过度紧张,可给予适当镇静,但应选择短效、停药后作用迅速消失、对 REMS 影响小的药物,并避免在 REMS 和刺激测试时停止使用。由于大剂量镇静药和镇痛药可能造成呼吸和循环抑制,而术中头架限制了麻醉医师对患者气道的管理;同时电极刺激效果的判断要求患者处于清醒、依从和配合状态;加之有研究发现患者术中谵妄的发生率与镇静药和镇痛药的用量有关,所以应避免中、重度镇静。

(2)全身麻醉:对于恐惧清醒手术、慢性疼痛综合征、癫痫、停药后严重震颤、严重肌张力障碍或颈部肌肉如膈肌、声带的严重肌张力障碍患者以及儿童,则需要全身麻醉。应选择对 REMS 和刺激测试影响小的药物。此外,手术第二步,即植入脉冲发生器、更换起搏器电池以及将 DBS 与植入起搏器连接的过程,需要在头皮下以及颈部打通皮下隧道,手术刺激较大,通常需要全麻下完成。麻醉诱导:丙泊酚或依托咪酯＋芬太尼或舒芬太尼＋维库溴铵或罗库溴铵均可满足喉罩置入或气管插管。麻醉维持:丙泊酚复合瑞芬太尼全凭静脉麻醉(TIVA)或靶控输注(TCI)或复合使用 0.2~0.4MAC 的七氟烷或地氟烷。需要注意的是:DBS 手术患者的基础疾病及治疗用药可能影响患者的血流动力学状态和麻醉药物的药代动力学,所以在全麻时应加强监测及用药个体化。

三、微血管减压术麻醉

(一)麻醉前评估

微血管减压术(microvascular decompression,MVD)属于颅后窝手术,颅后窝包含有重要的控制呼吸和循环系统的结构,需要了解相关的解剖和病理生理学改变。围手术期处理包括术前评估(特别是脑干和出现小脑和脑神经功能障碍时)、谨慎地安置患者体位和术中监测。

1. **一般状态评估**   全面进行生命体征的记录、体格检查,常规进行血、尿常规和出凝血时间、心电图、胸部 X 线平片、电解质、肝肾功能等各项检查。了解患者卧床时间、进食情况、脱水治疗情况、补液情况、营养状况、近期是否有体重下降等。详细询问患者相关病史,了解患者治疗用药情况,注意麻醉中药物之间的相互作用。

2. **心血管系统评估**   了解患者有无心血管方面的疾病,如先天性心脏病、心脏瓣膜病、缺血性心脏病、高血压、心律失常、心肌病、大血管病等。必要时需要心脏专科医师共同评定患者对麻醉及手术的耐受力,对于不能耐受手术或心脏合并症严重的患者,需要推迟择期手术。患者术前长期进食困难、恶心呕吐、利尿脱水治疗等均可造成体内容量不足及电解质紊乱;脑干受压可引起室性或室上性心律失常;三叉神经、面神经等脑神经受刺激可引起血压升高、心率增快;脑桥或髓质受压可导致低血压;ICP 升高可引起血压升高和心动过缓。

3. **呼吸功能评估**   患者 2 周内有呼吸道感染病史,即使麻醉前无任何症状和体征,围麻醉期呼吸系统并发症仍高于正常人数倍。浅麻醉下的任何刺激都有可能激发气道痉挛,大大增加麻醉风险。所以择期手术需推迟到呼吸道疾病临床痊愈后 1~2 周进行。必要时手术前测定肺功能及血气分析,以评估患者对手术的耐受性及术后肺部并发症的危险性。

4. **神经功能评估**   手术前要充分了解和评估患者各方面与麻醉有关的临床资料,从病史、疾病过程特点,结合相关影像学资料作出疾病诊断,依据发病急缓、神经系统定位症状和 ICP 增高情况、意识状态及相应的临床症状和生命体征进行神经功能评分。

(二)术中监测

1. **麻醉监测**

(1)心血管系统:监测心电图、有创动脉压、SpO_2、必要时监测中心静脉压、心输出量及每搏心输出量。

(2)呼吸系统:FiO_2、呼出气 CO_2、血气分析等。

(3)麻醉深度监测:吸入全身麻醉时,监测吸入麻醉药物的呼气末浓度和 MAC。BIS 监测在神经电生理检测时尤为重要,既可避免由麻醉过浅所导致的术中知晓,又可避免麻醉过深或麻醉药物对于监测有效性的影响。

(4)颅内环境和脑功能监测:颈内静脉血氧饱和度监测可了解脑氧供;诱发电位有利于监测特定中枢神经系统传导通路的完整性;脑组织氧分压监测可了解脑缺血高危区域局部组织氧供是否充分。

2. **电生理监测**   常用的术中监测模式有 SSEP、MEP、肌电图、EEG 和脑干听觉诱发电位(brainstem auditory evoked potentials,BAEP)。MVD 术中监测最常用的是上述中的 BAEP,用来监测听觉传导通路的完整性和功能;另外还包括在面肌痉挛手术中应用的异常肌反应监测及在 MVD 治疗耳鸣手术中应用的蜗神经复合动作电位监测。

(三)麻醉诱导

临床上常规采用联合用药的方法,常常联合应用阿片类药物、镇静催眠药物、肌肉松弛药物进行快速诱导,能够有效控制患者的插管反应,保持血流动力学的稳定。常用的药物组合是芬太尼或舒芬太尼、依托咪酯或丙泊酚、维库溴铵或罗库溴铵,亦可采用丙泊酚和瑞芬太尼 TCI 泵注加非去极化肌松药的组合进行诱导。待肌肉完全松弛后可实施气管插管。必要时可静脉注射利多卡因 1~1.5mg/kg,或联合艾司洛尔、尼卡地平等血管活性药物控制气管插管反应。对于麻醉诱导期间出现的严重低血压,应及时使用血管活性药物进行纠正,保证诱导过程中的充分氧供。

(四)麻醉维持

麻醉维持期应注意以下几点:维持血流动力学和 CPP 稳定,避免 ICP 的升高;通过降低 $CMRO_2$ 和脑血流来降低脑部张力,将颅内环境维持在理想状态,达到神经保护的目的;避免中枢神经系统觉醒,维持足够的麻醉深度;配合神经电生理检测,避免麻醉过深或麻醉药物影响监测的效果;维持正常体温,避免低温带来的寒战、感染、心肌受损等副作用。

(五)麻醉管理

麻醉管理的重点是在保障患者安全的前提下,切开脑硬膜前要有效控制 ICP,使大脑皱缩,为手术者提供适度的空间以分离和减轻受压迫神经的压力是重要的。

1. **气道管理** 为了更好地暴露手术野,MVD 手术时患者的体位呈侧卧位,头高 30°,易使气管导管发生位移或局部弯曲、打折。因此一定要在固定体位好后再次确认气管导管位置及其是否通畅,使用钢丝加强型气管导管可有效避免气管导管打折。

2. **呼吸管理** 呼吸频率和潮气量的变化对于脑干部位的操作比血流动力学更敏感。随着显微外科的发展、操作技术的改进和神经生理监测水平的提高,目前认为 MVD 手术麻醉中以控制呼吸的模式更为安全,术中保持气道通畅极为重要。手术中为了降低 ICP,常采用适当的过度通气。

3. **循环管理** 心率及心律的变化在排除体温升高、缺氧、CO_2 蓄积及容量不足等因素之外,常见的原因是手术操作对脑干造成的牵拉反应,这种变化一般不需要使用药物纠正,多在外科操作停止时恢复正常,必要时可使用血管活性药物对症处理。手术中出现难以解释的高血压通常见于外科操作对脑神经的刺激,一般刺激取消时血压可恢复正常。手术中可适时采取控制性降压,以减少手术野出血。在血管减压完毕后,可适当升高血压至术前水平或正常高值,观察血管有无出血,以便关闭颅腔。

4. **ICP 管理** 切开硬脑膜前应保证适当的脑松弛,降低 ICP,以提供最佳的外科手术条件,一般包括以下几点:保证充分的氧供;摆头高位;保证静脉回流通畅;可行麻醉深度监测,维持适当的麻醉深度;减少吸入麻醉药物的使用、使用静脉麻醉药物;过度通气使 $PaCO_2$ 维持在 25~30mmHg,由于 $PaCO_2$ 对 ICP 的调节需要一定起效时间,所以应在硬脑膜切开前提前设置好呼吸机参数;必要时可在开颅前半小时静脉滴注甘露醇 1~2g/kg,达到预先降低 ICP 的效果;释放或引流脑脊液。

5. **麻醉深度管理** 可行麻醉深度监测,维持适当的麻醉深度,如使用 BIS 监测,可维持 BIS 值在 40~55。当术者进行显微镜下 MVD 操作时必须维持一定的麻醉深度,因对后组脑神经、三叉神经等的刺激可能导致异常强烈的反应。麻醉者应密切关注手术进展,当术者进行舌咽神经、三叉神经等周围操作时应关注心率与血压。

6. **神经电生理监测时的麻醉管理** MVD 往往需要行 BAEP 及面神经肌电图监测,因此需要选择合适的麻醉药物,应避免使用长效肌松药,以达到最小限度的干扰。

7. **容量管理** 目标是维持正常的血容量和血管张力;输液种类首选平衡盐溶液,按 10mL/(kg·h)的速率,维持尿量 2mL/(kg·h) 的水平。亦可按 1:2 的比例输入胶体及晶体,但忌用葡萄糖溶液,以免透过血 - 脑屏障使 ICP 增高。对于出血多的患者,应及时补充血容量,积极预防和治疗凝血功能障碍。在外科医师开颅前,可适当使用甘露醇脱水治疗,以降低脑容积和 ICP,利于术中肿瘤的暴露。

8. 苏醒期管理 麻醉苏醒的目的在于使患者早期清醒从而进行神经功能的评估。术前的神经功能状态、手术的部位和程度、气道的情况和是否有舌水肿都是在拔管前要考虑的因素。有些麻醉科医师选择在气管导管周围将套囊放气进行"漏气"试验。延迟拔管可以让组织水肿逐渐消退,因此也是一个选择。另外拔管时留置换管器也是需要考虑的。

拔管前评估的要点包括意识状态、气道和吞咽反射、面部和舌水肿、气道水肿、规律的呼吸类型、生命体征平稳。在可能的前提下尽量缩短拔管时间。在手术结束时用局麻药进行头皮阻滞或手术切口局部浸润或两者同时进行可以减少术后阿片类药物的应用。术后早期应该避免高血压、严重的术后疼痛、严重呕吐、咳嗽以免加重脑水肿和增加术后颅内出血的危险性。

麻醉管理的其他问题可以参照本章第二节中的"三、颅底肿瘤手术麻醉"。

四、麻醉并发症的预防与处理

(一)心血管系统并发症

1. 高血压 术前高血压控制不良、术中焦虑、术后疼痛等均可引起围手术期血压增高。可继续术前降压药治疗、适当镇静,必要时使用血管活性药,控制收缩压<140mmHg,或不高于平时血压的 20%。

2. VAE 和低血容量 VAE 与手术部位高于右心房、术野静脉开放、低血容量、空气被负压吸进血管内有关,临床指征包括突发剧烈咳嗽、$P_{ET}CO_2$ 迅速降低以及无法解释的低氧血症和低血压。咳嗽和深呼吸会加重 VAE,造成 ICP 升高。预防措施包括降低头部升高幅度,适当补液。若发生 VAE,应迅速将患者置于头低脚高体位、止血、盐水冲洗术野、在暴露颅骨边缘应用骨蜡阻止气体进一步进入以及中心静脉导管抽出气体,同时应快速静脉补液并使用血管活性药维持组织灌注。

3. 直立性低血压 多由抗帕金森药物引起,也可因麻醉药的扩血管作用、低血容量以及自主神经功能紊乱而加重。处理措施:维持适当的麻醉深度,避免麻醉过深;补充容量,维持有效循环血量;使用血管活性药等。

4. 心动过缓和心脏停搏 发生率极低。在左心室壁,存在压力感受器,当左心室内容量降低时兴奋,通过 Bezold-Jarish 反射,使心率减慢,以增加左室充盈时间,增加每搏输出量。DBS 手术患者常因为高消耗体质较为瘦弱,对血容量减少较为敏感;DBS 手术中常使用沙滩椅样体位,容易造成回心血量减少;术中局麻药中常加入肾上腺素,引起心率加快、心肌收缩力增加及外周血管强烈收缩,兴奋心室壁的压力感受器等因素均增加了术中引起 Bezold-Jarish 反射的可能。临床表现包括血压下降、心动过缓,甚至心脏停搏,常伴有迷走神经兴奋的表现,如恶心等。高危患者可通过术前给予抗迷走药物,如阿托品、格隆溴铵和预防性补充容量等加以预防。若发生 Bezold-Jarish 反射,应在补充容量的同时,给予血管活性药,必要时可行胸外心脏按压等复苏治疗。

(二)呼吸系统并发症

1. 过度镇静、体位不当、颅内出血导致的意识障碍均可引起上呼吸道梗阻。此外,患者基础疾病尤其是帕金森病,可引起呼吸肌肌力减弱,造成限制性通气功能障碍、上呼吸道梗阻、构音障碍以及阻塞性睡眠呼吸暂停。术中应密切观察患者的血氧饱和度,必要时调整体位或置入喉罩进行气道管理。

2. 对于手术时间长,发生苏醒延迟的患者,可发生呼吸功能障碍,术后不宜过早拔管。拔管前要充分评估患者状态,包括手术前神经功能评估、术前气管插管顺利与否、术中是否发生不良事件、后组脑神经是否受损等。

（三）神经系统并发症

表现为意识或言语障碍，包括疲劳、药物戒断、震颤、颅内出血或气颅。局灶性抽搐可以初始使用小剂量咪达唑仑和/或丙泊酚，等症状控制后再手术。颅内出血是严重的并发症，会导致永久性神经功能损伤，需迅速处理和进一步治疗。

（韩如泉　王云珍）

参考文献

[1] 韩如泉, 王保国, 王国林. 神经外科麻醉学 [M]. 3 版. 北京: 人民卫生出版社, 2018.

[2] 邓小明, 姚尚龙, 于布为, 等. 现代麻醉学 [M]. 5 版. 北京: 人民卫生出版社, 2021.

[3] YU B, PENG YB, QIAO H, et al. The Application of Regional Cerebral Oxygenation Monitoring in the Prediction of Cerebral Hypoperfusion During Carotid Endarterectomy [J]. J Neurosurg Anesthesiol, 2022, 34 (1): 29-34.

[4] DOUGLAS WJ, PHILIP PG, MARK FC, et al. Dual antipatelet therapy reduces stroke but increase bleeding at the time of carotid enderraterectomy [J]. J Vasc Surg, 2016, 63 (5): 1262-1270.

[5] HOLDEFER RN, SKINNER SA. Commentary: The value of intraoperative neurophysiological monitoring: evidence, equipoise and outcomes [J]. J Clin Monit Comput, 2017, 31 (4): 657-664.

[6] DAVID BM. Overview on Criteria for MEP Monitoring [J]. J Clin Neurophysiol, 2017, 34 (1): 4-11.

[7] ROTHWELL PM, ELIASZIW M, GUTNIKOV SA, et al. Endarterectomy for symptomatic carotid stenosis in relation to clinical subgroups and timing of surgery [J]. Lancet, 2004, 363 (9413): 915-924.

[8] ZORRILLA-VACA A, HEALY R, GRANT MC, et al. Correction to: Intraoperative cerebral oximetry-based management for optimizing perioperative outcomes: a meta-analysis of randomized controlled trials [J]. Can J Anaesth, 2019, 66: 1427-1429.

[9] MICHAEL D, LASHMI V. Anesthesia for deep brain stimulation: an update [J]. Curr Opin Anaesthesiol, 2021, 34 (5): 563-568.

[10] LEE MH, JEE TK, LEE JA, et al. Postoperative complications of microvascular decompression for hemifacial spasm: lessons from experience of 2040 cases [J]. Neurosurg Rev, 2016, 39 (1): 151-158.

[11] LEO HB, STAVROS K, JOACHIM B, et al. European Stroke Organisation guideline on endarterectomy and stenting for carotid artery stenosis [J]. Eur Stroke J, 2021, 6 (2) I-XLVII.

[12] SHANE PP, MUNAIB D, ELIANA R, et al. Guidelines in review: Comparison of the 2014 AHA/ACC guideline for the management of patients with non-ST-elevation acute coronary syndromes and the 2015 ESC guidelines for the management of acute coronary syndromes in patients presenting without persistent ST-segment elevation [J]. J Nucl Cardiol, 2018, 25 (3): 769-776.

[13] RIGAMONTI A, GARAVAGLIA MM, MA K, et al. Effect of bilateral scalp nerve blocks on postoperative pain and discharge times in patients undergoing supratentorial craniotomy and general anesthesia: a randomized-controlled trial [J]. Can J Anaesth, 2020, 67 (4): 452-461.

[14] LI J, SHALABI A, JI F, et al. Monitoring cerebral ischemia during carotid endarterectomy and stenting [J]. J Biomed Res, 2017, 31 (1): 11-16.

[15] SOU BS, AGLIO LS, ZHOU J. Anesthetic Management of Acute Ischemic Stroke in the Interventional Neuro-Radiology Suite: State of the Art [J]. Curr Opin Anaesthesiol, 2021, 34 (4): 476-481.

[16] ZHOU Z, YING M, ZHAO R. Efficacy and safety of sevoflurane vs propofol in combination with remifentanil for anesthesia maintenance during craniotomy: A meta-analysis [J]. Medicine (Baltimore), 2021, 100 (51): e28400.

[17] LIN YH, LIU HM. Update on cerebral hyperperfusion syndrome [J]. J Neurointerv Surg, 2020, 12 (8): 788-793.

[18] BROTT TG, HOWARD G, ROUBIN GS, et al. Long-Term Results of Stenting versus Endarterectomy for Carotid-Artery

Stenosis [J]. N Engl J Med, 2016, 374 (11): 1021-1031.

[19] MOODY OA, ZHANG ER, VINCENT KF, et al. The Neural Circuits Underlying General Anesthesia and Sleep [J]. Anesth Analg, 2021, 132 (5): 1254-1264.

[20] NORAGER NH, OLSEN MH, PEDERSEN SH, et al. Reference values for intracranial pressure and lumbar cerebrospinal fluid pressure: a systematic review [J]. Fluids Barriers CNS, 2021, 18 (1): 19.

第三十五章
老年泌尿外科手术麻醉

第一节 老年泌尿外科手术麻醉特点

一、老年泌尿外科患者特点及手术类别

随着社会的老龄化,老年患者各脏器的形态和功能都会出现相应的改变,由此而产生的疾病也明显不同于青壮年患者。一方面,老年患者全身的免疫系统功能逐渐减弱,泌尿系统感染发生率明显提高;另一方面,随年龄的增加,老年男性前列腺增生现象更为常见。泌尿系统肿瘤发病率在老年患者中也呈上升趋势,泌尿系统肿瘤可以发生于泌尿系统的任何部位,包括肾、输尿管、膀胱、尿道等部位的肿瘤。老年人前列腺增生、逼尿肌功能减退等可造成残余尿明显增加,这是膀胱结石多发的一个重要原因。另外老年人一些代谢问题也是引起泌尿系统结石的重要原因。总之,老年人泌尿系统疾病存在其显著的特殊性。一方面随年龄的变化,病种可随之改变,同时疾病的发生率也发生明显变化;另一方面随年龄的增长,老年人机体各器官功能的代偿和抗病能力都在明显减退,对疾病本身和治疗的耐受力也在下降,因此要求我们在疾病的手术治疗过程中应尽量采用微创的方法并尽量缩短手术时间,或尽量采用非手术治疗的方法。

按手术部位分类,老年患者泌尿外科手术可以分为肾脏手术、输尿管手术、膀胱手术、前列腺手术等。肾脏的良性肿瘤包括肾囊肿、血管平滑肌瘤等,恶性肿瘤主要为肾癌(又称肾细胞癌),占肾脏实质性肿瘤的 90% 以上。由于肾盂以下为有管道的脏器,其腔内均覆盖尿路上皮(又称移行上皮),所接触的内环境也都是尿液,致癌物质常通过尿液使尿路上皮发生肿瘤,所以肾盂、输尿管、膀胱和尿道的尿路上皮肿瘤均有其共性,并可能多个器官同时发生肿瘤。泌尿系结石也是老年患者的一类常见疾病,又称尿石症,包括肾、输尿管、膀胱和尿道结石。前列腺增生与前列腺癌是老年男性患者常见的疾病,随着国人的平均寿命的延长,前列腺增生及前列腺癌的发病率也越来越高。

按手术方式分类,老年患者泌尿外科手术可分为传统开腹手术和微创手术。目前,泌尿外科微创手术所占比已经越来越高。微创手术包括腹腔镜辅助微创手术、膀胱镜手术、经尿道前列腺电切术、膀胱肿瘤电切术以及各种激光碎石术等。由于机器人辅助腔镜手术经验的不断积累,该类手术的手术量也成逐渐增多的趋势。

泌尿系统疾病特别是肾脏疾病常导致水、电解质和酸碱失衡,心血管系统、代谢以及造血系统出现病理改变;泌尿系统疾病往往还伴肾功能损害;在泌尿外科手术中,常需要取特殊体位,麻醉医生应重视对患者呼吸、循环的管理;泌尿外科手术并发症多,有些并发症后果严重(如肾动静脉损伤或下腔静脉损伤引起的大出血,损伤胸膜损伤造成气胸,癌栓脱落造成肺梗死以及不明原因的持续性低血压等)。因此,麻醉医师成功完成老年患者泌尿外科手术麻醉,不仅需要熟悉各种麻醉药物和麻醉方法对老年患者肾功能甚至是全身脏器功能的影响,还应熟悉老年患者泌尿系统疾病相关的病理生理改变。

二、患者手术体位

合适的手术体位可以增加手术暴露，以利于手术者操作，减少术中因显露不良而导致的各种并发症。泌尿外科手术常见体位有截石位、侧卧位和 Trendelenburg 体位等。

截石位是经尿道电切术最常用的体位。应用腿架或吊带使大腿外展屈曲、小腿屈曲。在摆放截石位时，应注意腿部肌肉不应有张力，使其自然外展屈曲，从而减少术中闭孔神经反射及术后不适感。该体位下还应当注意长时间对神经的压迫，以及静脉血栓的形成。弹力绷带或弹力袜可以预防血栓形成。另外，平卧位取髋外展并外旋大腿、两足跟相对、膝下垫枕显露股三角的体位有利于腹股沟淋双眼巴结清扫，也称为腹股沟淋巴结清扫体位。

侧卧位又分为 60° 侧卧位和侧卧位。前者是经腹腔镜肾或肾上腺手术使用的体位；开放手术和经后腹膜腔肾或肾上腺手术多采用侧卧位。泌尿外科手术摆放侧卧位时，需将腰桥三分之一正对肚脐。这样使腰部尽量伸展，肋缘与髂脊之间隙达到最大，从而有利于肾脏及肾上腺手术的开展。

Trendelenburg 体位不仅仅是头低足高，多数情况下还利用手术床的左右倾斜功能，使患者向一侧倾斜 30°~40°，从而达到改善手术视野的效果。Trendelenburg 体位是腹腔镜辅助或者机器人辅助腔镜行前列腺或膀胱手术的重要体位。

由于老年人各脏器功能的退化，体位对患者脏器功能的影响也较成年人更为显著。在摆放患者体位的同时，麻醉医生不仅要注意各种体位对老年患者各脏器功能的影响，还要注意体位可能对老年患者的损伤。在摆放手术体位时，我们应当根据患者的具体情况制订个体化的体位摆放方案；必要时，可在麻醉之前将患者的体位摆放合适。在避免患者损伤的同时，尽可能地减少因为体位原因对患者各脏器循环的影响，特别是对患者呼吸和循环功能的影响。应当密切关注手术进程可能对患者体位产生的影响，应当避免无菌单及手术器械可能对头部特别是眼睛的压迫性损伤。如果术中体位产生了对脏器功能的影响，则需要及时对体位进行调整。有研究显示采用集束化的干预措施包括成立专科护理小组、制订标准的患者手术体位摆放流程、充分的术前评估并制订个体化的体位摆放方案，以及有效的术前功能锻炼可以有效降低术中术后体位相关的并发症。

三、麻醉方式选择

随着年龄的增长，老年患者泌尿外科手术占比也越来越大。针对不同手术和患者安全的需求，以及不同级别不同地区医院水平的差异，患者可采用全身麻醉、静脉麻醉、椎管内麻醉、神经阻滞麻醉以及局部麻醉。由于患者年龄大，合并症复杂且多，再加上手术精细操作需求，对于普通患者可以局麻下完成的手术，老年患者可能需要改为静脉麻醉或者全身麻醉。而整体舒适化医疗的需求更是增加了静脉麻醉的适应证。由于成功的椎管内麻醉具有术中管理方便、对全身脏器功能影响较小且经济等优点，目前仍被多数医院广泛采用。但是，必须注意老年患者脊柱骨质钙化对穿刺的影响。选择椎管内麻醉应避免由于反复穿刺给患者带来的不良影响。脊柱超声技术在术前可以对患者的脊柱情况进行检查并辅助选择穿刺路线，可以提高穿刺成功率，降低老年患者椎管内麻醉的相关并发症。同时椎管内麻醉需要对药量进行严格掌控，避免老年患者循环发生剧烈波动（泌尿系统手术所需要的麻醉阻滞范围见表 35-1）。外周神经阻滞技术，特别是超声引导下的外周神经阻滞技术是近年来发展起来的一种麻醉技术。良好的外周神经阻滞技术不仅可以有效减少术中全身麻醉用药量，术后更是可以提供良好的镇痛作用，目前在临床应用越来越广。闭孔神经阻滞还可以降低膀胱肿瘤电切时膀胱意外损伤的手术风险。同时，神经阻滞技术在老年泌尿外科手术患者术后快速康复策略中也起到了非常重要的作用。

随着腔镜和机器人辅助腔镜技术的进步，越来越多的泌尿外科手术可以在微创的方式下完成。对于一些复杂的肾及肾上腺肿瘤手术、膀胱肿瘤手术等,在采用腹腔镜、后腹腔镜或机器人辅助腔镜手术时,全身麻醉仍是最安全、最舒适的麻醉方式。气管内插管全身麻醉仍是麻醉首选选择方案。喉罩等声门上气道管理模式可适用于一些短小手术的全身麻醉。总之,对麻醉方式的选择需依据患者的全身状况、重要器官损害程度、手术部位和时间长短、麻醉设备条件及麻醉医师个人习惯进行综合考虑。

表 35-1 泌尿系统手术所需要的麻醉阻滞范围

手术部位	阻滞范围
肾	$T_5 \sim L_2$
输尿管	上部: $T_5 \sim L_2$ 下部: $T_{10} \sim S_4$
膀胱	$T_{10} \sim S_4$
前列腺	$T_{10} \sim S_4$
睾丸	$T_{10} \sim S_4$

四、术中麻醉管理

(一) 术中循环管理

常规的监测项目可用于老年患者一般情况较好,手术较小,手术时间较短的常规类型手术。对于存在合并症多,手术时间长,以及复杂的手术需在常规监测的基础上增加有创动脉血压监测,以随时观察患者的生命体征变化,从而保证术中患者生命安全。而对于部分特大手术或者患者存在严重合并症的长时间手术,术中全程进行心功能的监测如经食管超声心动图(TEE)可以增加患者的安全性。

泌尿外科手术中容量管理尤为重要。在前列腺电切术中,虽然目前对经尿道前列腺电切术中使用的灌洗液进行了改进,有效地降低了因灌洗液引起的相关并发症,但麻醉医生仍不可掉以轻心。对此类手术,必须严格通过患者的循环状况以及非全身麻醉状态下患者的自主反应进行容量管理。补液时需要关注灌洗液的吸收。其他手术则需要关注患者术前的综合情况、手术进程以及手术创伤引起的失血等情况进行评估,来决定是否输血、输液总量及晶胶比值问题。如果患者存在肾功能不全,则输注时应尽量避免使用有肾功能损害的液体。

(二) 呼吸管理

老年患者一般情况差,多伴有呼吸系统疾病,而气腹和体位变化将进一步通过减少功能余气量和肺顺应性影响气体交换功能。因此,有效的呼吸管理对于老年患者是否能顺利完成手术至关重要。呼气末二氧化碳分压监测作为一个重要呼吸功能监测指标,可以指导调控机械通气参数的设置,避免长时间通气不足或通气过度引起的肺损伤,从而避免术中发生严重酸碱失衡。对于氧合差的患者,气腹后可以使氧合效果进一步下降。术中使用呼气末正压通气(positive end expiratory pressure,PEEP)可以通过改善肺内气体分布而改善氧合状况。压力控制通气模式也可在气道压偏高时使用以获得较好的通气效果,但应注意气腹压力突然变化时导致的通气量变化产生的肺损伤作用。

(三) 肌肉松弛管理

由于腹腔镜手术或机器人辅助腔镜手术要求术中患者处于一个持续的肌肉松弛状态,因此合理使用肌肉松弛剂和对术中患者肌肉松弛状态进行监测显得尤为重要。合理使用肌肉松弛监测不仅可以指导术中肌肉松弛药物的使用,同时也可以指导术后拔管时机。老年患者由于药物代谢的个体差异性增大,神经肌肉接头阻滞剂的药物代谢也存在明显差异。对于部分手术时间长、体质弱的患者,建议使用新型肌肉松弛拮抗剂舒更葡糖钠来拮抗,以增加患者术后安全性和舒适性。

（四）体温管理

由于老年患者体温调节功能下降,加上室温、液体以及气腹大流量的气体带走体温等因素,老年患者术中易发生低体温。因此需做好患者术中体温监测及加强术中体温的调控。良好的术中体温监测和调控,不仅可能减少术中相关并发症的发生,降低术后苏醒延迟的发生率,也可以降低术后麻醉相关并发症的发生。因此,建议创造条件尽量做到对每个患者进行术中体温监测。

（五）其他

由于老年患者对麻醉药物的反应呈明显的个体差异。因此,有条件的情况下应对每位老年患者进行脑电监测,如脑电双频指数(bispectral index,BIS)监测等。这样,可以指导麻醉医生在术中对患者麻醉深度的监测,从而对患者做到精准麻醉,从而避免了麻醉过深或过浅对脑神经功能的损伤作用。

五、术后镇痛管理

老年患者行泌尿外科手术的术后镇痛应该根据手术的部位和种类来决定。一般来说,膀胱镜检查、尿道结石碎石、前列腺电切术等手术由于术后疼痛较轻,无须使用术后静脉镇痛泵。随着腔镜及机器人辅助腔镜手术等微创手术的开展,相比于传统的开腹手术,虽然在手术时间以及创伤等方面均得到了较好的改善,但由于手术需要取出标本等手术操作,因此大部分手术术后患者仍然有镇痛管理需求。

随着多模式镇痛方案的推广,泌尿外科手术的术后镇痛方案包括静脉镇痛、硬膜外镇痛、外周神经阻滞、切口浸润等,总之,多模态镇痛方案可以提供患者很好的镇痛效果。

六、如何实施术后加速康复

"术后加速康复"策略可以显著加快外科手术患者的术后恢复。它包括:术后尽量减阿片类药物的使用,早期下床,物理治疗,不使用或早期拔除胃管,尽早口服补充营养,限制肠外营养的使用,促胃肠动力药物的应用。

（一）术后镇痛的选择

推荐采用多模式镇痛方案,包括阿片类药物、非甾体抗炎药、局麻药切口局部浸润麻醉、椎管内镇痛、神经阻滞等。镇痛方法与住院时间、肠功能恢复或并发症之间没有关联。

（二）早期活动

早期下床活动可促进呼吸系统、胃肠系统、肌肉和骨骼等多器官系统功能的恢复,并可以预防肺部感染、胰岛素抵抗、压疮和下肢深静脉血栓形成等。术后第一天即可下床活动,设立每日活动目标,逐日增加活动量。

（三）鼻胃管的留置

研究表明早期拔除鼻胃管有利于患者肠道功能的恢复。因此不推荐全膀胱根治性切除手术术前和术后常规留置鼻胃管。

（四）恢复口服补充营养

建议根据患者术后恢复情况,禁食 1~3 天,记录引流量,部分外科医师给予早期清淡规律饮食。术后4~5 天,肠道功能多恢复。术后营养失调可以导致麻痹性肠梗阻的发生。早期的术后(肠外或肠内)营养支持可以降低感染发生率,促进伤口愈合以及促进肠道功能的恢复。

（五）辅助微创技术的运用

辅助微创的方法是外科发展的趋势,部分医院机器人辅助腹腔镜前列腺癌根治术已成为外科首选的治疗方式。还有研究显示,使用机器人辅助手术来进行膀胱癌切除和膀胱重建手术时,可以使患者更快地恢复,并大大缩短住院时间。

第二节 老年患者前列腺手术麻醉

一、术前评估

良好的术前评估可以充分了解患者病史,减轻患者术前焦虑,制订个体化的麻醉方案,降低患者围手术期并发症的发生率,甚至死亡率。除基础评估以外,由于腔镜手术,尤其是机器人腹腔镜前列腺癌根治术,术中要求极度的头低位对患者的影响巨大。除要评估患者心肺脑功能对头低位的耐受情况以外,还应该注意患者眼压情况,以及是否有反流病史。如果眼压异常,需请眼科医生进行会诊评估。闭角型青光眼急性发作期是机器人辅助腹腔镜前列腺手术的禁忌证。

二、麻醉选择

腹腔镜辅助前列腺切除术/前列腺癌根治术的麻醉多选择全身麻醉,全身麻醉可以增加患者对长时间头低位的耐受。如果选择椎管内麻醉,应注意控制麻醉平面,避免加重进一步头低位引起的呼吸抑制。近年来,随着神经阻滞技术的普及与提高,术中辅助竖脊肌阻滞、腰方肌阻滞等方法不仅可以减少术中麻醉性镇痛药的用量,可减少术中应激。同时,作为多模式镇痛方式之一,可以促进患者术后康复。

三、术中管理

老年患者腹腔镜辅助前列腺切除/前列腺癌根治术术中应注意患者血流动力学稳定,维持合理的血压。注意重要脏器功能保护,有条件的应加强监测,注意患者脑电活动变化,及时调整用药方案。

腹腔镜辅助前列腺切除/前列腺癌根治术术中体位多数为 Trendelenburg 体位(半截石位,外加 $30°\sim50°$ 角头低位),所以手术时,首先要求患者体位摆放时注意对患者的固定,包括防止身体的移动,避免发生坠床、导管脱落等意外情况。

由于术中患者采用头低位,外加气腹的压力,会导致膈肌上移,双肺的正常通气受到一定影响,从而导致肺不张概率大大提高。老年患者由于小气道密闭压显著降低的原因,在机械通气时更容易发生肺不张。术中应采取保护性肺通气的手段,采用空氧混合模式,将氧浓度维持在 $30\%\sim60\%$,同时给予合适的 PEEP 值,目前多推荐为 $5\sim8cmH_2O$。同时最新研究发现,正压通气时应给予"最佳 PEEP 值"。"最佳 PEEP"定义为与最佳呼吸顺应性相关的值,该结果基于动脉氧合指数、血流动力学和呼吸力学。术中需要通过血气分析检测患者氧分压变化情况,进而了解患者氧合指数变化,及时调整通气策略,避免围手术期急性呼吸窘迫综合征(acute respiratory distress syndrome,ARDS)的发生。

患者术中采用 Trendelenburg 体位,头低位 $40°$ 时受重力影响,下腔静脉回心血量增加,中心静脉压上升,心脏前负荷增加,特别 CO_2 气腹时间越长可能对循环血量的影响越大,应合理控制气腹时间。同时因老年患者特殊性,器官功能退化,代偿能力相对降低,对相同颅内压(intracranial pressure,ICP)的耐受能力较年轻人差,虽然目前无明确研究表明会发生颅内高压或颅内静脉充血,但为了术中患者的安全,对于合并脑血管疾病的老年人要警惕长时间 CO_2 气腹及 Trendelenburg 头低位发生颅内压增高的可能性。术中注意加强脑功能检测,增强脑功能保护。

机器人辅助腹腔镜前列腺切除/前列腺癌根治术术中注意事项与腹腔镜前列腺切除/前列腺癌根治术基本相同。需要另行关注的是,患者术中头低位,机器人从头侧进行操作,受机械臂的影响,患者一方面气管导管容易打折,导致人为的气道梗阻;另一方面脸部容易受压,造成不良后果。因此,在手术开始之前需仔细检查气管导管位置以及患者的脸部是否受压。

四、术后相关并发症及注意事项

腹腔镜前列腺切除/前列腺癌根治术术后麻醉相关并发症主要包括术中出血、低体温、体位损伤、心脑血管意外、术后 ARDS 及谵妄等。

(一) 出血

前列腺血供丰富,在切除及游离的过程中易发生出血,术中需完善止血,同时切除后创面较大,在考虑患者心脑血管无其他并发症的前提下,应适量应用止血药物或凝血因子,防止创面渗血造成的血容量丢失。

(二) 低体温

腹腔镜前列腺手术中由于受手术室温度及失血等因素影响,患者易发生低体温。由于老年患者体温调节能力差,术中更容易发生低体温。所以应加强对老年患者术中的体温监测,应注意避免热量丢失,积极采用保温措施,从而降低低体温的发生。术中低体温可致术后寒战的发生率增高,并通过多种途径影响老年患者术后恢复。因此,一旦发现患者有体温下降,应立即采用多种方式进行体温保护,必要时可以使用药物进行治疗处理。

(三) 体位损伤

腔镜前列腺切除/前列腺癌根治术术中患者采用 Trendelenburg 体位(半截石位,外加 20°~30° 头低位),此体位可以起肺血容量的改变、降低肺顺应性、膈肌向头侧移位、肺容量参数如残气量、功能残气量、潮气量和肺活量下降,并会引起心脏前负荷可能增加,进而影响全身血液循环。因此,术中应注意体位对肺和心脏功能的影响。

另外,本体位摆放还可能导致腓总神经、坐骨神经和腹股沟神经的损伤。因此,麻醉时应嘱相关人员对患者体位进行细致检查,避免长时间压迫导致的神经损伤。

(四) 心脑血管意外

患者术中多采用 Trendelenburg 体位,术中腹腔血管受气腹压力影响及重力影响,可导致回心血量增加同时全身血液在容量血管进行重新分配,继而对全身多器官血流灌注产生影响,尤其会增加心脑血管意外风险。所以术中应注意维持血流动力学稳定,必要时还可对颅内压进行监测。

(五) ARDS

患者术中受体位及气腹压力影响,加上老年患者小气道密闭压显著降低,在机械通气的过程中易发生肺不张。同时,由于老年患者肺泡血气交换能力下降,易造成 CO_2 蓄积,应积极采用保护性肺通气策略。术中加强血气分析监测,随时了解患者氧合指数变化及 $PaCO_2$ 变化情况,通过调整通气模式及参数,尽量避免 ARDS 的发生。

(六) 谵妄

老年患者腹腔镜辅助前列腺切除/前列腺癌根治术术后易发生谵妄。有研究表明术中气腹和 Trendelenburg 体位对机体造成的影响是多方面的,作为机体重要系统之一的中枢神经系统不可避免地受到影响。术中长时间的 CO_2 气腹和头低位,可以引起颅内压力升高和脑组织水肿,导致脑氧供需及能量代谢的失衡,可能是导致此类患者术后易发生谵妄重要原因。因此,尽量缩短手术时间特别是头低位的时间,减少头低的角度以及适当补液,可以降低术后谵妄的发生。同时,术中应注意监测患者脑电活动变化,注意 BIS 值及抑制率的变化,合理使用相关药物,尽量避免术后谵妄的发生。

第三节　老年患者经尿道前列腺电切术麻醉

一、术前评估

目前,在世界范围内,经尿道前列腺电切术(transurethral prostatectomy,TURP)是前列腺增生治疗的"金标准",主要适用于治疗前列腺体积在80mL以下的前列腺增生患者。TURP手术具有创伤小、康复周期短、可反复手术等优点。许多前列腺增生的老年患者由于高龄、合并多种基础疾病等原因,不能完全耐受腹腔镜辅助前列腺切除术,也多采用经尿道前列腺切除术手术。该类手术会用到大量冲洗溶液进行术野冲洗。灌洗液的作用在于提供视野、防止感染、避免前列腺肿胀并将已切除的前列腺向上推入膀胱等。

由于患者普遍高龄,合并症多,因此在术前除了常规的评估内容之外,对此类手术患者需更充分评估患者的基础病史,现存合并症以及药物治疗效果,以及术前心肺功能等情况。术前应评估冲洗溶液可能对患者造成的心肺负担加重引起的不良事情,以及准备好处理不良事件的预案。

二、麻醉选择

目前,前列腺微创手术种类包括经直肠前列腺活检术、经会阴前列腺活检术、TURP、经尿道前列腺剜除术、磁共振引导高强度聚焦超声刀前列腺癌局灶治疗术等。经尿道前列腺电切除可采用椎管内麻醉、静脉麻醉或者全身麻醉。硬膜外麻醉可选择$L_3 \sim L_4$间隙向尾侧给药,蛛网膜下腔麻醉可采用低比重药液,达到满意的麻醉效果。对于老年患者而言,由于此两种麻醉对全身影响较小,在许多医院还是主要的麻醉方法。当然,在选择麻醉方法时,除考虑常规因素外,还应该考虑患者的一般身体状况、手术时间长短和外科医生的习惯等。

三、术中管理

(一)电切灌洗液的选择

目前临床上常用的等张灌洗液(irrigating solution)包括1.2%~1.5%甘氨酸、3%~5%甘露醇、2.5%~4%葡萄糖、3.5%山梨醇、Cytal(2.7%山梨醇和0.54%甘露醇的混合液)及1%尿素等。这些灌洗液也会被特意调配成适度低张液,以保持其透明特性来保证手术视野的清晰(表35-2)。

表35-2　经尿道前列腺切除术使用的灌洗液的渗透压

灌洗液	渗透压/(mOsm/kg)
1.2%甘氨酸	175
1.5%甘氨酸	220
3.5%山梨醇	165
5%甘露醇	275
Cytal(2.7%山梨醇和0.54%甘露醇的混合液)	178
2.5%葡萄糖	139
1%尿素	167
1%生理盐水	308
1%乳酸林格	273

虽然灌洗液不会引起明显的溶血,但是大量吸收入血后仍存在导致肺水肿、低钠血症等并发症的风险。此外,有些灌洗液溶质的吸收也可能导致严重的并发症。甘氨酸可能会导致心脏和视网膜毒性作用;甘露醇快速扩张血容量,可能导致心脏病患者的肺水肿;葡萄糖可能导致糖尿病患者严重的高血糖等。术中使用接近等张的灌洗液代替蒸馏水可以避免发生溶血等并发症,也能减少因严重稀释性低钠血症导致的中枢神经系统损害如惊厥和昏迷发生的风险。尽管如此,与大量灌洗液吸收的其他主要问题如水中毒临床中仍然存在。

(二)麻醉管理要点

1. TURP 椎管内麻醉最佳麻醉平面是 T_{10} 前列腺和膀胱颈的内脏疼痛感觉是通过大部分来源于 S_2、S_3 神经根的传入副交感神经纤维传导的,而 S_2 和 S_3 神经根伴行于盆腔内脏神经。膀胱的感觉受来源于 T_{11}~L_2 神经根的腹下丛的交感神经支配。因此,一般认为 TURP 的最佳麻醉平面须达到 T_{10} 水平;当然,创伤较小时,稍低的感觉阻滞平面通常也能满足手术要求。

2. 预防深静脉血栓(deep venous thrombosis,DVT) TURP 手术患者在围手术期易发生 DVT。主要风险因素包括高龄、合并恶性肿瘤、心血管疾病、静脉曲张和肥胖等。手术时间也是发生 DVT 的重要影响因素。因此,此类手术患者需要预防 DVT 的发生。一方面就加强如术前需检查下肢静脉血管超声检查,同时对于高危患者应进行抗凝治疗;另一方面在手术搬动患者时,动作需轻柔,防止血栓脱落。椎管内麻醉时,由于交感神经阻滞引起的血流增加可以减少 DVT 形成起重要作用。此外,与全身麻醉相比,椎管内麻醉能更好地维持神经内分泌系统稳态,这也是椎管内麻醉降低术后高凝状态、维持正常凝血和血小板功能的原因之一。

3. TURP 引起的其他与麻醉相关的并发症管理 椎管内麻醉下行 TURP,术中患者意识清醒,麻醉医生须密切关注患者的生理监测指标和精神状态,及早发现循环系统和神经精神变化异常。TURP 相关的视觉障碍包括视野模糊和短暂性视盲等,可能与甘氨酸吸收入血后转化为氨有关,也可能与其他中枢神经系统异常有关。一旦发生上述变化,应立即停止手术操作及灌注。同时,对症展开相应处理,包括加强吸氧和相应的药物处理,必要时还需插管抢救。

TURP 另一个潜在的并发症是继发于灌洗液的过度膨胀或外科医师电切镜接触膀胱壁所造成的膀胱穿孔。膀胱穿孔的症状和体征包括心动过缓、低血压,并可导致清醒患者感到不安、恶心、腹痛、呼吸困难、肩痛及呃逆。腹膜后穿孔表现为脐周、腹股沟或耻骨上疼痛。腹腔内膀胱穿孔发生率很低,可以引起与膈肌受刺激有关的症状(如上腹部、心前区、肩部或颈部疼痛)。一旦发生膀胱穿孔,需视病情和手术需求来决定是否需要改麻醉方案。

相对于全身麻醉,区域麻醉下行 TURP 有很多优点。

实验室检测能精准反应灌洗液吸收导致的电解质紊乱,但清醒患者精神状态的改变能更早反应内环境状态的改变。区域麻醉时交感神经阻滞引起的血管床扩张能缓冲灌洗液的过度吸收,减缓心血管不良事件、肺水肿的发生发展。如前所述,膀胱穿孔在清醒或轻度镇静患者也能较早识别。但目前静脉麻醉或全身麻醉占比有增加的趋势,因此更需要麻醉医师有丰富的管理经验,手术过程中密切关注患者的生命体征,及时甄别异常的生命体征变化,做到异常情况早发现早处理,从而保障患者生命安全。

四、术后并发症

TURP 术后常见并发症包括出血、感染、膀胱挛缩、尿道口狭窄、尿失禁、TURP 综合征等。TURP 综合征被描述为由于低钠血症以及继发的水中毒引起的症状,其典型中枢神经系统症状本质上并非由于低钠血症所引起,而是由于伴随的水移动进入细胞导致急性渗透压降低所引起的脑水肿。麻醉医生尤为需要关注的是 TURP 综合征。

（一）循环超负荷、低钠血症和低渗透压

机体对于灌洗液的吸收，主要途径分为两种：①经血管内途径吸收，即直接通过被切开的前列腺静脉和前列腺包膜外静脉窦而吸收。据统计，该途径平均每分钟吸收量约10~30mL，部分持续2小时的手术吸收量高达6~8L。②经血管外途径吸收，即在前列腺包膜穿孔的情况下，灌洗液可聚集于膀胱周围疏松结缔组织而吸收，或直接进入腹腔而吸收，或经已切除前列腺组织的包膜层吸收。患者是否出现循环超负荷的症状依赖于患者的心血管状态、灌洗液吸收的量和速度以及外科手术失血量的程度。灌洗液过度吸收引起的循环超负荷通常伴随低钠血症和低渗透压。

从根本上说，TURP综合征的中枢神经系统症状归结于低钠血症的程度与时长。细胞外钠浓度必须保持在生理范围以维持激动细胞的去极化和形成动作电位。中枢神经系统症状，包括烦躁、不安、精神错乱、头痛等，是低钠血症快速发展的早期预警体征。当钠水平低于120mmol/L时，其对中枢神经系统的影响明显，对心血管影响包括负性肌力作用、低血压和心律不齐；当钠水平低于115mmol/L时，心电图出现明显的QRS增宽和ST段抬高；当细胞外钠水平低于100mmol/L时，可能出现意识丧失，甚至惊厥。继发于低钠血症的心血管功能不全症状和体征也可能发生包括心律失常、低血压和肺水肿等。然而，这些症状很难与液体超负荷引起的症状区别开来。前列腺大静脉窦开放可导致灌洗液的吸收，还与灌洗液静水压、手术技巧、手术时间等有关。

上述症状在患者接受椎管内麻醉时，可以早期发现并予以及时处理，避免严重的意外情况的发生。如果患者采用全身麻醉，则应密切关注患者的循环反应。同时，无论术中还是术后，一旦发现有液体超载的情况，均应给予静脉利尿剂以减少老年患者的心脏负荷。

（二）甘氨酸中毒

早在20世纪80年代就注意到，TURP手术某些中枢神经系统症状可能是由于一种非必需氨基酸——甘氨酸——的吸收造成的。甘氨酸的结构类似于氨基丁酸，而氨基丁酸是脑中一种抑制性递质。有研究认为甘氨酸可能是一种作用于脊神经节和脑干的主要抑制性递质。甘氨酸中毒可以导致短暂的视盲。正常的甘氨酸血浆浓度为13~17mg/L，视盲出现时其血浆浓度可高达1 029mg/L。12小时后，甘氨酸水平降至143mg/L，其视盲症状也得到恢复。然而，甘氨酸血浆浓度和中枢神经系统毒性之间的全面关系尚未得到肯定。甘氨酸还与TURP综合征的心肌抑制和血流动力学改变有关。

（三）氨中毒

甘氨酸吸收引起的中枢神经系统毒性反应是甘氨酸氧化生物转化成氨的结果。有报道3例TURP术后血氨浓度升高患者出现苏醒延迟。血氨水平超过150mol/L可导致中枢神经系统功能恶化。有报道，使用1.5%甘氨酸作为灌洗液的26例TURP患者中，12例患者术后血氨水平升高，而血甘氨酸水平无相关性。实际上，一般认为两者存在负性相关性。苏醒延迟和其他中枢神经系统症状可能是氨中毒引起的。

（四）穿孔

一般发生在切除困难时，多由切割圈或电刀切除组织过多引起，偶有电切镜的尖端直接穿透前列腺包膜或膀胱壁导致，或因灌洗液造成的膀胱极度膨胀导致膀胱壁破裂。多数穿孔位于腹膜后，清醒患者可有脐周、腹股沟或耻骨上区疼痛感，此时灌洗液的出入量不符。偶有膀胱穿孔发生在腹膜内或大的腹膜后穿孔延伸到腹腔。此时，疼痛可能会出现在上腹部或由膈肌弥散到心前区或肩部。其他症状包括面色苍白、出汗、腹肌强直、恶心、呕吐和低血压等。这些症状是否出现和严重程度取决于穿孔部位和大小，以及灌洗液的种类。

（五）短暂的菌血症和脓毒症

正常情况下前列腺内定植较多细菌，TURP手术时这些细菌可通过开放的静脉窦进入血液循环引发菌血症，术后留置尿管加剧菌血症的发生风险。通常此类菌血症可无明显症状，常规联合应用对革兰阳性和革兰氏阴性菌有效的抗生素即可，约6%~7%的患者可发展为脓毒症，表现为寒战、发热、心动过速等，

部分严重病例可能表现为心动过缓、低血压和心血管虚脱症状,死亡率高达 25%~75%,应及时应用抗生素和心血管支持治疗。

(六) 低体温

用于 TURP 灌洗液通常储存于室温条件下,膀胱灌洗和大量灌洗液的吸收导致患者热量丢失,引起患者体温下降、寒战等,对灌洗液加温可有效地减少热量丢失和降低寒战发生风险。静脉或鞘内使用阿片类药物可减少寒冷引起的术后寒战。

(七) 出血和凝血功能障碍

增生的前列腺组织血运丰富,切除组织时容易出血。血液与灌洗液混合后随灌洗液流出,不易准确估算出血量。有学者通过切除时间(2~5mL/min 切除时间)和前列腺大小(20~50mL/g)估算失血量,实际上这些估算方法比较粗略,应监测患者生命体征和血细胞比容评估失血量更为精准,从而决定是否需要输血。由于前列腺组织富含肾上腺素受体,使用 1:200 000~1:500 000 肾上腺素受体激动药灌洗液灌注可引起前列腺血管床的血管收缩,减少出血。TURP 术后异常出血少见,发生率低于 1%。有学者认为手术时前列腺组织可释放纤溶酶原激活物,该激活物能将血纤溶酶原转变为血纤溶酶,进而引起全身纤维蛋白溶解是导致术后异常出血的主要原因。另有观点认为,纤维蛋白溶解继发于富含促凝血酶原激酶的前列腺组织切除时局部吸收后引发的弥散性血管内凝血。如果怀疑原发性纤维蛋白溶解,第 1 小时静脉给予氨基己酸 4~5g,随后每小时 1g 可有一定的效果。

(八) 体位损伤

TURP 手术麻醉时应考虑体位对麻醉的影响。TURP 手术通常在极度头低截石位的条件下完成。这种体位可以引起肺血容量的改变、降低肺顺应性、膈肌向头侧移位、肺容量参数如残气量、功能残气量、潮气量和肺活量下降。心脏前负荷可能增加。TURP 手术常见的神经损伤,包括腓总神经、坐骨神经和腹股沟神经的损伤。

第四节　老年患者根治性膀胱癌手术麻醉

一、术前评估

根治性膀胱切除术和尿流改道长期以来一直是膀胱癌患者治疗的标准组成部分。该手术过程复杂,是泌尿外科手术时间较长、创伤大、出血多的手术,具有住院时间长、并发症和再入院的风险。目前,根治性膀胱癌手术类型包括开腹全膀胱根治术、腹腔镜下全膀胱根治术以及机器人辅助下根治性膀胱切除术。尽管开放性根治性膀胱切除术是目前的金标准治疗,但它具有相当大的风险和高发病率。微创手术已被接受为一种有价值的选择。

泌尿系统疾病多伴有肾功能障碍。慢性肾功能不全可继发高血压、尿毒症、贫血、低蛋白血症、水电解质及酸碱失衡,以及心、肺、肝、内分泌器官的病理改变,尤其对于合并其他基础疾病的老年患者。因此,除了常规的术前评估以外,老年患者行根治性膀胱癌手术时更应关注水电解质平衡以及心肺功能状态。术前应尽量将各项生化指标调整至正常范围。同时,注意加强患者呼吸功能的训练,预防长时间气腹导致术后急性的肺损伤甚至是呼吸功能的衰竭。由于此类手术时间一般较长,术前还应重点评估患者是否存在深静脉血栓风险并进行相应处理。努力改善术前患者的睡眠质量,减少因焦虑引起的循环波动程度,增加麻醉管理难度。

二、麻醉选择

麻醉因素主要涉及术中应激控制、体温管理、液体治疗及镇痛等方面。目前,全膀胱根治性切除术的麻醉方式主要采用全身麻醉。开腹全膀胱根治性切除术可单独或联合使用硬膜外技术。但椎管内麻醉由于交感神经阻滞易造成代膀胱的回肠激惹,可能会影响手术操作。其优点是可以有效抑制患者的应激反应,能够在较大程度上降低患者的疼痛感,同时减少全身麻醉药的用量,且能够提供满意的术后镇痛,有利于老年患者术后的恢复。同时,躯体外周神经阻滞如腹横筋膜阻滞也可以减少腹壁伤口的疼痛,一方面可以减少术中麻醉性镇痛药物的使用,同时减轻术后患者的疼痛,可以有效地促进老年患者术后康复。

三、术中管理

由于此类手术复杂、手术时间长,创伤大、出血多,应做好输血准备。术中应密切关注患者血压、血容量与失血量,同时输注平衡液以补充细胞外液,纠正酸中毒,补充钙剂,防止大量输血并发症。具体监测除了应包括常规的心电图、血氧饱和度之外,同时应该还要建立有创动脉压、呼气末二氧化碳分压、动脉血气、尿量、体温等监测,必要时也应该监测患者的中心静脉压。麻醉深度监测有利于精确调控术中全身麻醉用药,可以避免麻醉过深或过浅对中枢神经的损伤作用,有利于老年患者术后恢复。

建议采用目标导向的液体治疗方案。手术早期如果无明显出血时,可采用限制性输液,以减轻头低位引起的血液再分布导致的心脏负荷过重。并依据是否输血来制订具体的输液方案,包括术中晶胶比的设计等。膀胱癌根治术患者术中多需要输血治疗,术前应充分准备红细胞(RBC)、新鲜冰冻血浆(FFP),甚至是冷沉淀(Cryo)。如果预计出血≥3倍血容量,则还应准备血小板(PLT)。大出血时欧美指南均建议按1:1:1(RBC:FFP:PLT)大量输血方案(massive transfusion protocols,MTP)输注血液制品。由于担心恶性细胞全身转移,关于对肿瘤患者使用术中自体血液回收这一技术,目前尚无定论。大出血时易并发凝血功能障碍时,须及早干预,尽可能利用现有的血液制品和药物,维持凝血功能,以保障手术的顺利进行。

术中需要注意体位和气腹对患者的影响。全膀胱根治性切除术术中体位为60° Trendelenberg体位,双腿外展呈截石位。该体位易导致气管导管的扭曲变打折或气管导管深度发生改变。因此,手术开始前需对气管导管及其位置进行确认。长时间的CO_2气腹、长时间的过度Trendelenburg体位,以及老年患者常伴有慢性阻塞性肺疾病,都要求此类患者在术中须对机械通气进行精细管理。目前术中建议使用保护性肺通气策略,具体包括6~8mL/kg的潮气量、4~7cmH$_2$O的呼气末正压,间断的手法肺复张,以及35cmH$_2$O以下的气道峰压。有研究者提出气腹时可利用肺电阻抗断层成像(electric impedance tomography,EIT)技术实时监测肺部通气分布变化,并采用最佳PEEP的概念来维持术中通气可降低肺不张的发生率。但这一技术的临床实用性仍需进一步的临床研究来验证。另外,延长吸气时间对改善气体交换和呼吸动力学有一定的作用,呼吸比(I:E)设置为2:1或1:1较传统的1:2能维持更好的氧合和更低的二氧化碳水平。

为了减轻长时间体位对患者肺功能及神经功能的影响,应尽早恢复患者体位。有研究提示应用小剂量利尿剂可以改善患者术后氧合以及神经功能,特别是降低苏醒期躁动的发生率。

四、术后并发症

(一)术后苏醒延迟

由于此类手术复杂时间长,长时间气腹及Trendelenburg体位导致该手术老年患者术后麻醉苏醒时间容易延迟,术后躁动风险高。同时,由于全膀胱根治性切除术的患者年龄较大,全身情况较差,中枢神经系统对多种药物敏感性增加,药物代谢及排除的速度较慢,这些因素均可导致麻醉苏醒延迟。因此,此类手术患者术后应密切关注呼吸、循环功能状态,注意保温,并积极预防苏醒延迟及术后躁动的风险。并根据患者状态进行综合评估,决定是否将术后送至重症监护室。

(二) 术后谵妄

术后谵妄是一种中枢神经系统急性综合征,是老年患者术后常见并发症。在此类手术患者术后发生率稍高。可能与手术时间长、头低位、长时间二氧化碳气腹等因素相关。病房可用3分钟谵妄诊断量表进行评估。一旦评估为术后谵妄,则应积极处理,如增加吸氧时间、注意术后镇痛、改善睡眠质量等。轻症者可以采用中医药协助治疗,症状严重者,可以请神经内科协助处理。

(三) 术后电解质紊乱

空肠膀胱术后易出现低钠血症、低氯血症、高钾血症与代谢性酸中毒。回肠与结肠膀胱术后易出现高氯性代谢性酸中毒。留置临时性尿管与维持大量尿流可减轻术后电解质紊乱的问题。同时定期的检测血气结果也有利于早期发现水电解质紊乱,并利于早期的处理。

(四) 深静脉血栓 (DVT)

老年患者行根治性膀胱癌切除术通常时间长,而且长时间的截石位和气腹均是深静脉血栓形成的重要风险因素。对于容易发生下肢 DVT 的高危人群,建议术后仍需使用弹力袜、下肢间歇性加压装置和药物治疗(如低分子量肝素)来预防围手术期深静脉血栓的发生。对于风险高的患者,出院以后仍可通过口服药物进行抗凝治疗预防血栓形成。

第五节　老年患者肾输尿管全长切除手术麻醉

一、术前评估

上尿路尿路上皮癌占尿路上皮肿瘤的 5%~10%,是一种发生率相对较低的泌尿系统肿瘤,根治性肾输尿管全长切除术和膀胱袖套切除术是治疗上尿路尿路上皮癌的金标准。传统的开放式肾输尿管全长切除术是治疗上尿路尿路上皮癌的经典术式。自 1991 年首次报道腹腔镜肾输尿管全长切除术后,腹腔镜肾输尿管切除术由于其创伤小、恢复快、并发症少等优点,越来越受到术者的欢迎。传统的开放手术已逐渐被腹腔镜及机器人手术取代。只有极少不适合选择微创手术的情况,术者才会选择开放式手术。该类手术术前评估除常规评估外,应重视患者的泌尿系统相关影像学检查。若患者术前有贫血症状,应纠正贫血。当患者伴有上尿路或下尿路感染时,术前必须应用敏感抗生素抗感染。

二、麻醉选择

肾输尿管全长切除手术的麻醉选择以全麻为主,可联合神经阻滞,如腰方肌阻滞、腹横筋膜阻滞、竖脊肌阻滞、胸椎旁阻滞等。因腹腔镜肾输尿管切除术后患者经常出现中度至重度疼痛,充分的疼痛控制对于术后恢复至关重要。传统镇痛主要以阿片类药物为主,然而阿片类药物与呼吸抑制、恶心和呕吐、瘙痒和头晕等不良反应有关,在腹腔镜肾输尿管切除术后采用多模式镇痛,如联合神经阻滞可减少术中阿片类药物药量和术后镇痛药的使用量。降低术后疼痛严重程度,以促进早期康复。

三、术中管理

当实施腰方肌阻滞时,应小心谨慎选择穿刺路径,避免穿刺针进入肾周,造成肾脏损伤,高度怀疑穿刺针进入肾周时,麻醉医生应与术者及时沟通,密切监测循环指标,必要时,充分暴露肾脏探查止血。当实施胸椎旁阻滞时,也应警惕胸膜刺破、血管损伤、气胸、全脊麻风险。术中应侧重关注气道压、氧合情况和循环指标。腹横筋膜阻滞也可用于术后镇痛,但应考虑到此方法的阻滞部位常位于侧卧位切口的腹侧,可能出现术后镇痛效果不佳,麻醉医生在行腹横筋膜阻滞前,要确认外科切口位置,避免离切口太远,药液无法扩散,也要避免在切口上穿刺,药液经切口渗出,影响术后镇痛效果。

肾输尿管全长切除手术中,患者的体位会变换。首先是在截石位下行膀胱镜检查和膀胱袖状切除术,此步骤麻醉医生要警惕因膀胱电切操作刺激闭孔神经造成的膀胱穿孔。此时充分的肌肉松弛可避免膀胱穿孔。当手术进入侧卧位下肾切除和上段输尿管切除步骤时,患者的体位变换为头低脚低位,腰部最高位,充分的肌肉松弛不但可以帮助外科医生充分暴露术野,还可以协助此体位的摆放。此阶段也是操作复杂,耗时最长的阶段,麻醉医生应关注因体位造成患者血流动力学的变化。患者可能因头低位时间过长出现头部血流回流受阻,尤其是头颈部过度弯曲受压时。麻醉医生应在转换体位时重点确认侧卧位头部摆放位置是否合适,并在术中间断观察患者结膜是否出现水肿,术中及时调整头颈部和术后适当的头高位是预防和处理的方法。而且此术式的侧卧位不同于以往的侧卧位,因头低脚低状态,麻醉医生通过调整下肢与心脏的高度差,以增加或减少回心血量达到调整循环的方法变得复杂且难以评估。膈肌因受压上移,术中气道压会升高,残气量减少,术后可能出现肺不张,术中采用肺保护通气策略对于老年患者行肾输尿管全长切除手术,显得更有益处。

第二阶段的腹腔镜肾输尿管全长切除手术入路包括经腹腔和经腹膜后腔。经腹腔入路,在游离左侧肾脏上级时,易造成脾脏撕裂,出现出血增多,使得术野解剖结构不清,手术时间长,可能出现高碳酸血症,建立有创动脉和动脉血气分析,可帮助麻醉医生更好地应对此类手术。经腹膜后腔入路,尽管不进腹腔,但游离过程中,可能出现气道压异常升高,呼气末二氧化碳升高,腹部胀气。此时应警惕可能发生腹腔进气,应及时提醒术者,必要时可腹腔放置排气针。在术者游离肾动静脉、髂血管及肾脏上极时,需要维持足够的肌肉松弛,避免体动造成非预期的血管损伤和严重出血。因手术涉及一侧肾根治性切除,肾功能保护在此手术中显得格外重要,术中要维持足够的肾灌注压,间断观察尿量,必要时,可使用利尿剂。因肾输尿管全长切除,可能因输尿管袖状切除后缝合不牢出现漏尿,麻醉医生应区分漏尿造成尿袋内尿量减少与肾灌注不够引起的尿量减少,并及时与外科医生沟通。

四、术后并发症

(一) 出血

在输尿管淋巴清扫期间,若手术操作不小心,可能容易损伤髂动脉和大血管。与肾脏相邻的器官也易受手术操作影响,包括胃、脾、胰腺、肝脏和肠道。对于肾输尿管全长切除手术,应常规进行胃减压并确保胃引流瓶持续引流。在手术的关键步骤,应保持充足的肌肉松弛,避免因麻醉过浅,患者体动或者呛咳造成的继发的血管损伤、腔镜下难以控制的严重出血,可能需要随时中转行开放手术。

(二) 切口感染

术中应严格按照无菌原则操作执行。若术后切口感染,应按感染性伤口处理原则及时换药,必要时放置引流条,充分引流渗出液,保持伤口清洁干燥。若出现发热,应及时使用敏感抗生素。

(三) 腹膜炎

多由尿瘘或肠道损伤所致。肠道损伤较少见,如回肠、结肠、乙状结肠或直肠损伤穿孔等,主要是由于器械或包括膀胱、肠道和神经(闭孔神经和生殖股神经)损伤等。术中小心分离是最好的预防办法,若发生损伤,应按照相关原则进行处理。术中闭孔神经损伤多为电灼伤,可导致单侧下肢内收障碍,一般3个月左右可恢复。

第六节　老年患者膀胱镜检查与治疗的麻醉

一、术前评估

膀胱镜检查是泌尿外科的一项常规检查手段,可用于诊断、监测和治疗膀胱尿道疾病,可用于以下情况,如:①诊断膀胱疾病。如膀胱癌、膀胱结石和膀胱炎症;②治疗膀胱疾病;③诊断前列腺增生。

大多数膀胱镜检查可以在局麻监护下完成。但如果涉及治疗,或者通过其他检查获悉肿瘤位置可能使得操作困难的,患者仍需在麻醉下完成相关的检查操作。麻醉术前评估除了基本的实验室检查如血常规、肝肾功能、电解质检查、凝血检查以外,还需要对患者要进行必要的心肺功能评估。膀胱癌患者呈年龄逐渐上升趋势,常合并有高血压、冠心病、慢性阻塞性肺疾病、糖尿病等慢病。术前需要对患者的病史进行彻底和全面的了解,以评估他们的身体状况。对于有特殊情况的患者,则需提请专科进行协作评估并作出综合判断。如术前用药包括高血压药物、糖尿病药物、吸入器药物、血栓药物、焦虑药物、疼痛药物,应按标准适当停药;手术当天早上避免使用血管紧张素转换酶抑制剂和血管紧张素转换酶拮抗剂等。

二、麻醉选择

膀胱镜检查是一种侵入性的检查,在放置硬性膀胱镜及扩张膀胱和输尿管时有较大的刺激性,检查时会因为镜鞘摩擦尿道而产生疼痛和出血。依据患者病情不同,可采用表面麻醉或静脉麻醉。传统的膀胱镜是以利多卡因、丁卡因等局部麻醉药注入尿道,起到表面麻醉作用,但麻醉效果经常不尽如人意。患者因疼痛产生的会阴部肌肉收缩,增加了检查难度、延长检查时间、加重损伤,往往在检查后仍会有12~48小时的疼痛和血尿,所受痛苦巨大,严重者可诱发心脑血管意外。随着舒适化医疗的普及,无痛膀胱镜检查越来越受医护人员的欢迎。无痛膀胱镜检查可以使患者在睡眠中舒适地完成检查,减少因疼痛造成的心血管并发症。

如果需要在膀胱镜辅助下完成一些时间较长或有一定难度的操作时,麻醉医师可以根据患者的具体情况选择椎管内麻醉或者是全身麻醉。泌尿生殖系统的感觉神经支配主要是胸腰段和骶部脊髓,这样的结构使此类手术非常适合实施椎管内麻醉。椎管内麻醉包括蛛网膜下腔麻醉、硬膜外麻醉或骶管阻滞。麻醉医生也可根据医院和自己的特点选择合适的麻醉方案完成膀胱镜下的手术治疗工作。如果选择全身麻醉,则需要注意随着老年患者的机体状态合理给药。应当选择作用时间短、代谢快、副作用小的药物。术后应该关注肌肉松弛药的残余作用,必要时可以用拮抗剂进行拮抗。

三、术中管理

(一)体位

截石位是膀胱镜及输尿管镜手术的常用体位,是在仰卧位的基础上将双腿同时抬高。在膀胱镜检查时还常与头低脚高体位配合使用,增加静脉血回流到胸腔。由于截石位可以引起血液重新分布,使回心血量增加,对老年患者来说易诱发充血性心力衰竭。而术后将抬高的下肢迅速放平往往容易因静脉血回流减少导致血压降低。因此,截石位手术在摆体位时应密切注意监测循环的改变并及时处理。此外,在截石位时膈肌上移降低了患者的肺活量和顺应性,患者易出现肺不张与低氧血症,对于有严重心肺功能损害的患者要更加注意体味带来的影响。截石体位还会造成神经损伤,腓总神经损伤是截石位最常见的神经损伤。如果患者患有关节炎、关节活动受限或先前有受伤史,则最好在患者保持清醒状态下摆好体外以减少神经损伤风险。

(二) 灌洗液

温热的灌洗液可用于改善视野和去除积血、组织和结实碎块。灌洗液可选择:①电解后溶液(包括生理盐水和乳酸林格液)等张液体,此类灌洗液不易导致溶血,但术中由于"液体的离子化",使用电烧术是不安全的;②灭菌用水,此类灌洗液可使视野清晰且不导电,但易吸收入血后可引起溶血和低钠血症/低渗透压;③非电解质溶液(甘氨酸、山梨糖醇和甘露醇),此类灌洗液可保持视野清晰且不导电,但大量吸收后可引起低钠血症。

(三) 气道管理

由于老年患者呼吸功能均有所下降,在手术操作过程中容易发生呼吸抑制而出现低氧血症。因此,术中应当保证患者有通畅气道以保证气供。静脉麻醉时可以使用面罩通气、鼻咽或口咽通气道辅助患者保持良好的通气状态。全身麻醉可推荐采用使用喉罩等声门上工具建立人工气道。

(四) 肌肉松弛管理

膀胱肿瘤切除术可能涉及侵入膀胱肌肉壁的肿瘤。切除该类肿瘤需要深度麻醉和肌肉放松,才能安全和充分地完成手术。恰当的肌肉松弛药可以减少因刺激闭孔神经引起的自发运动。若给予的肌肉松弛药量过少,闭孔神经在手术刺激下会引起的自发运动,导致腿部内收,这增加了膀胱穿孔的风险。在外科医生要求时可使用肌肉松弛剂提供更深层次的肌肉松弛来改善手术条件,术毕可使用舒更葡糖以获得更可预测的肌肉松弛逆转效果。

(五) 术中镇痛

疼痛管理是多模式的,包括非甾体抗炎药、全麻药物和局部用药。大多数老年患者避免使用苯二氮䓬类药物。肝或肾功能不全的患者不使用对乙酰氨基酚和塞来昔布。当患者述膀胱镜插入部位疼痛时,可复合使用表面麻醉剂,如利多卡因乳膏等局部麻醉药。

四、术后并发症

膀胱镜检查术后麻醉相关并发症主要与患者高龄和合并症相关。特别需要注意药物残留引起的呼吸循环抑制作用以及苏醒延迟。由于此类手术术后易发生出血与感染,因此,我们在判断术后苏醒延迟时,需要注意与术后出血引起的循环不稳进行鉴别诊断,避免耽误早期对术后出血的诊断。

第七节　老年患者肾癌手术麻醉

一、术前评估

老年肾癌患者手术前需进行详细的术前评估。术前应系统全面地了解患者的既往病史和现病史,掌握患者有无贫血、低蛋白血症、电解质紊乱,了解血钠、钙、钾、镁、磷等离子水平。同时,可根据"老年人非心脏手术的心血管风险评估流程"详细评估患者的心功能情况,做好相应的术前准备工作。此外,老年人多存在肺泡表面积下降、肺弹性回缩力下降、胸壁僵硬、保护性气道反射能量下降等生理性呼吸功能改变。当术者选择经腹膜后入路的根治性肾切除手术时,患者常取侧卧位。在使用和调整腰桥过程中患者呼吸功能可能会发生明显的改变,如胸廓顺应性、潮气量、肺活量和功能残气量下降等。因此,麻醉前需对患者进行详细的呼吸功能评估。

因肾癌患者肾功能多受损,因此该类患者术前肾功能情况也是术前评估过程中需特别注意的部分。如果患者存在肾功能损伤,甚至处于急、慢性肾衰竭期时,应及时在术前对患者进行相应的处理,以提高患者术中的安全性。同时还应完善相应的实验室检查,可根据肌酐清除率来评估残余肾功能,并作出相应的术前准备,尽可能避免因麻醉因素而造成肾功能损害程度加重。

肿瘤的侵犯程度也是术前评估的一项重要内容。肿瘤侵入到肾静脉、下腔静脉及右心房的患者占肾癌患者的 5%~10%。对于此类患者,必须明确肿瘤的侵犯范围及有可能带来的相关问题,如静脉回流受阻、低血压、肿瘤碎片脱落引起的肺栓塞等。因此,进行详细的术前检查和准备十分必要,下腔静脉核磁共振血管成像及血管造影技术可以判断癌栓的位置及腔静脉侧支循环的建立情况,但是这些检查缺乏实时和动态价值。经食管超声心动图可以在术前及术中准确判断癌栓位置,这对于此类外科手术的决策极为重要。

二、麻醉选择

老年患者行肾癌根治术可选用全身麻醉、椎管内麻醉或者两者联合麻醉。完善的椎管内麻醉可以满足患者手术平面需求。对于腹腔镜辅助或机器人辅助的腔镜手术,建议选择全身麻醉。对于经上腹切口或胸腹联合切口的手术,可选择全身麻醉联合硬膜外麻醉的方式。对于术中需要进行心肺流转术的患者,因抗凝药的运用,禁忌使用硬膜外麻醉。

三、术中管理

肾癌患者的术前用药应谨慎,特别是对于合并有肾衰竭的患者,该类患者对中枢抑制性药物的敏感性增加,应慎用。此外,由于急性肾衰竭患者的蛋白质分解加速,肾癌患者围手术期管理常依赖于术前合理的透析治疗。透析的指征主要包括液体过负荷、高钾血症、严重酸中毒、代谢性脑病、心包炎、凝血异常、药物中毒等。

在术中管理中,除常规监测以外,还需要监测有创动脉血压、呼气末二氧化碳分压、BIS 等,尽可能做到按个体差异精准麻醉,精确监测。对于存在动静脉瘘的患者,在进行建立静脉通路、测量血压时应选取对侧肢体。如果患者存在肾功能不全,在麻醉药物的选择方面,应尽量避免使用有肾功能损伤的药物。麻醉诱导时剂量应减小并适当减慢给药速率,以防止低血压的发生。此外,在术中应注意血压的管理,合理控制血容量,避免因长时间低血压导致或者加重肾功能损害。在侧卧位手术中,还应注意抬高腰桥的操作时因下腔静脉受压回流受阻而导致的低血压。同时,部分患者可能存在肾病性骨营养不良,在安置体位时也应特别小心,避免发生骨折。

对于肿瘤侵犯胸膜或粘连严重的患者,在剥离肿瘤时存在撕破胸膜的风险,术中应加强监测。对于高平面阻滞中出现气胸,应立刻面罩加压辅助呼吸,待胸膜修补好无漏气后,再停止辅助呼吸。

对于肿瘤巨大侵犯下腔静脉的患者,常行肾癌合并下腔静脉癌栓切除术,这是一种复杂的肾癌手术。癌栓的延伸程度决定了手术的方式。对于肿瘤侵犯右心房或下腔静脉的患者,在进行肺动脉置管和中心静脉置管的过程中,应特别注意导管置入右心房或下腔静脉时引起的肿瘤移位,以及肿瘤碎片脱落引起的肺栓塞风险。应用术中实时 TEE 可实时监测患者是否发生气体栓塞和肺栓塞。TEE 还可用于监测患者的血管容量、心功能等,从而指导术中补液以及血管活性药物的选择与使用。

在肾癌合并下腔静脉癌栓取栓术的手术过程中,游离肾静脉、下腔静脉以及阻断下腔静脉阶段均是癌栓脱落发生肺栓塞的高发期。一旦发生肺栓塞,患者的死亡率极高。对于累及右心房的下腔静脉癌栓,若癌栓巨大,则会造成右心室流入 - 流出道梗阻,此时若不恰当使用麻醉药物扩张外周血管,回心血量减少会进一步加重此现象,从而出现难治性低血压、心律失常、低氧血症,甚至心搏骤停。因此,在上述外科手术操作步骤时,对于术中突然发生不明原因的心率增快、难治性低血压、进行性 SpO_2 和 $P_{ET}CO_2$ 下降、颈静脉充盈或怒张、中心静脉压骤然升高等现象,应高度怀疑发生了癌栓肺栓塞。

四、术后并发症

(一)腰部不适

由于长时间的腰桥体位,患者在苏醒期常会出现腰部不适的情况。可结合药物、理疗等多种方式建立个体化治疗方案。

(二)气胸

对于术中因胸膜撕裂但未发现的气胸患者,应在术后加强监测,如有呼吸困难应行胸片检查。应对症治疗,如放置胸导管等。

(三)苏醒延迟

苏醒延迟指患者在麻醉结束后 30 分钟以上意识仍未恢复。对于苏醒延迟患者,应密切监测生命体征,保证通气足够和循环稳定。通过了解病史、查体、必要时实验室和影像学检查判断导致苏醒延迟的原因。对于病因不明或怀疑神经系统损伤,应尽快寻求神经内/外科医师的会诊协助。针对可能的原因,进行积极的针对性处理。

(四)术后谵妄

老年患者是术后谵妄的高风险人群,当患者发生术后谵妄,应分析原因对症处理,首选非药物治疗。

(五)腹膜后气肿

在腔镜手术后可能并发腹膜后气肿。轻度的气肿患者可自行吸收,严重而广泛的皮下气肿可能产生二氧化碳蓄积甚至低氧血症,可能还伴有高碳酸血症和酸中毒,应待患者病情平稳后进行穿刺抽出。

(六)术后疼痛

1. **患者静脉自控镇痛**(patient-controlled intravenous analgesia,PCIA) 患者静脉自控镇痛是术后常用的静脉镇痛方式。对于有一定认知能力并且有较高配合度的老年患者推荐使用 PCIA。在药物的选择上,不建议使用芬太尼等蓄积作用强的药物,不推荐使用背景剂量持续输注阿片类药物。对于合并有肾功能障碍的老年患者,应选择代谢产物无活性的阿片类药物进行 PCIA。在使用过程中应加强监护。

2. **区域神经阻滞技术** 由于肾脏的疼痛感觉神经主要来自 $T_{10} \sim L_2$ 脊神经节段,因此,能够覆盖此范围的区域神经阻滞技术均可以为肾癌根治术提供良好的术后镇痛效果。当前主要有以下 3 种神经阻滞技术可以采用:①胸段硬膜外镇痛:可在术前于 $T_{10} \sim T_{11}$ 椎间隙行硬膜外穿刺,向头端置入硬膜外导管行持续硬膜外镇痛。②胸段椎旁神经阻滞镇痛:对于肾癌根治术患者,可使用超声引导,于术侧 T_9 和 T_{11} 双点进行穿刺,注入局部麻醉药罗哌卡因,罗哌卡因通过浸润直接作用于肋间神经及其背侧支、交通支和交感干达到镇痛作用。③胸段竖脊肌平面阻滞镇痛:竖脊肌平面阻滞是一种较新型的筋膜平面阻滞,是将局麻药物注射至竖脊肌深面,通过阻滞脊神经背侧支和腹侧支发挥镇痛作用。对于肾癌根治术患者,可使用超声引导,于术侧 T_8 棘突水平实施竖脊肌平面阻滞,可获得较好的术后镇痛效果。

(曹江北 兰 琛)

参考文献

［1］ STANGL-KREMSER J, LAMBERTINI L, DI MAIDA F, et al. European Association of Urology-Young Academic Urologists Urothelial Carcinoma Working Group. Enhancing Recovery After Major Bladder Cancer Surgery: Comprehensive Review and Assessment of Application of the Enhanced Recovery After Surgery Guidelines [J]. Eur Urol Focus, 2022, 8 (6): 1622-1626.

［2］ WILLIAMS WH, CATA JP, LASALA JD, et al. Effect of reversal of deep neuromuscular block with sugammadex or moderate block by neostigmine on shoulder pain in elderly patients undergoing robotic prostatectomy [J]. Br J Anaesth, 2020, 124 (2): 164-172.

［3］ YU J, PARK JY, HWANG JH, et al., Kim YK. Effect of Papaverine on Renal Artery Blood Flow during Robot-Assisted Partial Nephrectomy: A Randomized Controlled Study [J]. Ann Surg Oncol, 2022, 29 (8): 5321-5329.

［4］ SLOBOD D, LEALI M, SPINELLI E, et al. Integrating electrical impedance tomography and transpulmonary pressure monitoring to personalize PEEP in hypoxemic patients undergoing pressure support ventilation [J]. Crit Care, 2022, 26 (1): 314.

［5］ VAN KUIKEN ME, ZHAO S, COVINSKY K, et al. Frailty Is Associated with an Increased Risk of Complications and Need for Repeat Procedures after Sling Surgery in Older Adults [J]. J Urol 2022, 207 (6): 1276-1284.

［6］ TEOH JY, NG CF, ETO M, et al. Radical nephroureterectomy for UTUC conferred survival benefits irrespective of age and comorbidities [J]. World J Urol, 2022, 40 (11): 2657-2665.

［7］ RIVEROS C, JAZAYERI SB, CHALFANT V, et al. The Geriatric Nutritional Risk Index Predicts Postoperative Outcomes in Bladder Cancer: A Propensity Score-Matched Analysis [J]. J Urol, 2022, 207 (4): 797-804.

［8］ MCISAAC DI, HLADKOWICZ E, BRYSON GL, et al. Home-based prehabilitation with exercise to improve postoperative recovery for older adults with frailty having cancer surgery: the PREHAB randomized clinical trial [J]. Br J Anaesth, 2022, 129 (1): 41-48.

［9］ WUNDERLE MF, HÄRTEL N, WAGENER N, et al. Prospective geriatric assessment for perioperative risk stratification in partial nephrectomy [J]. Eur J Surg Oncol 2021, 47 (4): 913-919.

［10］ SUSKIND AM, ZHAO S, NIK-AHD F, et al. Comparative outcomes for older adults undergoing surgery for bladder and bowel dysfunction [J]. J Am Geriatr Soc, 2021, 69 (8): 2210-2219.

［11］ GUO RQ, GUO XX, LI YM, et al. Cryoablation, high-intensity focused ultrasound, irreversible electroporation, and vascular-targeted photodynamic therapy for prostate cancer: a systemic review and meta-analysis [J]. Int J Clin Oncol, 2021, 26 (3): 461-484.

［12］ CHESNUT GT, TIN AL, SJOBERG DD, et al. Electronic Rapid Fitness Assessment Identifies Factors Associated with Adverse Early Postoperative Outcomes following Radical Cystectomy [J]. J Urol, 2021, 205 (2): 400-406.

［13］ LAI S, JIAO B, DIAO T, et al. Optimal management of large proximal ureteral stones (＞10 mm): A systematic review and meta-analysis of 12 randomized controlled trials [J]. Int J Surg, 2020, 80: 205-217.

［14］ WILLIAMS SB, CUMBERBATCH MGK, KAMAT AM, et al. Reporting Radical Cystectomy Outcomes Following Implementation of Enhanced Recovery After Surgery Protocols: A Systematic Review and Individual Patient Data Meta-analysis [J]. Eur Urol, 2020, 78 (5): 719-730.

［15］ LAI S, GUO R, SEERY S, et al. Assessing the impact of different distal ureter management techniques during radical nephroureterectomy for primary upper urinary tract urothelial carcinoma on oncological outcomes: A systematic review and meta-analysis [J]. Int J Surg, 2020, 75: 165-173.

［16］ Gropper MA. 米勒麻醉学 [M]. 9 版. 邓小明, 黄光宇, 李文志, 译. 北京: 北京大学医学出版社. 2021.

［17］ 邓小明, 姚尚龙, 于布为等. 现代麻醉学 [M]. 5 版. 北京: 人民卫生出版社. 2021.

［18］ PINO, R. M. 麻省总医院临床麻醉手册 [M]. 9 版. 王俊科译. 北京: 科学出版社. 2018.

［19］ BUTTERWORTH JF, MACKEY DC, WASNICK JD, et al. 摩根临床麻醉学 [M]. 第 6 版. 王天龙, 刘进, 熊利泽, 译. 北京: 北京大学医学出版社, 2020.

第三十六章
老年患者机器人手术麻醉

第一节　机器人手术

机器人在医疗领域的推广和应用已经取得积极的进展,手术机器人是目前应用最广泛的医疗机器人。机器人手术突破了传统的开放手术与腔镜手术的局限性,将手术精度提升到了新的高度,缩短了外科医师对于高难度复杂手术的学习曲线,为患者带来更好的临床转归。近年来,机器人手术已逐渐成为部分外科疾病的标准术式。

随着我国逐渐进入老龄化社会,需要接受外科手术治疗的老年患者逐年增多。与传统的腔镜手术相比,长时间的机器人手术及其特殊性对患者术中生理功能的影响更加显著,对围手术期麻醉管理提出了更高的要求。因此,麻醉医师应充分了解机器人手术的要求和特点,针对老年患者的特殊病情制订个体化的麻醉方案,以确保患者围手术期的安全,并实现舒适化医疗的目标。

微创外科已经迈入机器人时代,手术机器人和机器人外科技术的迅猛发展,促进了新型围手术期麻醉管理理念的形成,麻醉学应依托传统的围手术期腔镜管理理论,关注于提高老年机器人手术围手术期麻醉质量,促进患者术后快速康复。

一、手术机器人系统

手术机器人系统主要包含 3 种类型:主动式、半主动式和主从式。主动式机器人系统可在外科医师的控制下自主地完成预编程任务,以 PROBOT 和 ROBODOC 平台为代表。半主动式机器人系统可在外科医师的补充工作下完成预编程任务。常用的主从式机器人系统包括达·芬奇和宙斯平台,无自主工作功能和预设任务,通过模仿外科医师的远程手臂活动完成精确的手术操作。

当前全世界正在使用的达·芬奇机器人手术系统的数量在 5 000 台左右,每年总计完成超过 100 万台手术,其中常使用手术机器人完成的手术术式包括前列腺切除术、肾切除术、甲状腺切除术、直肠低位前切除术、胃切除术、胆囊切除术等。

二、机器人手术的临床应用

1988 年,神经外科医师首次利用手术机器人 PUMA200 完成 CT 导航下立体定向脑组织活检手术,这是机器人手术的概念第一次应用于临床实践。1997 年,Himpens 和 Cardiere 等首次报道使用现代意义上的远程操作机器人手术系统完成了胆囊切除手术。在随后的 20 多年内,数以百计的机器人手术系统开始在全球应用于外科手术,机器人手术在泌尿外科、妇科、胃肠外科、骨科、心脏外科、胸外科等多个外科领域得到了广泛的应用和研究。

与传统的腔镜手术相比,机器人手术可减少手术创伤导致的术后并发症,减轻术后疼痛,加速患者术后康复,从而缩短患者的住院时间。同时,机器人手术克服了传统腔镜或内镜技术的固有缺点,提供了更佳的手术体验,大大提高了手术操作的精度。手术机器人可提供更加稳定的三维立体手术视野,更佳的人体工程学操作体验,手术机器人的机械臂前端本身具有一定的弯曲度,操作的自由度更大,可更加精准地模仿操作者的手部动作,更利于手术精细操作。同时,机器人手术的学习曲线较短,对于熟练掌握传统的腔镜或内镜手术技术的外科医师,学习手术机器人操作的难度不大。

对于机器人手术而言,患者的术前评估和筛查至关重要。对于术前合并心血管疾病、呼吸系统疾病、病理性肥胖的患者,往往需要外科医师、麻醉医师协同内科专科医师依据相关指南进行充分的心血管和肺功能风险分层评估,积极地进行术前准备,调整患者的重要器官功能至最佳状态。与传统腔镜手术相比,机器人手术没有额外的临床禁忌证。对于术前存在严重心血管疾病的老年患者,如果预计机器人手术时间长于传统手术,则需权衡机器人手术对患者的风险获益比,并同时考虑术中采取的极度头低位和气腹对患者生理功能的影响,此类患者对传统的开放手术的耐受性可能更好。

目前尚不清楚机器人辅助下的腔镜手术能否进一步改善患者的远期预后。对于某些手术类型,高额的费用和比传统手术延长的手术时间是阻碍机器人手术广泛开展的不利因素。

参与机器人手术的外科医师、麻醉医师和护理人员应形成相对固定的手术团队,团队成员应熟悉和掌握手术机器人的使用,共同接受模拟训练和应急操作演练,并针对每一种手术类型制订并完善的操作常规和流程。当术中出现紧急情况需要对患者实施急救时,有经验的团队需要在短时间内完成撤除机器人和机械臂、移除穿刺器(trocar)等操作。

第二节　老年患者机器人手术的麻醉管理

一、老年机器人手术的麻醉特点

机器人手术对手术室空间的要求较高,体积庞大的手术机器人往往占据了患者周围大部分的空间。而一旦机器人的机械臂安置到位并开始工作,麻醉医师则很难接近患者。在上腹部手术、胸科手术和头颈部手术中,麻醉医师远离患者头部,在这些手术过程中试图接近患者气道实施操作是很难实现的。因此,连接患者的监护仪导线及各种管道必须预先妥善安置,以避免打折、扭转或被手术机器人的机械臂牵扯或压迫。同时,患者的体位也应在术前摆放到位,通常情况下,手术机器人工作期间禁止调整患者体位。患者术中应避免各种原因导致的体动,否则可能造成组织撕裂或内脏、血管等的损伤。

机器人辅助下的胸科手术和腹部手术需要对患者实施人工二氧化碳气胸或气腹,由此对患者生理功能产生相应的影响,例如气腹压力的增加会导致患者的平均动脉压、全身血管阻力、中心静脉压、心率等随之增加,并阻碍静脉血的回流。这些生理性改变与多种因素有关,包括肾素 - 血管紧张素系统的激活、气腹导致的内脏血流量继发性下降、二氧化碳经腹膜吸收入血等。腹内压的增加还可以引起颅内压、眼压和气道压的升高。一旦腹腔内压力超过 15mmHg,则可能导致下腔静脉过度受压,患者下肢静脉回流受阻、前负荷下降将导致心输出量和平均动脉压的下降。对于器官功能储备和代偿能力低下的老年患者,人工二氧化碳气胸或气腹可能导致围手术期较长时间的血流动力学紊乱,甚至发生循环衰竭。

在呼吸功能方面,气腹减少了患者的肺总量和功能残气量。老年患者肺容量的变化可引起围手术期一系列的问题,部分肺组织可能处于非通气状态,由此产生的肺内分流可影响肺内氧合,降低二氧化碳的交换。功能残气量的下降和闭合容量的增加可能增加术后发生肺不张的风险。老年患者合并肺气肿的比例较高,术中气道压的上升增加了患者发生肺气压伤甚至气胸的风险,影响围手术期患者的通气管理。部分患者可能由于肺内通气血流比例失调、肺容量下降、高气道压导致的潮气量下降等原因出现高碳酸血症,动脉血二氧化碳分压难以控制在正常范围内。在气腹过程中,二氧化碳过快吸收则可能加剧术中呼吸管理的难度。血中二氧化碳升高可引发呼吸性酸中毒以及继发产生的全身性反应,甚至可导致老年患者出现心肌抑制、颅内压升高和脑血流量增加。研究表明,在手术结束、患者麻醉苏醒之后,仍可能有部分患者体内残留着大量的二氧化碳,特别是在肺通气和换气功能受损的老年患者中发生比例更高。为避免上述情况,术后适当进行机械通气以纠正患者体内的高碳酸血症是非常有必要的。

一般认为,机器人手术期间人工二氧化碳气胸或气腹可能导致的并发症与传统腔镜手术类似,包括皮下气肿、气胸、纵隔气肿、心包积气、静脉空气栓塞等。

根据手术类型的不同,机器人手术需要在不同的体位下进行。在大多数情况下,患者将被置于比传统腔镜手术更低的头低位(Trendelenberg体位,25°~40°头低位)。这种极端的体位增加了患者从手术床滑落的风险,因此对患者采取一定的保护性束缚措施是非常必要的。机器人机械臂的应用与极端体位、长时间手术等因素均增加了患者发生损伤的风险。对于术前处于衰弱状态的老年患者,机器人手术发生体位相关性损伤的风险远高于年轻患者。麻醉医师应关注机械臂的工作过程与患者体位的摆放,预防机械性损伤的发生。

机器人手术采用的极度头低位有可能加剧气腹对患者生理功能的影响,引发中心静脉压、颅内压、眼压等进一步升高。同时,极度头低位可进一步增加围手术期通气管理的难度。研究表明,机器人辅助子宫切除术术中高碳酸血症的发生率可达18%,但通常不会影响患者的氧合,围手术期低氧血症($SpO_2<90\%$)的发生率低于4%,仅极少数患者术后需要继续进行短时间(<5小时)的机械通气以维持呼吸功能。机器人手术中极度头低位可导致眼压升高。在机器人辅助的前列腺切除手术中,患者眼压平均比术前升高13mmHg左右,可达到未经治疗的青光眼患者的眼压水平,且眼压会随着手术时间的延长和呼气末二氧化碳水平的升高而升高。老年患者患青光眼的比例较高,此类患者通常不适合接受极度头低位下的机器人手术。

二、围手术期管理

(一)术前评估

老年患者通常被认为是外科手术的高危人群,术后并发症的发生率远高于年轻患者。长时间的机器人手术及其围手术期气胸或气腹可引发老年患者一系列的病理生理改变,抑制了患者对手术应激反应的耐受性和反应性。因此,术前应对患者进行系统的评估,了解患者重要器官功能的储备状态、并存疾病、衰弱状态和健康状况,主动地预防和控制术前危险因素,优化和改善患者重要器官功能,降低术后并发症的风险,改善患者近期和远期预后。

1. 脑功能 对于老年人神经功能的退变,目前公认的是随着年龄的增长,神经系统生理功能进行性下降,但其变化程度存在较大的个体差异,目前尚无法预测特定个体神经系统功能的衰老速度和顺序。神经元数量减少是中枢神经系统退行性改变的主要特征之一,往往伴随着信号转导相关蛋白、药物靶受体和蛋白等的功能与结构性改变,表现为大脑认知功能下降、疼痛阈值的升高等。老年患者需要术前进行认知功能评估,简易精神评估量表(mini mental score examination, MMSE)和蒙特利尔认知评估量表(Montreal cognitive assessment)是目前临床应用最广泛的评估量表。

2. 呼吸功能 手术和麻醉因素会导致老年患者呼吸功能不同程度地下降,包括手术体位、术中气腹等机械性因素、肌肉损伤、麻醉药物的残余作用等。老年患者术后肺部并发症的发生与术后死亡率增加直接相关,因此需要在术前应充分了解老年患者的呼吸功能状态,采用胸部X线、肺部CT、肺功能检查、动脉血气分析等全面地分析和评估患者的肺通气和换气功能,以便制订合适的围手术期呼吸管理策略。老年人存在呼吸系统的结构性改变,呼吸肌和呼吸辅助肌肉退行性改变与骨质疏松导致的骨性改变,往往导致老年人胸廓呈现桶状,胸廓前后径的增加导致胸壁顺应性下降,膈肌肌力下降和高度减少,最大吸气压和呼气压,以及最大通气量下降。衰老导致的肺实质退行性改变与肺的弹性改变有关,肺泡弹性回缩力下降导致肺内细支气管狭窄,空气潴留增加,同时存在小气道表面物质清除能力随着年龄的增长而下降。虽然老年患者肺总量仅轻度下降,但肺活量、第一秒用力呼气量均下降,功能残气量增加。随着年龄的增长,通常男性呼吸参数的改变比女性更为显著。肺弹性回缩力的下降影响呼吸肌工作,导致呼气流速和吸气压力受限,因此老年患者较易出现呼吸疲劳。随着年龄的增长,肺内区域性通气血流比例失调逐渐加重,肺毛细血管床逐渐减少,导致肺动脉平均压和肺血管阻力增加,同时也减弱了缺氧性肺血管收缩反应。另外,老年人发生咳嗽和吞咽反射调节功能受损的比例较高,对低氧血症和高碳酸血症的敏感性下降。

3. 循环功能 随着年龄的增长,老年患者心血管总体储备功能降低,尽管老年患者的心血管功能较差的状态通常可归因于自身合并存在的心血管疾病,但一般情况下很难区分衰老过程和伴随疾病对心血管系统产生的生理性和病理性影响。老年患者体内的交感神经活性与年龄有关,一般认为男性交感神经活性高于女性。随着年龄的增长,神经接头交界处突触前 α_2 肾上腺素受体兴奋性下降,去甲肾上腺素再摄取减少,后者的代谢和清除效率均下降,最终导致血浆内去甲肾上腺素水平升高。同时,年龄的增长可导致动脉压力感受器的敏感性下降,老年患者特别是高龄患者表现出的压力感受器反射功能受损,往往与高血压患者的表现类似。老年患者普遍表现为对 β 肾上腺素能刺激的反应性下降,循环储备功能如心率、每搏输出量、射血分数、心输出量等所能达到的最高水平均下降,而心脏舒张功能、变时和正性肌力作用和围手术期应激反应亦受到影响。

4. 合并疾病 老年患者合并慢性疾病的比例高于年轻患者,特别是心脏、肺脏和脑血管疾病及糖尿病和肾脏损害比较常见。这些合并疾病往往加剧了老年患者由于衰老导致的生理性器官储备功能丧失,两者之间有时难以区分。

神经功能障碍在老年人中较多见,阿尔茨海默病是最常见的痴呆类型,85 岁及以上老年人的患病率为 40% 左右。药物性痴呆的发生与长期使用精神类药物、抗胆碱药物、抗惊厥药物、心脏药物等有关。老年人易患的高血压、心房颤动、动脉粥样硬化等均是老年人发生脑卒中的常见危险因素。帕金森等神经退行性疾病容易导致老年人出现运动功能障碍、人格改变等,进而丧失部分或全部生活自理能力。

呼吸系统疾病是老年手术患者常见的合并症。慢性阻塞性肺疾病(chronic obstructive pulmonary disease,COPD)主要影响肺功能,部分患者存在全身性反应。术前存在呼吸困难、慢性咳嗽伴有或不伴有咳痰、喘息、活动耐量低下等症状的老年患者,有时不能充分地配合完成肺功能检查,高分辨率 CT 可为 COPD 的诊断和肺功能评估提供必要的依据。COPD 的病情严重程度可根据气流受限程度分为轻度、中度、重度、极重度 4 个等级。术前 COPD 的治疗目标是通过戒烟、肺康复训练、体能训练和适当的药物治疗等降低术后肺不张、肺部感染等并发症的发生。

老年患者合并哮喘的比例较高,表现为气道慢性炎症,伴有气流受阻和气道高反应性。对于老年患者应鉴别哮喘和 COPD。哮喘的严重程度可根据患者临床表现和肺功能分级来进行判定,需区分早发型和迟发型哮喘。术前哮喘的治疗目标在于症状控制、预防急性发作、尽可能保护肺功能,同时应避免药物的不良反应。

阻塞性睡眠呼吸暂停(obstructive sleep apnea,OSA)的患病率随着年龄的增长而增加。老年患者典型的临床表现包括打鼾,伴随夜间明显的呼吸暂停、夜尿增多、白天嗜睡等,但部分 OSA 患者也存在非典型的临床症状。多导联睡眠记录仪可协助诊断 OSA,并区分阻塞性和中枢性事件。目前术前持续气道正压通气仍是治疗 OSA 和术前准备的最佳手段。

(二)麻醉选择

1. 麻醉方式 机器人手术通常在全身麻醉下进行,围手术期麻醉药物的选择与传统的开放手术和腔镜手术无明显差异。需要注意的是,老年患者存在的年龄相关性药代动力学和药效动力学改变通常导致体内药物代谢和清除的下降,老年患者对麻醉药物的敏感性是增加的,导致麻醉药物的作用时间往往会延长,药物不良反应的程度更为严重。因此,围手术期推荐使用低剂量的短效药物进行麻醉诱导和维持,缓慢地滴定给药,同时延长给药的间隔时间,将有助于老年患者术后快速苏醒,并降低药物残留作用给患者带来的风险。

大多数麻醉医师在机器人手术期间选择术中全程维持较深的肌肉松弛程度,以避免术中患者出现体动。而在机器人操作期间患者一旦出现体动,将可能造成机械臂对组织和器官的挤压、撕裂等损伤。肌肉松弛剂的应用还有助于抑制气腹对膈肌活动的刺激作用以及增加肺部和腹壁的顺应性。但也有部分研究表明腔镜手术中是否应用肌肉松弛剂对于改善腹腔顺应性无明显影响。建议在麻醉苏醒期常规拮抗残余肌肉松弛作用。

硬膜外麻醉不建议作为围手术期常规的镇痛方法,但对术前存在严重呼吸系统疾病的老年患者联合使用全身麻醉和硬膜外麻醉则可能从中获益。有研究者在机器人手术的麻醉方案中联合应用全身麻醉和胸段硬膜外麻醉,结果表明硬膜外麻醉可有效降低患者的吸气峰压、增加肺动态顺应性、降低血乳酸的水平,从而改善氧合效果,并抑制气道的高反应性状态。

2. 机械通气 机器人手术中联合使用极度头低位和二氧化碳气腹将导致膈肌、肺脏和隆突向头端移动,并缩短气管的长度,研究表明与正常体位时相比,从声门至隆突的距离将缩短 1cm 左右。由于麻醉医师在机器人手术期间无法接近患者气道,因此需要在气管插管完成后牢固地固定好气管导管和呼吸管道回路。

老年患者在机器人手术期间更容易出现通气血流比例失调、肺不张和肺间质水肿。为了降低极度头低位对呼吸功能的影响,推荐采用肺保护性通气策略,即按照理想体重设定潮气量不超过 6~8mL/kg、呼气末正压 4~7cmH$_2$O 以预防术后肺不张,气道平台压应控制在 30cmH$_2$O 以下,气道峰压应控制在 35cmH$_2$O 以下。与容量控制通气模式相比,压力控制通气可获得更高的肺动态顺应性和氧合指数(PaO$_2$/FiO$_2$),以及更低的吸气峰压。适当地延长吸气时间亦可产生较好的通气效果和呼吸力学参数,如在机械通气时将吸呼比调整为 1:1 或 2:1 则有可能改善氧合指数,并降低动脉血二氧化碳分压。

对于胸外科机器人手术,二氧化碳人工气胸期间的机械通气呼吸参数应采用滴定法进行个体化设定,以确保围手术期适合的氧合,将动脉血二氧化碳分压和 pH 维持在正常范围内。

对于合并肺部疾病或病理性肥胖的患者,如果术中机械通气可正常进行,患者多可耐受长时间的机器人手术。

(三) 术中监测

由于麻醉医师在机器人手术进行期间很难近距离接触患者,因此患者通常需要术前在双侧上肢建立两条静脉通道,以确保输液和给药通道的通畅。

在机器人手术中,患者需常规监测心电图、无创血压、脉搏氧饱和度、呼气末二氧化碳分压、吸入氧浓度、体温、尿量等。对于老年患者,推荐术中进行麻醉深度监测。对于出血不多的小手术,可单纯进行无创血压监测。对于大多数接受机器人手术的老年患者,术中应进行直接动脉压监测,并密切监测患者的血气变化,以便早期发现高碳酸血症。对于术前评估存在高危风险的老年患者,需要术中监测每搏输出量和每搏量变异度,以指导术中的液体管理,维持患者组织器官的氧供。为避免机器人手术术中患者发生体动,麻醉维持过程中多数患者需要应用肌肉松弛剂,且肌肉松弛程度维持在较深的状态,因此有条件时应常规进行肌肉松弛监测。

(四) 术后处理

机器人手术需要在术前对患者的重要器官功能进行评估和筛查,以确保患者能够耐受长时间的机器人手术并从中获益,而术前存在严重合并症的老年患者可能更适合传统的手术,对于大多数顺利完成机器人手术的患者而言,术后需要转入重症监护室进一步治疗的可能性较小。

患者术后进入麻醉后恢复室,除了常规评估生命体征、药物残留、镇痛效果等以外,还应对可能存在的气腹、体位、手术相关的并发症进行评估。

老年患者术后疼痛管理面临的挑战之一是对存在认知功能障碍的患者进行准确的术后疼痛程度和干预后反应的评估。以往研究证实重度痴呆疼痛评估表(pain assessment in advanced dementia, PAINAD)等用于评估老年痴呆症患者的疼痛程度是有效的。在临床上,我们往往低估了认知功能障碍患者的疼痛程度,而家庭成员则可能相反。患者出现焦虑反映了对痴呆症患者的镇痛治疗不足,而单纯的镇痛药物往往可以缓解其焦虑状态,表明缓解焦虑和减轻疼痛之间存在一定的相关性。对于认知功能正常的患者,通常采用语言描述的形式进行疼痛评估。研究发现,即使是认知功能障碍的老年患者,其疼痛的自我报告的准确度仍高于其他的疼痛评估方式,86% 的认知功能障碍患者能够准确地定位出身体的疼痛部位。对于具有严重认知功能障碍的患者,行为或观察性评估则可能是间接的比较"客观"的疼痛评估方法。患者出现快速眨眼或其他面部表情、焦虑或激惹、哭泣或呻吟、对身体某一部位的防御、急促呼吸、叹气或坐立不安等征象均提示可能处于疼痛状态,其中面部表情被认为是一种可靠的疼痛指标。而增加镇痛药物用量可直接导致疼痛行为的减少。

机器人辅助下的腔镜手术发生术后恶心呕吐的风险较高,应根据加速康复外科的管理流程对患者进行风险评估,并在围手术期采用多模式的方法预防和治疗术后恶心呕吐的发生。

接受头颈外科机器人手术的患者,如声门上喉部分切除术,可能会导致局部组织水肿。此类患者应在手术结束后对气道通畅程度进行评估,如患者存在上呼吸道水肿,应延迟拔除气管导管,对症处理直至水肿消除,同时在拔管前使用直接喉镜再次进行评估,确保拔管后患者气道通畅。

老年患者术后发生血栓栓塞的风险较高,围手术期应采取必要的预防措施以避免血栓事件的发生。术后患者一旦发生周围血管血栓形成,应联系专科医师积极处理。

三、机器人手术围手术期并发症

(一) 体位相关性损伤

体位相关性损伤是外科手术常见的并发症,多与术中体位摆放不当有关。而患者的肢体和体位摆放不当妨碍机器人机械臂的操作时,亦可造成机械性挤压伤。因此,手术体位是保障患者围手术期安全的基础,合适的体位应避免患者发生体位相关性损伤,且不影响机器人机械臂的操作。

很多机器人手术需要在一些新的手术体位下进行。与传统手术不同,机器人手术需要更多的设备以及将患者置于更低的头低位。一项回顾性研究表明,在机器人辅助的成人泌尿外科手术中,体位相关性损伤的发生率可达 6.6%,长时间手术、美国麻醉医师协会(ASA)分级 II 级及以上和患者本身状态较差是导致其发生的危险因素。患者术前合并疾病的类型似乎与损伤的发生与否无关,即无论患者术前合并神经系统疾病、血管性疾病或糖尿病,其损伤的发生率无明显差异。

轻度的神经压迫可导致暂时性神经信号转导中断,神经功能多可随着血流再灌注而恢复正常。严重的神经压迫或牵拉可造成神经内水肿、脱髓鞘或沃勒变性,甚至出现轴突变性,而神经功能恢复的时间往往取决于变性轴突的长度。在某些极端病例中,神经损伤可能是不可逆的。研究表明,传统的开放性腹部手术和前列腺手术导致的周围神经并发症的发生率为 0.14%~0.3%,而腹腔镜泌尿外科手术术后神经肌肉损伤的发生率则为 2.7%。发生体位相关性神经损伤的危险因素包括体重指数、解剖变异、术前合并糖尿病或血管性疾病等患者因素,以及手术时长、患者在手术床上的安放位置等手术因素。

在胸外科机器人手术中,患者上肢置于轻度外展的位置可为机械臂留出足够的操作空间,而上肢长时间的过度外展则可能造成臂丛神经的损伤。在机器人辅助前列腺切除手术中,患者往往置于30°以上的头低位,存在向头端滑动的趋势,固定患者肩部与上肢则有可能造成上肢肌肉软组织一处或多处损伤,以及臂丛神经和上肢周围神经的损伤,因此应采用胸带固定的方法,但这样可能导致肺顺应性的下降。下肢束带固定位置不当将可能导致腓神经和股神经损伤。在手术机器人操作期间,机械臂阻碍了手术医师的视线,术中很难观察到患者在手术床上向头端的滑动,以及机械臂对患者身体的挤压。

预防神经肌肉损伤是机器人手术中确保患者安全的重要环节。对于长时间机器人手术,术中应经常性检查患者的体位和束带固定是否合适,需特别关注患者的头面部、腋窝、腹股沟等易损伤部位。对于截石位手术,应在手术机器人机械臂撤除后恢复到平卧位。应针对每一种类型的机器人手术和每一种体位制订相应的安全核查表,以尽可能降低体位相关性损伤的发生风险。

体位相关性损伤可造成患者术后出现运动和感觉功能障碍,包括手足麻木和感觉异常、双下肢麻木伴或不伴无力感、上肢的桡神经、正中神经和尺神经麻痹、髋内收和屈曲障碍、腕下垂、肩痛、腰背痛、骨盆和髋部疼痛等。对于体位相关性损伤的预后,大多数患者可在1个月内恢复,部分患者的康复时间可超过1个月,22.7%的患者的症状可持续6个月以上,且需要接受物理康复等治疗以恢复机体功能。

(二)二氧化碳相关并发症

二氧化碳气腹和人工气胸都可导致患者发生高碳酸血症。研究表明机器人辅助前列腺手术中静脉空气栓塞的发生率为38%,多发生在深部手术操作期间,特别是涉及大血管的相关操作时。皮下气肿也是机器人手术常见的气腹相关并发症,需要注意的是,尽管随着二氧化碳气腹的结束皮下蓄积的二氧化碳会被快速吸收,但仍应维持机械通气直至高碳酸血症得到完全纠正。二氧化碳气腹可导致气胸和纵隔气肿的发生。在气腹过程中,轻度的高碳酸血症可兴奋交感神经系统,导致心率增快和血压升高,重度的二氧化碳蓄积将会对循环、呼吸以及中枢神经系统产生严重的不良影响。严重的空气栓塞有可能导致循环衰竭,往往需要进行各种复苏操作和药物治疗,但由于手术机器人机械臂的阻碍,有可能使得复苏措施难以实施。因此,手术团队应熟练掌握快速撤离手术机器人的操作步骤和流程,以避免紧急情况下延误心肺复苏的实施。

胸科手术中的二氧化碳人工气胸有助于胸腔内手术视野的暴露,但同时也可能带来一系列的并发症,包括静脉空气栓塞、静脉血回流受阻、严重的窦性心动过缓、进行性低氧血症等,并可降低肺顺应性、心脏每搏输出量和心指数,增加气道峰压。胸腔内充气过快和胸膜腔内压过高可严重影响静脉血回流,甚至导致急性循环衰竭。

(三)眼部损伤

长时间的机器人手术将导致头颈部静脉淤血,由此导致的面部和球结膜肿胀较为常见。面部水肿可使部分患者上下眼睑无法闭合,角膜长时间暴露、干燥可导致患者出现角膜损伤,其发生率为3%左右。此外,极度头低位和气腹可使胃内压升高,有报道个别患者术中曾出现胃液反流、被动抽吸进入眼内,从而造成结膜损伤。因此围手术期需应用眼膏和(或)湿性敷贴对患者眼部进行保护。围手术期轻度地限制液体输入量可有效减轻术后面部水肿的发生。如果患者在机器人手术中长时间置于极度头低位,极少数情况下可能导致患者出现后部缺血性视神经病变,这种罕见并发症的预后是灾难性的,往往导致患者出现永久性失明。

(四)上呼吸道水肿

机器人手术术后应警惕舌体、声带、杓状软骨、会厌等上呼吸道结构发生水肿。患者发生喉水肿较罕见,如果怀疑患者术毕存在上呼吸道水肿,应延迟拔除气管导管,继续进行镇静和机械通气,给予相应的对症处理直至水肿消退,在麻醉苏醒前进行直接喉镜检查,并可在拔管前预先放入气管交换管等相应装置,以防备万一需要再次进行气管插管。如果患者存在喉水肿而未被发现,则可能需要在麻醉后恢复室再次进行紧急气管插管,同时,上呼吸道水肿将增加再次插管的难度。

(五)气胸

在胸外科机器人手术过程中,患者胸膜损伤可能使二氧化碳进入健侧胸腔,导致机械通气困难,患者可能出现张力性气胸,并继发性影响呼吸循环功能。因此,麻醉医师应密切观察手术进程。

(六)横纹肌溶解症

患者位于极度头低位时,下肢往往处于低灌注状态,罕见情况下个别患者术后会出现横纹肌溶解症,如果同时存在下肢固定装置束缚过紧,将导致病情加重。

第三节 常见老年患者机器人手术的麻醉

一、普通外科手术

(一)普通外科机器人手术

手术机器人在普通外科手术中应用范围较广,腹部空腔脏器的手术以及肝脏、胰腺、肾上腺等实质性脏器的手术都是机器人手术的适应证,特别是胃底折叠术、直肠切除术、胃旁路手术等涉及复杂操作的手术更利于手术机器人发挥其自身的优势。老年患者已被成功地纳入围手术期快速康复方案,虽然目前认为高龄本身不是机器人手术和腹腔镜手术的障碍,但应该认识到老年患者术后并发症的发生率远高于年轻患者。

通常情况下,胆囊切除术是开展普通外科机器人手术的入门手术类型。这是因为传统腹腔镜下胆囊切除术已经形成标准的手术流程,标准化的手术不仅可最大限度降低手术并发症的发生,同时在胆囊切除术中确定的手术机器人操作经验可应用到其他较为复杂的普通外科手术中。

普通外科机器人手术中患者最常采用的体位是 30°~40° 头低位,患者的双上肢固定在体侧。在机器人辅助的胃切除术中,机器人工作台放置在患者头侧,患者置于头低 15° 的体位,而麻醉医师和麻醉机则远离患者。对于有经验的外科医师而言,机器人辅助胃切除术的临床效果与传统的腔镜手术无明显差异。

而在机器人辅助下,结直肠手术的操作将更加容易,安全性更高,如分离脾曲、分离肠系膜下血管、保留自主神经、识别输尿管与性腺血管、缝合操作等。进行不同的手术操作需要机械臂重新定位,因而会导致手术时间的延长,但对患者的临床预后结果无影响,对于是否影响患者的住院时间目前尚无定论。

胰腺和肝脏恶性肿瘤均可采用机器人手术进行切除,其安全性和可行性也已得到证实,而是否会改善患者的预后则有待进一步研究。

(二)麻醉管理要点

胃肠道疾病老年患者常伴有胃食管反流,麻醉诱导时需进行环状软骨压迫。麻醉维持中肌肉松弛剂的应用特别重要,除了可避免患者术中出现体动,深度肌肉松弛还可改善腹腔内手术视野,更利于手术操作。

对于所有的普通外科机器人手术,应常备经食管超声仪。一旦术中或术后出现严重的持续性血流动力学不稳,应立即进行经食管超声心动图检查。对于高危患者和(或)接受长时间、大手术的患者,术中应常规进行血气分析,监测血红蛋白水平。老年患者应该在术中进行麻醉深度监测,以避免术中知晓的发生和麻醉过深,可指导麻醉维持过程中精确用药,特别是对于长时间的机器人手术可确保术后快速苏醒。

目前推荐普通外科机器人手术仍应遵循加速康复外科的管理流程。普通外科手术围手术期容量管理至关重要，与患者预后密切相关。长时间的机器人手术中，即使轻微的液体输入量不当都可能造成老年患者顽固的低血容量或容量超负荷，并带来严重的后果。围手术期血流动力学监测的目标在于指导容量管理，预防低血容量、低血压和休克的发生。虽然有证据表明限制性容量管理策略可有效降低术后并发症的发生率，并缩短患者住院时间，但目前仍推荐将普通外科手术的围手术期输液目标确定为"零"平衡。在术中没有活动性出血的情况下，液体输注可能造成血红蛋白水平和红细胞比容相对性下降。在健康患者中进行的研究表明，以 30mL/min 的速率持续输注晶体液 20 分钟将导致红细胞比容下降 10% 左右。体位和气腹等机械性原因导致的血流动力学改变，可通过暂时性应用缩血管药物来纠正，避免输入过多的液体。

二氧化碳气腹压力的水平影响腹膜炎症反应和术后疼痛的程度。术中低气腹压可减轻术后疼痛，降低术后肩痛的发生率。在中度肌肉松弛状态下，机器人手术中可采用标准的二氧化碳气腹压力（12~16mmHg），通常不超过 20mmHg。而深度肌肉松弛状态则可提供更好的腹腔工作空间，气腹压可降至 10mmHg 以下。

当机器人机械臂位于脐上操作时，应避免对患者面部和角膜的损伤。长时间的头低位将持续增加眼压，有可能导致患者发生视神经损伤、视网膜脱离、缺血性视神经病变等并发症，对于术前存在高眼压的老年患者，发生上述并发症的风险明显增加。

当患者置于极度头低位行机器人手术特别是外科医师进行盆腔操作的时候，如果患者发生头向滑动，则可能牵拉臂丛神经造成神经的损伤。因此应采用多种措施对患者实施保护，包括使用防滑垫、真空床垫、肩带等装置将患者牢固地固定在手术床上，并包裹保护好患者的骨性突起，降低患者发生损伤的风险。

由于机器人的位置靠近患者的头部，一旦机器人开始工作后，麻醉医师将很难进行头部和气道管理的操作。术中机器人机械臂的移动有可能意外牵拉或压迫气管导管，当术中发生气道梗阻、气管导管脱落等意外事件的时候，手术医师必须快速解除机器人机械臂的连接。

二、泌尿外科手术

（一）泌尿外科机器人手术

老年患者泌尿外科机器人手术涉及肾脏、前列腺和膀胱，其中泌尿外科恶性肿瘤在老年人中发病率较高，膀胱癌是最常见的泌尿系统肿瘤，肾癌和前列腺癌的发生率与年龄密切相关。

机器人辅助下腹腔镜前列腺癌根治术是最常见的机器人手术，有经验的外科医师可在 2.5 小时内完成手术，一般出血量控制在 150~250mL。在美国，超过 80% 的前列腺切除术是在机器人辅助下完成的。多项研究显示机器人辅助下腹腔镜前列腺癌根治术可明显减少术中出血、减轻患者术后疼痛程度，患者术后排尿功能恢复较快，且住院时间较短，但不会进一步改善肿瘤患者的预后。

机器人辅助下其他类型的泌尿外科手术如肾脏和膀胱手术也在逐年增加。与传统的腔镜手术相比，机器人辅助下肾癌根治术并未表现出明显的优势。而对于接受肾部分切除术的患者，机器人手术则可减少术中的失血量，降低手术并发症的发生率，由此可明显缩短患者的住院时间。在机器人手术过程中，由于可采用选择性肾实质钳夹与选择性肾动脉夹闭等方法，因此肾脏的热缺血时间大为缩短，从而降低了肾损害的发生风险，而这是传统腔镜手术无法完成的操作。相对于前列腺切除术，机器人辅助下的肾脏手术需要更大的手术区域，须避免术中机械臂的碰撞。

与其他类型的机器人手术相似，机器人辅助下的膀胱癌根治术同样具有减少术中出血、降低术后并发症的优势，并可加速术后膀胱功能的恢复。而对于此类患者术后生活质量与远期肿瘤相关的预后效果则仍需要进一步研究。

（二）麻醉管理要点

在机器人辅助下前列腺切除术中,麻醉管理需要考虑的主要问题是极度头低体位和二氧化碳气腹对老年患者围手术期生理功能的影响。与传统的腹腔镜手术相比,机器人手术需要将患者置于更低的头低位,且需要更高的二氧化碳气腹压,而腹膜后淋巴结清扫等操作进一步增加了二氧化碳吸收,容易导致高碳酸血症。

同时,体位和二氧化碳气腹压对老年患者的呼吸和循环功能往往产生累加甚至协同的影响:两方面因素作用下将腹腔内容物向头侧推移,因此患者的功能残气量和肺顺应性进一步下降。虽然患者肺功能的储备和代偿能力较强,但对于老年患者而言,肺功能往往随年龄的增长而不断下降,且个体之间差异较大,因此老年患者对于头低位和二氧化碳气腹的反应性也存在较大差异。特别是对于接受盆腔手术如前列腺或子宫手术的患者,术中应进行严密的呼吸功能监测,力求达到理想的通气效果。

头低位导致的静脉回流增加本身会增加心输出量。但随着头低位角度的增加,体位改变对循环功能的影响也会增大,包括中心静脉压、肺动脉压和肺毛细血管楔压都会不同程度地增加。随着气腹对主动脉压力的增加,患者的外周血管阻力和后负荷将增加,并由此导致患者心率的下降,以及每搏量、心输出量和心指数的轻度下降。尤其在二氧化碳气腹的充气阶段,可能会发生严重的心动过缓,甚至心搏骤停。老年患者往往存在心功能储备和代偿能力下降,压力反射功能下降,因此机器人手术中极度头低位和二氧化碳气腹导致的心肌氧耗增加应引起重视。

机器人手术中患者置于头低位会导致眼压和颅内压的升高。在 25° 头低位和 15mmHg 气腹压的情况下,眼压会比麻醉诱导前上升 13mmHg 左右,随着手术时间的延长和呼气末二氧化碳的上升,眼压有可能进一步升高。在机器人手术中,脑血流量 - 二氧化碳的反应性维持正常,脑氧饱和度可能轻度升高,后者与动脉二氧化碳分压的水平相关。在此种情况下,颈静脉血氧饱和度无法反映脑组织的灌注和氧合情况。值得注意的是,绝大多数患者包括老年患者可充分耐受极度头低位和二氧化碳气腹对机体生理功能的影响,因此上述监测指标的改变基本上在正常范围之内。

在机器人辅助下的前列腺切除术中,围手术期轻度限制液体输入量可降低头面部水肿的发生风险,同时适当地控制尿量可改善手术视野。有研究者建议在完成输尿管膀胱吻合操作之前,应将液体输入量控制在 800mL 以内,而在上述操作完成后可根据患者血流动力学情况追加输注 700~1 200mL 液体。在麻醉苏醒和拔除气管导管前,应充分评估患者是否存在上呼吸道水肿。

对于其他类型的泌尿外科机器人手术,如机器人辅助下的膀胱手术等,围手术期麻醉管理的关注点基本上与前列腺手术类似。机器人辅助下的肾脏手术通常在 45° 侧卧位下进行,术中需注意体位对患者呼吸功能的影响。

三、妇科手术

（一）妇科机器人手术

虽然手术机器人用于妇科手术相对较晚,但近年来呈现逐年增长的趋势。妇科手术常需要在腔镜下进行盆腔淋巴结清扫和打结等复杂操作,手术难度较大,需要更加熟练的外科操作技术,因此掌握腔镜下妇科手术需要的学习曲线较长,才能避免手术操作导致的并发症,而手术机器人系统则有可能克服上述困难。

老年女性患者常见的妇科手术包括恶性肿瘤根治术及骨盆器官脱垂和尿失禁相关手术等。目前机器人手术已经广泛应用于子宫切除术、子宫肌瘤切除术、输卵管吻合术、宫颈癌根治术、淋巴结清扫术、阴道 - 骶骨固定术等手术。机器人辅助下妇科手术可减少术中出血量,且住院时间短于传统的腔镜手术和开放手术。研究表明 70 岁及以上的女性行肿瘤切除或减灭术是可行的,患者术后并发症的发生率在可接受范围内,有望提高患者的生存率。但随着年龄的增长,老年女性患者合并严重的慢性疾病的比例逐渐增加,手术并发症和死亡率的风险会更高,这些均降低了患者接受肿瘤减灭术的机会。对于某些老年患者,姑息性手术可有效缓解肿瘤引起的临床症状和并发症,患者的生活质量可以得到一定程度的改善。

(二)麻醉管理要点

在妇科机器人手术中,患者多采取与前列腺手术相同的体位和二氧化碳气腹,因此围手术期可采取类似的麻醉管理方案。与泌尿外科手术相比,妇科机器人手术不需要在极度头低位下进行,因此术中体位和二氧化碳气腹对老年患者呼吸功能、循环功能、神经系统等生理功能的影响较小。

四、心脏外科手术

(一)心脏外科机器人手术

冠状动脉疾病是全身性动脉粥样硬化的器官特异性表型,其发病率随着年龄的增长而增加。老年退行性主动脉瓣狭窄和二尖瓣反流是老年患者最常见的心脏瓣膜病变。老年患者常见的主动脉病变包括退行性动脉瘤和主动脉夹层,同时可能合并主动脉瓣病变或冠状动脉疾病。高龄是预测老年患者心脏手术术后死亡率独立的但不是唯一的危险因素。常用的手术风险评分是欧洲心脏手术风险评分系统(European system for cardiac operative risk evaluation,EuroSCORE)和美国胸外科医生协会(Society of Thoracic Surgeons,STS)评分系统。对于老年患者的心脏手术,合理的患者选择、完备的术前检查和心脏功能优化可改善老年患者心脏手术的预后,确保较低的手术死亡率、高质量的长期存活率和较高的术后生活质量。

在心脏外科,多种手术和操作包括瓣膜手术、冠状动脉搭桥术、心律失常的治疗等均可在手术机器人的辅助下完成,但通常不包括近期发作心肌梗死或存在不稳定型心绞痛、严重的动脉粥样硬化的患者。术中主动脉阻断方法可采用经胸主动脉钳夹或主动脉内球囊阻断的技术。

(二)麻醉管理要点

大多数心脏外科机器人手术可在平卧位下进行,机器人的机械臂悬吊在手术床侧面,患者一侧背部需垫高 25°~ 30° 以利于手术操作。通常情况下,术前需要为患者做好体外除颤的准备,除颤电极片和心电图电极应远离手术机器人操作区域。

大多数心脏外科机器人手术过程中需要进行单肺通气,有时需要在胸腔内持续吹入二氧化碳以获得更好的手术视野。术中长时间二氧化碳人工气胸可能导致老年患者出现高碳酸血症,并阻碍静脉血回流,并由此降低心输出量,严重情况下可能导致急性循环衰竭。为避免上述情况,建议在胸膜腔开放 30~60 秒后开始以 1L/min 的速度缓慢吹入二氧化碳。此外,人工气胸后心电轴的改变可能会带来心电图的变化,围手术期需要进行仔细鉴别。

心脏外科机器人手术过程中常规通过股动脉、股静脉以及右侧上腔静脉插管建立体外循环。术中应常规进行经食管超声监测,以便引导静脉插管、肺动脉导管、冠状静脉窦插管的定位,评估降主动脉的动脉粥样硬化程度。对于存在周围血管疾病的患者,经胸主动脉或腋动脉插管可更为准确地监测动脉血压。在体外转流结束后,由于患者轻度侧卧位等原因,机器人手术过程中心脏内气体排出的操作较为困难,目前多采用术野持续吹入二氧化碳以降低空气栓塞导致的危害。

围手术期应保持患者绝对无体动出现,否则胸腔内器官和血管的损伤将导致无法挽回的后果。

五、胸外科手术

(一)胸外科机器人手术

常见的胸外科机器人手术包括胸腺切除术、纵隔肿瘤切除术、胃底折叠术、食管切除术、肺叶切除术。

肺隔离技术是胸腺和纵隔手术所必需的,而手术机器人可为此类手术的术中操作提供极大的便利。与传统的胸腔镜手术相比,机器人辅助下的纵隔手术可明显改善患者的预后。特别是针对重症肌无力患者实施的胸腺切除术,通过对患者长期的随访发现机器人手术术后肌无力症状的完全缓解率明显高于传统手术。

胸腔镜下食管切除术需要患者在术中进行体位改变,手术机器人的放置位置也需要进行相应的调整。首先,患者于左侧卧位下行胸腔手术,整体切除食管和周围淋巴结,而手术机器人应置于患者的背侧;其次,在腹部手术阶段,患者置于平卧位进行胃部游离;接下来通过沿左侧胸锁乳突肌的直切口进行颈段食管的分离;最后,进行胃 - 食管吻合。研究表明机器人辅助下食管手术中转为开胸手术的比例约为 15%。机器人辅助下的食管手术有利于食管的游离和胸内吻合,术中平均出血量少于传统手术,患者术后的重症监护室停留时间也明显缩短。此外,由于机器人手术中三维视野增加了喉返神经的辨识度,因此,与传统手术方式相比,机器人手术术后声带麻痹的发生率可下降 50% 左右。

迄今为止,机器人辅助下进行肺手术尚未体现出明显的优势。与此相反,有时过长的手术时间和术中难以切除钙化的淋巴结可能导致手术被迫转为开胸手术。对于胸外科机器人手术,如果术中由于肺动脉等血管损伤发生大出血,应立即中止手术机器人的操作,转为开胸手术。一项系统分析研究表明,机器人辅助下胸腔镜肺手术中转为开胸手术的比例为 0~19%。而事实上,当胸外科医师经历过最初的学习阶段(一般需要 20 例手术左右)后,手术时间会明显缩短,术中发生大出血和中转开胸的比例会大大降低。

在治疗费用方面,尽管胸外科机器人手术远高于传统的胸腔镜手术,但术后住院时间的缩短会在一定程度上进行补偿。手术时间长、需要更多的手术人员数量、手术费用、患者预后等问题仍是制约胸外科机器人手术广泛开展的难题。

(二)麻醉管理要点

对于胸外科医师而言,机器人辅助下胸外科手术的学习曲线较陡,患者的手术获益是显而易见的,但对于麻醉医师而言,机器人手术的麻醉管理较为复杂,需要预先进行学习,包括单肺通气和充分的肺萎陷,以及应对手术体位和二氧化碳人工气胸对患者生理功能的影响等。

对于食管癌根治术,手术机器人通常应用在第一阶段,患者在 45° 左侧卧位下进行手术。对于侧卧位下进行的机器人手术,将胸部置于最高点可最大限度增加机器人机械臂的活动范围和可控性,因此患者的下肢通常低于心脏的水平,因此患者的静脉血回流同样受到影响。

在机器人手术过程中,通常患者的头部和手部会被机器人阻隔而无法靠近,因此麻醉医师务必在手术机器人开始工作前确保安放、固定好肺隔离装置和所有动静脉通路管线。在某些手术中,患者的头部会被偏向一侧,应确保双腔气管导管或支气管填塞管处于正确的深度,且不干扰机械臂的操作。左双腔气管导管用于胸外科机器人手术中进行肺隔离,术中的安全性较高,肺萎陷效果更加可靠。使用支气管填塞管可以作为肺隔离技术的备选方案。麻醉医师需特别注意患者体位改变对气管导管或支气管填塞管位置的影响,而一旦导管移位导致肺隔离失败,手术将被迫转为开胸手术,因此麻醉医师应分别在患者仰卧位、侧卧位和体位调整后,应用纤维支气管镜检查双腔气管导管或支气管填塞管的位置。

术中实施二氧化碳人工气胸保持良好的肺萎陷时,应从 4~5mmHg 开始逐步增加胸腔内压,同时密切监测患者的生命体征的变化,通常将胸膜腔内压维持在 10~15mmHg 之间。应避免胸膜腔内压超过 15mmHg,否则可能增加发生循环衰竭的风险。胸腔内充气过快可能会影响静脉血回流,并导致严重的低血压。单肺通气期间,麻醉管理的关键在于维持血流动力学平稳和充分的氧合。因此,对于胸外科机器人手术而言,慎重选择患者并进行充分的术前评估显得尤为重要。

在机器人手术期间,机械臂对心脏和大血管的压迫将导致心电图的改变和血流动力学的不稳定。胸外科机器人手术导致神经损伤的风险比较大。应用手术机器人实施胸腺切除术,通常将患者置于 30° 侧卧位。为了不妨碍机器人机械臂的操作,患者上肢应尽可能地固定在身体后侧,这在理论上增加了臂丛神经损伤的风险,因此在体位摆放过程中,患者的肩部和上肢应妥善放置,避免影响机械臂的操作,降低臂丛神经损伤的风险。术中应密切观察患者的头部和上肢,避免机械臂导致的挤压伤。

六、头颈外科手术

(一)头颈外科机器人手术

近年来,经口腔入路机器人手术的数量不断增加。传统的口腔和咽喉部手术需要较大的手术空间,而机器人手术配备的多种内镜与摄像头可提供三维立体手术视野,降低了对手术空间的要求。对于术前存在困难气道的患者,有时需要在术前实施下颌畸形切开术或气管造口术以建立人工气道,而机器人手术则有可能避免实施此类操作,促进患者术后语言和进食能力的恢复,提高术后生活质量。对于术前接受头面部或颈部放化疗的患者,机器人手术可大大降低围手术期气道管理和手术操作的难度和风险。

目前最常开展的经口腔机器人手术类型包括扁桃体切除术、舌根切除术、声门上喉部分切除术和声带显微手术等,主要针对口腔和咽喉部的良性病变以及 T1 期和 T2 期恶性肿瘤进行手术治疗。机器人手术的禁忌证包括儿科手术、病变累及下颌骨和牙科手术。

(二)麻醉管理要点

虽然经口腔机器人手术的麻醉管理基本上类似传统的扁桃体切除术、激光下喉部病变切除术等手术,但围手术期仍有部分特殊情况需要关注。

手术机器人的机械臂占据了患者头部周围的空间,麻醉医师和麻醉设备远离患者头部。例如在支撑喉镜手术中,麻醉医师无法看到手术操作进程。

理论上,在经口腔机器人手术过程中,机械臂操作不当有可能会造成患者面部皮肤、口腔和咽喉部黏膜、牙齿和眼部损伤,以及下颌骨骨折、颈椎骨折等并发症。一般情况下,手术机器人系统的安全监测设置如跳闸报警将避免此类事故的发生。为避免机械臂操作可能对患者造成的损伤,术中应对患者头面部进行保护,如应使用安全护目镜保护患者的眼部,并使用牙科护具保护患者的牙齿。接受经口腔机器人手术的患者通常采用加强型气管导管,为避免导管从气管内脱出,应由外科医师将气管导管缝合固定在患者口角。

由于复杂的口腔和咽喉部手术不适合应用手术机器人来完成,因此患者基本上不存在咽喉镜暴露困难的风险,通常有创动静脉监测也不是麻醉管理所必需的。但是麻醉医师需要了解的是部分手术存在大出血的风险,如某些手术操作可能损伤舌动脉,个别扁桃体切除术可能需要解剖分离至颈动脉的水平等。

在声门上喉部分切除术中,在舌根和会厌进行的长时间手术操作可能会导致局部组织水肿,因此患者通常需要在术后 1~2 天保留气管导管以维持上呼吸道通畅,根据气道评估结果选择拔管时机。但如果手术范围涉及舌根和部分会厌切除时,则需要对患者进行气管造口。目前推荐对所有患者从手术开始至出院每日都应给予地塞米松 10mg。

经口腔机器人手术的术后并发症主要包括气管造口和出血,其发生率与传统手术方式相类似。

七、神经外科手术

(一)神经外科机器人手术

老年患者神经外科手术以颅内肿瘤切除术和颅内出血减压最为多见。无论是脊髓手术还是颅内手术,狭小的手术视野限制了机器人机械臂的工作空间。目前在神经外科领域已有多种具有特殊用途的手术机器人应用于临床,如辅助立体定向定位手术等。NeuroMate 机器人通过获取 CT 或磁共振信息可以帮助手术医师实施精确的立体定向手术,在癫痫手术、组织活检术、化疗泵置入术、深部脑刺激电极置入术中得到了广泛的应用。CyberKnife 机器人是一种影像导航的无框架立体定向放射外科系统,可用于脊髓肿瘤的放射治疗。该系统的优点在于患者可在门诊接受治疗,实现快速康复。

虽然达·芬奇机器人手术系统的通用性在设计之初并未考虑应用于神经外科领域,但目前已有外科医师将该机器人应用于神经外科手术中,包括经鼻内镜颅底手术、经口齿状突切除术、脊髓脊膜膨出的宫内修复术、脊髓神经鞘瘤切除术、眶上锁孔入路颅底手术、动脉瘤手术等。尽管如此,基于机器人硬件和软件的原因,达·芬奇机器人在神经外科微创手术中的应用价值仍非常有限。

将机器人手术系统、机器智能、纳米技术与复杂的计算机网络技术等进行整合,必将推动神经外科手术的革命性发展。由于使用手术机器人使神经外科医师丧失了触觉反馈、本体感觉和手术视野的直视化,手术时间往往比传统手术延长。目前对于神经外科机器人手术的成本效益有待进一步地评估和分析。

(二)麻醉管理要点

老年患者神经外科机器人手术的麻醉管理原则可参考传统手术。所有患者应在术前进行神经系统功能检查,并记录患者的意识水平。抗惊厥药物、激素类药物和心血管药物应持续到手术日当天。老年患者应在麻醉诱导前进行有创动脉压监测,围手术期进行血气分析监测。老年患者延长的血液循环时间和药物代谢时间会影响麻醉药物和血管活性药物的起效时间,增加血流动力学管理难度。神经外科手术术后应采用积极的复苏管理策略,以获得早期评估手术效果和术后神经功能状态的机会。

八、骨科手术

(一)骨科机器人手术

机器人开始应用于骨科手术的时间较早。1992 年首次出现了能给狗实施髋关节置换术的自动机器人系统 ROBODOC,随后该系统被用于患者的全髋置换手术,但由于应用 ROBODOC 机器人进行手术可延长手术时间,并增加术中失血量,已逐渐丧失其临床应用价值。目前骨科领域应用于临床的手术机器人主要是触觉机器人系统,包括 MAKO 公司的 Robotic Arm Interactive Orthopedic System 和 Acrobot 公司的 Acrobot 系统。应用这些机器人进行膝关节置换手术时,需要在术前利用患者的 CT 数据建立膝关节三维模型,术中操作时机器人的机械臂可提供听觉和触觉反馈确保手术的效果。

老年择期骨科手术主要针对骨关节炎和骨质疏松症两种疾病,以下肢关节置换术和翻修手术多见。研究表明老年患者行传统的髋关节成形术术后 30 天的死亡率为 0.6%,膝关节成形术术后死亡率为 0.2%。但对于机器人手术是否会进一步改善骨科手术患者特别是肥胖患者的预后,目前尚无足够的数据资料。机器人辅助下的关节成形术可获得与传统手术类似的临床效果,但费用较高。

(二)麻醉管理要点

老年患者行髋关节和膝关节置换术手术成功的关键之一是高质量的术前准备和术前器官功能优化。全身麻醉常常结合多种区域阻滞技术,如周围神经阻滞,是全麻方案中主要应用的技术。而对于膝关节置换术而言,外周神经阻滞(如股神经阻滞)可导致患者股四头肌的肌力下降,延缓患者的行动能力,目前已开始被局部麻醉浸润和关节腔局麻药注入所替代。

九、眼科手术

(一)眼科机器人手术

老年患者常见的眼科手术包括白内障手术、青光眼手术、玻璃体视网膜手术、泪囊鼻腔造瘘术、眼部创伤、眼睑手术、眼窝手术、眼附器手术及肿瘤手术等。玻璃体视网膜显微手术是所有微创手术中技术难度最高的手术类型,需要在有限的空间内进行精细手术操作。理论上,机器人可突破人类的物理极限,在微米尺度完成手术操作,达到视网膜显微手术的高精度要求,因此,手术机器人在眼科领域具有良好的发展前景。

目前应用于临床的各种手术机器人系统包括远程控制的机器人均可实时抑制眼科手术中的手部操作震颤,研究表明视网膜机器人手术中平均震颤幅度可控制在 20μm 左右,提高了手术操作的精确性。视网膜血管相关手术操作是反映视网膜显微手术精度的参考标准。临床上对于视网膜静脉栓塞的各种治疗措施大多是针对栓塞后并发症的处理,而非针对血栓本身,因此往往临床治疗效果欠佳,而视网膜静脉内置管进行直接溶栓可能是针对血栓最有效的治疗手段,对于大多数手术医师而言,这一手术操作在技术上超过了人力的极限,但利用眼科手术机器人则提供了完善的解决方案。手术机器人整合了力传感装置,确保了眼科手术操作的安全性。光学相干层析成像技术进一步降低了眼科手术医师的手部操作震颤,提高了手术操作的准确性和高精度。

(二)麻醉管理要点

考虑到年龄增长所致的患者病理生理改变和合并疾病,局部麻醉是老年患者实施传统的眼科手术首选的麻醉方式。但对于机器人手术而言,全身麻醉联合局部麻醉是目前公认的最佳麻醉方式。

对于接受眼科机器人手术的老年患者,术前需要像其他外科患者一样进行全面的术前评估。血流动力学平稳是眼科手术麻醉诱导的目标。为避免术中眼压的持续升高,在眼内手术时实施控制通气是必要的。在全身麻醉药中,苯巴比妥类、苯二氮䓬类、丙泊酚和所有的吸入麻醉药可降低眼压,且吸入麻醉药的作用呈剂量依赖性。氧化亚氮因其具有增加术后恶心呕吐的风险,以及在玻璃体切割术中可造成潜在的眼压升高的风险,应谨慎使用。

(罗爱林　高　峰)

参考文献

[1] HOTTENROTT S, SCHLESINGER T, HELMER P, et al. Do Small Incisions Need Only Minimal Anesthesia？-Anesthetic Management in Laparoscopic and Robotic Surgery [J]. J Clin Med, 2020, 9 (12): 4058.

[2] CAMPOS J, UEDA K. Update on anesthetic complications of robotic thoracic surgery [J]. Minerva Anestesiol, 2014, 80 (1): 83-88.

[3] ACETO P, BERETTA L, CARIELLO C, et al. Joint consensus on anesthesia in urologic and gynecologic robotic surgery: specific issues in management from a task force of the SIAARTI, SIGO, and SIU [J]. Minerva Anestesiol, 2019, 85 (8): 871-885.

[4] KALANTARI F, RAJAEIH S, DANESHVAR A, et al. Robotic surgery of head and neck cancers, a narrative review [J]. Eur J Transl Myol, 2020, 30 (2): 8727.

[5] GERACI TC, SASANKAN P, LURIA B, et al. Intraoperative Anesthetic and Surgical Concerns for Robotic Thoracic Surgery [J]. Thorac Surg Clin, 2020, 30 (3): 293-304.

[6] HSU RL, KAYE AD, URMAN RD. Anesthetic Challenges in Robotic-assisted Urologic Surgery [J]. Rev Urol, 2013, 15 (4): 178-184.

[7] KRESPI Y, KIZHNER V, KOORN R, et al. Anesthesia and ventilation options for flex robotic assisted laryngopharyngeal surgery [J]. Am J Otolaryngol, 2019, 40 (6): 102-185.

第三十七章
高龄老人患者的麻醉管理

高龄老人（the oldest old）是指 80 岁及以上的老年人。除了具有一般老年人的生理老化变化以外，高龄老人在机体功能、疾病、认知、情绪、社会和经济等方面的改变均有明显特征。联合国《2019 年世界人口数据展望报告》指出高龄老人是世界人口增长最快的部分。据统计，2020 年中国高龄老人已达 3 660 万，并预计 2050 年增至 1.59 亿，其中 90 岁以上高龄老人将超过 3 100 万。

随着预防保健及医疗技术的发展，高龄老人接受手术、特殊检查和麻醉的比例逐年增加，平均每年住院次数超过 7 次。有 57.1%~95.1% 的高龄老人合并一种以上的共存疾病，常见有衰弱、高血压、糖尿病、慢性阻塞性肺疾病、视力障碍、听力障碍、认知功能障碍、心力衰竭、心房颤动、脑卒中、骨骼肌减少症等。超过 25% 的高龄老人须长期口服 4 种以上的处方药物。上述共病的发生易导致这些患者对麻醉手术耐受性明显降低，围手术期并发症发生率增加，甚至触发器官功能衰竭和死亡。面对高龄老人的麻醉手术风险高危难题尚缺乏临床高质量的围手术期解决方案，需要进一步加强围手术期管理和关注术后康复，提升高龄老人麻醉手术个性化计划和管理水平，并关注精细化的技术实施与研发。

第一节　高龄老人的机体特点

高龄老人在老化的生理功能状态下，可能伴有多种不同程度的共存疾病，已经过长期药物治疗，同时机体调节能力衰退，药物疗效也可能不如初始，功能状况较其他老年更具复杂性。

一、衰弱

衰弱（frailty）由多种原因导致机体脏器生理功能和储备能力减退的综合征，表现为机体遭受轻微应激原刺激就可能出现严重病理生理反应，甚至脏器功能衰竭。而衰老又是高龄老人在麻醉与围手术期极易发生衰弱甚至衰竭的危险因素。

我国社区 85 岁及以上高龄老人的衰弱发生率高达 25%。受外科疾病影响，拟行外科手术的老年患者更容易合并衰弱，发生率为 30%~50%。对于高龄老人手术患者，他们可能有不同程度的失能、失智、认知功能障碍和慢性疾病，以及独立生活能力、日常生活活动质量下降，这些均是导致衰弱发生的高危因素。

在生理功能衰退、共存疾病影响、生活环境不适宜和有不良生活习惯等情况下，随年龄增加，机体细胞及分子受到损伤并逐渐积累，导致心血管系统、呼吸系统、中枢神经系统、内分泌系统、免疫系统、骨关节运动系统、肝肾以及消化系统等器官代谢储备功能下降，运动减少和营养不足加速这一过程，最终引发衰弱。高龄老人的衰弱与骨骼肌减少症致使他们更易发生围手术期并发症、术后肺部并发症、静脉血栓栓塞（VTE）、多器官衰竭、坠床跌倒、围手术期神经认知功能障碍等加剧，延长术后住院日，增加急性照护、长期护理的疾病负担，死亡风险更高。

同时，围手术期衰弱评估也是继美国麻醉医师协会（ASA）健康状态分级、器官功能评级以及手术分级之后,以其更高的灵敏度和特异性,预测高龄老人围手术期并发症和死亡率,以备制订高龄老人围手术期麻醉手术的个性化诊疗策略。

二、器官功能衰退与风险

(一)高龄老人衰老对脏器功能代偿能力的影响

高龄老人与低于80岁的老年人比较,不论是功能方面还是解剖结构方面都有明显的衰弱退化。

例如,高龄老人心脏储备能力不足,心血管系统调节能力差,易出现低血压,并对容量、麻醉药物及血管活性药物敏感性降低或升高。6%的高龄老人术前合并房颤,且术后新发房颤的风险是低于80岁老人的9倍。既往合并心肌梗死、脑卒中的高龄老人,住院期间再发的风险更高。同时衰老也使得高龄老人在心脏结构(包括瓣膜、心腔大小)、收缩期和舒张期心脏压力、血流方式(房颤时的血液湍流)以及血管弹性与阻力等方面逐渐老化,进而共同影响和减损心血管功能。

随着年龄增大,肾小球滤过率(GFR)每10年下降6.3mL/(min·1.73m^2),到80岁后GFR每5年下降5.8mL/(min·1.73m^2),肾储备功能明显降低,急性肾损伤风险增加。

免疫系统也可能随年龄增长发生明显的特征性改变而出现免疫衰老。常见与免疫相关的多种基因随年龄增加发生变化,其中多重肿瘤抑制基因(*CDKN2a*)编码的两种周期抑制蛋白p16^{INK4a}和p14^{ARF}在调节细胞衰老和肿瘤抑制中发挥重要作用。高龄老人的免疫功能下调、紊乱,导致感染机会增多且严重程度增加,预后更差。近年来已经有研究发现,高龄老人免疫系统功能随增龄而减弱了对肿瘤细胞免疫监视的作用,即增加了肿瘤细胞的免疫逃逸,也容易受到肿瘤细胞诱导的免疫抑制影响,使得80岁以上老人容易罹患肿瘤,如乳腺癌、结直肠肿瘤、肺癌、妇科肿瘤、前列腺癌等发生率增加达到高峰。因此,肿瘤也成为老年患者的一种"慢性疾病"。受到免疫衰老的影响,高龄老人高血压、糖尿病、冠心病、心脑血管疾病及其相关并发症显著增加,内分泌系统功能紊乱如电解质和代谢紊乱、甲状腺疾病、性激素减退等,增龄、肥胖和低体重、慢性劳损、创伤、先天骨关节畸形或获得性骨关节疾病,以及高龄老人的家庭社会关爱等诸多因素,都容易掩盖或延误高龄老人肿瘤疾病的诊断治疗。

高龄老人代谢障碍所致疾病的特点:病程长、相关并发症复杂,钙和维生素D缺乏,骨质疏松症严重,极易骨折,同时多伴有长期高血压、糖尿病,加上创伤应激和疼痛,发生严重急性感染、肺部并发症、VTE、贫血和严重营养不良的风险极高。就目前诊疗水平而言,需要全面和重点评估的内容较为复杂,相关的检查项目较多,需要稳定较为严重的共存疾病,以致等待手术的时间推延;然而,重视个体化的控制和管理术后住院日、围手术期并发症发生率和死亡率的风险也是非常重要的。

高龄老人的脊柱生理弯曲也会随着增龄而异常,超过30%的男性高龄老人和60%的女性高龄老人都存在脊柱部分或完全性骨折史,脊柱生理弯曲明显异常,表现身高明显变矮、驼背和胸廓畸形,同时也存在解剖腔隙的变窄、血管硬化,增加了椎管内麻醉穿刺置管难度、椎管内出血和肺部并发症的风险。

高龄老人的感觉器官和运动器官功能也随年龄增高而显著减退,如白内障导致视力减退的发生率超过80%,2020年世界卫生组织和2022年我国的报告均显示:80~85岁的老年人听力减退发生率高达80%。2019年国家统计局资料显示,我国老年人轮椅需求量约为352.1万辆。因此,高龄老人常需借助眼镜、假牙、助听器、助行器、成人纸尿裤/护理垫、护理床与智能穿戴用品或护理人员,它们虽然可以辅助高龄老人的日常生活,但对他们的社交和认知的能力终究带来了极大的限制,从而加重衰弱、减损独立生活能力及生活质量。

(二)围手术期高龄老人致衰因素

1. 疾病　住院老年患者常合并多种共病,且随着年龄增加共病种类增多,60~69岁住院患者合并共病数量平均为5.6个,70~79岁住院患者合并共病数量平均为6.7个,住院高龄患者中有97.48%合并共病,平均数量为 7.9 个。与较低年龄的老年患者常合并高血压、糖尿病、关节炎不同,高龄老人由于较长的病程,共病常处于终末期,出现冠心病、心力衰竭、动脉硬化、慢性肺部疾病、脑血管疾病和认知功能障碍等,更容易对全身多个器官系统产生不利影响。为了控制多种共病,64.8% 的高龄老人需要多种用药,平均服药数量达 7.5 种。由于肝肾功能的显著减退以及长期用药,药物在高龄老人体内代谢缓慢,排泄减缓,产生药物毒性损伤,对心、脑等脆弱器官影响显著,发生跌倒、骨折、认知功能障碍、谵妄以及再入院等药物不良事件。当接受 8 种以上药物治疗时,高龄老人药物不良事件发生率增加 4 倍。

虽然高龄老人肿瘤的发生率没有显著升高,但治疗肿瘤所使用的化疗药物、免疫抑制和靶向治疗以及放疗,对高龄老人带来的损伤更明显,药物不良反应增多,且化疗药物易与心血管用药、抗凝药、抗精神病药、镇痛药和抗生素发生相互作用,相互影响药物疗效的同时,药物毒性反应、出血、贫血、严重心脏事件的风险增加。

2022 年我国的疼痛调查结果显示:老年患者慢性疼痛的发病率约为 49.8%。高龄老人的疼痛疾病发生率更高,还有超过 40% 的高龄老人存在睡眠障碍,因此有长期服用镇痛药和镇静催眠药的情况,随之也会增加机体器官的功能负担和相应的不良反应。

2. 手术　高龄老人的手术疾病多由脏器功能减退所致,如感觉器官(白内障)、运动系统(骨关节炎、髋关节骨折、脊柱骨折)、泌尿生殖系统(前列腺增生、压力性尿失禁)、中枢神经系统(脑出血、脑梗死)等,而手术疾病会进一步加重高龄老人器官功能的减退。手术也会对器官功能进一步带来应激反应,损害器官功能,其程度取决于手术实施的部位、种类、方式(微创和开放),当手术创面出现水肿、充血、出血、溃疡时,提示机体损伤明显,促进衰弱发生。

3. 麻醉　对于高龄老人,麻醉能减少手术创伤和应激对机体造成的损伤,也易减弱其脏器功能的代偿能力。单一的麻醉方式,能够减少麻醉药物或操作对机体的影响,但对于手术创伤和应激的控制欠佳;复合麻醉的多种药物和技术,虽然能够有效降低手术创伤和应激,但高龄老人机体受到更多因素干扰,特别是镇静、镇痛及肌肉松弛药,其使用的时机、剂量、时长及药物代谢,尤其是对高龄老人器官功能的恢复带来诸多不确定因素。

鉴于上述影响,高龄老人共存疾病会促进手术疾病的进展,出现多种并发症,并影响手术时机,同时手术创伤和应激也会加重共病,使机体多器官功能失代偿。共病使麻醉管理更加困难,机体更容易受麻醉影响,出现呼吸、循环、脑功能的剧烈变化。

三、神经与认知功能改变

高龄老人的感觉功能(听力、视力、触觉等)下降,常需要人工辅助装置(助听器),伴有认知功能障碍者近 50%,其中 90 岁以上老人痴呆发生率为 40%,100 岁以上老人达 70%。使得医务人员与高龄老人的交流成为难题,高龄老人患者因理解和接受能力下降,遵从医嘱的能力显著下降,影响医疗活动的进行,这也是需求新方法的基点。

高龄老人术前神经认知功能的损害是引起术后认知功能障碍的独立危险因素。脑的形态结构和功能的变化直接影响高龄老人的认知功能。通过磁共振成像(MRI)、计算机断层扫描(CT)和正电子发射断层扫描(PET)等神经影像学技术发现,大脑体积随年龄增加逐渐缩小,合并认知功能损害的老年人胼胝体、白质和灰质的萎缩更加明显。高龄老人中常有脑梗死、颅内肿瘤和颅内动脉瘤,并更常伴有 Aβ 蛋白沉积和海马萎缩,也可能在围手术期麻醉手术应激和疾病进展,导致颅内疾病加重。

高龄老人也同其他老年人一样有许多痴呆的危险因素,如高血压、糖尿病、感觉障碍、衰弱、残障、独居、社交隔离、营养不良、睡眠障碍、焦虑和抑郁等,对于高龄老人有持续影响。但随着年龄的增加,上述影响也可能会逐渐转变,已经有报道 80 岁后患者由于较高的血压可以保证脑灌注,高血压可能转变为痴呆的保护因素。高龄老人血糖稍高于正常值,可能与其代谢减退和代偿需求增加有关,有待进一步研究。

四、骨骼肌减少症

骨骼肌减少症,又称肌少症(sarcopenia),是与年龄相关的骨骼肌质量逐渐丢失,肌肉功能减弱并逐渐丧失的老年性疾病。人体肌肉质量在30岁时出现下降,65~70岁老年人的肌少症患病率为13%~24%,高龄老人则超过50%的,肌肉力量(握力)较青年时下降50%。

肌少症常表现为驼背、活动减少、步履缓慢和不稳、握力和耐力降低,易发生跌倒、吞咽困难、呛咳、反流误吸、大小便无力等失能状态。高龄老人的这类衰弱特征更明显,超过40%的高龄老人存在残障,丧失独立生活能力。可以采用生物电阻抗分析(BIA)、双能X线吸收法、CT、MRI、超声等工具测评肌肉质量,诊断肌少症。

肌少症引起的活动减少会促进脂肪增加,诱发肌少性肥胖,协同增加代谢紊乱、心血管疾病、肺部严重并发症和死亡风险。因此,运动减少、营养不良既是肌少症的临床表现,也是加重肌少症的危险因素。

五、社会与心理改变

高龄老人的机体功能、社会、环境和心理均发生变化。衰弱、慢性疾病、慢性疼痛以及感觉运动能力减退,都将随增龄而进一步加重、迁延至终末。由于活动能力下降,不能独立进行日常生活,参与社会家庭活动减少,生活水平逐渐降低、丧偶或独居、关注外界和被关注减少,神经精神活动度降退,导致自我安全的控制能力低下,生活满意度较普通老年人下降,进一步增加了高龄老人的孤独感、不安全感。如果在经受多个脏器慢性疾病、肿瘤、免疫功能低下、运动能力低下、营养不良、不良生活环境和生活习惯的影响,其孤独、紧张、焦虑、恐惧、痴呆和抑郁等神经精神方面的发病率增高。文献报道85岁人群抑郁症发病率为25%,90岁及以上人群为50%。另外,高龄老人原本睡眠障碍发生率就高于其他老年人,住院期间,睡眠障碍发生率明显增高和加重,进而影响疾病的治疗、恢复和转归。

六、高龄老人外科疾病的特点

高龄老人接受手术治疗的数量逐年增加。急诊手术比例也随增龄而增加,小于80岁的老人因急性疾病入院治疗占比为25%,而高龄老人则超过了30%,尤以胃肠道梗阻、肠穿孔出血、泌尿系统梗阻、胆道系统感染性疾病、创伤骨折和心脑血管急症为主。而择期手术、麻醉和围手术期相关疾病诊断治疗也更为棘手。

过去对于高龄老人决定手术与否,大都持放弃的态度或"禁忌"。然而,近年来随着现代医学的发展和老年医学与社会的大力提升,高龄老人接受手术治疗的渴望明显增加,社会需求明显提高。近年来高龄老人择期手术逐渐增加,主要疾病和手术种类明显延展,包括胃肠道恶性肿瘤、肠梗阻、肠穿孔、消化道出血、骨关节手术、脊柱手术、妇科盆底脱垂、前列腺疾病、眼科手术(白内障摘除术)、心脑血管介入手术(心脑血管造影、血管支架植入、冠状动脉搭桥、微创介入瓣膜置换、溶栓取栓术),以及胃肠镜、泌尿道镜检等内镜检查和治疗。

高龄老人的机体衰老,常常伴有多种共病,同时服用多种药物,再加上述社会心理特性,新发疾病时,机体反应明显迟缓,以至于新发疾病在早期未能得到及时就医,延误诊疗,使病情加重和复杂。急性失代偿和共存的慢性疾病急性发作,极易发生衰竭、死亡。如果新发外科性疾病,则其围手术期危重症、多种严重并发症和死亡的风险极大。

术前常因疾病、疼痛困扰,导致自主生活能力下降或丧失,心理负担加重,住院期间衰弱的高龄老人常处于慢性疾病急性发作期或疾病晚期,甚至器官功能失代偿期;接受麻醉手术,即使是发生轻微应激反应,也极易出现功能衰竭和慢病的急性爆发。在此期间,对治疗药物、麻醉药物的反应复杂,需要个体化持续动态监测和调控。

鉴于手术前长期慢性共存疾病对手术疾病的复杂影响、老化的器官组织和衰退的脏器功能、对麻醉药物的反应、药物代谢以及应激调节能力的减弱,高龄老人较其他年龄段患者的麻醉手术难度增大,导致术后衰弱的程度增加,康复速度减慢且康复质量下降。再加上目前老年医疗条件还欠发达,尚不能全面提供高质量的高龄老人危重病麻醉手术医疗;同时,家庭和社会的认真关注日渐增多,难以避免担忧、顾虑甚至会延迟高龄老人的疾病诊疗和手术决策。

目前,上述问题成为了围手术期医护患多方关注的重点和问题难点,大多数高龄老人在住院期间,对高级别多科室诊疗、急性护理、老年友善手术护理病房(elder-friendly approaches to the surgical environment,EASE)的需求明显增加,如何改善治疗结局尚需大量临床研究。更需要强调的是:对于高龄老人麻醉手术的评判和决策,特别需要从多方面权衡利弊,让患者获益是前提。

第二节　高龄老人的术前评估与脏器功能优化

目前,老年患者的麻醉技术及麻醉质量逐渐得到较大关注,而对于高龄老人的临床和基础研究资料甚少。有报道超过 1.5% 的高龄老人术后可能出现 3 种以上的并发症,是小于 80 岁老人的 2 倍,因此术前更需要对其诊断治疗和预防措施进行优化和改进,组建多学科团队(multi-disciplinary treatment,MDT),重点针对衰弱、营养、认知、心理等方面进行综合评估和方案优化,以期减少术后并发症,加速术后近期康复,改善远期预后。

一、术前评估

(一) 衰弱评估

术前应对所有高龄老人患者常规进行衰弱评估。目前衰弱评估量表种类繁多,尚缺乏衰弱评估的"金标准"。临床上常用的衰弱评估量表包括衰弱表型(fried phenotype,FP)、FRAIL 衰弱量表、临床衰弱水平量表(clinical frailty scale,CFS)、衰弱指数(frailty index,FI)及 Edmonton 衰弱量表(Edmonton frail scale,EFS)。

门急诊或者住院高龄老人患者推荐用 FRAIL 衰弱量表和 EFS 进行快速评估衰弱状态;急诊或者择期手术前的高龄老人患者建议使用 CFS 和 FI。高龄老人患者因运动、认知功能受限,衰弱评估完成度受到影响,可依据受试个体特点和临床用途选择合适的衰弱评估方法。

(二) 营养评估

肥胖或低体重均会增加高龄老人功能障碍、疾病和死亡的发生率。住院期间的高龄老人更容易出现营养不良,导致术后功能恢复迟缓和更多的护理需求。营养风险筛查 2002(Nutritional Risk Screening 2002,NRS 2002)包含疾病严重程度评分(手术类型)、营养状态评分[体重减轻、体重指数(BMI)、进食情况]、年龄评分,在院内应用最为广泛。NRS 2002 ≥ 3 分提示患者有营养不良的风险。对于 6 个月内体重减少 >10%~15%;BMI<18.5kg/m^2;血清白蛋白 <30g/L(与肝肾功能异常无关),符合上述一项以上的患者,需进行营养干预。对于高龄老人,住院期间还应密切监测能量和蛋白的摄入。

高龄老人患者常合并吞咽及胃肠道功能紊乱,影响进食及营养吸收,对胃肠道功能的评估有助于反映患者营养水平。美国快速康复和围手术期质量协会,根据胃肠道临床症状和体征创建 I-FEED 评分系统,包括进食、恶心、呕吐、腹胀症状和症状持续时间 5 个部分,共 14 分,分为 3 个等级,即正常(0~2 分)、胃肠道耐受不良(gastrointestinal intolerance,3~5 分)和胃肠道功能障碍(gastrointestinal dysfunction,≥6 分)。围手术期持续动态进行 I-FEED 评分,有助于胃肠道功能评估和及时治疗,减少引起胃肠道衰弱的因素,也适用于日常生活和非手术高龄老人患者的胃肠功能评估。

(三)认知评估

临床上简易精神状态检查量表(mini-mental state examination,MMSE)应用最为广泛,但内容较为复杂,对于高龄老人适用性差。简易智力状态评估量表常用于老年患者围手术期认知功能的评估,该量表简单易行,接受度好,具体操作如下:①受试者仔细听和记住 3 个不相关的词,然后重复;②画钟试验:受试者在一张空白纸上画一钟面,标记时刻,再根据测试者的要求标记出一个时间;③请受试者说出之前的 3 个词,3 个词均未记住为 0 分,为认知功能障碍;记住 1~2 个词,画钟试验正确为认知功能正常,若画钟试验不正确为认知功能障碍;3 个词均能记住为认知功能正常,评估可在 2 分钟完成。若评估存在认知功能障碍,则提示发生围手术期谵妄、认知障碍等风险较高。对于认知功能异常的高龄老人,需进行进一步的检查,包括记忆、语言、视觉空间感和其他高级功能的检查,以作为认知功能的基础维护依据。

(四)心理评估与睡眠评估

高龄老人抑郁表现常不典型,且有认知功能障碍和帕金森病的患者症状常常会被掩盖,可能干扰和损害麻醉手术后的临床结局。进行焦虑抑郁筛查时,能配合正常沟通的高龄老人,可用抑郁症自我评估量表(PHQ-9)和广泛性焦虑障碍量表(GAD-7)进行自我测评;如果已有一些焦虑抑郁,可用抑郁自评量表(SDS)和焦虑自评量表(SAS)自测;如果不能配合选用他评方式。频次可以术前 1 次,术后 1 周复测 1 次。

在筛查的同时,既要观察高龄老人的对外交流方式和意愿,也要了解高龄老人喜好的人、物、事、影音、书籍等,营造熟悉的周围环境,并帮助改善高龄老人的短期记忆,增强注意力,改善心境。对于严重心理障碍的老人,需要精神专科医师会诊治疗。由于有较高的睡眠障碍发生率,院内睡眠评估应采用通用睡眠障碍量表(general sleep disturbance scale,GSDS)。

二、脏器功能优化

高龄老人患者对手术麻醉的耐受能力显著降低。通过控制危险因素、提高器官功能储备能力,可以改善患者手术预后及促进术后康复,有必要时实施脏器功能康复计划。

(一)预康复

1. 康复运动 文献报道预康复推荐在术前 4~6 周进行功能锻炼,能有效增加生理储备,术后更快、更好地恢复到术前功能水平。而国内择期手术等待时间远较国外短,尽管国人对日常运动的意识有大幅增强,但高龄老人患者受衰弱和肌少症的影响,特别是在患病住院期间,在日常运动已低下的情况下,运动意识和运动能力更为受限,是衰弱的一个关键促进因素。因此,培养高龄老人运动康复理念,并融入日常生活之中是社会医学的要求。有研究发现,即便术前短期的康复运动,并持续到术后直至融入今后日常生活之中,对预防术后并发症,促进术后快速康复也是非常有益的。

临床康复是指综合采用多种康复治疗手段,如术前运动锻炼推荐进行呼吸训练、有氧训练和抗阻训练。目前高龄老人患者围手术期个体化医学康复策略已逐渐形成,在多学科医护指导下,从患者病理生理以及相应功能障碍、耐受能力、疾病特点出发,结合手术麻醉的影响,因时、因地、因病地制订康复运动处方。术前、术后高龄老人可于卧床进行四肢和呼吸训练;坐位时增加关节肌力活动、卧位到坐位转换和胸腹部运动;站立位时进行从坐位到立位、移步、核心力量的培养,以及防跌倒和坠床的运动都是十分有益的;无论何种体位都可同时进行口咽喉的康复运动,以逐渐改善呛咳、吞咽困难,并避免反流误吸;各种体位的康复运动应强调主动运动;伴有低能、低智状态的高龄老人,康复运动的依从性不良,需辅以被动运动,也可使用手杖、臂杖、腋杖、助行器等辅助设备实施运动康复。

2. 药物治疗 高龄老人因合并多种共病,术前可能长期使用了 4 种以上的处方药物,应详细了解患者近期药物治疗的种类和剂量,以及药物疗效和不良反应。鉴于疾病、共病药物与手术麻醉相互影响复杂,高龄老人的药物选择、是否继续用药或调整药物种类和剂量,也是保障围手术期安全的基础。

值得注意的是,良好的术前宣教能够提高预康复的依从性和效果。倡导医护、患者及患者家属积极参与全程主动预康复,采用病员日志、图片、短视频、查房督导等方式提高依从性,同时应避免相关不良事件。鼓励患者主动健康,形成良好的生活习惯和生活状态,规律起居、合理膳食、适当运动、戒烟限酒、保持心理健康、充足睡眠和排泄通畅等,改善远期预后,延长健康寿命。

(二)贫血纠正及营养支持

高龄老人患者术前常合并贫血,且心、脑、肺等重要脏器对贫血耐受力极差,无论择期或急诊手术,住院或日间与门诊手术,都需要个性化地实施围手术期血液管理。术前评估和纠正贫血,采用微创手术,减少术中出血,补充营养,防治手术部位感染,预防和减轻围手术期贫血和输血相关不良反应。对于急诊或限期手术的高龄老人患者,应根据患者贫血程度和手术情况,维持血红蛋白水平于基本正常,才能为高龄老人的围手术期安全夯实基础。

高龄老人患者围手术期营养计划包括:根据情况采取不同措施,采用口服营养补充剂的高龄老人,住院手术转归优于常规饮食者,术后恢复加速,住院时间缩短;与肠外营养的患者比较,术前进行肠内营养者,术后胃肠功能恢复更好。高龄老人住院期间维持血清白蛋白于基本水平,术前 10~14 天开始每日摄入蛋白质含量 1.2~1.5g/kg。可用优质蛋白如乳清蛋白能补足饮食摄入不足的部分,推荐在运动后 1 小时内摄入,从而有利于肌肉合成。对于有慢性肾脏疾病者,需谨慎补充优质蛋白质。根据手术开始时间,控制术前禁食禁饮时间,术前 2 小时前口服碳水化合物,并注意进饮的量和速度,面罩给氧时保持气道通畅,避免反流误吸。

(三)认知功能及心理状态调控

对于高龄老人手术患者,应有效控制术前急慢性疼痛,改善术前睡眠质量,减少对认知功能和心理的影响。熟练应用认知功能测评工具,了解高龄老人的喜好、亲近的家属,加强医护人员与亲友之间的沟通交流,增加社会支持,增强治疗疾病的信心,鼓励高龄老人在住院期间也要继续日常生活中的阅读、运动、聊天等习惯,并采用重复练习和策略练习等进行认知训练,改善认知功能。对于使用眼镜、假牙、助听器或助行器的高龄老人患者,应在入院时嘱其随身携带,营造熟悉的日常生活环境,以便住院期间更接近其居家日常生活,从而减轻紧张、焦虑和恐惧等。

第三节　高龄老人患者的麻醉管理

鉴于高龄老人的生理特点和病理变化,不论手术室内还是门诊诊疗的麻醉管理更需要精细化、个体化,并重视对机体和器官功能的防衰、减衰,以促进患者尽快达到出院标准,回归社会及家庭。

高龄老人多处于衰弱状态,功能储备显著降低,对多种药物反应敏感,且从药物影响中恢复的速度缓慢,增加麻醉管理难度。术前常使用降压药,而老龄老人血管硬化比较严重,麻醉期间出现低血压使用血管加压药物时,对升压药作用的反应性极有可能降低,而当血压升高时,使用降压药又可能出现血压过度降低或无效。脆弱的中枢神经系统对麻醉药物的敏感性增加,即使小剂量的咪达唑仑也会导致高龄老人出现术后认知功能障碍,而在麻醉恢复阶段药物代谢延迟、排泄缓慢,脑功能恢复延迟,进一步加重认知功能的损伤。

因此,高龄老人患者麻醉方式的选择应以对生理干扰最小为原则。根据疾病和手术对麻醉方式进行选择,还需考虑机体对麻醉方式、麻醉药物的耐受性以及麻醉恢复等问题。可采用全身麻醉并复合椎管内阻滞、神经阻滞等麻醉方式,以降低麻醉药包括阿片类药物、苯二氮䓬类药物的用量,减轻药物不良反应。

全身麻醉药物应该选择对循环抑制轻、起效快、作用时间短的药物,可使用右美托咪定、非甾体抗炎药等药物。麻醉诱导过程宜采用小剂量、缓慢、滴定法给药方法,减少麻醉药物对血流动力学等功能的影响,并保持血容量充足。肌肉松弛药最好选择不经过肝肾代谢的药物,如顺阿曲库铵。高龄老人患者术后发生认知功能障碍(如谵妄)风险高,应该维持脏器功能灌注,避免缺血缺氧,减轻应激反应,做好体温管理以及内环境稳定。

同时,还应考虑到高龄老人围手术期的特殊情况,加强术中的评估和监测。如闭合性骨折导致的隐性失血,可通过观察患者唇色、睑结膜等进行快速判断。肌少症和骨质疏松是高龄老人的常见共病,在进行搬动和转运高龄老人时,易出现骨折等并发症。个体化的围手术期麻醉方案以及预防和危急重症的处理,对高龄老人控制高危影响因素,加快术后康复起到重要作用。

一、围手术期循环功能管理策略

高龄老人患者心脏储备功能降低,自主神经系统自我调节能力减弱。围手术期循环系统管理的关键是维持血流动力学稳定和有效的循环灌注,保护心脏功能,维持器官组织的灌注和氧供需平衡。

常规监测包括皮肤色泽、黏膜光泽和肿胀、呼吸音、心音、心电图、血压、心率、尿量及血气等。根据疾病情况和手术类型,还可加强连续监测有创动脉压、中心静脉压、每搏量变异(stroke volume variation, SVV)、脉压变异率(pulse pressure variation, PPV)及心指数(cardiac index, CI)、无创心输出量,床旁心脏超声或经食管超声心动图等监测,均可及时评估患者的心脏功能状态和容量状况,精细化目标导向液体管理。对于创伤应激较大的手术类型,可测定血心肌肌钙蛋白 I、降钙素原、B 型脑利钠肽前体等水平,以评估患者心脏功能变化。

高龄老人患者术中更容易出现低血压或高血压。应根据患者个体术前的基础血压进行调节,合理使用血管活性药物,增强血管张力,维持在基础血压的 ±10% 以内,避免低血压和血压的剧烈波动。对于心率则应维持在术前基线水平的 ±20%,可降低急性心肌损伤的风险。

高龄老人患者常伴有心脏基础疾病,心室舒张期顺应性差,对血容量变化非常敏感,容量不足或过多,都可能造成心脏功能严重损害,增加围手术期心肺并发症风险。术前应缩短禁食禁饮时间,降低术前容量不足风险,围手术期采用个体化动态目标导向液体治疗的容量管理策略,可降低围手术期心肺肾以及肠道功能的并发症,改善患者术后转归方面具有重要作用。

二、呼吸功能管理策略

有超过 50% 的高龄老人患者术前合并慢性肺部疾病,肺容量每 10 年降低 10%,残气量占肺总量超过 40%,肺功能持续降低,易受麻醉药物、机械通气、体位、气腹等影响。术后肺部并发症已成为高龄老人术后最常见的并发症和全身麻醉不能脱机拔管的重要原因,甚至发生严重不良临床结局。

术前预康复和氧疗能够显著提升患者肺功能,改善术中氧合,降低术后肺部并发症的发生。伴有上呼吸道感染、支气管扩张、肺大疱以及哮喘的高龄老人,麻醉诱导前可给予琥珀酸氢化可的松或甲泼尼龙,以预防术中患者发生支气管痉挛。

麻醉中应常规监测 SpO_2、呼气末二氧化碳分压、气道压力、呼吸波形。胸电阻抗断层成像（electrical impedance tomography，EIT）监测，通过局部电极施加微电流，动态、无创地呈现胸腔生物电阻抗变化图像和指标，适用于脆弱肺功能的高龄老人患者。通过整体不均匀性（global inhomogeneity，GI）指数、潮气阻抗变化（tidal impedance variation，TIV）、呼气末肺阻抗（end-expiratory lung impedance，EELI）等参数，可以监测、评估患者肺不张、肺复张和肺灌注情况，指导术中肺通气策略，减少肺不张的发生。使用肺部床旁超声可检查肺不张、气胸、胸腔积液等，其与 CT 同类诊断具有较高的一致性。

高龄老人患者胃排空能力下降，咽部及食管肌肉松弛，麻醉诱导期间需确保气道开放良好，并进行手控通气感受气道阻力，以避免出现反流误吸。麻醉诱导和通气期间，采用能够维持氧合的最低氧浓度，减少高浓度氧引起的肺不张和肺损伤。常规实施保护性肺通气策略，进行小潮气量通气、滴定 PEEP 和肺复胀策略，维持良好的氧合，并避免出现肺泡过度扩张或塌陷，减少肺不张的发生。术中要及时清理气道分泌物，避免气道压力增高和术后肺部感染的发生。还需保护好牙齿和口腔内结构，防止异物阻塞气道。

三、脑保护策略

高龄老人患者术前认知功能普遍衰退，对镇静镇痛药物敏感性显著增加，围手术期发生谵妄和术后认知功能下降的风险升高。围手术期应避免使用增加患者术后认知并发症的药物，如苯二氮䓬类药物和抗胆碱类药物。维持良好的脑灌注，避免低血压的发生。

术中常规行麻醉镇静深度监测和伤害性刺激指数监测，酌情使用近红外光谱无创脑氧饱和度、经颅超声多普勒及电生理学等监测。维持良好的脑灌注、氧供和内环境稳定，并保持合适的麻醉深度，有利于保障高龄老人患者平稳度过麻醉期，合理节俭麻醉药物，减少术中炎性应激反应以及术后并发症的发生。

四、肾保护策略

对于高龄老人患者术后急性肾损伤发生率较高，围手术期监测并保持患者体内液体平衡，积极诊断并纠正高钾血症、酸中毒、肺水肿等，避免使用肾毒性药物，优化衰弱患者心输出量和肾血流量，密切监测患者单位时间尿量和尿色。

五、体温管理

高龄老人患者由于产热减少、散热增加，体温调节能力减退，术中极易发生低体温，尤其是肌肉含量较少的患者。低体温会增加寒战和心肌耗氧，以及术后肺部感染、静脉血栓、脓毒症、手术部位感染的发生率，导致术后苏醒期和住院时间延长，甚至远期肿瘤复发率升高。

围手术期常规进行体温监测，将体温维持在 36℃ 以上。设定手术室温度湿度、保温毯、暖风机、加热床垫、气腹用二氧化碳气体加热、静脉输液及体腔冲洗液加温等温度综合管理措施。

六、肌肉松弛管理

高龄老人患者常有肝肾功能减退，并伴肌少症，麻醉恢复期肌肉松弛药代谢缓慢，极易发生肌肉松弛药残余，尤其容易发生在达到拔出气管导管指针后，再次出现肌力减退、呼吸再抑制、低氧血症和高二氧化碳血症，引起苏醒延迟。为此，应选择起效快、作用时间短，对肝肾功能依赖小的肌肉松弛药，对于低蛋白血症、肝肾功能障碍的高龄老人患者，应进行持续肌肉松弛监测，指导肌肉松弛药的合理使用，有效降低术后呼吸系统相关并发症、苏醒期延迟和术后呼吸机支持时间延长的风险。

七、体位管理

高龄老人患者均伴有肌少症和骨质疏松症,围手术期改变体位时,容易出现骨折,体位移动与固定不当易造成皮肤压伤、肌肉拉伤、神经损伤、关节脱位。应由医护人员共同参与患者的体位改变,谨慎仔细缓慢,避免损伤。

特殊体位的摆放,应在血流动力学监测和保持气道通畅下缓慢改变体位,注意屈伸颈部腰部,保护性摆放四肢,仔细检查固定。注意保持气道通畅和呼吸音监测,及时处理影响呼吸功能的相关因素。

高龄老人在拔出气管导管时需要辅助头背抬高 15°~30° 体位,利于患者进行呼吸和咳痰。

第四节 高龄老人患者的术后管理与康复

一、麻醉后管理

(一)镇痛管理

有临床研究发现,高龄老人患者术后急性疼痛的发生率较年轻患者低,这可能受到高龄老人感觉神经传入功能减退、认知功能减退、疼痛评估方法受限的影响,易导致患者的疼痛被忽视。疼痛的发生不仅显著降低患者的舒适度和满意度,还增加躁动、谵妄、焦虑、出血等并发症。除使用视觉评估量表、数字量表和 Wong-Baker 面部疼痛评定等自评外,针对认知功能障碍无法完成主观疼痛评分的高龄老人患者,应使用疼痛行为评估量进行评估,同时还可采用客观疼痛评估方法,如瞳孔直径变异系数,可以评估患者麻醉恢复期的疼痛。

实施围手术期多模式镇痛是控制术后疼痛的关键,特别是对高龄老人,在有效镇痛的同时,需降低镇痛药物、镇痛方式对机体造成的不良影响,并对疼痛及治疗进行动态管理。术前评估疼痛风险,重视术前疾病疼痛,综合处理围手术期疼痛、炎症、睡眠、情绪及心理问题,精细控制术中镇痛与应激,多学科增强微创意识、控制应激和炎症反应意识,动态全程式管理控制疼痛,对减轻术后疼痛以及防治手术痛的慢性化至关重要。

阿片类药物的不良反应,促进了少阿片、无阿片镇痛方案的选择,以及新型阿片类药物、非阿片类镇痛药物以及右美托咪啶等辅助镇痛药物的临床应用和方法探索。硬膜外镇痛、超声引导的区域神经阻滞镇痛、切口局麻药浸润、局部冷敷、个体化用药、经皮穴位电刺激和其他非药物治疗等,对高龄老人围手术期疼痛管理更为精细获益。

(二)麻醉苏醒延迟的诊治

由于高龄老人患者术前多存在睡眠/觉醒周期紊乱,麻醉恢复期容易出现嗜睡,并对麻醉药敏感性增加、药物代谢缓慢,例如即使 1.0mg 的咪达唑仑也可能导致高龄老人苏醒延迟。除高龄外,合并精神神经疾病、心血管疾病、肝肾功能损害、甲状腺功能减退、焦虑和睡眠剥夺,药物滥用,长期口服苯二氮䓬类药物、抗精神病药物及抗胆碱类药物的患者,均属于高危人群。麻醉前全面了解病史、用药史,完善体格检查和辅助检查,优化麻醉方案,适宜的监测和调控技术,维持机体内环境平衡,有助于苏醒延迟的防治。

(三)谵妄与躁动的防治

肥胖、术前认知功能障碍、精神疾病、药物滥用、感染、长时间手术、气管导管延迟拔除、各类导管留置,以及使用阿片类药物和地氟醚等,是发生躁动的危险因素。高龄老人术前多合并认知功能障碍,沟通交流受限,在恢复室容易发现气管导管延迟拔除和麻醉恢复迟缓,尤其是高龄老人躁动发生相对较多,增加了坠床和心脑血管并发症的风险。良好的术前医患沟通、宣教,精细的术中镇痛和液体管理,减轻气管带管反应的药物治疗(如右美托咪啶或小剂量利多卡因),减轻尿管刺激(术前沟通和准备、选用合适的导尿管、插管操作轻柔),必要时给予小剂量静脉镇静药,能较好降低术后躁动的发生。

高龄、认知功能障碍、恶性肿瘤是发生谵妄的独立危险因素,谵妄增加患者术后认知功能障碍发生率以及术后 30 天死亡率,并有 10% 的患者出现长期认知损害、生活质量显著下降。针对高龄老人这一高危人群,提倡多学科团队制订围手术期防治术后谵妄的策略,尽量避免多种药物的使用,早期识别和有效治疗谵妄。有研究表明,观察患者苏醒期脑电图波形变化可预测术后谵妄的发生,脑电波由 δ 波为主的慢波向纺锤形为主的慢波变化,再由非慢波进入清醒时,谵妄发生率最低,而直接由非慢波到清醒时,谵妄发生率最高。

(四)术后恶心呕吐的防治

苏醒期术后恶心呕吐(postoperative nausea and vomiting,PONV)发生率为 9.6%。其高危因素与其他人群相近。而有研究发现,随年龄增加 PONV 的发生率降低,但由于高龄老人吞咽和呛咳反射减退,在麻醉尚未完全恢复时,一旦出现 PONV,极易导致反流误吸,发生严重肺部感染的风险明显增高。术前筛查 PONV 风险,制订相应的 PONV 预防方案和补救性措施,术中使用昂丹司琼、小剂量地塞米松和容量补充等。除药物防治措施外,联合应用经皮穴位电针刺激等非药物治疗,也可以有效降低 PONV 发生率。当使用氟哌利多时,应警惕低血压。

(五)气管导管拔管及肺保护策略

高龄老人患者对肌肉松弛药代谢延迟,易出现肌肉松弛残余作用、拔管后呼吸抑制、低氧血症,甚至再插管和引起严重肺部感染等并发症。严密的肌肉松弛监测对于预防残余肌肉松弛相关并发症有重要意义。然而,高龄老人肝肾功能减退和低蛋白血症的发生率高,预防残余肌肉松弛作用,合理使用肌肉松弛拮抗药物尤为重要。与新斯的明相比,使用舒更葡糖钠能降低老年患者 40% 的残余肌肉松弛率,但应注意舒更葡糖钠可能加重高龄老人的肝肾功能负担。

延长拔管后肌肉松弛残余作用的监测也是重要的。一项纳入 18~65 岁,共 302 例的临床研究发现:肌肉松弛监测 4 个成串刺激比(TOFr)达 100%,拔出气管导管后 30 分钟内,还会复现肌肉松弛残余,TOFr 由 100% 降至 85%,再降率达 8%,表现出打鼾、复视、咳嗽无力、肌无力等。

因此,拔出气管导管前,高龄老人患者应实施先脱开呼吸机,导管内给氧 15 分钟,再导管吸空气 15 分钟,经过预处理无异常后方可拔出气管导管。拔出导管时,宜采用剪去气囊压力指示囊的方式减压放气,保留套囊内少许气体,防止套囊上端的分泌物倒流入气管内。拔管后立即高流量吸氧,嘱患者咳痰、深呼吸,并辅助清除口咽分泌物,保持气道通畅。

酌情于拔管前 5 分钟、拔管后 30 分钟进行血气分析,持续监测呼气末二氧化碳及动脉二氧化碳分压差,也可用微旁流二氧化碳监测,以动态判断拔管和出室条件状况,警惕呼吸不良事件的发生。拔管后,仍须严密观察至少 30 分钟甚至更长,积极鼓励高龄老人尽早进行呼吸支持训练(如缩唇吹气、深呼吸、主动咳痰等),辅助吸氧,进一步评估并促进呼吸功能的恢复。

对于心脑血管的高危高龄老人,宜在浅镇静下吸痰,以减少呛咳及血压升高,但应避免长时间吸痰引起的通气不足、肺不张、低氧血症。采用减轻气管导管反应的药物(静脉输注右美托咪啶、芬太尼、利多卡因、瑞芬太尼,或气管导管内滴注利多卡因等),有效减轻气管导管引起的呛咳和防止血流动力学剧烈波动。

在麻醉恢复期,还应纠正低蛋白血症、贫血、酸中毒及电解质紊乱等影响肌肉松弛恢复的不利因素,注意肌肉松弛拮抗剂对呼吸循环的副作用。

高龄老人患者麻醉恢复期间拔管体位已在本章第三节中描述。

对于麻醉恢复期存在明显低氧血症者,要积极查找原因,除常规临床呼吸指标监测外,肺部超声、EIT的应用也是很有帮助的。

(六)早期进饮策略

为了改善高龄老人恢复质量,除疼痛外,口渴是患者在苏醒期最为常见的不适感受。早期进饮可以缓解患者不适,促进胃肠道功能恢复,减少静脉补液。高龄老人患者苏醒拔管后,应充分评估患者吞咽功能和饮水风险,关注有无头晕、嗜睡、呛咳、恶心、呕吐等,先试饮水(2mL/次)后无不良反应,可酌情补充,每次不超过10mL,提高安全和舒适度。

二、术后康复

(一)术后营养支持

对高龄老人患者为了尽早恢复肠内营养,缩短术后进饮进食时间,术后常规进行 I-FEED 评分。对于术后不能尽早开始经口进食或能量摄入不足者,有管饲指征的患者,可在术后 24 小时内开始管饲和观察。

出院后,高龄老人能量、蛋白、脂肪、钾和维生素的摄入严重不足,促进衰弱进展,并出现贫血,减缓术后康复进程,并增加并发症及死亡风险。应更加强调维持食物的质和量,让高龄老人获取足够的食物和营养素,必要时可以进行营养补充。除此之外,还应按基础疾病进行分层管理。对患有糖尿病、高血压、肾脏病的高龄老人,膳食应该进行能量调整。

(二)大小便管理

因肌少症、器官功能衰退等原因,术前高龄老人有 54.4% 存在大小便排便障碍,严重影响舒适感和自我肯定。手术后高龄老人卧床增加、活动减少、胃肠功能减退,排便异常增多,不仅会影响身体健康,如容易导致肛周感染、会阴部皮肤湿疹、外阴糜烂、诱发肛肠痔裂疾病,用力排便时可诱发手术伤口裂开、脑卒中、急性心力衰竭、猝死等,还会影响高龄老人的进食进饮和心理健康,如使老年人的羞耻感增加和自尊心受挫,产生焦虑、抑郁、自卑等心理问题。

及时评估高龄老人术后排便功能,并积极鼓励高龄正确面对排便障碍、给予鼓励和支持,培养高龄老人的排便习惯,适度饮水,调整饮食结构增加膳食纤维含量,加强下地活动和括约肌功能锻炼(提肛缩臀运动等),必要时辅以润肠通便的药物。

(三)静脉血栓栓塞症预防

高龄老人患者术后静脉血栓栓塞症的发生率明显升高。有卧床、疼痛、行动不便者,术前须行深静脉血栓超声筛查。如果为血栓形成的高风险患者,术前监测凝血功能,必要时使用低分子量肝素预防,给药时间距离手术开始应至少 12 小时。还可选用弹力袜、间歇性气动加压仪等防栓装置。对于合并有严重心血管疾病、糖尿病、血栓栓塞症且正在服用抗凝药物的患者,应密切监测,根据病情和手术需要,酌情调整药物方案。鼓励患者术后在监测下适时早期运动。

(四)康复运动

高龄老人患者麻醉苏醒后可逐渐从床上卧位活动,过渡到坐位活动,直至站立活动。若不能进行整体运动,可卧位进行肢体局部运动和深呼吸练习,逐渐适应加强练习。这需要在术前对高龄老人及家属的充分宣教和指导,术后待意识肌力恢复良好,呼吸循环稳定,疼痛有效控制,无恶心呕吐时,即可开始循序渐进式运动。需要强调苏醒期康复运动,务必在医务人员陪同和指导下完成,以防坠床、跌倒等不良事件发生。

对高龄老人患者在院期间,重视培养康复运动习惯和技巧练习,对家属或陪护进行培训,出院后继续进行居家康复运动,养成良好的生活习惯,确保安全康复运动,防治术后衰弱、肌少症的发生发展也是重要的康复措施。

（五）睡眠管理

手术应激及麻醉药物的作用可能会改变高龄老人睡眠节律、睡眠时间和睡眠质量，导致记忆力下降、衰老加速以及多种疾病的发生。术后加强对入睡困难高龄老人的心理疏导，并按个人身体状况安排适合个体的文体活动；适当给予中、短效镇静、催眠药物，实行个体化治疗，确保 5 小时以上睡眠时间；对有认知障碍的老年失眠患者，给予适量改善认知的药物，有利于延缓认知功能障碍或提高认知功能。

（六）院外支持

出院后的高龄老人多处于失能状态，需要生活照料、长期护理和精神关爱。其照护最理想的状态是社会性的专业照护，开展新型的多学科老年患者关爱照护方案和急性病房照护程序，加强来自家庭和社会的关爱支持，可能有助于高龄老人的精准安全舒适镇痛，减轻术后炎症反应，改善焦虑和睡眠，减少并发症和死亡率，值得临床应用。

（闵 苏　律 峰）

参考文献

［1］CLEGG A, YOUNG J, ILIFFE S, et al. Frailty in elderly people [J]. Lancet, 2013, 381 (9868): 752-762.

［2］HE B, MA Y, WANG C, et al. Prevalence and Risk Factors for Frailty among Community-Dwelling Older People in China: A Systematic Review and Meta-Analysis [J]. J Nutr Health Aging, 2019, 23 (5): 442-450.

［3］HAJEK A, BRETTSCHNEIDER C, RÖHR S, et al. Which Factors Contribute to Frailty among the Oldest Old? Results of the Multicentre Prospective AgeCoDe and AgeQualiDe Study [J]. Gerontology, 2020, 66 (5): 460-466.

［4］WOODWORTH DC, SCAMBRAY KA, CORRADA MM, et al. Neuroimaging in the Oldest-Old: A Review of the Literature [J]. J Alzheimers Dis, 2021, 82 (1): 129-147.

［5］BORDERS C, SAJJADI SA. Diagnosis and Management of Cognitive Concerns in the Oldest-Old [J]. Curr Treat Options Neurol, 2021, 23 (3): 10.

［6］CRESSWELL-SMITH J, AMADDEO F, DONISI V, et al. Determinants of multidimensional mental wellbeing in the oldest old: a rapid review [J]. Soc Psychiatry Psychiatr Epidemiol, 2019, 54 (2): 135-144.

［7］BENTOV I, KAPLAN SJ, PHAM TN, et al. Frailty assessment: from clinical to radiological tools [J]. Br J Anaesth, 2019, 123 (1): 37-50.

［8］KIM TI, BRAHMANDAM A, SKRIP L, et al. Surgery for the Very Old: Are Nonagenarians Different [J]. Am Surg, 2020, 86 (1): 56-64.

［9］ALSHARQAWI N, ALHASHEMI M, KANEVA P, et al. Validity of the I-FEED score for postoperative gastrointestinal function in patients undergoing colorectal surgery [J]. Surg Endosc, 2020, 34 (5): 2219-2226.

［10］FORMIGA F, FERRER A, SANZ H, et al. Patterns of comorbidity and multimorbidity in the oldest old: the Octabaix study [J]. Eur J Intern Med, 2013, 24 (1): 40-4.

［11］DERWALL M, COBURN M. Safety and quality of perioperative anesthesia care-Ensuring safe care for older people living with frailty [J]. Best Pract Res Clin Anaesthesiol, 2021, 35 (1): 3-9.

［12］IRWIN MG, IP KY, HUI YM. Anaesthetic considerations in nonagenarians and centenarians [J]. Curr Opin Anaesthesiol, 2019, 32 (6): 776-782.

第三十八章
老年患者慢性伤口清创手术的麻醉

第一节　老年患者的慢性伤口

一、概述

慢性伤口是指无法通过正常有序且及时的修复过程达到解剖和功能上完整状态的伤口。临床中多指各种原因形成的创面接受超过 1 个月治疗未能愈合,也无愈合倾向的伤口。其中对"1 个月"的限定并非绝对,它受伤口大小、病因、个体健康状况等多种因素影响,因此无法以简单的时间限定加以划分。通常创面每周愈合比例低于 10%~15% 或每月比例低于 50% 时,就被判定为慢性伤口。

慢性伤口主要由糖尿病性溃疡、压力性溃疡、创伤性溃疡、血管性溃疡等原因引起,具有发病机制复杂、覆盖学科多、病情迁延、容易复发、治疗时间长、难度大、费用高、致残率高等特点。老年人群由于合并多种慢性疾病,且自身疾病控制不佳、营养不良、自身免疫力下降、抵抗感染能力下降等原因,故上述特点更加显著。

二、流行病学特点

慢性伤口一词最早出现在 20 世纪 50 年代的文献中,指的是难以愈合或未遵循正常愈合过程的伤口。西方国家对于慢性伤口的研究早于我国,其慢性伤口的原因以糖尿病性溃疡和血管性溃疡为主。慢性难愈类创面在给患者带来沉重医疗负担的同时,占用了大批的医疗资源。

导致我国慢性伤口的病因主要有压力性溃疡、糖尿病性溃疡、创伤性溃疡和血管性溃疡等。随着我国经济的快速发展人们生活水准提高,疾病谱也发生相应的改变,慢性难愈合创面的主要病因也正由"创伤型"向"疾病型"转变。此外,医疗技术的进步以及人口老龄化的发展趋势,使得我国慢性伤口患者的人群分布、病因学、治疗情况等与 20 世纪有所差异。目前在住院患者中,以男性和农村人群居多,体力劳动者好发,以 60~70 岁年龄段多见,且慢性伤口患者人数每年呈上升趋势。其中,普通成人的慢性伤口主要由创伤性溃疡引起,而老年人慢性伤口的发生原因多集中在糖尿病性溃疡、压力性溃疡和血管性溃疡,且部位以下肢多见。

三、病因和发病机制

现代生活方式导致了疾病谱的改变,慢性疾病增多,各类慢性伤口也随之增多,除了常见的糖尿病性溃疡、压力性溃疡、创伤性溃疡、血管性溃疡等,其他慢性伤口如感染性伤口、各类疾病相关性溃疡病情更加复杂。慢性伤口的发病机制尚不完全清楚,目前认为的发病机制有:

1. 局部微循环障碍　由于受压及周围血管疾病,伤口局部组织血运障碍,缺血缺氧导致创面溃疡、坏死,形成慢性伤口,愈合能力不佳。

2. 成纤维细胞老化 纤维连接蛋白变质及基质蛋白酶过度活化并使结缔组织分解大于合成,导致伤口愈合不佳、伤口感染及抗生素抵抗;慢性伤口,细菌感染导致炎性细胞聚集,愈合减缓,同时细菌释放蛋白酶和毒素降解生长因子,阻止伤口愈合。

3. 关键生长因子缺乏 血小板源性生长因子、重组人碱性成纤维细胞生长因子、内皮生长因子、转化生长因子-β 等生长因子对慢性伤口愈合至关重要。

4. 基质金属蛋白酶缺乏 基质金属蛋白酶主要由中性粒细胞、巨噬细胞、成纤维细胞分泌合成,其缺乏会导致伤口愈合障碍。

5. 局部坏死组织分解产物影响 创面局部坏死组织经细菌与各种酶的分解产生大量的生物胺,影响伤口愈合。

老年人群伤口慢性化的影响因素包括合并多种慢性疾病,如糖尿病、高血压、周围血管疾病等,且自身疾病控制不佳,身体素质下降,活动减少,营养不良,自身免疫力下降,抵抗感染能力下降。老年人慢性伤口的高危因素包括:

1. 高龄 临床研究表明,随着患者年龄增加,机体器官功能逐渐减弱,免疫力逐渐减弱,易出现感染,伤口愈合速度减缓。

2. 营养状态 老年人机体器官功能下降、牙齿脱落、胃肠功能减退,导致老年人食物摄取、吸收功能受到影响。老年人常合并多种慢性疾病,对于营养物质的需求增加。长期营养不良、免疫力低下导致感染,而感染又加重营养不良,最终成为慢性伤口。

3. 活动减少 老年人由于身体素质的下降、营养不良、自身疾病导致活动减少,甚至长期卧床,从而导致局部皮肤长期受压,血液循环障碍,细菌滋生诱发感染,最终发生慢性伤口。

4. 环境及其心情因素 部分老年人长期住院或在养老院等护理机构中,长时间处于这种封闭环境也会使老年人情绪低落,导致疾病愈合减慢,发生慢性伤口。

5. 糖尿病 近年来,我国老龄化程度逐渐加剧,老年人群中糖尿病患病率不断升高。老年糖尿病患者皮肤更易受损,损伤后愈合迟缓,愈合创面反复发作,导致慢性伤口。

四、慢性伤口的病理生理

不同的慢性伤口往往有不同的病理生理过程,但共同的结局是创面难愈,表现为创面愈合缓慢、愈合后复发或两者兼有。

(一)衰老状态

由于老年人生理状态及储备能力的下降,中性粒细胞过度浸润,蛋白酶过量产生,吞噬细菌能力减弱,CD16 表达降低和趋化性受损,淋巴细胞的活化、增殖受损导致伤口愈合延迟。

(二)局部组织缺氧

由于外周血管病变导致伤口灌注减少,局部缺氧。而缺氧通过多种分子机制导致细胞膜破坏,促进炎症级联反应,严重破坏伤口愈合。此外,缺氧还会影响成纤维细胞的增殖及其胶质的合成,严重阻碍伤口愈合。

(三)缺血再灌注损伤

周围血管疾病患者因缺血导致缺氧诱发炎症反应,缓解疼痛抬高患肢时再灌注会导致过多的白细胞随血运到达伤口组织,产生炎症细胞,加重溃疡和组织坏死。

(四)伤口细菌感染

致病菌除了会导致伤口愈合延迟外,还会吸引白细胞,导致炎症细胞的增殖,从而启动炎性反应。

严重慢性伤口患者一般常伴有局部大量的组织坏死。临床上接诊这类患者时常可闻到刺鼻的"臭味"，产生这种"臭味"的物质主要是多胺类物质，其中较多见的是腐胺。据研究证实坏死物质对人体的影响主要是通过组织分解产生多胺类物质，这些多胺类物质被吸收进而对患者产生特定的损害。一定量的外源腐胺会引起机体的炎性介质反应，还可诱导肝肾细胞的凋亡。当机体产生大量的生物胺，这些生物胺部分进入机体内部时，会引起头痛、恶心、心悸、血压变化、呼吸紊乱等反应，严重时会危及生命安全。

第二节　老年患者慢性伤口清创术

一、老年患者慢性伤口清创理论

清创最早由法国医生 Henri Francois LeDran 提出，早期仅表示"切开减压，彻底引流"。但 20 世纪 90 年代中期以来，微创理念使清创原则改变为"有限清创，减少损伤"。清创的概念有广义和狭义之分。狭义的清创即指传统的清洗、消毒污染的创面，清除异物，用手术刀、剪刀去除坏死组织，使之变为清洁的创面，从而有利于创面愈合；广义上一切去除细菌性、坏死性、细胞性负荷的方法都具有清创的作用。当前彻底清创是治疗慢性伤口愈合的有效手段，随着医学对慢性伤口的研究，清创的概念和方法也在发展，并逐渐形成以下几种理论。

（一）有限清创理论

有限清创是指剪除坏死组织的同时尽量减少对组织的损伤，减轻伤口在清创过程中的疼痛和减少血管的破坏。这是目前的清创术遵循的原则。坏死组织不仅可以阻碍伤口愈合，还会增加伤口感染的风险。因此清创作为对有机体组织进行管理的先进技术之一，能为伤口愈合提供理想的环境。

（二）伤口床准备理论

伤口床是指创面。伤口床准备定义为通过纠正可能延迟愈合的全身与局部因素，从而促进伤口愈合的方法。伤口床准备的原则包括：处理组织，控制感染或炎症反应，维持湿度平衡和促进伤口边缘收缩及上皮形成。伤口床准备理论是 20 多年来国际公认的不断发展的处理创面的金标准。

（三）伤口湿性愈合理论

1958 年，Obland 首先发现完整水疱比破裂水疱的创面愈合速度更快。1962 年，Winter 博士通过动物实验证实湿性环境的伤口愈合速度快。这一实验结果是伤口湿性愈合理论诞生的基础。伤口湿性愈合是利用不同特性的伤口敷料选用封闭或半封闭的方法保持伤口局部湿润，溶解痂皮和坏死组织后，促进伤口愈合。

（四）生物膜理论

慢性伤口细菌生物膜是细菌附着于伤口床与自身分泌的细胞外基质相互融合形成的一种膜状组织，对抗生素和宿主免疫防御机制的抵抗性很强而致感染和伤口愈合延迟。可通过物理清除、化学清除、生物疗法以及其他方法抑制生物膜作用。

二、慢性伤口清创术适应证、禁忌证

对于慢性伤口，清创术是临床医生常用的清创方法，此方法须在手术室进行，在麻醉监护下使用各种手术器械，清除坏死组织，暴露新鲜组织。其优点是清创快而彻底，但创伤较大，特别是深度压疮，常深及肌肉和骨组织,实施手术清创后组织大范围缺损,年老、体弱、病情危重常不能耐受,麻醉药物过敏或意外、组织损伤、出血、疼痛等并发症增加,也增加了操作风险。

(一)手术适应证

溃疡深、面积大的创伤性溃疡伤口;缺血严重,系统药物治疗效果不理想的糖尿病性溃疡伤口;Ⅲ~Ⅳ期压力性溃疡伤口;动脉粥样硬化病变累及周围动脉导致患者出现静息痛、组织溃疡或坏死的动脉性慢性伤口;反复发作、迁延不愈的下肢静脉性溃疡伤口;以及放射性溃疡伤口等。

(二)手术禁忌证

患者全身状态差,生命体征不稳,病情危重,经多学科综合会诊评估后认为手术、麻醉风险极高,不能耐受手术治疗的患者;恶性伤口;患者有凝血、出血异常等。

三、清创术种类、常见清创部位和手术清创设施

(一)清创术种类

目前对于慢性伤口的清创已经不局限于手术操作及伤口敷料的处理,清创术的种类有外科清创、机械清创、保守锐器清创、自溶清创、酶解清创、生物清创。近年来,超声清创、水刀清创及等离子双极射频消融清创作为全新的清创方法,也逐渐应用于临床。在临床工作中一般将上述清创过程联合应用,优势互补,从而加速伤口快速愈合。

(二)常见清创部位

慢性伤口发生部位主要集中在下肢,糖尿病性及周围血管性所致的伤口大多都位于下肢;其次分别为腰背、骶尾,且骶尾部以压力性溃疡伤口多见。

(三)手术清创设施

临床医生在手术室内,在麻醉监护下使用各种手术器械(手术剪、刀、血管钳等),分次去除无活性组织或坏死组织,并联合封闭式负压引流(vacuum sealing drainage,VSD)治疗。

四、清创术对老年慢性伤口患者的影响

清创术去除创面的坏死组织,这为慢性伤口转变成急性伤口愈合反应状态提供了适宜的血供和营养,从而使伤口沿着炎症期、增殖期和塑形期的顺序愈合。但老年慢性伤口的患者因合并多种慢性疾病,且自身疾病控制不佳,营养不良,自身免疫力下降,抵抗感染能力下降等原因,使其围手术期的不良事件发生率和死亡率明显增加。

第三节 术 前 评 估

一、外科和麻醉的术前评估

由于医疗水平的提升和预期寿命的增长,我国慢性伤口的发病率逐步上升。目前仅由糖尿病所导致的慢性伤口患者数每年达 4 000 万人。随着年龄的增加,老年患者的器官功能也在衰老,常存在多种慢性合并症,病情严重,需要多学科共同管理。虽然年龄并不是麻醉的禁忌证,但是老年患者的麻醉风险及术后并发症发生率均高于年轻患者,因此对老年慢性伤口患者的病情术前评估尤为重要,需要通过多学科团队的共同努力,掌握患者完整的病史和全面的临床评估。

（一）外科评估

首先应详细评估患者的慢性伤口类型、创面大小、深度、周围皮肤、有无渗出液等。除此之外，神经、血管、肌腱、骨骼也应充分全面评估。伤口评估是伤口管理的第一步，也是核心。如果评估不良，随后的伤口治疗和护理将会导致愈合延迟以及严重并发症。

慢性伤口患者由于慢性疾病、营养不良、长期卧床、免疫抑制剂治疗导致感染、免疫力低，因此需要详细地询问发病情况、既往疾病情况、麻醉手术史、用药情况、个人烟酒史及不良嗜好。老年患者通常合并多种疾病。置入心脏支架的患者需长期抗血小板治疗，这类患者围手术期应由外科医师、心内科医师和麻醉医师共同完成，并严格按照管理指南进行。合并糖尿病的患者，要明确糖尿病的类型，关注血糖及酮体，关注心脏、神经功能、外周血管、视网膜病变。压力性损伤患者要注意选择合适的体位，避免持续受压导致伤口加重。

（二）麻醉评估

询问患者病史、体格检查、实验室检查、疾病发病情况和用药情况。全身状况包括患者的营养状态、活动耐量、有无感染、个人烟酒史及不良嗜好，以及有无相关合并症。

为了有效地提高老年患者的手术治疗质量，术前应当根据美国麻醉医师协会（American Society of Anesthesiologists，ASA）分级、代谢当量水平、营养状况、是否可疑困难气道、视力状况、精神/认知状况、言语交流能力、肢体运动状况、是否急症手术、近期急性气道疾患、过敏史、脑卒中病史、心脏疾病病史、肺脏病史、内分泌疾病病史、用药史（包括抗凝药物等）、头颈部放疗史、既往外科病史等对患者进行评估，以期全面掌握患者的身体状态。必要时，邀请相应多科专家参与讨论手术时机、方案以及相应的术前准备。ASA分级及年龄可初步预测患者围手术期死亡率，大于80岁的患者接受大中型非心脏手术时，年龄每增加1岁，围手术期死亡率增加5%。

1. 心血管功能评估　老年慢性伤口患者血管功能不全、血糖控制不佳，围手术期心血管并发症明显高于中青年患者，因此应对老年患者的心血管系统进行细致的评估，包括判断心功能、掌握心脏氧供需状况以及区别心脏病的类型，美国心脏病协会（American Heart Association，AHA）指南提出不稳定冠脉综合征（不稳定型心绞痛和近期心肌梗死）、心力衰竭失代偿期、严重心律失常、严重瓣膜疾病明显影响心脏事件发生率。心脏功能储备小于4个代谢当量（表38-1）时，与潜在不良结局有关。目前多采用Goldman心脏风险指数预测老年患者围手术期心脏风险，其是由Goldman等于1977年提出的，用于评估40岁以上患者的围手术期心脏并发症发生风险，包括9项指标：①患者术前有充血性心力衰竭体征，如奔马律、颈静脉压增高（11分）；②6个月内发生过心肌梗死（0分）；③室性期前收缩＞5次/min（7分）；④非窦性心律或房性期前收缩（7分）；⑤年龄＞70岁（5分）；⑥急症手术（4分）；⑦主动脉瓣显著狭窄（3分）；⑧胸腹腔或主动脉手术（3分）；⑨全身情况差（3分）任一指标：动脉血氧分压（PaO_2）＜60mmHg，动脉血二氧化碳分压（$PaCO_2$）＞49mmHg，[K^+]＜3mmol/L，[HCO]＜20mmol/L，尿素＞7.5mmol/L，肌酐＞270μmol/L，SGOT异常，慢性肝病。累计为53分，按积分多少分为4级：0~5分为Ⅰ级，6~2分为Ⅱ级，13~25分为Ⅲ级，≥26分为Ⅳ级，Goldman心脏风险指数与前述心功能分级大致相关。累计分值达Ⅲ级时，手术危险性较大，需进行充分的术前准备，使心功能和全身情况获得改善以提高麻醉和手术的安全性。Ⅳ级患者麻醉和手术的危险性极大，威胁生命的并发症发生率达22%，术中和术后死亡病例中的半数以上可发生于此级患者。在上述9个危险因素中，第①③④⑨项可通过适当的术前准备而获改善，第②项可根据具体情况暂延择期手术或经皮冠脉成形术等治疗减少麻醉和手术的危险性，并根据心电图、心脏彩超和患者自身情况及症状处理。合并冠心病患者需要进行冠脉CT检查。围手术期心血管风险的临床预测指标如下：

（1）围手术期心血管风险高危因素：①心肌梗死后7~30天且伴严重或不稳定的心绞痛；②充血性心力衰竭失代偿；③严重心律失常，如Ⅲ度房室阻滞、病理性有症状的心律失常、室上性心动过速。高危患者围手术期心脏事件发生率为10%~15%,其中心源性死亡率>5%。

(2)围手术期心血管风险中危因素:①不严重心绞痛;②有心肌梗死史;③心力衰竭代偿期;④需治疗的糖尿病。中危患者围手术期心脏事件发生率为3%~10%,其中心源性死亡率<5%。

表38-1　MET活动当量评价

代谢当量	活动程度
1MET	吃饭,穿衣服,在电脑前工作
2MET	下楼梯,做饭
3MET	以3.3~4.8km/h速度走1~2条街区(每个街区200~500m)
4MET	能在家中干活(清洁工作或洗衣服),园艺劳动
5MET	能上1层楼梯,跳舞,骑自行车
6MET	打高尔夫球、保龄球
7MET	单打网球,打棒球
8MET	快速上楼梯,慢跑
9MET	慢速跳绳,中速骑自行车
10MET	快速游泳,快跑
11MET	打篮球、踢足球,滑雪
12MET	中长距离快跑

注:根据Duke活动指数和AHA运动标准估计不同活动程度代谢能量需要,以代谢当量(MET)为单位。心脏病患者施行非心脏手术时,若MET<4,患者耐受力差,手术危险性大;MET≥4,临床危险性较小。

2. 肺功能及气道评估　慢性伤口患者因为高龄可导致肺泡减少及弹性下降,肺活量和通气量显著下降;呼吸系统的功能随年龄增长而减退,特别是呼吸储备和气体交换功能下降。胸壁僵硬、呼吸肌力变弱、肺弹性回缩力下降和闭合气量增加是造成老年患者呼吸功能降低的主要原因。呼吸功能减退、自身营养不良、长期卧床可能导致肺气肿、上呼吸道感染、慢性阻塞性肺疾病等疾病出现,使得围手术期肺部并发症的风险增加。对于术前合并慢性阻塞性肺疾病或哮喘的患者,应当仔细询问疾病类型、持续时间、治疗情况等。如患者处于急性呼吸系统感染期间,如感冒、咽炎、扁桃体炎、气管支气管炎或肺炎,建议择期手术推迟到完全治愈1~2周后,因为急性呼吸系统感染可增加围手术期气道反应性,易发生呼吸系统并发症。术前呼吸系统有感染的病例术后并发症的发生率可较无感染者高4倍。戒烟至少4周可减少术后肺部并发症,戒烟3~4周可减少伤口愈合相关并发症。

关注患者病史及相关检查结果,询问患者有无肺部手术史。患者术前肺功能及血气分析结果对患者风险评估意义重大对于合并肺部疾病的患者,若第一秒用力呼气量(FEV_1)≤600mL、第一秒用力呼吸容积占预计值百分比≤50%、一秒率≤27%正常值、肺活量(VC)≤1 700mL、第一秒用力呼吸容积占用力肺活量百分比≤58%、PaO_2≤60mmHg(1mmHg=0.133kPa)或呼气高峰流量(PEFR)≤82L/min,则提示患者存在术后通气不足或咳痰困难的风险,易发生术后坠积性肺炎、肺不张,可能出现呼吸衰竭。应关注患者口齿情况及张口度,评估是否存在困难气道。

术后肺部并发症的风险因素有慢性阻塞性肺疾病、健康状况较差、日常生活不能自理、心功能不全、肥胖或体重减轻、吸烟、谵妄、酗酒、吞咽障碍等。可采取的预防措施包括:术前6~8周戒烟,采用诱导型肺计量器进行锻炼,并学会呼吸控制和咳嗽技巧等。

3. 神经功能评估　慢性伤口患者运动神经病变、肢体长期受压可导致骨质吸收破坏和关节变形,感觉神经病变可导致肢体感觉异常。患者合并高血压、周围血管病更易发脑血管疾病。因此应明确患者相关病史、有无外伤史,对于合并中枢神经系统疾病患者,应并完善头部 CT、磁共振等检查。老年人多有认知和谵妄方面的问题。很多老年患者在术前可能已经有认知功能下降却未被识别,术后容易出现谵妄。可询问家属,采用简易智力状态评估量表或简易精神状态检查量表等工具进行筛查。对于有认知功能下降患者,应采取预防谵妄措施,并向家属说明。术后谵妄与不良预后有关,术前应该评估的风险因素包括:①年龄因素(≥70岁)。②老年问题:认知功能下降/痴呆、疼痛、抑郁、酗酒/戒酒、睡眠剥夺、营养不良、尿潴留、便秘。③疾病相关:慢性病共病、肾功能不全、贫血、低氧、脱水、电解质紊乱。④功能障碍:失能、制动(导尿管/输液管、约束带等)、视力或听力损害。⑤药物因素:多重用药,特别是精神类药物(如苯二氮䓬类、抗胆碱能类或抗组胺类药物)。所以,高龄、教育水平低、水电解质异常、吸烟、苯二氮䓬类药物应用、抗胆碱药物应用、术前脑功能状态差以及大手术等是影响围手术期谵妄的危险因素,危险因素多的老年患者术前用药应当酌情进行调整。美国老年医学会和中华医学会老年医学分会的术后谵妄干预指南均强调通过跨学科团队,采取综合干预措施,预防谵妄最重要。

老年人神经系统呈退行性改变,表现在日常生活中活动能力降低,对麻醉药品敏感性增加。老年人自主神经反射的反应速度减慢,反应强度减弱,对椎管和周围神经传导阻滞更加敏感。以下情况需术前申请神经科医师会诊:为明确术前神经系统征象,如头痛、阵发性短暂无力、运动障碍、意识异常或慢性局灶症状等的诊断;对存在的慢性疾病进行术前评估,如无法控制的癫痫、重症肌无力、帕金森病、阿尔茨海默病、多发性硬化症、肌营养失调、症状性颈动脉病等。

4. 内分泌功能评估　人类衰老过程可引起内分泌系统发生改变:腺体萎缩和纤维化;激素的分泌速率及其代谢降解率均降低;组织对激素的敏感性发生改变;下丘脑和垂体对负反馈调节的敏感性降低。值得注意的是:①所有老年人糖耐量均降低,应引起重视。合并糖尿病的老年患者应当注意评估其血糖控制是否稳定、对降糖药物的敏感性、是否合并心血管疾病、周围神经病变程度以及认知功能状态等情况。另外有部分老年患者合并有隐性糖尿病,术前应常规检查血糖水平。②肾上腺功能抑制与使用皮质激素有关。对经常使用皮质激素治疗的患者,应询问其用药剂量和最后一次用药时间。肾上腺皮质功能抑制不能预测,这取决于激素的用药剂量、药效和频度,以及激素治疗时间的长短。泼尼松累积剂量大于 0.4g 可发生肾上腺皮质功能抑制,且可延续至停止用药后 1 年。③甲状腺疾病有甲状腺素补充型(甲状腺功能低下)或抗甲状腺素型(甲状腺功能亢进)两类。近年资料表明,对稳定型的甲状腺功能低下患者,允许施行择期麻醉和手术;大型及高风险手术需推迟择期手术,并给予甲状腺素补充治疗。

5. 消化功能评估　老年人胃肠道血流量降低,胃黏膜有一定程度的萎缩,唾液及胃液分泌减少,胃酸较少,胃排空时间延长,肠蠕动减弱,但一般对老年人的消化、吸收功能无较大影响。老年人食欲减退、术后肠胀气的风险更高。结肠平滑肌收缩力降低可能是老年人常发生便秘的原因之一。部分老年患者合并有不同程度的肥胖,应当对患者的体重指数、体重变化及肥胖相关疾病作出相应的评估。胃内容物误吸是麻醉期间最危险的并发症之一。麻醉前对患者是否面临反流误吸危险,必须作出明确的判断。疼痛、近期损伤、禁食时间不足、糖尿病、肥胖或应用麻醉性镇痛药、β-肾上腺素能药物或抗胆碱药等因素,均可延迟胃内容物排空,或改变食管下段括约肌张力,显著增加误吸的机会。食管裂孔疝患者是误吸高危患者,其"烧心"症状往往比食管裂孔疝本身更具有诊断意义。65 岁以上的接受中大型手术的老年患者围手术期易并发应激性溃疡,建议麻醉手术前仔细询问是否有消化道溃疡病史及近期是否服用可能导致消化道出血的药物,严防围手术期应激性溃疡的发生。

肝脏重量和肝血流量随衰老而减少。肝功能与肝脏质量成正比下降。因此,生物转化率和白蛋白合成降低。老年男性血浆胆碱酯酶水平减低。下列情况应尤其注意患者的营养状况:①体重指数小于 18.5kg/m²;②血清白蛋白小于 3g/dl;③6 个月内非计划性的体重减轻超过 10%。

6. 血液系统评估 由于生理储备及功能的下降、营养不良和长期卧床，慢性伤口患者可出现肝肾功能和血液系统的指标异常及其他系统的并发症。因此应该注意其血糖水平及血管血栓情况。术前应常规进行检验检查分析，并根据其结果进行多学科分析处理。血栓性疾病是严重危害人类健康的重要疾病之一，在老年人群中尤为突出。许多老年患者停用抗凝药物易导致围手术期血栓性疾病发生，因此停用抗凝药物应当慎重。术前凝血功能检查，有助于评估患者凝血功能状态，指导术前药物的使用。对于服用抗凝药物治疗的患者，根据可能增加的手术出血、手术的种类及血栓栓塞的后果决定实施围手术期应对保守策略还是积极策略。保守策略是指术期停用华法林 3~5 天，术后尽快恢复华法林治疗。积极策略是指停用华法林期间，使用肝素替代治疗（表 38-2）。当凝血酶原时间所对应的国际标准化比值（INR）≤ 1.5 时，大多数外科手术可安全实施。对于 INR 在 2~3 的患者，口服维生素 K 1~2mg 可在 24 小时内纠正凝血状态。对于择期手术患者，是否停用阿司匹林还存在争议。目前认为：如果在推荐剂量范围，单独使用阿司匹林或氯吡格雷，非心脏手术可以不停药；如果患者将要接受心脏手术尤其可能需要体外循环，且冠心病病情稳定，可以考虑停用阿司匹林 7 天，但在术后 48 小时内尽快恢复抗血小板治疗；若患者接受的是不停跳冠状动脉旁路移植术，术后应立即恢复抗血小板治疗。由于缺乏特效的抗血小板药物拮抗剂，在急需恢复血小板功能的情况下，输注血小板可能是唯一的选择。

表 38-2 低分子量肝素替代治疗方案

日期	方案
术前 5 天	停止使用华法林
术期 3 天	皮下注射低分子量肝素，100IU/kg，每隔 12 小时，或 200IU/kg
术前 1 天	若为每天给药，则减量为 100IU/kg，若为每 12 小时给药，则停用夜间剂量
术后当天	复查 INR，评估手术部位出血状况，如果患者可以口服液体且止血满意，则在当晚恢复口服华法林
术后 1~3 天	若无出血风险，恢复低分子量肝素注射
术后 5~6 天	如果 INR 在治疗范围内，停用低分子量肝素

INR，国际标准化比值。

7. 衰弱评估 慢性伤口患者因其年龄、生理状态的改变而出现抗应激能力减退，并发生多系统的生理学变化，包括营养不良、长期卧床导致神经肌肉系统、代谢及免疫系统改变。这种改变造成术后并发症增多、认知功能障碍、不良预后甚至死亡的发生。因此对老年患者有必要进行术前的衰弱评估分析，并采用针对性的麻醉方案。

衰弱评估的对象应集中在年龄>70 岁或因为慢性疾病造成明显体重下降（在过去 1 年 ≥5%）的人群。围手术期衰弱评估较多采用 Fried 衰弱评估、FRAIL 量表、改良衰弱指数，其中 FRAIL 量表较为简易，更适合快速临床评估。由国际老年营养学会提出的 FRAIL 量表（表 38-3）包括 5 项：①疲乏感；②阻力感，上一层楼梯即感困难；③自由活动下降，不能行走 1 个街区；④多种疾病共存 ≥5 种；⑤体重下降，1 年内体重下降>5%。具备以上 5 条中 3 条及以上就被诊断为衰弱；不足 3 条为衰弱前期；0 条为无衰弱。麻醉医师对老年衰弱患者进行危险分级和识别，并以此防止发生术后并发症，优化影响预后的可变因素是必要的。经过临床培训的医师可对年龄较大的患者（≥65 岁）进行初步评估，便于早期发现衰弱。早期识别衰弱对于降低不良后果至关重要，可更好地告知患者和家属术后可能的情况。在衰弱的个体中，没有明确或单一的干预治疗来证明衰弱对术后结局的影响。然而，改善高危患者的预后很可能取决于对高危衰弱个体的早期认识，其次是对风险分级和优化，目的是改变手术前的衰弱程度。

表 38-3　FRAIL 量表

序号	条目	询问方式
1	疲乏	过去 4 周内大部分时间或者所有时间感到疲乏
2	阻力增加或耐力减退	在不用任何辅助工具以及不用他人帮助的情况下,中途不休息爬一层楼梯有困难
3	自由活动度下降	在不用任何辅助工具以及他人帮助的情况下,走完 1 个街区(100m)较困难
4	疾病情况	医生曾经告诉你存在 5 种以上疾病:高血压、糖尿病、急性心脏病发作、卒中、恶性肿瘤(微小皮肤癌除外)、充血性心力衰竭、哮喘、关节炎、慢性肺病、肾脏疾病、心绞痛等
5	体重下降	1 年或更短时间内出现体重下降 ≥ 5%

8. 心理评估　老年人群身体素质下降,全身系统功能下降,心理状态也会因生理功能的减退发生变化,产生很多不良的心理问题。随着慢性伤口的发生和住院次数以及经济负担的增加,老年人心理可能会出现郁闷、抑郁的情绪,伤口的疼痛可能会使他们出现烦躁。因此术前应对老年患者进行充分的心理评估及人文关怀,减轻他们的心理问题。可以采用汉密顿焦虑量表(HAMA)和汉密顿抑郁量表(HAMD)评估患者焦虑和抑郁状态,及时疏导患者的心理问题。

二、老年患者慢性伤口的诊断和治疗

老年患者慢性伤口的诊断应根据不同的致病原因进行分类诊断,各种不同慢性伤口的治疗方案也由于病因不同而有所差异。本章中着重介绍压力性慢性伤口、糖尿病性慢性伤口及创伤性慢性伤口。

(一)压力性慢性伤口

压力性慢性伤口是临床常见的并发症,由于人体局部组织因过长时间的局部压力而影响血液循环,导致皮肤的病理变化。

1. 非手术治疗　①减少摩擦力和剪切力;②每 2 小时为患者翻身 1 次;③运用固定装置来避免压疮部位受压;④仰卧位时,保持床头抬高 30°,侧卧时,床头抬高 30° 或者小于 30°;⑤使用减压工具,如Ⅲ期或Ⅳ期压疮患者或全身多处压疮患者使用低气压床垫或悬浮气垫床垫 / 床;⑥长期坐轮椅的患者每 15 分钟应进行 1 次体位改变,如果患者自己无法进行,应由他人协助每小时进行 1 次体位变换;⑦如果患者臀部皮肤发生压疮,应限制其久坐时间和使用减压坐垫;⑧大小便失禁的管理;⑨选择护理垫、尿布等吸收皮肤表面的渗出物;⑩保证足够的营养物质摄入量和摄水量;⑪ 每次更换敷料时,选择非细胞毒性消毒剂清洁伤口,以减少对伤口的损伤;⑫ 使用高压灌洗法来去除腐肉或坏死组织。

2. 手术治疗　①清创术:注意探查深层组织损伤情况,避免肌肉组织夹心样坏死和骨筋膜间室综合征,保证术后能够通畅引流。②缝合术:对感染损伤范围小、无残余无效腔的创面可清创后一期无张力缝合,对于周围组织炎性肿胀、明显供血不足的创面不推荐一期缝合。③植皮术:创面基底达到植皮条件,应尽早手术封闭创面,建议优先选择刃厚皮植皮。④皮瓣移植术。

(二)糖尿病性慢性伤口

糖尿病性慢性伤口是指糖尿病患者因糖尿病所致的下肢远端神经病变和 / 或不同程度的血管病变导致的足部溃疡和 / 或深层组织破坏,伴或不伴感染。诊断依据:①符合糖尿病诊断;②具有下肢缺血的临床表现;③辅助检查提示下肢血管病变,静息时踝臂指数(ankle brachial index,ABI)<0.9,或静息时 ABI>0.9,但运动时出现下肢不适症状,平板运动试验后 ABI 降低 15%~20% 或影像学提示血管存在狭窄。

1. 非手术治疗　①姑息性清创。②创面换药:创面换药可在门诊进行,根据创面感染程度和渗出量决定换药频次。③创面用药:根据创面不同阶段选择创面用药。④敷料选择:优先选择具有杀菌、主动吸附或引流渗液、保持创面适度湿性、防粘连等具有复合功能且高性价比的伤口敷料。⑤伤口负压引流技术。⑥生物治疗。

2. 手术治疗 ①止血带。②清创术：注意探查深层组织损伤情况，避免肌肉组织夹心样坏死和骨筋膜间室综合征，保证术后能够通畅引流。③缝合术：对感染损伤范围小、无残余无效腔的创面可清创后一期无张力缝合，对于周围组织炎性肿胀、明显供血不足的创面不推荐一期缝合。④植皮术：创面基底达到植皮条件，应尽早手术封闭创面，建议优先选择刃厚皮植皮。⑤皮瓣移植术；⑥截肢/趾术。

（三）创伤性慢性伤口

创伤慢性伤口是指有明确外伤史，并在此基础上发生的溃疡，临床表现依损伤性质不同而异，部位不确定。

创伤性溃疡强调手术治疗，彻底扩创后行皮瓣或植皮覆盖创面。对于溃疡不深，面积小或散在多发的，非手术治疗也能治愈。

1. 非手术治疗 原则是控制感染，促进愈合。

2. 手术治疗 ①清洁创面、清除坏死组织；②保持创面清洁及一定的湿度，加强换药；③根据创面周围炎症反应和分泌物细菌培养/药敏试验结果选择敏感抗生素全身或局部使用，也可选用抗菌敷料；④生长因子（如碱性成纤维细胞生长因子、血小板衍生生长因子）的应用；⑤局部血小板衍生伤口愈合因子治疗；⑥溶纤维蛋白药（如链激酶、尿激酶等）的应用；⑦局部应用苯妥英；⑧ VSD 治疗；⑨高压氧治疗；⑩营养支持。

第四节　老年患者慢性伤口清创术的麻醉

一、老年慢性伤口清创术麻醉基本原则

麻醉过程平稳，呼吸、循环状态稳定，保持各器官氧供和氧需之间的平衡。麻醉深浅适度，既达到良好的镇痛又不会抑制循环，将应激反应控制在合适的水平。

1. 充分的术前评估，了解患者的具体情况（全身情况、精神状态、病情及重要器官的功能状态等）和手术范围，在保证患者安全和满足手术需要的基础上，选择对其生理功能影响最小的麻醉方案。

2. 选择对呼吸循环影响小的麻醉药物，注意减少药物剂量、延长给药间隔。老年人麻醉诱导期及苏醒期循环波动大，注意维持血流动力学的稳定。

3. 老年人氧储备能力差，注意保持呼吸道通畅，避免缺氧，控制液体输注量。全麻苏醒期注意防止呼吸功能不全引起一系列并发症。

二、老年患者慢性伤口清创术麻醉

（一）手术方案、麻醉方案、共存疾病调控方案的选择

手术方案尽可能优先选择简单、继发损伤小的方案，争取以简单方法解决复杂问题。

麻醉方案的选择应综合手术需要、患者本身的情况等综合考虑。

1. 局部麻醉 采用局部麻醉对老年患者有较大优势。全身生理功能干扰小，术后不会有中枢神经功能障碍，可以早期下床可防止深静脉血栓及肺部的并发症。基于加速康复外科（enhanced recovery after surgery，ERAS）理念，局部麻醉是老年患者手术的理想选择，但手术复杂时往往镇痛不全，常和镇静镇痛药

评估结果以及标准化伤口干预流程指导制订伤口清创、干预手段等处理方案；麻醉医生术中掌握合适的麻醉深度并维持患者生命体征平稳，呼吸、循环状态稳定，保持各器官氧供和氧需之间的平衡；术后继续抗感染，根据患者各项检查结果调整治疗方案，积极进行健康宣教。

（二）麻醉监测与管理

慢性伤口患者通常以高龄、营养不良、慢性疾病（糖尿病、周围血管疾病、慢性肺病等）、神经病变、长期卧床、感染、水肿为特征，这些因素都会对伤口愈合产生负面影响，甚至会增加手术及麻醉并发症的风险。因此术中管理需要更加谨慎。

1. 常规监测及加强监测　术中常规的监测应包括心电图、血氧饱和度、有创血压、体温、呼吸频率、尿量。常规心电图监测可发现心律失常、心肌缺血、传导异常、起搏器故障等异常情况。

血氧含量是血液中氧与血红蛋白结合为氧合血红蛋白结合的氧量和溶解于血浆中氧量之和，其中结合氧量占绝大部分，因此脉搏血氧饱和度（SpO_2）通常能及时、可靠地反映机体的氧合状态。成人 SpO_2 正常值为 ≥95%，SpO_2 90%~94% 为失饱和状态，90% 为低氧血症，正常老年人氧分压：$PaO_2=104.2-0.27×$ 年龄（mmHg），故应正确认识老年患者的 PaO_2、SpO_2 水平，尤其逾 80 岁老年患者不可太苛求术前达到正常水平，监测脉搏血氧饱和度能帮助快速诊断低氧血症。

血压反映器官血流灌注压，提示器官血流灌注情况，测量方法和时间间隔取决于患者情况和手术类型，如术中仅进行无创血压监测，间隔时间不应超过 5 分钟，有血管异常（如透析动静脉瘘）或静脉输液的肢体尽量避免袖带测压。老年慢性伤口患者麻醉监测更推荐有创动脉测压，不仅能够实时测压，还可进行血气分析，监测患者内环境情况。

正常成人呼吸频率为 12~20 次 /min，呼吸减慢常见于代谢率降低、麻醉过量、休克以及明显颅内压增高等，呼吸增快主要见于发热、疼痛、贫血、甲状腺功能亢进症、心力衰竭、肺炎肺栓塞、胸膜炎、支气管哮喘及神经、精神障碍等情况。全身麻醉时更应重视监测呼吸相关指标，如潮气量、呼气末二氧化碳分压（$P_{ET}CO_2$）等。$P_{ET}CO_2$ 的正常值是 35~45mmHg，全身麻醉时可根据 $P_{ET}CO_2$ 数值调整呼吸参数，维持其正常，出气二氧化碳波形图可以快速可靠地显示气管插管是否误入食管，其波形突然中断可能提示呼吸回路某处脱落。

监测尿量可一定程度上反映肾脏灌注状态（与有效循环血容量和微循环有关）。导尿管置入膀胱是监测尿量可靠的方法，术中尿量应维持在 1.0mL/（kg·h）以上。ERAS 提出为了手术患者尽早下床活动，器官功能早日恢复，没有必要常规置入尿管，故若患者病情稳定应尽早拔出尿管。

如果是复杂的慢性清创术或者是老年患者合并高血压冠心病等病史病情严重时建议行脑电监测、肌松监测、有创动脉监测及中心静脉压监测，合并严重循环功能障碍建议行心输出量监测。根据慢性伤口患者的特点，术中定时监测血气分析结果，避免血糖及电解质紊乱。动脉内置管可以实现连续动脉内血压测量，能够及时、准确地了解血压的变化，直接动脉测定的压力大小和波形可反映心排出量、外周血管阻力和血管内容量等状态。中心静脉压（central venous pressure，CVP）是指上腔静脉或下腔静脉近右心房入口处的压力，正常值为 5~12cmH$_2$O，主要反映右心室前负荷及回心血量的排出能力，CVP 值可与血压、心率、尿量等指标相结合，用于评估循环血容量和右心功能。全麻期间镇静深度监测可预防术中知晓的发生，利于改善转归，有助于实现精确化麻醉，监测麻醉深度的神经电生理指标，如 BIS、Narcotrend 指数、听觉诱发电位（auditory evoked potential，AEP）、熵（entropy）、脑功能状态指数（cerebral state index，CSI）等可以作为全麻意识状态或大脑功能状态的客观指标 BIS 将多个不同的脑电图变量综合成为一个单一变量值，并用 0~100 表示，数字变小表示大脑的抑制程度加深，85~100 为清醒状态，65~85 为镇静状态，40~65 为麻醉状态，<40 示过深麻醉状态。测定心排出量有无创和有创监测两大类。有创方法包括热稀释法、染料稀释法和脉搏波形法等，无创方法包括食管多普勒、胸部生物阻抗法和超声心动图等。

附或引流渗液、保持创面适度湿性、防粘连等具有复合功能且高性价比的伤口敷料。⑤伤口负压引流技术。⑥生物治疗。

2. 手术治疗　①止血带。②清创术：注意探查深层组织损伤情况，避免肌肉组织夹心样坏死和骨筋膜间室综合征，保证术后能够通畅引流。③缝合术：对感染损伤范围小、无残余无效腔的创面可清创后一期无张力缝合，对于周围组织炎性肿胀、明显供血不足的创面不推荐一期缝合。④植皮术：创面基底达到植皮条件，应尽早手术封闭创面，建议优先选择刃厚皮植皮。⑤皮瓣移植术；⑥截肢/趾术。

(三) 创伤性慢性伤口

创伤慢性伤口是指有明确外伤史，并在此基础上发生的溃疡，临床表现依损伤性质不同而异，部位不确定。

创伤性溃疡强调手术治疗，彻底扩创后行皮瓣或植皮覆盖创面。对于溃疡不深，面积小或散在多发的，非手术治疗也能治愈。

1. 非手术治疗　原则是控制感染，促进愈合。

2. 手术治疗　①清洁创面、清除坏死组织；②保持创面清洁及一定的湿度，加强换药；③根据创面周围炎症反应和分泌物细菌培养/药敏试验结果选择敏感抗生素全身或局部使用，也可选用抗菌敷料；④生长因子（如碱性成纤维细胞生长因子、血小板衍生生长因子）的应用；⑤局部血小板衍生伤口愈合因子治疗；⑥溶纤维蛋白药（如链激酶、尿激酶等）的应用；⑦局部应用苯妥英；⑧VSD治疗；⑨高压氧治疗；⑩营养支持。

第四节　老年患者慢性伤口清创术的麻醉

一、老年慢性伤口清创术麻醉基本原则

麻醉过程平稳，呼吸、循环状态稳定，保持各器官氧供和氧需之间的平衡。麻醉深浅适度，既达到良好的镇痛又不会抑制循环，将应激反应控制在合适的水平。

1. 充分的术前评估，了解患者的具体情况（全身情况、精神状态、病情及重要器官的功能状态等）和手术范围，在保证患者安全和满足手术需要的基础上，选择对其生理功能影响最小的麻醉方案。

2. 选择对呼吸循环影响小的麻醉药物，注意减少药物剂量、延长给药间隔。老年人麻醉诱导期及苏醒期循环波动大，注意维持血流动力学的稳定。

3. 老年人氧储备能力差，注意保持呼吸道通畅，避免缺氧，控制液体输注量。全麻苏醒期注意防止呼吸功能不全引起一系列并发症。

二、老年患者慢性伤口清创术麻醉

(一) 手术方案、麻醉方案、共存疾病调控方案的选择

手术方案尽可能优先选择简单、继发损伤小的方案，争取以简单方法解决复杂问题。

麻醉方案的选择应综合手术需要、患者本身的情况等综合考虑。

1. 局部麻醉　采用局部麻醉对老年患者有较大优势。全身生理功能干扰小，术后不会有中枢神经功能障碍，可以早期下床可防止深静脉血栓及肺部的并发症。基于加速康复外科（enhanced recovery after surgery，ERAS）理念，局部麻醉是老年患者手术的理想选择，但手术复杂时往往镇痛不全，常和镇静镇痛药

联合进行监护麻醉。局部麻醉可能会出现局麻药中毒及过度镇静等并发症,由于监护手段的不完善,可能会造成严重后果,需谨慎考虑。患者对药物的敏感性不同,极小量的镇静药也可能会引起意外的过度镇静或偶尔出现的去抑制状态。因此,强烈推荐严格按照药物反应采用滴定法进行给药。镇静常用的药物有丙泊酚、咪达唑仑、右美托咪定、瑞芬太尼及舒芬太尼,常单独使用或者联合使用。在外科麻醉水平欠缺状况下,给予适度辅助镇痛药物以保障外科手术顺利进行十分必要,但辅助阿片类镇痛药物特别容易发生呼吸中枢抑制,导致老年患者呼吸频率减慢以及节律紊乱,高龄老年患者更加显著。

辅助术中镇静,原则上非机械通气患者需要确切的神经阻滞麻醉效果,以满足外科需要,不推荐给予任何辅助镇静药物,如果需要推荐给予 α_2 受体激动剂,如右美托咪定,并注意防止心动过缓和低血压的发生,从小剂量开始可降低副作用的发生率。如果给予其他镇静药物,应注意监测患者的镇静水平,防止过度镇静导致呼吸抑制,以及缺氧和 / 或二氧化碳蓄积发生。

辅助镇痛药物因此应该从小剂量逐渐滴定,并选择对呼吸抑制影响最小的阿片类药物,如舒芬太尼,原则上不超过 $0.1\mu g/kg$,并注意对呼吸功能的监测。非甾体类镇痛药物,如氟比洛芬酯、帕瑞昔布钠等,在辅助镇痛条件下可以将阿片类药物的呼吸抑制作用降至最低;另外弱阿片类药物如曲马朵、地佐辛也可用于术中辅助镇痛,但同样应注意其对呼吸中枢抑制效应的监测。如果给予的镇痛药物已经出现呼吸抑制但仍不能满足外科的需要,建议将局部麻醉或区域神经阻滞麻醉改为复合全身麻醉。

2. 区域麻醉 随着医学技术的发展,区域麻醉越来越受到医护人员的青睐。既往研究认为全身麻醉与椎管内麻醉对于患者的转归没有差别,老年患者如果考虑实施椎管内麻醉,或者外周神经阻滞麻醉,局部麻醉药物优选罗哌卡因,但最近的国际共识认为,出于对老年患者脆弱脑功能的保护,推荐在能够满足外科麻醉水平的条件下,优选神经阻滞技术,包括椎管内麻醉、外周神经阻滞麻醉等方式;对于术前服用抗凝药物的患者,如果没有时间进行抗凝治疗替代转化,可以优选外周神经阻滞技术实施麻醉。如果选择全身麻醉,不断累积的证据表明全静脉麻醉在老年患者的术后认知保护方面具有优势,某些特殊手术使用适当浓度的吸入麻醉药物具有脏器保护效应。但应当注意老年患者在接受中枢及外周神经阻滞时神经损伤的风险。老年人的神经纤维对局部麻醉药更为敏感,可导致运动及感觉阻滞时间延长。和年轻人相比,在椎管内麻醉注射相同剂量的局部麻醉药常会引起更高平面的阻滞,同时低血压及心动过缓的发生率及严重程度会更高。因此对心血管储备功能差的老年患者实施椎管内麻醉时应注意此特点,同时应该减少用药剂量并且能够预测到阻滞效果的延长。随着超声可视化技术的发展,超声引导下周围神经阻滞拥有阻滞成功率高、操作时间短、阻滞效果稳定、血管内注射并发症发生率小等优点。与全身麻醉相比,区域神经阻滞可以减少因为患者自身状态导致的麻醉风险,术中血流动力学稳定,降低患者麻醉费用,提供持久的术后镇痛。

3. 全身麻醉 全身麻醉可使患者在无知无觉中完成手术,减少患者的应激反应、便于对患者的呼吸循环管理,使患者易于接受。目前主要有气管插管和喉罩置入等全身麻醉,虽然气管插管容易,在急救场合比较适用,但是老年患者下颌活动松弛及口腔分泌物易造成气管移位、脱出,操作不当可产生牙齿、口咽损伤等。而喉罩全麻广泛适用于各类手术,因其具有操作简单、不刺激气管、成功率高、对全身血流动力学影响小的优点,适用于慢性伤口的老年患者。对于麻醉诱导和术中维持,应根据患者的生理病理状态进行必要的监测,防止低温相关并发症,用药酌情减量,维持呼吸和循环的稳定,避免波动,保证麻醉苏醒的平稳,避免疼痛刺激引起的躁动。老年患者的麻醉诱导原则上推荐以静脉麻醉诱导为主,单次静脉注射、靶控输注等方式均可采用,但应从小剂量逐渐滴定给予,直至达到合适的麻醉镇静深度,麻醉镇静深度监测有助于更好地判定麻醉药物的准确用量。在诱导过程中,需要密切观察患者的循环、呼吸、氧合及通气等状况,对于早期异常状况应尽早作出诊断并及时处置,避免严重并发症的发生。

老年患者的麻醉药物选择以不损害脏器功能为原则,针对脆弱脑功能老年患者,影响神经递质的药物如抗胆碱药物东莨菪碱、长托宁等及苯二氮䓬类药物应该加以避免;针对脆弱肝肾功能的患者,肌松药物最好选择不经过肝肾代谢的药物,如顺阿曲库铵;中长效镇静药物需要在麻醉深度监护仪指导下给予,以避免停药后药物蓄积效应导致苏醒期延迟;对于脆弱肺功能以及高龄患者(>75岁),最好给予短效镇静镇痛药物维持麻醉,以避免中长效麻醉药物残余效应对患者苏醒期呼吸功能的影响。

老年人的全麻镇痛药物建议使用低阿片化策略,非阿片类药物的应用是介导低阿片化麻醉的主要方式,临床中使用多种非阿片类镇痛药物,通过不同的作用机制均能够产生辅助镇痛作用,进而减少阿片类药物用量。例如,合理地使用右美托咪定、非甾体抗炎药、地塞米松、利多卡因、艾司洛尔等。

老年患者由于循环的脆弱性,麻醉诱导应选择对循环抑制较轻的镇静药物,如依托咪酯。尽管存在依托咪酯对肾上腺皮质功能抑制的顾虑,但最近的证据表明单次诱导剂量并未对患者的术后转归造成影响,仍然需要大规模多中心研究证实。如果给予丙泊酚,应该小剂量、缓慢、多次静脉推注或分级靶控输注,以睫毛反射消失或麻醉深度监测指标达到插管镇静深度作为麻醉诱导的最佳剂量;在此过程中,任何时刻患者的循环发生急剧变化,应先暂时停止给予丙泊酚,经过输液、给予缩血管药物后,循环稳定后再继续给予直至达到插管镇静深度;慎用即刻进行气管插管以刺激循环的做法。

术中即应根据麻醉情况考虑控制术后恶心呕吐(postoperative nausea and vomiting,PONV),PONV的高危因素为女性、使用阿片类药、吸入麻醉药、既往PONV、麻醉超过60分钟、晕动病史、不吸烟,但不包括年龄。很多止吐药物可能会造成不良反应,如甲氧氯普胺可能造成锥体外系副反应而增加跌倒风险;东莨菪碱、异丙嗪等具有抗胆碱能效能的药物可诱发谵妄,老年患者应慎用。术中低体温也可导致很多并发症,影响患者预后。老年患者术中极易发生低体温,术中体温监测应成为常规监测。通过压力暖风毯、液体加温仪等设备,维持术中体温不低于36℃。

无论选择何种麻醉,目的都是维持患者的生理功能尽可能接近正常,同时为手术进行提供最佳条件。

(二)麻醉设备和材料准备

老年患者慢性伤口清创术的麻醉相关所需的设备和材料,除基本的麻醉机、监护仪、超声、神经阻滞针、神经电刺激仪、气管导管、喉罩外,为加强麻醉监护,还包括:FloTrac监测系统,实时监测患者动脉压及指导液体输注;脑电双频谱指数(bispectral index,BIS),监测仪检测麻醉深度;体温监测探头,避免术中低体温。外科清创术需准备手术剪、刀、血管钳,冲洗液、VSD相关材料、无菌棉球、纱布、敷料等。上下肢清创必要时需使用止血带。

(三)环境安全准备

伤口清创的环境安全准备主要指患者进入手术室内的安全准备。手术室内,按照环境污染风险划分为3个等级的污染区域,不同区域的消毒规范不同。低度环境污染风险区(储存间、药品间、办公室等)每日1~2次湿式卫生;中度环境污染风险区(辅助间、走廊、生活区等)物品表面每天需清洁1~2次,地面拖擦不少于2次;高度环境污染风险区(手术间、污染间)重点消毒,接台手术之间应立即清理、运出污染物,对手术台及周边范围内的高频接触物表面,擦拭清洁后实施中、低水平消毒。

手术患者在转运时注意转运过程中避免患者发生坠床或坠车;手术患者的交接应注意核对患者信息,强化手术安全核查;术前手术物品清点准确无误;为避免因低体温引起的一系列并发症,手术室的室温即手术室的直接环境温度,通常设为21~25℃。并可通过加温设备,为患者保温;规范单极电刀、双极电刀、超声刀、能量平台4种电外科能量设备的术前评估检测及术中操作,最大限度确保术中患者及医务人员的安全。

三、特殊老年慢性伤口清创术的麻醉方案与管理

(一)围手术期病情管理

术前综合评估患者状态,根据情况多学科协作介入治疗,积极治疗潜在病因和控制并发症;按照术前

评估结果以及标准化伤口干预流程指导制订伤口清创、干预手段等处理方案；麻醉医生术中掌握合适的麻醉深度并维持患者生命体征平稳，呼吸、循环状态稳定，保持各器官氧供和氧需之间的平衡；术后继续抗感染，根据患者各项检查结果调整治疗方案，积极进行健康宣教。

（二）麻醉监测与管理

慢性伤口患者通常以高龄、营养不良、慢性疾病（糖尿病、周围血管疾病、慢性肺病等）、神经病变、长期卧床、感染、水肿为特征，这些因素都会对伤口愈合产生负面影响，甚至会增加手术及麻醉并发症的风险。因此术中管理需要更加谨慎。

1. 常规监测及加强监测　术中常规的监测应包括心电图、血氧饱和度、有创血压、体温、呼吸频率、尿量。常规心电图监测可发现心律失常、心肌缺血、传导异常、起搏器故障等异常情况。

血氧含量是血液中氧与血红蛋白结合为氧合血红蛋白结合的氧量和溶解于血浆中氧量之和，其中结合氧量占绝大部分，因此脉搏血氧饱和度（SpO_2）通常能及时、可靠地反映机体的氧合状态。成人 SpO_2 正常值为 ≥95%，SpO_2 90%~94% 为失饱和状态，90% 为低氧血症，正常老年人氧分压：$PaO_2 = 104.2 - 0.27 \times$ 年龄（mmHg），故应正确认识老年患者的 PaO_2、SpO_2 水平，尤其逾 80 岁老年患者不可太苛求术前达到正常水平，监测脉搏血氧饱和度能帮助快速诊断低氧血症。

血压反映器官血流灌注压，提示器官血流灌注情况，测量方法和时间间隔取决于患者情况和手术类型，如术中仅进行无创血压监测，间隔时间不应超过 5 分钟，有血管异常（如透析动静脉瘘）或静脉输液的肢体尽量避免袖带测压。老年慢性伤口患者麻醉监测更推荐有创动脉测压，不仅能够实时测压，还可进行血气分析，监测患者内环境情况。

正常成人呼吸频率为 12~20 次 /min，呼吸减慢常见于代谢率降低、麻醉过量、休克以及明显颅内压增高等，呼吸增快主要见于发热、疼痛、贫血、甲状腺功能亢进症、心力衰竭、肺炎肺栓塞、胸膜炎、支气管哮喘及神经、精神障碍等情况。全身麻醉时更应重视监测呼吸相关指标，如潮气量、呼气末二氧化碳分压（$P_{ET}CO_2$）等。$P_{ET}CO_2$ 的正常值是 35~45mmHg，全身麻醉时可根据 $P_{ET}CO_2$ 数值调整呼吸参数，维持其正常，出气二氧化碳波形图可以快速可靠地显示气管插管是否误入食管，其波形突然中断可能提示呼吸回路某处脱落。

监测尿量可一定程度上反映肾脏灌注状态（与有效循环血容量和微循环有关）。导尿管置入膀胱是监测尿量可靠的方法，术中尿量应维持在 1.0mL/（kg·h）以上。ERAS 提出为了手术患者尽早下床活动，器官功能早日恢复，没有必要常规置入尿管，故若患者病情稳定应尽早拔出尿管。

如果是复杂的慢性清创术或者是老年患者合并高血压冠心病等病史病情严重时建议行脑电监测、肌松监测、有创动脉监测及中心静脉压监测，合并严重循环功能障碍建议行心输出量监测。根据慢性伤口患者的特点，术中定时监测血气分析结果，避免血糖及电解质紊乱。动脉内置管可以实现连续动脉内血压测量，能够及时、准确地了解血压的变化，直接动脉测定的压力大小和波形可反映心排出量、外周血管阻力和血管内容量等状态。中心静脉压（central venous pressure，CVP）是指上腔静脉或下腔静脉近右心房入口处的压力，正常值为 5~12cmH₂O，主要反映右心室前负荷及回心血量的排出能力，CVP 值可与血压、心率、尿量等指标相结合，用于评估循环血容量和右心功能。全麻期间镇静深度监测可预防术中知晓的发生，利于改善转归，有助于实现精确化麻醉，监测麻醉深度的神经电生理指标，如 BIS、Narcotrend 指数、听觉诱发电位（auditory evoked potential，AEP）、熵（entropy）、脑功能状态指数（cerebral state index，CSI）等可以作为全麻意识状态或大脑功能状态的客观指标 BIS 将多个不同的脑电图变量综合成为一个单一变量值，并用 0~100 表示，数字变小表示大脑的抑制程度加深，85~100 为清醒状态，65~85 为镇静状态，40~65 为麻醉状态，<40 示过深麻醉状态。测定心排出量有无创和有创监测两大类。有创方法包括热稀释法、染料稀释法和脉搏波形法等，无创方法包括食管多普勒、胸部生物阻抗法和超声心动图等。

如果术前合并急/慢性脑卒中病史、短暂脑缺血发作、中重度颅脑血管狭窄、阿尔茨海默病、帕金森病等疾病患者,建议行近红外光谱无创脑氧饱和度监测(regional saturation of cerebral oxygen,rSO$_2$),或者经颅超声多普勒监测(transcranial Doppler monitoring,TCD)、电生理学监测等。

2. 循环管理 慢性伤口合并心血管疾病患者应注意保证患者入室后情绪稳定,采取合适体位,诱导时生命体征平稳,并根据术前基础心率及血压控制术中的心率、血压,保证心肌氧供、氧耗平衡。防止出现心血管意外及中枢神经系统并发症。术中保持血流动力学的稳定,镇痛适宜,避免血压剧烈波动。老年患者由于循环的脆弱性,麻醉诱导应选择对循环抑制较轻的药物,如舒芬太尼、依托咪酯等。如果是上下肢的慢性伤口,老年患者考虑实施椎管内麻醉,或者外周神经阻滞麻醉,局部麻醉药物优选罗哌卡因。对于脆弱心脏功能的老年患者,如合并冠心病,除维持全身氧供需平衡外,心肌的氧供需平衡因素需要优化血流动力学指标,以确保心脏处于最佳工作效率,即维持较慢心率以及适当心肌灌注压力(适当血压以及适当的心室前负荷)。在术中出现心肌缺血时,需要通过分析原因逆转不稳定的血流动力学状态,给予扩冠药物可能使心肌氧供需平衡恶化。

对于术前不伴存心脏收缩功能异常的老年患者,术中常用的血管活性药物为缩血管药物,如去氧肾上腺素、甲氧明或去甲肾上腺素,或短效 β$_1$ 受体阻滞剂如艾司洛尔等;对于术前伴存收缩功能异常的老年患者,除使用上述血管活性药物外,可能需要给予正性肌力药物,如多巴胺、多巴酚丁胺、肾上腺素、米力农、左西蒙旦等。在容量充足的状态下,如果患者的平均动脉压(MBP)低于术前平静状态血压的80%,可以考虑给予缩血管药物直至 MBP 大于术前平静状态血压的80%。如果 MBP 大于术前平静状态血压的80%,而患者的每搏量指数低于25mL/m^2,可以考虑给予正性肌力药物,如多巴酚丁胺或肾上腺素。术前射血分数值在正常范围的患者,除非术中出现特殊状况,一般术中血流动力学的维护不需要给予正性肌力药物。

老年患者术中常见心律失常为心动过速、室性期前收缩、房颤等。心动过速常与缺氧、电解质异常、二氧化碳蓄积、麻醉镇痛深度过浅、低血容量、急性大量失血、心肌缺血等有关,对上述原因需鉴别与排除,在排除上述原因后,可给予艾司洛尔试验性治疗。对于除外心房血栓后的新发快速房颤,出现严重心动过速且合并严重低血压时,可以考虑同步电复律治疗。术中出现室性期前收缩的老年患者,多与心肌氧供需失衡致心肌缺血发生有关,需要排除引起心肌缺血的各种原因,以重新优化血流动力学指标逆转不利的心肌氧供需平衡指标;对于心肌氧供需平衡指标优化后,仍然存在室性期前收缩的患者,可考虑经静脉给予利多卡因 1.5~2.0mg/kg,如果仍然无效,可以考虑静脉给予胺碘酮负荷剂量150mg,输注时间超过15分钟,随后持续输注胺碘酮 1.0mL/(kg·h),直至室性期前收缩消失。术中急性房颤发生率较低,但术前为慢性房颤的老年手术患者在逐渐增加,此类患者术中容易由慢性房颤转化为急性房颤。出现急性房颤后,应该寻找导致快速房颤的病因,如有无缺氧、二氧化碳蓄积、麻醉过浅、电解质异常、输液过度导致左心房压力过高等因素。在除外病理性因素后,可以给予艾司洛尔或胺碘酮治疗。如果快速房颤已经导致严重低血压发生,可以考虑同步电复律治疗。

3. 呼吸管理 慢性伤口患者因其肺功能的降低、卧床导致的分泌物增多及气管弹性下降。对于术前伴有哮喘病史,近期上呼吸道感染等高气道反应性患者,麻醉诱导前可经静脉滴注甲泼尼龙 12mg/kg 或琥珀酸氢化可的松 100~200mg,预防麻醉过程中支气管痉挛发生。

全麻患者可采用气道管理及肺保护性通气策略,使用低潮气量(6~8mL/kg),中度呼气末正压(PEEP) 5~8cmH$_2$O,每小时给予连续 3~5 次的手控膨肺,膨肺压力不超过 30cmH$_2$O 也有助于防止术后肺不张的发生,吸入气中的氧浓度分数(FiO$_2$)<60%,以防吸收性肺不张,吸呼比为 1:2.0~1:2.5,其中慢性阻塞性肺疾病患者可以调整吸呼比为 1:3~1:4。

术中调整通气频率维持 PaCO$_2$ 在 35~45mmHg(1mmHg=0.133kPa),并实时关注气道压、呼气末二氧化碳波形和氧合指数的波动并及时处理。呼气末二氧化碳波形及$P_{ET}CO_2$监测,若发生支气管痉挛,结合肺部听诊以及气道压力升高、呼气末二氧化碳波形呈现为梯形改变可以诊断,并可以给予肾上腺素以及糖皮质激素加以治疗;如果呼出气二氧化碳波形消失,气道压力急剧增加,且肺部无任何呼吸音,可以诊断为"静默肺",需要迅速给予肾上腺素与糖皮质激素治疗。老年患者,特别是合并慢性肺部疾患时,$P_{ET}CO_2$准确反映$PaCO_2$的能力会受到限制,通气水平是否合适需要监测动脉血气加以校准根据患者本人口腔及牙齿特点,操作轻柔,避免造成口腔损伤。掌握拔管指征,充分吸痰,减少术后肺部并发症的发生。

老年患者是否达到拔管的标准需要考虑以下因素:①麻醉镇静镇痛肌松药物的残余效应是否完全消除。虽然常规对于肌松效应消退的临床判定标准已经存在,但即使如此,镇静与镇痛药物残余效应对呼吸中枢的抑制效应同样可导致呼吸频率、节律、幅度的改变,而导致拔管后呼吸并发症。在气管拔管前,观察$P_{ET}CO_2$波形图可以更好判定镇静、镇痛与肌松有无影响拔管的综合残余效应,规律的呼吸节律和足够呼吸频率能够使$P_{ET}CO_2$达到正常范围(35~45mmHg)才可以拔管。②拔管前应该进行充分的气道吸痰以及肺复张手法,即在吸气相给予不超过$30cmH_2O$加压给氧35次,以使在胸廓塌陷状态下不张的肺泡完全开放。③拔管前可能出现氧合指数难以达到超过300mmHg的状况,应该分析原因加以处置。需要考虑的因素应包括:①有无通气功能异常;②有无麻醉以及外科相关的肺不张、气胸以及血胸、肺血流显著降低等情况;③心脏是否处于最佳工作状态、有无心动过速存在、有无心肌缺血存在、有无术中导致的急性心肌梗死存在、有无严重心律失常、有无术中过度输液导致的肺淤血状况、有无严重低血容量或低血红蛋白血症存在;④其他原因。

4. 药物管理 慢性伤口患者自身生理储备的下降及肝肾功能代偿不足导致对药物的代谢下降。诱导镇静药物可选择依托咪酯,肌松药物的选择应采用不经过肝肾功能代谢的顺阿曲库铵,老年患者极易出现肌松残余,如果没有拮抗的禁忌证,可推荐静脉给予新斯的明0.04~0.07mg/kg加阿托品0.020~0.035mg/kg拮抗;格隆溴铵等抗胆碱药物通过血脑屏障的难易程度,从难到易顺序为格隆溴铵<阿托品<东莨菪碱<长托宁,因此,在条件允许的情况下,可首选格隆溴铵10μg/kg加新斯的明50μg/kg拮抗;对于易发生术后认知功能损害的高危患者,需要考虑该特点并备好血管升压药物及升心率药物,避免出现诱导性低血压及心率缓慢,如果采用丙泊酚诱导应避免大量快速静脉注射。术前并存陈旧性脑梗死患者,如果实施气管插管,可给予标准剂量的肌松药物;如果实施喉罩置入,给予标准插管剂量的1/2~1/3肌松药物即可达到放置喉罩的需要。维持期间大多数患者可能并不需要追加肌松药物,适当剂量的镇静药物和足够剂量的镇痛药物维持足以抑制气管插管反应和呼吸中枢,除非外科的手术类型要求患者绝对制动。

术中镇痛应选择多模式镇痛及短效药物维持,避免药物的蓄积,减少药物副作用带来的影响。老年人合并多种基础疾病可采用低阿片化麻醉,年龄增长老年患者身体功能衰退,代谢减缓,代偿能力下降,部分患者还并发多种慢性疾病,耐受性较差,容易受有害因素侵袭,麻醉及手术风险高,而老年患者自身存在的这些健康缺陷累积起来,围手术期发生不良事件的风险显著增加。衰弱同样是一种老年综合征,表现为对外界急性和慢性应激应对能力的下降。其在社区老年人口中发病率可达7%,在需要接受手术的老年患者中则更高,并导致患者认知功能和生活质量下降,住院时间延长和病死率增加。因此,如何降低老年衰弱患者围手术期风险、减少并发症、维护术后功能状态,成为重点关注的问题。ERAS是围手术期优化路径管理的重要进展,该目标的前提是需要确保术后肠道功能的早期恢复以及有效的镇痛管理。阿片类药物对围手术期急性疼痛的快速、有效镇痛奠定了其一线药物的地位,但老年患者由于增龄及疾病相关的脆弱肠道功能以及阿片类药物镇痛相关的严重不良反应。有研究显示,舒芬太尼等阿片类药物,虽然镇痛作用强,但头晕、恶心、呕吐、排尿困难和呼吸抑制等不良反应也较严重,极易发生过度镇静和过度抑制,而且长期使用阿片类药物会造成痛觉过敏,增加术后疼痛、免疫抑制,甚至急性耐受现象,迫切需要在老年衰弱患者中实施低阿片化麻醉与镇痛以减少并发症带来的风险。因此,围手术期单纯依赖阿片类药物控制术中及术后疼痛会显著影响术后 ERAS 恢复质量,因此探索针对老年衰弱患者的术中低阿片麻醉方案具有重要意义。

5. 水电解质酸碱平衡管理　慢性伤口及老年患者本身的合并症导致的水电解质紊乱在围手术期极其常见。严重的水电解质失衡可迅速影响心血管系统、神经系统和神经肌肉的功能。术前应关注患者是否存在水电解质酸碱平衡紊乱,应认真分析引起的原因和潜在的病情,与外科医生沟通根据病因调整患者内环境,最大限度改善疾病造成的生理改变。对于慢性的电解质异常,不是短时间可以纠正的,不能操之过急。同时注意电解质与电解质以及电解质与酸碱平衡之间的关系。例如,低钾血症常与低镁血症、低钙血症同时存在;低钾血症可引起碱中毒,碱中毒亦常伴低钾血症。对于低钾血症,血钾浓度已纠正至正常范围并不能说明全身的低钾已充分改善。麻醉过程中血气分析可以监测患者的内环境状态,在术中可用于指导输血、纠正酸碱失衡、纠正电解质紊乱、纠正血糖、评估呼吸功能、判断组织缺氧及预后。对于糖尿病性溃疡伤口,整个围手术期需特别关注患者血糖浓度,积极应用胰岛素进行血糖控制,控制糖化血红蛋白<7%,术中血糖控制的目标是<10mmol/L。同时避免低血糖的发生,当患者出现低血糖(<5.56mmol/L)时,应额外补充葡萄糖。但老年糖尿病足的患者,合并症及并发症较多,推荐个体化控制目标,不能一味强调将糖化血红蛋白控制在 7% 以下。

6. 输血输液管理　针对老年患者自身衰老代谢特点首先选择晶体液补充生理需要量,一般情况下,乳酸林格液或醋酸林格液为老年患者围手术期的首选液体类型。血流动力学不稳时可补充胶体液,围手术期给予人工胶体溶液的术后转归不弱于晶体溶液。可用超声下颈静脉充盈度判断补液量是否足够,尽量遵循个体化原则,维持有效循环血容量。输血时应根据患者自身情况,老年患者由于全身血容量降低、心肺肾功能减退以及静脉血管张力在麻醉状态下的易丧失性,围手术期容易为了维持循环稳定而导致液体输注过负荷,因此实施目标导向液体管理策略对于减少患者围手术期心肺肾以及肠道功能并发症,改善患者术后转归方面具有重要作用。

目前可用的目标导向液体管理指标包括每搏量变异度(SVV)、脉搏压变异度(PPV)、脉搏灌注变异指数(PVI)以及液体冲击试验加维持液体输注量 12mL/(kg·h)方案。SVV、PPV、PVI 主要用于机械通气下目标导向液体管理,如果 SVV 或 PPV 大于 13%,即认为心脏前负荷不足,需要加快输液直至其 SVV 或 PPV 小于 13%,随后以小容量液体维持,直至再次出现 SVV 或 PPV 大于 13%,需要重新加快输液速度直至 SVV 或 PPV 小于 13%。不同体位、腹内压或胸膜腔内压增加等因素会影响诊断心脏前负荷不足的阈值,液体冲击试验可以很好反映该类患者该状态下的心脏前负荷。液体冲击试验加小容量液体持续输注可用于非机械通气患者的容量治疗,该方法是指在 5 分钟以上,给患者输注 3mL/kg(标准体重)[男性标准体重 = 身高(cm)-105,女性 = 身高(cm)-110]晶体液或者胶体液,观察 SV 的增加率是否超过 10%,如果 SV 超过 10% 视为液体冲击试验阳性,需要进行第 2 次液体冲击试验直至 SV 小于 10%,维持期间给予小容量液体输注。对于缺乏上述监测设备的老年患者,全身麻醉时预防性连续给予去氧肾上腺素 0.5~1.0μg/(kg·min)、小剂量去甲肾上腺素 0.05~0.1μg/(kg·min)或甲氧明 1.5~2.0μg/(kg·min),可降低为了维持血流动力学平稳而对液体输注的过度依赖,为限制性液体管理方案的实施提供可能。对于椎管内麻醉,选择单侧腰麻或硬膜外麻醉时,建议局部麻醉药中加入适当麻黄碱(1.0mg/mL),有助于防止因交感神经阻滞导致的血流动力学不稳定,由此防止过度输注液体。

对于老年患者,异体红细胞以及血浆、血小板的输注所导致的近期以及远期风险远超过临床预期,因此原则上应该尽量限制异体血的输注,自体血液回收与输注有助于降低异体血输注所带来的风险,在术中大出血状况下,容易因过度依赖输注浓缩红细胞和晶体、胶体液而致稀释性凝血病的发生。新的凝血管理指南推荐输注红细胞与输注新鲜冷冻血浆的比例为 2:1,在条件允许时进行实时凝血功能检测,如血栓弹力图或者 Sinoclot 凝血功能检测,为降低异体血输注的风险提供指导。

7. 体温管理　围手术期无论体温升高还是体温降低都会对人体的内环境、正常的生理功能和药物的代谢速率造成影响,从而影响机体正常的生理活动。慢性伤口患者因为其自身代谢的影响及肌肉质量的下降,术中比一般患者更容易发生低温。麻醉期间行为性体温调节能力丧失,单纯依赖体温调节中枢调控机体的产热和散热不足以维持体温的恒定,尤其是老年患者表现更为明显,所以围手术期普遍存在体温失衡的现象。低体温是麻醉和手术中的常见现象。术中低体温可导致患者术后伤口感染发生率增加、伤口愈合延迟、围手术期出血量显著增加、心血管事件增加、术后患者苏醒延迟、远期肿瘤复发率升高等风险,老年患者由于体温调节功能严重减退,术中体温监测应成为常规监测。围手术期积极保温,维持患者体温平衡,对减少低温引起的并发症有着重要意义。

创面大、深和清创操作时间长、冲洗液温度低、术中保温不完善、老年人体温调控能力下降等使术中体温监测显得尤为重要,手术中的核心温度不应低于36℃。核心温度的监测可通过放置在食管(反映心脏和血温)、鼻咽和耳蜗(反映脑温)、膀胱和直肠(反映内脏温度)的温度探头而实现,皮肤是最常用的监测外周温度位点,休克患者核心体温与外周肢端皮肤温度差值对判断休克严重程度有帮助。

具体的保温措施包括:

(1)术前评估:术前根据患者的病情、年龄、慢性伤口需要清创的面积、手术时间等来评估手术期间是否有体温下降的可能性及其下降的程度,并制订保温措施,记录基础体温。寒冷天气时,患者从病房运送至手术室的过程中,推车和被服应预热保持温暖,避免患者有寒冷感觉,更不能发生寒战。

(2)体表加热:由于代谢产生的热量大部分是通过皮肤丢失,因此有效的体表保温方法可降低皮肤热量的丢失。①红外线辐射器:红外线辐射器放置在离患者约70cm处,由于成人暴露于红外线辐射范围的体表面积相对较小,所以作用有限,目前此方法主要用于新生儿的保温。②变温毯:常用的可流动的循环水毯,水温调控在40℃左右,可进行有效的保温和复温治疗。③压力空气加热器:在患者的周围,用塑料膜制作的空隙中注入加热的空气,使体表周围形成一个暖空气外环境,减少热量的丧失。

(3)输入液体加温:通常应用输液或输血加温器对液体进行40℃左右的加热,但在手术中大量输液、输血时,因输注速度过快,加温效果有限。

(三)电外科安全和清创冲洗技术管理

电外科是应用于外科手术室的一种高频电流手术系统,电外科集高频电刀、大血管闭合系统、超声刀、内镜电切刀等众多外科高频电流手术设备于一体,通过计算机来控制手术过程中的切割深度和凝血速度,达到止血和凝血的效果。电外科安全的管理要点主要为:观察设备运转情况,注意定期检测和保养,使用过程中若出现报警应及时停止使用;注意操作者规范操作;观察回路负极板粘贴处皮肤有无热损伤或电灼伤,揭除后观察并清洁局部皮肤。

清创冲洗的目的是冲去黏在伤口上的病原微生物和污染物颗粒,从而降低病原微生物载量、清除伤口坏死组织,加速愈合。清创冲洗技术管理主要包括:选用合适的冲洗压力,冲洗压力过低难以清除伤口表面致密的纤维蛋白膜,冲洗压力过高则可能导致继发损伤;应使用压力可调、水温可控、有冲洗量显示或记录的专业伤口冲洗设备;根据伤口的情况选择自来水、生理盐水、表面活性剂(如肥皂水、苯扎氯铵等)、消毒剂(如聚维酮碘、氯己定等)、抗生素溶液等;提高冲洗液温度,同时加用无菌棉球或纱布擦拭等。

(四)抗生素药物管理

根据创面周围炎症反应和分泌物细菌培养/药敏试验结果选择敏感抗生素全身或局部使用,也可选用抗菌敷料逐层包扎。

理想外用抗生素应具备的优点:安全性高,全身吸收率低;强效杀菌,快速渗透,局部浓度高;不影响创面愈合;维护皮肤微生态;不易发生过敏;不易耐药。对于深部的中度、严重感染的高危患者围手术期需尽快静脉输注抗生素。

（五）麻醉恢复期管理

慢性伤口患者特别是老年人,老年患者由于术前并存疾病以及自身脏器功能的衰退,苏醒期处置不当,更易发生严重并发症。常用麻醉药、麻醉性镇痛药、过度通气可导致苏醒期中枢性呼吸抑制,在手术结束前10~20分钟,应逐渐降低麻醉镇静与镇痛药物的输注速率,必要时应用纳洛酮拮抗麻醉性镇痛药造成的呼吸抑制。在此过程中,出于防止气管插管以及外科创伤导致的疼痛应激反应,应给予适当镇痛药物以防止爆发性疼痛的发生,从而使拔管过程血流动力学更稳定,患者苏醒期状态更平稳。脆弱肺功能或者高龄(>75岁)患者应降低阿片类药物剂量以避免其对呼吸的抑制作用。肌松药是外周性呼吸抑制的常见原因,此类情况可用新斯的明拮抗;血钾低也可导致外周性呼吸肌麻痹,应及时进行血气分析并补充钾。对于脊神经阻滞导致的呼吸抑制,需药物的阻滞作用消失后呼吸恢复。一旦发生呼吸抑制,不论何种类型呼吸抑制均应立即进行有效的人工通气,将 SpO_2、$P_{ET}CO_2$ 维持于正常的范围。通气方式根据呼吸抑制的程度选用。

老年患者苏醒延迟比较常见,常见原因如下:①术中镇静过度,没有进行麻醉深度监测。如果属于该状况,需要等待直至镇静效应消退。②术中没有进行体温监测以及很好的保温,导致低体温状态。体温监测可以排除该项原因,如果存在低于36℃的状况,需尽快给予复温处置。③有无术中导致潜在脑损伤或急性脑卒中的医疗事件。需要请神经内科专家会诊以除外,神经外科手术需要与神经外科医师一起以排除外科相关脑损伤。④术中使用中长效镇静药物,老年患者对镇静药物的敏感性会随年龄增加而增加,即使1.0mg的咪达唑仑也可能导致80岁以上患者苏醒延迟。⑤有无苏醒期循环不稳定的状况,特别是低于患者术前平静血压水平20%~30%以上的低血压存在,需要进行病因分析,并提升血压。⑥术前合并代谢及内分泌疾病诱发的术后苏醒延迟,特别是术前合并糖尿病行急诊手术的老年患者,更应注意代谢及内分泌疾病相关苏醒延迟的病因诊断,以便作出及时处置。⑦内镜手术的不断普及,以及老年患者肺功能衰退和可能合并的呼吸系统疾病(如二氧化碳气腹),均可能在拔管期间出现严重二氧化碳潴留,甚至二氧化碳昏迷。在通气不足的状态下,$P_{ET}CO_2$ 不能准确反映 $PaCO_2$。⑧其他原因。

慢性伤口患者除了生理状态的下降,伴随社会的发展及患者自身衰老的影响,其心理状态也会有一定程度的改变,疾病的经久不愈及手术操作刺激带来的疼痛导致患者心情低落甚至抑郁,因此医护人员需要更加关心慢性伤口患者人群。可以通过麻醉恢复期的言语问候、行动支持来缓解患者的不适及失落。人文关怀贯穿围手术期的方方面面,从而提升治疗的效果,改善患者的治疗依从性,减少患者并发症,促进患者快速康复。

（马加海）

参考文献

［1］杨宗城. 中华烧伤医学 [M]. 北京: 人民卫生出版社, 2008.

［2］MOSTOW EN. Diagnosis and classification of chronic wounds [J]. Clin Dermatol, 1994, 12 (1): 3-9.

［3］谭谦, 徐晔. 慢性创面治疗的理论和策略 [J]. 中华烧伤杂志, 2020, 36 (09): 798-802.

［4］WILLIAMS R, AIREY M. The size of the Problem: epidemiological and economic aspects of foot Problems in diabetes [J]. The foot in diabetes, 2010, 113-117.

［5］蒋国群. 近5年慢性难愈创面住院患者临床特点调查分析 [D]. 南华大学, 2014.

［6］田冰洁, 王璐, 王红红. 慢性伤口清创术的研究进展 [J]. 护理学杂志, 2016, 31 (16): 101-104.

［7］廖茜, 王文, 吴小钦, 等. 慢性伤口治疗及护理研究进展 [J]. 当代护士, 2018, 25 (11): 15-17.

［8］北京护理学会手术室专业委员会. 术中获得性压力性损伤预防与护理专家共识 [J]. 中华现代护理杂志, 2020, 26 (28): 3853-3861.

［9］韩春茂, 孙华凤, 姜丽萍, 等. 慢性伤口诊疗指导建议 [J]. 中华烧伤杂志, 2010 (05): 390-402.

［10］JIN L, WU JS, CHEN GB, et. al. Unforgettable Ups and Downs of Acupuncture Anesthesia in China [J]. World Neurosurg, 2017, 102: 623-631.

［11］佘守章, 吴新民, 于布为, 等. 临床麻醉监测快捷指南 [J]. 临床麻醉学杂志, 2012, 28 (07): 698-699.

［12］朱鸣雷, 黄宇光, 刘晓红, 等. 老年患者围手术期管理北京协和医院专家共识 [J]. 协和医学杂志, 2018, 9 (01): 36-41.

［13］韩伟, 吴云, 张野. 低阿片化麻醉的临床研究进展 [J]. 国际麻醉学与复苏杂志, 2021, 42 (04): 429-434.

［14］廖步程, 陈志聪, 黄绍农. 围手术期老年衰弱患者的评估与意义 [J]. 国际麻醉学与复苏杂志, 2019 (05): 475-480.

［15］中华医学会外科学分会, 中华医学会麻醉学分会. 中国加速康复外科临床实践指南 (2021)(一)[J]. 协和医学杂志, 2021, 12 (05): 624-631.

［16］国家老年疾病临床医学研究中心, 国家老年麻醉联盟. 中国老年患者围手术期麻醉管理指导意见 (2020 版)(一)[J]. 中华医学杂志, 2020, 100 (31): 2404-2415.

［17］中华老年医学分会. 老年患者术前评估中国专家建议 (2015)[J]. 中华老年医学杂志, 2015, 34: 1273-1280.

［18］刘晓红, 朱鸣雷. 老年医学速查手册 [M]. 北京: 人民卫生出版社, 2014.

［19］中华医学会创伤学分会, 中华医学会组织修复与再生分会. 中国创面诊疗指南 (2015 版)[M]. 北京: 人民卫生出版社, 2015.

第三十九章
老年患者的监护麻醉

监护麻醉(monitored anesthesia care,MAC)是指麻醉医生持续监测和支持患者的生命体征及重要功能,作出及时的诊断和治疗,在需要时给予镇静剂、抗焦虑药或镇痛药。镇静是监护麻醉的一部分。监护麻醉在我国常用于门诊的无痛诊疗及部分短小手术。

第一节　麻醉前评估

麻醉前评估是临床麻醉不可缺失的一环。接受监护麻醉的老年患者应重视回顾病史并进行相关体格检查,同时行相应的实验室检查评估。在无痛诊疗中通常会采用监护麻醉。在门诊特殊诊疗和日间手术的老年患者也日趋增多,要求麻醉医生在这些环境中需要特别关注这些老年人群,快速准确评估患者的病史、体格检查及实验室检查并作出判断。除了常规麻醉前评估,如病史询问、体格检查、心肺功能评估等,老年患者的监护麻醉还需特别强调以下几个方面的评估。

一、衰弱及营养状态的评估

老年患者的衰弱是衰老相关综合征,包括生理功能下降,以及对内科和外科治疗的耐受性下降。衰弱预示着术后死亡和并发症(包括谵妄或认知功能障碍)、住院时间延长、出院后入住专业护理机构以及远期功能下降。有研究提出,部分衰弱的老年患者或可通过戒烟、锻炼和营养补充的预康复计划等来优化术前身体状况和生理储备,并请包括老年病学专家在内的多学科团队进行术后护理和制订出院计划,但目前这个理论尚未得到证实。对于镇静前的衰弱评估可采取快速衰弱筛查工具——FRAIL 量表,包括乏力(Fatigue)、耐力(Resistance)、行走能力(Aerobic)、基础疾病(Illness)、体重减轻(Lost),见表 39-1。对于繁忙的临床工作,尤其门诊无痛诊疗的工作中很难实施,很多医疗机构不会常规行衰弱筛查,但对于明确衰弱患者,应注意术前肌酐和白蛋白水平。

表 39-1　衰弱筛查表(FRAIL 量表)

项目	问题	得分
乏力	感到疲劳吗?	回答"是"得 1 分
耐力	能上一层楼梯吗?	回答"否"得 1 分
行走能力	能步行 500 米吗?	回答"否"得 1 分
基础疾病	患有 5 种以上疾病吗?	回答"是"得 1 分
体重减轻	在最近 1 年内体重下降超过 5% 了吗?	回答"是"得 1 分

注:0 分,强壮;1~2 分,衰弱前期;3~5 分,衰弱。

患者的营养状态可采用老年营养风险指数(geriatric nutritional risk index, GNRI)评估。GNRI=1.489×白蛋白比重(g/L)+41.7×(体重/理想体重)。老年营养风险分为4级:GNRI<82为严重风险;82≤GNRI<92为中度风险;92≤GNRI≤98为低风险;GNRI>98为无风险。对于中度以上风险的患者,需注意相关并发疾病,关注患者肝肾功能、电解质等问题,必要时建议专科会诊。

二、功能状态及基线认知功能的评估

需明确老年患者是否存在功能受限的情况,如听力障碍、视力障碍或吞咽功能下降等情况。视力障碍或听力障碍的患者,需注意患者是否能配合及围手术期苏醒障碍等问题。功能状态也受到健康状况的直接影响,对于功能状态明显下降(如不能独自洗澡)的患者,则需进一步的诊断性评估或干预。对跌倒风险的评估最重要的是询问跌倒病史。对于存在跌倒病史的患者,可采用起立行走试验(time up and go test,TUGT)对患者步态、运动受限情况行进一步评估。对于高跌倒风险的患者需加强围手术期护理。

美国麻醉学会脑健康倡议指南认为,老年患者应评估基线认知水平,尤其是已有认知功能障碍危险因素的患者。可结合病史的询问及简易精神状态检查(mini-mental state examination,MMSE)对患者的认知功能进行评估。对已经存在认知障碍的患者,需注意避免使用苯二氮䓬类药物的同时避免麻醉深度过深。对有明显认知功能障碍的老年患者还应注意谵妄的评估。认知功能障碍还将影响患者术前的配合,在这种情况下需与家属做充分的沟通及病史调查。

三、气道评估

对于中度镇静患者,需评估是否存在困难面罩通气的情况。老年患者阻塞性睡眠呼吸暂停(obstructive sleep apnea,OSA)患病率增高,但目前国内对于OSA的诊断率较低。术前可采用STOP-Bang问卷进行快速评估,判断患者是否为OSA高危患者。STOP-Bang问卷包含8个问题,要求患者以"是"或"否"作答,"是"则计1分:打鼾(Snoring)、疲劳(Tiredness)、被观察到呼吸暂停(Observed apneas)、血压(blood Pressure);体重指数(BMI)>27.5kg/m²、年龄(age)>50岁、颈围(neck circumference)>40cm,以及性别为男性(gender)。有0~2个问题回答"是"则为OSA"低风险",有3~4个回答"是"则为"中等风险",有≥5个回答"是"为"高风险"。对高风险的患者采取个体化决策推迟手术行进一步评估和/或治疗,需考虑到一系列因素,包括患者是否接受治疗、OSA的可能严重程度、共存疾病负担和手术风险水平。同时与患者充分讨论具体的风险和益处,做好气道应急管理的准备,术中尽量避免使用阿片类药物。另外,需明确患者有无特殊手术史(口腔、颈部手术)、颈部活动度等可能影响面罩通气或气道管理的情况。亦应结合改良Mallampati分级、甲颏距离、张口度、上唇咬合试验和影像学联合多模式评估。

四、老年患者合并用药

获取准确的用药史(包括处方药和非处方药)可能比较耗时,因为老年患者通常会忘记或记混自己的用药方案。使用多种药物的老年患者的药物相关不良事件的发生率较高。因此,建议安排术前门诊评估,协调用药。

术前使用β受体阻滞剂的患者应当继续服用,但是需要严密监测心率、血压。麻醉诱导前12小时内使用血管紧张素转换酶抑制剂或血管紧张素受体阻滞剂(ARB)会升高术中低血压风险,建议术前24小时停用。

使用植物提取物或中药的患者应当注意测定凝血功能、电解质和肝功能。

抗凝药物的停用与否应当根据疾病状态及所需诊疗操作权衡处理。阿司匹林原则上可继续应用。对于置入金属裸支架术后不足4~6周和置入药物洗脱支架术后不足6个月的患者,建议不停用血小板凝集抑制剂。

五、监护麻醉前的检查及检验

(一) 心电图

对于存在冠心病、显著心律失常、周围动脉疾病、脑血管疾病或其他显著结构性心脏病和已知心血管危险因素的患者,宜行心电图检查。

但不能仅因高龄而实施心电图检查。一些机构过去的指南推荐 55 岁以上的患者都要接受术前心电图检查。这些机构指南的依据是老年患者出现术前心电图变化的发生率较高,不过数据显示术前心电图的预测价值极小。一项纳入 513 例接受非心脏手术的老年患者的前瞻性观察研究中,75% 的患者在基线心电图上至少有一项异常。但是,这些异常与心脏事件的风险增加不相关。在这项研究中,美国麻醉医师协会(American Society of Anesthesiologists,ASA)评分较高(>3)以及慢性心力衰竭(chronic heart failure,CHF)病史才是术后心脏并发症的重要预测因素。ASA 评分较高代表存在严重合并症。

(二) 胸部 X 线检查

拟行择期非气道相关检查或操作(如纤维支气管镜检查)时,老年患者通常无需术前行胸部 X 线检查。如果患者有心肺疾病症状且过去 6 个月未行胸部 X 线检查,则可在高危手术前行胸部 X 线检查。

(三) 实验室检查

尚不明确老年患者的常规检查应包括哪些内容。对有慢性出血或贫血病史的患者,可行血常规检查。根据贫血的原因和程度、手术的紧迫性以及预期失血量和其他危险因素,可在情况允许时推迟手术,以诊断贫血的原因并纠正贫血。另外对于可能行术中活检或行有出血风险操作的患者时,可考虑术前凝血功能的筛查。若老年患者存在衰弱、营养不良或已知有肝病或慢性病史,则考虑术前检查肝肾功能及电解质等。

(四) 其他筛查检测

是否需要其他筛查检测(如超声心动图、肺功能测定等)需根据患者基础疾病情况来决定。

六、亚专科镇静或监护麻醉前评估注意事项

(一) 消化内镜镇静前评估注意事项

麻醉医生和消化科医生在上消化道内镜操作中存在共用气道的问题,务必要彼此配合完成气道管理。老年患者常存在义齿或牙齿松动的情况,胃镜操作时需明确取下义齿,同时固定易脱落的松动牙齿。此外,镇静前需仔细评估患者的气道状况,若存在明显面罩通气障碍的因素,如阻塞性睡眠呼吸暂停病史、重度肥胖、头后仰明显受限等,需谨慎行镇静监护麻醉,必要时改为局部麻醉。

注意误吸的危险因素,如胃瘫病史、病态肥胖(BMI $\geq$ 40kg/m^2)、操作前 2 小时内摄入过液体、操作前 6 小时内摄入过固体食物、疑似幽门梗阻或肠梗阻(如呕吐、腹胀)、不能吞咽固体或液体、急性上消化道出血、大量或张力性腹水伴腹部膨隆。对于高反流误吸风险的患者,可考虑镇静前适当调整患者体位、备好吸引管,必要时改为局部麻醉或气管插管全身麻醉。

对于营养风险中度以上的患者,在长期禁食或肠道准备后,可能存在循环血量严重不足且电解质紊乱。

(二) 呼吸道内镜镇静前评估注意事项

需明确患者有无气道狭窄及严重程度,严重气道狭窄患者应详细了解其在自然睡眠状态下呼吸困难程度、体位改变对呼吸困难的影响以及气管狭窄的性质(内生型或外压型),胸部 CT 检查及气管镜检查结果有助于病情评估,对外压性气道狭窄患者的评估更应谨慎。

（三）神经系统专科镇静前评估注意事项

镇静患者缺乏气道保护，术前神经功能不全，可能加重气道梗阻，再加上老年患者呼吸储备功能、咽喉反射功能低下、贲门松弛及胃肠蠕动差等因素，易发生手术中反流误吸、缺氧、高碳酸血症，甚至有窒息的潜在危险；术中可能会遇到紧急插管情况，术前应注意气道和肺功能评估。

缺血和动脉瘤患者常合并高血压、冠心病，血管弹性差，术中循环易波动。外科医生术中常钙通道阻滞剂减少导管所致脑血管痉挛，这些药物也会影响麻醉医师对血压的管理。术前应仔细评估心血管储备，尽量优化循环状况。

合并肾功能不全的患者容易发生急性肾损伤，尤其是在操作过程中使用静脉造影剂时。

认真评估凝血功能有利于围手术期凝血及抗凝管理。

仔细询问过敏史，尤其注意有无造影剂、鱼精蛋白、碘、贝壳类动物过敏史。

（四）循环系统专科镇静前评估注意事项

待诊疗的心血管疾病会影响麻醉管理，特别是心律失常、急性冠脉综合征、心肌病、心脏瓣膜病或存在心内植入式电子装置等，可能会影响麻醉管理和增加并发症风险。术前加强心功能评估。

一些合并症，如 OSA、病态肥胖、慢性阻塞性肺疾病（chronic obstructive pulmonary disease，COPD）、肺动脉高压合并右心功能不全等，可导致镇静或全麻过程中出现呼吸或血流动力学障碍。

老年患者和肾 / 肝功能不全的患者通常需要调整麻醉药的用法用量。合并肾功能不全的患者容易发生急性肾损伤，尤其是在操作过程中使用静脉造影剂时。

应评估过敏反应的风险，包括对碘造影剂或鱼精蛋白过敏反应的既往史。

第二节　常用的镇静及镇痛药物

由于药物在老年患者体内的分布和半衰期明显受影响，同时药物的消除速率减慢，用药过量的情况或不良反应更易发生。老年患者在实施监护麻醉期间，镇静及镇痛应首选起效快且作用时间短的药物，并且药物的用量需酌情减少，谨慎运用，加强监测。通常根据患者情况和操作需求，联合运用镇静和阿片类药物或局部麻醉来实施监护麻醉。

一、镇静药物

（一）丙泊酚

大脑对丙泊酚的敏感性随年龄增加而升高，对丙泊酚的清除率随年龄增加而降低，这种叠加效应使老年患者对丙泊酚的敏感性增加 30%~50%。因此，老年患者应适当减少药量，并应按个体化原则调节输液速度和间隔给药时间。同时，使用丙泊酚后必须密切监测其镇静深度，并准备必要的支持性治疗，包括药物失效前进行适当的气道管理。多达 70% 的患者在注射丙泊酚时出现疼痛，小剂量（0.5~1mg/kg）利多卡因可预防减轻丙泊酚注射痛。

（二）环泊酚

环泊酚属于短效 γ- 氨基丁酸 A 型（GABAA）受体激动剂，整体安全性和耐受性良好，其药效活性约为丙泊酚的 5 倍，起效快速而平稳，苏醒迅速且完全，注射痛发生率极低，对呼吸的影响优于丙泊酚。建议 65 岁及以上老年人从较低剂量开始谨慎缓慢给药，根据老年人个体情况及时进行剂量调整，并在给药过程中密切监测生命体征。

（三）咪达唑仑

咪达唑仑为水溶性苯二氮䓬类药，具有抗焦虑、催眠、抗惊厥、肌松和顺行性遗忘等作用，此药本身无镇痛作用，但可增强其他麻醉药物的镇痛作用。咪达唑仑在合用阿片类药物时会协同产生呼吸抑制，老年患者可增加其使用后呼吸抑制的发生率和程度。老年患者诊断或治疗性操作的镇静时，使用咪达唑仑剂量应个体化缓慢逐步滴定。初始剂量降低至约 1mg，操作开始前 5~10 分钟给药。3 分钟后评估镇静水平，镇静不足时追加 0.5~1mg，3 分钟后再次评估，直至达到目标镇静水平。咪达唑仑可增加老年患者发生术后谵妄的风险，一般不推荐在老年患者中使用。氟马西尼是其特异性拮抗剂，老年患者对氟马西尼的吸收、代谢和生物利用度与年轻患者相似，氟马西尼消除快于咪达唑仑，所以拮抗后可能再次出现镇静效应。此外，一些研究对比了镇静或监护麻醉后患者的苏醒情况，发现丙泊酚组比咪达唑仑组的患者更快恢复精神运动功能。

（四）瑞马唑仑

瑞马唑仑是一种新型短效苯二氮䓬类药物。该药可表现为瑞芬太尼样不依赖器官性脂水解，同时保留了咪达唑仑的 γ 氨基丁酸激动剂活性，可安全用于肝肾功能不全者，不必担心作用时间长，并可用氟马西尼逆转。该药临床起效与咪达唑仑相似，但苏醒时间更短，有望促进患者尽快苏醒和更早离开麻醉后恢复室。不过，已发表的证据并不能充分证明其临床益处。

（五）右美托咪定

右美托咪定是一种高选择性强效 α_2 肾上腺素能受体激动剂，具有镇静、抗焦虑、催眠和一定的镇痛作用。右美托咪定在镇静的同时对呼吸影响小于其他镇静剂，但与其他镇静剂、催眠药或镇痛药联合使用时，其镇静作用增强，通气抑制或呼吸暂停的风险增加。在多项药代动力学研究中，年龄并不明显影响右美托咪定的药代动力学特征。但在老年人中，右美托咪定的镇静作用似乎更为明显，心动过缓和低血压发生率也较高。尽管如此，多种手术可采用右美托咪定进行监护麻醉期间的镇静，但由于其起效缓慢且具有血流动力学效应和长时间镇静效果，可能不太适合某些操作（如白内障手术和急性脑卒中的介入治疗）。

二、阿片类镇痛药

监护麻醉期间，采用阿片类药物进行镇痛的情况有：采用局部麻醉达不到操作需求或不适合；为了实施局部麻醉浸润或阻滞；患者体位不适或丙泊酚注射痛。通常优选起效迅速且作用持续时间较短的阿片类药物，其中最常用的是芬太尼和瑞芬太尼。阿片类药物在老年患者中的药效约增加 1 倍。老年患者对阿片类药物的敏感性增加而清除率下降，因此老年患者使用阿片类药物更容易引起通气不足或呼吸暂停。通常采用推注和输注方式，逐步调整药物剂量至起效，以尽可能降低呼吸抑制的风险。同时，所有阿片类药物均可引起术中或术后恶心伴呕吐，在使用过程中应考虑预防恶心呕吐的发生。

（一）芬太尼

芬太尼的典型用法是小剂量、间歇性静脉推注 25~50μg。在老年患者中，芬太尼的药代动力学不变，但药效动力学增强，获得相似临床疗效时老年人的剂量需求是年轻人的一半。芬太尼的脂溶性很强，故易于透过血-脑屏障，也易于从脑重新分布到其他组织，尤其是肌肉和脂肪组织。单次静脉注射作用时间短暂，与其再分布有关；多次静脉注射则可产生蓄积作用，使作用时间延长。

（二）阿芬太尼

阿芬太尼为短效阿片受体激动剂，该药起效迅速，维持时间短，镇痛强度为吗啡的 15 倍，同时呼吸抑制、恶心呕吐、呛咳发生率低。其时量相关半衰期相对恒定，是靶控输注的理想选择之一。衰老对阿芬太尼的药代动力学影响不大，但对药效动力学影响明显，建议老年患者用药时减少 50% 的剂量。阿芬太尼呼吸抑制发生率低于芬太尼，即使术后发生呼吸抑制，又可因为其代谢快而很快消除，恢复自主呼吸。

(三) 瑞芬太尼

瑞芬太尼是一种超短效的阿片类药物,起效非常迅速(60~90 秒)且静脉输注即时半衰期约为 3 分钟,与输注持续时间无关。瑞芬太尼的药代动力学和药效动力学均受到年龄的影响,表现为在老年人群中临床疗效起效变慢,苏醒时间延迟。为了达到与年轻患者相似的临床效果,建议瑞芬太尼单次剂量减少50%,并调节维持输注的量。

三、非阿片类镇痛药

对于需要术后镇痛的患者亦可采用非阿片类镇痛药,主要包括非甾体抗炎药,使用时需注意患者的肝肾功能。

四、给药方式

麻醉医生可通过推注、持续输注或两者结合的方式,给予镇静剂和镇痛药,还可使用靶控输注和患者自控的给药方法。

最佳给药方式可能取决于操作的持续时间和刺激程度,以及所用的药物。一般来说,作用持续时间极短的药物(如丙泊酚、瑞芬太尼)通常经持续输注给药,以维持稳定的血药浓度。但持续输注相比间歇性推注的好处尚不清楚,可能取决于所行操作和患者。针对丙泊酚用于短期妇科操作、支气管镜和结肠镜操作的研究显示,与持续输注相比,推注给药使用的丙泊酚总量更少,而患者的麻醉苏醒时间相近。但需要注意的是,由于老年患者对药物的敏感性增加且药物清除率降低,同时推注时血药浓度上升较迅速,可引起循环系统及呼吸系统的不良反应,如血压下降、呼吸抑制等,因此需注意调整推注剂量且推注速度不宜过快。在胃肠道内镜术中,可选择丙泊酚单次给药 1~2mg/kg,然后 0.5~1mg/kg 追加达到目标镇静深度;也可采用初始推注剂量为 0.5~1mg/kg,随后以 25~75μg/(kg·min) 的剂量输注,可按需经静脉加用芬太尼(25~50μg)或舒芬太尼(0.05~0.1μg/kg)。

考虑到消化内镜室的实际运行情况,在我国直接采用静脉推注镇静剂、镇痛药物较为常见。常用的药物有丙泊酚、依托咪酯、芬太尼、舒芬太尼、氯胺酮、艾司氯胺酮等。其中氯胺酮及艾司氯胺酮对循环及呼吸的影响与丙泊酚、依托咪酯、芬太尼、舒芬太尼较为不同。氯胺酮有独特的心血管效应(通过中枢介导的交感神经反应导致血压升高、心率加快),且可能引起术后谵妄,因此很少用于老年患者的麻醉诱导。但如果无冠脉疾病的老年患者因低血容量或心肌病而血流动力学受损,那也可使用氯胺酮。另外氯胺酮及艾司氯胺酮相较于阿片类药物对呼吸系统的抑制更小,是支气管平滑肌松弛药,因此对于有反应性呼吸系统疾病并且需要术中镇痛的老年患者是有利的。但需注意它可能增加呼吸道分泌物,对于纤维支气管镜下的检查或治疗等操作,可适当运用抗胆碱类药物减少分泌物,推荐使用格隆溴铵。

瑞芬太尼及右美托咪定常采用静脉输注。瑞芬太尼的药代动力学和药效动力学均受到年龄的影响,表现为在老年人群中临床疗效起效变慢,苏醒时间延迟。为了达到与年轻患者相似的临床效果,建议瑞芬太尼单次剂量减少 50%,并调节维持输注的量。右美托咪定的药代动力学特征虽不明显受年龄的影响。但在老年人中,右美托咪定的镇静作用似乎更为明显。与年轻(45~64 岁)患者相比,老年(65~78 岁)患者需要较低剂量的右美托咪定来提供足够的镇静。另一项研究显示,与年轻患者比较,接受 0.5μg/kg 右美托咪定治疗的老年(>60 岁)患者发生过度镇静。同时,在接受 ≥0.7μg/kg 负荷剂量的患者中老年患者更频繁地发生低血压。美国食品药品管理局和欧洲药品管理局的注册文件报告称,65 岁以上患者的心动过缓和低血压发生率较高。因此,老年患者在使用右美托咪定时剂量需谨慎,并注意密切监测。

靶控输注是一种使用输注泵的给药模式,其利用药动学模型来计算达到理想的血浆或效应室浓度所需的输注速率。麻醉医生会设定一个理想的效应室靶浓度(如 μg/mL 或 ng/mL),而不是设定标准输注泵

采用的输液速率 [如 μg/(kg·min)]。靶控输注与手动调整输注和 / 或推注给药的主要区别在于,靶控输注系统可根据药物分布和消除情况来降低输注速率。靶控输注下不同镇静程度所对应的丙泊酚血浆浓度见表 39-2。对比靶控输注系统与手动给予镇静剂的文献尚无定论。部分研究显示,使用靶控输注进行深度镇静时,患者的麻醉苏醒更快且呼吸抑制的发生率更低。但尚无确切证据表明,镇静剂靶控输注在临床上总体优于手动给药。

表 39-2　在不同程度镇静下的丙泊酚血浆浓度及可信区间

镇静评分	反应分级	丙泊酚血浆浓度 /(μg/mL)	95% 可信区间 /(μg/mL)
5	警觉	1.3 ± 0.33	1.2~1.4
4	对正常声音呼叫反应迟钝,语言稍缓	1.7 ± 0.39	1.6~1.8
3	对大声呼叫有反应,语言明显迟钝	2.0 ± 0.4	1.9~2.1
2	对摇动、轻拍有反应	2.4 ± 0.5	2.2~2.5
1	对轻拍、按压无反应	2.8 ± 0.6	2.6~3.0

第三节　监护麻醉的策略

监护麻醉的优点在于:手术中可全面、有效地监测患者的神经功能状态;对生命体征影响小,避免了麻醉诱导、气管插管和拔管所致的循环功能波动,尤其适用于伴有严重全身疾病而不能承受全身麻醉的患者;使患者处于轻度镇静状态,减少紧张、焦虑,减轻应激反应;对于急诊手术,能缩短治疗开始的时间。然而它也有不可避免的缺点:缺乏气道保护,再加上老年患者呼吸储备功能、咽喉反射功能低下,贲门松弛以及胃肠蠕动差等因素,易发生手术中反流误吸、缺氧、高碳酸血症,甚至窒息的潜在危险;长时间手术可使患者紧张不适;患者配合差、无法避免突然的体动,具有穿破血管的风险;因体动所致的反复手术操作可能导致治疗的延时;可延迟手术中紧急情况的处理;静脉镇静药物均有引起潜在上呼吸道梗阻的风险。因此围手术期拟定好的麻醉策略能最大限度地降低麻醉风险,保障患者安全。

一、监护麻醉的常规策略

(一)麻醉前准备策略

1. 术前访视,拟定麻醉计划;与操作医师和患者及家属充分沟通,并签署麻醉同意书。

2. 一般患者应在术前禁食至少 6 小时,术前禁水至少 2 小时,如患者存在胃排空功能障碍或胃潴留,应适当延长禁食和禁水时间。

3. 检查前取下活动义齿。

4. 术前不推荐常规应用抗胆碱能药物(如阿托品等)。

5. 麻醉前检查:①相关药物(包括麻醉药物、抢救药物等),确保齐全并且均在有效期内;②检查麻醉机、监护仪、吸痰器、输液泵、抢救设备和气道管理物品等设备,确保随时可用。

(二)麻醉期间监测策略

1. **标准生命体征监测**　心电图、无创血压、脉搏血氧饱和度及体温;但特殊患者(合并心血管疾病、预计诊疗时间较长)宜进行有创动脉压监测。

2. 呼气末二氧化碳($ETCO_2$)监测 对于中度或深度镇静麻醉,有助于尽早发现呼吸暂停和气道梗阻、预测低氧血症,并可能减少呼吸抑制相关的患者损伤。二氧化碳监测通常采用连接鼻导管(用于供氧)的单独取样管,也可以连接面罩或用胶布固定在内。

3. 监测镇静深度 持续评估镇静深度,避免过度镇静。

(1)根据患者对言语、触觉和疼痛刺激的反应来判断镇静深度。

(2)脑电双频谱指数(bispectral index,BIS)监测:70~90 范围内为镇静状态。

(3)Ramsay 镇静量表(表 39-3)或改良观察者觉醒/镇静评分量表(Modified Observer's Alertness/Sedation scale,MOAA/S)评估镇静程度。

表 39-3 镇静深度/麻醉及评估要点

	轻度镇静	中度镇静	深度镇静	全身麻醉
Ramsay 镇静评分	2~3 分	4 分	5~6 分	
反应	对语言刺激反应正常	对语言或触觉刺激存在有目的反应	对非伤害性刺激无反应,对伤害性刺激有反应	对伤害性刺激无反应
通气功能	无影响	足够,无需干预	可能不足,可能需要干预	常不足,常需干预
心血管功能	无影响	通常能够保持	通常能保持	可能受损

注:深度镇静、全身麻醉必须由麻醉医师实施。

(三)麻醉期间辅助供氧策略

在镇静或监护麻醉中,轻度镇静且心肺功能正常的患者,可能无需辅助供氧;但接受监护麻醉中度或深度镇静/镇痛的患者,往往需要辅助供氧。但在头颈部周围进行需要电凝术的操作时若有开放式供氧(如经鼻导管或面罩),很容易导致手术室起火,因此此类操作中应注意将供氧浓度限制在30%以下。

1. 去氮给氧 在镇静/监护麻醉前患者应自主呼吸下充分去氮给氧,增加氧储备。

2. 鼻导管给氧 只适用于表面麻醉或轻中度镇静下肺功能良好患者且接受操作简单、时间较短的诊疗操作。

3. 面罩通气 适用于深度镇静或静脉麻醉下氧合与(或)通气功能明显下降的患者。采用面罩上的 Y 形接口通气,可在维持有效呼吸功能的同时,进行时间较短的(支)气管内简单的诊疗操作。

4. 高频通气 适用于深度镇静或静脉麻醉下的(支)气管镜,尤其是硬质气管镜的诊疗操作。

5. 经鼻湿化快速交换通气(transnasal humidified rapid-insufflation ventilatory exchange,THRIVE) 适用于肥胖患者中度镇静麻醉,但注意 THRIVE 存在 CO_2 蓄积的风险,需要关注其可能引起的高碳酸血症、酸中毒和低氧血症。

(四)麻醉过程管理策略

1. 首先建立静脉通路,对于手术时间较长或患者病情比较复杂或危重或预计可能出现意外的患者,最好使用留置针。

2. 患者体位的摆放,注意应用棉垫保护受压处,帮助患者找到舒适的体位,便于耐受术中长时间保持不动的平卧体位,尽量减少对镇静、抗焦虑和镇痛的需求。

3. 连接监护设备,监护生命体征。

4. 吸氧。

5. 给药,根据患者情况和手术操作调整给药剂量和速率来维持目标镇静水平。

6. 术中注意观察患者各项生命体征、患者反应以及手术医生操作情况，及时发现异常体征，防止意外发生。

7. 术中注意避免体动以保证成像质量和手术的顺利进行以及患者安全。

（五）麻醉后恢复策略

1. 麻醉后恢复室观察 麻醉后恢复室是镇静/麻醉结束后继续观察病情、防治镇静/麻醉后近期并发症、保障患者安全的重要场所。凡镇静/麻醉结束后尚未清醒（含嗜睡）或虽已清醒但肌张力恢复不满意的患者均应进入麻醉后恢复室观察。

2. 观察指标 包括患者血压、心率、呼吸、脉搏血氧饱和度和意识状态，以及有无恶心呕吐、出血等并发症。

3. 严密监护 确保不发生坠床等。

4. 离室标准 一般情况下，如果评分≥9分（表39-4），患者可由亲友陪同离院。如为住院患者，则按麻醉恢复常规管理。

表 39-4 镇静/麻醉后离院评分量表

生命体征（血压和心率）	疼痛
2= 术前数值变化 20% 范围内	2= 轻微
1= 术前数值变化 21%~40%	1= 中等
0= 变化超出术前值的 41% 以上	0= 严重
运动功能	**手术出血**
2= 步态稳定／没有头晕	2= 轻微
1= 需要帮助	1= 中等
0= 不能行走／头晕	0= 严重
恶心呕吐	
2= 轻微	
1= 中等	
0= 严重	

二、监护麻醉在不同专科诊疗中的策略

（一）消化内镜检查与治疗

1. 共用气道，增加患者通气困难，镇静药和/或麻醉性镇痛药可能抑制呼吸，增加呼吸管理的难度。因此，气道管理至关重要。

2. 超声胃镜时间较长，且需在病变部位注入较多水；超声内镜引导下细针穿刺抽吸术（endoscopic ultrasonography-fine needle aspiration，EUS-FNA）要求胃肠道蠕动减弱或消失，以便穿刺针定位，提高穿刺准确性与活检阳性率。患者易发生呛咳，将大大增加反流误吸的风险。因此检查过程中一般采用深度镇静，麻醉深度比普通胃镜检查更深。且要求患者处于头高足低位，诊疗医师控制注水量及注水速度，并及时吸除水，并遵循操作最少、时间最短的原则。若病变部位位于食管，则应实施气管内插管全身麻醉，以策安全。

3. 行内镜下食管静脉曲张套扎术（endoscopic esophageal varix ligation，EVL）的老年患者多数一般情况较差，常合并低蛋白血症、贫血、胸腹水及其他系统疾病。此类患者多处于肝硬化肝功能失代偿期，凝血

功能减弱,食管-胃底静脉曲张明显,操作中患者如发生剧烈呛咳可能会引起曲张静脉破裂从而大出血及反流误吸,因此麻醉风险极高,麻醉深度较深。

4. 肠镜检查治疗过程中注意迷走反射引起的心率减慢,甚至骤停。若出现上述情况,首先手术医生暂停操作,必要时给予阿托品,待心率恢复后再行操作。治疗过程中在肠道充气的过程中可能发生反流误吸。

(二)气管镜诊疗

1. 操作医师与麻醉医师共用气道,增加患者通气困难,镇静药和/或麻醉性镇痛药可能抑制呼吸,增加呼吸管理的难度。因此,呼吸道管理至关重要。

2. 对怀疑慢性阻塞性肺疾病的患者应检测肺功能。若肺功能重度下降,如第一秒用力呼气量(FEV_1)<40%预计值或脉搏血氧饱和度(SpO_2)<90%,应行动脉血气分析。

3. 哮喘患者应在(支)气管镜检查前预防性使用支气管舒张剂,慢性阻塞性肺疾病患者应视情况决定是否预防性使用支气管舒张剂。

4. 有出血风险的患者,应在术前常规检测血小板计数和/或凝血酶原时间。对拟行(支)气管镜活检的患者,若术前正在口服抗凝剂,应至少于检查前3天停用。若患者必须使用抗凝剂,应更换为普通肝素,并使国际标准化比值(INR)≤1.5。对拟行活检的患者,达比加群及利伐沙班需提前24~36小时停药,不需使用低分子量肝素桥接。

(三)微创神经介入手术

1. 介入手术室环境的特殊性使得麻醉管理的安全系数大大降低

(1)介入手术室远离中心手术室,抢救设备、药物和人员缺乏。

(2)麻醉医师一般停留在控制室,远离患者,不利于观察患者、管道、麻醉设备的情况。

(3)术中需要活动C形臂,可能导致呼吸回路、输液管路及监护仪线路的脱落。

(4)远离病房、重症监护室或麻醉科,在行紧急影像学检查及手术后转运过程中易出现意外。

(5)存在辐射安全问题。

2. 神经介入手术本身对麻醉的特殊要求

(1)术中患者制动以保证成像质量。

(2)确保手术过程中监测及评估神经系统功能。

(3)术后快速苏醒并进行神经功能检查。

(4)抗凝治疗。

(5)术中突发并发症的诊断与治疗,如出血或血管阻塞,需要控制全身或局部的血压。

3. 脑血管造影术

(1)鼻导管$ETCO_2$监测(注意抗凝的患者不宜不易使用鼻咽通气道)。

(2)脉搏血氧探头应放在行股动脉穿刺并置入动脉鞘一侧的拇指上,从而能尽早发现股动脉阻塞和末梢动脉栓塞的征象。

(3)确保静脉通路可靠和足够长的延长管能在手术过程中保证药物和液体远距离输入。

(4)注意防止血栓栓子形成的同时避免出血并发症的发生。

(5)注意有无造影剂过敏史。

(6)拟行桡动脉穿刺者,需行Allen试验。

(7)术前对患者进行神经系统体检,有助于在术中、术后对比观察神经功能变化。

(8)对于肾功能正常的患者,造影前不需要停用二甲双胍,但使用造影剂后应在医生的指导下停用二甲双胍2~3天,复查肾功能正常后可继续用药;对于肾功能异常的患者,使用造影剂前2天暂时停用二甲双胍,之后还需停药 2~3 天,复查肾功能正常后可继续用药。

(9)注意造影剂类过敏反应、造影剂性肾病的发生。

4. 帕金森病脑深部电刺激术

(1)苯二氮䓬类药物、丙泊酚、依托咪酯和氯胺酮均可能影响微电极记录(microelectrode recordings,MER)慎用;短效阿片类药物对 MER 影响很小,但是大剂量使用可引起肌肉强直,故慎用阿片类药物。

(2)术前评估:①注意认知和精神状态、营养状况、面部及胸壁肌肉是否僵硬、评估气管插管及辅助通气的难易程度;②需要关注肺功能检查,判断是否存在限制性肺疾病,术前应常规进行 X 线、肺功能及血气分析检查;③长期使用麦角胺类多巴胺受体激动剂(如培高利特和卡麦角林)可使 QT 间期延长,常规行心电图、超声心动图筛查;④儿茶酚氧位甲基转移酶抑制剂与单胺氧化酶 B 抑制剂合用可以延长左旋多巴的作用时间,手术前 3 周应该停用。

(3)注意患者往往存在与疾病进程相关的合并症。咽喉部功能障碍导致吸入性肺炎和喉痉挛的发生风险增加;自主神经功能障碍、直立性低血压和低血容量可导致血流动力学不稳定;严重运动障碍和痉挛患者存在较难术中监测和维持特殊体位。

(4)不在清醒状态下导尿,故术中控制液体入量的同时避免低血容量。

5. 三叉神经痛经皮射频热凝术　注意血管穿刺前监测心率,以免穿刺过程中发生血管迷走神经反射导致心率下降。

(四)心血管微创手术

1. 动脉瘤腔内修复术　注意术中维持平稳的血压,采用控制性降压措施,可以避免支架在释放过程中出现支架脱位和主动脉破裂的风险。

2. 左心耳封堵术　术中可能会诱发心律失常,备用血管活性药物、临时起搏器和经食管超声心动图,故一般采用深度镇静。一些晚期心力衰竭患者可能诱发心衰。

第四节　监护麻醉的并发症及其处理

一、监护麻醉期间的并发症

监护麻醉术中及术后并发症总体发生率与全身麻醉相近。来自 ASA 结案索赔数据库的资料表明,在导致医疗事故索赔的病例中,监护麻醉病例损伤的严重程度与全身麻醉病例相近,其中 40% 是因患者死亡或永久性脑损伤而发起。最常见的损伤原因是过度镇静引起的呼吸抑制,而其中一半以上可通过更好的监测来预防。监护麻醉常在非医院环境或手术室外进行,同时许多老年患者接受手术时常存在多种合并症和风险因素,包括较高的 ASA 分级、室性心律失常史、心绞痛、高血压、既往心肌梗死、严重支气管肺病、哮喘、肥胖和吸烟等,都会带来更高的围手术期并发症和不良事件风险。

监护麻醉期间常见的并发症包括如下:

(一)呼吸系统并发症

1. 气道痉挛　内镜检查过程中,口腔内分泌物直接刺激咽喉部,(支)气管镜反复进出声门诱发喉部肌群反射性收缩,容易诱发发生喉痉挛。麻醉不充分,患者高度紧张,操作技术不规范和强行刺激声带、气管壁,注入药物及冷盐水等,均可造成气管或支气管痉挛。因此,必须保证良好的表面麻醉效果与适当的

镇静 / 麻醉深度,并严密观察患者的生命体征。发生严重气道痉挛时应立即停止所有诊疗操作。轻度支气管痉挛时,可面罩加压给氧,给予支气管舒张剂和 / 或静脉注射糖皮质激素;严重支气管痉挛时(如患者 SpO_2 难以维持),可加深麻醉并行面罩正压通气,必要时气管插管并控制通气,同时给予支气管舒张剂和 / 或静脉注射糖皮质激素。

2. 呼吸抑制 呼吸抑制是镇静 / 麻醉以及呼吸系统疾病有创诊疗时最常见的并发症,当呼吸暂停或呼吸频率及幅度减少或患者屏气时,可出现 SpO_2 明显下降。镇静 / 监护麻醉及麻醉恢复期间应密切观察患者的呼吸频率、呼吸幅度以及有无反常呼吸。如怀疑舌后坠引起气道梗阻,应行托下颌手法,必要时放置口咽或鼻咽通气管;同时应增加吸氧流量或经面罩给予高浓度氧,特殊患者(肥胖患者)可应用经鼻湿化快速交换通气(THRIVE),必要时嘱内镜医师退出内镜,给予辅助或控制呼吸,甚至气管内插管或放置喉罩。若患者采用苯二氮䓬类药物镇静,必要时可考虑静脉给予拮抗剂氟马西尼。

3. 气胸 主要见于(支)气管异物取出术和经(支)气管镜钳活检术。术中或术后如出现持续低氧血症,胸部叩诊过清音、呼吸音减弱,则警惕并发气胸,应进行胸部 X 线摄片检查,确诊后作出相应处理,严重者则需胸腔闭式引流。随年龄增加胸壁的僵硬程度亦逐渐增加,这主要是由于肋骨及其关节的纤维化、钙化所致。

4. 反流误吸 镇静 / 监护麻醉能使胃肠道蠕动减弱,胃镜检查尤其是超声内镜检查过程中可能大量注气和注水,使胃肠道张力下降。如果患者伴有贲门松弛或胃食管交界处解剖缺陷、口咽或胃内大量出血或幽门梗阻等均可增加反流与误吸风险。无论固体或液体误吸入呼吸道均可造成呼吸道梗阻、气道痉挛、吸入性肺不张和吸入性肺炎等严重后果。一旦发生反流误吸,应立即退出内镜并沿途吸引,尤其口咽部,同时立即使患者处于头低足高位,并改为右侧卧位,因受累的多为右侧肺叶,如此可保持左侧肺有效的通气和引流,必要时应及时行气管内插管。在纤维支气管镜明视下吸尽气管内误吸液体及异物,行机械通气,纠正低氧血症。

(二)心血管系统损害

1. 低血压 由于术前禁饮禁食、麻醉药物的血管舒张作用及老年患者的代偿功能降低,老年患者血压可能明显下降,诱导时应缓慢推注麻醉药物。一旦发生低血压,可予以输液或加快输液速度改善血压,必要时可给予去氧肾上腺素 25~100μg 或去甲肾上腺素 5~10μg,可多次追加。窦性心动过缓合并低血压时,可静脉注射麻黄碱 5~15mg。对于操作时间较长、深度镇静 / 麻醉的患者,应常规预防性补充液体。

2. 心律失常 内镜操作对自主神经的刺激以及镇静 / 麻醉药物的作用均可能引起心律失常。窦性心动过速如血流动力学稳定一般无需处理;如心率小于 50 次 /min,可酌情静脉注射阿托品 0.2~0.5mg,可重复给药;必要时可静脉给予肾上腺素 0.02~0.1mg。如内镜检查时突发窦性心动过缓,及时提醒内镜医师,必要时中止操作。心律失常防治关键在于及时发现,并及时处理。

3. 心肌缺血 消化系统疾病诊疗操作无论是否采取镇静 / 监护麻醉均可能诱发或加重心肌缺血。吸氧可以增加氧供,显著减少 ST 段压低。围麻醉期应加强监测,维持良好的心肌氧供与氧耗,避免血压剧烈波动。

(三)神经系统并发症

1. 苏醒延迟 全身麻醉后未能及时完全清醒可能表现为延迟苏醒或苏醒期谵妄。这些情况通常为一过性,可在 30~60 分钟内逐渐消退。在大多数情况下,延迟苏醒是由于麻醉残留或镇痛药物所致。老年患者由于年龄相关性药物效应动力学和代谢动力学改变,会加强和延长麻醉药物及辅助药物的中枢效应。需警惕需要紧急干预的严重神经系统疾病或其他疾病。另外发作性睡病也会导致苏醒延迟。

2. 谵妄 根据不同手术类型,10%~50% 的老年手术患者会出现急性精神错乱。有时候谵妄是心肌梗死、低氧血症等严重不良事件的唯一表现。老年患者出现谵妄的危险因素包括术前使用苯二氮䓬类药物和手术时间过长,同时哌替啶等阿片类药物的使用也会增加谵妄发生的风险。密切监测术中生命体征,是预防严重不良事件的有效干预措施。

(四)患者体动及操作导致的损伤

1. 出血 出血多由诊疗操作中损伤所致。与诊断性检查相比,治疗性检查具有更高的出血风险。轻者可不处理,出血较多者可局部止血,保证氧合下镜下止血,必要时经介入或外科手术治疗。与潜在的失血性休克相比,患者更有可能死于出血所致的窒息。对于出血的处理应提前做好预案;操作开始前应与操作医师充分沟通;处理出血时,决策应及时准确,避免由于决策延误造成的处理困难。

2. 穿孔 诊疗过程中,术者操作粗暴或麻醉效果不完全而致患者躁动挣扎,均有较大的危险,轻者引起黏膜擦伤或撕裂,重者可引起穿孔,甚至死亡。故在诊疗操作过程中,需要内镜医师与麻醉医师积极有效地配合,密切沟通,共同完成诊疗操作。

3. 坠床 坠床是镇静/监护麻醉的严重并发症之一,轻者可造成患者四肢和躯体创伤,重者可危及患者生命。严密监护,并始终妥善固定与保护患者是防止坠床的关键。

(五)其他诊疗及麻醉药物相关并发症

1. 局麻药全身中毒 局麻药全身毒性主要影响中枢神经系统和心血管系统,甚至可致死。其危险因素包括高血浆游离药物浓度和局麻药高敏感性的患者因素。老年患者因为肝功能退化和灌注不足,对局麻药的清除能力降低;此外老年患者神经系统对局麻药更敏感,因此发生局麻药全身中毒的风险更高。麻醉医生必须非常熟悉局麻药全身毒性反应的症状和体征;诊室应配备相应药物和设备,以监测患者并及时处理所有不良事件。

2. 造影剂类过敏反应 碘造影剂是目前影像学诊断与介入治疗领域使用最广泛的造影剂。碘造影剂过敏绝大多数属于类过敏反应,它无需致敏,首次接触即可通过非免疫途径发生过敏反应。其预防措施:①识别高危患者,高危因素包括支气管痉挛史、过敏史、心脏疾病、容量不足、血液疾病、肾功能不全、高龄、焦虑,以及应用β肾上腺素能受体阻滞剂、阿司匹林或非甾体抗炎药等;②对于高危患者,应使用非离子型造影剂;③对于高危患者,临床工作中常预防性给予糖皮质激素及抗组胺药物;④虽然造影前进行皮试可以鉴别出过敏反应,但实际上临床中真正的过敏反应很少,常见的是类过敏反应,而皮试无法鉴别后者。治疗措施包括:即刻识别,立即停止造影,并给予对症治疗。轻度过敏样反应患者可出现恶心、呕吐、荨麻疹,可密切观察症状是否可缓解,缓解者无需进一步治疗,若无缓解应口服氯苯那敏。中度过敏样反应者可出现呼吸困难、喉头水肿,应立即采取干预措施,包括给予吸氧、β_2受体激动剂、肾上腺素等药物对症处理。重度过敏样反应者会出现心动过速、血压下降、休克等症状,应立即采取抢救措施,保证生命安全。

3. 低温与寒战 术中低温可造成患者强烈的不适感、血管收缩、寒战、组织低灌注和代谢性酸中毒等,以及损害血小板功能、心脏复极,并可降低多种药物的代谢过程。寒战可使患者代谢率、眼压和颅内压增加。对低温的预防更为重要,应根据体温监测及时采取保温和其他相应措施,维持正常体温可应用保温毯;适宜的室温、静脉液体加温。曲马多(50mg静脉滴注)对终止寒战有效。

二、麻醉后常见并发症的处理

(一)术后疼痛

疼痛治疗不充分是导致非住院手术后意外入院的主要原因。任何镇痛技术的目的都应该是降低疼痛评分,促进早期活动,并减少围手术期的并发症。联合使用多种药物和技术的多模式镇痛可以提供更好镇痛效果的同时减少不良反应,实现最佳疼痛管理。监护麻醉中为避免阿片类药物的相关不良反应,包括恶心呕吐、瘙痒、便秘、呼吸抑制和意识改变,以及可能出现的依赖和耐受问题,可使用包括对乙酰氨基酚和非甾体抗炎药（如酮咯酸、布洛芬或塞来昔布）在内的非阿片类镇痛药来减少阿片类药物的用量。同时视情况使用区域麻醉技术和长效局麻药，如丁哌卡因或罗哌卡因外周神经阻滞或丁哌卡因脂质体伤口浸润。

（二）术后恶心呕吐

患者出现术后恶心呕吐时，应立即嘱患者头偏向一侧，尽量将口腔中的呕吐物清理干净，防止反流误吸的发生。同时，可以给予患者止吐药，包括 5-HT_3 受体拮抗药，如昂丹司琼、托烷司琼，或多巴胺受体拮抗剂，如甲氧氯普胺，以及糖皮质激素类药物。在使用以上药物时，需注意患者是否存在相关药物禁忌证和不良反应。

（三）术后苏醒延迟

麻醉后苏醒延迟的原因有很多，应对患者做全面评估，针对不同病因采取相应的措施加以纠正。若麻醉后恢复室（post-anesthesia care unit，PACU）患者未能完全苏醒，无明显中枢神经系统（CNS）抑制的因素，则立即仔细评价通气和氧合，包括每分通气量、PaO_2、$PaCO_2$、pH 和血糖。应检查血清电解质（包括钙和镁）浓度以及渗透压。同时应测定体温，低温可导致麻醉药物代谢障碍。评价循环功能以了解脑灌注。考虑行神经相关查体以及时了解是否存在神经功能障碍。必要时可行其他实验室检查，包括肝肾功能、内分泌疾病的项目。

应用特异性拮抗剂可逆转麻醉性镇痛药和镇静药物引起的 CNS 抑制。通过分次静脉注射纳洛酮（20~40μg）可鉴别诊断麻醉性镇痛药引起的嗜睡。氟马西尼可特异性拮抗苯二氮䓬类药物引起的嗜睡，每次累加剂量为 0.1~0.2mg。苯二氮䓬类药物的个体差异颇大，因此应用苯二氮䓬类药物患者表现为其他原因不能解释的 CNS 抑制时宜考虑给予氟马西尼。评价和治疗术后 CNS 抑制时，特异性药物拮抗剂（如纳洛酮和氟马西尼）具有肯定的价值。然而，不主张使用非特异性兴奋剂，因为其危害（如抽搐或重新意识丧失）可能大于诊断价值。

三、出院

在治疗或诊断操作结束后，镇静和镇痛药物的药理作用通常仍存在。当患者从镇静药物的作用中苏醒时，应保持监测和辅助供氧，并将患者交由 PACU 进行护理，从而可以及时发现呼吸和循环系统并发症。

意识状态、血压、恶心呕吐、疼痛是评估患者出院的关键指标。完全苏醒（即无需任何气道支持可以自主呼吸、清醒、可以说话、对指令作出适当反应及血流动力学稳定）的患者，可根据麻醉后出院评分系统（Post Anaesthetic Discharge Scoring System，PADSS）作出评估，当患者评分 ≥9 分时，可考虑出院（表 39-5）。患者必须在监护人陪同下方能回家，可以减少不良后果。医务人员应书面形式向患者和家属交代离院后医嘱、注意事项和紧急联系电话，以备特殊情况时及时联系。

表 39-5　麻醉后出院评分系统（PADSS）

项目	分值
生命体征	
血压/心率波动在术前值的 20% 之内	2
血压/心率波动在术前值的 20%~40%	1
血压/心率波动大于术前值的 40%	0
活动能力	
步态平稳而不感头晕，或达术前水平	2
需要搀扶才可行走	1
完全不能行走	0

项目	分值
恶心呕吐	
轻度,不需治疗	2
中度,药物治疗有效	1
重度,治疗无效	0
疼痛	
VAS 0~3 分,离院前疼痛轻微或无疼痛	2
VAS 4~6 分,中度疼痛	1
VAS 7~10 分,重度疼痛	0
手术部位出血	
轻度,无需处理	2
中度,敷料更换 2 次后无继续出血	1
重度,敷料更换 3 次后仍持续出血	0

注:上述 5 项总分为 10 分,当患者评分≥9 分,可考虑离院。

VAS,视觉模拟评分法。

(黄河　陈元敬)

参考文献

［1］中华医学会老年医学分会,解放军总医院老年医学教研室. 老年患者术前评估中国专家建议 (2015)[J]. 中华老年医学杂志, 2015, 34 (11): 1273-1280.

［2］LIU LL, DZANKIC S, LEUNG JM. Preoperative electrocardiogram abnormalities do not predict postoperative cardiac complications in geriatric surgical patients [J]. Journal of the American Geriatrics Society, 2002, 50 (7): 1186-1191.

［3］COTTRELL JE, PATEL P. Cottrell and Patel 神经外科麻醉学 [M]. 6 版. 韩如泉,周建新,译. 北京: 人民卫生出版社, 2018.

［4］韩如泉,王保国. 神经外科麻醉学 [M]. 3 版. 北京: 人民卫生出版社, 2018.

［5］WOODWARD ZG, URMAN RD, DOMINO KB. Safety of non-operating room anesthesia: a closed claims update [J]. Anesthesiology Clinics, 2017, 35 (4): 569-581.

［6］EKSTEIN M, GAVISH D, EZRI T, et al. Monitored anaesthesia care in the elderly [J]. Drugs & aging, 2008, 25 (6): 477-500.

［7］CHUNG F, CHAN VW, ONG D. A post-anesthetic discharge scoring system for home readiness after ambulatory surgery [J]. Journal of clinical anesthesia, 1995, 7 (6): 500-506.

［8］中华医学会麻醉学分会. 麻醉后监测治疗专家共识 [J]. 临床麻醉学杂志, 2021, 37 (1): 89-94.

［9］Rogers WK, McDowell TS. Remimazolam, a short-acting GABA (A) receptor agonist for intravenous sedation and/or anesthesia in day-case surgical and non-surgical procedures [J]. IDrugs, 2010, 13 (12): 929-937.

第四十章
老年手术患者的护理

第一节 麻醉护理概述

　　麻醉护理学是现代麻醉学的重要组成部分,是适应麻醉学科需要而建立起来的一项护理内容,对麻醉学科的发展起到举足轻重的作用。麻醉护理学在国际国内发展并不平衡,早在150多年前,发达国家就已经开展麻醉护理工作,而我国麻醉护理工作及麻醉专科护士的培养处于起步阶段。为适应21世纪我国高等医学教育发展的新形势,进一步满足社会和医疗卫生事业发展的需求,加强麻醉学二级学科内涵建设,建立麻醉护理学就显得尤为重要,而培养具有中国特色的麻醉专科护士、建立符合中国国情的麻醉护理学体系则是当前麻醉护理学的重要内容。

　　近年来,国内专家根据国外麻醉护理经验,结合我国麻醉学的发展,初步提出开展麻醉护理学教育,但尚处于起步阶段。在我国,早期的麻醉护理工作由麻醉医师完成,或由手术室护士兼顾,麻醉医师承担"亦工、亦技、亦护、亦医"的角色。由于麻醉医师的缺乏,部分护士曾被培养成"护士麻醉师",承担着麻醉医师的工作。随着麻醉学的不断发展,麻醉科列入国家临床二级学科、一级临床科室后,按照麻醉学本科 - 硕士 - 博士的培养体系,麻醉人才队伍不断扩大,早期的"护士麻醉师"逐渐退出历史舞台。20世纪80年代末90年代初,徐州医学院首先创办的麻醉护理教育,为我国麻醉护理学的发展奠定了基础,其后全国多家高等院校也开始相继开展麻醉护理教育。

　　在我国高等麻醉学教育研究会的倡导和支持下,2009年3月27日在广州成立了全国麻醉专科护士资格培训咨询委员会,同时召开了第一次会议。会议明确了委员会的职责任务,拟定了在全国开展麻醉专科护士的培训工作,包括:第一,明确麻醉专科护士培训指导思想,培养目的;第二,制订麻醉专科护士培训教学方案、计划,第三,逐步在全国建立麻醉专科护士培训基地,开展毕业后教育;第四,逐步组织编写培训教材和实习手册。

　　目前,全国多家医院开展了麻醉护理工作,包括建立了麻醉护理单元,设立麻醉科护士长等,取得了良好的效果,但也存在一些问题,如工作范畴、工作内容和工作职责不规范,以及规模较小、人员不足、缺乏经验等。目前我国麻醉护士工作范畴主要包括物品和药品的管理、一次性用物和院内感染管理、麻醉设备的保养、麻醉复苏期间的护理、与麻醉医师的配合(术前准备、术后物品的处理、疼痛诊疗护理)等内容。

第二节 麻醉前护理

一、麻醉科门诊的设立

　　麻醉科门诊最早于1992年在美国斯坦福大学医院推广实施。麻醉科门诊是医院提升医疗服务能力、适应广大人民日益增长的医疗服务需求的关键构成,同时也是提高麻醉质量控制、保障患者围手术期安全和促进预后的重要环节。目前,国内各级医院相继开设麻醉科门诊,将麻醉评估提前至入院前,通过麻醉科门诊完成术前评估改善患者围手术期预后,麻醉科医生和护士在围手术期患者快速康复中扮演更为重要的角色。

麻醉科门诊的建立可以加强门诊麻醉相关服务,对有麻醉需求的患者提前做麻醉风险评估以及术前准备指导,使得手术科室具备充足的时间对存在合并症的患者,尤其是老年患者进行术前指导和医疗干预,在保障患者的围手术期安全中发挥了重要作用。同时,麻醉科门诊可提前制订个体化的麻醉和护理方案,选择合适的麻醉方式以及术后镇痛方法,通过消除患者围手术期的紧张、焦虑情绪,有利于提高手术和麻醉的安全性、舒适性,增加患者满意度,提高麻醉质量,保障患者围术安全。以麻醉科门诊为主导的多学科会诊模式正逐渐被广大手术科室所接受。对于接受大手术的中危至高危老年患者,术前会诊是一项有用的重要干预措施。

麻醉科门诊对老年人的重要性更加重要。由于人口老龄化状态的特点逐步凸显,高龄患者也在逐年增加。老年人具有基础状态差、合并内科疾病较多。目前,我国已迈入中度老龄化社会,于2035年和2050年,老年人口规模分别预计达到4.12亿人和4.80亿人,60岁以上老年人口占比超过20%。而老年人合并症较多、全身麻醉耐受性较差,因此提高对此类患者术前评估的关注度,减少麻醉并发症的发生,降低围麻醉期的潜在风险非常重要。麻醉科门诊的设立可增强医护人员对老年患者病理生理改变的认识,注重代谢当量、衰老指数等客观评价指标的合理应用。对老年人而言,麻醉科门诊的工作重点是术前麻醉评估和健康评价,其目的是科学评价患者对麻醉手术是否能耐受及其风险,同时对患者的术前准备提出指导建议,包括是否需要进一步完善检查、调整用药方案、麻醉准备、心理护理,甚至延迟手术。在条件允许的情况下尽可能地提高患者对麻醉、手术的耐受力,从而降低围手术期并发症和死亡风险,杜绝因术前准备不当而造成的手术暂停。

(一)麻醉科门诊人员设置

从事麻醉科门诊的医护人员应具有相应的资格证书和执业证书。三级综合医院麻醉科出诊医生和就诊患者比例一般应为1:(30~50)。二级及以下综合医院可根据诊疗情况合理确定比例。主要分为针对择期/日间手术的麻醉科门诊和主要针对消化内镜、手术室外诊疗等的麻醉科门诊。

应根据医院建设规模和麻醉科门诊诊疗例次,酌情配备一定数量麻醉专科护士,麻醉科护士与麻醉科医生的比例建议≥0.5:1.0。协助麻醉科医生做好麻醉科门诊的护理工作。麻醉科护士的主要职责包括:

1. 负责前台咨询服务,协助患者填写病史采集单,进行术前宣教与心理护理,制订麻醉护理预案等。
2. 负责门诊期间按照医嘱执行治疗工作。
3. 负责麻醉科门诊设备、物品和耗材的管理。
4. 负责麻醉科门诊相关文书的记录和归档工作。
5. 负责信息资料数据库的建设与管理工作。
6. 指导护理专业学生的实习工作。
7. 协助麻醉科医生参与中低风险手术患者面对面和远程术前评估工作。

(二)麻醉科门诊相关制度

1. 建立完善的门诊管理制度,保证日常工作安全、有序、高效运行。各项制度装订成册,便于查阅和执行。
2. 建立科室突发事件处理流程和预案,及时有效处理各种突发事件。

麻醉科门诊的规章制度,主要包括疑难危重病例讨论制度、术前讨论制度、会诊制度、门诊病历书写规范、医院感染管理制度等。定期审定麻醉科门诊管理规范,如质控中发现问题及时更新。

二、麻醉前访视与评估

麻醉前访视和麻醉前评估是完善术前准备和制订麻醉方案的基础。麻醉护理工作涉及整个围手术期,良好的护理工作能配合麻醉医师充分了解患者的全身情况和重要器官生理功能,并作出正确的评估。这有利于消除或减轻患者的恐惧紧张心理,建立良好的护患关系,积极配合医生完成手术,减少并发症和加快患者的术后康复,是保障患者围手术期安全的重要环节。

老年患者术前访视与评估是实施麻醉手术前至关重要的一环,其目的是客观评价老年患者对麻醉手术的耐受力及其风险,同时对老年患者的术前准备提出建议,包括是否需要进一步完善检查、调整用药方案、功能锻炼,甚至延迟手术麻醉,在条件允许的情况下尽可能提高老年患者对麻醉手术的耐受力,降低围手术期并发症和死亡风险。除了对老年患者进行常规的器官功能和美国麻醉医师协会(American Society of Anesthesiologists,ASA)分级术前评估外,还应注意老年综合征对手术风险的影响。老年状态全面评估通常是由以老年医学科为主的多学科对老年患者的合并症、机体功能、心理和社会学特点进行全面的评估。其中,老年患者的认知、功能、营养及衰弱状态等情况都与围手术期不良事件发生率明显相关,逐渐成为老年患者术前评估的一部分,尤其是在复杂的术前评估中。必要时,需邀请相应多学科专家共同参与讨论手术时机、方案以及相应的术前准备。需要指出的是,老年患者手术的目的不仅是延长生命,而应更加关注对老年患者术后功能和独立生活能力的保护。

(一)麻醉前访视

麻醉前访视一般在麻醉前1日进行,麻醉护士应与麻醉医师应一同前往病房完成,其目的为:①详细了解患者病史(现病史、既往史、过敏史、手术麻醉史、吸烟及饮酒史、药物应用史等)、体格检查、检验结果和精神状态;②指导患者熟悉有关的麻醉问题,解除患者的焦虑心理;③通过病史和体格检查,评估患者麻醉及手术的耐受性,以采取有效措施积极预防术中术后可能的并发症。

1. 病史复习　详细阅读病历,了解病历资料,有目的地询问有关麻醉的病史,主要了解以下几个方面:

(1)个人史:包括患者的活动能力,能否胜任较重的体力劳动或剧烈活动,是否有心慌气短的症状;有无长期饮酒、吸烟史。老年患者术前采用戒烟、运动等积极的肺保护策略可减少术后肺部并发症。戒烟至少4周可减少术后肺部并发症,戒烟3~4周可减少伤口愈合相关并发症。

(2)既往史:了解与麻醉有关的疾病如高血压、冠心病、慢性阻塞性肺部疾病、脑血管病、哮喘及相应的治疗情况;了解既往手术麻醉史,做过何种手术,麻醉方式,有无不良反应;了解既往长期用药史,了解药名、药量,有无过敏史,有无长期服用安眠药、抗凝药、降压药、降糖药及麻醉药品成瘾史等。

(3)现病史:了解目前疾病的控制情况,查看化验结果、用药情况及治疗效果等。

2. 体格检查

(1)全身状况:观察有无发育不全、营养障碍、贫血、脱水、水肿、发热及意识障碍等,测身高、体重,了解近期体重变化。

(2)器官功能

1)呼吸系统:询问有无咳嗽、咳痰,每日痰量及痰的颜色、性状,是否咯血及咯血量。观察呼吸频率、呼吸深度及呼吸形式,评估呼吸道的通畅程度,听诊双肺呼吸音是否对称,有无干湿啰音。参阅胸部X线和CT检查结果,必要时行肺功能测定、血气检测。

老年患者术后肺部并发症比心血管并发症更为常见,并且与围手术期不良事件发病率和死亡率相关。术后肺部并发症包括肺不张、支气管痉挛、支气管炎、肺炎、肺栓塞、急性呼吸窘迫综合征和呼吸衰竭。呼吸系统功能随年龄增长而减退,特别是呼吸储备和气体交换功能下降。胸壁僵硬、呼吸肌力变弱、肺弹性回缩力下降和闭合气量增加是造成老年患者呼吸功能降低的主要原因。老年患者肺泡表面面积、肺顺应性以及呼吸中枢对低氧和高二氧化碳的敏感性均下降,因此在围手术期易发生低氧血症、高二氧化碳血症和酸中毒。另外老年患者呛咳、吞咽等保护性反射下降,易发生反流误吸性肺炎,且多伴发心血管疾病、呼吸系统疾病、营养不良和肌少症,都是导致其术后肺部并发症高发的原因。

2)心血管系统:测血压、脉搏,注意皮肤黏膜颜色及温度,叩诊心界,听诊心音,有无心脏扩大、心律失常以及心衰发作。术前应常规检查心电图,必要时行动态心电图、心脏彩色多普勒超声检查。

3)其他:检查脊柱有无畸形或病变,穿刺部位有无感染,下颌关节和脊柱活动度;检查四肢浅表静脉,选定输血输液穿刺点,估计有无静脉穿刺困难。

(3)手术须知:了解拟施行的手术部位、切口、切除脏器范围、手术难易程度、出血程度、手术时间长短和手术危险程度等;了解是否需要特殊的麻醉技术(如低温、控制性低血压等)和特殊的手术体位配合,此外还需了解手术的急缓程度。

(4)心理护理:了解患者是否紧张和焦虑,评估患者的精神状况及其合作程度。询问患者和家属对麻醉和手术有何顾虑和具体要求,并进行相应的解释和心理护理,进行术前教育。发现有明显精神状态异常者,应向主管麻醉医师汇报。

(二)病情评估

根据麻醉前访视结果(病史、体格检查和实验室检查),结合手术麻醉的风险评级,对老年患者的全身情况和麻醉耐受力作出比较全面的评估。主要目的是制订麻醉护理的方案,提高麻醉安全性。

1. 术前病情评估 ASA颁布的全身体格健康状况6级分类法,急诊手术在评定的级别后加"E",如ASA ⅡE代表ASA Ⅱ级行急诊手术。美国麻醉医师协会健康状态分级(ASA Physical Status Classification System)详见第十七章。ASA分级及患者年龄可以初步预测围手术期死亡率。对麻醉与手术相关死亡率的研究发现,整体人群的总死亡率为1.2%,其中60~69岁组为2.2%,70~79岁组为2.9%,80岁以上组为5.8%±6.2%,90岁以上组为8.4%。

2. 心血管评估 老年患者的心血管系统除受衰老进程的影响外,还常受到各种疾病的损害,如高血压、冠心病和糖尿病等。在接受外科治疗的老龄患者中,围手术期心血管相关并发症最常见。因此,为减少围手术期相关疾病急性发作,降低危重症和并发症的发生,降低其死亡率,对非心脏手术的老龄患者进行全面的心血管事件风险的综合评估非常必要。例如,对于心功能差的患者,术前建议进行心脏超声筛查,以明确诊断及评估心功能;对于高血压患者,宜行动态血压监测,检查眼底,并明确有无继发心、脑血管并发症及其损害程度;对于心律失常或心肌缺血患者,应行动态心电图检查;对于室壁瘤患者,术前应该根据超声检查确认是否为真性室壁瘤。酌情进行心脏超声、冠状动脉造影、心导管或核素检查及血清学检查,以利病情掌控。

美国心脏病学会(American College of Cardiology, ACC)和美国心脏学会(American Heart Association, AHA)于2007年9月制定的非心脏手术患者围手术期心血管评估与治疗指南,提出心脏危险性分层和手术危险性分层,用于指导心脏病患者非心脏手术的评估与治疗(见第十七章)。

3. 认知功能评估 老年患者认知功能受损会增加术后并发症和死亡率的风险,谵妄、痴呆和抑郁是评估认知功能时的重要考虑因素,且术前评估的结果可以作为术后认知功能评估的基线值。有许多认知障碍的筛选工具,其中简易认知评估工具(Mini-Cog)是术前常用的快速痴呆筛选工具,蒙特利尔认知评估量表(MoCA)则用以明确是否存在认知功能减退。谵妄与术后不良结局相关,包括住院时间延长、肺部并发症、院内跌倒、脱水和感染等。通过评估易感因素和诱发因素的数量可以确定患谵妄的风险。针对危险因素的治疗可以减少谵妄的发生和严重程度。术前有抑郁症状的老年患者发生术后功能恢复不良的概率增加,更容易发展成术后谵妄,而且谵妄的持续时间更长。因此,护理人员可以使用老年抑郁症量表进行简单有效的抑郁症筛查。

4. 日常生活能力评估　老年患者的功能状态评估可以使用日常生活活动量表和日常工具性活动量表进行评价。功能受损患者术后并发症的风险增加,包括功能下降及需要住院治疗。日常活动功能缺陷患者生活或行动困难,应接受进一步评估以及适当的术前治疗。已证明包括家庭锻炼、营养评估、放松疗法和疼痛管理在内的多种方法预处理能改善手术后的功能状态。

5. 营养评估　老年患者术前营养不良可导致伤口裂开、吻合口瘘、感染、谵妄、死亡率和住院时间增加。微型营养评估量表是敏感性和特异性最强的术前营养状态评估工具。高危患者应在择期手术前请营养师指导实施围手术期营养补充计划。建议在术前对老年患者进行有针对性的评估。

6. 衰弱状态评估　衰弱状态是因生理储备下降而出现抗应激能力减退的非特异性状态,涉及多系统的生理学变化,包括神经肌肉系统、代谢及免疫系统改变,这种状态增加了谵妄、跌倒、失能、失智,甚至死亡等负性事件的风险。合理完善的老年患者术前评估不应仅仅基于器官和疾病的评估,越来越多的证据表明老年患者术前的衰弱状态与术后不良事件明显相关,如术后并发症增加、住院时间延长、30天内死亡率增加、长期生存质量下降等。因此强烈推荐术前对老年患者的衰弱状态进行评估。

虽然目前有多种衰弱评估工具,但还没有统一的"金标准"。临床表型(衰弱表型)定义的5项衰弱诊断标准包括:①近1年非意愿减重4.5kg,或随访时体重下降超过5%;②握力下降;③疲劳感;④步行速度减慢(测量行走4.5m所用的时间);⑤低体力活动水平(以每周千卡消耗量衡量)。符合3项以上,诊断为衰弱;符合1~2项,诊断为衰弱前期;无符合项,诊断为非衰弱。这一标准主要从生理层面界定衰弱,是其他评估标准的基础,简便易行。因此目前被广泛应用。衰弱最佳预防策略包括:积极的生活方式,科学的饮食,适量、规律的运动,良好的心态,有效控制慢病和老年综合征。

(三) 麻醉前患者心理评估

1. 老年患者术前心理应激状态　老年患者术前应激源主要包括:①老年患者因孤独,生活单调,与子女和亲人的交流少,易出现害怕、焦虑、恐惧、消极悲观等不良心理状态;疾病的长期折磨和机体的衰退,担心自己承受不了手术打击,对手术成功率和疾病的愈后缺乏信心。②在应激事件中个体的认知评价、应对方式、社会支持等是影响心理应激反应程度的重要因素。③人格特质。有文献报道,精神质个性特征是术前心理应激重要的心理社会影响因素。上述应激源有心理性的,也有躯体性的,大多数情况下生理应激和心理应激相互作用,并同时存在。

2. 评估患者心理问题　对患者心理问题的评估,其目的在于识别和解决患者的心理问题。通过与患者、家属、亲友、病友的交谈、询问、心理调查、参阅病历等,收集患者的心理信息,了解患者的人格特征、工作、生活等方面的情况,特别要重视与疾病有关的心理社会因素,找出患者现存的或潜在的心理问题。评估老年患者的心理问题要把握3个环节:①心理反应的性质,是以焦虑、恐惧为主还是以抑郁为主;②心理反应的强度;③引起患者主要心理反应的个体原因。

老年患者的心理问题主要表现为认知老化。认知老化指与增龄相关的认知功能的衰退趋势,它反映在记忆、智力、感知觉和思维能力等方面的老化。认知老化限制了老年人的工作、活动能力,降低其生活独立性,是影响老年人生活质量的重要变量。因此,对于老年手术患者,护士应根据其个体特点采取有针对性的心理评估。

3. 术前心理护理注意事项　心理护理是指在对患者的护理过程中,运用心理学原理和方法,针对患者现存的和潜在的心理问题进行疏导,改善患者的心理状态和行为,使之有利于疾病的康复。为了更好地缓解患者紧张焦虑恐惧情绪,麻醉护士应做好患者的解答及心理疏导,必要时通知医生进行药物治疗。

麻醉和手术前的心理护理应由有经验的麻醉护士进行,耐心听取患者的诉求,向家属详细交代病情,阐明麻醉和手术的重要性和必要性。针对老年人的特点,用对其恰当的语言交代麻醉和手术可能带来的痛苦,增加心理准备。同时,为防止术后并发症,手术前要指导患者适应在非日常生活环境下,放松思想,通过介绍具体方法,提前做好术后咳嗽、肢体运动、翻身、床上大小便等适应性准备,减少患者对术后可能存有问题的忧虑,提高术后顺利康复的信心。

三、麻醉前的准备与护理

在麻醉前,责任护士应与患者进行良好的沟通,建立良好的护患关系,告知麻醉的方法、体位、配合等,鼓励患者参与术前护理方案的制订,具体内容如下:正确评估患者 ASA 分级和营养状况对老年患者的饮食加以合理的指导,尽可能在术前纠正营养缺乏,提高患者对手术麻醉的耐受能力。对于老年患者尤其是情绪不稳定的患者,麻醉前更应仔细观察和了解病情和突发问题,及时上报主管医师。

(一)基础护理准备

1. **个人清洁卫生**　为减少感染,手术前做好身体卫生很有必要,有条件应协助老年人洗澡、剃胡须和梳理头发等,增加老年患者术前舒适感,减缓紧张感。

2. **口腔卫生准备与护理**　由于麻醉和手术的影响,上呼吸道的定植细菌容易被带入下呼吸道,引起肺部感染的发生。为此,术前应嘱患者早晚刷牙及饭后漱口咽喉;对有龋齿、牙周病、松动或残缺牙齿者,需经口腔科诊治,减少病情加重的机会和感染源。进入手术室前须将活动义齿摘下,妥善保管,以免麻醉时损坏,脱落甚至误入气管或嵌顿于食管;对于松动的牙齿可用手术用缝线圈套,并固定于脸颊表面,便于观察,并做好交班;对有明显影响气管插管的松动牙齿,可请口腔科会诊。

3. **胃肠道准备与护理**　老年患者胃肠道血流量降低,胃黏膜有一定程度的萎缩,唾液及胃液分泌减少,胃酸低,胃排空时间延长,肠蠕动减弱,有些还有胃食管反流。因此,应与患者明确禁饮、禁食的确切时间和方式,防止麻醉手术期间发生胃内容物的反流、呕吐或误吸,以及由此导致的窒息和吸入性肺炎。麻醉前应禁食 6 小时,禁饮 2 小时,但对于有吞咽障碍、反流性食管炎、肠梗阻、胃肠道手术、糖尿病伴胃瘫的患者,禁食和禁饮更严格。同时应重视老年患者的液体补充及能量和营养的补给。

(二)专科护理准备

1. **膀胱准备与护理**　患者送入手术室前应嘱其排空膀胱,以防止术中排尿不便和术后尿潴留。对盆腔或疝手术,排空膀胱有利于手术野显露和预防膀胱损伤。对于危重患者或复杂大手术,需留置导尿管,以利观察尿量。

2. **输液输血准备**　对于中等以上手术,术前检查患者的血型,血液制品的准备,交叉配血试验。凡有低蛋白血症、贫血及水、电解质或酸碱失衡的老年患者,应尽可能给予补充和纠正。必要时做好术中备用准备。

3. **药物使用情况**　老年患者常合并多种内科疾病,术前可能服用各类治疗药物,如抗高血压药物、抗心律失常药、强心药、内分泌用药等,麻醉前应正确指导老年患者术前药物的使用。如果术前须停用某些抗凝药、抗抑郁药等时,应特别关注临床表现和患者感觉。血栓性疾病对老年患者影响尤为突出,当停用或桥接抗凝药物时,应仔细观察相关病情,结合凝血功能和血管超声检查。同时,老年患者糖耐量降低或有隐性糖尿病,术前应常规检查血糖水平。

4. **预先适应性训练和护理**　告知患者术后饮食、体位、大小便以及切口疼痛或其他不适等,需要术前锻炼床上大小便、深呼吸、咳嗽、咳痰等,并指导正确的方法。

5. **麻醉前晚复查**　手术前应对全部准备工作进行复查,排除老年患者新发感冒、发热等。部分老年患者睡眠状况较差,手术前晚应综合患者情况服用安定镇静药,以保证其有充足的睡眠。

第三节　麻醉手术中的护理

一、麻醉护理准备

麻醉前需准备好麻醉所需一切物品,并检查其功能处于完好状态。无论何种麻醉方式,完善的药品、物品及仪器的准备是避免发生意外相当重要的防范措施,即使是小手术也不例外。

(一)药品、物品和仪器的准备

不同的麻醉方式,须备不同的麻醉器械;不同的手术体位,所用的麻醉器械也有所不同。护理人员只有掌握各种特殊情况下应该备用的器械,才能很好地为麻醉过程作好充分准备。

1. 全身麻醉

(1)打开及接好吸引器、麻醉机、监护仪、微量输注泵。

(2)连接麻醉机呼吸管路,调试麻醉机各项参数。

(3)检查气管插管用具(喉镜、气管导管、牙垫、面罩、吸痰管、胶布)是否齐全、型号合适。确认气管导管套囊是否漏气。如行经鼻插管,准备好液状石蜡、棉签、气管插管钳、麻黄碱(鼻黏膜血管收缩)、1%丁卡因(鼻黏膜表面麻醉)。如评估患者属于困难气道,准备困难气道插管物品。

(4)按医嘱检查并配制麻醉药品、肌松药、急救药品。

(5)准备动、静脉穿刺物品。

2. 椎管内麻醉　为了防止出现意外情况,需按全身麻醉标准备齐用物和设施。除了局麻药和血浆代用品外,还应准备阿托品、麻黄碱、肾上腺素等药物。同时应准备椎管内麻醉穿刺包。

3. 神经阻滞麻醉　包括神经刺激针、神经刺激仪、神经阻滞包,其余同椎管内麻醉的准备。

(二)特殊技术、药品、物品和仪器的准备

1. 控制性降压

(1)在局部浸润麻醉下建立直接动脉压力监测,并妥善固定。若确实无条件建立动脉压力监测者,可在降压初期连续无创血压监测,稳定后改为每分钟测量一次。同时要注意连续无创血压监测后局部皮肤的保护和末梢循环的观察。

(2)配制好降压药物,准备微量注射泵恒速注入药物,防止血压剧烈波动。

(3)监测心电图、脉搏血氧饱和度(SpO_2)、血细胞比容、体温及动脉血气分析。

2. 控制性低温

(1)体表降温:准备冰水、冰袋、变温毯。

(2)体腔降温:准备冰盐水和温盐水(35~42℃)。

(3)体外降温:采用动脉-静脉降温法、静脉-静脉降温法和体外循环法。

3. 桡动脉穿刺置管术

(1)物品准备有创压力监测仪、动脉留置针、压力传感器、肝素盐水(1 000U/500mL)、加压袋、无菌贴膜、胶布、避光注射器和连接管、1mL注射器和利多卡因(局部浸润麻醉)。

(2)操作前行Allen试验。检查手部的血液供应,桡动脉与尺动脉之间的吻合情况,以正确考虑危重患者是否适合桡动脉穿刺置管术。操作步骤:①术者用双手同时按压桡动脉和尺动脉;②嘱患者反复用力握拳和张开手指5~7次至手掌变白;③松开对尺动脉的压迫,继续保持压迫桡动脉,观察手掌颜色变化。

同时压迫桡动脉和尺动脉,手掌变白,放松尺动脉仍压住桡动脉,若尺动脉和吻合支血流通畅则整个手掌迅速变红,方能置管。

(3)患者腕背部垫小枕,四指固定使腕部呈背曲抬高30°~45°。

4. 中心静脉穿刺及中心静脉压监测

(1)物品准备:中心静脉穿刺套件、压力传感器、无菌盐水。

(2)患者体位:去枕平卧,头低位5°~15°,头转向对侧,肩下垫小枕。

(三)特殊病症麻醉相关的护理准备

对于特殊病症的麻醉,为了不影响手术视野,需准备特殊器械、药品,为手术创造良好的条件。

1. 嗜铬细胞瘤切除手术麻醉

(1)术前药物准备:根据嗜铬细胞瘤患者分泌儿茶酚胺的类型而定备用药物:①分泌去甲肾上腺素为主的患者,以β受体阻滞药为主;②分泌肾上腺素为主的患者,以α受体阻滞药为主;③混合型的患者,同时使用α和β受体阻滞药。

(2)控制高血压和心率:使用酚妥拉明、硝普钠、硝酸甘油、艾司洛尔、乌拉地尔等。

(3)扩充容量:准备晶体液(复方电解质注射液、琥珀酰明胶电解质醋酸钠注射液、生理盐水、醋酸林格液等)、全血、血浆代用品。

(4)常规备用血管收缩药物:常规备用去氧肾上腺素、去甲肾上腺素、间羟胺及正性肌力药多巴胺,以维持肿瘤切除后的循环稳定。

(5)监测:有创动脉压、中心静脉压、尿量、血生化、血气分析等。

2. 颌面外科手术麻醉　因手术部位与麻醉操作的相互影响,应准备经口或经鼻的异型气管导管或加强型气管导管和插管钳、喉头喷雾器。颌面部手术须将导管引离手术野,不被手术者或手术物品挤压和推移,以确保气道通畅。

3. 后颅凹、枕、颈后路、背部手术或气管造口术麻醉的护理准备　因术中颈部屈伸、俯卧位的要求与,应准备加强型气管导管,护肩、护颈及护舌装置,保护导管通畅、颈肩位置的稳定以及防止俯卧位舌体下坠和肿胀等。

4. 单肺通气手术麻醉　根据需求备左或右侧双腔支气管导管、封堵器、持续正压通气装置、专用吸痰管、夹管钳等。

5. 气管异物手术麻醉　需备全麻用物、抢救药物及高频通气装置和两套负压吸引装置。

6. 术中自体血回输　检查配备的自体血回输机运转情况,备好离心杯、回输专用耗材、肝素和生理盐水。

二、低温保存药物的护理管理

根据药品管理要求,结合麻醉科常用药情况固定低温常用药物种类、放置位置及基数。冰箱内所有药品整齐清晰,使麻醉科护士能准确快速地取药,以提高工作效率,杜绝差错事故发生。药品有效期受温度、湿度、光线等因素影响。温度每升高10℃,药品反应速度会增加2~4倍,因此需在2~10℃保存的药品,如果在室温下保存,易发生水解、氧化,减损药物有效期,影响药品疗效,甚至会导致毒性反应。

药品应标示醒目清楚,根据"左进右出、近期先用"有计划地使用,避免浪费,冰箱内药品数量不可积累过多,应每日进行核对管理。

麻醉科护士应认真学习低温保存药品的药理知识,掌握药品的理化性质和储藏条件,把药品储存管理知识列入麻醉科岗前教育的内容,使其认识到低温药品管理的重要性和必要性,增强安全用药及药品管理水平。每日检测并记录药物冰箱的温湿度,做好冰箱存放药品的安全、清洁工作。

三、急救药品的配置与管理

急救药品应用复杂,对老年危重手术患者的抢救、控制病情、缩短患者的治疗时间起着关键的作用,其科学化、规范化、程序化管理关系到老年手术患者生命健康。麻醉科护士工作在临床麻醉一线,不仅是保障麻醉安全和抢救用药的关键环节,更是麻醉手术患者安全有效用药的监护人。

麻醉科的抢救车应由专人管理,主要包括对抢救车进行定期检查及清洁,保证抢救车随时处于应急状态。需要在明显的位置固定放置抢救车、除颤仪,在车内规范放置气管插管用具、手电筒、抢救物品和药品,使用后必须及时归位和补齐,每天都应进行检查、充电并记录。

抢救车的管理是手术患者安全的基石,制订抢救车内物品培训制度和使用规范,定期开展多种形式的培训,与麻醉科医师联合进行多方式的麻醉应急抢救演练,以更好地掌握急救药品配置和使用要求。麻醉科医护人员应熟知车内物品的位置,熟练掌握抢救设施,牢记常用抢救药品的剂量及有效期,定期整理,确保药品标签的正确、清晰,使用药品和耗材后应及时进行登记补充。

四、毒麻药品的配置与管理

毒麻药品是麻醉科治疗过程中必不可少的重要组成部分,必须严格执行国家对毒麻药品的制度和法规,监督和管理毒麻药品的执行流程。由于毒麻药品是麻醉专业的重要"武器",确保麻醉药品使用的合法、安全应用是麻醉药品管理的重点。

毒麻药品的使用须每天面对面交接班:检查毒麻药品发放回收登记本,核对药品处方与电子处方、空安瓿、剩余废弃药记录与签名,并与科室毒麻药品设定基数一致。若遇有误,必须当即查找原因,无误后方可;如果有误,应在 24 小时内上报科主任和护士长。应严格执行"专人负责、专柜加锁、专用账册、专用处方、专册登记"的五专管理。由麻醉科主任和护士长以及麻醉科医师和护士组成专门的管理小组,获批毒麻药品处方权限的麻醉科医师方能请领毒麻药品。

在每次毒麻药品请领、发药、归还和回收的各个环节,都须麻醉医师和护士在专用账册上据实记录与签名,让每一支药有章可循,有帐可查,追踪到个人,使毒麻药品的责任落实到对应医师。麻醉药品专管护士应专班检查、补充并核对毒麻药品,确保手术患者安全用药和毒麻药的安全。

智能药柜模式,使用密码和人脸识别,电子处方和纸质处方统一,领取返还药和剩余药量的丢弃与记录都由人工智能技术完成管理,可显著提高管理效能和精准性,在节约人力资源、保证患者用药安全和毒麻药品安全等方面,都具有良好的价值。

麻醉护士要认真学习和执行毒麻药品管理制度,必须具备严肃的法律观念和以法管药的思想,不断提高自身修养,不断完善管理制度并认真贯彻实施,麻醉医师要依法行医,主动接受毒麻药品管理者的监督,坚持规范使用毒麻药品。

五、术中液体管理

不同疾病、年龄、液体种类等对输液护理要求不同,围手术期应加强动态观察,根据患者的具体情况不断调整输液方案,以达到患者获益最大化、不良反应最小的目的。接受手术的老年患者由于自身复杂的病理生理改变,对容量调节能力大大下降,术中不恰当的液体输注会使围手术期不良事件的发生风险显著增加,进而影响老年患者的术后转归。

随着年龄的增加,心脏外部间质纤维、结缔组织增多,束缚心脏的收缩与舒张;心脏瓣膜由于纤维化而增厚,易产生狭窄及关闭不全,影响血流动力学变化,导致心功能不全;主动脉和周围血管老化也导致其顺应性下降,进而引起老年人心肌收缩力减弱,心脏泵血功能降低,静脉壁弹性纤维和平滑肌成分改变,静脉腔变大,血流缓慢,使静脉回心血量减少;心室壁顺应性下降,心室舒张终末期压力增高,引起心排血量减少。同时,老年人心脏的神经调节能力进行性下降,心脏节律细胞数目减少,增加了心肌的不稳定性,也降低了对交感神经冲动的反应力,容易出现心律失常。老年人血管因弹性蛋白减少、胶原蛋白增加而失去原有的弹性,加上钙沉积于血管内膜导致管腔狭窄,易导致组织流量减少;静脉回流不佳,使静脉曲张发生的概率增加。冠状动脉血管及脑血管的老化使冠心病、脑血管意外等疾病发生率增高。

术中液体治疗是围手术期治疗的重要组成部分,而老年患者的特殊生理变化对术中循环的稳定窗口很窄,组织、器官的灌注及内环境稳定性更容易受到干扰和失衡,且与术后转归密切相关。因此,在麻醉过程中应根据老年个体情况调整术中液体管理策略,密切观察其心功能变化,并采取有针对性的治疗策略。

（一）静脉通路的选择

由于老年患者的血管脆性较大,麻醉手术前建立满意的静脉通道是进行血容量补充的先决条件。复杂手术术前须常规建立 1~2 条满意的外周静脉通道,常先用 14G 或 16G 静脉留置针,为了保护患者大隐静脉,利于术后患者活动,首选非优势侧上肢静脉,必要时可行中心静脉穿刺置管。静脉针头型号的选择主要根据手术情况进行选择,以保障患者的安全舒适为原则,而静脉针头种类的选择应以方便操作和提高效率为原则。

（二）输液原则

1. 一般原则 严格执行医嘱、严格三查八对、严格无菌操作。

2. 输液速度 一般为先快后慢,如入室后第 1 小时内快速补充术前禁食禁饮所需生理需量的 1/2,剩下 1/2 于之后 2 小时内输入。术中遇大出血时应快速扩容、输血。决定输液的量和成分后,输注速度取决于:①体液缺失的程度,特别是有效血容量和细胞外液缺失的程度;②输入液体的种类;③病情,特别是心、肺和肾功能;④监测结果。开放性补液可提供充足的血容量,保证有效的组织灌流和氧供,减少术后并发症的发生。在临床工作中发现,术中快速大量补液对老年患者的不利影响是明显的。术中液体输注过多会导致老年患者胆碱酯酶代谢紊乱和水肿形成,使毛细血管和细胞之间的距离增大,损害肺的气体交换功能,使得老年患者更易发生肺水肿、心力衰竭、呼吸衰竭和拔管后再插管等并发症。因此,护理人员在补液过程中,需要监测患者的生命体征、心功能,并随时通知医生做好相应的处理。

3. 补液顺序 先晶后胶,见尿补钾。一般认为先补充晶体液,待生理需要量补充完毕后开始补充胶体液,此观点目前尚有争议。如老年患者发生电解质失衡,应及时补充相关成分。因血钾浓度波动过大时可对心脏正常搏动产生明显影响,干扰血流动力学,严重时可发生心搏骤停,故补钾速度不宜过快,严禁静脉推注。通常要求尿量每小时在 30mL 以上,即见尿补钾要求液体含钾浓度不宜超过 0.3%,静脉滴入速度每分钟不宜超过 60 滴。

输液注意事项:目前加速康复外科推荐使用"零平衡"液体疗法,"零平衡"即为经历麻醉和手术的应激后,维持机体体液总量接近或等于术前正常生理状态水平,维持患者手术前后体重零增加,在保证组织充分灌注的同时,避免液体超负荷。《中国老年病人围手术期麻醉管理指导意见(2020 版)(四)》推荐:以不良反应较少的平衡溶液(如乳酸钠林格液)作为老年患者术中的首选液体,平衡溶液可扩充功能性细胞外液,保持细胞外液的容量,维持电解质平衡,但因其输注后保留在血管内的比例较少,大部分的平衡溶液会转移到血管外细胞间隙中,故其扩容能力差且维持时间短,大量输注易导致组织间隙及器官水肿。在不同种类的液体补充过程中,护理人员也要根据不同液体的特点、应用范围、注意事项等进行有针对性的处理,及时调整输液速度和输液量。

4. 护理要点

(1)护士应结合手术和自身工作经验,对老年患者手术的难易程度及可能的出血量作出评估,根据评估结果选择开放静脉所需的针头,以提高穿刺成功率。

(2)手术指导思想和手术操作特点也应纳入开放静脉评估的范围,根据各手术医生的特点做好充分的准备。

(3)手术患者开放静脉的部位不同于非手术患者,手术患者开放静脉时,应首先考虑手术对开放静脉部位的血流是否有影响,是否影响患者术后的康复。例如老年患者行肝脏手术、下腔静脉手术或俯卧位的脊柱手术,均可影响下肢的血液回流,甚至可能因回流血管的阻断或意外破裂使血液外漏造成无效输液,因此,这些手术应在上肢开放静脉或锁骨下静脉、颈静脉置管;但某些特殊或意外情况下,应以能使输注的液体或血制品能有效进入血液循环为原则,如双上肢的静脉不能继续输液,而术前又未做深静脉置管的俯卧位脊柱手术,就不能机械恪守开放静脉的原则,可在患者身体的其他部位开放静脉通路,以保证液体或血制品进入患者血液循环,防止因大量出血、血容量得不到及时补充而导致血压持续下降等危急情况的发生。

(4)在手术过程中,静脉输注通路及时有效地发挥作用,是患者术中安全的重要保障。进行各种操作时,要注意防止静脉针头拔出、分离、移位;输液管道的各种接头要连接牢固,最好使用旋入式接头;尽量使手术患者静脉穿刺部位暴露在外,随时观察;对不能暴露在外的静脉穿刺部位,要密切观察;怀疑或确认输液针头不在血管内的,如输液不畅、局部肿胀、患者有疼痛的感觉等要及时更换输液部位,避免发生渗漏。

(5)进行大量输液、输血制品时,注意液体、血制品的温度及配伍禁忌,由于老年患者容易受手术及麻醉的影响,体温调节功能受到抑制,出现体温下降较为常见,术中输入大量冷液体或血制品,可使患者的体温进一步下降,影响患者的麻醉复苏及切口愈合。因此,术中老年患者的输液需要进行加温。另外,在输注大量的液体及血制品时,要注意相互间的配伍禁忌,并掌握好血制品的使用时机,如血小板、新鲜血浆要尽快输注,以免降低其凝血的效果。

六、术中监测技术与护理

术中常规监测应该包括心电图、心率/心律、无创血压/连续无创动脉血压/有创动脉血压、SpO$_2$、体温、呼吸频率/节律、尿量等。如果实施全身麻醉,应进一步监测吸入氧浓度(FiO$_2$)、呼气末二氧化碳分压(P$_{ET}$CO$_2$)、麻醉气体吸入和呼出浓度、气道压力、潮气量等。术中使用脑电监测,必要时心脏超声监测和纤维支气管镜可视技术监测气道等。能减少麻醉药物用量,缩短麻醉复苏时间,减轻术后恶心呕吐、肺不张、肺炎等并发症。老年患者作为术后谵妄和认知功能障碍发生的高风险人群,应加强对各类参数的监测和临床观察。

(一)呼吸功能监测与护理

呼吸是维持机体生命活动所必需的基本生理过程之一,呼吸功能监测的目的是评价肺部氧气与二氧化碳的交换功能及观察呼吸机制与通气储备是否充分有效。呼吸功能监测手段除一般监测,包括意识状况、皮肤黏膜颜色、呼吸运动、呼吸音以及胸部触诊叩诊之外,还包括连续动态监测患者的肺容量、通气功能、换气功能、氧气、二氧化碳、气道顺应性、压力的测定和呼吸动力学等。

同时,肺容量是反映肺通气功能的重要指标,同时肺容量与性别、身高、年龄、运动训练以及躯体和肺的健康状况有关。

(二)脉搏血氧饱和度监测与护理

脉搏血氧饱和度(SpO$_2$)监测是无创的,应用方便、反应灵敏,快速以波形和数字显示机体动脉血氧合情况变化,还可以显示脉率,并且有报警功能,已成为麻醉手术期间基本和重要监测手段。既避免了因多次采动脉血对老年患者造成的痛苦,又减轻了护士的工作量。因此,危重患者、有呼吸功能不全或有潜在呼吸抑制或老年患者均应常规监测,以便及时发现病情变化,及早处理,提高疗效。监测时注意观察指端的温度和机体贫血的情况。

（三）呼气末二氧化碳分压监测与护理

呼气末二氧化碳分压（$P_{ET}CO_2$）是无创的连续监测，可反映整个呼吸周期的连续变化，监测呼吸的节律和频率，提示每个呼吸异常的具体环节，并监测通气环路的完整性。近年来，随着传感分析、计算机技术的发展和多学科相互渗透，利用监测仪连续无创测定$P_{ET}CO_2$已经广泛应用于临床，对判断肺通气和血流变化有特殊的临床意义。

（四）动脉压监测与护理

动脉压（arterial blood pressure，BP），即血压（blood pressure），是最基本的循环监测项目。血压指血管内的血液对于单位面积血管壁的侧压力，也即压强。血压与组织器官的深灌注、心脏的氧供氧需平衡及微循环等关系密切。血压与性别、年龄、体位、运动和精神状态等因素有关。

（五）中心静脉压监测与护理

中心静脉压（central venous pressure，CVP）是指右心房或靠近右心房的上、下腔静脉的压力。正常值为$4\sim12cmH_2O$。由于中心静脉置管既可监测压力，又可作为快速和较长时间输液通道，因此，围手术期应普遍应用。应注意严格无菌操作，预防感染。同时，导管的固定要牢靠，术中经常检查导管的深度，避免脱管。中心静脉导管与三通及输液通路连接紧密，严防松动脱落出血和气体进入，造成肺动脉栓塞等严重后果。使用中心静脉测压管道应通畅，以免引起结果不准确。导管通畅的标志是回血好、测压管液面随呼吸有波动。

（六）肺动脉压监测与护理

肺动脉导管，被应用于急性心肌梗死等急危重病患者进行床旁血流动力学监测，后来广泛应用于血流动力学改变剧烈的严重多发伤、大手术、严重感染及心血管功能障碍患者的诊断、治疗和监测。利用漂浮导管（Swan-Ganz导管）能迅速进行右心各部位压力及心输出量的测定。

（七）心输出量监测与护理

对危重患者进行心输出量（cardiac output，CO）监测是了解其循环状态及心脏功能的重要数据之一，CO是一侧心室每分钟的射血量，等于心率与每搏量的乘积，可因性别年龄不同而有差别，CO常用于危重患者和血流动力学不稳定者的监测，目前肺动脉漂浮导管热稀释法是监测CO的金标准。

麻醉护士必须及时熟悉最新现代技术并进行规范化的专业培训，掌握监测仪的性能和使用方法，熟知正常值、异常值及各种参数的临床意义，才能获得准确的数据来指导临床治疗。还要掌握一般故障的识别、排除和日常保养，保证其正常运转或处于完好状态。

1. 将导管各处连接紧密，妥善固定，防止松脱引起出血。

2. 防止空气进入测压系统，动脉压力监测管路中若有气泡，将使曲线出现阻尼，影响连续心输出量（continual cardiac output，CCO）测定的准确性。在测压、取血、调试零点等操作过程中，要严防进入空气而造成血管内出现气栓，如发现异常波形应迅速抽出。

3. 保持导管通畅。动脉置入导管应连接2‰肝素的生理盐水以3mL/h持续滴注，以防血液凝固堵管。当压力曲线异常时，应分析原因。如导管内有凝血而发生部分堵塞而导致波形异常时，应及时抽出血块加以疏通，以免管路打折和尖端。

4. 零点校准。压力监测时，需要将换能器头置于心脏水平，尽量排除对结果有影响的因素，如零点不准确、呼吸不平稳、气道压力过高、导管嵌入过深以及推注盐水的剂量和速度问题等。

5. 加强心电监护。当患者病情发生变化，出现心律失常、主动脉瘤、大动脉炎、动脉狭窄、肢体有栓塞及应用主动脉内球囊反搏（intra-aortic balloon pump，IABP）时，会导致特殊的动脉波形或波形改变，而使心输出量监测结果不准。如发现异常应及时做好记录并通知医生做相应处理。

6. 严格遵守无菌操作,防止感染发生,导管及三通均一次性使用,还应注意观察出凝血情况和导管侧肢体远端的循环情况等。

(八)颅内压监测置管后护理

1. 确保监测装置正常 护士首先要正确连接监测装置,监测前对监护仪进行性能测试,使各部件工作正常,无机械性误差,减少故障,减少不良干扰。每次监测前均要校准"0"点,监护时患者保持平卧或头高10°~15°为宜,妥善保护监测装置的接头导线,防止扭曲、折叠或脱出,定时校正"0"点。

2. 保持颅内压监测的准确性 各种操作,如翻身、吸痰、导尿等,均可影响颅内压。因此,操作动作必须轻柔。

(九)脑血流监测的护理

1. 正确安置检测仪器,仪器使用前必须校正与检查。

2. 在监护过程中,认真观察、分析患者各项临床体征。注意瞳孔变化、伤口情况、骨窗张力(术后患者)、消化道状况、尿量等。行亚低温治疗的患者注意是否有肌颤。

3. 在护理时应保持呼吸道通畅,及时清除呼吸道分泌物,防止呛咳。保持尿路通畅,防止尿潴留引起躁动。肌肉强直与痉挛的患者应行镇静处理,在此过程中注意观察呼吸、脉搏、心电图、血压、脉搏血氧饱和度等生命体征,防止镇静过度。在镇静药半衰期过后,通过观察患者的情况遵医嘱追加或停止用药。

4. 在对手术患者进行翻身、过移床位以及坐位时,应妥善保护患者头部,确保管道和连线的正常功能。保证头部与监护探头之间不会产生移位而影响脑血流值。在监护过程中,注意观察波形的连续性,当波形中断时应微调探头位置以恢复波形,否则须请设备技术员处理。

(十)肌松监测与护理

在临床麻醉中,肌松药的作用受多因素影响,包括静脉与吸入全麻药、局麻药和其他药物(如抗生素、抗癫痫药、钙通道阻滞药)及低体温内环境紊乱等。为了在麻醉中监测神经肌肉阻滞效能和性质,科学合理地使用肌松药,观察肌松药恢复、肌松拮抗药的合理应用,以及防治肌松药残余作用,使用肌松监测仪进行监测有其重要的临床意义。同时在麻醉后恢复室还需床旁观察肌松残余作用的临床表现,如拔出气管导管后出现鼾声、呼吸困难、意识逐渐加深以及低氧血症等。

(十一)术中麻醉深度监测的护理

1. 监测前护理 术前3日应停服对脑电图有影响的药物,手术前1日嘱患者清洗头部。如果行电反应测听,应向患者说明测试的目的和意义,让患者了解声音引起的人体正常反应,消除不必要的顾虑。做好术前宣教工作,调整好患者情绪,减轻心理负担,增强其对手术及麻醉的信心。

2. 环境 调整手术室温度在24~26℃,湿度50%~55%,注意光线。湿度过高时电极膏不易干,电极粘不牢;温度过低时,患者寒战易致肌电干扰;温度过高时,由于患者出汗,影响电极黏附。

3. 正确安放电极 根据要求正确安装头皮电极,装电极前先检查头皮是否洗净,用70%的酒精棉球清洁脱脂,必要时可用细砂纸磨去头皮少许角质层,以保证结果准确,动作轻柔细心,不要用力过度,以免擦损皮肤。安放电极要标准、牢固,注意不要让两个电极部位的导电膏连在一起,以免形成电桥。

4. 其他 麻醉监测及诱导过程中,严密观察患者意识变化,并同时保证呼吸道通畅,检查过程中,避免过度牵拉电极线。若有电极脱落,按原部位粘牢,排除影响因素所致的干扰波及数据。定期检查脑电双频指数(BIS)监护仪电极片的位置和固定情况,保持患者额头干燥,防止出汗影响监测。通常BIS监护仪电极片可以连续使用24小时。如中途不显示数值,可在电极上涂抹少量的耦合剂,以促进信号转导。检测期间如果BIS过低或过高都要报告麻醉医师进行及时处理。待手术结束后,患者意识恢复,循环、呼吸平稳后拔除气管导管,取下电极,清除患者头皮上的电极膏,并注意皮肤润滑和保暖。

（十二）麻醉设施的清洁与管理

麻醉设施主要有麻醉机和监护仪。使用前检查是保障使用时安全的重要环节。每天使用前应按流程对麻醉机进行全面安全检查：①检测电源气源部分，保证电气的供应安全；②连接呼吸的回路系统和二氧化碳吸收剂有效性检测；③进行麻醉机运行、气体泄漏检查；④根据患者具体情况设置呼吸模式、潮气量、呼吸频率、氧流量、氧浓度和压力等参数调整。

麻醉机使用后，丢弃一次性呼吸回路和给氧面罩，清洁消毒麻醉机工作台面、对二氧化碳吸收剂进行更换和容器的清洁和设备消毒。对于特殊感染的手术，强调负压手术间和术毕室内消毒和封闭管理。定期进行专业维修检测，及早发现安全隐患，保证麻醉患者安全。

（十三）手术麻醉排程沟通与协调

手术麻醉排程系统是在医院信息系统、手术麻醉信息管理系统、电子病历系统等基础上建立而成，主要应用于手术预约排程、麻醉医生、麻醉护士与手术护士的人员排班，主要包含手术预约管理、手术排班、人员排班、手术查询和系统配置 5 个模块。手术排程涉及多个科室、各级人员和各专业种类手术。对于老年手术患者以及急危重患者，应该尽可能优先安排台次，以减少老年衰弱患者因较长时间术前禁饮禁食和共存疾病的影响，增加麻醉的不安全性。排程时还须注意麻醉科医师和护士的专业熟练情况进行安排。优化对老年手术患者的麻醉护理人力资源，提高工作质量和效率，提高满意度。

（十四）体温管理

围手术期低体温发生率高，对人体生理功能影响较大，严重低温可危及生命。而老年手术患者较其他成人更容易发生这些问题。因此，围手术期积极主动保温，具有重要意义。体温管理包括：

1. 术前评估和预热　术前根据患者的病情、年龄、手术种类、胸、腹腔内脏暴露的面积、手术时间以及皮肤的完整性等，评估手术期间是否有体温下降的可能及下降的程度，并制订保温措施：①合适的手术室温度；②变温毯；③输注液体和冲洗液加温。

2. 加温管理　由于代谢产生的热量大部分是通过皮肤丢失，因此有效的体表保温方法可降低皮肤热量的丢失，包括：①红外线辐射器；②变温毯；③压力空气加热器。

通常应用输液或输血加温器的加温设置为 40℃左右，但手术中大量输液输血时，输注速度过快，加温效果可能降低。对手术冲洗液也应加温。值得注意的是，当对血液加温时，水温与血温温差成人＜10℃（儿童＜5℃）。而皮肤温度与加温毯设置的温差不超过 3℃。吸入气体和建立气腹所用气体加温对于稳定体温是有益的。同时需要关注加温持续时间和不均匀性所致热力伤。

对于老年手术患者低体温的预防比治疗更重要，积极的低温预防可缓解麻醉手术后核心温度快速下降，维持中心到外周组织的温度梯度，而不增高中心温度。

3. 体温升高的防治与护理　围手术期连续监测体温有助于及时发现体温升高，以便及时处理。对于术前老年患者的情况合理选择抗胆碱能药物，尤其应避免药物所致高热。

总之，控制手术室温度和湿度，维持室温 23~25℃，相对湿度为 60%~70%，预防因室温升高而导致的体温过高。在麻醉期间还应避免缺氧和二氧化碳蓄积。

对于高热可用物理方法如冰袋放置于大血管处、头部冰帽降温以及 75% 乙醇擦浴等，能有效地控制体温的升高。如果疑似恶性高热，立即启动专门的抢救程序并呼叫上级医师。

（十五）术中并发症的预防及护理

1. 加强术中获得性压力性损伤的护理干预　老年患者皮肤脂肪减少、弹力纤维变性，使皮肤松弛、弹性差。皮脂腺萎缩，皮脂分泌减少或成分改变，使皮肤表面干燥、粗糙、无光泽并伴有糠秕状脱屑，皮肤的排泄功能和体温调节功能也相对较低。皮肤变薄，抵抗力下降，易受机械、物理、化学等刺激而损伤。皮肤中感受外界环境的细胞数减少，对冷、热、痛、触觉等反应迟钝。皮肤的毛细血管较稀疏，面部皮肤变得苍白;血管脆性增加,容易发生出血,如老年性紫癜。因此在术中,尤其是体重较大或较小的老年患者,在术程较长的大手术时,护士应提前对患者的受压部位采取预防措施。同时,整个过程应重视温度管理的健康教育。

已有调查结果显示,术中获得性压力性损伤发生率为14.3%~23.9%,老年患者更易发生,影响术后恢复。其发生率是评价手术和麻醉护理质量的重要指标之一。通常需要采取以下保护措施:

(1)术前进行风险评估,对高风险患者和高发部位,预防性应用敷料、减压垫等减压措施;并关注单独风险因素,受压点局部骨骼的构型、组织丰满程度、皮肤韧性等因素应考虑在内。

(2)加强正确安置手术体位,加强巡视,手术前后或有条件时术中每2小时对皮肤受压部位进行适当调整。

(3)控制环境和患者皮肤的温湿度。

2. 防跌倒坠床　　所有老年手术患者都为高危跌倒患者,常见的原因为睡眠缺乏,认知障碍,视力下降,平衡力下降等,因此手术护理人员应加强护理,警惕跌倒坠床的发生,鼓励患者使用眼镜、拉绳等其他辅助设备。鼓励患者使用沟通辅助设备,家属参与,提升沟通效果。建议对于视力或听力受损的老年患者,鼓励应用辅助设备,配备助听设备者往往需要读唇语,护士需要特别注意。另外发音应清晰有节奏,不要喊叫。对于老年患者,需用心倾听和允许反应时间的延长,确认患者能听见和理解。避免这些老年患者在不理解的情况下回答"是",有条件的医院可有语言沟通部门支持,或请家属协助沟通。

术前应知晓老年患者的肢体正常运动范围,确保患者的手臂和腿缓慢而小心地移动;不应束缚患者的手臂、手指、腿和脚。另外,老年患者驼背发病率高,护理人员应使用专用的体位垫。

第四节　麻醉后恢复室患者的护理

一、麻醉后恢复室患者的管理

(一)麻醉后恢复室出入室标准

1. 入室标准

(1)全身麻醉手术后的患者。

(2)椎管内麻醉平面在胸6以上或术中病情不稳定的患者。

(3)术后生命体征、呼吸、循环、体温等不平稳者,内循内环境严重紊乱者。

2. 出室标准　　全身麻醉患者转出标准:

(1)Steword苏醒评分≥4分。

(2)拔出气管导管后观察1小时以上,生命体征平稳。

(3)在麻醉后恢复室(postanesthesia care unit,PACU)使用过镇静、镇痛药者,用药后至少观察1小时。

(4)病情不稳定或出现呼吸系统并发症仍需呼吸支持或严密监测治疗者,应在呼吸支持或监测的条件下转至重症监护室(intensive care unit,ICU)。

Steward苏醒评分:

1)清醒程度:完全苏醒2分,对刺激有反应1分,对刺激无反0分。

2)呼吸道通畅程度:可按指令咳嗽2分,不用支持可以维持呼吸道通畅1分,呼吸道需要予以支持0分。

3)肢体活动度:肢体能有意识地活动 2 分,肢体无意识活动 1 分,肢体无活动 0 分。

需要注意:Steward 苏醒评分≥4 分,患者方能离开手术室或 PACU。

椎管内麻醉患者转出标准,生命体征平稳。麻醉平面在胸 6 以下,距末次麻醉用药超过 1 小时,若术中辅助应用过镇静镇痛药者,在 PACU 至少应观察 30 分钟。

(二)交接流程

1. 由主管麻醉医师,手术护士共同护送手术患者至 PACU。

2. 送入 PACU 立即报告患者的年龄、体重、手术名称,术前术中发生的特殊情况。

3. PACU 医务人员调制呼吸参数,连接呼吸机和监护仪,由医师听诊双肺呼吸音,护士行气管内、口咽分泌物吸引,确认气管导管和其他管路在位通畅。

4. 麻醉医师向 PACU 人员详细交接以下内容:①特殊情况包括既往史、现病史、过敏史;②麻醉方式、麻醉用药及末次用药时间和剂量;③麻醉手术中的异常情况,术中监测及处理,正在使用的特殊物品和药物;④目前存在的问题和处理措施,以及可能发生的并发症;⑤麻醉医师和 PACU 医师在麻醉记录单上交接栏处签字。

5. 手术护士向 PACU 护士交接:①患者基本信息包括核对腕带、姓名、性别、床号、病历记录等;②术中失血量、尿量和输液、输血量、冲洗液量以及正在输用液体和药品等;③各种管道及通畅情况,静脉输液管、尿管、引流管、胃管等;④患者皮肤、动静脉穿刺点和受压部位是否有压痕、红肿、破损;⑤患者病历、影像片、特殊物品以及术中剩余药品等;⑥手术护士和 PACU 护士在手术清点记录单上签字。

6. 妥善固定四肢并保护受压部位,加强体温维护。

老年手术患者的麻醉恢复需要制订更为个性化护理计划,提供具有相应护理能力的护士。例如在手术或检查治疗结束后需要转运至 PACU 前,应通知 PACU 护士,以便提前了解患者情况,准备好必要的设备(如通气装置、喷雾剂、有创监测设备、吸引装置等)并设定适宜的参数。

患者在麻醉医师的监护下从手术间或检查治疗室护送到 PACU,期间应密切观察病情和周围环境,防止患者躁动导致坠床以及各种导管移位脱出,避免患者被周围环境挤压擦刮伤,注意保持呼吸通畅和保暖等。

护送患者进入 PACU 后,立即床旁交接患者的麻醉、手术和其基础病情,包括共存疾病特殊问题(如骨质疏松、药物禁忌等)、气管插管顺利与否、手术并发症、术中出血和输入量情况以及麻醉恢复期特殊注意事项。

二、PACU 患者的护理

(一)一般护理

当 PACU 接收患者后,应立即妥善固定患者,根据病情和麻醉状况,连接呼吸管路行机械通气或面罩氧疗。立即监测意识、瞳孔、皮肤黏膜色泽、血压、脉搏、呼吸、心电图、脉搏血氧饱和度、尿量与颜色等,根据患者手术中与麻醉实施的平稳情况、是否需要控制呼吸、应用血管活性药的种类和剂量及特殊感染情况,综合评估并标记病情等级,根据需要进行血气分析、药物拮抗(包括氟马西尼、纳诺酮、新斯的明或布瑞亭),严密观察病情,注意敷料渗液渗血及切口的情况,测评气管导管拔管指征和出 PACU 指征,保障患者麻醉恢复安全和舒适,做好室内详细交接班。

在 PACU 期间对于老年患者,因其更容易发生病情突变,且耐受性更差。因此,坚持床旁严密持续监测管理原则,及时向 PACU 医师报告所观察到的危重病情和突发事件,积极参与紧急救治工作。观察并记录生命体征、疼痛评估与安全有效镇痛是 PACU 的重要工作。

加强管路护理,如胸腔、腹腔引流管,胃肠道减压管,动静脉穿刺导管,导尿管等。观察管路是否固定,引流液颜色、性状和量,并做好观察与记录。

紧急插管准备:对于困难气管插管、严重喉水肿、低氧血症、心衰休克、非计划再手术等。PACU应时刻做好相应的设施、物品、药品准备。

需要强调:老年患者术后适当抬高背板利于呼吸排痰,及时纠正术后低体温,强调维护气道通畅和及时诊疗肺部异常情况(减轻肺水增多、肺不张等),以及恶心呕吐的护理、苏醒延迟的护理、皮肤关节保护、简易认知记忆测评和加强关爱等。

可用麻醉后评分系统(Aldrete评分系统)进行恢复评估。根据以上入PACU的评估内容和结果,可设计PACU护理评估表格,以便资料记录系统、方便、可做资料的回顾和趋势分析。在此基础上再做深入评估,评估麻醉后并发症并做好相应的护理。

(二) PACU的沟通交流

及时有效的沟通交流是PACU的重要工作,内容多涉及面广,不仅是对患者入室的病情交接,重点是及时向PACU医师反映患者达到气管导管拔管指征以及出室标准,反映麻醉恢复期各种医嘱执行情况(抗生素、止吐剂、血管活性药、镇痛药、镇静药、拮抗药、输血输液情况),床旁检查结果,病情恢复或病情突变情况;各种引流管路出现意外情况,及时与手术医师沟通;出室前与接收单位和转运部门(包括病房、ICU、电梯)的通知联系,与患者亲属沟通和加强关爱,协助手术医师和麻醉医师办理包括日间和门诊麻醉患者的离院手续。

(三) PACU专科护理

重点在呼吸道管理、手术麻醉后并发症防治、老年患者内环境调控以及安全转运等。如气管导管拔管及相关事项在PACU护理中具有很重要的意义。

1. 气管导管拔管指征

(1)意识、肌力恢复正常,能完成睁眼、皱眉、点头、握举手等指令动作。

(2)自主呼吸恢复良好,气道通畅。潮气量>6mL/kg,呼吸频率14~26次/min,肺活量>15mL/kg,吸空气时SpO_2>95%(或达到麻醉前测量值),吸空气时动脉血气:$PaO_2 \geq$ 70mmHg,$PaCO_2$ 35~45mmHg。

(3)咳嗽反射、吞咽反射和对光反射等恢复。

(4)循环稳定,血压、心率、心律及尿量正常。

(5)体温皮肤黏膜颜色正常。

(6)手术区域和引流无明显渗血、肿胀和引流量增多。

2. 气管导管拔管操作与管理

(1)与其他成人拔管的操作程序一致。然而,老年患者由于咳嗽排痰能力较为减弱,药物代谢减缓,肌松残余作用容易发生。因此,在达到拔管指征条件下,做好紧急再插管和面罩吸氧准备。

(2)老年患者拔管前须脱氧吸空气,至少观察15分钟,充分吸引口、咽以及气管内的分泌物。拔管后面罩吸氧,逐渐过渡吸空气,再观察30分钟后,无异常后才能出室。

(3)于拔管前10分钟和拔管后15分钟应进行血气分析并判读,根据病情变化酌情增加血气分析检查,同时做好记录。

(4)为了减轻拔管时老年患者咽喉部黏膜刺激和环杓关节的损伤,应抽吸导管套囊内气体,准备好吸引器,患者头偏向一侧,轻柔顺口咽幅度拔出气管导管,并嘱咳痰、深呼吸,面罩给氧,再次吸引口咽分泌物和痰液。继续观察患者意识、心跳、血压、呼吸次数、胸廓及横膈膜运动、SpO_2等。严防对老年患者心血管的刺激。

针对特殊手术部位(如头颈部、颅颜、喉部、咽部、肺等)老年患者的呼吸道阻塞发生机会更高,应重视体位和口咽、鼻咽通气道备用。

3. 老年患者的转运安全　评估患者恢复程度,达到出 PACU 标准后,医师开出转出医嘱,PACU 护士与患者沟通,安慰患者,告知患者恢复情况,并通知家属,准备离开 PACU。PACU 护士记录恢复指标和即时的护理结果,通知原病房或 ICU 护士患者的情况,以便对方护士做好充分的护理准备(包括监护仪器和护理设备等)。

为确保转送途中患者的安全,PACU 护士需检查护送床的功能安全,护送床的位置高低适宜、护栏启用,患者肢体、皮肤和各种管路免受挤压、减震保护等措施安全有效,并携带必要的监护设备或抢救设备,防止途中因恶心呕吐、呼吸抑制甚至严重不良事件。通知电梯待命也是有意义的。由 PACU 护士护送患者返回原病房。危重患者转运至 ICU,途中应由麻醉医师和护士共同护送。待患者入病房或 ICU 安全妥当后,麻醉医师和护士向病房或 ICU 医师与护士详细交代病情及术中、术后情况,移交病历,包括监护与治疗记录。

第五节　麻醉后恢复室常见并发症的护理

进入麻醉后恢复室(PACU)的患者通过初步评估护理后,在此期评估和监护过程中,易发生以下并发症,需要护理人员严密观察病情,迅速果断实施护理措施。

一、呼吸系统并发症

(一)低氧血症

低氧可以由吸入氧浓度低、低通气、肺泡 - 毛细血管弥散受损、通气 - 血流比失调、肺内血流增加等原因造成。主要依据血气分析,$PaO_2 < 60mmHg$、氧饱和度下降;临床表现主要有呼吸困难、发绀、意识障碍、躁动、迟钝、心动过速、高血压和心律失常。对低氧血症的护理主要是吸氧,一般吸入氧浓度在 24%~28% 即可。可以通过鼻咽管、气管插管、口咽通气道、麻醉面罩等途径给氧。若低氧血症通过吸氧得不到改善,并有 $PaCO_2$ 升高,则应进行呼吸支持。

PACU 中常见的低氧原因包括肺不张、肺水肿、肺栓塞、误吸、支气管痉挛及低通气。

1. 肺不张　气胸或由于血液、分泌物、脓液导致术后肺不张;分泌物堵塞支气管,因肺容量降低,功能余气量下降,影响通气 / 血流比例;低血压及低心排量也可导致组织灌注降低及肺不张。

护理:可给予湿化的氧气,鼓励患者咳嗽,深吸气,增加活动,间歇性正压通气,若低氧血症持续存在,应转入 ICU 继续治疗。

2. 肺水肿　可发生于手术后,可能是由于心力衰竭或肺毛细血管通透性增加所致。

(1)心源性水肿多发生于有心脏疾病史的患者,其特点为低氧血症、呼吸困难、端坐呼吸、颈静脉怒张、喘鸣、第三心音奔马律。可能是由于液体超负荷、心律失常、心肌缺血诱发的。应进行查体、胸部 X 线、动脉血气分析和描记 12 导联心电图。

(2)肺水肿可能发生于脓毒症、头部外伤、误吸、输血输液反应、过敏反应、上呼吸道梗阻,其特点为低氧血症,而无左心室超负荷征象。此类患者在急性期过后恢复很快,通常不留后遗症。

护理:①面罩给氧维持患者的氧合(对于低氧的患者尤为重要),也可经面罩给予气道持续正压(CPAP),如有必要则可选择插管后人工通气,呼末正压通气;②利尿药;③如果液体潴留造成了肾衰竭,考虑透析治疗;④给予硝酸甘油、硝普钠可降低后负荷。

(3)肺栓塞在手术后即刻很少发生,术后患者血栓的形成主要和手术部位的创伤、组织因子的释放有关,白细胞的激活,以及手术诱导的局部血流瘀滞也是重要的原因。

护理:①严密观察肺栓塞的高危人群,具备 Virchow 三联征的患者是:静脉瘀滞、高凝血状态及血管壁异常;并伴深部静脉血栓形成、癌症、多发外伤和长期卧床的患者等;②观察有无突然出现的胸闷、胸痛、呼吸急促和 SpO_2 急剧下降的肺栓塞症状。

(4)既往有哮喘和慢性呼吸道疾病史的患者在麻醉手术过程中支气管平滑肌张力增高,某些麻醉药物促使组胺释放,浅麻醉下手术或气管导管的刺激都可引起支气管痉挛。临床表现为喘息、窒息、辅助呼吸肌活动、呼吸加快。同时气道阻力增加,如果患者正处于机械通气状态,可看到气道峰压上升。

护理:去除诱因,减少激惹刺激,遵医嘱给予激素、解痉药物治疗,并给予加压面给氧。

(二)通气不足

临床表现为呼吸频率减慢,潮气量小或呼吸浅快,伴随着肺泡通气下降导致的血二氧化碳分压的上升。诊断主要依据:$PaCO_2 > 45mmHg$,血氧饱和度低于正常。其发生原因可能是中枢神经系统的驱动力不足,呼吸肌功能没有完全恢复,或两者同时存在。针对通气不足的原因对症处理,并以辅助呼吸和控制呼吸方式进行呼吸支持。通气不足最常见的原因包括:

1. 肌松剂、麻醉性镇痛剂的残余作用,常需通气支持。

2. 苏醒期伤口疼痛,需给予镇痛药物缓解。

3. 颌面、胸腹部术后加压包扎过紧,限制张口或呼吸动度,可适当减压。

4. 口内分泌物、血凝块阻塞呼吸道,胸引流管路不畅等都可能影响通气。

5. 术前存在的呼吸系统疾病慢性阻塞性肺部疾病,限制性疾病(如肺纤维化、胸腔积液、肥胖、脊柱侧弯、大量腹水、妊娠)。

6. 气胸。

(三)上呼吸道梗阻

上呼吸道梗阻临床表现包括打鼾,吸气困难,可看见胸骨上、肋间由于肌肉收缩而凹陷,患者通常呈深睡状态,SpO_2 明显降低。上呼吸道阻塞的高危因素包括解剖原因(肥胖、颈粗、短)、肌肉张力差(继发于阿片类药物、镇静药及肌松药的残余作用,或有神经肌肉疾病)和局部肿胀(继发于手术操作、水肿或过敏)等常见原因。

1. 舌后坠　由于全麻和/或神经肌肉阻滞恢复不完全,舌体向后阻塞了部分咽腔,阻碍了气道。

护理:最有效的方法是使患者头部尽量后仰,托起下颌,如梗阻不能解除则需经鼻或经口放置通气道,必要时行气管插管。若情况紧急而气管插管失败时,可用 12~14 号套管针在患者环甲膜进行紧急穿刺,以暂时缓解缺氧状态,也为气管切开赢得时间。

2. 喉痉挛　分泌物过多刺激,引起声门(喉内肌)或喉腔(喉外肌)反射性关闭导致喉痉挛。多发生于术前有上呼吸道感染而未完全愈合者,其次是长期大量吸烟的老年患者。在麻醉变浅时,这类患者气道应激性增高,咽喉部充血,分泌物增多;有时在吸痰或放置口咽通气道时也可诱发。

护理:除使头后仰外,清除分泌物,有口咽通气道者立即调整口咽通气道位置或去除,面罩加压给予纯氧。症状轻者大多能缓解,若发生喉痉挛导致上呼吸道完全梗阻,应快速静脉内注射琥珀胆碱 0.15~0.3mg/kg,同时尽快建立人工气道。

3. 气道水肿　气道水肿是气管和支气管黏膜的炎性水肿,如老年患者术前有上呼吸道感染病史者,以及过敏反应,头低位长时间手术,支气管镜检查、食管镜检查及头颈、口腔内手术者应特别注意;其次为肥胖、颈短、会厌宽短、声门显露困难,行反复气管插管者,应特别警惕。

护理:常用方法是雾化吸入 0.25% 肾上腺素 0.5~1.0mL,必要时每 20 分钟重复使用;面罩吸入温湿的纯氧,头部抬高;糖皮质激素的使用:使用地塞米松(0.15mg/kg),1 次/6h。若经处理梗阻症状不能缓解或喉头水肿严重者,通常需要紧急气管切开。

4. 手术切口血肿 由于手术部位出血如甲状腺及甲状旁腺手术、颈廓清扫术,颈动脉内膜切除术等。颈部血肿压迫可引起静脉和淋巴回流受阻、严重水肿。

护理:颈部血肿必须立即处理。用面罩给予纯氧并行气管内插管同时立即通知手术医师并准备好手术室。如果不能迅速完成气管插管,切口必须立即打开,暂时缓解组织受压充血和改善气道通畅。

5. 声带麻痹 多见于颈部手术、胸科手术、气管手术或气管插管操作粗暴。由喉返神经受累引起声带麻痹可能是一过性的,而喉返神经切断可能是永久性的。单侧声带麻痹可能引起误吸。双侧声带麻痹是严重的并发症,可能导致上呼吸道完全梗阻,常见于喉癌或气管肿瘤根治术,这是因为肿瘤浸润几乎不可能识别喉返神经。

护理:患者是否能有效咳嗽及发声,可判断患者的喉返神经受损情况。必要时协助医师行气管内插管,如果为永久性,还需要气管切开并做好气道护理。

6. 误吸 是一种严重的气道急症,异物(如牙齿、食物)、血液和胃内容物是3种临床常见的误吸物。

(1)误吸后的症状和体征

1)异物吸入可导致咳嗽、气道阻塞、肺不张、支气管痉挛及肺炎、严重的交感神经系统的反应可表现为高血压、心率加快及心律失常。

2)血液误吸可由创伤和手术操作引起,通常只引起小气道的阻塞。

3)最严重的是胃内容物的误吸,可以导致化学性肺炎,患者出现支气管痉挛、低氧、不张、间质水肿、出血及成人呼吸抑制综合征。因此胃内容物的预防比治疗更加重要。

(2)护理:如果误吸引起低氧、气道阻力增加、肺不张或肺水肿,则需给予氧疗、CPAP、机械通气等支持治疗。对于胃内容反流的高危老年人(如肥胖、妊娠妇女、有裂孔疝、胃溃疡病史或创伤患者)可在诱导前给予H_2组胺阻滞剂、胃动力药、非特异性制酸药或抗胆碱药;术中插鼻胃镜以减少胃内容量,避免胃扩张,术后只有当患者的气道反射完全恢复后才考虑拔管。

二、循环系统并发症及护理

(一)心律失常

1. 术后心律失常的原因常见于低氧血症、高碳酸血症、电解质或酸碱失衡、交感神经兴奋、心肌缺血、颅内压增高、局部低温。此外,一些麻醉药如阿片类药物和抗胆碱酯酶药,恶性高热,或者患者术前原有心律失常容易在术后诱发。

2. 临床最常见的心律失常包括窦性心动过速、窦性心动过缓、室上性心律不齐、室性收缩。

3. 护理应及时予以心电监护,评估心律失常的类型。保持呼吸道通畅,吸氧,防止低氧血症。注意患者主诉是否创口疼痛、尿胀等,对症处理。根据医嘱用药:抗心律失常药物,纠正水电解质紊乱,维持循环功能的稳定。必要时应准备除颤仪。

(二)低血压

低血压是手术后常见并发症。若不及时治疗可导致脑缺血、脑血管意外、心肌梗死、心肌缺血、肾缺血、肠梗阻及脊髓损伤。

1. 常见原因

(1)术中失血失液过多未能及时补充导致有效血容量的不足。

(2)硬膜外复合全麻手术由于阻滞平面宽,药物所致外周血管扩张使血液滞留于外周,引起血容量绝对或相对不足。

(3)老年患者如原有心脏疾病或心功能不全者由于麻醉药物和其他有心肌抑制作用药物的影响苏醒

过程中发生心律失常、急性心肌缺血缺氧等也可导致心输出量下降。

(4)术后继续出血:常见于体外循环手术、前列腺手术、肝移植、胸腔手术。

2. 护理 及时通知手术医师,根据医嘱用药,如麻黄碱。如果失血失液过多者加大输液量,加快输入流速测得中心静脉压(若未置入导管,应准备置入)。对伴有缺氧者增加氧气浓度,辨别是否呼吸通气不足,及时处理。体温过低者应调节空调温度、用温毯、输液加温等。做血气分析,血红蛋白过低者准备输血。观察引流量及尿量,怀疑术后继续出血者立即通知医师。行心电图监测(特别注意 ST-T 变化),对于无大出血现象、胸闷痛呼吸困难者,请心内科医师会诊。因手术结束时曾给予降血压药剂者加大输液量,应加快输入流速;确认为什么要在手术中、手术结束时给予降血压处置。

(三)高血压

1. 常见原因 包括:疼痛;低氧和高碳酸血症;膀胱、胃、肠道的扩张性刺激;低温;心血管手术后的血管重建及对压力感受器的刺激,尤其是术前有高血压并未经系统的药物治疗者容易发生。

2. 护理 行心电图监测及血压监测,注意 ST-T 变化。及时去除引起高血压的原因。及时止痛、镇静,给予心理安慰,缓解焦虑。纠正呼吸问题,改善通气。预防低温或给予复温措施。留置胃管,保证有效的胃肠减压;留置导尿管,避免膀胱充盈。使用降压药,维持血压接近患者的正常范围。

三、神经系统并发症

(一)全麻后苏醒延迟

目前对苏醒延迟的时间概念没有明确的结论,但大都认同"全身麻醉后超过 2 小时意识仍然不恢复,即可以认为麻醉苏醒延迟"的观点。

1. 苏醒延迟的原因

(1)麻醉药物的作用时间延长:麻醉前用药,尤其是长效苯二氮䓬类药(地西泮或咪达唑仑)用于老年患者可能导致苏醒时间明显延长。全麻时麻醉性镇痛药、镇静药、肌松药的联合应用可导致苏醒延迟。吸入麻醉药的时间超过 3 小时,或辅用了其他药物,则苏醒时间明显延长。一些老年高危患者,如长期服用镇静类药物患者、在术前已处于失代偿期患者及精神和认知障碍患者,苏醒时间明显延长。

(2)呼吸功能不全:麻醉期间因呼吸功能不全引起低氧而导致苏醒延迟。

1)术中低氧的常见原因:低血压,因老年患者呼吸系统原有疾病,吸入氧浓度过低,呼吸物制,呼吸道部分梗阻,贫血,术中发生气胸,气管导管误入一侧支气管等并发症。

2)术后低氧的常见原因:药物的残留作用,分泌物阻塞部分呼吸道,麻醉平面过高产生呼吸抑制,误吸,术中过度通气,以及术中输液速度过快过多,在一些原有心脏疾病或老年患者可能发生心衰。

(3)心血管功能障碍:术中严重的低血压和心律失常都可导致苏醒延迟。

(4)体温调节功能障碍:手术室低温环境、大量冷液体的冲洗、大量输入冷库血、全麻手术时间过长都是造成患者体温降低的原因,其后果直接影响患者的术后苏醒。

(5)代谢导致的低血糖、高血糖:成人血糖值低于 2.0mmol 可出现昏迷或意识不清;重症糖尿病患者因胰岛素用量不足,血糖高于 18~25mmol/L 可出现糖尿病酮症性昏迷。

(6)严重水电解质紊乱:血清钠高于 160mmol/L 或低于 100mmol/L 均可以引起意识不清。血清镁值低于 0.2mmol/L 亦可导致意识障碍。血清钾低于 2mmol/L 可并发心律失常,引起心输出量降低、血压下降和意识障碍。

2. 苏醒延迟的护理

(1)加强监测:对于苏醒延迟的老年患者,需给予患者细心的护理及监测,保障恰当的通气和氧合,常规监测心电、血压、血氧饱和度、呼气末二氧化碳、体温,应监测老年患者动脉血气分析、血清电解质和血糖检查,同时注意患者瞳孔的大小、对光反射,以及尿量和各种引流液的观察。

(2)遵医嘱予以病因治疗:及时纠正糖代谢及水电解质紊乱;部分患者术后如需要,则继续呼吸支持至苏醒,及时清除呼吸道分泌物,维持呼吸道通畅。

(3)合理使用拮抗剂,观察患者用药后的反应。

(二)神经系统的损伤

1. 中枢神经系统的损伤多见于脑卒中。脑卒中多发生于颅内手术、颈动脉狭窄和多发性外伤后。

护理:如怀疑老年患者突发脑卒中,应及时汇报医师,并严密观察意识、瞳孔、生命体征、神经体征等,同时要避免造成颅内压骤然增高的因素,如呼吸道梗阻、高热、剧烈咳嗽、便秘、癫痫发作等。

2. 外周神经的损伤多由于手术直接损害和术中体位安置不妥。最常见的原因包括截石位、手术时间大于 4 小时,低体重。其他可能引起神经损伤的位置是肘部、腕部、手臂内侧、腋窝和面罩通气时压迫的第七对脑神经主分支。

护理:应严密监测,观察肢体感觉,早期发现潜在的神经损伤,如血肿或脓肿,手术敷料包裹过紧,手术辅助器械使用不当,神经部位受压等。

四、谵妄和躁动

谵妄和躁动是指患者的清醒状态受到极度的干扰,其注意力、定向力、感知能力及智力均受到影响并伴随恐惧和焦躁。苏醒期谵妄和躁动是全麻手术老年患者进入 PACU 护理工作中经常碰到的问题。谵妄与躁动都是神经系统功能改变的结果,只是程度不同而已。麻醉、手术以及患者自身的因素都与谵妄和躁动的发生和发展相关。

(一)谵妄和躁动的原因

围手术期的一些药物,如氯胺酮、氟哌利多、阿片类药物、苯二氮䓬类药物、大剂量的甲氧氯普胺和阿托品,可诱发谵妄和躁动。术后的一些药物,包括抗生素(青霉素、链霉素、氯霉素等)、抗结核药(异烟肼、环丝氨酸等)、抗病毒药(阿昔洛韦等)、抗惊厥药(卡马西平、苯妥英钠等)、治疗帕金森病药(左旋多巴等)以及洋地黄、抗心律失常药,都可能是导致谵妄和躁动的原因。与谵妄有关的一些疾病症状包括低氧血症、酸碱中毒、电解质失平衡(镁、钙、钠)、低血糖、颅脑损伤、脓毒症、严重疼痛和酒精戒断综合征。其他术后谵妄的原因包括疼痛、内脏牵拉(肠、膀胱)、焦虑(包括儿童的被隔离时的焦虑)、体温升高和低体温。

(二)临床表现

患者表现为麻醉未苏醒突然开始出现烦躁、尖叫等躁动的表现,四肢和躯体肌张力增高,颤抖和扭动,发作后恢复平静,有可能再次发作,谵妄状态的持续时间长短不一,短则 10~13 分钟、长则可达 40~45 分钟。对老年男性患者应特别警惕此并发症的发生。

(三)谵妄和躁动患者的护理

1. 密切观察病情 气管插管全麻术后麻醉恢复期护士应密切观察患者的血压、心率、呼吸的节律和频率、缺氧状况、血氧饱和度,注意观察患者意识状态、瞳孔、尿量,必要时可以做动脉血气分析以防低氧血症或二氧化碳潴留。血氧饱和度低于 95% 时,应给予氧疗,可避免因缺氧导致的烦躁不安,有利于伤口的愈合。如果是酸中毒、低血压等病情所致,应及时报告医生给予相应的处理。

2. 加强安全护理 老年患者进入 PACU 后,正确系上安全带,固定好患者的四肢,并密切观察患者四肢血运、皮肤温度、静脉注射部位等情况,确保皮肤无受压损伤。妥善放置好各种引流管和输液装置。若患者发生躁动时,应迅速给予约束与镇静,而非训斥或强行制止,同时可以利用中间清醒阶段唤醒患者,并进行说服引导,使患者安静。

3. 气管导管护理 协助麻醉医生适时拔出气管导管,避免过度刺激。拔管前应清除呼吸道及口腔内分泌物,避免误吸,保持呼吸道通畅。若不符合拔管要求的可遵医嘱给予静脉注射小剂量咪达唑仑或少量的丙泊酚镇静,继续接呼吸机辅助通气,防止因躁动导致气管脱出而造成患者窒息。

4. 充分镇静镇痛 减轻患者伤口疼痛的不适,根据病情给予镇痛泵或单次静脉镇痛,如果术后镇痛效果不理想,患者仍出现伤口疼痛,应给予肌内注射吗啡或者静脉注射帕瑞昔布钠等镇痛药。在 PACU,应尽最大努力做到将术后疼痛减到最轻,甚至消除疼痛。

5. 减轻尿管不适 苏醒期患者感觉尿管不适,耐心向患者解释留置尿管的重要确保导尿管不滑出的基础上减少气囊内水量,细心检查尿管是否通畅,膀胱是否充盈。

6. 其他 对于其他原因如低 SpO_2、体位不适、心理紧张、缺氧、尿潴留、冷刺激等不适引起躁动,护理原则是去除病因、解除诱因及对症护理,避免盲目使用强制性约束,适当加以预防外伤及意外。对于老年患者反复发作的躁动,应进行血气监测。如有酸碱失衡的患者,给予及时纠正。

五、术后急性疼痛

术后急性疼痛导致患者痛苦,干扰患者的正常生理功能。无论医师护士还是患者都希望能减少术后疼痛,避免因疼痛引起并发症。PACU 可采用 Brueggemann 舒适评分:0 分为持续疼痛;1 分为安静时无痛,深呼吸或咳嗽时疼痛严重;2 分为平卧安静时无痛,深呼吸或咳嗽时轻微疼痛;3 分为深呼吸时亦无痛;4 分为咳嗽时亦无痛。

(一)术后急性疼痛的原因

1. 麻醉药效消失 手术过程中因麻醉药物的作用,部分老年患者不会感觉疼痛。手术结束后,随着麻醉药效的减退,患者会逐渐感到疼痛。

2. 手术部位 胸廓切开术术后疼痛最明显,上腹部手术次之,下腹部手术疼痛较轻。

3. 其他 体位的改变、咳嗽、对疼痛的认识、心理承受度、周围环境。

(二)术后急性疼痛对机体的影响

1. 呼吸系统 术后疼痛常会增加老年患者肌张力,导致通气功能降低,肺顺应性下降;因惧怕疼痛限制咳嗽影响呼吸道分泌物的排出,可能发生术后肺部感染和肺不张;还可导致术后缺氧和二氧化碳蓄积,常见于术前呼吸功能减退患者、高危患者。

2. 循环系统 疼痛刺激可使交感神经末梢和肾上腺髓质释放儿茶酚胺使交感神经兴奋产生一系列生理表现;刺激下丘脑视上核和室旁核神经元分泌血管升压素;刺激肾素-血管紧张素-醛固酮系统。患者可出现血压升高、心率增快,甚至心律失常。

3. 胃肠道和泌尿系统 交感神经系统因疼痛而兴奋,反射性地抑制胃肠道功能,出现肠麻痹、恶心呕吐,严重者可诱发毒血症和败血症;疼痛可致膀胱平滑肌张力下降引起尿潴留。

4. 其他 疼痛可引起术后血糖增高;一些术后制动的患者易发生静脉血栓;还可使手术切口周围的肌张力增高影响患者早期下床活动,并对患者的心理和行为产生一系列影响。

(三)术后急性疼痛的护理

获取患者有关疼痛信息有重要的作用。创建一个有信任感的环境能促进老年患者提供疼痛和治疗的信息,有助于更有效地调整疼痛的治疗方案。麻醉护士应观察记录术后患者的生命体征变化,评价镇痛效果。如镇痛不全或患者需要剂量调整时,需医师处理。

1. 目前临床应用范围较广的是患者自控镇痛(patient controlled analgesia,PCA),PCA 是一种根据患者身体状况和疼痛程度,预先设置镇痛药物和剂量,然后予患者"自我管理"的一种疼痛处理技术。常用的有颈静脉和硬膜外自控镇痛。

2. 阿片类药物是术后止痛的主要方法,根据医嘱执行。芬太尼作为强效的合成阿片类药,需严密观察气道通畅情况,所以一般只在手术室内使用。术后快速止痛偶尔可用小剂量芬太尼(25~50μg)静脉滴入;吗啡2~4mg静脉注射,每10~20分钟可重复使用,直至获得满意效果;哌替啶25~50mg静脉注射也有效,可减轻术后寒战。使用单胺氧化酶抑制药者禁止使用哌替啶;曲马多1~2mg/kg静脉/肌内注射。

3. 椎管内应用阿片类药物是最常见的术后镇痛方法之一。可以有效地减轻上腹部或胸部手术的疼痛,但同时也可能伴随其他一些副作用如呕吐、瘙痒等。

4. 其他镇痛方法包括非甾体类药物的使用、区域神经阻滞、局部镇痛以及非药物性的干扰措施(舒适的体位,口头安慰,触摸,给予冷热刺激,按摩,经皮神经电刺激,放松技术等),但非药物治疗只能作为药物治疗的辅助,而不能替代。

发现以下使用吗啡类止痛药引起的并发症,应立即通知麻醉医师。

(1)恶心呕吐:应根据医嘱停用镇痛泵,必要时使用止吐药止吐,保持口腔清洁,防止呕吐物引起误吸。

(2)呼吸抑制:一旦疑有呼吸抑制,应立即检查患者的意识状态和皮肤颜色、气道是否通畅、肌力如何、是否有共济失调。紧急时行人工呼吸,并遵医嘱处理,静脉注射纳洛酮。

(3)皮肤瘙痒:严重者可以用纳洛酮对抗。

(4)内脏运动减弱:老年患者发生尿潴留时先进行物理诱导,无效可予以留置导尿管。若消化道排气延迟,使用药物促进胃肠运动,在减轻恶心呕吐症状的同时减轻胃潴留。通过术后早期起床活动加以预防。

遇呼吸抑制、心搏骤停等紧急情况,应立即抢救,并通知医生。

六、肾脏并发症

在麻醉恢复期间,由于局麻药或阿片类药物的干扰,可导致括约肌松弛、尿潴留。常见的并发症:少尿、多尿致电解质紊乱。

1. 少尿 是肾脏对低血容量和低血压的反应性变化。

(1)主要原因:术后少尿的主要原因有术后低血容量和低血压;因创伤引起的急性肾小管坏死、低灌注(休克、脓毒血症),毒素也可导致少尿;外伤(包括医源性尿道损伤)、腹内压的增加以及导尿管的阻塞。

(2)护理:评估少尿的原因,遵医嘱予以纠正。心电监测和电解质监测,纠正电解质紊乱,避免因高钾血症和酸中毒发生室性心律失常,甚至死亡。保证导尿管通畅,避免导尿管折叠,或被血凝块、碎屑堵塞,促进有效导尿。正确测量和记录尿量,至少每小时记录一次,为医师提供参考,避免因患者的体位而导致导尿管的末端高于膀胱中尿液的水平面,致引流不畅,也避免引起尿路逆行感染。对于不插导尿管的患者,膀胱的容量,末次排尿时间需记录在案,以鉴别是少尿还是排尿困难。

2. 多尿 是尿输出过量的一种状态,通常反应术中补液充足。

(1)原因:①高血糖、使用了高渗盐水、甘露醇、肠外营养液导致的渗透性利尿;②急性肾小管坏死;③头部外伤或颅内手术导致抗利尿激素缺乏;④其他如药物性利尿等。

(2)护理:评估多尿的性质:可以通过比较尿液和血清的电解质及渗透压来判断。正确测量和记录尿量,至少每小时记录一次,为医师提供参考。电解质监测,纠正电解质的紊乱

七、术后恶心呕吐

术后恶心呕吐是常见的并发症可造成患者的痛苦和不安。

1. 主要原因 既往有眩晕症状的患者,中年女性,以往有麻醉后恶心呕吐症状的患者;麻醉因素,使用吸入麻醉剂、使用笑气、阿片类镇痛药;与手术时间有关,手术时间延长也就意味着老年患者更长时间暴露于吸入麻醉药中,并且手术中需要更大剂量的阿片类药物;与手术类型有关,如眼科、五官科手术和腹腔

镜手术等;其他疾病症状,如颅内压增高及腹胀等。

2. 护理 认真评估恶心呕吐的风险。评估恶心呕吐的原因,对症处理,如腹胀,给予胃肠减压等。避免患者恶心和呕吐,根据医嘱给予止吐药治疗。

八、低体温和体温异常增高

(一) 低体温

通常发生在手术过程中,患者热量的丢失可通过辐射、对流、传导或蒸发所致。许多患者在进入PACU 时有低体温的表现(体温低于 36℃)。

1. 主要原因 手术室环境温度低、手术时间长、大量输入未加温血制品或液体、手术创面用大量液体冲洗是造成患者体温降低的原因,另外患者年龄、性别、手术部位原有疾病、麻醉方法也与体温下降有一定关系。低体温可引起血管收缩、低灌注状态和代谢性酸中毒,可损害血小板功能和影响心脏复极,降低许多药物的代谢。

2. 保温措施 保温措施包括使用保温毯、袜、头部覆盖物,减少体表暴露,增加环境温度(保持在20~24℃),采取措施后随时询问老年患者感觉,观察低体温的症状和体征(颤抖、竖毛、四肢冰冷)。

3. 患者低体温的护理

(1)监测重要生理功能:监测体温、皮肤温度湿度和颜色,还应监测包括中枢神经功能、心血管功能、呼吸功能、血气分析等。

(2)手术伤口评估:是否有出血,以及凝血时间、出血时间。

(3)积极复温措施:环境空调调节,使用加热设备(保温毯、袜、头部覆盖物),减少体表暴露,以避免体温继续下降。输液加热装置,气体湿化并加温。

(4)复温:低体温伴寒战除应用主动复温外,也可选择适宜的药物治疗(曲马多、右美托咪定、苯二氮䓬类药物)。

(5)其他:患者体温未达 36℃ 及以上,不得转出 PACU。

(二) 体温异常增高

1. 主要原因 感染(特别是涉及感染和梗阻的手术),输液输血反应,甲状腺功能亢进,恶性高热,神经安定药恶性综合征。

2. 护理 密切监测老年患者重要生理功能。心脏血管功能:心电图监测,血压监测,如有需要,使用动脉内导管血压监测器。肺脏呼吸功能:脉搏氧饱和度监测,如有需要,测量动脉血气体分析及酸碱值。中枢神经功能:评估患者意识状态,如有需要,进行监测神经肌肉阻断剂来确认肌肉恢复的程度。进行对症治疗,常用对乙酰氨基酚(成人用栓剂 650~1 300mg)和物理降温法。如果老年患者体温未降至 39℃(含)以下,一般情况不宜转回病房,最好转至 ICU 进行加强监测治疗。

(沈悦好)

参考文献

[1] 杜鹏, 李龙. 新时代中国人口老龄化长期趋势预测 [J]. 中国人民大学学报, 2021, 35 (01): 96-109.

[2] 中华医学会麻醉学分会 "麻醉科门诊建设专家指导意见" 工作小组. 麻醉科门诊建设专家指导意见 [J]. 中华麻醉学杂志, 2019, 39 (1): 7-13.

［3］严蓉, 高巨, 束余声, 等. 麻醉科门诊建设与管理: 实践与思考 [J]. 中华麻醉学杂志, 2022, 42 (3): 358-361.

［4］中华医学会麻醉学分会老年人麻醉与围术期管理学组, 国家老年疾病临床医学研究中心, 国家老年麻醉联盟. 中国老年病人围手术期麻醉管理指导意见 (2020 版)(一)[J]. 中华医学杂志, 2020, 100 (31): 2404-2415.

［5］中华医学会麻醉学分会老年人麻醉与围术期管理学组, 国家老年疾病临床医学研究中心, 国家老年麻醉联盟. 中国老年病人围手术期麻醉管理指导意见 (2020 版)(二)[J]. 中华医学杂志, 2020, 100 (33): 2565-2578.

［6］中华医学会麻醉学分会老年人麻醉与围术期管理学组, 国家老年疾病临床医学研究中心, 国家老年麻醉联盟. 中国老年病人围手术期麻醉管理指导意见 (2020 版)(三)[J]. 中华医学杂志, 2020, 100 (34): 2645-2651.

［7］DONOGHUE TJ. Assessing frailty and its implications on anesthesia care and postoperative outcomes in surgical patients [J]. AANA J, 2019, 87 (2): 152-159.

老年麻醉学

GERIATRIC
ANESTHESIOLOGY

第三篇

术后管理

第四十一章
老年患者术后疼痛的管理

第一节 概 述

一、老年人术后疼痛的流行病学特征

我国民政部发布的《2018 年社会服务发展统计公报》显示,截至 2018 年底,年龄 ≥ 60 岁老年人占 17.9%,其中 ≥ 65 岁老年人占 11.9%。年龄 ≥ 65 岁老年患者接受外科手术的比例显著增加,占全部手术患者的 1/4 甚至 1/3,有统计报道 65 岁以上的老年人有半数在去世以前至少要经历一次手术治疗。术后疼痛是手术后即刻发生的伤害性疼痛,也是临床最常见和最需紧急处理的事件。老年患者术后急性疼痛控制不良率高达 50%~75%,有证据表明,只有不到一半的手术患者术后疼痛得到了充分缓解。术后急性疼痛控制不佳会显著增加围手术期并发症发生率,同时提高老年患者远期慢性疼痛的发生率。

二、老年人术后疼痛的特点

老年患者器官功能下降,生理储备降低,年龄相关的药代动力学和药效学改变,视力、听力下降,以及并存的神经精神疾病,使其疼痛的客观评估困难,多重用药、多重疾病使老年患者的疼痛用药管理成为难题。一般来说,老年人特别是女性,痛阈增加。疼痛耐受阈值保持不变,甚至降低。与年轻人相比,老年人内源性疼痛调节强度不足 1/3。老年人代谢能力下降、痛阈增加,可以适当减少镇痛药物用量。65 岁以上的患者常合并高血压和糖尿病等慢性疾病,需要接受多种药物治疗,增加了谵妄的风险。老年人认知功能同样需要关注,许多止痛药都有中枢神经系统副作用,引起中枢神经系统不良反应,导致谵妄或进一步的认知能力下降,同时,谵妄和痴呆也使疼痛评估更为困难。

三、老年人术后疼痛管理的必要性与迫切性

术后镇痛不良会抑制机体免疫力、增加心脑血管事件发生率、延长住院时间;术后疼痛导致的心脏缺血、心动过速、高血压和低氧血症均增加老年患者不良结局的风险。如果术后镇痛不能在初始状态下被充分控制,可能发展为慢性疼痛,除了严重影响患者的预后、康复及生活质量外,还会显著增加抑郁、焦虑、失眠等疾病的发病率,不仅给患者带来了巨大的病痛折磨,还会造成数以亿计的医疗支出和社会负担。随着手术和麻醉技术的发展,越来越多的老年患者接受手术治疗,其中相当一部分为大手术,这使得老年患者对术后镇痛的需求比一般患者更为强烈。因此,在围手术期对老年患者术后疼痛进行精准化管理显得尤为重要。

第二节　疼痛的解剖生理学基础与分类

一、疼痛解剖学

痛觉是强烈的热、机械或化学刺激被称为伤害性感受器的外周神经纤维亚群检测到的过程。疼痛的外周机制包括初级传入神经纤维、伤害性感受器及外周敏化等；初级传入神经纤维又称为感觉传入神经元，是中枢神经系统与外界环境发生联系的媒介；根据传入纤维解剖与功能的特征，初级传入神经纤维主要分为 3 类：①大直径、有髓(鞘)和传导速度最快的 Aβ 初级感觉纤维，是低阈值机械感受器，有特异性结构的神经末梢；②直径较小、薄髓(鞘)和传导速度较慢的 Aδ 纤维，是低阈值和高阈值机械或温度感受器，有特异性结构的神经末梢；③小直径、无髓(鞘)和传导速度最慢的 C 纤维，有游离的神经末梢，是高阈值机械、温度和化学感受器。大多数 Aδ 和 C 纤维具有游离神经末梢，无特异性结构。选择性地对伤害性刺激敏感的感受器为伤害性感受器，伤害性感受器属于 Aδ 和 C 类感觉纤维；目前有 5 大类伤害性感受器：①高阈值机械伤害性感受器：大多数是 Aδ 纤维，也称为 A 纤维Ⅰ型机械 - 热伤害性感受器，是高阈值、迅速传导的机械伤害感受器，但对高强度热刺激反应较差；主要分布在光滑的皮肤，但皮肤的主要疼痛神经分布为 C 多觉型感受器。②有髓的机械 - 热伤害性感受器：亦属于 Aδ 纤维，称为 A 纤维Ⅱ型机械 - 热伤害性感受器，对逐渐增强的刺激产生反应；特点是激活阈值相当低，对疼痛热刺激迅速产生反应。③C 类机械 - 热伤害性感受器：典型表现为易疲劳、习惯化和敏化。④温热伤害性感受器：仅对热产生反应，表现为全或无特性。⑤C 多觉型伤害性感受器：大多数 C 类纤维属于高阈值纤维，对高强度温度、机械刺激和化学刺激敏感。这些感受器中的沉默性伤害感受器，在正常情况下很少产生活动，仅对强度极高的机械刺激起反应；但炎症或组织损伤可引起这些神经纤维的敏化，从而引起损伤部位疼痛加剧且痛阈降低。伤害性感受器主要分布在皮肤(70% 的 C 纤维、10% 的 Aδ 纤维和 20% 的 Aβ 纤维)、肌肉(C 纤维)、关节、骨骼和牙齿(Aδ 和 C 纤维)、脑血管(C 纤维)、内脏器官(Aδ 和 C 纤维)等。

初级传入神经纤维投射到脊髓背角，脊髓背角在解剖学和电生理学上分为不同的薄层。Aδ 痛觉者投射到Ⅰ层以及更深的背角(Ⅴ层)。低阈值、快速传导的 Aβ 传入者，对轻触有反应，投射到深层板层(Ⅲ、Ⅳ和Ⅴ层)。相比之下，C 型神经感受器更多地投射到Ⅰ层和Ⅱ层的浅层；大多数肽传导的 C 型纤维终止于Ⅰ层和Ⅱ层的最背侧部分。相比之下，非肽传导的传入神经，包括表达 Mrg 的亚群，终止于Ⅱ层的中间区域。Ⅰ层的最腹侧部分的特点是存在表达蛋白激酶 C(PKC)γ 异构体的兴奋性中间神经元，它与损伤引起的持续性疼痛有关。Ⅰ层和Ⅴ层的投射神经元构成了从背角到大脑的主要输出。这些神经元是多条上升通路的起源，包括脊髓和脊髓束，它们分别将疼痛信息带到丘脑和脑干。前者与疼痛体验的感觉鉴别方面特别相关，而后者可能与局部疼痛更相关。总之，疼痛是由一组分布的结构激活而产生的，其中一些结构(如体感皮质)与感觉鉴别特性有关，另一些(如前扣带回和岛叶皮质)则与情感方面有关。

二、疼痛分类

(一)躯体痛

躯体痛是躯体感觉传入纤维介导的一种伤害性疼痛，表现为锐痛、酸痛或搏动性疼痛。手术、创伤、局部炎症引起的疼痛是常见的躯体痛。躯体痛疼痛部位在躯体浅部或较浅部所以亦称为浅部痛。躯体痛多为局部性疼痛剧烈、定位清楚。建议优先选择合适的区域阻滞技术(包括局麻药伤口浸润、椎管内和周围神经阻滞技术)作为控制躯体痛的主要措施,镇痛不全者辅以静脉非甾体抗炎药(NSAIDs)和 μ/κ 阿片受体激动为主的阿片类药物滴定。

(二)内脏痛

内脏痛很难具体定位(如脑膜炎性头痛、胆绞痛),表现为钝痛、痉挛性疼痛、刺痛、忽轻忽重的疼痛。内脏痛由外周 C 纤维介导,由脊髓向中枢传递主要终止于边缘系统。内脏痛疼痛位于深部,故亦称为深部痛。内脏痛一般定位不准确可呈隐痛、胀痛、牵拉痛或绞痛。内脏器官通常分布周围型 κ 阿片受体,静脉给予激动 κ 阿片受体的药物,如羟考酮或布托啡诺有较好的内脏痛治疗效果。熟悉手术区域内脏器官的内脏痛觉传入通路并熟练掌握相关阻滞技术者,可选择合适的区域阻滞技术进行内脏痛治疗。腹腔镜手术中,内脏痛成为术后疼痛的主要来源,控制不良也是远期慢性疼痛发生的原因之一。因此,在多模式镇痛方案中应给予足够重视。

(三)神经病理性疼痛

神经病理性疼痛是由于末梢神经至中枢神经任何部位的神经病变和损害,出现痛觉过敏、痛觉异常所致的疼痛。神经病理性疼痛既可以是慢性疼痛,也可以是急性疼痛的一部分。围手术期发生的剧烈疼痛、爆发性或顽固性疼痛,需要考虑神经病理性疼痛存在,此时阿片类药物治疗效果较差,可以考虑加用治疗神经病理性疼痛的药物,如加巴喷丁类药物,包括加巴喷丁和普瑞巴林等。

第三节 疼痛的诊断评估

一、疼痛的临床诊断

2020 年 7 月 16 日,国际疼痛学会(International Association for the Study of Pain,IASP)发布了对"疼痛"(pain)定义的修改。有关疼痛定义修订的研究论文也发表在疼痛医学领域的核心学术期刊 *PAIN*。英文原文是:"Pain: An unpleasant sensory and emotional experience associated with, or resembling that associated with, actual or potential tissue damage"。中文定义译为"疼痛是一种与实际或潜在的组织损伤相关的不愉快的感觉和情绪情感体验,或与此相似的经历"。新定义同时给出了 6 条附加说明:①疼痛始终是一种主观体验,同时又不同程度地受到生物学、心理学及社会环境等多方面因素的影响;②疼痛与伤害性感受不同,纯粹生物学意义上的感觉神经元和神经通路的活动并不代表疼痛;③人们可以通过生活经验和体验学习、感知疼痛并认识疼痛的实际意义;④个体对自身疼痛的主诉应该予以接受并尊重;⑤疼痛通常是一种适应性和保护性感受,但疼痛同时也可对身体功能、心理健康和社会功能产生不利影响;⑥语言描述仅仅是表达疼痛的方式之一,语言交流障碍并不代表一个人或动物不存在疼痛感受。

二、疼痛的评估及其应用

准确的疼痛评估是疼痛管理的基础,疼痛评估内容包括鉴别疼痛病因,明确疼痛性质和强度及其对机体生理和生活质量的影响,监测和评价治疗效果。疼痛评估前应了解老年患者有无听觉或视觉障碍,言语交流和认知能力是否正常。自我评价是疼痛强度评估的金标准,应作为首选的评估方法,轻到中度痴呆或认知障碍患者,可尝试自我评价疼痛强度。要注意老年患者疼痛自我评价存在偏差,特别是严重认知障碍患者。焦虑、抑郁,以及认知、视觉或听觉损害、社会或家庭的孤立等,均可导致老年患者疼痛强度自我评价出现较大偏差。严重认知障碍交流困难者建议使用行为学工具评估疼痛。与自我评价相比,行为学评估方法的敏感性较低,但使用有效的行为学评估工具可以提高疼痛强度评估准确性。

术后疼痛是一种主观体验,有个体差异,由于各种状态和条件既复杂又相关,客观地判断疼痛的程度较难,重要的是具有早期发现疼痛、收集信息的能力,只有对其作出客观定量评价,才能保证患者得到及时合理的治疗。

(一)疼痛评估方法

可用于认知功能正常或轻到中度认知障碍老年患者疼痛强度自我评价的工具包括:数字等级评定量表(numerical rating scale,NRS)、视觉模拟评分法(visual analogue scale,VAS)、语言等级评定量表(verbal rating scale,VRS)和面部表情疼痛量表(facial expression pain scale,FPS)。对老年患者而言,NRS 和 VAS 是最敏感、可靠、接受度最高的方法,FPS 无需患者有读写能力,可用于认知障碍患者(图 41-1),准确性不及 NRS 或 VRS。

1. NRS 告知被评估者,0 代表无痛,10 代表难以忍受的剧烈疼痛,让其用 0~10 之间的数字来描述自身疼痛的程度。患者要在 4 种大类别[共 11 种评分(0~10)]中选择:即无疼痛(0)、轻度疼痛(1~3)、中度疼痛(4~6)和重度疼痛(7~10)。该方法在临床实践中,方便实用,对被评估者的理解能力和文化程度要求较低,适用范围广。

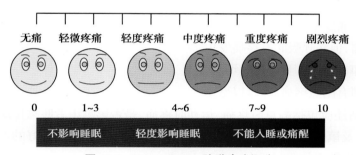

图 41-1 Wong-Baker 脸谱疼痛评分

2. VAS 评估前,须准备刻度为 0~10cm 的尺子,0 刻度端表示无痛,10cm 刻度端代表疼痛难忍。被评估者根据自己的疼痛程度,在尺子的相应位置做标记。0 点到标记点的距离即为该被评估者的 VAS。VAS 具有准确、简便易行、灵敏度高等特点。同时,VAS 的一大优势就是其数值是连续变化的,可以更好地反映出疼痛细微的变化;因此,在临床上和科研工作中使用广泛。但需要注意的是,VAS 需要患者有一定的抽象思维能力。在临床使用中不太适用于理解能力低下、认知功能障碍及文化水平低下的患者。因此,儿童或者有智力问题的老年患者可以考虑使用 FPS。

3. VRS 告知被评估者使用无痛、微痛、轻度疼痛、轻中度疼痛、中度疼痛、中重度疼痛、重度疼痛、极重度疼痛等词语或者更加细分的词语来描述自己的疼痛程度。该方法优点是患者易于理解和执行。缺点是不同患者对同一等级疼痛常用于病例书写和随访。

这 3 种评估方法虽便于实际应用,但只关注于疼痛的强度,无法全面反映疼痛的性质以及对患者情感情绪等多方面的影响程度。疼痛问卷表种类较多,不仅可以评估患者疼痛的强度,而且可以多维度评估患者疼痛的性质,以及疼痛治疗的紧迫性。目前最经典的、临床中使用最多的疼痛问卷表是 McGill 疼痛问卷,McGill 疼痛问卷包含很多不同维度描述疼痛的词语。大体可分为感觉、情感、评价及杂项。每一类细分为不同角度和不同程度的描述词,同一问题的选项中的描述词呈递进关系,严重程度呈递增关系。选项对应评分也是从 1 开始,整数递增。被评估者只需要从每一个问题的选项中选择能够最准确描述自己疼痛感受的描述词即可。医生可以就此结果判断疼痛给患者造成的精神及心理困扰,甚至抑郁的程度,反映了疼痛治疗的必要性和紧迫性。与大多数疼痛问卷依赖数字评估疼痛不同,该疼痛问卷依赖描述词,能够更加全面而准确地评估患者的疼痛。也有一些版本的 McGill 疼痛问卷中加入了数字量表、人体示意图或者进一步细化描述词来提高疼痛问卷的全面性和准确性。

(二)疼痛评估应用

1. 术后疼痛的评估　目前研究认为,术后疼痛与术后恶心呕吐、谵妄、认知功能障碍等多种不良反应有关,良好的术后镇痛可以加速患者康复,尽早下床活动或者肢体锻炼,缩短住院天数,提高患者对医务人员的友好度及满意度。充分的术后镇痛是目前所倡导的术后加速康复的有力保障。准确的术后疼痛评估是实施术后镇痛的基础和前提。目前术后疼痛评估多应用 NRS、VAS 和 VRS。对于无法准确表达及意识障碍的患者,可以通过观察患者表情及行为来辅助评估疼痛的强度。对于术后可能需要保留气管导管或气管切开的患者,麻醉科医师术前应与患者充分沟通,建立用 5 个手指来表示 0~4 级疼痛的评估交流方法。例如,胸腹部手术患者可能会因为疼痛出现不敢进行深呼吸或者咳嗽排痰的情况,术后疼痛会限制患者的呼吸功能,由此增加患者术后肺部感染等并发症的发生率。针对此类特殊患者,Prince-Henry 术后疼痛评估法更适合。该评分法主要适用于胸腹部大手术后或气管切开插管不能说话的患者,需要在术前训练患者用手势来表达疼痛程度。可分为 5 个等级,0~4 分,其评分方法如下。

0 分:咳嗽时无疼痛。

1 分:咳嗽时才有疼痛发生。

2 分:安静时无疼痛,但深呼吸时有疼痛发生。

3 分:静息状态时即有疼痛,但较轻微,可忍受。

4 分:静息状态时即有剧烈疼痛,并难以忍受。

总之,术后疼痛评估还应包括静息时疼痛、运动时疼痛、是否影响患者咳嗽排痰等评估,根据评估结果及时调整镇痛药物剂量及镇痛方式。一般通过多次评估和调整,才能达到良好的术后镇痛状态,这也是麻醉科医师向围手术期医生转变的职责所在。

2. 老人的疼痛评估　疼痛是一种主观体验,准确评估并报告自己的主观感受需要一定的认知水平和表达能力。对于认知能力衰退的年龄过大的老年人,无疑是一种挑战。影响老年人疼痛评估的重要因素是认知能力的减退。对于认知能力无显著减退的老年人,可以利用 NRS、VAS、FPS 等来进行疼痛评估。老年人听觉能力减退,在解释评估内容和含义时,应适当提高语言音量。同时老年人均有不同程度的视力下降。评估量表文字及图案应尽量选择大号。对于认知功能明显减退的老年人,需通过疼痛相关行为及生理反应来进行评估(表 41-1)。

表 41-1　认知障碍老年患者常见的疼痛相关行为

行为类型	特殊表现
面部表情	轻微地皱眉;悲伤和受到惊吓表情,表情痛苦,额头皱纹,紧闭双眼,扭曲的表情
语言表达/发声	叹息,呻吟,哼声,呼噜,喊叫,呼吸嘈杂,要求帮助,言语攻击行为
肢体动作	僵硬,紧张的身体姿势,坐立不安,节奏加快,摇摆,限制运动,步态或运动性改变
人际交往的改变	攻击性,好斗,抵抗照顾,社交互动减少,社交不适合,破坏性地参与
活动模式或惯例的改变	拒绝食物,口味改变,休息时间增加,睡眠、休息模式变化,突然停止常规,徘徊增加
心理状态的改变	哭泣或流泪,认知障碍加重,烦躁或痛苦

第四节　术后疼痛治疗

一、疼痛治疗的原则与方法

（一）疼痛治疗的原则

疼痛治疗的原则包括：①采用多种方法有效缓解疼痛；②尽可能减少药物不良反应；③ 最大程度地提高患者的躯体功能和满意度；④ 全面提高患者的生活质量；⑤ 同时尽可能降低治疗成本。

（二）疼痛治疗的常用方法

疼痛治疗的常用方法包括药物治疗、多模式镇痛、超前镇痛、患者自控镇痛、硬膜外植入镇痛泵持续镇痛、神经阻滞疗法、物理疗法、微创疗法、手术疗法、中医中药及针灸、电刺激疗法。

二、老年术后疼痛治疗的特点

老年患者生理功能脆弱，重要器官功能储备下降，药物治疗安全窗窄，对药物的治疗反应个体差异大，药物不良反应增多。应成立专门的急性疼痛服务小组负责老年人围手术期疼痛管理，其管理目标是：有效缓解疼痛，减少药物不良反应，加速术后功能恢复，全面提升患者的生活质量和满意度，同时降低费效比。对于老年患者的疼痛管理，要了解增龄相关的痛觉感知改变，根据增龄相关的心、肺、肝、肾、胃肠生理及病理生理改变特点，既往用药史及与围手术期镇痛药物的相互作用等因素，基于术后加速康复原则选择合适的个体化多模式低阿片镇痛方案。

三、老年术后疼痛治疗的趋势

疼痛常常给患者及社会带来沉重的负担，为解决这一问题，国外学者在 21 世纪初提出应建立一种有效的疼痛管理模式，建议对患者进行疼痛管理而非单纯的疼痛控制。疼痛管理涉及疼痛评估、患者宣教、镇痛方案制订以及持续的效果评价，有效的疼痛管理可显著缓解患者疼痛，缩短患者康复进程。但是目前我国大部分医院的疼痛管理工作仍处于初级阶段。随着医疗水平不断发展，规范化的疼痛管理改变了传统疼痛处理模式，对患者预后的影响愈加明显。

随着对老年人术后疼痛的不断认识，以及患者对于疼痛的诉求得到越来越多的关注，常规化疼痛管理已不能够满足患者的需求，个体化的疼痛管理引起了国内外学者的广泛重视。患者自控镇痛，这种由患者"自我管理"的镇痛方法，因其操作简单，镇痛效果好，对术后早期康复有很大帮助，促进了疼痛管理个体化的发展，已成为术后镇痛的重要手段。但目前国内自控镇痛管理的发展常常受到麻醉科医师人员不足、术后患者分散及管理难度大，以及沟通不畅、解决故障时间长等的制约。无线镇痛管理系统作为智能化技术在疼痛领域的一大应用，逐步实现了患者镇痛管理的信息化、智能化，为规范、高效管理镇痛患者打下了坚实的基础。术后镇痛智能化管理倡导的是无线镇痛管理系统作为麻醉科医师、麻醉护士甚至多学科疼痛管理的重要手段，并形成规范的术后患者自控镇痛系统解决方案，在正确的理念指导下，不断改进医疗设备和技术，同时不断优化工作流程，用相应制度进行保障，达到安全、高效、有序的管理目标，使患者安全、无痛、舒适度过整个围手术期，已经逐渐成为老年患者术后镇痛的主流，逐步构建以患者需求为导向，以麻醉学科为核心的舒适化诊疗中心集群。

四、多模式镇痛治疗

联合应用不同镇痛技术或作用机制不同的镇痛药,作用于疼痛传导通路的不同靶点,发挥镇痛的相加或协同作用,可使每种药物的剂量减少,副作用相应减轻,此种方法称为多模式镇痛。多模式镇痛是术后镇痛,尤其是中等以上手术镇痛的基础,常采用的方法包括:超声引导下的外周神经阻滞与伤口局麻药浸润复合;外周神经阻滞和/或伤口局麻药浸润+对乙酰氨基酚;外周神经阻滞和/或伤口局麻药浸润+NSAIDs 或阿片类药物或其他药物;全身使用(静脉或口服)对乙酰氨基酚和/或 NSAIDs 和阿片类药物及其他类药物的组合。应联合应用作用机制不同的药物,包括阿片类、曲马多、NSAIDs 等。采用多模式镇痛理念能够降低术后的病理生理过激反应和促进康复,缩短住院时间。多模式镇痛可以提高术后镇痛效果并减少镇痛药物用量,镇痛技术与镇痛药物的发展是多模式镇痛质量和术后加速康复的核心。

五、术后疼痛治疗的新技术

(一) 去阿片化镇痛

阿片类药物是一把双刃剑,在带来有效镇痛作用的同时,也不可避免地带来其他不良反应,如呼吸抑制、恶心呕吐、痛觉过敏、免疫抑制、皮肤瘙痒、肌阵挛等。麻醉科医师希望可以在有效镇痛下,尽量避免或降低不良反应的发生。去阿片化镇痛(opioid-free anesthesia,OFA)是一种结合多种非阿片类药物和/或技术的多模式镇痛策略,在不使用阿片类药物的情况下获得高质量镇痛效果。其理论依据为:抗伤害性感觉传导可以通过干扰各种神经介质来获得,并非只通过阿片类药物来实现,如静脉注射利多卡因、NSAIDs、氯胺酮、α_2 受体激动剂(可乐定、右美托咪啶)以及神经阻滞、针刺、局麻药局部浸润等技术都可提供镇痛作用。

OFA 可减少呼吸抑制、恶心呕吐等不良反应的发生率、减少术后阿片类镇痛药的使用量、降低阿片类药物滥用和成瘾风险,还可改善患者预后,促进患者康复和功能恢复、缩短住院时间,从而减轻患者经济负担,提高医疗满意度,提高医疗资源利用率,降低医疗保健成本等。易患呼吸抑制的病态肥胖患者、阿片类药物诱发术后恶心呕吐的高风险患者、产后患者或阿片类药物诱发的谵妄患者均可以受益于此项技术。此外,OFA 还可能减少肿瘤患者术后复发与转移,降低病死率,以及其对肿瘤细胞负性调节的机制从而促进肿瘤患者的长期预后。需要注意的是,OFA 可能与高血压等不良血流动力学事件发生率较高或有毒血浆水平引起的不良反应有关。去甲肾上腺素和抗高血压药的使用有增加的趋势。

(二) 新兴的镇痛技术

广义的多模式镇痛包括完善的术中麻醉镇痛技术,其中超声技术的快速发展给神经阻滞技术锦上添花。通过不同的镇痛方式的联合应用,能够达到最大的镇痛效果与最少的不良反应,起到消除手术疼痛,加强术后镇痛的效果。麻醉镇痛技术大体分为 5 种:局麻或神经阻滞、筋膜间隙阻滞、椎管内镇痛、计算机辅助目标浓度靶控输注技术和术中联合麻醉/镇痛技术。

其中,患者自控镇痛(patient controlled analgesia,PCA)是 20 世纪 70 年代由 Sechzer 提出的一种镇痛方法,包括静脉自控镇痛、硬膜外自控镇痛、皮下自控镇痛等方式。较之传统电子自控镇痛泵,无线镇痛泵系统更能实现人工智能化。通过中央信息处理设备进行分析和处理,及时向值班人员提供无线镇痛泵运行相关信息,能方便、安全地进行信息化管理,从而实现大数据物联互通和人工智能辅助术后镇痛技术。

(三) 针刺镇痛

针刺镇痛是指用针刺作用于人体的一定部位,从而达到防止和治疗疼痛的目的,是针刺的主要效应之一,逐渐得到国内外学者和广大患者的认可。针刺疗法以中医理论为指导,气血经络为基础,自身调节为特色,从而达到镇痛、调节全身机体作用。针刺镇痛的西医机制研究发现与神经-体液因素有关,针刺通过促进内源性阿片肽释放及上调炎症反应中局部内啡肽和周围阿片受体,并且抑制内源性致痛物质的产生,从而产生镇痛效果针刺疗法适用于各种不同类型的疼痛,而且对与疼痛相关的感觉、情绪、认知及社交功能障碍可起到调控作用。针刺治疗目前广泛应用在临床各个专科疾病术后疼痛控制,包括骨关节系统术后、消化系统术后、妇科术后、肿瘤术后疼痛等,针刺治疗都具有良好优势。在术后疼痛治疗中针刺广泛运用于临床各个学科,运用形式也多种多样,常用毫针针刺和电针,经皮神经电刺激或经皮穴位电刺激、穴位埋线或穴位敷贴、浮针等也逐渐运用广泛。通过针刺辅助治疗,可以降低疼痛程度,减少阿片类药物需求量,同时还可以减少药物不良反应,如嗜睡、恶心呕吐、便秘等,同时具有操作简单、安全有效、不良反应小、花费经济的特点,在缓解术后患者疼痛及降低不良反应方面有着积极作用。

(四)围手术期目标导向全程镇痛

围手术期目标导向全程镇痛(comprehensive goal-directed perio-perative analgesia,CGPA)是基于多模式镇痛和预防性镇痛理念提出的对镇痛过程的整合,其内容包括:①术前预防性镇痛,术中伤害控制和麻醉优化,苏醒期早期镇痛(停止麻醉用药至患者完全清醒时、出手术室或麻醉后恢复室期间的镇痛),术后镇痛,以及撤泵后镇痛5个时段;②全程除了时间概念,应包含并关注这期间影响疼痛和镇痛疗效的种种医疗干预及服务措施;③目标导向是指患者在此期间的疼痛程度至少控制在患者虽感知疼痛但能很好地耐受或依从(即VAS评分控制在3分以下),实现真实意义上的个体化镇痛。CGPA的实现需多学科参与,医院层面介入的团队管理,至少成立以麻醉科为主导的术后急性疼痛服务小组(acute pain service team,APS)。CGPA的目的是通过提高术后镇痛率,降低中重度疼痛发生率,减少疼痛或镇痛相关并发症,以持续提升围手术期镇痛满意度和医疗服务满意度。CGPA的目标旨在利用信息化手段、互联网平台、智能化镇痛和重要生命体征远程监控技术,以及持续引入围手术期镇痛的新技术、新药物、新理念,不仅实现了围手术期全程镇痛,还实现了全时段、全区域远程监控的个体化镇痛,形成围手术期镇痛的大数据,以持续改进围手术期镇痛质量和安全性,使患者术后安全、舒适、快速康复。应用信息化、智能化、移动医疗等手段对疼痛进行管理将会成为围手术期术后镇痛的一种趋势。

第五节　常用的镇痛药物

一、药物治疗的基础与原则

药物治疗是老年患者术后镇痛最常用、最有效的干预措施。但随着年龄增长,老年患者各脏器老化、功能减退,影响药物代谢和药效。老年患者镇痛药物使用原则包括:

1. 滴定原则,是老年患者疼痛管理的基本原则,使用时需小剂量开始,经评估后缓慢给药进行剂量滴定。

2. 根据患者的具体情况选用合适的用药途径,不能进食者首选患者自控静脉镇痛,恢复进食后,给药途径首选口服,不推荐肌内注射。

3. 不推荐使用有活性代谢产物的镇痛药物。

4. 老年患者的肌肉比例减少,脂肪比例增加,药物分布容积改变,亲脂性药物容易脂肪蓄积,半衰期延长,宜使用水溶性药物。

5. 使用阿片类药物镇痛期间,建议严密监测镇静、呼吸抑制和其他不良反应,及时调整剂量,尽可能减少不良反应。

6. 选择镇痛药物时,需考虑合并症和其他用药,尽量减少药物 - 疾病和药物 - 药物相互作用。

7. 不推荐使用长效阿片类药物用于术后镇痛,阿片类药物不作为术前镇痛首选(术前长期服用阿片类药物者除外)。

8. 多模式镇痛原则:静脉自控镇痛复合区域阻滞镇痛技术的多模式联合最为常见。

9. 老年患者静脉 PCA,尽量使用无背景剂量静脉 PCA 镇痛方法,每次设置剂量应根据年龄等相关因素设置最低有效剂量。

10. 实施内脏手术患者,可以使用 κ 受体激动剂替代 μ 受体激动剂有效控制内脏痛,并降低肠梗阻和恶心呕吐不良反应。

11. 实施多学科综合评估(基础疾病评估、生活质量评估、社会心理评估等),坚持个体化治疗原则和阶梯治疗原则。

二、阿片类药物

阿片类药物通过作用于脊髓上、脊髓和外周神经的阿片受体,减少 C 纤维伤害性神经递质的释放,阻断痛觉的传递,以及防止外周伤害性感受器的敏感化,从而产生镇痛作用。阿片类药物是目前已知的镇痛作用最强的药物,因此是术后中、重度疼痛镇痛首选的药物。阿片受体激动 - 拮抗剂(如布托啡诺、地佐辛等)镇痛效果稍弱于阿片受体激动剂,但不良反应少、不易成瘾、安全剂量范围大,已经取代阿片类受体激动剂而逐渐成为术后镇痛最常用的药物。下面简单介绍一下临床常用阿片类药物的药理作用、临床应用及相关不良反应。

(一)芬太尼

1. **药理作用** 芬太尼是一种 μ 阿片受体激动剂,其主要治疗作用是镇痛。

2. **临床应用** 芬太尼用于麻醉、术后镇痛和各种疼痛治疗,作为麻醉和 PCA 联合用药。

3. **不良反应** 常见不良反应为眩晕、视物模糊、恶心、呕吐、低血压、Oddi 括约肌痉挛、喉痉挛及出汗、瘙痒、荨麻疹、过敏等,偶有肌肉抽搐。术后偶尔会出现继发性呼吸抑制。

(二)舒芬太尼

1. **药理作用** 舒芬太尼是一种强效的阿片类镇痛药,同时也是一种特异性 μ 阿片受体激动剂,舒芬太尼对 μ 受体的亲合力比芬太尼强 7~10 倍。舒芬太尼的镇痛效果比芬太尼强好几倍,而且有良好的血流动力学稳定性,可同时保证足够的心肌氧供应。

2. **临床应用** 舒芬太尼可作为全身麻醉的麻醉诱导和维持用药、术后镇痛和各种疼痛治疗,作为 PCA 广泛应用于临床。

3. **不良反应** 常见不良反应为典型的阿片样症状,如呼吸抑制、呼吸暂停、骨骼肌强直(胸肌强直)、肌阵挛、低血压、心动过缓、恶心、呕吐、眩晕、缩瞳和尿潴留,在注射部位偶有瘙痒和疼痛。其他较少见的不良反应有咽部痉挛、过敏反应和心搏停止,偶尔可出现术后恢复期的呼吸再抑制。

(三)瑞芬太尼

1. **药理作用** 瑞芬太尼为 μ 型受体阿片激动剂,在人体内 1 分钟左右迅速达到血 - 脑平衡,在组织和血液中被迅速水解,起效快,维持时间短,与其他芬太尼药物明显不同。

2. **临床应用** 瑞芬太尼可用于静脉全麻诱导和全麻中静脉维持镇痛,亦可用于静脉 PCA 分娩镇痛。

3. **不良反应** 瑞芬太尼具有 μ 阿片受体类药物的典型不良反应,包括恶心、呕吐、呼吸抑制、心动过缓、低血压和肌肉强直,上述不良反应在停药或降低输注速度后几分钟内即可消失。

(四)地佐辛

1. **药理作用** 地佐辛是合成的阿片受体激动 - 拮抗药,其镇痛作用是由 μ 受体和 κ 受体介导,是 μ

受体部分激动药和 κ 受体部分激动药。地佐辛是一种强效阿片类镇痛药。地佐辛能缓解术后疼痛，其镇痛强度、起效时间和作用持续时间与吗啡相当。当稳态血药浓度超过 5~9ng/mL 时，产生缓解术后疼痛的作用；出现最大镇痛作用的时间比血药浓度达峰时间晚 20~60 分钟。

2. 临床应用　地佐辛为强效镇痛药，可用于治疗中度至重度急性疼痛；可用于全身麻醉诱导抑制气管插管反应，减轻芬太尼、舒芬太尼等引起的咳嗽，预防丙泊酚静脉注射痛；麻醉诱导时或术中静脉注射地佐辛 0.1~0.2mg/kg 可减少术后痛觉过敏、躁动发生。地佐辛是可单独用于术后轻、中度疼痛的镇痛，也可与 NSAIDs、强效阿片类药物等联合用药于术后重度疼痛的镇痛；该药还可作为外周神经阻滞、局部浸润麻醉镇痛不足的补救用药；联合用药时，可降低其他镇痛药用量，呼吸抑制和成瘾等副作用较少，是突出的优点。

3. 不良反应　涉及胃肠道系统（恶心、呕吐）、中枢神经系统（镇静、头晕/眩晕）、皮肤（注射部位反应发生率为 3%~9%）、全身（出汗、寒战、脸红、血红蛋白低、水肿）、心血管系统（高血压、低血压、心律不齐、胸痛、苍白、血栓性静脉炎）、胃肠道系统（嘴干、便秘、腹泻、腹痛）、骨骼肌系统（痛性痉挛/疼痛）、神经系统（焦虑、意识模糊、喊叫、妄想、睡眠障碍、头痛、谵妄、抑郁）、呼吸系统（呼吸抑制、呼吸症状、肺不张）、皮肤（瘙痒、疹、红斑）、感觉（复视、口吃、视线模糊）及泌尿生殖系统（尿频、尿迟、尿潴留）。

（五）布托啡诺

1. 药理作用　布托啡诺及其主要代谢产物激动 κ 受体；对 μ 受体则具激动和拮抗双重作用；布托啡诺主要与中枢神经系统（CNS）中的这些受体相互作用，间接发挥其药理作用，包括镇痛作用；除镇痛作用外，对 CNS 的影响，包括减少呼吸系统自发性的呼吸、咳嗽、兴奋呕吐中枢、缩瞳、镇静等药理作用；布托啡诺静脉注射 3~5 分钟、肌内注射 10~15 分钟开始起效，30~60 分钟达高峰，维持时间为 3~4 小时，与吗啡及喷他佐辛相当。

2. 临床应用　适用于术后镇痛、重症监护室镇痛、无痛人流、无痛胃肠镜检查。

3. 不良反应　主要为嗜睡、头晕、恶心和/或呕吐，发生率在 1% 或以上。全身：虚弱、头痛、热感。心血管系统：血管舒张、心悸。消化系统：厌食、便秘、口干、胃痛。神经系统：异梦、焦虑、幻觉、敌意、药物戒断症状。皮肤：皮疹/风团。泌尿系统：排尿障碍。

三、非甾体抗炎药

非甾体抗炎药（NSAIDs）又称为解热镇痛抗炎药物，具有解热、镇痛、抗炎、抗风湿作用。NSAIDs 通过抑制环氧化酶（COX）活性和前列腺素合成而发挥抗炎、镇痛作用。根据对 COX 的选择性不同，分为非选择性 NSAIDs 和选择性 COX-2 抑制剂。多数 NSAIDs（如布洛芬、酮咯酸、氟比洛芬酯、氯诺昔康、双氯芬酸、吲哚美辛等）可同时抑制 COX-1 和 COX-2；少数 NSAIDs（如塞来昔布、罗非昔布、帕瑞昔布等）选择性抑制 COX-2。NSAID 是多模式镇痛中最常用的非阿片药物，与阿片类药物复合用于术后镇痛可明显改善镇痛效果、减少阿片类药物的用量，有助于促进患者术后的早期恢复。联合使用 NSAIDs 和对乙酰氨基酚比单用其中任何一个药物可起到更好的镇痛作用。美国《术后疼痛管理指南》建议所有手术患者的术后镇痛方案都应该纳入 NSAIDs 和/或对乙酰氨基酚。有系统回顾和 meta 分析显示，NSAIDs 和对乙酰氨基酚的使用减少了术后恶心呕吐的发生，吗啡复合 NSAIDs 用于结直肠手术患者术后镇痛，明显改善胃肠道功能。在随机对照研究中，术后复合氟比洛芬酯、帕瑞昔布或对乙酰氨基酚镇痛减少了高危患者术后谵妄的发生；最近的一项 meta 分析显示，超前或预防性给予 NSAIDs 可能比单纯术后给药更好地改善镇痛、减少吗啡消耗，但还需要进一步研究证实。美国麻醉科医师协会（ASA）推荐在无禁忌证的情况下应使用由对乙酰氨基酚与 NSAIDs 或选择性 COX-2 抑制剂相结合的多模式镇痛治疗。相较于主要作用于中枢神经系统的阿片类药物，NSAIDs 通过减少组织损伤引起的炎症反应和防止外周和中枢神经系统敏化来缓解疼痛。与阿片类药物相比,NSAIDs的治疗效果是可预测的,适用于大多数外科手术,也没有成瘾风险。此外,使用NSAIDs可缩短康复时间,提高患者满意度并降低术后病残率。

(一)氟比洛芬酯

1. 药理作用 氟比洛芬酯为非选择型COX抑制剂;静脉注射用脂微球载体制剂,可以选择性聚集在手术切口、肿瘤部位和血管损伤部位,从而改变药物的体内分布,具有靶向治疗作用。给药后,释放的氟比洛芬酯被血中酯酶迅速水解成其活性代谢产物氟比洛芬。氟比洛芬到达炎症部位后被前列腺素(PG)合成细胞,如巨噬细胞和中性粒细胞摄取,抑制PG的生物合成,从而起到止痛的作用。

2. 药物临床特性 术前、术中、术后的各种切口及神经损伤都会导致炎症因子大量升高,氟比洛芬酯有较好的平衡细胞因子和抑制过度应激反应作用,缓解术后的免疫损伤和炎症反应,具有抗炎镇痛作用。优于单用阿片类药物镇痛,而且可以减少阿片类药物呼吸抑制、呕吐等副作用。氟比洛芬酯临床可用于麻醉前用药、手术后疼痛的短期治疗、镇痛和各种疼痛治疗联合辅助镇痛。

3. 不良反应 一般的不良反应:注射部位偶见注射部位疼痛及皮下出血。消化系统:偶见恶心、呕吐、转氨酶升高、谷氨酰转肽酶升高,偶见腹泻,罕见胃肠出血。精神和神经系统:偶见头痛、发热、倦怠、嗜睡、畏寒。循环系统:偶见血压上升、心悸。皮肤:偶见瘙痒、皮疹等过敏反应。血液系统:罕见血小板减少、血小板功能低下、罕见纤溶亢进。呼吸系统:罕见哮喘,在出现喘息、呼吸困难感等初期症状时中止用药。罕见休克、急性肾衰、肾病综合征、胃肠道出血、伴意识障碍的抽搐、中毒性表皮坏死症(Lyell综合征)、皮肤黏膜眼综合征、剥脱性皮炎,应注意观察,发生异常情况应停止给药,采取适当措施。

(二)帕瑞昔布

1. 药理作用 帕瑞昔布是第一个注射用选择性COX-2抑制剂,具有中枢和外周双重镇痛效应,在外周抑制COX-2表达,减少PGE2生成,从而减少炎症因子表达,降低外周痛觉敏化。帕瑞昔布的活性成分伐地昔布也可进入血脑屏障,抑制中枢COX-2的表达,减少中枢PGE2的生成,降低中枢痛觉敏化。

2. 临床短期治疗应用 手术后疼痛的短期治疗。用于麻醉、术后镇痛和各种疼痛治疗,作为麻醉和PCA联合药应用于临床。

3. 不良反应 最常见不良反应为恶心。发生最严重不良反应的情况少见或罕见,包括心肌梗死和严重低血压等心血管事件,以及过敏反应、血管性水肿和严重皮肤反应等超敏事件。冠状动脉旁路移植术后使用本品治疗的患者,发生此类不良反应的风险较高,如心血管/栓塞事件(包括心肌梗死、卒中/短暂性脑缺血发作、肺栓塞以及深静脉栓塞)、术后深部组织感染以及胸骨伤口愈合并发症。

四、选择性血清素再摄取抑制剂

三环类抗抑郁药通常用作治疗神经性疼痛的佐剂,因为它们抑制5-羟色胺和去甲肾上腺素(NE)的再摄取。抑郁症和疼痛之间的联系可能是心理上的,也可能是生物学上的。抑郁症的生物学基础集中在神经递质血清素(5-羟色胺)、NE和多巴胺的失调。人们担心抗抑郁药会导致心律失常,但实际上三环类抗抑郁药对心脏病患者是安全的,除非在心肌梗死后几个月或已经存在传导缺陷或持续性危险心律失常的情况下。选择性血清素再摄取抑制剂(SSRIs)比三环类抗抑郁药更安全,临床上常用的SSRIs有以下几种:氟西汀、帕罗西汀、舍曲林、氟伏沙明、西酞普兰和艾司西酞普兰等。SSRIs对抑郁症有效,但不像三环类药物那样具有镇痛作用,因为它们只是血清素再摄取抑制剂,而不是去甲肾上腺素再摄取抑制剂,而这两者都是调节神经性疼痛所必需的。三环类药物对疼痛和睡眠更有效,但也可能导致镇静、认知改变和头晕。服用三环类抗抑郁药的老年患者有跌倒的风险,导致髋部或其他骨折。因此,滴定和经常重新评估是成功治疗的关键。此外,许多新型抗抑郁药可抑制NE、5-羟色胺和多巴胺的再摄取,而无需相关的镇静作用。

五、其他药物

(一)氯胺酮

氯胺酮主要通过竞争性拮抗谷氨酸 N- 甲基 -D- 天［门］冬氨酸受体发挥作用。亚麻醉剂量氯胺酮不引起意识丧失,但仍然有良好的躯体镇痛作用,因此常作为多模式镇痛的一部分。普通氯胺酮是左旋和右旋镜像异构体的消旋混合物,其中右旋氯胺酮(S-氯胺酮)的镇痛作用是消旋氯胺酮的 2 倍,而精神副作用减少。氯胺酮用作围麻醉期间辅助药物时可改善术后镇痛。在术后镇痛方面,氯胺酮常与阿片类药物复合用于患者自控镇痛。一项 meta 分析纳入了 19 项随机对照研究,氯胺酮复合阿片类药物自控镇痛使术后 24 小时内疼痛评分降低了 32%,24 小时内阿片类药物消耗降低了 28%,术后恶心呕吐减少了 44%,而幻觉发生率差异无统计学意义。氯胺酮与局麻药复合也被用于外周神经阻滞,但这方面的研究少、效果不确切,且可能增加副作用。目前氯胺酮局部给药并不是常规推荐的镇痛方法。

(二)右美托咪定

右美托咪定是选择性 α_2 受体激动剂,具有镇静、镇痛、抗焦虑、抗交感效应。右美托咪定作为辅助用药与阿片类药物复合用于术后自控静脉镇痛可改善术后镇痛效果。右美托咪定复合阿片类药物自控镇痛降低了术后 48 小时内静息疼痛评分和术后 24 小时内运动疼痛评分,减少了术后 48 小时内阿片类药物消耗,也减少术后恶心呕吐及瘙痒的发生,提高了患者的镇痛满意度。有研究报道右美托咪定用作局麻药佐剂可延长神经阻滞的持续时间,减少了阿片类药物消耗,但增加了低血压发生率。右美托咪定与局麻药复合鞘内给药也可明显延长神经阻滞时间,使术后镇痛时间平均延长了 191 分钟,并降低术后 24 小时的疼痛评分,减少了术后寒战的发生,而未增加不良事件。虽然鞘内注射右美托咪定的剂量很小,但仍需注意不良事件的发生。此外,右美托咪定作为局麻药佐剂也被用于伤口浸润镇痛。需要注意的是有关右美托咪定用于术后镇痛的研究多数样本量较小,很多研究没有报道对不良事件的观察。因此,解读右美托咪定的临床应用研究结果时仍应谨慎。

六、常见不良反应与处理方法

阿片类药物常见的不良反应和处理:

1. **恶心呕吐** 是最常见的不良反应,具体防治方法参见中华医学会麻醉学分会《防治术后恶心呕吐专家意见》。

2. **呼吸抑制** 阿片类药物导致呼吸变慢,治疗方法包括立即停止给予阿片类药物,吸氧,强疼痛刺激,必要时建立人工气道或机械通气,静脉注射纳洛酮。

3. **耐受、身体依赖和精神依赖** 耐受指在恒量给药时药物效能减低,常以镇痛药作用时间缩短为首要表现;身体依赖为规律性给药的患者,停药或骤然减量导致停药反应;精神依赖为强制性觅药意愿和行为。

4. **瘙痒** 小剂量阿片受体激动拮抗药布托啡诺、地佐辛、纳布啡和昂丹司琼常用于治疗瘙痒。

5. **肌僵、肌阵挛和惊厥** 使用中枢性松弛药巴氯芬,或阿片受体拮抗药可使之消除。

6. **镇静和认知功能障碍** 轻度镇静常可发生,长时间大剂量使用阿片类药物可能导致认知功能减退。

7. **缩瞳** μ 受体和 κ 受体激动剂兴奋眼神经副交感核导致瞳孔缩小。

8. **体温下降** 阿片类药物可导致血管扩张,改变下丘脑体温调节机制而引起体温降低。

9. **免疫功能抑制** 强阿片类药物可造成免疫功能抑制。

10. **便秘** 是常见的不良反应。

建议阿片类药物低剂量、联合 NSAIDs 等药物应用,能满足镇痛需求的情况下优先选择弱阿片制剂,建议常规联合非阿片药物和 / 或区域阻滞镇痛,以达到节约阿片用量和降低药物不良反应的效果。不建议单纯依赖阿片类药物用于术后镇痛。对于术前已经使用长效阿片制剂者,围手术期不建议中断原治疗方案,除非有明显禁忌或因明显药物相互作用。不建议使用长效阿片类药物用于围手术期镇痛。阿片类药物仍然是围手术期最常用的全身镇痛药物,但其副作用(尤其是大剂量使用时)值得关注。

NSAIDs 可能会引起:胃肠道溃疡或出血,抑制血小板功能;肾功能不全、出血、伤口 / 骨骼 / 组织不愈合、胃肠道并发症及心血管事件。有哮喘病史的患者在围手术期间应避免使用非选择性 NSAIDs。老年人宜选用半衰期短的 NSAIDs,对有溃疡病史的老年人,宜口服选择性 COX-2 抑制剂以减少胃肠道的不良反应。使用过程中注意检查肝功能、肾功能、血小板、凝血 4 项,发现问题及时纠正。严格掌握服用禁忌。

围手术期使用氯胺酮可改善术后镇痛效果,但大剂量使用会增加精神副作用。右美托咪定复合阿片类药物可安全用于术后静脉镇痛,改善镇痛效果,减轻阿片类药物的不良反应;作为局麻药佐剂可用于周围神经阻滞、鞘内镇痛、伤口浸润镇痛,延长神经阻滞时间,但可能出现过度镇静和循环副作用。临床工作中应考虑多模式镇痛和个体化原则,合理使用以上药物。不同药物镇痛对围手术期和远期结局的影响还需要进一步研究。

第六节　临床指南推荐与经典案例分析

一、相关指南推荐

老年患者术后镇痛方式包括全身给药镇痛法和局部给药镇痛法。具体方式的选择需根据患者的意愿和对患者情况的个体化评估。为了减少单一镇痛方式的不足和不良反应,可联合不同的镇痛方式或药物实施低阿片预防性多模式镇痛。

(一)全身给药镇痛法

目前关于老年患者术后镇痛的临床研究证据有限,老年患者多因年龄、并发疾病、合并用药而排除在临床研究之外。但在选择合适的镇痛药物时应充分考虑这些因素的影响。此外,不同药物的组合,如环氧化酶抑制药或对乙酰氨基酚与阿片类药物或曲马多联合,可减少单独用药的剂量及其相关的不良反应。

1. 环氧化酶抑制药和对乙酰氨基酚　环氧化酶抑制药包括 NSAIDs 和选择性 COX2 抑制药。单独用药时,可对轻中度疼痛发挥有效的镇痛作用。环氧化酶抑制药由于具备抗炎镇痛、运动镇痛、靶向镇痛的优点,是老年患者术后多模式镇痛的基础用药,但需密切关注其胃肠道、心脑血管、肾脏不良反应。其中,非选择性 NSAIDs 引起胃肠道溃疡或出血、抑制血小板功能的不良反应较为明显。老年患者使用 NSAIDs 时,建议常规联合质子泵抑制剂。此外,环氧化酶抑制药对肾功能的损害与年龄相关,不适用于合并肾功能不全的老年患者。其中,心脏手术后使用 COX2 抑制剂会增加肾衰竭的风险。在合并心肌严重缺血或心肌梗死的患者,禁忌使用静脉环氧化酶抑制药。相比之下,对乙酰氨基酚更适合老年患者,但要注意其可能的肝脏不良反应。总之,老年患者使用环氧化酶抑制药和对乙酰氨基酚应采用最低有效剂量、短期按时使用原则。

推荐意见:无禁忌证者,建议将对乙酰氨基酚和 / 或环氧化酶抑制药作为镇痛基础用药,特别适用于炎性痛治疗,用药期间要严格控制使用时间和剂量,并监测胃肠道、肾脏和心血管等发生的不良反应。

2. 阿片类药物和曲马多　阿片类镇痛药是术后中重度疼痛治疗的基础用药之一。治疗中重度术后疼痛时,阿片类药物一般采用胃肠外给药,如静脉内或肌内注射。与肌内注射和按需给药相比,患者自控静脉镇痛用于老年患者镇痛效果更好、用量更少,且不良反应更少,不主张单次肌内注射阿片类镇痛药物。与年轻患者相比,老年患者达到同样的镇痛效果所需阿片类药物的药量减少,但存在很大的个体差异性。所以,老年患者在阿片类药使用过程中要加强监护,防止呼吸抑制、恶心呕吐等不良反应。

曲马多是一种合成的中枢镇痛药,对治疗术后中度疼痛有效。同样,老年患者曲马多的用量也应酌减。要注意不同阿片类药物的作用和不良反应有所不同,哌替啶可能增加谵妄风险,曲马多经常引起恶心呕吐,羟考酮用于内脏痛镇痛时效果较好。

推荐意见:不建议单纯依赖阿片类药物用于术后镇痛。建议常规联合非阿片药物和 / 或局部给药镇痛法,以达到节约阿片类用量和降低药物不良反应的效果。

3. 静脉镇痛的辅助用药 无禁忌者,建议术中输注右美托咪啶或可乐定作为低阿片预防性多模式镇痛的组成部分,用于头面部和脊柱大手术、胸腹部大手术。不建议术前常规使用加巴喷丁或普瑞巴林,建议对部分(开胸或开腹手术)术后剧烈疼痛患者,易发生神经病理性疼痛患者,或者阿片耐受患者,将加巴喷丁或普瑞巴林作为低阿片预防性多模式镇痛的组成部分。建议将氯胺酮作为低阿片预防性多模式镇痛的备选方案,主要用于中到重度疼痛,特别适用于阿片耐受的患者。建议在开放或腔镜腹部手术、脊柱手术时,将静脉输注利多卡因作为低阿片预防性多模式镇痛备选方案,可缩短肠麻痹时间,改善镇痛效果。无禁忌时,可考虑术前单次静脉注射地塞米松(8mg)作为低阿片预防性多模式镇痛的组成部分,特别适用于术后恶心呕吐高风险患者。

推荐意见:建议根据手术类型和患者特点,选择合适的静脉辅助用药,发挥预防性镇痛和多模式镇痛效果,以节约阿片类药物的用量,减少阿片相关不良反应。

(二)局部给药镇痛法

局部浸润、筋膜平面阻滞、外周神经阻滞和硬脊膜外隙阻滞技术可有效用于老年患者术后镇痛。但是,应用这些技术要把握好适应证,特别是合并使用抗凝剂的老年患者。与患者静脉自控镇痛和肌内注射阿片类药物相比,老年患者硬脊膜外隙自控镇痛效果更好。但在使用时要适当减少硬脊膜外隙局麻药或阿片类药物用药量,并注意低血压的发生。吗啡作为硬脊膜外隙镇痛的常用药物,其在老年患者的用药剂量要考虑个体差异,并注意呼吸抑制发生的风险。此外,由于对呼吸、循环功能影响小,外周神经阻滞、筋膜平面阻滞、椎旁和肋间阻滞镇痛特别适用于合并其他疾病、一般情况较差的老年患者。对于有神经阻滞禁忌证的老年患者,可选择单次切口局部浸润或连续切口局部浸润镇痛。因为老年患者对局麻药敏感性增加,清除速度下降,所以药量要酌减。右美托咪啶或地塞米松可作为单次周围神经阻滞佐剂,用于延长局麻药作用时间,但要注意其神经毒性作用,存在神经损伤高危风险的患者禁用局麻药佐剂。

推荐意见:无禁忌证者,建议优先考虑局部给药镇痛法。

(三)低阿片预防性多模式镇痛

联合使用作用机制不同的镇痛药物或镇痛方法,由于作用机制不同而互补,镇痛作用相加或协同,同时每种药物的剂量减小,不良反应相应降低,从而达到最大的效应 / 不良反应比,特别是可以减少阿片类药物用量。

1. 镇痛药物的联合应用

(1)阿片类或曲马多与对乙酰氨基酚联合:对乙酰氨基酚的每日剂量为 1.5~2.0g,可减少阿片类药物用量的 20%~40%。

(2)对乙酰氨基酚与 NSAIDs 联合:两者各使用常规剂量的 1/2,可发挥镇痛协同作用。

(3)阿片类或曲马多与 NSAIDs 联合:使用常规剂量的 NSAIDs 可减少阿片类药物用量的 20%~50%,尤其是可能达到患者清醒状态下的良好镇痛。

(4)阿片类与局麻药联合:用于硬膜外 PCA。

(5)氯胺酮、可乐定、右美托咪啶等与阿片类药物联合:偶尔可使用 3 种作用机制不同的药物实施多靶点镇痛。

推荐意见:无禁忌证者,建议合理联合应用不同作用机制的镇痛药物,以减少阿片类药物用量和镇痛药物相关不良反应。

2. 镇痛方法的联合应用   主要指局部麻醉(区域阻滞、神经阻滞、椎管内阻滞等)与全身给药镇痛法(NSAIDs 或曲马多或阿片类)的联合应用。患者镇痛药的需要量明显降低,疼痛评分减低,药物的不良反应发生率低。

推荐意见:无禁忌证者,建议合理联合应用不同镇痛方法,以减少阿片类药物用量和镇痛药物相关不良反应。

3. 低阿片预防性多模式镇痛的实施   推荐根据不同类型手术术后预期的疼痛强度实施低阿片预防性多模式镇痛方案。

(1)轻度疼痛:静脉对乙酰氨基酚联合局麻药切口浸润;静脉 NSAIDs 与对乙酰氨基酚的联合;区域阻滞加弱阿片类药物或曲马多或必要时使用小剂量强阿片类药物静脉注射。

(2)中重度疼痛:静脉对乙酰氨基酚联合局麻药切口浸润;静脉 NSAIDs 与对乙酰氨基酚的联合;外周神经阻滞(单次或持续注射)联合曲马多或阿片类药物静脉 PCA;局麻药联合阿片类药物用于硬膜外 PCA。

推荐意见:建议根据不同类型手术术后预期的疼痛强度实施个体化的低阿片预防性多模式镇痛方案。

二、老年术后疼痛管理经典案例

(一)患者病情介绍

患者,女性,72 岁,身高 160cm,体重 55kg,ASA Ⅱ 级,心功能 Ⅱ 级,主诉"体检发现右肺结节 4 月余",诊断为"右肺下叶肺结节",拟行"胸腔镜辅助右肺下叶部分切除备肺癌根治术",患者既往有高血压病史 10 余年,规律口服厄贝沙坦片控制血压,血压控制尚可;5 年前"胆囊切除"手术史。查体:体温 36.0℃,脉搏 68 次/min,心率 20 次/min,血压 130/72mmHg,氧饱和度 98%,患者清醒,自主体位,自诉活动后偶有胸闷气短等不适,心肺(−),双下肢无水肿。辅助检查:白细胞计数 11.72×10^9/L,中性粒细胞比例 85.2%,血小板计数 229×10^9/L,血糖 7.8mmol/L;PO_2 76.8mmHg,PCO_2 40.3mmHg,尿便常规,血生化,凝血功能正常,心电图大致正常。胸部平扫:①右肺下叶结节影;②两肺下叶胸膜下线影。冠状动脉 CT 血管造影(CTA):右冠状动脉第一段管壁非钙化斑块,管腔轻微狭窄;第二段管壁钙化、混合斑块,管腔轻微狭窄;左冠前降支第六段管壁钙化斑块,管腔轻微狭窄;第七段管壁钙化、非钙化斑块,管腔中度狭窄;回旋支第十一段管壁钙化斑块,管腔中度狭窄;第十三段管壁非钙化斑块,管腔轻度狭窄。

(二)围手术期疼痛管理

镇痛的目的在于预防术后疼痛,提高老年患者的术后舒适度,增加康复信心,加速康复进程。

1. 术前管理   制订的镇痛方案应在手术开始前满足预防性镇痛的需求,有效预防切口痛(含内脏性疼痛)和炎性痛。方案应包括:

(1)术前宣教:指导患者正确认识疼痛及评分,减轻患者焦虑情绪。

(2)炎性痛控制:氟比洛芬酯 100mg、地塞米松 10mg。

(3)切口痛控制:0.375% 罗哌卡因 20mL 行 T_5 胸椎旁神经阻滞。

2. 术中管理   镇痛方案应满足手术创伤导致的重度疼痛的需求。具体镇痛方案包括:

(1)切口痛控制:舒芬太尼 25μg(诱导时)+10μg(停瑞芬太尼时),瑞芬太尼 1mg,右美托咪定 55μg。

（2）炎性痛控制：术前氟比洛芬酯、地塞米松仍有效。

3. 术后管理 镇痛方案应满足手术导致的中重度疼痛的需求，延续切口痛、炎性痛的控制，也应充分缓解早期恢复时的爆发性疼痛。方案包括：

（1）切口痛控制：静脉 PCA 药物镇痛：舒芬太尼 100μg+ 纳布啡 40mg+ 地塞米松 10mg 稀释至 100mL，负荷剂量 2mL+ 持续剂量 1mL/h+ 单次量（bolus）1.5mL/ 次、锁定时间 10 分钟，安全限量 5mL/h。

（2）炎性痛控制：氟比洛芬酯 100mg，每 12 小时一次（术后两天）；静脉 PCA 含地塞米松。

（3）术后恶心呕吐的预防：帕洛诺司琼 0.25mg，每日 1 次（术后 2~3 天）；静脉 PCA 含地塞米松。

（三）镇痛评分、转归和术后随访

手术结束后送入麻醉后恢复室，患者苏醒拔管后进行首次疼痛评估，评估椎旁阻滞效果和静脉 PCA 参数的设置。患者进入胸外科病房后，镇痛工作由麻醉科 APS 和胸外科高级实践护士（advanced practice nurse，APN）共同管理，按照实际需求调整镇痛泵运行参数和处理镇痛相关不良反应。疼痛评分（NRS）第一天 2 分，第二天 1 分，患者术后 2 小时进饮，6 小时进食，未诉恶心呕吐等不适。

（四）小结

神经阻滞复合静脉 PCA 的多模式镇痛方案，镇痛效果好，可避免呼吸抑制，减少术后呼吸系统并发症，减少阿片类药物不良反应，促进患者快速康复，减少住院时间。对于无明显禁忌者，推荐将区域阻滞镇痛作为多模式镇痛的一线方案。

（王韶双　冯娜敏）

参考文献

［1］ CHOU R, GORDON DB, DE LEON-CASASOLA OA, et al. Management of postoperative pain: A clinical practice guideline from the American Pain Society, the American Society of regional anesthesia and pain medicine, and the American Society of Anesthesiologists' Committee on regional anesthesia, executive committee, and administrative council [J]. J Pain, 2016, 17 (2): 131-157.

［2］ 夏珺, 熊源长. 老年患者术后急性疼痛管理的研究进展 [J]. 国际麻醉学与复苏杂志, 2021, 42 (07): 775-779.

［3］ 郭政, 王国年. 疼痛诊疗学 [M]. 4 版. 北京: 人民卫生出版社, 2016.

［4］ ALLAN IB, DIANA MB, GRÉGORY S, et al. Cellular and molecular mechanisms of pain [J]. Cell, 2009, 139 (2): 267-284.

［5］ NANNA BF, ROHINI K, TROELS SJ. Neuropathic Pain: From Mechanisms to Treatment [J]. Physiol Rev, 2021, 101 (1): 259-301.

［6］ SRINIVASA NR, DANIEL BC, MILTON C, et al. The revised International Association for the Study of Pain definition of pain: concepts, challenges, and compromises [J]. Pain, 2020, 161 (9): 1976-1982.

［7］ 万丽, 赵晴, 陈军, 等. 疼痛评估量表应用的中国专家共识 (2020 版)[J]. 中华疼痛学杂志, 2020, 16 (03): 177-187.

［8］ 吴江东, 蒋宗滨. 术后镇痛的趋势- 多模式镇痛 [J]. 实用疼痛学杂志, 2013, 9 (1): 63-67.

［9］ BELOEIL H. Opioid-free anesthesia [J]. Best Pract Res Clin Anaesthesiol, 2019; 33 (3): 353-360.

［10］ 关啸, 崔晓光. 针刺镇痛的研究进展 [J]. 医学综述, 2019, 25 (24): 4972-4975.

［11］ 张晓光, 郄文斌, 屠伟峰, 等. 围手术期目标导向全程镇痛管理中国专家共识 (2021 版)[J]. 中华疼痛学杂志, 2021, 17 (2): 119-125.

［12］ 莫小倩, 苏仙, 王东信. 术后镇痛药物应用的临床研究现状 [J]. 国际麻醉学与复苏杂志, 2022, 43 (6): 647-653.

［13］ ROGER C, DEBRA BG, OSCAR ALC, et al. Management of Postoperative Pain: A Clinical Practice Guideline From the American Pain Society, the American Society of Regional Anesthesia and Pain Medicine, and the American Society of

Anesthesiologists' Committee on Regional Anesthesia, Executive Committee, and Administrative Council [J]. J Pain, 2016, 17 (2): 131-157.

[14] BOSCH DJ, NIEUWENHUIJS-MOEKE GJ, VAN MEURS M, et al. Immune Modulatory Effects of Nonsteroidal Anti-inflammatory Drugs in the Perioperative Period and Their Consequence on Postoperative Outcome [J]. Anesthesiology, 2022, 136 (5): 843-860.

[15] MOULTRY AM, POON IO. The use of antidepressants for chronic pain [J]. US Pharm, 2009, 34 (5): 26-34.

[16] ASSOULINE B, TRAMÈR MR, KREIENBUHL L, et al. Benefit and harm of adding ketamine to an opioid in a patient-controlled analgesia device for the control of postoperative pain: systematic review and meta-analyses of randomized controlled trials with trial sequential analyses [J]. Pain, 2016, 157 (12): 2854-2864.

[17] PARAMASIVAN A, LOPEZ-OLIVO MA, FOONG TW, et al. Intrathecal dexmedetomidine and postoperative pain: A systematic review and meta-analysis of randomized controlled trials [J]. Eur J Pain, 2020, 24 (7): 1215-1227.

[18] DONG H, LIU H, ZHU D, et al. Wound infiltration of dexmedetomi-dine as an adjunct to local anesthesia in postoperative analgesia for lumbar surgery: a systematic review and meta-analysis [J]. Mi-nerva Anestesiol, 2021, 87 (9): 1034-1041.

第四十二章
老年患者术后恶心呕吐的管理

第一节 概　　述

随着人口老龄化的到来,以及医疗技术的飞速发展,围手术期老年患者的占比不断提高。术后恶心呕吐(postoperative nausea and vomiting,PONV)主要发生在术后 24~48 小时,少数患者可持续 3~5 天,是麻醉后常见的并发症之一。虽然近年来采取了不同的防治措施,但是 PONV 发生率仍高达 24%~30%,是疼痛之后的第二大并发症。高龄并不是 PONV 的危险因素,多数老年患者 PONV 症状并不严重,但这会导致患者满意度下降,延长在麻醉后恢复室(postanesthesia care unit,PACU)的停留时间,影响术后口服药物或经口进食,严重情况下还可引起误吸、切口裂开、食管破裂、皮下气肿、水电解质紊乱、气胸等并发症,延迟术后康复,增加治疗费用,并成为延长日间手术住院时间的第二大因素。PONV 是一个复杂的过程。老年患者存在较多的基础疾病,不同止吐药具有不同的药代动力学、功效和副作用。因此老年患者止吐药的选择将取决于 PONV 防治的益处与不良反应的风险收益比。评估 PONV 发生危险因素及采取措施,积极预防和有效治疗是非常必要的。

第二节 病因及发病机制

恶心和呕吐可由神经刺激、体液刺激或两者共同诱发,控制呕吐的中枢位于延髓的孤束核区域,被称为呕吐中枢,多个传入和传出神经通路参与恶心和呕吐的诱发(图 42-1)。

一、中枢神经机制

大脑皮质 C_2、C_3 区发出信息至延髓呕吐中枢,诱发 PONV。在围手术期,恐惧、焦虑、疼痛,以及前庭系统刺激,都可导致 PONV 的中枢性感应。例如,鼓室成形手术刺激前庭系统,通过组胺 H_1 受体和乙酰胆碱 M_1 受体传递后,可能会导致严重的 PONV。

二、外周神经机制

胃部创伤、血液或毒素等对胃的直接刺激可诱发肠嗜铬细胞释放 5- 羟色胺(5-HT)和 P 物质,从而激活迷走和内脏神经 $5\text{-}HT_3$ 受体,通过迷走和内脏神经传入至延髓呕吐中枢,可诱发 PONV。口腔或耳鼻喉手术后流入消化道内的血液以及胃部手术都可通过此通道导致 PONV,但 5-HT 导致恶心呕吐的机制仍不完全清楚。

三、药物和毒素

药物和毒素（包括麻醉药和阿片类药物）导致 PONV 的机制比较复杂，尚未完全明了。阿片类药物和吸入性麻醉药可刺激第四脑室基底部的化学感受器触发带（chemoreceptor trigger zone，CRTZ），CRTZ 随后通过多巴胺和 5-HT 与呕吐中枢进行信息交换从而触发 PONV。

目前，肠道系统的老年化机制并未阐明。老年人肠道神经系统因氧化应激、放射性损伤、神经营养减少、退行性病变等发生神经元特别是胆碱能神经元的丢失，致呕吐反射发生率减少。这可能是老年人 PONV 发病率相较于年轻人低的原因之一。

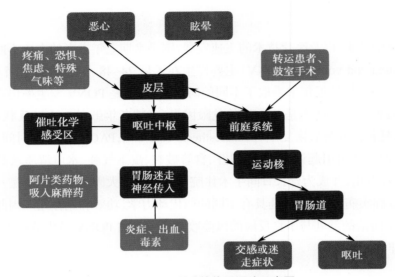

图 42-1 恶心呕吐的传导通路示意图

第三节 危 险 因 素

老年患者发生 PONV 的危险因素涉及了患者、麻醉、手术等多个方面，危险因素的评估对老年患者住院时间、费用与恢复至关重要。

一、患者相关因素

（一）女性

女性是 PONV 最强的患者特异性预测因素。女性患者 PONV 的发生率是男性患者的 3 倍。女性与 PONV 发病率增加相关的机制尚不清楚。PONV 的发生率可能与性激素水平的改变有关。有研究报道，老年女性绝经后 PONV 的易感性依旧存在并持续到之后的大部分时间。

（二）PONV 或晕动病病史

有 PONV 病史、晕动症病史或两者都有的患者具有较高的 PONV 易感性。在最近的研究中，PONV 的家族史也被认为是一个危险因素。由手术应激和麻醉药物的使用引起的 PONV 可能由个体之间各种小的基因组差异调节。因此，在特定患者中发现的特定的遗传变异模式可能与 PONV 的易感性增加有关。

(三）非吸烟者

非吸烟状态是 PONV 的一个独立危险因素。非吸烟患者 PONV 的发生率是吸烟患者的 2 倍。吸烟能够减少 PONV 发生的机制不完全清楚，其原因可能是由于长期接触尼古丁后导致中枢神经受体的功能性改变，降低了吸烟者 PONV 的易感性。中枢多巴胺水平变化与 CRTZ 多巴胺能通路可能参与了此调节过程。

(四）年龄

成人 PONV 的发病率通常随着年龄的增长而降低，原因可能是随着年龄的增加自主神经反射逐渐减少。一项前瞻性研究发现年龄<50 岁是发生 PONV 的危险因素。

(五）术前状态

导致术前恶心和呕吐的疾病（如肾绞痛、胃瘫）也可导致 PONV。此外，心理因素对 PONV 的发生影响也很大，焦虑的老年患者更易发生 PONV。

二、麻醉相关因素

(一）麻醉方法

相比单纯的区域麻醉，全身麻醉的 PONV 发生率更高。区域麻醉在围手术期能提供更好的镇痛效果，减少术后镇痛所用的阿片类药物，从而降低了 PONV 的发生。

(二）麻醉用药

1. 吸入麻醉药 使用吸入麻醉药是发生 PONV 的一个重要危险因素。Apfel 等发现术中使用七氟烷、异氟烷或恩氟烷的患者，发生 PONV 的风险程度相似，但术后早期 PONV 的风险均高于单纯使用丙泊酚的患者。并且，接受吸入麻醉药的 PONV 风险程度（基于麻醉时间）与剂量相关。

2. 阿片类药物 阿片类药物可直接刺激 CRTZ 导致恶心和呕吐。围手术期使用阿片类药物的剂量与 PONV 的发生率呈正相关。术后采用多模式镇痛策略，使用非阿片类镇痛药（如非甾体抗炎药、加巴喷丁等）以及神经阻滞可获得良好的镇痛效果，并减少阿片类药物使用量，降低 PONV 的发生率。

3. 氧化亚氮（N_2O） 相比于不含 N_2O 的麻醉，N_2O 可轻度增加 PONV 风险，但其制吐作用没有吸入麻醉药强。与不含 N_2O 麻醉相比，N_2O 麻醉时 PONV 的发生率仅略微增加。不使用 N_2O 麻醉时，女性患者 PONV 风险明显低于男性。

(三）麻醉持续时间

麻醉持续时间与 PONV 的风险呈正相关。长时间、创伤大的手术以及围手术期阿片类药物使用量大的，会导致 PONV 的风险增加。

三、手术相关因素

外科手术会产生组织创伤和炎症反应。在腹部手术中，胃肠道炎症反应对肠道操作或手术创伤产生炎症反应，导致 P 物质、5-HT 或其他介质的局部释放，肠道炎症还可能造成术后肠梗阻的发生，这些条件对增加 PONV 的发生率具有潜在影响。手术时长是 PONV 的一个独立的危险因素。手术时间长达90~200 分钟时，PONV 发生率增加 10%~46%。不同部位的手术所造成的 PONV 发病率不同。其中，神经外科手术、胃肠道手术、眼科斜视矫形术、妇产科手术与头面部整形手术 PONV 发生率较高。可能与鼓室成形术所致的前庭刺激、扁桃体切除吞下的血液、乳房手术患者的心理负担、腹腔镜手术中的腹膜刺激、腹部手术 5-HT 的释放、子宫切除导致的迷走神经刺激等因素相关。

四、风险评估

尽管老年患者不是 PONV 的高发人群，但评估老年患者 PONV 风险仍具有很大价值。目前并未建立针对老年患者 PONV 的预测模型。老年患者可参考针对成年人的简单预测模型（表 42-1）。

女性患者、非吸烟者、围手术期阿片类药物使用、PONV 病史或患有晕动症为 4 个预测因素。

表 42-1　成年人 PONV 的简单预测模型

风险	分值
女性	1
非吸烟者	1
使用阿片类药物	1
PONV 或晕动症	1

PONV，术后恶心呕吐。

第四节　预 防 治 疗

　　"低"风险因素的老年患者可不接受 PONV 预防治疗，所有存在"中"和"高"风险因素的老年患者应尽可能在围手术期接受 PONV 预防治疗；用于治疗和预防的药物数量应由危险因素的数量决定；应使用不同作用机制的药物，以实现多模态效益。在老年患者中，推荐多模式治疗方案防治 PONV，具体流程如图 42-2 所示。多模式治疗方案包括围手术期的管理、不同止吐药物的联合应用以及非药物干预等措施。围手术期应尽可能采取减低 PONV 基础风险因素的干预措施，例如采用丙泊酚全凭静脉麻醉（total intravenous anesthesia，TIVA）以及多模式镇痛，缓解术前焦虑，充分补液等。

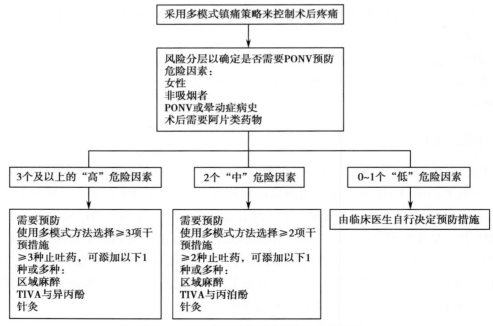

图 42-2　预防术后恶心呕吐（PONV）流程图

一、围手术期麻醉管理

围手术期麻醉相关危险因素包括麻醉技术,使用吸入麻醉药、阿片类药物、氧化亚氮,以及麻醉持续时间等。老年患者药物代谢较慢,麻醉过程中易引起药物蓄积,建议适当减少麻醉药物剂量及麻醉持续时间,以减少不良反应。

(一)调整麻醉技术

1. 在患者条件允许以及能够满足手术需求的情况下,建议使用区域麻醉代替全身麻醉,或采用联合麻醉。区域麻醉能提供更好的镇痛效果,最大限度地减少阿片类药物使用,有效降低 PONV 的发生率。

2. 使用 TIVA,避免或减少使用吸入麻醉药,可有效降低 PONV 的发生率。吸入麻醉药主要与早期 PONV 的发生有关,且呈剂量依赖性。缩短手术时间,减少吸入麻醉药物的使用量,可明显降低 PONV 的风险。研究发现,手术结束前半小时停止使用吸入麻醉药,改用丙泊酚静脉麻醉,对预防 PONV 有一定效果。对于发生 PONV 或与呕吐相关手术并发症风险高的患者或手术,采用丙泊酚 TIVA 可缩短住院时间,降低医疗费用。

(二)多模式镇痛

阿片类药物可直接刺激 CRTZ 导致恶心和呕吐。多模式镇痛采用不同作用机制的镇痛药物和不同镇痛方法可获得最佳的镇痛效果,同时减少了阿片类药物的使用量,减少不良反应。

周围神经阻滞是多模式镇痛的重要组成部分,提供有效的镇痛效果,减少术中及术后阿片类药物需求,达到预防 PONV 的目的。髋关节或膝关节损伤是老年人常见的骨科疾病,超声引导下髂筋膜间隙阻滞、腰丛神经阻滞或骶丛神经阻滞等方法可提供有效的镇痛效果,减少术后认知功能障碍,预防 PONV。对于膝关节手术的患者,优选椎管内麻醉,如有椎管内麻醉禁忌证或拒绝椎管内麻醉者,建议全身麻醉联合连续收肌管阻滞,可有效降低 PONV 的发生。躯干区域阻滞技术如椎旁阻滞、肋间神经阻滞、前锯肌平面阻滞、腹横肌平面阻滞或腰方肌阻滞等方法用于老年患者胸部或腹部手术的镇痛,可明显减少围手术期阿片类药物使用量。

非甾体抗炎药(NSAIDs)可以减少所需阿片类药物的剂量,并减少阿片类药物相关副作用的发生。Elia 等对非阿片类药物多模式镇痛进行了系统评价和 meta 分析,发现与单用吗啡相比,吗啡联合 NSAIDs 能减少阿片类药物的使用量、减轻疼痛强度,以及减少恶心、呕吐和嗜睡等不良反应。

(三)充分液体治疗

充分的静脉补液可降低 PONV 的发生率,效果等同于一种止吐药,还有助于减少 PONV 药物治疗的风险。在手术时间短且术中体液丢失较少的手术中,输注等量的晶体液和胶体液对 PONV 无影响。然而,在手术时间超过 3 小时且接受创伤较大的手术患者中,输注胶体液显著降低了 PONV 的发生。建议将充分的静脉补液或缩短围手术期禁食时间作为减少 PONV 发生的有效非药物策略。

(四)缓解患者焦虑

术前焦虑是 PONV 潜在的危险因素。咪达唑仑是一种短效的苯二氮䓬类镇静催眠药,麻醉诱导时和手术结束后给予咪达唑仑均可降低 PONV 发生以及补救性止吐药的使用。建议使用 35~75μg/kg 咪达唑仑用于预防性止吐。术中给予咪达唑仑 2mg 与昂丹司琼 4mg 相比,两者对减少 PONV 的效果相当。老年患者使用时应严密观察,镇静作用、呼吸抑制和恢复时间延长可能是主要的安全问题。

(五)麻醉辅助用药

右美托咪定与 PONV 的发生减少存在一定关系,可能与右美托咪定具有镇静镇痛作用,减少了阿片类药物和吸入性药物的使用有关,其本身与 PONV 无直接相关性。围手术期使用小剂量的氯胺酮可减轻术后疼痛,减少术后阿片类药物的需求,可能降低 PONV 的发生。此外,围手术期静脉注射利多卡因也可减少 PONV 的发生。少量研究比较了舒更葡糖钠和新斯的明逆转神经肌肉阻滞后 PONV 的发生率,舒更葡糖钠可降低早期 PONV 的发生,但 24 小时 PONV 的发生率两组没有区别。不建议仅为降低高风险患者的 PONV 而常规使用舒更葡糖钠。

二、止吐药

目前常用的治疗 PONV 的药物主要包括 5-HT$_3$ 受体拮抗剂、神经激肽 -1(NK-1)受体拮抗剂、苯甲酰胺类、丁酰苯类、皮质激素类、抗胆碱药物、抗组胺药物等。单一药物的治疗效果存在"天花板效应",增加剂量会增加药物不良反应。联合用药能达到良好的止吐效果,同时降低药物的毒副作用。老年患者联合用药应根据自身的基础疾病,结合不同药物的作用靶点合理选择用药,使用推荐最小有效剂量。

(一)5-HT$_3$ 受体拮抗剂

肠壁上的肠嗜铬细胞中含有的 5-HT 占体内总量的 90%,1%~2% 存在于 CRTZ。化疗和围手术期的机械刺激会导致胃肠道的 5-HT 释放。因此,建议使用 5-HT$_3$ 受体拮抗剂进行 PONV 的预防,特别是对高危患者,不推荐单种药物多次使用治疗剂量,如果无效应或效果欠佳应及时改用另一类药物。此类药物的主要副作用包括头痛、眩晕、不安。因其存在 QT 间期延长的风险,与其他影响 QT 间期的药物合用或已存在 QT 间期延长的患者中应谨慎使用。

1. 昂丹司琼 昂丹司琼是临床上最常用的 5-HT$_3$ 受体拮抗剂,被认为是 PONV 治疗的"金标准"药物。昂丹司琼治疗 PONV 的推荐剂量是 4mg,因存在 QT 间期延长的风险而建议单次剂量不应超过16mg。其副作用主要为:头痛,腹泻,便秘,发热,不适或疲乏,转氨酶增高。

2. 多拉司琼 多拉司琼及其经肝转化的活性代谢产物羟化多拉司琼是一种高度特异性的 5-HT$_3$ 受体拮抗剂,血浆半衰期大约是昂丹司琼的 2 倍。麻醉结束前 15 分钟静脉注射 12.5mg 多拉司琼与 4mg 昂丹司琼相比,对 PONV 的预防效果相当。

3. 托烷司琼 托烷司琼是一种具有竞争性且选择性的 5-HT$_3$ 受体拮抗剂,常用于预防和治疗恶性肿瘤化疗引起的恶心和呕吐,还可用于 PONV 的预防。临床推荐剂量为静脉注射 2mg。使用较大剂量托烷司琼(如 10mg)似乎可使其作用时间延长。

4. 帕洛诺司琼 帕洛诺司琼是第二代 5-HT$_3$ 受体拮抗药,其半衰期长达 40 小时,能与 5-HT$_3$ 受体变构结合导致受体内化。研究表明,0.075mg 帕洛诺司琼能有效预防术后 24 小时内恶心和呕吐的发生,其效应不弱于 4mg 昂丹司琼。另外,帕洛诺司琼似乎并不影响 QT 间期,在有心律失常的患者中使用可能更加安全。

(二)NK-1 受体拮抗剂

NK-1 受体位于胃肠道的传入迷走神经上。NK-1 受体拮抗剂主要通过阻断 P 物质与 NK-1 受体结合而发挥止吐效应,可有效预防和治疗 PONV,其清除半衰期较长,预防呕吐作用可能优于昂丹司琼,预防恶心的方面却并不如此。

阿瑞匹坦是一种 NK-1 受体拮抗剂,其半衰期长达 40 小时,可以通过口服或肠道外给药。口服阿瑞匹坦 40mg 与静脉注射帕洛诺司琼 0.075mg 相比,具有相似的 PONV 预防作用。它在抑制呕吐方面比抑制恶心更有效。阿瑞匹坦推荐用于 PONV 高危患者或 PONV 可能导致严重副作用的患者,也可用于使用其他止吐药可能出现明显副作用的患者。

(三)苯甲酰胺类

1. 甲氧氯普胺 甲氧氯普胺是一种 D$_2$ 受体拮抗剂,其中枢性止吐作用可能与拮抗 CRTZ 的多巴胺受体而提高呕吐阈值相关。甲氧氯普胺是一种弱止吐药,成人静脉注射 10mg 可减少术后 24 小时内的呕吐,但其预防 PONV 的效果不及其他常用止吐药。大剂量的使用会增加锥体外系症状、低血压和心动过速等风险。合并帕金森病或嗜铬细胞瘤的老年患者应慎用。

2. 氨磺必利 氨磺必利是一种强效的多巴胺 D_2 和 D_3 受体拮抗剂,广泛应用于精神病的治疗。氨磺必利 5mg 静脉注射可有效预防 PONV,无明显毒性反应。即使长期使用,它也具有良好的安全性。

(四)丁酰苯类

1. 氟哌利多 氟哌利多是一种相对选择性的 D_2 受体拮抗剂,低剂量 0.625~1.25mg 静脉注射即可有效预防 PONV。手术结束时给药可优化术后止吐效果。氟哌利多曾经是预防 PONV 的一线药物,由于使用剂量>25mg 时可导致心源性猝死的发生,因此限制了其在临床的应用。分析证实,低剂量(<1mg)氟哌利多对 PONV 有效,其严重并发症的出现具有时间和剂量依赖性,小剂量用于预防 PONV 是安全的。老年患者在使用氟哌利多前应使用 12 导联心电图确认有无 QT 间期延长,如有或疑似 QT 间期延长者禁用,并监测电解质变化,避免恶性心律失常等严重并发症发生。

2. 氟哌啶醇 低剂量(0.5~2mg)氟哌啶醇可有效预防 PONV。1mg 氟哌啶醇的疗效和副作用与 0.625mg 氟哌利多相似,且两组患者均未发生锥体外系反应。氟哌啶醇可作为氟哌利多的替代药物,诱导后或手术结束前 0.5~2mg 静脉注射或肌内注射可预防 PONV 的发生。

(五)皮质激素类

地塞米松抑制前列腺素的合成,降低呕吐中枢对神经递质的敏感性,也可通过拮抗孤束核中的 5-HT$_3$ 受体或皮质类固醇受体而起作用。地塞米松是一种有效的止吐药,推荐剂量为 4~10mg。其起效较慢,就给药时机而言,在手术开始时应用地塞米松预防 PONV 效果优于手术结束给药。与 5-HT$_3$ 受体拮抗剂相比,地塞米松还可以减少围手术期镇痛药需要量。它的副作用是胃肠不适、失眠。地塞米松给药后 6~12 小时会引起血糖显著升高,因此血糖控制不稳定的老年患者应慎用并严密监测。

(六)抗胆碱药物

抗胆碱药物通过作用于前庭的胆碱能受体,抑制乙酰胆碱释放,发挥止吐作用。目前临床常用东莨菪碱透皮贴剂防治 PONV,并在术后 24 小时内有效。起效时间较长,推荐在术前或手术前 1 日晚间用药。其作用与 1.25mg 氟哌利多或 4mg 的昂丹司琼相似。东莨菪碱透皮贴常被用于治疗患者自控镇痛引起的 PONV。此种用药方式下,患者无明显的头晕、嗜睡、疲劳、视物模糊或口干等不良反应。

(七)抗组胺药

1. 异丙嗪 异丙嗪作用于 CRTZ 竞争性抑制组胺 H_1 受体,发挥中枢性止吐作用。异丙嗪 6.25mg 可有效治疗 PONV,且镇静作用小。此外,异丙嗪具有抗胆碱能特性,青光眼和前列腺肥大老年患者禁用。静脉注射异丙嗪时如有药物外渗或误入动脉会引起严重组织损伤,故深层肌内注射是异丙嗪的最佳给药方式。

2. 苯海拉明 苯海拉明的推荐剂量是 1~2mg/kg 静脉注射,但由于其头晕和锥体外系症状等副作用,目前临床上已经很少使用。

(八)其他药物

1. 加巴喷丁 加巴喷丁是一种 γ- 氨基丁酸(GABA)的衍生物,在神经病理性疼痛的治疗方面有良好的效果。由于其镇痛作用减少了围手术期阿片类药物的使用量,手术前 1~2 小时口服加巴喷丁 600~800mg 可减少 PONV 的发生。随着加巴喷丁剂量增加,恶心和呕吐的发生也随之减少。当老年患者围手术期联合使用加巴喷丁与阿片类药物时,应警惕镇静、呼吸抑制的风险增加。

2. 奥氮平 奥氮平是一种可阻断 5-HT 受体和 D_2 受体的抗精神病药,主要用于化疗所致的呕吐的预防和治疗。奥氮平口服给药后效应达峰需 6 小时,半衰期为 30 小时,因此对延迟性恶心呕吐的预防尤为有用。术前口服奥氮平 10mg 联合术中使用昂丹司琼和地塞米松,相较于不使用奥氮平,术后 24 小时内恶心和呕吐的发生率降低了约 60%。奥氮平具有镇静作用,老年患者使用应减量。

(九) 联合治疗

根据现有的指南和证据,推荐对具有较高PONV风险的患者使用联合止吐治疗,即联合使用2种或2种以上的止吐药预防PONV,联合用药的效果优于单一用药。

目前常用的联合用药方案有:氟哌利多和地塞米松;5-HT$_3$受体拮抗剂和地塞米松;5-HT$_3$受体拮抗剂和氟哌利多;5-HT$_3$受体拮抗剂和地塞米松和氟哌利多。恶心和呕吐可能通过多种中枢和外周机制引发,仍建议从不同药理学机制考虑选择药物,覆盖不同受体,优化止吐效果。对于基础情况差、合并症较多的老年患者,选择药物时需谨慎,从小剂量开始,合理用药,严密观察。

抗呕吐药物,疗效确切,是当前临床上防治恶心呕吐的主要选择,但药物的不良反应也不容忽视,常见的副作用有头晕、头痛、不安、便秘、视物模糊、QT间期延长、过敏反应、锥体外系反应等症状。因此,临床用药需要根据老年患者的围手术期生理病理变化和PONV风险程度谨慎选择用药方案,在达到预期疗效的同时,尽可能避免或减少不良反应的出现。

三、中医中药

(一) 经皮穴位电刺激

经皮穴位电刺激是通过电极接触皮肤,对人体特定穴位如内关穴、足三里等,进行电刺激,从而达到治疗目的,具有操作简单、感染风险小及无创等优点。研究认为刺激内关穴可以降低30%的PONV发生。经皮穴位电刺激能降低术后24小时内恶心呕吐发生率和术后不良反应发生率,减少术后止吐药的需求率,提高患者恢复质量。此类方法与抗呕吐药物相比在一定程度上减少了头晕、乏力、便秘等并发症的发生,是一种比较适用于老年患者的治疗方法。

(二) 穴位贴敷

近年来有关将中脘、内关、足三里贴及胃贴用于各类手术后恶心呕吐的预防的研究日益增多,这些研究表明通过砂仁、紫苏子、干姜、吴茱萸等中药按比例配伍,加少许温水打磨成糊状,贴敷于相应穴位并用胶布固定可明显改善妇科腹腔镜、乳腺癌、骨科等外科手术后恶心呕吐的发生率。此类方法成本低、副作用较小,适合基层的推广应用。

(三) 针灸

针灸可以增加脑内β内啡肽和肾上腺皮质激素的分泌,这些物质作用于呕吐中枢化学感受器起止吐作用。针灸也会影响消化道,减少胃酸的分泌。针灸常见的不良反应包括局部红斑、水肿、疼痛、感觉异常等,常能自愈,易被患者接受。相对于抗呕吐药物,针灸是一种对老年患者副作用较小的疗法。

(四) 芳香疗法

芳香疗法使用精油或其他物质到身体的任何部位,目的是吸入蒸气或将油吸收到皮肤中,以治疗或缓解身体和情绪症状。使用的芳香疗法物质是异丙醇、薄荷油、生姜、薰衣草、留兰香油等物质。已有研究发现芳香疗法具有减少PONV的作用。最近的一项系统性评价结果表明,芳香疗法减少了PONV的发生,但与安慰剂相比,并没有缓解PONV的严重程度。芳香疗法的确切作用有待进一步研究,目前主要作为治疗PONV的替代疗法。

目前中医中药的方法正逐渐被医生和患者接受,其在防治PONV中可产生与抗呕吐药物相似甚至更佳的疗效,同时不良反应更少。对于基础情况较差、病情较重的老年患者,可以首先尝试中医中药的治疗方法来防治PONV。与采用西医药物止吐的研究相比,经皮穴位电刺激、穴位贴敷、针灸和芳香疗法等非药物疗法的研究尚少,具体机制不明,仍需更多的实验深入研究。

四、补救性治疗

对于未接受预防或防治失败的 PONV 患者应尽快评估并解除其发生 PONV 的诱因,例如阿片类药物诱导、机械性肠梗阻或咽部积血等。

当 PONV 预防失败时,在 6 小时内给予重复剂量的同类止吐药无效,应给予患者与预防药物不同类别的止吐药;超过 6 小时,如果没有其他药物可选,则应再次给予 5-HT₃ 受体拮抗剂或丁酰苯类药;使用同种药物进行补救治疗时,建议给予预防剂量的 1/4。

对于未接受 PONV 预防的患者,5-HT₃ 受体拮抗剂仍是治疗 PONV 的一线药物。推荐的紧急止吐方案包括静脉注射昂丹司琼 4mg、格雷司琼 0.1mg、托烷司琼 0.5mg 或异丙嗪 6.25mg。其他选择包括氨磺必利 5~10mg 和静脉注射氟哌利多 0.625mg。

对于在 PACU 中发生 PONV 的患者,可以选择使用 20mg 丙泊酚作为紧急止吐药,但治疗效果可能较短暂,应谨慎使用。

对于阿片类药物引起的 PONV,静脉输注低剂量纳洛酮 0.25μg/(kg·h) 可减轻阿片类药物的副作用,包括恶心和呕吐,但不影响镇痛效果。

对于顽固性 PONV,目前最佳联合治疗的证据有限,建议同时选择不同类别的止吐药,或联合使用非药物疗法。采用芳香疗法、内关穴刺激等非药物疗法联用昂丹司琼也可减轻恶心程度,提高治疗反应率,取得较好的疗效。老年患者可考虑选择非药物治疗,若疗效欠佳,应在严密观察下进行药物治疗。

(陈　钢　张艳婷)

参考文献

[1] APFEL CC, HEIDRICH FM, JUKAR-RAO S, et al. Evidence-based analysis of risk factors for postoperative nausea and vomiting [J]. Br J Anaesth, 2012, 109 (5): 742-753.

[2] ELIA N, LYSAKOWSKI C, TRAMER MR. Does multimodal analgesia with acetaminophen, nonsteroidal antiinflammatory drugs, or selective cyclooxygenase-2 inhibitors and patient-controlled analgesia morphine offer advantages over morphine alone？ Meta-analyses of randomized trials [J]. Anesthesiology, 2005, 103 (6): 1296-1304.

[3] FERNANDEZ-GUISASOLA J, GOMEZ-ARNAU JI, CABRERA Y, at al. Association between nitrous oxide and the incidence of postoperative nausea and vomiting in adults: a systematic review and meta-analysis [J]. Anaesthesia, 2010, 65 (4): 379-387.

[4] HORN CC, WALLISCH WJ, HOMANICS GE, at al. Pathophysiological and neurochemical mechanisms of postoperative nausea and vomiting [J]. Eur J Pharmacol, 2014, 722: 55-66.

[5] JANICKI PK, VEALEY R, LIU J, et al. Genome-wide Association study using pooled DNA to identify candidate markers mediating susceptibility to postoperative nausea and vomiting [J]. Anesthesiology, 2011, 115 (1): 54-64.

[6] KARAMAN S, KARAMAN T, TAPAR H, at al. A randomized placebo-controlled study of aromatherapy for the treatment of postoperative nausea and vomiting [J]. Complement Ther Med, 2019, 42: 417-421.

[7] KIM JH, LIM MS, CHOI JW, et al. Comparison of the Effects of Sugammadex, Neostigmine, and Pyridostigmine on Postoperative Nausea and Vomiting: A Propensity Matched Study of Five Hospitals [J]. J Clin Med, 2020, 9 (11): 3477.

[8] KRUTHIVENTI SC, HOFER RE, WARNER ME, et al. Postoperative nausea and vomiting after bariatric surgery and dexmedetomidine anesthetic: a propensity-weighted analysis [J]. Surg Obes Relat Dis, 2020, 16 (4): 545-553.

[9] LEE A, CHAN SK, FAN LT. Stimulation of the wrist acupuncture point PC6 for preventing postoperative nausea and

vomiting [J]. Cochrane Database Syst Rev, 2015 (11): CD003281.

[10] NATHAN N. Management of Postoperative Nausea and Vomiting: The 4th Consensus Guidelines [J]. Anesth Analg, 2020, 131 (2): 410.

[11] TAN M, LAW LS, GAN TJ. Optimizing pain management to facilitate Enhanced Recovery After Surgery pathways [J]. Can J Anaesth, 2015, 62 (2): 203-218.

[12] WANG TF, LIU YH, CHU CC, et al. Low-dose haloperidol prevents post-operative nausea and vomiting after ambulatory laparoscopic surgery [J]. Acta Anaesthesiol Scand, 2008, 52 (2): 280-284.

[13] YAMANAGA S, POSSELT AM, FREISE CE, et al. A Single Perioperative Injection of Dexamethasone Decreases Nausea, Vomiting, and Pain after Laparoscopic Donor Nephrectomy [J]. J Transplant, 2017, 2017: 3518103.

第四十三章
老年患者术后循环系统并发症的防治

第一节 概 述

一、术后循环系统并发症概况

目前,我国已进入老龄化社会。老年人所患的许多疾病,如恶性肿瘤、心血管疾病、骨折、外科急症等,都需要手术干预。随着老年病学、外科微创技术和麻醉水平的提高,越来越多的老年患者可以安全地接受手术。老年手术患者心血管系统老化,且常常合并多种慢性疾病,发生术后循环并发症的风险较高。

术后循环并发症是麻醉手术后死亡的主要原因,以血压波动和心律失常最为常见,急性冠脉综合征、充血性心力衰竭则为最严重,其他还包括急性肺动脉高压、心搏骤停等。值得重视的是老年手术患者术后循环并发症与其他器官系统并发症容易互为关联。

研究发现住院的老年手术患者术后心血管并发症发生率为10.3%,包括新出现的胸痛、心电图改变、心肌酶谱改变等心肌缺血并发症(5.3%)、心肌梗死(18%)、心衰(3%)和心律失常(5.9%)。关于日间手术,与小于65岁的患者最常见(0.41%)相比,大于65岁的老年患者更容易出现心血管不良事件(1.06%)。老年患者在门诊麻醉恢复室的不良心血管事件中最常见为高血压(0.58%),其次为心动过缓(0.17%)和心肌缺血(0.13%)。

二、老年生理变化与术后循环系统并发症

心肌细胞和血管平滑肌细胞的完整性、兴奋性、传导性、收缩性及弹性调控,对于心血管功能的调节至关重要。随着衰老的进展,老年人的心血管系统会发生一系列结构和功能的改变。流行病学资料显示,老化本身就是心血管疾病的主要危险因素,即使是表观健康的个体,在出现明显的临床功能障碍前,这些改变就已经发生,是疾病发生的潜在基础。除此之外,老化还涉及细胞、器官和系统相互间复杂调控的诸多方面,与之相关的结构改变通常会干扰心脏和血管的自稳调节能力,这些改变与老年患者术后循环系统并发症的发生发展密切相关。

年龄相关的心血管系统的变化在第3章已经详细讨论,其与术后循环系统并发症的观察、诊断与处理的关系,需要麻醉后恢复室(PACU)、重症监护室(ICU)或外科医师特别的关注。动脉血管硬化降低了血管弹性,使血管阻力增加,从而引起心脏机械负荷增加,导致心肌肥厚等心肌的继发改变。老年人左心室僵硬度增加,降低心脏顺应性,损害心脏的舒张功能,导致舒张性心力衰竭的发展。传导系统的改变使老年患者发生心律失常的风险增加。衰老引起心脏自主神经系统的变化包括对β肾上腺素能受体刺激反应性的降低和交感神经系统活性增强。老年人的生理状况导致心血管功能储备下降,是老年患者术后循环并发症发生的重要生理基础。

三、老年共病和手术麻醉的相互作用与术后循环并发症

同时，老年患者年龄相关的高血压、糖尿病、缺血性心脏病、心脏瓣膜病、心脏传导系统疾病、脑卒中、慢性肾功能不全等共存疾病的发生率增加，而且患者通常口服多种针对前述疾病的药物，长期用药对患者的心血管肾上腺素能、胆碱能或 5- 羟色胺能等多种受体的数量、分布和敏感性以及肝、肾功能等多个方面可能产生潜在的影响。在心血管老年化的基础上，这些老年共病的发生进一步降低了患者的心血管功能的储备，面对急性疾病的打击、外科手术、疼痛、创伤或心理等应激时，老年患者机体代偿能力更加脆弱，对麻醉药物的耐受性更差，更容易产生各种循环系统并发症。

四、术后循环并发症对器官功能的影响

术后血压波动、心律失常、急性冠脉综合征、急性心力衰竭、急性肺动脉高压等循环并发症，可能导致严重的血流动力学剧烈波动，低血压可引起心、脑、肾、肺、肝和胃肠道等多个重要器官系统灌注不足，或血压过高，并引起相应的并发症，如中枢神经系统受累可出现术后躁动、谵妄等神经认知功能障碍，缺血性或出血性脑卒中；肾脏受累可出现急性肾损伤；呼吸系统受累可出现低氧血症、急性肺水肿，甚至急性呼吸衰竭等；肝脏受累可出现急性肝功能障碍；胃肠道受累可出现术后恶心呕吐、急性消化道溃疡等；心血管系统并发症将在后文具体讨论，严重者可发生呼吸心跳停止、多器官功能障碍综合征，危及患者生命。

第二节　常见循环系统并发症的防治

一、术后高血压

高血压是指血压升高超过麻醉前的 20% 或血压升高达到 160/95mmHg 以上，血压过高指血压升高超过 180/110mmHg。也有学者定义，术后 1 周内收缩压 ≥ 170mmHg 或舒张压 ≥ 100mmHg 为术后高血压。

（一）发病机制

在老年患者术后高血压及其相关靶器官损害的发病过程中多种机制发挥着重要作用，包括交感神经活性亢进、肾素 - 血管紧张素 - 醛固酮系统（renin-angiotensin-aldosterone system，RAAS）激活、炎症反应和氧化应激增强、内皮功能障碍和血管重塑等机制。手术结束停止麻醉后，麻醉作用减浅或消退，围手术期情绪紧张、焦虑、术区疼痛、苏醒期躁动以及气管导管、引流管、导尿管刺激等应激因素进一步兴奋交感神经活性和激活 RAAS，增加血管紧张素 II 和醛固酮分泌，收缩血管并增加容量负荷，可引起术后短期血压升高和变异性增加。

（二）病因

术后高血压多由于术前存在高血压史。临床上，术前合并高血压的患者术后更容易出现血压波动。术后高血压患者也常常存在继发性高血压因素，如阻塞性睡眠呼吸暂停低通气综合征、肾动脉狭窄和肾功能不全等。患者自身某些内分泌代谢疾病，如甲状腺功能亢进、嗜铬细胞瘤，麻醉后常常出现难以控制的高血压。

缺氧以及二氧化碳蓄积早期引起代偿性高血流动力学反应，使血压升高。急性疼痛使交感神经活动增加，因此术后镇痛不足，也会引起血压升高。全身麻醉后寒战导致患者耗氧、二氧化碳生成和心输出量均增加，使心血管应激增强，血压升高。气管导管、尿管刺激或膀胱膨胀、术中术后输液输血过多、血管收

缩药物的作用在术后没有完全消退等也可使术后血压升高。

（三）监测

采用臂袖法无创血压监测、连续无创血压监测或连续有创动脉血压监测，均能及时发现术后高血压。更重要的是监测评估导致高血压的可能原因，通过对已苏醒患者的问诊或观察意识尚未完全清晰的患者有无大声呻吟、挣扎、躁动，以及心率是否增快等，判断其是否有切口疼痛或导管不良刺激等情况。动脉血气分析评估是否有低氧血症或二氧化碳蓄积。计算术中术后出入量，评估是否有输血输液过多的情况等。

（四）治疗

术后高血压的治疗原则是充分供氧，控制液体入量，积极处理引起高血压的病因，同时把血压控制在合理范围，无合并症的老年患者建议控制在 130/80mmHg，有合并症的患者建议控制在 140/90mmHg 或基础血压的 ±10% 范围。考虑镇痛不足所致时，若在老年人未完全清醒前，给予麻醉性镇痛药要警惕可能掩盖对意识的观察和产生呼吸抑制。控制疼痛应在患者意识清醒、呼吸恢复稳定后实施。对于术前合并高血压且血压控制欠佳的患者，在排除缺氧、二氧化碳蓄积、谵妄等其他因素后，需静脉给予尼卡地平、亚宁定、硝酸甘油、硝普钠或拉贝洛尔等药物。

二、术后低血压

临床上最常用的围手术期低血压的定义是围手术期收缩压（SBP）<90mmHg，平均动脉压（MAP）<60mmHg，MAP 或 SBP 下降幅度超过基线值的 20%（满足其中的一项即可诊断）。严重且较长时间低血压的危害持久甚至致命，尤其对于合并缺血性心脏病或既往缺血性脑卒中史的老年患者来说，低血压会增加心肌缺血，再发脑卒中等心脑血管意外和进一步加重器官功能损害的风险。

（一）发病机制

术后低血压的发生机制包括：由于麻醉药物对交感神经功能降低或阻滞引起的全身血管阻力（SVR）降低状况尚未恢复，且处于不稳定的恢复期；术前禁食禁饮，术中失血、容量管理不合理，以及在容量负荷不足的情况下，快速的体位改变、机械通气时潮气量过大过快、腹部束缚、气胸、心脏压塞、栓塞综合征等，导致静脉回流减少，每搏量降低，心肌缺血，心肌收缩力下降，心输出量减少等。

（二）病因

老年患者可能发生术后低血压的常见因素，包括术前有明显的低血容量而未纠正、肾上腺皮质功能减退、严重低血糖、心律失常或急性心肌梗死。术前有高血压的患者，由于老年手术患者多为长期服用降压药物以及多种其他药物，与麻醉药可能会出现交互的低血压。而合并未控制的高血压是老年患者术后发生低血压的独立危险因素，由于术前合并未控制的高血压会增加患者降压药物的使用剂量和/或频率，使其术后发生反射性低血压的风险增加。

1. 麻醉方面　术后各种麻醉药物、辅助麻醉药残余的心肌抑制与血管扩张作用，都可能会导致心血管储备功能降低的老年患者发生术后低血压。关于麻醉方式，无论是全身麻醉，还是局部麻醉、硬膜外阻滞或神经阻滞等，都可能会引起术后低血压。脊髓麻醉后低血压是常见的，可导致显著的并发症发生率和死亡率增加。

2. 手术方面　术中失血过多未能及时补充，甚至苏醒期或回到外科病房后手术区域持续出血，均可造成不同程度的低血压。二氧化碳气腹下的腹、盆腔手术过程中，由于高碳酸血症和交感神经兴奋儿茶酚胺释放增加，血压可维持正常，但是在气腹结束后，前述效应消失，加之老年患者本就存在 β 肾上腺素能受体刺激反应性的降低，故而在术后苏醒期可能发生低血压。同理，嗜铬细胞瘤术后，体内儿茶酚胺释放骤减，老年患者也更容易发生低血压。一些手术方式，如冠状动脉介入手术、颈动脉支架成形术等心血管手术后，由于老年患者本身的血管老化和心肺功能减退的影响，加上置入支架对颈动脉窦压力感受器的刺激,可导致术后低血压的发生。

3. 其他因素　如泌尿外科结石梗阻积脓碎石术、肠梗阻剖腹探查、急性化脓性梗阻性胆管炎胆道探查等手术后感染性休克,起搏器心律,过敏反应,以及气胸或纵隔气肿等,也可能引起低血压。

(三) 监测

术后恢复期以及回到病房早期,加强血压监测对发现低血压和防范相关并发症具有重要意义。须常规查看患者的意识状态、皮肤颜色、体温和尿量等。对于合并前述发生低血压风险因素较少的患者,臂袖法间歇无创测压即可,有一定风险的患者可考虑连续无创测压,合并较多低血压风险因素预计血压会有较大波动的患者则最好进行连续有创动脉血压监测,可实时监测和反映患者血流动力学变化,有助于及时发现和指导低血压的处理。唯截流监测心输出量、心指数、每搏量和每搏变异度,超声评价下腔静脉塌陷指数 (inferior vena cava collapsibility index, IVCCI),以及肺超声等,有助于低血压原因的鉴别。血液乳酸水平也可提供参考,但值得注意的是,乳酸水平升高并不表示有低血压,而严重的低血压则会导致乳酸水平升高。

(四) 治疗

关于术后低血压的治疗,及时纠正低血压以保障心、脑、肾等重要器官灌注减少并发症的发生尤为重要,包括容量复苏和使用心血管活性药。但老年人的体液复苏需要谨慎,由于心功能的减退,液体复苏时,要进行个体化治疗,目标导向液体治疗 (goal-directed fluid therapy, GDFT) 是近几年临床推荐的方式,GDFT 是一种基于心输出量监测指导下有效的限制性输液策略,具有生理学理论支持,同时兼顾个体化原则。心血管活性药主要包括使用 α_1 肾上腺素能受体激动剂收缩血管以提高外周阻力和 / 或 β_1 肾上腺素能受体激动剂增强心肌收缩力以增加心输出量,常用去氧肾上腺素、去甲肾上腺素、多巴酚丁胺、麻黄碱和肾上腺素等。对于老年术前合并高血压尤其血压控制不佳的患者,前述心血管活性药的使用,无论是单次给予还是连续泵注,均应在严密监测下从小剂量开始,逐渐滴定直至血压缓慢提升至合适的水平,否则有引起血压急剧升高导致心脑血管意外的风险。同时须积极查找病因并进行对因处理。考虑麻醉药物残余效应的,应严密监测的同时积极给予拮抗药。PACU 医生怀疑患者有术区持续出血时要尽快请外科医生协助诊治,积极输血补液维持血压的同时做好二次手术的准备。对于感染、过敏、气胸等其他原因所引起的低血压,在监测与抗休克的同时,给予相应抗感染、抗过敏、胸腔闭式引流等对因治疗。

总之,老年患者的基础血压值是重要的参照值。对于长期高血压患者,当血压下降30%时,其血压绝对值看起来处于“正常”血压范围,但此时其重要脏器的灌注已发生减少,严重者可导致重要器官功能损害。因此,老年患者麻醉期间应调控血压变化在基础值的20%以内,合并高血压、糖尿病、既往脑梗死病史的脆弱脑功能患者,要求尽可能调控血压变化在基础值的10%以内,以减少围手术期心脑血管意外,保障患者安全。防止血压波动的关键在于,掌握每一例老年麻醉患者的具体病情,判断选择的麻醉方法及其用药量对患者血压的影响,认识手术刺激或手术操作对循环功能的干扰,从而预见可能出现的血压波动情况,根据其潜在的风险因素,有针对性地采取积极有效的防治措施,调控血压的变化在安全范围之内。

值得警惕的是,老年手术患者不仅对麻醉药的耐受性较差,恢复期麻醉药的代谢缓慢对血压的影响也是明显的。在麻醉恢复期,由于麻醉药的残余效应,老年患者对血管活性药的反应性有一定程度降低,同时因为心血管硬化所引起的舒缩功能下降,其对缩血管药的反应也可能过度,因此对老年患者术后血压的调控,应在严密监测血流动力学的基础上,结合患者术前的基础心血管情况、容量状况等,滴定式缓慢、分次、小剂量给予血管活性药,从而避免医源性循环剧烈波动,维持稳定的血流动力学,降低相关并发症的发生率。

三、急性冠脉综合征

急性冠脉综合征 (acute coronary syndrome, ACS),指患者由于各种原因致使冠状动脉管腔狭窄或闭塞,导致突发的心脏射血明显减少,从而引起一系列的以急性心肌缺血为主要临床表现的综合征,是当今心血管疾病死亡的主要原因。

(一) 发病机制

冠状动脉粥样硬化斑块破裂或表面糜烂,诱发血栓形成或血管痉挛,引起心肌供氧量的突然减少,从而导致严重的心肌缺血事件。ACS 包括急性心肌梗死(acute myocardial infarction,AMI)和不稳定型心绞痛(unstable angina,UA),其中 AMI 又分为 ST 段抬高心肌梗死(ST elevated myocardial infarction,STEMI)及非 ST 段抬高心肌梗死(non-ST elevated myocardial infarction,NSTEMI)。UA 与 NSTEMI 其发病机制和临床表现相当,但严重程度不同。近年来将 UA 和 NSTEMI 统称为非 ST 段抬高急性冠脉综合征。

(二) 病因

在我国,75 岁及以上的老年患者中,因心血管事件死亡者约占 60%,其中 ACS 是最主要的原因。高龄老年心肌梗死患者的死亡率明显高于一般成人,80 岁以上急性心肌梗死患者的死亡率为 80 岁以下者的 2 倍。年龄已经被证实是 STEMI 和 UA/NSTEMI 的一个独立危险因素。

1. **冠心病** 老年手术患者常合并冠心病,而冠心病是 ACS 最常见的原因(占 90%),其内皮细胞的缺损导致病变局部内皮细胞衍生松弛因子等血管舒张因子缺乏,造成病变附近的血管对缩血管物质的反应性升高,粥样病变的血管缺乏内皮细胞依赖的扩血管作用还可引起一过性血小板聚集,释放 5-羟色胺、血栓烷 A_2 等缩血管物质引起血管收缩,易导致心肌缺血。

冠心病陈旧性心肌梗死患者是非心脏手术围手术期发生心肌梗死及其他心脏事件的高危人群,有心肌梗死病史的患者手术时的再梗死发生率为 4%~8%,明显高于无心肌梗死病史患者的梗死发生率 0.1%~0.7%。梗死后 3 个月内手术者再梗死发生率为 27%~37%,6 个月内 11%~18%,6 个月以后 4%~5%,而且术后再梗死病死率远高于一般心肌梗死。美国心脏病学会推荐:心肌梗死 30 天内为急性期,其危险状态可能会延长至 6~8 周。

近期有经皮冠状动脉支架植入治疗史的患者,若在 6 周内行非心脏手术,心肌梗死、死亡、支架内血栓形成及需再次紧急血运重建手术等心血管不良事件风险增加。

2. **糖尿病** 老年糖尿病患者通常伴随一系列的代谢异常,包括肥胖、高血压病、高血脂和血液高凝状态,其冠状动脉病变程度更加广泛,病变累及血管数目多,弥漫性病变更为常见,其斑块易损程度也更高,导致易发生 ACS。

3. **高血压** 老年患者通常有左心室肥厚,容易发生心肌缺血,而合并高血压病患者由于多存在不同程度的心、脑、肾等靶器官的功能损害,易发生脑出血、心力衰竭、肾衰竭等并发症,导致合并高血压病的患者一旦发生 ACS,病死率较高。

4. **贫血** 贫血会降低供应给受损心肌的血液中的氧含量,并通过提高心输出量以维持足够的全身氧供来增加心肌对氧的需求,可能加重 ACS 患者的心肌缺血性损伤。

5. **麻醉** 麻醉方面,气管拔管可导致儿茶酚胺大量分泌,儿茶酚胺的正性肌力作用,收缩外周血管和冠状血管作用可使心肌氧耗增加,缺血进一步加重,形成心肌缺血缺氧的恶性循环。术中术后不合适的呼吸参数设置,可以导致低氧血症致心肌供氧不足,若伴有二氧化碳过度排出,$PaCO_2 \leq 25mmHg$ 则可诱发冠状动脉痉挛,一旦体内二氧化碳蓄积又可导致心动过速和心肌耗氧增多,呼吸机呼气末正压设置过大,时间过长,也加重心脏耗氧。围手术期发生低血压的患者再梗死率为 15.2%,而血压正常者再梗死发生率为 3.2%。

6. **手术** 对于高危老年患者,手术越大,手术时间越长,则 ACS 危险性越大。胸内非心脏手术、大血管手术、上腹部等手术比其他部位手术 ACS 的发生率更高。手术失血过多,由于突然改变血容量和红细胞丢失,也可诱发 ACS。手术创伤应激、疼痛、尿管等刺激也是心肌缺血、心肌梗死及心源性死亡的主要促发因素。术后低温寒战时,骨骼肌收缩,周围小血管痉挛,增加心脏的做功,增加心肌氧耗,发生 ACS 的风险增加。

(三) 监测

对于高危老年患者,加强监测以便及早发现和处理 ACS,对于患者预后有重要意义。常规应监测了解心肌氧供与氧耗之间是否平衡,最简便的是监测心率收缩压乘积(RPP),正常不超过 12 000。如将 RPP 乘以肺毛细血管楔压(PCWP),则得到三联指数(TI),此指标更准确地反映心肌氧耗,一般不超过 150 000。也可以计算平均动脉压与心率的比值(PRR),PRR>1 提示无心肌缺血,PRR<1 则提示心肌缺血。

1. 心电图　心电图监测是及时发现心肌缺血的重要方法。发生术后急性心肌梗死之前,几乎所有患者都存在持续的(>100 分钟)ST 段压低心肌缺血,而 ST 段抬高心肌梗死在术后相对少见。多数围麻醉期急性心肌梗死发生在术后最初 24~48 小时,且绝大部分患者缺乏明显的临床症状,由于药物影响、酸碱平衡失调和电解质紊乱等细胞内外环境的改变,心电图多不出现典型的心肌梗死图形及随病程进展的改变,一般都表现为无 Q 波型。发病初的心电图表现与患者预后相关,ST 段下移的导联数和幅度与心肌缺血范围相关,缺血范围越大其风险越高。ST 段压低伴短暂抬高,则风险更高。

2. 心脏血清标志物　心肌肌钙蛋白 T(cTn-T)是反映急性心肌损伤最敏感和最具特异性的生化指标。cTn-T 正常约 0.18ug/L,>0.5μg/L 即存在心肌损伤,可在损伤后 4 小时升高,峰值可达 3 周。峰值高低决定于坏死细胞数量,可反映梗死面积。

3. 心脏超声　有助于 ACS 的诊断,心肌梗死时可以观察左心室收缩力减弱或节段性室壁运动异常、二尖瓣有无异常和心包液潴留情况以及计算左心室射血分数等。

4. 其他　监测失血量、尿量、中心静脉压等,可指导输液,维持恰当的血容量,避免前负荷的增加,增加心肌耗氧,引起心肌氧供失衡,避免血容量不足,致心排血量不足冠状动脉灌注锐减。动脉血气分析可以监测电解质,血红蛋白,内环境等变化,评估呼吸参数设置等,指导维持心肌氧供需平衡。

(四) 诊断

在临床上,术后 ACS 的诊断应结合其临床症状,包括典型的心绞痛症状、既往史(危险因素分析)、体格检查、心电图、心脏血清标志物等。心肌生物标志物升高或心电图有动态缺血改变提示患者有 ACS。影像学检查发现有室壁运动异常、缺血或冠状动脉病理学狭窄有助于 ACS 的诊断。心电图是确诊心肌缺血最方便也是最重要的手段,如果心电图出现动态变化,T 波高尖,R 波振幅增高,ST 段抬高或压低,倒置的 T 波变成正常直立(假性正常化),发作后 T 波恢复原先的倒置状态,新出现左束支分支阻滞或完全性左束支阻滞,均应考虑 ACS 的诊断,并据此作出紧急处理。

然而,老年患者术后 ACS 的诊断尚有如下特点。一是仅有不到 50% 的高龄 ACS 患者有典型心绞痛症状,约 20%~30% 老年心肌梗死患者症状不典型,因此容易漏诊或误诊。二是全身麻醉后意识尚未清醒的患者不能主诉不适,且在 ACS 的最早期,大部分患者的心肌生物标志物如肌酸激酶(CK)、肌酸激酶同工酶(CK-MB)、cTn-T 等指标都为阴性,因此诊断更加困难。

(五) 治疗

对于围麻醉期 ACS,防大于治,降低其发生率尤为重要。充分术前准备,控制好冠心病、糖尿病、高血压等老年共病,纠正贫血、低血压、低血容量、酸碱与电解质失衡、控制心率,并给予恰当的术前药物。为控制心绞痛发作,术前用 β 受体拮抗药治疗者不必停药。选择恰当的麻醉方式,平稳麻醉诱导,维持合适的麻醉深度,保障麻醉期间呼吸循环和内环境稳定,充分确保心肌氧供需平衡,平稳拔除气管导管,完善术后镇痛等,对于预防 ACS 意义重大。

ACS 的早期治疗非常关键,心脏特异生物标志物的检测通常都不能立即得出结果,但治疗不能耽误,应根据病史、临床症状和体征、ECG 和超声心动图等监测结果进行适当治疗,基本原则与内科发生 ACS

的处理相同,应请心内科专科医师参与抢救。

高龄老年 ACS 患者规范化诊疗中国专家共识指出,就某一个体患者而言,内科药物治疗(尤其是抗血小板和抗凝)和冠状动脉血运重建策略的选择还需基于对患者具体临床风险评估、冠状动脉解剖和功能学测定,综合多学科的诊疗,同时还应考虑介入医生的技能和患者的意愿等,这些对优化高龄 ACS 患者的治疗和改善临床预后尤为重要。

四、心律失常

心律失常是造成患者围手术期死亡的主要原因之一。虽然大多数术后心律失常短暂且无临床意义,但若未能及时消除病因则可能进展为恶性心律失常甚至心搏骤停,所以对心律失常的病因应予以识别和治疗,如在合并心血管疾病的老年患者中,新发心律失常提示心肌缺血的可能,应及时发现和处理。

(一)发病机制

老年人的心律失常有其随着衰老而发生的电生理学基础。在无明显心血管疾病的老年患者中,心肌细胞数量减少,残存的心肌细胞肥大。随着年龄增长,纤维基质和传导系统中的弹性组织、胶原组织不断地增生。窦房结周围的脂肪组织随着年龄的增长而积聚,导致窦房结与其周围的心肌组织部分或完全分离。起搏细胞逐步减少,到 75 岁时,仅剩下不到 10% 有功能的起搏细胞,房室结、希氏束、左右束支亦随着衰老而受到影响。动作电位持续时间延长,自律性衰减,心脏变时性和传导性的功能不全倾向增加,为心律失常的发生提供了电生理基础。

(二)病因

术后心律失常的原因和 / 或诱因包括:术后上呼吸道梗阻,低通气,肺不张等引起的低氧血症;糖尿病、腹泻、药物过量、肾功能不全、败血症、休克、二氧化碳蓄积等所引起的酸中毒;术中术后失血、严重烧伤、胃肠道损伤、恶性肿瘤、脓毒症、外伤等引起血容量不足;药物过量、肾功能障碍、溶血、钾摄入过多、横纹肌溶解、严重软组织损伤、肿瘤溶解综合征等引起的高钾血症;糖尿病、利尿剂、药物过量、严重的胃肠道丢失等所引起的低钾血症;老年患者、环境暴露、大量输血输液、内分泌疾病、创伤等引起的低体温;术前消化道出血、营养缺乏、外伤和术中术后失血引起的贫血;心脏手术后、心肌梗死后、心包炎、创伤等所致的心脏压塞;ACS、急性肺栓塞和张力性气胸等。

(三)监测

动态连续的心电图监测是处理心律失常的前提。心律失常的出现有时很突然,在围手术期应密切观察心脏频率、节律的动态变化,分析原因,妥善处理。但需注意,心电图的表现只能反映心脏电生理的情况,可以诊断心律失常、心肌缺血和某些电解质的紊乱,但不能反映心功能和全身血流动力学状况。

(四)诊断与治疗

老年患者术后常见心律失常的诊断与治疗如下:

1. 窦性心动过速 是一种规则的窄 QRS 波心动过速,心率>100 次 /min,是术后相对常见的心律失常类型。最可能的潜在原因包括:疼痛,通常还合并高血压;低血容量和贫血,通常还存在低血压。其他可能的原因包括低氧血症、高碳酸血症、脓毒症、发热、心肌缺血、肺栓塞、甲状腺功能亢进和恶性高热等。治疗潜在的病因通常可恢复正常的心率。

2. 心房颤动(atrial fibrillation,AF) 简称房颤,是一种不规则的窄 QRS 波心律失常,可能是慢性的,也可能是在术中或术后不久突然发作的。常见的危险因素包括老年患者术前常常合并有房颤或缺血性心脏病,术后手术创伤应激、缺氧、疼痛或急性贫血等因素引起交感神经活性增加,或是靠近心脏的肺或食管手术引起心肌应激性升高等。房颤的治疗取决于血流动力学的稳定性,心率>150 次 /min 时通常伴有低血压,心率<120 次 /min 时患者通常能够耐受。如果新发 AF 伴快速心室率(≥120 次 /min)导

致血流动力学不稳,出现低血压、心肌缺血、肺水肿等,应立即行同步心脏电复律;当 AF 伴快速心室率(≥120 次 /min)但血流动力学稳定,若患者既往有 AF 已控制,且在本次 AF 伴快速心室率期间血流动力学稳定,可用 β 受体阻滞剂或钙通道阻滞剂控制心率,而非立即复律。因为慢性 AF 患者容易形成左心耳血栓,可能在复律过程中或复律之后形成栓塞。心室率<120 次 /min 的 AF,这部分患者的血流动力学通常稳定。如果有心肌缺血或血流动力学不稳的风险,则需用 β 受体阻滞剂或钙通道阻滞剂等药物控制心室率,胺碘酮常用于复律后维持窦性心律,有时用于减慢持续 AF 的心室率。

3. **室性期前收缩**(premature ventricular contraction,PVC) 偶有患者因交感神经刺激增加而在 PACU 中较常出现单纯性室性期前收缩,通常无需治疗即可缓解。但如果出现频繁的新发 PVC,则需要进一步观察,以免恶化为更危险的心律失常。连续出现 3 个或以上室性搏动且心率>120 次 /min、持续时间<30 秒,则认为是非持续性室性心动过速(non-sustained ventricular tachycardia,NSVT)。一些患者的频繁 PVC 或 NSVT 可能是心肌缺血的证据。对于血流动力学稳定的 NSVT 患者,如果心率>100 次 /min,可以在 PACU 中使用 β 受体阻滞剂或钙通道阻滞剂来降低心室率。胺碘酮或利多卡因也能有效维持窦性心律。

4. **心室颤动和无脉性室性心动过速** 应立即采取除颤并行高级心脏生命支持(advanced cardiac life support,ACLS)。如果患者存在心律规则的宽 QRS 波(即单形性室性心动过速),若没有脉搏,也应立即除颤治疗。而伴有脉搏的室性心动过速可以行同步心脏电复律治疗。

5. **尖端扭转型室性心动过速**(torsades de pointes,TdP) TdP 是不规则的多形性室性心动过速。治疗包括对血流动力学不稳定患者立即除颤。PACU 和围手术期常用的氟哌利多和 5- 羟色胺拮抗剂如托烷司琼等药物可能会延长 QT 间期,增加 TdP 和恶性室性心律失常的风险,已知 QT 间期延长的患者应避免使用这些药物。

6. **缓慢性心律失常** 在术后恢复期,无症状且血流动力学稳定的轻度窦性心动过缓(心率 40~60 次 /min)相对常见,无需治疗。有精神状态改变等症状或循环不稳定的重度心动过缓(心率<40 次 /min),可以静脉注射阿托品治疗,一次 0.5mg,每 3~5 分钟重复一次,总量不超过 3mg。重度窦性心动过缓、窦房结功能障碍、束支阻滞或二度 Ⅱ 型以上房室传导阻滞等,可进一步使用异丙肾上腺素和 / 或临时心脏起搏。须警惕可能引起缓慢性心律失常的其他潜在原因,β 受体阻滞剂、钙通道阻滞剂、地高辛和胺碘酮等药物,椎管内麻醉平面达 T$_4$ 以上,肠或膀胱扩张引起迷走神经反射,以及低氧血症和急性心肌梗死等。

总之,老年患者在心脏自律性、传导性等不同程度下降的情况下,在术后一旦发生缺氧、二氧化碳蓄积、低血容量、电解质和酸碱失衡以及贫血等情况时,更容易发生各种心律失常。处理原则仍应以稳定血流动力学为主,及时预防和避免前述诱因,视情况选用恰当的抗心律失常药物,当血流动力学稳定性受到影响时,应及时采用电复律或电除颤尽快处理。

五、心力衰竭

心力衰竭(heart failure,HF)是指在足够静脉回流的情况下,由于心脏收缩功能和 / 或舒张功能障碍使心输出量相对或绝对不足,不能满足机体代谢需要而引起的循环功能障碍为主的临床综合征。

(一)发病机制

随着年龄增长心力衰竭的发病率和患病率呈指数增加,这是由于与老龄有关的心血管系统结构和功能的改变共同使老年人心血管系统储备能力下降,从而大大增加了老年人发生心衰的风险。首先,老年人对 β 肾上腺素能受体刺激的反应能力降低,应激时心率和收缩力增加受限,同时 β$_2$ 受体介导的外周血管扩张能力也受限。其次,由于在大、中血管外膜的胶原沉积增多导致血管僵硬度随年龄增长,增加了左心室射血阻力(后负荷增加)。另外,衰老导致收缩蛋白钙释放和收缩期肌浆网重吸收钙受损,使心脏在舒张期开始时仍有局部处于收缩状态,从而限制了心脏早期舒张;心室间质结缔组织和胶原蛋白增多使心室顺应性降低,则使心脏舒张期的4相均受到影响,从而导致左心室充盈压发生改变。再者,衰老导致的心血管系统线粒体能量代谢水平改变。在静息状态下,老年人心肌线粒体可产生足够的三磷酸腺苷供给心肌能量,但在应激需要增加三磷酸腺苷水平时,线粒体不能作出适当的代偿反应。现已明确,由老龄导致的心血管系统结构和功能的4种变化中的一种或一种以上的改变,可负向调节影响心输出量的每个决定因素(心率、前负荷、后负荷和心肌收缩力),这些改变导致老年患者可能发生左心收缩功能受损和/或舒张功能受损基础上的心力衰竭。

(二)病因

老年患者心衰的发病率随年龄增长而上升,80~89岁高龄老人心衰的发病率是50~59岁成人的10倍。

术前合并慢性阻塞性肺疾病、慢性肾脏疾病、2型糖尿病等多种非心血管疾病或高血压、冠心病等心脏疾病,美国麻醉医师协会(ASA)分级Ⅲ级及以上是老年患者在围手术期发生心力衰竭的独立危险因素。

围手术期过多、过快的液体治疗也是并发心力衰竭的独立危险因素。既往合并有心血管疾病患者更易诱发。心力衰竭可发生在停止正压通气醉恢复期,可能是麻醉手术期间输注的液体大量从血管外移入血管内,肾脏短时间内无法排出多余液体,使循环血量增加,引起充血性心衰。也可发生于术后24~48小时或术后3~5天,围手术期每日液体出入量波动过大(>500mL),会加重心脏负担,增加发生心力衰竭的风险。

术中术后失血,机体血红蛋白不足使红细胞携氧总量下降,引起全身组织缺氧,激活交感神经系统和肾素-血管紧张素-醛固酮系统,使心率增快、每搏量增加、心脏做功增加。同时抗利尿激素的分泌导致水钠潴留以及快速输血补液,增加心脏前负荷,导致心力衰竭的发生。

另外,手术创伤大,麻醉手术中出现急性心肌梗死、严重心律失常和急性呼吸窘迫综合征等严重并发症,以及围手术期感染、高热、寒战、代谢亢进等,均是可能诱发心力衰竭的危险因素。

(三)诊断

老年心力衰竭患者呼吸困难、肺水肿、颈静脉怒张、肝颈回流征阳性和下肢凹陷性水肿等最常见的临床表现与成年患者相似,但由于常常合并慢性肺病、肾病等共病,其心力衰竭的症状和体征可能不典型。基于此,对术后老年患者心力衰竭的诊断应基于详细了解病史和仔细的体格检查,尤其对于术前合并疾病多,术中术后输血输液多、有严重心律失常或ACS等危险因素的患者,需考虑从实验室检查获取进一步的证据。

B型利钠肽(BNP),心室壁张力增加后由心肌细胞释放的具有32个氨基酸的一种多肽,或其前体pro-BNP,可以区分呼吸困难是心源性还是其他原因所致。但BNP水平随着年龄增长而增加,尤其是女性,肾功能降低也可致其水平升高,因此BNP在临床心力衰竭诊断中随着年龄增长其特异性降低。临床上BNP超过500pg/mL就应高度怀疑发生心力衰竭,在老年人BNP正常值(<100pg/mL)对诊断心力衰竭价值较小。

此外,胸部X线检查对肺充血仍有诊断价值,中、重度心力衰竭患者可见典型的心脏增大、肺血管充血、肺水肿、胸膜渗出,但轻度心力衰竭伴肺部疾病时,胸部X线检查对心力衰竭诊断价值有限。

床旁超声心动图,可实时了解心脏的结构、心瓣膜形态及功能以及是否存在心包病变,还可测定左心室射血分数(LVEF),间接测量肺动脉压、左右心室充盈压等,有助于急性心衰的快速诊断和病情变化的动态评估。

(四)预防

预防术后急性心衰的发生,在于术前尽量控制合并疾病,优化心、肺、肾和血液等重要器官系统的功能,特别注意纠正并维持好慢性心力衰竭患者的心功能,术中术后避免贫血、过快过多输血输液、缺氧和二氧化碳蓄积等危险因素。

(五)治疗

术后急性心衰的处理原则在于尽可能控制心力衰竭的前述诱发因素,慎重选择药物。常规监测血氧饱和度、生命体征和心律,及时氧疗,通畅静脉通道,患者半卧位,根据病情需要提供无创通气或气管插管机械通气。立即开始利尿治疗,以缓解充血和液体过载,可静脉给予利尿剂呋塞米、曲塞胺或布美他尼。对于长期服用利尿剂和肾功能不全的患者,需要更高的剂量。寻找导致急性心衰的病因(包括 ACS、高血压、心律失常、急性主动脉或二尖瓣关闭不全、主动脉夹层、败血症、肾衰竭、贫血或药物),并进行适当治疗。急性心衰合并房颤且心室率较快的患者通常需要药物(如地高辛)来降低心率。直流电复律适用于初发房颤、血流动力学不稳定或心率控制后仍有顽固性症状的患者。

对于血压正常或升高,有足够的终末器官灌注,同时伴有液体超负荷的急性心力衰竭体征的患者,需要紧急减少后负荷,进行扩血管治疗。对于严重高血压,或急性主动脉瓣反流或急性二尖瓣反流的患者,可给予硝普钠泵注,从小剂量开始,缓慢滴定。若利尿剂治疗充血或液体超负荷的反应不够,可在利尿剂的基础上给予静脉泵注硝酸甘油。

对于低射血分数的收缩性心力衰竭,且出现严重失代偿和心源性休克症状的患者,静脉给予强心剂多巴酚丁胺或米力农和/或行主动脉内球囊反搏等机械支持。对于射血分数正常的舒张性心力衰竭,出现严重失代偿和心源性休克症状的患者,治疗可能的左心室流出道梗阻,使用 β 受体阻滞剂,静脉补液(有肺水肿者除外),并给予缩血管药去氧肾上腺素或去甲肾上腺素,禁忌给予强心药或血管扩张剂。

对于心脏状况不明但有急性肺水肿、低血压或休克症状等急性心衰失代偿的患者,静脉给予强心剂多巴酚丁胺或米力农,酌情考虑给予或不给予去甲肾上腺素等缩血管药物,并评估是否需要机械支持。根据病情需要,尽快进行超声心动图检查,因急性主动脉瓣或二尖瓣关闭不全或升主动脉夹层须尽快请心脏外科医生会诊。

总之,老年患者术后急性心衰的症状和体征可能并不典型,对于术前评估有高危因素的患者,应加强围手术期监测,对可疑患者及时完善生化检查以明确诊断,及时发现和处理可改善患者预后。

六、急性肺动脉高压

急性肺动脉高压(pulmonary arterial hypertension,PAH)是可能致命的术后并发症,表现为肺血管阻力迅速升高导致急性右心衰竭、心输出量不足和休克。

诱发因素包括手术、麻醉、肺部感染、发热和低血容量等。肺动脉压超过体循环水平及右心室功能不全的患者更有可能出现此并发症。

对于肺部感染等暂时可逆性疾病诱发的 PAH,吸氧治疗非常重要。有时,可使用机械通气或体外膜氧合为其他治疗起效或开始用药争取时间,PAH 患者的机械通气原则与没有 PAH 的患者相似。对于部分患者,吸入一氧化氮治疗可用于 PAH 所引起的重度或难治性低氧血症。

在主动脉内球囊反搏、中心静脉压测定、唯截流、经胸或经食管心脏超声、肺动脉漂浮导管等监测下,加强目标导向液体管理,避免血容量不足或过多,一些患者需要温和的液体复苏,而另一些则需要静脉使用利尿剂。当逐步上调扩张肺动脉药物的剂量时,可能需要使用血管加压药来维持体循环血压。紧急情况时,可使用多巴酚丁胺和米力农等正性肌力药,以增加右心室收缩力,并通过诱导肺血管扩张来降低右心室后负荷。静脉给予正性肌力药的主要副作用是心动过速和体循环低血压,可静脉泵注去甲肾上腺素以增加体循环血压,然后再启用正性肌力药。

一旦发生心搏骤停,尽快启动高级心脏生命支持 ACLS。

第三节　术后循环系统并发症的综合防治

　　总之,随着年龄的增长,接受手术麻醉的老年患者的心血管及其他多个器官系统均有不同程度的老年化改变,加之高血压、糖尿病、冠心病和慢性阻塞性肺疾病等共病的存在,在手术麻醉应激、创伤、疼痛和围手术期紧张、焦虑等打击后,老年患者容易发生前述术后循环并发症,并可能导致多个器官系统受累,甚至危及生命。因此,麻醉医生应该采取综合防治策略以降低老年患者术后循环并发症的发生。术前充分评估病情,尽量调整提高各重要器官系统功能储备,减轻紧张焦虑情绪。加强围手术期营养状态和多模式镇痛管理。术中和术后做好呼吸、容量、血液、电解质、酸碱平衡和认知功能等监测与管理。通过提高术前器官功能储备和实施这些综合防治策略,可望降低术后循环并发症的发生率和死亡率,改善老年患者术后预后,促进快速康复。

(闵　苏　黎　平)

参考文献

[1] 王林夏, 彭棉棉, 金熙熙, 等. 高龄骨科患者围手术期 MDT 全程管理模式探讨 [J]. 中华全科医学, 2022, 20 (02): 282-285.

[2] LUO Y, JIANG Y, XU H, et al. Risk of post-operative cardiovascular event in elderly patients with pre-existing cardiovascular disease who are undergoing hip fracture surgery [J]. Int Orthop, 2021, 45 (12): 3045-3053.

[3] SU B, LI D, XIE J, et al. Chronic Disease in China: Geographic and Socioeconomic Determinants Among Persons Aged 60 and Older [J]. J Am Med Dir Assoc, 2022, S1525-8610 (22): 00783-00786.

[4] LI T, YUAN D, WANG P, et al. Associations of lipid measures with total occlusion in patients with established coronary artery disease: a cross-sectional study [J]. Lipids Health Dis, 2022, 21 (1): 118.

[5] MOHAN D, MENTE A, DEHGHAN M, et al. Associations of Fish Consumption With Risk of Cardiovascular Disease and Mortality Among Individuals With or Without Vascular Disease From 58 Countries [J]. JAMA Intern Med, 2021, 181 (5): 631-649.

[6] HUA Q, FAN L, LI J, et al. 2019 Chinese guideline for the management of hypertension in the elderly [J]. J Geriatr Cardiol, 2019, 16 (2): 67-99.

[7] OLIVEROS E, PATEL H, KYUNG S, et al. Hypertension in older adults: Assessment, management, and challenges [J]. Clin Cardiol, 2020, 43 (2): 99-107.

[8] SAUGEL B, SESSLER DI. Perioperative Blood Pressure Management [J]. Anesthesiology, 2021, 134 (2): 250-261.

[9] ACKLAND GL, BRUDNEY CS, CECCONI M, et al. Perioperative Quality Initiative consensus statement on the physiology of arterial blood pressure control in perioperative medicine [J]. Br J Anaesth, 2019, 122 (5): 542-551.

[10] KOZAREK K, SANDERS RD, HEAD D. Perioperative blood pressure in the elderly [J]. Curr Opin Anaesthesiol, 2020, 33 (1): 122-120.

[11] KAYANI WT, KHAN MR, DESHOTELS MR, et al. Challenges and Controversies in the Management of ACS in Elderly Patients [J]. Curr Cardiol Rep, 2020, 22 (7): 51.

[12] PFEIFFER J. Comment on: Bariatric Surgery in the Elderly: Outcomes Analysis of Patients over 70 using the ACS-NSQIP Database [J]. Surg Obes Relat Dis, 2019, 15 (11): 1933.

［13］GIALLAURIA F, DI LORENZO A, VENTURINI E, et al. Frailty in Acute and Chronic Coronary Syndrome Patients Entering Cardiac Rehabilitation [J]. J Clin Med, 2021, 10 (8): 1-16.

［14］BHATT DL, LOPES RD, HARRINGTON RA. Diagnosis and Treatment of Acute Coronary Syndromes: A Review [J]. JAMA, 2022, 327 (7): 662-675.

［15］杨跃进, 杨进刚, 袁晋青, 等. 高龄老年（≥75 岁）急性冠状动脉综合征患者规范化诊疗中国专家共识 [J]. 中国循环杂志, 2018, 33 (08): 732-750.

［16］VOLGMAN AS, NAIR G, LYUBAROVA R, et al. Management of Atrial Fibrillation in Patients 75 Years and Older: JACC State-of-the-Art Review [J]. J Am Coll Cardiol, 2022, 79 (2): 166-179.

［17］KARAMCHANDANI K, KHANNA AK, BOSE S, et al. Atrial Fibrillation: Current Evidence and Management Strategies During the Perioperative Period [J]. Anesth Analg, 2020, 130 (1): 2-13.

［18］ALMAHAMEED ST, ZIV O. Ventricular Arrhythmias [J]. Med Clin North Am, 2019, 103 (5): 881-895.

［19］HEIDENREICH PA, BOZKURT B, AGUILAR D, et al. 2022 AHA/ACC/HFSA Guideline for the Management of Heart Failure: A Report of the American College of Cardiology/American Heart Association Joint Committee on Clinical Practice Guidelines [J]. Circulation, 2022, 145 (18): e895-e1032.

第四十四章
老年患者术后呼吸系统并发症的防治

近年来我国老年人口比例不断上升,据国家统计局最新数据显示截至 2020 年底,我国 65 岁以上的老年人占全国人口的 13.5% 左右,约 1.9 亿人。预计到 2050 年我国老年人口将达到 3.59 亿,届时将占全国总人口的 26.3%。随着医疗技术的蓬勃发展,老年外科手术量也在逐年攀升,据报道 50% 的 65 岁以上老年人在死亡前至少会接受一次外科手术。由于老年人生理功能退化、身体衰弱、合并基础疾病多,因此围手术期并发症的发生风险显著增加。术后呼吸系统并发症是老年患者最常见的围手术期并发症之一,主要包括低氧血症,反流、误吸和吸入性肺炎,以及支气管痉挛、哮喘、急性肺水肿等。严重呼吸系统并发症轻则降低患者术后康复质量,增加住院时间,重则对患者生命安全造成威胁。因此,如何有效防治老年患者术后呼吸并发症日益成为麻醉医师关注的焦点。本章介绍老年患者麻醉手术后常见呼吸并发症的防治。

第一节　低　氧　血　症

术后低氧血症(postoperative hypoxemia)通常是指患者术后在一个大气压下呼吸空气时动脉血氧分压(PaO_2)低于 60mmHg。尽管其被发现已近 50 年,但仍是危及老年患者安全的最常见术后呼吸系统并发症之一,近几年的临床研究再次证明术后低氧血症的发病率及其严重程度可能仍被严重低估了。

一、常见原因

临床上无论何种原因导致的老年患者术后低氧血症,究其发病机制,主要不外乎以下 4 种原因:①吸入氧浓度(FiO_2)过低;②肺泡通气不足,常见于限制性或阻塞性通气功能障碍;③弥散功能障碍,包括弥散面积的下降和弥散距离的增加;④肺泡通气/血流比失调,导致肺内功能性分流量的增加。

二、临床表现

值得注意的是,近年来老年患者术后低氧血症的发病率及严重程度被严重低估。美国麻醉医师协会对终审索赔案例数据库 1990—2009 年的相关数据分析表明,92 例患者可能与术后镇痛引起的呼吸抑制有关,其中 77% 的患者出现严重脑损伤或死亡,88% 发生在术后 24 小时以内,97% 的案例经专家评议判定为通过改善术后监护是可以预防的,62% 的患者在出现严重不良事件前存在嗜睡等表现,但未能及时引起重视。另外,一项多中心前瞻性盲法观察性研究表明,833 例非心脏手术老年患者通过术后持续监测脉搏血氧饱和度(SpO_2)48 小时发现,21% 的患者出现 SpO_2 小于 90% 的时间大于 10min/h,8% 的患者持续时间大于 20min/h,8% 的患者 SpO_2 85% 的时间大于 5min/h。并且长时间低氧并不少见,7% 的患者 SpO_2 小于 90% 的时间至少持续了 1 小时,11% 者至少持续了 6 小时。更让人触目惊心的是,在其中 594 例有 SpO_2 护理记录的患者中,仅 5% 的患者发现了有低氧血症,90% 的 SpO_2 小于 90% 持续至少 1 小时的患者均被漏诊了。总之,老年患者术后低氧血症十分常见且持续时间较长,临床上"未能及时发现"和"未能及时适当处理"可能是老年患者术后低氧血症引发严重后果的重要因素之一。

三、诊断与鉴别诊断

临床上常根据 PaO_2 和动脉血氧饱和度(SaO_2)将低氧血症分为轻度、中度和重度:①轻度:PaO_2 > 50mmHg,SaO_2 > 80%,多不出现发绀。②中度:PaO_2 30~50mmHg,SaO_2 60%~80%,当游离血红蛋白大于 50g/L 时可出现发绀。③重度:PaO_2 < 30mmHg,SaO_2 < 60%,出现明显的发绀。这是正常人能耐受的最低 PaO_2,如不及时处理,短时间内即可造成老年患者死亡。

四、预防与治疗

虽然目前我国已将 SpO_2 监测列为麻醉后恢复室(PACU)患者的监测常规,但相对于老年患者,监测持续时间仍严重不足,术后低氧血症仍有一定的漏诊率,因此应对老年患者加强和规范术后呼吸监测。此外需要氧疗以维持适当 SpO_2 的患者还需监测呼气末二氧化碳分压($P_{ET}CO_2$)等通气功能。值得注意的是,有相当部分的患者在拔管后 30~50 分钟时可能出现 SpO_2 降低,其严重程度比拔管后即刻出现的低氧血症严重,且持续时间更长,并且吸氧确实可以减少低氧性事件。另外,所有采用阿片类药物镇痛的患者均应常规吸氧。并且术后应采用多模式镇痛,减少阿片类药物用量,现有的证据未能证明术后采用短效阿片类药物(如芬太尼)镇痛的低氧血症的发生率和严重程度明显低于长效药物(吗啡或氢吗啡酮),因而采用多模式镇痛技术减少阿片类药物量才是避免该类药物导致呼吸抑制等不良反应的根本措施。除此之外,越来越多的证据表明,鼓励患者呼吸锻炼和尽早活动是预防肺不张、肺部感染和改善通气功能最有效的方法之一。术后早期可辅助患者在床上变动体位、活动肢体和翻身,并力所能及地采用半卧位、坐位或下床活动。嘱患者深慢呼吸锻炼,依从性较差的患者可采用简易肺量计或吹气球的方法行更积极的呼吸锻炼。任何药物和呼吸支持手段的作用均不能替代患者自身呼吸锻炼的作用,应高度重视。

第二节　反流误吸与吸入性肺炎

反流、误吸及由此导致的气道梗阻和吸入性肺炎是围手术期常见的严重并发症。反流、误吸在老年患者围手术期发生率高,被认为是术后引起医院获得性肺炎的重要原因之一。误吸后的临床表现可无明显症状,也可因吸入肺部引起气管痉挛、呼吸窘迫,甚至呼吸衰竭等。根据发生后是否表现为明显的临床症状,如剧烈呛咳、呕吐、窒息等,误吸可分为显性误吸和无明显症状的隐性误吸。在围麻醉期,由于麻醉及镇静、胃管鼻饲、气管插管等破坏了正常的气管防御机制,常发生误吸致吸入性肺炎,严重者可发展成急性呼吸窘迫综合征,甚至死亡。近年来,虽然就反流、误吸的病理生理机制以及预防措施等方面有了深入研究,但在临床上仍未能从根本上降低反流误吸的发生率,因此如何有效地预防其发生仍是目前临床麻醉工作中需面对的挑战之一。

一、常见原因

反流是指人或动物将胃内容物从食管和咽部排出至口腔内或口腔外。反流物中最常见的是未消化的食物、胃液、胆汁和血液等。除部分动物反刍时进行的食物反流是正常生理性的消化过程外,人类发生的胃内容物反流绝大多数都是在刺激因素作用下出现的被动异常行为。

误吸是指物质(如口咽部的分泌物、食物、血液或胃内容物)从口咽部或消化道进入喉部和下呼吸道的过程。该过程可以是患者在吸气负压的驱动下吸入,也可以是因正压通气而被动地被送入远端气道。其严重程度取决于误吸物的容量、颗粒大小、化学性状、是否含有病原微生物以及患者的体质情况等。长期以来,麻醉科医师在围手术期关注最多的是大量而明显的误吸,对微量或少量的误吸及其后果知之甚少。实际上,人类在进化上防止误吸发生的气道保护性反射并不完善,微量或少量误吸的发生率要远高于人们的想象,约50%的健康成人在睡眠中即可出现。对于健康人而言,微量误吸较少导致严重后果,可被称为"静息性"误吸;但在麻醉状态下,尤其是老年危重患者,则常可引起明显的呼吸系统并发症,如细菌性肺炎、肺损伤及呼吸机相关性肺炎等。

吸入性肺炎是指吸入口咽分泌物、食物或胃内容物以及其他刺激性物质所致肺实质的炎症。通常将其分为3类:第一类为吸入物直接损伤肺组织引起肺的化学性炎症,如吸入胃酸之后出现的肺炎(又称Mendelson综合征);第二类为吸入固体物质引起阻塞性不张和炎症;第三类为吸入含有病原体的各种异物入肺引起的感染性肺炎,此类最为常见。吸入性肺炎主要临床表现为呼吸困难、咳浆液性泡沫样痰、体温中高热、两肺可闻及湿啰音及哮鸣音,被认为是导致严重急性呼吸窘迫综合征的重要原因,围手术期病死率高达30%。正常人由于自身防御系统特别是呛咳反射的存在,吸入性肺炎发生率低。而围麻醉期的老年患者由于呛咳反射低再加之同时可能行气管插管、气管切开等破坏了正常的呛咳反射,从而更容易使口腔分泌物或胃内容物进入肺部引起吸入性肺炎。

喉保护性反射和正常的吞咽功能是气道的重要保护机制,确保正常情况下食物和异物不能进入呼吸道。一旦这个保护机制遭到破坏,口腔中含有定植菌的口咽分泌物以及反流的胃内容物就会经过喉进入气管、支气管和肺内,引发吸入性肺炎。老年人由于器官功能的退化,本身可以发生吞咽时间延迟及咳嗽反射减弱。

脑血管意外为老年患者常见基础疾病,吸入性肺炎的发生率与意识障碍程度相关,意识障碍越重,越易产生吸入性肺炎。患有神经系统疾病(脑卒中、老年痴呆)的老年患者反应迟钝,吞咽反射降低,且老年人喉黏膜萎缩,喉的感觉减退常引起吞咽障碍,容易使口腔内的分泌物及食物倒流入气管内而引起围手术期反流、误吸,而且此类患者咳嗽反射减弱,排痰困难,出现误吸后不能及时有效地清除呼吸道的异物,加之老年人呼吸道纤毛运载能力下降易使下呼吸道被病原微生物侵入和定植,导致吸入性肺炎的发生。

由于老年人生活自理能力下降,加上护理人员相关知识匮乏,故口腔黏膜和牙齿卫生状况得不到保证,这在一定程度上促进了细菌在口咽部的定植。在大多数老年人吸入性肺炎中,均查找到有口咽部的细菌定植,主要包括革兰氏阴性需氧杆菌(如肺炎克雷伯菌、大肠埃希菌等)和金黄色葡萄球菌。

正常状态下,人体自身有着食管抗反流机制,包括抗反流屏障、食管的清除作用以及食管黏膜屏障。对于老年人,食管抗反流机制的减弱成为吸入性肺炎的一个非常重要的危险因素。在抗反流屏障中起主要作用的是食管下括约肌的功能状态。老年人由于食管解剖结构的改变,食管下括约肌松弛,防止胃食管反流的生理屏障作用减弱,易发生食物反流、胃潴留、呛咳而导致吸入性肺炎。

此外,麻醉药、镇静药、抗精神病药物或抗焦虑药物可使患者意识状态改变,也是吸入性肺炎发生的危险因素。利尿剂和抗胆碱能药物可以引起口干燥症而促进细菌在口咽部的寄植。长期服用H_2受体阻滞剂及质子泵抑制剂,改变了胃内酸性环境,促进细菌繁殖进而增加感染机会。此外,钙通道阻滞剂可降低食管下括约肌的张力,无形中削弱了食管自身的抗反流屏障,增加反流误吸风险。

因误吸物的性质和容量不同,所引起的肺组织损害和临床表现有很大差异,高酸性(pH<2.5)的胃液所致的损害较重(Mendelson综合征),误吸后可迅速导致肺不张及肺泡毛细血管破裂,肺泡壁显著充血,发生肺间质水肿和肺泡内积液,出现低氧血症及缺氧性血管收缩而导致肺动脉高压症。误吸物直接的刺激可使毛细血管肺泡蛋白交换量和毛细血管通透性增加,导致气管、支气管、肺组织的水肿、出血和坏死。

尽管理论上胃内容物是无菌的,但在患者长时间使用制酸剂、组胺 H_2 受体阻滞剂和质子泵抑制剂等情况下,胃内 pH 改变,可导致病原微生物的异常增生。另外,胃瘫、肠梗阻及使用肠内鼻饲营养等患者也可出现胃内革兰氏阴性菌的定植。来自口咽部或胃肠道内受污染的误吸物引起细菌向下呼吸道内的转植,造成感染性肺损伤。由于气道解剖结构的特点和重力的影响,吸入性肺炎的好发部位多为肺下垂部位,如平卧位时好发于右上叶后段和右下叶背段。病原微生物可以是革兰氏阳性球菌、革兰氏阴杆菌、厌氧菌及混合性细菌。围手术期面罩正压通气时少量口腔分泌物进入气道,气管插管过程中口腔分泌物经气管导管套囊与气管壁间向下呼吸道的渗漏,以及气管拔管时声门下与导管套囊间积存的分泌物在气道内的存留等,均增加了发生隐匿性误吸的风险。尤其老年患者的抵抗力较为低下,各项器官功能下降,特别是呼吸道的免疫能力降低,极易发生吸入性肺炎。

二、临床表现

围手术期发生的明显的反流误吸诊断多无困难。其常见的临床表现为:①有明确的呕吐或呃逆史,尤其是意识障碍、放置胃管和饱胃的患者;②口咽部可见胃内容物,喉镜下可见声门和气管内有胃内容物或口腔分泌物;③在气管插管位置正确、通气良好的情况下,仍出现低氧血症;④机械通气时出现气道压升高;⑤自主呼吸时出现呼吸急促、呼吸困难、呛咳、发绀或过度通气等;⑥出现支气管痉挛或喉痉挛;⑦出现肺部听诊异常,如散在性或局限性干啰音、湿啰音、哮鸣音等。以酸性胃内容物为主的误吸(Mendelson综合征)可出现"哮喘样综合征"的表现,误吸后迅速出现发绀、心动过速、支气管痉挛和呼吸困难,可逐渐进展为肺水肿,甚至急性呼吸窘迫综合征。

吸入性肺炎多出现在术后恢复期。常见症状为发热、寒战、胸痛、咳嗽、咳黄色脓痰,听诊肺内有湿啰音;同时伴有外周血白细胞总数、分类中性粒细胞增高。但是老年人可有不典型表现,如无寒战、发热、咳嗽,而以谵妄、意识障碍、跌倒、呼吸频率增快为初始的症状。此外,可能还有以下特点:①胸部 X 线片或肺 CT 常显示:上叶后段或下叶背段和后基底段新的浸润阴影。右肺比左肺更常见。②症状可轻可重,视吸入物的多少、性质而定,误吸后即可出现呼吸困难,呼吸频率快。但立即摄胸部 X 线片为阴性,24~48 小时后才出现浸润影。③血 C 反应蛋白,降钙素原增高。

三、诊断与鉴别诊断

误吸诊断多无困难,关注有无误吸的危险因素和证据即可作出诊断。临床医师在诊断老年患者吸入性肺炎时,除了要认识上述临床表现特点,还需结合患者的基础疾病,评估其是否存在患病的危险因素。此外,患者的饮食情况、精神及意识状态、是否长期卧床,以及血常规、血沉及肺部影像学检查,均可为老年吸入性肺炎化妆的诊断提供依据。另外,纤维支气管镜检查发现支气管内有食物残渣者,则更有说服力。鉴别诊断主要与气道梗阻、支气管痉挛、喉痉挛、肺栓塞、心功能障碍以及其他可导致肺顺应性降低的疾病相鉴别。

四、预防与治疗

发生反流误吸时如条件允许,放置头低位和侧卧位。尽量清理和吸引口咽部和气道。酌情考虑迅速加深麻醉,以便于暴露和清理口咽部和气道。气道清理前,尽量不采用正压通气,以免将气道内的异物送入远端气道。根据患者的意识状态、低氧血症和血流动力学变化的严重程度,迅速决策是否需要气管内插管。如需插管使用快速起效的肌松药,尽快完成气管内插管,过程中维持使用 Sellick 手法。气管导管内选用粗大的吸引管快速清理气道,继以纯氧机械通气,并采用保护性肺通气策略;放置粗大的鼻胃管吸引或引流出胃内容物,降低胃内压。酌情采用气管内冲洗或纤维支气管镜支气管灌洗。对于液体误吸,如单纯的胃酸误吸,多不主张进行灌洗,以免灌洗液将误吸的液体冲入远端气道而扩散和加重肺损伤。对于黏稠液体、颗粒或团块状物体的误吸,推荐尽早采用纤维支气管镜行气道内清理或灌洗,以尽量清除异物。吸入 100% 的氧气,以免出现低氧血症而加重损伤;酌情气管内或静脉给予支气管扩张剂。早期经验性地使用广谱抗生素,并根据细菌学检验结果及时适当调整;不推荐早期常规大剂量使用糖皮质激素。吸入性肺炎老年患者比年轻患者的治愈率低、死亡率高的重要原因是老年患者多合并多种基础疾病,加之老年人的各器官功能出现生理性退化,自身免疫力下降,导致老年吸入性肺炎患者易出现多器官功能衰竭等并发症。同时应该重视营养支持治疗,积极补充足够的热量、蛋白质、维生素,改善营养状态,提高老年患者机体的免疫力、抵抗力。

第三节　支气管痉挛与支气管哮喘

支气管痉挛是老年患者围手术麻醉期较为常见的并发症之一,即支气管平滑肌因各种原因出现的痉挛性收缩,导致通气阻力增加。支气管痉挛的典型临床表现为呼吸困难,以呼气性呼吸困难为主,如不进行及时治疗可能会导致缺氧和二氧化碳潴留,严重者可危及生命。支气管痉挛总体发生率为 0.6%~0.8%。支气管痉挛的发生可能与气道平滑肌功能异常、气道直径减小、自主神经支配异常、正常气道防御机制受损以及某些生化介质的释放有关。

一、常见原因

支气管哮喘为老年患者常见疾病,老年群体免疫功能比较弱,且容易出现冠心病、慢性心功能不全、高血压等相关疾病,在临床中常见的症状为咳嗽、气急等临床症状,一旦在围手术期发病,病情比较严重,还会出现病死的情况,对老年人的身体健康造成极大影响。

吸烟是呼吸系统并发症的危险因素,吸烟患者术中和术后支气管痉挛的发生率远高于不吸烟患者。长期吸烟的老年患者虽然术前可能并未达到支气管炎的诊断标准,但气道反应性增高,围手术期出现支气管痉挛的危险性较不吸烟患者升高 5~6 倍。而且术前任何时间戒烟都有利于围手术期的气道管理和呼吸系统并发症的降低,但理想的术前戒烟时间应在 8 周以上。

对于老年人,上呼吸道感染术后支气管痉挛、哮喘的发生率比正常患者高 2~7 倍,PACU 内非计划二次气管插管较其他患者高 3 倍。因此,对术前合并上呼吸道感染的老年患者择期手术应推迟到完全治愈后至少 2 周。对于体温高于 38℃、严重咳嗽咳痰等严重上呼吸道感染或肺部感染的老年患者,择期手术应推迟至完全治愈至少 4 周。

支气管哮喘患者术后发生支气管痉挛的风险与术前哮喘的控制情况紧密相关。近年来的研究和指南均认为,术前控制良好的哮喘患者,术后发生支气管痉挛的风险并无明显上升;而术前控制不佳的患者,风险则显著增加。无症状的哮喘患者术后发生严重支气管痉挛的概率很低,但术前 2 年内有哮喘发作史的患者,术后支气管痉挛的发生率则显著升高,且最后一次发作越接近围手术期的患者术后支气管痉挛的发生率也越高。

围手术期用药,如非选择性环氧化酶抑制剂可抑制环氧化酶(cyclooxygenase,COX)的产生进而导致前列腺素 E_2(PGE$_2$)的合成减少,PGE$_2$ 浓度的降低使其对肥大细胞的抑制作用减弱或消失,从而诱发支气管痉挛。因此一般认为在哮喘等气道高反应性的老年患者中使用非选择性环氧化酶抑制剂有诱发支气管痉挛风险,而选择性环氧化酶 -2(COX-2)抑制剂以往通常被认为是安全的。然而,近年来的研究表明

COX-1 和 COX-2 两种 COX 在生化性质上差别并不明显,两者功能上有很多重叠。选择性 COX-2 抑制剂虽在减少胃肠道反应方面具有优势,但其他方面的副作用与非选择性 COX 抑制剂相似,这也导致很多学者对于选择性 COX-2 抑制剂的风险 - 效益产生质疑。因此高反应性气道患者在使用选择性 COX-2 抑制剂时也应该谨慎。

阿曲库铵组胺释放作用已被大量临床和实验室研究证实,一般临床经验都认为针对支气管痉挛和哮喘的预防,应该谨慎使用阿曲库铵这类肌松药。季铵化合物一般都被认为是弱组胺释放剂。组胺浓度要超过基础水平的 200%~300%,同时含有组胺、前列腺素和其他血管活性物质的肥大细胞脱颗粒才会出现临床表现。

丙泊酚被认为具有直接舒张支气管平滑肌、降低气道阻力和改善通气的作用,但目前各类丙泊酚药物制剂中所含的大豆油和卵磷脂可能会增加过敏性疾病患者的气道阻力,并有可能诱发支气管痉挛。此外,硫喷妥钠抑制交感神经并增加迷走神经兴奋性,箭毒、吗啡和快速输注低分子右旋糖酐可以刺激肥大细胞释放组胺,从而可能导致支气管痉挛。

二、临床表现

呼吸困难是支气管痉挛发生时最典型的表现,自主呼吸时出现呼气性呼吸困难;机械通气时道压升高,表现为胸廓呼吸动度下降或消失。支气管咳喘大多发生于由外界因素刺激诱发的支气管痉挛,尤其是本身存在上呼吸道感染、支气管黏膜病变等气道高反应的患者。哮鸣音是支气管痉挛症状产生时的典型表现,同时也是听诊时主要收集的信息。但严重支气管痉挛情况常会出现呼吸暂停,即表现为呼吸音的停止(寂静肺)。

三、诊断与鉴别诊断

依据典型的临床表现,诊断多不困难。但应注意与以下多种急性疾病的鉴别,以免误诊或漏诊:①气管导管位置不当,如意外单肺通气、导管刺激隆突;②气管和 / 或气管导管阻塞;③间质性肺水肿;④张力性气胸;⑤反流误吸;⑥肺栓塞等。

四、预防与治疗

如因浅麻醉下刺激引起的支气管痉挛或使用了相关诱发支气管痉挛的高危药品,均应立即停止刺激和使用。立即改为纯氧手控呼吸。手控呼吸一方面可以动态评估呼吸顺应性的变化,另一方面也可以在患者肺总顺应性下降、呼吸时间显著延长的情况下,提供常规麻醉呼吸机难以达到的吸气流速。危急情况下,患者即使出现血压下降,也应适当加深麻醉。一般认为,强效吸入麻醉药浓度超过 1.5MAC 时,具有明确的防止和逆转支气管痉挛的作用。另外使用肌松药可有效降低因呛咳和呼吸对抗引起的气道压升高,有利于改善支气管痉挛。

拟肾上腺素能药物首选短效的 β_2 受体激动药如沙丁胺醇等进行气道内给药且药量要足够,其对支气管痉挛的治疗效果确切,可经口或气管导管喷入并反复多次使用。有研究显示,气管插管条件下,沙丁胺醇气雾剂 15 揿吸入可产生最佳效果,而 1 揿无效。尽管理论上静脉或肌肉内使用肾上腺素可迅速降低气道平滑肌张力,但用药后往往产生显著的血流动力学变化和快速性心律失常,因而用药须谨慎,尤其是对于有心血管疾病的老年患者。另外,吸入方式给药与静脉方式同样有效,且副作用较小,对急性支气管痉挛的治疗相对安全,尤其适用于哮喘患者。当患者出现严重的支气管痉挛,特别是出现"寂静肺"时,静脉注射小剂量(25~100μg)肾上腺素往往可迅速起效。严重的支气管痉挛还可用异丙肾上腺素、特布他林,以吸入给药途经最佳,效果好,不良反应小。

氨茶碱能使支气管平滑肌松弛,并抑制组胺释放,促进肾上腺素合成及释放内源性儿茶酚胺,是哮喘患者维持治疗的标准用药。但对急性支气管痉挛的作用已备受质疑,其安全剂量范围较窄,在达到最大作用剂量前可能会出现中毒反应。同时,在围手术期应用时,可能与吸入麻醉药或拟交感类药物产生相互作用,而增加副作用发生的风险。因此,虽然尚无明确的循证医学证据支持,但目前多数已不主张将其作为围手术期急性支气管痉挛的一线治疗用药。

糖皮质激素可提高 β 受体兴奋性,抑制支气管腺体黏多糖的合成,减少黏痰分泌,减轻气道高反应性,改善通气功能。同时有稳定细胞膜的作用,减少肥大细胞进一步释放组胺。静脉常用药品氢化可的松、地塞米松、甲泼尼龙。需要指出的是吸入途径给予激素对急性支气管痉挛的治疗几乎无效。

抗胆碱能药静脉、肌肉或吸入方式给药后的起效时间较慢,因而用于支气管痉挛的预防作用优于治疗作用。阿托品因其全身用药心血管副作用明显,多不用于老年支气管痉挛的治疗。常用异丙托溴铵气雾剂进行吸入治疗。作为一种选择性的抗胆碱能药物,盐酸戊乙奎醚静脉注射对支气管痉挛的预防作用已被普遍接受,且心血管副作用较阿托品明显减少,但用于急性支气管痉挛的治疗作用仍需进一步研究。

各类吸入麻醉药在其临床使用浓度下即有明显的舒张支气管、降低气道反应性的作用,被广泛推荐用于哮喘患者的全身麻醉中。但对于已经出现的支气管痉挛效果较差,这主要是由于支气管痉挛导致通气减少,进而吸入麻醉药吸入骤减,难以发挥其舒张支气管的作用。

氯胺酮能抑制迷走神经和兴奋交感神经,间接松弛支气管平滑肌,已经被广泛应用于哮喘持续状态和支气管痉挛的治疗。近年的研究发现雾化吸入氯胺酮对气道有明显的保护作用,为其在临床中的运用提供了更广阔的空间。

以利多卡因为代表的各类局部麻醉药,用于雾化吸入或者气管内给药可以显著降低气道高反应性,机制是通过阻断迷走神经传入纤维进而舒张气管平滑肌。因此对于具有支气管痉挛高危风险的患者可以通过雾化吸入或者气管内喷洒局部麻醉药进行积极预防。

由于麻醉呼吸机呼吸环路的可压缩容量较大,在气道阻力明显增加时难以保证患者获得足够的通气,且最大工作压力一般难以超过 60~70cmH$_2$O。而重症监护室(ICU)专用呼吸机的工作压力可高达 120cmH$_2$O,且呼吸环路的可压缩容量较低,呼吸模式的调节也更灵活多样。严重支气管痉挛患者在换用 ICU 专用呼吸机后通气和氧合功能可明显改善,内源性呼气末正压(PEEP)降低,并且还有利于循环功能的改善。

第四节　急性肺水肿

急性肺水肿是由各种原因引起肺间质及肺泡内液体积聚导致呼吸困难的常见临床急症,具有起病急、进展快、抢救难度大、预后差等特点。高龄患者呼吸肌功能下降,呼吸运动减弱,通常合并多种长期慢性病、多器官功能障碍等,对应激损伤的调节能力差,因此,加强对高龄患者围手术期管理显得尤为重要。急性心源性肺水肿(acute cardiogenic pulmonary edema,ACPE)引起的肺水肿在老年患者围手术期发病率较高,以下重点阐述。

一、常见原因

ACPE 是急性心力衰竭的一种严重的表现形式。急性心力衰竭(acute heart failure,AHF)是一种临床综合征,特点是呼吸困难、乏力发病和进展迅速。通常有液体负荷过重。临床以急性左心衰竭最为多见,急性右心衰竭较少见。急性心力衰竭的典型表现是急性失代偿性心力衰竭(acute decompensated heart failure,ADHF),可为新发或继发于慢性心力衰竭(chronic heart failure,CHF)。在欧洲一项心衰调查的急性心力衰竭住院患者中,37% 患者为新发的 AHF,16% 患者有急性肺水肿。ACPE 肺毛细血管静水压通常明显增高,肺水肿的发生分为两个阶段:间质性肺水肿和肺泡性肺水肿。间质性肺水肿发生在跨壁动脉压在 15~25mmHg 时,过多的液体首先聚集在支气管血管周围间质间隙,该处可容纳 300~400mL 液体,早期导致段或亚段血管边界不清,支气管血管束周围间隙轻度增大和胸腔积液。如果血管外液体的量持续增加,水肿将向中央迁移,血管边界进一步模糊,最初在肺叶水平,晚期达肺门。此时,肺野透过度明显减低,周围小血管显示不清。支气管周围套袖征变得非常明显,尤其是在肺门区,随着透壁压力增高超过 25mmHg,血管外部分液体引流达到最大限度,进入第二阶段(肺泡充盈),导致肺泡腔内的肺水肿迅速扩展,出现细小结节或腺泡样密度增高影,并融合为明显的实变。

二、临床表现

(一)肺间质水肿期

1. **症状** 患者常感到胸闷,恐惧,咳嗽,有呼吸困难。

2. **体征** 面色苍白、呼吸急速、心动过速、血压升高,可闻及哮鸣音。

(二)肺泡水肿期

1. **症状** 患者面色更苍白,更觉呼吸困难,出冷汗等。

2. **体征** 口唇、甲床发绀,涌出大量粉红色泡沫痰,全麻患者可表现呼吸道阻力增加和发绀,经气管导管喷出大量粉红色泡沫痰;双肺听诊:满肺湿啰音,血压下降。

三、诊断与鉴别诊断

急性肺水肿分类及诊断临床上通常将其分为心源性肺水肿(cardiogenic pulmonary edema,CPE)和非心源性肺水肿(noncardiogenic pulmonary edema,NCPE)两大类,两者临床表现相似,但发病机制不同,两者之间鉴别十分重要(表 44-1)。

表 44-1 心源性肺水肿和非心源性肺水肿的鉴别

	心源性肺水肿	非心源性肺水肿
急性心脏事件病史	有	一般无
体格检查		
末梢灌注	末梢发凉	末梢温暖
S3 奔马律	有	无
颈静脉怒张	有(伴心衰时)	无
啰音	湿啰音	干啰音为主
潜在性非心脏疾病	无	有
实验室检查		
心电图	心肌梗死变化等	正常或非特异性改变
胸部 X 线片	血流肺门周围	血流周围分布
肺毛细血管压力	大于 18mmHg	小于 18mmHg
肺内分流量	小	大
血清 B 型钠尿肽	大于 100μg/mL	小于 100μg/mL

四、预防与治疗

在抢救治疗上突出"急"字,要"及时、准确、系统",并有整体观念;氧疗的目标是尽量保持患者的 SaO_2 在 95%~98%,无创通气(CPAP/BiPAP)能更有效地改善肺水肿患者的氧合,降低呼吸做功,减轻症状,减少气管插管的概率,降低死亡率。强效利尿剂(袢利尿剂)是抢救 ACPE 改善急性血流动力学紊乱的基石,及时(<2 分钟)静脉推注在尚未出现尿量增加的情况下,可先起到扩张血管、降低肺动脉楔压的作用,能够有效的改善患者的症状,用药剂量及方法根据病情而定。吗啡有强大的镇静作用,能够轻度扩张静脉和动脉,并减慢心率,对意识清醒、极度呼吸困难者,及早静脉给予小剂量吗啡,常有意想不到的效果。硝普钠是一种速效和短时间作用的血管扩张剂,是标准的一氧化氮(NO)供体,后者是调节心血管和血流最关键的信号分子,具有很强的舒血管功能;调节心血管系统、神经系统和免疫系统,具有抗血小板聚集、抑制血管平滑肌增生、调节血管张力、稳定循环容积等作用,应用于收缩压>100mmHg,对 ACPE 低灌注状态,改善组织微循环,恢复组织血氧饱和度,有较好的效果。血流动力学的迅速稳定至关重要,避免或限制进一步的心肌损害,对于 ACPE 合并快速性心房纤颤者立即同步电复律可挽救生命,常规药物治疗有可能贻误时机,导致灾难性后果;对急性心肌梗死早期合并肺水肿应及时行主动脉内球囊反搏(IABP)配合药物治疗,为血管重建治疗创造条件。

此外应迅速明确病因或诱因,同时想到老年患者系统疾病较多应与其他原因导致的肺水肿相鉴别:成人呼吸窘迫综合征、高原性肺水肿、神经源性肺水肿、电复律后肺水肿等。对于高血压引起的 ACPE,降压治疗是关键。对于急性冠脉综合征引起的 ACPE,血运重建最重要。对于一时无法明确病因的患者,先减轻症状。ACPE 伴有甲亢危象时,应抑制甲状腺素的合成及释放。有感染征象者,抗感染治疗。糖尿病伴有 ACPE 时,暂时停用口服的降糖药,通过滴定短效胰岛素控制血糖等。总之,ACPE 早期紧急治疗期,快速有效缓解症状,避免或限制进一步的心肌损伤,才能有望逐渐过渡到临床稳定期,而且应根据病因制订不同的治疗方案,并坚持长期的神经内分泌拮抗剂的治疗。对于不能耐受血管紧张素转换酶抑制剂患者,可给予血管紧张素 II 受体阻滞剂、β 受体阻滞剂、醛固酮受体拮抗剂等。最后,如有必要可实施机械辅助治疗如 IABP、体外膜氧合(ECMO)以及置入心室辅助装置(VAD)等。

第五节　急性呼吸窘迫综合征

急性呼吸窘迫综合征(acute respiratory distress syndrome,ARDS)是在严重脓毒症、休克、创伤及烧伤等疾病过程中,肺毛细血管内皮细胞和肺泡上皮细胞炎症性损伤造成弥漫性肺泡损伤,导致的急性呼吸功能不全或衰竭。随着年龄增长,老年人机体的生理、免疫及器官功能逐渐下降,在某些机体内外不良因素影响下,更易发病。与年轻人相比,老年 ARDS 有其特有表现,具有脆弱性、特殊性、高危性等特征。

一、常见原因

病理解剖学研究发现老年人随年龄的增加,胸廓硬度增加,肺顺应性减低,呼吸肌力量减弱,导致咳嗽反射减弱,同时支气管纤毛活动减退、无效腔增大,呼吸道防御功能减低,容易发生呼吸道感染且不易控制,且老年人呼吸道局部分泌 IgA 和 T 淋巴细胞数量减少,使得免疫功能减低,一旦发生肺内感染,容易进展至 ARDS,故老年人是 ARDS 的高危人群。

二、临床表现

老年 ARDS 的临床表现特点为发病迅速,病情难以控制,呼吸窘迫,顽固性低氧血症,无效腔/潮气量比值增加。与年轻人相比,由于呼吸肌力下降、反应迟钝等原因,呼吸窘迫表现往往不典型,有时仅有呼吸浅快而缺乏鼻翼扇动、三凹征、大呼吸等表现,又或者以非特异性临床表现为主。老年人清除呼吸道异物的能力减弱,运动少,卧床时间多,在重力作用下分泌物聚集在肺底部,故老年 ARDS 时 X 线表现为肺部小片状、斑点状、条索状阴影,且病变以两肺下叶多见。

老年人往往存在冠心病、高血压病、慢性阻塞性肺疾病(COPD)、脑血管病等多种基础疾病,免疫功能降低,对应激的抵御能力差。在患 ARDS 时易并发水电解质和酸碱平衡失调、心及肾功能不全、血栓和栓塞、应激性溃疡等并发症。另外,老年人脏器功能随着年龄的增长而减退,代偿能力降低,适应能力减弱,机体自愈性下降,在疾病和应激状态下则易并发多器官功能障碍综合征(MODS),使病死率大大增加,研究显示 65 岁以上老年患者病死率高达 51.9%。

三、诊断与鉴别诊断

至今由于缺乏特异的检测指标,给早期诊断带来困难。凡有可能引起 ARDS 的各种基础疾病或诱因,一旦出现呼吸改变或血气异常,均应警惕有 ARDS 发生的可能。建立诊断需综合临床、实验室及辅助检查,必要的动态随访观察,并排除类似表现的其他疾病。为疾病统计和科研需要,必须依据确定的诊断标准。历年来曾有各家提出的各种诊断标准,差别甚大。欧美学者在 1992 年分别在美国和欧洲的学术会议上商讨、1992 年同年提出并在 1994 年各种杂志发表的关于急性肺损伤(ALI)和 ARDS 定义和诊断标准,最近在我国被广泛介绍和推荐。

ARDS 诊断标准:

除规定 $PaO_2/FiO_2 \leqslant 26.7kPa$(200mmHg)外,其余指标与 ALI 相同。

1. 有诱发 ARDS 的原发病因。

2. 先兆期 ARDS 的诊断应具备下述 5 项中的 3 项:①呼吸频率 20~25 次/min;②(FiO₂ 0.21)PaO_2 ≤ 70mmHg 且 > 60mmHg;③ PaO_2/FiO_2 ≥ 300mmHg;④ $PA\text{-}aO_2$(FiO₂ 0.21)为 25~50mmHg;⑤胸部 X 线片正常。

3. 早期 ARDS 的诊断应具备 6 项中 3 项:①呼吸频率 > 28 次/min;②(FiO₂ 0.21)PaO_2 ≤ 60mmHg 且 > 50mmHg;③ $PaCO_2$ < 35mmHg;④ PaO_2/FiO_2 ≤ 300mmHg,> 200mmHg;⑤(FiO₂ 1.0)$PA\text{-}aO_2$ > 100mmHg 且 < 200mmHg;⑥胸部 X 线片示肺泡无实变或实变 ≤ 1/2 肺野。

4. 晚期 ARDS 的诊断应具备下述 6 项中 3 项:①呼吸窘迫,频率 > 28 次/min;②(FiO₂ 0.21)PaO_2 ≤ 50mmHg;③ $PaCO_2$ > 45mmHg;④ PaO_2/FiO_2 ≤ 200mmHg;⑤(FiO₂ 1.0)$PA\text{-}aO_2$ > 200mmHg;⑥胸部 X 线片示肺泡实变 ≥ 1/2 肺野。

ARDS 须与大片肺不张、自发性气胸、上呼吸气道阻塞、急性肺栓塞和心源性肺水肿相鉴别,通过询问病史、体检和胸部 X 线检查等可作出鉴别。心源性肺水肿患者卧位时呼吸困难加重。咳粉红色泡沫样痰,双肺底有湿啰音,对强心、利尿等治疗效果较好;若有困难,可通过测定肺动脉楔压、超声心动图检查来鉴别。

四、预防与治疗

在治疗上面首先要制订针对性的通气策略,目前认为有效且能降低病死率的手段为小潮气量肺保护性通气。PEEP 是呼气末对抗肺泡去复张的压力,故建议在肺复张使萎陷肺泡开放后设置 PEEP。过高的 PEEP

会造成气压伤和容积伤,选择合适的 PEEP 是维持肺泡开放的关键。有文献报道,根据压力 - 容积曲线吸气支低位转折点设置 PEEP 能够减少气压伤,增加脱机率,提高 28 天生存率。此外,研究显示俯卧位通气可明显改善 ARDS 患者的氧合,当患者氧合指数低于 100mmHg 时,俯卧位通气可提高患者的生存率。ECMO 是通过体外氧合器进行长时间体外循环,代替或部分代替心肺功能的支持治疗手段。应用 ECMO 可有效提高部分重度 ARDS 患者的生存率。尤其是在此次新冠病毒感染救治过程中,ECMO 业已成为治疗老年重度 ARDS 患者的重要选择,其在改善氧合的同时,有利于肺的休息和修复,可改善临床进程及患者的预后。

老年 ARDS 药物治疗手段与年轻人大致相同,但由于其机体内环境稳定性逐渐衰退,药物在体内的吸收、转运、分解、排泄功能降低,因此老年 ARDS 药物治疗又存在其特殊性。

目前应用于老年 ARDS 治疗的抗炎药物有糖皮质激素、他汀类药物等。尽管尚无直接针对老年 ARDS 患者激素应用的循证证据,但有文献报道早期应用小剂量激素可能对老年 ARDS 有益。他汀类药物除调脂作用外,目前认为其还具有强有力的抗炎和免疫调理作用,能够抑制多种炎症因子的表达和下调多种血清炎症标志物,对炎症反应过程各阶段均有抑制作用。一项回顾性研究表明,在年龄为 70 岁左右的老年人群中,提前应用他汀类药物能改善脓毒症及肺炎患者生存率。

尽早应用祛痰药物降低痰液黏度,增加痰清除。值得警惕的是,分别由英国和美国主持的两个大规模多中心随机对照双盲试验显示静脉和雾化吸入 β_2 受体激动剂不但无益,并且有可能有害而且试验皆被提前终止。由于老年人多伴有高血压、冠心病等心血管疾病,而 β_2 受体激动剂常见不良反应包括心动过速、心律不齐、高血压等,故 β_2 受体激动剂不宜用于老年 ARDS 的治疗。

老年 ARDS 时,机体处于高分解代谢状态,表现为静息能量消耗的增加和蛋白质分解增强,再加上老年人平时进食量减少,消化吸收功能减退,故老年 ARDS 时应早期补充营养。相对于肠外营养,现在更支持肠内营养。研究显示,ARDS 患者进行早期肠内营养可以使正氮平衡增加及最大吸气负压明显升高,降低病死率。

治疗 ARDS 的方法很多,但始终无法降低其病死率。目前较为有前景的研究主要致力于两方面,即基因治疗和间充质干细胞移植。目前对于 ARDS 基因治疗的研究,主要通过使用病毒和非病毒载体,影响肺组织基因的转录和表达,尽管已取得了一定成功,但把这项技术应用于临床还有很长的路要走。近年来随着干细胞工程学的发展,骨髓间充质干细胞作为一种理想的组织修复来源,在 ARDS 治疗中的应用受到越来越多的关注,骨髓间充质干细胞可以在微环境的刺激下归巢至肺脏并长期定植,完成细胞补充或修复,这可能为 ARDS 的治疗开辟一条新的途径。

第六节　气　　胸

大多数的围手术期老年气胸患者合并有 COPD、肺结核等肺部基础疾病以及存在长期大量吸烟习惯,导致肺组织发生不同程度的肺气肿、肺大疱、肺纤维化等改变,使得肺功能、肺组织弹性及自我修复能力相应降低,造成该人群患者接受单纯胸腔闭式引流术治疗所需时间长,且具有较高的复发率,形成顽固性气胸比例大;因此,应该在病程早期积极采取措施进行干预,以缩短病程、减少复发次数,从而达到降低治疗费用的目的。

一、常见原因

近年来随着腹腔镜手术技术的不断普及,术中"意外"出现气胸的报道不断增加。其原因主要与以下解剖和病理因素有关：①部分患者腹腔、胸腔和心包腔之间残存有胚胎发育时的潜在通道，这种通道可能因腔镜术中气腹压力的增大而重新开放。气体通过缺损的膈肌或食管周围和主动脉裂孔等薄弱部位进入胸腔而产生气胸。②术中食管-胃连接部的胸膜撕裂也是气胸发生的可能原因，如修补食管裂孔疝的胃底折叠术。由于腔镜术中气腹正压的存在，这类气胸患者极易发展成张力性和/或纵隔气肿。因胸腹膜之间潜在的通道重新开放而引起的气胸多发生于右侧，而并发于胃底折叠术的气胸多见于左侧。③术中使用的弥散性较强的气体，如 N_2O 和 CO_2 等，也可引起气胸。但这类气胸患者的症状多不明显，在无明确肺部损伤的情况下，气腹结束后 30~60 分钟内多可自行恢复而不需要特殊处理。

二、临床表现

老年气胸患者具有以下的临床特点：①男性患者明显多于女性患者，男女患病比例达 12∶1；②大部分患者有长期大量吸烟史；③发病时多无明确的诱因；④ COPD、肺结核作为继发性气胸的最常见的病因；⑤胸部影像学资料显示大多数患者肺组织存在不同程度的肺气肿、肺纤维化改变，发生肺大疱改变者达 75.77%；⑥保守治疗失败率高，大部分患者需积极干预，接受内科保守治疗具有较高的复发率及失败率；⑦结合相关研究数据显示：相对于青壮年气胸患者，老年患者发病时以胸闷、呼吸困难等缺氧症状较为明显，而胸痛症状相对轻微，置管后持续漏气时间长，发生顽固性气胸的比例大。

三、诊断与鉴别诊断

老年患者临床症状多不典型，以胸闷、呼吸困难等缺氧症状较为明显，而胸痛症状相对轻微。体格检查，患侧视诊胸壁呼吸活动度减小，触诊时嘱患者发"一"的声音，患侧语颤较弱，叩诊时患侧胸壁出现鼓音，听诊过程中患侧呼吸音较正常呼吸音减弱。若患者同时还出现呼吸急促、心率快、血压低、患侧肋间隙增宽、皮下气肿等症状提示张力性气胸可能。通过胸部 CT 或胸部 DR 检查结果，根据肺脏被压缩程度分为 3 个等级：①少量的气胸影像学检查提示肺脏被压缩程度<30%；②中等量的气胸影像学检查提示肺脏压缩程度大于 30%，小于 50%；③大量的气胸影像学提示肺脏压缩程度超过 50%。

四、预防与治疗

气胸的紧急处理原则包括：适当排气，以解除胸膜腔积气对呼吸循环的影响，使肺尽早复张；同时积极治疗并发症和原发病。是否所有气胸患者术中均应紧急行胸腔排气一直存在争议。对于手术开始前（包括麻醉诱导后）诊断的气胸患者，无论是否为张力性气胸，为避免机械通气后病情的恶化，一般均需放置胸管引流。而对于术中发生的对呼吸循环功能影响较小的非张力性气胸患者，在手术尚在进行的过程中即强求暴露患者的完整胸部进行操作可能并不合理，但需密切监测患者的循环功能、氧合功能和呼吸力学等，并做好紧急胸腔排气的准备，以防病情迅速加重。

紧急处理的措施主要如下：①使用 N_2O 复合麻醉的患者，应立即停用 N_2O，以免增加胸膜腔内积气的容量。②胸腔穿刺排气，常用 10mL 或 20mL 注射器连接 23G 针头进行穿刺，注射器中保留约 3mL 液体。平卧位下，穿刺部位首选锁骨中线第 2~3 肋间，边进针边轻轻回抽。当回抽可见注射器内出现成串的细小气泡时，往往并不意味着穿刺成功。其原因可能是穿刺针与注射器的连接过松，或穿刺针已刺入了肺组织。当注射器内出现较大的气泡时（约 0.5mL 大小的气泡），才意味着穿刺针正确定位。亦可使用静脉置管用套管针进行穿刺，突破壁层胸膜后将穿刺针内芯取出，这样可能减少损伤肺组织的风险。如首选穿刺部位不适合穿刺时（如有感染或烧伤），可于第 2~3 肋间或第 4~5 肋间的腋前线进行穿刺。③胸腔闭式引流，置管部位同胸腔穿刺，通常该操作由胸外科等专科医师进行。④对症支持治疗包括充分氧疗、呼吸支持循环支持、镇痛镇咳、预防感染等。

第七节 急性肺栓塞

肺栓塞是以各种栓子阻塞肺动脉或其分支为其发病原因的一组疾病或临床综合征的总称,包括肺血栓栓塞症、脂肪栓塞综合征、羊水栓塞、空气栓塞、肿瘤栓塞等,其中 99% 的栓子为血栓。通常所称的肺栓塞指的即是急性肺动脉栓塞(acute pulmonary embolism,APE),指肺动脉或其分支由来自静脉系统或右心的血栓栓子阻塞所导致的急性临床综合征,主要病理特征和临床表现是肺循环和呼吸功能障碍。急性肺栓塞具有发病率高、误诊率高、死亡率高的临床特点,是临床常见的呼吸系统危重症,有统计研究显示目前肺栓塞发病率排列第三仅次于冠心病及高血压。

目前我国正处于老龄化社会,急性肺栓塞在老年人中的发病率较高。国外研究表明急性肺栓塞发生的平均年龄是 62 岁,65% 以上的肺栓塞患者年龄在 60 岁以上。国内研究显示 70 岁以下肺栓塞的病死率仅为 5.5%,而 70 岁以上肺栓塞的病死率高至 19.0%。故高龄在静脉血栓和肺栓塞中是一个危险因素。美国有关的流行病学资料显示每年急性肺栓塞在 65~69 岁的老年人群中患病率为 120/10 万,而在 85 岁以上的老年人群患病率为 700/10 万。国内协和医院的病例资料显示,老年组(≥60 岁)急性肺栓塞的患病率为 0.30%,非老年组(<60 岁)急性肺栓塞的患病率较低为 0.17%。

一、常见原因

老年人肺栓塞的危险因素包括任何导致静脉血液瘀滞、静脉系统内皮损伤和血液高凝状态(Virchow三联症)。常见危险因素包括:①外伤及手术;②基础心肺疾病、恶性肿瘤等;③长期卧床、肢体制动;④静脉功能不全、血液黏滞性高;⑤高龄、肥胖、吸烟等。其中下肢深静脉血栓是老年患者围手术期发生急性肺栓塞的重要危险因素。

二、临床表现

老年人反应较迟钝,表现不典型,易导致肺栓塞误诊、漏诊。常见有呼吸困难、咳嗽、心悸、焦虑、心动过速等临床表现,而胸痛、咯血则少见。老年人多患有慢性肺病、冠心病或心脏瓣膜病等基础疾病,更易发生肺动脉高压。由于临床表现、实验室和其他检查结果通常不具有特异性,使得老年人肺栓塞诊断变得困难。文献显示急性肺栓塞的误诊率和漏诊率较高可高达 70%,生前确诊率仅为 30%,最常见是被误诊冠心病和肺炎。胸部 X 线检查对于确诊或排除肺栓塞的诊断不具特异性;老年人肺栓塞的心电图不特异,典型表现 S_I 加深、出现 Q_{II}、T_{III} 倒置少见。由于年龄和基础心肺疾病,动脉血气改变在老年人群中更无特异性。D- 二聚体对肺血栓栓塞有很高的敏感性和排除诊断价值,但特异性低。老年患者多合并心肺疾病,因此通气 / 灌注显像扫描诊断价值有限。

由于急性肺栓塞的临床表现及实验室检查缺乏特异性,尤其是老年人多缺少临床表现,而一般确诊需行 CT 肺动脉造影检查,部分基层医院无此检查,不利于早期诊断治疗。故要早期诊断时需采用医院能实施且患者经济能耐受的方法,对患有肺栓塞的风险进行评估,再确定行何种检查。肺栓塞的类型不同,其早期死亡风险及预后就不同,以下是肺栓塞的分类。

急性肺栓塞曾分型为:①大面积肺栓塞:有休克和低血压表现(即收缩压<90mmHg 或较平时血压下降≥40mmHg);②非大面积肺栓塞:未出现休克和低血压表现表现,其中出现右心功能不全的临床表现或心脏超声提示右室运动减退(右室前壁运动幅度<5mm)。

2008 年欧洲心脏病学会根据肺栓塞患者的早期死亡风险,对肺栓塞进行了分类:①高危肺栓塞,即出现血流动力学不稳定;②非高危肺栓塞,即血流动力学尚稳定。

三、诊断与鉴别诊断

老年人的急性肺栓塞表现较非老年人急性肺栓塞不明显,早期诊断急性肺栓塞比较困难,预后差。诊断急性肺栓塞的检查措施主要包括 D- 二聚体检测、超声、CT 成像和肺通气 / 灌注扫描、肺动脉造影等。对于忽然出现的气急、胸痛伴 / 不伴血流动力学不稳的患者,要考虑急性肺栓塞的可能,进一步行各项辅助检查以明确诊断。

急性肺栓塞常见的心电图变化包括肺性 P 波、右束支传导阻滞、电轴右偏和室上性心律不齐,常常为一过性变化,观察其动态演变对诊断有帮助。无肺梗死者胸部 X 线可正常或栓塞区域的肺血管纹理减少。肺梗死者胸部 X 线常表现为肺外周浸润性病灶,常涉及肋膈角、患侧横膈升高和胸腔积液。肺门部肺动脉、上腔静脉和奇静脉扩张,提示肺动脉高压和右心室受损。

D- 二聚体的检测对静脉血栓的诊断有很高的敏感性,但特异性较低。若 D- 二聚体检测阴性,则可排除肺栓塞或深静脉血栓。超声心动图检查发现新出现的右室负荷增重或右室功能不全,应该考虑肺栓塞的诊断。多排 CT 扫描可单独用于排除肺栓塞患者,而对于临床上肺栓塞可能性较小且单排 CT 扫描阴性的急性肺栓塞患者,必须同时行超声检查予以排除。肺灌注扫描正常可较为准确地排除威胁生命的肺栓塞。相反,一处或多处楔形扫描缺损,尤其呈肺段、叶分布,高度提示血管阻塞。急性气道疾病,包括哮喘和 COPD,可以产生灶性灌注缺损,但往往伴有相应的肺通气扫描缺损。

肺动脉造影检查可直接发现血栓,是最具确诊价值的检查。对未能确诊而急需解决者,应作此项检查。诊断急性肺栓塞的两项主要标准是肺动脉分支的动脉内充盈缺损和完全阻塞(突然截断)。其他较常见的表现包括肺动脉分支部分阻塞、狭窄,近端管腔增大而远端管腔缩小,区域性血流量减少,以及在动脉显影后期(静脉相)动脉近端部分造影剂持续滞留。但这些表现的诊断价值较前述两项主要标准为较差。存在动脉阻塞的肺段,出现或不出现造影剂充盈静脉的时间延迟。

其他确定是否存在髂股静脉栓塞性疾病的诊断性检查,有助于肺栓塞的诊断,尤其是经抗凝治疗后仍有复发栓塞征象者或抗凝治疗有禁忌而需考虑下腔静脉阻断手术者。

鉴别诊断:

1. 急性心肌梗死 急性心肌梗死也会出现胸痛、休克、气急、晕厥等症状。典型的肺栓塞应该与心肌梗死不难鉴别。但是肺栓塞有时候也会引起心肌缺血引起类似心绞痛的症状,心电图胸前导联也可出现 ST 段改变和 T 波倒置,心肌损伤指标也会升高,容易被误诊为心肌梗死。进一步 CT 动脉造影、肺灌注扫描,或者有创肺动脉或者冠脉造影能够确诊。

2. 急性心脏压塞 急性心脏压塞见于心包积液急剧增加时,主要表现为循环衰竭,心腔压力增高,心室舒张受限,心输出量下降。临床表现为低血压、呼吸困难、发绀、颈静脉怒张、奇脉等。心包 B 超探查能够确诊,进一步心包穿刺术可以穿出液体,明确诊断,缓解症状。

3. 其他 急性肺栓塞临床表现轻重不一,且均不特异,需要与其他引起气促的心肺疾病(如冠心病、风心病、先天性心血管病、感染性心内膜炎、哮喘、肺炎、支气管扩张、肺结核等)和其他引起晕厥的疾病(如脑血管病、右房黏液瘤、肿瘤、癫痫等)鉴别。

四、预防与治疗

治疗原则:①度过危急期;②缩小或消除血栓;③缓解栓塞引起的心肺功能紊乱;④防止肺栓塞再发。根据危险度分层、基础疾病、各种疗法的适应证及禁忌证,以及年龄等因素,综合考虑制订治疗方案,如一般治疗、单纯抗凝治疗、溶栓加抗凝治疗、介入治疗及外科治疗等。

高危肺栓塞：立即进行普通肝素初始抗凝治疗；纠正体循环低血压以预防右心衰竭的进展及降低肺栓塞的病死率；合并低血压的肺栓塞患者推荐使用血管加压药；低心排血量、血压正常者可使用多巴酚丁胺及多巴胺，不推荐大量扩容；低氧血症患者应进行氧疗；如无溶栓禁忌应选择溶栓治疗；溶栓禁忌或溶栓失败者可考虑行外科取栓术或选择导管取栓、碎栓术。有研究证实了小剂量尿激酶治疗老年急性非大面积肺栓塞疗效优于单纯抗凝。

常用的溶栓药物有尿激酶（UK）、链激酶（SK）及重组组织型纤溶酶原激活物（rt-PA）。溶栓疗法主要用于 2 周以内的新鲜血栓栓塞（包括新的复发性血栓栓塞）。溶栓治疗的绝对禁忌证有：活动性出血性疾病，2 个月内的颅内出血；相对禁忌证有：10 天内的外科大手术，近期严重胃肠道出血、肝衰竭、肾衰竭、严重创伤、高血压（收缩压 ≥ 180mmHg，舒张压 ≥ 110mmHg）、心肺复苏、左心房血栓、感染性心内膜炎、出血性疾病、糖尿病出血性视网膜炎等。

溶栓治疗的具体方案：① UK：4 400IU/kg 静脉负荷量 10 分钟，继以 4 400IU/（kg·h）维持 12~24 小时，另可考虑 2 小时溶栓方案：20 000IU/kg 持续静脉滴注 2 小时。② SK：25 万 IU 静脉负荷，给药时间 30 分钟，继以 10 万 IU/h 维持 12~24 小时；快速给药：150 万 IU 静脉滴注 2 小时。③ rt-PA：50~100mg 静脉滴注 2 小时或 0.6mg/kg 静脉滴注 15 分钟（最大剂量 50mg）。

抗凝治疗在急性肺栓塞治疗中具有重要作用：

1. 初始抗凝治疗　目的减少死亡及再发栓塞事件。快速抗凝：采用静脉普通肝素、皮下注射低分子量肝素或皮下注射磺达肝癸钠。溶栓治疗后 4~6 小时检测凝血活酶时间（APTT），若检测值小于正常的 1.5 倍可应用。应用静脉普通肝素，则先从 80U/kg 静脉负荷，然后以 18U/（kg·h）静脉滴注。随后肝素的剂量应根据 APTT 结果来调整，使 APTT 维持在正常对照的 1.5~2.5 倍。低分子量肝素治疗静脉血栓栓塞的疗效至少不低于普通肝素，而安全性则优于普通肝素。常用方法：一般按体质量给药，如纳屈肝素钙、依诺肝素钠 1mg/kg 皮下注射，每 12 小时 1 次，连续 7~10 天。其禁忌证与溶栓治疗基本相同。

2. 长期抗凝治疗　急性肺栓塞患者长期抗凝治疗的目的是预防致死性及非致死性静脉血栓栓塞事件。应用华法林，与肝素重叠 3~5 天后，停用肝素。华法林首次剂量通常为 3.0mg，以后根据国际标准化比值（INR）调整剂量。华法林主要副作用是出血，应 INR 维持在 2~3。一般需抗凝治疗 3~6 个月。对于再发肺栓塞、静脉血栓栓塞危险因素长期存在的患者，应长期抗凝治疗。抗凝治疗基本无年龄限制，但高龄患者易发出血，抗凝治疗应谨慎。

介入治疗已应用于急性肺栓塞，主要包括血栓消融、心导管碎栓和/或肺动脉内局部溶栓、取栓等，目前多为介入与局部溶栓联合应用。急性肺栓塞介入治疗的适应证主要包括：①急性重症伴循环衰竭、休克、甚或昏迷的患者；② 溶栓或抗凝治疗禁忌或无效的患者；③其他，如高龄（>70 岁）等溶栓、抗凝风险较大的患者。

ECMO 作为一种其他治疗手段无效时的危重休克患者的桥接支持手段，其使用复杂、成本高，且成功率较低，因而限制了其临床应用，多作为一种危重患者静脉溶栓治疗起效前、取栓术前或术后稳定患者状态的一种支持措施。

（高 巨）

参考文献

［1］CHAUDHURI D, GRANTON D, WANG DX, et al. High-Flow Nasal Cannula in the Immediate Postoperative Period: A Systematic Review and Meta-analysis [J]. Chest, 2020, 158 (5): 1934-1946.

［2］CHUNG F, WASEEM R, WANG CY, et al. Preoperative oximetry-derived hypoxemia predicts postoperative cardiovascular events in surgical patients with unrecognized obstructive sleep apnea [J]. J Clin Anesth, 2022, 78: 110653.

［3］FRANK BS, KHAILOVA L, SILVEIRA L, et al. Increased Circulating Endothelin 1 Is Associated With Postoperative Hypoxemia in Infants With Single-Ventricle Heart Disease Undergoing Superior Cavopulmonary Anastomosis [J]. J Am Heart Assoc, 2022, 11 (6): e024007.

［4］JUNG D, GUSTI V, VAGHADIA H. Novel application of AIRVO™ 2 for the management of postoperative hypoxemia due to severe laryngeal stenosis [J]. J Clin Anesth, 2020, 65: 109872.

［5］LIU K, SCOTT JB, JING G, et al. Management of Postoperative Hypoxemia [J]. Respir Care, 2021, 66 (7): 1136-1149.

［6］PARK RS, RATTANA-ARPA S, PEYTON JM, et al. Risk of Hypoxemia by Induction Technique Among Infants and Neonates Undergoing Pyloromyotomy [J]. Anesth Analg, 2021, 132 (2): 367-373.

［7］Lim MJ, Tan HS, Tan CW, et al. The effects of labor on airway outcomes with Supreme™ laryngeal mask in women undergoing cesarean delivery under general anesthesia: a cohort study [J]. BMC Anesthesiol, 2020, 20 (1): 213.

［8］HUNTER CL, BOWSER JE, WILLS RW, et al. Airway Hyperresponsiveness Is Severe and Persistent in an Equine Model of Neutrophilic Asthma [J]. Am J Respir Cell Mol Biol, 2020, 62 (6): 808-810.

［9］KAUL M, TURNER K, RUBINSTEIN I. Paradoxical bronchospasm in U. S. military veterans with COPD or asthma at a tertiary VA medical center in Chicago, Illinois [J]. Respir Med Res, 2021, 80: 100855.

［10］HADAYA J, BENHARASH P. Prone Positioning for Acute Respiratory Distress Syndrome (ARDS)[J]. Jama, 2020, 324 (13): 1361.

［11］KAKU S, NGUYEN CD, HTET NN, et al. Acute Respiratory Distress Syndrome: Etiology, Pathogenesis, and Summary on Management [J]. J Intensive Care Med, 2020, 35 (8): 723-737.

［12］METWALY S, COTE A, Donnelly SJ, et al. Evolution of ARDS biomarkers: Will metabolomics be the answer？ [J] Am J Physiol Lung Cell Mol Physiol, 2018, 315 (4): L526-l534.

［13］MEYER NJ, GATTINONI L, CALFEE CS. Acute respiratory distress syndrome. Lancet, 2021, 398 (10300): 622-637.

［14］YILDIRIM F, KARAMAN İ, KAYA A. Current situation in ARDS in the light of recent studies: Classification, epidemiology and pharmacotherapeutics [J]. Tuberk Toraks, 2021, 69 (4): 535-546.

［15］ASHKENAZI M, BAK A, SAROUK I, et al. Spontaneous pneumothorax-When do we need to intervene？ [J] Clin Respir J, 2021, 15 (9): 967-972.

［16］DEMAIO A, SEMAAN R. Management of Pneumothorax. Clin Chest Med, 2021, 42 (4): 729-738.

［17］GILDAY C, ODUNAYO A, HESPEL AM. Spontaneous Pneumothorax: Pathophysiology, Clinical Presentation and Diagnosis [J]. Top Companion Anim Med, 2021, 45: 100563.

［18］CHENNA S, CHIPPA V. Acute pulmonary embolism due to right basilic vein thrombosis. BMJ Case Rep, 2021, 14 (8). e244280.

［19］SIN D, MCLENNAN G, RENGIER F, et al. Acute pulmonary embolism multimodality imaging prior to endovascular therapy [J]. Int J Cardiovasc Imaging, 2021, 37 (1): 343-358.

第四十五章
老年患者术后脑功能障碍的诊断与处理

第一节　定义与概述

随着社会的发展和医疗卫生技术的进步，人口正在向老龄化发展，其中 65 岁以上人群增长最为迅速。据估计，65 岁及以上年龄组人口占总人口比例将从 2022 年的 10% 增至 2050 年的 16%。老年人较年轻人对于医疗卫生资源的需求更高，同时老年患者在外科手术中的占比也在逐年增加。尽管随着外科学及麻醉学的不断发展和进步使老年患者在围手术期更加安全，但并发症的发生率仍随年龄的增高而增加。其中，中枢神经系统并发症的发生对老年麻醉学提出了新的要求和挑战。

目前，老年患者在麻醉和手术后出现的脑功能障碍已经成为人们广泛关注的问题。术后脑功能障碍（postoperative cerebral disorder）是指患者在手术后新发生的急性脑功能损害，包括脑卒中（stroke）、谵妄（delirium）和认知功能障碍（cognitive dysfunction）。

术后脑卒中定义为麻醉和手术后 30 天内发生的脑梗死。已有研究表明，高危心脏手术术后脑卒中的发生率约为 1.9%~9.7%，而非心脏、非神经和非大血管手术术后脑卒中的发生率约为 0.1%~1.9%。术后脑卒中的识别常延迟且缺乏有效干预措施，并且其与高死亡率和高致残率相关。大规模的流行病学调查研究已经在很大程度上确定了术后脑卒中的独立危险因素，包括年龄、脑血管疾病、心脏瓣膜病、心房颤动、冠状动脉疾病、急性肾衰竭或血液透析、卵圆孔未闭、高血压、糖尿病等，其中老龄和既往脑血管病史是术后脑卒中最常见且最易识别的危险因素。

目前，国际公认的谵妄的标准定义出自美国精神病学会的《精神疾病诊断与统计手册》（第 5 版）（*Diagnostic and Statistical Manual of Mental Disorders*, 5th edition, DSM-5）和世界卫生组织的《国际疾病与相关健康问题统计分类》（第 10 版）（*International Statistical Classification of Diseases and Related Health Problems*, 10th revision, ICD-10）。从标准定义中可以发现谵妄的最主要特点是注意力障碍、意识水平紊乱以及认知功能障碍，多为急性起病，并且病情呈明显的波动性。术后谵妄（postoperative delirium, POD）是指患者在经历麻醉和外科手术后出现的谵妄，是老年人术后最常见的并发症。既往将麻醉苏醒到出麻醉后恢复室（postanesthesia care unit, PACU）的时间内出现的谵妄称为苏醒期谵妄，将在出 PACU（或回到病房）到术后第 7 天（若在 7 天内出院，则截止出院时间）出现的谵妄称为 POD。不同研究对于 POD 发生率的报道变异很大，这与诊断标准、受试人群以及手术类型的不同有着密切关系。通常接受大手术的患者 POD 发生率较高，而小手术及日间手术 POD 的发生率较低。老年人 POD 的发生率约为 5%~50%。POD 的发生常伴随着住院时间延长、围手术期并发症发生率和死亡率增加以及生存质量的降低等。

传统的术后认知功能障碍（postoperative cognitive dysfunction, POCD）是指患者在麻醉和手术后出现的记忆力、集中力、信息处理能力等大脑高级皮质功能的轻微损害，通常发生于术后数周至数月，甚至更长时间。与 POD 的研究类似，不同研究中对于 POCD 的发生率的报道差异较大。手术类型与 POCD 的发生率有着密切的联系，已有研究认为心脏大手术较非心脏手术的 POCD 发生率高。Evered 等通过观察对比发现，平均年龄在 65 岁以上的患者中，术后 1 周时，冠脉搭桥手术患者的 POCD 发生率明显高于全髋置换手术患者(43% vs 17%)，而术后 3 个月时两种手术间无差异。Moller 等对 1 218 例 60 岁以上非心脏大手术患者进行了长期随访，发现术后 1 周时 POCD 的发生率约为 25.8%，术后 3 个月时约为 9.9%。Canet 等的一项多中心研究对 372 例 60 岁以上经历小手术的患者进行了随访调查，发现术后 1 周时 POCD 发生率约为 6.8%，术后 3 个月时约为 6.6%。老年人 POCD 的发生常伴随着生存质量的降低、远期转化为阿尔茨海默病的风险增高以及死亡率的增高。

2018 年 11 月在 *Anesthesiology* 和 *BJA* 等 6 种麻醉学国际知名期刊发表同一篇文章，麻醉学及神经科学等多学科专家组成的术语共识专家组提出围手术期神经认知障碍(perioperative neurocognitive disorders,PND)的定义。PND 将包括 POD 在内的术前及术后发生的围手术期认知功能改变均纳入其中。此外，PND 中的具体诊断标准依据 DSM-5，根据发病时间分为以下 5 个亚类：①术前已经存在的认知功能改变：包括轻度神经认知障碍(neurocognitive disorder,NCD)，即轻度认知受损(mild cognitive impairment, MCI)，以及重度 NCD，即痴呆。②POD：指术后 7 天内或者出院前出现的谵妄。③神经认知恢复延迟(delayed neurocognitive recovery,DNR)：指在排除 POD 的情况下，手术结束到术后 30 天内出现的认知功能障碍。④术后 NCD：指术后 30 天到 12 个月内出现的认知功能障碍，包括轻度和重度 NCD。⑤术后 12 个月后出现的认知功能障碍，包括轻度和重度 NCD。传统的 POCD 包括 DNR 及术后 30 天以后出现的认知功能障碍。由于 PND 定义的使用仍处于临床和科研实践摸索和检验阶段，使用 PND 为定义的参考文献数量比较局限，为保持延续性，本章仍以 POD 和传统的 POCD 为核心进行阐述。

第二节　可能的机制

随着年龄的增加，步入老年后，全身各器官系统的功能储备也随之下降，下降的速度因个体和器官系统的不同而存在一定差异，这也预示着老年人在应对包括麻醉和手术在内的围手术期应激时更易受到打击，这或许能够解释为何老年患者更易出现术后脑功能障碍。然而，术后脑卒中、POD 和 POCD 的发病机制仍不完全清楚。

围手术期脑卒中大约有 45% 发生在术后第 1 天，剩余的 55% 发生在术后第 2 天麻醉平稳恢复后。围手术期的麻醉、手术创伤及组织损伤、卧床、抗血小板及抗凝药物的使用等均会加重机体的高凝状态。栓塞的形成早期主要源于心脏和主动脉的临床操作以及心肺旁路泵产生的颗粒物质，晚期主要由于术后房颤、心肌氧供需失衡所致心肌梗死以及凝血功能障碍。研究表明，大多数心脏手术患者出现的围手术期脑卒中与低灌注无关。此外，围手术期脑卒中的发生机制还包括空气、脂肪栓塞以及颈部临床操作所致动脉夹层等。

研究表明谵妄患者更易发生 POCD，且谵妄持续时间越长，POCD 的发生风险越高，这进一步提示两者之间存在一定联系。POD 与 POCD 均属于围手术期神经认知障碍，且两者的危险因素有一定的相似性，这提示 POD 与 POCD 的发病机制可能存在共同途径。已有研究表明，POD 与 POCD 可能的发病机制包括神经递质假说、炎症反应假说、应激反应假说、神经网络假说、昼夜节律假说等。然而，这些假说中的任何一种都不太可能能够完全解释 POD 和 POCD 的病因及症状，而是其中两种或多种机制的共同参与而导致的。

POD 的发生机制可能涉及多种不同神经递质的参与，包括乙酰胆碱、多巴胺、谷氨酸、γ- 氨基丁酸、去甲肾上腺素和 5- 羟色胺等。研究表明，谵妄的动物模型是抗胆碱能的，胆碱能神经元活性的降低会促进神经炎症的发生进而导致脑功能障碍，且乙酰胆碱的释放能够抑制促炎细胞因子的释放，产生抗炎作用，进而保护脑功能。胆碱酯酶抑制剂可以改善抗胆碱药物引起的谵妄症状,这进一步证实了乙酰胆碱在其中的作用。随着生理性衰老的进展,多巴胺合成增加,同时多巴胺受体减少。多巴胺的合成与其受体表达之间的失衡是导致POD发生的危险因素之一。围手术期应激导致多巴胺释放增多和再摄取障碍,此外钙离子内流激活酪氨酸羟化酶,进而导致多巴胺水平增加,这可能与POD的发生有关。此外,研究指出谷氨酸水平的降低、γ-氨基丁酸水平的降低和去甲肾上腺素水平的增加均可能参与谵妄的发生。在活动增高型谵妄发生时,5-羟色胺水平降低;而在活动减少型谵妄发生时,5-羟色胺水平增高。

炎症反应在脑功能障碍中作用的研究已经得到广泛关注。POD患者体内肿瘤坏死因子α(TNF-α)、白细胞介素-6(IL-6)、白细胞介素-8(IL-8)、白细胞介素-10(IL-10)、C反应蛋白及促炎/抗炎比值增高。与之相反,谵妄患者体内白细胞介素-12(IL-12)的表达水平降低。TNF-α和IL-6被认为是POD患者认知功能损伤的主要因素,其在老年患者中的作用尤其突显。临床研究结果表明血清IL-6可作为老年非心脏手术患者POD的标志物。围手术期患者的疾病状态(创伤、感染等)和手术过程(麻醉药物的使用、组织创伤、激素水平变化、组织缺血缺氧、再灌注等)均会引起外周炎症级联反应的激活,进而诱导脑实质细胞的活化及促炎细胞因子和炎性介质的释放,加重神经炎症反应。研究表明,外周产生促炎因子所致的炎症反应会通过各种途径进入大脑进而影响脑功能,包括降低血脑屏障通透性进而透过血脑屏障、经迷走传入神经的神经通路以及经脉络膜和脑室周围区进入,导致神经炎症反应的发生。神经炎症反应导致神经元或突触功能障碍,进而引起异常神经行为和谵妄症状。

糖皮质激素是一类调控代谢、盐平衡、发育、生殖过程以及免疫功能的类固醇激素,同时也是重要的应激反应指标,其分泌水平与应激反应的强度成正比。糖皮质激素对认知功能的影响呈倒U形量效曲线,过低或过高的糖皮质激素水平会导致认知功能受损。随着老龄化的进展,海马组织中的糖皮质激素受体减少,其对肾上腺皮质释放糖皮质激素的负反馈机制减弱,因此老年患者在经历手术应激后其糖皮质激素水平常维持在较高水平,而重复或持续的糖皮质激素的暴露对脑功能有着不良作用。研究表明糖皮质激素可能在脑内有促炎作用,能够促进神经炎症反应。围手术期患者不仅要经历手术应激,心理应激反应也是不可忽略的一部分。心理应激同样会激活下丘脑-垂体-肾上腺轴。以上进一步说明围手术期应激反应所致糖皮质激素水平增高可能是老年患者发生POD的原因之一。

大脑是一个高度重组和相互关联的结构,大脑神经网络的协同工作保证了其正常运行,而大脑神经网络的协同异常被认为是导致许多神经系统疾病的重要机制。一项针对心脏手术术后患者的研究显示,POD患者的脑电图表现为α波段联结消失、通路时长缩短以及额叶δ波联结增加,因此研究者认为POD可以被归类为"失连接综合征"。

已有研究表明,术后昼夜节律紊乱会导致睡眠障碍,表现为患者睡眠效率低且难以维持。睡眠剥夺会导致认知功能减退并可能预示着POD的发生,因此通过药理学或非药理学方法维持正常的昼夜节律也许能够减少或缓解POD的发生。褪黑素是一种调节睡眠觉醒周期,同时具有抗炎和抗氧化作用的药物,因此受到了广泛关注。研究发现在POD患者中血清褪黑素的表达水平较低。然而,另一项研究发现术后给予色氨酸(可通过5-羟色胺途径产生褪黑素)并不能减少重症监护室(ICU)术后患者POD的发生率,且活动增高型与活动减少型POD的发生比例无明显差异。

第三节　评估和诊断

由于围手术期阿片类和镇静药物的应用以及术后疼痛和神经认知功能恢复延迟的发生,术后脑卒中的评估与诊断常面临着诸多挑战。临床中有许多评估脑卒中的工具,然而对围手术期脑卒中的确切评估效果仍未得到验证。脑卒中评估量表在围手术期,特别是在术后早期的应用常有着较低的阳性预测值。此外,临床上仍缺乏可靠有效的脑卒中血清标志物。目前,脑卒中的诊断主要依靠临床症状,同时辅助病理和影像学等检查。临床上,在出现疑似卒中样临床体征和症状时,可通过血管造影、计算机断层扫描或磁共振等检查行进一步评估和诊断。

根据 DSM-5 和 ICD-10 的标准定义进行谵妄的评估和诊断时,往往需要精神专业人员的参与,不适合临床实际操作。因此,在临床和科研工作中有学者依据临床医疗和科研实际情况制订并提出了一些简便易行,并且具备良好的临床可操作性和可重复性的评估和诊断方法。POD 比较公认的评估工具包括意识模糊评估量表(confusion assessment method,CAM)、ICU 患者意识模糊评估量表(CAM-ICU)、谵妄等级评定量表 -98 修订版(delirium rating scale-revised-98,DRS-R-98)、重症监护谵妄筛选表(intensive care delirium screening,ICDSC)、记忆谵妄评估量表(memorial delirium assessment,MDAS)等。

CAM 是目前应用最为广泛的谵妄评估诊断工具,非精神专业人员亦可快速掌握。CAM 包括详细版和精简版问卷,详细版包含 9 项诊断条目,具体包括急性起病或波动性、注意力、思维紊乱、意识水平改变、定向力障碍、记忆力损害、感知障碍、精神躁动以及睡眠 - 觉醒周期改变。CAM 精简版包括详细版前 4 项内容:①急性起病或波动性;②注意力不集中;③思维紊乱;④意识水平改变。根据这 4 个方面的特征进行评估诊断:当①和②同时出现,并且③或④出现时,即可诊断谵妄,诊断敏感性为 94%~100%,特异性90%~95%,具有良好的阳性和阴性预测价值,可由非精神专业的医师及护士实施。

CAM-ICU 是在 CAM 的基础上改良产生的,可用于机械通气、带鼻胃管或精神药物治疗患者的谵妄评估和诊断。CAM-ICU 评估谵妄分为两个部分:(a)使用 Richmond 躁动镇静分级(RASS)评估患者镇静深度;(b)评估谵妄 4 个方面的特征:①急性起病或波动性;②注意力不集中;③思维紊乱;④意识水平改变。第一部分 RASS 评分为 -4 或 -5 分提示患者处于深度镇静或不能唤醒的状态,不能进行谵妄评估,RASS 评分大于或等于 -3 分时则进行第二部分谵妄评估。CAM-ICU 评估谵妄的标准是同时出现特征①、②和③或④,诊断敏感性为 95%~100%,特异性为 89%~93%。DRS-R-98 评估内容包括 16 项标准,其中包括 13 项严重程度标准和 3 项诊断标准,一般认为严重程度评分大于 15 分或者总得分大于 18 分即可诊断为谵妄,该方法适用于对患者谵妄严重程度进行评估,其诊断敏感性为 92%,特异性为 93%。

认知功能包括学习与记忆、语言能力、理解力、注意力、执行力以及抽象思维等,对于 POCD 的定义、评估和诊断一直缺乏统一的标准,目前 POCD 的评估和诊断往往依赖于神经心理功能测试。根据 2018 年多学科专家组成的术语共识专家组的建议,POCD 的评估和诊断采用 DSM-5 中神经认知功能障碍的诊断标准,将术后认知功能水平与术前认知状态基线进行对比,诊断出轻度或重度神经认知功能障碍(认知评分较对照组或基础值降低 1~2 个标准差诊断为轻度神经认知障碍,认知评分超过 2 个标准差诊断为重度神经认知功能障碍)。术前认知状态基线的评估一般在术前 1 天进行,也可根据实际情况在术前几天或手术当天进行,由于患者术前易出现焦虑和抑郁等情绪状态的变化,这可能会对神经心理功能测试结果产生影响,因此在进行术前认知状态基线评估时应同时对患者行焦虑、抑郁状态评估。在进行认知功能评估和诊断时,通常结合几种神经心理功能测试进行综合评估,常用的神经心理测试项目包括韦氏成人记忆量表、波士顿命名测试、数字广度测试、连线测试和钉板测试等。

第四节 分 型

根据美国心脏协会/美国卒中协会的定义,脑卒中可分为中枢神经系统梗死、缺血性卒中、隐匿性中枢神经系统梗死、脑内出血、脑内出血引起的卒中、隐匿性脑出血、蛛网膜下隙出血引起的卒中、脑静脉血栓引起的卒中以及无法分类的卒中。

根据精神运动性,POD 可分成 3 种类型:活动增高型、活动减少型及混合型。临床中活动增高型谵妄不常见但易于识别,常表现为情绪不稳定、易激惹以及不配合临床治疗,约占 25%;活动减少型常表现为呆滞和淡漠,较容易被忽视,有研究表明;混合型在临床治疗的不同阶段呈现活动增高及减少型中的不同临床表现。Meagher 等的研究表明活动减少型谵妄与更差的预后相关。

第五节 危 险 因 素

一、围手术期脑卒中的危险因素

围手术期脑卒中的术前危险因素主要包括年龄大于 62 岁、急诊手术、既往脑卒中或缺血性脑卒中史、卵圆孔未闭、心脏瓣膜病、房颤、术后低血压、肾衰竭、6 个月内心肌梗死史等。若患者首次卒中发生后 3 个月内进行手术,围手术期卒中风险明显增加,9 个月内围手术期卒中发生风险仍然较高。了解患者既往脑血管病病史对评估围手术期卒中风险及选择手术时机具有重要意义。

麻醉医师对患者围手术期的管理策略无疑也是影响脑卒中发病率的重要因素。麻醉管理不当是术后脑卒中的危险因素,如麻醉深度不够,喉镜暴露和气管插管刺激引起的血压过度升高;麻醉时患者体位摆放不当可造成椎动脉或颈动脉血流受阻,导致发生脑缺血等。术中血压的管理也十分重要,过高可导致脑出血,过低可导致脑梗死。

二、术后谵妄的危险因素

老年患者(65 岁以上)谵妄的发生率明显增加,且风险随着平均年龄增加而升高。老年人脑组织广泛减少、神经元密度及神经元连接的复杂性减少,此外老年人大脑代谢功能、神经递质的分布和传递下降。生理功能储备减少(如自主活动受限、活动耐量降低)或存在视觉、听觉损害的老年患者术后更容易发生术后谵妄(POD)。急诊手术术后 POD 的发生率高于择期手术。术中使用影响胆碱能系统功能的药物造成中枢胆碱缺失,可以引起 POD 和认知功能损害,围手术期应避免使用苯二氮䓬类药物、抗胆碱类药物等。必须使用时,尽可能选择透过血-脑屏障少的药物,如格隆溴铵和阿托品。有研究发现在非心脏手术后患者中,急性疼痛在术前认知障碍与 POD 的关联中具有显著的中介效应。因此,在 POD 的预防中,应提高对术前认知障碍患者的关注,加强其术后疼痛的管理,以期降低谵妄的发生。另外,大血管手术、矫形外科手术、阿片类药物剂量过大、术后睡眠障碍、术后并发症数量等都可能是 POD 的危险因素。

POD 的危险因素可以分为易感和促发两大类因素(表 45-1)。

表 45-1　术后谵妄（POD）的危险因素

POD 易感因素	POD 促发因素
年龄（65 岁及以上）	手术（矫形、心血管手术等）
认知功能降低（痴呆、抑郁等）	药物（镇静催眠、抗胆碱药）
生理储备减少（自主活动受限、活动耐量受限等）	收住 ICU（环境改变、身体束缚、导尿管和各种引流管等）
并存疾病（严重疾病、多种并存疾病、脑卒中史、代谢紊乱、创伤或骨折、终末期疾病等）	并发疾病（感染、医源性并发症、疼痛、睡眠障碍、代谢紊乱、发热或低体温、休克等，术后并发症越多，风险越大）
经口摄入减少	
药物应用	
ApoE 基因型	

ICU，重症监护室。

三、术后认知功能障碍的危险因素

炎症和应激可能是解释术后认知功能障碍（POCD）病理生理最相关的危险因素。有临床观察发现老年患者和大手术患者中 POCD 发生率较高，而大手术会导致炎症因子和皮质醇长时间升高，老年患者难以代偿。在常见心脏手术中，体外循环的持续时间、瓣膜手术、心功能差、年龄增加均为 POCD 的危险因素。非心脏手术术后发生 POCD 与高龄、教育水平低、存在术后并发症相关。

很多研究关注了术后认知表现与麻醉药物的关系。有研究纳入 128 例行体外循环心脏手术的患者，研究结果表明，相比于以丙泊酚为基础麻醉，以七氟烷为基础麻醉与术后长期认知转归较好相关。一项动物研究发现七氟烷麻醉能够导致可逆性 Tau 磷酸化，并呈剂量依赖性，从而导致小鼠出现空间记忆损伤，表明暴露于七氟烷能够导致认知功能损伤。同时吸入麻醉药，异氟烷麻醉暴露后神经元凋亡和神经变性的发生率比七氟烷要高，提示异氟烷更有可能导致 POCD 的发生。区域麻醉与全身麻醉后 POCD 的发生率研究未得到一致的结果。Meta 分析结果显示区域麻醉与全身麻醉后 POCD 的发生率尽管未显示差异，但全身麻醉较区域麻醉发生 POCD 的风险更高，且推荐易受麻醉影响的患者在选择麻醉方式时首选区域麻醉。

动脉血氧饱和度降低和低脑灌注可能导致脑部缺氧或其他严重问题。适度的缺氧和低灌注在术前很常见，但并不是 POCD 的显著危险因素。有研究发现，全髋关节置换术中脑氧饱和度相对基线下降的最大幅度（$rSO_2\%max$）可以作为术后 7 天 POCD 发生的重要预测因素，当术中 $rSO_2\%max$ 下降 >11% 时，患者术后 7 天发生 POCD 的风险增加。术中低血压（intraoperative hypotension，IOH）的程度或持续时间与 POCD 的相关性未得到证实，但血压波动幅度与 POCD 具有相关性，可能更适于作为 POCD 的预测因素。有研究通过分析普外科手术治疗患者 IOH 和 POCD 的关系，未发现 IOH 程度或持续时间与 POCD 的相关性，认为血压波动幅度及频率增加，而不是发生了绝对或相对的低血压，更适于作为 POCD 的预测因素。

总的来说，POCD 的危险因素可以分为易感和促发两大类，详见表 45-2。

表 45-2　术后认知功能障碍（POCD）的危险因素

POCD 易感因素	POCD 促发因素
年龄（65 岁及以上）	手术创伤
受教育水平低	麻醉方式（全麻可能为促发因素）
术前认知功能损害	麻醉药物（抗胆碱药、苯二氮䓬类药物）

POCD 易感因素	POCD 促发因素
术前并存疾病(脑血管疾病、糖尿病、高血压、肝胆疾病、肾脏疾病等)	术中管理(麻醉深度过深、长时间脑氧饱和度降低)
药物依赖	体外循环

第六节　围手术期预防措施

一、围手术期脑卒中的预防

术前筛查脑血管疾病对于预防围手术期脑卒中具有重要意义。麻醉医师早期识别脑卒中高危人群、建立基于脑卒中发病风险的个体化预防策略、提高被评估者及医师的脑卒中风险意识、积极控制危险因素,对降低围手术期脑卒中发病率具有重要意义。常用的脑卒中风险评估工具包括 ABCD 评分系统、Essen 量表和卒中预测工具 - Ⅱ 等。围手术期脑卒中的主要预防措施是术前治疗纠正风险患者的危险因素。

缺血性脑卒中后的手术时机的选择对降低围手术期卒中风险意义重大。观察性数据表明,在发生缺血性脑卒中后,围手术期复发脑卒中的风险会持续下降,直到既往缺血性脑卒中后 9 个月,此时该风险仍然是无既往脑卒中患者的 2.5~3 倍,但基本稳定。若患者有缺血性脑卒中病史,应与患者及外科医生讨论围手术期脑卒中复发和死亡的重大风险以及延迟手术的相关风险。近期合并脑卒中的老年患者行择期手术时,推迟至脑卒中发生至少 3 个月以后,条件允许尽可能推迟长达 9 个月,从而降低脑卒中复发的风险。对于有缺血性脑卒中病史的患者,应根据脑卒中复发和其他心血管事件的风险、患者因素以及延迟手术的相关风险来确定手术时机。对于中到高风险血栓栓塞、服用维生素 K 抗凝剂(华法林)者,术前 5 天停药,并考虑桥接抗凝;服用新型口服抗凝药(达比加群、阿哌沙班、利伐沙班)者,术前 2~3 天停药,术后 1~3 天依据临床危险因素恢复用药,避免低分子量肝素桥接治疗。

对于术前长期服用 β 受体阻滞剂的患者,术前可口服药物至手术当日早晨;避免在术前立即开始 β 受体阻滞剂治疗;对于已服用他汀类药物的患者,围手术期继续使用。

围手术期脑卒中高危患者麻醉方式的选择主要取决于手术方式和手术部位。关于全身麻醉与椎管内麻醉对围手术期脑卒中高危患者何者更优,尚无定论。一些研究表明在脑缺血相关的特殊疾病状态下,全身麻醉具有神经保护作用。但一些指南推荐在能够满足手术需求的前提下,应优先选用区域麻醉,包括椎管内麻醉、外周神经阻滞等方式。有研究显示膝关节和髋关节置换术患者,全身麻醉是发生围手术期脑卒中的独立危险因素,与椎管内复合全身麻醉和全身麻醉相比,椎管内麻醉患者围手术期脑卒中发病率及术后 30 天病死率明显降低。

围手术期脑卒中高危患者在麻醉期间除了进行常规监测,条件允许的情况下强烈建议实施连续动脉血压监测或连续无创动脉血压监测;根据手术时间、创伤程度及失血量、心功能状态等,决定是否实施功能性血流动力学监测指导下的目标导向液体治疗(goal directed fluid therapy,GDFT)管理;有条件时推荐行近红外光谱无创局部脑氧饱和度(rSO$_2$)监测、经颅超声多普勒监测等无创脑监测技术,改善脑氧供需平衡。对于接受四肢手术,并且没有严重运动障碍的患者建议选择区域麻醉以降低患者围手术期脑卒中风险;必须全身麻醉者应在麻醉深度监测下维持适当麻醉深度。术中实施 GDFT 管理联合预防性缩血管药物,脆弱脑功能患者维持术中血压在基础值(术前 1 天平静状态血压)至基础值的 120% 水平。对于头高位手术,如沙滩椅位手术,术中应行连续动脉压监测,并将换能器零点置于外耳道水平。

术中出血和贫血患者围手术期脑卒中风险增加,尤其是心脏手术患者。术中应确保适当血红蛋白浓度,对于心血管疾病患者,应将血红蛋白维持在 70g/L 以上。围手术期使用 β 受体阻滞剂伴术中贫血会增加脑卒中风险,对服用 β 受体阻滞剂的非心脏、非神经外科手术患者,建议将血红蛋白维持在 90g/L 以上。

葡萄糖是大脑神经细胞的主要能量来源。静息状态下,脑葡萄糖消耗量约为 $5mg/(100g\cdot min)$。术中应控制高血糖,使术中血糖水平维持在 7.8~10mmol/L,但是如果对血糖控制过于严格(<7.2mmol/L),可能导致低血糖和相关不良事件发生风险。脑卒中高危患者推荐将血糖控制在 7.8~10mmol/L。

此外,术中应积极保温,维持体温在 36℃ 以上。可根据情况适当应用抗炎药物防止围手术期外科相关炎性反应对血脑屏障的进一步损害。

二、术后谵妄的预防

术后谵妄(POD)通常由多种易感因素和促发因素共同作用,需要针对多种因素进行干预。应详细了解患者的现病史、并存疾病、药物和手术治疗情况,识别危险因素。术前宣教可缓解患者焦虑的发生。此外,术前可进行认知功能训练、改善营养状况、纠正电解质紊乱、改善睡眠等。在 ICU 呼吸机治疗患者中,每天进行觉醒(Awaken)和呼吸协调性(Breathing trail coordination)测试,选择(Choice)合适的镇静、镇痛药物,谵妄监测(Delirium monitoring),早期下床活动(early mobilization and Exercise)(简称为"ABCDE"),可有效预防和发现谵妄要改善患者预后。另外,家属陪伴也有助于减少 POD 的发生,故患者家属也应参与到谵妄的预防中来,给予患者家属必要的教育,鼓励每天陪伴者至少 5 小时,可有效减少老年患者谵妄的发生。谵妄的非药物预防措施见表 45-3。

表 45-3　谵妄的非药物预防措施

危险因素	干预措施
认知损害	改善认知功能;改善定向力;避免应用影响认知功能的药物
活动受限	早期活动;每日进行理疗或康复训练
水电解质失衡	维持血清钠、钾正常;控制血糖;及时发现并处理脱水或液体过负荷
高危药物	减量或停用苯二氮䓬类、抗胆碱能药物、抗组胺药和哌替啶;减量或停用其他药物,以减少药物相互作用和不良反应
疼痛	使用对乙酰氨基酚或非甾体抗炎药物;使用神经阻滞;有效控制术后疼痛;避免使用哌替啶
视觉、听力损害	佩戴眼镜或使用放大镜改善视力;佩戴助听器改善听力
营养不良	正确使用假牙;给予营养支持
医源性并发症	术后尽早拔除导尿管,避免尿潴留或尿失禁;加强皮肤护理,预防压疮;促进胃肠功能恢复、必要时可使用促进胃肠蠕动的药物;必要时进行胸部理疗或吸氧;适当的抗凝治疗;防止尿路感染
睡眠剥夺	减少环境干扰包括声音和灯光;非药物措施改善睡眠

麻醉和镇痛与 POD 的关系也是关注的重点。有多个研究比较了全身麻醉、区域阻滞麻醉和全身麻醉复合区域阻滞麻醉对 POD 发生率的影响,绝大多数研究结果显示 3 种麻醉方式间无明显差异。充分的疼痛控制是围手术期管理的重要目标,术后疼痛控制不良与谵妄的发展之间的联系已被证实。充分的疼痛控制被认为是预防谵妄的重要部分。有研究发现,相较于单纯全身麻醉和术后静脉镇痛,采用硬膜外阻滞麻醉复合全身麻醉和术后硬膜外镇痛除提供更好镇痛效果外,可使 POD 发生率降低约 2/3。

有 meta 分析指出预防性给予右美托咪定可降低 POD 的风险,但药物预防措施是否改善临床结局的证据尚不充分。

三、术后认知功能障碍的预防

目前没有明确的方法被证明对预防术后认知功能障碍(POCD)的发生有效,主要的预防手段是针对相关的危险因素。对于麻醉医生来说一些基本原则仍然适用,包括避免麻醉深度过深或过浅,围手术期血流动力学稳定,避免缺氧、呼气末二氧化碳过低等。近年来,脑灌注不良的监测有望改善患者认知功能的结局,长时间脑灌注不良大于 50% 与出现神经认知功能下降风险之间存在明确的关系,应避免此类情况发生。一项 meta 分析发现术中采用麻醉深度监测可以减少 POCD 的发生,全身麻醉期间建议使用麻醉深度监测,避免麻醉过深。

最近有研究表明低强度运动可能通过稳定成年小鼠的肠道菌群来预防手术引起的 POCD、神经炎症以及脑细胞生成和结构损害,而戊酸、C3 信号和神经胶质细胞源性神经营养因子有在肠道微生物群中介导低强度运动对 POCD 的保护作用。预先锻炼能否预防老年患者 POCD 的发生仍待进一步研究。

目前有关远端肢体缺血预处理对认知功能的保护作用的研究结果并不一致。有研究显示,对行结肠癌手术的老年患者术前给予右侧上肢缺血预处理,术后能够观察到患者认知功能的改善。然而,另一项多中心研究对丙泊酚麻醉下行心脏手术的患者术后 1 年进行随访,发现远端肢体缺血预处理对神经认知功能没有影响。因此,远端肢体缺血预处理对 POCD 的预防作用也有待进一步研究。

第七节　治　疗

一、围手术期脑卒中的治疗

围手术期脑卒中诊断一旦确立,如患者条件允许可将患者转至神经科进行专科治疗。围手术期脑卒中的治疗原则除呼吸、循环的严密监测与调控,体温、血糖的监测与调整外,对于缺血性脑卒中,治疗目标是迅速恢复缺血区灌注,尽可能救治缺血半暗带脑组织。可选措施包括静脉溶栓、血管内介入治疗、抗血小板治疗、抗凝治疗、调脂治疗等。对于出血性脑卒中,除针对病因治疗外,降低颅内压是脑出血急性期治疗的重要环节。严重脑出血危及患者生命时内科治疗通常无效,必要时可行外科干预。

急性脑卒中治疗最重要的一点是确定脑卒中发作的时间,然后确定合适的治疗方案。重组组织纤溶酶原激活物(rt-PA)溶栓是首选方法,但是在 3 个月内进行颅内或脊柱外科手术是禁忌的,在 14 天内进行其他大型手术是相对禁忌。依据患者病情、脑卒中严重程度、脑卒中部位、手术类型明确权衡风险/获益比,决定干预措施。血管内机械性血栓切除术在治疗手术患者脑卒中中发挥重要的作用,表现出神经功能的明显改善,对于大血管中有大血栓的手术患者,应考虑灌注成像和紧急血管内血栓切除术。因此,神经外科麻醉和重症监护学会(SNACC)于 2020 年推出《脑卒中高危患者在非心脏、非神经外科手术的围术期管理共识》推荐对于发生急性脑卒中的手术患者,医学团队应就 rt-PA 的益处和出血风险进行多学科讨论;如果符合标准,大血管闭塞患者应尽快进行血管内机械血栓切除术。

体温在中枢神经系统对缺氧的耐受中起重要作用。已有明确证据指出,高温能够恶化卒中后的神经学结局,需要控制术中体温,并积极治疗卒中患者的发热。目前尚没有证据表明低温在围手术期卒中的治疗中有益处。低温用于治疗脑卒中尚在研究之中。

尽管研究表明大多数全麻药(除了依托咪酯、氧化亚氮和氯胺酮)能够减小局灶性缺血动物模型梗死体积,但尚没有特异性的干预措施被证明能提高人围手术期脑卒中的神经学结局。原因可能是全麻药可通过降低缺血脑的代谢,影响脑缺血早期病理机制,但是围手术期脑卒中可激活多种病理机制,单一机制的全麻药尚不能完全阻断卒中的多种病理机制,应用全麻药物治疗临床卒中尚需进一步研究。

其他支持性治疗包括:①心电图监测和肌钙蛋白评估,可用于预防心律失常;② rt-PA 溶栓或血管内血栓切除术者,收缩压>180mmHg 和舒张压>105mmHg 时,应给予抗高血压药物;③避免相对低血压;④脑卒中发生后 24~48 小时内服用阿司匹林,以及静脉使用 rt-PA 者,阿司匹林给药至少延迟 24 小时;⑤氧疗时保持患者 SpO_2>94%;⑥对于意识下降或延髓功能障碍导致呼吸困难者,应进行气管插管和机械通气;⑦患者发生低血糖或高血糖,都应以 7.78~10mmol/L(140~180mg/dL)为目标进行治疗。

二、术后谵妄的治疗

非药物干预已被证明可以减少术后谵妄(POD),而且没有证据证明有相关的伤害。减少 POD 的措施通常包括早期活动、疼痛管理、定向沟通、医学检查、睡眠增强、营养帮助、听力和视力恢复等辅助手段,可以根据患者的类型、手术和医院环境进行调整和实施。

药物治疗常用的有氟哌啶醇,属于抗精神病药物。氟哌啶醇注射是处理谵妄时兴奋躁动状态的主要措施,并且也是美国精神病学会推荐用药。但氟哌啶醇有黑框警告:可能会导致致命的室性心律失常,包括尖端扭转。当静脉注射氟哌啶醇时,需要心电监护,并考虑药物使用的风险收益比。轻度躁动,氟哌啶醇一般静脉注射 2~2.5mg/ 次,中度躁动为 5mg/ 次,严重躁动为 7.5~10mg/ 次。需要注意的是,对于老年人谵妄的治疗,药物使用剂量应约为正常成人的三分之一。

右美托咪定是特异性 α_2 肾上腺素受体激动药,作用于脑干蓝斑核,同时具有抗焦虑、镇痛和对抗谵妄的作用,促进自然的睡眠模式,镇静过程容易被唤醒,无呼吸抑制和药物蓄积作用。与劳拉西泮、咪达唑仑、丙泊酚和吗啡相比,右美托咪啶用于镇静,改善了内科、外科和重症医学科谵妄患者的结果。对于术后合并认知功能障碍的老年患者(70~90 岁),低剂量右美托咪定镇静是安全有效的。

芬太尼和吗啡类镇静止痛药对严重的 POD 状态也会有所帮助。丙泊酚是深度镇静的药物,可用于短期治疗;在使用的过程中患者可以从焦躁到镇静,再到催眠,然后再到麻醉状态。丙泊酚不宜长期使用,当使用大于 2 周,患者就会出现耐药且停药比较困难。

三、术后认知功能障碍的治疗

患者一旦发生术后认知功能障碍(POCD),除了认知功能康复的支持治疗外,仍缺乏理想的治疗方案,需要患者自行康复。POD 和炎症状态是 POCD 的危险因素,对这些方面的治疗应该是研究方向。

动物实验中,锂被证明对于脾脏切除后的学习和记忆能力下降具有保护作用;多奈哌齐是胆碱酯酶抑制剂,临床上用来治疗轻度阿尔茨海默病,有研究证明其对 POCD 具有一定的预防和治疗作用,确切效果还需进一步证明。

第八节 预 后

围手术期脑卒中是患者术后短期死亡的主要原因。有研究显示,脑卒中患者术后 30 天内死亡率增加 8 倍。脑卒中的类型、累及范围、患者年龄、伴发基础疾病等与患者预后密切相关。大动脉粥样硬化型脑梗死发病 30 天内的病死率约为 5%~15%，致残率可达 50% 以上。存活者 40% 以上可复发，再发次数越多，病死率和致残率越高。脑出血总体预后较差，脑水肿、颅内压增高和脑疝形成是致死的主要原因。脑出血患者预后与出血量、出血部位、意识状态及有无并发症有关。脑干、丘脑和大量脑室出血预后较差；蛛网膜下隙出血总体预后亦较差，病死率高达 45%，存活者亦有很高的致残率。发生非致死性脑卒中的患者大多需要日常活动辅助或丧失能力，并且超过 50% 的患者出院后入住长期危重症护理机构。患者预后与病因、出血部位、出血量、有无并发症及是否得到适当治疗有关。

POD 通常发生在术后早期，即术后 1~3 天，病程仅数天，一般 2~3 天内自愈，也有持续 4~5 天，很少持续至第 7 天。POD 对患者早期和远期预后都有不良影响。研究显示谵妄患者术后并发症发生风险增加 2~3 倍、围手术期死亡风险增加 2~3 倍，且住院时间延长和住院期间医疗费用增加。长期随访研究结果显示谵妄患者术后远期认知功能障碍发生率增加、生活质量降低、远期死亡率增加。

有不少研究关注术后神经认知功能障碍患者的预后。研究表明大多数患者神经认知功能障碍在 1 个月恢复，但有报道部分患者出现永久性的认知水平下降。目前已发现 POCD 与短期和长期的预后相关，包括抑郁、日常活动能力下降、痴呆等。

第九节　总　　结

本章主要对术后脑功能障碍的定义、分型、危险因素、预防措施、诊断与治疗以及预后进行了讨论。术后脑功能障碍围手术期的危险因素众多，发病是多因素共同作用的结果。目前主要通过减少危险因素、加强围手术期的监测与管理、预防性采取一些措施降低其发生率。另一方面，通过早期诊断与及时干预，通过非药物方式与药物方式共同作用，减少术后脑功能障碍造成的一系列后果。目前该领域还需要更精准的预测模型开发、更确切的危险因素识别和更有效的治疗手段的发现，亟待进一步深入研究。

（罗爱林　周志强）

参考文献

［1］邓小明，姚尚龙，于布为，等. 现代麻醉学 [M]. 北京: 人民卫生出版社，2020.

［2］VLISIDES PE, MOORE LE. Stroke in Surgical Patients [J]. Anesthesiology, 2021, 134 (3): 480-492.

［3］Wang Y, Shen X. Postoperative delirium in the elderly: the potential neuropathogenesis [J]. Aging Clin Exp Res, 2018, 30 (11): 1287-1295.

［4］SUN Z, YUE Y, LEUNG CC, et al. Clinical diagnostic tools for screening of perioperative stroke in general surgery: a systematic review [J]. Br J Anaesth, 2016, 116 (3): 328-338.

［5］EVERED L, SILBERT B, KNOPMAN DS, et al. Recommendations for the Nomenclature of Cognitive Change Associated with Anaesthesia and Surgery-2018 [J]. Anesthesiology, 2018, 129 (5): 872-879.

［6］MA JH, LIU YF, HONG H, et al. Effect of acute pain on the association between preoperative cognitive impairment and post-operative delirium: a secondary analysis of three trials [J]. Br J Anaesth, 2023, 130 (2): e272-e280.

［7］俞卫锋，缪长虹，董海龙，等. 麻醉与围术期医学 [M]. 上海: 上海世界图书出版公司，2018.

［8］HSIEH JK, DALTON JE, YANG D, et al. The association between mild intraoperative hypotension and stroke in general surgery patients [J]. Anesth Analg, 2016, 123 (4): 933-939.

［9］米卫东, 王国林. 麻醉学 [M]. 北京: 人民卫生出版社, 2021.

［10］中华医学会麻醉学分会老年人麻醉与围术期管理学组, 国家老年疾病临床医学研究中心, 国家老年麻醉联盟. 中国老年患者围手术期麻醉管理指导意见 (2020 版)(二)[J]. 中华医学杂志, 2020, 100 (33): 2565-2578.

［11］中华医学会麻醉学分会老年人麻醉学组, 国家老年疾病临床医学研究中心, 中华医学会精神病学分会, 等. 中国老年患者围术期脑健康多学科专家共识 (一)[J]. 中华医学杂志, 2019, 99 (27): 2084-2110.

［12］LI YW, LI HJ, LI HJ, et al. Delirium in Older Patients after Combined Epidural-General Anesthesia or General Anesthesia for Major Surgery: A Randomized Trial [J]. Anesthesiology, 2021, 135 (2): 218-232.

［13］WU M, LIANG Y, DAI Z, et al. Perioperative dexmedetomidine reduces delirium after cardiac surgery: A meta-analysis of randomized controlled trials [J]. J Clin Anesth, 2018, 50: 33-42.

［14］DUAN X, COBURN M, ROSSAINT R, et al. Efficacy of perioperative dexmedetomidine on postoperative delirium: systematic review and meta-analysis with trial sequential analysis of randomised controlled trials [J]. Br J Anaesth, 2018, 121 (2): 384-397.

［15］LU X, JIN X, YANG S, et al. The correlation of the depth of anesthesia and postoperative cognitive impairment: A meta-analysis based on randomized controlled trials [J]. J Clin Anesth, 2018, 45: 55-59.

［16］LAI Z, SHAN W, LI J, et al. Appropriate exercise level attenuates gut dysbiosis and valeric acid increase to improve neuroplasticity and cognitive function after surgery in mice [J]. Mol Psychiatry, 2021, 26 (12): 7167-7187.

［17］MEYBOHM P, KOHLHAAS M, STOPPE C, et al. RIPHeart (Remote Ischemic Preconditioning for Heart Surgery) Study: Myocardial Dysfunction, Postoperative Neurocognitive Dysfunction, and 1 Year Follow-Up. J Am Heart Assoc, 2018, 7 (7): e008077.

［18］SU X, MENG ZT, WU XH, et al. Dexmedetomidine for prevention of delirium in elderly patients after non-cardiac surgery: a randomised, double-blind, placebo-controlled trial [J]. Lancet, 2016, 388 (10054): 1893-1902.

［19］RENGEL KF, HAYHURST CJ, PANDHARIPANDE PP, et al. Long-term Cognitive and Functional Impairments After Critical Illness [J]. Anesth Analg, 2019, 128 (4): 772-780.

第四十六章
老年患者术后深静脉血栓和肺栓塞的防治

第一节　血栓概述

一、止血与凝血系统生理基础

生理性止血是一种有序的酶促反应,限制血管损伤之后的失血,维持循环系统血液流动。因此,正常的止血过程既包括促进局部形成稳定血凝块的促凝血过程,也包括限制血凝块过分形成、维持血液流动性的抗凝血过程。其中,血管内皮、血小板及血浆凝血系统之间的相互作用在该过程中起着重要的作用。

(一)血管内皮功能

正常的血管内皮具有抗血小板、抗凝和纤溶的作用,抑制血凝块的形成,保证整个循环系统内血液的流动性。

血管内皮细胞带有负电荷,血小板无法黏附,并可以产生前列环素(PGI_2)、一氧化氮(NO)等具有抗血小板功能的物质,血管内皮细胞表面表达的腺苷二磷酸酶(CD39)能阻断血小板活化。血管内皮细胞能够合成组织纤溶酶原激活物(t-PA),激活纤维蛋白溶解,是限制血凝块播散的重要反向调节机制;此外,血管内皮细胞通过表达表面糖蛋白血栓调节蛋白(thrombomodulin,TM)增强具有抗凝作用的蛋白 C 的活化;内皮结合的黏多糖能够促进抗凝血酶(antithrombin,AT)蛋白酶活化,降解凝血因子Ⅸa、Ⅹa、凝血酶;内皮细胞产生组织因子途径抑制物(tissue factor pathway inhibitor,TFPI),抑制Ⅹa因子及组织因子(TF)- Ⅶa因子复合物的促凝活性。

当血管内皮受损时,其下方含有胶原蛋白、血管假性血友病因子(vWF)和其他血小板黏附性糖蛋白的细胞外基质(extracellular matrix,ECM)暴露,结合并激活血小板,同时基质中的 TF 激活血浆凝血途径,诱导血栓形成。

(二)血小板功能

当血管内皮损伤时,内皮下基质中的胶原蛋白、vWF 和纤维连接蛋白暴露,血小板黏附在受损血管上,相互聚集形成血小板凝块,促进止血。血小板中含有致密体、α- 颗粒、溶酶体,致密体内含有 5- 羟色胺、钙离子、三磷酸腺苷(ATP)、二磷酸腺苷(ADP)等,与促进血小板进一步活化相关;α- 颗粒包含纤维蛋白原、凝血因子 Ⅴ 和Ⅷ、vWF、血小板衍生生长因子等;此外,血小板激活后还可即时合成和释放血栓烷 A2(TXA2);这些生物活性物质受到刺激后释放排出,促进更多血小板的募集和活化,并增强了血浆介导的凝血过程(图 46-1)。

(三)血浆介导的凝血过程

血浆介导的凝血液过程经典理论是指凝血因子通过一系列瀑布样级联反应,生成凝血酶原复合物,激活凝血酶,将血浆中的可溶性纤维蛋白原变成不溶性的纤维蛋白的过程。纤维蛋白交织成网后,网罗血液中的红细胞等其他成分,形成坚固的血凝块。

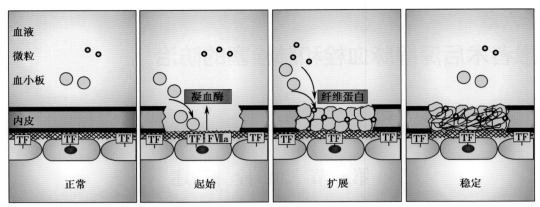

图 46-1　血管损伤部位血凝块的形成
TF,组织因子。

凝血因子以无活性的酶原形式存在,按照被发现的顺序以罗马数字编号,当酶原被激活后,在罗马数字后添加小写字母 "a" 进行标记。随着对凝血途径的深入认识,一些凝血因子已被重新命名。除Ⅲ因子(即组织因子)外,其他凝血因子均存在于新鲜血浆中,且多数在肝脏内合成,其中Ⅱ因子、Ⅶ因子、Ⅸ因子和Ⅹ因子的生成需要维生素 K 的参与,又称维生素 K 依赖性凝血因子。

1. 外源性凝血途径　外源性凝血途径起始于来自血液之外的组织因子暴露于血浆中,组织因子与血浆中微量存在的Ⅶa 因子结合,形成Ⅶa 因子 - 组织因子复合物,再在磷脂和 Ca^{2+} 的参与下激活Ⅹ因子形成Ⅹa 因子;同时,Ⅶa 因子 - 组织因子复合物也激活内源性凝血途径的Ⅸ因子,进一步促进凝血过程。

2. 内源性凝血途径　内源性凝血途径由血液与带负电荷的表面(如胶原、玻璃、高岭土、硫酸葡聚糖)接触,Ⅻ因子活化为Ⅻa 因子而启动。Ⅻa 因子激活Ⅺ因子为Ⅺa 因子,同时能够激活前激肽释放酶为激肽释放酶,后者可激活Ⅻ因子形成更多Ⅻa 因子,起到正反馈效应。在 Ca^{2+} 存在的作用下,Ⅺa 因子激活Ⅸ因子形成Ⅸa 因子,Ⅸa 因子与Ⅷ因子在活化的血小板膜磷脂表面结合成复合物,激活Ⅹ因子形成Ⅹa 因子。

3. 共同通路　外源性和内源性凝血级联反应的共同最终途径为凝血酶的产生和随后的纤维蛋白形成。内源性和外源性的酶复合物共同激活Ⅹ因子,放大凝血信号,促进凝血酶原复合物形成,进而介导凝血酶原生成凝血酶。凝血酶将纤维蛋白原水解为纤维蛋白单体,并激活ⅩⅢ因子为ⅩⅢa 因子,ⅩⅢa 因子交联聚合纤维蛋白单体形成不溶性的纤维蛋白凝块。

(四)内在抗凝机制

血管内皮的抗凝作用、血液的流动和稀释,都限制了血小板和凝血因子的局部定位和集中,将生理性的凝血过程局限于血管受损的部位。此外,生理性的抗凝机制还包括纤维蛋白溶解、蛋白 C 系统、组织因子途径抑制物、丝氨酸蛋白酶抑制剂的作用。

1. 纤维蛋白溶解　纤维蛋白溶解需要纤溶酶原激活为纤溶酶,体内存在的纤溶酶原激活物主要有由血管内皮细胞合成的组织型纤溶酶原激活物(t-PA)和由内皮细胞、巨噬细胞、肾脏上皮细胞及某些肿瘤细胞合成的尿激酶型纤溶酶原激活物(u-PA)。在纤维蛋白存在的条件下,t-PA 和 u-PA 活性大大增强,激活纤溶酶原,活化的纤溶酶将纤维蛋白水解为可溶性的纤维蛋白降解产物。

2. 组织因子途径抑制物(TFPI)　TFPI 是由血管内皮细胞产生的外源性凝血途径的特异性抑制物,它可以结合Ⅹa 因子形成复合体,抑制组织因子 - Ⅶa 因子复合物,下调外源性凝血途径的活性。

3. 蛋白 C 系统　蛋白 C 系统包括蛋白 C、凝血酶调节蛋白、蛋白 S 和蛋白 C 抑制物。凝血酶调节蛋白结合凝血酶可以激活蛋白 C,后者可水解灭活Ⅷa 因子和 Va 因子、同时可以促进纤维蛋白溶解,凝血酶调节蛋白还可以抑制凝血酶的促凝作用;蛋白 S 是蛋白 C 的辅因子,可以增强活化的蛋白 C 的作用。

4. 丝氨酸蛋白酶抑制物　血浆中含有多种丝氨酸蛋白酶抑制物,其中发挥抗凝作用最主要的是抗凝血酶,由肝脏和血管内皮产生,通过结合凝血酶及凝血因子Ⅸa、Ⅹa、Ⅺa、Ⅻa 等分子活性中心的丝氨酸残基而抑制其活性,可灭活 60%~70% 的凝血酶。

二、血栓形成的机制及危险因素

经典的 Virchow 理论认为,血流缓慢、血管壁损伤和凝血功能异常是深静脉血栓形成的 3 个最主要因素。围手术期长期卧床;或由于骨科手术肢体制动,缺乏肌肉对静脉的挤压作用,造成血液瘀滞;静脉壁损伤导致局部炎症和缺氧,从而下调血管内皮自身抗凝功能,同时大手术后组织损伤引起血小板黏附聚集能力增强等因素,进一步增强高凝状态;静脉内皮细胞表面黏附分子(如 P 选择素和血管性血友病因子)表达增加,促进白细胞、血小板的结合,活化的白细胞表达组织因子,启动外源性凝血途径,最终形成由纤维蛋白、红细胞和血小板组成的血栓。

静脉血栓栓塞是一种由多因素协同作用下诱发的疾病,有些因素单一存在时也可能导致血栓,如大外科手术、长时间制动和重大创伤;并且高龄老年患者,多种血浆凝血因子水平显著升高,血液黏稠度增加,进一步加剧了围手术期的高凝状态,增强了手术创伤因素的影响。临床所见大多数静脉血栓栓塞是由弱危险因素引起,甚至找不到明显的危险因素。老年患者常见的血栓危险因素见表 46-1。

表 46-1　老年患者常见的血栓危险因素

强危险因素	中等危险因素	弱危险因素
髋部或股骨骨折	膝关节关节镜手术	卧床 >3 天
髋关节置换	中心静脉置管	高龄(年龄 >75 岁)
大外科手术	化疗	腹腔镜手术
重大创伤	充血性心力衰竭	肥胖
脊髓损伤	呼吸功能衰竭	静脉曲张
	应用雌激素治疗	
	恶性肿瘤	
	脑卒中瘫痪	
	既往静脉血栓病史	
	易栓症	

第二节　老年患者术后深静脉血栓

深静脉血栓形成(deep venous thrombosis,DVT)是血液在深静脉内异常凝结形成血栓而引起的静脉回流障碍性疾病,常发生于下肢,血栓脱落可能造成肺栓塞(pulmonary embolism,PE),DVT 与 PE 统称为静脉血栓栓塞症(venous thromboembolism,VTE),是同一种疾病在不同临床阶段的不同表现方式。

一、老年患者术后 DVT 的临床表现

(一)症状和体征

许多 DVT 患者没有自觉症状,可能是由于下肢静脉侧支循环的代偿作用,或静脉未完全堵塞。有

症状者最常见的表现是下肢突发疼痛、肿胀,可伴有局部皮肤发红、皮温升高、组织呈凹陷性水肿、触诊有压痛,部分患者可见患肢有浅表静脉显露扩张。当血栓形成部位位于小腿肌肉静脉丛时,查体可见 Homans 征阳性和 Neuhof 征阳性(Homans 征:患肢小腿伸直,足被动屈曲时,小腿后侧肌群疼痛即为阳性。Neuhof 征:压迫小腿后侧肌群,引起疼痛即为阳性)。

严重的下肢 DVT 可出现股青肿,即下肢极度肿胀、剧痛,皮肤发亮呈青紫色,可有水疱,皮温低,足背动脉搏动消失,同时全身症状可有高热,体温升高至 39℃ 以上,局部血液大量瘀滞可造成循环回心血量减少,出现低血压,甚至休克。该症状出现的原因是静脉回流受阻严重,组织极度水肿张力极高,从而使动脉受压痉挛,肢体发生缺血。

静脉血栓脱落,可能引起相应肺栓塞症状。

随着病程延续,可能发展为血栓形成后综合征(post-thrombotic syndrome,PTS),多表现出静脉功能不全的症状,如患肢沉重、疼痛、静脉曲张、色素沉着、皮肤瘙痒,甚至持久不愈的溃疡等,严重影响生活质量。

(二)辅助检查

1. 临床概率评估　在进行进一步辅助检查前,有必要结合患者现存的危险因素、症状和体征,进行深静脉血栓的临床概率评估,预测患者发生静脉血栓栓塞的可能性,并用以指导后续辅助检查的选择。Wells 评分是目前最为广泛应用的预测评估工具,根据评分结果将患者发生深静脉血栓分为可能或不可能(表 46-2)。

表 46-2　预测下肢深静脉血栓形成(DVT)的 Wells 评分

项目	分值
肿瘤	+1
下肢瘫痪、轻瘫、近期下肢石膏固定	+1
近 3 天制动或近 4 周内大手术	+1
沿深静脉系统走行的局部压痛	+1
全下肢水肿	+1
与健侧相比,小腿水肿周径>3cm	+1
凹陷性水肿	+1
浅静脉侧支循环形成	+1
既往有 DVT 病史	+1
替代诊断的可能性与 DVT 可能性相同	−2

临床预测概率

	不可能	总分≤2 分(患病率 4%)
	有可能	总分>2 分(患病率 27%)

2. 血浆 D-二聚体测定　D-二聚体是纤维蛋白降解产物之一,循环中有血栓形成时,血浆 D-二聚体水平升高,但在老年患者(65 岁以上)、妊娠等生理状态或恶性肿瘤、全身感染等情况下,D-二聚体也会升高,因此血浆 D-二聚体检测敏感性高而特异性低,可以用于术后 DVT 的筛查、疗效评估,对于 Wells 评分临床概率评估预测为不太可能患病的患者,D-二聚体阴性(标准阈值<500μg/L)可以帮助排除 DVT 的诊断。

D-二聚体的诊断特异性随着年龄的升高而逐渐下降,以年龄调整临界值可以提高 D-二聚体对老年患者的诊断特异性。50 岁以上患者临界值 = 年龄(岁)×10μg/L 可以使特异性增加到 34%~46%,敏感性>97%。

3. 血管超声多普勒检查 是临床中应用最广泛的无创影像学检查,检查时用超声探头按压扫描部位,若静脉腔不能被完全压缩塌陷,即证实有血栓形成。对于近端 DVT 超声检查敏感性和特异性均很高,对于小腿静脉血栓,敏感性和特异性稍差。所有下肢超声正常患者,或下肢近端超声表现正常且临床概率预测为不太可能的患者,可以排除 DVT 的诊断。

4. CT 静脉成像 主要用于下肢主干静脉及下腔静脉血栓的诊断,准确性高,常与肺动脉造影联用提高 VTE 的确诊率。

5. 磁共振静脉成像 主要用于不能耐受造影剂进行 CT 检查的患者,可以准确显示下肢主干静脉,但对于小腿静脉血栓准确性较低,需注意老年患者有心脏起搏器、金属植入物等时不能行此项检查,病情不稳定的患者在扫描过程中亦无法进行监护,因此磁共振的应用受到较多限制。

6. 静脉造影 准确率高,是血栓类疾病诊断的"金标准",不仅可以准确评估血栓的位置、范围、形成时间、侧支循环情况,还能同时进行下腔静脉滤器植入等治疗;缺点是有创检查、费用较高、造影剂存在肾毒性等。

二、老年患者术后 DVT 的诊断

当患者有明显的危险因素、症状及体征时,首选超声检查,不难诊断;对于没有明显症状的患者,应用 Wells 评分预测为不太可能,且血浆 D- 二聚体检测为阴性,即可排除,如为阳性,需进一步行超声或其他影像学检查。

三、老年患者术后 DVT 的治疗

(一)抗凝

抗凝可以抑制血栓蔓延、有利于血栓自溶和血管再通,降低肺栓塞的发生率,但单纯抗凝不能消除血栓。

1. 常用抗凝药物

(1)普通肝素:一般用于静脉持续给药,起始剂量 80~100U/kg 静脉注射,之后以 10~20U/(kg·h)的速度持续静脉泵注,使用时必须严密监测凝血功能,每 4~6 小时复查活化部分凝血活酶时间(APTT),24 小时内应使 APTT 达到正常对照值的 1.5~2.5 倍,相当于血浆肝素水平 0.2~0.4U/mL。出血是肝素抗凝的主要并发症,此外还可引起肝素相关性血小板减少症(HIT),治疗过程中应注意监测血小板计数,当血小板出现进行性下降时高度怀疑 HIT,一旦确诊,立即停用肝素并改为非肝素抗凝剂治疗,如阿加曲班,待血小板计数恢复后,可转为华法林或利伐沙班口服。

(2)低分子量肝素:与普通肝素相比,低分子量肝素量效关系确切,不良反应少,使用时大多无需监测,需注意的是,在 75 岁以上老人,出血事件发生率随年龄增长而增加,因此抗凝治疗中应密切关注是否有皮下瘀斑、牙龈出血等出血征象,并应根据肌酐清除率调整用药剂量。

(3)维生素 K 拮抗剂:华法林是最常用的口服抗凝药,效果评估需要监测凝血功能的国际标准化比值(INR),口服后需要 3~5 天使体内维生素 K 依赖的凝血因子耗竭后才能达到有效抗凝效果,因此用药初始常与低分子量肝素联用,当 INR 稳定在 2.0~3.0 时,可停用低分子量肝素。

(4)新型口服抗凝药(Xa 因子抑制剂):常见有利伐沙班,抗凝效果稳定,出血风险小,其在体内约三分之一通过肾脏代谢,因此轻度肾功能不全患者可以按正常剂量应用。

(5)Ⅱa 因子抑制剂:阿加曲班静脉应用,主要适用于 HIT 及存在 HIT 风险的患者替代肝素治疗。

2. 抗凝治疗的时间 抗凝治疗的标准时长至少 3 个月,如果患者血栓危险因素为手术、骨折等短暂一过性因素,3个月后危险因素解除,可以不延长抗凝时间;如患者血栓危险因素持续存在,要考虑延长抗凝治疗,需要注意的是,高龄、肿瘤、肝肾功不全等同样是出血的危险因素,在延长抗凝治疗过程中,仍要密切监测,在出血和血栓复发之间寻求风险与获益的最佳平衡点。

(二)溶栓

溶栓治疗包括系统溶栓和导管接触性溶栓(catheter-directed thrombolysis,CDT)。系统溶栓指经外周静脉全身应用溶栓药物,导管接触性溶栓指在介入下将导管直接置于静脉血栓处,使溶栓药物直接作用于血栓,其优势在于显著提高溶栓效果,降低并发症风险。

溶栓药物中尿激酶最常用,其治疗起效快,过敏反应少;链激酶溶栓效果最好,但过敏反应较多,出血发生较多;重组组织型纤溶酶原激活剂(rt-PA)溶栓效果好,出血发生率低,可以重复使用。临床上这3种药物均可根据条件选用。

溶栓治疗的适应证主要有:急性近端血管(如腘静脉、髂静脉、股静脉)发生的血栓,且患者全身状况良好,出血风险小,预期生存期大于1年。禁忌证包括:年龄>75岁;溶栓药物过敏;2~4周内有活动性出血或接受过大手术、活检、穿刺、心肺复苏或外伤等;严重的高血压、肝肾功能不全;近期脑卒中病史或有动脉瘤、主动脉夹层等血管疾病患者。

在溶栓治疗过程中,是否会增加肺栓塞的发生仍具有争议,理论上溶栓时大块血栓裂解或新鲜不稳定血栓从管壁脱落,有肺栓塞的可能,因此,在介入下插入溶栓导管之前,预先植入下腔静脉滤器是一种安全的辅助手段。

当老年患者术后发生深静脉血栓,对于溶栓治疗的选择应谨慎并在血管外科、相关手术外科等多学科协作下进行。

(三)手术取栓

常用介入下导管经股静脉取出血栓,可以迅速有效解除静脉梗阻,对于发病时间在7天以内,全身状况良好,出血风险小的患者,可考虑应用。当患者表现股青肿时,应首先考虑手术取栓或经导管接触性溶栓治疗。

(四)下腔静脉滤器

下腔静脉滤器能够有效预防近期急性深静脉血栓患者发生致命性肺栓塞,如髂静脉、股静脉有新发漂浮血栓时,且多用于抗凝治疗存在禁忌或出现并发症的患者。

四、老年患者术后 VET 的预防

准确评估外科手术患者 VTE 发生风险并给予恰当的预防措施,可以有效降低 VTE 的发生率和相关病死率。

(一)VET 风险评估和出血风险评估

国际上多推荐应用 Caprini 风险评估模型(Caprini 评分)评估外科手术患者 VTE 发生风险(表 46-3)。

表 46-3　外科手术患者 VTE 风险评估表(Caprini 评分)

1分	2分	3分	5分
年龄 41~60 岁	年龄 61~74 岁	年龄 ≥75 岁	脑卒中(<1 个月)
小手术	关节镜手术	VTE 史	择期关节置换术
BMI>25kg/m²	大型开放手术(>45min)	VTE 家族史	髋、骨盆或下肢骨折
下肢肿胀	腹腔镜手术(>45min)	凝血因子 V Leiden 突变	急性脊髓损伤(<1 个月)

1分	2分	3分	5分
静脉曲张	恶性肿瘤	凝血酶原 G20210A 突变	
妊娠或产后	卧床＞72h	狼疮抗凝物阳性	
有不明原因或习惯性流产史	石膏固定	抗心磷脂抗体阳性	
口服避孕药或激素替代疗法	中央静脉通路	血清同型半胱氨酸升高	
感染中毒症(＜1 个月)		肝素诱导的血小板减少症	
严重肺病,包括肺炎(＜1 个月)		其他先天性或获得性血栓形成倾向	
肺功能异常			
急性心肌梗死			
充血性心力衰竭(＜1 个月)			
炎性肠病史			
卧床患者			

VTE,静脉血栓栓塞症。

当患者发生 VTE 高危时,往往出血风险也大,同时抗凝治疗本身具有潜在出血风险。因此,在选择预防措施时必须同时评估出血风险以及其他可能影响预防的因素。外科手术患者出血的危险因素如表 46-4 所示。

表 46-4　外科手术患者出血的危险因素

患者基础情况相关因素	手术相关因素
活动性出血 3 个月内有出血事件	腹部手术:术前贫血/复杂手术(联合手术、分离难度高或超过一个吻合的手术)
严重肾或肝衰竭 血小板计数＜50×10⁹ 个/L	胰十二指肠切除术:败血症、胰瘘、手术部位出血
未控制的高血压 腰穿、硬膜外或椎管内麻醉术前 4h~ 术后 12h	肝切除术:原发性肝癌、术前血红蛋白和血小板计数低
同时使用抗凝药、抗血小板治疗或溶栓药物	心脏手术:体外循环时间较长
凝血功能障碍	胸部手术:全肺切除术或全肺扩大切除术
活动性消化道溃疡 已知、未治疗的出血性疾病	开颅手术、脊柱手术、脊柱外伤、游离皮瓣重建手术

(二) 老年患者术后 VTE 的预防

1. 基本预防　加强快速康复管理,术前做好血栓性疾病相关知识宣教,鼓励患者术后早期下床活动。

2. 药物预防　可选择的药物与抗凝治疗相同,包括低分子量肝素、黄达肝癸钠、新型口服抗凝药等,长期接受药物预防的患者,同样应定期动态评估血栓及出血风险,及时调整用药。

3. 机械预防　应用间歇充气加压泵、分级加压弹力袜、足底静脉泵等。

4. 预防措施的选择　外科手术患者均应在可能的情况下尽早进行活动;当不存在高出血风险:VTE 风险为低度(Caprini 评分 1~2 分),建议应用机械预防;VTE 风险为中度(Caprini 评分 3~4 分),建议应用药物预防或机械预防;VTE 风险为高度(Caprini 评分 ≥5 分),建议应用药物预防或药物预防联合机械预防；如同时存在较高出血风险，应用机械预防，当出血风险降低时，再次动态评估是否联用药物预防。

第三节　老年患者术后肺栓塞

一、临床表现

（一）症状和体征

肺栓塞的临床表现主要取决于血栓的大小，小的血栓多造成远端肺小动脉或微动脉栓塞，引发的症状主要有乏力、呼吸困难、胸痛、头晕、咳嗽等呼吸道症状，多有轻度发热并伴有心动过速；当出现肺梗死时，可见咯血、胸膜痛。大的栓子进入肺循环时，可能在肺动脉或叶动脉分叉处造成栓塞，引起肺循环阻力急剧升高、急性右心室扩张和功能障碍，继而发生左室充盈不足、体循环低血压，因此临床多表现为晕厥、休克、低血压（收缩压<90mmHg 或收缩压下降超过 40mmHg）、脏器灌注不足，甚至心搏骤停。

需要注意的是，当肺栓塞发生在全身麻醉期间，麻醉医师无法获知患者自觉症状，如在监测中发现呼气末二氧化碳（$EtCO_2$）异常下降、不明原因的循环不稳定以及难以纠正的低氧血症时，结合患者血栓危险因素，应高度警惕急性肺栓塞的可能。

（二）辅助检查

1. **下肢深静脉血栓的相关检查**　由于肺内血栓栓塞绝大多数来源于下肢深静脉血栓，所以对怀疑有肺栓塞的患者均应进行深静脉血栓相关检查，如血浆 D- 二聚体、下肢静脉超声等。

2. **动脉血气分析**　急性肺栓塞可能表现为低氧血症、低碳酸血症和肺泡 - 动脉血氧分压差［$P(A-a)O_2$］增大，如栓塞面积小，亦可能血气结果正常。

3. **心电图**　肺栓塞后多数患者存在非特异性的心电图异常表现：如新发窦速、房颤、完全或不完全性右束支传导阻滞、肺型 P 波等，V1~V4 导联可见 T 波改变和 ST 段异常；部分病例可见 SⅠQⅢTⅢ征，即Ⅰ导联 S 波加深、Ⅲ导联出现 Q/q 波及 T 波倒置。

4. **超声心动图**　超声心动图检查可以发现提示右心室后负荷过重的征象：右心室扩大，室壁运动幅度降低，室间隔平直，三尖瓣反流速度增快，三尖瓣收缩期位移减低等；少数患者可显示右心系血栓，结合临床表现可以确诊。

5. **胸部 X 线片**　多数患者胸片可见非特异性的异常变化：区域性肺血管纹理变细、稀疏或消失，肺野透亮度增加，肺野局部浸润性阴影，常为尖端指向肺门、底面朝向胸膜的楔形阴性，有肺不张或肺膨胀不全，右下肺动脉干增宽或伴截断征，肺动脉段膨隆以及右心室扩大征，患侧膈肌抬高，可有少至中量胸腔积液。

6. **CT 肺动脉成像（CTPA）**　CTPA 可以直观显示肺动脉内血栓形态、位置及血管堵塞程度，敏感性及特异性均高，已成为肺栓塞诊断的首选方法。直接征象表现为肺动脉内充盈缺损，部分或完全包围在不透光的血流之间（轨道征），或呈现完全充盈缺损，远端血管不显影；间接征象包括肺野楔形、条带状密度增高影或盘状肺不张，中心肺动脉扩张及远端血管分支减少或消失等。

7. **肺核素通气 / 灌注扫描（V/Q 显像）**　目前临床中该检查已被 CTPA 取代，仅适用于患者对造影剂严重过敏或肾功能严重损害不能耐受造影剂等特殊情况，典型征象是呈肺段分布的肺灌注缺损，并与通气显像不匹配，检查结果需密切结合临床进行判读。

8. **磁共振肺动脉显像（MRPA）**　MRPA 可以显示肺动脉内的栓子及栓塞血管对应的肺内低灌注区，

但对于肺段以下水平的肺栓塞诊断价值有限。

9. 肺动脉造影 选择性肺动脉造影是诊断肺栓塞的"金标准",可以直接显示栓塞部位血管充盈缺损,血流阻断。由于其创伤大、有发生严重并发症可能,其诊断价值多被 CTPA 取代,但造影同时可以进行其他血管介入治疗,故应用时应严格把握指征。

二、诊断策略

由于肺血栓栓塞临床表现缺乏特异性,临床容易漏诊,因此对于存在危险因素的患者,应保持警惕加强诊断意识,及时进行相关实验室及影像学检查。

对患者进行临床可能性评估可以提高肺栓塞的诊断率。常用简化 Wells 评分和 Geneva 评分等量表工具(表 46-5)。

表 46-5 肺栓塞(PE)临床可能性评分

简化 Wells 评分	计分	修订版 Geneva 评分	计分
PE 或 DVT 病史	1	PE 或 DVT 病史	1
4 周内制动或手术	1	1 个月内手术或骨折	1
活动性肿瘤	1	活动性肿瘤	1
心率 ≥ 100 次 /min	1	心率 75~94 次 /min	1
咯血	1	心率 ≥ 95 次 /min	2
DVT 症状或体征	1	咯血	1
其他鉴别诊断的可能性低于 PE	1	单侧下肢疼痛	1
临床可能性		下肢深静脉触痛及单侧下肢水肿	1
低度可能	0~1	年龄>65 岁	1
高度可能	≥ 2	**临床可能性**	
		低度可能	0~2
		高度可能	≥ 3

DVT,深静脉血栓形成。

当临床可能性评估为低度可能,且 D- 二聚体检测为阴性时,可除外肺栓塞诊断;临床评估可能性为高度可能的患者,应尽快进行确诊相关影像学检查。

三、治疗

(一)肺栓塞危险分层

基于血流动力学状态、心肌损伤及右心室功能对肺栓塞患者进行综合评估分层,从而更加准确地对患者病情严重程度进行评价,指导后续治疗。

1. 高危肺栓塞 以休克和低血压为主要表现,体循环收缩压<90mmHg 或较基础血压下降 ≥ 40mmHg,并持续 15 分钟以上。

2. 中危肺栓塞 血流动力学稳定,但存在右心功能不全和 / 或心肌损伤标志物升高。

3. 低危肺栓塞 血流动力学稳定,不存在右心功能不全和心肌损伤的肺栓塞。

(二)呼吸循环支持治疗

对于怀疑存在肺栓塞的患者,应严密监测心率、呼吸、血压、氧饱和度及动脉血气等基础生命体征,并给予呼吸与循环支持治疗。

1. 纠正低氧血症　肺栓塞引起的通气/血流比改变早期即可导致低氧血症,在此阶段吸氧多能够改善氧合状况;在24~48小时后,由于表面活性物质功能障碍导致肺不张以及肺梗死、出血等出现,引起更顽固的低氧血症。当进行机械通气支持时应注意,机械通气造成胸腔内正压会进一步减少静脉回流,加重右心功能障碍,应采用低潮气量(6~8mL/kg),保持气道平台压<30cmH$_2$O;避免进行气道切开,以免在后续抗凝或溶栓治疗中发生局部大出血。

2. 循环复苏　合并低血压休克患者,应谨慎进行液体复苏,因为当主动脉舒张压和右冠血流减低时,液体复苏增加右心室容量,从而增加右室壁张力及右心氧耗,进一步加重右心缺血及休克症状。

改善循环可选用去甲肾上腺素,能够改善右心功能,提高循环血压,增加右冠灌注。对于顽固性低血压患者可加用多巴酚丁胺,起到进一步强心和降低肺循环阻力的作用。高危肺栓塞合并心搏骤停或难治性休克时,可考虑机械循环支持,如应用体位膜氧合器和右心辅助装置。

3. 再灌注治疗　重症肺栓塞的再灌注治疗包括全身静脉溶栓、介入下经导管溶栓、介入取栓术、外科切开取栓等。

再灌注治疗能够有效开通血管,恢复肺组织灌注,减小肺动脉阻力,降低肺动脉压,改善右心室功能,减少重症肺栓塞患者的病死率。

肺栓塞患者溶栓治疗的时间窗在14天内,其主要并发症是出血,在围手术期应充分考虑出血风险。如表46-6所示为溶栓治疗的禁忌证,分为绝对禁忌证和相对禁忌证,但当肺栓塞威胁生命时,绝对禁忌证应被视为相对禁忌证考虑。对于高危肺栓塞患者,尤其是有溶栓禁忌证时,经皮导管介入治疗多能够起到显著效果。

表 46-6　肺栓塞溶栓治疗禁忌证

绝对禁忌证	相对禁忌证
结构性颅内疾病	收缩压>180mmHg
出血性脑卒中病史	舒张压>110mmHg
3个月内缺血性脑卒中	近期非颅内出血
活动性出血	近期侵入性操作
近期脑或脊髓手术	近期手术
近期头部骨折性外伤或头部损伤	3个月以上缺血性脑卒中
出血倾向(自发性出血)	口服抗凝治疗(如华法林)
	创伤性心肺复苏
	心包炎或心包积液
	糖尿病视网膜病变
	妊娠
	年龄>75岁

4. 抗凝治疗　一旦明确肺血栓栓塞的诊断,应立即开始抗凝治疗。具体用药及相关内容详见本章第二节中老年患者术后DVT的抗凝治疗。

四、老年患者术后肺栓塞的预防

肺栓塞与下肢深静脉血栓是同一种疾病的不同阶段,老年患者术后肺栓塞的预防内容,详见本章第二节中老年患者术后 VTE 的预防。

（谯 瞧）

参考文献

［1］ MACKMAN N, TILLEY RE, KEY NS. Role of the extrinsic pathway of blood coagulation in hemostasis and thrombosis [J]. Arterioscler Thromb Vasc Biol, 2007, 27 (8): 1687-93.

［2］ WILKERSON WR, SANE DC. Aging and thrombosis [J]. Semin Thromb Hemost, 2002, 28 (6): 555-68.

［3］ ANDERSON FA JR, SPENCER FA. Risk factors for venous thromboembolism [J]. Circulation, 2003, 107 (23 Suppl 1): 19-16.

［4］ WELLS PS, ANDERSON DR, RODGER M, et al. Evaluation of D-dimer in the diagnosis of suspected deep-vein thrombosis [J]. N Engl J Med, 2003, 349 (13): 1227-35.

［5］ RIGHINI M, VAN ES J, DEN EXTER PL, et al. Age-adjusted D-dimer cutoff levels to rule out pulmonary embolism: the ADJUST-PE study [J]. JAMA, 2014, 311 (11): 1117-24.

［6］ LOPES RD, ALEXANDER KP, MARCUCCI G, et al. Outcomes in elderly patients with acute coronary syndromes randomized to enoxaparin vs. unfractionated heparin: results from the SYNERGY trial [J]. Eur Heart J, 2008, 29 (15): 1827-33.

［7］ BAHL V, HU HM, HENKE PK, et al. A validation study of a retrospective venous thromboembolism risk scoring method [J]. Ann Surg, 2010, 251 (2): 344-50.

［8］ GOULD MK, GARCIA DA, WREN SM, et al. Prevention of VTE in nonorthopedic surgical patients: Antithrombotic Therapy and Prevention of Thrombosis, 9th ed: American College of Chest Physicians Evidence-Based Clinical Practice Guidelines [J]. Chest, 2012, 141 (2 Suppl): e227S-e277S.

［9］ CERIANI E, COMBESCURE C, LE GAL G, et al. Clinical prediction rules for pulmonary embolism: a systematic review and meta-analysis [J]. J Thromb Haemost, 2010, 8 (5): 957-70.

［10］ KEARON C, AKL EA, ORNELAS J, et al. Antithrombotic Therapy for VTE Disease: CHEST Guideline and Expert Panel Report [J]. Chest, 2016, 149 (2): 315-352.

第四十七章
老年患者术后 ICU 管理

第一节　老年患者术后 ICU 监测

一、呼吸功能监测

重症监护室（intensive care unit, ICU）的老年患者均需严密的呼吸功能监测,包括呼吸频率/节律、脉搏血氧饱和度、动脉/静脉血气分析、氧合指数、肺部听诊、呼气末二氧化碳分压（end-tidal partial pressure of CO_2, $P_{ET}CO_2$）等。

机械通气患者还应监测呼吸力学指标包括潮气量、气道压力、呼吸频率等,必要时可行胸部 X 线或 CT 检查。

老年患者的肺功能随着老龄而衰退,合并慢性呼吸疾病或者近期急性呼吸系统疾病的患者,肺功能会进一步受到损害。脆弱肺功能早期预警指标包括:①气道压力:在潮气量相对恒定的状态下,患者气道在麻醉、外科手术以及药物作用下,更易发生因肺容积改变（体位改变、气腹、胸廓塌陷、单肺通气等）、气道痉挛或肺水（肺组织内积聚的体液）增加等因素导致的气道压力升高,应针对病因作出分析与处理。② $P_{ET}CO_2$ 监测:若发生支气管痉挛,结合肺部听诊以及气道压力升高,呼气末二氧化碳波形呈现梯形改变可以诊断;如果呼气末二氧化碳波形消失,气道压力急剧增加,且肺部无任何呼吸音,可以诊断为静默肺。老年患者,特别是合并慢性气道/肺部疾病,二氧化碳气腹时,$P_{ET}CO_2$ 反映动脉血二氧化碳分压的准确性会受到影响,通气水平是否合适需要监测动脉血气加以校准。③氧合指数监测:是对肺通气功能以及心肺交互效应的综合评定,正常值>300mmHg（1mmHg=0.133kPa）。如果术前正常,术中出现低于 300mmHg 的状况,应该进行病因诊断与处理,早发现、早干预对于降低患者呼吸系统并发症、快速苏醒拔管或者术后早期脱机至关重要。④呼吸频率/节律监测:对非机械通气患者以及苏醒期拔管前患者进行肺功能综合评估十分重要,老年患者呼吸中枢的驱动力容易受到镇静镇痛药物的残余效应影响,导致氧合较差;拔管期可以通过 $P_{ET}CO_2$、呼吸频率/节律监测观察有无镇静镇痛药物或肌松药残余效应导致的呼吸抑制、呼吸暂停,以期准确判断老年患者拔管的时机;非插管患者经鼻呼气末二氧化碳监测可以提供帮助。

二、循环功能监测

老年患者术前常合并多种心脏疾病,导致心脏功能降低,对于围手术期心律失常、低血压、容量过负荷等事件异常敏感,极易出现围手术期严重心脑肾并发症,甚至心搏骤停。

（一）容量状态/容量反应性监测

精确评估容量状态是体液管理的先决条件,有助于实现最佳的器官灌注和供氧。

1. **容量**　容量是静态指标,指患者的前负荷状态。心脏容量指标包括热稀释法测定的右心室舒张末容量、连续右心室舒张末容量和全心舒张末容量,以及每搏量变异度（stroke volume variation, SVV）、脉压变异度（pulse pressure variation, PPV）、脉搏灌注变异指数（pleth variability index, PVI）、收缩压变异度;液体反应性指标包括液体冲击试验、超声心动图法测定的左心室舒张末面积和双指示剂稀释法测定的胸内血液容量等。可以采用上述指标实施目标导向液体管理（goal directed fluid therapy，GDFT）。房颤、窦性心动过速、严重心脏瓣膜狭窄/关闭不全、心脏解剖结构显著改变的心脏疾病、严重肺部疾病等会影响SVV/PPV反映心脏容量状态的准确性，此种状态应将SVV/PPV与经胸/经食管心脏超声图联合监测，指导容量管理。需要重视围手术期心率维持在基线心率±20%范围也是确保老年患者SVV/PPV能准确反映心肺系统容量状态的前提与基础。

2. 容量反应性 容量反应性是动态指标，指心脏对增加前负荷的反应。增加前负荷后，如心输出量较基础值增加>15%，定义为存在容量反应性。对有容量反应性的患者进行补液可以使患者受益。容量反应性可以通过充盈压力动态改变来帮助判断，如中心静脉压和肺动脉楔压，但是影响因素众多，预测能力有限。推荐采用容量负荷试验，即在15分钟内输入至少250mL的晶体溶液或胶体溶液，或者使用被动抬腿试验，但是均需要有可靠的心输出量监测或替代指标，如通过超声心动图持续监测主动脉瓣口收缩期血流量等，来判断是否存在容量反应性。功能性血流动力学参数如SVV和PPV也可预测容量反应性，但需要注意其适用患者类型。超声心动图是指导危重患者液体复苏的理想方法，可以通过观察左心室、主动脉流出道、下腔静脉和右心室大小来评估液体反应性。

（二）心输出量/组织灌注监测

1. 心输出量 有多种方法可用于心输出量监测，包括肺动脉导管热稀释法、超声多普勒法（经胸或经食管）、脉压法、阻抗法等。

心输出量（cardiac output，CO）以及每搏量（stroke volume，SV）监测：SV指数为反映心脏射血功能的金标准，正常值为25~45mL/（kg·m²）。但老年患者，特别是并存高龄、陈旧性心肌梗死、既往心力衰竭史等情况时，术前SV/CO正常值均低于成年人，因此可以借助术前超声心动图测定的SV/CO值作为术中参照的个体化基线值。低于术前基线值与前负荷不足、心脏收缩/舒张功能异常等因素有关，通过容量指标监测可除外容量不足因素。心脏收缩/舒张功能异常应进行病因以及病生理学分析，针对个体患者做针对性处理。微创及无创心功能监测设备均可用于SV与CO监测。Swan-Ganz导管由于其混合静脉血氧饱和度（saturation of mixed venous blood，SmvO₂）以及肺动脉压、肺血管阻力及肺动脉楔压监测的特异性，对需要在CO及SV基础上监测这些特异性指标的危重患者，如心肺肝移植患者，可以考虑使用。

2. 中心静脉/混合静脉血氧饱和度 中心静脉血氧饱和度或SmvO₂分别指上腔静脉血或肺动脉血中血红蛋白氧饱和度，健康者为70%~80%，术前患者可低至65%。静脉血氧饱和度反映氧输送和氧消耗平衡的结果。静脉血氧饱和度降低可能由于氧输送减少和/或氧消耗增加所致。

3. 乳酸浓度 乳酸是体内糖代谢的中间产物，主要由红细胞、横纹肌和脑组织产生，正常情况下血液中的乳酸浓度主要取决于肝脏及肾脏的合成速度和代谢率。全血乳酸正常值为0.5~1.7mmol/L，血浆乳酸正常值<2.0mmol/L。组织供氧不足（如循环衰竭）时，由于线粒体缺氧，体内乳酸也升高。检查血乳酸水平可反映组织缺氧的严重程度，乳酸的清除速度更能反映危重患者的预后。

（三）心电图及心肌酶监测

围手术期诊断心率异常、心律失常、心肌缺血等事件十分必要。老年患者术中心率应维持在手术前1天平静状态基线心率±20%，心动过缓（<40次/min）与心动过速（>100次/min）应及时进行病因分析和处理。对于怀疑心肌缺血患者，采用5电极双导联系统、Ⅱ+V₅导联，能发现80%以上标准12导联心电图检测的异常。术中发现的心肌缺血等心血管事件是否已经造成心肌损伤，可通过术中、术后检测血清肌钙蛋白含量（cardiac troponin-I，cTnI）证实。如果血清cTnI浓度>0.04μg/L，可证实已经发生心肌损伤；如果cTnI浓度>0.4μg/L，则需结合临床症状与体征判断有无急性心肌梗死发生，进行及早干预。

(四) 血压监测

对于术后风险较高的老年患者,更加严格的术中血压控制(收缩压控制在术前平静血压 ±10% 内)能减少术后重要脏器功能的损害,或根据术前血压基线采用个体化的血压控制目标对预后可能有益。对于术前合并脑卒中病史、短暂性脑缺血发作病史、中重度颅脑血管狭窄等状况患者,术中血压应维持在术前平静血压基线水平至基线血压的 120% 范围内。

三、脑功能监测

监测麻醉深度的神经电生理指标,如脑电双频指数、听觉诱发电位、脑功能状态指数等,可以作为全麻意识状态或大脑功能状态的监测指标。对于老年患者,强烈建议使用麻醉深度监测,特别是对于接受全静脉麻醉和神经肌肉阻滞剂的老年患者,以避免镇静过深可能导致的围手术期血流动力学波动、术后苏醒延迟及术后并发症的增加,降低术后谵妄的发生及死亡率。

局部脑氧饱和度(regional oxygen saturation,rSO$_2$)连续监测可以判断围手术期脑氧供需平衡状况,该监测结果反映大脑前动脉和大脑中动脉供应脑组织 70% 静脉血的血氧饱和度。如果 rSO$_2$<60%,或者低于基线值 20% 提示脑缺血风险,应该进行积极干预。提升血压对逆转 rSO$_2$ 异常的效能可达 64%,而增加二氧化碳分压对逆转 rSO$_2$ 异常的效能可达 16%,其次可以通过提升吸氧浓度、血红蛋白水平,纠正大脑的氧供需失衡。维护围手术期脑氧供需平衡,有助于降低术后谵妄、认知功能障碍的发生率,并指导个体化的循环、呼吸、输血和血压管理。脆弱高危脑功能、高风险手术患者应该常规进行 rSO$_2$ 监测。

四、镇静深度监测

有多种主观镇静评分工具可用于评估患者的镇静、躁动水平,其中 Richmond 躁动镇静评分(Richmond agitation and sedation scale,RASS)和镇静躁动评分(sedation agitation score,SAS)的有效性和可靠性最佳,此外,RASS 还适合用于目标导向镇静。对于需要镇静的老年患者,建议使用 RASS 或 SAS 评估镇静深度。

五、疼痛程度监测

建议对于能自主表达的患者应用数字评分表评分,对于不能表达但躯体可以运动的患者应用重症监护疼痛观察量表或行为疼痛量表。

六、体温监测

老年患者术中极易发生低体温,会增加术后感染、静脉血栓、寒战、异体血输注、脓毒症、伤口感染的发生率,导致术后苏醒和住院时间延迟,甚至导致远期肿瘤复发率升高。术后早期依然存在低体温的可能,术后建议常规进行体温监测,将体温维持在 36℃以上,建议使用保温毯、热风机、液体加温仪等设备对患者进行保温。在血容量急剧改变的状况下,患者的体温会出现快速下降,低体温会导致患者凝血酶原活力降低以及纤维蛋白原的合成功能抑制,由此增加患者的出血量以及异体红细胞的输注量。应尽可能对输血以及输液进行加温处置,将患者体温维持在 36℃以上。老年人术后发生感染的风险高,体温监测可及时发现患者发热,为患者术后感染的诊治及时提供线索。

七、血常规及凝血功能监测

老年患者术后需密切监测血常规及凝血功能。在作出输注红细胞悬液的决定前,最好进行血红蛋白浓度监测,以提供输血的客观证据;进行实时凝血功能监测,在血栓弹力图或凝血功能监测的指导下输注凝血物质。

八、其他脏器功能监测

老年人脏器功能脆弱、围手术期用药可能会导致肝肾功能损害,肝肾功能损害会减慢镇静镇痛药物代谢,导致苏醒延迟、脱机延迟,增加术后并发症的发生率。术后应常规监测肌酐、尿素氮、尿量等指标以及时发现急性肾损伤。对于肝损伤,除传统评价的指标如转氨酶、胆红素、白蛋白和凝血功能等,近年来一些新的指标可能对急性肝损伤的监测具有一定的意义。

1. 谷氨酸 谷氨酸在肝脏代谢中起核心作用。最近的研究表明,血清谷氨酸浓度及谷氨酸/谷氨酰胺比值在合并肝功能不全而死亡患者中均显著降低,其对肝功能不全患者死亡风险的预测价值优于传统的肝脏酶学指标。

2. 非对称性二甲基精氨酸(asymmetric dimethylarginine,ADMA) ADMA 是精氨酸甲基化修饰后水解的产物,是内源性一氧化氮合酶抑制剂,主要在肝脏中代谢。ADMA 水平升高可抑制一氧化氮合酶功能,引起内皮细胞功能障碍。ADMA 是预测多器官功能衰竭的独立危险因子,在早期肝衰竭患者中可观察到 ADMA 水平显著增高,因此 ADMA 可辅助诊断早期肝衰竭。在酒精性肝病患者中,ADMA 水平和门脉压力呈正相关,ADMA 异常升高提示患者预后不良。但由于肾衰竭、糖尿病、高脂血症等多种疾病均可观察到 ADMA 升高,因此 ADMA 对肝损伤诊断的特异性仍有待验证。

第二节　老年患者术后 ICU 管理

一、呼吸管理

(一) 氧疗

氧气作为一种药物,主要用来治疗低氧血症。ICU 老年患者大多需要氧疗改善氧供,但需注意个体化选择氧疗的方式及目标。健康成人血氧饱和度(SpO_2)的正常范围为 96%~98%。吸入高浓度氧可抑制肺血管收缩,导致吸收性肺不张及肺泡通气量下降。慢性 CO_2 潴留患者吸入高浓度氧可加重病情,根据是否存在 CO_2 潴留的高危因素制订不同的氧疗目标。对于存在 CO_2 潴留高危因素(如慢性阻塞性肺疾病、肥胖、胸壁畸形、神经肌肉疾病等)的患者,推荐其 SpO_2 目标为 88%~92%。而无 CO_2 潴留高危因素的患者,推荐其 SpO_2 目标为 94%~98%。除非有活动禁忌(如骨骼或脊柱创伤、手术患者),所有患者应置于头高斜坡卧位,以改善呼吸情况及氧合。

具体应根据血气分析结果及患者基础情况选择氧疗方式(表 47-1)及参数。

表 47-1　不同氧疗设备比较

氧疗设备		流量/(L/min)	输送氧体积分数	优缺点
低流量氧疗设备	鼻导管 适于低流量、低浓度给氧;流速 1~6L/min;氧体积分数 25%~45%	1 2 3 4 5 6	25% 29% 33% 37% 41% 45%	优点:简便、快捷、价廉;满足大部分轻症患者;耐受性相对好,不影响患者进食、说话 缺点:供氧体积分数不稳定,受潮气量、呼吸频率等因素影响;不能提供高浓度氧;长时间或 5L/min 湿化不足,耐受性变差

	氧疗设备	流量 /(L/min)	输送氧体积分数	优缺点
低流量氧疗设备	普通面罩 适用于高浓度给氧,流速 6~10L/min,氧体积分数 35%~60%	6 7 8 9 10	35% 41% 47% 53% 60%	优点:简便、经济;湿化及给氧体积分数比鼻导管高;不会窒息,比较适用于缺氧严重,而无 CO_2 潴留的患者 缺点:幽闭感,影响进食、说话,有误吸风险;氧流量低于 5L/min 会致 CO_2 重复吸入
高流量氧疗设备	文丘里面罩 适用于精确给氧的患者,流速 2~15L/min,氧体积分数 24%~60%,通过旋转或不同颜色来输送目标氧体积分数	蓝色 -2 白色 -4 橙色 -6 黄色 -8 红色 -10 绿色 -15	24% 28% 31% 35% 40% 60%	优点:精确给氧,流量高;患者呼吸模式不影响吸氧体积分数;面罩不必与面部紧密接触,相对舒适;基本无 CO_2 重复吸入,适于低氧伴 CO_2 潴留的患者 缺点:价格相对贵,湿化能力一般,氧体积分数有限;氧流量与氧体积分数之间需匹配
	高流量氧疗 流速 ≤60L/min,氧体积分数 21%~100%,温度 37℃,绝对湿度 44mgH₂O/L,相对湿度 100%	≤60	21%~100%	优点:精确给氧,良好湿化、温化、舒适性、依从性好,无效腔冲洗效应,低呼吸功,低水平气道正压(2~5cmH₂O)应用范围广泛,效果明显优于普通氧疗,不劣于 NIPPV 缺点:需专门设备和导管价格昂贵
	储氧面罩 用于高浓度给氧,与储氧袋配合使用 600~1 000ml,流速 10~15L/min,氧体积分数可达 100%	10~15 双侧无活瓣 一侧有活瓣 双侧有活瓣	80%~100% 80%~85% 85%~90% 95%~100%	优点:提供更高浓度氧,适用于严重缺氧患者 缺点:幽闭感,影响进食、说话,有误吸风险;非重复面罩若氧流量不足,会增加吸气负荷

NIPPV,无创正压通气。

(二)无创通气

无创正压通气(non-invasive positive pressure ventilation,NIPPV)是指不需要侵入性或有创性的气管插管或气管切开,只是通过鼻罩、口鼻罩、全面罩或头罩等方式将患者与呼吸机相连接进行正压辅助通气的技术。NIPPV 主要适用于轻 - 中度呼吸衰竭的早期救治,也可用于有创 - 无创通气序贯治疗和辅助撤机。

1. 参考指征

(1)患者状况:①意识清醒;②能自主清除气道分泌物;③呼吸急促(频率>25 次 /min),辅助呼吸肌参与呼吸运动。

(2)血气指标:海平面呼吸室内空气时,动脉血氧分压(PaO_2)<60mmHg(1mmHg=0.133kPa)伴或不伴二氧化碳分压($PaCO_2$)>45mmHg。

2. 禁忌证

(1)绝对禁忌证:心搏骤停或呼吸骤停(微弱),此时需要立即心肺复苏、气管插管等生命支持。

(2)相对禁忌证:①意识障碍;②无法自主清除气道分泌物,有误吸的风险;③严重上消化道出血;④血流动力学不稳定;⑤上呼吸道梗阻;⑥未经引流的气胸或纵隔气肿;⑦无法佩戴面罩的情况如面部创伤或畸形;⑧患者不配合。

相对禁忌证者应用 NIPPV,需综合考虑患者情况,权衡利弊后再做决策,否则增加 NIPPV 治疗失败或可能导致患者损伤的风险。

NIPPV 优点包括:①精确给氧;②良好湿化、温化,可以设置不同水平的通气支持和模式,预设压力相对稳定;③改善患者通气与换气功能,解决低氧和高碳酸血症,缓解呼吸肌疲劳。缺点包括:①缺乏对气道的控制;②通气压力有限;③气道通路难以密闭(漏气、胃胀气);④呼吸道湿化和引流不够充分,口咽干燥,排痰障碍;⑤缺乏完整的监测装置;⑥有误吸的风险;⑦呼吸面罩还可导致面部压伤、恐惧(幽闭症)等。

对于围手术期患者,NIPPV 主要用于急性呼吸衰竭的治疗,有时也用于插管前的预先氧合。术后急性呼吸衰竭常见于腹部手术或胸部手术的患者,特别是老年患者,多发生在术后早期,常常在术后 1~2 周恢复。使用 NIPPV 的获益在于降低呼吸做功、增加肺泡通气、降低左心后负荷以及减少肺不张,其适用于无需紧急插管,且已知对其有效的患者,可在严密监测下尝试。

临床常用的 NIPPV 模式有持续气道正压(continuous positive airway pressure,CPAP)、双水平气道正压(bi-phasic positive airway pressure,BIPAP)等。NIPPV 常用通气参数的参考值见表 47-2。

表 47-2　无创正压通气(NIPPV)常用通气参数的参考值

参数	常用值
潮气量	7~15mL/kg(标准体重)[a]
备用呼吸频率	10~20 次 /min
吸气时间	0.8~1.2s
吸气压力	10~30cmH$_2$O
呼气末正压	依患者情况而定(常用 4~8cmH$_2$O,Ⅰ型呼吸衰竭时需要增加 6~12cmH$_2$O)
持续气道内正压	6~15cmH$_2$O

[a] 男性标准体重 =50+0.91 [身高(cm)−152.4],女性标准体重 = 45.5+0.91 [身高(cm)−152.4]。

(三) 有创通气

对于存在无创通气禁忌证(如严重心衰合并意识障碍、呼吸不规则、多器官功能损害、气道分泌物增多、排痰障碍、全身状态较差、疲乏明显、有较大呕吐误吸可能性、低氧血症及二氧化碳潴留危及生命等),或 NIPPV 治疗 1~2 小时后病情无改善的患者,应进行有创通气治疗。

术后需行有创通气时,建立人工气道首选经口气管插管。短期内不能撤除人工气道的患者应尽早选择或更换为气管切开。有人工气道的患者应常规进行气囊压力监测,维持高容低压套囊压力在 25~30cmH$_2$O,既可有效封闭气道,又不高于气管黏膜毛细血管灌注压,可预防气道黏膜缺血性损伤、气管食管瘘、拔管后气管狭窄等并发症。条件允许时,应进行持续声门下吸引。机械通气时,应在管路中常规应用气道湿化装置。

常见通气模式有 CPAP、同步间歇指令通气(synchronized intermittent mandatory ventilation,SIMV)和 BIPAP 等。机械通气参数的设置需结合血流动力学与通气、氧合监护。

二、循环管理

(一) 血管活性药物的应用

在排除明确病因后,老年患者血压下降多与静脉容量血管张力的快速丧失有关,可给予连续输注去氧肾上腺素、甲氧明或者去甲肾上腺素。去氧肾上腺素推荐的常用剂量为 0.5~5.0μg/(kg·min),甲氧明为 1.5~4.0μg/(kg·min),去甲肾上腺素为 0.05~0.10μg/(kg·min);术前合并近期急性脑卒中 / 陈旧性脑卒中、急性心肌梗死、心力衰竭、高血压、脓毒症等疾病的老年患者,术中维持血压所需要的缩血管药物剂量可以超过上述剂量范围。术前不伴存心脏收缩功能异常的老年患者,术中常用的血管活性药物包括缩血管药物,如去氧肾上腺素、甲氧明或者去甲肾上腺素;血管扩张药,如尼卡地平、酚妥拉明、硝酸甘油等;或者短效 β_1 受体阻滞剂,如艾司洛尔等;对于术前伴存心脏收缩功能异常的老年患者,除使用上述血管活性药物外,可能需要给予正性肌力药物,如多巴胺、多巴酚丁胺、肾上腺素、米力农、左西孟旦等,通过功能性血流动力学监测和 / 或超声心动指导合理的血管活性药物使用。

(二)目标导向液体管理(GDFT)

老年患者不同的疾病在液体管理方面有不同的推荐策略,如脓毒症推荐早期积极进行液体复苏,急性胰腺炎推荐控制性液体复苏,急性呼吸窘迫综合征推荐限制性液体复苏。但是针对每例患者,均需要个体化的血流动力学监测、容量反应性评估及 GDFT。容量评估需要动态连续过程,可以借助各种容量监测和容量反应性评估手段,维持患者的容量状态到理想水平。

三、镇痛镇静

(一)镇痛治疗

老年患者生理功能衰弱,重要器官功能储备下降,药物治疗安全窗窄,对药物的治疗反应个体差异大,药物不良反应增多,推荐采用多模式镇痛。

多模式镇痛是指联合应用作用于疼痛传导通路中不同靶点及不同作用机制的镇痛药物或镇痛方法,以获得相加或协同的镇痛效果,减少药物剂量,降低相关不良反应,达到最大效应 / 风险比。预防性镇痛是指在整个围手术期(包括术前、术中和术后)采用多模式镇痛方法,阻断伤害性刺激信号的传递,增强术后镇痛疗效,减少术后镇痛药物使用,防止中枢和外周神经敏化,降低远期慢性疼痛的发生。

建议老年患者优先考虑使用非阿片和区域神经阻滞镇痛技术,尽量减少或不使用阿片类镇痛药物,积极采用低阿片、多模式、预防性、个体化镇痛方案,以实现最大的镇痛效果,最小的不良反应,最佳的躯体和心理功能,最好的生活质量和患者满意度。

1. 非药物治疗 非药物治疗主要包括冰敷、针灸、经皮神经电刺激(transcutaneous electrical nerve stimulation,TENS)、物理治疗(按摩等)、心理和认知行为干预等,常与药物治疗联合应用,作为多模式镇痛的一部分。联合 TENS 可使术后镇痛药物用量降低 25%,TENS 可作为老年术后镇痛方案的基础方案。

2. 镇痛药物治疗原则 药物治疗是老年患者术后镇痛最常用、最有效的干预措施。但随着年龄增长,老年患者各脏器老化、功能减退,影响药物代谢和药效(表47-3)。老年患者镇痛药物使用原则包括:①滴定原则:是老年患者疼痛管理的基本原则,使用时需小剂量开始,经评估后缓慢给药进行剂量滴定。②根据患者的具体情况选用合适用药途径:不能进食者首选患者自控静脉镇痛(patient-controlled intravenous analgesia,PCIA),恢复进食后,首选口服,不推荐肌内注射给药途径。③不推荐使用有活性代谢产物的镇痛药物。④老年患者的肌肉比例减少,脂肪比例增加,药物分布容积改变,亲脂性药物容易脂肪蓄积,半衰期延长,宜使用水溶性药物。⑤使用阿片类药物镇痛期间,建议严密监测镇静、呼吸抑制和其他不良反应,及时调整剂量,尽可能减少不良反应。⑥选择镇痛药物时,需考虑合并症和其他用药,尽量减少药物 - 疾病和药物 - 药物相互作用。⑦不推荐使用长效阿片类药物用于术后镇痛,阿片类药物不作为术前镇痛首选(术前长期服用阿片类药物者除外)。⑧多模式镇痛原则:静脉自控镇痛复合区域阻滞镇痛技术的多模式联合最为常见。⑨老年患者 PCIA:尽量使用无背景剂量 PCIA 镇痛方法,每次设置剂量应根据年龄等相关因素设置最低有效剂量。⑩实施内脏手术患者,可以使用 κ 受体激动剂替代 μ 受体激动剂有效控制内脏痛,并降低肠梗阻和恶心呕吐不良反应。⑪实施多学科综合评估(基础疾病评估、生活质量评估、社会心理评估等),坚持个体化治疗原则和阶梯治疗原则。

表 47-3　增龄性改变对常用镇痛药物的影响及建议

镇痛药物类型	老年性改变	导致的影响和建议
阿片类		
吗啡	机体对阿片类药物敏感性增加,分布容积降低 50%,清除率下降 50%,游离或非结合药物增加,消除半衰期延长	提醒医护人员高度注意镇痛药物剂量和不良反应。滴定式给药,降低阿片用量 40%~50%。PCIA 不是禁忌,除非患者拒绝或存在认知障碍、不能正确理解。鞘内吗啡单次最大剂量 100μg,硬膜外吗啡单次最大剂量 3~4mg
芬太尼	分布容积增加,清除率降低,药物蓄积风险增加	降低剂量;鼓励硬膜外联合局部麻醉药使用,降低两者用量
曲马多	清除半衰期延长,绝对生物利用度增加	75 岁以上患者,降低药物剂量,重复给药时间间隔延长
对乙酰氨基酚	生物利用度和清除率无变化	无需降低剂量
非甾体抗炎药	清除半衰期延长,清除率下降,对此类药物敏感性增加	降低药物剂量(25%~50%),延长给药时间间隔,参考肌酐清除率用药(肌酐清除率<50mL/min 禁用)
环氧化酶 2 抑制剂	心血管疾病史患者风险增加	除非体重>50kg 或肾功能不全,一般无需调整剂量;禁用于冠状动脉搭桥患者术后镇痛
局部麻醉药	清除半衰期延长,清除率下降,对局部麻醉药敏感性增加,解剖改变(硬膜外扩散增加)	阻滞时间延长,低血压风险增加,降低局部麻醉药总量和浓度;鼓励联合使用局部麻醉药和阿片类药物,改善镇痛效果,降低两者用量

PCIA,患者自控静脉镇痛。

3. 对乙酰氨基酚和非甾体抗炎药　对乙酰氨基酚和非甾体抗炎药(nonsteroidal anti-inflammatory drugs,NSAIDs)是多模式镇痛的基础用药。老年患者使用 NSAIDs 应遵循以下原则:谨慎选择;最低剂量起始,最短使用时间;使用质子泵抑制剂保护胃肠道;同时监测药物不良反应。

(1)对乙酰氨基酚:对乙酰氨基酚除有间接的中枢性环氧合酶(cyclooxygenase,COX)抑制作用外,还有调节内源性大麻素系统,抑制下行 5-羟色胺能通路和抑制中枢一氧化氮合成的作用。其镇痛效能比 NSAIDs 弱 20%~30%,无外周作用,不良反应少,不会引起胃肠道出血,比 NSAIDs 更安全。对乙酰氨基酚用于轻至中度疼痛治疗,可单独使用或联合其他药物或方法,有显著的阿片节约效应,或与区域麻醉联合减轻反跳痛。无禁忌证者,建议将对乙酰氨基酚作为老年患者术后镇痛方案的一线基础用药,胃肠吸收功能正常者口服对乙酰氨基酚可用于术前镇痛,静脉制剂建议切皮前 30 分钟开始输注。每日最大剂量不超过 3g/d,联合给药或复方制剂日剂量不超过 1.5g,否则可能引起严重肝脏损伤和急性肾小管坏死。一般情况下口服和静脉制剂镇痛效果无显著差异,但口服剂型的吸收受影响因素较多。对乙酰氨基酚耐受性良好,一般无需减少剂量。对于有肝脏疾病史或大量酗酒者,剂量减少 50%~75%。与抗凝药联合使用,可增加其抗凝作用,需注意调整抗凝药的用量。许多复方制剂中含有对乙酰氨基酚[如氨酚羟考酮(对乙酰氨基酚和羟考酮的复方制剂)、复方感冒制剂、退热药等],此时应计算药物总量,避免超量。

(2)NSAIDs:NSAIDs 主要作用机制是抑制中枢和外周 COX 和前列腺素合成。根据对 COX 的作用选择,可将 NSAIDs 分为非选择性 NSAIDs 和选择性 COX-2 抑制剂。主要用于缓解轻中度疼痛,或作为多模式镇痛的基础药物,与阿片类药物联用,节约阿片类药物用量,并降低阿片类药物不良反应,与区域阻滞镇痛联合,减轻反跳痛。NSAIDs 对于炎症性疼痛的治疗效果优于对乙酰氨基酚。常见的注射类 NSAIDs 用法用量见表 47-4。NSAIDs 均有"封顶"效应,故不应超量给药。NSAIDs 血浆蛋白结合率高,故不能同时使用两种 NSAIDs 药物,但同类药物中,一种药物效果不佳,可能另外一种药物仍有较好作用。NSAIDs 常见不良反应为胃肠道、心血管和肾脏不良反应。

表 47-4 常见注射类非甾体抗炎药的用法与用量

药物	用法和用量
氟比洛芬酯	IV:50mg/次,日剂量不超过 200~250mg,起效时间 15min,维持时间 8h
帕瑞昔布	IM/IV:首次剂量 40mg,以后 40mg/12h,连续用药不超过 3d,起效时间 7~13min,维持时间 12h
酮咯酸	IM/IV:首次剂量 30mg,以后 15~30mg/6h,最大量 120mg/d;连续用药不超过 2d,起效时间 50min,维持时间 4~6h
氯诺昔康	IV:8mg/次,2~3 次/d,日剂量不超过 24mg,起效时间 20min,维持时间 3~6h

注:IV,静脉注射;IM,肌内注射。

非选择性 NSAIDs 引起消化道溃疡或出血、抑制血小板功能较为明显。65 岁以上老年患者 NSAIDs 相关胃肠道出血发生率约为年轻患者的 2 倍。非选择性 NSAIDs 导致的消化道溃疡严重并发症(如出血或穿孔)风险在老年患者尤其是老年女性患者中增加 2~5 倍。不能耐受质子泵抑制剂或米索前列醇的老年患者,应避免使用 NSAIDs。此外还应警惕非选择性 NSAIDs 所致的肝毒性、肾毒性、血小板功能下降以及神经系统和皮肤的不良反应。另外需警惕如下高危因素:合用阿司匹林、糖皮质激素、抗凝抗血小板药物,以及合并消化道疾病等。

NSAIDs 的肾毒性作用在老年人中更明显,合并肾脏损害、心力衰竭或者服用肾脏毒性药物(氨基糖苷类抗生素、万古霉素、利尿剂和血管紧张素转换酶抑制剂等)的患者使用 NSAIDs 有肾衰竭风险。肌酐清除率低于 50mL/min 的患者建议避免使用 NSAIDs。因药物不良事件住院的老年患者中,23.5% 是由 NSAIDs 导致,用药时间越长,剂量越大,不良反应越明显。老年患者若使用 NSAIDs,应在最短期内使用最低剂量(减少 25%~50%),且监测胃肠道、肾脏和心血管不良反应。

选择性 COX-2 抑制剂消化道和抑制血小板功能的不良反应少,对肾脏的不良反应与非选择性 NSAIDs 相似,但可增加心血管血栓性事件风险,包括心肌梗死和卒中风险,冠状动脉搭桥术患者和严重心力衰竭患者禁忌使用选择性 COX-2 抑制剂。

对于无禁忌证者,建议将 NSAIDs 作为术后低阿片、多模式、预防性、个体化镇痛方案的基础用药,特别适用于炎性痛治疗,严格控制使用时间和剂量,并监测胃肠道、肾脏和心血管不良反应。非心脏手术前建议口服塞来昔布。

4. 阿片类药物 阿片类药物是术后中度以上疼痛管理的一线药物。老年患者阿片类药物需求个体差异大,应进行剂量滴定,从低剂量起始,缓慢增加剂量,保证达到充分镇痛的同时,尽可能减少不良反应。老年患者常因并存疾病服用多种药物,要注意与阿片类药物的相互作用(表 47-5)。高危人群(老年、肝肾功能不良、慢性呼吸衰竭、阻塞性睡眠呼吸暂停综合征、同时使用中枢神经系统抑制药物者)如使用阿片类镇痛药物,必须降低剂量并进行严密监测。建议使用快速起效的中短效制剂用于术后镇痛,不建议使用长效/缓释剂或贴皮剂型。能进食者首选口服类剂型,静脉剂型建议用于不能进食期间或需要滴定快速控制爆发痛者。

表 47-5　阿片类药物与其他常见药物的相互作用

药物类型	相互作用
中枢神经系统兴奋剂	增加室性心律失常(美沙酮+阿托西汀)
抗癫痫药物	右丙氧芬增加卡马西平的作用
三环类抗抑郁药	增加阿片类药物的镇静作用;毒性作用增加(惊厥,如曲马多);抑制吗啡葡糖醛酸化
单胺氧化酶抑制剂	中枢神经系统的兴奋和抑制(哌替啶、曲马多)
选择性 5-羟色胺再摄取抑制剂	中枢神经系统毒性作用增加(惊厥,例如曲马多)
抗凝剂	增加抗凝作用(右丙氧芬、曲马多)
药物影响胃肠道	甲氧氯普胺和多潘立酮拮抗阿片类镇痛剂的胃肠道作用;西咪替丁抑制阿片类药物的代谢;雷尼替丁降低吗啡的浓度并转化为活性代谢物
抗菌药物	阿片类药物降低环丙沙星的浓度;红霉素增加阿片类药物浓度;利福平降低阿片类药物浓度
抗病毒药物	美沙酮可以增加齐多夫定的浓度;利托那韦可以增加阿片类镇痛药(芬太尼、哌替啶、右丙氧芬)的浓度
抗真菌药物	伏立康唑增加美沙酮和阿芬太尼的浓度;酮康唑增加阿片镇痛剂的浓度

阿片类药物常见的不良反应和处理:①恶心呕吐:是最常见的不良反应,可根据情况给予抗呕吐药物。②呼吸抑制:阿片类药物导致呼吸变慢,治疗方法包括立即停止给予阿片类药物,吸氧,强疼痛刺激,必要时建立人工气道或机械通气,静脉注射纳洛酮。③耐受、身体依赖和精神依赖:耐受指在恒量给药时药物效能减低,常以镇痛药作用时间缩短为首要表现;身体依赖为规律性给药的患者,停药或骤然减量导致停药反应;精神依赖为强制性觅药意愿和行为。④瘙痒:小剂量阿片受体激动拮抗药布托啡诺、地佐辛、纳布啡和昂丹司琼常用于治疗瘙痒。⑤肌僵、肌阵挛和惊厥:使用中枢性松弛药巴氯芬,或阿片受体拮抗药可使之消除;⑥认知功能障碍:轻度镇静常可发生,长时间大剂量使用阿片类药物可能导致认知功能减退。⑦缩瞳:μ受体和κ受体激动剂兴奋眼神经副交感核导致瞳孔缩小。⑧体温下降:阿片类药物可导致血管扩张,改变下丘脑体温调节机制而引起体温降低。⑨免疫功能抑制:强阿片类药物可造成免疫功能抑制。⑩便秘:是常见的不良反应。

建议阿片类药物低剂量、联合 NSAIDs 等药物应用,能满足镇痛需求的情况下优先选择弱阿片制剂,建议常规联合非阿片类药物和/或区域阻滞镇痛,以达到节约阿片用量和降低药物不良反应的效果。不建议单纯依赖阿片类药物用于术后镇痛。对于术前已经使用长效阿片制剂者,围手术期不建议中断原治疗方案,除非有明显禁忌或因明显药物相互作用。不建议使用长效阿片类药物用于围手术期镇痛。

5. 局麻药物　建议采用 0.25%~0.5% 罗哌卡因作为老年患者伤口浸润、周围神经阻滞或连续硬膜外镇痛的首选药物。长效丁哌卡因也可作为伤口局部浸润镇痛的优选药物。不推荐丁哌卡因用作老年患者周围神经阻滞或连续硬膜外阻滞镇痛。肢体急性创伤后疼痛,实施局麻药物单次或持续周围神经阻滞,或者手术开始前实施伤口局麻药物浸润镇痛或者局麻药物周围神经阻滞镇痛有助于改善术中及术后镇痛效果,加速术后康复进程。

6. 镇痛辅助用药　对于无禁忌者,建议术中输注右美托咪啶或可乐定用于头面部和脊柱大手术或胸腹部大手术未联合硬膜外镇痛者。不建议术前常规使用加巴喷丁或普瑞巴林,建议对部分开胸或开腹手术后剧烈疼痛患者,易发生神经病理性痛者,或者阿片耐受患者,将加巴喷丁或普瑞巴林作为术后镇痛方案的组成部分,将氯胺酮作为备选方案,主要用于中到重度疼痛,特别适用于阿片耐受,或不能耐受阿片镇痛的患者。建议在开放或腔镜腹部手术、脊柱手术时,将静脉利多卡因输注作为备选方案,可缩短肠麻痹时间,改善镇痛效果。无禁忌时,可考虑术前单次静脉注射地塞米松(8mg)作为术后镇痛方案的组成部分,特别适用于术后恶心呕吐高风险者。

7.围手术期镇痛方案

(1)PCIA:当术后镇痛需要静脉给药时,建议使用PCIA。PCIA可提供持续镇痛,且可以明显减少术后谵妄、肺部并发症等发生率,适用于有一定认知能力且配合度高的老年患者,严重衰弱或认知障碍老年患者不推荐使用PCIA。对于肾功能障碍的老年患者,应选择代谢产物无活性的阿片类药物进行PCIA。PCIA采用的主要镇痛药为阿片类药物,常用PCIA药物的推荐方案见表47-6。老年患者PCIA时不主张使用芬太尼等脂溶性高、蓄积作用强的药物,不推荐使用背景剂量持续输注阿片类药物,使用背景剂量不但不能获得更好的镇痛效果,还可增加呼吸抑制等不良反应。老年患者使用PCIA时,建议吸氧并加强监护,防止低氧血症的发生。

表47-6 患者静脉自控镇痛常用药物的推荐方案

药物	单次负荷(滴定)剂量	单次注射剂量	锁定时间/min
吗啡	1~3mg	1~2mg	10~15
芬太尼	10~30μg	10~30μg	5~10
舒芬太尼	1~3μg	2~4μg	5~10
羟考酮	1~3mg	1~2mg	5~10
曲马多	1.5~3.0mg/kg,术毕前30min给予	20~30mg	6~10
布托啡诺	0.25~1.00mg	0.2~0.5mg	10~15
地佐辛	2~5mg	1~3mg	10~15
氟比洛芬酯	25~75mg	50mg	—
氢吗啡酮	0.1~0.3mg	0.2~0.4mg	6~10
纳布啡	1~3mg	1mg	10~20

对于有一定认知能力且配合度高的老年患者,需要使用静脉阿片镇痛药物时,建议采用PCIA方式,不推荐使用背景剂量持续输注阿片类药物,建议PCIA期间吸氧并持续监护。

(2)区域阻滞镇痛:能够减轻患者手术应激反应,降低阿片类药物用量,并且加速患者术后康复。常用的方法包括伤口局部药浸润镇痛、患者自控硬膜外镇痛(patient-controlled epidural analgesia,PCEA)、周围神经阻滞镇痛或者患者自控周围神经阻滞镇痛。基于局麻药物的多模式镇痛是低阿片镇痛的基础和前提。

1)伤口局麻药浸润或胸膜腔浸润镇痛:皮下或关节腔注射长效局麻药,作为多模式镇痛的组成部分,可用于全膝关节置换术、膝关节镜手术、剖宫产手术、腹腔镜手术和痔疮手术等的一线方案。

2)硬膜外镇痛:老年患者的生理改变会影响局麻药物的效果和代谢,椎管内容积减少可导致同样容量的局麻药镇痛平面更高;有髓神经纤维减少或髓鞘通透性增加导致对局麻药敏感性增加,低浓度局麻药即可产生运动阻滞;老年患者清除率降低,导致药物半衰期延长,阻滞时间延长;由于解剖改变,老年患者硬膜外镇痛神经损伤发生率高于成人。建议适当降低局麻药浓度和剂量。在胸部和腹部大手术中,特别是心肺并发症风险和肠梗阻风险高的患者,使用硬膜外镇痛的患者获益更明显。联合使用局麻药和阿片类药物,可减少局麻药物的浓度,降低低血压或运动神经阻滞的风险,此外还可降低阿片类药物的不良反应发生风险(如呼吸抑制),常用的药物为舒芬太尼。PCEA与连续硬膜外镇痛相比,不仅能够减少镇痛药物用量,还可降低不良事件的发生率,加速患者术后康复。对于老年患者,在PCEA的最初24小时以内,应每小时观察患者的呼吸频率和镇静状态改变。使用硬膜外镇痛患者要常规监测生命体征。

在胸腹部大手术,特别是心肺并发症风险高、术后预期肠麻痹时间长者,建议将椎管内镇痛技术作为多模式镇痛的一线方案。建议硬膜外镇痛局麻药中常规添加舒芬太尼。建议椎管内镇痛期间对患者进行严密监护和随访。

3)周围神经阻滞:周围神经阻滞与硬膜外镇痛疗效相当,但不良反应发生率更低。由于老年患者生理改变,导致麻醉药物更容易渗透,更容易阻滞;并且老年患者对于局麻药物的敏感度增加,清除力下降,在进行周围神经阻滞时,应适当降低局麻药浓度,减少局麻药总剂量。周围神经丛阻滞后,老年患者可能出现长时间感觉和运动神经阻滞,与年龄显著相关。当单次注射不能满足术后镇痛需要时,建议采用连续周围神经阻滞镇痛方案。超声引导周围神经阻滞能改善阻滞和镇痛效果,减少损伤,建议积极采用。

无明显禁忌者,建议将周围神经阻滞作为多模式镇痛的一线方案,特别是上下肢手术和胸腹部手术。单次阻滞不能满足镇痛需要时,可考虑采用连续周围神经阻滞技术。

4)针对不同疼痛类型镇痛措施建议:①术前合并的慢性疼痛:继续以前的治疗方案(包括药物和区域阻滞技术)。②伤口痛(躯体痛):建议优先选择合适的区域阻滞技术(包括局麻药伤口浸润、椎管内和周围神经阻滞技术)作为控制切口痛的主要措施,镇痛不全者辅以静脉 NSAIDs 和 μ/κ 阿片受体激动为主的阿片类药物滴定。③内脏痛:内脏器官通常分布周围型 κ 阿片受体,静脉给予激动 κ 阿片受体的药物,如羟考酮或布托啡诺,有较好的内脏痛治疗效果。熟悉手术区域内脏器官的内脏痛觉传入通路并熟练掌握相关阻滞技术者,可选择合适的区域阻滞技术(椎管内、椎旁、骶后孔阻滞,术中术者直视下阻滞迷走神经、内脏大小神经)进行内脏痛治疗。腹腔镜手术中,内脏痛成为术后疼痛的主要来源,控制不良也是远期慢性疼痛发生的原因之一。因此,在多模式镇痛方案中应给予足够重视。如果需要,可以在腹腔镜手术开始前实施预防性内脏痛控制。④炎性痛:伤害性疼痛(包括上述的躯体和内脏痛)均含有炎症性疼痛成分,而且损伤后的修复存在持续的炎症反应。如无禁忌,围手术期应给予 NSAIDs 作为基础镇痛用药,需要时可以持续至术后 1 周。NSAIDs 还可以减少术后阿片类药物的用量,对预防敏化和慢性疼痛的发生也有作用。必要时,也可给予 NSAIDs 实施预防性镇痛。⑤神经病理性疼痛:由躯体感觉神经系统的损伤或疾病而直接造成的疼痛。神经病理性疼痛既可以是慢性疼痛,也可以是急性疼痛的一部分。围手术期发生的剧烈疼痛、爆发性或顽固性疼痛,需要考虑神经病理性疼痛存在,此时阿片类药物治疗效果较差,可以考虑加用治疗神经病理性疼痛的药物,如加巴喷丁类药物,包括加巴喷丁和普瑞巴林。此类药物主要是口服,可以术前服用,也可以术后服用,需要注意药物的镇静作用。

不同部位手术低阿片、多模式、预防性、个体化镇痛方案见表 47-7。

表 47-7　老年患者常见手术围手术期多模式低阿片镇痛方案

手术类型	全身药物治疗	局部、关节腔或表面麻醉技术	区域阻滞技术	椎管内麻醉技术	非药物方案
胸科手术	NSAIDs 和/或对乙酰氨基酚;加巴喷丁或普瑞巴林;静脉氯胺酮;阿片类药物	—	椎旁阻滞、肋间神经阻滞、前锯肌阻滞(开胸切口)	硬膜外局麻药镇痛(加或不加阿片类药物),或鞘内阿片镇痛	认知疗法;TENS
开放剖腹手术	NSAIDs 和/或对乙酰氨基酚;加巴喷丁或普瑞巴林;静脉氯胺酮;静脉利多卡因;阿片类药物	切口局麻药浸润	腹横筋膜平面阻滞、腹直肌鞘阻滞(正中切口)	硬膜外局麻药镇痛(加或不加阿片类药物),或鞘内阿片镇痛	认知疗法;TENS
全髋关节置换术	NSAIDs 和/或对乙酰氨基酚;加巴喷丁或普瑞巴林;静脉氯胺酮;阿片类药物	关节腔局麻药注射和/或阿片注射	支配区域周围神经阻滞镇痛(腰丛阻滞、髂筋膜阻滞)	硬膜外局麻药镇痛(加或不加阿片类药物)	认知疗法;TENS

手术类型	全身药物治疗	局部、关节腔或表面麻醉技术	区域阻滞技术	椎管内麻醉技术	非药物方案
全膝关节置换术	NSAIDs 和 / 或对乙酰氨基酚；加巴喷丁或普瑞巴林；静脉氯胺酮；阿片类药物	关节腔局麻药注射和 / 或阿片注射	支配区域周围神经阻滞镇痛（如腰丛阻滞、股神经阻滞、收肌管阻滞）	硬膜外局麻药镇痛（加或不加阿片类药物）	认知疗法；TENS
腰椎融合	对乙酰氨基酚；加巴喷丁或普瑞巴林；静脉氯胺酮；阿片类药物	切口局麻药浸润	–	硬膜外局麻药镇痛（加或不加阿片类药物）	认知疗法；TENS
冠状动脉旁路移植术	阿片类药物；对乙酰氨基酚；加巴喷丁或普瑞巴林；静脉氯胺酮	–	–	–	认知疗法；TENS

NSAIDs，非甾体抗炎药；TENS，经皮神经电刺激。

（二）镇静治疗

镇静主要针对需要机械通气的 ICU 患者，非机械通气患者一般不需要额外镇静。

1. 镇静深度维持　机械通气患者维持浅镇静（包括每日中断镇静和自主呼吸试验）可缩短机械通气时间和 ICU 停留时间。已有的研究并未显示浅镇静会增加应激不良事件（如心肌梗死）和远期精神问题（如创伤后应激障碍）。因此，老年患者需要镇静时应维持浅镇静。

2. 镇静药物选择　丙泊酚、咪达唑仑和右美托咪啶是目前 ICU 机械通气患者最常使用的镇静药物。老年患者需要镇静时建议首选右美托咪啶或丙泊酚，慎用苯二氮䓬类。但对于有惊厥发作、酒精 / 苯二氮䓬类戒断或需要遗忘的患者，仍应考虑使用苯二氮䓬类药物。常用镇静药物特点见表 47-8。

表 47-8　常用镇静药物特点

镇静药物	首剂后起效时间	清除半衰期	首次剂量	维持剂量	不良反应	备注
咪达唑仑	2~5min	3~11h	0.01~0.05mg/kg	0.02~0.10mg/(kg·h)	呼吸抑制、低血压、可能导致谵妄	对循环影响小；酒精、药物戒断反应的一线选择
地西泮	2~5min	20~120h	5~10mg	0.03~0.10mg/kg	呼吸抑制、低血压	半衰期过长，不容易实现"浅镇静"策略；不推荐作为镇静一线选择
丙泊酚	1~2min	快速清除 34~64min，缓慢清除 184~382min	5μg/(kg·min)	1~4mg/(kg·h)	低血压、呼吸抑制、高甘油三酯、输注点疼痛、丙泊酚输注综合征	儿童镇静时要特别注意丙泊酚输注综合征；高甘油三酯血症患者慎用；可以降低颅压；谵妄发生率低
右美托咪定	5~10min	1.8~3.1h	1μg/kg，超过 10min 缓慢输注	0.2~0.7μg/(kg·min)	心动过缓、低血压	可以预防、治疗谵妄；对循环影响小

四、液体管理

(一)液体类型选择

老年患者围手术期首选液体类型仍推荐晶体溶液,如乳酸林格溶液或醋酸林格溶液等复合电解质溶液。有效循环血容量减少时,晶体和胶体溶液均可用于扩容,使用胶体溶液补充血管内容量是合理的,大型手术围手术期给予晶体或胶体溶液对患者预后的影响无明显差异。对于肾功能受损的老年患者,不推荐使用羟乙基淀粉治疗;对脓毒症或脓毒症休克患者,不建议使用羟乙基淀粉进行血管内容量扩充;对于术前有低蛋白血症的脓毒症患者,可以采用白蛋白进行液体复苏,维持血清白蛋白水平在30g/L以上。

(二)GDFT联合预防性缩血管药物

老年患者由于全身血容量降低,心、肺、肾功能减退以及静脉血管张力在麻醉状态下的易丧失性,围手术期容易因为维持循环稳定而导致输注液体过量,因此实施GDFT策略联合预防性缩血管药物对于降低患者围手术期心、肺、脑、肾及肠道并发症,改善患者术后转归方面具有重要作用。液体治疗策略应遵循个体化原则,除常规血流动力学监测指标外,GDFT指标包括PPV、SVV、PVI以及液体冲击试验+维持液体输注量方案等。

SVV、PPV、PVI主要用于机械通气下目标导向液体管理,PPV或SVV>13%时认为心脏前负荷不足,需要加快输液直至PPV或SVV<13%,随后输液维持速率应为1~2mL/(kg·h);但需注意不同体位、腹内压及胸膜腔内压增加等因素会影响诊断心脏前负荷不足的阈值,自主呼吸、心律失常、窦性心动过速、气腹和小潮气量通气也均可能影响PPV和SVV的准确性,对于这些患者行液体冲击试验可以很好反映该状态下的心脏前负荷,结合常规血流动力学监测进行综合判断。SVV、PPV等指标目前可能更宜用于指导何时停止输液,即使在自主呼吸或存在心律失常的情况下,当任一参数值<5%时,基本可排除容量不足的可能。

液体冲击试验+小容量液体持续输注可用于非机械通气患者的容量治疗,该方法是指在5分钟内输注3mL/kg晶体溶液或者胶体溶液,观察SVV的增加是否超过10%,如果SVV超过10%视为液体冲击试验阳性,需要进行第2次液体冲击试验直至SVV<10%;维持期间给予小容量液体输注[1~2mL/(kg·h)]。

低血压时可给予去氧肾上腺素[0.5~1.0μg/(kg·min)],或小剂量去甲肾上腺素[0.05~0.10μg/(kg·min)],或甲氧明[1.5~2.0μg/(kg·min)],可降低为维持血流动力学平稳而对液体输注的过度依赖。GDFT联合α₁肾上腺素能受体激动剂治疗可稳定重要器官的灌注,避免液体过度输注,同时降低术后总体并发症发生率,促进胃肠功能恢复,缩短住院时间,有助于非心脏手术老年患者术后快速康复。推荐剂量的α₁肾上腺素能受体激动剂对心功能、肾脏灌注、微循环等无明显影响。例如持续输注α₁肾上腺素能受体激动剂,应遵循从小剂量开始,逐渐滴定至最佳剂量的原则。当需要比推荐剂量更高的剂量来维持目标血压时,应积极寻找导致循环障碍的原因。既往有心、肾功能不全的老年患者使用时应特别注意,避免因使用不当导致严重后果。

(三)术后输血与凝血管理

我国《临床输血技术规范》提出:血红蛋白(hemoglobin,Hb)>100g/L时,无需输入红细胞悬液;Hb<70g/L时,应考虑输注红细胞悬液;Hb介于70~100g/L时,应主要根据患者心肺代偿能力、机体代谢和耗氧情况及是否存在进行性出血决定是否输入红细胞悬液。在此范围,输血指南强调了根据临床情况和患者症状个体化制订输血策略。输血的正确目的是改善氧供,而不是使Hb达到某一目标水平,临床上判断Hb水平是否能够维持氧供需平衡,还取决于动脉血氧饱和度、心输出量和氧耗3个方面的因素。老年患者Hb若为70~100g/L,更建议个体化地制订输血策略,有助于减少不良事件以及相关并发症。

在术中大出血状况下,容易因过度依赖输注浓缩红细胞和晶体或胶体溶液而致稀释性凝血病的发生,新的凝血管理指南推荐输注红细胞与输注新鲜冷冻血浆的比例为 2:1，并强调了输注纤维蛋白原和凝血酶原复合物在增强凝血功能方面的重要性。

五、营养支持

老年患者的营养支持推荐由营养支持团队（nutritional support team,NST）实施,NST 的主要工作目标是为老年患者提供合理的营养支持,包括:①识别是否存在营养不良或营养风险;②制订合理的营养支持方案;③提供安全、合理、有效的营养支持;④监测及评价营养支持的效果。

(一) 营养筛查与评价

老年患者营养不良发生率高,推荐常规进行营养筛查。国内外多个指南中推荐营养风险筛查 2002（Nutrition Risk Screening 2002, NRS 2002）和重症营养风险评分（Nutrition Risk in Critically Ill Score, NUTRIC）作为住院患者营养风险筛查的工具,也适于老年住院患者。

营养评估是解释和扩展在营养筛查过程中得到的资料,由营养专业人员分析和评价临床信息,综合判断医疗和营养摄入史、消化吸收能力、体格检查、人体测量和体成分分析、生化指标、临床表现等营养相关问题得出疾病相关的营养诊断。营养不良是属于老年患者综合问题中的重要指标,除了评估营养不良相关指标外,还应从疾病严重程度、进食情况、实验室检查、体重及体成分测量、老年综合评估等方面,对患者营养状况进行全面评估。

对于营养状况良好或低度营养风险老年患者,术前无须营养支持;对于重度营养不良老年患者,术前给予营养支持 10~14 天,并建议推迟手术时间,免疫增强型营养制剂有益于减少术后并发症。

以下老年患者在手术后需要接受营养支持:术前因重度营养不良而接受营养支持的患者;严重营养不良由于各种原因术前未进行营养支持的患者;严重创伤应激、估计术后不能进食时间超过 7 天的患者;术后出现严重并发症需长时间禁食,或存在代谢明显增加的患者。

(二) 营养支持途径

老年围手术期营养支持首选口服营养补充（oral nutritional supplement,ONS）,其次管饲肠内营养（enteral nutrition,EN）,管饲 EN 无法实施或肠内营养无法提供充足的能量和蛋白质时,应补充或选择肠外营养（parenteral nutrition,PN）。ONS 应该在术后 24 小时内开始,如果 ONS 无法进行,应给予管饲 EN。

(三) 营养支持治疗的实施

老年住院患者的能量需求测定有多种方式,静息能量消耗（resting energy expenditure,REE）目前被认为是人体能量消耗测定的金标准。一般老年患者可将 20~30kcal/(kg·d) 作为能量供给的目标。老年住院患者的蛋白质需结合临床实际情况设计,每日可达到 1.0~1.5g/kg 蛋白质目标摄入量,乳清蛋白制剂更易消化利用。

接受 EN 治疗的老年住院患者,应结合疾病状态及胃肠道耐受能力,选择适宜脂肪供能比的制剂。推荐接受 PN 治疗住院老年患者的脂肪供能可适当增加（一般不超过非蛋白质能量的 50%）。

老年术后患者接受营养治疗时可适当补充谷氨酰胺或 ω-3 脂肪酸,可能具有减少感染并发症,改善临床预后的作用。

老年患者在接受营养支持前,应纠正低血容量以及酸中毒、低钠、低钾等水、电解质及酸碱平衡紊乱等情况。根据年龄、营养风险、是否禁食、原发病及同一疾病的不同病程、是否伴有其他心、肺、肾疾病情况,选择合适的营养支持途径、适宜的能量和营养物质,制订个体化营养支持方案。在营养支持过程中,应密切监测评价营养支持效果及重要脏器的功能状态,及时调整营养支持方案。存在营养不良或者营养风险,且胃肠道功能正常或基本正常的老年患者应首选 EN;应根据其特点制订合理的 EN 计划,以期改善营养状况,维护脏器功能,改善临床结局。老年患者 EN 的适应证、禁忌证和成年人一致,只有肠道不能耐受或无法进行 EN 时,才考虑选用 PN。

标准整蛋白配方适合大多数老年患者的 EN;优化脂肪酸的配方长期应用可改善脂代谢和降低心血管事件发生。膳食纤维有助于减少管饲 EN 患者腹泻和便秘发生,膳食纤维摄入 ≥25g/d 有助减少管饲患者的便秘和临床结局。

老年患者存在营养不良或营养风险时,在饮食基础上补充 ONS 可改善营养状况,但并不影响饮食摄入量。ONS 每日 400~600kcal 和 / 或 30g 蛋白质,餐间分次口服坚持 30~90 天,可改善老年患者营养状态和临床结局。

蛋白质含量高的 ONS,可减少老年住院患者发生并发症、压疮的风险,并可促进肌少症的老年患者肌力和生活质量改善;对于髋骨折和骨科手术的老年患者,提供围手术期 ONS 可减少术后并发症发生。

通过调整制剂口感、心理辅导和联合多种督促手段,可提高老年患者 ONS 的依从性。

鼻胃管适用于较短时间(2~3 周)接受 EN 管饲的老年患者;管饲时应上身抬高 30°~45°,可减少吸入性肺炎。对于接受腹部大手术且预计术后需要较长时间管饲的老年患者,建议术中放置胃 / 空肠造口装置。当施行近端胃肠道吻合后,可通过放置在吻合口远端的空肠营养管进行 EN。

需要长期营养支持治疗的老年患者,相比鼻胃管更推荐使用经皮内镜下胃造瘘术(percutaneous endoscopic gastrostomy,PEG);管饲 EN 预计应用超过 4 周,推荐放置 PEG。

对于高吸入性肺炎风险的患者,应选择经各种途径的空肠置管技术(如鼻空肠管、空肠造口术或经皮内镜下小肠造口)。

老年患者的胃肠道功能严重障碍或不能使用 EN 时,建议给予全胃肠外营养(total parenteral nutrition,TPN)。需要营养支持治疗的老年患者,如 EN 提供的能量和蛋白质低于机体目标需要量的 60% 时,建议给予补充性肠外营养(supplemental parenteral nutrition,SPN),以满足老年患者对能量和蛋白质的需求,维持营养状态和器官功能,改善患者的临床结局。

入院时营养状态正常的老年患者,EN 不能满足 60% 以上营养需求,建议 7 天后启动 PN。合并中等以上营养不良的老年患者,入院后 72 小时不能正常进食或通过 EN 获得足够营养素,建议启动 PN。

对于老年危重症患者,PN 的启动时间应为:低营养风险者(NRS 2002 ≤ 3 分或 NUTRIC 评分 ≤ 5 分),术后 7 天 EN 未能达到 60% 目标喂养量时;高营养风险者(NRS 2002 ≥ 5 分或 NUTRIC 评分 ≥ 6 分),进入 ICU 后 72 小时 EN 未达到目标量时。

老年患者的 PN 应采用全合一方式将各种营养物质混合后输注,以减少代谢并发症的发生。自配型 PN 处方,符合个体化治疗原则,适合特殊需要的老年患者;多种规格工业化多腔袋可减少血流感染,适合病情稳定和短期应用的老年患者。

维生素是机体有效利用葡萄糖、脂肪酸进行供能及蛋白质合成的基础,老年患者的 PN 处方中应包括常规剂量的静脉用脂溶性和水溶性维生素。老年患者的 PN 支持方案中应常规添加静脉用多种微量元素制剂。

周围静脉是老年患者 SPN 短期应用的首选,PN 营养液渗透压不超过 900mOsm/L,但需注意预防浅静脉炎的发生。高渗透压(>900mOsm/L)或需要长期接受 PN(>14 天)建议通过中心静脉输注;经皮穿刺中心静脉置管适合危重症患者,锁骨下静脉途径是首选,但使用时间不建议超过 30 天;经外周置入中心静脉导管有低穿刺风险和较少感染并发症,应为老年患者 PN 输注的主要入径。

(四)营养支持的监测及并发症处理

对存在再喂养综合征风险的老年患者,给予营养治疗前应常规监测患者电解质及代谢物水平,纠正机体水电解质紊乱和补充维生素 B_1,进行营养支持的同时注意监测代谢指标。

经鼻胃管 EN 应定期监测胃残余量;如果胃残余量较大(>250mL),应考虑调整 EN 方式,如改变置管位置、降低喂养频率、换用喂养途径或停用 EN。

老年患者 PN 实施中，应常规监测肝肾功能、血脂、血糖等代谢性并发症，特别是存在再喂养综合征高危风险者，规范的预防措施可减少并发症发生。

血源性感染和导管相关感染并发症是老年患者 PN 实施中的重点监测内容。怀疑发生导管相关血源性感染时建议进行导管末端培养，同时经皮及导管抽静脉血送培养。预防性应用抗生素对预防导管相关感染并无益处。

老年患者接受较长时间 TPN 治疗，易发生 PN 相关性肝病，尽早恢复进食或 EN 和控制感染是预防治疗的重要方法。

（五）老年常见疾病营养支持治疗

1. 心脏功能衰竭 老年慢性心衰患者营养支持治疗首选 EN，如伴有严重胃肠道功能障碍，可以选择 PN；应避免液体过量，高能量密度 EN 配方有助于液体管理。

2. 慢性阻塞性肺疾病（chronic obstructive pulmonary disease，COPD） 稳定期营养不良的 COPD 患者可选择 ONS，建议采用较高脂肪比例的 EN 配方；蛋白质摄入 1.5g/（kg·d）；增加 ω-3 脂肪酸和膳食纤维摄入有益于改善肺功能和结局；对于食欲不佳者，可使用促进食欲的药物帮助其更好地进食。急性期 COPD 患者营养支持首选 EN，存在禁忌者可予以 PN；如 EN 无法满足能量需求 60%，给予 SPN；PN 处方中建议脂肪占非蛋白能量的 35%~65%，氨基酸每日 1.3~1.5g/kg，微营养素足量。

机械通气 COPD 患者的营养支持同一般原则，但应注意避免过度喂养和控制脂质输注速度。

3. 阿尔茨海默病（Alzheimer's disease，AD） 建议对存在营养不良的 AD 患者予以 ONS 治疗；仅建议在 AD 患者病情变化或紧急情况下，短期应用管饲 EN。如果不能耐受喂养管或有 EN 禁忌时，可给予 PN；一般不推荐在 AD 终末期应用人工营养支持，必要时结合患者意愿决定。

4. 糖尿病 老年糖尿病患者接受营养支持治疗的适应证与非糖尿病患者一致，首选 EN；超重或肥胖患者不必严格限制能量摄入，应保持体重稳定。住院老年糖尿病患者营养支持中不应过度限制碳水化合物的摄入。选用低升糖指数碳水化合物也能够抑制餐后血糖的快速升高。

肾脏功能正常的老年糖尿病患者的蛋白质摄入量建议为 1.0~1.5g/（kg·d），如果已经发生肾功能不全，可以减少蛋白质摄入量至低于 0.8g/（kg·d）。

老年糖尿病患者可使用糖尿病适用型 EN 配方。住院老年患者的血糖控制水平可适当放宽，避免低血糖发生；同时也需要警惕高血糖导致的急性并发症的发生风险。

5. 吞咽障碍 应当基于吞咽功能分级和营养评估结果制订营养支持治疗方案。当患者存在营养风险或吞咽障碍发展达到或超过 5 级时，在采取食物性状改进和代偿性方法治疗后，仍然不能满足患者的足量营养摄入时，建议给予管饲 EN。

6. 压疮 对于存在营养风险或营养不良的高危罹患压疮老年患者的营养支持治疗，首选富含高蛋白的 ONS；富含精氨酸、维生素 C 和锌的特殊营养素可促进伤口愈合。

7. 衰弱综合征 增加能量和蛋白质摄入有助于改善衰弱老年人的营养状态，但不一定能改善功能状态和死亡率；富含必需氨基酸的营养补充可能有助于改善腿部肌肉和活动能力。衰弱老年人应该进行联合营养和运动综合干预。

8. 肌少症 充足的蛋白质供给和合理的摄入模式，有助于减缓肌少症的发生，推荐老年人蛋白质供给量为 1.2~1.5g/（kg·d）；亮氨酸可增加骨骼肌蛋白质合成率，减少合成代谢抵抗，乳清蛋白富含亮氨酸比例应占 60% 或以上。存在营养不良或者营养不良风险的老年肌少症患者，首选 ONS；补充维生素 D 和 ω-3 脂肪酸可改善老年人的肌力下降预防跌倒。

六、早期康复

术后加速康复（enhanced recovery after surgery，ERAS）是以循证医学证据为基础，通过外科、麻醉、护理、营养等多学科协作，对涉及围手术期处理的临床路径予以优化，通过缓解患者围手术期各种应激反应，达到减少术后并发症、缩短住院时间及促进康复的目的。这一优化的临床路径贯穿于住院前、手术前、手术中、手术后和出院后的完整诊疗过程，其核心是强调以患者为中心的诊疗理念。ERAS 相关路径的实施有助于提高外科患者围手术期的安全性及满意度，缩短术后住院时间，有助于减少术后并发症的发生率。

ERAS 的实施包括术前、术中及术后 3 个部分。术后相关问题包括术后监测、疼痛管理、导管管理、切口管理、促进肠功能恢复及早期活动等，是连接术前准备、手术与术后康复的桥梁。处理得当，能够使手术应激反应减轻到最小程度，缓解术后焦虑，减少并发症，有助于促进患者快速康复，缩短住院时间。

（一）术后疼痛管理

推荐采用多模式镇痛方案，目标是：①有效的疼痛控制（视觉模拟量表评分<3 分）；②较低的镇痛相关不良反应发生率；③促进患者术后早期胃肠功能恢复；④有助于术后早期下地活动，防止术后跌倒风险。

在控制切口痛方面，对于开腹手术，推荐连续中胸段 PCEA 联合 NSAIDs。NSAIDs 可使用至出院前，但应根据患者年龄、术前并存疾病（消化道疾病、心血管疾病等）、手术类型、术前肾功能等状况评估潜在吻合口瘘、急性肾损伤等风险。实施 PCEA 具有低血压、硬膜外血肿、尿潴留等并发症风险，应密切监测并予预防。局麻药切口浸润镇痛或连续浸润镇痛、外周神经阻滞联合低剂量阿片类药物 PCIA 和 NSAIDs，可作为腹腔镜手术的镇痛方案。局麻药物可选用罗哌卡因、利多卡因和丁哌卡因等。以激动 μ 受体为主的阿片类药物可导致肠麻痹，而以激动 κ 受体为主的阿片类药物导致的肠麻痹及术后恶心呕吐（postoperative nausea and vomiting，PONV）等不良反应较轻，同时可有效减轻手术导致的内脏痛，可以考虑使用。

（二）PONV 的防治

女性、低龄（<50 岁）、晕动病或 PONV 病史、非吸烟、手术方式（腹腔镜手术、减重手术、胆囊切除术）、吸入麻醉、麻醉时间（>1 小时）以及术后给予阿片类药物等是 PONV 的危险因素。依据术后恶心呕吐防治共识推荐，对于存在 PONV 危险因素的患者提倡使用 2 种及以上止吐药联合预防 PONV。5-HT$_3$ 受体拮抗剂为一线用药，可复合小剂量（5~8mg）地塞米松。二线用药包括神经激肽受体拮抗剂、抗多巴胺能药物、抗组胺药物和抗胆碱能药物等，也可依据患者情况采取非药物措施降低 PONV 的风险，如针灸、补液等。当 PONV 预防无效时，患者应接受与预防时不同药理作用的止吐药物治疗。此外，麻醉诱导和维持使用丙泊酚，避免使用挥发性麻醉药，围手术期阿片类药物用量最小化及保障日间手术患者足够液体量等，从基线上降低 PONV 风险。

（三）促进肠功能恢复

术后肠麻痹可推迟患者早期经口进食时间，是决定患者术后（尤其是腹部术后患者）住院时间长短的主要因素之一。预防术后肠麻痹的措施包括多模式镇痛、减少阿片类药物用量、控制液体入量、实施微创手术、使用选择性外周阿片受体拮抗剂、不留置鼻胃管、咀嚼口香糖、早期进食和下床活动等。择期腹部手术后早期恢复经口进食、饮水可促进肠道功能恢复，有助于维护肠黏膜屏障，防止菌群失调和移位，从而降低术后感染发生率及缩短术后住院时间。因此，术后患者应根据耐受性尽早恢复正常饮食，当经口摄入少于正常量的 60% 时，应行口服营养补充，出院后可继续进行口服营养补充。

（四）术后贫血

患者血液管理（patient blood management，PBM）是基于循证医学证据围绕纠正贫血、优化止血以及尽量减少失血为目的的一系列管理措施。PBM可减少异体血输注、死亡率和医疗费用,同时有利于缩短住院时间,促进患者康复。因此建议:①所有接受大型手术的患者(出血量>500mL或手术时间>3小时)、术前贫血及术中重度出血患者术后进行贫血筛查;②接受大型手术患者在术后1~3天复查血常规,筛查是否出现术后贫血;③术中大量失血的患者根据术后铁浓度静脉补铁治疗;④对于非肿瘤患者合并术后贫血、炎症诱导的红细胞生成延缓及减少输血的患者,建议采用促红细胞生成素治疗;⑤如果上述血液管理措施未能阻止术后贫血且进一步恶化,需要按照严格的指标进行输血治疗(维持Hb浓度70~80g/L);⑥建立PBM专家小组,对围手术期患者进行评估与诊疗。

(五) 术后早期下床活动

术后早期下床活动可促进呼吸、胃肠、肌肉骨骼等多系统功能恢复,有利于预防肺部感染、压疮和下肢深静脉血栓形成。实现术后早期下床活动应建立在术前宣教、多模式镇痛以及早期拔除鼻胃管、尿管和腹腔引流管等各种导管的基础之上。推荐术后清醒即可半卧位或适量在床上活动,无需去枕平卧6小时;术后1天即可开始下床活动,建立每日活动目标,逐日增加活动量。

(六) 引流管的留置与拔除

选择性应用各类导管,尽量减少使用或尽早拔除,有助于减少感染等并发症,减少对术后活动的影响及患者术后康复的心理障碍。

手术后不推荐常规使用鼻胃管,仅在发生胃排空延迟时选择性使用。应避免使用导尿管或尽早拔除,因其可影响患者的术后活动、增加感染风险,是住院时间延长的独立预后因素。无特殊情况下,术后1~2天即可拔除导尿管。对于导尿管预计留置时间超过4天的结直肠及盆腔手术,可选择耻骨上膀胱穿刺引流术,有助于减轻患者的不适感,降低泌尿系统感染的发生率。不推荐常规留置引流管,在手术创面存在感染,吻合口存在血运不佳、张力过大及可能导致愈合不良的其他因素等情形下,建议留置引流管。胰腺手术需常规放置腹腔引流管。

(七) 切口管理

注意术后切口的清洁及监测,及时发现并处理切口并发症如血肿、伤口裂开及伤口感染等。根据患者年龄、营养状况、切口部位、局部血供等决定缝线拆除时间。

(八) 营养支持

营养支持治疗是指在饮食摄入不足或不能摄入的情况下,通过肠内或肠外途径进行补充,为患者提供全面、充足的机体所需各种营养素,以达到预防和纠正患者营养不良,增强患者对手术创伤的耐受力,促进患者早日康复的目的。合理的营养支持应充分了解机体各种状况下的代谢变化,正确进行营养状况评估,选择合理的营养支持途径,提供合适的营养底物,尽可能地避免或减少并发症的发生。

1. 尽快恢复经口进食 术后患者应尽快恢复经口进食,可降低感染风险及术后并发症发生率,缩短住院时间,且不增加吻合口瘘发生率。关于早期进食时间,不同疾病有所差异;直肠或盆腔手术患者,术后4小时即可开始进食;结肠及胃切除术后1天开始进食进水,并根据自身耐受情况逐步增加摄入量;胰腺手术则可根据患者耐受情况在术后3~4天逐渐恢复经口进食。

2. 口服营养补充 尽管尚缺乏足够证据,但建议对于术前存在营养不良的患者于早期进食过程中进行口服营养补充,以达到目标摄入量。对于出院时仍存在营养不良的患者,推荐在院外持续进行口服营养补充数周。

3. 管饲营养及肠外营养 管饲营养及肠外营养在ERAS计划中不作为常规推荐,但在合并感染、吻合口瘘、胰瘘等情况下应予考虑实施。若术后1周联合口服补充营养仍无法满足推荐摄入量的60%时,应考虑管饲肠内营养;若管饲营养仍达不到推荐摄入量的60%时,应给予补充性肠外营养或全肠外营养。

第三节　ICU 常见并发症及处理

一、术后高血压

(一) 定义

术后高血压(或术后急性高血压)是指术后出现的血压明显升高,一般发生在术后 2 小时之内,持续时间一般<6 小时。术后高血压目前并无统一的诊断标准,通常非心脏手术患者收缩期血压(systolic blood pressure,SBP)>180mmHg 或舒张期血压(diastolic blood pressure,DBP)>110mmHg,或者 SBP、DBP 较基础值升高>30% 时,应予以治疗;心脏手术患者血压>140/90mmHg 或平均动脉压>105mmHg 时,应予以治疗。术后高血压发生率随诊断标准和手术人群而不同。文献报道的发生率在颈动脉内膜剥脱术后为 9%~58%,在腹主动脉瘤术后为 25%~85%,在择期非心脏手术后为 5%~20%。如不及时治疗可能会导致神经系统、心血管系统和手术部位的严重并发症风险增加。

术后高血压与多种因素相关,包括患者(如高龄、术前合并高血压和血管疾病)、手术(如接受心脏手术、头颈部手术及大血管手术)、麻醉(镇痛不足、血管内容量过多、麻醉苏醒、药物不良反应、术后低体温、寒战、缺氧、高碳酸血症、膀胱扩张等)等因素。针对这些危险因素,采取相应的治疗措施,可有效预防术后高血压的出现并降低其不良影响,包括术前控制高血压,术中充分镇痛、维持体温正常和恰当的血管内容量管理,术后避免缺氧、二氧化碳蓄积,并及时控制升高的血压等。

(二) 治疗

术后高血压治疗的目标值目前尚无推荐,目标血压值及降压速度取决于患者,需根据患者年龄、基础血压、手术种类及终末器官受影响的情况采取个体化血压管理。对于心脏或颅内手术后患者,嗜铬细胞瘤或自主神经高反应患者,以及合并肺水肿或急性冠脉综合征的患者,应迅速控制血压;相反,合并高血压脑病或脑卒中的患者应缓慢降压,颅内压增高的患者应谨慎降压。术后高血压的治疗包括去除病因及使用降压药物(表 47-9)两方面。

表 47-9　常用静脉抗术后高血压药物

药物	起效时间 /min	半衰期 /min	剂量	禁忌证 / 不良反应
艾司洛尔	1~2	10~30	0.5~1.0mg/kg 静脉注射;50~300μg/(kg·min) 静脉输注	贫血延长半衰期;禁用于急性心力衰竭、心动过缓、I 度以上传导阻滞及支气管痉挛患者
酚妥拉明	1~2	3~5	1~5mg 静脉注射,5~15min 后可重复,直至达到目标血压;0.5~1.0mg/h 静脉输注	反射性心动过速
拉贝洛尔	5~10	180~360	0.25~0.50mg/kg,2~4mg/min 静脉注射,直至达到目标血压;以后 5~20mg/h 静脉输注	禁用于急性心力衰竭、心动过缓、1 度以上传导阻滞及支气管痉挛患者
尼卡地平	5~15	30~40	5mg/h 静脉输注,每 15~30min 增加 2.5mg/h,最大剂量 15mg/h	长时间输注时,作用时间延长

药物	起效时间/min	半衰期/min	剂量	禁忌证/不良反应
硝酸甘油	1~5	3~5	5~200μg/min,每5min增加5μg/min	可引起低血压和反射性心动过速;持续输注超过4h会出现快速耐受;长时间输注可引起高铁血红蛋白血症
硝普钠	即刻	1~2	0.3~10.0μg/kg/min,每5min增加0.5μg/(kg·min)	可降低肾血流量和肾功能;可降低脑血流量,但升高颅内压;可引起冠状动脉窃血;长时间输注可引起氰化物中毒
乌拉地尔	3~5	240~360	12.5~25.0mg静脉注射,5~40mg/h静脉输注	反射性心动过速;长时间输注时,作用时间延长

二、术后心房纤颤

(一) 定义

心房纤颤(房颤)是老年患者术后最常见的心律失常,高龄是术后房颤最强的预测因素,其次为手术种类,在非心脏手术后其发生率为0.4%~26.0%,在心脏手术后达35.0%。术后2~4天为其发病高峰,94%发生在术后6天内。术后房颤可导致患者死亡率增加、住院时间延长和医疗费用增加。

(二) 治疗

对于术前接受β受体阻滞剂治疗的患者,建议围手术期继续β受体阻滞剂治疗。对于未使用β受体阻滞剂的患者,可预防性使用胺碘酮和/或他汀类药物。术后房颤治疗的目的是预防血栓栓塞事件、减慢心室率、转复并维持窦性心律。在给予抗栓治疗之前,应评估患者出血风险,权衡利弊。当房颤持续超过48小时,应该考虑抗栓治疗以减少脑卒中及全身血栓栓塞性疾病的风险。对于房颤伴快室率患者,在排除低心排综合征后,可给予β受体阻滞剂、非二氢吡啶类钙通道阻滞剂、地高辛或胺碘酮,将心室率控制于80~100次/min。节律控制适用于达到心率控制目标后仍有症状的患者,使用最大耐受剂量药物仍不能达到心率控制目标的患者,以及使用心率控制药物出现明显不良反应(如低血压)的患者。新发房颤且转复风险低时(如年轻、无心脏结构异常、无心房扩大),可以考虑转复,方法包括电转复和药物转复(包括普罗帕酮、氟卡因、胺碘酮、多非利特和伊布利特)。

三、围手术期心肌损伤和心肌梗死

(一) 定义

围手术期心肌损伤指围手术期心肌肌钙蛋白(cTnI)高于99%参考值上限。围手术期心肌梗死定义为围手术期cTnI升高伴心肌缺血的临床表现或心电图改变。高龄是围手术期心肌梗死的主要危险因素之一,其次是手术种类。接受心脏大血管手术患者较非心脏手术患者中的发生率高。围手术期心肌梗死主要发生在术后早期,74.1%的围手术期心肌梗死发生在术后48小时之内,其中65.3%的患者没有心肌缺血的临床表现。围手术期心肌缺血损伤的发生率更高。

(二) 治疗

围手术期患者出血风险高,应用抗血小板治疗前应当权衡手术出血和血栓风险。对于正在接受阿司匹林治疗且血栓风险为中高危的患者,若拟行非心脏手术,建议手术期间继续服用阿司匹林。对于已放置冠状动脉裸金属支架的患者,若在 6 周内必须行手术,建议围手术期继续抗血小板治疗。对于已放置冠状动脉药物涂层支架的患者,推荐支架植入 6 个月后再行手术;若在 6 个月内必须行手术,建议围手术期继续抗血小板治疗。

围手术期使用 β 受体阻滞剂可降低术后心肌梗死的发生率,但会增加围手术期低血压及脑卒中的风险。既往已接受 β 受体阻滞剂治疗的患者应该继续使用,但手术前短期(1 周以内)才开始给药可能会增加不良事件的发生率。

他汀类药物停药会增加心血管并发症的风险,在围手术期推荐继续应用。除药物预防外,良好的围手术期麻醉管理是减少术后心肌缺血 / 心肌梗死的根本保证。

对于高危患者,建议术后前 3 天每日监测肌钙蛋白水平,以便及时发现心肌损伤 / 心肌梗死。明确诊断后酌情给予抗凝、抗血小板和早期冠状动脉血管再通,并积极纠正低血压或贫血。

四、脑卒中和短暂性脑缺血发作

(一) 定义

脑卒中分为缺血性脑卒中和出血性脑卒中,是指由于脑血管原因引起的局灶性或广泛性神经功能缺陷,持续时间超过 24 小时或 24 小时内患者死亡。短暂性脑缺血发作(transient ischemic attack,TIA)是指影像学检查没有急性梗死证据的短暂性神经事件,其临床症状持续时间短于 24 小时,甚至无临床表现。围手术期脑卒中增加了术后并发症发生率和病死率,是导致术后患者残疾的重要原因。

围手术期脑卒中以缺血性脑卒中为主,出血性脑卒中仅占不到 1%,其发生率因手术种类而异:开放性心脏手术>颈动脉内膜剥脱术>非心脏非神外手术。围手术期 TIA 发生率约为 1%~7%,在接受颈动脉血管手术患者的发生率可高达 50%。

围手术期脑卒中或 TIA 的危险因素包括患者因素、手术种类和围手术期管理。患者因素包括高龄(>70 岁)、女性、肥胖(体重指数在 35~40kg/m^2)、脑卒中史或 TIA 史、颈动脉狭窄(特别是有症状者)、升主动脉粥样硬化(心脏手术患者)、高血压、糖尿病、肾功能不全、吸烟、COPD、周围血管病、房颤、左心室收缩功能障碍、术前突然停用抗血栓药物、术前 6 个月内有心肌梗死病史等。在手术种类方面,开放性心脏手术、颈动脉内膜剥脱术风险最高,闭合性心脏手术、头颈部大手术风险次之,非心脏手术、非神经手术风险较低。在围手术期管理方面,长时间手术、全身麻醉、剧烈血压波动、剧烈血糖波动、房颤等可能会增加神经并发症发生。

围手术期脑卒中或 TIA 的诊断主要依据临床症状、体征和影像学检查。临床表现与缺血或梗死的部位相关,表现为非对称的面部和 / 或肢体麻木、肌力减弱、头痛、恶心呕吐等。出现可疑症状时,及时请专科医生会诊并进行影像学检查,有助于早期诊断和治疗。

(二) 治疗

围手术期脑卒中或 TIA 的预防措施主要针对可改变的危险因素。对于近期脑卒中(<3 个月)患者,择期手术应推迟至 3 个月之后,同时给予改善危险因素的治疗;急诊手术应小心维持血压稳定,并监测脑缺血的发生情况,包括经颅多普勒、脑电图、诱发电位。

如果颈动脉狭窄>70% 并有症状,可以考虑先行血管再通手术(支架置入 / 动脉内膜剥脱术),再行择期手术;如狭窄<50%,则无需血管再通手术;如狭窄>60% 但无症状,目前的处理还有争议,二级预防是可接受的方案。

对于术前存在房颤的患者,术前停用抗凝药物(华法林)治疗后应给予肝素过度;围手术期应继续使用抗心律失常药或控制心率药物,并注意纠正术后电解质和液体平衡紊乱;术后应尽早恢复抗凝治疗(早期使用肝素,逐渐过渡为华法林)。

对于术前使用抗凝(华法林)或抗血小板治疗的患者,如果手术出血风险为低危,可继续华法林治疗;如果停药后血栓栓塞风险为低危,可手术前停用华法林;如果不停药有出血风险、而停药后有血栓形成风险,可停药后给予短效抗凝药物(如低分子量肝素)过度。

血压管理的目标值目前尚无统一意见。一般患者可耐受较基础水平降低 25%~35% 的血压,但对于合并严重颈内动脉狭窄 / 闭塞、大脑动脉环不完整或脑血流自身调节范围右移的患者,低血压可能导致分水岭区域梗死,目前的建议是此类患者围手术期血压降低不应超过基础血压的 20%。血糖管理的目标值目前也无统一意见。原则上应避免高血糖或低血糖,危重患者推荐将血糖水平维持在 7.8~10.0mmol/L 水平。围手术期使用他汀类药物可以降低围手术期脑卒中发生率,但是其结论尚未确定。对于术前长期使用 β 受体阻滞剂的患者,术前突然停药会增加死亡率。但术前未长期使用 β 受体阻滞剂的患者不建议围手术期大剂量使用,否则可能增加脑卒中发生率和死亡率。其他应注意的围手术期管理包括避免过度通气、维持体温正常、维持足够的血红蛋白水平等。

对于非手术患者,脑卒中 3 小时内静脉给予重组组织型纤溶酶原激活物溶栓治疗可改善患者预后。但静脉溶栓治疗对围手术期脑卒中患者的治疗作用尚无经验,因为 14 天内大手术史是静脉溶栓治疗的绝对禁忌证。理论上如果手术很小且溶栓治疗的益处远远超过风险,也可考虑静脉溶栓治疗。由于围手术期脑卒中患者禁忌使用静脉溶栓治疗,动脉内溶栓治疗是可考虑的选择。其他治疗请参照神经科脑卒中治疗常规。

五、术后肺部并发症

(一) 定义

术后肺部并发症是包括一系列术后(大多为术后 30 天内)新发的可能对患者预后造成不良影响的呼吸系统疾病。其发病率因诊断标准和患者人群不同而有所差异,上腹部手术后发病率小于胸部手术。

狭义的术后肺部并发症的诊断标准见表 47-10,广义的术后肺部并发症还可以扩展到包括慢性肺病急性发作、急性上气道阻塞、阻塞性睡眠呼吸暂停等。

表 47-10 术后肺部并发症的诊断标准

类型	诊断标准
肺部感染	怀疑肺部感染接受抗生素治疗同时至少满足以下 1 条:新出现痰或者性状改变,新出现肺部渗出或者增多,发热>38.3℃,白细胞计数>12.0×10^9/L
急性呼吸衰竭	吸空气时,PaO_2<60mmHg,PaO_2/FiO_2<300mmHg,或者 SaO_2<90%,且需要呼吸机支持治疗 ≥48h
胸腔积液	影像学表现符合直立位时胸片肋膈角变钝,同侧的横膈边缘模糊,相邻解剖结构移位;或者侧卧位时一侧胸部的透亮度减低,而不掩蔽肺血管纹理
肺不张	影像学检查示肺不张(肺组织透亮度降低伴有纵隔、肺门或者患侧横膈向不张区域移动,同时健侧肺代偿性的过度通气)
气胸	胸膜腔内有气体,脏胸膜周围看不到血管床
支气管痉挛	新出现的呼气相哮鸣音,需要用支气管扩张剂治疗
吸入性肺炎	误吸反流的胃内容物导致的肺炎

注:PaO_2,动脉血氧分压;PaO_2/FiO_2,氧合指数;SaO_2,动脉血氧饱和度;1mmHg=0.133kPa。

术后肺部并发症的危险因素包括患者相关危险因素和手术相关危险因素。风险预测工具如加泰罗尼亚外科患者呼吸风险评估(Assess Respiratory Risk in Surgical Patients in Catalonia,ARISCAT)(见表 47-11)可将患者分为低危、中危和高危 3 组,其肺部并发症发生率分别为 1.6%、13.3% 和 42.2%。其他患者相关危险因素包括 COPD、哮喘、肥胖、阻塞性睡眠呼吸暂停等;其他手术相关危险因素包括麻醉类型、神经肌肉阻滞类型等。

表 47-11　加泰罗尼亚外科患者呼吸风险评估（ARISCAT）

危险因素	分数
年龄	
≤50 岁	0
51~80 岁	3
≥81 岁	16
术前指脉搏氧饱和度	
≥96%	0
91%~95%	8
≤90%	24
近 1 个月呼吸系统感染	
是	17
否	0
术前贫血	
是	11
否	0
手术部位	
上腹部	15
开胸	24
手术时间	
<2h	0
2~3h	16
>3h	23
急诊手术	
是	8
否	0

注：总分 ≤25 分为低危；26~44 分为中危；≥45 分为高危。

　　术后肺部并发症可明显延长住院时间、提高医疗费用、增加围手术期死亡率，甚至可导致远期存活时间缩短。而术后肺部并发症的严重程度与患者预后相关，因此在诊断的同时应对其严重程度进行评估，见表 47-12。

表 47-12　术后并发症 Clavien-Dindo 分级诊断标准

分级	诊断标准
Ⅰ级	仅临床或影像学检查异常，无需特殊治疗；一般治疗包括雾化吸入、化痰药、胸部物理治疗等
Ⅱ级	需要Ⅰ级以外的特殊药物治疗，如治疗性抗生素、利尿剂、支气管扩张剂等
Ⅲa级	需要外科、内镜或放射介入治疗，无需全身麻醉，如纤维支气管镜吸引、胸腔穿刺等
Ⅲb级	需要在全身麻醉或镇静下实施外科、内镜或放射介入治疗，如肺部相关手术、气管切开术等
Ⅳa级	需要机械通气（呼吸衰竭）
Ⅳb级	多器官功能衰竭（除呼吸衰竭外存在其他器官功能衰竭）
Ⅴ级	死亡

血液或支气管肺泡灌洗液中的生物标志物有助于早起识别急性肺损伤并判断病情的严重程度。

1. 血清Ⅲ型前胶原肽（peptide of type Ⅲ procollagen，PⅢP） PⅢP是成纤维细胞在合成Ⅲ型胶原蛋白过程中释放到细胞外的一种可溶性肽，其浓度与肺组织损伤严重程度呈正相关。近期的研究提示PⅢP可能作为一种新型的血清标志物辅助判断急性肺损伤严重程度。

2. 血管内皮细胞相关生物标志物 主要包括内皮素-1（endothelin-1，ET-1）和血管性血友病因子（von Willebrand factor，vWF），这些指标在急性肺损伤时可升高，其升高程度与患者的死亡率也密切相关。但是多种与血管内皮细胞损伤相关的疾病均可导致这些指标上升，因此其特异性不强。

3. 纤溶酶原激活物抑制剂-1（plasminogen activator inhibitor，PAL-1） PAL-1是肺血管内纤维蛋白溶解作用的最主要抑制物之一。血浆PAL-1水平与肺损伤患者的死亡率相关，但是PAL-1用于判断急性肺损伤的特异性不强，其临床价值还有待进一步研究。

（二）治疗

正确评估术后肺部并发症的高危因素是实施有效防治的重要前提。其防治措施包括术前、术中和术后3个方面。术前措施包括：术前戒烟4~8周以上；对基础慢性肺部疾病情况进行评估，并将其控制在最佳状态；教育患者进行呼吸训练，如咳嗽方式、自主深呼吸、诱发性呼吸训练等。术中措施包括尽量缩短手术时间、使用区域神经阻滞、减少接近膈肌的操作、行腔镜手术、使用短效神经肌肉阻断药、行保护性肺通气策略、输注限制性液体等。术后措施包括：肺扩张，如胸部物理治疗帮助气道分泌物排除、帮助肺复张、鼓励患者咳嗽咳痰、进行深呼吸训练；有效镇痛，可保障患者有效咳痰而减少肺部并发症；鼓励患者早期活动，可以帮助患者肺部复张和膈肌功能的恢复；早期拔出不必要的鼻胃管等。

术后肺部并发症的治疗需根据肺部疾病的具体特点及严重程度而定。肺部感染需充分引流分泌物（包括胸部物理治疗、体位引流、纤维气管镜吸痰、经鼻高流量氧疗和呼吸机辅助通气等）和抗感染治疗。肺不张需要解决导致其发生的原因，如大量分泌物堵塞，需要鼓励患者频繁咳痰或者辅助吸痰；对于无分泌物的肺不张，可以采用经鼻高流量氧疗或持续气道正压通气等方式帮助肺复张。支气管痉挛也需要去除引起痉挛的原因（如过敏药物、组胺释放药物、误吸等），同时联合局部或者静脉的支气管扩张药物解痉。呼吸衰竭的患者首先需要针对病因的治疗，保证气道通畅性，采取合适的氧疗方式，必要时给予机械通气。气胸和胸腔积液都需严密观察液体和气体的量，并且评估其对呼吸的影响，必要时给予胸腔穿刺引流。

六、急性肾损伤

（一）定义

急性肾损伤（acute kidney injury，AKI）是指在数小时或数天内发生的肾功能突然下降。由于研究人群和诊断标准不同，其发生率变异较大。目前最常用的AKI的诊断标准是改善全球肾脏病预后组织（Kidney Disease Improving Global Outcomes，KDIGO）标准（47-13）。

表 47-13　急性肾损伤的改善全球肾脏病预后组织（KDIGO）诊断标准

分级	肌酐指标	尿量指标
1级	48h内升高≥26.5μmol/L；或7d内升高1.5~1.9倍	尿量<0.5mL/（kg·h），持续6~12h
2级	升高2.0~2.9倍	尿量<0.5mL/（kg·h），持续≥12h
3级	升高3倍或以上；或≥353.6μmol/L；或开始进行肾脏替代治疗；或年龄<18岁患者的肾小球滤过率<35mL/（min·1.73m²）	尿量<0.3mL/（kg·h），持续≥24h；或无尿≥12h

AKI与术后并发症的发生率和死亡率增加相关，AKI增加远期发生脑血管疾病和死亡的风险，肾功能损伤的程度越高，死亡率也越高。AKI危险因素可分为患者相关危险因素、手术相关危险因素和围手术期

管理方面。患者相关因素包括高龄、高血压、糖尿病、心力衰竭、周围血管疾病、脑血管疾病、贫血、低白蛋白血症和慢性肾脏疾病等。手术相关危险因素包括手术时间长、异体血输注、大量人工胶体溶液输注、腹腔内手术、心脏手术等。在围手术期管理方面,术中低血压与术后 AKI 密切相关。

(二)治疗

KDIGO 指南建议在高危患者中实施一系列预防措施,包括:密切监测血肌酐和尿量;优化患者的血流动力学和容量状态;终止所有肾毒性药物;避免高糖血症;术中应尽可能地减少低血压的发生、缩短其持续时间,并根据患者的情况进行个体化治疗;高危人群应避免给予人工胶体溶液输注;低白蛋白血症患者术前输注白蛋白;术中采取措施减少失血并避免不必要的异体血输注。

对于 AKI 的治疗,首先应明确病因,纠正病因。建议对 AKI 患者采取多模式治疗策略,包括维持患者的血流动力学稳定,纠正血容量不足或过负荷,维持电解质和酸碱平衡,治疗高血糖、贫血、感染,多数轻症患者的肾脏功能可以完全恢复。当发生严重 AKI 时,唯一治疗措施是肾脏替代治疗(renal replacement therapy,RRT)。对于循环不稳定的患者,KDIGO 指南建议使用持续肾脏替代治疗,而不是标准的间断肾脏替代治疗。但关于 RRT 启动的最佳时间、方式和持续时间等问题目前仍没有统一标准。KDIGO 指南建议应在肾功能恢复到足以满足患者需求时停止 RRT 治疗,并且建议不要使用利尿剂促进肾脏功能恢复或用来减少 RRT 的持续时间和频率。

七、术后谵妄

(一)定义

谵妄是急性发作的意识混乱,伴注意力不集中,思维混乱、不连贯以及感知功能异常。而术后谵妄是指患者在经历外科手术后出现的谵妄,主要发生在术后 2~3 天。老年患者术后谵妄的发生率高。谵妄的发生率与年龄、手术类型、手术过程等相关。

老年患者术后谵妄的发生常由多因素引起,取决于患者自身内在因素和外在促成因素间的相互作用。谵妄的危险因素分为两大类:易患因素和诱发因素。易患因素常不可逆转,术后谵妄常见的易患因素包括:①高龄;②认知功能障碍;③合并多种内科疾病;④视力障碍;⑤听力障碍;⑥酗酒。常见诱发因素包括:①疼痛:术后镇痛不足会诱发谵妄。②抑郁:抑郁患者术后谵妄发生率高,术前抑郁是术后谵妄发生的潜在预测因子。③贫血:术后贫血或输液过量加重低氧,术后红细胞比容<30% 可增加谵妄的发生率。④合并感染:感染导致谵妄的风险增高。⑤营养不良:严重营养不良、维生素缺乏等与谵妄的发生有关。⑥活动受限:术后卧床或实施保护性束缚会增加谵妄发生率。⑦低氧血症:低氧对神经系统的影响取决于低氧的程度。⑧脱水和电解质紊乱,酸碱失衡。⑨尿潴留和便秘可易诱发谵妄;⑩睡眠剥夺:病房中诸多因素均可导致睡眠质量下降。⑪药物:术中和术后不恰当地使用某些药物,特别是抗胆碱能药、苯二氮䓬类镇静催眠药、阿片类麻醉镇痛药等,会诱发谵妄。

(二)临床表现

谵妄表现为:①意识水平变化,可表现为淡漠、嗜睡及浅昏迷等意识状态降低,亦可表现为警醒、易激惹、烦躁有攻击性等意识状态过度增强;②新出现的注意力障碍,记忆力下降,定向力障碍等认知功能障碍(数小时或数天内加重);③不能完成正常对话和执行某些指令;④思维紊乱,混乱,对话不切题、语无伦次或突然转移话题,语速过慢或过快;⑤情绪变化快,易烦躁、哭泣,无理由地拒绝常规医疗护理;⑥新出现的偏执想法或妄想;⑦新出现的感知功能异常(如错觉、幻觉);⑧动作变慢,烦躁或坐立不安,保持某种姿势(如坐或站)困难;⑨睡眠周期紊乱,变现为睡眠倒错;⑩食欲下降,新出现的尿失禁或大便失禁。上述临床表现持续时间短,一般为数小时至数天,易出现波动性变化。

根据患者临床表现,可将谵妄分为 3 型:①活动亢进型:患者表现为高度警觉、烦躁不安、易激惹,可有幻觉或妄想、有攻击性精神行为异常,是谵妄最容易被发现的一种类型。②活动抑制型:表现为嗜睡、表情淡漠、麻醉苏醒延迟、语速或动作异常缓慢。因症状不易被察觉,常被漏诊。但该类型患者卧床,常由于深静脉血栓、肺栓塞、肺部感染而导致死亡。在3种类型中,该型患者的病死率最高。③混合型谵妄:表现为上述两种谵妄类型交替出现,反复波动。

(三) 风险评估

1. 术前谵妄风险评估 老年患者术前应接受相关谵妄危险因素的评估,根据术前存在的危险因素决定术后谵妄的风险高低,术前评估还可帮助临床医护人员及时采取正确的谵妄预防方案(表47-14)。

表 47-14 术前谵妄风险评估项目及干预

项目	评估量表	干预措施
认知功能	Mini-Cog、SPMSQ 或 GDS-15	认知功能和定向干预抗抑郁药物或请精神心理科会诊
功能/体力状态	ADLs 或 IADLs	鼓励下床活动或者康复科会诊
视力	视力筛查工具卡	配眼镜,请眼科会诊
听力	耳语检测	配助听器,请耳鼻喉科会诊
营养状态	MNA-SF 或 NRS 2002	加强营养干预,请营养科会诊
慢性疼痛	VAS 量表	疼痛干预方案
睡眠	睡眠状况自评量表	非药物睡眠干预方案
用药情况	(1) 使用药物种类 (2) 是否使用围手术期特别关注的药物(如抗胆碱能药物、H_2阻滞剂、抗组胺药等)	精简药物种类,停用或更换抗胆碱能药物、H_2阻滞剂、抗组胺药

注:Mini-Cog,简易认知评分;SPMSQ,简明便携式智力状态问卷;GDS-15,简版老年抑郁量表;ADLs,日常生活活动能力;IADLs,工具性日常生活能力量表;MNA-SF,简版微型营养评定法;NRS 2002,营养风险筛查 2000;VAS,视觉模拟评分法。

2. 术后谵妄筛查

(1) 全球使用最广泛公认的谵妄筛查工具为意识模糊评估量表:意识模糊评估量表(confusion assessment method,CAM)(表47-15)适用于非精神心理专业的医生护士筛查谵妄,该量表具有较高的敏感性(94%~100%)和特异性(90%~95%)。在 CAM 量表的基础上,还衍生出重症监护室患者意识模糊评估量表(confusion assessment method for the intensive care unit,CAM-ICU)(表47-16),适合患者气管内插管等无法言语配合时使用。对处于深度镇静或不能唤醒状态的患者不能进行谵妄评估。

表 47-15 意识模糊评估量表(CAM)

特征	表现	阳性标准
1. 急性发病和病情波动性变化	(1) 与患者基础水平相比,是否有证据表明存在精神状态的急性变化 (2) 在 1d 中,患者的(异常)行为是否存在波动性(症状时有时无或时轻时重)	(1) 或(2) 任何问题答案为"是"
2. 注意力不集中	患者的注意力是否难以集中,如注意力容易被分散或不能跟上正在谈论的话题	是
3. 思维混乱	患者的思维是否混乱或者不连贯,如谈话主题分散或与谈话内容无关,思维不清晰或不合逻辑,或毫无征兆地从一个话题突然转到另一话题	是
4. 意识水平的改变	患者当前的意识水平是否存在异常,如过度警觉(对环境刺激过度敏感,易惊吓)、嗜睡(瞌睡,易叫醒)或昏睡(不易叫醒)	存在任一异常

注:谵妄诊断为特征 1 加 2 和特征 3 或 4 阳性＝CAM 阳性。

表 47-16　重症监护室患者意识模糊评估量表（CAM-ICU）

特征	表现	阳性标准
1. 意识状态急性改变或波动	患者的意识状态是否与其基线情况不同？或在过去的 24h 内，患者的意识状态是否有任何波动？表现为镇静量表（如 RASS）、GCS 或既往谵妄评估得分的波动	任何问题答案为"是"
2. 注意力障碍	数字法检查注意力（用图片法替代请参照培训手册），指导语跟患者说："我要给您读 10 个数字，任何时候当您听到数字'8'，就捏一下我的手表示。"然后用正常的语调朗读下列数字，每个间隔 3s。6、8、5、9、8、3、8、8、4、7，当读到数字"8"时，患者未捏手或读到其他数字时患者做出捏手动作均计为错误	错误数>2
3. 意识水平改变	如果 RASS 的实际得分不是清醒且平静（0 分）为阳性。	RASS 不为"0"
4. 思维混乱	是非题（需更换另一套问题请参照培训手册）： （1）石头是否能浮在水面上？ （2）海里是否有鱼？ （3）500g 是否比 1kg 重？ （4）您是否能用榔头钉钉子？当患者回答错误时，记录错误的个数	错误总数>1
	执行指令：对患者说："伸出这几根手指"（检查者在患者面前伸出 2 根手指），然后说："现在用另一只手伸出同样多的手指"（这次检查者不做示范）；如果患者只有一只手能动，第二个指令改为要求患者"再增加一个手指"，如果患者不能成功执行全部指令，记录 1 个错误	
CAM-ICU 总体评估	特征 1 加 2 和特征 3 或 4 阳性为 CAM-ICU 阳性	符合
		不符合

（2）其他常用的谵妄筛查工具：3 分钟谵妄诊断量表；记忆谵妄评估量表；护理谵妄筛查量表；重症监护谵妄筛查表。

（四）治疗及预防

1. 去除诱因　一旦发现患者有谵妄风险或出现术后谵妄，应迅速寻找并处理导致谵妄的潜在诱因。及时发现并纠正诱因，对快速缓解谵妄和争取最佳远期预后非常重要。优化疼痛管理，选用非阿片类镇痛药物控制疼痛以预防术后谵妄。药物是导致谵妄最常见的原因之一，因此围手术期应避免使用下列药物：①避免开具新处方胆碱酯酶抑制剂以预防术后谵妄；②避免将苯二氮䓬类药物作为治疗谵妄患者激越行为的一线药物；③避免使用导致谵妄的高危药物，使用替代药物或请专科会诊，见表 47-17。

表 47-17　可能导致谵妄的药物

药物	替代疗法
抗胆碱能药物	低剂量，行为疗法
抗惊厥药物	药物替代或者请专科会诊
三环类抗抑郁药	选择性 5- 羟色胺再摄取抑制剂或其他药物
抗组胺药	睡眠的非药物性干预，伪麻黄碱治疗感冒
抗帕金森药	请专科会诊调整剂量
抗精神病药	请专科会诊调整剂量
苯二氮䓬类	非药物性睡眠管理
H_2 阻滞剂	换质子泵抑制剂
非苯二氮䓬类	非药物性睡眠管理
阿片类镇痛药	局部给药，非精神活性药物

2. 非药物防治 防治谵妄应首选非药物干预措施。针对术后谵妄常见的危险因素,建议采取相应综合性预防及治疗措施,见表 47-18。对于 ICU 患者,ABCDEF 集束化管理是减少谵妄的有效干预措施。具体是指自主觉醒(awakening,A)、呼吸试验(breathing coordination,BC)、谵妄评估和管理(delirium monitoring/management,D)、早期活动(early exercise,E)。综合使用这些干预措施,促使患者术后尽早恢复自主呼吸,缩短机械通气时间,减少生理功能损害,降低谵妄发生率。在初步验证此管理模式有效之后,进一步加入了家庭管理(family management,F),从而构成了"ABCDEF"的标准化管理模式。

表 47-18　谵妄的综合性预防措施

危险因素	干预措施
认知功能和定向障碍	1. 明亮的环境,提供大号数字的时钟和挂历
	2. 介绍环境和人员
	3. 鼓励患者进行益智活动
	4. 鼓励患者的亲属和朋友探访
脱水和便秘	1. 鼓励患者多饮水,必要时考虑静脉输液
	2. 如患者需要限制入量,考虑专科的意见并保持出入量平衡
	3. 鼓励进食高纤维素食物,定时排便
低氧血症	1. 及时发现评估低氧血症
	2. 监测患者的血氧浓度,保持氧饱和度>90%
活动受限	1. 鼓励术后尽早下床活动
	2. 不能行走的患者,鼓励被动运动
	3. 康复科介入干预
感染	1. 及时寻找和治疗感染
	2. 避免不必要的插管(例如尿管等)
	3. 严格执行院感控制措施
多药共用	1. 在临床药师的参与下,评估药物
	2. 减少患者用药种类
	3. 避免会引起谵妄症状加重的药物
疼痛	1. 正确评估患者疼痛水平,对不能言语沟通的患者使用身体特征,表情等进行评估
	2. 对任何怀疑有疼痛的患者都要控制疼痛,避免治疗不足或者过度治疗
	3. 老年患者推荐在神经阻滞基础上给予多模式镇痛,以降低谵妄发生率
营养不良	在营养师的参与下改善营养不良
听力和视觉障碍	1. 解决可逆的听觉和视觉障碍
	2. 鼓励患者使用助听器或者老花镜
睡眠剥夺	1. 避免在夜间睡眠时间医护活动
	2. 调整夜间给药时间避免打扰睡眠
	3. 睡眠时间减少走廊的噪声

3. 药物疗法 药物治疗原则:①单药治疗比联合药物治疗好;②小剂量开始;③选择抗胆碱能活性低的药物;④及时停药;⑤持续应用非药物干预措施,主要纠正引起谵妄的潜在原因。

除非是苯二氮䓬类药物戒断症状引起的谵妄,否则不建议将苯二氮䓬类药物治疗谵妄患者激越行为。

对于因酒精戒断或苯二氮䓬类戒断而产生谵妄的患者,该类药物是首选治疗。对抑制型谵妄患者,应避免使用抗精神病药物或苯二氮䓬类药物治疗谵妄。如患者出现激越行为,威胁到自身或他人安全,并且非药物治疗无效时,可使用抗精神病药物改善患者的精神行为异常。由于术后谵妄的持续时间通常较短(多为1~4 天),因此谵妄症状控制后可持续用药 2~3 天再停药。常用的控制谵妄患者激越行为的治疗药物见表 47-19。

右美托咪啶在术后谵妄预防方面可能具有一定的优势。

表 47-19　用于谵妄治疗的抗精神病药物

药物	剂量和用法	不良反应	说明
典型抗精神病药物			
氟哌啶醇	0.5~2.0mg,1 次 /4~6h	锥体外系统症状,特别是当剂量>3mg/d 时;QT 间期延长;神经安定药恶性综合征	老年患者从小剂量开始,每 15~20min 可重复,直至症状控制;高活动型谵妄患者推荐肠道外给药;酒精 / 药物依赖患者、肝功能不全患者慎用
非典型抗精神病药物		锥体外系统症状略少于氟哌啶醇;QT 间期延长	用于老年患者时,死亡率增加
利培酮	0.25~2.00mg,1 次 /12~24h		
奥氮平	2.5~10.0mg,1 次 /12~24h		
喹硫平	12.5~200.0mg,1 次 /12~24h		

第四节　老年患者 ICU 后综合征

一、定义

ICU 后综合征(post-intensive care syndrome,PICS)是 2010 年美国危重病学会提出的概念,指转出ICU 后一段时间内,重症患者仍然在躯体功能、认知功能、精神心理状态方面新发生或在原有病变基础上加重的功能障碍。PICS 包括 ICU 获得性肌无力(ICU-acquired weakness,ICU-AW)、认知功能损伤、精神心理障碍等疾病,亦包含了家属由于照护患者产生的心理与生理障碍,属于一类综合征,为慢性病程,并可能增加患者病死率,需要以患者为中心、个体化的包含运动康复、认知功能康复、心理干预等多学科综合治疗干预。目前 ICU 医生对 PICS 的关注仍较少,由于未能被早期识别,患者大多缺乏及时有效的干预治疗措施,从而严重影响远期预后。

国外研究表明,至少有 50% 的 ICU 转出患者受到 ICU 后综合征的影响,其中 10%~50% 的 ICU 转出患者会经历抑郁、焦虑、创伤后应激综合征等心理障碍,50%~70% 的 ICU 转出患者 1 年后仍存在日常生活能力受限,25% 以上的患者存在 ICU 获得性衰弱。部分患者甚至长期处于疾病状态,无法正常回归社会或工作岗位,需要提供长期照护,极大加重家庭经济负担及家属心理压力。部分 ICU 后综合征患者需要反复住院治疗,导致医疗服务体系也遭受巨大挑战。据研究显示,11.1%~45.8% 的 ICU 后综合征患者家属存在焦虑、抑郁、创伤后应激综合征等症状。

二、PICS 的病理生理学机制以及危险因素

（一）PICS 中的躯体功能活动障碍

随着重症医学不断发展进步，危重症患者的病死率逐渐下降，重症患者治疗后并发的长期躯体功能活动障碍越来越受到关注。其中 ICU-AW 是 ICU 患者常见的一种获得性神经肌肉功能障碍性疾病，包括危重症性多发性神经病（critical illness polyneuropathy，CIP）、危重症性肌病（critical illness myopathy，CIM）和危重症性多神经肌病（critical illness polyneuromyopathy，CIPNM）等，在 ICU 患者中发生率高达 80%。CIP 的发生主要累及周围神经、膈神经，由于神经传导速度下降，肌肉的自主活动功能减退；CIM 主要累及四肢肌肉，由于肌电活动异常使肌肉兴奋性、耐力下降，多见失用性萎缩肌病；CIPNM 则多见神经与肌肉的混合性损伤。ICU-AW 可导致机械通气时间延长，进而增加 ICU 病死率。

ICU-AW 发生的危险因素包括女性、脓毒症、分解代谢增加、多器官功能衰竭、全身炎症反应综合征、机械通气时间延长、制动、高血糖、药物等。

1. **药物治疗因素**　在 ICU 期间由于治疗和病情的需要，通常会使用镇静镇痛药物以减轻患者的疼痛和躯体的不适，镇静镇痛药物的选择、剂量、镇静的时间对老年人的认知和心理有重要影响。镇静剂的使用可能导致患者长期认知功能障碍，也是 ICU 治疗后导致创伤后应激障碍的危险因素。镇静的剂量和时间也对 ICU 老年患者预后产生影响，最主要的问题是导致患者出现谵妄。ICU 期间长时间的谵妄与后期随访中严重的认知障碍存在独立联系。因此老年患者在 ICU 接受治疗期间药物的不合理使用会影响出院后的结局，尤其是导致认知功能水平的改变。

2. **机械通气**　机械通气的危害包括感染、肺塌陷、肺损伤、脱机失败，以及机械通气过程中使用的镇静镇痛药物导致意识不清等不良反应。与没有进行机械通气的 ICU 老年幸存者相比，机械通气幸存者的基线活动能力和日常生存能力评分较低，认知功能受损。老年患者机械通气时间的延长和机械通气方式的选择会对老年患者的功能状态和出院后的预后生活质量产生很大影响。

3. **ICU 住院时间**　由于深度镇静、机械通气时间延长、虚弱、跌倒等众多原因导致老年患者在 ICU 住院后机体功能严重丧失，可能导致 ICU 住院时间的延长。住院时间延长往往会导致残疾、认知功能下降，甚至死亡率的增加，尤其是对于老年患者。

4. **其他**　在 ICU 住院期间，各种监护仪器的使用、噪声、灯光、频繁的护理操作如翻身等，患者通常睡眠被剥夺，正常生理节律被打乱，特别是睡眠剥夺会对新陈代谢、认知状态、身体功能和协调性等产生不利影响，再加上陌生的治疗环境、无法交流、恐惧焦虑等压力与刺激，使得患者产生心理应激反应和早期心理障碍的出现。肢体约束、长期卧床还可导致 ICU 获得性肌无力。此外，一些侵入性的检查、不恰当或不规范的护理操作也会对老年患者的机体功能造成损害。这些因素单独或交叉都会对老年患者出院后的生理、心理和认知状态造成不同程度影响。

（二）PICS 中的认知功能障碍

ICU 患者在治疗过程中通常经历高强度的躯体和心理应激，因应激导致认知功能损伤临床表现为谵妄、记忆力减退、执行能力和语言表达能力降低、注意力不集中、视觉障碍等。如脓毒症相关性脑病是由于炎症反应导致弥漫性脑功能障碍而发病，表现为包括认知功能障碍在内的多种神经症状。

危重症患者认知功能损伤的发生通常与住院期间发生的低氧血症、低灌注、脓毒症、血糖异常、谵妄、既往认知功能障碍病史相关。这种新发或在原有病变基础上加重的认知损伤通常在患者转出 ICU 后持续很长时间，严重降低患者日常生活质量。ICU 患者治疗后发生脑功能损伤导致认知功能障碍的病理生理学机制尚未完全明确，需要进一步研究，其中高龄、机械通气及谵妄发生均为重症患者出现认知功能损伤的独立危险因素，可能与血脑屏障的损伤、β 淀粉样蛋白的清除障碍有关，早期识别以上相关危险因素，

提前干预和治疗是非常必要的。

(三) PICS 中的精神心理障碍

抑郁、焦虑、创伤后应激障碍(post-traumatic-stress disorder,PTSD)是 PICS 患者精神心理障碍的主要表现,通常与认知功能障碍、躯体活动障碍合并存在。PTSD 指对强烈的应激因素的异常精神心理反应,患者由于受到重大心理创伤而出现的精神障碍。对重症患者来说,ICU 的经历属于创伤性记忆,患者在转出 ICU 或出院后的 PTSD 发生率约为 19.83%,而既往抑郁症病史、焦虑、镇静药物使用等都是导致重症患者出现精神心理障碍的危险因素,在有条件的情况下,对疑似 PICS 的患者进行精神心理状况评估,早期识别和干预能够更大程度改善患者远期预后。

三、PICS 的评估工具

患者发生 PICS 后,在生理、认知和心理等方面会出现一系列症状,影响患者的生活质量。

(一) 针对生理症状的 PICS 评估工具

衰弱在重症患者中比较常见,且与重症患者的病死率、生活质量等密切相关。临床衰弱评分(clinical frailty scale,CFS)可用于评估重症患者的衰弱程度,有效预测患者结局。CFS 属于他评版量表,仅有 7 个选项(1~7 分)。测试者根据患者状况选择某一得分,分值越高说明越衰弱(1 分代表非常健康,7 分代表日常生活完全依赖他人)。CFS 使用方便,已被广泛应用于评估 ICU 患者的衰弱程度。

睡眠障碍也是重症患者较常出现的症状。匹兹堡睡眠质量指数量表(Pittsburgh sleep quality index,PSQI)是美国匹兹堡大学精神科医生 Buysse 博士团队于 1989 年编制的自评量表。该量表包含 7 个维度(睡眠质量、入睡时间、睡眠时间、睡眠效率、睡眠障碍、催眠药物的应用和日间睡眠功能障碍)、19 个条目,用于评价受试者近 1 个月的睡眠质量。每个条目按 0~3 个等级记分,累计得分即为 PSQI 总分,总分范围为 0~21 分,总分越高说明睡眠质量越差。杨瑾等采用 PSQI 评估人文关怀对神经内科 PICS 患者生理方面的影响,结果表明人文关怀可以改善 PICS 患者的睡眠质量。

ICU-AW 同时累及四肢肌和呼吸肌,临床表现为轻瘫或四肢瘫痪、脱机困难、反射减少和肌肉萎缩。目前诊断 ICU-AW 的常用方法包括临床肌力评估、电生理检查、超声和血清炎性标志物等。肌力评估多采用医学研究委员会总分量表或握力计,前者是对患者 12 组肌肉群的肌力进行评估,每个肌肉群评分包括 5 个等级,总分 0~60 分,当总分低于 48 分时即可诊断为 ICU-AW;用后者评估肌力时,若男性握力低于 11kg 或女性低于 7kg 则预示 ICU-AW 的发生。上述两种肌力评估方法需要患者意识清醒,能够配合。电生理或超声检查无需患者意识清醒便可测试骨骼肌或膈肌的功能状态,但需要特定的检查设备和相应的专业知识,不便于临床一线人员使用。

(二) 针对认知症状的 PICS 评估工具

罹患重病以及在 ICU 接受的治疗措施往往会对患者的认知产生影响。有研究证实,4%~62% 的 ICU 存活者会发生认知障碍。简化版认知障碍问卷可用于评估 PICS 患者的认知障碍,该问卷为自评问卷,包含记忆、注意力分散、社交失误和姓名 4 个维度,共 14 个条目。受试者对近 6 个月内每个条目发生的频率进行评分,得分越高表明自我报告的认知障碍越严重。

简易精神状态量表是在非重症患者中应用最广泛的认知评估工具,也常用于 ICU 人群。它包括 11 个问题,分为定向力、记忆力、注意力 / 计算、回忆和语言 5 个维度,总分 30 分。当总分为 23 分或更低时,表明患者可能存在认知障碍,需要进一步评估。此量表无法用于对于不能说话或插管的危重患者。

约翰霍普金斯适应性认知测验量表是一种简单易用、专门为评估和量化危重患者认知功能而设计的工具。受试者针对每个问题回答"是"或"否"(通过点头或摇头便可实现),总分 0~100 分,得分越低说明认知功能越差,约 10 分钟即可完成调查。此量表也无法用于对于不能说话或插管的危重患者。

重症患者在 ICU 期间的急性认知功能障碍主要表现为谵妄。CAM-ICU 用于诊断 ICU 机械通气患者的谵妄。CAM-ICU 涉及 4 个方面：①精神状态的急性变化或波动过程；②注意力缺损；③意识水平的改变；④思维紊乱。评分方法为：首先使用 RASS 评估患者的镇静程度，如果总分在 −4 分以上，则采用 CAM-ICU 进行下一步评估，评估中若患者出现特征①和②，或者③，或者④，则可诊断为谵妄。目前，CAM-ICU 已有多种语言版本，广泛应用于评估 ICU 患者的谵妄状态。

(三) 针对心理症状的 PICS 评估工具

住院焦虑抑郁量表是最常用于测量 ICU 存活者焦虑和抑郁症状的问卷，其包含焦虑和抑郁 2 个维度，每个维度都包含 7 个条目。每个维度的分值为 0~21 分。在焦虑和抑郁 2 个维度中，≤7 分被认为是正常的，≥8 分则代表存在焦虑或抑郁症状。

(四) 针对生活质量的 PICS 评估工具

欧洲五维度健康量表是一个被广泛使用的健康状况评估工具，由问卷部分和效用值换算表组成，用于评估长期机械通气重症患者出院后 PICS 的发生率及其严重程度。

四、PICS 的防治措施

(一) ABCDEFG 集束化管理

PICS 的危害目前已经受到 ICU 医护人员的广泛关注，研究表明，早期活动、合理的镇痛镇静措施、早期心理支持对预防 PICS 发生有很好的疗效。2012 年，美国重症护理协会基于循证医学基础，提出 ABCDE 集束化镇痛镇静管理措施，目的是使患者得到舒适、安全治疗的同时，减少谵妄的发生、加强躯体功能恢复以改善患者的远期预后。以上均为 PICS 的干预预防措施，此外，有研究者还提出在上述措施的基础上增加家庭管理（family engagement，F）和良好的沟通（good communication，G），家属的鼓励和安慰也应当早期整合到 ICU 患者的日常治疗中，医护人员也应多关注患者的精神心理状态，充分的人文关怀有利于患者精神、心理创伤的恢复，减少 PICS 的发生。

(二) 早期康复训练

1. **早期肢体功能活动锻炼** ICU 早期功能活动指患者病情稳定后即启动肢体功能锻炼，根据患者病情评估调整锻炼强度，包括床上肢体关节的被动运动、床边坐位活动、下床活动等方式。根据病情需要多学科团队协作参与，及时评价患者早期活动的指征，制订合理康复活动治疗方案，循序渐进开展，目的在于促进患者躯体自主功能恢复，进而提高生活质量。ICU-AW 和谵妄的发生都是 PICS 的典型表现。早期功能活动可以通过促进神经、血管的再生，促进神经系统功能恢复，增加肌肉强度和收缩力，改善肢体功能和认知功能，减少 ICU-AW 发生的同时缩短谵妄持续时间，但不能改善患者的精神心理症状。然而早期功能锻炼的强度与临床预后的相关性尚不得而知，是否更高频次和强度的功能训练比低强度的训练更能改善患者日后的生活质量，还需要更多的研究来证实。

2. **早期认知功能锻炼** 认知功能的康复训练可以在 ICU 治疗早期开始进行，通过与康复专科合作的多中心医疗模式可进行各种方式的认知康复训练（包括记忆训练、组织协作等），即使患者处于昏迷或者镇痛镇静状态，仍然能够通过言语、音乐、触摸等感觉刺激促进神经功能的康复，包括针对性地进行注意力、沟通能力和执行力方面的训练，有效提高重症患者的言语能力、即刻和延迟记忆。

3. **早期心理支持干预** ICU 患者在面对死亡的威胁、侵入性的治疗措施、与亲人的分离、周围环境的嘈杂时，承受了巨大的精神压力。由临床心理治疗师以及受过培训的 ICU 医护人员指导，早期评估患者精神心理状态，制订心理疏导措施，积极与患者沟通病情，疏解宽慰患者对疾病治疗的顾虑，并通过音乐疗法、病房灯光的昼夜调节、降低病房的噪声等改善 ICU 环境的措施，帮助患者恢复正常睡眠节律，提高睡眠质量，减少焦虑情绪，预防谵妄发生。此外，ICU 日记被应用于重症患者精神心理方面的早期干预，即通过家属、护士为患者记录监护期间病情变化的日记,内容可以是文章、图画、照片等,帮助患者了解自身疾病的发展过程,恢复缺失的记忆,能够在一定程度上改善患者焦虑、抑郁心理状态。但由于 ICU 日记存在具体实施的局限性,在临床研究中发现针对机械通气重症患者应用 ICU 日记并未改善其出院后 3 个月内的 PTSD 症状。

4. 营养支持和血糖管理 重症患者营养不良发生率高,是 ICU-AW 发生发展的主要原因。因此,规范的营养支持,保证足够的热量输送和蛋白质摄取,通过肌肉的合成增加进而增加肌肉容积和强度是预防 PICS,尤其是对 ICU-AW 的干预措施之一。有研究提示,在重症疾病急性期通过小剂量固定剂量的能量输送可以减少 PICS 的发生;且在实施合理营养支持治疗的同时配合早期肢体功能锻炼可以加快疾病康复,显著降低 ICU-AW 的发生率,减少相关的功能损害。相反,过度喂养可能因为激活细胞自噬损伤而加重 ICU-AW。因此,在疾病早期提供适量、均衡的营养供给,避免过度喂养对早期预防 PICS 的发生也尤为重要。

重症患者血糖波动与远期认知功能损伤相关。通过胰岛素进行强化血糖管理治疗过程中出现的低血糖,可导致患者 ICU 出院后认知功能损伤以及视觉空间障碍。因此指南推荐对于高血糖的重症患者,应初始静脉输注胰岛素维持血糖在 8.3mmol/L,密切监测血糖变化情况。合理的血糖管理、避免血糖大幅波动是预防 PICS 发生、降低病死率的重要措施。

5. ICU 后门诊 ICU 患者生命体征平稳后即可转回普通病房至康复出院,但由于许多患者存在多器官功能障碍,出院后因躯体功能、精神心理、认知功能等损伤情况不被重视,从而导致新发的功能障碍不能得到及时有效的治疗,影响患者康复。由 ICU 护士主导多学科合作的 ICU 过渡期护理模式以及 ICU 后门诊能够为 ICU 转出 / 出院患者提供专业连续整体的治疗护理,从而降低 PICS 的发生风险。ICU 过渡期护理以及 ICU 后门诊的管理都需要多学科合作,需要重症、康复、临床心理、临床营养等专业人员,通过病史采集、辅助检查、量表筛查等对患者躯体、认知、精神、心理等指标进行准确评估,制订合理治疗方案,定期随访,反馈指导临床干预措施,以改善患者的远期预后。

(谢克亮)

参考文献

[1] 中华医学会外科学分会, 中华医学会麻醉学分会. 加速康复外科中国专家共识暨路径管理指南 (2018)[J]. 中华麻醉学杂志, 2018, 38 (1): 8-13.

[2] 中华医学会麻醉学分会老年人麻醉与围术期管理学组中华医学会麻醉学分会疼痛学组国家老年疾病临床医学研究中心等. 老年患者围手术期多模式镇痛低阿片方案中国专家共识 (2021 版)[J]. 中华医学杂志, 2021, 101 (3): 170-184.

[3] 朱鸣雷, 黄宇光, 刘晓红, 等. 老年患者围手术期管理北京协和医院专家共识 [J]. 协和医学杂志, 2018, 9 (1): 36-41.

[4] 于吉人, 王锷, 王迪芬, 等. 老年脓毒症患者围术期管理专家共识 (2021 年)[J]. 协和医学杂志, 2021, 12 (4): 481-489.

[5] 中国医师协会急诊医师分会, 中国医疗保健国际交流促进会急诊急救分会, 国家卫生健康委员会能力建设与继续教育中心急诊学专家委员会. 无创正压通气急诊临床实践专家共识 (2018)[J]. 中华急诊医学杂志, 2019, 28 (1): 14-24.

[6] 中华医学会重症医学分会. 中国成人 ICU 镇痛和镇静治疗指南 [J]. 中华危重病急救医学, 2018, 30 (6): 497-514.

[7] 中华医学会外科学分会, 中华医学会麻醉学分会. 中国加速康复外科临床实践指南 (2021)(一)[J]. 协和医学杂志, 2021, 12 (5): 624-631.

[8] 中华医学会麻醉学分会老年人麻醉与围手术期管理学组, 国家老年疾病临床医学研究中心, 国家老年麻醉联盟. 中国老年患者围手术期麻醉管理指导意见 (2020 版)(二)[J]. 中华医学杂志, 2020, 100 (33): 2565-2578.

［9］中华医学会麻醉学分会老年人麻醉与围手术期管理学组, 国家老年疾病临床医学研究中心, 国家老年麻醉联盟. 中国老年患者围手术期麻醉管理指导意见 (2020 版)(三)[J]. 中华医学杂志, 2020, 100 (34): 2645-2651.

［10］中华医学会麻醉学分会老年人麻醉与围手术期管理学组, 国家老年疾病临床医学研究中心, 国家老年麻醉联盟. 中国老年患者围手术期麻醉管理指导意见 (2020 版)(四)[J]. 中华医学杂志, 2020, 100 (35): 2736-2757.

［11］中国老年医学学会. 中国老年重症患者肠内营养支持专家共识 (2022)[J]. 中华危重病急救医学, 2022, 34 (4): 337-342.

［12］SINGER P, BLASER AR, BERGER MM, et al. ESPEN guideline on clinical nutrition in the intensive care unit [J]. Clin Nutr, 2019, 38 (1): 48-79.

［13］中华医学会老年医学分会. 老年患者术后谵妄防治中国专家共识 [J]. 中华老年医学杂志, 2016, 35 (12): 1257-1262.

［14］王铮, 杨禄萍, 秦一丹, 等. ICU 后综合征的病理生理学和中西医结合防治进展 [J]. 中华危重病急救医学, 2021, 33 (2): 252-256.

［15］INOUE S, HATAKEYAMA J, KONDO Y, et al. Post-intensive care syndrome: its pathophysiology, prevention, and future directions [J]. Acute Med Surg, 2019, 6 (3): 233-246.

第四十八章
老年麻醉大数据与研究方法

第一节 医疗大数据在临床实践中的价值

一、医疗大数据的构成

在医疗卫生领域,医院信息系统、实验室信息系统、医学检验系统、医学影像系统长期以来积累了海量数据,是医疗大数据的主要组成部分。而广义上的医疗大数据包括临床医疗数据[主要包含电子病历(electric medical record,EMR)、生物医学影像等数据]、公共卫生数据(包括疫苗接种、传染病及其他流行病监测系统、健康宣教、疾病预防与控制方面产生的数据)、环境数据(包含对个人健康产生影响的气象、地理等自然环境数据)、生物学数据(从生物医学实验室获得的基因组学、转录组学、实验胚胎学、代谢组学、蛋白质组学等研究数据)、管理运营数据(指各类医疗机构、社保中心、商业医疗保险机构、药企、药店等管理运营过程中产生的数据)以及网络数据(基于网络、社交媒体等产生的与健康相关的数据)。

二、医疗大数据的价值

现阶段,医疗大数据已经在科学研究(真实世界临床研究)、健康管理和医院评价等方面发挥了巨大作用,但还处于利用宏观数据或部分格式化数据的阶段,对大数据的使用尚不充分。在临床研究方面,主要是利用电子病历、医学影像数据,依靠方法学工具进行问题驱动的数据解读,如分析患者的疾病发病的影响因素分析、评价治疗效果、患者构成比等。

医疗大数据是持续、高增长的复杂数据,蕴含着巨大价值,未来在推动分级诊疗、辅助诊断、辅助临床决策、医疗质量监管、疾病发展及预后预测、临床药物研发、个性化治疗、疾病预防等领域发挥着巨大作用。

传统的疾病诊断主要根据医生的经验进行判断,由于患者的个体差异,对于一些复杂疾病,同样的治疗方案对于不同的患者可能会产生不同的效果。如果将所有患者的就诊信息整合,运用数据挖掘技术进行分类,就可以给出相对确切的诊断。利用大数据技术对医疗数据进行分析挖掘,特别是文本信息、影像信息、生物标志物、纵向数据轨迹分析等,可以从中提取重要信息,发现有效临床途径,从而帮助医生作出最合理的诊断,选择最佳的治疗方案,提供最佳的诊疗建议。

药品研发是一项非常复杂重要的工作,在医疗大数据中,通过利用分子和临床数据,预测建模能帮助识别药品的需求趋势,合理确定药品需求。通过互联网、社交媒体可以有针对性地招募志愿者,这样临床试验就可以规模更小、时间更短、成本更低,更加有效。在药品的测试和上市后,通过实时监控临床,及早发现药品的不良反应,确定药物的适应证,使更多的患者获益。在药物研发方面,医学大数据使得人们对病因和疾病发生机制的理解更加深入,从而有助于识别生物靶点和研发药物。同时,充分利用海量临床数据和组学数据、药物分子数据、已有药物的研究数据和高通量药物筛选数据,能加速药物筛选过程。

第二节　数据质量的评价维度

数据质量是一个多维度、多层次的概念。国内外学者有从不同角度对于质量进行不同角度对于质量进行界定,其中基于数据使用者的视角对数据质量进行定义是最具代表性的一种方式即数据符合数据使用者期望的程度。

2018 年 8 月,吴阶平医学基金会与中国胸部肿瘤研究协作组出台了《真实世界研究指南》,认为真实世界临床研究的数据与传统临床试验对于质量的要求是一样的,建议参照 ALCOA＋原则,即通过数据的可溯源性(Attributable)、易读性(Legible)、同时性(Contemporaneous)、原始性(Original)、准确性(Accurate)等维度对数据质量进行评估。

2018 年 12 月,美国食品药品管理局发布了《真实世界证据计划框架》,认为将电子病历用于临床研究时,需要考虑数据的可靠性和关联。在可靠性评估方面,研究者需要核查数据完整性、一致性和随时间变化的趋势,在关联性方面,研究者需要评估编码是否代表了期望表达的医学概念,以及根据研究目的是否获取了相关的暴露变量、结局变量和协变量。2019 年加拿大卫生部出台了《处方药生命周期真实世界数据 / 证据质量核心要素》,强调所有研究所需的数据应具备可溯源性,确保研究过程的透明化。2019 年 5 月,国家药品监督管理局发布了《真实世界证据支持药物研发的基本考虑(征求意见稿)》,提到数据质量需要从相关性和可靠性两方面评估。相关性是对研究计划的科学性、目标人群代表性、患者信息选择和临床结局定义情况是否满足监管要求进行评估。而可靠性主要是从数据完整、数据准确、质量保证和质量控制 4 个方面进行评价。2019 年 6 月,中国真实世界数据与研究联盟发布的《构建基于既有健康医疗数据的研究型数据库技术规范》,提到基于电子病历的研究数据库需要从人群代表性、数据完整性和准确性、样本量和覆盖时长 4 个方面考虑数据质量。

医疗大数据除了具备一般大数据的 5V 特征[Volume(大量),Velocity(高速),Variety(多样),Value(低价值密度),Veracity(真实)]外,还具有多态性、时效性、不完整性、冗余性、隐私性等特点。多态性是指医师对病人的描述具有主观性,难以达到标准化;时效性是指数据仅在医疗流程的一段时间内有用,医疗健康数据的时效性反映在数据的快速产生及数据变更的频率上。患者的就诊、发病过程、疾病传播等在时间上有一个进度;不完整性是指医护人员对病人的状态描述有可能存在偏差和缺失,由于患者转诊、提前出院等导致整个治疗过程的数据没有被完整记录下来;冗余性是指医疗数据存在大量重复信息,相同或相似的数据被重复记录,如对某个疾病的多次检查、有关疾病的基本描述情况,与疾病无关的其他信息都会被多次记录;隐私性是指医疗大数据中的患者个人信息属于高度隐私。

第三节　对象与指标的确立

根据观察到的临床现象,研究者将凝练出一个科学问题或假说,根据这个问题或假说,需要设计相应的研究方案来探究研究因素与结局之间的关联,这一过程在老年麻醉的大数据的研究中也格外重要。在大数据研究设计中,也需要围绕研究假说制订相应的 PICOS[研究对象(Participants)、干预措施(Interventions)、对照(Comparisons)和结果 / 结局(Outcomes)],从而确定最终的研究对象和观察指标。

一、研究对象的确立

根据研究问题可以得到研究所面对的目标人群,在制订研究计划的时候综合研究的真实情况及数据来源并制订相应的纳入排除标准确定预期的人群,最后在数据库中按照研究计划筛选出最终的分析人群。最终的分析人群要有一定的目标人群代表性,因此需要制订合理可行的纳入排除标准。纳入排除标准是根据目标人群的主要特征制订的,用来限定和识别筛选数据库中符合标准的所有样本,这些特征包括时间、地点、性别、疾病种类及特征等主要因素。纳入排除标准的制订也需要考虑最终的结果能否在相似来源的数据中有一致性,以及能否将研究结果外推到目标人群。但在大数据研究中不追求传统研究的精确度,因此在筛选阶段会不如传统研究细致,需要保持较高的外部一致性。

二、观察指标的选择

设置观察指标是研究方案中的重要内容,需要围绕 PICOS 来确定,会影响到最终的结果是否可以回答科学问题。确定观察指标最重要的就是需要明确研究的因果关系,尽管采用不同的研究设计,如病例对照、队列、横断面等,其因果关系是确定的,即干预/暴露因素为"因",结局为"果"。因此可以通过细化 PICOS 得到研究具体的因果关系模型,确定明确的干预/暴露因素以及结局,将帮助选出相关的指标,这些关键指标将直接影响到最终的因果推断。确定了这些指标后需要考虑变量的类型(连续/分类)、来源、获得方式(直接/简介/替代)及收集时间,一方面要考虑这个指标的信息量,另一方面也要同时考虑临床价值,最终选择合适的收集方法。观察指标的形式需要考虑到后续的统计分析计划,根据统计分析计划确定变量为连续变量或分组变量,是否需要将分类变量重新分组。在因果关系推断中还有一些混杂因素将掩盖或扩大干预/暴露因素和结局之间的关联,这些因素也需要在后续的统计分析中纳入分析,因此也需要确定混杂因素的指标有哪些。

核心指标集(core outcome sets,COS)是健康或卫生保健特定领域中所有临床试验都必须测量和报告的最小的、公认的、标准化的指标集合,其建立的目的是避免临床研究中结局指标报告的不完整。COS 的构建通常采用系统评价、德尔菲法、定性访谈、共识法中的一种或多种方法。可以通过先形成指标维度,在指标维度下形成完善的指标集。也有一些工具可以帮助研究者建立 COS,其中之一是"有效性试验的核心结果测量"(Core Outcome Measures in Effectiveness Trials,COMET)工作组建立了构建临床研究指标集的方法,其网站 http://www.comet-initiative.org/ 在第 5 次更新中已完成的核心指标集有 337 项。COMET 中已有的 COS 介绍了指标集涵盖的不同维度,包括人口学特征、基线特征、生存情况等,并阐述了在同一疾病的研究中每一个维度应测量哪些指标,使用什么工具或手段进行测量该指标,测量的时间点,以及数据源分别是什么。研究者可以通过 COMET 找到自己研究的相关 COS,规范研究的指标集,提高研究的准确性和外推性。

第四节 数据准备和缺失数据的处理

在老年麻醉学的临床研究工作中,大量的数据来自临床实践工作,数据的结构、完整性等难以完全满足研究的需求。因此在对数据进行分析前,首先要对数据进行预处理,将数据调整为可分析的结构。同时对关键变量的缺失情况进行描述、评价,充分评估缺失数据可能带来的选择偏倚、信息偏倚等风险后,才能对数据进行分析。

一、数据导入与数据准备

临床数据通常来源于多个不同的数据库,各数据库之间的结构、变量名、赋值规则等可能存在差异。如果来源数据遵循某一特定的编码标准,如临床数据交换标准协会(Clinical Data Interchange Standards Consortium,CDISC)标准、HL7(Health Level 7)卫生信息交换标准,此时可以有信息技术专业人员按照该编码规则的体系,依据研究者的需求,进一步将数据库整合为满足分析需求的数据表单。应注意的是,关系型数据库可能更适合于对相似结构数据的重复分析,如药物临床试验中,来自不同研究的数据大致结构相似。而在临床大数据分析中,研究的目的、需求以及所解决的问题之间异质性较大,此时围绕单个研究目标构建二维的数据库表单,对进行数据探索而言会更便捷。但如果涉及多元异构时序数据的耦合分析时,仍建议保留关系型数据库。

在数据导入与准备过程中应关注的是,对不同来源、不同赋值形式的同一个变量,可能需要对最终的数据赋值作出选择。例如血压,需要确定单位(mmHg/kPa)、测量精度(有效数字位数)、连续变量还是分类变量(具体血压数值 / 高血压分级 / 是否高血压)等。此时的标准应以研究的核心假说为依据,而不应仅凭经验或者文献盲目地作出决定。如果对分析目标尚不足够确定时,建议首先考虑保留信息量更大的指标类型,如血压的具体数值、尽量多的有效数字等。当然,此时可能一些患者的血压只记录了高血压分级,就有可能造成该变量的缺失。考虑到这种风险,应该同时保留同样变量的另一个缺失最少的变量(如保留血压值的同时,保留是否患高血压),确保至少尽可能多的人在该变量上有数据可用。

二、数据描述

数据描述是拿到数据集后首先需要做的,通过这一步了解数据的特点及变量分布,发现数据中的赋值矛盾的错误以及异常值、离群值、缺失值,探索变量之间的关联,为后续分析提供线索。首先需要对每个变量中有效记录数进行描述,以此来看数据的缺失情况;然后通过对连续变量的均值、标准差及百分位数进行描述来反应数据集中分布的情况以及发现离群值和异常值,对分类变量的频数进行统计来反应计数情况;通过对两个及以上的变量进行交叉描述来发现数据内部的联系并为后续分析提供线索;若有多个数据集,还可以比较不同数据集的变量名、变量属性及分布情况来了解不同数据集的特点及数据集之间的关联。

同时,也可以对转化后的数据,即对变量进行重新分组后的数据进行描述。对于连续变量,如体重指数,可以根据公认标准或百分位数将其转化为多分类等级变量,也可以将其转化为"正常 / 不正常"的二分类变量;对于多分类变量,如职业,可以根据研究目的进行重新分组,将有相似属性的类别归为一组。

三、离群值的处理

通过对连续变量集中分布进行描述后,可以发现个别数据距离数据群较远,这些数据为离群值。对于数据类型简单的数据,通过四分位距离法(Turkey 法)和 Z 分数法来检测离群值;对于多维数据,可使用高斯分布概率检测法、库克距离法及马氏距离法来综合判断数据是否为离群值。由于离群值会对最终结果有较大的影响,因此对于离群值应充分了解其产生原因后再决定其去留。若某个离群值有明显逻辑错误且无法溯源,需要将此异常值删除,并在后续分析中按缺失值处理;若无法判断是否有逻辑错误,则需将数据保留并在完成初步分析后进行去除离群值的敏感性分析。

四、缺失数据的评价与处理

缺失值指原始数据中由于缺少信息而造成现有数据集中某个或某些属性的值是不完整的。缺失值的存在造成信息的损失且会给最终结果带来偏倚,甚至造成最终结果无法解读,因此选择合适的缺失数据处理原则是十分必要的。

寻找合适的数据处理方法之前,要了解数据集的特点、数据缺失的原因及比例,然后通过合理的方法判断数据的缺失机制,最终选择合理的统计学方法对缺失数据进行处理,其目的是尽可能减小缺失值给最终结果带来的偏倚。一般认为,缺失比例小于5%可以不对数据集进行任何的处理。

根据 Little 和 Rubin 可以将缺失机制分为3类,完全随机缺失(missing completed at random,MCAR)、随机缺失(missing at random,MAR)和非随机缺失(missing not at random,MNAR):① MCAR 是指缺失值发生的可能性与已观测到的和未观测到的协变量以及结局变量无关,这类缺失机制相对少见;② MAR 是指缺失值发生的可能性与已观察的协变量有关,而与未观察到的变量或结局无关;③ MNAR 指缺失值发生的可能性与已观察的协变量无关,而与未观察到的变量或结局有关。

可以通过将存在缺失和不存在缺失的样本进行分组,比较其余变量在两组之间的分布情况,若两组变量的分布无统计学差异,则缺失机制可能为 MCAR 和 MNAR;若分布有统计学差异,则缺失机制可能为 MAR 和 MNAR。这两种情况下均需要通过缺失原因来判断是否可以排除 MNAR。

判断完缺失机制后,可以选用相应的数据处理手段,并选择不同方法进行敏感性分析。主要填补策略有两种,剔除法(deletion)和填补法(imputation)。剔除法包括变量删除法(variable deletion)、可及案例分析法(available-case analysis)和完整案例分析法(complete-case analysis),仅在缺失机制为 MCAR 时使用。常用的填补法包括均值/中位数插补法,末次观测结转法(last observation carried forward,LOCF)、线性回归法(linear regression)、线性插值法(linear interpolation)、k-最近邻法(k-nearest neighbors,KNN)、热层插补法与冷层插补法(hot deck and cold deck)、决策树方法(decision tree)和多重填补(multiple imputation),适用于缺失机制为 MAR 和 MCAR 的情况,其中多重插补由于考虑了缺失数据的随机性所以较为可靠。对于MNAR,目前没有公认的填补方法,建议在数据库中设置一些替代变量和指标或通过相关性较强的变量进行建模后对数据进行填补。但值得注意的是,无论选择哪种填补方法,都是对缺失值进行预测,无法替代真实值。

第五节　主要设计类型的分析策略

随着医学的发展,麻醉医学实践的决策过程已从"基于经验"走向"基于证据",基于临床实践的过程发现临床问题,选择适当的设计方案,并采用相应的统计分析策略,为麻醉医学的实践提供来自真实世界的证据。老年麻醉大数据可用于开展描述性研究和分析性研究,也可以用于疾病预后预测模型的建立。

一、设计类型与分析策略

麻醉领域研究者利用大数据开展研究时,常用的研究设计包括队列设计、病例-对照设计。统计分析一般包括统计描述、组间比较、混杂控制方法、交互作用分析、亚组分析、敏感性分析。统计描述是指对数据的集中趋势和离散趋势进行描述,在不同设计类型中统计描述的原则是通用的,一般根据变量类型和数据分布选择适当的方法。其中,正态分布或近似正态分布的连续变量采用平均值和标准差描述,明显偏离正态分布的连续变量采用中位数和四分位间距描述,分类变量采用例数和构成比描述。

二、描述性研究

描述性研究利用医学大数据开展描述分析,回答的问题是已经发生了什么。例如,利用对麻醉大数据的描绘,有可能发现手术时间(上午、下午、晚上;工作)可能会对外科手术患者的预后产生影响。在事先有假设时,可以考虑传统的统计学方法,如 logistic 回归、倾向性评分等。此外,无论事先是否有统计学假设,都可以采用数据挖掘技术,数据挖掘不需要对数据的内在关系做任何假设或判断,而是让挖掘工具中的算法自动去寻找数据(变量)中隐藏的关系或规律,更具优势。常用的数据挖掘技术包括无监督机器学习和有监督机器学习。其中,常用的有监督机器学习方法包括决策树、支持向量机、人工神经网络、随机森林、kNN,常用的无监督机器学习方法包括聚类算法、关联规则学习算法。

三、危险因素和预后因素研究

基于大数据开展的危险因素和预后因素研究多属于观察性研究,混杂因素的控制是这类观察性研究重要问题,主要包括设计阶段的限制、匹配,以及分析阶段的多因素分析。在队列设计时,可以通过设定入排标准限制暴露组和对照组的人群特征;也可以采用匹配的方法,使得暴露组和对照组在某些特征上具有相似的分布;在分析阶段可以根据结局类型,选择 Logistic 回归、Cox 回归控制混杂因素。在病例 - 对照设计时,也可以选择上述方法达到混杂控制的目的。

交互作用、亚组分析和敏感性分析是探讨不同变量对主要结果影响的分析方法。交互作用是指暴露变量和结局变量的关系受到不同变量的影响,如合并症少的患者,全麻和腰麻会影响术后谵妄的发生风险;但合并症多的患者,全麻和腰麻术后谵妄发生风险无统计学差异,可通过在模型中加入交互项。当存在交互项时,可进行亚组分析,即按不同变量分组后,再次进行分析。敏感性分析则是根据条件,剔除某些患者后,再次进行分析。

此外,麻醉领域利用大数据开展研究时,可借助机器学习算法。如分类器算法支持向量机、随机森林可用于模型建立,预测术后不良结局的风险。

四、预测模型研究

预测模型研究回答的问题是将来可能发生什么,主要包括分类问题和回归问题。对于分类问题(预测结局为分类变量,如术后谵妄),可以考虑 kNN、支持向量机(support vector machine,SVM)、分类树、随机森林(random forest,RF)、自适应增强算法(adaptive boosting,AdaBoost)。kNN 在处理小样本、低特征维度和非线性分类时可作为优先选择。它的原理简单且容易实现,对异常点不敏感,预测准确度高,但是计算量大,处理不平衡样本时效果会明显下降。SVM 面对小样本、大型特征空间和非线性分类、多分类问题的数据具有优势,可以有效避免过拟合,分类性能好。但 SVM 算法内存消耗大,对大规模的数据集难以实施,对缺失数据敏感,参数调整较为复杂。分类数更多被用来分析大型数据集以及用于存在特征缺失等方面的问题时。分类树易于解释,可很好地处理特征间的交互关系,能用较短的时间训练大型的数据集并获得良好的效果,但容易出现过拟合的问题。随机森林和 AdaBoost 算法是集成学习算法,基于分类树的随机森林算法和 AdaBoost 算法在保留分类树优点的同时,还可以有效避免过拟合,提高分类的准确度,但是计算量大于分类树。对于回归问题(预测结局为连续变量,如术中失血量),可以考虑 kNN、SVM、回归树等算法。另外,我们还可以考虑线性回归、分位数回归、广义线性回归等。当特征维度过高时,考虑使用岭回归或 LASSO 回归进行变量选择,可降低过拟合的风险,提高模型可解释性。

五、处方分析

处方分析是基于描述分析揭示的目前状况和预测分析提示的未来可能情形进行建议和关键决策。大数据处方分析不仅能够识别术后并发症高风险人群,而且能筛选出造成其高风险的重要特征,在预测未来可能性的前提下更进一步提供建议和干预决策。对于此类问题,可以考虑神经网络、长短时记忆、注意力机制和自注意力机制。

第六节　研究结果的报告规范

设计合理并严格按方案执行的研究,可为围手术期的麻醉管理提供有效的证据。但研究者只有完整、清晰、透明地报告研究设计、实施过程及结果,读者才能快速地查询到相关研究,进而准确、充分地评价研究的质量,从而最终决定是否可借鉴该研究,获得科研的线索,甚至指导临床实践的决策。

一、报告质量与报告规范

研究者越来越认识到报告质量的重要性,针对不同类型的研究设计也发表了一系列的报告规范,以指导研究者规范撰写研究结果。目前,EQUATOR(Enhancing the QUAlity and Transparency Of health Research)网站已汇总了 500 多个报告规范,可用于指导各种不同类型研究设计的论文撰写。

二、病因、影响因素研究的报告规范

麻醉领域利用大数据开展病因或影响因素研究时,多采用队列设计、病例 - 对照设计方案,目的在于分析术后并发症的影响因素,研究者可参考观察性研究的报告规范 STROBE(Strengthening the Reporting of Observational Studies in Epidemiology)。麻醉领域利用大数据开展围手术期麻醉策略研究时,常采用队列研究设计,比较不同麻醉方式、不同麻醉药物、不同麻醉管理策略下围手术期安全性,目的在于优化围手术期麻醉管理,研究者同样可参考 STROBE 报告规范。

三、诊断、预后研究的报告规范

当研究者利用大数据开展诊断研究或预后研究时,常用的研究设计方案为队列研究,目的在于评价某项指标用于预测患者术后并发症的价值,研究者可参考诊断试验的报告规范 STRAD(Standards for Reporting of Diagnostic Accuracy)。

麻醉领域利用大数据可建立、验证诊断模型或预后模型,目的在于开发风险评估工具,早期预警患者术后不良结局,优化围手术期管理。研究者可参考预测模型的报告规范 TRIPOD(Transparent Reporting of A Multivariable Prediction Model for Individual Prognosis or Diagnosis)。此外,针对机器学习预测模型的报告规范也可供研究者参考,如 Guidelines for Developing and Reporting Machine Learning Predictive Models in Biomedical Research。

（李　楠　王晓晓　张　华）

索引